Verschiedene **Bildtypen**:
- Realitätsnahe und detailgetreue anatomische Illustrationen für vertiefende Einblicke
- Schemazeichnungen für funktionelle Zusammenhänge
- Fotos zur Oberflächenanatomie
- Orientierungsskizzen
- Aufnahmen aus Bildgebenden Verfahren

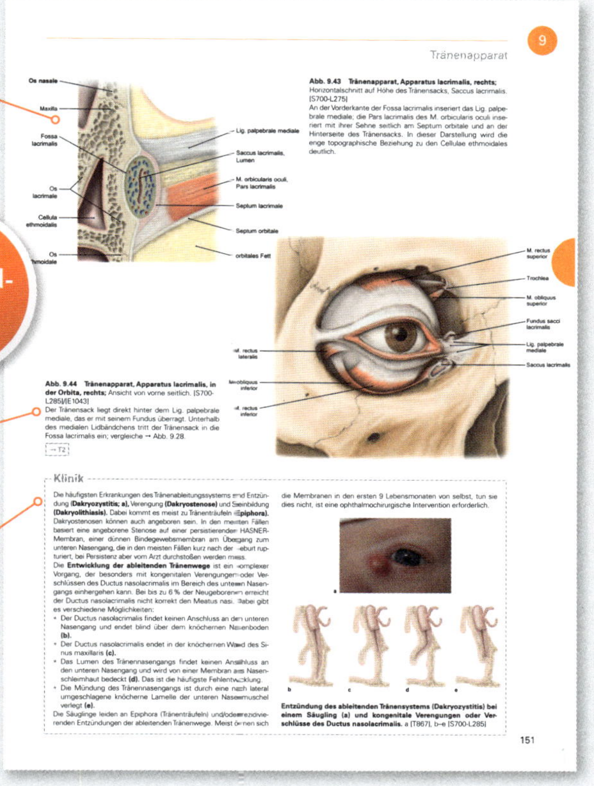


**Die Abbildungen**

**Ausführliche Bildlegenden** erklären die wichtigsten Strukturen und die topographischen Zusammenhänge.

Der **bebilderte Klinikkasten** zeigt die erkrankte Struktur. So verankert sich das Gelernte im Gedächtnis.

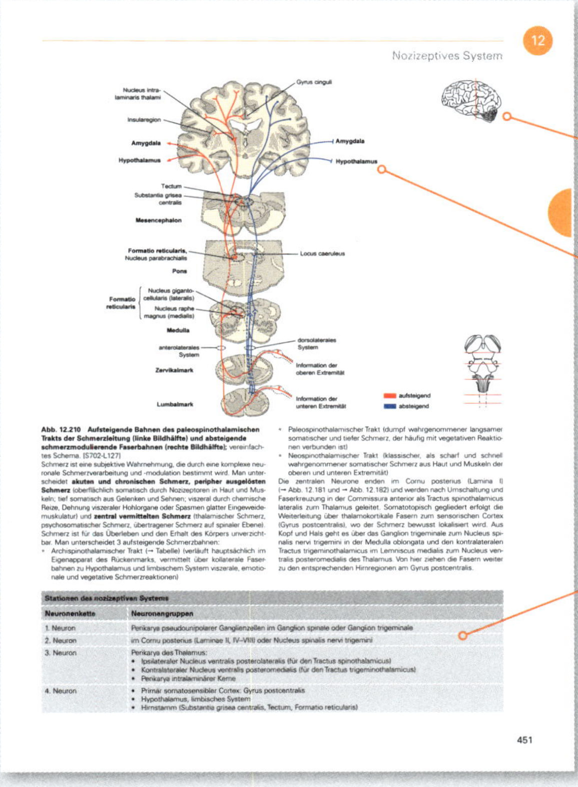


**Orientierungsskizzen** zeigen auf einen Blick den Ausschnitt der anatomischen Abbildung.

Lerntipp: Wichtige Strukturen sind **fett** hervorgehoben.

**Tabellen** bringen Zusammenhänge auf den Punkt.

**Beispielfragen aus der Prüfung**

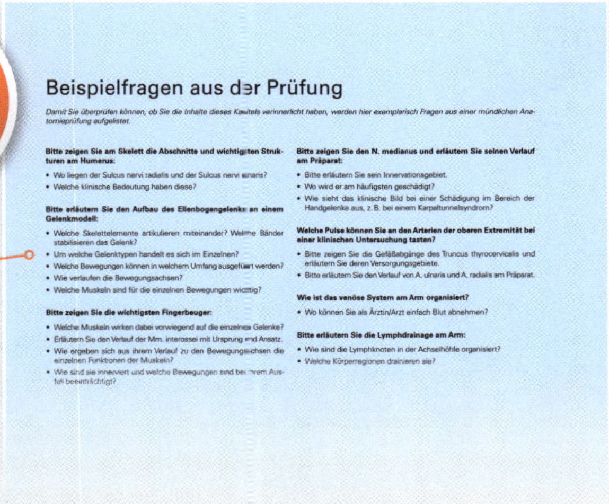


Fragen aus einer **mündlichen Anatomieprüfung** stehen exemplarisch zur Wissensüberprüfung am Kapitelende.

# Das finden Sie in der 25. Auflage:

Band 1 Allgemeine Anatomie und Bewegungsapparat

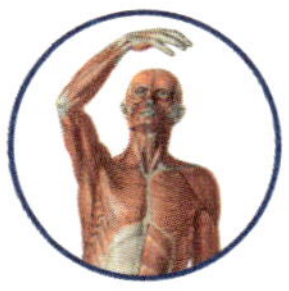

## 1 Allgemeine Anatomie

Orientierung am Körper → Oberfläche → Entwicklung → Bewegungsapparat → Leitungsbahnen → Bildgebende Verfahren → Haut und Hautanhangsgebilde

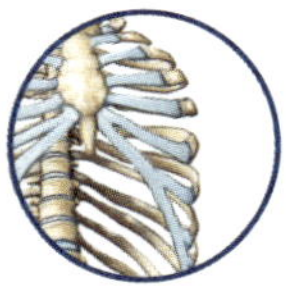

## 2 Rumpf

Oberfläche → Entwicklung → Skelett → Bildgebende Verfahren → Muskulatur → Leitungsbahnen → Topographie, dorsale Rumpfwand → Weibliche Brust → Topographie, ventrale Rumpfwand

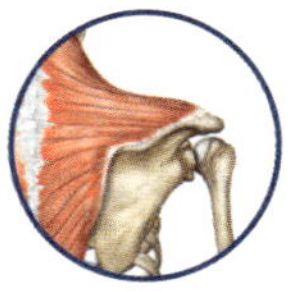

## 3 Obere Extremität

Oberfläche → Entwicklung → Skelett → Muskulatur → Leitungsbahnen → Topographie → Schnitte

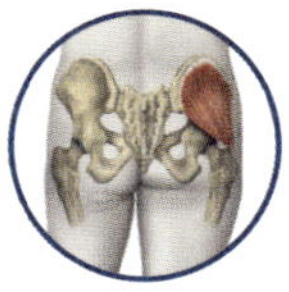

## 4 Untere Extremität

Oberfläche → Skelett → Muskulatur → Leitungsbahnen → Topographie → Schnitte

Band 2 Innere Organe

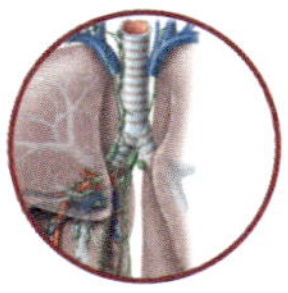

## 5 Organe der Brusthöhle

Topographie → Herz → Lunge → Speiseröhre → Schnitte

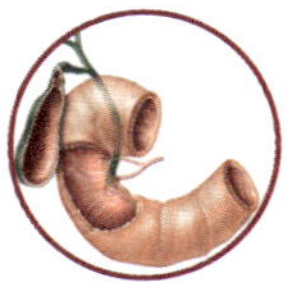

## 6 Organe der Bauchhöhle

Entwicklung → Topographie → Magen → Darm → Leber und Gallenblase → Bauchspeicheldrüse → Milz → Leitungsbahnen → Schnitte

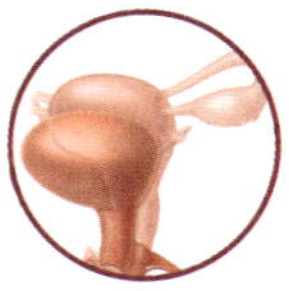

## 7 Retroperitonealraum und Beckenhöhle

Topographie → Niere und Nebenniere → Ableitende Harnwege → Mastdarm und Analkanal → Männliche Geschlechtsorgane → Weibliche Geschlechtsorgane → Schnitte

Band 3 Kopf, Hals und Neuroanatomie

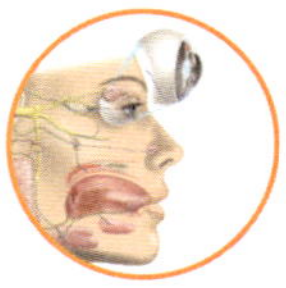

## 8 Kopf

Übersicht → Skelett und Gelenke → Fettgewebe und Kopfschwarte → Muskulatur → Topographie → Leitungsbahnen → Nase → Mund und Mundhöhle → Speicheldrüsen

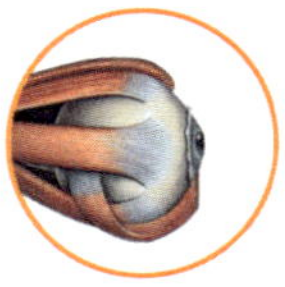

## 9 Auge

Entwicklung → Skelett → Lider → Tränendrüse und Tränenapparat → Augenmuskulatur → Topographie → Augapfel → Sehbahn

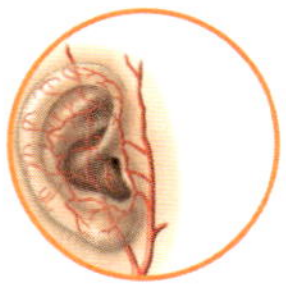

## 10 Ohr

Übersicht → Äußeres Ohr → Mittelohr → Ohrtrompete → Innenohr → Hören und Gleichgewicht

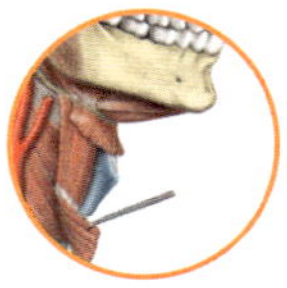

## 11 Hals

Muskulatur → Rachen → Kehlkopf → Schilddrüse → Topographie

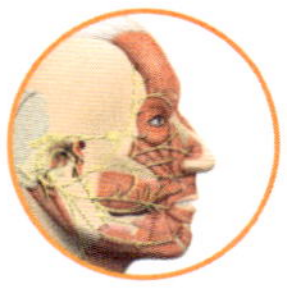

## 12 Gehirn und Rückenmark

Entwicklung → Allgemeines → Gehirn → Hirnhäute und Blutversorgung → Hirnareale → Hirnnerven → Rückenmark → Schnitte

Lerntabellen

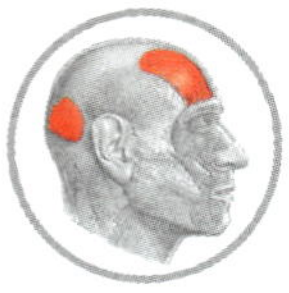

## Lerntabellen zu Muskeln, Gelenken und Nerven

Kopf → Hals → Rumpf → Arm → Bein → Hirnnerven

F. Paulsen, J. Waschke

# Sobotta

Atlas der Anatomie

Friedrich Paulsen, Jens Waschke (Hrsg.)

# Sobotta

## Atlas der Anatomie

**Allgemeine Anatomie und Bewegungsapparat**

25. Auflage

ELSEVIER

Elsevier GmbH, Bernhard-Wicki-Str. 5, 80636 München, Deutschland
Wir freuen uns über Ihr Feedback und Ihre Anregungen an:
kundendienst@elsevier.com

ISBN 978-3-437-44130-1



**Wichtiger Hinweis für den Benutzer**
Die medizinischen Wissenschaften unterliegen einem sehr schnellen Wissenszuwachs. Der stetige Wandel von Methoden, Wirkstoffen und Erkenntnissen ist allen an diesem Werk Beteiligten bewusst. Sowohl der Verlag als auch die Autorinnen und Autoren und alle, die an der Entstehung dieses Werkes beteiligt waren, haben große Sorgfalt darauf verwandt, dass die Angaben zu Methoden, Anweisungen, Produkten, Anwendungen oder Konzepten dem aktuellen Wissensstand zum Zeitpunkt der Fertigstellung des Werkes entsprechen.
Der Verlag kann jedoch keine Gewähr für Angaben zu Dosierung und Applikationsformen übernehmen. Es sollte stets eine unabhängige und sorgfältige Überprüfung von Diagnosen und Arzneimitteldosierungen sowie möglicher Kontraindikationen erfolgen. Jede Dosierung oder Applikation liegt in der Verantwortung der Anwenderin oder des Anwenders. Die Elsevier GmbH, die Autorinnen und Autoren und alle, die an der Entstehung des Werkes mitgewirkt haben, können keinerlei Haftung in Bezug auf jegliche Verletzung und/oder Schäden an Personen oder Eigentum, im Rahmen von Produkthaftung, Fahrlässigkeit oder anderweitig übernehmen.

**Bibliografische Information der Deutschen Nationalbibliothek**
Die Deutsche Nationalbibliothek verzeichnet diese Publikation in der Deutschen Nationalbibliografie; detaillierte bibliografische Daten sind im Internet über https://www.dnb.de abrufbar.

22 23 24 25 26 5 4 3 2 1



In ihren Veröffentlichungen verfolgt die Elsevier GmbH das Ziel, genderneutrale Formulierungen für Personengruppen zu verwenden. Um jedoch den Textfluss nicht zu stören sowie die gestalterische Freiheit nicht einzuschränken, wurden bisweilen Kompromisse eingegangen. Selbstverständlich sind **immer alle Geschlechter** gemeint.

Planung: Sonja Frankl
Projektmanagement: Dr. Andrea Beilmann, Sibylle Hartl
Redaktion: Martin Kortenhaus, Senden
Rechteklärung: Sophia Höver
Herstellung: Dr. Andrea Beilmann, Sibylle Hartl
Layout: Nicola Kerber, Olching
Satz: abavo GmbH, Buchloe
Druck und Bindung: Drukarnia Dimograf Sp. z o. o., Bielsko-Biała, Polen
Umschlaggestaltung: Stefan Hilden, hilden_design, München;
SpieszDesign, Neu-Ulm

Aktuelle Informationen finden Sie im Internet unter **www.elsevier.de**

Der Begründer dieses Atlaswerkes, Professor Dr. med. Johannes Sobotta †, war zuletzt o. ö. Professor der Anatomie und Direktor des Anatomischen Instituts der Universität Bonn.

**Deutsche Ausgaben mit Erscheinungsjahr:**
1. Auflage: 1904–1907 J. F. Lehmanns Verlag, München
2.–11. Auflage: 1913–1944 J. F. Lehmanns Verlag, München
12. Auflage: 1948 und folgende Auflagen
Urban & Schwarzenberg, München
13. Auflage: 1953, Hrsg. H. Becher
14. Auflage: 1956, Hrsg. H. Becher
15. Auflage: 1957, Hrsg. H. Becher
16. Auflage: 1967, Hrsg. H. Becher
17. Auflage: 1972, Hrsg. H. Ferner und J. Staubesand
18. Auflage: 1982, Hrsg. H. Ferner und J. Staubesand
19. Auflage: 1988, Hrsg. J. Staubesand
20. Auflage: 1993, Hrsg. R. Putz und R. Pabst
Urban & Schwarzenberg, München
21. Auflage: 2000, Hrsg. R. Putz und R. Pabst
Urban & Fischer, München
22. Auflage: 2006, Hrsg. R. Putz und R. Pabst
Urban & Fischer, München
23. Auflage: 2010, Hrsg. F. Paulsen und J. Waschke
Urban & Fischer, Elsevier, München
24. Auflage: 2017, Hrsg. F. Paulsen und J. Waschke
Urban & Fischer, Elsevier, München

**Lizenzausgaben:**
Arabische Ausgabe
Chinesische Ausgabe (complex characters)
Chinesische Ausgabe (simplified Chinese edition)
Englische Ausgabe (Nomenklatur Englisch)
Englische Ausgabe (Nomenklatur Latein)
Französische Ausgabe
Griechische Ausgabe (Nomenklatur Griechisch)
Griechische Ausgabe (Nomenklatur Latein)
Holländische Ausgabe
Indonesische Ausgabe
Italienische Ausgabe
Japanische Ausgabe
Koreanische Ausgabe
Kroatische Ausgabe
Polnische Ausgabe
Portugiesische Ausgabe (Nomenklatur Portugiesisch)
Portugiesische Ausgabe (Nomenklatur Latein)
Russische Ausgabe
Spanische Ausgabe
Tschechische Ausgabe
Türkische Ausgabe
Ukrainische Ausgabe
Ungarische Ausgabe

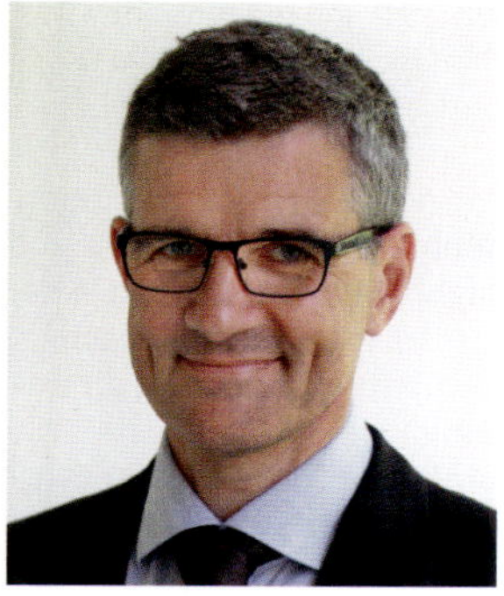

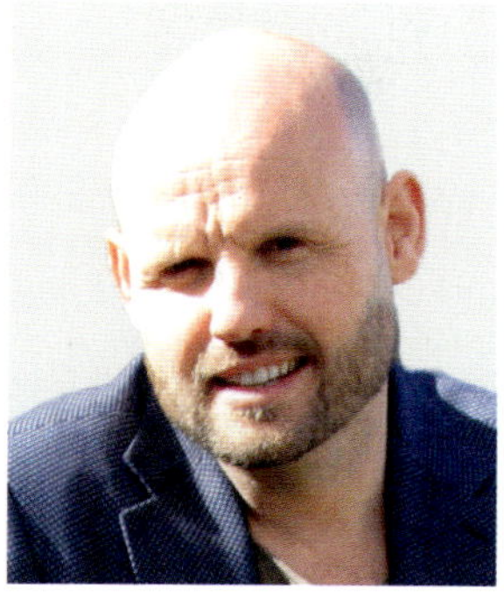

## Prof. Dr. Friedrich Paulsen

### Präparierkurse für Studierende

In der Lehre legt Friedrich Paulsen größten Wert darauf, dass die Studierenden im Präparierkurs tatsächlich an Körperspendern arbeiten können. *„Das eigene Präparieren ist nicht nur außerordentlich wichtig für das dreidimensionale Verständnis der Anatomie und bildet die Basis für praktisch jedes medizinische Fach, im Präparierkurs erfährt man auch erstmals die Haptik des Körpers, der Organe und der einzelnen Gewebe und setzt sich in den meisten Fällen auch zum ersten Mal intensiv mit dem Thema Tod und Sterben sowie den klinischen Ursachen des Todes auseinander. Man lernt im Team nicht nur Anatomie, sondern auch den Umgang mit einer besonderen Situation. So einen engen Kontakt hat man später nie wieder zu seinen Kommiliton*innen und zu seinen Lehrenden."*
Friedrich Paulsen wurde 1965 in Kiel geboren und absolvierte nach dem Abitur in Braunschweig zunächst eine Ausbildung als Krankenpfleger. Anschließend studierte er Humanmedizin an der Christian-Albrechts-Universität zu Kiel (CAU). Nach dem AiP an der Uniklinik für Mund-, Kiefer- und Gesichtschirurgie und einer Zeit als Assistenzarzt in der Universitäts-HNO-Klinik erhielt er während der „Ärzteschwemme" 1998 eine Assistentenstelle am Anatomischen Institut der CAU, wo er sich 2001 für das Fach Anatomie bei Prof. Dr. med. Bernhard Tillmann habilitierte. 2003 folgten Rufe auf C3-Professuren für Anatomie an die LMU München und die MLU Halle-Wittenberg. In Halle gründete er ein Weiterbildungszentrum für Klinische Anatomie. Es folgten Rufe auf Ordinariate an die Universitäten des Saarlands, Tübingen und Wien sowie an die Friedrich-Alexander-Universität Erlangen-Nürnberg (FAU), wo er seit 2010 Professor für Anatomie und Institutsdirektor ist. Von 2016 bis 2018 war er Vizepräsident für Lehre und von 2018 bis 2022 Vizepräsident People und damit Teil der Universitätsleitung der FAU. Seit 2006 ist er Herausgeber der Zeitschrift Annals of Anatomy und gehört seit 2014 zur Sachverständigenkommission des IMPP.
Friedrich Paulsen ist Ehrenmitglied der Anatomical Society (Great Britain and Ireland) sowie der Societatea Anatomistilor (Rumänien). Seit 2006 ist er Schriftführer der Anatomischen Gesellschaft, war von 2009–2019 Generalsekretär der International Federation of Associations of Anatomy (IFAA), dem internationalen Dachverband der Anatom*innen und ist seit 2021 Präsident der European Federation of Experimental Morphology (EFEM), dem Dachverband der europäischen Anatom*innen. Außerdem ist er Gastprofessor am Department Topographic Anatomy and Operative Surgery der Sechenov-University (Moskau/Russland) und war Visiting Professor an der Wroclaw Medical University (Breslau/Polen) und der Khon-Kaen University (Khon-Kaen/Thailand). Er hat zahlreiche Wissenschaftspreise erhalten, unter anderem den Dr. Gerhard Mann SICCA-Forschungspreis, den SICCA-Forschungspreis des Berufsverbands der Augenärzte Deutschlands, den Goldenen Löwen der Deutschen Ophthalmochirurgen, die Commemorative Medal der Comenius-Universität Bratislava sowie mehrere Preise für ausgezeichnete Lehre. Seine Forschungsschwerpunkte sind die Augenoberfläche, die Proteine und Peptide in den Tränen und des Tränensystems sowie die Ursachen des trockenen Auges.

*Prof. Dr. med. Friedrich Paulsen*

## Prof. Dr. Jens Waschke

### Mehr Klinisches in der Lehre

Für Jens Waschke ist es eine der wichtigsten Herausforderungen der modernen Anatomie, ihre Lehre an den aktuellen Anforderungen der klinischen Ausbildung und Tätigkeit auszurichten. *„Die klinischen Aspekte im Atlas führen die Studierenden bereits in den ersten Fachsemestern zur Anatomie hin und zeigen, wie wichtig das Fach für die spätere klinische Tätigkeit ist. Dabei ist die Fokussierung auf die relevanten Lernziele die größte Herausforderung für eine moderne Anatomie. Wir wollen in unseren Büchern die wichtigen anatomischen Details vertiefen, ohne unnötiges klinisches Spezialwissen für Fachärzte zu vermitteln. Da die Studierenden am Anfang ihrer Ausbildung nicht zwischen relevanten Grundlagen und Spezialwissen unterscheiden können, wollen wir eine Überforderung vermeiden und den jungen Kolleg*innen helfen, sich auf das Wesentliche zu konzentrieren."*
Jens Waschke (geb. 1974 in Bayreuth) hat an der Universität Würzburg Medizin studiert und 2000 in der Anatomie promoviert. Nach dem AiP in der Anatomie und Inneren Medizin habilitierte er sich 2007 für das Fach Anatomie und Zellbiologie. Zwischen 2003 und 2004 verbrachte er einen neunmonatigen Forschungsaufenthalt in der Physiologie an der University of California in Davis. Von 2008 an war er Inhaber des neu gegründeten Lehrstuhl III an der Universität Würzburg, bevor er an die Ludwig-Maximilians-Universität in München berufen wurde. Dort leitet er seit 2011 an der Anatomischen Anstalt den Lehrstuhl I. Weitere Rufe nach Wien (MUW) und Hannover (MHH) lehnte er ab. Seit 2012 leitet er mit Dr. Andreas Dietz die Software-Firma quoWADIs-Anatomie. Im Jahr 2018 wurde Jens Waschke zum Präsidenten der Anatomischen Gesellschaft gewählt und ist bis 2022 Mitglied in deren Vorstand. Daneben ist er Gründungs-Ehrenmitglied der Anatomischen Gesellschaft von Äthiopien und Mitglied der Sachverständigenkommission des IMPP.
Im Jahr 2019 veröffentlichte Jens Waschke das Buch „Mensch – einfach genial", um die Anatomie für eine breite Leserschaft verständlich zu erklären. Im Jahr 2021 erschien sein erster Anatomie-Krimi „Einbein".
In seiner Forschung untersucht Jens Waschke als Zellbiologe die Mechanismen, die die Haftung zwischen Zellen und die Schrankenfunktion an den äußeren und inneren Barrieren des menschlichen Körpers kontrollieren. Hier stehen die Mechanismen, die bei der blasenbildenden Hauterkrankung Pemphigus, der arrhythmogenen Kardiomyopathie oder bei Morbus Crohn zu einer gestörten Zellhaftung führen, im Zentrum seines Interesses. Ziel ist es, die Zellhaftung besser zu verstehen und neue Therapieansätze zu entdecken.

*Prof. Dr. med. Jens Waschke*

# Vorwort

Im Vorwort zur 1. Auflage seines Atlas schreibt Johannes Sobotta im Mai 1904: *„Langjährige Erfahrungen bei den anatomischen Präparierübungen haben den Verfasser veranlasst, bei der Darstellung des peripherischen Nervensystems und der Blutgefäße so zu verfahren, dass der Student auf den Abbildungen des Buches die betreffenden Teile derart vorgeführt erhält, wie er sie am Präparate zu sehen gewohnt ist, d.h. Gefäße und Nerven derselben Region gleichzeitig. Außerdem enthält der Atlas abwechselnd Text und Tafelblätter. Letztere enthalten die hauptsächlichen Figuren des Atlas, erstere außer Hilfs- und schematischen Zeichnungen und den Tafelerklärungen einen kurzen, in knapper Darstellung gehaltenen Text zur schnellen Orientierung beim Gebrauche des Buches im Präpariersaal."*

Wie die Mode, so ändern sich auch die Lese- und Lerngewohnheiten der Studierenden regelmäßig. Die multimediale Präsenz und die Verfügbarkeit von Informationen und Reizen sind sicherlich die Hauptgründe dafür, warum dies heute in einem viel schnelleren Ausmaß als jemals zuvor geschieht. Diesen Entwicklungen und damit auch den z.T. veränderten Anforderungen von Studierenden an Atlanten und Lehrbücher, die sie verwenden möchten, sowie der digitalen Verfügbarkeit der Inhalte ist vonseiten der Autoren, Herausgeber und Verlage Rechnung zu tragen. Gespräche mit und systematische Befragungen von Studierenden dienen dazu, ihre Erwartungen einschätzen zu können. Bisweilen ist aber auch der Lehrbuchmarkt ein Indikator für Veränderungen: Detaillierte Lehrbücher mit dem Anspruch auf Vollständigkeit werden zunehmend verlassen – an ihre Stelle treten Lernbücher und Vorlesungsskripte, die auf die didaktischen Bedürfnisse der Studierenden an der jeweiligen Universität und die Inhalte des Studiums der Human-, Zahn- und Biomedizin sowie deren Prüfungen abgestimmt sind. Ebenso werden Abbildungen in Atlanten wie dem Sobotta, dessen exakte naturalistische Darstellung echter Präparate viele Generationen von Ärzten und medizinassoziierten Berufen auf der gesamten Welt fasziniert hat, von den Studierenden als teilweise zu kompliziert und detailliert empfunden. Diese Einsicht verlangt nach der Überlegung, wie die Stärken eines Atlas, der in seiner über hundertjährigen Tradition mit 25 Auflagen zu einer Referenz an Exaktheit und Qualität gereift ist, an moderne didaktische Konzepte angepasst werden kann, ohne dass das Gesamtwerk dabei sein Alleinstellungsmerkmal und seine Originalität verliert.

Unter didaktischen Gesichtspunkten haben wir das Konzept eines dreibändigen Atlas, wie Sobotta es schon in der ersten Auflage verwendet hat, beibehalten. Nach wie vor gibt es die Bände Allgemeine Anatomie und Bewegungsapparat (1), Innere Organe (2) sowie Kopf, Hals und Neuroanatomie (3). Das eingangs im Vorwort zur 1. Auflage erwähnte Konzept der Verknüpfung von Atlasbild und erklärendem Text liegt aktuell wieder im Trend und wurde von uns in modifizierter Weise aufgegriffen. So ist jedes Bild mit einem kurzen erklärenden Text versehen, der dazu dient, den Studierenden an die Abbildung heranzuführen und zu erläutern, warum die jeweilige Präparation und Darstellung einer Region gewählt wurde. Die einzelnen Kapitel wurden systematisch im Hinblick auf den NKLM/NKLZ (Nationaler Kompetenzbasierter Lernzielkatalog Medizin [www.nklm.de]/Zahnmedizin [www.nklz.de]) und die aktuellen Lerngewohnheiten gegliedert, diverse Abbildungen ergänzt und ersetzt. Ein Großteil dieser neuen Abbildungen ist so konzipiert, dass das Lernen besonders relevanter Versorgungs- und Innervationswege unter didaktischen Gesichtspunkten erleichtert wird. Ferner haben wir zahlreiche bestehende Abbildungen überarbeitet, die Beschriftungen reduziert und durch Fettungen gewichtet, um den Zugang zu den anatomischen Inhalten zu vereinfachen. Viele Hinweise zur Klinik, die nun auch in den meisten Fällen bebildert sind, sollen aus der manchmal „trockenen Anatomie" eine klinische und lebendige Anatomie machen, die dem Anfänger die Relevanz der Anatomie für die spätere berufliche Tätigkeit vor Augen führt und einen Vorgeschmack auf die Klinik gibt. Einstiegsseiten zu den einzelnen Kapiteln geben in aller Kürze einen Überblick über den Inhalt und die wichtigsten Themen und enthalten einen aus dem Alltag gegriffenen klinischen Fall. Jedes Kapitel endet darüber hinaus mit einer Sammlung an Fragen, wie sie typischerweise in mündlichen Anatomie-Testaten und Staatsexamensprüfungen gestellt werden. Wie bereits in der 24. Auflage enthält jedes Kapitel eine kurze Einführung in die Embryologie zum jeweiligen Thema. Neu sind die lebensgroßen Poster Skelett und Muskulatur einer Frau und eines Mannes sowie die Lernposter.

Zwei Dinge seien hervorgehoben:

1. Der Atlas in der 25. Auflage ersetzt kein begleitendes Lehrbuch.
2. Egal, wie gut ein didaktisches Konzept ist, es kann dem Studierenden das Lernen nicht abnehmen, es aber zumindest anschaulicher machen. Anatomie zu lernen ist nicht schwer, benötigt jedoch viel Zeit. Zeit, die zu opfern sich lohnt, denn sowohl die Ärztin und der Arzt als auch ihre/seine Patient*innen werden später davon profitieren. Die 25. Auflage des Sobotta-Atlas hat nicht nur zum Ziel, das Lernen zu erleichtern, sondern auch, diese Zeit des Lernens spannend und interessant zu gestalten, sodass man den Atlas während des Studiums, aber auch im Lauf der beruflichen Tätigkeit immer wieder gerne in die Hand nimmt.

Erlangen und München im Sommer 2022,
genau 118 Jahre nach Erscheinen der ersten Auflage

*Friedrich Paulsen und Jens Waschke*

# Fehler gefunden?

https://else4.de/978-3-437-44130-1

An unsere Inhalte haben wir sehr hohe Ansprüche. Trotz aller Sorgfalt kann es jedoch passieren, dass sich ein Fehler einschleicht oder fachlich-inhaltliche Aktualisierungen notwendig geworden sind. Sobald ein relevanter Fehler entdeckt wird, stellen wir eine Korrektur zur Verfügung. Mit diesem QR-Code gelingt der schnelle Zugriff.

Wir sind dankbar für jeden Hinweis, der uns hilft, dieses Werk zu verbessern. Bitte richten Sie Ihre Anregungen, Lob und Kritik an folgende E-Mail-Adresse: kundendienst@elsevier.com

# Danksagung

Die Arbeit an der 25. Auflage des Sobotta-Atlas hat wieder sehr viel Spaß gemacht und weiter dazu geführt, dass man sich intensiv mit dem Sobotta identifiziert.

Ein umfangreicher Atlas wie der Sobotta erfordert heute mehr denn je ein eingespieltes Team unter der Koordination des Verlags. Den Grundstein zur 25. Auflage hat die Content-Strategin Sonja Frankl gelegt, die den Prozess umfangreich koordiniert hat. Dafür sind wir ihr sehr dankbar. Ohne die langjährige und umfassende Erfahrung von Frau Dr. Andrea Beilmann, die schon mehrere Auflagen des Sobotta-Atlas betreut hat und die den ruhenden Pol des Sobotta-Teams bildete, wäre vieles nicht möglich gewesen. Für all ihre Hilfe und Unterstützung danken wir ihr wieder sehr. Wir denken gerne an die monatlichen Telefonkonferenzen zurück, in denen uns Frau Dr. Beilmann und Frau Frankl bei der Gestaltung zur Seite standen und es auf bemerkenswerte Weise verstanden haben, zwei von ihrer Persönlichkeit verschiedene Köpfe zu einem einheitlichen Arbeitsstil zu erziehen. Frau Sibylle Hartl hat das Projekt gemeinsam mit Frau Dr. Beilmann koordiniert und war für die gesamte Herstellung verantwortlich. Dafür danken wir ihr sehr. Ohne die Durchsetzungskraft und die schützende Hand von Frau Kathrin Nühse wäre diese Auflage in der vorliegenden Form nicht möglich gewesen. Weitere Personen, die an der Bearbeitung und dem Gelingen beteiligt waren und denen wir ganz herzlich danken, sind Herr Martin Kortenhaus (redaktionelle Bearbeitung), das Team der abavo GmbH (formale Bildbearbeitung und Satz) und Frau Nicola Kerber (Layoutentwicklung).

Besonderer Dank gilt unseren Zeichnerinnen und Zeichnern, Frau Dr. Katja Dalkowski, Frau Anne-Kathrin Hermanns, Herrn Martin Hoffmann, Frau Sonja Klebe und Herrn Jörg Mair, die mit uns viele bestehende Abbildungen überarbeitet und auch eine Vielzahl neuer Abbildungen entwickelt haben.

Für die Hilfe bei der Erstellung klinischer Bilder sei herzlich gedankt: Herrn PD Dr. med. Frank Berger, Institut für Klinische Radiologie der Ludwig-Maximilians-Universität München; Herrn Prof. Dr. med. Christopher Bohr, Klinik und Poliklinik für Hals-Nasen-Ohrenheilkunde, Universitätsklinikum Regensburg – früher UK-Erlangen/FAU; Frau Dr. med. Eva Louise Bramann, Klinik für Augenheilkunde der Heinrich-Heine-Universität Düsseldorf; Herrn Prof. Dr. med. Andreas Dietz, Direktor der Klinik und Poliklinik für Hals-Nasen-Ohrenheilkunde, Universität Leipzig; Herrn Prof. Dr. med. Arndt Dörfler, Institut für Radiologie, Neuroradiologie, Friedrich-Alexander-Universität Erlangen-Nürnberg; Herrn Prof. Dr. med. Gerd Geerling, Klinik für Augenheilkunde der Heinrich-Heine-Universität Düsseldorf; Frau Dr. med. Berit Jordan, Universitätsklinik und Poliklinik für Neurologie, Martin-Luther-Universität Halle-Wittenberg; Herrn Prof. Dr. med. Dr. med. dent. Marco Kesting, Mund-, Kiefer- und Gesichtschirurgische Klinik, Friedrich-Alexander-Universität Erlangen-Nürnberg; Herrn PD Dr. med. Axel Kleespies, Chirurgische Klinik, Ludwig-Maximilians-Universität München; Herrn Prof. Dr. med. Norbert Kleinsasser, Universitätsklinik für Hals-Nasen-Ohrenkrankheiten, Julius-Maximilians-Universität Würzburg; Herrn PD Dr. med. Hannes Kutta, HNO-Praxis Hamburg-Altona/Ottensen; Herrn Dr. med. Christian Markus, Klinik für Anästhesiologie, Julius-Maximilians-Universität Würzburg; Frau MTA Hong Nguyen und Herrn PD Dr. rer. nat. Martin Schicht, Institut für Funktionelle und Klinische Anatomie, Friedrich-Alexander-Universität Erlangen-Nürnberg; Herrn Jörg Pekarsky, Institut für Anatomie, Funktionelle und Klinische Anatomie, Friedrich-Alexander-Universität Erlangen-Nürnberg; Herrn Dr. med. Dietrich Stövesandt, Klinik für Diagnostische Radiologie, Martin-Luther-Universität Halle-Wittenberg; Herrn Prof. Dr. med. Jens Werner, Chirurgische Klinik, Ludwig-Maximilians-Universität München; Herrn Dr. med. dent. Tobias Wicklein, Erlangen, und Herrn Prof. Dr. med. Stephan Zierz, Direktor der Universitätsklinik und Poliklinik für Neurologie, Martin-Luther-Universität Halle-Wittenberg.

Nicht zuletzt danken wir unseren Familien, die uns im Rahmen der 25. Auflage nicht nur mit dem Sobotta-Atlas teilen mussten, sondern uns auch bei vielen Fragen mit Ratschlägen zur Seite standen und uns intensiv unterstützt haben.

Erlangen und München im Sommer 2022

*Friedrich Paulsen und Jens Waschke*

# Adressen der Herausgeber

Prof. Dr. med. Friedrich Paulsen
Institut für Anatomie, Lehrstuhl Funktionelle und Klinische Anatomie
Friedrich-Alexander-Universität Erlangen-Nürnberg
Universitätsstraße 19
91054 Erlangen

Prof. Dr. med. Jens Waschke
Anatomische Anstalt der LMU München
Lehrstuhl Anatomie I – vegetative Anatomie
Pettenkoferstraße 11
80336 München

# Naturgetreue Darstellung als höchste Priorität

*Sabine Hildebrandt*, Friedrich Paulsen, Jens Waschke*

Eine Tätigkeit als Ärztin oder Arzt ist ohne profundes anatomisches Wissen nicht denkbar. Für Diagnostik, Therapie und Prognose von Erkrankungen sind Detailwissen zu Bau, Lagebeziehungen und den versorgenden Leitungsbahnen der Körperregionen und Organe zentral. Anatomisches Wissen wird – außer auf kognitive und haptische Weise – vor allem visuell erworben und kann optimal letztlich nur durch die Inspektion, Palpation und Präparation des menschlichen Körpers erlernt werden. Bilder, Zeichnungen und dreidimensionale Programme, welche die wesentlichen Elemente darstellen, helfen dabei, im Gehirn eine dreidimensionale Vorstellung der Verhältnisse des menschlichen Körpers zu entwickeln, langfristig abzuspeichern und die Strukturen mit Namen zu versehen.

Das visuelle Prinzip galt in der anatomischen Lehre nicht immer. Die Schriften der großen Anatomen des Altertums, wie der Schule des **Hippokrates von Kos** (460–370 v. Chr.) und **Galen von Pergamon** (131–200), waren reiner Text ohne jegliche Abbildungen, da weder eine naturgetreue Darstellung in Buchform technisch möglich war, noch Sektionen am Menschen vorgenommen wurden.[1,2,3,4] Selbst **Mondino di Luzzi** (1270–1326), der in Bologna als Reformator der Anatomie die Präparation von Leichen in den Anatomie-Unterricht einführte und 1316 das erste „Buch" der Anatomie verfasste, musste auf Abbildungen verzichten. Bei seinem Werk handelte es sich um eine 77 Seiten umfassende Blattsammlung, die über mehrere Jahrhunderte das Standardwerk für die Ausbildung in der Medizin darstellte.[1,4] Zur Anschaulichkeit wurden aus einem anderen zeitgenössischen Medizinkompendium einzelne Abbildungen angehängt, die aufgrund mangelnder Detailtreue und erheblicher Fehler geringen praktischen Nutzen besaßen.

Die Renaissance stellte die Bedeutung der Naturtreue in den Vordergrund. Hier war es **Leonardo da Vinci** (1452–1519), der die visuelle Darstellung anatomischer Inhalte betonte, wobei er selbst Körper von Leichen anatomisch präparierte, um diese dann in Skizzen abzubilden[5]. Bedauerlicherweise stellte er sein geplantes Anatomie-Werk aber nicht fertig, sondern hinterließ lediglich eine Vielzahl anatomischer Zeichnungen seiner Studien. So wurde 1543 *„De humani corporis fabrica libri septem"* von **Andreas Vesalius** (1514–1564) als das erste Buch veröffentlicht, das die Anatomie vollständig darstellte, basierend auf der Präparation menschlicher Körper und bebildert mit zahlreichen hochwertigen Holzschnittdrucken.[6,7] Letztere waren allerdings nicht koloriert. Diese Praxis änderte sich über die Jahre, und die Abbildungsqualität erreichte in einem vom Anatomen **Jean Marc Bourgery** (1797–1849) und seinem Zeichner **Nicolas Henri Jakob** (1782–1871) herausgegebenen Werk einen ersten Höhepunkt. Bourgery und Jakob erschufen in einer wohl zum ersten Mal gleichberechtigten expliziten Koautorenschaft von Anatom und Zeichner gemeinsam einen achtbändigen Anatomie-Atlas über einen Zeitraum von mehr als 20 Jahren. Nachteil dieses Werkes und des von Vesalius geschaffenen war aber, dass diese großformatigen Bücher so teuer und unhandlich waren, dass sie zwar von wohlhabenden Mediziner*innen und Kunstkenner*innen ihrer Zeit – und bis in die Gegenwart – sehr geschätzt wurden und werden, für die grundlegende Ausbildung in der Medizin aber untauglich waren. Als auch für Studierende erschwingliche Alternative setzte sich im englischsprachigen Raum schnell das von **Henry Gray** (1827–1861) 1858 herausgebene Lehrbuch *„Anatomy Descriptive and Surgical"* durch, das zwar auf Sektionen basierende Illustrationen enthielt, aber nicht koloriert war.[8]

Um 1900 publizierten **August Rauber** (1841–1917) mit **Friedrich Wilhelm Kopsch** (1868–1955), **Carl Heitzmann** (1836–1896) sowie **Carl Toldt** (1840–1920), **Werner Spalteholz** (1861–1940) und mehrere andere Autoren in verschiedenen Verlagen Anatomiebücher, die als Handatlanten oder in Kombination mit einem Lehrbuch den Anspruch hatten, die Anatomie vollständig darzustellen. Der in Würzburg tätige Anatom **Johannes Sobotta** (1869–1945) bemängelte allerdings, dass diese zu ausführlich und daher für die Verwendung im Medizinstudium ungeeignet wären. Außerdem war der Preis in seinen Augen ungerechtfertigt hoch für die Qualität der Abbildungen. Daher strebte Sobotta an, einen *„mit naturgetreuen Abbildungen versehenen und für den Gebrauch der Medizinstudierenden im Präpariersaal geeigneten Atlas herzustellen".*[9] Diesem Grundprinzip folgen seitdem alle Herausgeber des Sobotta-Atlas.

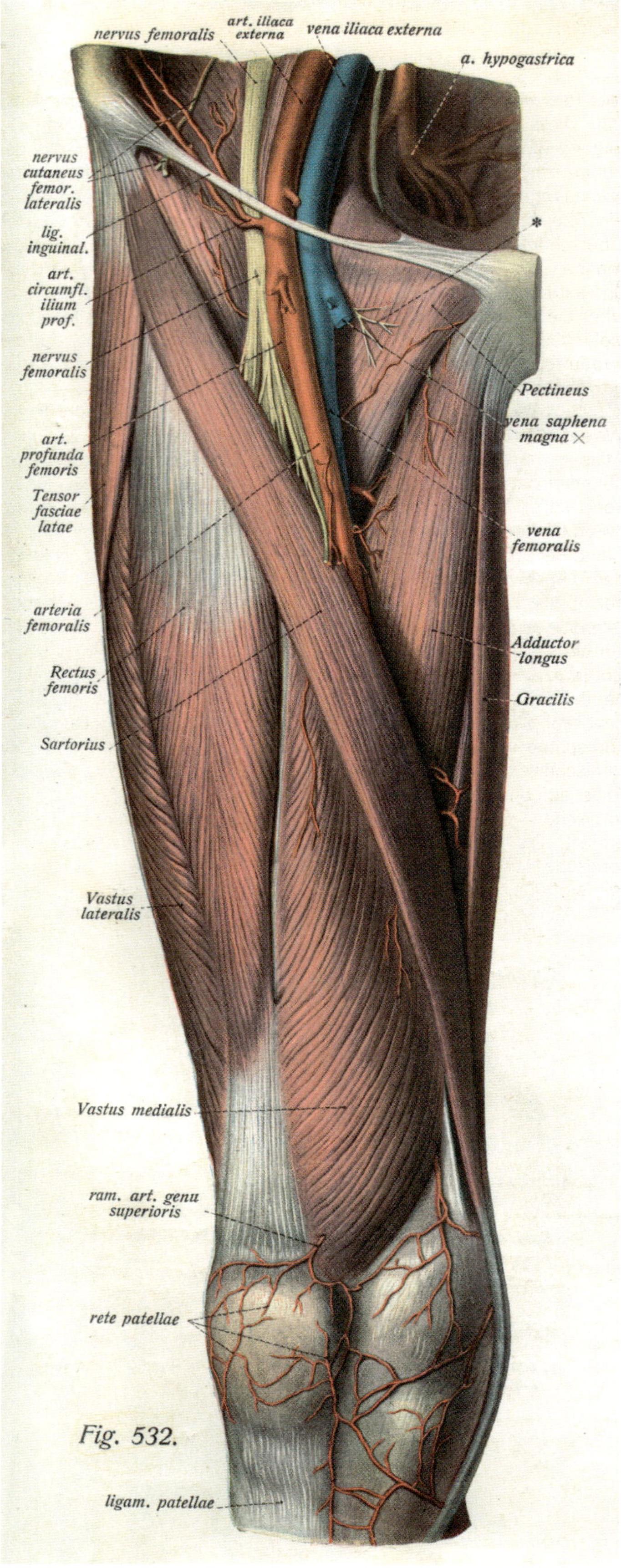


**Abb. 1 Zeichnung der ventralen Oberschenkelmuskulatur auf Basis eines Präparats** (1. Auflage des Sobotta-Atlas).

Die erste, 1904 veröffentlichte Auflage des Sobotta-Atlas erschien im Verlag J. F. Lehmanns unter dem Titel „Atlas der deskriptiven Anatomie des Menschen in 3 Bänden" und enthielt 904 großenteils farbige Abbildungen, die Johannes Sobotta weitgehend zusammen mit dem Zeichner **Karl Hajek** (1878–1935) erstellte, der damit einen großen Anteil an der Qualität und dem Erfolg des Sobotta-Atlas hatte. Tatsächlich scheint der Atlas nach seinem Erscheinen eine disruptive Wirkung gehabt zu haben, der die Weiterentwicklung anatomischer Lehrbücher und Atlanten einen großen Schritt voranbrachte. Zur Zeit der 1. Auflage des Sobotta-Atlas waren in vielen der genannten anderen Atlanten Muskeln koloriert und einzelne Leitungsbahnen farblich hervorgehoben. Eine vollständige, möglichst lebensnahe Kolorierung ganzer Abbildungen eines Situs oder eines Extremitätenabschnitts war allerdings nur im Sobotta-Atlas vorhanden und auch erst durch eine auf höchstem Niveau umgesetzte Drucktechnik möglich geworden. Dies soll hier mit einer Zeichnung aus der 1. Auflage anhand eines Präparats von einem Oberschenkel beispielhaft hervorgehoben werden (→ Abb. 1). Auch mehr als 100 Jahre später sehen diese Abbildungen immer noch frisch und naturnah aus und sind damit zeitlos.

Über die folgenden Auflagen hinweg wurden von den Herausgebern viele Abbildungen ergänzt, und auch die bestehenden Abbildungen wurden stetig überarbeitet und an die jeweils aktuellen Wahrnehmungsgewohnheiten und das ästhetische Empfinden angepasst. Leider können hier nicht alle Zeichnerinnen und Zeichner in angemessener Weise erwähnt werden, die über die 25 Auflagen hinweg den Sobotta-Atlas zu dem gemacht haben, was er heute ist. Daher sollen einzelne Künstlerinnen und Künstler stellvertretend herausgegriffen werden. Von 1925 an arbeitete **Erich Lepier** (1898–1974) als Zeichner bei Urban & Schwarzenberg, zunächst für verschiedene Kliniker und dann für den Anatomen Eduard Pernkopf. Nach dem Zweiten Weltkrieg, und nachdem Urban & Schwarzenberg die Publikation des Sobotta-Atlas vom Verlag J. F. Lehmanns übernommen hatte, war Lepier dann auch für zahlreiche Abbildungen in diesem Werk verantwortlich.

Für die späteren Auflagen soll ab der 20. Auflage 1993 stellvertretend **Sonja Klebe** hervorgehoben werden, mit der die Herausgeber auch heute noch sehr vertrauensvoll zusammenarbeiten, wie → Abb. 2 anhand einer Darstellung zur Topographie des Kopfes verdeutlicht.

Für spätere Auflagen wurden auch Abbildungen aus anderen anatomischen und klinischen Werken des Elsevier-Verlags in den Sobotta-Atlas aufgenommen. Seit der Jahrtausendwende werden die anatomischen Abbildungen in den Werken aller Verlage überwiegend digital erstellt. Die technischen Fortschritte erlaubten es seitdem, anatomische Abbildungen in umgekehrter Vorgehensweise zu erstellen, wie es früher der Fall war. Ursprünglich wurden wie im Sobotta-Atlas neue Abbildungen ausschließlich anhand echter Präparate gezeichnet.

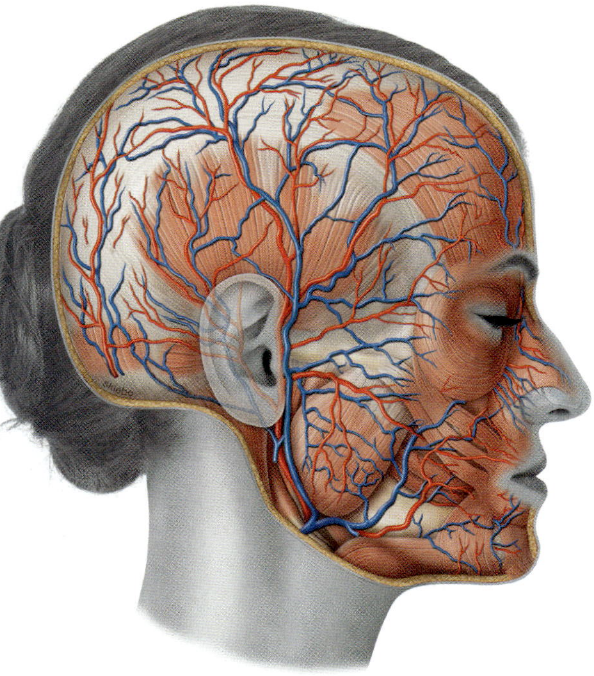

**Abb. 2 Zeichnung von Sonja Klebe zum Verlauf der Gefäße am Kopf** (25. Auflage des Sobotta-Atlas, → Abb. 8.83). [S700-L238]

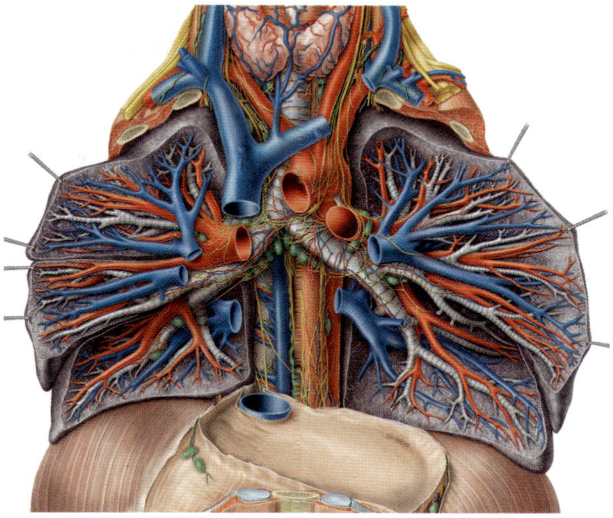

**Abb. 3 Zeichnung eines Lungenpräparats aus dem Pernkopf-Atlas** (25. Auflage des Sobotta-Atlas, → Abb. 5.113). [S700-L238]/[Q300]

Schematische Darstellungen zur Vereinfachung wurden in einem deduktiven Prinzip abgeleitet. Heute werden einfache Strichzeichnungen und Schemata mit Computerprogrammen durch Einarbeitung der Texturen verschiedener Gewebe nach einem induktiven Prinzip so ausgearbeitet, dass am Ende der Eindruck entsteht, es würde sich um eine echte anatomische Abbildung eines Präparats handeln. Die Ergebnisse sind beeindruckend anschaulich, bleiben aber „unecht". Die Herangehensweise ist aus organisatorischen und ökonomischen Gründen sehr attraktiv: Im Unterschied zu der Zeit bis nach dem Zweiten Weltkrieg verfügt heute kaum ein anatomisches Institut noch über eigene Illustrator*innen, die zusammen mit den Anatom*innen am Präparat die Abbildungen in derselben Qualität erstellen könnten, wie es früher möglich war. Hinzu kommt, dass es an den anatomischen Instituten kaum noch Präparator*innen gibt, die die Zeit aufbringen können, anatomische Präparate in höchster Qualität herzustellen. Und auch die Anatom*innen sind heute nicht mehr nur Hochschullehrer*innen und Lehrbuch-Autoren*innen, sondern Wissenschaftler*innen, die Forschung betreiben und darüber hinaus von leistungsorientierten Mitteln abhängen. Aufgrund dieser Entwicklungen ist es heute kaum noch möglich, dass Anatom*innen mit ihren Zeichnern*innen für mehrere Monate gemeinsam an einer einzelnen Abbildung arbeiten, um diese zu optimieren. Folglich ist diese Art der Abbildungserstellung nahezu verlassen worden und es gibt praktisch keine Darstellungen, welche die Abbildungen in den Atlanten früherer Jahre übertreffen oder auch nur mit diesen konkurrieren könnten. Daher wird im Sobotta-Atlas auch weiterhin auf Abbildungen aus Atlanten wie dem Pernkopf-Atlas als Vorlage zurückgegriffen, wenn deren Inhalte und deren Darstellungsqualität als unübertroffen eingeschätzt wird, wie → Abb. 3 anhand eines Präparats der Lungen exemplarisch zeigen soll: Den Herausgebern ist keine andere vergleichbare Abbildung der Lungenstruktur und der mit ihr verbundenen Leitungsbahnen bekannt, die alle vaskulären Details einschließlich der Lymphbahnen darstellt.

Diese Entscheidung für die Reproduktion von Illustrationen aus dem Pernkopf-Atlas ist allerdings nur auf dem Boden der bewussten Auseinandersetzung mit dem Unrechtskontext[10] ihrer Entstehung im Nationalsozialismus zu rechtfertigen – im Andenken an die Opfer des Nationalsozialismus, deren Körper hier abgebildet wurden. Da dies für alle Vorlagen aus Atlanten gilt, die in diesem Zeitraum schon existierten und weiterentwickelt wurden, soll auf diesen historischen Hintergrund näher eingegangen werden.[11]

Anatomisches Arbeiten in Lehre und Forschung, wie auch in der Produktion neuer Lehrmaterialien, zu denen Atlanten gehören, war und ist von einer ausreichenden Versorgung mit Leichen abhängig. Die traditionelle anatomische Leichenversorgung beruhte in Deutschland, wie auch weltweit, auf Leichen von Menschen, die in öffentlichen Institutionen starben und deren Verwandte sie nicht für ein Begräbnis beanspruchten. Dies änderte sich in Deutschland und in einigen anderen Ländern der Welt erst gegen Ende des 20. Jahrhunderts grundlegend mit dem Wirksamwerden von Körperspende-Programmen.[12,13] Davor handelte es sich um Leichen vor allem aus psychiatrischen An-

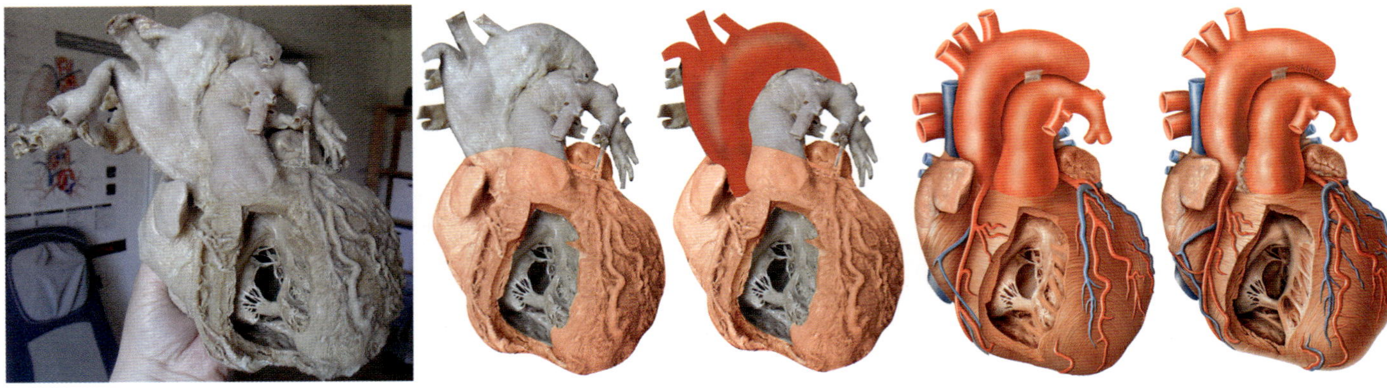

**Abb. 4 Schrittweise Entwicklung einer Zeichnung von Sonja Klebe zur Topographie des Herzens, ausgehend von einem Plastinat und Photos.** [L238]

stalten und Gefängnissen oder um Leichen von Menschen, die Selbstmord begingen, und, als historisch erste gesetzlich geregelte anatomische Versorgung, von Hingerichteten. Entsprechende gesetzliche Regelungen wurden von den jeweiligen Regierungen immer wieder angepasst, so auch im „Dritten Reich".[14,15] Bis auf seltene Ausnahmen war der Mangel an Leichen für Lehre und Forschung ein durchgehendes Thema in der Anatomiegeschichte. Das änderte sich im Nationalsozialismus deutlich. In den ersten Jahren nach 1933 gab es noch die üblichen Eingaben von Anatomen (Anatominnen in leitenden universitären Funktionen gab es erst nach 1945) bei den zuständigen Behörden um Verbesserung der Leichenversorgung. Sehr bald aber wurden ihre Anfragen konkret, und sie erbaten Zugang zu Hinrichtungsstätten und den Leichen von Hingerichteten, oder fragten nach Lieferung der Leichen von Kriegsgefangenen. Anatomen waren also nicht nur passive Rezipienten der Leichen von Opfern, sondern bemühten sich aktiv um diese für die Lehre, aber vor allem auch für die Forschung.[16]

Im „Dritten Reich" waren unter den Leichen aus den Psychiatrien solche von Menschen, die im Rahmen des „Euthanasie"-Programms ermordet wurden, wie dies für verschiedene anatomische Institute dokumentiert ist.[17,18] Unter den Menschen, die Selbstmord begingen, gab es ab 1933 eine Zunahme verfolgter jüdischer Menschen.[19] Aufgrund der Änderungen in der nationalsozialistischen Gesetzgebung und der Verfolgung der sog. „Feinde des deutschen Volkes" nahmen die Gefangenenzahlen zu, und zwar nicht nur im normalen Strafvollzug und in den Gestapo-Gefängnissen, sondern vor allem auch im sich ständig weitenden Netz von Konzentrationslagern und dezentralen Lagern für Kriegsgefangene und Zwangsarbeiter*innen. Aufgrund der eskalierenden Gewalt und der unmenschlichen Lebensbedingungen in diesen Einrichtungen kam es zu hohen Sterberaten, und diese Toten wurden an viele anatomische Institute geliefert. Auch die Hinrichtungszahlen nach Zivil- und Militärprozessen stiegen im Nationalsozialismus exponentiell, besonders in den Kriegsjahren.[20] Alle anatomischen Institute erhielten die Leichen von Hingerichteten, und zwar ohne Ausnahme, und auch unabhängig davon, welcher politischen Überzeugung die einzelnen Anatomen waren, die mit diesen Toten arbeiteten.

Zwar waren mehr als 80% der im nationalsozialistischen Deutschland verbliebenen Anatomen der NSDAP beigetreten, aber nicht alle waren solch überzeugte nationalsozialistische Ideologen wie der Wiener Dekan der Medizinischen Fakultät und Ordinarius der Anatomie **Eduard Pernkopf** (1888–1955). Er nutzte den uneingeschränkten Zugang zu Leichen von hingerichteten Opfern des Nationalsozialismus nicht vor allem für wissenschaftliche Studien, wie das viele seiner Kollegen taten, sondern schuf gemeinsam mit seinen Assistenten und einer Gruppe von medizinischen Illustratoren die nächsten Bände seiner schon Anfang der 1930er Jahre begonnenen „Topographischen Anatomie des Menschen." Mit hoher Wahrscheinlichkeit zeigen ein Großteil der während der Kriegsjahre entstandenen Bilder des Atlas Opfer des nationalsozialistischen Regimes, denn die Anatomie der Universität Wien hatte zwischen 1938 und 1945 Zugang zu den Leichen von mindestens 1.377 Hingerichteten aus dem Wiener Gefängnissystem erhalten, davon mehr als die Hälfte wegen Hochverrats Verurteilte.[21] Erich Lepier, wie auch seine Illustratoren-Kollegen Karl Endtresser (1903–1978) und Franz Batke (1903–1983), hinterließen deutliche Zeichen ihrer politischen Sympathien mit dem Nationalsozialismus in ihren Signaturen von Bildern, die während des Krieges entstanden. Lepier integrierte oft ein Hakenkreuz in seinen Schriftzug, und Endtresser und Batke SS-Runen – Auffälligkeiten, die zunächst unkommentiert blieben. Das Werk erfreute sich vielmehr großer Beliebtheit bei Anatom*innen, Chirurg*innen und medizinischen Illustrator*innen gleichermaßen. Gründe dafür waren die naturnahen Details, eine durch ein neues Druckverfahren intensivierte Farbpalette und die von Pernkopf sogenannte „stratigraphische" Darstellungsweise einer Körperregion von der Oberfläche bis in die Tiefe in einer Sequenz von Präparationen. Nach dem Krieg kopierte Lepier dann etliche Pernkopf-Originale für den Sobotta-Atlas, als Ersatz für Illustrationen von Karl Hajek. Interessanterweise wurden dabei die sehr detailgetreuen Abbildungen zu den Körperhöhlen mit ihren Organen, die auch die Lymphbahnen darstellten, nicht abgezeichnet. Das Fehlen entsprechender Zeichnungen über viele Auflagen des Sobotta-Atlas hinweg ist dadurch zu erklären, dass die Bedeutung der Lymphbahnen für die Diagnostik und Behandlung von bösartigen Tumoren für lange Zeit nicht vollständig erforscht war. Da diese wichtige Funktion der Lymphbahnen inzwischen bekannt ist, sehen die aktuellen Herausgeber die Aufnahme der hochwertigen Pernkopf-Abbildungen als ein gutes Beispiel dafür an, dass eine weitere Verwendung von Zeichnungen aus diesem Werk gerechtfertigt ist.

Bereits nach der Veröffentlichung der ersten amerikanischen Ausgabe des Pernkopf-Atlas in den Jahren 1963/64 kamen Fragen nach dem politischen Hintergrund des Werkes auf, denen aber erst in den 1980er Jahren Untersuchungen amerikanischer Autoren folgten,[22] bevor dann in der Mitte der 1990er Jahre eine öffentliche Debatte um die Ethik der Nutzung des Pernkopf-Atlas geführt wurde. Dabei reichten die Empfehlungen von der vollständigen Entfernung des Atlas aus Bibliotheken bis zu dessen historisch-informiertem Gebrauch.[23] Urban & Schwarzenberg stellte die Publikation des Werkes ein, was aber seine Nutzung, besonders durch Chirurg*innen, nicht beendete.[24,25] Im Rahmen der systematischen Untersuchung der Anatomie im Nationalsozialismus kam es dann im Jahr 2016 zu einer neuen Anfrage zur ethischen Nutzung der Pernkopf-Abbildungen in speziellen chirurgischen Situationen.[26] Diese Anfrage fand eine auf dem Boden jüdischer Medizinethik formulierte Antwort im Responsum *„Vienna Protocol"* von Rabbi Joseph Polak.[27,28,29] Ein Responsum ist eine traditionelle Gelehrten- und Rechtsantwort auf eine an einen Rabbi gestellte Frage. Rabbi Polak schlussfolgerte, dass die meisten Autoritäten die Nutzung der Pernkopf-Bilder sicherlich erlauben würden, wenn sie helfen, menschliches Leben zu retten (nach dem Prinzip *„piku'ach nefesh"*: dem Vorrang des Gebotes der Erhaltung von Leben gegenüber allen anderen Geboten). Allerdings sei diese Nutzung an die absolute Bedingung geknüpft, dass aller Welt bekannt gemacht werde, was diese Bilder sind. Nur auf diese Weise werde den Toten wenigstens ein Teil der Würde gewährt, auf die sie ein Anrecht hätten.

Auf dem Boden des *„Vienna Protocol"* und der Bedingung, dass der Opfer des Nationalsozialismus, deren Körper in den Abbildungen des Pernkopf-Atlas gezeigt werden, in explizierter Weise gedacht wird, halten es die Herausgeber der hier vorgelegten neuen Auflage des Sobotta-Atlas für gerechtfertigt, wenn sie einige der Pernkopf-Bilder, in neuer Weise nachgezeichnet, wieder verwenden: **zur Behandlung und Rettung zukünftiger Patientinnen und Patienten durch die bestmögliche anatomische visuelle Instruktion, im Gedenken an die Opfer.**

In der 25. Auflage ist die Gesamtzahl der Abbildungen inzwischen auf über 2.500 angewachsen. Auch heute bleibt oberstes Gebot, mit den verschiedenen Zeichner*innen und Graphiker*innen weiterhin Bilder zu erstellen, die echten Präparaten so nahe wie möglich kommen. Dies ist beispielhaft in → Abb. 4 demonstriert. Hier wurde von einem Körperspenderherz ein Plastinat angefertigt, das der Illustratorin und Zeichnerin Frau Klebe – zusammen mit Fotografien aus verschiedenen Perspektiven – zur Erstellung einer neuen Abbildung diente. Die räumliche Tiefe, die bei der Betrachtung eine Erfassung der dreidimensionalen Anatomie erlaubt, ist das Ergebnis des Erkundungsprozesses der Künstlerin, der ohne ein eigenes Betrachten und ein „Begreifen" des Präparats so nicht möglich gewesen wäre.

Die Herausgeber danken allen beteiligten Illustrator*innen, Zeichner*innen und Künstler*innen sowie dem Elsevier-Verlags-Team, ohne die der Atlas in dieser Form nicht möglich gewesen wäre.

Boston, Erlangen und München 2022
*Sabine Hildebrandt*, Friedrich Paulsen und Jens Waschke*

**Literatur**


1 Persaud TVN. Early history of human anatomy. Springfield: Charles C Thomas, 1984.
2 Persaud TVN. A history of human anatomy: the post-Vesalian era. Springfield: Charles C Thomas, 1997: 298, 309.
3 Rauber A, Kopsch F. Anatomie des Menschen. 7. Aufl. Leipzig: Thieme, 1906.
4 Roberts KB, Tomlinson JDW. The fabric of the body. Oxford: Oxford University Press, 1992.
5 Clayton M, Philo R. Leonardo da Vinci Anatomist. London: Royal Collection Trust, 2017.
6 Garrison DH, Hast MH. The fabric of the human body (kommentierte Übersetzung des Werks von Andreas Vesalius). Basel: Karger, 2014.
7 Vollmuth R. Das anatomische Zeitalter. München: Verlag Neuer Merkur, 2004.
8 Hayes B. The Anatomist: A True story of Gray's Anatomy. Ballantine, 2007. ISBN 978-0-345-45689-2.
9 Sobotta, J. Atlas der Anatomie des Menschen. 1. Aufl. München: J. F. Lehmanns-Verlag, 1904–1907.
10 Arbeitskreis »Menschliche Präparate in Sammlungen« (2003): Empfehlungen zum Umgang mit Präparaten aus menschlichem Gewebe in Sammlungen, Museen und öffentlichen Räumen, in: Deutsches Ärzteblatt 2003; 100: A1960–A1965. Dort heißt es unter anderem: „Ergibt sich, dass der Verstorbene aufgrund seiner Abstammung, Weltanschauung oder wegen politischer Gründe durch staatlich organisierte und gelenkte Gewaltmaßnahmen sein Leben verloren hat oder besteht die durch Tatsachen begründete Wahrscheinlichkeit dieses Schicksals, ist dies eine schwere Verletzung seiner individuellen Würde. Wurde ein solcher Unrechtskontext im Einzelfall festgestellt, sind die Präparate aus den einschlägigen Sammlungen herauszunehmen und würdig zu bestatten, oder es ist in vergleichbar würdiger Weise damit zu verfahren." Dabei ist insbesondere bei Präparaten aus der NS-Zeit „einem differenzierten Umgang mit den einzelnen Präparaten – nach ausführlicher Recherche zur Provenienz – vor einer unterschiedslosen Entfernung aller zwischen 1933 und 1945 entstandenen Präparate aus Sammlungen eindeutig Vorrang zu geben." Für Präparate ungeklärter Herkunft und Datierung gelten folgende Empfehlungen: „Bestände, die nach einer ersten Begutachtung ungeklärter Herkunft und allem Anschein nach im 20. Jahrhundert entstanden sind, sollten zunächst separiert und einer eingehenden Überprüfung unterzogen werden. Wenn sich nach einer Untersuchung keine Eindeutigkeit der Zuordnung ergibt, sind diese Präparate grundsätzlich zu bestatten, es sei denn, es bestehen dem zuwiderlaufende übergeordnete Gesichtspunkte, die im Einzelfall darzulegen, zu dokumentieren und zu begründen sind."
11 Eine ausführliche Darstellung der Geschichte der Anatomie im Nationalsozialismus findet sich bei: Hildebrandt S. The Anatomy of Murder: Ethical Transgressions and Anatomical Science in the Third Reich. New York: Berghahn Books, 2016.
12 Garment A, Lederer S, Rogers N, et al. Let the Dead Teach the Living: The Rise of Body Bequeathal in 20th-century America. Academic Medicine 2007; 82, 1000–1005.
13 Habicht JL, Kiessling C, Winkelmann A. Bodies for anatomy education in medical schools: An overview of the sources of cadavers worldwide. Acad Med 2018; 93: 1293–1300.
14 Stukenbrock K. Der zerstückte Coerper: Zur Sozialgeschichte der anatomischen Sektionen in der frühen Neuzeit (1650–1800). Stuttgart: Franz Steiner Verlag, 2001.
15 Hildebrandt S. Capital Punishment and Anatomy: History and Ethics of an Ongoing Association. Clinical Anatomy 2008; 21: 5–14.
16 Noack T, Heyll U. Der Streit der Fakultäten. Die medizinische Verwertung der Leichen Hingerichteter im Nationalsozialismus. In: Vögele J, Fangerau H, Noack T (Hrsg.). Geschichte der Medizin – Geschichte in der Medizin. Hamburg: Literatur Verlag, 2006: 133–142.
17 Eine ausführliche Darstellung der Geschichte der Anatomie im Nationalsozialismus findet sich bei: Hildebrandt S. The Anatomy of Murder: Ethical Transgressions and Anatomical Science in the Third Reich. New York: Berghahn Books, 2016.
18 Czech H, Brenner E. Nazi victims on the dissection table – the anatomical institute in Innsbruck. Ann Anat 2019; 226: 84–95.
19 Goeschel C. Suicide in Nazi Germany. Oxford: Oxford University Press, 2009.
20 Zahlen zusammengestellt in Hildebrandt 2016 → 17.
21 Angetter DC. Anatomical Science at University of Vienna 1938–45. The Lancet 2000; 355: 1445–57.
22 Weissmann G. Springtime for Pernkopf. Reprinted 1987. In: Weissmann G (ed.). They All Laughed at Christopher Columbus. New York: Times Books; Williams, 1988: 48–69.
23 Hildebrandt S. How the Pernkopf Controversy Facilitated a Historical and Ethical Analysis of the Anatomical Sciences in Austria and Germany: A Recommendation for the Continued Use of the Pernkopf Atlas. Clinical Anatomy 2006; 19: 91–100.
24 Yee A, Coombs DM, Hildebrandt S, et al. Nerve surgeons' assessment of the role of Eduard Pernkopf 's Atlas of Topographic and Applied Human Anatomy in surgical practice. Neurosurgery 2019; 84: 491–498.
25 Yee A, Li J, Lilly J, et al. Oral and maxillofacial surgeons' assessment of the role of Pernkopf's atlas in surgical practice. Ann Anat 2021; 234: 1–10.
26 Vollständige Dokumentation zu dieser Anfrage und der Geschichte der Rezeption des Pernkopf Atlas sowie des „Vienna Protocol" in: Vol. 45 No. 1 (2021): Journal of Biocommunication Special Issue on Legacies of Medicine in the Holocaust and the Pernkopf Atlas, https://journals.uic.edu/ojs/index.php/jbc/article/view/10829 (letzter Zugriff: 27. November 2021).
27 Polak JA. Vienna Protocol for when Jewish or possibly-Jewish human remains are discovered. Wiener Klinische Wochenschrift 2018; 130: S239–S243.
28 Vienna Protocol 2017. How to deal with Holocaust era human remains: recommendations arising from a special symposium. „Vienna Protocol" for when Jewish or Possibly-Jewish Human Remains are Discovered. Im Internet: https://journals.uic.edu/ojs/index.php/jbc/article/view/10829/9795 (letzter Zugriff: 21. Oktober 2021).
29 Hildebrandt S, Polak J, Grodin MA, et al. The history of the Vienna Protocol. In: Hildebrandt S, Offer M, Grodin MA (eds.). Recognizing the past in the present medicine before, during and after the Holocaust. New York: Berghahn Books, 2021: 354–372.


* Sabine Hildebrandt, MD;
Associate Scientific Researcher, Assistant Professor of Pediatrics, Harvard Medical School; Boston, U.S.A.

## 1. Abkürzungsverzeichnis

| Singular: | | | Plural: | | | | | |
|---|---|---|---|---|---|---|---|---|
| A. | = | Arteria | Aa. | = | Arteriae | ♀ | = | weiblich |
| Lig. | = | Ligamentum | Ligg. | = | Ligamenta | ♂ | = | männlich |
| M. | = | Musculus | Mm. | = | Musculi | | | |
| N. | = | Nervus | Nn. | = | Nervi | | | |
| Proc. | = | Processus | Procc. | = | Processus | | | |
| R. | = | Ramus | Rr. | = | Rami | | | |
| V. | = | Vena | Vv. | = | Venae | | | |
| Var. | = | Variation | | | | | | |

> Prozentangaben:
>
> Angesichts der großen Streubreite individueller Körpermaße sind die prozentualen Größenangaben nur als grobe Richtwerte aufzufassen.

## 2. Allgemeine Richtungs- und Lagebezeichnungen des Körpers

Die folgenden Termini bezeichnen die gegenseitige Lage von Organen und Teilen des Körpers zueinander, z.T. ohne Rücksicht auf die Stellung des Körpers im Raum, sowie Lage und Richtung an den Extremitäten. Diese Begriffe werden nicht nur der menschlichen Anatomie, sondern auch der praktischen Medizin und der vergleichenden Anatomie zugerechnet.

**Allgemeine Bezeichnungen**
*anterior – posterior* = vorne – hinten (z. B. Arteriae tibiales anterior et posterior)
*ventralis – dorsalis* = bauchwärts – rückenwärts gelegen
superior – inferior = oben – unten (z. B. Conchae nasales superior et inferior)
*cranialis – caudalis* = kopfwärts – schwanzwärts gelegen
*dexter – sinister* = rechts – links (z. B. Arteriae iliacae communes dextra et sinistra)
*internus – externus* = innen liegend – außen liegend
*superficialis – profundus* = oberflächlich gelegen – tief gelegen (z. B. Musculi flexores digitorum superficialis et profundus)
*medius, intermedius* = in der Mitte zwischen zwei anderen Gebilden liegend (die Concha nasalis media z. B. liegt in der Mitte zwischen Concha nasalis superior und inferior)
*medianus* = in der Mittellinie gelegen (Fissura mediana anterior des Rückenmarks). Durch einen „medianen Sagittalschnitt" wird der Körper in zwei spiegelbildlich gleiche Teile zerlegt.
*medialis – lateralis* = gegen die Mitte des Körpers gelegen, gegen die Seite zu gelegen (z. B. Fossae inguinales medialis et lateralis)
*frontalis* = in der Stirnebene (Frontalebene) liegend, auch zur Stirn ziehend (z. B. Processus frontalis der Maxilla)
*longitudinalis* = längs verlaufend (z. B. Musculus longitudinalis superior der Zunge)
*sagittalis* = in einer Sagittalebene liegend
*transversalis* = in einer Transversalebene liegend
*transversus* = quer verlaufend (z. B. Processus transversus des Brustwirbels)

**Richtungs- und Lagebezeichnungen für die Extremitäten**
*proximalis – distalis* = gegen die Extremitätenwurzel zu gelegen – gegen das Extremitätenende zu gelegen (z. B. Articulationes radioulnares proximalis et distalis)

für die Brustgliedmaße:
*radialis – ulnaris* = auf der Radialseite – auf der Ulnarseite gelegen (z. B. Arteriae radialis et ulnaris)

für die Hand:
*palmaris – dorsalis* = hohlhandwärts – handrückenwärts gelegen (z. B. Aponeurosis palmaris, Musculus interosseus dorsalis)

für die Beckengliedmaße:
*tibialis – fibularis* = auf der Tibial-, auf der Fibularseite gelegen (z. B. Arteria tibialis anterior)

für den Fuß:
*plantaris – dorsalis* = fußsohlenwärts – fußrückenwärts gelegen (z. B. Arteriae plantares lateralis et medialis, Arteria dorsalis pedis)

## 3. Verwendung von Klammern

[ ]: In eckige Klammern gesetzte lateinische Namen sind Alternativbegriffe, wie sie in der Terminologia Anatomica (1998) angegeben sind, z. B.: Ren [Nephros]. Um aber die Bildlegenden nicht zu sehr zu überladen, sind im Wesentlichen nur solche Alternativbegriffe aufgenommen, die Abweichungen in den Wortstämmen beinhalten und auch international zum Verständnis notwendig erscheinen. Ihre Verwendung wurde weitgehend auf die Abbildungen beschränkt, in denen sie Hauptinhalte bezeichnen.

( ): Runde Klammern wurden mit unterschiedlicher Zielsetzung verwendet:
- Für Fachbegriffe, die auch in der Terminologia Anatomica in runden Klammern aufgeführt sind, z. B.: (M. psoas minor).
- Für Fachbegriffe, die zwar nicht in der offiziell gültigen Auflistung der Nomenklatur enthalten sind, die von den Herausgebern aber als praktisch notwendige und hilfreiche lateinische Begriffe betrachtet werden, z. B.: (Crista zygomatico-alveolaris).
- Für Angaben zur näheren Beschreibung des übergeordneten Bezugs, z. B.: R. spinalis (A. vertebralis).

## 4. Farbtafel

- Concha nasalis inferior
- Mandibula
- Maxilla
- Os ethmoidale
- Os frontale
- Os lacrimale
- Os nasale
- Os occipitale
- Os palatinum
- Os parietale
- Os sphenoidale
- Os temporale
- Os zygomaticum
- Vomer

Beim Neugeborenen sind folgende Schädelknochen zu einer Farbe zusammengefasst.

- Os nasale, Os temporale, Mandibula
- Maxilla, Os incisivum
- Os occipitale, Os palatinum

# Abbildungsnachweis

Der Verweis auf die jeweilige Abbildungsquelle befindet sich bei allen Abbildungen im Werk am Ende des Legendentextes in eckigen Klammern. Die Sonderzeichen verstehen sich wie folgt:

| | |
|---|---|
| [...]/[...] | = nach Vorlage von |
| [.../...] | = Kollaboration zwischen Autor und Zeichner |
| [...~...] | = modifiziert von Autor bzw. Zeichner |
| [...-...] | = Werk kombiniert mit Zeichner |

B500 Benninghoff-Archiv: Benninghoff A, Drenckhahn D. Anatomie, div. Bd. und Aufl. Elsevier/Urban & Fischer
B501 Benninghoff. Drenckhahn D, Waschke J. Taschenbuch Anatomie, div. Aufl. Elsevier/Urban & Fischer
C155 Földi M, Kubik S. Lehrbuch der Lymphologie. 3. A. Gustav Fischer, 1993
C185 Voss H, Herrlinger R. Taschenbuch der Anatomie. Gustav Fischer, 1963
E102-005 Silbernagl S. Taschenatlas der Physiologie. 3. A. Thieme, 2009
E107 Blechschmidt E. Die vorgeburtlichen Entwicklungsstadien des Menschen. S. Karger AG, 1961
E262-1 Rauber A, Kopsch F. Anatomie des Menschen. Band I. Thieme, 1987
E282 Kanski, J. Clinical Ophthalmology: A Systematic Approach. 5th ed. Butterworth-Heinemann, 2003
E288 Forbes C, Jackson W. Color Atlas and Text of Clinical Medicine. 3rd A. Elsevier/Mosby, 2003
E329 Pretorius ES, Solomon JA. Radiology Secrets Plus. 3rd ed. Elsevier/Mosby, 2011
E336 LaFleur Brooks, M.: Exploring Medical Language. 7th ed. Elsevier/Mosby, 2008
E339-001 Asensio JA, Trunkey DD. Current Therapy of Trauma and Surgical Critical Care. 1st ed. Elsevier/Mosby, 2008
E347-09 Moore KL, Persaud TVN, Torchia MG. The Developing Human. 9th ed. Elsevier/Saunders, 2013
E347-11 Moore KL, Persaud TVN, Torchia MG. The Developing Human. 11th ed. Elsevier/Saunders, 2020
E377 Eisenberg RL, Johnson N. Comprehensive Radiographic Pathology, Skeletal System. Elsevier/Mosby, 2012
E380 Eiff MP, Hatch RL. Fracture Management for Primary Care. 3rd ed. Elsevier/Saunders, 2012
E393 Adam A, Dixon AK. Grainger & Allison's Diagnostic Radiology. 5th ed. Elsevier/Churchill Livingstone, 2008
E402 Drake R, Vogl AW, Mitchell A. Gray's Anatomy for Students. 1st ed. Elsevier, 2005
E402-004 Drake R, Vogl AW, Mitchell A. Gray's Anatomy for Students. 4th ed. Elsevier, 2020
E404 Herring JA. Tachdijan's Pediatric Orthopaedics. 4th ed. Elsevier/Saunders, 2008.
E458 Kelley LL, Petersen C. Sectional Anatomy for Imaging Professionals. 2nd ed. Elsevier, 2007
E460 Drake R, et al. Gray's Atlas of Anatomy. 1st ed. Elsevier, 2008
E475 Baren JM, et al. Pediatric Emergency Medicine. 1st ed. Elsevier/Saunders, 2008
E513-002 Herring W. Learning Radiologie – Recognizing the Basics. 2nd ed. Elsevier/Saunders, 2012
E530 Long B, Rollins J, Smith B. Merrill's Atlas of Radiographic Positioning and Procedures. 11th ed. Elsevier/Mosby, 2007
E563 Evans R. Illustrated Orthopedic Physical Assessment. 3rd ed. Elsevier/Mosby, 2008
E602 Adams JG, et al. Emergency Medicine. Expert Consult. Elsevier/Saunders, 2008
E625 Myers E, Snyderman C. Operative Otolaryngology: Head and Neck Surgery. 3rd ed. Elsevier/Saunders, 2008
E633-002 Tillmann BN. Atlas der Anatomie. 2. A. Springer, 2010
E633-003 Tillmann BN. Atlas der Anatomie. 3. A. Springer, 2017
E684 Herrick AL, et al. Orthopaedics and Rheumatology in Focus. 1st ed. Elsevier/Churchill Livingstone, 2006
E708 Marx J, Hockberger RS, Walls RM. Rosen's Emergency Medicine 7th revised ed. Elsevier/Mosby, 2009
E748 Seidel H, et al. Mosby's Guide to Physical Examination. 7th ed. Elsevier/Mosby, 2011

Alle nicht besonders gekennzeichneten Graphiken und Abbildungen © Elsevier GmbH, München.
Den nachstehend benannten klinischen Kolleg*innen sind die Herausgeber für die Bereitstellung von Ultraschall-, Computertomographie- und Magnetresonanztomographiebildern sowie endoskopischen Aufnahmen und Farbfotos von Operationssiten und Patient*innen zu sehr großem Dank verpflichtet.

E761 Fuller G, Manford MR. Neurology. An Illustrated Colour Text. 3rd ed. Elsevier/Churchill Livingstone, 2010
E813 Green M, Swiontkowski M. Skeletal Trauma in Children. 4th ed. Elsevier/Saunders, 2009
E821 Pauwels F. Gesammelte Abhandlungen zur funktionellen Anatomie des Bewegungsapparates. Springer, 1965
E838 Mitchell B, Sharma R. Embryology. An Illustrated Colour Text. 1st ed. Elsevier/Churchill Livingstone, 2005
E867 Winn HR. Youmans Neurological Surgery. 6th ed. Elsevier/Saunders, 2011
E908-003 Corne J, Pointon K. Chest X-ray Made Easy. 3rd ed. Elsevier/Churchill Livingstone, 2010
E943 Kanski J. Clinical Ophthalmology. A Systemic Approach. 6th ed. Butterworth-Heinemann, 2007
E984 Klinke R, Silbernagl S. Lehrbuch Physiologie. 5. A. Thieme; 2005
E993 Auerbach P, Cushing T, Harris NS. Auerbach's Wilderness Medicine. 7th ed. Elsevier, 2016
E1043 Radlanski RJ, Wesker KH. Das Gesicht. Bildatlas klinische Anatomie. 2. A. KVM, 2012
F201-035 Abdul-Khaliq H, Berger F. Angeborene Herzfehler: Die Diagnose wird häufig zu spät gestellt. Dtsch Arztebl 2011;108:31–2
F264-004 Hwang S. Imaging of Lymphoma of the Musculoskeletal System. Radiologic Clinics of North America 2008;46/2:75–93
F276-005 Frost A, Robinson C. The painful shoulder. Surgery 2006;24/11:363–7
F276-006 Marsh H. Brain tumors. Surgery. 2007; 25/12:526–9
F276-007 Hobbs C, Watkinson J. Thyroidectomy. Surgery 2007;25/11:474–8
F698-002 Meltzer CC, et al. Serotonin in Aging, Late-Life Depression, and Alzheimer's Disease: The Emerging Role of Functional Imaging. Neuropsychopharmacology 1998;18/:407–30
F702-006 Stelzner F, Lierse W. Der angiomuskuläre Dehnverschluss derterminalen Speiseröhre. Langenbecks Arch. klin. Chir. 1968;321:35–64
F885 Senger M, Stoffels HJ, Angelov DN. Topography, syntopy and morphology of the human otic ganglion: A cadaver study. Ann Anat 2014;196:327–35
F1062-001 Bajada S, Mofidi A, Holt M, Davies AP. Functional relevance of patellofemoral thickness before and after unicompartmental patellofemoral replacement. The Knee. 2012;19/3:155–228
F1067-001 Lee MW, McPhee RW, Stringer MD. An evidence-based approach to human dermatomes. Clin Anat 2008;21(5):363–73
F1082-001 Weed LH. Forces concerned in the absorption of cerebrospinal fluid. Am J Physiol1935;114/1:40–5
G056 Hochberg MC, et al. Rheumatology. 5th ed. Elsevier/Mosby, 2011
G123 DeLee JC, Drez D, Miller MD. DeLee & Drez's Orthopaedic Sports Medicine. 2nd ed. Elsevier/Saunders, 2003
G159 Forbes A. et al. Atlas of Clinical Gastroenterology. 3rd ed. Elsevier/Mosby, 2004
G198 Mettler F. Essentials of Radiology. 2nd ed. Elsevier/Saunders, 2005
G210 Standring S. Gray's Anatomy. 42nd ed. Elsevier, 2020
G211 Ellenbogen R, Abdulrauf S, Sekhar L. Principles of Neurological Surgery. 3rd ed. Elsevier/Saunders, 2012
G217 Waldman S. Physical Diagnosis of Pain. 2nd ed. Elsevier/Saunders, 2009

G305 Hardy M, et al.: Musculoskeletal Trauma. A guide to assessment and diagnosis. 1st ed. Elsevier/Churchill Livingstone, 2011

G322 Larsen WJ. Human embryology. 1st ed. Elsevier/Churchill Livingstone, 1993

G343 Netter FH. Atlas of Human Anatomy. 5th ed. Elsevier/Saunders, 2010

G435 Perkin GD, et al. Atlas of Clinical Neurology.3rd ed. Elsevier/Saunders, 2011

G463 DeLee JC, Drez D, Miller MD. DeLee & Drez's Orthopaedic Sports Medicine. Principles and Practices. 3rd ed. Elsevier/Saunders, 2010

G465 Tang JB, et al. Tendon Surgery of the Hand. 1st ed. Elsevier/Saunders, 2012

G548 Swartz MH. Textbook of Physical Diagnosis. 7th ed. Elsevier, 2014

G568 Applegate E. J. The Sectional Anatomy Learning System-Concepts. 3rd ed. Elsevier/Saunders, 2009

G570 Wein AJ, et al. Campbell-Walsh Urology. 10th ed. Elsevier/Saunders, 2012

G617 Folkerth RD, Lidov H. Neuropathology. Elsevier, 2012

G645 Douglas G, Nicol F, Robertson C. Macleod's Clinical Examination. 13th ed. Elsevier/Churchill Livingstone, 2013

G704 Hagen-Ansert SL. Textbook of Diagnostic Sonography. 7th ed. Elsevier/Mosby, 2012

G716 Pagorek S, et al. Physical Rehabilitation of the Injured Athlete. 4th ed. Elsevier/Saunders, 2011

G717 Milla S, Bixby S. The Teaching Files- Pediatrics. 1st ed. Elsevier/Saunders, 2010

G718 Soto J, Lucey B. Emergency Radiology-The Requisites. 1st ed. Elsevier/Mosby, 2009

G719 Thompson SR, Zlotolow A.: Handbook of Splinting and Casting (Mobile Medicine). 1st ed. Elsevier/Mosby, 2012

G720 Slutsky DJ. Principles and Practice of Wrist Surgery. 1st ed. Elsevier/Saunders, 2010

G721 Canale ST, Beaty J. Campbell's Operative Orthopaedics (Vol.1). 11th ed. Elsevier/Mosby, 2008

G723 Rosenfeld JV. Practical Management of Head and Neck Injury. 1st ed. Elsevier/Churchill Livingstone, 2012

G724 Broder J. Diagnostic Imaging for the Emergency Physician. 1st ed. Elsevier/Saunders, 2011

G725 Waldmann S, Campbell R. Imaging of Pain. 1st ed. Elsevier/Saunders, 2011

G728 Sahrmann S. Movement System Impairment Syndromes of the Extremities, Cervical and Thoracic Spines. 1st ed. Elsevier/Mosby, 2010

G729 Browner BD, Fuller RP. Musculoskeletal Emergencies. 1st ed. Elsevier/Saunders, 2013

G744 Weir J, et al. Imaging Atlas of Human Anatomy. 4th ed. Elsevier/Mosby, 2011

G749 Le Roux P, Winn H, Newell D. Management of cerebral aneurysms. Elsevier/Saunders, 2004

G1060-001 Schünke M, Schulte E, Schumacher U. Prometheus. Allgemeine Anatomie und Bewegungsapparat. Band 1. 5. A. Thieme, 2018

G1060-002 Schünke M, Schulte E, Schumacher U. Prometheus. Innere Organe. Band 2. 5. A. Thieme, 2018

G1060-003 Schünke M, Schulte E, Schumacher U. Prometheus. Kopf, Hals, Neuroanatomie. Band 3. 5. A. Thieme, 2018

G1061 Debrunner HU. Orthopädisches Diagnostikum. 4. A. Thieme, 1982

G1062 Liniger H, Molineus G. Der Unfallmann. J.A. Barth, 1974

G1063 Vossschulte KF, et al. Lehrbuch der Chirurgie. Thieme, 1982

G1064 Schmidt H-M, Lanz U. Chirurgische Anatomie der Hand. Hippokrates, 1992

G1065 Tubiana R. The Hand, Vol. 1. Saunders, 1981

G1066 Gegenbaur C, Göpfert E. Lehrbuch der Anatomie des Menschen, Band III/1: Das Blutgefäßsystem. W. Engelmann, 1913

G1067 Baumgartl E. Das Kniegelenk. Springer, 1964

G1068 Tandler J. Lehrbuch der systematischen Anatomie, 3. Band. Das Gefäßsystem. F.C.W. Vogel, 1926

G1069 Loeweneck H, Feifel G. Bauch. In: Praktische Anatomie (begründet von von Lanz T, Wachsmuth W). Springer, 2004

G1070 Debrunner HU, Jacob AC. Biomechanik des Fußes. 2. A. Ferdinand Enke, 1998

G1071 Carpenter MB. Core Text of Neuroanatomy. 2nd ed. Williams & Wilkins, 1978

G1072 Schultze O, Lubosch W. Atlas und kurzgefasstes Lehrbuch der topographischen und angewandten Anatomie. 4. A. Lehmanns, 1935

G1073 Kubik S. Visceral lymphatic system. In: Viamonte Jr M, Rüttmann A (eds.). Atlas of Lymphography. Thieme, 1980

G1076 Schiebler TH, Korf H-W. Anatomie. 10. A. Steinkopff bei Springer, 2007

G1077 Zilles K, Rehkämper G. Funktionelle Neuroanatomie. 3. A. Springer, 1998

G1078 Stelzner F. Die anorectalen Fisteln. 3. A. Springer, 1981

G1079 Bourgery JM, Jacob NH. Atlas of Human Anatomy and Surgery. TASCHEN, 2007

G1080 Tillmann B. Farbatlas der Anatomie: Zahnmedizin- Humanmedizin. Thieme, 1997

G1081 Purves D, et al. NeuroScience. 3rd ed. Sinauer Associates Inc, 2004

G1082 von Hagens G, Whalley A, Maschke R, Kriz W. Schnittanatomie des menschlichen Gehirns. Steinkopff, 1990

G1083 Braus H, Elze C. Anatomie des Menschen, Band 3. Periphere Leitungsbahnen II, Centrales Nervensystem, Sinnesorgane. Springer, 1960

G1084 Martini FH, Timmons MJ, Tallitsch RB. Anatomie. 1. A. Pearson, 2017

G1085 Brodmann K. Vergleichende Lokalisationslehre der Großhirnrinde in ihren Prinzipien, dargestellt aufgrund des Zellenbaues. J.A. Barth, 1909

G1086 Rohen JW. Anatomie für Zahnmediziner. Schattauer, 1994

G1087 Spoendlin H. Strukturelle Organisation des Innenohres. In: Oto-Rhino-Laryngologie in Klinik und Praxis. Band 1. (Hrsg. Helms J, Herberhold C, Kastenbauer E). Thieme, 1994:32–74

G1088 Nieuwenhuys R, Voogd J, van Huijzen C. Das Zentralnervensystem des Menschen. Ein Atlas mit Begleittext. 2. A. Springer, 1991

G1089 Berkovitz KB, et al. Oral Anatomy, Histology and Embryology. 5th ed. Elsevier/Mosby, 2017

G1091 Kandel ER, Koester JD, Mack SH, Siegelbaum SA. Principles of Neuroscience. 6th ed. McGraw Hill, 2021

H043-001 Mutoh K, Hidaka Y, Hirose Y, Kimura M. Possible induction of systemic lupus erythematosus by zonisamide. Pediatr Neurol 2001;25(4):340–3

H061-001 Dodds SD, et al. Radiofrequency probe treatment for subfailure ligament injury: a biomechanical study of rabbit ACL. Clin Biomech 2004;19(2):175–83

H062-001 Sener RN. Diffusion MRI: apparent diffusion coefficient (ADC) values in the normal brain and a classification of brain disorders based on ADC values. Comput Med Imaging Graph 2001;25(4):299–326

H063-001 Heller AC, Kuether T, Barnwell SL, Nesbit G, Wayson KA. Spontaneous brachial plexus hemorrhage-case report. Surg Neurol 2000;53(4):356–9

H064-001 Philipson M, Wallwork N. Traumatic dislocation of the sternoclavicular joint. Orthopaedics and Trauma 2012;26(6):380–4

H081 Yang B, et al. A Case of Recurrent In-Stent Restenosis with Abundant Proteoglycan Component. Korean Circulation 2003;33(9):827–31

H084-001 Custodio C, et al. Neuromuscular Complications of Cancer and Cancer Treatments. Physical Med Rehabilitation Clin North America 2008;19(1):27–45

H102-002 Armour JA, et al. Gross and microscopic anatomy of the human intrinsic cardiac nervous system. Anat Rec 1997;247:289–98

H230-001 Boyden EA. The anatomy of the choledochoduodenal junction in man. Surg Gynec Obstet 1957;104:641–52

H233-001 Perfetti R, Merkel P. Glucagon-like peptide-1: a major regulator of pancreatic b-cell function. Eur J Endocrinol 2000;143:717–25.

H234-001 Braak H. Architectonics as seen by lipofuscin stains. In: Peters A, Jones EG (eds.): Cerebral Cortex. Cellular Components of the Cerebral Cortex. Cellular Components of the Cerebral Cortex, Vol I. Plenum Press, 1984:59–104

| | |
|---|---|
| J787 | Colourbox.com |
| J803 | Biederbick & Rumpf |
| K383 | Cornelia Krieger, Hamburg |
| L106 | Henriette Rintelen, Velbert |
| L126 | Dr. med. Katja Dalkowski, Buckenhof |
| L127 | Jörg Mair, München |
| L131 | Stefan Dangl, München |
| L132 | Michael Christof, Würzburg |
| L141 | Stefan Elsberger, Planegg |
| L157 | Susanne Adler, Lübeck |
| L190 | Gerda Raichle, Ulm |
| L231 | Stefan Dangl, München |
| L238 | Sonja Klebe, Löhne |
| L240 | Horst Ruß, München |
| L266 | Stephan Winkler, München |
| L271 | Matthias Korff, München |
| L275 | Martin Hoffmann, Neu-Ulm |
| L280 | Johannes Habla, München |
| L281 | Luitgard Kellner, München |
| L284 | Marie Davidis, München |
| L285 | Anne-Katrin Hermanns, „Ankats Art", Maastricht, NL |
| L303 | Dr. med. Andreas Dietz, Konstanz |
| L316 | Roswitha Vogtmann, Würzburg |
| L317 | H.-C. Thiele, Gießen |
| L318 | Tamas Sebesteny, Bern, CH |
| L319 | Marita Peter, Hannover |
| M282 | Prof. Dr.med. Detlev Drenckhahn, Würzburg |
| M492 | Prof. Dr. med. Peter Kugler, Würzburg |
| M502 | Prof. Dr. med O. Trentz, Zürich |
| M519 | Prof. Dr. G. A. Wanner, Zürich |
| M526 | T.H.K. Schiedeck, Ludwigsburg |
| M580 | Prof. Dr. med. W. Kriz, Heidelberg |
| M614 | Prof. Dr. Wolfgang Rüther, Hamburg |
| M1091 | Prof. Dr. Reinhard Pabst, Hannover |
| O534 | Prof. Dr. Arnd Dörfler, Erlangen |
| O548 | Prof. Dr. med Andreas Franke, Kardiologie, Klinikum Region Hannover |
| O892 | Priv.-Doz. Dr. med. habil. L. Mirow, Landkreis Mittweida Krankenhaus GmbH |
| O1107 | Dr. Helmuth Ferner- Privatklinik Döbling, Wien |
| O1108 | Prof. Hans-Rainer Duncker, Gießen |
| O1109 | August Vierling (1872–1938), Heidelberg |
| P310 | Prof. Dr. med. Friedrich Paulsen, Erlangen |
| P319 | Frau Dr. med Berit Jordan, Uniklinik Halle |
| P320 | Prof. Dr. med Frank Hanisch, Uniklinik Halle |
| P498 | Prof. Dr. med. Philippe Pereira, SLK-Kliniken Heilbronn, Klinik für Radiologie |
| Q300 | Pernkopf-Archiv: Pernkopf E. Atlas der topgraphischen und angewandten Anatomie des Menschen, div. Bd. und Aufl. Elsevier/Urban & Fischer |
| R170-5 | Welsch U, Kummer W, Deller T. Histologie- Das Lehrbuch: Zytologie, Histologie und mikroskopische Anatomie. 5. A. Elsevier/Urban & Fischer, 2018 |
| R234 | Bruch H-P, Trentz O. Berchtold Chirurgie. 6. A. Elsevier/Urban & Fischer, 2008 |
| R235 | Böcker W, Denk H, Heitz P, Moch H. Pathologie. 4. A. Elsevier/Urban & Fischer, 2008 |
| R236 | Classen M, Diehl V, Kochsiek K. Innere Medizin. 6. A. Elsevier/Urban & Fischer, 2009 |
| R242 | Franzen A. Kurzlehrbuch Hals-Nasen-Ohren-Heilkunde 3. A. Elsevier/Urban & Fischer, 2007 |
| R247 | Deller T, Sebesteny T. Fotoatlas Neuroanatomie. 1. A. Elsevier/Urban & Fischer, 2007 |
| R252 | Welsch U. Atlas Histologie. 7. A. Elsevier/Urban & Fischer, 2005 |
| R254 | Garzorz N. Basics Neuroanatomie. 1. A. Elsevier/Urban & Fischer, 2009 |
| R261 | Sitzer M, Steinmetz H. Neurologie. 1. A. Elsevier/Urban & Fische2011 |
| R306 | Illing St, Classen M. Klinikleitfaden Pädiatrie.8. A. Elsevier/Urban & Fischer, 2009 |
| R314 | Böckers T, Paulsen F, Waschke J. Sobotta Lehrbuch Anatomie. 2. A. Elsevier/Urban & Fischer, 2019 |
| R316-007 | Wicke L. Atlas der Röntgenanatomie. 7. A. Elsevier/Urban & Fischer, 2005 |
| R317 | Trepel M. Neuroanatomie. 5. A. Elsevier/Urban& Fischer, 2011 |
| R331 | Fleckenstein P, Tranum-Jensen J. Röntgenanatomie. 1. A. Elsevier/Urban & Fischer, 2004 |
| R333 | Scharf H-P, Rüter A. Orthopädie und Unfallchirurgie. 2. A. Elsevier/Urban & Fischer, 2018 |
| R349 | Raschke MJ, Stange R. Alterstraumatologie- Prophylaxe, Therapie und Rehabilitation 1. A. Elsevier/Urban & Fischer, 2009, |
| R388 | Weinschenk S. Handbuch Neuraltherapie. Diagnostik und Therapie mit Lokalanästhetika. 1. A. Elsevier/Urban & Fischer, 2010 |
| R389 | Gröne B. Schlucken und Schluckstörungen: Eine Einführung. 1. A. Elsevier/Urban & Fischer, 2009 |
| R419 | Menche N. Biologie- Anatomie- Physiologie. 9. A. Elsevier/Urban & Fischer, 2020 |
| R449 | Hansen JT. Netter's Clinical Anatomy. 4th ed. Elsevier/Urban & Fischer, 2018 |
| S002-5 | Lippert H. Lehrbuch Anatomie. 5. A. Elsevier/Urban & Fischer, 2000 |
| S002-7 | Lippert H. Lehrbuch Anatomie. 7. A. Elsevier/Urban & Fischer, 2006 |
| S008-4 | Kauffmann GW, Sauer R, Weber WA. Radiologie. 4. A. Elsevier/Urban & Fischer, 2008 |
| S100 | Classen M, et al. Differentialdiagnose Innere Medizin 1. A. Urban & Schwarzenberg, 1998 |
| S124 | Breitner B. Chirurgische Operationslehre, Band III, Chirurgie des Abdomens. 2. A. Urban & Schwarzenberg, 1996 |
| S130-6 | Speckmann E-J, Hescheler J, Köhling R. Physiologie. 6. A. Elsevier/Urban & Fischer, 2013 |
| S133 | Wheater PR, Burkitt HG, Daniels VG. Funktionelle Histologie. 2. A. Urban & Schwarzenberg, 1987. |
| S700 | Sobotta-Archiv: Sobotta. Atlas der Anatomie des Menschen, div. Aufl. Elsevier/Urban & Fischer |
| S701 | Sobotta-Archiv: Hombach-Klonisch S, Klonisch T, Peeler J. Sobotta. Clinical Atlas of Human Anatomy. 1st ed. Elsevier/Urban & Fischer |
| S702 | Sobotta-Archiv: Böckers T, Paulsen F, Waschke J. Sobotta. Lehrbuch Anatomie, div. Aufl. Elsevier/Urban & Fischer |
| T127 | Prof. Dr. Dr. Peter Scriba, München |
| T419 | Jörg Pekarsky, Institut für Anatomie LST II, Universität Erlangen-Nürnberg |
| T534 | Prof. Dr. med. Matthias Sitzer, Klinik für Neurologie, Klinikum Herford |
| T663 | Prof. Dr. Kurt Fleischhauer, Hamburg |
| T719 | Prof. Dr. Norbert Kleinsasser, HNO-Klinik, Universitätsklinikum Würzburg |
| T720 | PD Dr. med. Hannes Kutta, Universitätsklinikum Hamburg-Eppendorf |
| T786 | Dr. Stephanie Lescher, Institut für Neuroradiologie, Klinikum der Goethe-Universität, Frankfurt, Prof. Joachim Berkefeld, Institut für Neuroradiologie, Klinikum der Goethe-Universität, Frankfurt |
| T832 | PD Dr. Frank Berger, Institut für Klinische Radiologie der LMU, München |
| T863 | C. Markus, Uniklinik Würzburg |
| T867 | Prof. Dr. Gerd Geerling, Universitätsklinikum Düsseldorf |
| T872 | Prof. Dr. med. Micheal Uder, Universitätsklinikum Erlangen |
| T882 | Prof. Dr. med Christopher Bohr, Universitätsklinikum Regensburg |
| T884 | Tobias Wicklein, Erlangen |
| T887 | Prof. Dr. med Stephan Zierz, Dr. Jordan, Uniklinik Halle |
| T893 | Prof. Galanski, Dr. Schäfer, Abteilung Diagnostische Radiologie, Med. Hochschule Hannover |
| T894 | Prof. Gebel, Abteilung Gastroenterologie und Hepatologie, Med. Hochschule Hannover |
| T895 | Dr. Greeven, St.-Elisabeth-Krankenhaus, Neuwied |
| T898 | Prof. Jonas, Urologie, Med. Hochschule Hannover |
| T899 | Prof. Kampik, Prof. Müller, Augenklinik, Universität München |
| T900 | Dr. Kirchhoff, Dr. Weidemann, Abteilung Diagnostische Radiologie, Med. Hochschule Hannover |
| T901 | Dr. Meyer, Abteilung Gastroenterologie und Hepatologie, Med. Hochschule Hannover |

| | |
|---|---|
| T902 | Prof. Pfeifer, Radiologie Innenstadt, Institut für radiologische Diagnostik, Universität München |
| T903 | Prof. Possinger, Prof. Bick, Medizinische Klinik und Poliklinik II mit Schwerpunkt Onkologie und Hämatologie, Charité Campus Mitte, Berlin |
| T904 | Prof. Ravelli (verstorben), ehem. Institut für Anatomie, Universität Innsbruck |
| T905 | Prof. Reich, Klinik für Mund-Kiefer-Gesichtschirurgie, Universität Bonn |
| T906 | Prof. Reiser, Dr. Wagner, Institut für radiologische Diagnostik, LMU, München |
| T907 | Dr. Scheibe, Chirurgische Abteilung, Rosman-Krankenhaus Breisach |
| T908 | Prof. Scheumann, Klinik für Viszeral- und Transplantationschirurgie |
| T909 | Prof. Schillinger, Frauenklinik, Universität Freiburg |
| T910 | Prof. Schliephake, Mund-Kiefer-Gesichtschirurgie, Universität Göttingen |
| T911 | Prof. Schlösser, Zentrum Frauenheilkunde, Med. Hochschule Hannover |
| T912 | cand. med. Carsten Schröder, Kronshagen |
| T916 | PD Dr. Vogl, Radiologische Poliklinik, Universität München |
| T917 | Prof. Witt, Klinik für Neurochirurgie, Universität München |
| T975 | Dr. Noam Millo, Department of Radiology, Health Sciences Centre, University of Manitoba |
| T1129 | Prof. Dr. med. Dr. med. dent. Marco Kesting, Erlangen |
| T1157 | Priv. Doz. Dr. R. Fuhrmann, Bad Neustadt a. d. Saale |
| T1188 | Prof. Dr. med. Horst-Werner Korf, Frankfurt |
| T1189 | Prof. Dr. med. Esther Asan, Julius-Maximilians-Universität Würzburg |
| T1190 | Prof. Dr. Dr. Robert Nitsch, WWU, Münster |
| T1191 | Prof. Dr. Dr. Dr. Günter Rager, Fribourg |
| X338 | Visible Human Data® Project, US National Library of Medicine |
| X389 | Kummer B. Funktionelle Anatomie des Vorfußes. Verhandl Deutsch Orthop Ges. 53. Kongr. Hamburg 1966, Enke, 1987:482–93 |

# Inhalt

## Allgemeine Anatomie



## Rumpf



## Obere Extremität



## Untere Extremität

# Allgemeine Anatomie

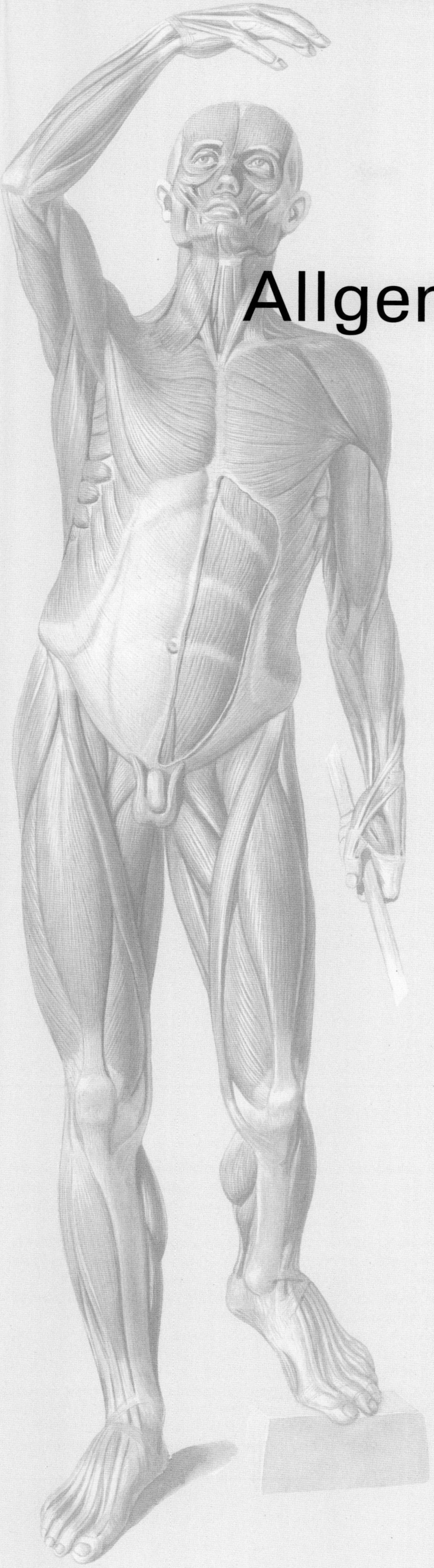



1

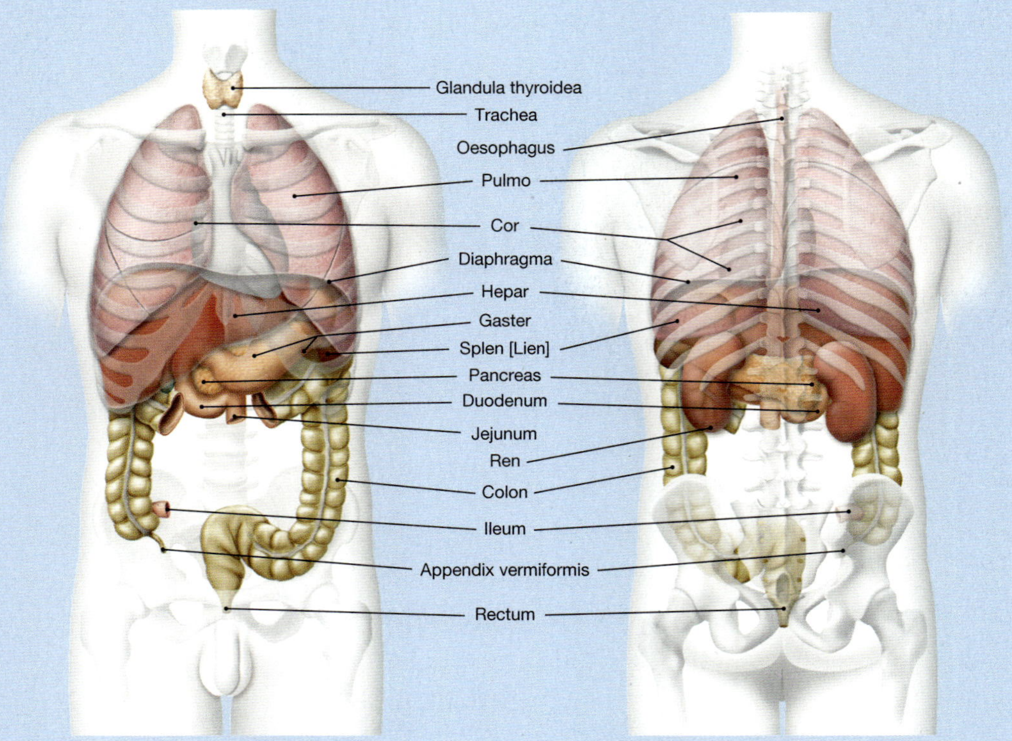


# Der Überblick

Das griechische Wort „ανατεμνειν" (anatemnein) bedeutet „aufschneiden". Es beschreibt die älteste Methode des Faches Anatomie, die schon in der Antike praktiziert wurde. Anatomie ist die Lehre vom Aufbau des gesunden Körpers. Ohne die Kenntnis der Anatomie können keine Funktionen abgeleitet und ohne die Kenntnis von Struktur und Funktion können keine pathologischen Veränderungen verstanden werden. Für das Erlernen einer neuen Sprache bedarf es einer Grundlage an Vokabeln und an grammatikalischen Kenntnissen. So ist es auch mit der Anatomie. Um das Fach lernen zu können, braucht man Grundlagen und funktionelle Kenntnisse, die für das gesamte Medizinstudium zentrale Bedeutung haben. So spielen für den klinischen Alltag nicht nur Ebenen, Achsen und Orientierungslinien am Körper, Bewegungsbezeichnungen und -möglichkeiten eine Rolle, sondern auch Kenntnisse über das muskuloskelettale System einschließlich biomechanischer Vorgänge, die Lage innerer Organe und deren Projektion auf die Körperoberfläche, die Kreislaufsysteme des Körpers und die Gliederung des Nervensystems. Sie bilden die Grundlage für jegliche diagnostische (insbesondere bildgebende Verfahren wie Röntgen, Sonographie, Szintigraphie, Computertomographie, Magnetresonanztomographie) und therapeutische Maßnahme.

# Die wichtigsten Themen

*In Anlehnung an die Lernziele des Nationalen Kompetenzbasierten Lernzielkatalogs Medizin (NKLM) finden Sie hier eine Zusammenfassung der wichtigsten Themen dieses Kapitels. Nach Bearbeitung dieses Kapitels sollten Sie in der Lage sein:*

- sich am Körper des Menschen orientieren zu können, den Körper in verschiedene Abschnitte zu gliedern und seinen Bauplan zu schildern, Hauptachsen und -ebenen zu kennen, Bewegungsrichtungen zu beschreiben und Richtungsbezeichnungen sowie die Lage der Körperteile benennen zu können und allgemeine Begriffe der Anatomie zu kennen;
- die Körperoberfläche in Regionen einzuteilen und die Projektion innerer Organe auf die Körperoberfläche zu beschreiben;
- Grundzüge der Embryonalentwicklung beginnend mit der Befruchtung zu erläutern;
- Grundzüge des muskuloskelettalen Systems zu kennen wie die Einteilung der Knochen, den Aufbau eines Röhrenknochens, die Namen der Knochen des Skeletts, den Aufbau eines Gelenks, die Gelenktypen, die Dokumentation von Gelenkbewegungen oder die Hilfsstrukturen von Gelenken (Gelenkzwischenscheiben, Gelenklippen, Schleimbeutel, Bänder);
- Grundbegriffe der allgemeinen Muskellehre zu erläutern, wie den Aufbau eines Skelettmuskels, die Muskeltypen, die Sehnenansatzzonen oder die Hilfseinrichtungen von Muskeln und Sehnen, sowie Grundzüge der Muskelmechanik zu schildern;
- die verschiedenen Kreislaufsysteme zu beschreiben, wie den Körperkreislauf mit Herz und großen Arterien und Venen, den Lungenkreislauf, die Organisation des vorgeburtlichen Herz-Kreislauf-Systems, den Pfortaderkreislauf oder das Lymphgefäßsystem (Lymphkreislauf) mit Lymphknoten;
- das Nervensystem auf einfache Weise einzuteilen (Gliederung, somatisches und autonomes Nervensystem) und die Dermatome auf der Körperoberfläche zu kennen;
- Grundlagen diagnostischer bildgebender Techniken wie konventionelles Röntgen, Sonographie (Ultraschall), Computertomographie, Magnetresonanztomographie, Szintigraphie zu schildern;
- den Aufbau der Haut und ihrer Anhangsgebilde zu beschreiben.

# Der Bezug zur Klinik

*Um bei den vielen anatomischen Details nicht den Bezug zum späteren Klinikalltag zu verlieren, wird im Folgenden ein typischer Fall geschildert, der zeigt, warum die Inhalte dieses Kapitels so wichtig sind.*

## Offener Ductus arteriosus (BOTALLI) (PDA)

### Anamnese

Ein Frühchen, das im Alter von 34 Schwangerschaftswochen plus 2 Tagen (34+2 SSW) auf die Welt gekommen ist, entwickelt kurz nach der Geburt (4. Lebenstag) zunehmende Atemnot und eine Trinkschwäche. Das Mädchen ist sehr blass und seine Hände und Füße sind relativ kalt.

### Untersuchungsbefund

Der diensthabende Kinderarzt der neonatologischen Station stellt beim Abtasten des Bauchraums eine Vergrößerung von Leber und Milz (Hepatosplenomegalie) fest und bemerkt bei der Auskultation des Herzens ein lautes Maschinengeräusch (systolisches Crescendo- und diastolisches Decrescendogeräusch) im 2. Zwischenrippenraum links, das von einem fühlbaren Schwirren über der Brust begleitet ist. Das Ertasten des Pulses zeigt einen schnellen Puls mit hoher Blutdruckamplitude (Pulsus celer et altus). Umgehend leitet er weitere diagnostische Schritte ein.

### Diagnostik

Das Elektrokardiogramm (EKG) zeigt eine linksventrikuläre Belastung. Im Röntgen-Thorax sind eine vermehrte Lungengefäßzeichnung und eine linksseitige Herzverbreiterung zu erkennen. Die durchgeführte Echokardiographie (Farbdoppleruntersuchung, → Abb. a) zeigt einen Blutfluss zwischen Aorta und Lungengefäßen und ermöglicht damit die direkte Darstellung eines Shunts.

*Ein Shunt ist eine Kurzschlussverbindung zwischen normalerweise getrennten Gefäßen oder Hohlräumen.*

Die Verdachtsdiagnose eines persistierenden Ductus arteriosus (BOTALLI) (PDA) (→ Abb. b) wird dadurch bestätigt.

### Diagnose

Offener Ductus arteriosus (BOTALLI).

### Therapie

Es wird eine medikamentöse Therapie mit dem Prostaglandinsynthesehemmer Ibuprofen eingeleitet, um den hämodynamisch wirksamen offenen PDA zu verschließen.

### Weiterer Verlauf

Obwohl sich die Symptomatik unter der Therapie leicht verbessert, ist immer noch ein ausgeprägtes systolisches Herzgeräusch zu hören und der PDA in der Farbdoppleruntersuchung nachweisbar. Daher wird am Tag darauf ein interventioneller Verschluss über einen Herzkatheter durch Einbringen eines Schirmchensystems herbeigeführt. Kurz nach dem Eingriff liegt der Puls des Mädchens bereits im Normbereich, die Atmung ist ruhig und es ist kein Herzgeräusch mehr hörbar. Das Mädchen bleibt noch einige Zeit auf der neonatologischen Station und entwickelt sich gut, sodass es bald nach Hause entlassen werden kann.

### Aus dem Präpsaal

Mach Dir die Druck- und Flussverhältnisse im großen und kleinen Kreislauf mit dem Herzen als zentralem Organ klar und überlege, wie das Blut bei dem neugeborenen Mädchen mit PDA fließt.

*Überlege, welche weiteren Shunts nach der Geburt obliterieren.*

### Zurück in der Klinik

Nach der Geburt kommt es normalerweise durch die ansteigende Sauerstoffkonzentration nach Entfaltung der Lunge und den ersten Atemzügen zur Kontraktion und zum Verschluss des Ductus arteriosus. Bei Frühgeborenen sind viele Organe noch nicht ausgereift. So vermutet man als Ursache für das Persistieren eines PDA, dass sich die Gefäßmuskulatur hier schlechter zusammenzieht, da sie noch unreif ist und eine noch relativ hohe Prostaglandinkonzentration den Ductus arteriosus offenhält.

***Ab der 28. SSW sollten Frauen keine Prostaglandinsynthesehemmer (z. B. Ibuprofen) mehr als Schmerzmedikamente einnehmen, damit sich der Ductus arteriosus nicht vorzeitig verschließt.***

Nach der Geburt sinkt der Prostaglandinspiegel normalerweise schnell ab und der Ductus arteriosus verschließt sich spontan. Daher sind Therapieversuche mit Prostaglandinsynthesehemmern häufig erfolgreich.

***Direkt nach der Geburt wird die Neugeborenen-Erstuntersuchung (U1) durchgeführt, um zu klären, ob alle lebenswichtigen Funktionen, wie beispielsweise Atmung und Herz-Kreislauf-System, in Ordnung sind.***

Bei einem hämodynamisch wirksamen PDA bildet sich aufgrund des Druckgradienten mit hohem Druck im Körper- und niedrigem Druck im Lungenkreislauf ein Links-rechts-Shunt mit Volumenüberlastung des linken Herzens, sodass Blut aus der Aorta in die Lunge fließt. Damit wird die Lunge stärker durchblutet und der Druck im Lungenkreislauf steigt. Ein Teil des Blutes, das aus der Lunge in den linken Ventrikel und von dort in die Aorta gelangt, fließt dabei über den offenen Ductus arteriosus wieder in die Lunge zurück (Maschinengeräusch). Dieses zirkulierende Blut fehlt im großen Kreislauf (kalte Hände und Füße); reaktiv erhöht sich die Herzfrequenz (Pulsus celer et altus), um genug Sauerstoff in die Körperperipherie zu befördern. Wird der PDA nicht behandelt, ändert sich die Struktur der Lungengefäße durch die dauernde Druckerhöhung (Remodeling). Diese Gefäßschädigung „fixiert" den erhöhten Druck im Lungenkreislauf und kann ihn über den Druck des Körperkreislaufs ansteigen lassen. Folge ist dann eine Shuntumkehr, d. h. ein Rechts-links-Shunt, bei dem Blut direkt aus dem Lungen- in den Körperkreislauf gelangt, ohne vorher mit Sauerstoff gesättigt worden zu sein. Klinisch äußert sich dies als Zyanose (bläuliche Verfärbung von Haut, Lippen und Schleimhäuten) mit schneller Abnahme der Belastbarkeit. Irgendwann dekompensiert das Herz.

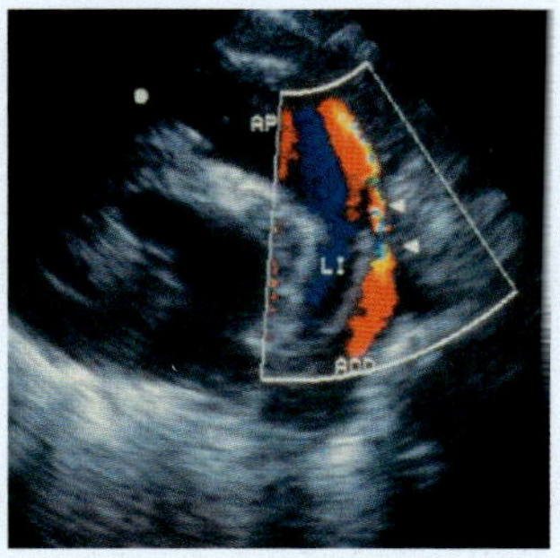
a

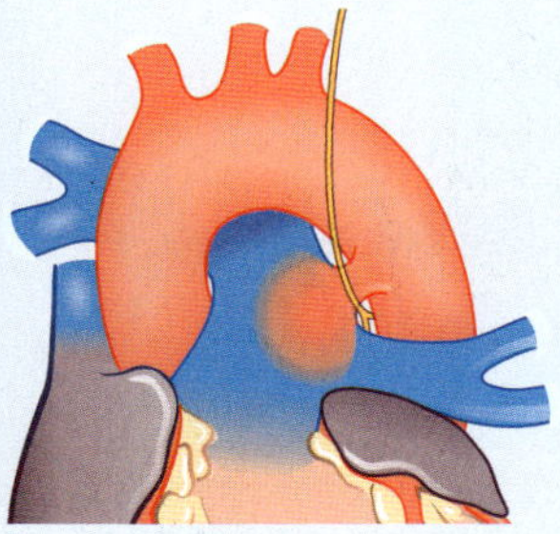
b

**Abb. a Farbdoppleruntersuchung.** [O548]
**Abb. b Persistierender Ductus arteriosus (BOTALLI).** [S700-L126]

# Orientierung am Körper

## Teile des Körpers

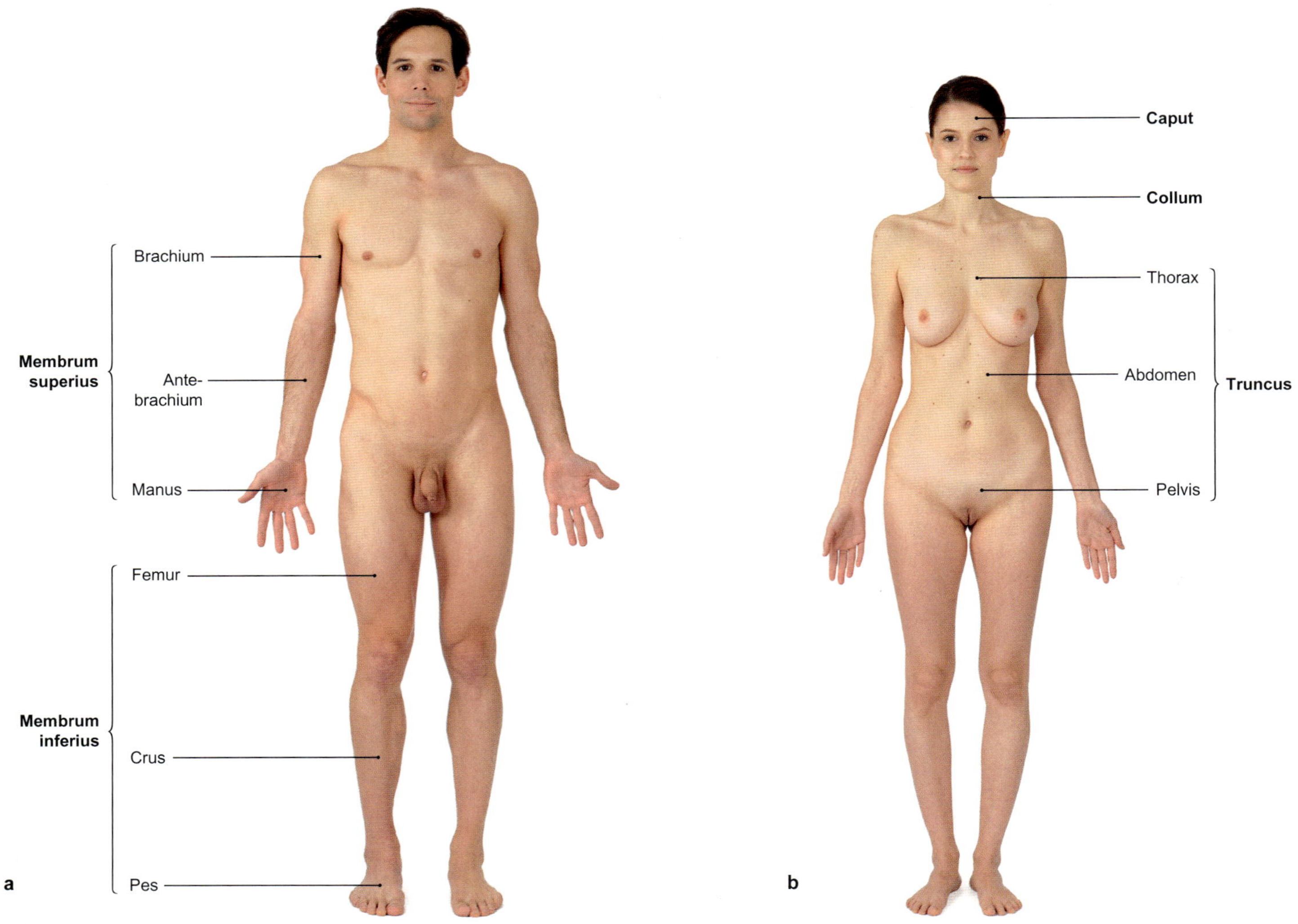


**Abb. 1.1a und b Oberflächenanatomie;** Ansicht von ventral. [S702-J803]
**a** Anatomie beim Mann.
**b** Anatomie bei der Frau.
Anatomische Beschreibungen beziehen sich üblicherweise auf eine aufrecht stehende Position; das Gesicht ist nach vorne gerichtet, die Arme hängen seitlich herab, die Handinnenflächen sind zum Körper oder nach vorne gerichtet, die Beine stehen nebeneinander; die Füße zeigen nach vorne.
Der Körper wird in Kopf (Caput), Hals (Collum), Stamm (Truncus) mit Brust (Thorax), Bauch (Abdomen), Becken (Pelvis) und Rücken (Dorsum) sowie obere (Membrum superius) und untere (Membrum inferius) Extremität eingeteilt. Die Extremitäten untergliedern sich in Oberarm (Brachium), Unterarm (Antebrachium) und Hand (Manus) sowie in Oberschenkel (Femur), Unterschenkel (Crus) und Fuß (Pes).
**Sekundäre Geschlechtsmerkmale:** Die äußere Erscheinungsform eines Menschen ist in den verschiedenen Lebensabschnitten durch körperliche Merkmale gekennzeichnet. Diese treten bei Mann und Frau als Geschlechtsdimorphismus (Geschlechtsunterschiede) in Erscheinung (besonders nach der Geschlechtsreife). Die Ausbildung der Geschlechtsorgane ist genetisch determiniert. Hierfür sind die primären Geschlechtsorgane (Eierstöcke und Hoden) verantwortlich, die als primäre Geschlechtsmerkmale bezeichnet werden. Prägend für die äußere Erscheinungsform sind aber vor allem die sekundären Geschlechtsmerkmale (Tabelle), die sich in der Pubertät entwickeln.

| **Äußere Erscheinungsform** | |
|---|---|
| **Mann** | **Frau** |
| Bartwuchs | Brustdrüse (Mamma) |
| Behaarung von Brust- und Bauchwand (individuell sehr unterschiedlich) sowie auch von Rücken und Extremitäten | Verteilung des subkutanen Fettgewebes (gleichmäßigere, sanftere Konturen) |
| Schambehaarung bis zum Bauchnabel | Schambehaarung bis in Höhe des Mons pubis (Schamhügel) |
| reduzierter Haaransatz (Geheimratsecken, Teilglatze) | gleichmäßiger Haaransatz |
| höhere Körpergröße | geringere Körpergröße und Muskelmasse |
| schmaleres Becken | querovales Becken |

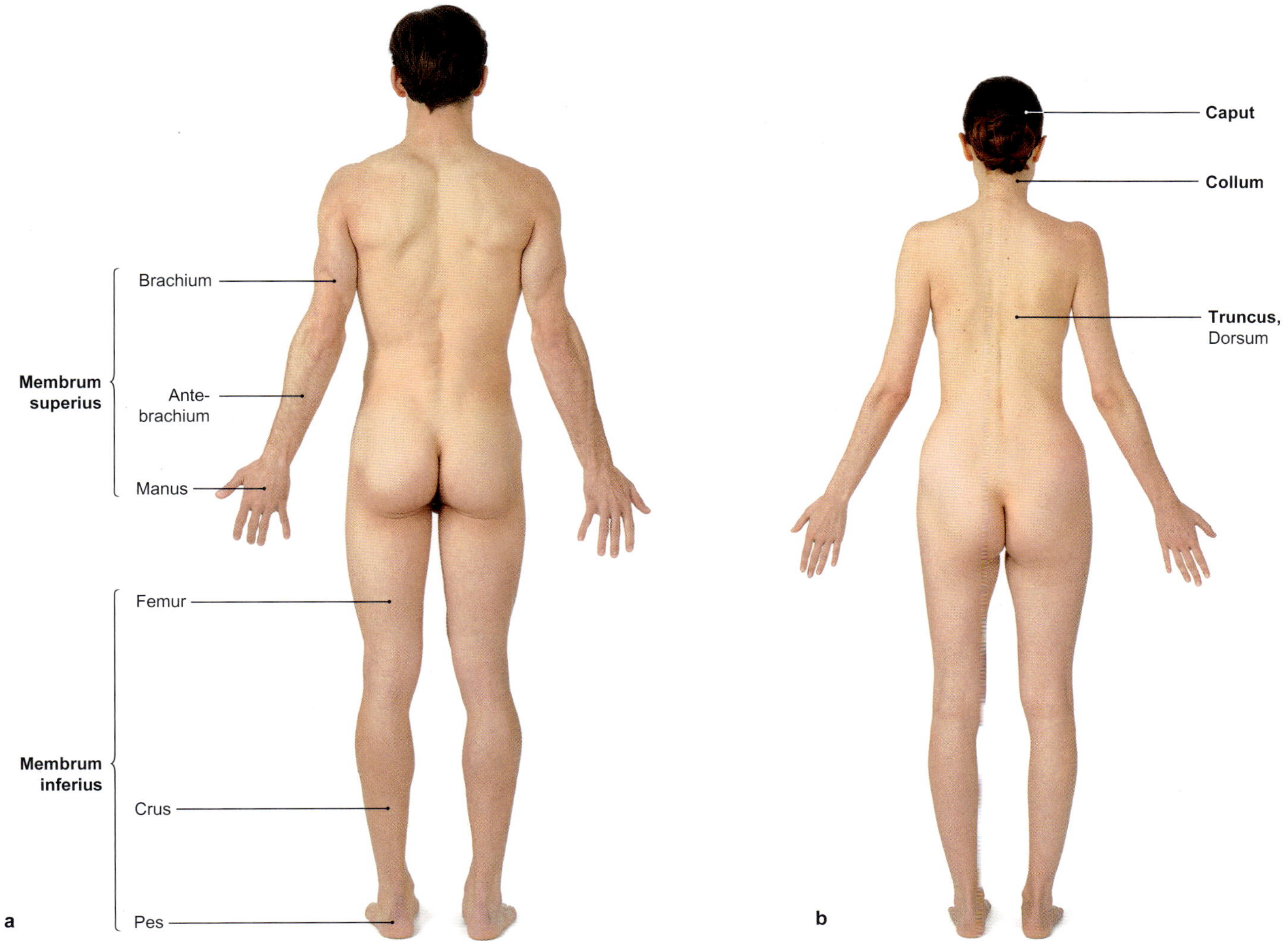


**Abb. 1.2a und b Oberflächenanatomie;** Ansicht von dorsal. [S702-J803]
**a** Anatomie beim Mann.
**b** Anatomie bei der Frau.

## Klinik

Im Rahmen der **Anamnese** (von altgriech. αναμνησις, *anámnesis* = Erinnerung) wird die Vorgeschichte eines Patienten in Bezug auf seine aktuellen Beschwerden erhoben. Eine sorgfältige Anamneseerhebung schließt biologische, psychische und soziale Aspekte mit ein. Die dabei erhaltenen Einzelinformationen erlauben oft Rückschlüsse auf Risikofaktoren und kausale Zusammenhänge. Ein therapeutisches Anliegen ist damit nicht direkt verbunden, wenngleich bereits allein das Reden über die Probleme eine heilsame und klärende Wirkung für den Patienten haben kann. Die Anamnese wird normalerweise vor der medizinischen Untersuchung erhoben, muss aber in Notfällen, die eine sofortige Behandlung verlangen, auf einen späteren Zeitpunkt verschoben werden. Ziel der Anamnese ist die größtmögliche Einschränkung der infrage kommenden Differenzialdiagnosen, vorzugsweise anhand von Leitsymptomen und Ausschlusskriterien. Um eine definitive Diagnose stellen zu können, sind im Anschluss an die Anamnese meist noch weiterführende Untersuchungen notwendig.

## Körperproportionen



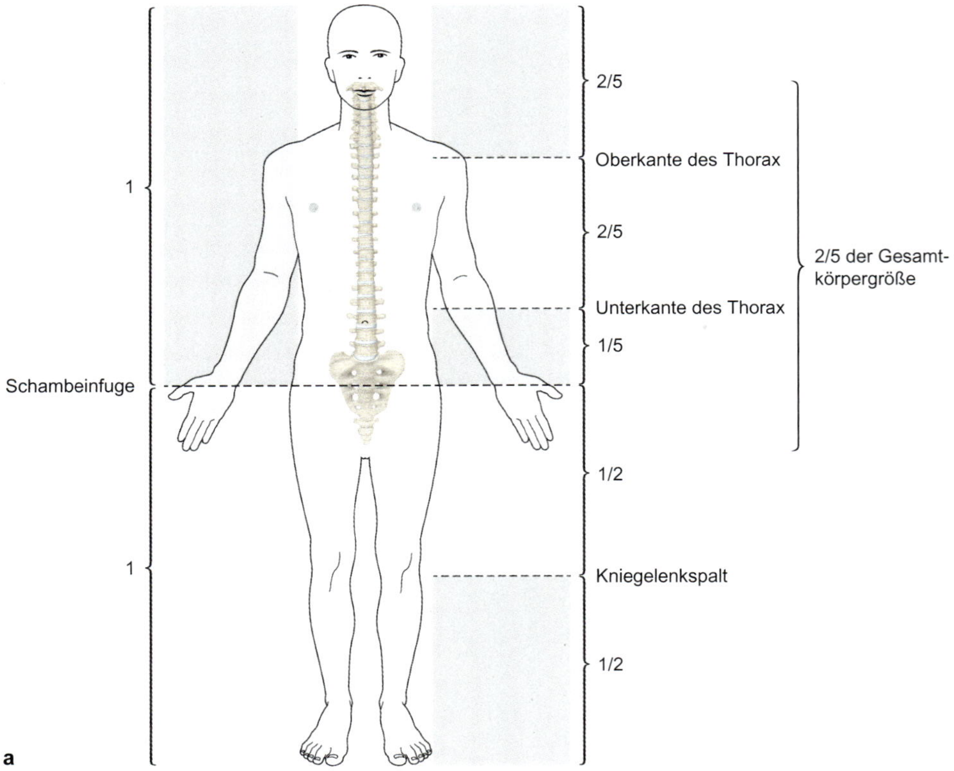


a

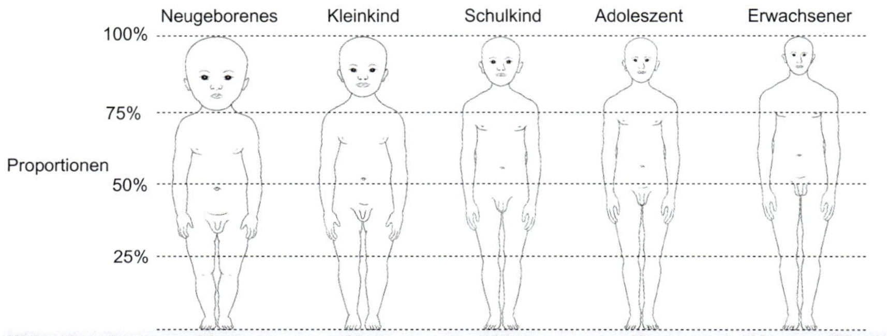


| | | | | | |
|---|---|---|---|---|---|
| Körperlänge | 50 cm | 85 cm | 115 cm | 150 cm | ♀ 165 cm ♂ 175 cm |
| Körpergewicht | 3,3 kg | 12 kg | 20 kg | 40 kg | ♀ 60 kg ♂ 67 kg |
| Herzfrequenz | 140/min | 120/min | 95/min | 85/min | 70/min |
| Blutdruck | 60/35 mmHg | 90/50 mmHg | 100/60 mmHg | 110/70 mmHg | 120/80 mmHg |
| Atemfrequenz | 40/min | 25/min | 20/min | 17/min | 15/min |

b

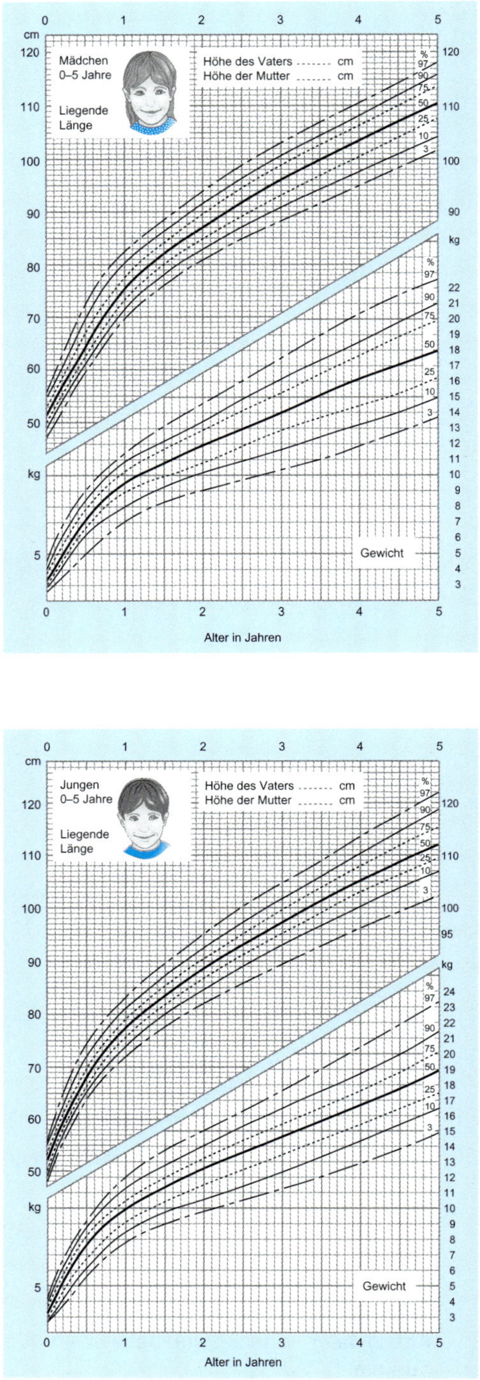


c

**Abb. 1.3a–c Körperproportionen und Perzentilenkurven.**

**a Normale Körperproportionen;** Ansicht von vorne. [S700-L127]

Teilt man den Erwachsenen in horizontaler Richtung in 2 gleich große Hälften, liegt die Mitte etwa auf Höhe der Schambeinoberkante. Die untere Hälfte kann auf Höhe des Knies in 2 weitere gleich große Hälften geteilt werden. Die obere Hälfte kann in 5 gleich große Abschnitte unterteilt werden. Die Wirbelsäule nimmt zwei Fünftel der Gesamtkörpergröße ein.

**b Körperproportionen und Vitalparameter in unterschiedlichen Entwicklungsphasen.** [R419-L190]

Unter Körpergröße versteht man die Länge der Strecke vom Scheitel bis zur Fußsohle (Körperlänge). Die nachgeburtliche Phase wird in der Kinderheilkunde (Pädiatrie) in Entwicklungsphasen eingeteilt. In den verschiedenen Entwicklungsphasen verändert sich die Körperlänge kontinuierlich. **(1)** Neugeborenenperiode (erste 2 Lebenswochen), **(2)** Säuglingsalter (bis Ende 1. Lebensjahr), **(3)** Kleinkindalter (bis Ende 5. Lebensjahr), **(4)** Schulalter (bis Eintritt in die Pubertät), **(5)** Pubertät (Reifungsalter, Dauer variabel), **(6)** Adoleszenz (Abschluss der Entwicklung und des Längenwachstums des Skelettsystems bis zum **(7)** Erwachsenen. Später wird manchmal in der Medizin noch der Begriff „Greisenalter" für hochbetagte Erwachsene verwendet. Zu diesem Zeitpunkt hat die Körperlänge bereits durch altersentsprechende degenerative Vorgänge wieder abgenommen.

**c Perzentilenkurven.** [R306-L157]

Verlauf von Körpergröße und -gewicht bei Mädchen und Jungen in den ersten 5 Lebensjahren. Die durchgezogene Linie zeigt jeweils den Durchschnittswert an, alle Werte zwischen 3 % und 97 % liegen innerhalb von je 2 Standardabweichungen.

### Klinik

Um das regelrechte Körperwachstum (Norm) oder ein davon abweichendes Körperwachstum (Variabilität) zu beurteilen, werden bei Kindern Körpergröße, Gewicht und Kopfumfang ins Verhältnis zum Alter gesetzt und mittels Perzentilentabellen (→ Abb. 1.3c) für Mädchen und Jungen getrennt ausgewertet.

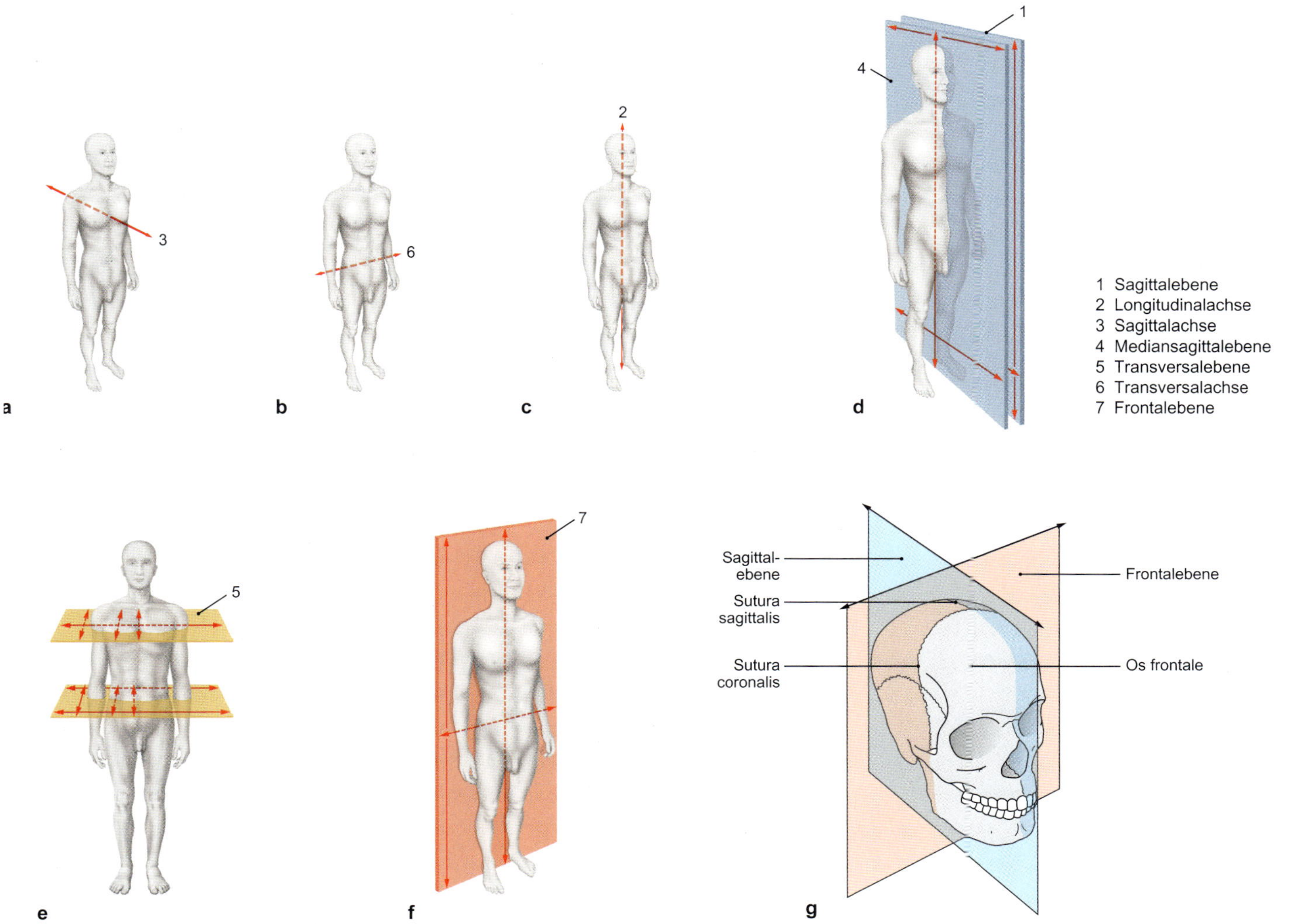


| Hauptachsen | |
|---|---|
| Sagittalachse | verläuft senkrecht zu Transversal- und Longitudinalachse |
| Transversalachse | verläuft senkrecht zu Longitudinal- und Sagittalachse |
| Longitudinal- oder Vertikalachse | verläuft senkrecht zu Sagittal- und Transversalachse |

| Hauptebenen | |
|---|---|
| Median(sagittal)ebene | Symmetrieebene, teilt den Körper in 2 gleiche Hälften |
| Sagittalebene | verläuft parallel zur Medianebene (Sagittalebene) |
| Transversalebene | alle Querschnittsebenen des Körpers |
| Frontalebene | parallel zur Stirn |

**Abb. 1.4a–g Ebenen und Achsen sowie radiologische Bezeichnungen.** [S702-L127]
**a** Sagittalachse.
**b** Transversalachse.
**c** Longitudinal- oder Vertikalachse.
**d** Sagittalebene (Planum sagittale), in ihr verlaufen sagittale und longitudinale Achsen.
**e** Transversalebene = Horizontalebene (Planum transversale), in ihr verlaufen transversale und sagittale Achsen.
**f** Frontalebene = Koronarebene (Planum frontale), in ihr verlaufen longitudinale und transversale Achsen
**g** Die koronare Schädelnaht (Sutura coronalis) und die sagittale Schädelnaht (Sutura sagittalis) dienen besonders in der Radiologie als Richtungsbezeichnungen: Die sagittale Schicht entspricht der Sagittalebene, die koronare Schicht entspricht der Frontalebene.

| Bewegungsrichtungen | |
|---|---|
| **Richtung** | **Bewegung** |
| Extension | Streckung des Rumpfes oder der Extremitäten |
| Flexion | Beugung des Rumpfes oder der Extremitäten |
| Abduktion | Wegführen der Extremitäten vom Rumpf |
| Adduktion | Heranführen der Extremitäten zum Rumpf |
| Elevation | Heben des Arms über die Horizontale |
| Rotation | Innen- und Außendrehung der Extremitäten um die Längsachse |
| Zirkumduktion | Kreiselbewegung, zusammengesetzte Bewegung aus z. B. Adduktion, Abduktion, Flexion und Extension |

| Radiologische Schnittbildebenen | |
|---|---|
| **Radiologische Bezeichnung** | **Anatomische Bezeichnung** |
| sagittale Schicht | Sagittalebene |
| koronare Schicht | Frontalebene |
| axiale Schicht | Transversalebene |

In der Radiologie werden im Rahmen der bildgebenden Verfahren (Computertomographie und Magnetresonanztomographie) die 3 anatomischen Hauptebenen als Schichten mit einer eigenen Nomenklatur definiert.

## Bewegungsbezeichnungen

| Anatomische Bewegungsbezeichnungen | | |
|---|---|---|
| **Region** | **Begriff** | **Bewegung** |
| **Extremitäten** | Extension | Streckung |
| | Flexion | Beugung |
| | Abduktion | Wegführen vom Körper/Abspreizen |
| | Adduktion | Heranführen an den Körper |
| | Elevation | Hebung des Arms/Schultergürtels über die Horizontale |
| | Depression | Absenken des Arms/Schultergürtels von oberhalb der Horizontalen |
| | Innenrotation | Einwärtsdrehung |
| | Außenrotation | Auswärtsdrehung |
| | Pronation | Umwendbewegung von Hand/Fuß mit nach oben gerichtetem Handrücken bzw. angehobenem lateralem Fußrücken |
| | Supination | Umwendbewegung von Hand/Fuß mit nach oben gerichteter Hohlhand bzw. angehobenem medialem Fußrand |
| | Radialabduktion (Radialduktion) | Abspreizen der Hand/Finger in Richtung Radius |
| | Ulnarabduktion (Ulnarduktion) | Abspreizen der Hand/Finger in Richtung Ulna |
| | Palmarflexion/Volarflexion | Beugung der Hand in Richtung Hohlhand |
| | Plantarflexion | Beugung des Fußes in Richtung Fußsohle |
| | Dorsalextension | Streckung von Hand/Fuß in Richtung Handrücken/Fußrücken |
| | Opposition | Gegenüberstellung des Daumens dem kleinen Finger |
| | Reposition | Zurückführung des Daumens neben den Zeigefinger |
| | Inversion | Hebung der Innenseite des Fußes (im unteren Sprunggelenk) |
| | Eversion | Hebung der Außenseite des Fußes (im unteren Sprunggelenk) |
| **Wirbelsäule** | Rotation | Drehbewegung in der Longitudinalachse |
| | Lateralflexion | Seitneigung |
| | Inklination (Flexion) | Vorwärtsneigung |
| | Reklination (Extension) | Rückwärtsneigung |
| **Becken** | Flexion (anteriore/ventrale Rotation) | Beckenkippung nach vorne |
| | Extension (dorsale Rotation) | Beckenaufrichtung nach hinten |
| **Kiefergelenk** | Abduktion | Kieferöffnung |
| | Adduktion | Kieferschluss |
| | Protrusion/Protraktion | Vorschieben des Unterkiefers |
| | Retrusion/Retraktion | Zurückziehen des Unterkiefers |
| | Okklusion | Ineinandergreifen der Ober- und Unterkieferzähne |
| | Mediotrusion | Unterkiefer auf einer Seite nach vorne medial |
| | Laterotrusion | Unterkiefer auf einer Seite nach hinten lateral |

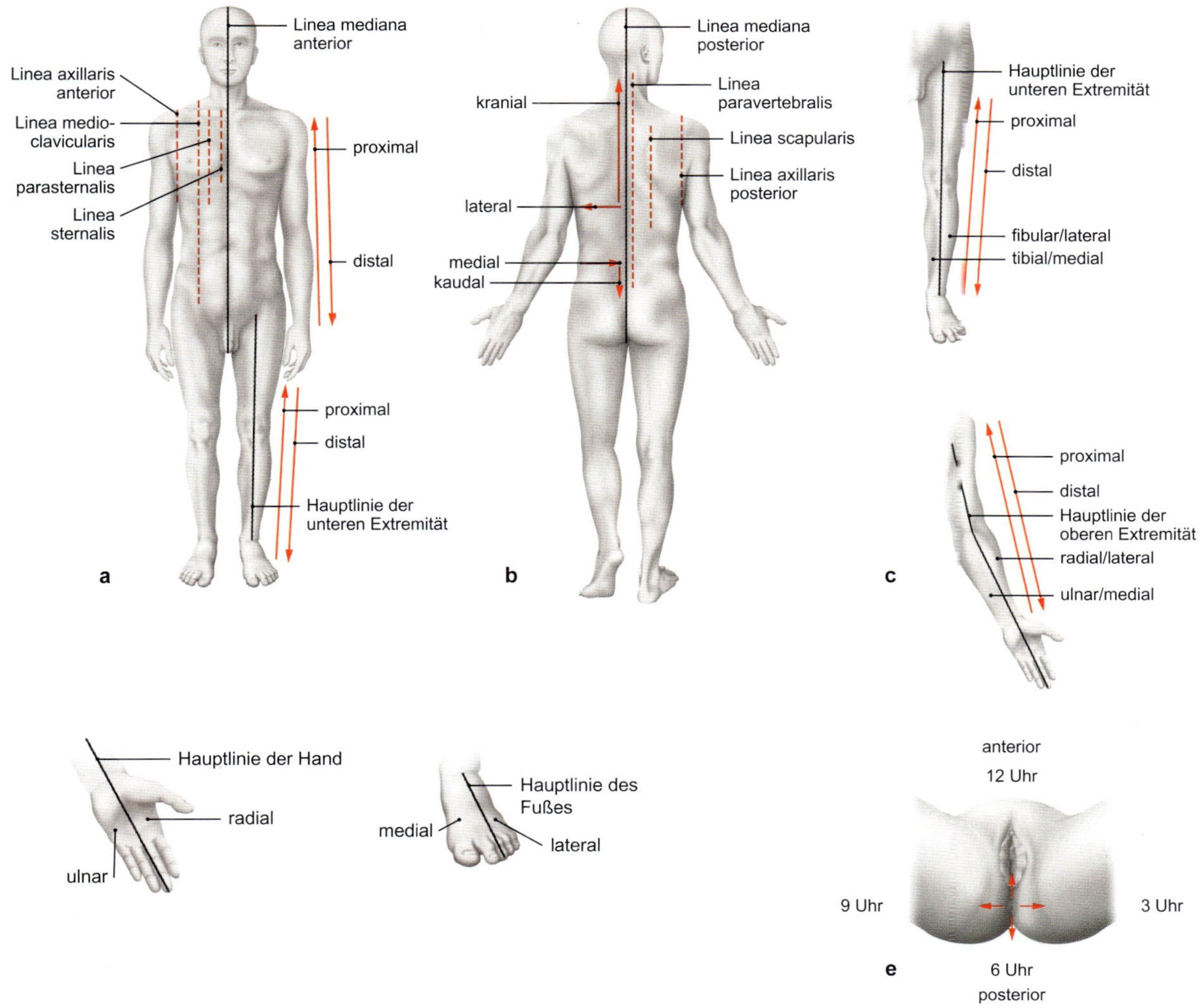


**Abb. 1.5a–e Orientierungslinien sowie Richtungs- und Lagebezeichnungen.** [S702-L127]
**a** Ansicht von ventral.
**b** Ansicht von dorsal.
**c** Untere Extremität von ventral, obere Extremität mit supinierter Hand.
**d** Hand von palmar und Ansicht auf den Fußrücken.
**e** Steinschnittlage (bevorzugte Lagerung bei gynäkologischen Untersuchungen und teilweise auch in der Proktologie), für Befundbeschreibungen orientiert man sich am Ziffernblatt einer Uhr.

**Richtungsbezeichnungen und Lage der Körperteile**

| Richtung | Bedeutung | Richtung | Bedeutung |
|---|---|---|---|
| kranial oder superior | zum Kopfende hin | apikal | zur Spitze gerichtet oder gehörend |
| kaudal oder inferior | zum Steißende hin | basal | zur Basis gerichtet, basalwärts |
| anterior oder ventral | nach vorne oder bauchwärts | dexter | rechts |
| posterior oder dorsal | nach hinten oder rückenwärts | sinister | links |
| lateral | seitlich, von der Mitte weg | proximal | zum Rumpf hin |
| medial | mittig, auf die Mitte zu | distal | zum Ende der Gliedmaßen hin |
| median oder medianus | innerhalb der Medianebene | ulnar | zur Ulna hin |
| intermedius | dazwischen liegend | radial | zum Radius hin |
| zentral | zum Inneren des Körpers hin | tibial | zur Tibia hin |
| peripher | zur Oberfläche des Körpers hin | fibular | zur Fibula hin |
| profundus | tief liegend | volar oder palmar | zur Hohlhand hin |
| superficialis | oberflächlich liegend | plantar | zur Fußsohle hin |
| externus | außen liegend | dorsal | (Extremitäten) zum Handrücken oder zum Fußrücken hin |
| internus | innen liegend | frontal | stirnwärts |
| | | rostral | (wörtlich übersetzt „schnabelwärts") zum Mund oder zur Nasenspitze hin (nur für Bezeichnungen am Kopf) |

## Bewegungsbezeichnungen

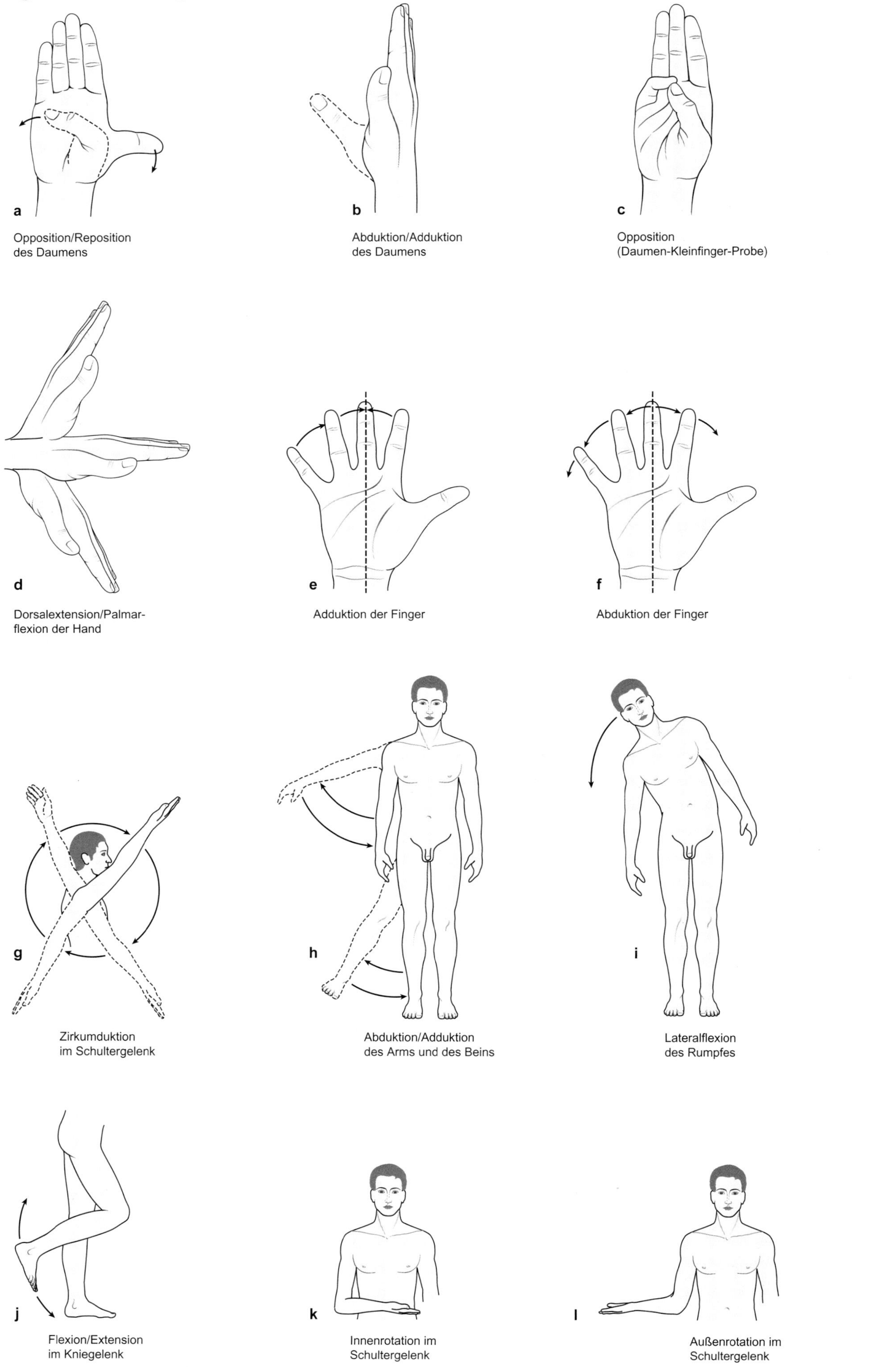


**Abb. 1.6a–l Bewegungsbezeichnungen.** [S702-L126]

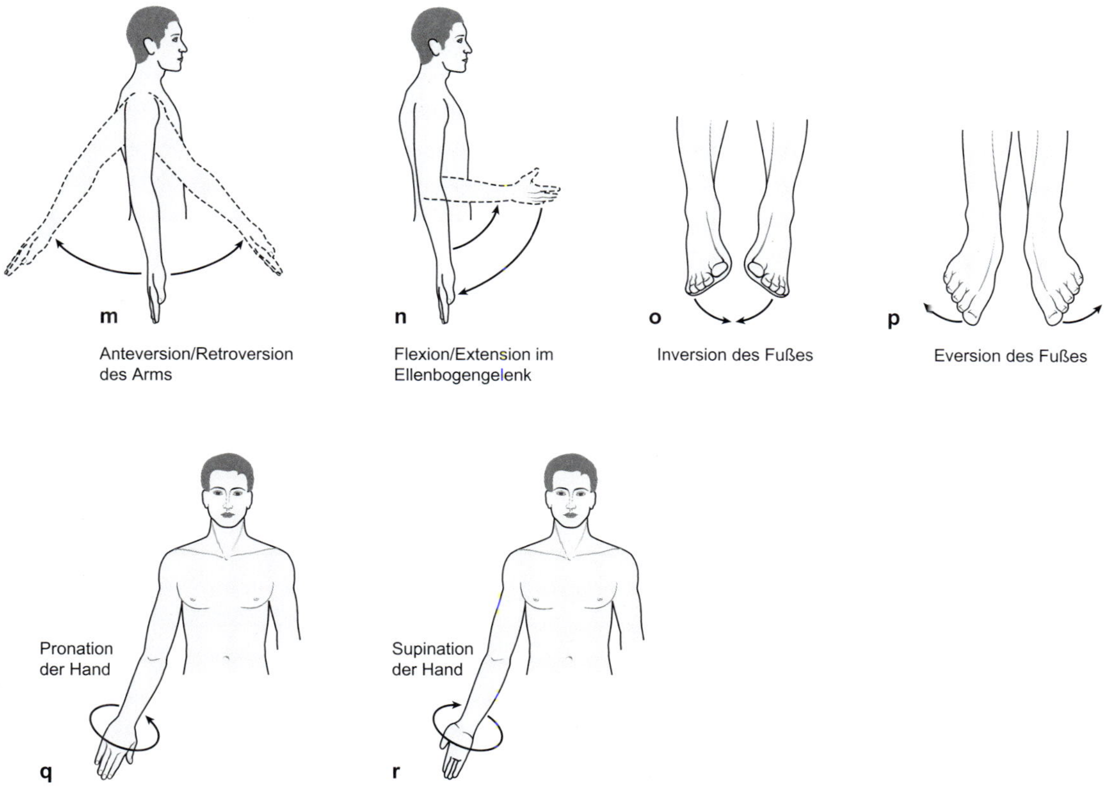


**Abb. 1.6m–r Bewegungsbezeichnungen.** [S702-L126]

## Struktur und Funktion

**Kombinierte Bewegungen**

Funktionelle Bewegungen wie das Über-den-Kopf- oder Hinter-den-Rücken-Greifen, um sich zwischen den Schulterblättern zu kratzen oder sich dort mit Sonnenschutz einzucremen, sind Beispiele für kombinierte Bewegungen der oberen Extremität. Sie erfordern mehrachsige Bewegungen (meist von mehreren Gelenken), um effektiv ausgeführt werden zu können:

- Beugung, Abduktion und Außenrotation in der Schulter und im Ellenbogengelenk sowie Supination im Handgelenk (→ Abb. a)
- Streckung, Adduktion und Innenrotation der Schulter und im Ellenbogengelenk sowie Pronation im Handgelenk (→ Abb. b)

**Offene und geschlossene kinetische Kette**

Unter einer kinetischen Kette versteht man die Kombination verschiedener miteinander verbundener Gelenke, die eine komplexe Bewegung ausführen (→ Abb. c):

- Eine offene kinetische Kette ist als Bewegungen des Körpers definiert, die um ein einzelnes Gelenk oder ein Gliedmaßensegment herum stattfinden (z. B. Kniestreckung in sitzender Position) und unabhängig von Bewegungen in anderen Gelenken durchgeführt wird, Kniestreckung ohne Beteiligung von Hüft- und Spunggelenken (1).
- Eine geschlossene kinetische Kette umfasst Bewegungen des Körpers, bei der es gleichzeitig zu Bewegungen in mehreren Gelenken oder Segmenten kommt. Dadurch entsteht ein „gekoppeltes" Bewegungsmuster, z. B. Aufstehen aus sitzender Position (2).

Damit es zur Streckung im Knie kommen kann, muss es parallel zu Bewegungen im Hüft- und im oberen Sprunggelenk kommen. Geschlossene Kettenbewegungen werden auch als „funktionelle Bewegungen" bezeichnet.

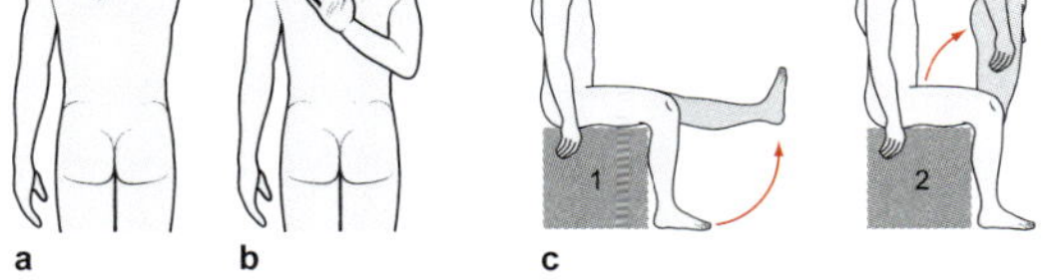


[S701-L126]

## Regionen des Körpers

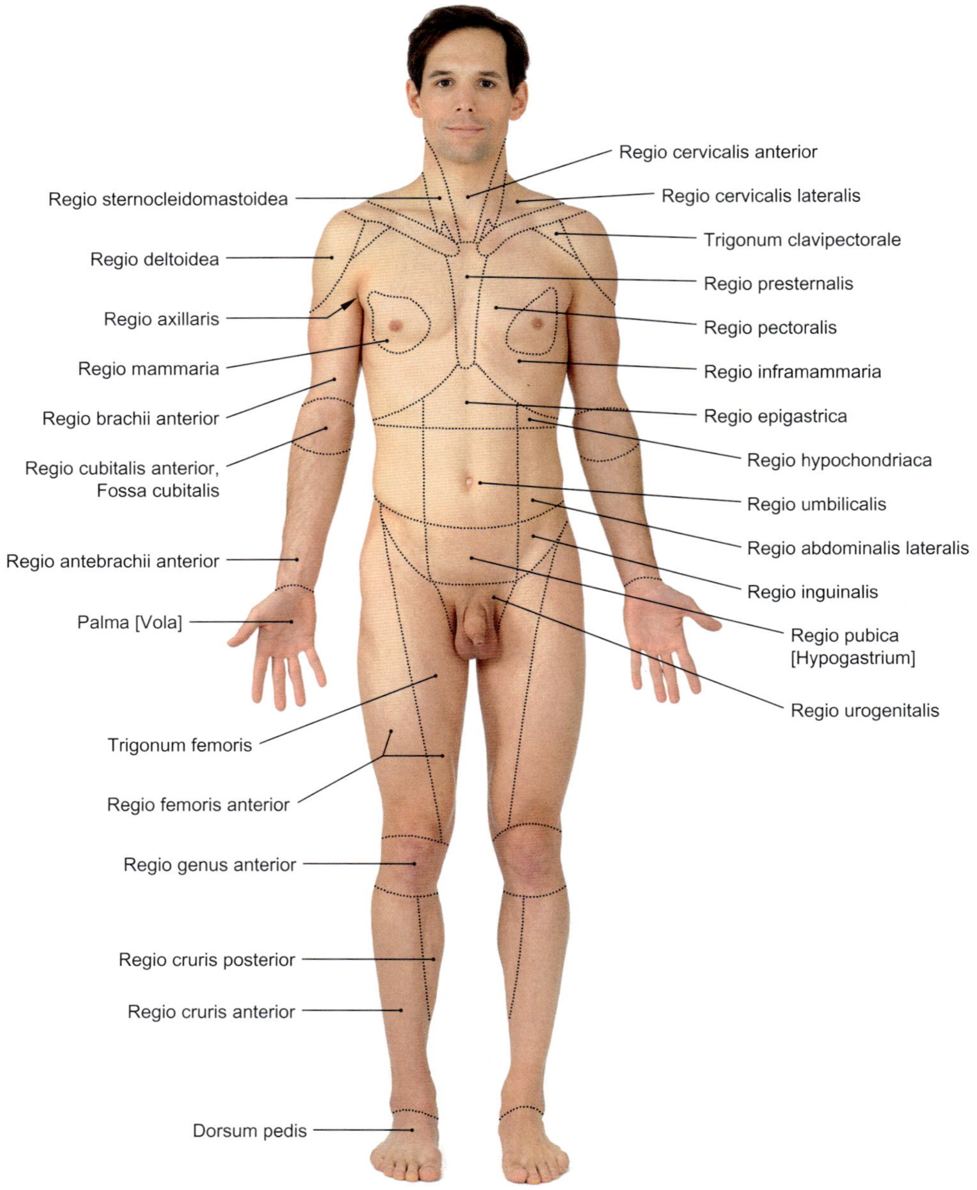


**Abb. 1.7 Regionen des Körpers;** Ansicht von ventral. [S702-J803]
Zur Beschreibung und zur Erleichterung der Orientierung wird die Körperoberfläche in Regionen unterteilt.
Regio: Region; Trigonum: Dreieck.

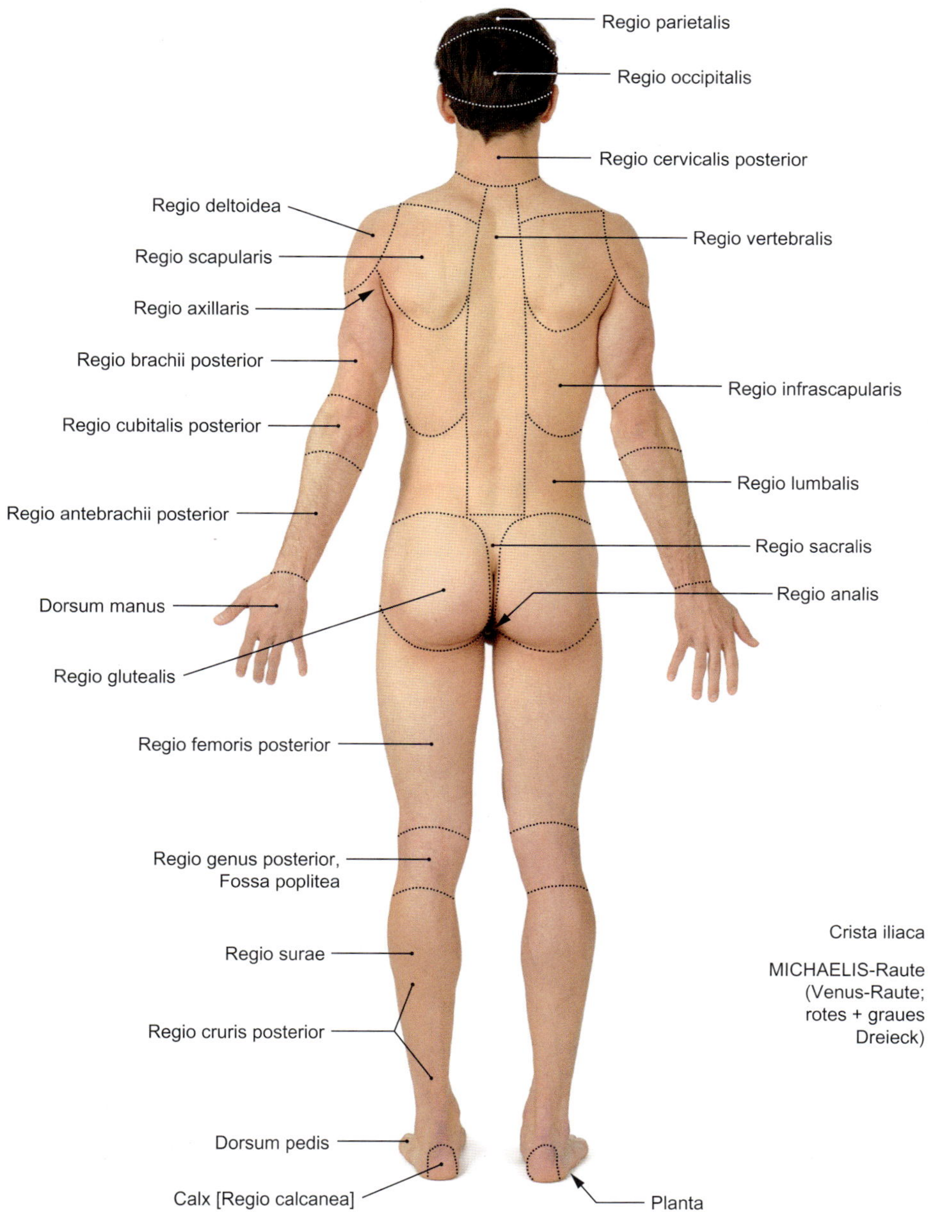


**Abb. 1.8 Regionen des Körpers;** Ansicht von dorsal. [S702-J803]
Zur Beschreibung und zur Erleichterung der Orientierung wird die Körperoberfläche in Regionen unterteilt.
Regio: Region; Trigonum: Dreieck.

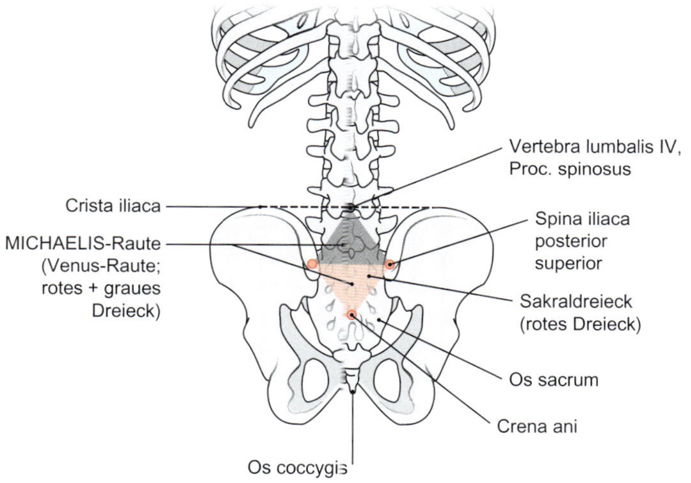


**Abb. 1.9 MICHAELIS-Raute (Venus-Raute) und Sakraldreieck;** Ansicht von dorsal. [S702-L126]
Darstellung der Tast- und sichtbaren Eckpunkte der MICHAELIS-Raute (bei der Frau) und des Sakraldreiecks (beim Mann).

# Oberfläche

## Spannungslinien der Haut

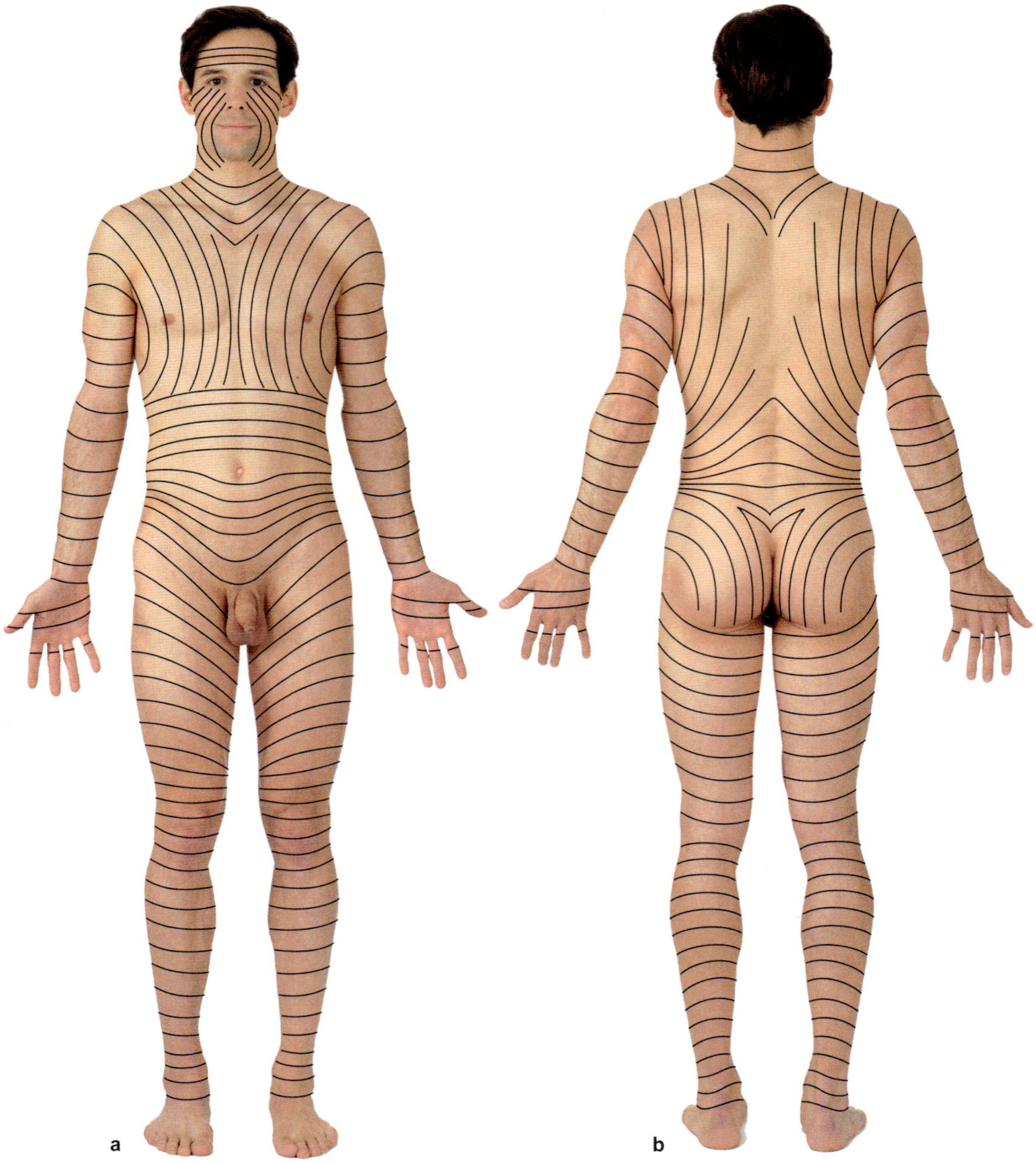


**Abb. 1.10a und b Spannungslinien der Haut.** [S700-J803-L126]
**a** Ansicht von vorne.
**b** Ansicht von hinten.
Spannungslinien (syn. Spaltlinien, Hautspaltlinien, LANGER-Spaltlinien) kommen durch die Ausrichtung der Kollagenfaserbündel und elastischen Fasern im Stratum reticulare der Haut zustande. Ihr Verlauf hängt von Alter, Ernährungszustand, Allgemeinzustand und anatomischen Besonderheiten ab.

### Klinik

Jede Verletzung der Haut hinterlässt Spuren, die in unterschiedlichem Ausmaß in Erscheinung treten, z. B. als Narbe am Knie nach einem Sturz oder nach einer Entfernung des Wurmfortsatzes (Appendektomie, umgangssprachlich: Blinddarmentfernung). Eine Narbe ist der physiologische Endzustand der Wundheilung. Sie besteht aus derbem kollagenem Bindegewebe und unterscheidet sich von der umgebenden Haut durch das Fehlen von Haaren, Talg- und/oder Schweißdrüsen. Wenn Narben an einer exponierten Stelle liegen oder hyperplastisch werden (Keloidbildung), können sie ästhetisch beeinträchtigend sein. Um eine Narbe bei geplanten Eingriffen am Körper möglichst unauffällig zu gestalten, wird die Schnittführung entlang von Spannungslinien der Haut gelegt. Auf die Ränder von Wunden, die quer oder schräg zu den Spannungslinien verlaufen, wirken deutlich höhere Zugkräfte als auf Ränder von Wunden, die parallel zu den Linien verlaufen. Wann immer möglich, wird bei Operationen daher in Verlaufsrichtung der Spannungslinien geschnitten. Dadurch ist die Gefahr des Auseinanderweichens der Wundränder (Nahtdehiszenz) sowie der Entstehung breiter Narben geringer.

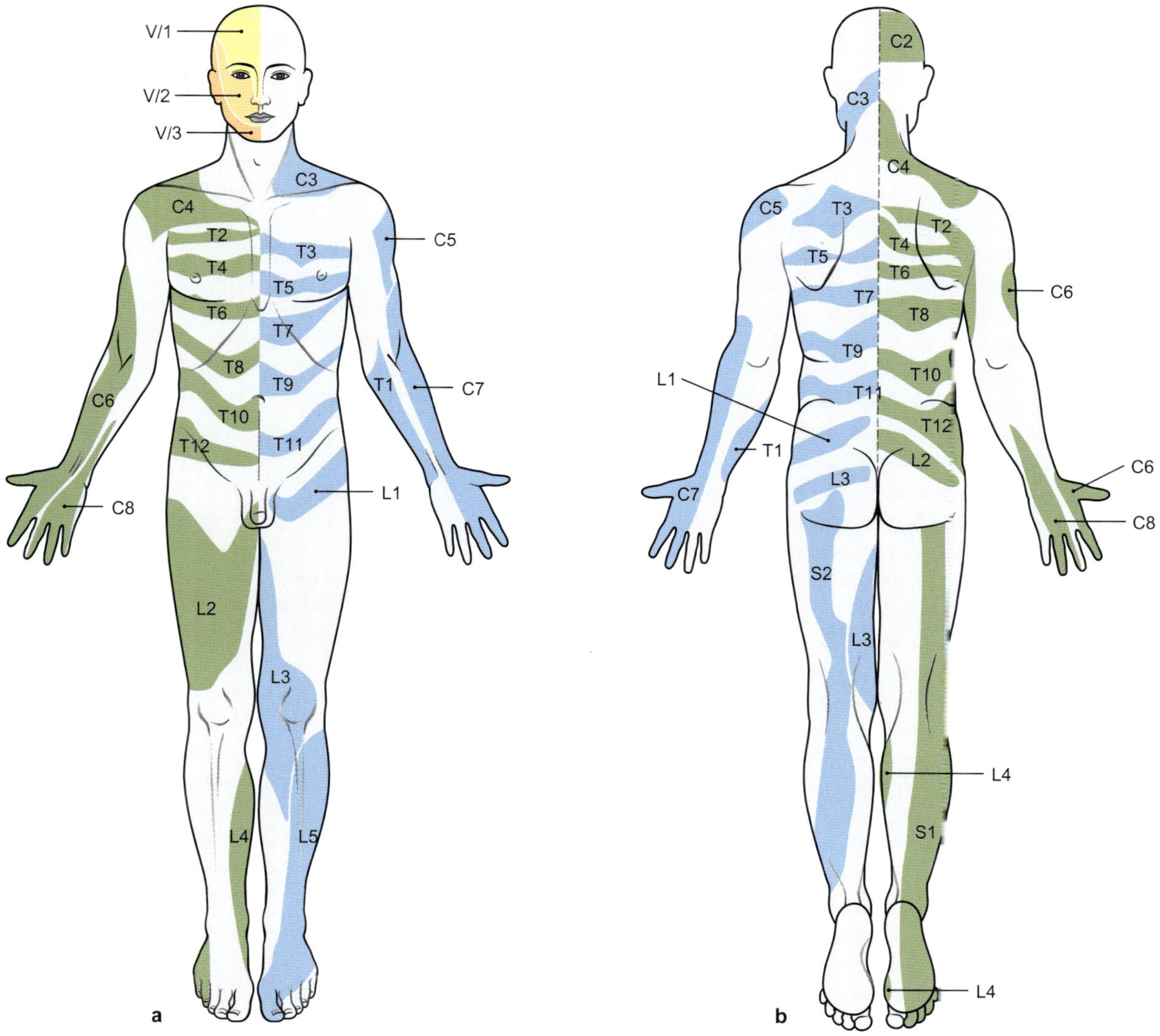


**Abb. 1.11a und b Segmentale Hautinnervation (Dermatome).** [S700-L126]/[F1067-001]
**a** Ansicht von vorne.
**b** Ansicht von hinten.
Ein **Dermatom** ist ein Hautbereich, der von den sensiblen Fasern eines Rückenmarknervs (Spinalnerven, → Abb. 1.70) autonom innerviert wird. Jedem Spinalnerv kann dadurch ein Hautareal zugeordnet werden. Allerdings überlappen sich die Innervationsgebiete benachbarter Spinalnerven und zusätzlich setzen sich viele Hautnerven aus sensiblen Fasern mehrerer Spinalnerven zusammen (Rr. ventrales der Spinalnerven bilden im Hals und Lenden-Kreuzbein-Bereich Geflechte [Plexus] aus, → Abb. 1.72), sodass sich die Dermatome von den Innervationsfeldern der Hautnerven unterscheiden. Mit Ausnahme der Mittellinie, in der die Überlappung sehr gering ist, ist das **Autonomgebiet** jedes einzelnen Spinalnervs (Hautareal, das ausschließlich von einem bestimmten Nerv sensibel innerviert wird) deutlich kleiner als das von ihm insgesamt innervierte Hautareal. Aus Gründen der Übersichtlichkeit sind die Dermatome im Wechsel für die rechte (grün) und die linke (blau) Körperseite dargestellt. So ist z. B. T7 auf der linken Seite in Blau, T8 auf der rechten Seite in Grün und T9 wieder auf der linken Seite in Grün usw. sichtbar. Regionen, denen keine Farbe zugeordnet ist (z. B. der Bereich zwischen C4, T2 und T3 um die Mittellinie), sind Bereiche, in denen eine außerordentlich hohe Variabilität und eine sehr starke interindividuelle Überlappung vorkommen, sodass keine klare Zuordnung möglich ist. Die Darstellung der Dermatome basiert auf einer evidenzbasierten Dermatomkarte nach LEE und Mitarbeitern (2008). Um die Abbildung übersichtlich und verständlich zu halten, sind die Dermatome S3, S4 und S5 nicht mit dargestellt (sie decken den Bereich des Perineums einschließlich des Anus und des äußeren Genitales mit ab). Die Haut des Gesichts wird nicht von Spinalnerven, sondern vom V. Hirnnerv (N. trigeminus [V]) innerviert. Vergleichbar den Spinalnerven besitzen seine 3 Äste ebenfalls autonome sensible Hautinnervationsgebiete (gelb).

## Klinik

Die **Schädigung eines Spinalnervs** führt typischerweise zu einem Ausfall der Sensibilität in seinem Autonomgebiet. **Herpes zoster** ist eine Viruserkrankung, die mit einem äußerst schmerzhaften Hautausschlag mit Blasenbildung einhergeht. Dabei befällt das Virus einen Spinalnerv. Durch den Virusbefall wird eine Entzündung ausgelöst, die von dem Nerv auf das zugehörige Dermatom übergreift und die Hautsymptomatik auslöst (umgangssprachlich: **Gürtelrose**). Die Erkrankung wird durch das zur Familie der Herpesviren gehörende **Varicella-zoster-Virus** ausgelöst, das zu 99 % schon in der Kindheit übertragen wird und nach Infektion **Windpocken** auslöst, wenn das Kind dagegen nicht zuvor geimpft wurde. Das Virus persistiert anschließend im Körper (Spina ganglion) und kann bei Abwehrschwäche reaktiviert werden.

## Innere Organe, Oberflächenprojektion

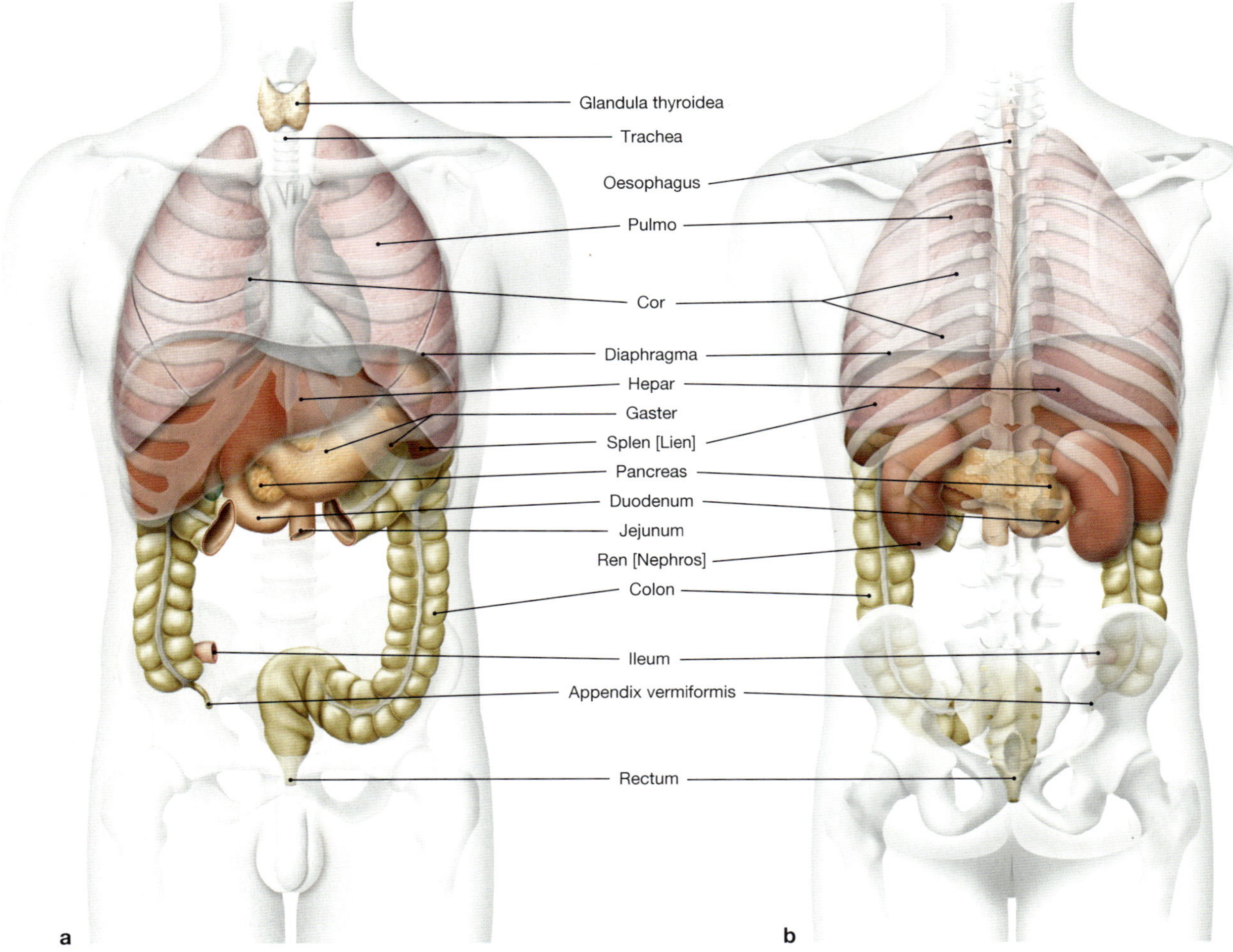


**Abb. 1.12a und b Projektion der inneren Organe auf die Körperoberfläche.** [S700-L275]
**a** Projektion der inneren Organe auf die ventrale Rumpfwand.
**b** Projektion der inneren Organe auf die dorsale Rumpfwand.
Speiseröhre (Oesophagus), Schilddrüse (Glandula thyroidea), Luftröhre (Trachea), Lunge (Pulmo), Herz (Cor), Zwerchfell (Diaphragma), Leber (Hepar), Magen (Gaster), Milz (Splen [Lien]), Bauchspeicheldrüse (Pancreas), Zwölffingerdarm (Duodenum), Leerdarm (Jejunum), Niere (Ren), Dickdarm (Colon), Krummdarm (Ileum), Wurmfortsatz (Appendix vermiformis) und Mastdarm (Rectum).

### Klinik

Auch ohne technische Hilfsmittel gelingt es mit etwas Übung, sich Orientierung über einige Organe und ihre individuelle Projektion auf die Körperoberfläche des Patienten zu verschaffen. Unter **Auskultation** (auskultieren; von lat. auscultare = horchen) versteht man das Abhören des Körpers, typischerweise mit einem Stethoskop. Die Auskultation ist Bestandteil der körperlichen Untersuchung des Patienten. **Perkussion** (perkutieren, von lat. percutere = heftig schlagen, erschüttern) ist das zu diagnostischen Zwecken durchgeführte Abklopfen der Körperoberfläche des Patienten. Dabei wird das unter der Körperoberfläche liegende Gewebe in Schwingungen versetzt. Die daraus resultierenden Schallqualitäten geben Aufschluss über den Zustand des Gewebes. So können die Größe und Lage eines Organs (z. B. Leber) oder der Luftgehalt des Gewebes (z. B. Lunge) beurteilt werden.

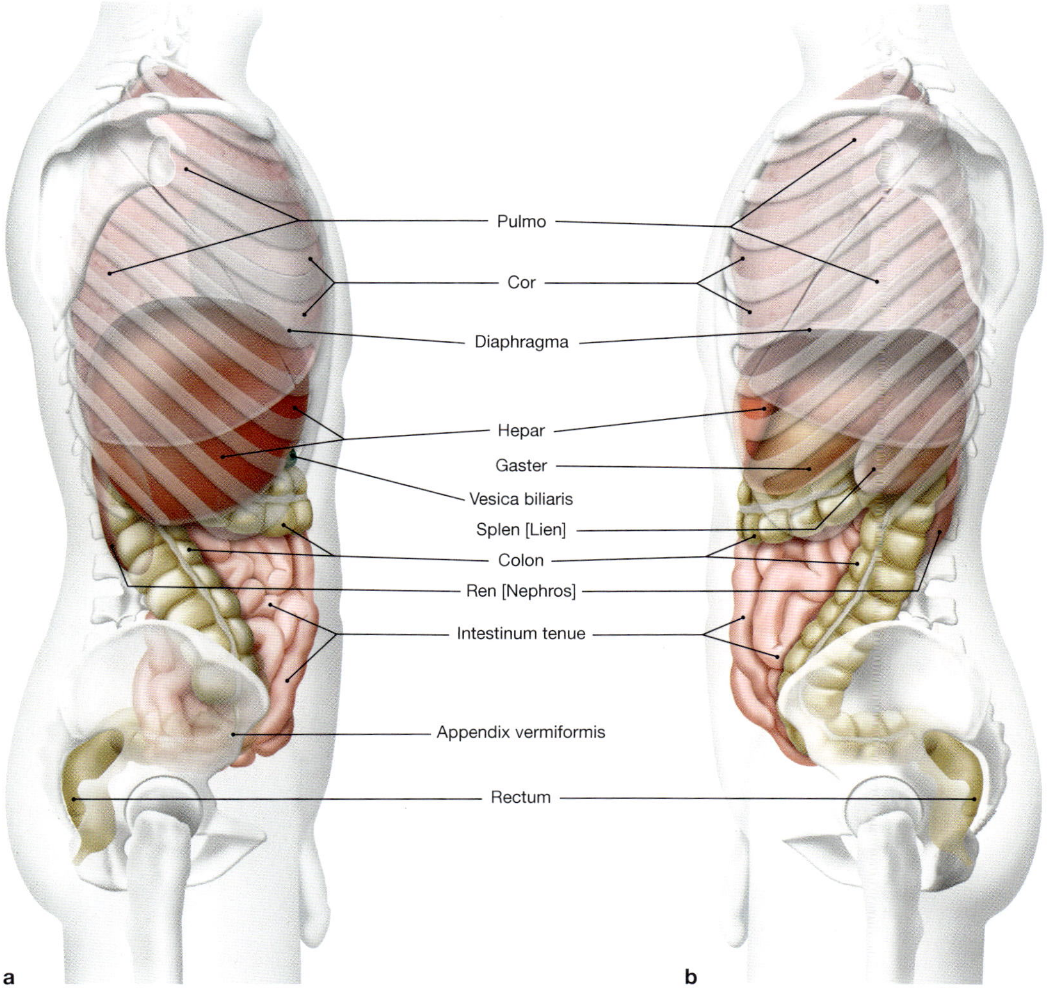


**Abb. 1.13a und b Projektion der inneren Organe auf die Körperoberfläche.** [S700-L275]
**a** Projektion der inneren Organe auf die rechte Rumpfwand.
**b** Projektion der inneren Organe auf die linke Rumpfwand.

Lunge (Pulmo), Herz (Cor), Zwerchfell (Diaphragma), Leber (Hepar), Magen (Gaster), Gallenblase (Vesica biliaris), Milz (Splen [Lien]), Dickdarm (Colon), Niere (Ren), Dünndarm (Intestinum tenue), Wurmfortsatz (Appendix vermiformis) und Mastdarm (Rectum).

## Klinik

Durch die Kenntnis der **Projektion** der inneren Organe auf die Körperoberfläche können bereits bei der körperlichen Untersuchung Krankheitssymptome bestimmten Organen zugeordnet werden und außer der Anamnese erste Hinweise auf das oder die erkrankten Organe gewonnen werden. So geht beispielsweise eine Appendizitis (Entzündung des Wurmfortsatzes [Appendix vermiformis], im Volksmund „Blinddarmentzündung") meist mit Beschwerden im rechten Unterbauch einher.

## Entwicklung in der 1. und 2. Woche

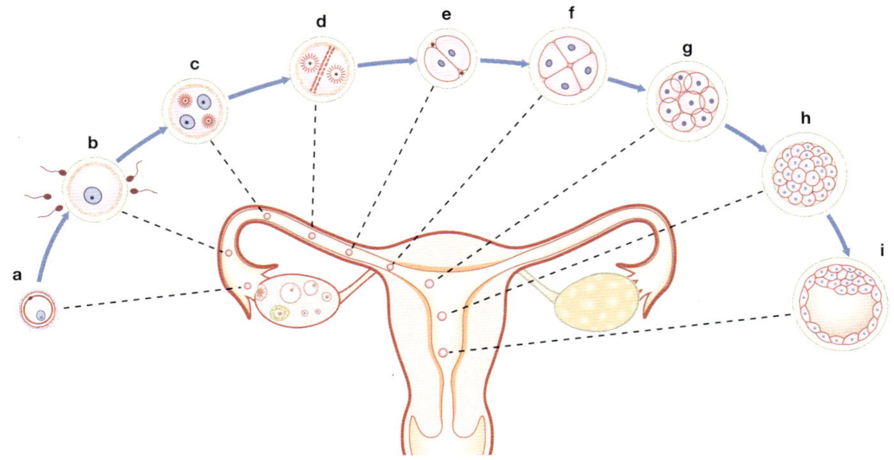


**Abb. 1.14a–i Erste Woche der Embryonalentwicklung: Befruchtung und Implantation.** [E838]
**a–c** Normalerweise kommt es innerhalb von 24 Stunden nach dem Eisprung **(Ovulation, a)** in der Ampulle des Eileiters zur **Befruchtung** (**b**). Nach Vereinigung der Kerne von Eizelle und Spermium spricht man von **Zygote** (**c**).
**d–h** Durch anschließende Zellteilung **(2-, 4-, 8- und 16-Zell-Stadium)** entsteht ein Zellhaufen (Maulbeere, Morula), der in die Gebärmutterhöhle transportiert wird.
**i** Etwa am 5. Tag nach der Befruchtung entwickelt sich in der Morula eine flüssigkeitsgefüllte Zyste **(Blastozyste),** die sich am 5.–6. Tag in der vorbereiteten Gebärmutterschleimhaut implantiert.

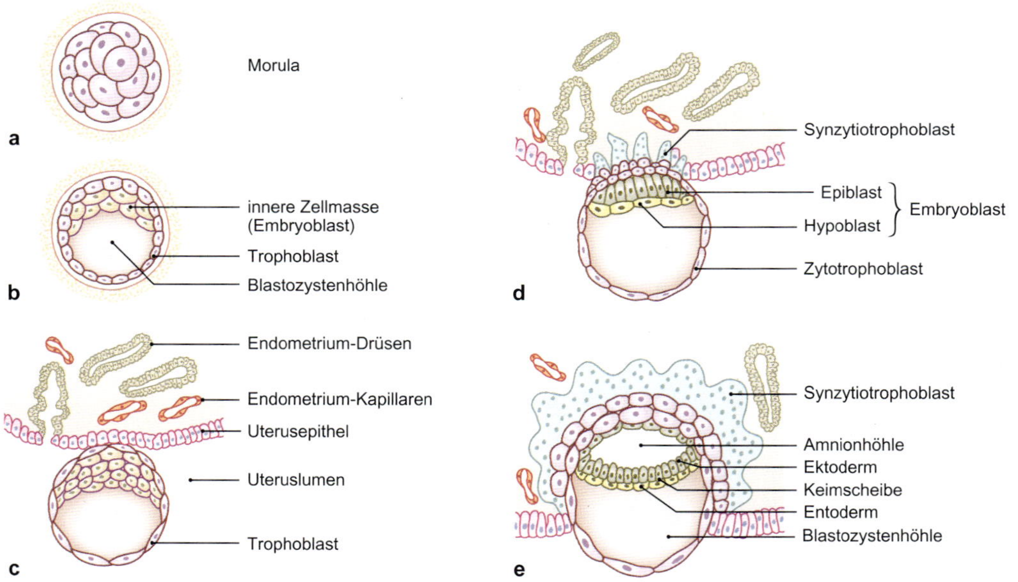


**Abb. 1.15a–e Erste und zweite Woche der Embryonalentwicklung: zweiblättrige Keim(Embryonal)scheibe.** [E838]
**a–b** Nach Differenzierung der Morula **(a)** zur Blastozyste gehen aus dieser eine innere Zellmasse **(Embryoblast)** und eine größere flüssigkeitsgefüllte (Blastozystenhöhle) äußere Zellschicht **(Trophoblast)** hervor **(b).**
**c–e** Der Trophoblast differenziert sich in Interaktion mit dem mütterlichen Gebärmuttergewebe zur **Placenta,** die 2 Kreislaufsysteme (das der Mutter und das des Fetus) über eine Schranke (Placentaschranke) miteinander verbindet **(uteroplazentarer Kreislauf).** Der Synzytiotrophoblast **(d, e)** bildet dabei einen Teil der Placentaschranke. Als frühe Strukturen des Embryoblasten differenzieren sich der Epiblast und der Hypoblast **(d).** Der Embryoblast wird in der Folge zur zweiblättrigen **Keimscheibe (e)** mit **Ektoderm** (säulenförmige Zellen an der dorsalen Oberfläche des Embryoblasten) und **Entoderm** (kuboide Zellen an der ventralen Oberfläche). Das Ektoderm bildet dorsal einen Hohlraum, der zur **Amnionhöhle** wird. Die vorne gelegene Blastozystenhöhle wird zum primären Dottersack, der von Entoderm ausgekleidet wird. Am 12. Tag bildet sich aus dem Ektoderm der eigentliche Dottersack (nicht dargestellt); die ursprüngliche Blastozystenhöhle wird von extraembryonalem Mesoderm ausgekleidet.

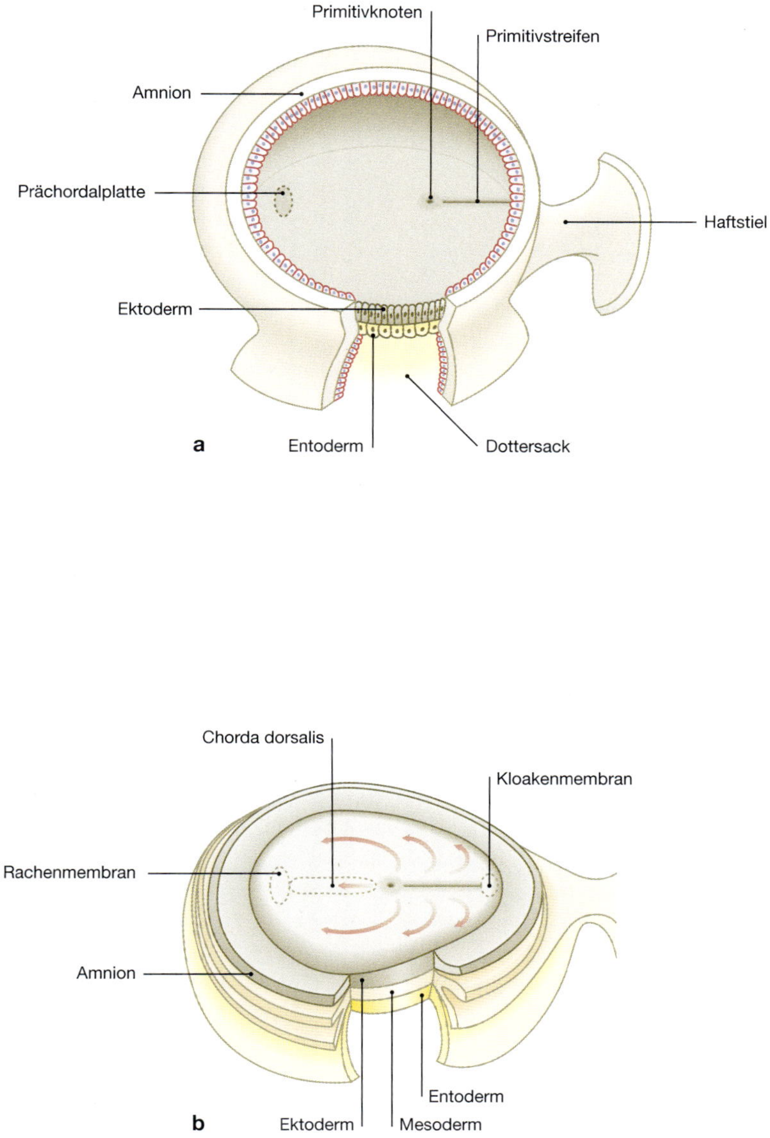


**Abb. 1.16a und b Dritte Woche der Embryonalentwicklung: Gastrulation.** [E838]
**a** Die Entwicklung der dreiblättrigen Keimscheibe beginnt mit Erscheinen des Primitivstreifens an der dorsalen Oberfläche des Ektoderms. Am Kopfende wird der Primitivstreifen durch den Primitivknoten begrenzt.
**b** Aus dem Primitivstreifen migrieren Zellen und bilden das **intraembryonale Mesoderm** zwischen der Kuppel des Dottersacks und dem Ektoderm der Amnionhöhle (Gastrulation). Ein Teil der Zellen wächst als **Chordafortsatz** im Inneren des Embryos nach kranial vor. Dort ist im Ektoderm die **Prächordalplatte** entstanden (Verwachsungsfläche zwischen Ektoderm und Entoderm – hier liegt kein Mesoderm zwischen den beiden Blättern). Der Chordafortsatz bekommt ein Lumen und wird zur **Chorda dorsalis** (primitives Stützskelett des Embryos), die sich später zurückbildet. Nur die Nuclei pulposi der Zwischenwirbelscheiben bleiben als Relikte der Chorda dorsalis übrig. Einige Zellen des Mesoderms wandern kranial an der Prächordalplatte vorbei und bilden dort die Herzanlage. Die **3 Keimblätter** (Ektoderm, Mesoderm, Entoderm) bilden das Ausgangsmaterial für die **Entstehung sämtlicher Organe.** Für weitere Hinweise, welche Organe aus welchem Keimblatt hervorgehen, siehe Lehrbücher der Embryologie.

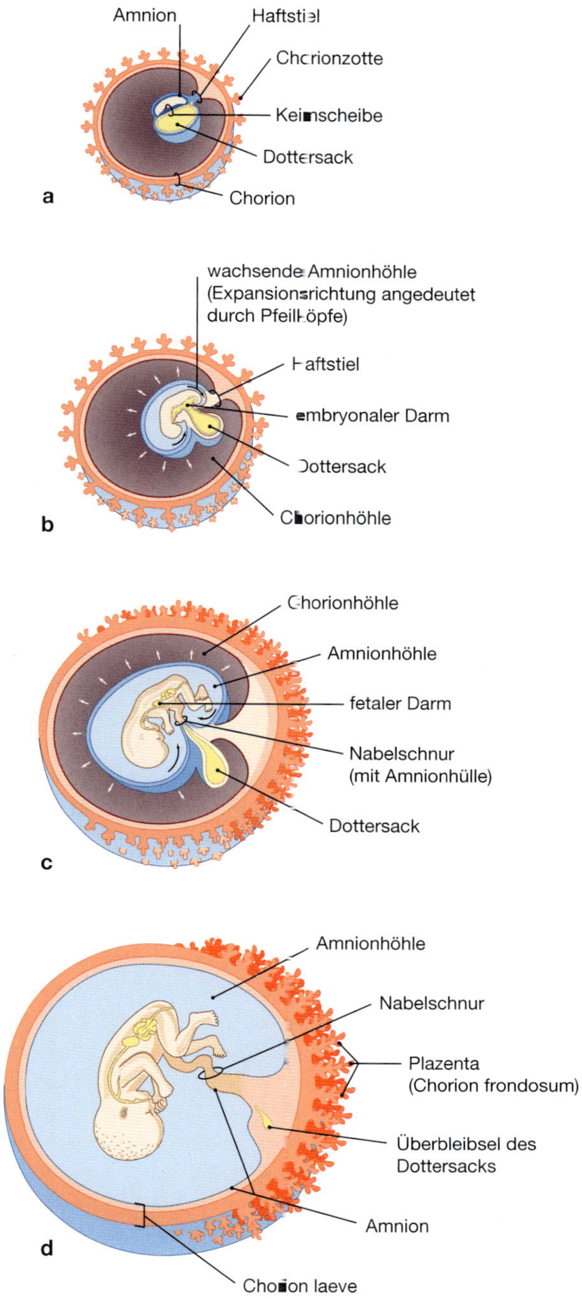


**Abb. 1.17a–d Weitere Entwicklung.** [E347-09]
**a** Zustand wie in → Abb. 1.16a dargestellt. 3. Woche: Das Amnion bedeckt die dorsale Fläche des Embryos, die **Chorionhöhle** ist zu diesem frühen Zeitpunkt noch sehr groß.
**b** In der 4. Woche umhüllt das **Amnion** den gesamten Embryo mit Ausnahme der Nabelschnur.
**c** In der Folgezeit wächst das Amnion stark. Relativ dazu werden durch das langsamere Wachstum Chorionhöhle und Dottersack kleiner.
**d** Schließlich hat das Amnion die Chorionhöhle vollständig verdrängt und bildet jetzt die **Fruchtblase.** Der Dottersack hat sich bis auf Überbleibsel zurückgebildet.

## Muskuloskelettales System



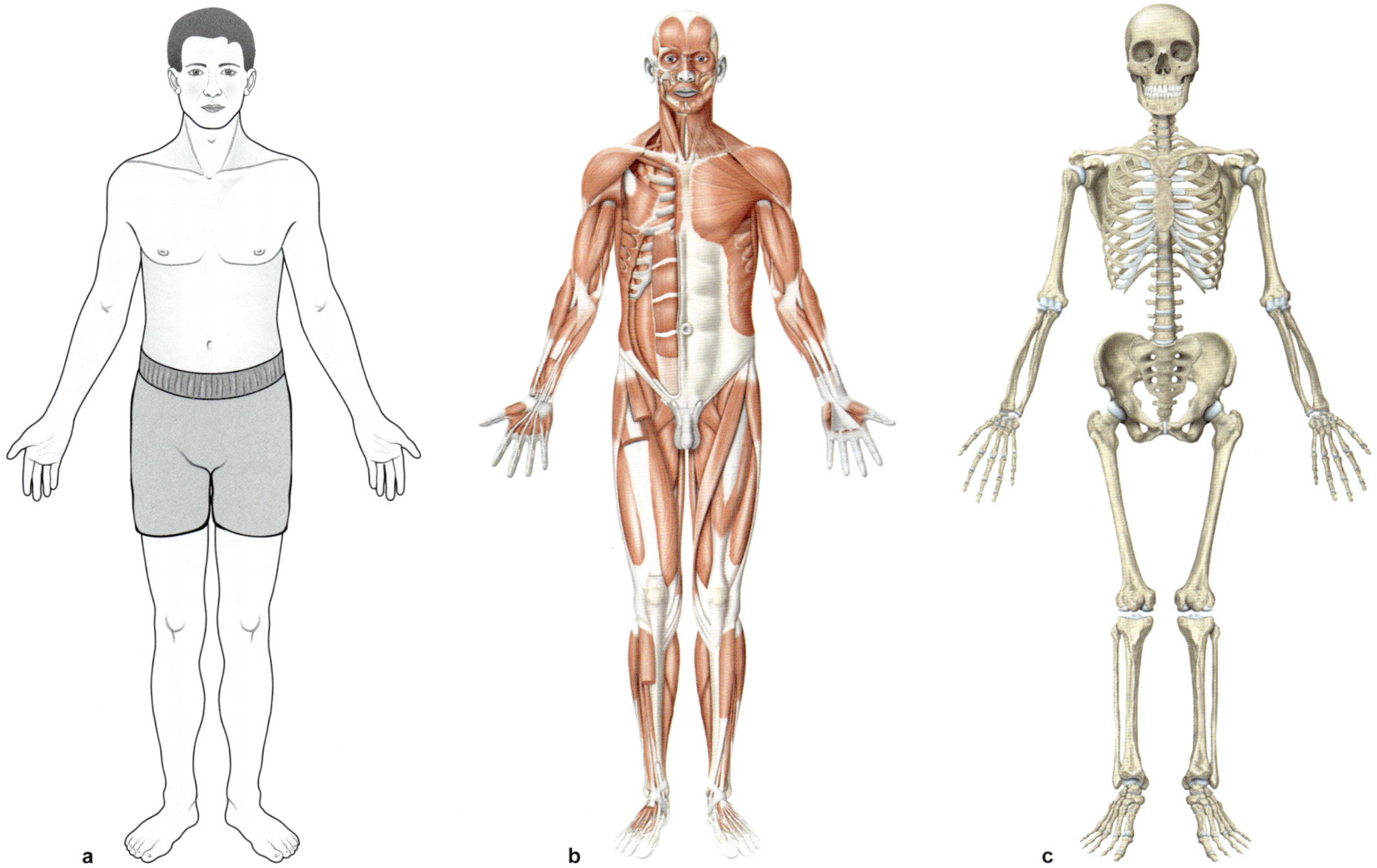


**Abb. 1.18a–c Muskuloskelettales System, Systema musculosceletale;** Ansicht von ventral.
**a** Oberflächenanatomie. [S700-L126]
**b** Muskeln und Sehnen. [S700-L275]
**c** Knorpel, Knochen und Gelenke. [S700-L127]

Unter dem Begriff muskuloskelettales System (MSK) wird der Bewegungsapparat mit den Knochen, Muskeln, Sehnen, Gelenken, Bändern, Knorpeln und weiteren Bindegeweben zusammengefasst, die an der Stützung, Stabilisierung und Bewegung des Körpers beteiligt sind. Hauptkomponenten des MSK-Systems sind:

- **Knochen:** ein mineralisiertes Stützgewebe, das der Stützung, dem Schutz, der Fixierung und der Speicherung von Mineralien sowie im weiteren Sinne (Knochenmark) der Blutzellbildung dient.
- **Muskeln:** quergestreifte Skelettmuskeln sind am Knochen über Sehnen fixiert und dienen der Bewegung von Gelenken.
- **Sehnen:** die aus hauptsächlich parallel verlaufenden kollagenen Bindegewebsfasern bestehenden Sehnen verbinden Muskeln mit Knochen.
- **Gelenke:** ermöglichen Bewegungen von Skelettelementen (Gelenkkörpern/Knochen und Knorpeln) gegeneinander.

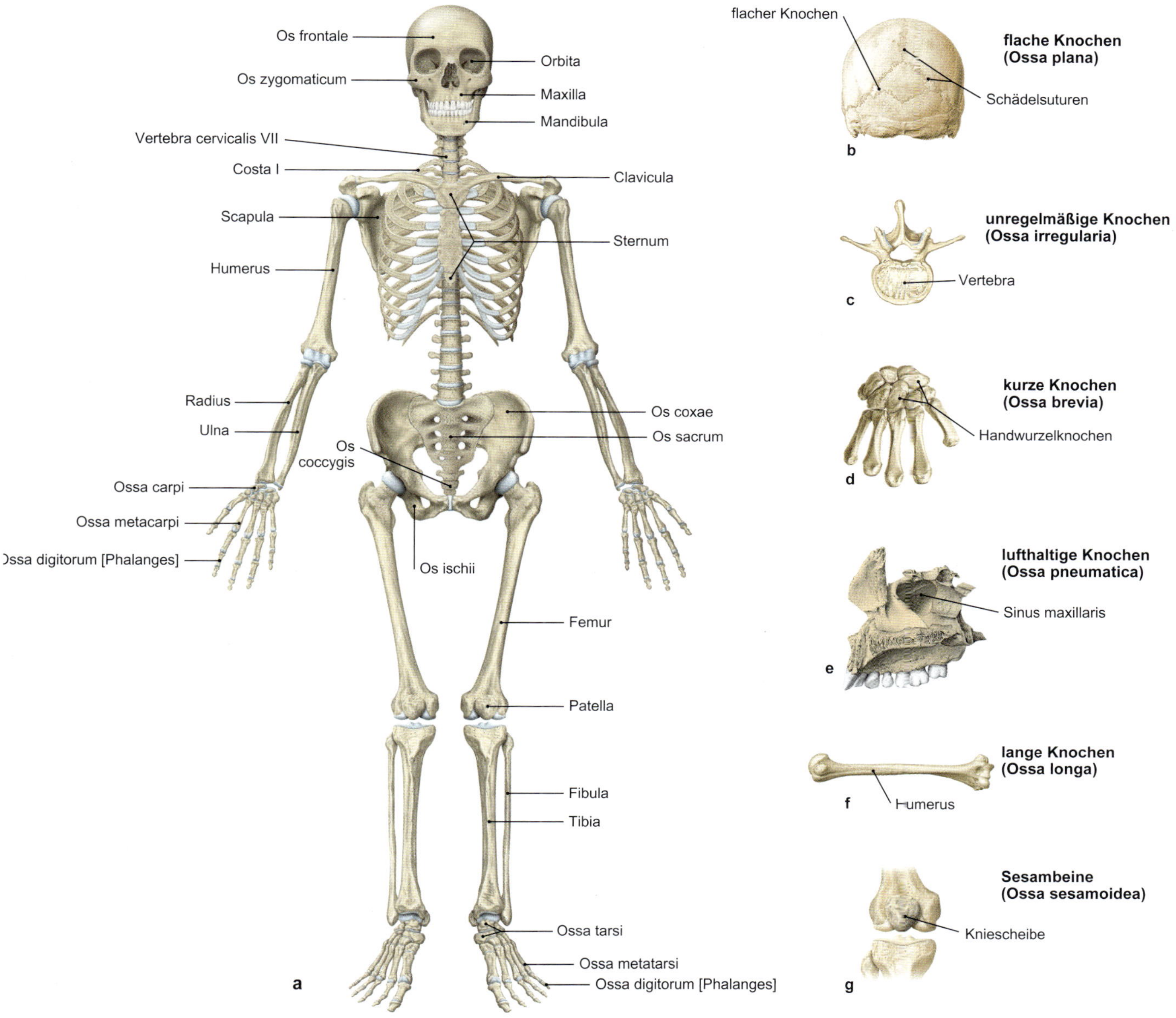


**Abb. 1.19a–g Skelett, Systema sceletale, und Knochentypen;** Ansicht von ventral. [S700-L127]
**a Übersicht** über die Knochen des Skeletts.
**b Flache Knochen** (Ossa plana) sind z. B. Rippen, Brustbein, Schulterblatt, Darmbein und Knochen des Schädeldachs.
**c Unregelmäßige Knochen** (Ossa irregularia) lassen sich den anderen Knochen nicht zuordnen, Beispiele sind Wirbel und Unterkiefer.
**d Kurze Knochen** (Ossa brevia) sind z. B. Handwurzel- und Fußwurzelknochen.
**e Lufthaltige Knochen** (Ossa pneumatica) sind z. B. Stirnbein, Siebbein, Keilbein, Oberkiefer und Felsenbein.
**f** Zu den **langen Knochen** (Ossa longa) gehören z. B. die Röhrenknochen der Extremitäten, wie Oberschenkel- und Oberarmknochen.
**g Sesambeine** (Ossa sesamoidea) sind in Sehnen eingelagerte Knochen wie z. B. die Kniescheibe oder das Erbsenbein.
**Akzessorische Knochen** (Ossa accessoria) sind zusätzliche, nicht bei jedem Menschen vorkommende Knochen, z. B. die Nahtknochen am Schädel oder Halsrippen.

## Extremitätenbauplan

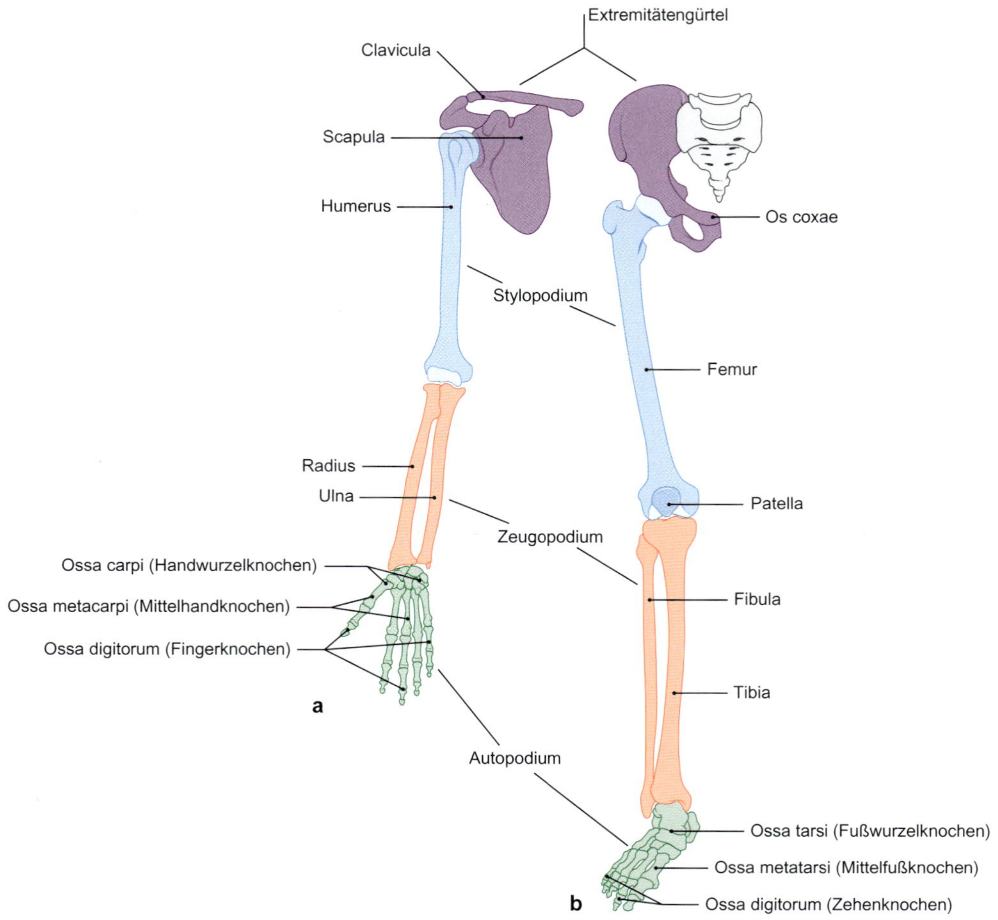


**Abb. 1.20a und b Bauplan der Extremitäten;** jeweils rechte Seite. [S700-L126]
**a** Obere Extremität.
**b** Untere Extremität.
Die Extremitäten setzen sich jeweils aus einem **Extremitätengürtel** (lila) und der **freien Gliedmaße** (hellblau, rot und grün) zusammen. Der Schultergürtel wird von Schlüsselbein (Clavicula) und Schulterblatt (Scapula) gebildet; der Beckengürtel ist durch das Hüftbein (Os coxae) repräsentiert. Die freien Extremitäten gliedern sich in **Stylopodium** (blau), **Zeugopodium** (rot) und **Autopodium** (grün). Dabei besteht das Stylopodium immer aus einem einzelnen Knochen (Humerus oder Femur), das Zeugopodium aus 2 Knochen (Ulna und Radius bzw. Tibia und Fibula) und das Autopodium aus diversen Einzelknochen, die weiter in **Basipodium** (Hand- oder Fußwurzel), **Metapodium** (Mittelhand- oder Mittelfußknochen) und **Acropodium** (Finger- oder Zehenknochen) unterteilt werden.

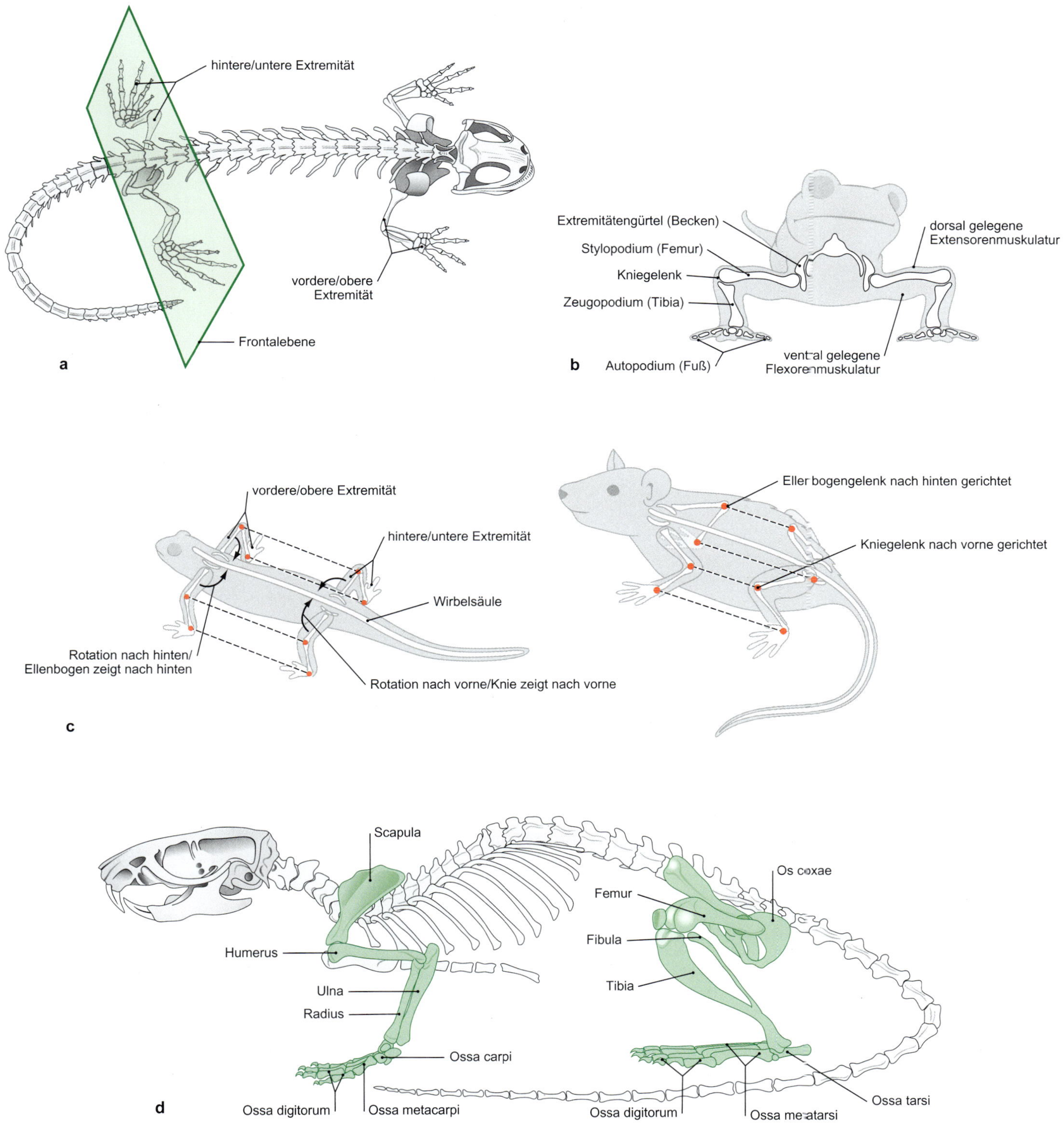


**Abb. 1.21a–d Veränderung der Extremitätenstellung im Lauf der Evolution.** [S700-L126]

**a** Stellung der Extremitäten bei einer Eidechse (Eidechsenskelett als Beispiel für ein primitives vierfüßiges Landwirbeltier) in der Ansicht von oben dorsal.

**b** Eidechsenskelett in der Ansicht von vorne.

**c** Extremitätenrotation bei den Vorfahren der Amphibien (Eidechse) hin zu den Säugern (Maus).

**d** Skelett einer Ratte, Extremitäten in grün.

Bei den niederen vierfüßigen Landwirbeltieren ist der Extremitätengürtel über Muskulatur und Bindegewebe an der Wirbelsäule fixiert, die Extremitäten stehen nahezu im rechten Winkel vom Rumpfskelett ab (→ Abb. 1.21a, grüne Ebene, und → Abb. 1.21b). Stylopodium und Zeugopodium sowie Zeugopodium und Autopodium stehen ebenfalls nahezu rechtwinklig zueinander. Für die Fortbewegung sind daher intensive Bewegungen in der Wirbelsäule und verhältnismäßig viel Muskulatur notwendig. Der Gang sieht etwas behäbig aus. Im Rahmen der Evolution ist es bei den Säugetieren zu einem Heranklappen (Rotation) der freien Gliedmaßen an den Körper gekommen (→ Abb. 1.21c). Dabei wurden die vorderen Extremitäten von vorne nach hinten an den Körper geklappt und die hinteren Extremitäten in Richtung auf den Kopf zu nach vorne geklappt. Dies ist der Grund dafür, warum auch beim Menschen die Ellenbogen nach hinten gerichtet sind, die Knie aber nach vorne (→ Abb. 1.21d). Durch diese Verlagerung der Extremitäten unter den Rumpf und die Ausrichtung in der Sagittalebene wurden die Hebelarme der Gliedmaßenmuskulatur deutlich verkürzt. Es konnte dadurch Muskelmasse eingespart werden, wodurch der Organismus leichter und schneller wurde (günstig sowohl für Fluchtverhalten wie für die Jagd).

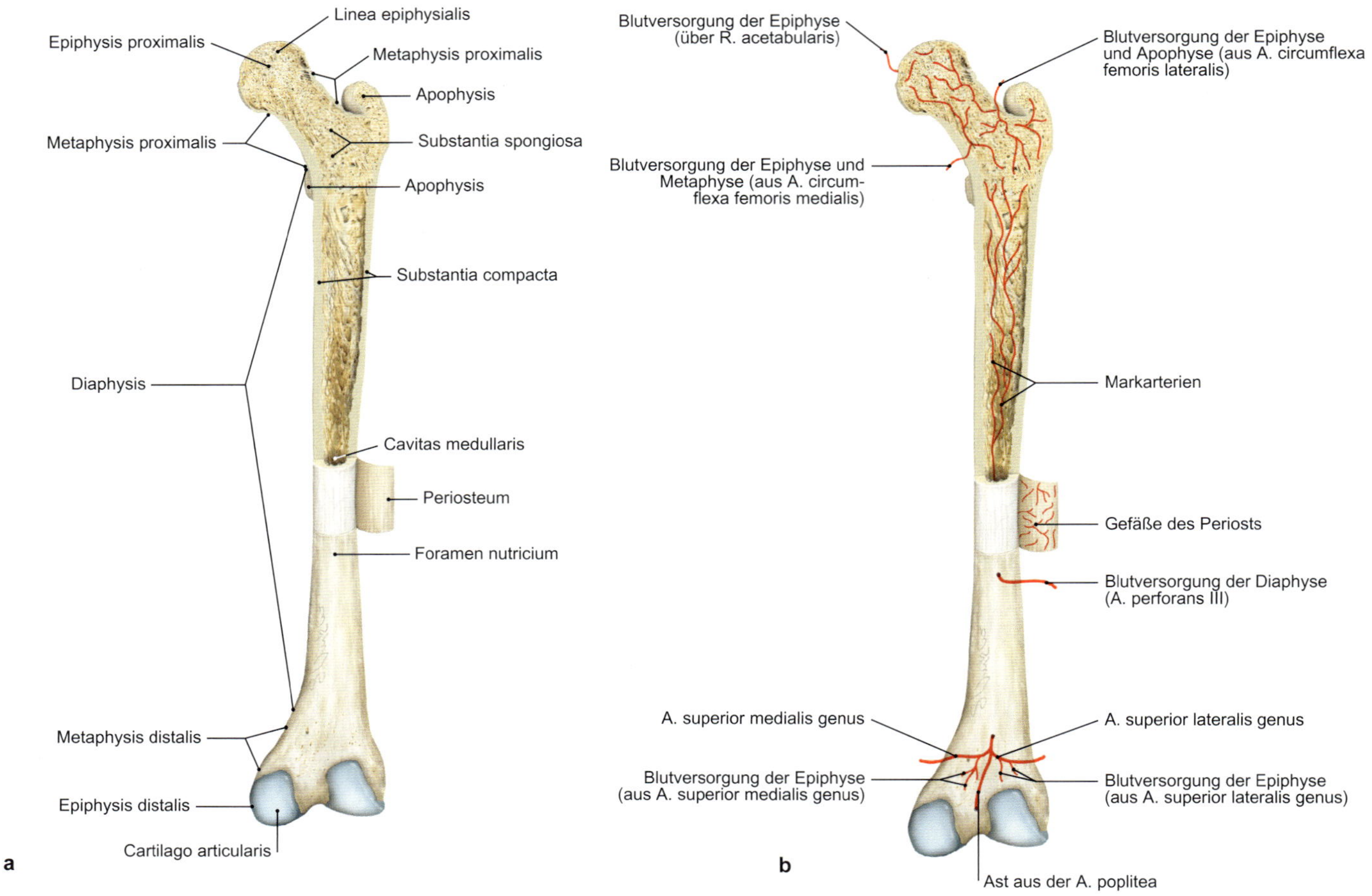


**Abb. 1.22a und b Aufbau und Blutversorgung eines langen Röhrenknochens.** a [S700], b [S701]

**a Aufbau eines langen Röhrenknochens, Os longum;** Sägeschnitt durch den proximalen Teil des rechten Oberschenkelknochens (Femur) eines Erwachsenen. In der Diaphyse (Knochenschaft) ist das Periost (Knochenhaut) abgehoben und zur Seite geschlagen; Ansicht von dorsal. Makroskopisch lassen sich im Sägeschnitt 2 verschiedene Knochengewebe unterscheiden, die ohne scharfe Grenze ineinander übergehen:

- Die Substantia compacta oder corticalis (**Kompakta,** Kortikalis, kompakter Knochen) ist in der Epiphyse (Endstück des Knochens) sehr dünn, in der Diaphyse kräftig als solide, feste Masse ausgebildet.
- Die Substantia spongiosa (**Spongiosa,** spongiöser Knochen) ist nur in der Epi- und Metaphyse (Knochenabschnitt zwischen Dia- und Epiphyse) gut ausgebildet und formt dort ein dreidimensionales System feiner, sich verzweigender Knochenbälkchen **(Trabekel),** die je nach Belastung in Zug- oder Drucktrabekel unterschieden werden. Diese spezielle Spongiosaarchitektur ist nur in der Epi- und Metaphyse gut sichtbar. Zwischen den Trabekeln ist blutbildendes Knochenmark (junger Mensch) oder Fettmark (alter Mensch) eingelagert. Die Trabekel sind parallel zur Druck- und Zugbeanspruchung des Knochens ausgerichtet (beim Femur ist diese Ausrichtung proximal exzentrisch und wirkt als zusätzliche Biegebeanspruchung auf den Knochen). In einem langen evolutionären Prozess hat sich ein Zustand größtmöglicher mechanischer Robustheit mit gleichzeitig geringstmöglichem Materialaufwand und geringem Gewicht entwickelt.

Das Foramen nutricium, an das sich der schräg durch die Kompakta ziehende Canalis nutricius anschließt, ist die Eintrittsstelle für die in das und aus dem Knochenmark ziehenden Gefäße (Blutversorgung der Diaphyse). In Meta- und Epiphyse kommen außerdem zahlreiche unterschiedlich große Löcher in der dünneren Kortikalis vor, die vor allem die Epiphysen mit Blut versorgen.

**b Blutversorgung eines langen Röhrenknochens am Beispiel des Femurs.** [S700]

Es sind nur die Arterien dargestellt. Die Blutversorgung der Diaphyse übernehmen die **Vasa nutritia** (beim dargestellten Femur üblicherweise 2). An den Meta- und Epiphysen ist die Kortikalis dünner und wird von vielen unterschiedlich großen Löchern durchbohrt, durch die lokale Blutgefäße treten, die vor allem die Epiphysen mit Blut versorgen. Die Eintrittsstellen dieser Gefäße werden allerdings nicht als Foramina nutritia bezeichnet. Im Zentrum der Diaphyse verlaufen **Markarterien,** die äußere Kortikalis wird aus dem **gut vaskularisierten Periost** (→ Abb. 1.25b) versorgt. Die Blutversorgung der übrigen Kortikalis ist in → Abb. 1.25a dargestellt.

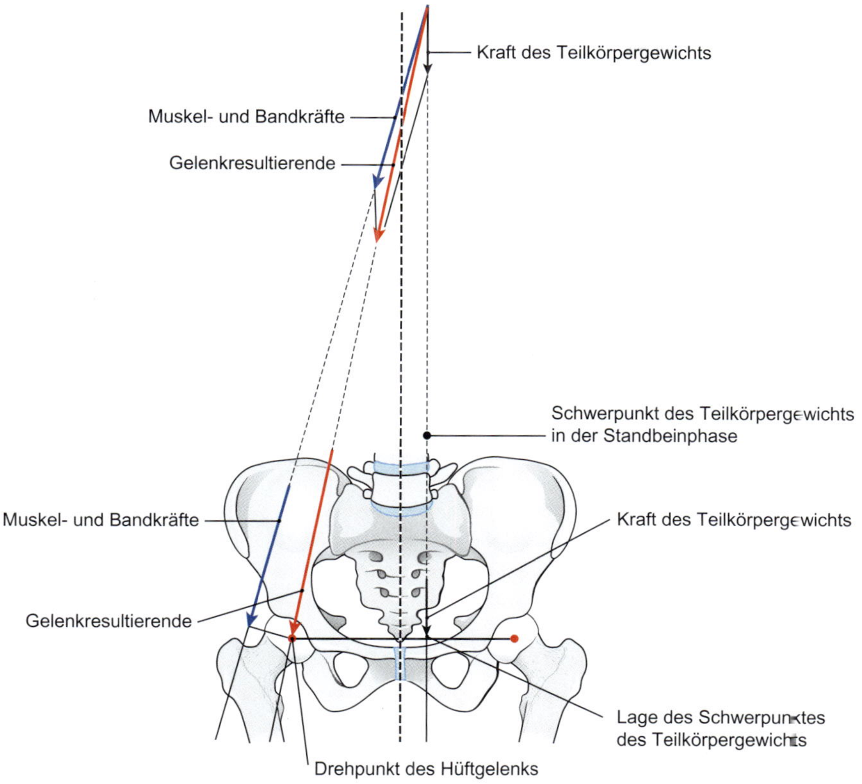


**Abb. 1.23 Auf den Knochen während der Standbeinphase einwirkende Kräfte am Beispiel des proximalen Femurs.** [S702-L126]
Die auf ein Gelenk tatsächlich einwirkende Belastung wird als **Gelenkresultierende** (roter Pfeil) bezeichnet. Sie ergibt sich aus der Kraft des Teilkörpergewichts (im dargestellten Beispiel die gesamte obere Körperhälfte bis zum Hüftgelenk, schwarzer Pfeil) und der Kraft der gelenkstabilisierenden Muskeln und Bänder (blauer Pfeil), und verläuft durch den Drehpunkt des Hüftgelenks. Die im Vektormodell in blau dargestellten Muskel- und Bandkräfte, die der Kraft des Teilkörpergewichts entgegenwirken, erstrecken sich zwischen Hüftbein und Schienbein und liegen somit am Oberschenkel (Tractus iliotibialis, M. tensor fasciae latae, M. gluteus maximus und M. vastus lateralis).
In Bereichen höherer Krafteinwirkung (Druckbeanspruchung) ist die Kompakta (Substantia compacta) verstärkt. So besitzt das Femur (Oberschenkelknochen) in der Frontalebene aufgrund der höheren Biegebeanspruchung auf der medialen Seite eine dickere Kortikalis (u. a. in Form der Linea aspera). Beim einbeinigen Stand ist die auf das Hüftgelenk einwirkende Belastung höher als beim zweibeinigen Stand, da in diesem Fall die gesamte obere Körperhälfte auf ein einzelnes Hüftgelenk einwirkt und nur durch die Muskel- und Bandkräfte der entsprechenden Seite herabgesetzt wird.

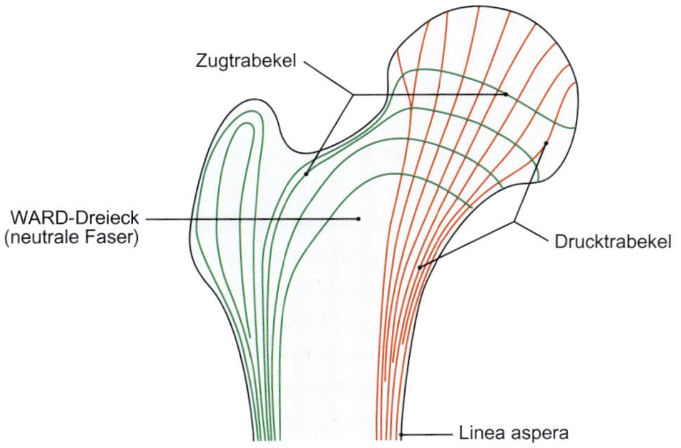


**Abb. 1.24 Funktionelle Anpassung von Knochen am Beispiel des proximalen Femurs.** [S702-L126]/[E821]
Kompakta (Kortikalis) und Spongiosa sind den herrschenden Belastungen des Knochens angepasst. In Bereichen höherer Krafteinwirkung (Druckbeanspruchung) ist die Kompakta dicker **(quantitative Anpassung).** Am Femur sieht man dies beispielsweise auf der medialen Seite (dickere Kortikalis, Linea aspera), weil der Knochen hier in der Frontalebene einer starken Biegebeanspruchung ausgesetzt ist. Die auf den Knochen wirkenden Druck- und Zugspannungen werden durch die Ausrichtung der **Spongiosabälkchen in Form von** Drucktrabekeln (Drucktrajektorien) und Zugtrabekeln (Zugtrajektorien) aufgenommen **(qualitative Anpassung).** Dabei werden Drucktrajektorien komprimiert (Kompressionstrajektorien); Zugtrajektorien werden gedehnt (Dehnungstrajektorien). In Bereichen des Knochens, die keiner Belastung ausgesetzt sind, bildet sich auch keine Spongiosa. Man spricht hier von der **neutralen Faser.** Im Femur tritt sie nicht als Faser, sondern als WARD-Dreieck in Erscheinung.

# Frakturheilung

## Klinik

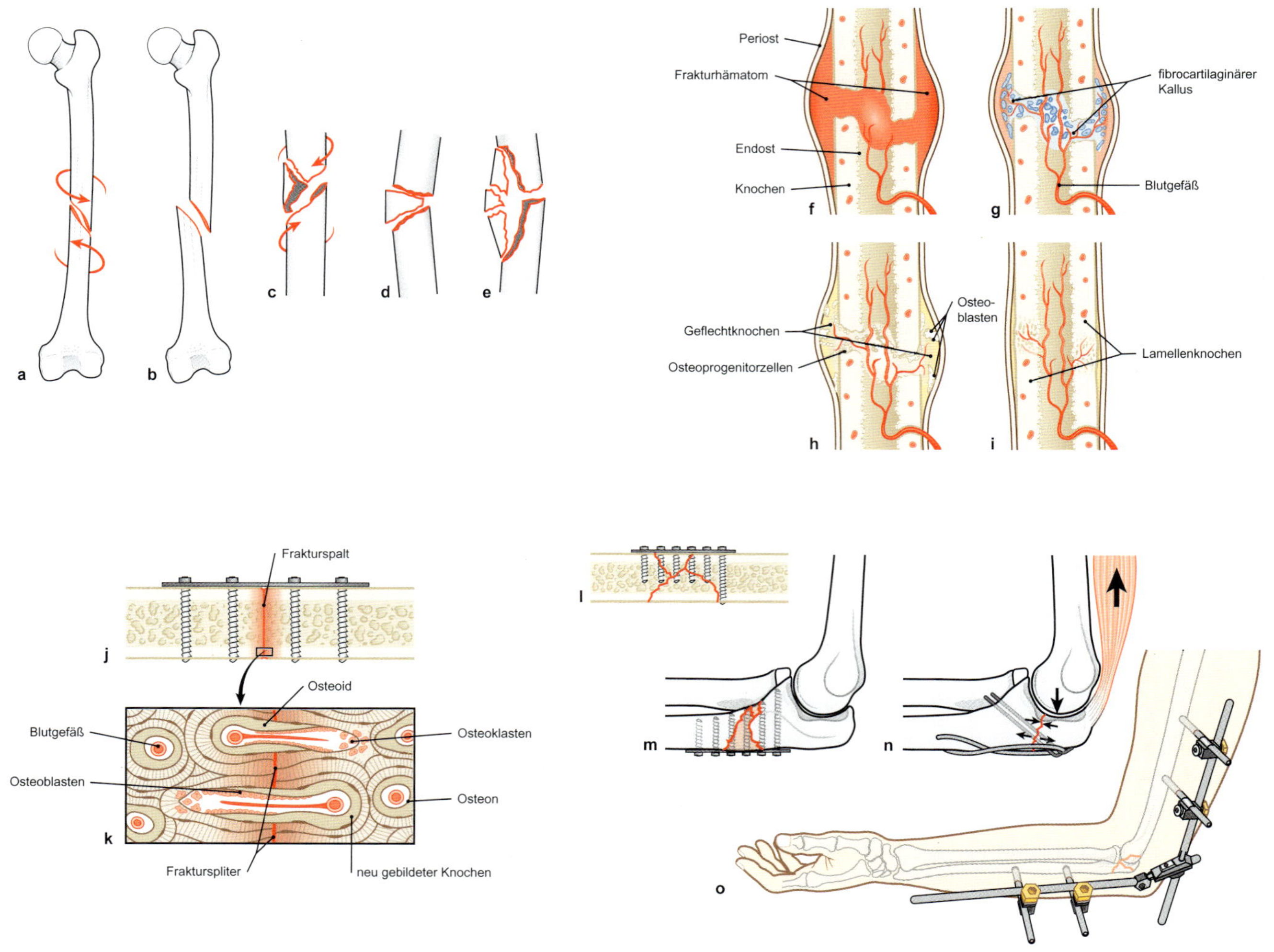


Zu einem Knochenbruch **(Fraktur)** kommt es, wenn die Belastung des Knochens größer ist als seine Festigkeit (→ Abbildung). Es entstehen 2 oder mehrere Bruchstücke (Fragmente), die verschoben sein können (Dislokation). Dabei unterscheidet man nach der Form der Fraktur z. B. die folgenden Formen:

- Spiralfraktur (→ Abb. a)
- Schrägfraktur (→ Abb. b)
- Spiralfraktur mit Keilfragment (→ Abb. c)
- Biegungsfraktur mit Biegungskeilfragment (→ Abb. d)
- Trümmerfraktur (→ Abb. e)

Als sichere **Frakturzeichen** gelten eine abnorme Beweglichkeit, Reibegeräusche bei Bewegung (Krepitation), Achsenfehlstellungen, ein anfänglicher Muskelstupor (fehlende Muskelaktivität) sowie die entsprechenden Röntgenbefunde.

Eine **Frakturheilung** erfolgt idealerweise unter vollständiger Belastungs- und Bewegungsruhe. Dabei werden die Bruchstücke bis zur vollen Belastungsfähigkeit, bei Röhrenknochen unter Wiederherstellung der Markhöhle, verfestigt. Für die Heilung eines Knochenbruchs hat die Blutversorgung des Knochens eine zentrale Bedeutung (besonders bei Brüchen im Bereich der Gelenkkapseln und bei Osteosynthesemaßnahmen). Es gibt eine **primäre** Frakturheilung, die nur bei schmalem, irritationsfreiem Frakturspalt möglich ist und dann ohne Kallusbildung abläuft (z. B. nach operativer Osteosynthese bei optimaler Adaptation der Frakturenden) (→ Abb. j). Dabei wird der Spalt von Kapillaren aus eröffneten HAVERS-Kanälen überbrückt, um die sich Osteone bilden, die den Spalt durchspannen (→ Abb. k). Bei der **sekundären** Frakturheilung bildet sich meist dicker **Kallus,** der allmählich wieder funktionell umgebaut wird. Sie läuft ähnlich wie die Wundheilung ab. Zunächst blutet es in den Frakturspalt ein und es kommt zu einer Entzündungsreaktion **(inflammatorische Phase,** → Abb. f). Dabei werden pluripotente Stammzellen aktiviert, die sich zu verschiedenen Knochen und Bindegewebe auf- und abbauenden Zellen differenzieren. Blutgefäße wandern ein. In der Folge kommt es zur Organisation des Gewebes **(Granulationsphase)** mit Ausbildung eines weichen Kallus (ca. 4.–6. Woche) (→ Abb. g). Darauf folgt die Härtung des Kallus **(Phase der Kallushärtung).** Das Granulationsgewebe wird über Knorpel in Knochen umgewandelt (→ Abb. h). Diese Phase dauert ca. 3–4 Monate. Schließlich wird der neu gebildete Knochen über 6–24 Monate remodeliert **(Umbauphase,** → Abb. i).

Mittels operativer **Osteosynthese** können durch das Einbringen von Schrauben, Platten, Drähten oder Nägeln oft Verhältnisse für eine primäre Frakturheilung geschaffen werden oder komplizierte Brüche behandelt werden. Obwohl die operative Fixierung weder die Knochenbruchheilung beschleunigt noch den Vorgang an sich ersetzt, wird dadurch eine genauere Reposition der Knochenfragmente erreicht, der Patient ist meist sofort wieder mobilisierbar (Vermeidung von Thrombosen, Embolien, Druckulzerationen, Ödemen oder Gewebedystrophien) und kann physiotherapeutisch behandelt werden. Allerdings sind solche Eingriffe mit allen Risiken einer Operation (Narkose, Infektion) verbunden. Beispielhaft sind hier eine Plattenosteosynthese bei mehreren Knochenfragmenten (→ Abb. l) bzw. bei komplizierter Ulnafraktur (→ Abb. m), eine Zuggurtungsosteosynthese mittels Drahtschlinge bei Olecranonabriss (→ Abb. n) sowie ein Fixateur externe (eine dreidimensionale Rahmenkonstruktion, die von außen durch die Haut angebracht wird) bei komplizierter Ellenbogengelenkfraktur (→ Abb. o) demonstriert.

[S700-L126]

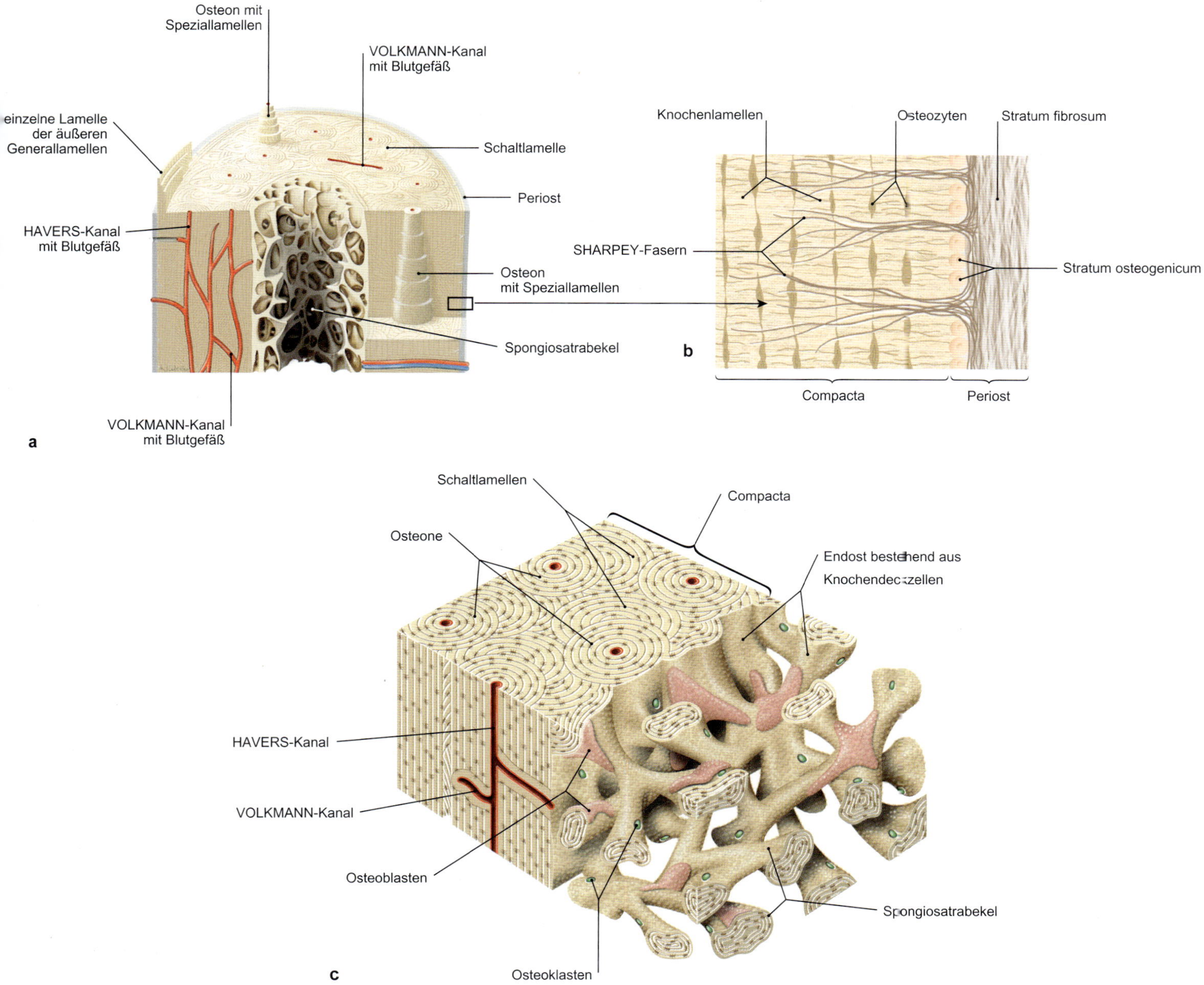


**Abb. 1.25a–c Aufbau eines langen Röhrenknochens, Os longum, der Knochenhaut, Periost, und der Knocheninnenhaut, En(d)ost.** [S700-L127]

**a** Die histologische Grundstruktur des reifen Knochens ist bei Kompakta (Kortikalis) und Spongiosa gleich und wird als **Lamellenknochen** bezeichnet. Baueinheiten des reifen Knochens sind Knochenlamellen, die besonders in der Kompakta feine Röhrensysteme **(Osteone)** bilden. In der Spongiosa sind die Lamellen überwiegend parallel zur Trabekeloberfläche angeordnet. In der Kompakta bilden die Knochenlamellen mit Gefäßen Osteone, ein System (HAVERS-System) aus ca. 5–20 Knochenlamellen **(Speziallamellen),** die konzentrisch um einen HAVERS-Kanal herum angeordnet sind und einige Zentimeter lang sein können. Die Kollagenfibrillen in den **Osteonlamellen** verlaufen in Schraubentouren, deren Drehrichtung von Lamelle zu Lamelle wechselt. Zwischen den Osteonen liegen Reste alter abgebauter Osteone, die den Raum zwischen den intakten Osteonen ausfüllen **(Schaltlamellen).** An der äußeren und der inneren Oberfläche ist die Kompakta durch Lamellen gekennzeichnet, die das ganze Knochenelement umgeben (äußere und innere **Generallamellen).** [L266]

**b** Die sehr gut innervierte **Knochenhaut (Periost)** bedeckt die äußere Oberfläche des Knochens. Sie besteht aus dem außen liegenden Stratum fibrosum aus Kollagenfibrillen. Aus dem Stratum fibrosum strahlen Kollagenfibrillen als SHARPEY-Fasern in die Kompakta (Kortikalis) des Knochens ein und fixieren so das Periost am Knochen. Innen folgt das Stratum osteogenicum. Es liegt dem Knochen direkt an und besteht aus den gleichen Zellen, die sämtliche inneren Knochenoberflächen als En(d)ost überziehen. Von hier gehen Umbau- und Reparaturprozesse aus. [L127]

**c** Auch die Spongiosatrabekel innerhalb des Knochens sind aus Knochenlamellen aufgebaut und von 1–2 Lagen aus Knochendeckzellen umgeben, die man in ihrer Gesamtheit als **Enost** oder **Endost** bezeichnet. Dabei bedeckt das Endost nicht nur die Spongiosatrabekel, sondern auch die Wände der HAVERS- und VOLKMANN-Kanäle. Es besteht zum größten Teil (90 %) aus flachen **Deckzellen („bone lining cells")** sowie ruhenden Osteoblasten (Zellen, die Knochen aufbauen) und Osteoklasten (Zellen, die Knochen abbauen). 10 % der freien Oberfläche sind von aktiven **Osteoblasten** (rote Teppiche) und **Osteoklasten** (grüne Zellen) bedeckt. An diesen Stellen wird das Knochengewebe gerade umgebaut **(Knochenremodeling).** Dabei bilden die Teppiche aus Osteoblasten neuen Knochen, die Osteoklasten bauen Knochen ab. Da Osteoklasten deutlich größer sind und schneller arbeiten, schafft ein Osteoklast die gleiche Abbauarbeit wie hunderte Osteoblasten Knochen aufbauen.

## Knochenmark

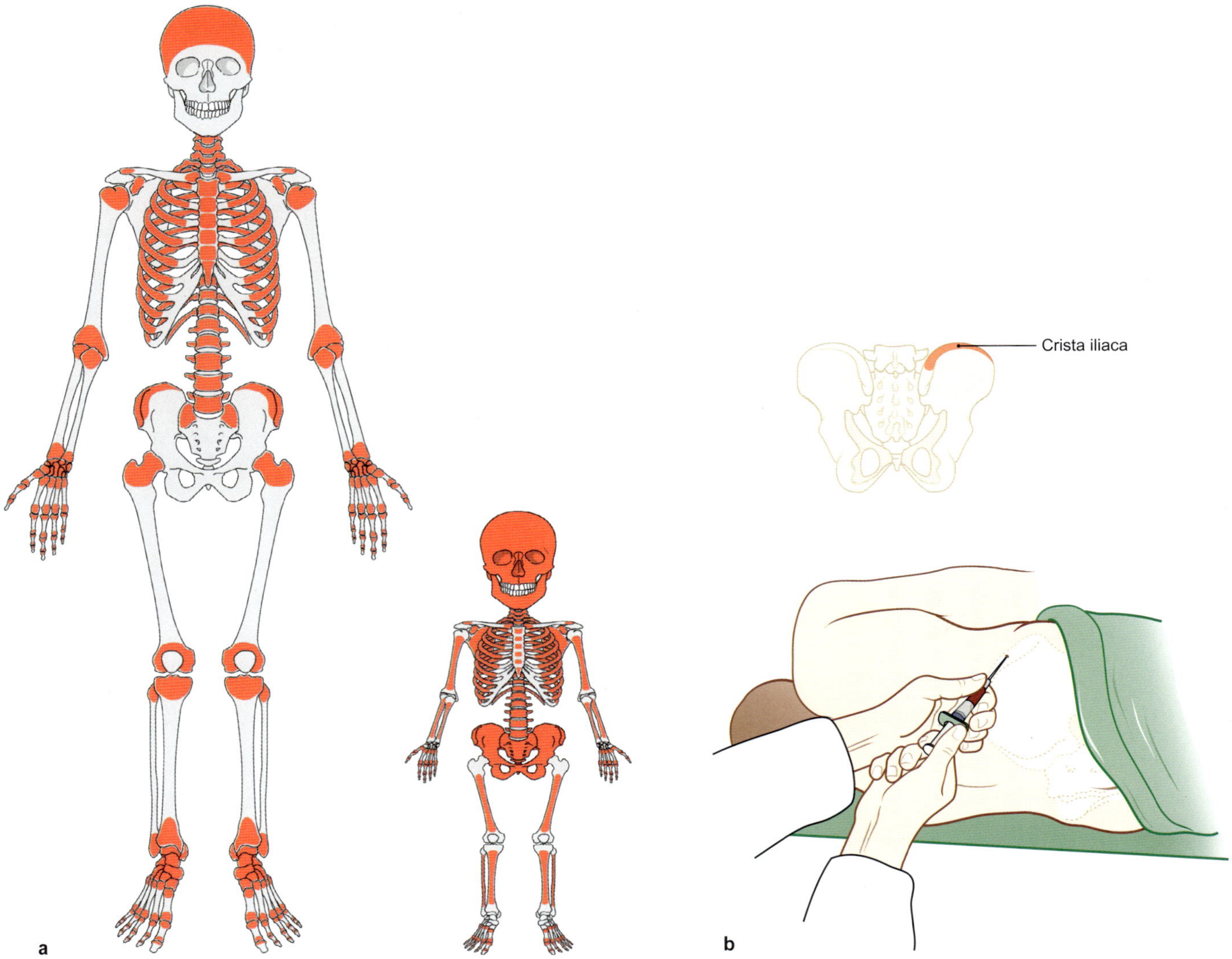


**Abb. 1.26a und b Knochenmark und Knochenmarkentnahme.**
**a** Räumliche Verteilung von rotem, blutbildendem **Knochenmark** und gelbem **Fettmark.** In der Embryonalzeit beginnt die Blutbildung im Dottersack und wird in der Fetalzeit nach und nach durch Blutbildungsstätten in Leber und Milz ersetzt. Ab dem 5. Lebensmonat beginnt die Blutbildung im Knochenmark, wo sie sich beim Kind praktisch auf das gesamte Knochenmark erstreckt. Beim Erwachsenen findet man rotes Knochenmark (Medulla ossium rubra) nur noch in den Epiphysen der Röhrenknochen und in bestimmten Bereichen der übrigen Knochen; sonst kommt gelbes Knochenmark (Medulla ossium flava) vor (hauptsächlich Diaphysen), das bei Bedarf aber in kurzer Zeit wieder in rotes Knochenmark umgewandelt werden kann. Rotes Knochenmark steht im Dienst der Blutbildung; gelbes Knochenmark besteht hauptsächlich aus Fett- und Bindegewebe. [S702-L127]
**b** Für eine **Knochenmarkentnahme** können die Spina iliaca posterior superior und die Crista iliaca leicht unter der Haut getastet werden. Anschließend wird in diesem Bereich die Biopsienadel in den Knochen eingebracht. Die Schemazeichnung oben zeigt den Ort des roten Knochenmarks, den es zu punktieren gilt. [S702-L126]

### Klinik

Sowohl unter physiologischen Bedingungen (z. B. Höhentraining) als auch unter krankhaften (pathologischen) Bedingungen (z. B. größerer Blutverlust) kann beim Erwachsenen das gelbe Knochenmark in den Diaphysen in kurzer Zeit wieder in rotes Knochenmark umgewandelt werden, um mehr Blut für den Körper herzustellen. Fällt der Reiz (Höhentraining) wieder weg oder ist der Blutverlust ausgeglichen, bildet sich erneut gelbes Knochenmark. **Knochenmarkpunktionen** werden unter diagnostischen Gesichtspunkten (z. B. Knochenmarkausstrich bei Verdacht auf eine Erkrankung des blutbildenden Systems – z. B. Leukämie) oder aus therapeutischen Gesichtspunkten (z. B. Entnahme von gesundem Knochenmark eines Spenders zur anschließenden Therapie einer Leukämie bei einem Empfänger) durchgeführt. Häufigster Ort der Knochenmarkpunktion ist aufgrund der guten Zugänglichkeit der Beckenkamm **(Beckenkammpunktion).** Eine Punktion am Brustbein (Sternalpunktion) wird heute nur noch sehr selten durchgeführt.

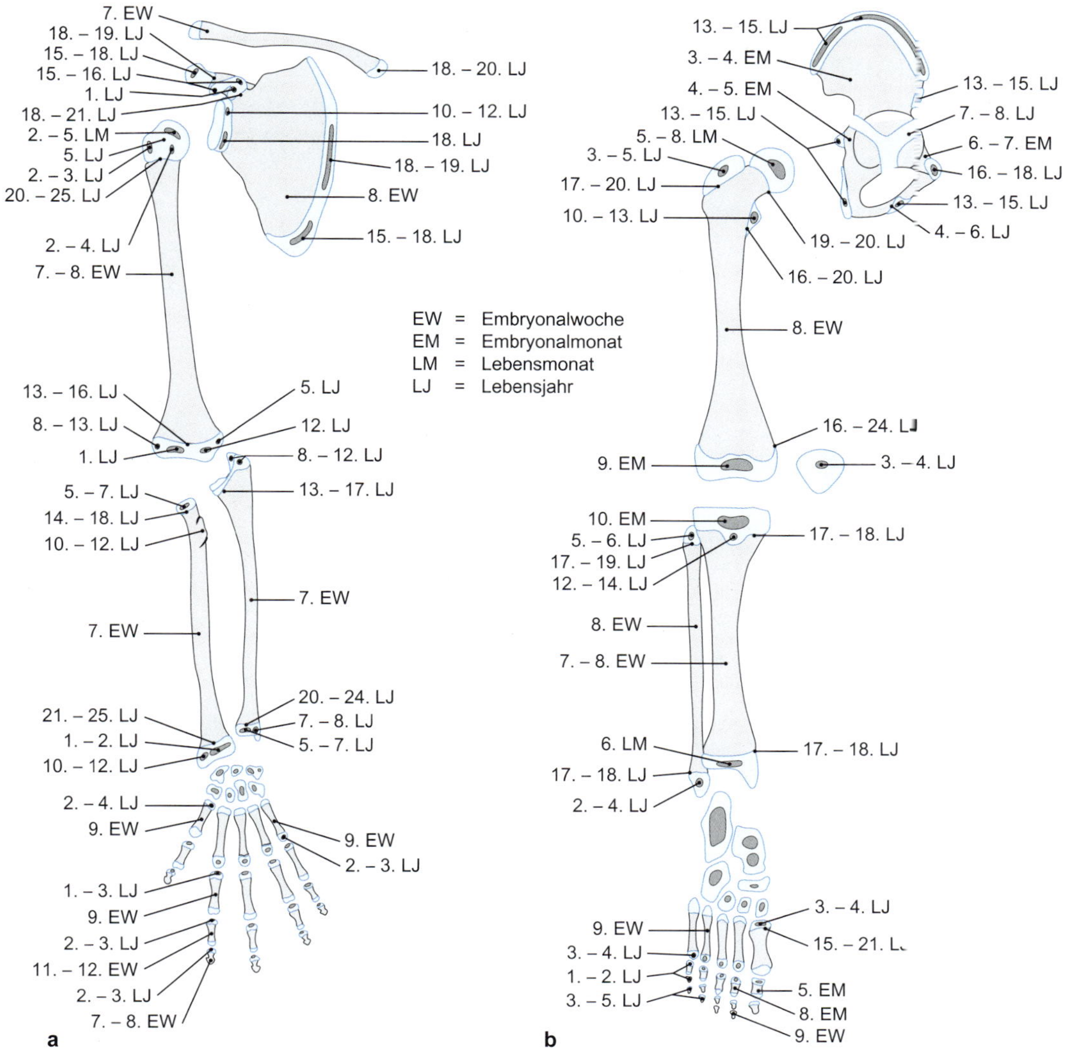


| | | | |
|---|---|---|---|
| Os scaphoideum 3. – 6. LM | Os pisiforme 8. – 12. LJ | Talus 7. EM | Os cuneiforme mediale 2. – 3. LJ |
| Os lunatum 3. – 6. LJ | Os triquetrum 1. – 4. LJ | Calcaneus 5. – 6. EM | Os cuneiforme intermedium 3. – 4. LJ |
| Os trapezium 3. – 8. LJ | Os hamatum 2. – 5. LM | Os naviculare 4. LJ | Os cuneiforme laterale 12. LM |
| Os trapezoideum 3. – 7. LJ | Os capitatum 2. – 4. LM | Os cuboideum 10. EM | |

**Abb. 1.27a und b Ossifikation des Skeletts;** Lage der epi- und apophysären Knochenkerne und zeitliche Abfolge der Knochenkernbildung. [S702-L126]
**a** Obere Extremität.
**b** Untere Extremität.

Die Knochenentwicklung **(Osteogenese) beginnt mit einer Verdichtung embryonalen Bindegewebes (Mesenchymverdichtung).** Man unterscheidet 2 Arten der Knochenentwicklung:

- Bei der **desmalen Osteogenese** differenzieren sich die Mesenchymzellen direkt zu knochenbildenden Zellen (Osteoblasten), die das Knochengewebe herstellen (Ossifikation). So entstandene Knochen bezeichnet man auch als **Bindegewebsknochen** (Belegknochen, Hautknochen, desmale Knochen oder Deckknochen). Ein Beispiel hierfür ist das Schlüsselbein (Clavicula).
- Bei der **chondralen Osteogenese** entstehen aus den Mesenchymzellen knorpelbildende Zellen (Chondroblasten), die den zukünftigen Knochen zunächst knorpelig anlegen (Primordialskelett aus hyalinem Knorpel). Das Knorpelmodell wird anschließend in Knochen verwandelt:
  - In der Diaphyse kommt es um das Knorpelmodell herum zur **perichondralen Ossifikation** mit Ausbildung einer perichondralen Knochenmanschette (die dabei ablaufenden Vorgänge entsprechen denen bei der desmalen Osteogenese).
  - In der Metaphyse kommt es zur **enchondralen Ossifikation** in Form der Ausbildung einer Wachstumsplatte, die bis zum Abschluss des Knochenwachstums nachweisbar ist (s. Lehrbücher der Histologie). So entstandene Knochen bezeichnet man auch als **Ersatzknochen** (Knorpelknochen).

Aus dem zeitlichen Auftreten der **Knochenkerne** (Ossifikationszentren der Knochen) lassen sich Rückschlüsse auf das jeweilige Stadium der Skelettentwicklung und damit auf das individuelle Skelett- und Knochenalter ziehen. Man unterscheidet Knochenkerne, die während der Fetalperiode in den Diaphysen entstehen **(diaphysäre Ossifikation);** die enchondrale Ossifikation der knorpelig angelegten Epi- und Apophysen sowie der Randleisten der platten Knochen beginnt mit Ausnahme der distalen Femurepiphyse und der proximalen Tibiaepiphyse (Reifezeichen) erst nach der Geburt **(epi- und apophysäre Ossifikation).** Mit dem Schluss der Epiphysenfugen (Synostosierung) ist das Längenwachstum abgeschlossen. Danach sind im Röntgenbild keine isolierten Knochenkerne mehr sichtbar.

## Klinik

Für die Therapieplanung und Prognose im Rahmen von orthopädischen Erkrankungen und Fehlentwicklungen im Kindesalter ist die Bestimmung des Skelettalters und der ggf. vorhandenen Wachstumsreserve von großer Bedeutung. Epiphysenfugenverletzungen (z. B. durch gelenknahe Frakturen) sind besonders im Bereich der unteren Extremität gefürchtet, da sie durch Wachstumsstörungen zu einer Beinlängendifferenz führen oder mit Gelenkfehlstellungen einhergehen können.

## Knochenverbindungen

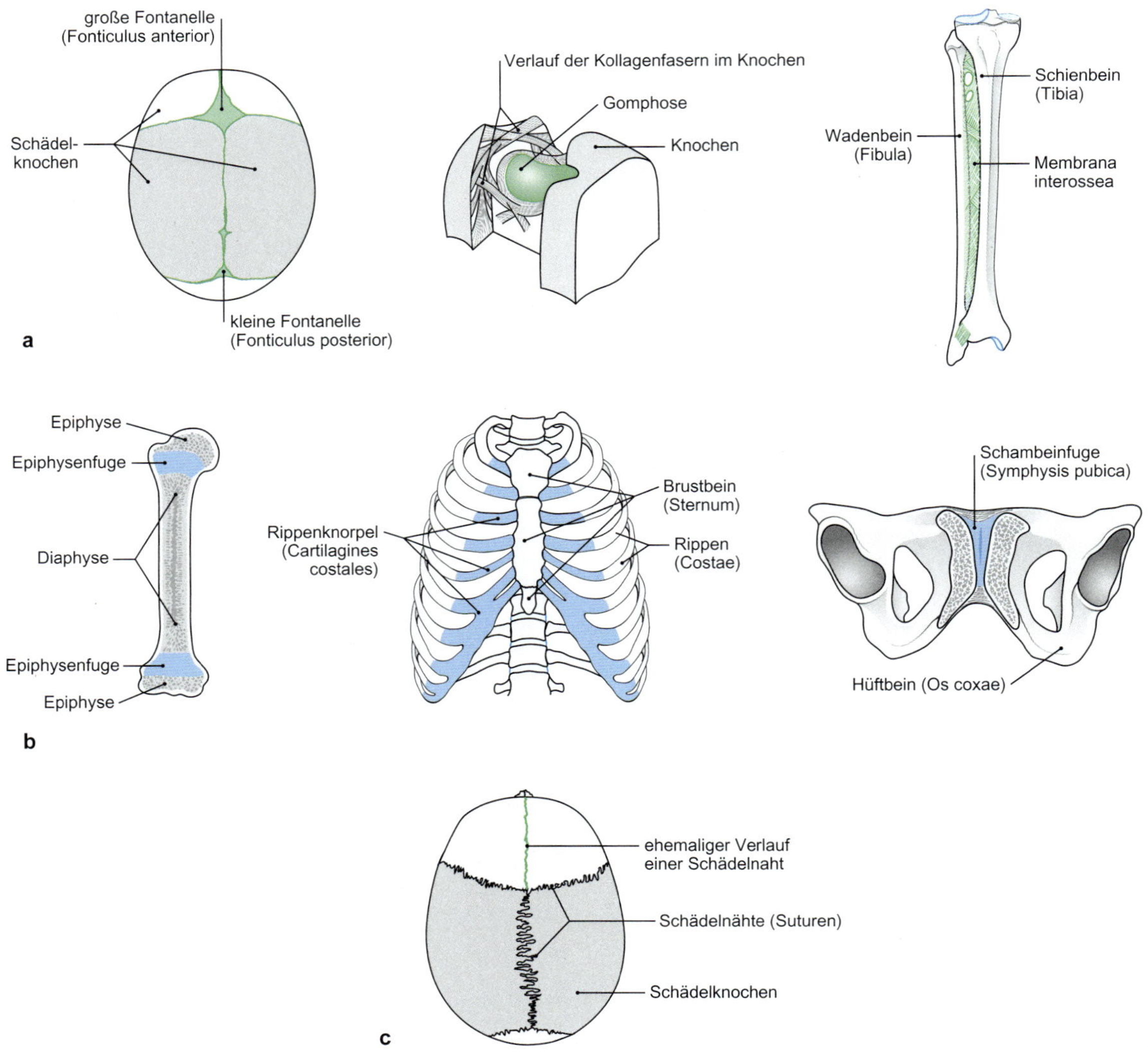


**Abb. 1.28a–c Synarthrosen (Bandhaft, Knorpelhaft, Knochenhaft).** [S702-L126]

**a Bandhaft, Junctura fibrosa [Syndesmosis].** Verbindungen von Knochen durch Bindegewebe werden als Bandhaften bezeichnet. Hierzu gehören Suturen (Schädelnähte), Syndesmosen (z. B. Verbindung zwischen Tibia und Fibula) und Gomphosen (z. B. Verankerung der Zähne in den Zahnalveolen von Maxilla und Mandibula).

**b Knorpelhaft, Junctura cartilaginea [Synchondrosis].** In Knorpelhaften sind die Knochen durch **hyalinen** Knorpel (Synchondrose, z. B. Epiphysenfugen oder Verbindung der Rippen mit dem Brustbein) oder durch **Faserknorpel** (Symphyse, z. B. Schambeinfuge) verbunden.

**c Knochenhaft, Junctura ossea [Synostosis].** In Knochenhaften sind die Knochen miteinander **verschmolzen,** z. B. am Os frontale des Schädels. Synostosen gehen aus Syndesmosen und Synchondrosen hervor.

## Klinik

**Kehlkopfankylose und Arthrodese**

Zu einer **Ankylose** kann es kommen, wenn 2 Knochen innerhalb eines bestehenden Gelenks (z. B. nach einer Gelenkinfektion oder durch Immobilisierung) miteinander verschmelzen (im Beispiel ist es nach einem Intubationsschaden innerhalb des Kehlkopfs zu einer Verschmelzung des partiell verknöcherten Ringknorpels mit dem partiell verknöcherten Stellknorpel mit konsekutiver Heiserkeit auf der entsprechenden Stimmbandseite gekommen (→ Abb. a). Rechts ist die Normalsituation dargestellt. Üblicherweise ist zwischen Ring- und Stellknorpel ein echtes Gelenk – Articulatio cricoarytenoidea – ausgebildet. Die teilweise Verknöcherung von Ring- und Stellknorpel ist übrigens ein physiologischer Vorgang. Nur die Ausbildung einer Ankylose findet normalerweise nicht statt.
Störungen der Gelenkentwicklung können zur Verschmelzung von Skelettelementen führen mit resultierender Synostose **(Coalitiones;** → Abb. b). Sie kommen besonders häufig am Hand- und Fußskelett vor. Wird ein Gelenk aus therapeutischen Gründen versteift, spricht man von einer **Arthrodese** (im Beispiel sieht man eine klassische T-Arthrodese nach LAMBRINUDI zur Behandlung eines Spitzfußes). Kommt es nach missglückter Frakturheilung zur Ausbildung eines „Falschgelenks", liegt eine **Pseudarthrose** vor.
[S700-L126]

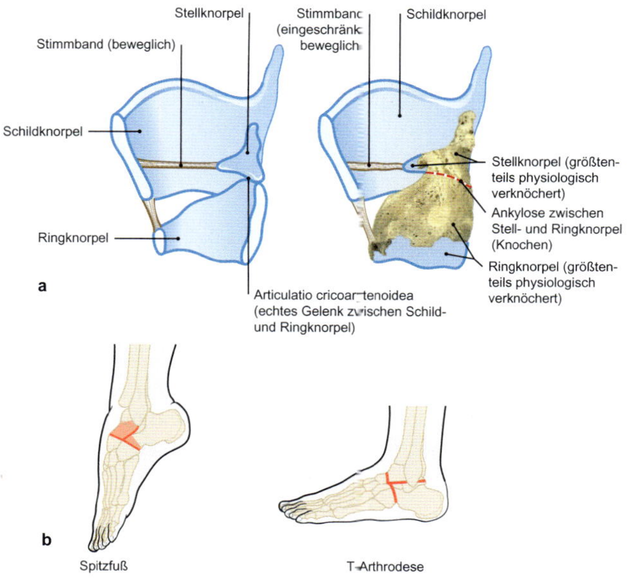


| Klinisch gebräuchliches Gelenkglossar | |
|---|---|
| Ankylose | Versteifung eines Gelenks durch fibröse oder knöcherne Verwachsung der Gelenkkörper |
| Arthritis | Entzündung eines oder mehrerer Gelenke |
| Arthrodese | operative Gelenkversteifung |
| Arthrographie | radiologische Darstellung eines Gelenks mit Kontrastmittel |
| Arthroplastik | operativer Eingriff zur Wiederherstellung der Gelenkfunktion |
| Arthrose | degenerative Gelenkerkrankung mit Gelenkverschleiß |
| Arthroskopie | minimal-invasive diagnostische und/oder therapeutische Besichtigung und/oder Behandlung eines Gelenks über eine kleine Arthrotomie mittels Endoskop (Arthroskop) |
| Arthrotomie | operative Eröffnung eines Gelenks |
| Gelenkendoprothese | operativer Gelenkersatz |
| Gelenkpunktion | Einstechen einer Kanüle in die Gelenkhöhle zu verschiedenen Zwecken |
| Pseudarthrose | unechtes oder „Falschgelenk" bei ungenügender knöcherner Frakturheilung |
| Synovektomie | auch Synovialektomie; teilweise oder vollständige Entfernung der Gelenkinnenhaut (Membrana synovialis) |

## Knochenverbindungen



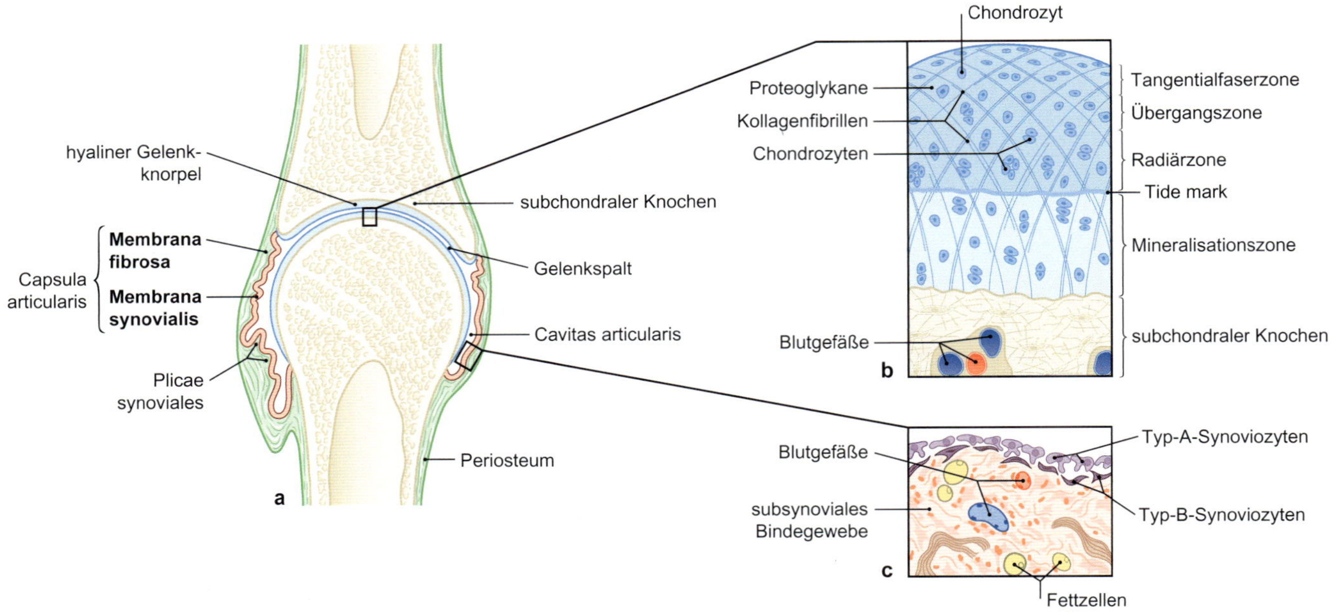


**Abb. 1.29a–c Echtes Gelenk, Junctura synovialis [Articulatio, Diarthrosis] (a) mit Aufbau des Gelenkknorpels (b) und der Gelenkkapsel (c);** schematischer Schnitt. Die das Gelenk bewegende Muskulatur und ein die Gelenkkapsel verstärkender Bandapparat sind nicht mit dargestellt.

**a Aufbau des Gelenks.** Die Knochenenden sind von hyalinem Gelenkknorpel überzogen, darunter liegt der subchondrale Knochen. Die Gelenkkapsel umschließt den Gelenkspalt und besteht aus einer äußeren **Membrana fibrosa** und einer inneren **Membrana synovialis.** Die Membrana synovialis sezerniert die Gelenkschmiere (Synovia) in die Gelenkhöhle, die der Ernährung des Gelenkknorpels und Teilen der intraartikulären Strukturen und der Schmierung (reibungsfreies Gleiten der Gelenkflächen) dient sowie als Stoßdämpfer (gleichmäßiges Verteilen der einwirkenden Druckkräfte) fungiert. Gelenke, die aufgrund einer besonders straffen Gelenkkapsel eine sehr eingeschränkte Beweglichkeit haben, nennt man Amphiarthrosen (z. B. kleine Gelenke von Handwurzel und Fußwurzel; Articulatio sacroiliaca). [S702-L126]/[X389~M282]

**b Aufbau des hyalinen Gelenkknorpels.** Die Gelenkflächen sind von einer unterschiedlich dicken Schicht hyalinen Knorpels (Gelenkknorpel) überzogen. Nur in den Kiefer- und in den Sternoklavikulargelenken kommt Faserknorpel vor. Die Knorpeldicke hängt von der Beanspruchung ab (Fingergelenke 1–2 mm, Os sacrum 4 mm, Patella 6–7 mm). Die Knorpelzellen (Chondrozyten) bilden eine Extrazellulärmatrix aus Proteoglykanen (Wasserbindung) und Kollagenfibrillen. Letztere sind im Gelenkknorpel ausgerichtet und bilden Arkaden (BENNINGHOFF-Arkadenschema), die sich in verschiedene Zonen einteilen lassen (Tangentialfaser-, Übergangs- und Radiärzone). Die Tide Mark bildet die Grenze zwischen nicht mineralisiertem und mineralisiertem Knorpel (Mineralisationszone). Der Gelenkknorpel ist am subchondralen Knochen fixiert, bildet eine glatte Oberfläche und setzt die Reibung zwischen den Gelenkkörpern herab. Er verteilt den Druck auf den subchondralen Knochen.[S702-L126]

**c Aufbau der Gelenkkapsel.** Membrana fibrosa und Membrana synovialis bilden die Gelenkkapsel. Die **Membrana fibrosa** besteht aus straffem Bindegewebe. **Die Membrana synovialis** setzt sich aus folgenden Schichten zusammen: einer oberflächlichen lockeren Schicht aus A-Zellen (Typ-A-Synovialozyten oder M-Zellen, spezialisierten Makrophagen, die Stoffwechselprodukte des Gelenkknorpels aufnehmen), B-Zellen (Typ-B-Synovialozyten oder F-Zellen, aktiven Fibroblasten, die außer Kollagen und Proteoglykanen u. a. auch die Hyaluronsäure der Synovia bilden) sowie dem subsynovialen Bindegewebe, das reichlich Kapillaren, Fibroblasten und Fettzellen enthält. [S702-L126]

<table>
<tr><th colspan="3">Gelenke</th></tr>
<tr><th>Unechte Gelenke (Synarthrosen, kontinuierliche Verbindungen)</th><th colspan="2">Echte Gelenke (Diarthrosen, diskontinuierliche Verbindungen) (→ Abb. 1.30)</th></tr>
<tr><td>Eigenschaften:<br>• Füllgewebe aus Bindegewebe, Knorpel oder Knochen zwischen den Skelettelementen (Fugen, Junkturen oder Haften)<br>• Kein Gelenkspalt<br>• Geringe bis mittelmäßige Beweglichkeit</td><td colspan="2">Eigenschaften:<br>• Artikulierende Skelettelemente<br>• Gelenkspalt<br>• Von Knorpel bedeckte Gelenkflächen (Facies articulares)<br>• Gelenkhöhle (Cavitas articularis)<br>• Umgebende Gelenkkapsel (Capsula articularis)<br>• Die Gelenkkapsel verstärkende Bänder<br>• Abhängig vom Bandapparat gute oder eingeschränkte Beweglichkeit<br>• Muskulatur, die das Gelenk bewegt und stabilisiert</td></tr>
<tr><td>Einteilung in (→ Abb. 1.28):<br>• Syndesmosen (Bandhaften)<br>• Synchondrosen (Knorpelhaften, bei Vorkommen von hauptsächlich Faserknorpel = Symphyse)<br>• Synostosen (Knochenhaften, keine Bewegung möglich)</td><td>Einteilung nach:<br>• Gestalt und Form der Gelenkkörper (→ Abb. 1.30)<br>• Anzahl der Bewegungsachsen (ein-, zwei-, mehrachsig)<br>• Anzahl der miteinander artikulierenden Skelettelemente (einfache Gelenke = Articulationes simplices, zusammengesetzte Gelenke = Articulationes compositates)</td><td>Amphiarthrosen (feste Gelenke) sind straffe Gelenke, also echte Gelenke mit stark eingeschränktem Bewegungsspielraum, da die Gelenkkörper durch feste Bänder verbunden sind.</td></tr>
</table>

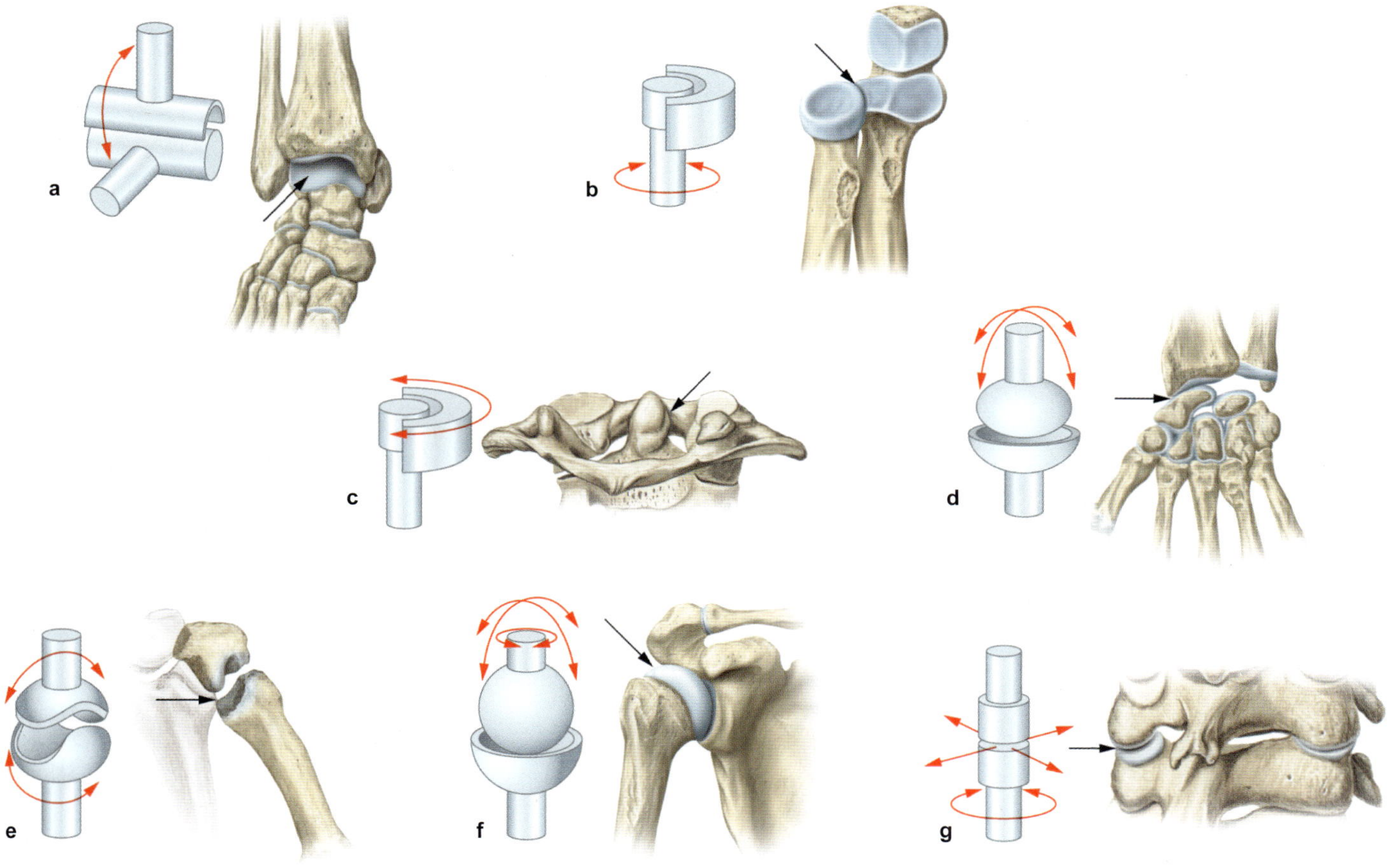


**Abb. 1.30a–g Gelenke, Juncturae synoviales [Articulationes, Diarthroses].** [S702-L127]
Gelenke haben normalerweise einen erheblichen Bewegungsumfang. Sie werden entsprechend ihrer Form und den möglichen Bewegungen unterteilt. Man unterscheidet nach der Zahl ihrer (den Körperachsen entsprechenden) Hauptachsen einachsige, zweiachsige und mehrachsige Gelenke.
**a Scharniergelenk, Articulatio cylindrica (Ginglymus):** einachsiges Gelenk, mit dem Flexion und Extension möglich sind (z. B. Articulatio talocruralis)
**b Zapfengelenk, Articulatio conoidea:** einachsiges Gelenk, in dem Rotationsbewegungen möglich sind (z. B. Articulatio radioulnaris proximalis)
**c Radgelenk, Articulatio trochoidea:** einachsiges Gelenk, in dem Rotationsbewegungen möglich sind (z. B. Articulatio atlantoaxialis mediana)
**d Eigelenk, Articulatio ovoidea, Articulatio ellipsoidea:** zweiachsiges Gelenk, in dem Flexion, Extension, Abduktion, Adduktion und leichte Kreiselbewegungen möglich sind (z. E. proximales Handgelenk)
**e Sattelgelenk, Articulatio sellaris:** zweiachsiges Gelenk, in dem Flexion, Extension, Abduktion, Adduktion und leichte Kreiselbewegungen möglich sind (z. B. Daumensattelgelenk)
**f Kugelgelenk, Articulatio spheroidea:** mehrachsiges Gelenk, in dem Flexion, Extension, Abduktion, Adduktion, Innenrotation, Außenrotation und Kreiselbewegungen möglich sind (z. B. Schultergelenk)
**g Planes Gelenk, Articulatio plana:** Gelenk, in dem einfache Gleitbewegungen in verschiedene Richtungen möglich sind (z. B. Wirbelgelenk)

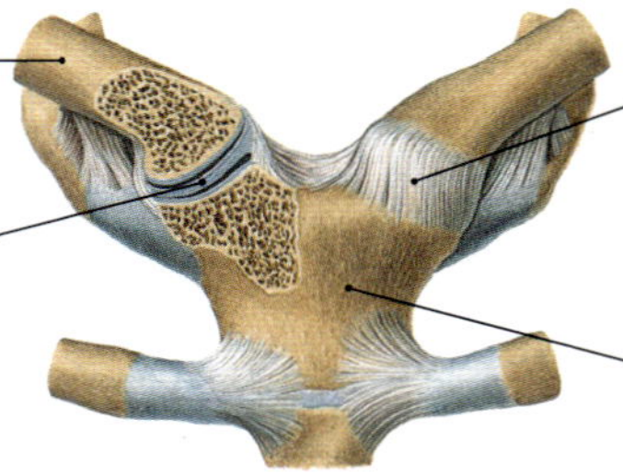


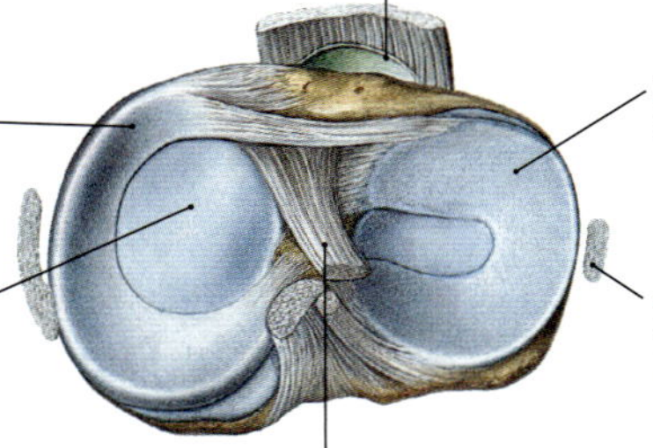


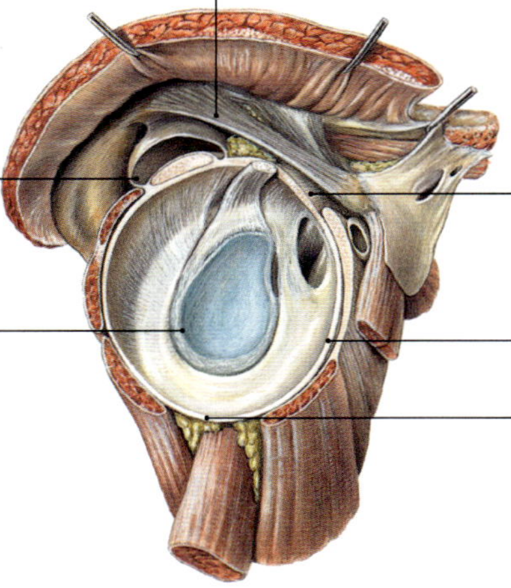


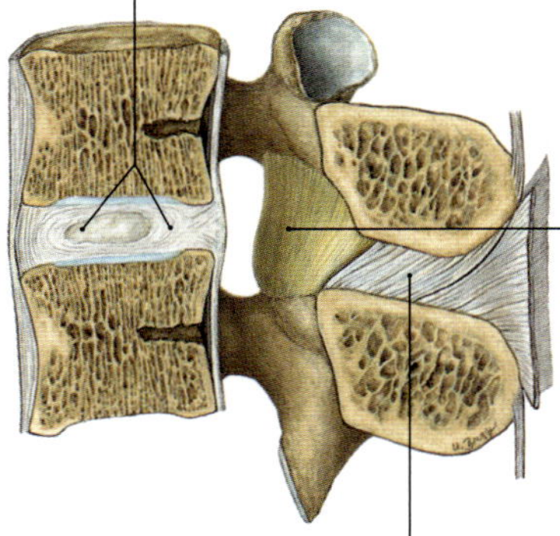


**Abb. 1.31a–d Hilfsstrukturen von Gelenken.** [S700]
Mehrere Gelenke besitzen intraartikuläre Hilfsstrukturen, die für die biomechanische Funktion und das Bewegungsausmaß der Gelenke als Hilfseinrichtungen notwendig sind: **Gelenkzwischenscheiben** dienen dem Ausgleich von Inkongruenzen (Unebenheiten) zwischen den artikulierenden Gelenkflächen. Sie verteilen die auf sie wirkenden Druckkräfte. Gelenkzwischenscheiben kommen als vollständige Scheibe (**Discus** = Vollmond, z. B. Discus articularis des Sternoklavikulargelenks [→ Abb. 1.31a] oder Discus intervertebralis = Bandscheibe [→ Abb. 1.31d] in der Wirbelsäule) oder als Teil einer Scheibe (**Meniscus** = Mondsichel, z. B. Meniscus medialis und lateralis des Kniegelenks [→ Abb. 1.31b]) vor. **Gelenklippen** (Labra) bestehen aus straffem Bindegewebe und Faserknorpel, sind über einen knöchernen Ring (Limbus) befestigt und dienen der Vergrößerung der Gelenkpfanne (z. B. **Labrum** glenoidale im Schultergelenk [→ Abb. 1.31c]). **Schleimbeutel** (Bursae synoviales) sind kleine mit Flüssigkeit gefüllte Säckchen (wie ein Sitzkissen), die in Bereichen von Gelenken mit erhöhter mechanischer Beanspruchung vorkommen. Sie setzen die auf Druck- oder Zugkräften beruhende Reibung zwischen Sehnen, Muskeln, Knochen oder der Haut herab. Wie die Gelenkkapseln besitzen sie ein äußeres Stratum fibrosum und ein inneres Stratum synoviale. Letzteres bildet die in das Innere des Säckchens abgegebene Flüssigkeit (Synovia). Nach ihrer Lage unterteilt man sie in Hautschleimbeutel (Bursa subcutanea), Sehnenschleimbeutel (**Bursa** subtendinea, z. B. Bursa infrapatellaris profunda [→ Abb. 1.31b]) und Bandschleimbeutel (Bursa subligamentosa, z. B. Bursa subacromialis [→ Abb. 1.31c]). **Bänder** (Ligamenta) bestehen aus straffem kollagenem Bindegewebe und dienen der Verbindung und Fixierung beweglicher Skelettelemente. Sie kommen als intraartikuläre **Bänder** (z. B. Lig. cruciatum anterius [→ Abb. 1.31b]) innerhalb von Gelenken oder als **extraartikuläre Bänder** (z. B. Lig. collaterale genus tibiale [→ Abb. 1.31b]) vor. In die Gelenkkapsel integrierte extraartikuläre Bänder heißen **kapsuläre Bänder** (z. B. Lig. sternoclaviculare anterius [→ Abb. 1.31a] oder Lig. coracohumerale [→ Abb. 1.31c]). Man stellt sie **extrakapsulären** Bändern, die keine Beziehung zur Gelenkkapsel haben, gegenüber. Funktionell können **Verstärkungsbänder** (z. B. Lig. sternoclaviculare anterius [→ Abb. 1.31a] oder Lig. coracohumerale [→ Abb. 1.31c]) von **Führungsbändern** (z. B. Lig. cruciatum anterius [→ Abb. 1.31b]) und Hemmungsbändern (z. B. Lig. interspinale [→ Abb. 1.31d]) unterschieden werden. Meist haben Bänder mehrere Funktionen oder weisen zusätzliche Besonderheiten auf. So besitzen die Ligg. flava zwischen den Wirbelbogen (→ Abb. 1.31d) einen hohen Anteil an elastischen Fasern.

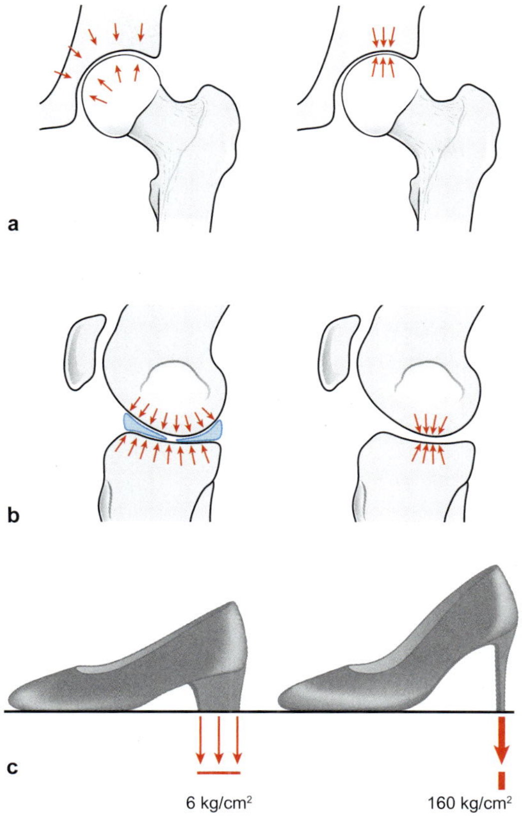


**Abb. 1.32a–c Gelenkbeanspruchung.**
Die Gelenkbeanspruchung hängt von der Größe der Kraft aufnehmenden Fläche ab. Je größer die Kraft aufnehmende Fläche in einem Gelenk ist, desto besser verteilt sich die auf die Gelenkfläche einwirkende Kraft und umso geringer ist die Gelenkflächenbelastung pro Flächeneinheit.
**a** Optimale Gelenkbeanspruchung bei gleichmäßiger Verteilung (links); ungünstige Gelenkbeanspruchung bei Coxa valga, die Kraft wird nur über eine kleine Fläche übertragen (rechts), Gefahr der Arthrosebildung. [S700-L126]/[G1060-001]
**b** Gelenkbeanspruchung im Kniegelenk mit (links) und ohne (rechts) Menisken. [S700-L126]/[G1060-001]
**c** Beispiel der Kraftübertragung bei einem Blockabsatz (links) und einem Pfennigabsatz (rechts). [S700-L126]/[E262-1]

## Klinik

Degenerative Veränderungen kommen in bestimmten Gelenken häufig vor. Sie werden als **Arthrose** (Gelenkverschleiß, engl. „osteoarthritis") bezeichnet. Etwa 5–6 Millionen Menschen leiden allein in Deutschland an Arthrose. Die Arthrose ist damit die häufigste Erkrankung, die den Patienten zu einem Allgemeinarzt führt. Sie ist ein schleichender Prozess (→ Abbildung).
Kleine Knorpel-Knochen-Ausschnitte jeweils im Schnitt (obere Reihe) und in der Ansicht von oben auf den Knorpel (untere Reihe).
**a** Gesunder Gelenkknorpel.
**b** Zunächst kommt es zu einer Aufrauung der Gelenkknorpeloberfläche und zur Verminderung des Proteoglykangehalts in der Extrazellulärmatrix mit Demaskierung von Kollagenfibrillen in tieferen Knorpelschichten.
**c** Im Verlauf entstehen tiefe in den Knorpel reichende Spalten (Fissuren), es kommt zum Verlust von Knorpelmatrix, die Gesamtzahl der Knorpelzellen nimmt ab, einzelne Knorpelzellen teilen sich vermehrt, es entstehen sog. Chondrozytencluster und der subchondrale Knochen wird kompakter (sog. Sklerosierung). Parallel kommt es zu einer nicht infektiösen entzündlichen Reaktion der Gelenkkapsel (reaktive Synovialitis meist mit einem Reizerguss in der Gelenkhöhle).
**d** Im Spätstadium ist der Knochen völlig freigehobelt (Knochenglatze), die Knochenflächen der Gelenkkörper reiben aufeinander. Es kann zu Einbrüchen innerhalb des subchondralen sklerosierten Knochens kommen (Knochennekrosen), die als Geröllzysten bezeichnet werden, an den Gelenkkörperrändern des Gelenks bilden sich vermehrt Knochenanbauten (Osteophyten) aus (nicht dargestellt).

Die **rheumatoide Arthritis** ist eine immunologische Erkrankung, die sich hauptsächlich in der Gelenkkapsel abspielt und sekundär mit einer Gelenkknorpelzerstörung einhergeht. Auch Verletzungen oder Entzündungen können vorkommen. Häufig führen immunologische Erkrankungen zu einer Reizung der Membrana synovialis, die daraufhin vermehrt Flüssigkeit in den Gelenkspalt sezerniert. Ergebnis ist ein **Gelenkerguss,** der so ausgeprägt sein kann, dass das gesamte Gelenk unter Spannung steht, schmerzt und geschwollen ist. Traumata können zur Entzündung eines Schleimbeutels führen **(Bursitis).** Dieser kann dann stark an Größe zunehmen und benachbarte Strukturen wie Nerven durch Druck beeinträchtigen oder die Beweglichkeit im benachbarten Gelenk einschränken. Die chronische Reizung einiger Schleimbeutel im Bereich des Kniegelenks ist bei Berufen, die hauptsächlich in kniender Haltung arbeiten (z. B. Fliesenleger), als Berufskrankheit anerkannt.

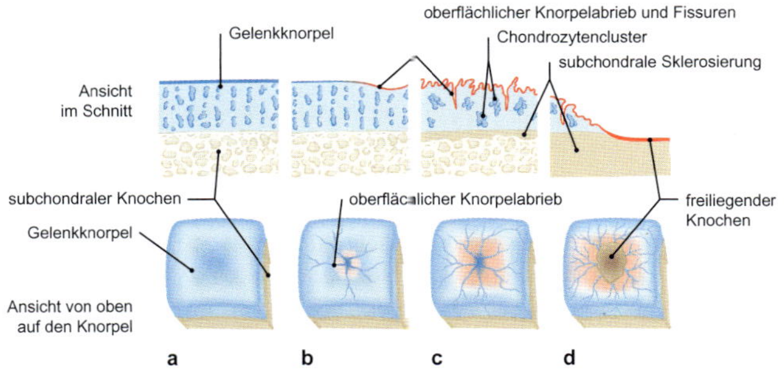


[S700-L126]/[G1060-001]

## Bewegungsumfang der Gelenke

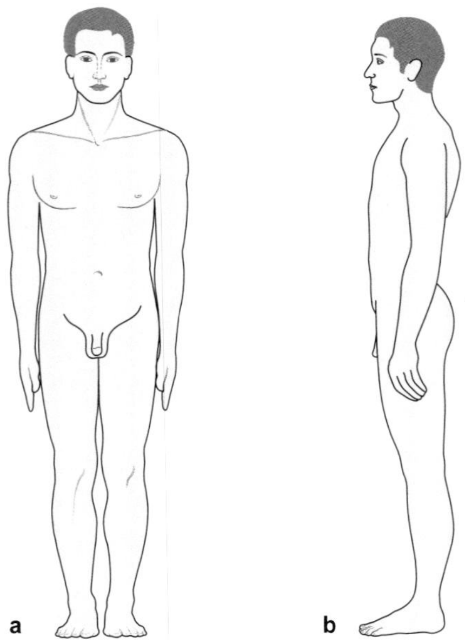


**Abb. 1.33a und b Dokumentation des Bewegungsumfangs der Gelenke: Neutral-Null-Methode.** [S700-L126]
Zur standardisierten Dokumentation des Bewegungsumfangs im Rahmen der Gelenkuntersuchung wird die Neutral-Null-Methode verwendet. Dabei werden die Gelenkstellungen eines aufrecht stehenden Menschen mit herabhängenden Armen als Null-Grad-Ausgangsstellung angegeben. Das erreichbare Bewegungsausmaß aus der Null-Stellung heraus wird in Winkelgraden gemessen. Man bestimmt zunächst das Ausmaß der Bewegung, die vom Körper wegführt und danach die Bewegung zum Körper hin.
**a** Null-Stellung von vorne.
**b** Null-Stellung von der Seite.

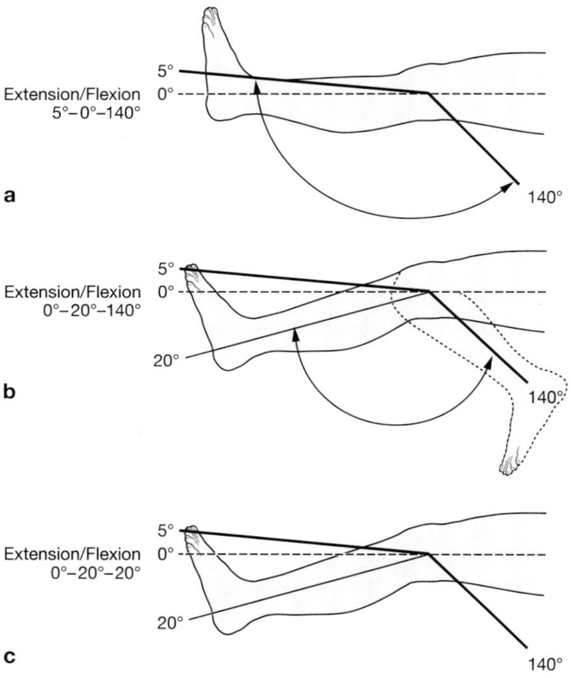


**Abb. 1.34a–c Dokumentation des Bewegungsumfangs der Gelenke: Beispiele.** [S700-L126]
**a** Als Bewegungsausmaß eines normalen gesunden Kniegelenks ergeben sich 5° Extension und 140° Flexion. Für das Sprunggelenk, das in einem rechten Winkel zum Fuß steht (90°), gilt diese Position als Null-Stellung. Hier sind daher 20° Extension und 40° Flexion möglich (nicht dargestellt). Der Normalumfang der Kniegelenkbeweglichkeit wird dementsprechend mit 5°–0°–140° (Knie strecken, Durchlaufen der Null-Stellung, Knie beugen), der des Sprunggelenks mit 20°–0°–40° (Dorsalextension, Durchlaufen der Null-Stellung, Plantarflexion) angegeben.
**b** Kniestreckung nicht möglich (Text → Klinikkasten)
**c** Vollständige Knieversteifung (Text → Klinikkasten)

### Klinik

Einschränkungen der Gelenkbeweglichkeit gehen mit einer Verminderung des Bewegungsumfangs einher. Ist die Gelenkbeweglichkeit eingeschränkt oder wird die Null-Stellung eines Gelenks nicht erreicht und liegt eine Kontraktur vor, so kann diese mit der Neutral-Null-Methode exakt wiedergegeben werden.
Für eine **eingeschränkte Beweglichkeit nach Flexionskontraktur** lautet die Bewegungsformel z. B. 0°–20°–140° (→ Abb. 1.34b: Kniestreckung nicht möglich, Null-Stellung wird nicht durchlaufen, Knie befindet sich in 20°-Beugestellung und kann bis 140° weiter gebeugt werden). Bei einer **vollständigen Knieversteifung** durch Verknöcherung (Ankylose) ist das komplette Knie in 20°-Beugestellung fixiert. Die Bewegungsformel lautet 0°–20°–20° (→ Abb. 1.34c: Kniestreckung nicht möglich, Null-Stellung wird nicht durchlaufen, Knie befindet sich in 20°-Beugestellung und kann nicht weiter gebeugt werden).

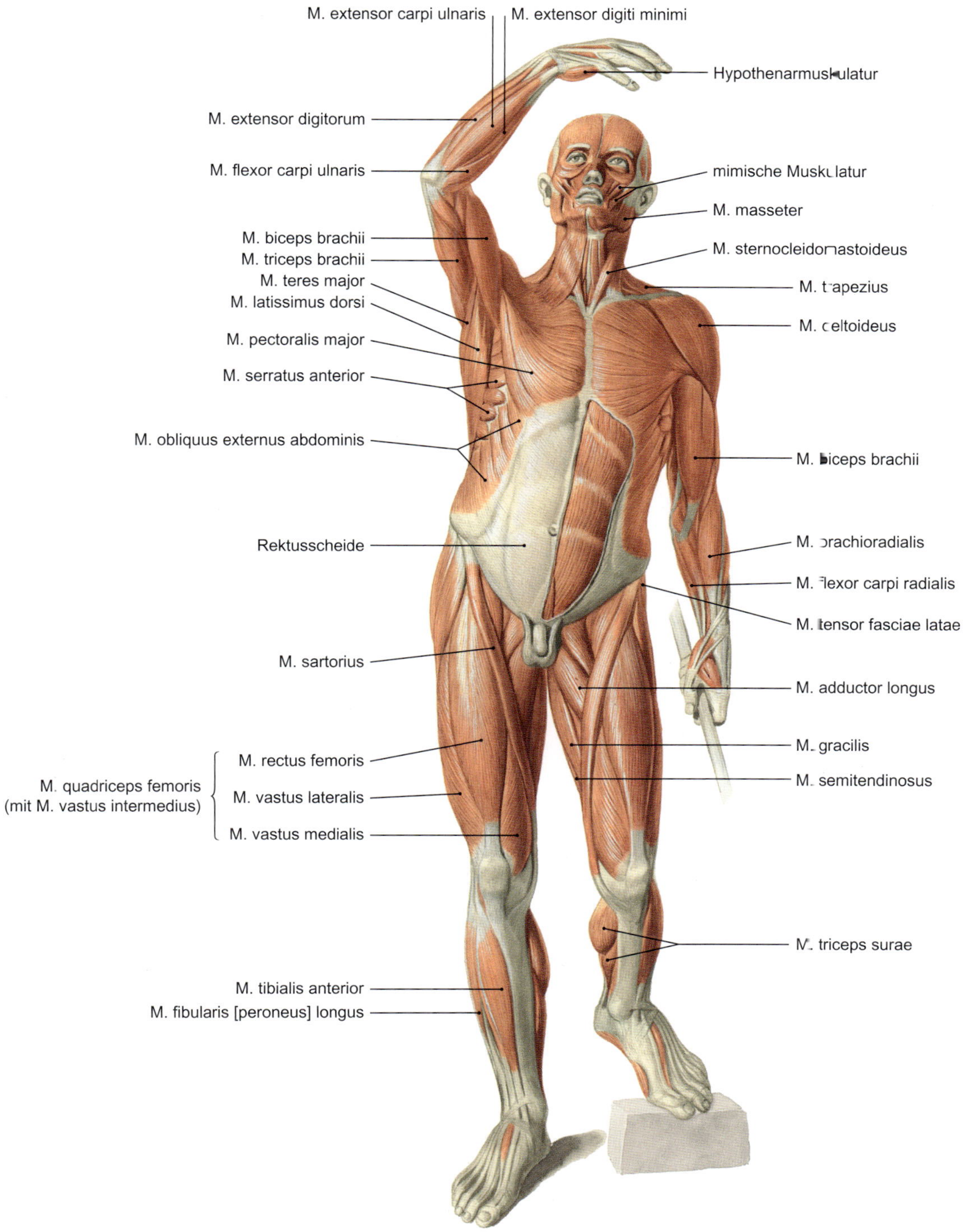


**Abb. 1.35 Halte- und Bewegungsmuskulatur.** [S700]
Die mehr als 600 Muskeln des Menschen machen zwischen 25 % (Frau) und 40 % (Mann) des Körpergewichts aus und benötigen in Ruhe 20 % des Ruheenergieumsatzes. Der Wert kann bei sportlicher Höchstleistung auf 90 % steigen. Man unterscheidet funktionell innerhalb der Arbeitsmuskulatur, die auch als extrafusale Muskulatur bezeichnet wird, zwischen **Haltemuskulatur (tonische Muskeln)** und **Bewegungsmuskulatur (phasische Muskeln).** Die Haltemuskulatur **(rote Muskulatur)** ist auf Dauerleistung ausgelegt, ermüdet nur langsam und verfügt über eine sehr gute Blutgefäßversorgung (z. B. M. adductor longus). Die Bewegungsmuskulatur **(weiße Muskulatur)** dient schnellen, kurzen und kraftvollen Kontraktionen, ermüdet schneller, ist weniger mit Kapillaren versorgt und arbeitet vorwiegend anaerob (z. B. M. biceps brachii, Mm. vastus lateralis und medialis, M. tibialis anterior). Personen, die Ausdauersportarten betreiben (Marathon), besitzen mehr rote Muskulatur; Personen, die Sportarten mit kurzer, schneller Muskelarbeit betreiben (Sprinter), besitzen mehr weiße Muskulatur.
Ein Muskel (oder eine Muskelgruppe) bewegt sich niemals allein, sondern hängt fast immer von einem oder mehreren Gegenspielern (Antagonisten) ab. So stehen an der oberen oder unteren Extremität den Streckern (Agonisten) die Beuger (Antagonisten) gegenüber. Man unterscheidet grundsätzlich 2 Arten der Muskelarbeit: **statische und dynamische Muskelarbeit.** Beim Fahrradfahren verrichten beispielsweise die Arm-, Nacken- und Rückenmuskeln neben den Gelenkbändern statische Arbeit, indem sie den Oberkörper und Kopf fixieren, während die Muskeln, die am Tretvorgang beteiligt sind, dynamische Muskelarbeit verrichten.

## Halte- und Bewegungsmuskulatur



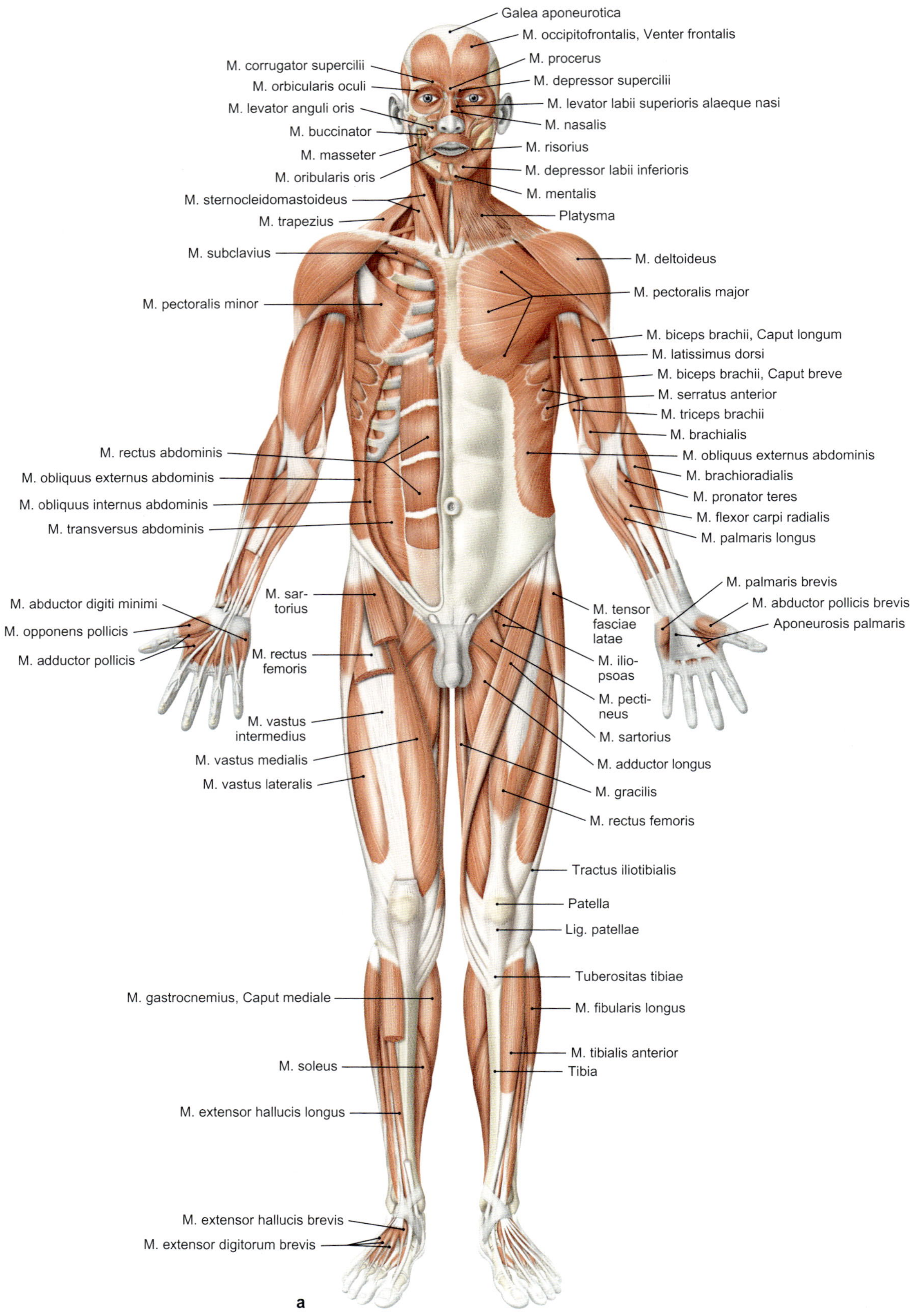


**Abb. 1.36a Skelettmuskulatur;** Ansicht von ventral; zur besseren Übersicht sind auf der rechten Seite einige oberflächliche Muskeln entfernt. [S700-L275]

Der Mensch besitzt etwa 220 quergestreifte Skelettmuskeln, die je nach Alter, Geschlecht und Trainingszustand bis zu 40 % des Gesamtkörpergewichts ausmachen. Die meisten Skelettmuskeln gehören zur Arbeitsmuskulatur, die Teil des aktiven Bewegungssystems ist. Ein Teil der Arbeitsmuskulatur wird für die Körperhaltung (Haltungsmuskulatur, besonders untere Extremität) eingesetzt, der andere Teil für die Bewegung (Bewegungsmuskulatur). Darüber hinaus kommt Skelettmuskulatur im Kopf-Hals-Bereich als mimische Muskulatur sowie als Kau-, Zungen-, Rachen-, Kehlkopf-, Augen- und Mittelohrmuskulatur vor.

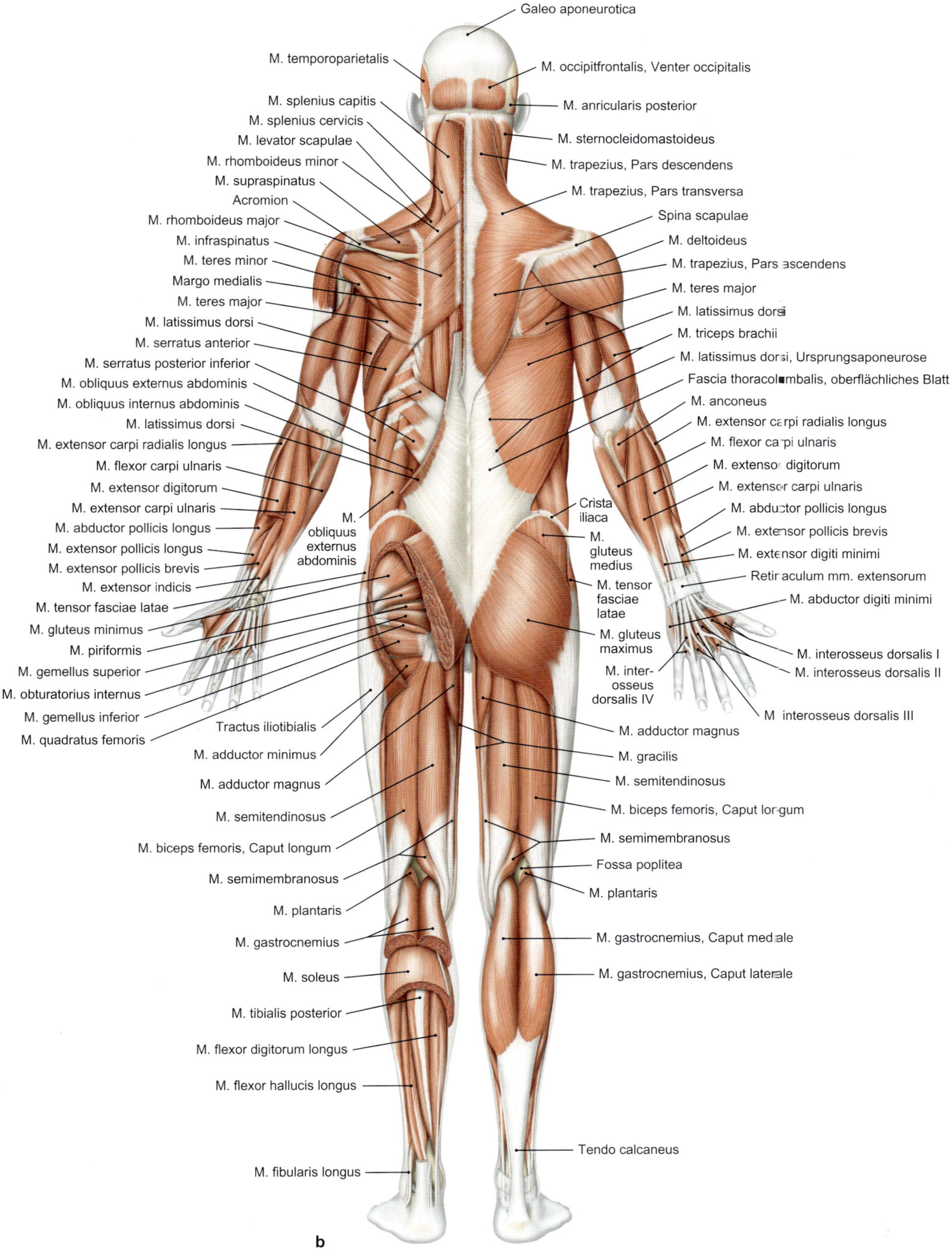


**Abb. 1.36b Skelettmuskulatur;** Ansicht von dorsal; zur besseren Übersicht sind auf der linken Seite einige oberflächliche Muskeln entfernt. [S700-L275]

## Muskulatur



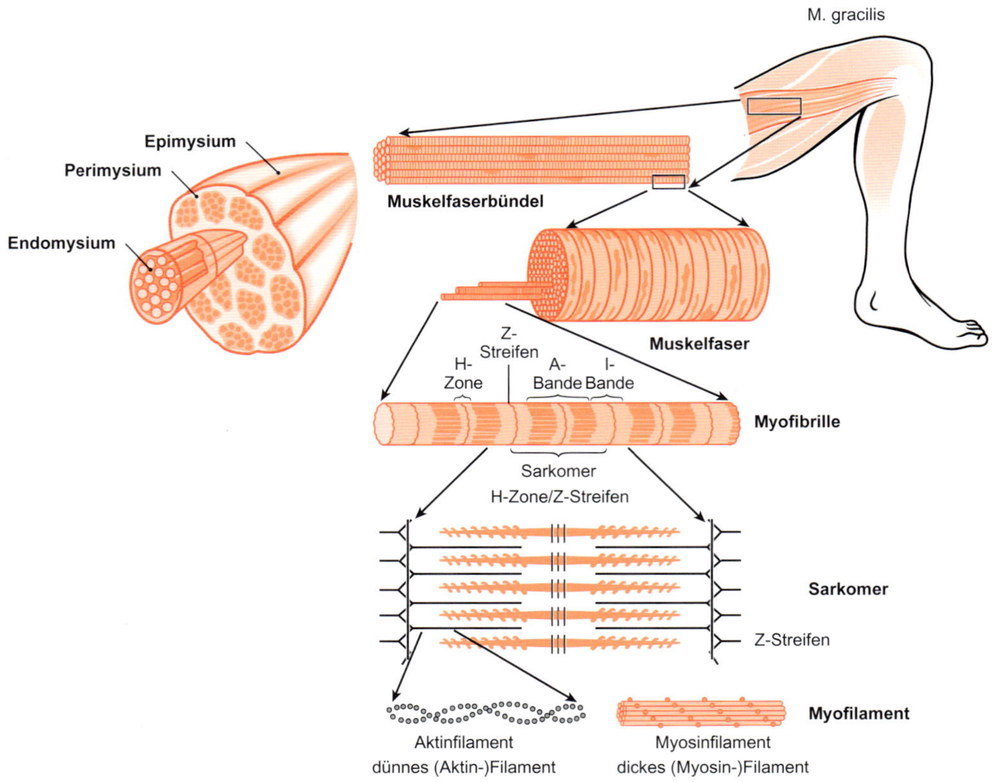


**Abb. 1.37 Aufbau eines Skelettmuskels.** [S701-L126]
Alle Skelettmuskeln des Körpers sind grundsätzlich gleich aufgebaut. Sie bestehen aus Muskelfasern. Kleinste Einheit ist das aus Myofilamenten (F-Aktin und Myosin, 2 kontraktile Proteine) aufgebaute Sarkomer. Sarkomergruppen sind in Reihen (End zu End) und parallel (nebeneinander) gelagert und bilden damit eine Myofibrille. Gruppen aus Myofibrillen sind von Bindegewebe (Endomysium) umgeben und bilden eine Muskelfaser. Diverse Muskelfasern wiederum sind in Bindegewebe eingelagert (Perimysium) und bilden damit ein Muskelbündel (Faszikel). Faszikel sind schließlich von einem umgebenden Bindegewebe (Epimysium) umschlossen, das den Skelettmuskel (z. B. M. gracilis) bildet.

### Struktur und Funktion

Die **Muskelkontraktion** wird durch die Fähigkeit jedes Sarkomers ermöglicht, seine Gesamtlänge zu verändern. Dabei lassen sich 3 Arten von Muskelkontraktionen unterscheiden (→ Abbildung):

- (1) Konzentrische Kontraktion: Der Muskel verkürzt sich unter Belastung und verringert den Gelenkwinkel.
- (2) Exzentrische Kontraktion: Der Muskel dehnt sich unter (externer) Belastung aus, dabei wird der Gelenkwinkel vergrößert.
- (3) Isometrische Kontraktion: Der Muskel kontrahiert ohne Längenänderung, die Gelenkposition bleibt unverändert.

[S701-L126]

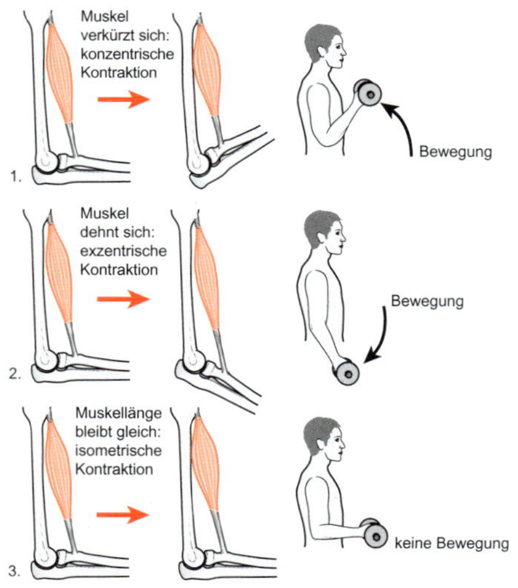

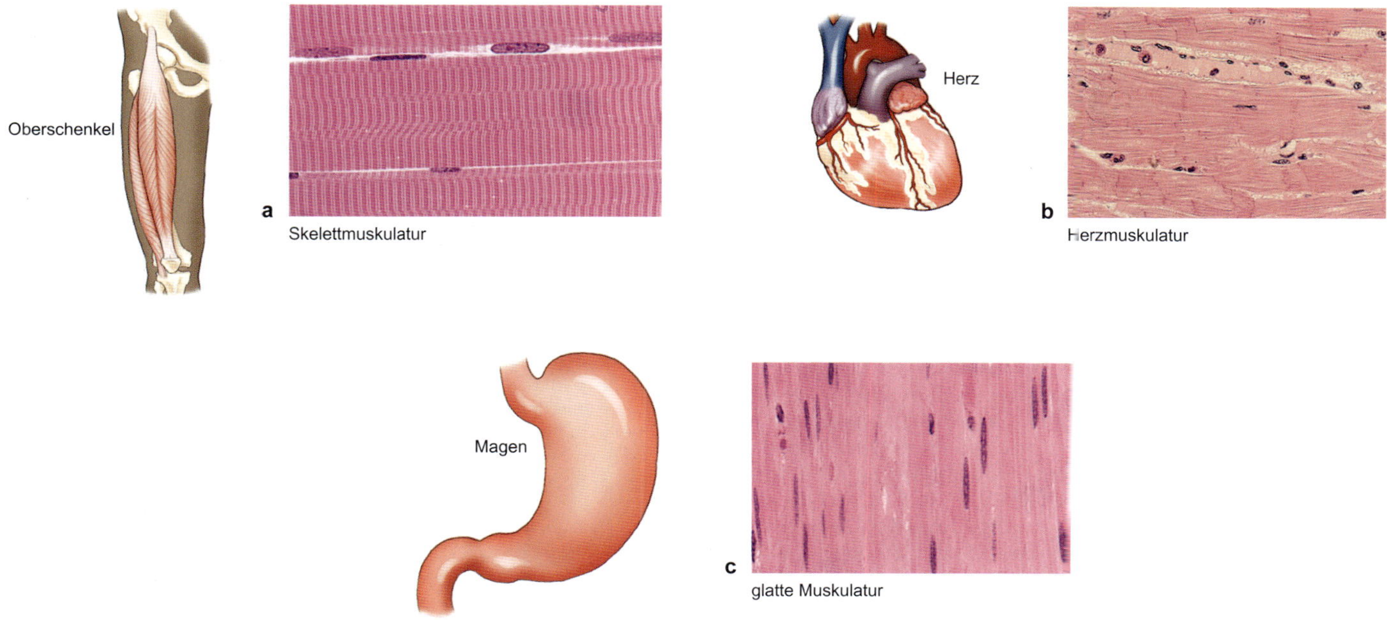


**Abb. 1.38a–c Muskeltypen.** [E336]
Strukturell und funktionell werden 3 Muskeltypen unterschieden:
**a Skelettmuskulatur** – willkürlich aktivierbar, lichtmikroskopische Querstreifung, die auf der regelmäßigen Anordnung von Aktin- und Myosinfilamenten zu Sarkomeren (kontraktile Bauelemente der quergestreiften Muskulatur) beruht; Verkürzung der Sarkomere führt zu isotonischer Muskelkontraktion, Entspannung verlängert die verkürzten Sarkomere wieder. Muskulatur des Bewegungsapparats und weiterer Muskeln. Muskelfasern können mehrere Zentimeter lang sein und haben Durchmesser zwischen 40 und 80 µm.
**b Herzmuskulatur** – herzeigenes Erregungsbildungszentrum und Reizleitungssystem, lichtmikroskopische Querstreifung; grundsätzlich gleicher Aufbau wie Skelettmuskulatur, allerdings meist einkernige Herzmuskelzellen (Kardiomyozyten); 100 µm lang und Durchmesser von ca. 15 µm. Kardiomyozyten sind an ihren Enden über Gap Junctions (offene Verbindungen zur nächsten Zelle) und Haftkontakte verbunden (lichtmikroskopisch: Glanzstreifen).
**c Glatte Muskulatur** – unwillkürlich, aus dünnen Muskelzellen bestehend, die zwar Aktin- und Myosinfilamente besitzt, die aber nicht zu Sarkomeren angeordnet sind. Kommt mit Ausnahme des Herzens in Wänden von Hohlorganen vor (z. B. Verdauungstrakt, Urogenitaltrakt, Atemwege, Blutgefäße) sowie an diversen weiteren Stellen und in weiteren Organen. Kontraktion im Verhältnis zu Skelettmuskulatur langsam, Verkürzung aber viel ausgeprägter (auf ein Drittel der Ursprungslänge), Möglichkeit mit niedrigem Energieaufwand lange im Kontraktionszustand zu verbleiben.

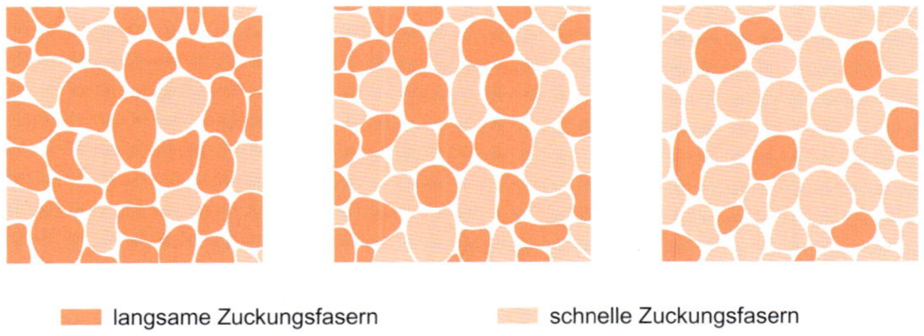


**Abb. 1.39 Muskelfasertypen der Skelettmuskulatur.** [S701-L231]
Skelettmuskeln bestehen hauptsächlich aus 2 Arten von Muskelfasern: schnelle Zuckungsfasern und langsame Zuckungsfasern. Der Anteil jedes Fasertyps innerhalb eines Skelettmuskels wird von genetischen und von Umweltfaktoren (d. h. wie der Muskel genutzt wird) beeinflusst. Einige Muskeln besitzen überwiegend langsame Zuckungsfasern (links), einige besitzen einen vergleichbaren Anteil an langsamen und schnellen Fasern (Mitte) und in wieder anderen kommen hauptsächlich schnelle Zuckungsfasern vor (rechts). **Schnelle Zuckungsfasern** (Typ-II-Fasern, insbesondere Typ-IIB, weiße Fasern) sind arm an Myoglobin, besitzen wenig Mitochondrien, arbeiten hauptsächlich glykolytisch (anaerob), sind schnell ermüdbar und werden für kurz andauernde hochintensive Muskelaktivitäten benötigt (z. B. 100 m Sprint). **Langsame Zuckungsfasern** (Typ-I-Fasern, rote Fasern) sind reich an Myoglobin, besitzen viele Mitochondrien, arbeiten oxidativ (Sauerstoff-verbrauchend), sind ermüdungsresistent und werden für kontinuierliche Muskelkontraktionen benötigt (z. B. Marathonlauf).

| Muskelfasertypen (Zuckungsfasern) | |
|---|---|
| **Langsame Zuckungsfasern (Typ I)** | **Schnelle Zuckungsfasern (Typ II)** |
| rote Fasern | weiße Fasern |
| mitochondrienreich | mitochondrienarm |
| oxidativ arbeitend | glykolytisch arbeitend |
| ermüdungsresistent | schnell ermüdend |
| kontinuierlich arbeitend | schnelle kurze Muskelaktivitäten |

## Gliederungsprinzip und Muskelfaszien

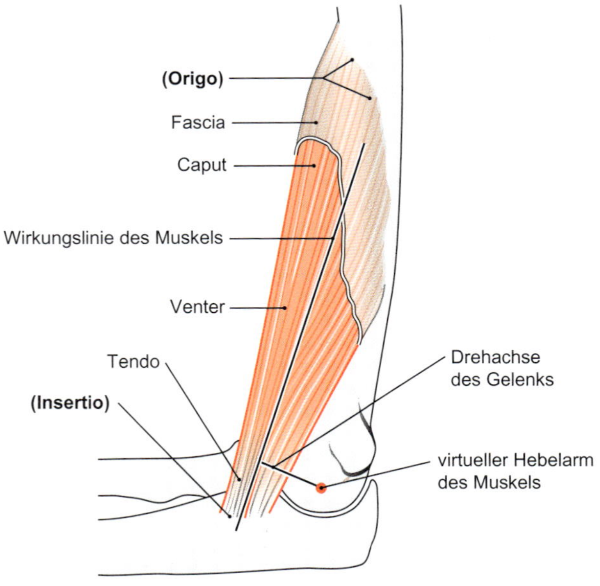


**Abb. 1.40 Gliederungsprinzip des Skelettmuskels am Beispiel des M. brachialis.** [S700-L126]
Skelettmuskeln bewegen Knochen in ihren Gelenken und besitzen einen Ursprung (fixer Haftpunkt; Origo) und einen Ansatz (beweglicher Haftpunkt; Insertio). Der Ursprung ist definitionsgemäß festgelegt als sehniger oder fleischiger Ursprung. Er ist meist breitbasiger und weniger beweglich als der Muskelansatz. Der Ursprung der Extremitätenmuskeln liegt meist körpernah [proximal], der Ansatz körperfern [distal]. Bei der Rumpfmuskulatur liegt der Ursprung meist kaudal, der Ansatz meist kranial. Die Anheftungsstelle am unbewegten Skelettelement wird als Punctum fixum, die an der bewegten Anheftungsstelle als Punctum mobile bezeichnet. Dabei sind Punctum fixum und Punctum mobile keine absoluten Begriffe. Sie sind vertauscht, wenn die Extremität nicht zum Rumpf, sondern der Rumpf zur Extremität bewegt wird. Der Muskelbauch (Venter, Gaster) inseriert über eine Sehne (Tendo, → Abb. 1.44) am Knochen. Wie viel Kraft ein Muskel auf ein Gelenk übertragen kann, hängt von der Länge des jeweiligen Hebelarms ab (senkrechter Abstand der Wirkungslinie des Muskels zur Drehachse des Gelenks = Kraftarm). Der Hebelarm ist, je nach Gelenkstellung, unterschiedlich lang und wird als virtueller Hebelarm bezeichnet. Die meisten Muskeln werden an ihrer freien Oberfläche von einer Faszie eingehüllt (Fascia). Faszien (Muskelbinden) sind aus kollagenem Bindegewebe bestehende Hüllen, die den einzelnen Muskel, mehrere Muskeln (Muskelgruppe) und Sehnen wie eine Hülle ummanteln. Durch die Faszien wird die nahezu unsichtbare Kontraktion des Muskels möglich, ohne dass sich das umgebende Gewebe ebenfalls zusammenzieht.

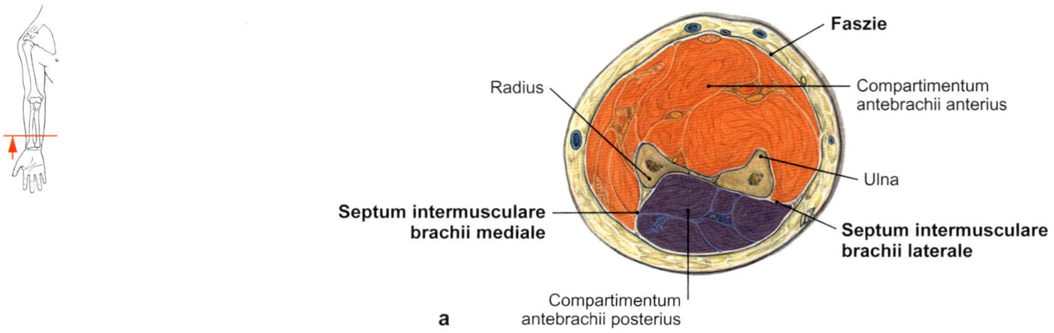


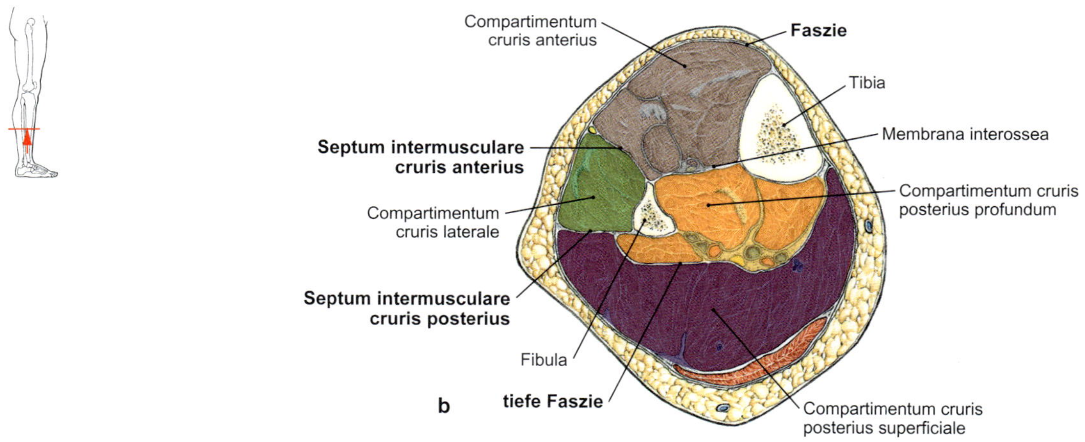


**Abb. 1.41a und b Muskelfaszien an Unterarm und Unterschenkel.** [S701]
**a** Kompartimente des Unterarms.
**b** Kompartimente des Unterschenkels.
Faszien sind aus kollagenem Bindegewebe bestehende Hüllen, die einzelne Muskeln oder auch mehrere Muskeln (Muskelgruppe), Sehnen und Organe wie eine Hülle umscheiden. Aufgrund der Muskelfaszie wird die Kontraktion des Muskels unter der Haut nahezu unsichtbar, da der Muskel innerhalb des Faszienschlauchs gleitet. Das Fasziensystem umfasst nicht nur Muskel-, Sehnen und Organfaszien, sondern auch Retinacula, Septen und Gelenkkapseln. Faszien trennen einzelne Strukturen nicht nur voneinander, sondern befestigen, stabilisieren und umschließen diese auch. Die Muskeln des Unterarms und des Unterschenkels sind beispielsweise durch eine kräftige Faszie, die jeweils als **Septum intermusculare** bezeichnet wird, in verschiedene Muskelkompartimente unterteilt. Diese strukturelle Architektur unterstützt dadurch getrennte und unterschiedliche Muskelfunktionen eines bestimmten Kompartiments. So dienen die Muskeln im vorderen Kompartiment des Unterarms der Beugung und Pronation; die Muskeln im hinteren Kompartiment sind Strecker und Supinatoren. Am Unterschenkel können gleich 4 verschiedene Muskelkompartimente unterschieden werden. Im Bereich der Bindegewebssepten verlaufen zudem die größeren Blutgefäße und Nerven.

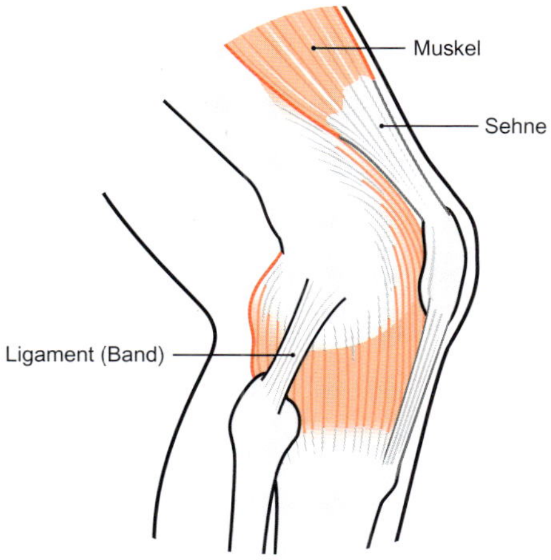


**Abb. 1.42 Funktion von Sehnen, Bändern und Gelenkkapseln.** [S701-L126]
Sehnen, Bänder und Gelenkkapseln umschließen, verbinden und stabilisieren die Gelenke des Bewegungsapparats. Obwohl es sich um passive Strukturen handelt, spielen sie für die Kontrolle und Führung der Gelenke eine entscheidende Rolle. Sowohl **Bänder** als auch **Gelenkkapseln** verbinden gegeneinander bewegliche Knochen miteinander, stabilisieren diese, führen die Gelenkbewegung und verhindern unphysiologische und übermäßige Bewegungen. **Sehnen** verbinden Muskeln mit Knochen und übertragen die Zugkraft des Muskels bei Muskelkontraktion auf den Knochen, sodass es zu einer Gelenkbewegung kommt.

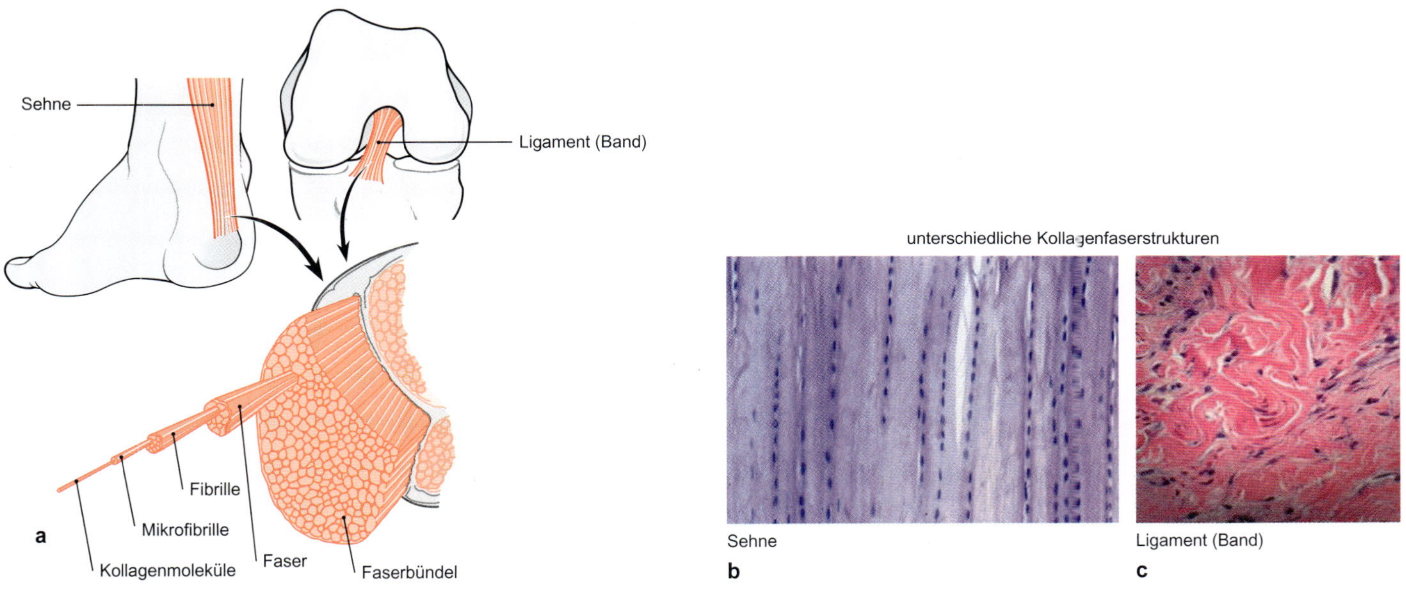


**Abb. 1.43a–c Aufbau von Sehnen und Bändern.**
**a** Mikroskopisch bestehen Sehnen und Bänder aus straffem, kollagenfaserigem Bindegewebe, das von Fibroblasten synthetisiert wird und in eine extrazelluläre Matrix eingebettet ist. Kleinste Einheit sind Kollagenmoleküle, die zu Mikrofibrillen organisiert sind. Mehrere Mikrofibrillen bilden eine Kollagenfibrille, von denen sich wiederum mehrere zu einer Kollagenfaser zusammenlagern. Die Kollagenfasern bilden Faszikel, die sich in Gruppen zu einer Sehne oder einem Band zusammenlagern. Die Extrazellulärmatrix besteht außer aus Kollagenfasern aus wenigen elastischen Fasern, aus Proteoglykanen und aus Glykoproteinen. [S701-L126]
**b** Sehnen übertragen Zugkräfte von Muskeln auf Knochen. Von den zwischen den Kollagenfasern liegenden langgestreckten Tendinozyten (Sehnenzellen, Fibroblasten) erkennt man meist nur die Zellkerne. [G716]
**c** Im Gegensatz zu Sehnen verbinden Bänder meist Knochen mit Knochen und überspannen dabei ein Gelenk. Sie dienen der Gelenkstabilisierung und -führung und verhindern ein übermäßiges Verdrehen bzw. dass sich die Knochen zu weit voneinander entfernen können. In Bändern ist die Organisation der Kollagenfasern vielfältiger als in Sehnen. [H061-001]

## Sehnenscheide

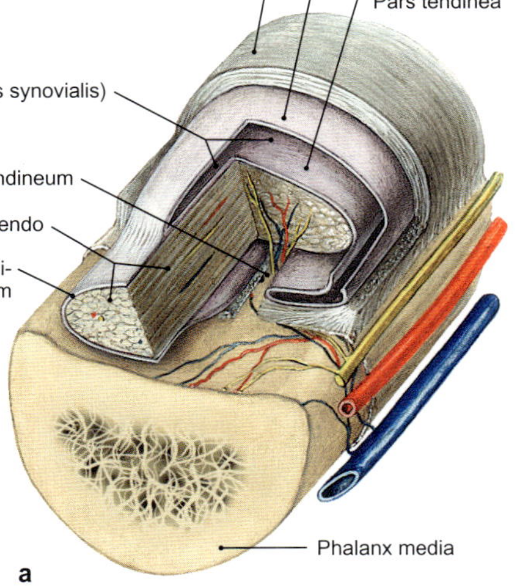


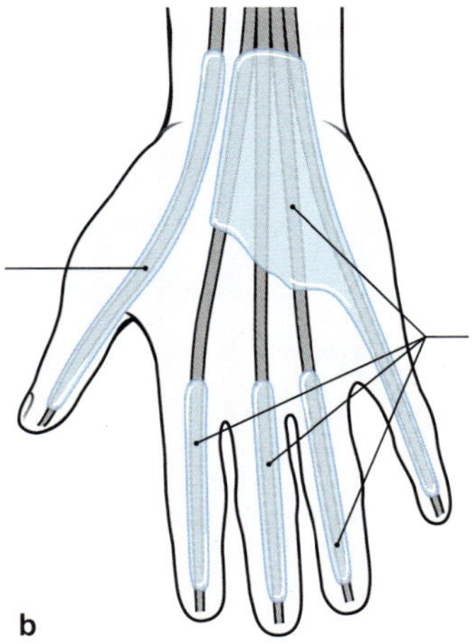


**Abb. 1.44a und b Bauprinzip der Sehnenscheide, Vagina tendinis, Vagina synovialis, am Beispiel eines Fingers.**
Sehnenscheiden dienen der besseren Gleitfähigkeit und dem Schutz von Sehnen, die durch Knochen oder Bänder umgelenkt werden.
**a** Sehnenscheiden sind in ihrem Aufbau mit einer Gelenkkapsel oder einem um die Sehne gelegten Schleimbeutel vergleichbar. Das innere Sehnenscheidenblatt (Stratum synoviale, Pars tendinea) ist mit der Sehne, das äußere (Stratum synoviale, Pars parietalis) mit dem Stratum fibrosum der Sehnenscheide verwachsen. In den Gleitspalt (Cavitas synovialis) wird Gelenkschmiere (Synovia) abgegeben. Über Vincula brevia und longa (Bänder des Mesotendineums unterschiedlicher Länge und Breite) erreichen Gefäße die Sehne. Vincula findet man besonders bei den Sehnen der Fingerbeuger.
Die Sehnen der Muskeln übertragen den Zug der Muskeln auf den Knochen. Sie bestehen hauptsächlich aus parallel verlaufenden Kollagenfasern sowie wenigen elastischen Fasern und dazwischen eingelagerten Proteoglykanen und Glykoproteinen. Die lebende Sehnenzelle ist der Tendinozyt. Die Sehne ist in lockeres Bindegewebe (Epitendineum) eingehüllt. Man unterscheidet Zug- und Gleitsehnen. Bei Zugsehnen ist die Verlaufsrichtung mit der Zugrichtung des Muskels identisch. Bei Gleitsehnen wird die Sehne an einem Hypomochlion (Widerlager, Umlenkpunkt, z. B. Knochenkante, Knochenvorsprung oder ein Sesambein [in die Sehne eingelagerter Knochen]) umgelenkt. Im Kontaktbereich gleitet die Sehne auf dem Hypomochlion und wird hier auf Druck und Schub beansprucht. An dieser Stelle kommt in der Sehne Faserknorpel vor. [S700]
**b** Beispiel für die Ausbildung von Sehnenscheiden. (Vaginae tendinum) der Fingerbeugemuskulatur an der Hand. [S700-L126]

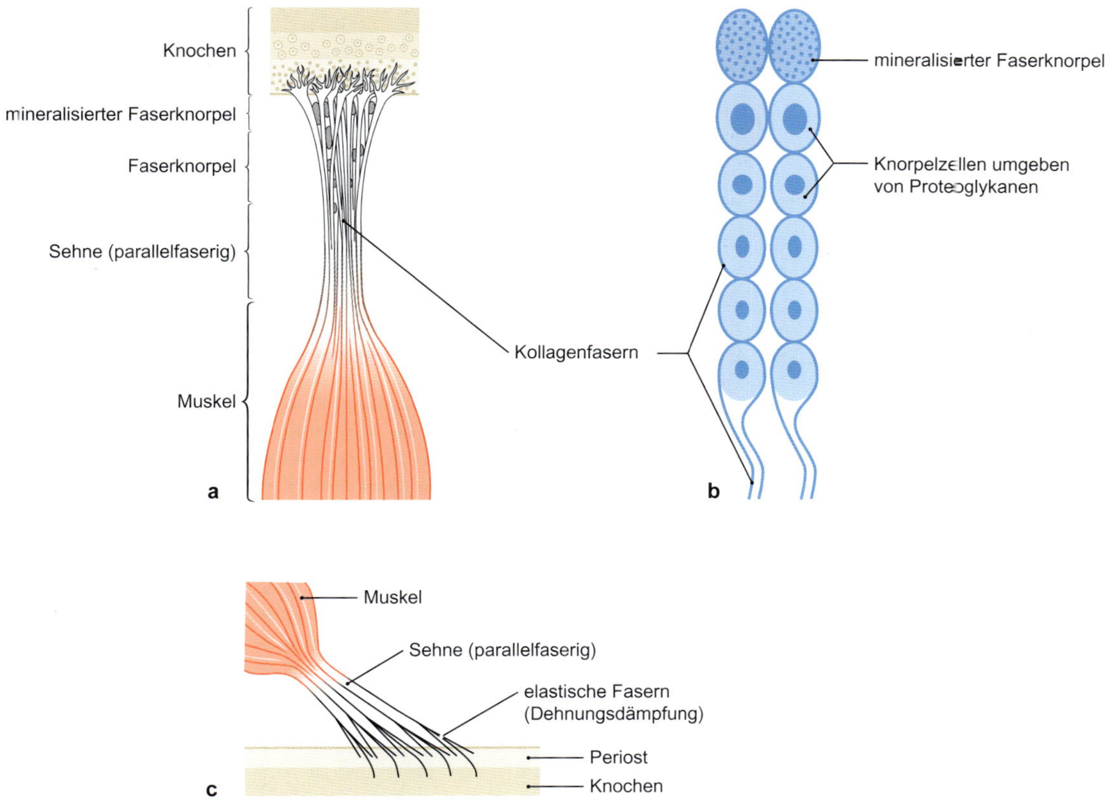


**Abb. 1.45a–c Aufbau von Sehnenansatzzonen.** [S702-L126]
Damit die Sehnen in ihrem Ansatzbereich nicht aus- oder abreißen, sind Sehnenansatzzonen eingebaut, welche die unterschiedlichen Elastizitätsmodule von Bindegewebe, Knorpel und Knochen einander anpassen. Dabei werden chondral-apophysäre Ansatzzonen von periostal-diaphysären Ansatzzonen unterschieden.
**a, b Chondral-apophysäre Ansatzzonen** sind charakteristisch für Muskeln, die im Bereich ehemals knorpeliger Apophysen inserieren. Allerdings kommen sie auch bei einigen anderen Muskeln (z. B. Kaumuskeln) vor. Im Insertionsbereich ist Faserknorpel eingelagert, dessen unmittelbar dem Knochen aufliegende Schicht mineralisiert ist. Außerdem kommt im Insertionsbereich kein Periost vor, die Kollagenfasern ziehen direkt in den Knochen und verankern die Sehne hier.
**c Periostal-diaphysäre Ansatzzonen** sind charakteristisch für die Diaphysen der langen Röhrenknochen. Dabei strahlen die Kollagenfasern der flächenhaften Sehnen in das Periost des Knochens ein und verankern so die Sehne in der Kortikalis des Knochens. Hierbei wird die Kraft über eine sehr große Fläche übertragen. Selten ziehen die Kollagenfasern direkt in den Knochen. An dieser Stelle ist dann kein Periost ausgebildet. Am knöchernen Skelett zeigen sich die Insertionsbereiche als Rauigkeiten (Tuberositates).

## Klinik

Besonders an Händen und Füßen sind schmerzhafte **Tendovaginitiden (Sehnenscheidenentzündungen)** häufig, die auf eine Überbeanspruchung zurückzuführen sind. Zu einer **Tendovaginitis stenosans** (stenosierende Sehnenscheidenentzündung) kommt es, wenn die Handbeugemuskeln überbeansprucht werden. Berufe oder Tätigkeiten mit stereotypem Bewegungsablauf (Handwerker, Sportler, Klavierspieler – teilweise als Berufskrankheit anerkannt) neigen zu diesem Krankheitsbild. Im Rahmen der Erkrankung kommt es zu kleinen Verletzungen in der betroffenen Sehne, die der Körper mittels einer Entzündungsreaktion zu reparieren versucht. Die Entzündung geht mit einer Schwellung der Sehne einher, die ihrerseits die Sehnenscheide einengt und zur Bildung von Sehnenknötchen führt. Bei den Fingerbeugern sind die Sehnen über ringförmige Bänder fixiert (Ligg. anularia). Der verdickte Sehnenbereich wird an einzelnen Ringbändern eingeklemmt und ruft dann das **Phänomen des „schnellenden Fingers"** hervor.

## Muskeltypen

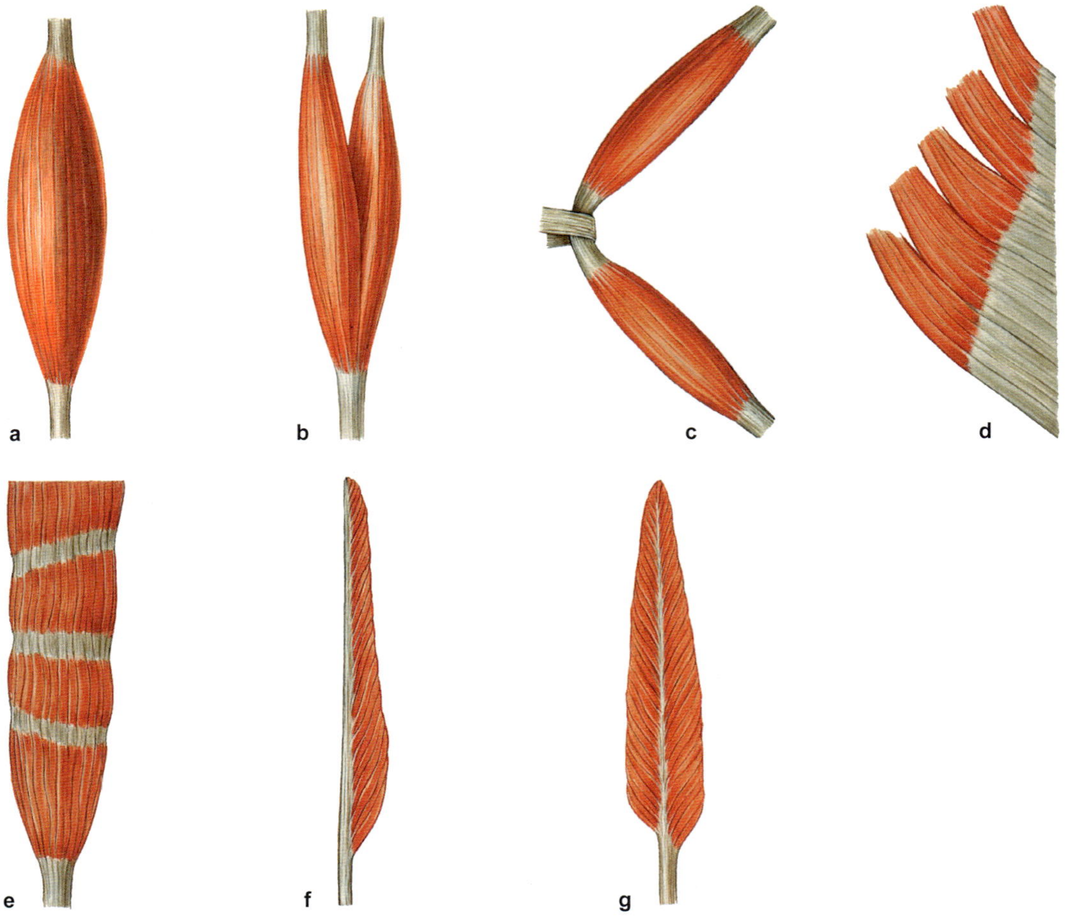


**Abb. 1.46a–g Muskelformen.** [S700]
Muskeln können eingeteilt werden:

- Nach der Anordnung ihrer Muskelfasern (paralleler Verlauf zur Zugrichtung der Sehne mit ausgiebigen Bewegungen bei geringer Kraft oder gefiedert = schräger Verlauf der Muskelfasern in einem bestimmten spitzen Winkel [Fiederungswinkel] mit langen, breiten Sehnen bei hoher Muskelkraft)
- Nach der Anzahl der Muskelköpfe (1, 2 oder mehrere)
- Nach Unterschieden in der Gelenkbeteiligung (je nachdem, ob ein Muskel an Bewegungen in einem oder zwei Gelenken beteiligt ist oder keine Beziehung zu einem Gelenk hat: eingelenkige Muskeln, zweigelenkige Muskeln, mimische Muskeln ohne Gelenkbeteiligung)
- Nach ihrer Form (s. u.), wobei Skelettmuskeln mikroskopisch eine Querstreifung aufweisen

Nach ihrer Form bzw. Kontur lassen sich Muskeln einteilen in:
**a** Einköpfige, parallelfaserige Muskeln (M. fusiformis).
**b** Zweiköpfige, parallelfaserige Muskeln (M. biceps).
**c** Zweibäuchige, parallelfaserige Muskeln (M. biventer).
**d** Mehrköpfige, flache Muskeln (M. planus).
**e** Durch Zwischensehnen unterteilte mehrbäuchige Muskeln (M. intersectus).
**f** Einfach gefiederte Muskeln (M. semipennatus).
**g** Mehrfach gefiederte Muskeln (M. pennatus).

### Struktur und Funktion

Funktionell wird zwischen passivem und aktivem Bewegungsapparat unterschieden:

- Der **passive Bewegungsapparat** umfasst Knochen, Gelenke und Bänder. Das Skelett gibt dem Körper seine Form, dient den Muskeln als Ansatzpunkt und formt die Körperhöhlen, in denen die Eingeweide geschützt liegen. Gelenke verbinden die Knochen beweglich miteinander.
- Der **aktive Bewegungsapparat** besteht aus den Skelettmuskeln, die die Knochen in den Gelenken bewegen können und die willkürlich gesteuert werden.

### Klinik

Stärkere, ungewohnte Belastungen (häufig beim Sport) können zu einem (Ein-)Reißen von Muskelgewebe (je nach Ausmaß **Muskelfaserriss** oder bei stärkerer Zerstörung **Muskelriss**) führen. Am häufigsten sind die Muskeln des Ober- und Unterschenkels betroffen. Die **Muskelzerrung** geht im Gegensatz dazu ohne makroskopische Strukturveränderung mit Zerstörung von Muskelzellen und Einblutungen einher. Häufig kommt es einige Stunden bis Tage nach einer starken körperlichen Anstrengung bestimmter Muskelpartien zu einem **Muskelkater** (Muskelschmerzen). Dabei handelt es sich um kleine Mikrorisse in den Muskelfibrillen mit einer nachfolgenden Entzündungsreaktion, welche die dezenten Schmerzen verursacht.

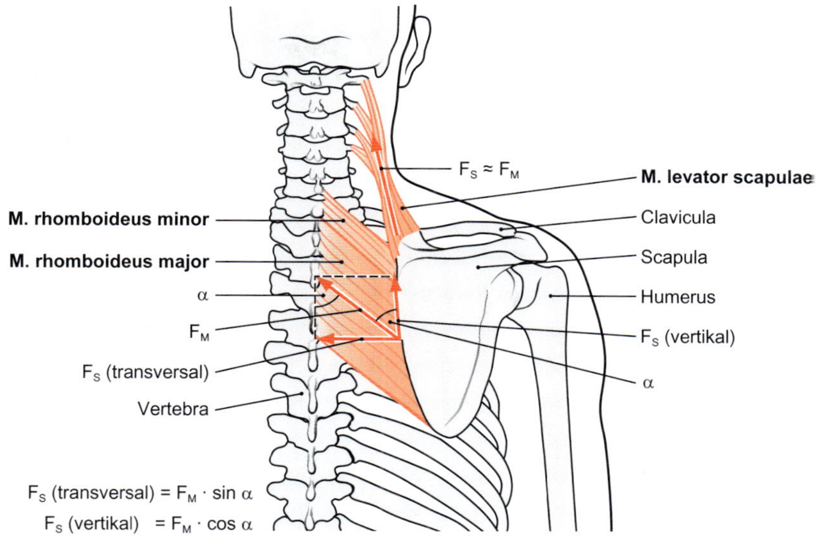


**Abb. 1.47 Muskel- und Sehnenkraft;** Vektoren der Muskel- und Sehnenkraft am Beispiel der Mm. levator scapulae und rhomboidei. [S700-L126]/[B500-M282/L132]

Muskelkraft und physiologischer Querschnitt (Hubkraft eines Muskels in Abhängigkeit vom Querschnitt aller Muskelfasern rechtwinklig zu ihrer Faserrichtung) des Muskels verhalten sich direkt proportional. Verläuft die Sehne des Muskels in seiner Zugrichtung (z. B. M. levator scapulae), wird die komplette erzeugte Kraft auf die Sehne übertragen. In diesem Fall sind Muskelkraft (FM) und Sehnenkraft (FS) nahezu gleich groß.

Setzen die Muskelfasern schräg zur Zugrichtung der Sehne an (z. B. Mm. rhomboidei major und minor), wird nur ein Teil ihrer Kontraktionskraft auf die Sehne übertragen. Hier sind die vertikale Sehnenkraft ($F_S$ [vertikal]) gegenüber der Muskelkraft ($F_M$) um den Faktor cos α und die transversale Sehnenkraft ($F_S$ [transversal]) um den Faktor sin α verringert.

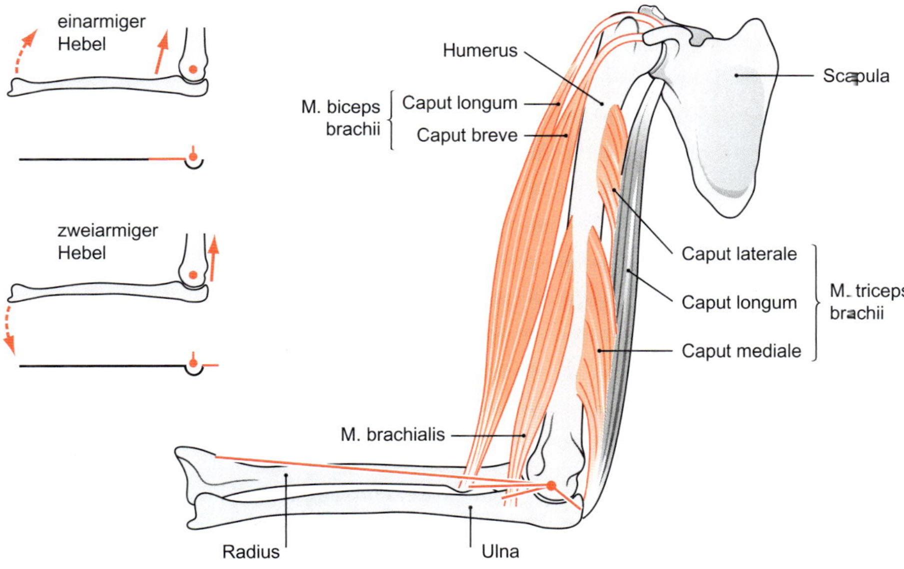


**Abb. 1.48 Hebelarm und Muskelwirkung;** Hauptmuskeln des Ellenbogengelenks und ihre anatomischen Hebelarme (rote Linien). [S700-L126]/[B500-M282/L132]

Der Hebelarm ist der Teil eines Hebels zwischen dem Drehpunkt und der Stelle, an der die Kraft einwirkt. Damit Skelettelemente um die Drehachse eines Gelenks bewegt werden können, muss ein Muskel über einen anatomischen (= tatsächlichen) Hebelarm angreifen und so ein Drehmoment erzeugen. Die Länge des Hebelarms hängt dabei von der Entfernung des Muskelansatzes von der Drehachse des Gelenks ab. So hat beispielsweise der M. brachioradialis einen langen, der M. brachialis einen kurzen anatomischen Hebelarm, wenn der Arm zum Körper bewegt wird. Greift ein Muskel über einen einarmigen Hebel an, wird das Skelettelement in Zugrichtung des Muskels bewegt (z. B. Mm. brachioradialis, biceps brachii, brachialis). Bei zweiarmigen Hebeln wird der muskuläre Ansatzpunkt in Richtung auf den Muskelzug bewegt, der Hauptteil des Skelettelements wird dabei in entgegengesetzter Richtung verlagert (z. B. M. triceps brachii).

## Herz-Kreislauf-System



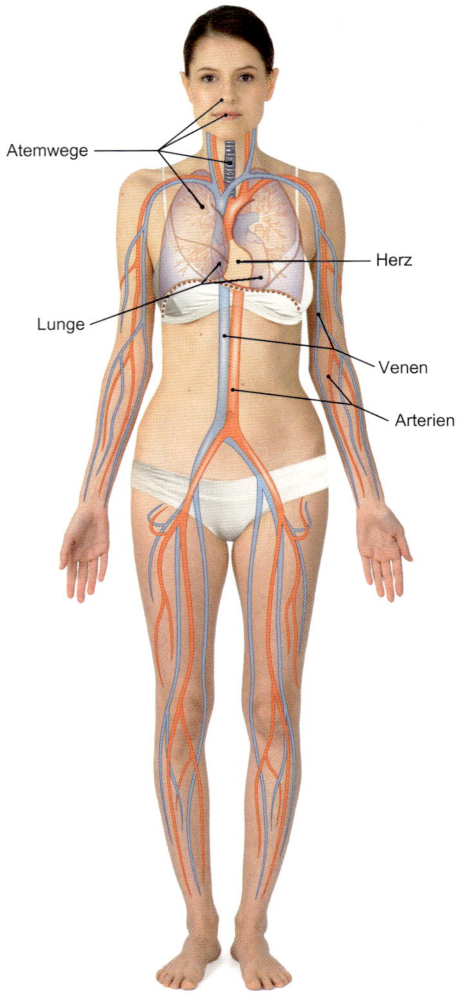


**Abb. 1.49 Kardiopulmonales System.** [S701-J803-L126]
Das kardiopulmonale System setzt sich aus dem Herz und dem Blutgefäßsystem (Arterien und Venen) zusammen, die mit dem Atmungssystem, bestehend aus Lungen und Atemwegen, interagieren. Die Systeme ermöglichen den Stoff- und Gastransport (Nährstoffe, Sauerstoff) zu den Muskeln und Organen und entfernen gleichzeitig Abfallprodukte (z. B. Kohlendioxid).

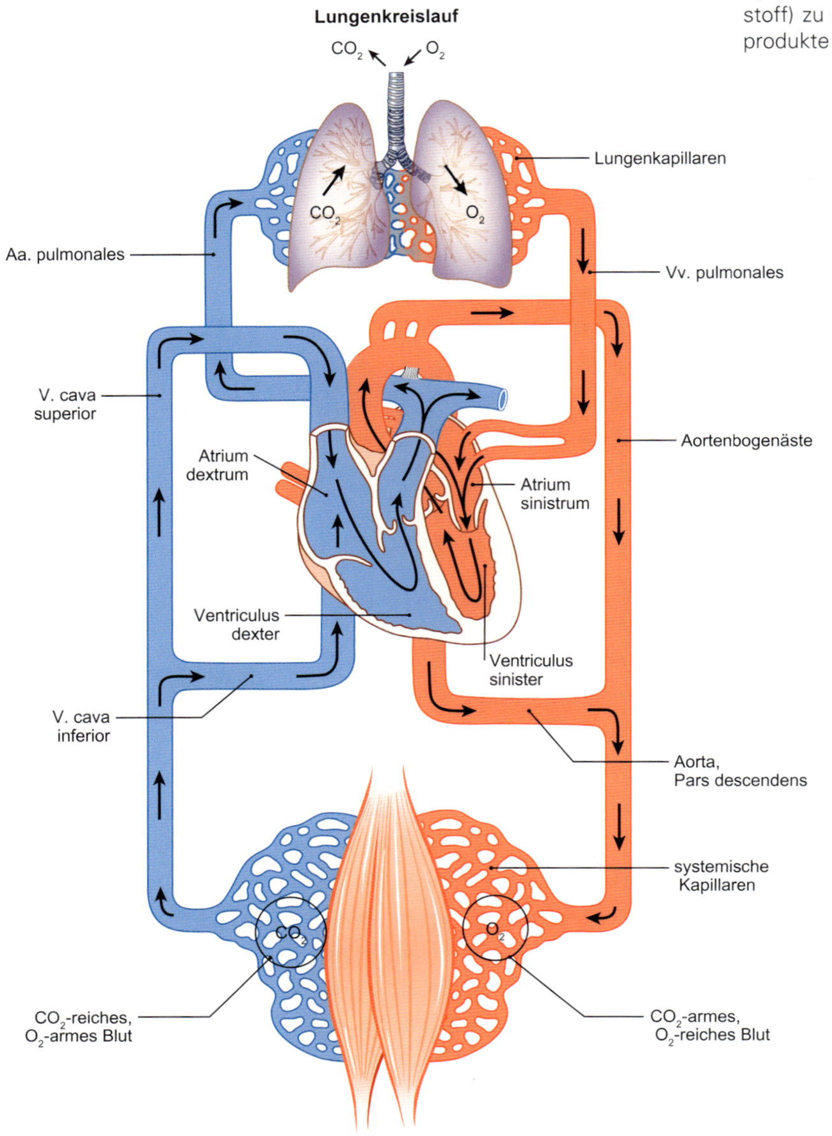


**Abb. 1.50 Körper- und Lungenkreislauf.** [S701-L126]
Körper- und Lungenkreislauf bilden gemeinsam den **Blutkreislauf,** unter dem man den kontinuierlichen Vorgang des Transports von arteriellem und venösem Blut durch das aus Blutgefäßen und Herz bestehende **kardiovaskuläre System** versteht. Dabei muss das Blut auf seinem Weg beide Kreisläufe (**Körperkreislauf** und **Lungenkreislauf**), die hintereinandergeschaltet sind, passieren. Motor für den Bluttransport ist das zwischen beiden Kreislaufsystemen liegende Herz. Die linke Herzhälfte pumpt sauerstoffreiches Blut in die Aorta und damit in das arterielle Gefäßsystem des großen Körperkreislaufs. Über angeschlossene Arterienstämme (Arterien, Arteriolen) gelangt das Blut schließlich in das Kapillarbett, wo der Stoffaustausch stattfindet. Sauerstoffarmes Blut gelangt anschließend über das venöse System des großen Körperkreislaufs (Venolen, Venen) zurück zur rechten Herzhälfte. Von hier wird das Blut in den kleinen Körperkreislauf (Lungenkreislauf) gepumpt, wo es in den Lungenkapillaren wieder mit Sauerstoff angereichert wird. Anschließend gelangt es zurück zum linken Herzen, womit eine neue Zirkulationsrunde durch beide Kreislaufsysteme beginnt.
Nach dem Kaliber der Blutgefäße, durch die das Blut strömt, können Gefäße der **Makrozirkulation** (Arterien, Venen) von Gefäßen der **Mikrozirkulation** (Gefäßdurchmesser < 100 µm; Arteriolen, Kapillaren, Venolen) unterschieden werden.
Der zeitlebens pumpende Motor, das Herz, ist ein muskuläres Hohlorgan. Es besteht aus 2 Hälften, einer rechten und einer linken Hälfte, die prinzipiell gleich aufgebaut sind. Jede Herzhälfte unterteilt sich wiederum in einen Vorhof (Atrium) und eine Kammer (Ventrikel), die durch Klappen voneinander getrennt sind, um einen gerichteten Blutfluss zu ermöglichen. Die beiden Herzvorhöfe und die beiden Herzkammern sind funktionell gekoppelt. Zunächst kontrahieren sich die beiden Vorhöfe. Dabei öffnen sich die Herzklappen zwischen Vorhöfen und Kammern; das Blut gelangt in die beiden Ventrikel. Sobald die Vorhofmuskulatur erschlafft, schließen sich die Klappen zwischen Vorhöfen und Kammern, gleichzeitig öffnen sich die Klappen zwischen rechter Kammer und Truncus pulmonalis (Hauptgefäß zur Lunge) sowie linker Kammer und Aorta (Hauptgefäß zur Körperzirkulation) und die Ventrikelmuskulatur kontrahiert, sodass das Blut aus den Ventrikeln in die entsprechenden Gefäße gedrückt wird. Zwischenzeitlich strömt Blut aus dem venösen System (rechter Vorhof) und aus der Lunge (linker Vorhof) in die Vorhöfe nach und füllt diese wieder für eine neue Herzaktion.
Man unterscheidet das **Hochdrucksystem,** das die Arterien des Körperkreislaufs umfasst und das **Niederdrucksystem,** zu dem die Venen des Körperkreislaufs und alle Gefäße des Lungenkreislaufs gehören. In Arterien fließt das Blut per Definition vom Herz weg, in Venen hingegen zum Herz hin. Daher führen Arterien im Körperkreislauf sauerstoffreiches Blut, im Lungenkreislauf hingegen sauerstoffarmes Blut. Bei den Venen ist es umgekehrt. Sie führen im Körperkreislauf sauerstoffarmes Blut, im Lungenkreislauf sauerstoffreiches Blut.

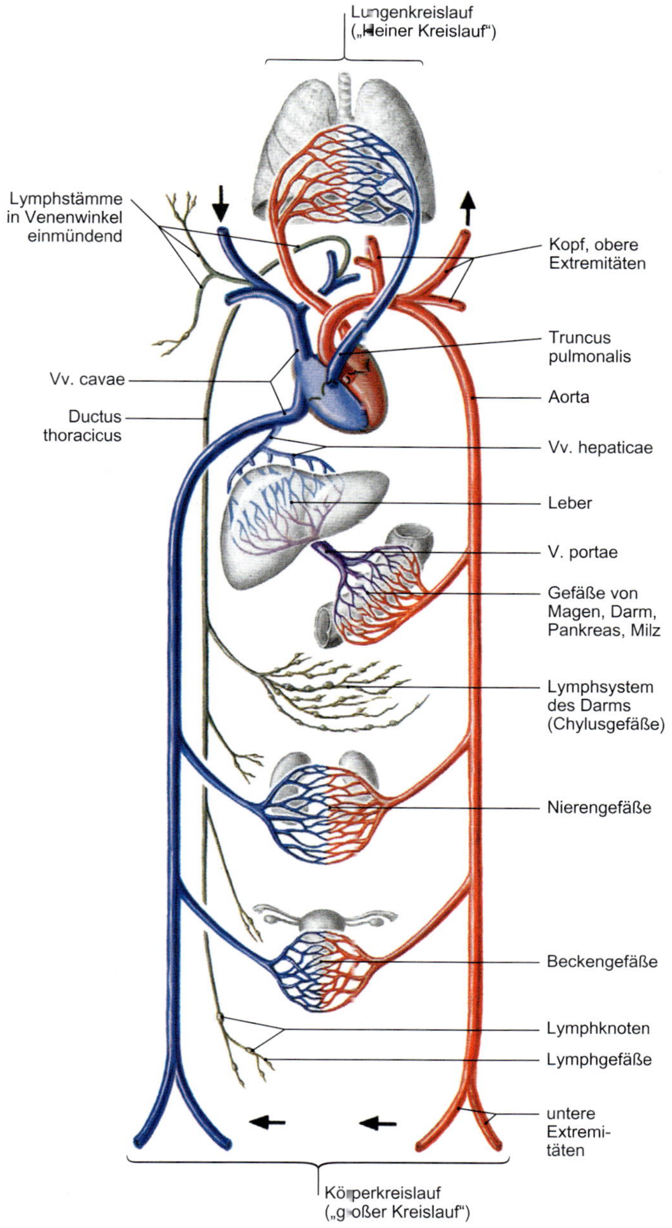


**Abb. 1.51 Kreislauf und Gefäßsystem.** [B500-L238~M282/L132]
Blut transportiert und verteilt u.a. Gase, Nährstoffe, Stoffwechselprodukte, Hormone, Wärme sowie Abwehrzellen im gesamten Körper. Das Herz ist dabei der Motor, der das Blut über die Blutgefäße als Transportröhren befördert. Aus dem Herz gelangt das Blut zunächst in **Arterien** (Aorta und Truncus pulmonalis), die sich immer weiter in kleinere Arterien, kleinste Arterien und schließlich **Arteriolen** verzweigen, die ihrerseits schließlich in ein Netz aus Kapillaren übergehen, wo Gas- und Stoffaustausch zwischen dem umgebenden Gewebe und den Kapillaren stattfinden. Über **Venolen** gelangt das Blut aus den Kapillaren in immer größer werdende **Venen,** die schließlich als V. cava superior und inferior wieder das Herz erreichen. Diese Gefäßverzweigung ist prinzipiell für den großen und kleinen Kreislauf gleich. Arteriolen, Kapillaren und Venolen fasst man unter dem Oberbegriff **„terminale Strombahn“** (Mikrozirkulation) zusammen (Tabelle). Sie haben aufgrund ihrer Anzahl den größten Anteil an der Gesamtquerschnittsfläche des Blutgefäßsystems. Arterien werden in **Arterien vom elastischen Typ** (A. elastotypica: Aorta und große Arterien) und **Arterien vom muskulären Typ** (A. myotypica: kleine herzferne Arterien) unterteilt. Arterien vom elastischen Typ ermöglichen die Windkesselfunktion, die dafür sorgt, dass die Pumpfunktion des Herzens (pulsatiler Blutfluss) in eine nahezu kontinuierliche Strömung umgewandelt wird. Durch diese Funktion ist an den Arterien vom elastischen Typ die Pulswelle tastbar. Die Arterien vom muskulären Typ haben im Gegensatz zu den Arterien vom elastischen Typ einen anderen muskulären Wandaufbau, der die Regulation des Drucks innerhalb der Arterien ermöglicht (Blutdruckregulation). Außer den beiden Typen gibt es einen Übergang vom einen zum anderen Typ (A. mixtotypica). Ein Teil der aus den Kapillaren in das umgebende Bindegewebe übergetretenen Flüssigkeit gelangt im Bereich der Mikrozirkulation nicht wieder zurück in das Blutgefäßsystem, sondern wird über das hier beginnende System aus Lymphkapillaren und Lymphkollektoren (Lymphgefäßsystem) in die herznahen Venenwinkel zurücktransportiert und gelangt auf diese Weise wieder in das Blut. Zuvor muss die so entstandene Lymphe allerdings diverse Lymphknoten „durchfließen“.

**Einteilung des Gefäßsystems**

| System | Bestandteile | Details |
|---|---|---|
| arterielles System (Hochdrucksystem) | Arterien | Arterien vom elastischen Typ: Aorta und große Arterien |
| | | Arterien vom muskulären Typ: kleine herzferne Arterien |
| terminale Strombahn (Mikrozirkulation) | terminale Strombahn | Arteriolen |
| | | Kapillaren |
| | | Venolen |
| venöses System (Niederdrucksystem) | Venen | mittelgroße und kleine Venen |
| | | große Venen |

## Herz-Kreislauf-System

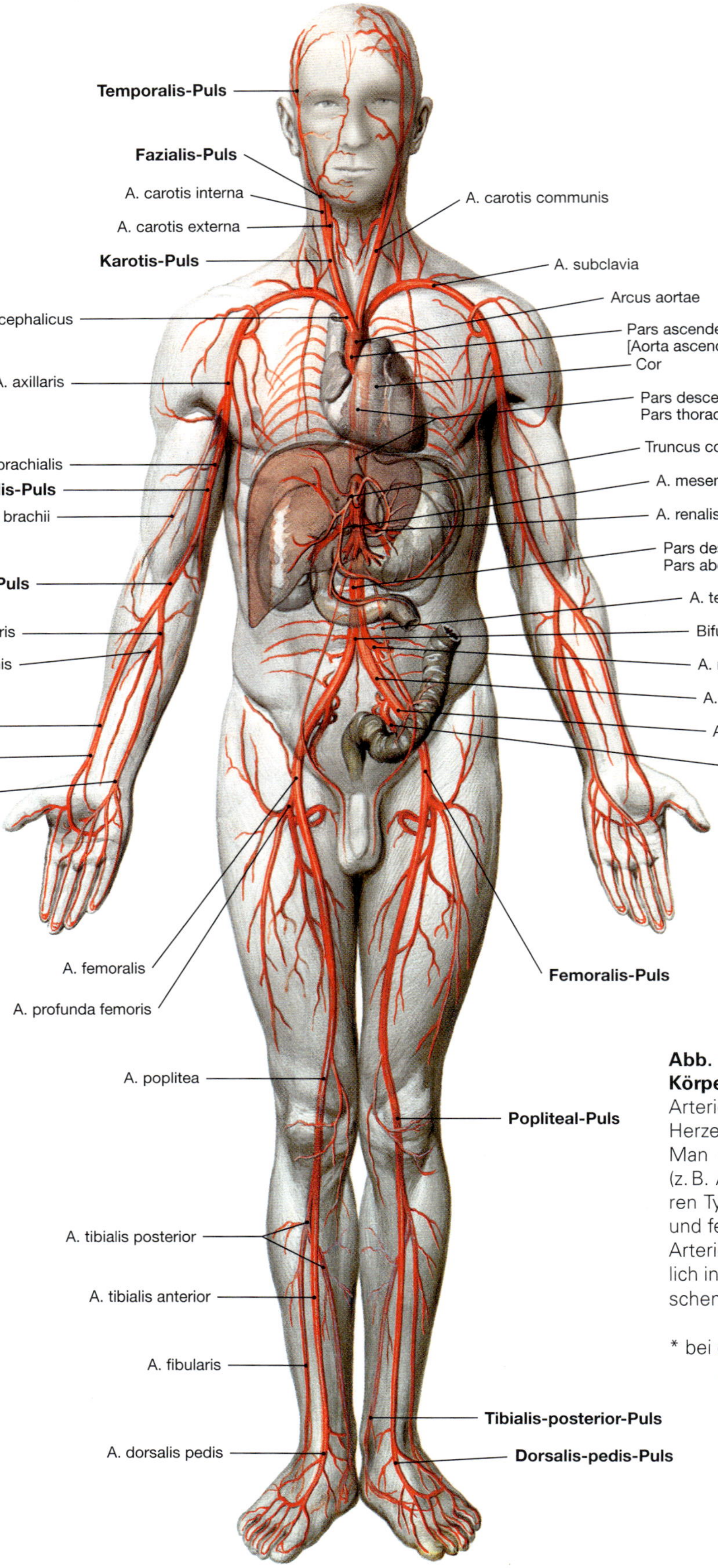


**Abb. 1.52 Übersicht über die Arterien des Körperkreislaufs.** [S700-L127]
Arterien dienen dem Transport von Blut aus dem Herzen in die Körperperipherie bzw. in die Lunge. Man unterscheidet Arterien vom elastischen Typ (z. B. Aorta, herznahe Arterien) und vom muskulären Typ (die meisten Arterien, z. B. Aa. brachialis und femoralis). Aus den immer kleiner werdenden Arterien gelangt das Blut über Arteriolen schließlich in das Kapillarnetz, wo der Stoffaustausch zwischen Blut und Geweben stattfindet.

* bei der Frau: A. ovarica

### Klinik

An zahlreichen Stellen des Körpers verlaufen große und mittlere Arterien nahe der Körperoberfläche. Ihr **Puls** kann getastet werden, indem die Arterie gegen eine darunterliegende härtere Struktur gedrückt wird. Der am weitesten distal und damit am weitesten vom Herzen entfernt tastbare Puls ist der Puls der A. dorsalis pedis auf dem Fußrücken. Die Untersuchung des Arterienpulses gibt zahlreiche Aufschlüsse, z. B. über die Schlagfrequenz des Herzens, über eine Differenz der Durchblutung von oberer und unterer Extremität oder ganz allgemein über den Durchblutungszustand eines Körperabschnitts. Der pathologische Verschluss von Endarterien (z. B. im Rahmen einer Arterienverkalkung) führt zum Untergang des normalerweise von der Arterie versorgten Gewebes (z. B. Verschluss einer Herzkranzarterie führt zum Herz- oder Myokardinfarkt).

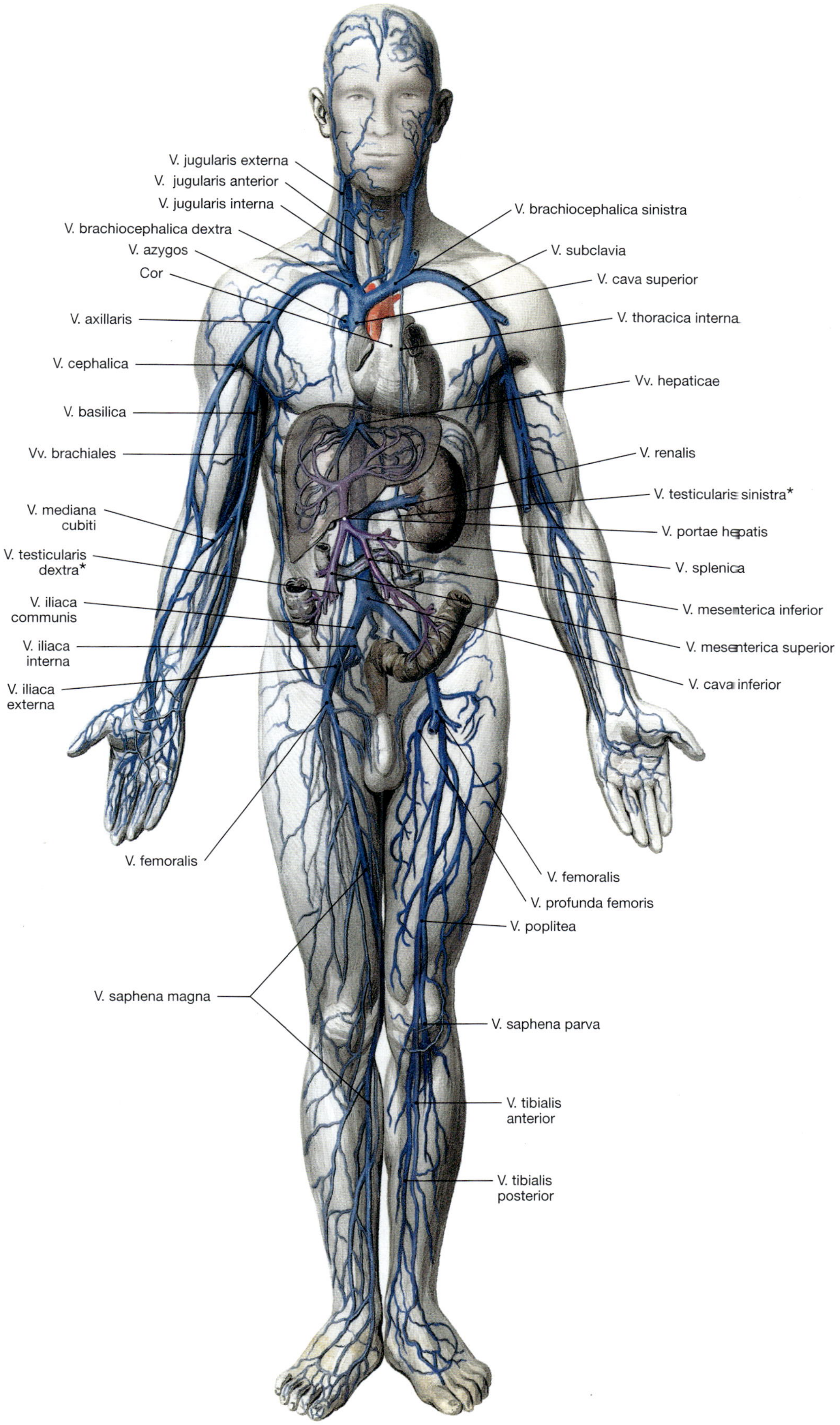


**Abb. 1.53 Übersicht über die Venen des Körperkreislaufs.** [S700-L127]
Venen transportieren Blut aus der Körperperipherie zum Herzen. Sie sind leicht erweiterbar und haben Reservoirfunktion. Die Venen des Körperkreislaufs transportieren sauerstoffarmes Blut, die des Lungenkreislaufs sauerstoffreiches Blut. Die meisten Venen sind Begleitvenen, d. h., sie verlaufen parallel zu entsprechenden Arterien. Im Vergleich zu den Arterien ist ihr Verlauf variabler und der Blutdruck deutlich niedriger. Venen gehören mit Kapillaren und Venolen zum **Niederdrucksystem** des Blutkreislaufs.

In den meisten Körperabschnitten kommt ein **oberflächliches** venöses System im Unterhautfettgewebe vor, das mit einem **tiefer gelegenen,** meist parallel zu den Arterien verlaufenden System in Verbindung steht (beide Systeme sind durch Venenklappen so getrennt, dass Blut nur von oberflächlich nach tief fließen kann). Besonders die Venen der Extremitäten unterliegen großen individuellen Schwankungen.

* bei der Frau: V. ovarica

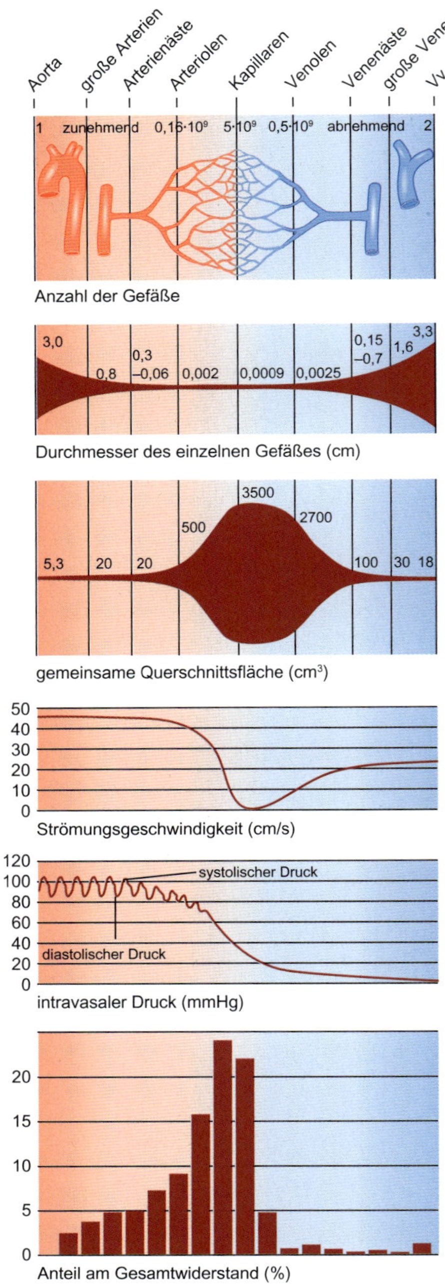


**Abb. 1.54 Eigenschaften der verschiedenen Abschnitte des Gefäßsystems.** [S700-L126]/[S102-005]

Gas-, (Nähr-)Stoff- und Flüssigkeitsaustausch spielen sich in den kleinsten Gefäßen des Körpers, den Kapillaren ab. Sie bilden mit den präkapillären Arteriolen und den postkapillären Venolen die **terminale Strombahn.** Die Kapillaren sind ideal für die hier ablaufenden Austauschvorgänge zwischen dem durchströmenden Blut und der die Kapillaren und die benachbarten Körperzellen umgebenden interstitiellen Flüssigkeit geeignet. Sie haben eine extrem dünne Gefäßwand, und aufgrund der sich immer weiter aufzweigenden arteriellen Gefäße bis zum Kapillarbett nimmt die Strömungsgeschwindigkeit bei Zunahme des Gesamtgefäßquerschnitts (um den Faktor 800) von ca. 50 cm/s in der Aorta auf bis zu 0,05 cm/s in der Kapillare ab. Dadurch beträgt die in der Kapillare (mit durchschnittlich 0,5 mm Länge) für den Stoffaustausch zur Verfügung stehende Zeit nahezu 1 Sekunde. Aufgrund hoher Reibungskräfte der Blutzellen mit der enorm großen Oberfläche der Arteriolen- und Kapillarwände (Reibungskräfte) entsteht ein erhöhter Gefäßwiderstand, der den Blutdruck und die anrollende arterielle Pulswelle nahezu auflöst.

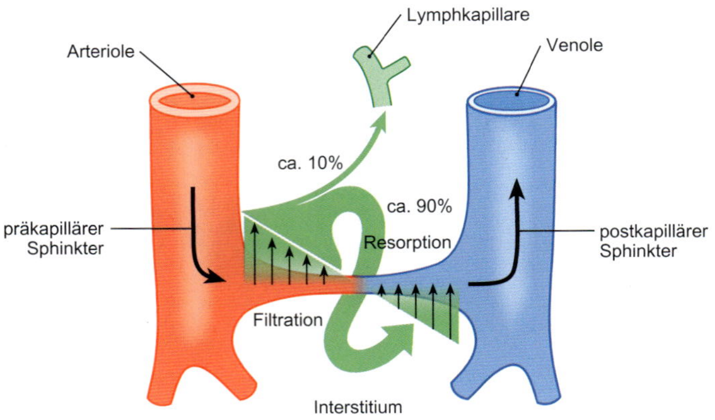


**Abb. 1.55 Flüssigkeitsaustausch (Mikrozirkulation) in einer Kapillare** [S700-L126]/[S102-005]

Innerhalb der Kapillaren wirken 2 Druckkräfte: der osmotische Druck (intravasaler oder intrakapillärer **kolloidosmotischer Druck** (basiert hauptsächlich auf Proteinen im Blut wie Albumin und Globulinen) und der **Perfusionsdruck** (Blutdruck in der Kapillare; hydrostatischer Druck). Die resultierende Differenz ist der **effektive Filtrationsdruck.** Im arteriellen Schenkel der Kapillare übersteigt der Perfusionsdruck mit ca. 35 mmHg den kolloidosmotischen Druck mit ca. 25 mmHg um ca. 10 mmHg, sodass es zu einem Flüssigkeitstransport in das umliegende extravasal gelegene Interstitium (umgebendes Gewebe) kommt (hoher effektiver Filtrationsdruck; **Filtration**). Über den Verlauf der Kapillare nimmt der Perfusionsdruck immer weiter ab, der kolloidosmotische Druck bleibt hingegen nahezu gleich. Dadurch ist der effektive Filtrationsdruck in der Mitte der Kapillare nahezu gleich null und sinkt zum Ende der Kapillare (venöser Schenkel) immer weiter ab, sodass es dort zu einer Flüssigkeitsverschiebung mit darin gelösten Teilchen in das Kapillarlumen kommt **(Resorption).** Allerdings sind die Kapillaren so aufgebaut, dass von ca. 20 l Flüssigkeit (100 %) im Blut, die das Kapillarbett täglich durchströmen und dort filtriert werden, im venösen Kapillarschenkel nur ca. 18 l (90 %) Flüssigkeit wieder resorbiert werden. 2 bis zu 3 l (10 %) verbleiben im Interstitium und werden über das hier beginnende Lymphgefäßsystem als Lymphe (Lymphflüssigkeit) abtransportiert. Die Lymphe durchfließt das Lymphgefäßsystem und gelangt schließlich über die großen Lymphgefäße (Ductus thoracicus auf der linken Seite und Ductus lymphaticus dexter auf der rechten Seite) in den entsprechenden Venenwinkel zwischen V. jugularis und V. subclavia und damit zurück in das große Blutkreislaufsystem (→ Abb. 1.60). Die über die Lymphbahnen drainierte Lymphe wird dadurch vom Immunsystem beim Durchströmen zahlreicher Lymphknoten immunologisch „kontrolliert".

## Klinik

Bei Insuffizienz des Lymphgefäßsystems kann ein **Lymphödem** mit sicht- und tastbarer Flüssigkeitsansammlung im Interstitium entstehen (im Gegensatz zu einer reinen wässrigen Flüssigkeitsansammlung im Gewebe ist das Lymphödem „hart" und nicht leicht wegdrückbar). Dabei wird die über die Kapillaren nicht resorbierte interstitielle Flüssigkeit nicht ausreichend über die Lymphgefäße abtransportiert. Lymphödeme können ganz unterschiedliche Ursachen haben. So kann es beispielsweise nach einer Operation durch die Durchtrennung von Lymphgefäßen oder die Entfernung von Lymphknoten zur Ausbildung eines Lymphödems kommen **(postoperatives Lymphödem).** Andere Ursachen können Tumoren, die Folge von Verletzungen, Entzündungen oder Bestrahlung sein. Solche **sekundär erworbenen Lymphödeme** stellt man **primären Lymphödemen** gegenüber, denen eine Entwicklungsstörung des Lymphgefäßsystems und/oder der Lymphknoten in der Embryonalphase zugrunde liegen kann.

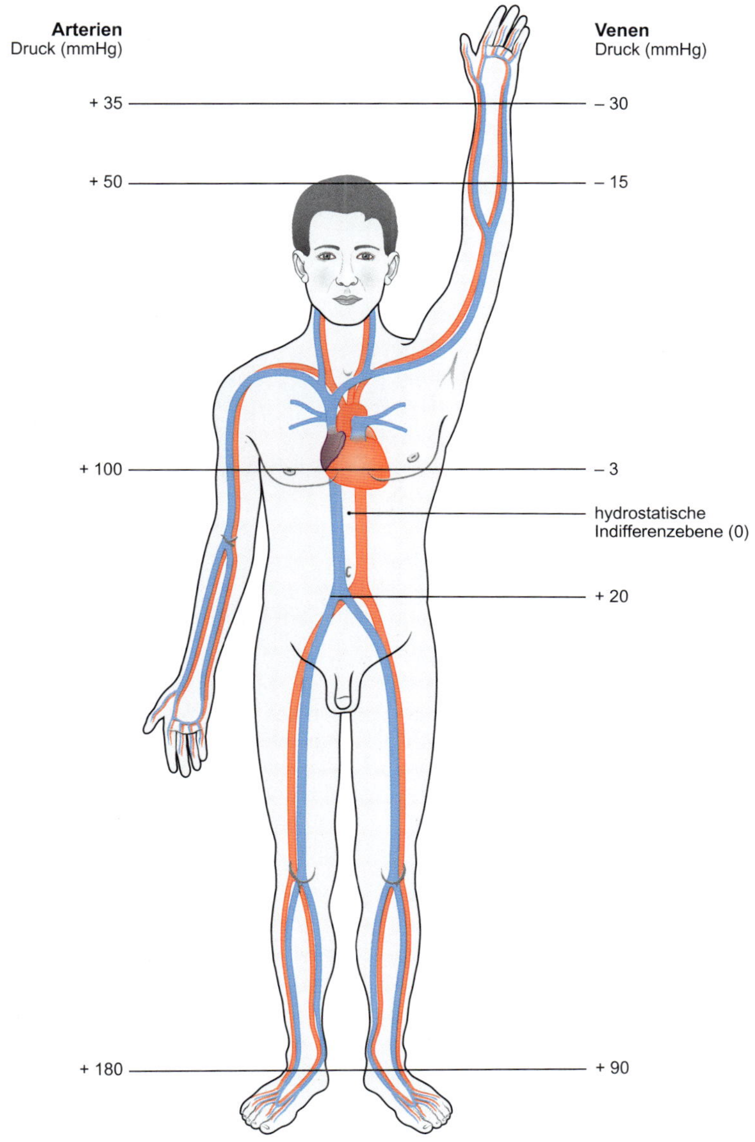


**Abb. 1.56 Druckverhältnisse in Arterien und Venen im aufrechten Stand.** [S700-L126]

Man unterscheidet das **Hochdrucksystem,** das die Arterien des Körperkreislaufs umfasst und das **Niederdrucksystem,** zu dem die Venen des Körperkreislaufs und alle Gefäße des Lungenkreislaufs gehören. In Arterien fließt das Blut per Definition vom Herz weg, in Venen hingegen zum Herz hin. Daher führen Arterien im Körperkreislauf sauerstoffreiches Blut, im Lungenkreislauf hingegen sauerstoffarmes Blut. Bei den Venen ist es umgekehrt. Sie führen im Körperkreislauf sauerstoffarmes Blut, im Lungenkreislauf sauerstoffreiches Blut. Unter **Blutdruck** versteht man den Druck (Kraft/Fläche) des Blutes in einem Blutgefäß. Er hängt nicht nur vom Herzzeitvolumen ab, sondern auch vom Gefäßwiderstand und nimmt damit von der Aorta auf dem Weg des Blutes durch das Blutgefäßsystem immer weiter ab, bis das Herz wieder erreicht ist. Normalerweise meint man mit Blutdruck den Druck in den großen Körperarterien **(arterieller Druck).** Die Messung mittels Blutdruckmanschette und Stethoskop liefert ein Zahlenpaar aus systolischem (hängt u. a. von der Herzauswurfleistung ab) und diastolischem (hängt u. a. von Herzfüllungsphase Elastizität und Füllungszustand der großen Gefäße ab) Druck und wird üblicherweise in mmHg (Millimeter Quecksilbersäule) angegeben. Ein typischer „normaler" Blutdruck ist beispielsweise 120/80 mmHg. Der Blutdruck hängt allerdings auch davon ab, an welcher Stelle und ob man Arterien oder Venen misst. In Venen ist der Blutdruck deutlich niedriger als in Arterien. Allerdings müssen Venen in der unteren Körperregion deutlich höhere Drücke aushalten als Venen in der oberen Körperregion. Dies spiegelt sich in einem unterschiedlichen Venenwandaufbau wider sowie im Vorhandensein von Venenklappen. Die Abbildung zeigt die systolischen Druckverhältnisse für Arterien und Venen beim aufrechten Stand.

## Blutfluss in Venen

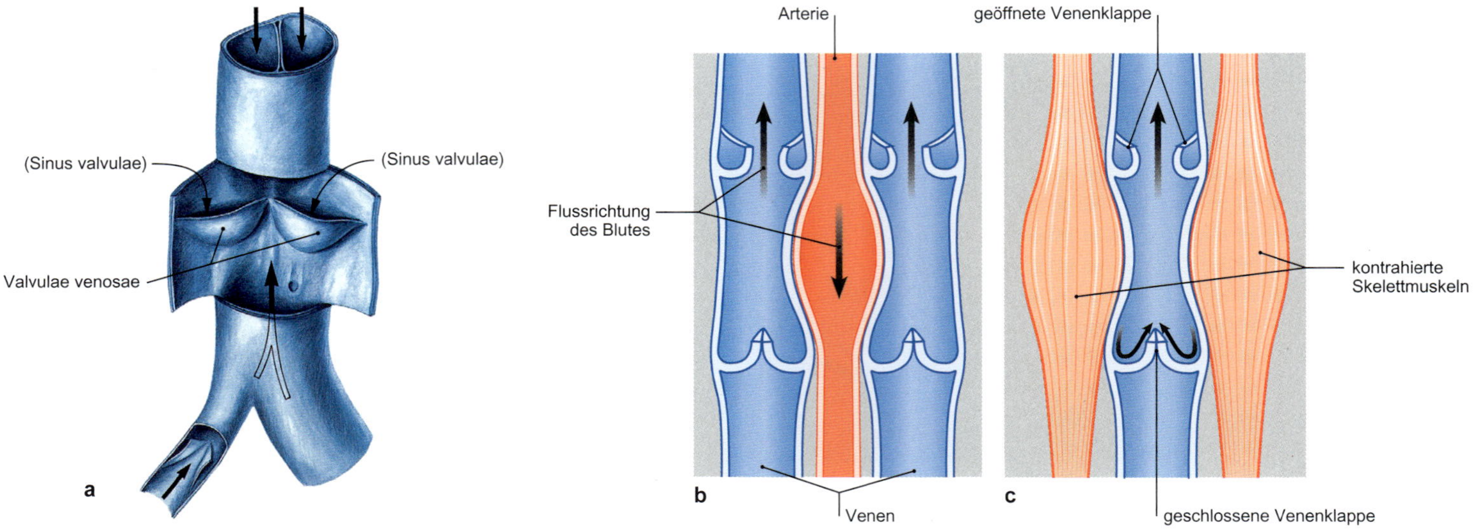


**Abb. 1.57a–c Venenklappen und Mechanismen des venösen Rückstroms zum Herz.**
**a Venenklappen.** Da Venen Blut meist gegen die Schwerkraft transportieren müssen, besitzen die größeren Venen der Extremitäten und der unteren Halsregion Klappen (Venenklappen), die den venösen Rückfluss unterstützen. Außer den Klappen wirken die Muskeln und der Arterienpuls (nur wenn Venenklappen vorhanden sind) auf den venösen Blutfluss. Die nach oben gerichteten Pfeile geben die Strömungsrichtung des Blutes an. Bei Rückstau (nach unten gerichtete Pfeile) kommt es zum Klappenschluss. [S700]
**b Arteriovenöse Kopplung.** In den unteren Extremitäten werden Arterien meist von 2 Venen begleitet, die seitlich an die Arterie angelagert sind. Die Pulswelle in der Arterie komprimiert dabei die Venen. Durch den gerichteten Blutfluss in den Venen über Venenklappen wird das Blut in den Venen herzwärts drainiert. [S700-L126]
**c Muskelpumpe.** Die Betätigung der um die Blutgefäße liegenden Muskulatur führt zur Venenkompression und trägt aufgrund der Venenklappen zum Bluttransport in Richtung Herz bei. [S700-L126]
Außer den beschriebenen Mechanismen wirkt beim Blutrückstrom im venösen System noch die Sogwirkung des Herzens mit.

### Klinik

Eine **tiefe Beinvenenthrombose** kann auftreten, wenn sich ein Blutgerinnsel **(Thrombus)** in einer oder mehreren der tiefen Venen im Körper bildet. Sie verursacht meist Schmerzen oder Schwellungen im betroffenen Bein, kann aber auch ohne Symptome vorkommen. Diagnostiziert werden kann sie durch eine Ultraschalluntersuchung (→ Abbildung). Löst sich ein Teil oder das ganze Blutgerinnsel von der Venenwand ab, kann es als **Embolus** durch die Blutbahn wandern und in der Lunge durch Verschluss einer Lungenarterie eine **Lungenembolie** auslösen. Das sauerstoffarme Blut gelangt dann vom Herz nicht mehr in die Lunge mit möglichen lebensbedrohlichen Folgen.
a [E708], b [G704]

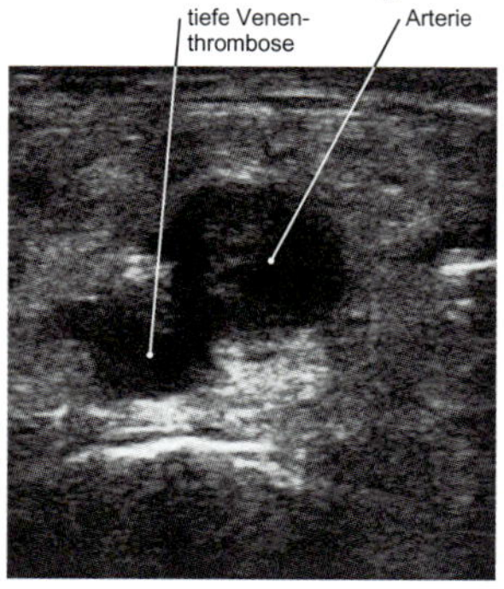


a

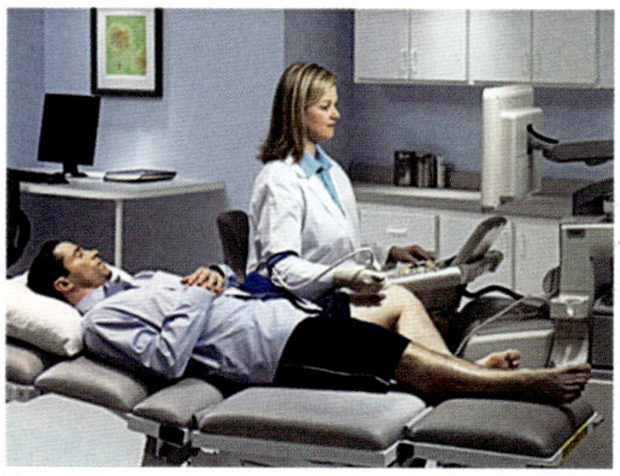

b

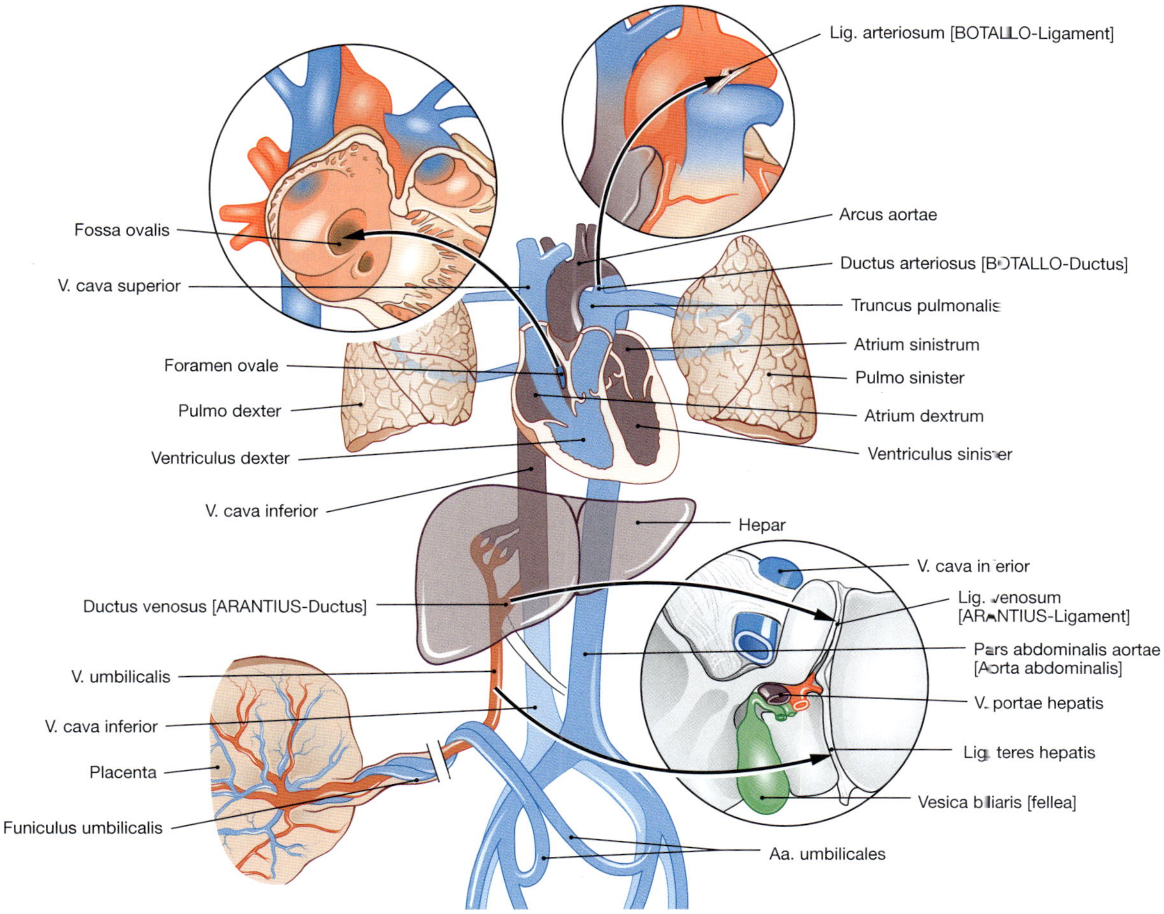


**Abb. 1.58 Organisation des pränatalen Herz-Kreislauf-Systems;** schematische Darstellung. [S700-L126]

Die Pfeile geben die Richtung des Blutstroms an. Der vorgeburtliche Kreislauf unterscheidet sich vom Kreislauf nach der Geburt.

**Sauerstoffreiches Blut** gelangt von der Placenta über die Nabelvene zur Leber und wird hier über den Ductus venosus (ARANTII) größtenteils direkt in die V. cava inferior geleitet. Aus der V. cava inferior fließt der Hauptblutstrom über den rechten Vorhof durch das offene Foramen ovale in der Vorhofscheidewand direkt in den linken Vorhof und von hier in die linke Kammer, um über die Aorta im großen Kreislauf verteilt zu werden.

**Venöses Blut** aus der oberen Körperhälfte gelangt über die V. cava superior in den rechten Vorhof und wird größtenteils in den rechten Herzventrikel geleitet. Bei der Herzkontraktion wird das Blut von hier zum Großteil über den Ductus arteriosus (BOTALLI) direkt der Aorta descendens zugeführt. Die beiden Herzkurzschlüsse (offenes Foramen ovale und offener Ductus arteriosus [BOTALLI]) sind notwendig, da die Lunge beim Fetus noch nicht entfaltet ist. Aus dem großen Kreislauf des Fetus gelangt das Blut zu einem großen Teil via Iliakalgefäße in die beiden Nabelarterien (Aa. umbilicales) und von hier über die Nabelschnur wieder zur Placenta.

Die Unterbrechung des Placentakreislaufs kurz nach der Geburt führt mit der Entfaltung der Lungen und dem Einsetzen der Atmung zum **Verschluss** von:

- Ductus venosus (ARANTII)
- Foramen ovale
- Ductus arteriosus (BOTALLI) zwischen Truncus pulmonalis und Arcus aortae
- Aa. umbilicales und V. umbilicalis

Das Herz-Kreislauf-System besteht nun nur noch aus dem Herzen sowie dem großen (Körperkreislauf; Versorgung der Körpergewebe) und dem kleinen Kreislauf (Lungenkreislauf; Gasaustausch) (→ Abb. 1.50). Beim Erwachsenen beträgt die Auswurfleistung des Herzens in Ruhe 70 ml.

Etwa 64 % des Bluts befinden sich ständig im venösen System, dieser Wert kann bis ca. 80 % gesteigert werden (Blutspeicher).

Der Gefäßwiderstand basiert hauptsächlich auf den kleinen Arterien und Arteriolen der Muskulatur. Im arteriellen System (Hochdrucksystem) herrscht ein mittlerer Blutdruck von ca. 100 mmHg (= mm Quecksilbersäule), im venösen System liegt dieser bei ca. 20 mmHg. Zwischen beiden Systemen liegt das Kapillargebiet, in dem der Stoffaustausch stattfindet.

## Pfortaderkreislauf

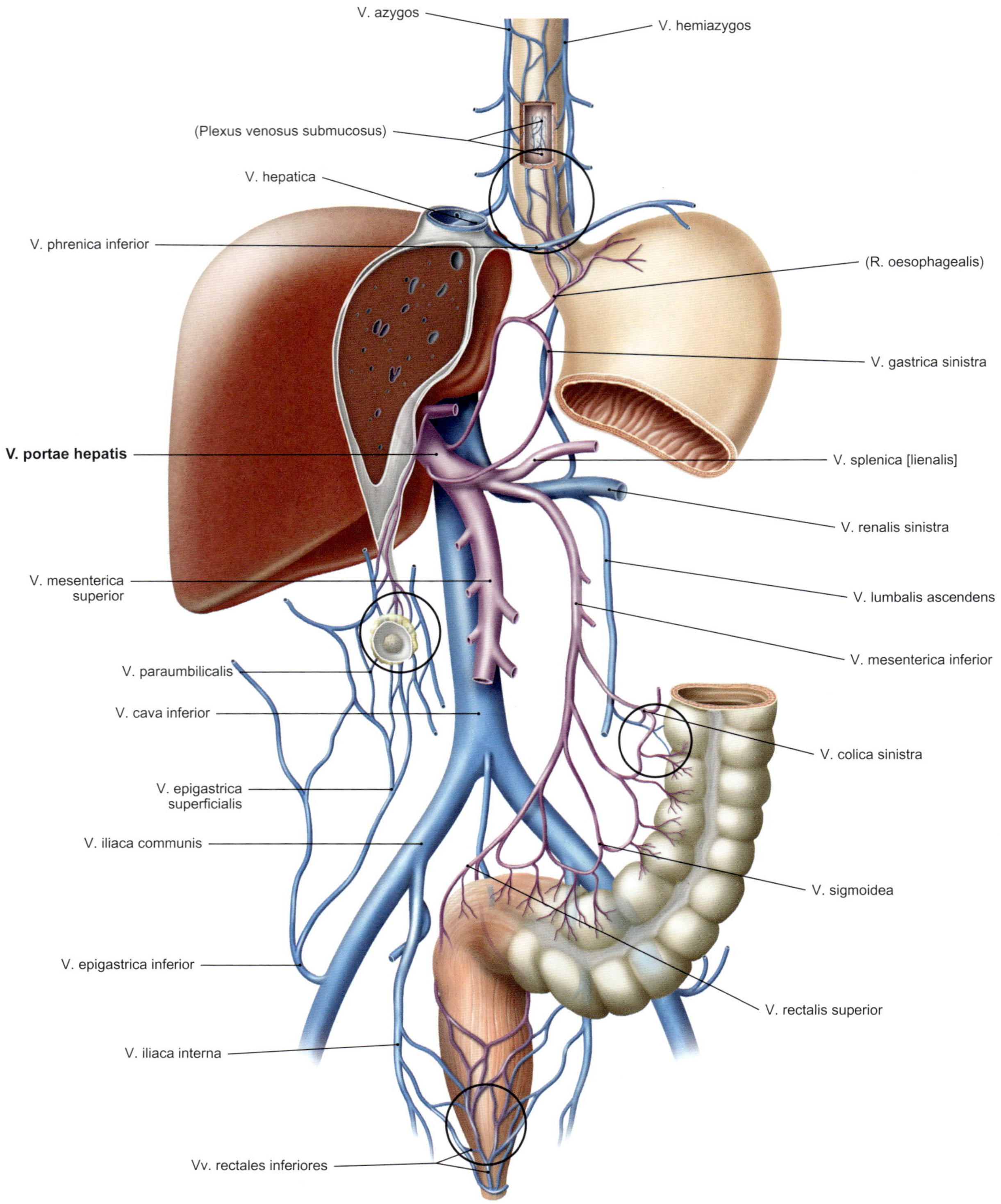


**Abb. 1.59 Pfortader, V. portae hepatis, und untere Hohlvene, V. cava inferior;** halbschematische Darstellung; Zuflüsse zur V. cava inferior in Blau; Zuflüsse zur V. portae hepatis in Violett. Mögliche portokavale Anastomosen sind durch schwarze Kreise hervorgehoben. [S700-L275]

Der Pfortaderkreislauf nimmt innerhalb des großen Kreislaufs (Körperkreislauf) eine Sonderstellung ein. Hier sind 2 Kapillargebiete (Darm, Leber) hintereinandergeschaltet. Das venöse Blut aus den Kapillaren der meisten unpaaren Bauchorgane (Magen, Teile des Darms, Bauchspeicheldrüse, Milz) gelangt in die Pfortader und wird so der Leber zugeführt, bevor es den großen Kreislauf erreicht. Auf diese Weise gelangen viele in den abdominellen Verdauungsorganen resorbierte Nährstoffe zunächst in die Leber und werden hier verstoffwechselt. Erst nach Passage der Leber gelangt das Blut über die Lebervenen (Vv. hepaticae) in die V. cava inferior und damit in den großen Kreislauf.

### Klinik

Ist bei Patienten, z. B. aufgrund einer Leberzirrhose, der Widerstand in der Leber und damit der **Pfortaderdruck erhöht,** fließt bedeutend weniger Blut durch die Leber. Der Rest des Blutes gelangt über portokavale Anastomosen an der Leber vorbei direkt in den großen Kreislauf. Die im Anastomosengebiet vorkommenden Venen sind allerdings nicht auf den vermehrten Blutfluss eingerichtet und können sich varikös erweitern (Ausbildung von **Varizen**). So können Ösophagusvarizen im Bereich des gastroösophagealen Übergangs entstehen, es kann sich ein sog. Caput medusae (Medusenhaupt) im Bereich der paraumbilikalen Venen ausbilden (selten) oder es kann zur Varizenbildung im Analkanal kommen. Besonders **Ösophagusvarizen** können bei der Nahrungsaufnahme leicht verletzt werden und zu lebensbedrohlichen Blutungen führen.

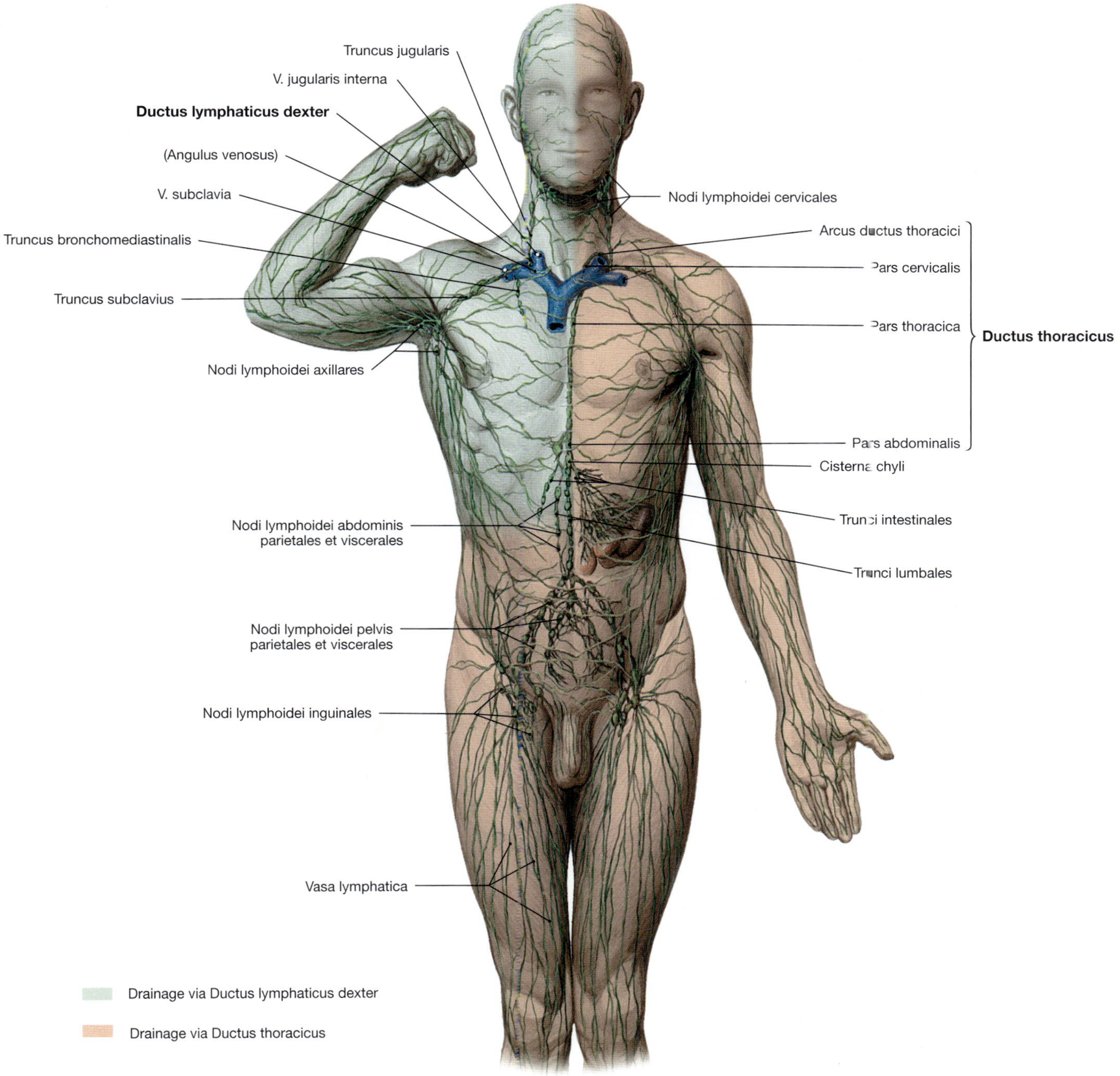


**Abb. 1.60 Übersicht über das Lymphgefäßsystem.** [S700-L127]
Die in der Peripherie beginnenden **Lymphkapillaren** nehmen die Flüssigkeit (Lymphe) aus dem Interstitium auf und führen sie über Lymphkollektoren den **Lymphgefäßen** und den zwischengeschalteten **Lymphknoten** zu. Lymphknoten, die für die Aufnahme und Filtration einer Körperregion zuständig sind, werden regionäre Lymphknoten genannt. Lymphknoten, die Lymphe von verschiedenen anderen Lymphknoten zugeleitet bekommen, heißen Sammellymphknoten.
Schließlich gelangt die Lymphe zu den großen **Lymphstämmen** (Ductus thoracicus und Ductus lymphaticus dexter) und wird über sie in das venöse Blutgefäßsystem des großen Kreislaufs zurückgeführt. Der größte Teil der Lymphe wird über den **Ductus thoracicus** in den linken Venenwinkel (zwischen Vv. jugularis interna sinistra und subclavia sinistra) drainiert, nur der rechte obere Quadrant des Körpers über den **Ductus lymphaticus dexter** in den rechten Venenwinkel (zwischen Vv. jugularis interna dextra und subclavia dextra). Der Transport innerhalb der Lymphgefäße unterliegt vergleichbaren Mechanismen wie der gerichtete Transport in Venen: **Lymphgefäßklappen,** Muskelpumpe.
Außer dem Lymphgefäßsystem mit den Lymphknoten gehören die **lymphatischen Organe** (Thymus, Knochenmark, Milz, Tonsillen, mukosaassoziiertes lymphatisches Gewebe) zum Lymphsystem. Funktionell dient es der Immunabwehr und der Fettresorption.

## Lymphknoten



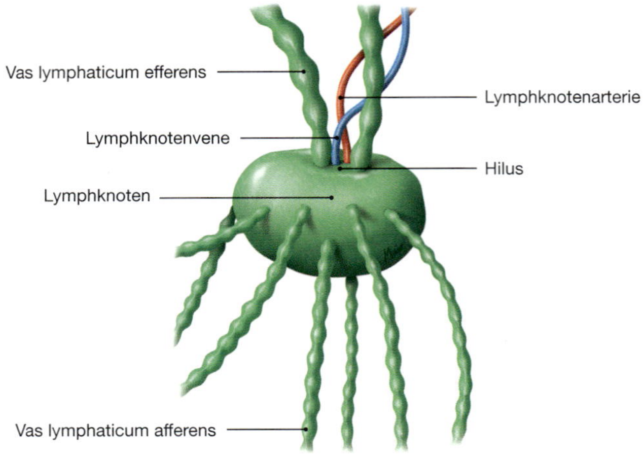


**Abb. 1.61 Lymphknoten mit zu- und abführenden Lymphgefäßen;** halbschematische Darstellung. [S700-L127]
Die Lymphknoten sind **sekundäre lymphatische Organe** und gehören zum lymphatischen System des Körpers. Sie sind in ihrer Form sehr variabel (meist linsen- bis bohnenförmig mit einem Durchmesser von etwa 5–20 mm). Von den ca. 1.000 Lymphknoten des Körpers liegen allein 200–300 im Hals. Funktionell sind sie Teil des Immunsystems und übernehmen eine wichtige Rolle bei der Abwehr von Infektionen. Außer Lymphknoten gehören Teile der Milz, die Mandeln (Rachenmandel – Tonsilla pharyngea, Gaumenmandeln – Tonsillae palatinae, Zungengrundmandel – Tonsilla lingualis sowie weiteres lymphatisches Gewebe des lymphatischen Rachenrings [WALDEYER-Rachenring], zu dem die Mandeln gehören), das schleimhautassoziierte lymphatische Gewebe (MALT – „mucosa-associated lymphatic tissue") einschließlich Wurmfortsatz (Appendix vermiformis) und PEYER-Plaques des Dünndarms zu den sekundär lymphatischen Organen. Diese stellt man den **primär lymphatischen Organen** (Thymus und Knochenmark) gegenüber, die der Herstellung immunkompetenter, naiver Abwehrzellen dienen.

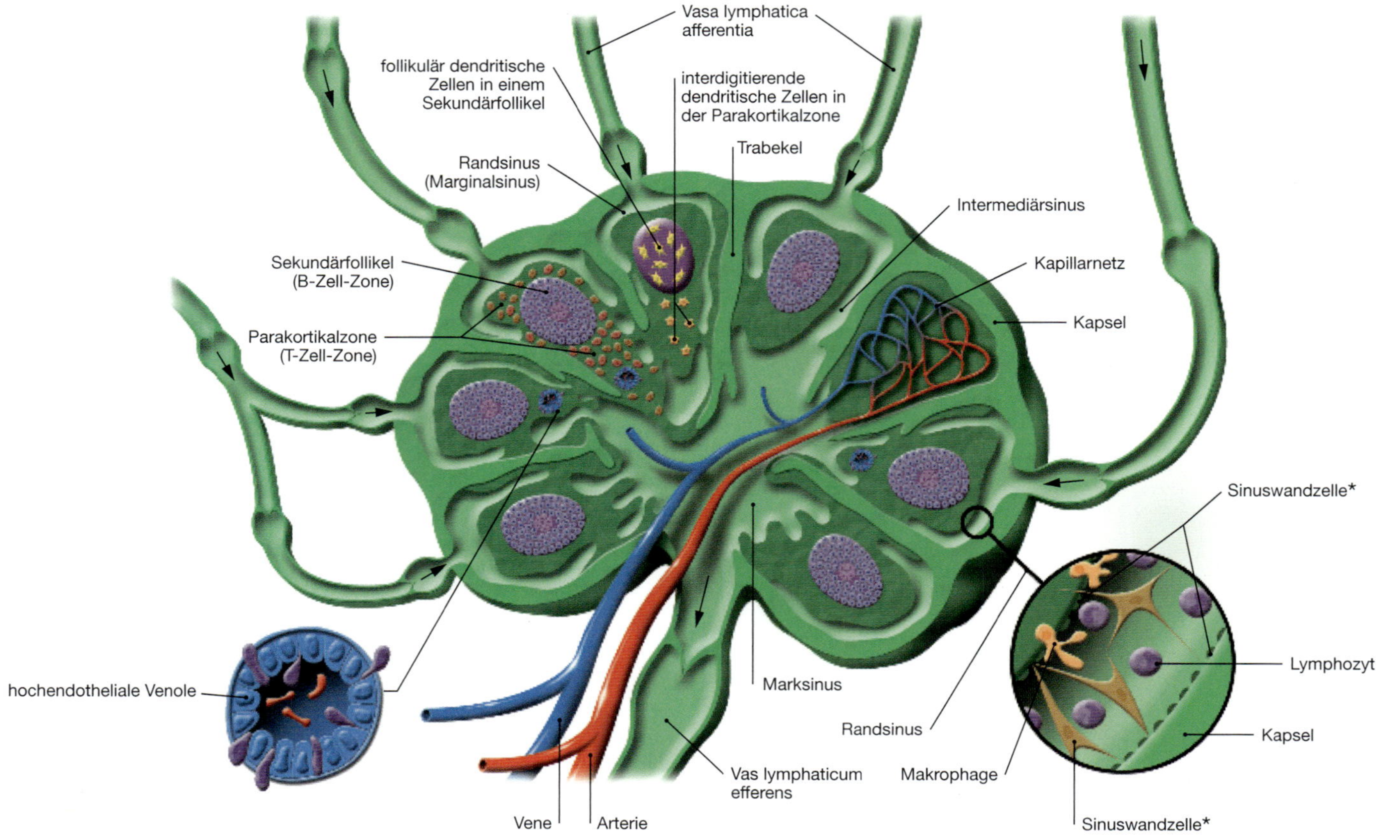


**Abb. 1.62 Lymphknoten;** schematischer Schnitt. [S700-L127]/[M109/L319]
Außer den zu- und den abführenden Lymphgefäßen (Vasa afferentia und Vasa efferentia) sind die Blutgefäßversorgung und die Kompartimentierung innerhalb des Lymphknotens mit B-Region (Sekundärfollikel), T-Region (parakortikale Zone) mit hochendothelialen Venolen, follikuläre und interdigitierende dendritische Zellen, Marksinus, Intermediärsinus und Randsinus (mit zellulärem Aufbau) dargestellt.

*Sinuswandzellen (Retikulumzellen, Uferzellen) kleiden den Sinus nicht nur aus, sondern durchziehen ihn auch

### Klinik

Die **Untersuchung der Lymphknoten** ist ein wichtiger Bestandteil der körperlichen Untersuchung eines Patienten. Dabei werden die tastbaren Lymphknotenregionen am Hals, in der Axilla und in der Leiste palpiert. Lymphknotenvergrößerungen können ein Hinweis auf Entzündungsprozesse (Lymphadenitis) oder maligne Erkrankungen sein (z. B. die Metastase eines malignen Tumors oder eine generalisierte Erkrankung des lymphatischen Systems wie Morbus HODGKIN).

Unter einem **Wächterlymphknoten („sentinel node")** versteht man denjenigen Lymphknoten, der im Abflussgebiet eines bösartigen Tumors (besonders Mamma- und Prostatakarzinom sowie malignes Melanom) an erster Stelle liegt. Enthält dieser bereits Tumorzellen, ist die Wahrscheinlichkeit groß, weitere lymphogene Metastasen (Tochtergeschwülste) in der Umgebung zu finden. Ist er hingegen tumorfrei, sind weitere Lymphknotenmetastasen unwahrscheinlich. Der Wächterlymphknotenstatus ist daher für das weitere therapeutische Vorgehen entscheidend.

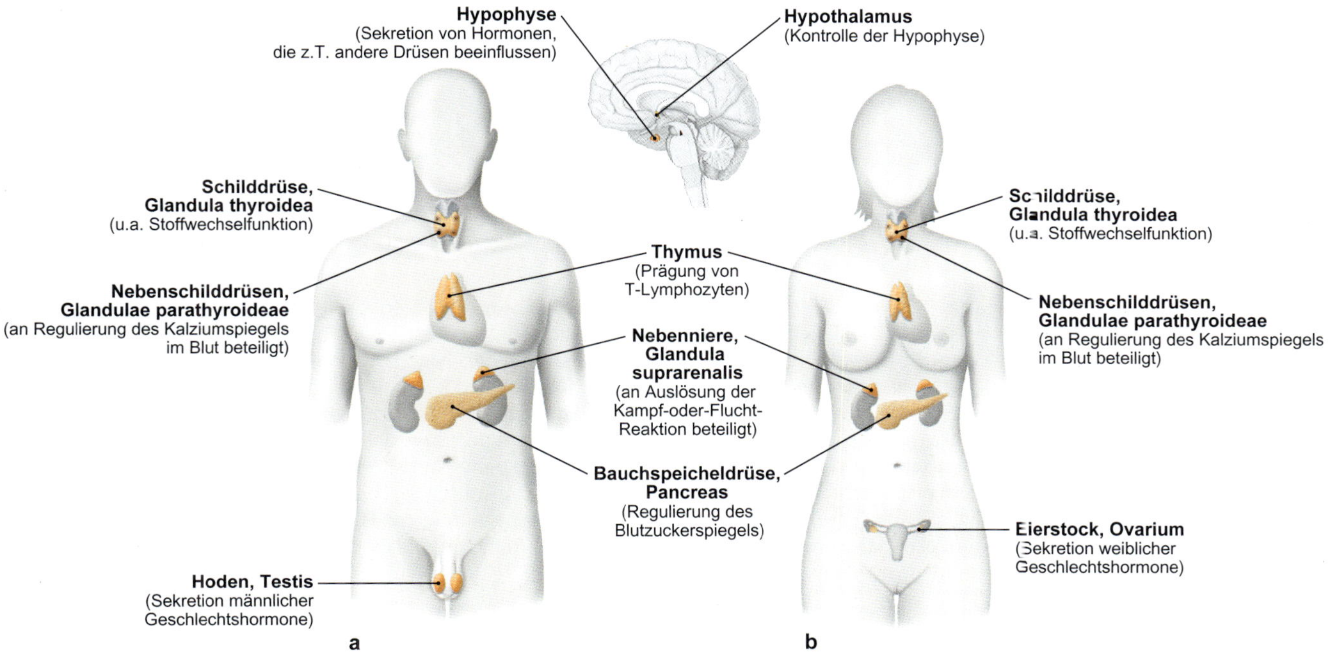


**Abb. 1.63a und b Organe und Grundfunktionen des endokrinen Systems.** [S701-L275]
**a** Männliches endokrines System.
**b** Weibliches endokrines System.

Das endokrine System umfasst verschiedene Organe, die Hormone produzieren und diese ins Blut abgeben, um die Aktivität bestimmter anderer Zielgewebe zu regulieren. Übergeordnetes Zentrum für die meisten endokrinen Organe ist der Hypothalamus im Zwischenhirn. Nachgeschaltet ist für viele endokrine Organe die Hypophyse, über welche die Hormonproduktion in der Schilddrüse, den Nebenschilddrüsen, den Nebennieren, der Bauchspeicheldrüse und den Fortpflanzungsorganen (Eierstöcke bei der Frau und Hoden beim Mann) reguliert werden. Auch der Thymus wird hormonell reguliert. Die wesentlichen Funktionen des endokrinen Systems sind:

- Stoffwechselregulation
- Regulation des Säure-Basen-Haushalts
- Stressregulation
- Regulation von Wachstum, Entwicklung und Fortpflanzung
- Produktion von Hormonen

## Reproduktionssystem

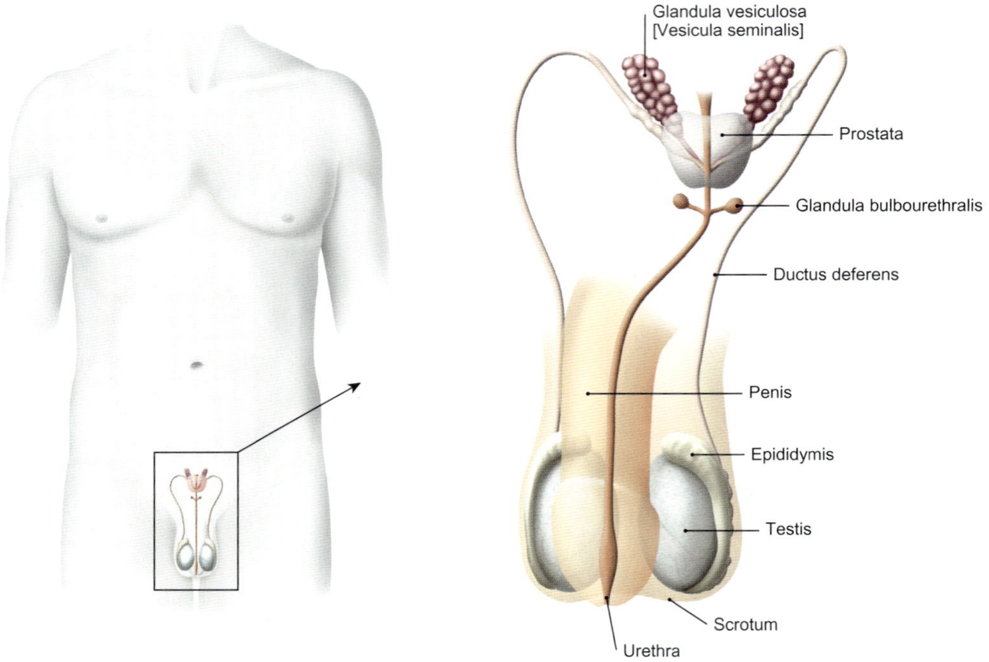


**Abb. 1.64 Männliche Geschlechtsorgane.** [S701-L275]
Die männlichen Geschlechtsorgane umfassen die paarigen **Hoden** (Testes), die **Samenwege** (mit Nebenhoden [Epididymis, paarig] und Samenleiter [Ductus deferens, paarig]), die **akzessorischen Geschlechtsdrüsen** (Prostata, Bläschendrüse [Glandula vesiculosa, paarig], COWPER-Drüse [Glandula bulbourethralis, paarig], LITTRÉ-Drüsen [Glandulae urethrales]) und das **äußere Genitale** mit dem Penis und der darin verlaufenden Harnröhre (Urethra). Die Hoden liegen außerhalb des Körpers im Hodensack (Scrotum). Sie sind die Produzenten des Samens (Spermien) und besitzen endokrine Zellen, die **männliche Geschlechtshormone** (Androgene, insbesondere Testosteron) produzieren. Die hormonbildenden Zellen unterliegen der Regulation durch die Hypophyse und gehören zum endokrinen System. Die Spermien reifen im Nebenhoden und können bei Bedarf im Rahmen des Samenergusses (Ejakulation) über den Samenleiter und die Harnröhre nach außen transportiert werden. Von der Prostata und den Bläschendrüsen werden den Spermien lebenserhaltende Flüssigkeiten beigemischt, sodass eine Suspension entsteht **(Sperma).** COWPER- und LITTRÉ-Drüsen dienen der Vorbereitung der **Harn-Samen-Röhre** (Urethra) für den geschmeidigen Transport des Ejakulats.

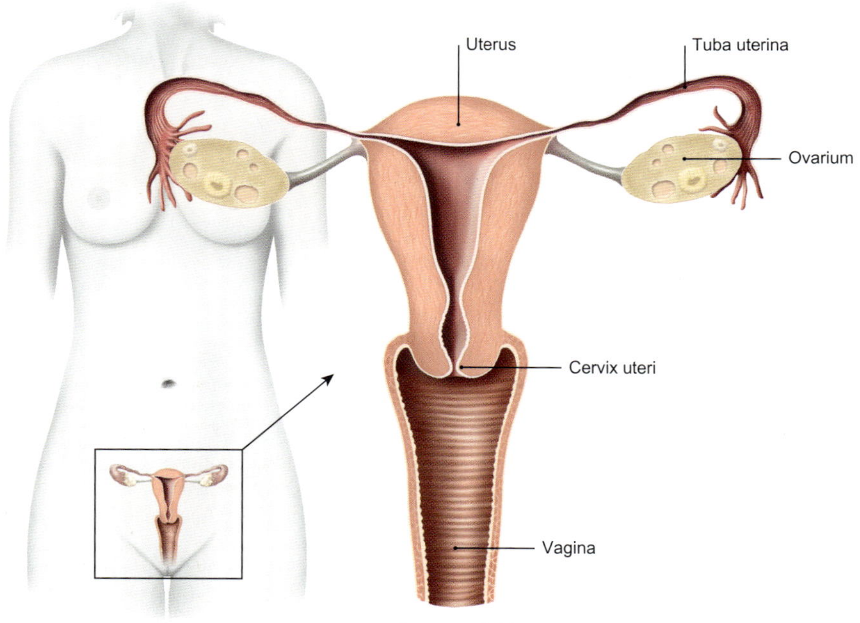


**Abb. 1.65 Weibliche Geschlechtsorgane.** [S701-L275]
Die weiblichen Geschlechtsorgane umfassen die paarigen **Eierstöcke** (Ovarien), die paarigen **Eileiter** (Tuben, Tubae uterinae), die **Gebärmutter** (Uterus), die **Scheide** (Vagina) und das **äußere Genitale** (Vulva) mit dem Kitzler (Clitoris), den kleinen und großen Schamlippen (Labia minora und majora) sowie den Vorhofdrüsen (Glandulae vestibulares minores [entsprechen den Glandulae urethrales des Mannes] und Glandulae vestibulares majores [BARTHOLIN-Drüsen, bilden Schleim]). Während der Geschlechtsreife stellt das Ovar Eizellen bereit und produziert **weibliche Geschlechtshormone,** die unter dem Einfluss des Hypothalamus und der Hypophyse stehen. Das endokrine System reguliert den **ovariellen Zyklus** (im Mittel 28 Tage), der jeweils der Vorbereitung der Tuben- und Uterusschleimhaut auf die Einnistung einer befruchteten Eizelle dient. Wird eine Eizelle befruchtet, nistet sich der Keim in der Uterusschleimhaut ein **(Implantation)** und differenziert sich zu Embryo und Mutterkuchen **(Placenta).** Die Scheide nimmt im Rahmen des Geschlechtsaktes den Penis auf.

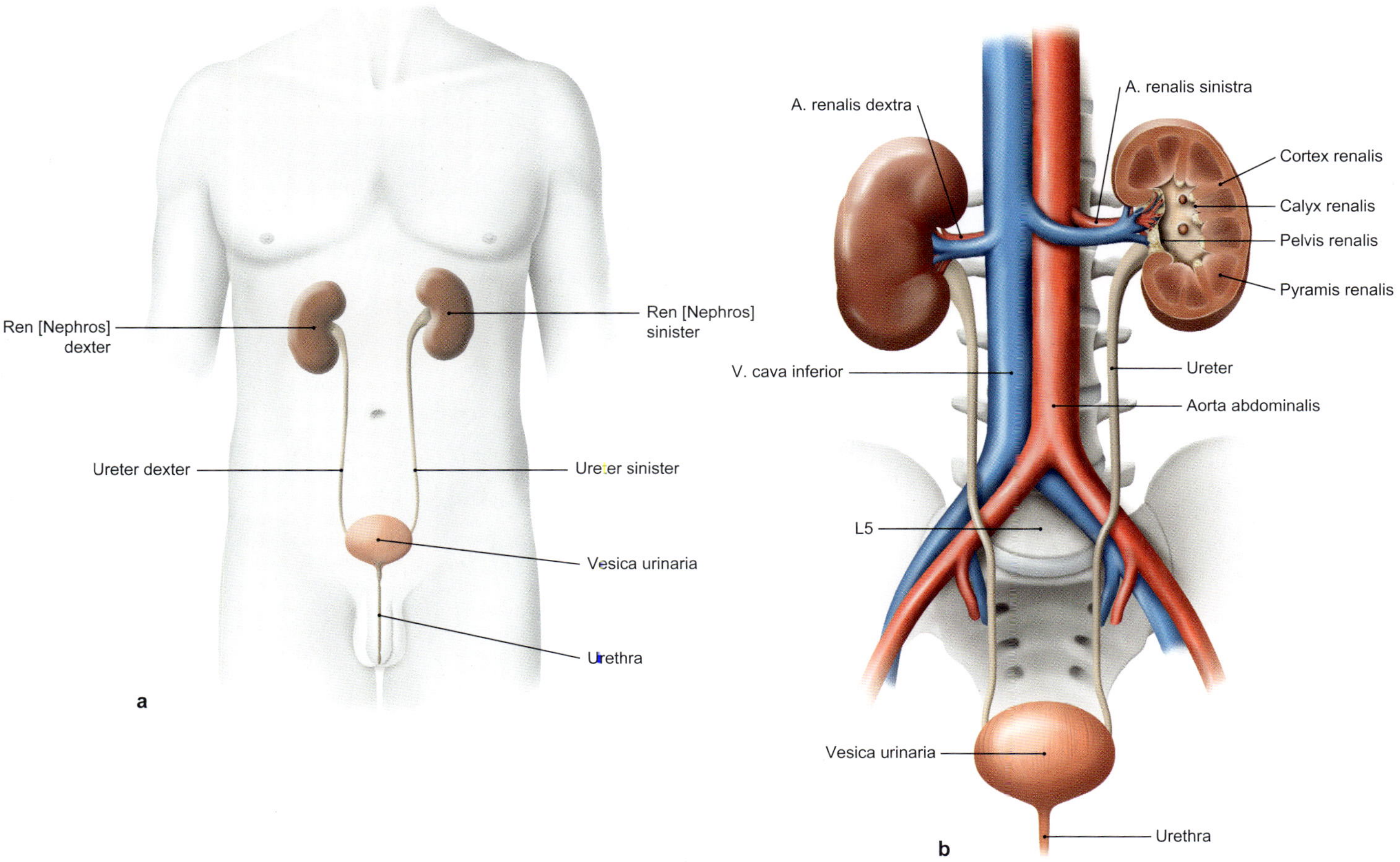


**Abb. 1.66a und b Harnorgane.** [S701-L275]
**a** Zu den Harnorganen zählt man die **Nieren** (Ren, paarig), die **Harnleiter** (Ureter, paarig), die **Harnblase** (Vesica urinaria) und die **Harnröhre** (Urethra, Harn-Samen-Röhre, → Abb. 1.64).
**b** Die Harnblase dient der Speicherung von Urin; Harnleiter und Harnröhre stehen im Dienst der Harnableitung. Die **Niere** ist nicht nur ein lebenswichtiges Ausscheidungsorgan, das intensiv durchblutet wird, sondern beteiligt sich ganz wesentlich an der Regulation des Salz- und Wasserhaushalts sowie des Säure-Basen-Haushalts. Darüber hinaus besitzen die Nieren endokrine Funktion durch die Bildung bestimmter Hormone (Erythropoietin, Thrombopoietin, Renin, Kalzitriol). Der in der Niere gebildete Harn ist gemeinsam mit der Galle das wichtigste Ausscheidungsmedium wasserlöslicher Abfallprodukte des Stoffwechsels. Er wird über die Nierenbecken, Harnleiter und Harnröhre ausgeschieden und in der Harnblase zwischengespeichert.

## Nervensystem

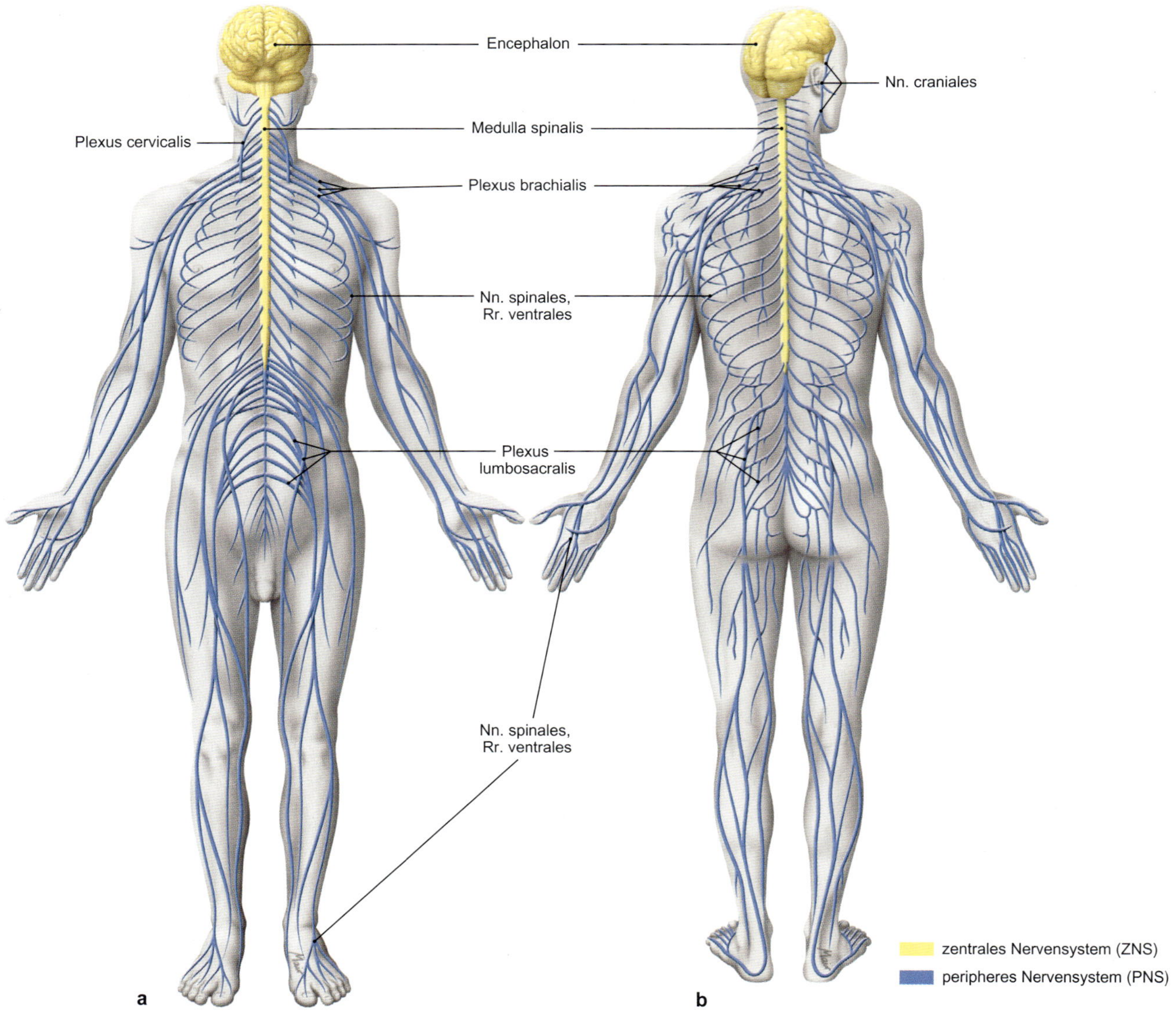


**Abb. 1.67a und b Gliederung des Nervensystems.** [S701-L127]
**a** Ansicht von ventral.
**b** Ansicht von dorsal.

Das Nervensystem umfasst zentrales (**ZNS;** Gehirn, Rückenmark) und peripheres Nervensystem **(PNS).** Das PNS setzt sich vor allem aus Spinalnerven (mit Verbindung zum Rückenmark) und Hirnnerven (mit Verbindung zum Gehirn) zusammen.

Das Nervensystem

- steuert die Tätigkeit von Muskulatur und Eingeweiden,
- dient der Kommunikation mit der Umwelt und dem Körperinneren, wobei es die schnelle Anpassung des Gesamtorganismus an Veränderungen der Außenwelt und des Körperinneren ermöglicht,
- und erfüllt komplexe Funktionen wie die Speicherung von Erfahrung (Gedächtnis), die Entwicklung von Vorstellungen (Denken) sowie die Emotionen.

Man unterscheidet das **autonome** (vegetative, viszerale, zur Steuerung der Eingeweidetätigkeit, weitgehend unbewusst) und das **somatische** (animalische, Innervation von Skelettmuskulatur, bewusste Wahrnehmung von Sinneseindrücken, Kommunikation mit der Umwelt) **Nervensystem.** Beide Systeme sind miteinander verflochten und beeinflussen sich gegenseitig. Außer dem Nervensystem ist auch das endokrine System an der Steuerung des Gesamtorganismus beteiligt.

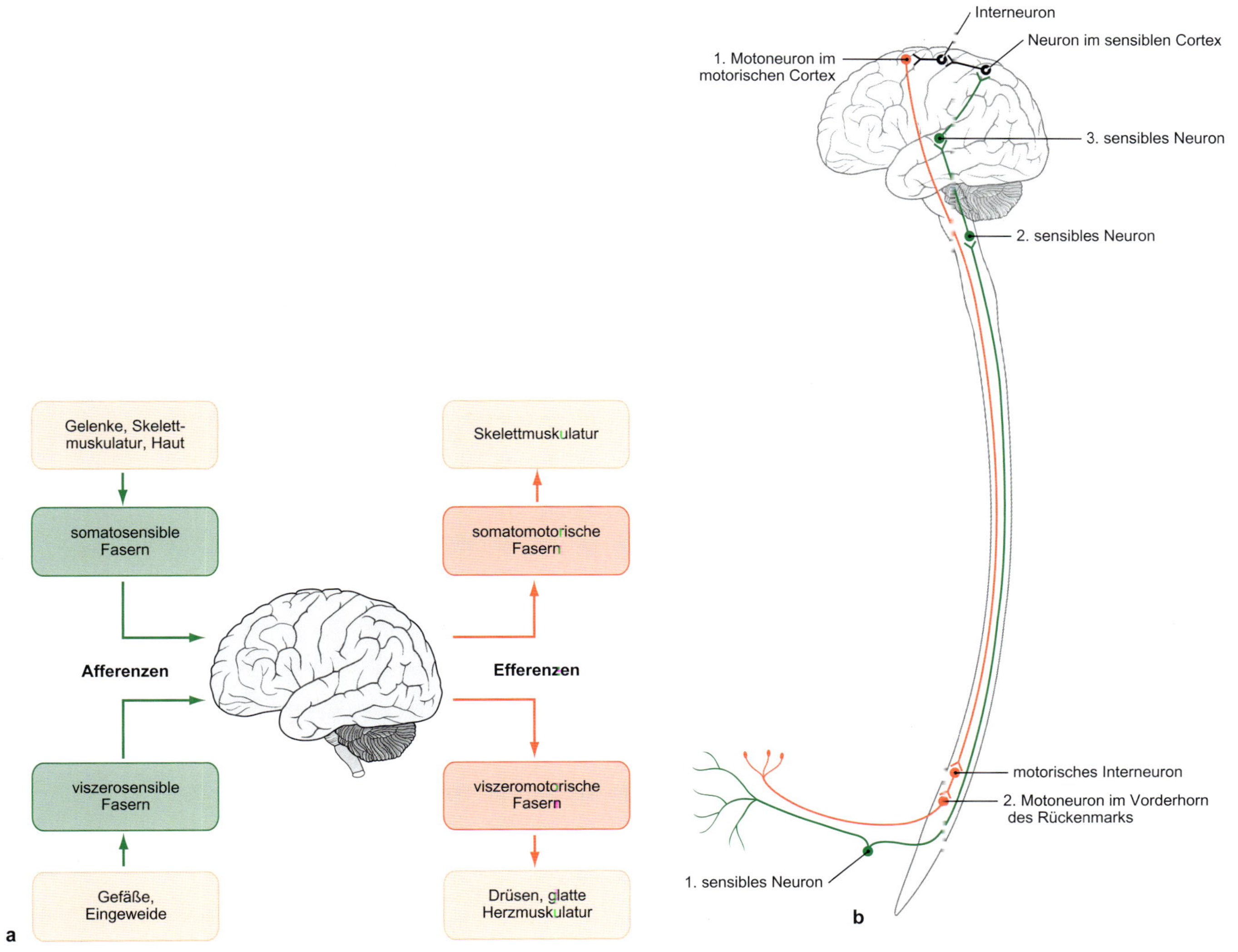


**Abb. 1.68a und b Informationsfluss im Nervensystem.**
**a Afferenzen und Efferenzen.** Informationen gelangen über afferente Nervenfasern (**Afferenzen,** grün) des peripheren Nervensystems (PNS) zum Zentralnervensystem (ZNS) und werden hier verarbeitet. Stammen die Informationen aus Gelenken, der Skelettmuskulatur oder der Haut, spricht man von somatosensiblen Afferenzen, die über **somatosensible Nervenfasern** geleitet werden. Handelt es sich um Informationen aus Gefäßen oder Eingeweiden, wird die Information über **viszerosensible Nervenfasern** transportiert. Informationen, die vom ZNS in die Körperperipherie gesandt werden, nennt man **Efferenzen** (rot; man könnte hier auch von „Befehlen" sprechen). Soll sich beispielsweise ein Skelettmuskel kontrahieren, erfolgt der Informationsfluss über **somatomotorische Nervenfasern** des PNS; soll das Herz schneller schlagen oder eine Drüse mehr Sekret bilden, gelangt die Information über **viszeromotorische Nervenfasern** des PNS zum Zielorgan. [S700-L126]

**b Informationsfluss in PNS und ZNS.** Der Informationsfluss über Afferenzen aus der Körperperipherie zum ZNS und Efferenzen vom ZNS in die Körperperipherie ist im Nervensystem vielschichtig miteinander gekoppelt. So gelangt beispielsweise die Information (Metallplatte beim Anfassen mit der flachen Hand auf eine metallene Oberfläche) über afferente Nervenfasern im PNS zum ZNS (grün), wird dort mehrfach an verschiedenen Stellen verschaltet und kann dort nach Verarbeitung über Interneurone (schwarz) zu einer Reaktion über efferente Nervenfasern (rot) genutzt werden, die im genannten Beispiel dazu führen, dass vom ZNS entschieden wurde, dass das Anfassen der Metallplatte nicht sonderlich angenehm ist und die Hand wieder entfernt werden soll bzw. Muskeln aktiviert werden, die zum Zurückziehen der Hand führen. Im genannten Beispiel verläuft der Informationsfluss über somatosensible Afferenzen (grün) zum Gehirn und über somatomotorische Efferenzen (rot) zu Arm/Hand zurück (das gezeigte Schema ist eine starke Vereinfachung der tatsächlichen Abläufe im ZNS). [S700-L126]/[G1060-001]

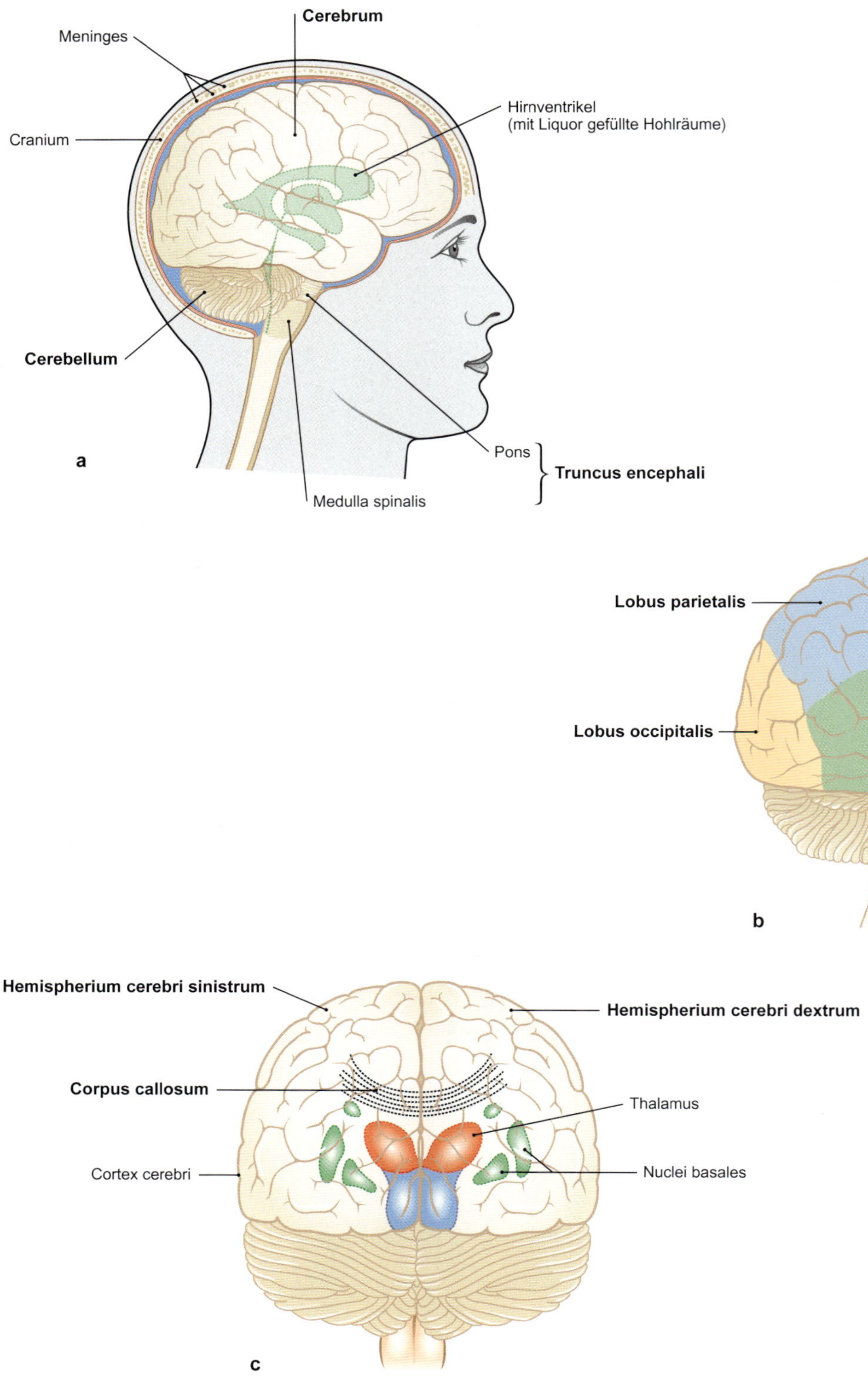


**Abb. 1.69a–c Topographie des Gehirns;** Ansicht von lateral rechts **(a, b)** und von okzipital **(c).** [S701-L126]

**a Anteile des Gehirns.** Beim Blick von seitlich außen erkennt man Teile des **Großhirns** (Cerebrum, Encephalon), des **Kleinhirns** (Cerebellum) und des **Hirnstamms** (Truncus cerebri, Truncus encephali).

**b Einteilung des Großhirns.** Vom Großhirn sind 4 Großhirnlappen sichtbar: der **Frontallappen** (Stirnlappen, Lobus frontalis), der **Parietallappen** (Scheitellappen, Lobus parietalis), der **Temporallappen** (Schläfenlappen, Lobus temporalis) und der **Okzipitallappen** (Lobus occipitalis). Jeder Hirnlappen hat unterschiedliche Funktionen. So ist der Frontallappen nicht nur für die gezielte Motorik verantwortlich, sondern beherbergt auch wichtige exekutive Funktionen. Der Parietallappen ist das Integrationszentrum für sensorische Informationen: Mitwirkung bei der visuellen Steuerung von Bewegungen, räumliche Aufmerksamkeit, räumliches Denken, Rechnen und Lesen. Die wichtigste Funktion des Temporallappens ist das Hören, aber auch Sprach- und Schriftverständnis sind hier untergebracht. Die wichtigste Funktion des Okzipitallappens ist das Sehen sowie die Verarbeitung von Seheindrücken.

**c Hemisphären.** Das Großhirn besteht aus 2 Hemisphären (rechte und linke Hirnhemisphäre), die über verschiedene Strukturen untereinander in Verbindung stehen. Eine dieser Strukturen ist der **Balken** (Corpus callosum), der Informationen von einer in die andere Hirnhemisphäre transportiert. Interessanterweise sind die Hirnhemisphären zwar grundsätzlich gleich aufgebaut, dennoch sind Funktionen wie Kontrolle der Sprache, Verständnis, Rechnen oder Schreiben immer nur in einer Hirnhälfte lokalisiert; die andere Hirnhälfte ist für andere Funktionen wie z. B. Kreativität, Musikalität, räumliche und/oder künstlerische Fähigkeiten zuständig. In der Tiefe des Gehirns sind außerdem wichtige Kerngebiete **(Basalganglien)** z. B. für die Filterung von Informationen untergebracht.

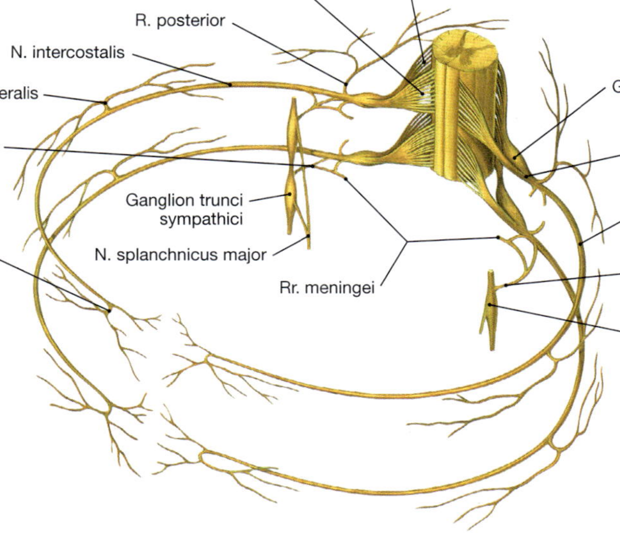


**Abb. 1.70 Schema des Spinalnervs (Rückenmarksegment) am Beispiel zweier Thorakalnerven;** Ansicht von schräg seitlich oben. [S700]
Der Mensch besitzt 31 Spinalnervenpaare (8 zervikale, 12 thorakale, 5 lumbale, 5 sakrale Paare und 1 kokzygeales Paar). Jeder Spinalnerv besteht aus einer Vorderwurzel (Radix anterior) und einer Hinterwurzel (Radix posterior). Die Zellkörper (Perikarya) motorischer Nerven liegen in der grauen Substanz des Rückenmarks und verlassen es über die Vorderwurzel; die Perikarya sensibler Nervenzellen liegen im dorsalen Wurzelganglion (Ganglion sensorium nervi spinalis). Ihre Fortsätze treten über die Hinterwurzel in das Rückenmark ein. Über Rr. communicantes bestehen Verbindungen vom Rückenmark zum Grenzstrang des Truncus sympathicus (Ganglia trunci sympathici). Alle dorsalen Spinalnervenäste sind segmental angeordnet, ebenso die ventralen Äste der thorakalen Spinalnerven T2 bis T11. Die übrigen ventralen Äste schließen sich meist zu Plexus zusammen (Plexus cervicalis, brachialis, lumbosacralis).

## Spinalnerv

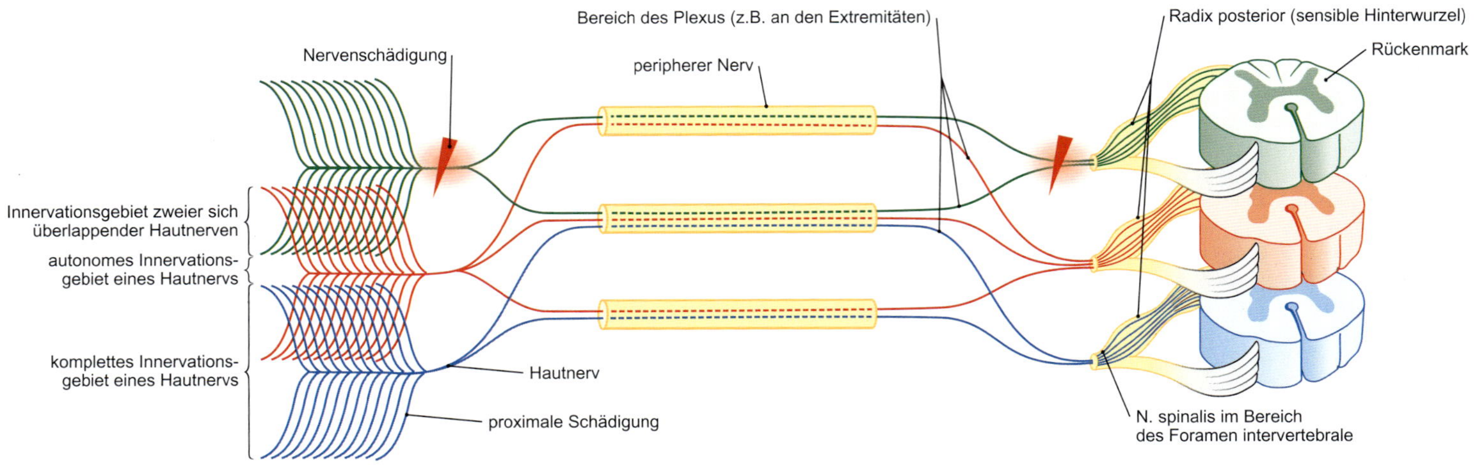


**Abb. 1.71 Verlauf peripherer sensibler Afferenzen vom Dermatom zur Hinterwurzel des Rückenmarks;** Darstellung von 3 Dermatomen (grün, rot, blau). [S700-L126]

Ein definierter Hautbereich, der von den sensiblen Nervenfasern einer Spinalnervenwurzel autonom innerviert ist, wird als **Dermatom** bezeichnet. Die sensiblen Fasern des Hautgebiets gelangen dabei gebündelt mit anderen Nervenfasern (sowohl afferenten als auch efferenten, siehe Spinalnerv) als periphere Nerven zum Foramen intervertebrale. Hier treten sie in die Hinterwurzel des Spinalnervs, bilden mit ihren pseudounipolaren Nervenzellkörpern (siehe Lehrbücher der Histologie) das Ganglion spinale und erreichen schließlich segmental geordnet für jeden Spinalnerv das Hinterhorn des Rückenmarks. Die einfach segmentale Anordnung der sensiblen Afferenzen, wie sie hier dargestellt ist, findet man am Rumpf; an den Extremitäten ist sie aufgrund der Wanderungsbewegungen der Hautareal- und Muskelanlagen und der damit einhergehenden Ausbildung von Plexus (→ Abb. 1.72, → Abb. 1.73) aufgehoben bzw. verändert. Meist liegen Dermatome benachbarter Rückenmarksegmente nah beieinander, sodass es zu Überlappungen kommt. Dadurch ist der autonome Bereich, der tatsächlich nur über einen Spinalnerv verläuft, klein. Fällt ein Segment aus (rote Ovale mit Keil), bestehen nur im autonomen Innervationsgebiet Sensibilitätsstörungen, die überlappenden Bereiche werden über die Nachbarsegmente weiter innerviert.

### Klinik

Weil viele Nerven oberflächlich oder in der Nachbarschaft von Knochen verlaufen, sind **periphere Nervenverletzungen** bei Traumen oder bei operativen Eingriffen keine Seltenheit. Dabei können motorische und sensible Defizite die Folge sein (Abbildung). Kurze Zeit nach einer Verletzung (→ Abb. b) degeneriert das Axon distal der Läsion (sog. WALLER-Degeneration). Nach einigen Wochen kommt es zu einem Aussprossen (Sprouting) der durchtrennten Axone von proximal der Läsion und von Nachbaraxonen. Zu diesem Zeitpunkt sind die betroffenen, vom peripheren Nerv innervierten Muskelfasern bereits atrophiert (→ Abb. c). Nach Monaten ist die Regeneration abgeschlossen. Die Skelettmuskelzellen werden von den neu gebildeten Axonen innerviert, durch Training nimmt die Muskulatur wieder ihre ursprüngliche Größe ein, Axonkollateralen und Axone, die es nicht bis zu den betreffenden Skelettmuskelzellen geschafft haben, gehen zugrunde (→ Abb. d).

Übermäßiger Alkoholkonsum, Diabetes mellitus, Vitamin-B-Mangel, Schwermetall- und Arzneimittelvergiftungen sowie Durchblutungsstörungen können zu Störungen peripherer Nerven führen. Dabei kommt es zum Ausfall sowie zur Übererregbarkeit von Nervenzellen (Neuronen). Wenn viele Nerven betroffen sind, spricht man von einer **Polyneuropathie.**

[S700-L126]

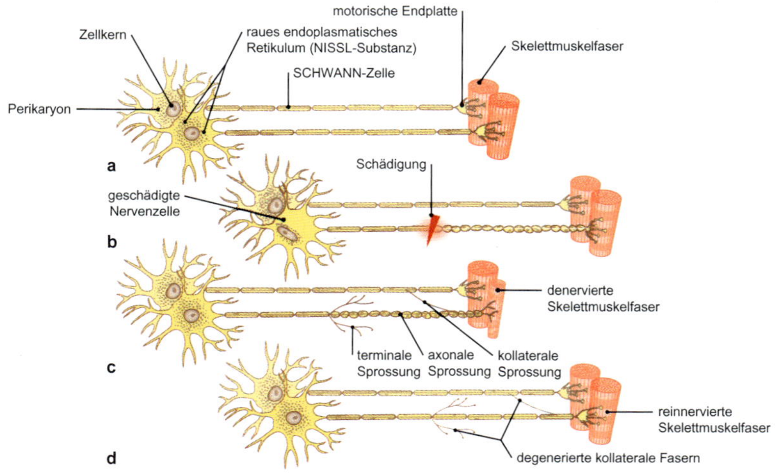

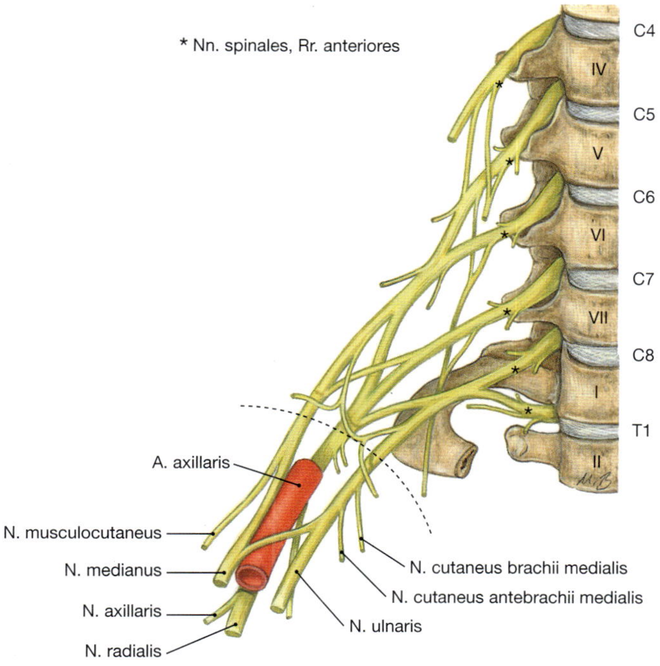


**Abb. 1.72 Schema eines Plexus am Beispiel des Plexus brachialis;** Ansicht von ventral. [S700]
Als Plexus wird ein Geflecht aus Nervenfasern bezeichnet. Die Plexus des Menschen werden als Plexus cervicobrachialis und lumbosacralis zusammengefasst. Da Plexus cervicalis und Plexus brachialis jedoch keine Verbindung haben, werden immer die einzelnen Plexus genannt, im Gegensatz zum Plexus lumbosacralis, bei dem es Verbindung zwischen Plexus lumbalis und Plexus sacralis gibt. Der Plexus brachialis ist für die Innervation der Muskulatur und Sensibilität von Schulter und Arm zuständig. Er bildet sich aus den Rr. ventrales der Spinalnervenwurzeln C5 bis T1 und gehört wie die anderen genannten Plexus zu den somatischen Nervenplexus. Diesen werden die vegetativen Nervenplexus gegenübergestellt. Hierzu gehören beispielsweise der Plexus coeliacus und der Plexus mesentericus superior im Oberbauch, die gemeinsam als Solarplexus oder Plexus solaris bekannt sind. Sie enthalten sympathische und parasympathische Fasern (→ Abb. 1.75).

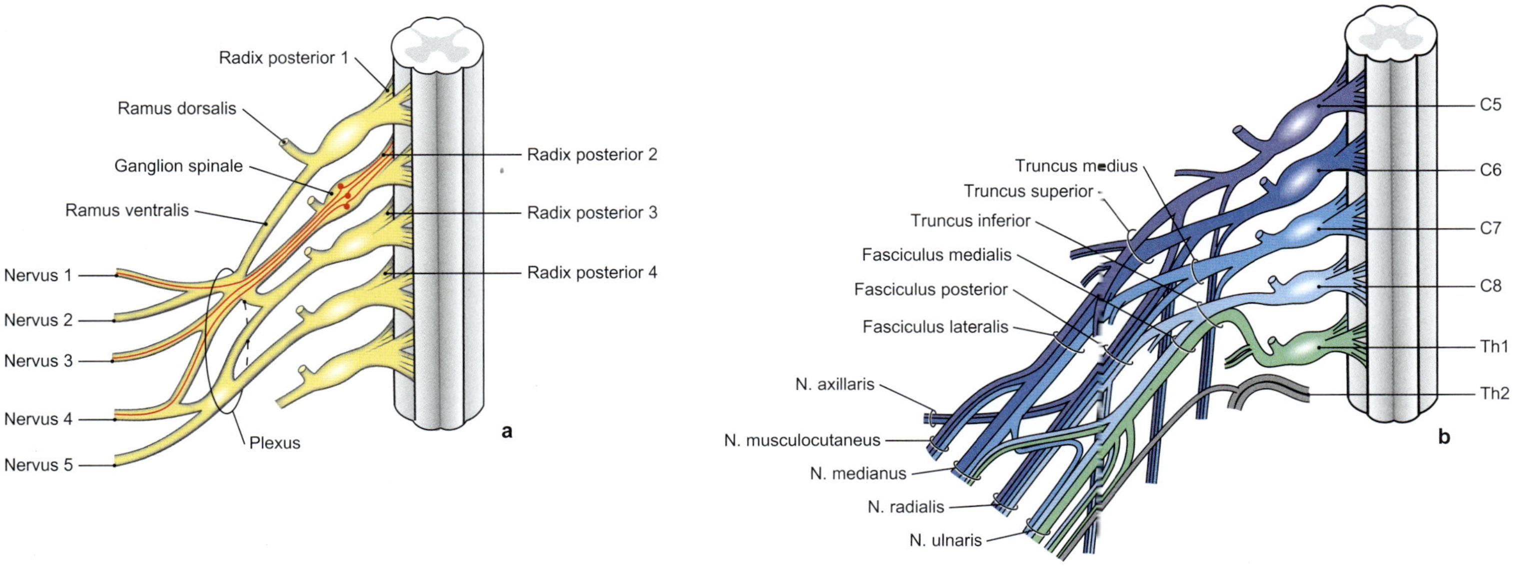


**Abb. 1.73a und b Plexusbildung;** Ansicht von ventral. [S700-L126]
**a** Im Bereich von Plexus verteilen sich Axone einer Radix meist auf mehrere periphere Nerven.
**b** Am Beispiel des Plexus brachialis zeigt die Abbildung die komplexe Verteilung von Axonen mehrerer Radices (C5–Th2) auf die verschiedenen peripheren Nerven der oberen Extremität (s. a. → Abb. 1.11, segmentale Hautinnervation).

## Autonomes Nervensystem

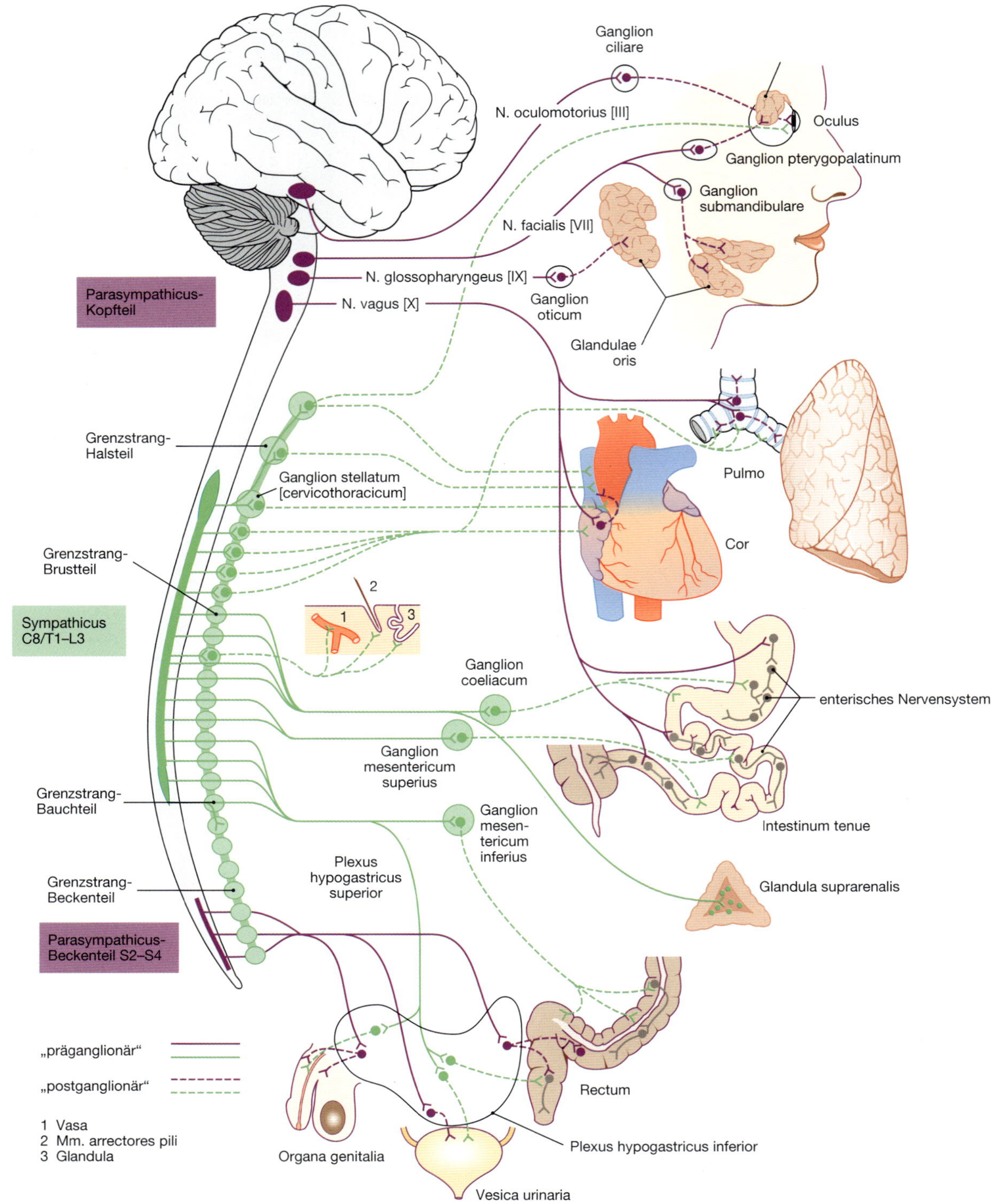


**Abb. 1.74 Autonomes (vegetatives) Nervensystem.** [S130-6-L106]~[L126]
Das autonome Nervensystem setzt sich aus Sympathicus, Parasympathicus und enterischem Nervensystem zusammen.
Die Nervenzellen des **Sympathicus** sind im Seitenhorn des Thorakolumbalmarks lokalisiert. Ihre Axone projizieren zu den Grenzstrangganglien und zu den Ganglien des Magen-Darm-Trakts, wo sie auf postganglionäre Neurone umgeschaltet werden, die zu den Erfolgsorganen projizieren. Eine Sympathicuserregung erfolgt zur Mobilisierung des Körpers bei Aktivität sowie in Notfallsituationen. Zum Sympathicus gehört auch das Nebennierenmark, das Adrenalin und Noradrenalin freisetzen kann.
Kerngebiete des **Parasympathicus** liegen im Hirnstamm und im Sakralmark. Ihre Axone erreichen Ganglien in der Nähe der Erfolgsorgane, die sich im Kopf, im Thorax und in der Bauchhöhle befinden. Hier wird auf postganglionäre Neurone umgeschaltet, die über kurze Axone die Erfolgsorgane erreichen. Der Parasympathicus steht im Dienst der Nahrungsaufnahme und -verarbeitung sowie der sexuellen Erregung und ist Gegenspieler des Sympathicus.
Das **enterische Nervensystem** reguliert die Darmaktivität und steht unter dem Einfluss von Sympathicus und Parasympathicus.

### Klinik

**Störungen des autonomen Nervensystems** spielen für nahezu alle medizinischen Disziplinen eine Rolle. Sie können als eigenständige Erkrankungen (z. B. erbliche autonome Neuropathie), als Folge anderer Erkrankungen (z. B. autonome Neuropathie bei Diabetes mellitus oder Morbus PARKINSON) oder als Reaktion auf äußere Einflüsse oder andere Störungen (z. B. **vegetative Dysregulation** bei Stress, starken Schmerzen oder psychiatrischen Erkrankungen) auftreten. Je nach betroffenem Anteil des autonomen Nervensystems können Störungen der Kreislauforgane, der Verdauung, der Sexualfunktion oder anderer Funktionen im Vordergrund stehen.

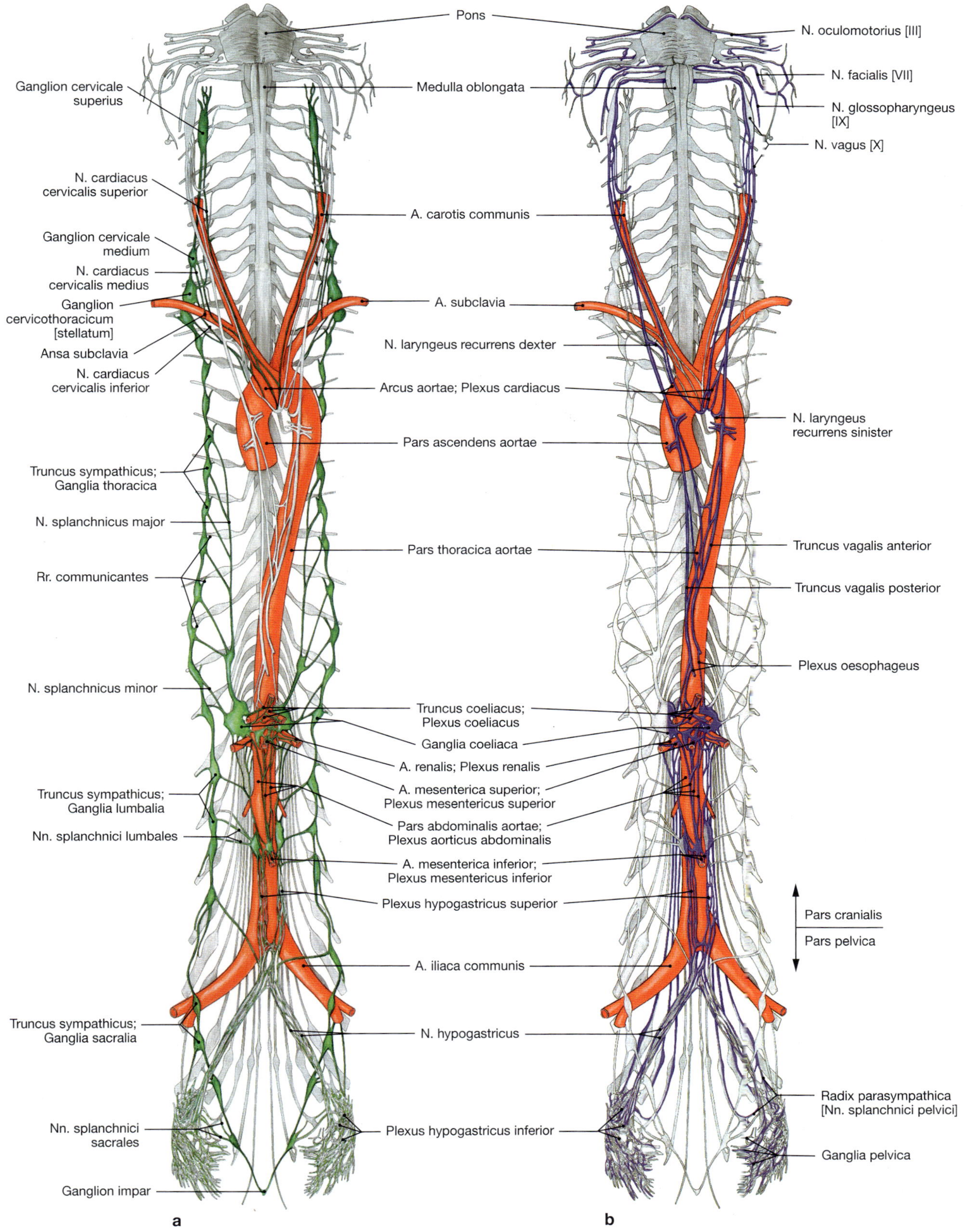


**Abb. 1.75a und b Darstellung von Sympathicus und Parasympathicus.** [S700]

**a Sympathicus, Pars sympathica.** Die Gesamtheit der neben der Wirbelsäule liegenden sympathischen Ganglien und ihrer Verbindungen untereinander wird als Grenzstrang (Truncus sympathicus) bezeichnet (grün).

**b Parasympathicus, Pars parasympathica.** Die parasympathischen Fasern (violett) verlaufen im Allgemeinen gemeinsam mit anderen Nervenfasern.

Die Fasern des autonomen Nervensystems bilden vegetative Plexus.

# Bildgebende Verfahren

## Röntgen

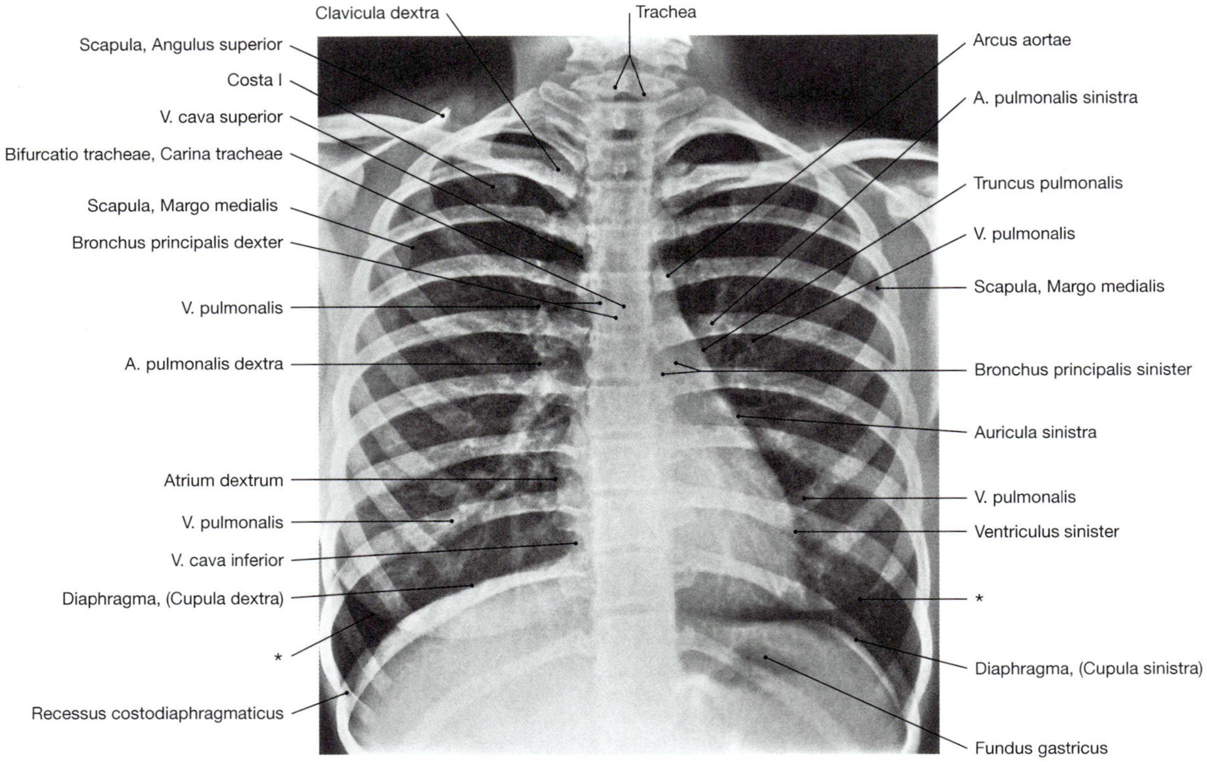


**Abb. 1.76 Konventionelles Röntgen, Thoraxübersichtsaufnahme.** [R316-007]
Normale Röntgenaufnahmen gehören zweifellos zu den in Krankenhaus und Praxis am häufigsten angefertigten Bildern. Vor der Auswertung sollte man sich darüber klar werden, mit welcher Technik das Bild aufgenommen wurde und ob es sich um eine Standardaufnahme handelt.
Thorax-Röntgenaufnahmen sind die am häufigsten angeforderten Röntgenbilder. Die Aufnahme wird in stehender Position im posteroanterioren (pa) Strahlengang (der Patient blickt mit dem Gesicht auf den Röntgenfilm) und beim liegenden Patienten im anteroposterioren (ap) Strahlengang angefertigt. Eine gute Röntgen-Thoraxaufnahme des Brustkorbs zeigt große Bronchien und Gefäße der Lungen, die kardiomediastinale Kontur, das Zwerchfell, die Rippen und die peripheren Weichteilgewebe.

* Mammaschatten (Kontur)

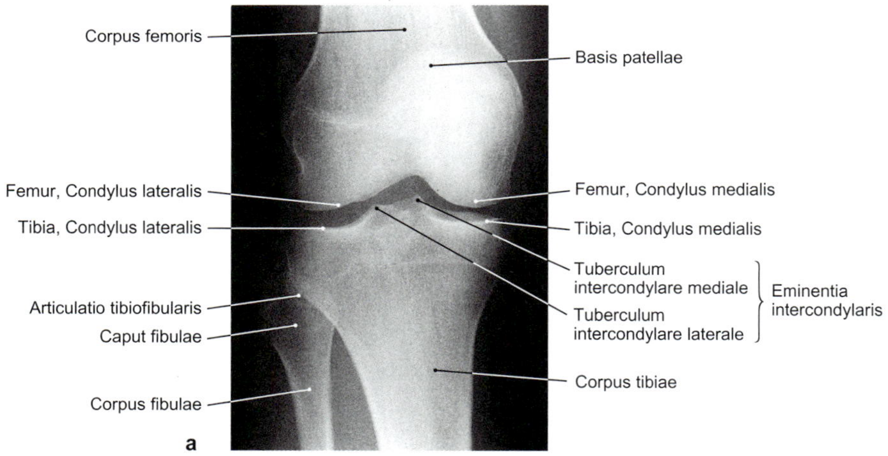


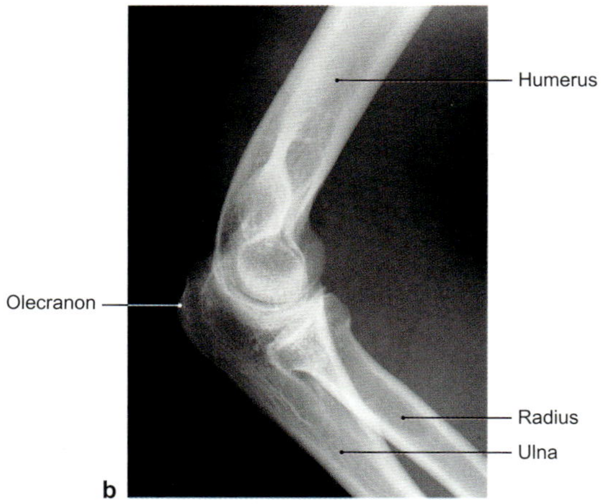


**Abb. 1.77a und b Konventionelle Röntgenaufnahmen.** [S700-T902]
**a** Anterioposteriore Aufnahme des rechten Kniegelenks.
**b** Seitaufnahme des rechten Ellenbogengelenks.
Die konventionelle Radiographie (Röntgenaufnahme) ist eine der häufigsten und kostengünstigsten Bildgebungsmethoden in der Medizin. Dabei werden Röntgenstrahlen durch Körperabschnitte geschickt und treffen auf einen röntgensensitiven Film, der durch die Strahlen „geschwärzt" wird. Die unterschiedlichen Gewebe absorbieren die Strahlen in unterschiedlichem Maß, sodass eine charakteristische „Schwärzung" des Films resultiert. Knochen absorbiert sehr viel Strahlung, sodass er im Röntgenbild weiß erscheint. Röntgenstrahlen sind elektromagnetische Wellen, die zur ionisierenden Strahlung gezählt werden. Konventionelles Röntgen wird (noch) besonders häufig in der Orthopädie und Unfallchirurgie eingesetzt.

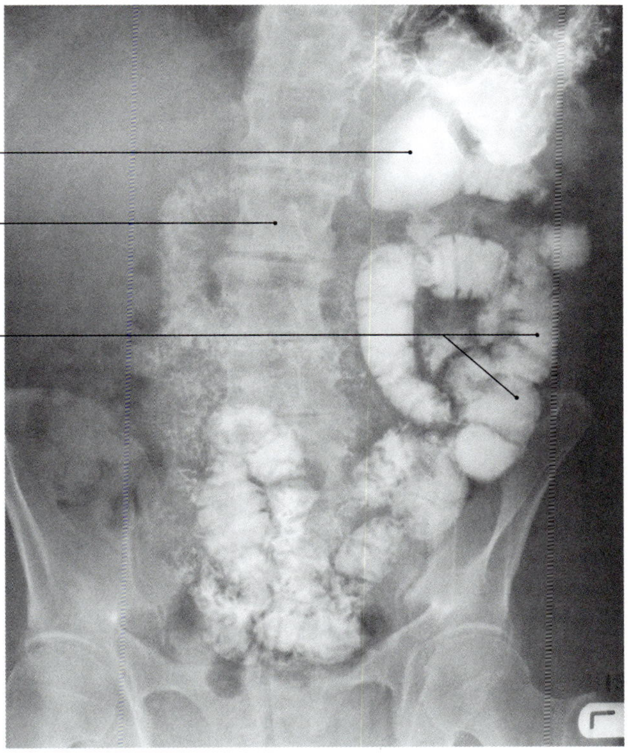


**Abb. 1.78 Konventionelles Röntgen, Kontrastmitteldarstellung des Dickdarms.** [E402]

Um Arterien, Venen, Darmschlingen oder andere Hohlorgane darstellen zu können, müssen diese mit Substanzen aufgefüllt werden, die die Röntgenstrahlen stärker abschwächen, als sie dies unter normalen Umständen tun würden. Die verabreichte Substanz darf allerdings nicht toxisch sein. Ein häufig verwendetes Kontrastmittel ist Bariumsulfat, ein unlösliches, nichttoxisches Salz mit hoher Dichte. Für den Einsatz in Gefäßen werden meist jodhaltige Moleküle als Kontrastmittel eingesetzt. Sie sind ungefährlich und werden von den meisten Patienten gut vertragen. Da sie über den Urogenitaltrakt wieder ausgeschieden werden, können damit auch Nieren, Ureteren und Harnblase (i. v. Urographie, i. v. Urogramm) dargestellt werden.

## Szintigraphie und Sonographie

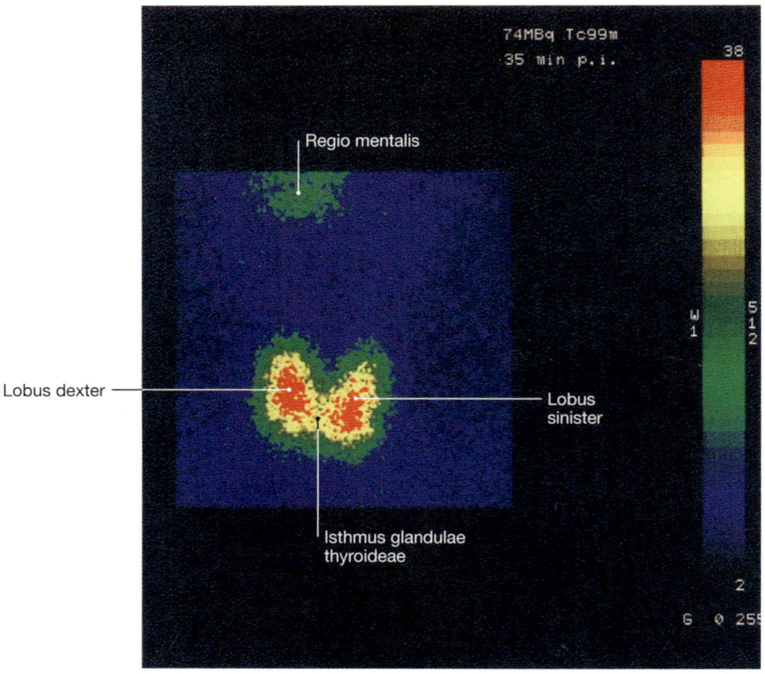


**Abb. 1.79 Szintigraphie, Szintigramm der Schilddrüse.** [R316-007]
Bei der Szintigraphie setzt man Gammastrahlen (eine Form der elektromagnetischen Strahlung) zur Bildgebung ein. Der Unterschied zu Röntgenstrahlen besteht darin, dass Gammastrahlen aus dem Zerfall instabiler Atomkerne entstehen, wohingegen Röntgenstrahlen durch den Beschuss von Atomen mit Elektronen freigesetzt werden. Der Gammastrahler muss dem Patienten verabreicht werden. Am häufigsten wird das Radionuklid (Radioisotop) Technetium-99m ($^{99m}$Tc) eingesetzt. Es wird meist in Kombination mit anderen Molekülen injiziert. Nach Injektion – und abhängig davon, wie das Radiopharmakon absorbiert, sich verteilt, metabolisiert und aus dem Körper ausgeschieden wird – werden Abbildungen mit einer Gammakamera generiert.

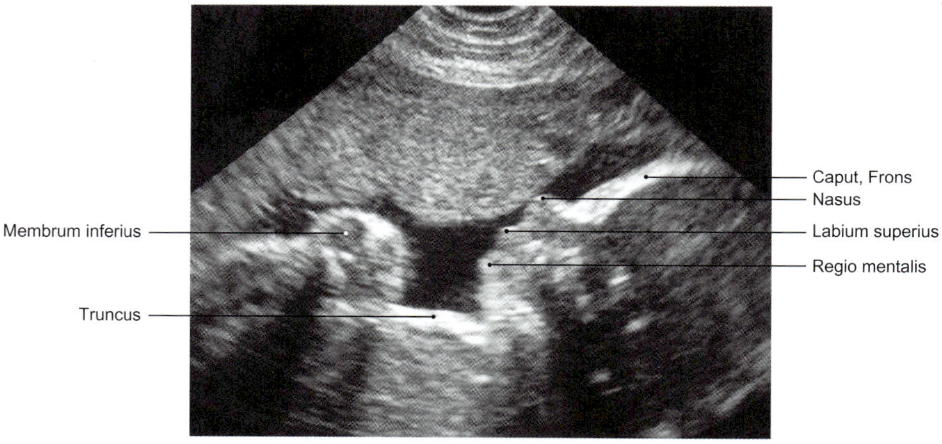


**Abb. 1.80 Sonographie, Ultraschalldarstellung eines Fetus in der 28. Schwangerschaftswoche;** Ansicht von lateral. [S700-T909]
Ultraschalluntersuchungen des Körpers werden in allen Bereichen der Medizin eingesetzt. Ultraschall ist eine sehr hochfrequente Schallwelle (keine elektromagnetische Strahlung), die durch piezoelektrische Materialien erzeugt wird, sodass eine Serie von Schallwellen entsteht. Die Schallwellen, die von den inneren Organen und deren Inhalt (Fetus in der Gebärmutter) wieder zurückgeworfen werden, werden vom gleichen piezoelektrischen Material wieder registriert und in einem Computer ausgewertet. Dabei entsteht ein Live-Bild auf dem angeschlossenen Monitor, sodass z. B. beim Fetus Bewegungen der Extremitäten und das Öffnen des Mundes verfolgt werden können.

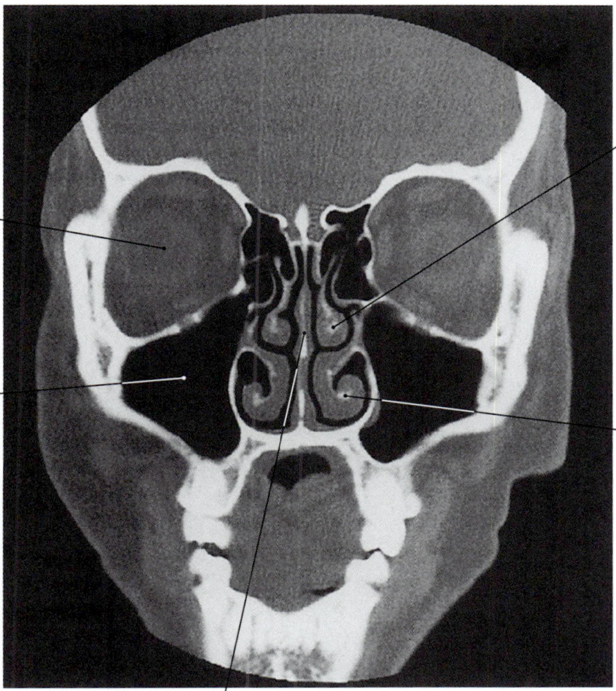


**Abb. 1.81 Computertomographie, koronares Computertomogramm (CT) der Nasennebenhöhlen.** [R331]
Die Computertomographie (CT) wurde in den 1970er-Jahren von Sir Godfrey Hounsfield entwickelt. Seitdem wurde sie durch immer neue CT-Scanner ständig weiterentwickelt. Der Computertomograph erzeugt eine Serie von Schichtbildern (Schnitte) durch den Körper in transversaler oder, wie hier dargestellt, koronarer Ebene. Der Patient liegt auf einem Tisch, die Röntgenröhre fährt zirkulär um seinen Körper und nimmt Schicht für Schicht auf. Anschließend errechnet ein Computer mittels komplexer mathematischer Bildanalysetechnik aus den zahlreichen aufgenommenen Daten ein Schnittbild.

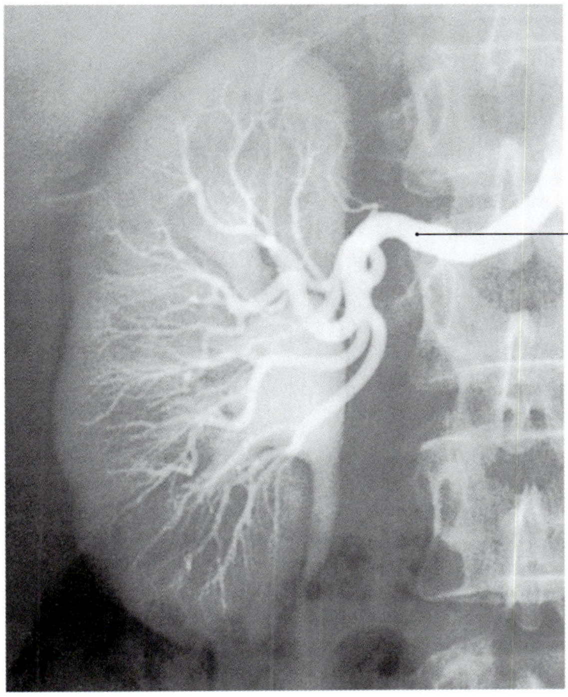


**Abb. 1.82 Nierenangiographie.** [G570]
Unter einer Angiographie versteht man die radiologische Darstellung von Gefäßen (meist Blutgefäßen) mittels eines spezifischen Bildgebungsverfahrens. In der Abbildung ist eine **Nierenangiographie** mittels Röntgen dargestellt. Da Blut wenig kontrastgebend ist, wird häufig (wie im vorliegenden Fall) ein Kontrastmittel in das Blutgefäßsystem injiziert. Auf dem Bild erkennt man dann die mit Kontrastmittel gefüllten Gefäßbauminnenräume. Das Bild selbst wird als **Angiogramm** bezeichnet. Das injizierte Kontrastmittel wird über die Nieren ausgeschieden, sodass mit dieser Methode auch die ableitenden Harnwege (Harnleiter, Harnblase, Harnröhre) visualisiert und auf Veränderungen kontrolliert werden können.

## 3-D-CT-Angiographie



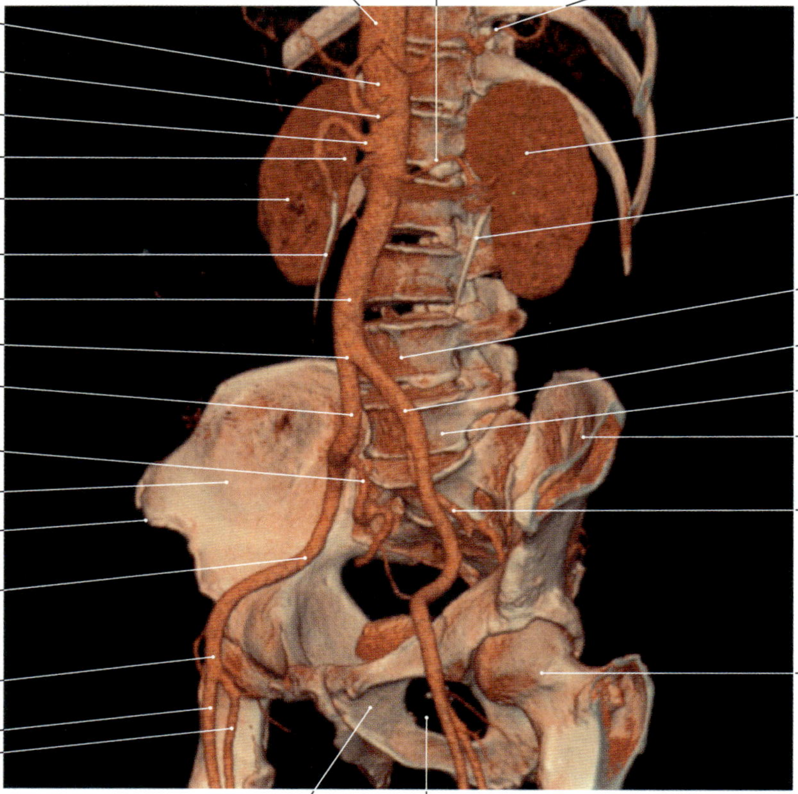


**Abb. 1.83 3-D-CT-Angiographie, 3-D-CT-Angiogramm verschiedener Strukturen von Abdomen und Becken („volume-rendering technique", VRT) aus Multidetektor-CT-Schichten.** [R316-007]
Moderne Computertomographen (z. B. 64-Zeilen-Volumen-Spiral-Mehrschicht-CT) eröffnen neue Dimensionen und Indikationen der CT-Diagnostik. Dabei gewährleistet die modernste Gerätetechnologie eine individuelle Dosisminimierung für den Patienten.

Die CT-Angiographie basiert auf einem solchen Mehrschicht-CT. Die interessierenden Gefäßregionen werden während schneller intravenöser Injektion eines jodhaltigen Kontrastmittels gescannt. Dabei ergibt sich eine Darstellung des Gefäßbaums in Schichten, aus denen mithilfe eines Computers eine 3-D-Darstellung gewonnen werden kann.

* klin.: A. femoralis superficialis

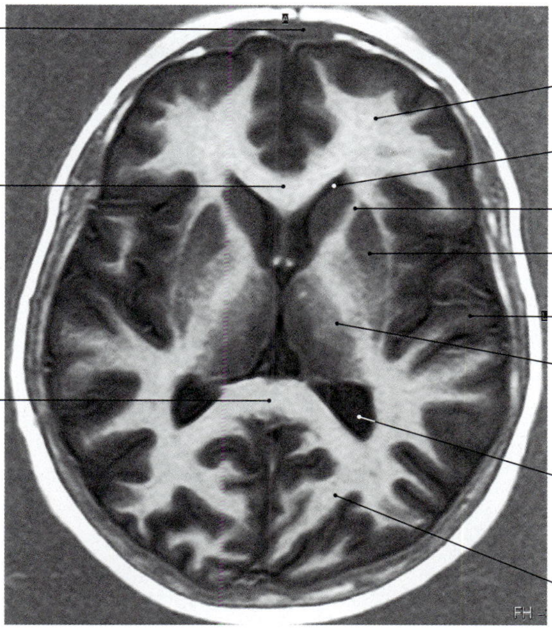


**Abb. 1.84 Magnetresonanztomographie, axiales (transversales) Magnetresonanztomogramm (MRT) des Gehirns (T1-gewichtet).** [R316-007]
Bei der Magnetresonanztomographie (MRT; im Englischen MRI für „magnetic resonance imaging") wird der Patient einem sehr starken Magnetfeld ausgesetzt. Dabei werden sämtliche Wasserstoffprotonen in seinem Körper zum Magneten ausgerichtet. Wenn der Patient kurzfristig einem Radiowellen-Puls ausgesetzt wird, werden die Magneten ausgelenkt. Bei Rückkehr in die ausgerichtete Position emittieren die Magneten kleine Radiowellen. Stärke, Frequenz und die Zeit, die von den Protonen benötigt wird, um in die Ursprungsposition zurückzukehren, beeinflussen das emittierte Signal. Dieses Signal wird von einem Computer analysiert, der daraus ein Bild erstellt.

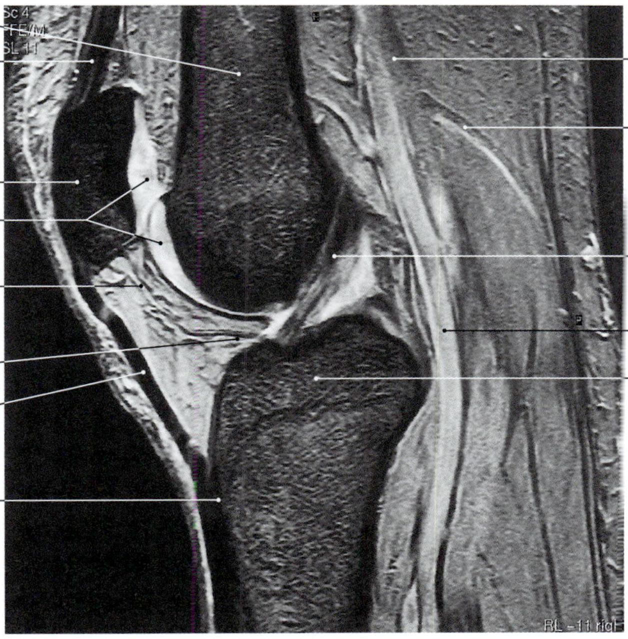


**Abb. 1.85 Magnetresonanztomographie, sagittales Magnetresonanztomogramm (MRT) des Knies (T2-gewichtet).** [R316-007]
Durch Veränderung der Sequenz von Impulsen, mit der die Protonen angeregt werden, können verschiedene Eigenschaften der Protonen beurteilt werden. Diese Eigenschaften werden als (Ge-)**Wichtung** des Scans bezeichnet. Durch Veränderung der Pulssequenz und der Scanning-Parameter können T1-gewichtete (Flüssigkeiten dunkel, Fett hell, z. B. Gelenkerguss dunkel) und T2-gewichtete (Flüssigkeiten hell, Fett mittelhell, z. B. HOFFA-Fettkörper zwischen Patella und Tibia gut sichtbar) Bilder hergestellt werden, die unterschiedliche Gewebeeigenschaften betonen. Die MRT kann darüber hinaus zur Erstellung von Angiographien der peripheren und zentralen Zirkulation eingesetzt werden.

* HOFFA-Fettkörper

# Haut und Hautanhangsgebilde

## Haut

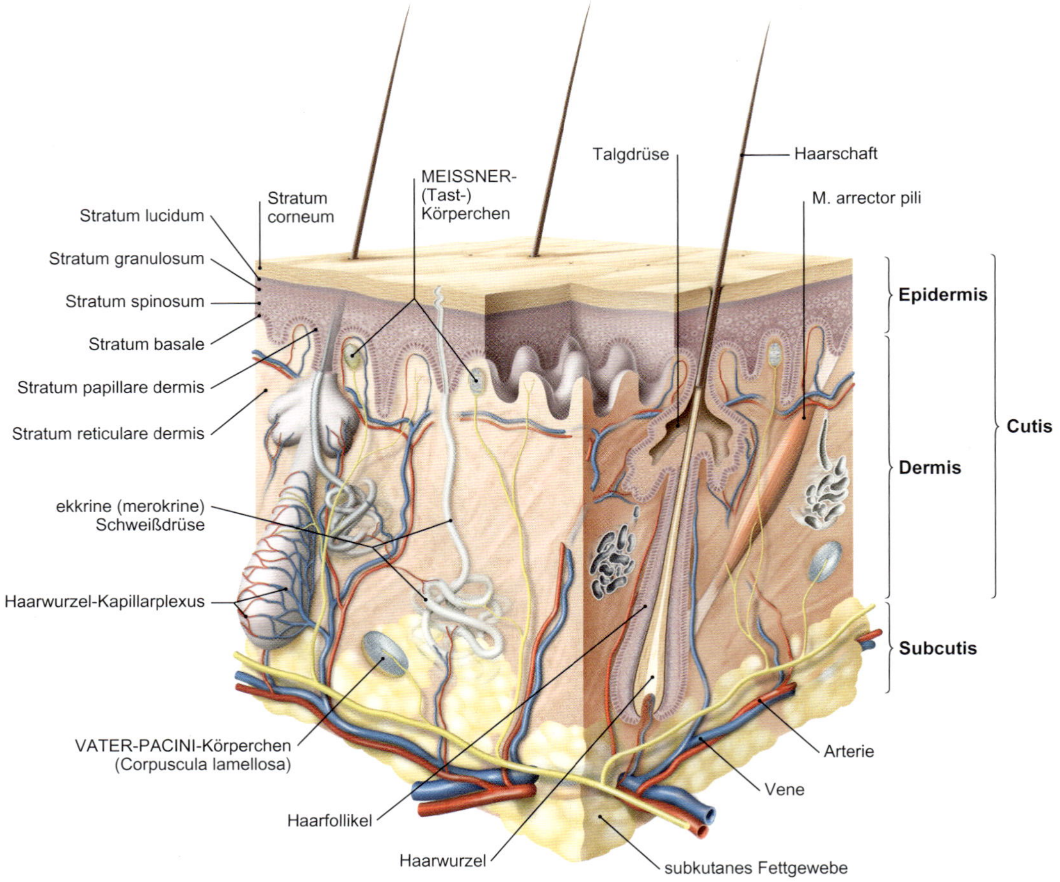


**Abb. 1.86 Aufbau der Haut.** [S701-L275]
Die Haut **(Cutis)** besitzt eine oberflächliche Schicht aus mehreren Lagen Epithelzellen (**Epidermis,** verhorntes mehrschichtiges Epithel) und eine darunterliegende bindegewebige Schicht **(Dermis,** Lederhaut), der sich eine fettgewebshaltige Schicht (**Subcutis,** Unterhaut, Tela subcutanea) anschließt. Im täglichen Sprachgebrauch meint man mit „Haut" meist alle 3 Schichten (Hautdecke). Cutis und Subcutis sind eine Funktionseinheit. In ihnen sind **Hautanhangsgebilde** als Abkömmlinge der Epdermis untergebracht wie Haare und Drüsen (ekkrine und apokrine Schweißdrüsen, Talgdrüsen). Außerdem liegen in der Haut **Organe der somatoviszeralen Sensorik** (Mechanorezeptoren: MERKEL-Zell-Axon-Komplexe, RUFFINI-Körperchen, MEISSNER-Tastkörperchen und VATER-PACINI-Körperchen).
Die Haut ist mit einer Gesamtoberfläche von ca. 2 m$^2$ lebenswichtig. Sie schützt den Körper vor Wasserverlust und möglichen schädigenden Stoffen der Außenwelt, sie dient der Thermoregulation (durch vermehrte oder verminderte Durchblutung, Schweißbildung) und sie nimmt über die Mechanorezeptoren verschiedene Reize aus der Umwelt wahr.

### Struktur und Funktion

Der größte Teil (ca. 96 %) der Außenfläche des Körpers ist von **Felderhaut** überzogen. Morphologisch erkennt man dreieckige und polygonale Felder, die durch Furchen voneinander abgegrenzt sind. Felderhaut besitzt Haare und Drüsen und ist in verschiedenen Körperregionen unterschiedlich dick.
**Leistenhaut** bildet das Oberflächenrelief an Handflächen (Palmae manus) und Fußflächen (Plantae pedes) und macht ca. 4 % der Körperoberfläche aus. Sie ist durch das Vorkommen von genetisch determinierten parallel verlaufenden Leisten (individueller Fingerabdruck) charakterisiert, die in Bögen, Schleifen und Wirbeln verlaufen und durch ihre Anordnung mechanische Stabilität und Griffsicherheit ermöglichen. Leistenhaut besitzt lediglich Schweißdrüsen in hoher Dichte. Haare, Talgdrüsen und apokrine Duftdrüsen, die neben Schweißdrüsen in der Felderhaut vorkommen, sind nicht vorhanden.

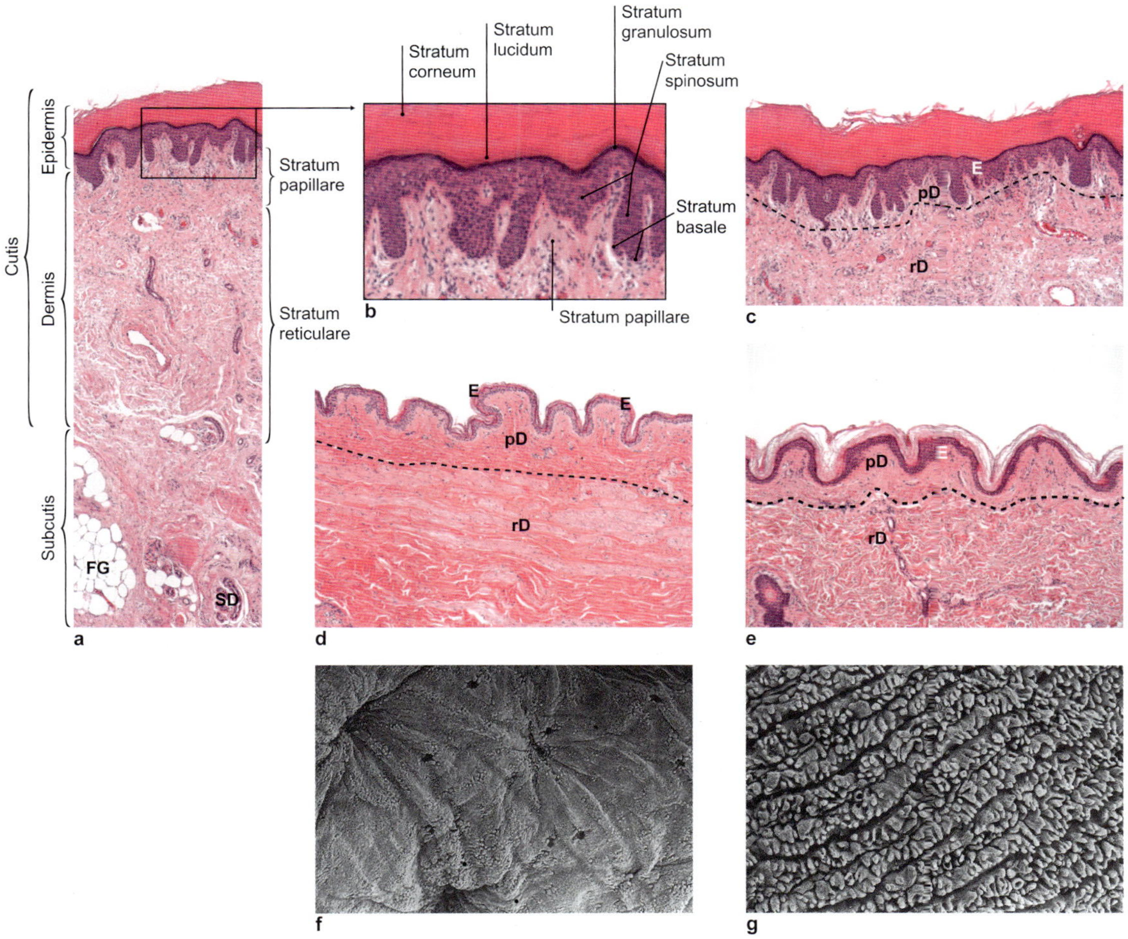


**Abb. 1.87a-g Schichten der Hautdecke, Integumentum commune und Hauttypen (a–c Leistenhaut , f Fingerrücken) und Felderhaut (d Oberkörper, e Oberarm, g Fingerbeere).** FG: Fettgewebe; SD: ekkrine Schweißdrüsen E: Epidermis; pD: papilläre Dermis; rD: retikuläre Dermis. HE-Färbung, Vergr. **a** 80-fach, **b** 200-fach, **c–e** 135-fach. [S700-P310]

**a** Die Haut (Cutis) besteht aus **Epidermis** (Oberhaut; Epithel) und darunterliegender **Dermis** (Lederhaut; Bindegewebeschicht mit Kapillarplexus, spezialisierten Rezeptoren, Nerven, Immunzellen, melatoninproduzierenden Zellen (Melanozyten), Schweißdrüsen, Haarfollikeln, Talgdrüsen, glatter Muskulatur, deren Dicke je nach Körperregion variiert).
Die dargestellte Leistenhaut enthält im Gegensatz zur Felderhaut (siehe d und e) allerdings keine Haarfollikel, Talgdrüsen und glatte Muskulatur. Unter der Dermis folgt die **Subcutis** (subkutanes Fettgewebe). Als größtes Organ (ca. 2 $m^2$) dient die Haut funktionell dem Schutz vor mechanischen Schäden, der Thermoregulation, als Sinnesorgan und schützt vor Wasserverlust.

**b** Die Epidermis gliedert sich weiter in Stratum basale, Stratum spinosum, Stratum granulosum, Stratum lucidum (nur in der Leistenhaut) und Stratum corneum **(b).** Die Dermis wird in Stratum papillare (vgl. rasterelektronenmikroskopische Aufnahmen, **f, g**) und Stratum reticulare unterteilt.
**c–e** Die gestrichelten Linien deuten die Grenzen zwischen den genannten Dermisschichten (Stratum papillare und Stratum reticulare) an. Die Epidermis der Felderhaut ist deutlich dünner als die der Leistenhaut. Die rasterelektronenmikroskopischen Aufnahmen in **f** und **g** zeigen die Oberfläche des Stratum papillare der Dermis nach Abdauung (Entfernung) der Epidermis.
**f** Rasterelektronenmikroskopische Aufnahme des Stratum papillare der Dermis der Felderhaut am Fingerrücken nach Abdauung (Entfernung) der Epidermis.
**g** Rasterelektronenmikroskopische Aufnahme des Stratum papillare der Dermis der Leistenhaut an der Fingerbeere nach Abdauung (Entfernung) der Epidermis.

## Klinik

Die dermoepidermale Verbindung wird durch eine Reihe verschiedener Proteine und Strukturen gewährleistet. Wenn genetisch bedingt irgendeines dieser Proteine oder der Strukturen, die für die Haftmechanismen zwischen beiden Zonen zuständig sind, fehlt, führen Scherkräfte zu Rissen, die mit **Blasenbildung** (Bullae) und in manchen Fällen mit großflächiger Ablösung der Epidermis einhergehen können. Epidermisablösungen können auch durch Autoantikörper gegen Bestandteile der Haftstrukturen entstehen (bullöses Pemphigoid; Pemphigus).

## Haar

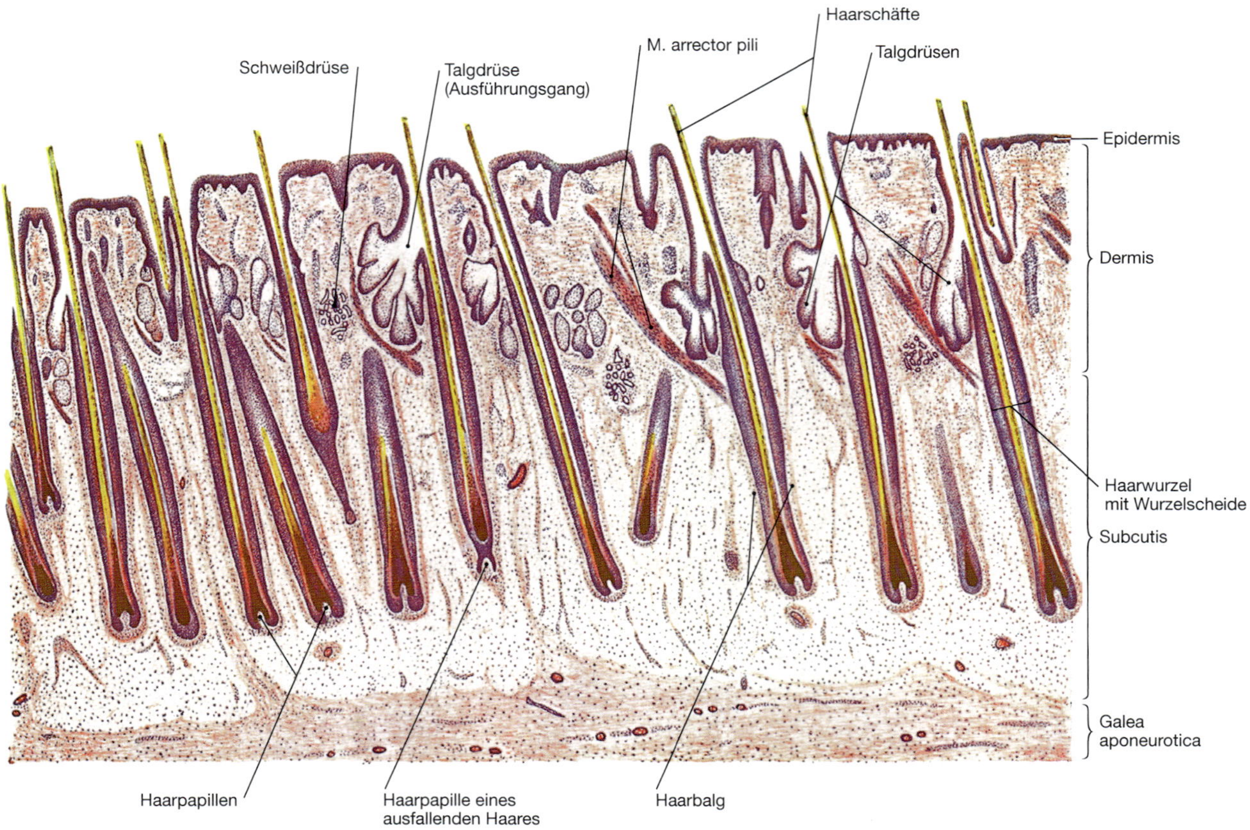


**Abb. 1.88 Haare, Pili;** Längsschnitt durch die Kopfhaut des Menschen. [R170-5]

Haare sind Verhornungsprodukte der Epidermis. Sie gehen aus Einstülpungen der Epidermis hervor, die an ihrer Basis mitotisch aktive Zellen (Matrixzellen) besitzen. Die aus Matrixzellen hervorgehenden Zellen differenzieren sich zu Hornzellen, die den Haarschaft bilden. Postnatal werden 2 Grundtypen von Haaren unterschieden:

- **Vellushaare** (Flaumhaare), die weich, kurz (die Follikel stecken in der Dermis), dünn und nahezu unpigmentiert sind und kein Mark besitzen; sie entsprechen der fetalen Lanugobehaarung und bedecken bei Kind und Frau den größten Teil des Körpers
- **Terminalhaare** (Langhaare), die fest, lang (die Follikel reichen bis in die Subcutis), dick und pigmentiert sind und über ein Mark verfügen; sie kommen als Haupthaar, Wimpern, Brauen, Scham-, Achsel- und Barthaare (beim Mann) vor und unterscheiden sich meist deutlich bei verschiedenen ethnischen Gruppen

Haare dienen dem UV-Licht- und Wärmeschutz sowie der Tastempfindung.

**Abb. 1.89 Aufbau eines Haarfollikels;** Längsschnitt. [R170-5]

Haare entstehen in zylindrischen Epitheleinsenkungen, die in die Dermis oder bis in die Subcutis hinabreichen und als Haarfollikel bezeichnet werden. Der **Haarfollikel** besteht aus Haarzwiebel und Haarpapille. Er wird von Blutgefäßen ernährt und von ihm geht das Haarwachstum aus. Jeder Haarfollikel ist mit einer Talgdrüse **(Haar-Talgdrüsen-Einheit)** und einem glatten Muskel **(M. arrector pili)** assoziiert. Letzterer stellt die Haare auf (Sympathicusaktivierung), indem er die Epidermis grübchenförmig einzieht (Gänsehaut).

Am Haar werden unterschieden:

- Ein vollständig verhornter **Haarschaft** mit einer epithelialen Haarwurzelscheide
- Die nicht verhornte **Haarwurzel,** die durch die keratogene Zone (Verhornung der Haarzellen) vom verhornten Haarschaft abgegrenzt ist
- Die **Haarzwiebel** (Haarbulbus), der aufgetriebene epitheliale Anfangsteil des Haares, der zur Zellteilung befähigte **Matrixzellen** enthält
- Die **Haarpapille,** ein zellreicher Bindegewebefortsatz der Dermis, der sich von unten in den Haarbulbus vorstülpt
- Der **Haartrichter;** stellt die Mündung des Follikels zur Hautoberfläche dar, in ihn mündet die haarassoziierte Talgdrüse ein
- Die **epitheliale Wurzelscheide,** die in innere und äußere Wurzelscheide getrennt wird: Schichten der **inneren** Wurzelscheide sind von innen nach außen: Scheidencuticula, HUXLEY-Schicht und HENLE-Schicht; die **äußere** Wurzelscheide setzt sich aus mehreren Schichten heller, unverhornter Zellen zusammen, die erst im Bereich des Haartrichters verhornen und hier in die Epidermis der Haut übergehen.

Die Haarfarbe hängt außer von der genetischen Veranlagung vom Pigmentgehalt (Melanin) der Haare ab. Nach Erlöschen der Melaninproduktion erscheint das Haar grau bis weiß.

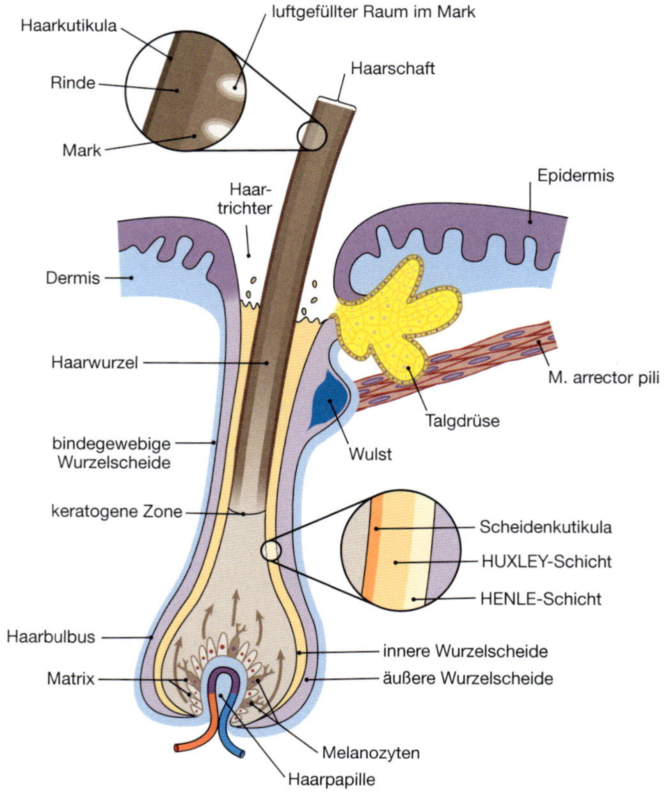

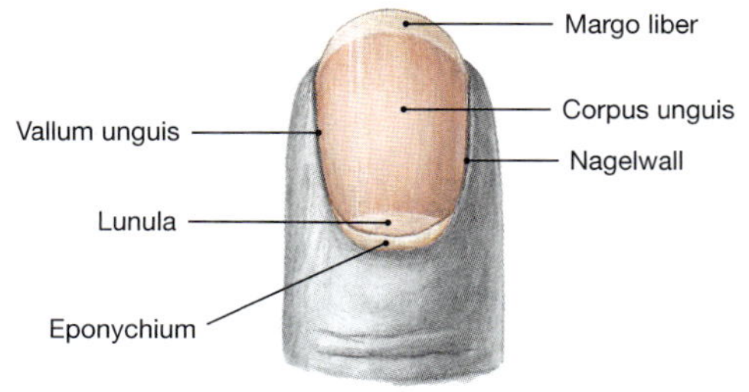


**Abb. 1.90 Fingerendglied mit Nagel.** [S700]
Der Nagel (Unguis) ist eine konvex gewölbte, durchscheinende Keratinplatte (Nagelplatte) auf der Oberseite der Finger- oder der Zehenendglieder, die dem Schutz der Fingerkuppen dient und die Greiffunktion unterstützt. Sie liegt seitlich in Hauttaschen (Nageltasche, Vallum unguis), die von einer Hautfalte (Nagelwall) überragt werden. Das Epithel, das in der Nageltasche dorsal der Nagelplatte aufliegt, wird als Eponychium (Nagelhaut, Cuticula). bezeichnet. Die Nagelplatte ist hier im Nagelbett verankert.

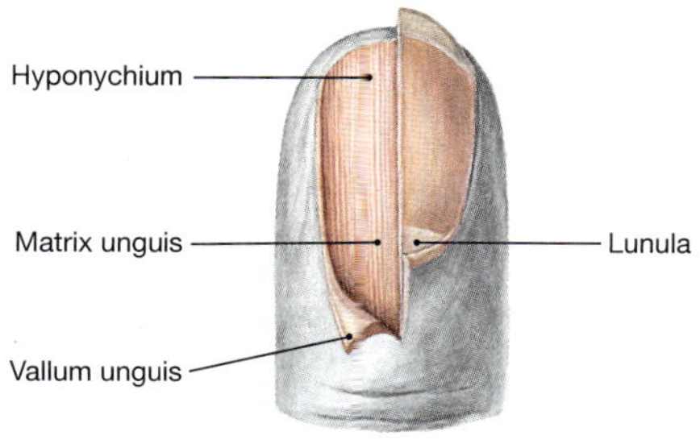


**Abb. 1.91 Fingerendglied; Nagel teilweise entfernt.** [S700]
Das Epithel, dem der Nagel an der Fingerspitze aufliegt, wird Hyponychium genannt. Darunter liegt das bindegewebige Nagelbett, das fest mit dem Periost der Endphalanx verwachsen ist. Proximal wird das Hyponychium zur Nagelmatrix (Matrix unguis), aus der die Nagelplatte hervorgeht (von außen als Lunula sichtbar).

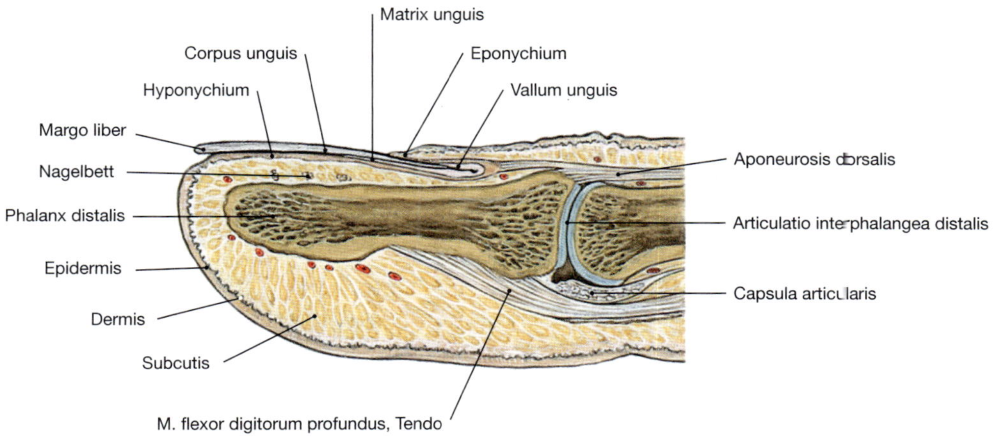


**Abb. 1.92 Fingerendglied, Phalanx distalis;** Sagittalschnitt. [S700]
Das Nagelbett ist der Bereich zwischen Nagel und Endphalanx. Es besteht aus Epithel (Hyponychium und Matrix unguis) sowie darunterliegender Dermis.

## Klinik

**Weiße Flecken** unter den Nägeln basieren auf einer mangelhaften Verschmelzung der Nagelplatte mit dem Nagelbett. Die Nagelplatte erscheint aufgrund veränderter Lichtreflexion an diesen Stellen milchig-weiß (ähnlich der Lunula). Die mangelhafte Verschmelzung kann unterschiedliche Ursachen haben, z. B. kann sie von einem Stoß ausgelöst werden, durch Medikamente verursacht sein oder im Rahmen verschiedener Krankheiten auftreten. **Brüchige Nägel** können ein Anzeichen für einen Mangel an Biotin (Vitamin H) sein. Biotin wird zur Bildung von Keratin, der Hauptsubstanz der Nagelplatte, benötigt. Zahlreiche systemische Erkrankungen gehen mit Nagelveränderungen einher. So führt die Schuppenflechte (Psoriasis) beispielsweise zur Bildung von **Tüpfeln** (kleinen Gruben), **Ölflecken** und manchmal **Krümelnägeln** bis hin zur vollständigen **Nageldystrophie.** Nach Haut- und Nagelverletzungen kann es zur Besiedelung durch Pilze kommen **(Nagelmykose),** deren Behandlung besonders bei Befall der Fußnägel oft langwierig ist.

# Beispielfragen aus der Prüfung

*Damit Sie überprüfen können, ob Sie die Inhalte dieses Kapitels verinnerlicht haben, werden hier exemplarisch Fragen aus einer mündlichen Anatomieprüfung aufgelistet.*

**Bitte erläutern Sie den Aufbau eines Knochens:**

- Wie unterscheiden sich Knochen nach Form und Struktur?
- Wie kann man einen langen Röhrenknochen einteilen?
- Was passiert bei der Frakturheilung?
- Was kennen Sie für Knochenverbindung?
- Wie kann sich Knochen einer erhöhten Belastung funktionell anpassen?

**Bitte beschreiben Sie den Aufbau eines Gelenks:**

- Was kennen Sie für Gelenkformen?
- Wie ist die Gelenkkapsel zusammengesetzt?
- Was versteht man unter der Neutral-Null-Methode?
- Was ist eine Amphiarthrose?
- Was kennen Sie für Hilfsstrukturen in Gelenken?
- Wie ist ein Schleimbeutel aufgebaut?

**Bitte erläutern Sie den Aufbau eines Skelettmuskels:**

- Welche Muskeltypen kennen Sie und wie kann man Muskeln einteilen?
- Wie ist eine Sehnenscheide aufgebaut?
- Was versteht man unter Muskelarbeit?
- Was ist ein Hebelarm?
- Was versteht man unter dynamischer Muskelarbeit?

**Bitte erläutern Sie verschiedene Kreislaufsysteme:**

- Wo können an der oberen und an der unteren Extremität Pulse getastet werden?
- Was ist das Niederdrucksystem des Blutkreislaufs?
- Welche Mechanismen gibt es für den Rücktransport des venösen Bluts zum Herzen?
- Welche Kurzschlusssysteme gibt es im fetalen Blutkreislauf?
- Was versteht man unter dem Pfortaderkreislauf?
- Welchen Weg nimmt die Lymphe von der Körperperipherie?
- Schildern Sie den groben Aufbau eines Lymphknotens?

**Erläutern Sie die Lymphabflussbahnen des Halses:**

- Wie viele Lymphknoten kommen etwa im Bereich des Halses vor?
- Welche Lymphknotengruppen gibt es im Bereich des Halses?
- Warum wird der Hals in Lymphdrainagegebiete (Kompartimente) eingeteilt?
- Welche Strukturen drainieren ihre Lymphe in die Halslymphknoten?

**Bitte erläutern Sie den Aufbau des Nervensystems:**

- Wie wird das Nervensystem gegliedert?
- Was ist ein Dermatom?
- Was versteht man unter dem autonomen (vegetativen Nervensystem)?
- Was ist das enterische Nervensystem?

**Bitte erläutern Sie bildgebende Verfahren:**

- Nennen Sie einige bildgebende Verfahren, die in der klinischen Routine eingesetzt werden?
- Wie unterscheidet sich die Computertomographie von der Magnetresonanztomographie?
- Was ist eine Kontrastmitteldarstellung?
- Welchen Vorteil bietet die Sonographie gegenüber dem konventionellen Röntgen?

**Bitte erläutern Sie die Haut und deren Hautanhangsgebilde:**

- Welche Hautschichten kennen Sie? Wie ist ein Fingernagel aufgebaut?
- Wie ist ein Haar aufgebaut?
- Welche Grundtypen von Haaren kennen Sie?

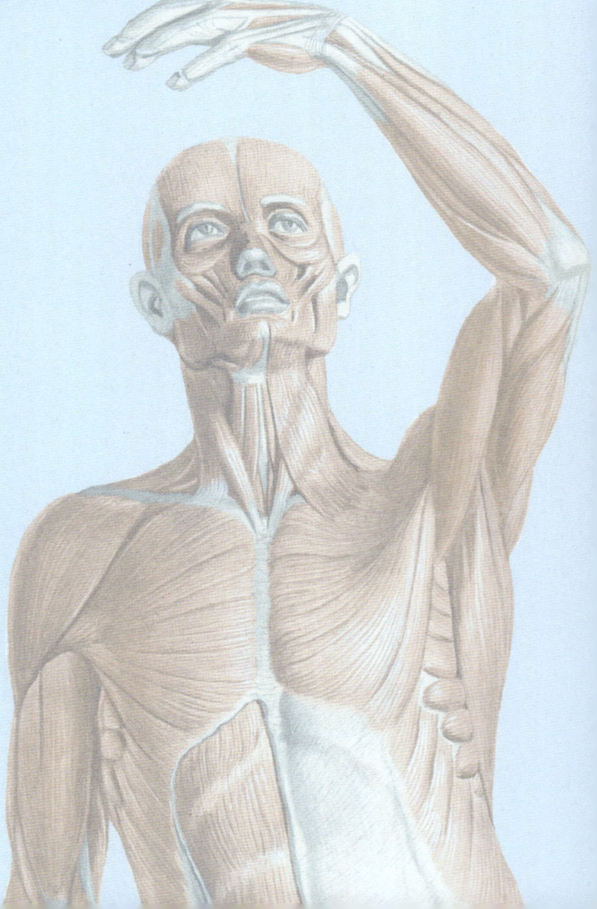

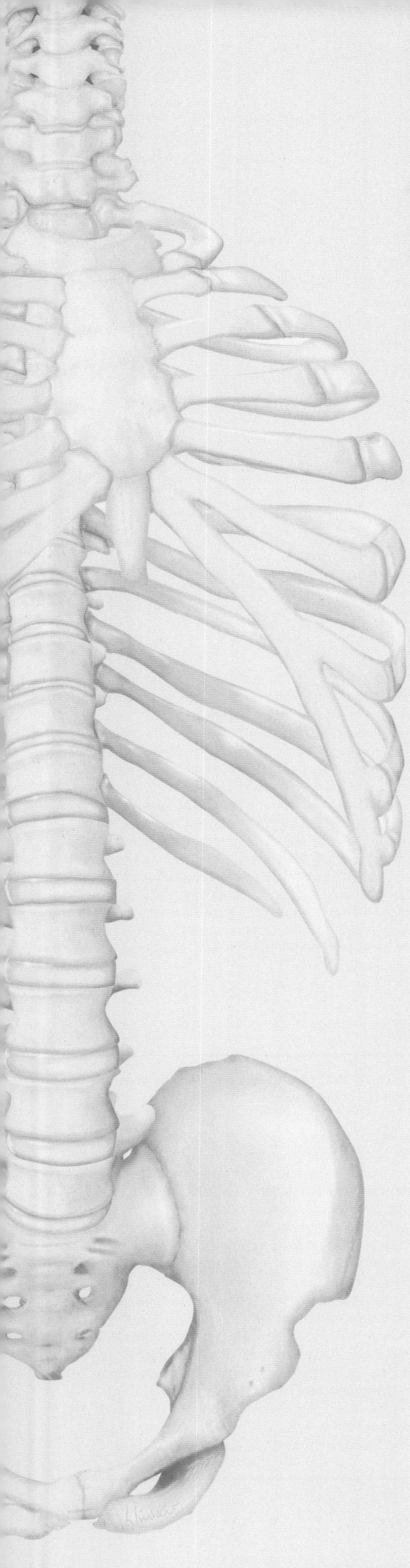

# Rumpf



2

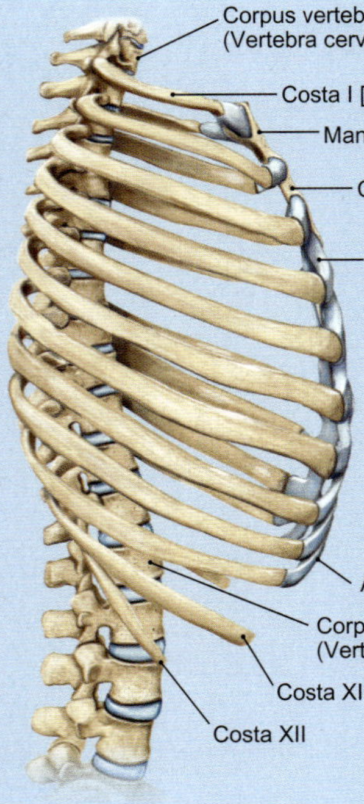


# Der Überblick

Der Rumpf ist der Träger von Kopf und oberen Extremitäten, die beweglich an ihm fixiert sind. Das Stützgerüst des Rumpfes ist die Wirbelsäule, deren Wirbelkörper zur Aufnahme der Körperlast von oben nach unten an Größe zunehmen. Zur Abfederung von Stößen sind zwischen den einzelnen Wirbelkörpern Zwischenwirbelscheiben (Disci intervertebrales) integriert, die aus einem Faserring und einem zentralen Gallertkern bestehen. Zum Schutz vor Verletzungen wird das Rückenmark von den Wirbelbögen im Wirbelkanal eingeschlossen. Im unteren Abschnitt sind die Wirbel zum Kreuzbein (Os sacrum) verschmolzen und bilden mit den Beckenknochen den stabilen Beckenring. Durch den bipeden Gang und die Aufrichtung des Rumpfes kommt es beim Menschen zu charakteristischen Krümmungen der Wirbelsäule. Eine Vielzahl von Muskeln befindet sich hauptsächlich auf der Rückseite und seitlich der Wirbel (autochthone Rückenmuskulatur). Dadurch können sich die einzelnen Wirbel gegeneinander bewegen. Vor der Wirbelsäule liegen die Eingeweideräume des Rumpfes, bestehend aus Brusthöhle (Cavitas thoracis), Bauchhöhle (Cavitas abdominalis) und Beckenhöhle (Cavitas pelvis). Die Brusthöhle wird vom Brustkorb umrahmt, der knöchern außer den Brustwirbeln die 12 Rippenpaare und das Brustbein umfasst. Zwischen den Rippen befindet sich Muskulatur. Die Wand des Bauchraums besteht im Gegensatz dazu nur aus Muskeln und deren Sehnen (Aponeurosen). Brusthöhle und Bauchhöhle werden durch das Zwerchfell (Diaphragma) voneinander getrennt. Auf der Außen- und Vorderseite der Brustwand liegt die Brustdrüse (Mamma) frei verschieblich auf dem M. pectoralis major. Sie produziert im Rahmen einer Schwangerschaft die nach der Geburt für die Ernährung des Säuglings wichtige Milch. Im unteren Abschnitt der Bauchwand besteht zwischen dem Hodensack (Scrotum) und der Bauchhöhle des Mannes eine Verbindung (Leistenkanal), über die der Samenstrang und die darin enthaltenen Strukturen Anschluss an die entsprechenden Organe und Strukturen in der Bauchhöhle wie z. B. die Harn-Samen-Röhre erhalten. Die Frau besitzt ebenfalls einen Leistenkanal.

# Die wichtigsten Themen

*In Anlehnung an die Lernziele des Nationalen Kompetenzbasierten Lernzielkatalogs Medizin (NKLM) finden Sie hier eine Zusammenfassung der wichtigsten Themen dieses Kapitels. Nach Bearbeitung dieses Kapitels sollten Sie in der Lage sein:*

- tastbare Oberflächenstrukturen zu zeigen und zu benennen, die Regionen des Rumpfes zuzuordnen und sich anhand anatomischer Hilfslinien am Rumpf topographisch zu orientieren;
- den Unterschied zwischen Dermatom und HEAD-Zone zu erläutern;
- die Grundzüge der Rumpfwandentwicklung einschließlich der Entwicklung von Rippen, Brustbein und Wirbelsäule sowie assoziierte klinisch relevante Variationen und Fehlbildungen zu kennen;
- den Aufbau der knöchernen Wirbelsäule sowie des knöchernen Brustkorbs nebst zugehörigen Gelenken zu beschreiben, die verschiedenen zugehörigen Bänder zu benennen, am Skelett oder Präparat zu zeigen und die Bewegungsmöglichkeiten in den einzelnen Gelenken und in ihrer Gesamtheit zu schildern;
- die autochthone Rückenmuskulatur sowie die zugehörigen Faszien und die Haltungs- und Bewegungsfunktionen von Kopf und Rumpf zu beschreiben;
- den schichtförmigen Aufbau der Rumpfwand, insbesondere der Rumpfwandmuskulatur, im Brust- und Bauchbereich einschließlich der Muskeln innerhalb der Brust- und Bauchhöhle sowie der Muskulatur im Nacken wiederzugeben;
- Ansatz und Ursprung der geraden und schrägen Bauchmuskeln zu benennen und die Schwachstellen der Bauchwand als Prädilektionsorte für Bauchwandbrüche zu erläutern;
- den Aufbau und die Innervation des Zwerchfells zu beschreiben, die Durchtrittsstellen nebst hindurchtretenden Strukturen zu erläutern und mögliche Schwachstellen zu benennen;
- Umgehungskreisläufe zu benennen;
- die Lympheinzugsgebiete der oberflächlichen axillären und inguinalen Lymphknoten zu schildern;
- die morphologischen Grundlagen der Lumbalpunktion, der Epiduralanästhesie und der Pleurapunktion wiederzugeben;
- die weibliche Brust unter topographischen und onkochirurgischen Gesichtspunkten zu beschreiben;
- den Leistenkanal unter entwicklungsgeschichtlichen und klinischen Gesichtspunkten zu erläutern;
- den Aufbau des Plexus lumbosacralis zu erläutern.

# Der Bezug zur Klinik

*Um bei den vielen anatomischen Details nicht den Bezug zum späteren Klinikalltag zu verlieren, wird im Folgenden ein typischer Fall geschildert, der zeigt, warum die Inhalte dieses Kapitels so wichtig sind.*

## Leistenhernie

### Anamnese

Ein 27-jähriger Mann bemerkt in seiner rechten Leistenregion eine Vorwölbung, die beim Pressen, beim Sport oder beim Husten größer wird. Zuerst war die Vorwölbung nur ganz klein; über die letzten 2 Monate ist sie aber größer geworden. Manchmal hat er nun auch einen dumpfen Schmerz im rechten Unterbauch und in der Leistenregion. Sonst fühlt sich der junge Mann wohl, hat keine weiteren Beschwerden oder Erkrankungen und nimmt keine Medikamente.

### Untersuchungsbefund

Beim aufrechten Stand und im Vergleich zur Gegenseite kann man bereits eine leichte Vorwölbung der Haut im Bereich der rechten Leistenregion erkennen. Die Vorwölbung lässt sich manuell leicht zurückschieben (reponieren). Es besteht keine Abwehrspannung in der Leistengegend, und das Reponieren verursacht keine Schmerzen. Schiebt der Untersucher einen Zeigefinger von kaudal leicht in Richtung des inneren Leistenrings, indem er die Leistenhaut einstülpt und den jungen Mann husten lässt, kann er an der Fingerkuppe eine Vorwölbung tasten, die auf das rechte Scrotum zuläuft. Dies ist ein klarer Hinweis auf eine Leistenhernie. Der Hals des Herniensacks scheint lateral der Vasa epigastrica inferiora und über dem Tuberculum pubicum zu liegen.

### Diagnostik

Für die Diagnose der Leistenhernie bedarf es keiner weiteren Hilfsmittel. Es kommt ausschließlich die klinische Untersuchung in Betracht. Sie wird, wenn möglich, wie im Fall des jungen Mannes am stehenden Patienten durchgeführt. Beim Vortasten mit dem Zeigefinger oder mit dem kleinen Finger durch die Skrotal- oder Leistenhaut durch den äußeren Bruchring kommt der innere Leistenring an der Spitze des Fingers zu liegen (→ Abb. a). Der Patient wird aufgefordert, zu husten und/oder zu pressen. Dadurch sind selbst kleine Hernien als Vorwölbung zu ertasten. Bei dem jungen Mann wird eine indirekte Leistenhernie diagnostiziert. Hierbei hat sich der Bruchsack in der Fossa inguinalis lateralis über den inneren Leistenring durch den Leistenkanal bis in den Hodensack ausgedehnt. Die Bruchpforte ist der innere Leistenring. Zur Abgrenzung von direkten Leistenbrüchen und Schenkelhernien im Bereich der Leistenregion kann die Drei-Finger-Regel helfen.

*Schenkelhernien (Herniae femorales) kommen häufiger bei Frauen in fortgeschrittenem Alter vor.*

Der Handteller der rechten bzw. linken Hand wird von hinten auf die Spina iliaca anterior superior gelegt. Der Mittelfinger markiert den Verlauf des indirekten Bruchs, der Zeigefinger den des direkten Bruchs und der Ringfinger den des Schenkelbruchs (→ Abb. b).

### Diagnose

Hernia inguinalis.

### Therapie

Leistenhernien müssen immer operativ versorgt werden. Der Patient wird über eine minimal-invasive TEPP (totale extraperitoneale Patch-Plastik) aufgeklärt und darauf vorbereitet. Im Rahmen der TEPP wird anschließend über 2–3 kleine Schnitte in der Bauchhaut eine Bauchdeckenspiegelung durchgeführt. Dabei wird der Bruchsack freigelegt und präpariert, der Bruchsackinhalt (eine Darmschlinge, die für die Vorwölbung und die leichten Schmerzen verantwortlich war) in den Bauchraum reponiert und der Bruchsack anschließend abgetragen. Im Rahmen der Operation wird ein dünnes Kunststoffnetz zwischen die Bauchdeckenschichten (hinter den M. transversus und unter das Peritoneum parietale) eingelegt.

### Weiterer Verlauf

Der große Vorteil dieses operativen Verfahrens ist die sofortige Belastbarkeit, die selbst intensive sportliche Aktivitäten normalerweise innerhalb einer Woche wieder zulässt. Der junge Mann darf schon am Tag nach der Operation nach Hause gehen und kann sich innerhalb einer Woche völlig beschwerdefrei und ohne Vorwölbung in der Leistengegend wieder aktiv seinem Hobby, dem Volleyballspiel, widmen.

### Aus dem Präpsaal

Schau dir im Präpsaal die Begrenzungen und den Inhalt des Leistenkanals an (→ Abb. 2.164).

*Unabhängig vom Geschlecht verlaufen der R. genitalis des N. genitofemoralis und der N. ilioinguinalis durch den Leistenkanal.*

Achte im Leistenkanal des Mannes neben dem Samenstrang (bestehend aus A. testicularis, Plexus pampiniformis, Ductus deferens, A. ductus deferentis, R. genitalis des N. genitofemoralis) auf den N. ilioinguinalis. Bei der Frau verlaufen dort das von der Gebärmutter kommende Lig. teres uteri, der R. genitalis des N. genitofemoralis, der N. ilioinguinalis und Lymphgefäße.

### Zurück in der Klinik

Der Leistenkanal ist eine Prädilektionsstelle für Hernien. Je nach Bruchpforte unterscheidet man indirekte und direkte Leistenhernien.

*Direkte Leistenhernien liegen medial.*

Im vorliegenden Fall hatte der Patient eine indirekte Leistenhernie, die nicht von Geburt an bestand und somit erworben war. Solche erworbenen indirekten Leistenhernien sind die häufigsten Bauchwandbrüche im Erwachsenenalter und kommen vorwiegend bei Männern vor. Direkte Leistenhernien treten durch das muskelfreie Trigonum inguinale (HESSELBACH-Dreieck) in der Fossa inguinalis medialis. Das Dreieck ist eine Schwachstelle, da hier die Bauchwand nur aus Fascia transversalis und Peritoneum parietale besteht. In diesem Fall liegt die Bruchpforte medial der Vasa epigastrica inferiora.

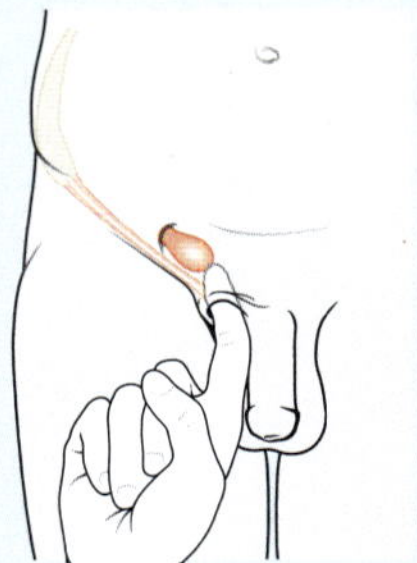

**Abb. a Diagnose der Leistenhernie mit dem Finger.** [S700-L126]

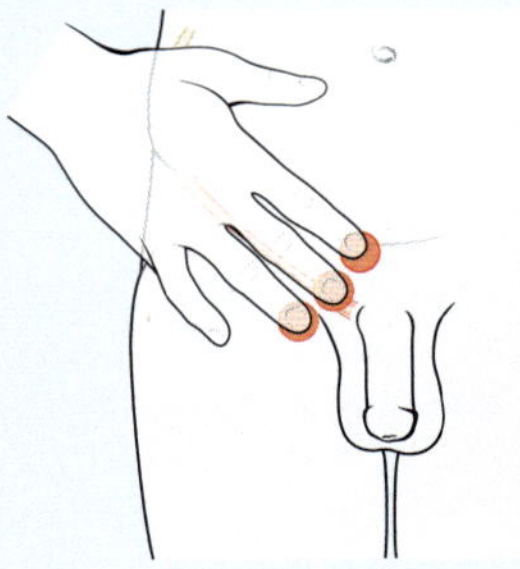

**Abb. b Drei-Finger-Regel zur Abgrenzung von direkten Leistenbrüchen und Schenkelhernien im Bereich der Leistenregion.** [S700-L126]

# Oberfläche

## Oberflächenanatomie

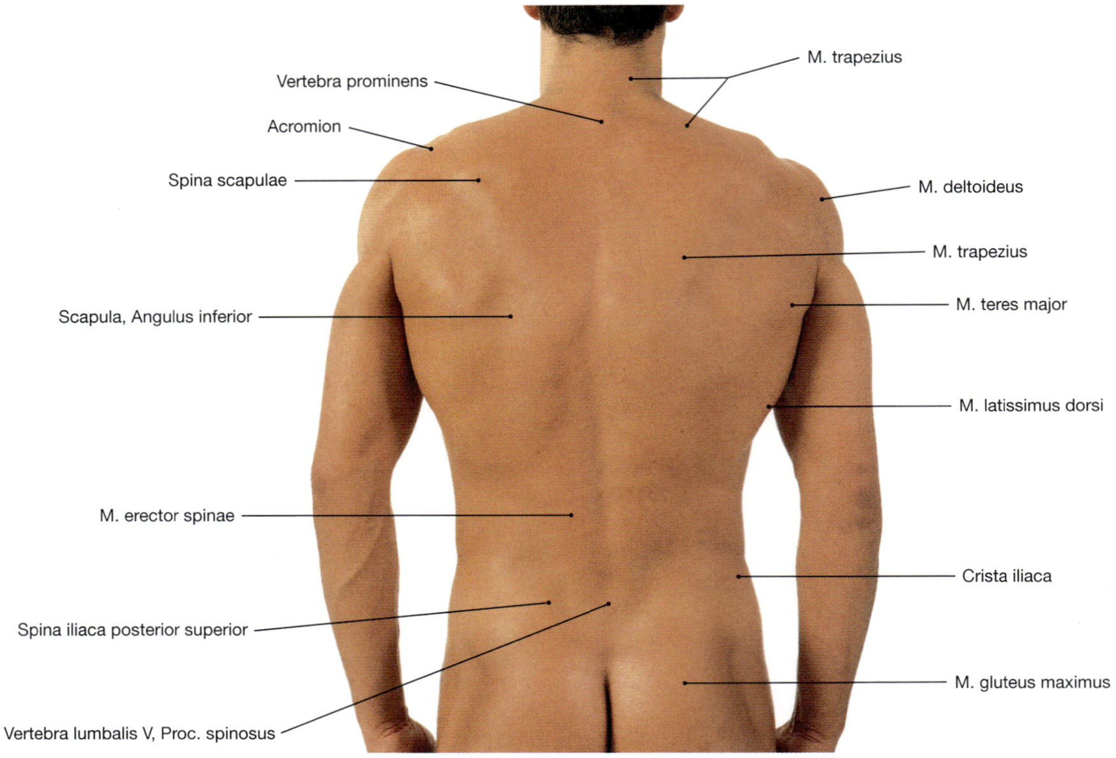


**Abb. 2.1 Rücken, Dorsum, Oberflächenrelief.** [S700]
Das Oberflächenrelief des Rückens wird genutzt, um verschiedene Regionen der Wirbelsäule, Muskeln, die ungefähre Position des Rückenmarkendes oder die Lage von Organen (z. B. der Nieren) zu bestimmen. Besonders gut tastbare Knochenpunkte sind der Proc. spinosus des 7. Halswirbels (Vertebra prominens), das Acromion, die Spina scapulae, der Angulus inferior der Scapula und der Proc. spinosus des 5. Lendenwirbels.

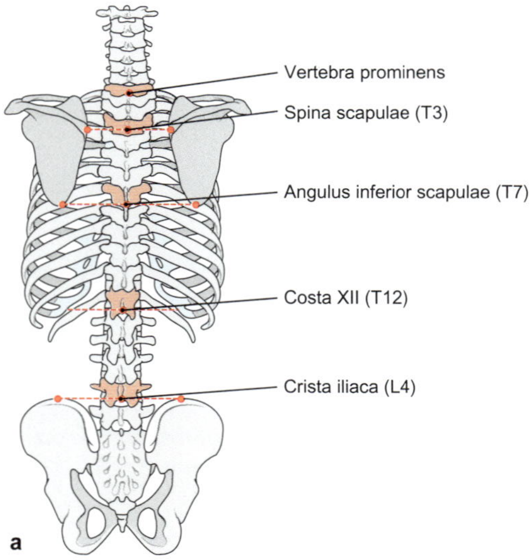


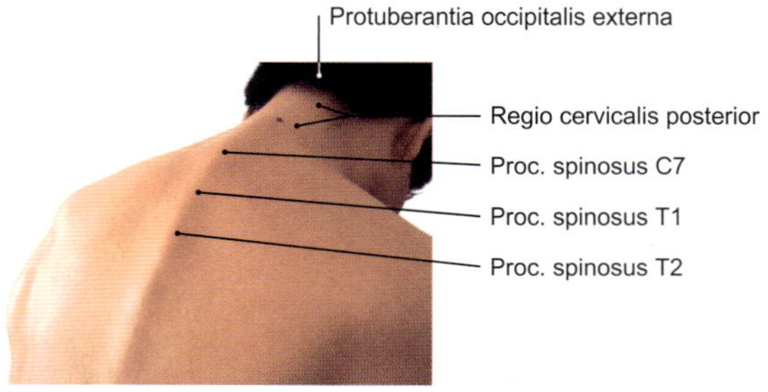


**Abb. 2.2a und b Skelett und Rücken mit knöchernen Orientierungspunkten.**
**a** Knöcherne Orientierungspunkte wie der Vertebra prominens (C7) lassen sich leicht palpieren. Einige andere Wirbel sind gut aufgrund ihrer Beziehungen zu anderen leicht palpierbaren Strukturen auffindbar wie T3 in Höhe der Spina scapulae, T7 in Höhe des Angulus inferior scapulae, T12 in Höhe des 12. Rippenpaars und L4 in Höhe der Crista iliaca. [S701-L126]
**b** Durch nach vorne Neigen des Kopfes (Kopf auf die Brust) und nach vorne ziehen der Schultern lassen sich einige der knöchernen Punkte der Hals- und oberen Brustwirbelsäule bei der Palpation leichter auffinden. [S701-L271]

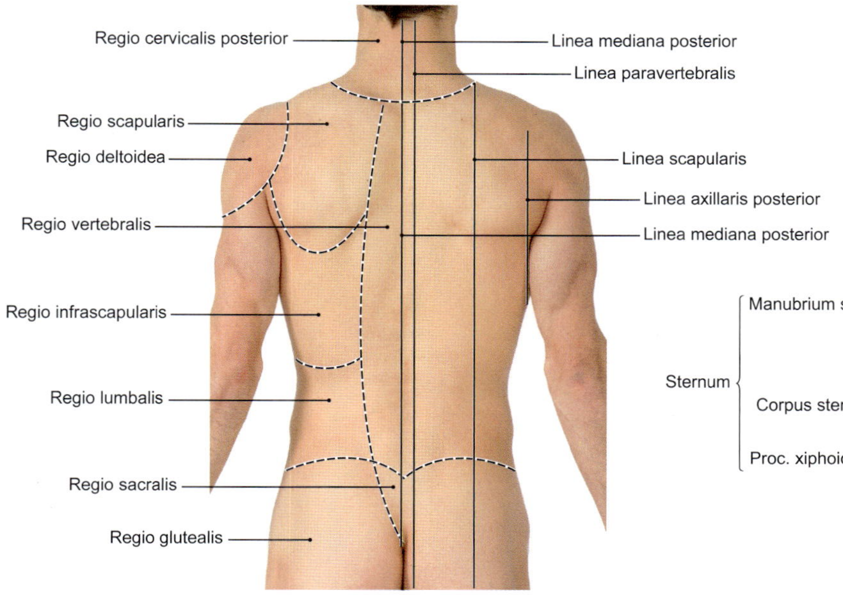


**Abb. 2.3 Regionen und Orientierungslinien am Rücken.** [S701-J803-L126]
Auf dem Rücken und in der Nackenregion unterscheidet man folgende topographische Regionen: Regio cervicalis posterior (Regio nuchalis), Regiones vertebralis, scapularis, infrascapularis, deltoidea, lumbalis, sacralis und glutealis. Als Orientierungslinien dienen die Lineae mediana posterior, paravertebralis, scapularis und axillaris posterior.

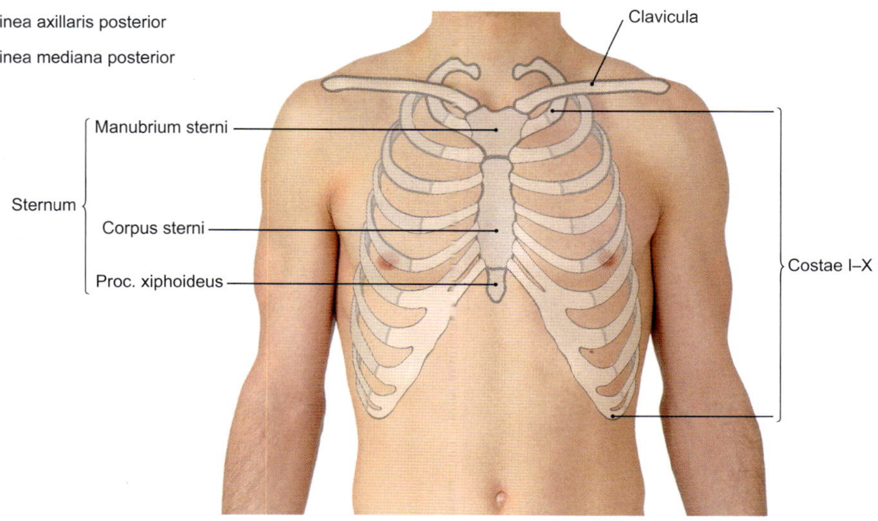


**Abb. 2.4 Projektion des Brustkorbs auf die Brustwand.** [S701-J803-L126]

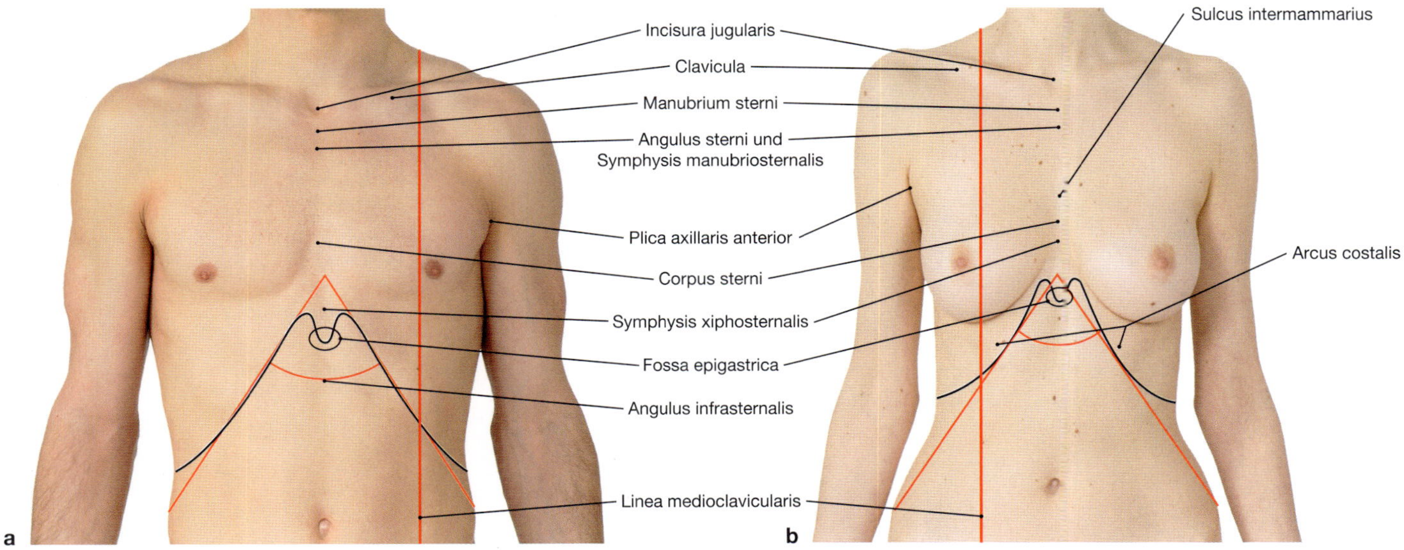


**Abb. 2.5a und b Oberflächenanatomie der vorderen Brustwand.** [S701-J803]

**a** Ansicht beim Mann.
**b** Ansicht bei der Frau.

## Brust- und Bauchwand

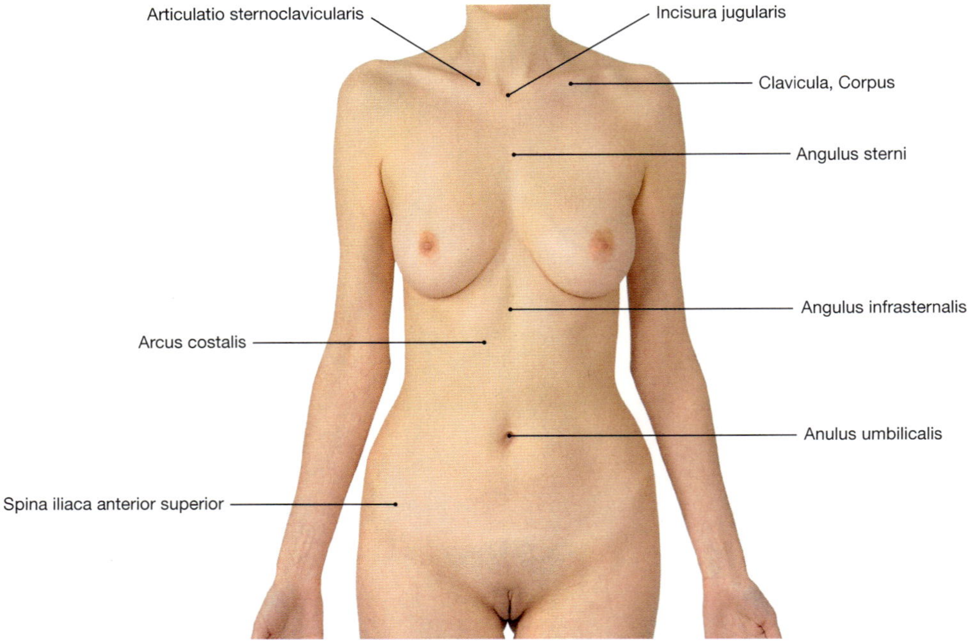


**Abb. 2.6 Oberflächenrelief der Brust- und Bauchwand einer jungen Frau.** [S701-J803]
Zur Orientierung an der ventralen Rumpfwand macht man sich Landmarken zunutze, wie z. B. den Rippenbogen (Arcus costalis), den Bauchnabel (Anulus umbilicalis) und die Spina iliaca anterior superior. Weitere Landmarken sind dargestellt.

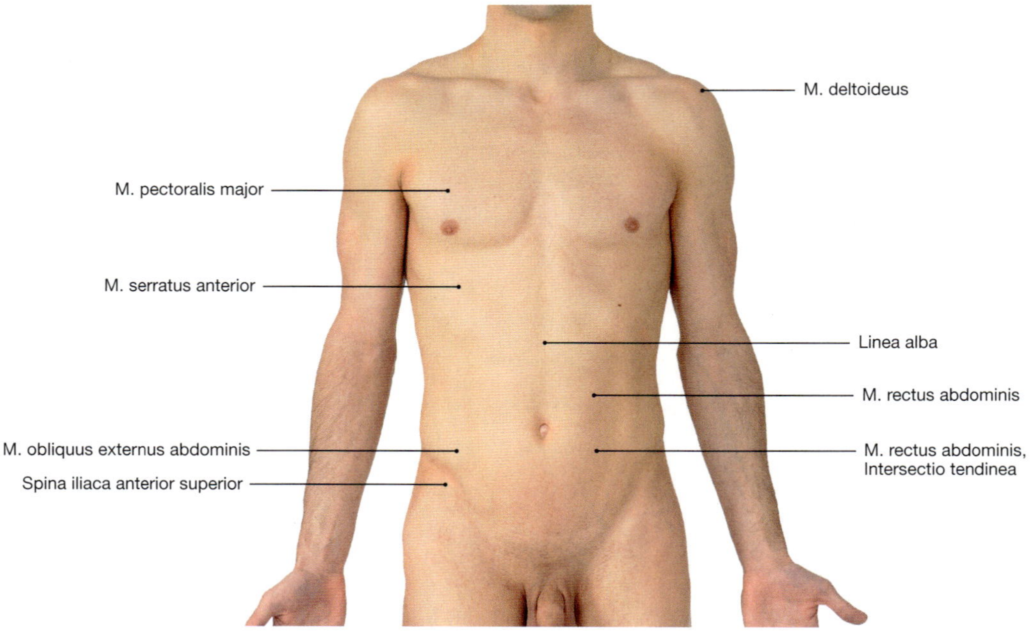


**Abb. 2.7 Oberflächenrelief der Brust- und Bauchwand eines jungen Mannes.** [S701-J803]
Landmarken auf der ventralen Rumpfwand.

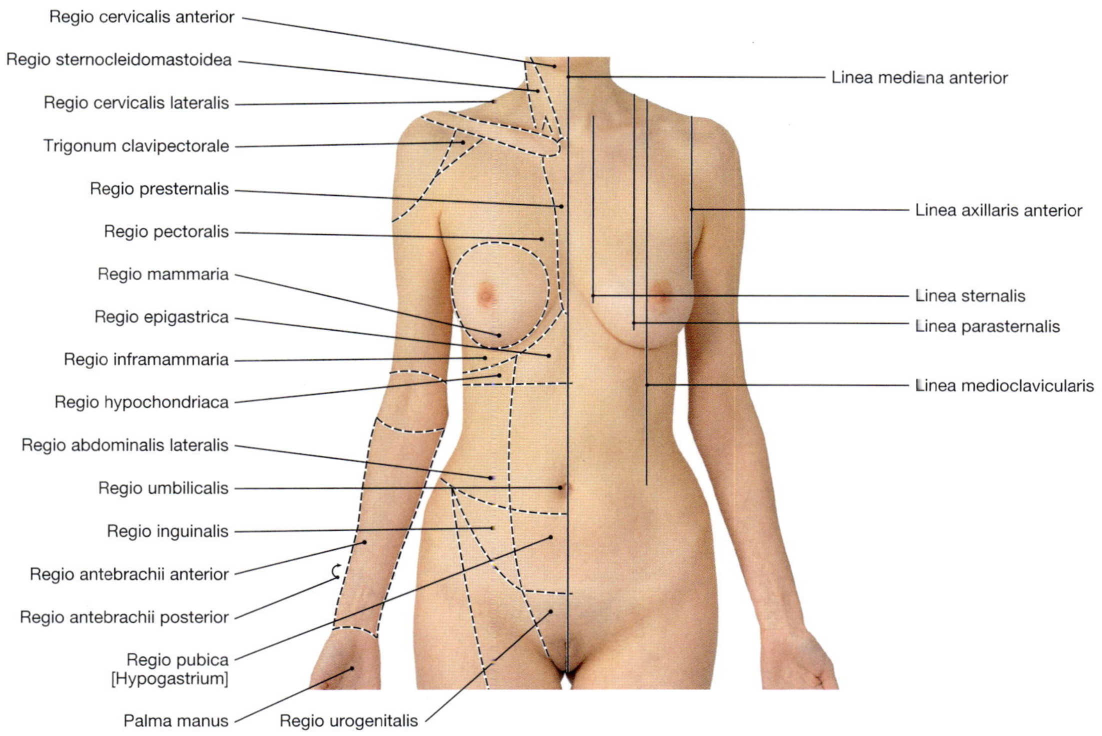


**Abb. 2.8 Regionen und Orientierungslinien auf der Brust- und Bauchwand einer jungen Frau.** [S700-J803-L126]
Im unteren Halsbereich und auf der Brust- und Bauchwand unterscheidet man folgende topographische Regionen: Regio cervicalis lateralis (Trigonum cervicale laterale), Regio sternocleidomastoidea, Regio cervicalis anterior (Trigonum cervicale anterius), Trigonum clavipectorale. Regiones presternalis, mammaria, inframammaria, deltoidea, epigastrica, hypochondriaca, umbilicalis, abdominalis lateralis, pubica, urogenitalis. Als Orientierungslinien dienen die Lineae anterior, sternalis, parasternalis, medioclavicularis und axillaris anterior. Die Regio pectoralis wird bei der Frau von der Mamma und entsprechend den Regiones mammaria und inframammaria überlagert. Als Orientierungslinien dienen die Lineae mediana anterior, sternalis, parasternalis medioclavicularis und axillaris anterior.

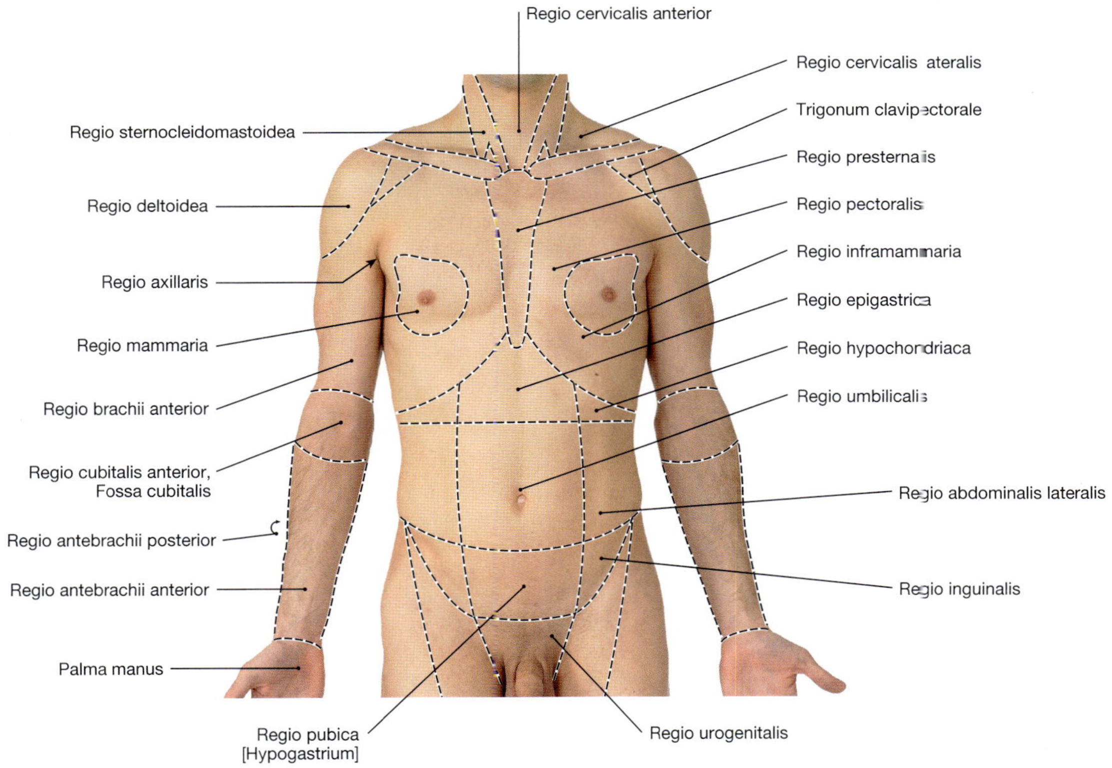


**Abb. 2.9 Regionen und Orientierungslinien auf der Brust- und Bauchwand eines jungen Mannes.** [S700-J803-L126]
Im unteren Halsbereich und auf der Brust- und Bauchwand unterscheidet man folgende topographische Regionen: Regio cervicalis lateralis (Trigonum cervicale laterale), Regio sternocleidomastoidea, Regio cervicalis anterior (Trigonum cervicale anterius), Trigonum clavipectorale, Regiones presternalis, mammaria, inframammaria, deltoidea, epigastrica, hypochondriaca, umbilicalis, abdominalis lateralis, pubica, urogenitalis. Als Orientierungslinien dienen wie bei der Frau (vgl. → Abb. 2.5) die Lineae mediana anterior, sternalis, parasternalis, medioclavicularis und axillaris anterior.

# Entwicklung

## Rumpfwände

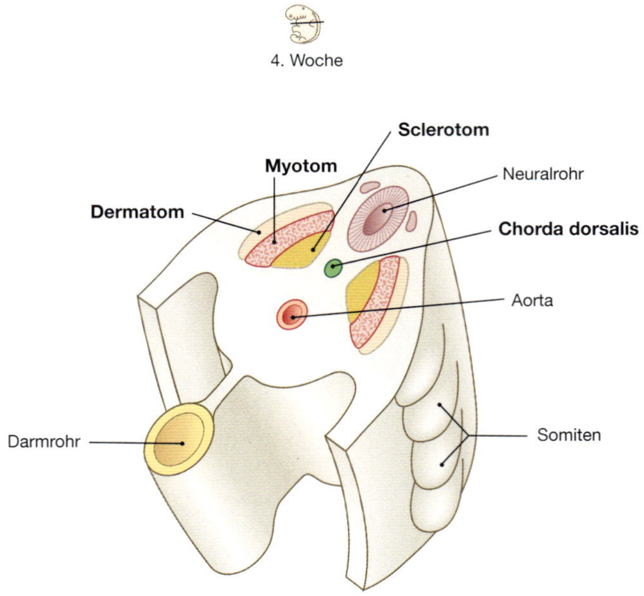


**Abb. 2.10 Entwicklung der Rumpfwände: Gliederung der Somiten in der 4. Woche.** [E838]
Die Elemente des Stütz- und Bewegungssystems der ventralen und der dorsalen Rumpfwand entstammen ausschließlich dem mittleren Keimblatt **(Mesoderm).** Das Mesoderm kondensiert sich auf beiden Seiten der Chorda dorsalis und des Neuralrohrs zu Somiten und zum unsegmentierten Seitenplattenmesoderm. Innerhalb der Somiten lässt sich in der 4. Woche ein ventromedialer Abschnitt differenzieren, das Sclerotom. Die Zellen des **Sclerotoms** umwandern in der Folge das Neuralrohr und die Chorda dorsalis und differenzieren sich zur primitiven Wirbelsäule. Aus dem lateralen Abschnitt der Somiten entstehen das **Myotom** und das **Dermatom,** die die Zellen von Muskulatur und Haut liefern.

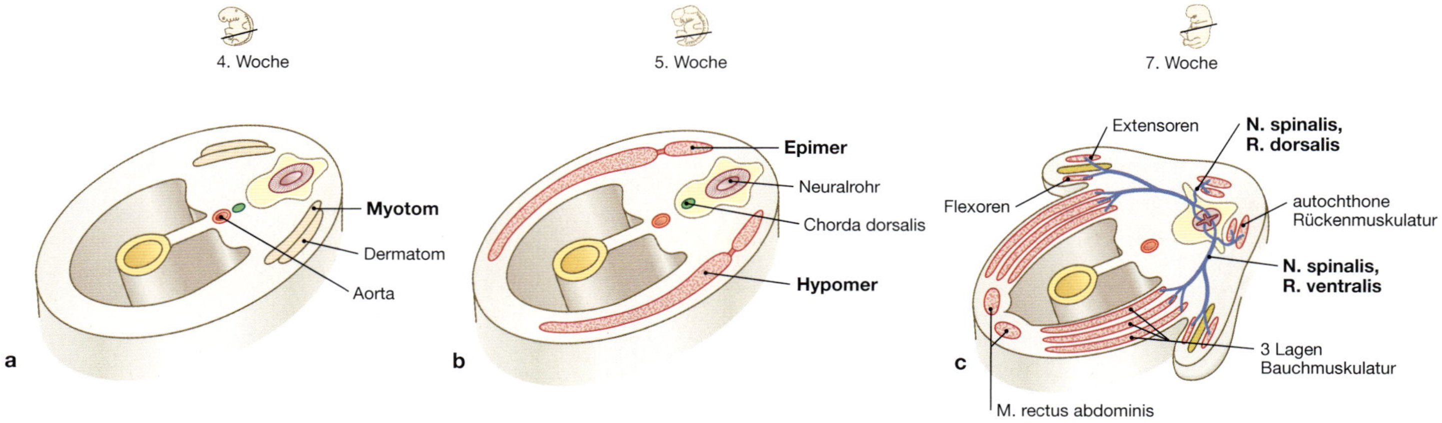


**Abb. 2.11a–c Entwicklung der Rumpfwände: Bildung von Epimer und Hypomer aus den Myotomen.** [E838]
**a** Entwicklung in der 4. Woche. Die quergestreifte Muskulatur des Rumpfes entwickelt sich aus den lateralen Abschnitten der Somiten, den Dermatomyotomen, die sich in der 4. Woche differenziert haben.
**b** Entwicklung in der 5. Woche. In ihnen trennt sich in der 5. Woche eine größere ventrale Gruppe von Mesenchymzellen, das **Hypomer** (liefert die Mm. scaleni, die prävertebrale Halsmuskulatur, die infrahyalen Muskeln, die Mm. intercostales, subcostales, transversus thoracis, die schrägen Bauchmuskeln, die Mm. rectus abdominis, quadratus lumborum, die Beckenbodenmuskulatur und die Schließmuskeln von Anus und Urethra), von einer kleineren dorsalen Gruppe, dem Epimer (liefert die autochthone Rückenmuskulatur – M. erector spinae).
**c** Entwicklung in der 7. Woche. Im Bereich der Bauchwand differenzieren sich in der 7. Woche aus dem Hypomer die schrägen und geraden Bauchmuskeln; das **Epimer** bildet Teile der autochthonen Rückenmuskulatur. Epimer und Hypomer erhalten eine eigene Nervenversorgung: Für das Hypomer sind die Rr. ventrales der Spinalnerven zuständig; das Epimer wird von den Rr. dorsales der Spinalnerven innerviert.

### Klinik

Das **Fehlen einzelner Muskeln** kommt vor, ist aber oft ohne klinische Relevanz. Mit Bewegungsstörungen unterschiedlichen Ausmaßes können hingegen das ein- oder beidseitige Fehlen des M. pectoralis oder der Mm. trapezius und serratus anterior einhergehen.
Beim sehr seltenen **Prune-Belly-Syndrom** fehlt die gesamte Bauchmuskulatur. Die Organe sind durch die Haut tastbar. Bei größeren Muskeldefekten kommt es zur Ausbildung von Hernien durch die Bauchwand.

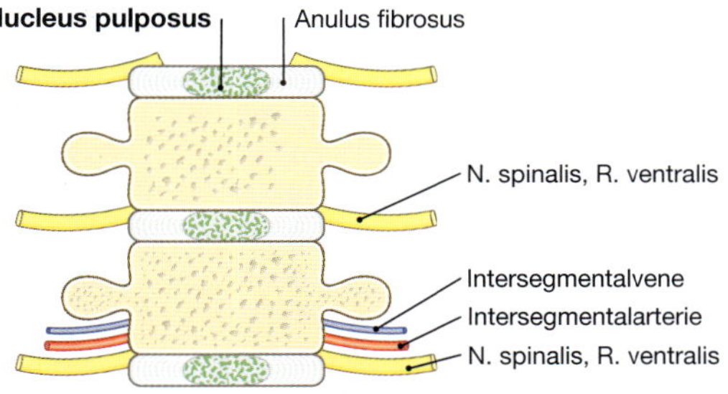


**Abb. 2.12 Entwicklung der Rumpfwände: Nuclei pulposi als Reste der Chorda dorsalis in der adulten Wirbelsäule.** [E838]
Ab der 4. Entwicklungswoche wandern Zellen aus dem Sclerotom aus, die sich um das Neuralrohr ansiedeln. Ein Teil der Zellen umschließt die Chorda dorsalis und differenziert sich zu Wirbelkörpern. Die Chorda bildet sich bis auf einen kleinen Rest zurück, der zur Grundlage des gallertigen Nucleus pulposus im Zentrum der Zwischenwirbelscheiben wird.

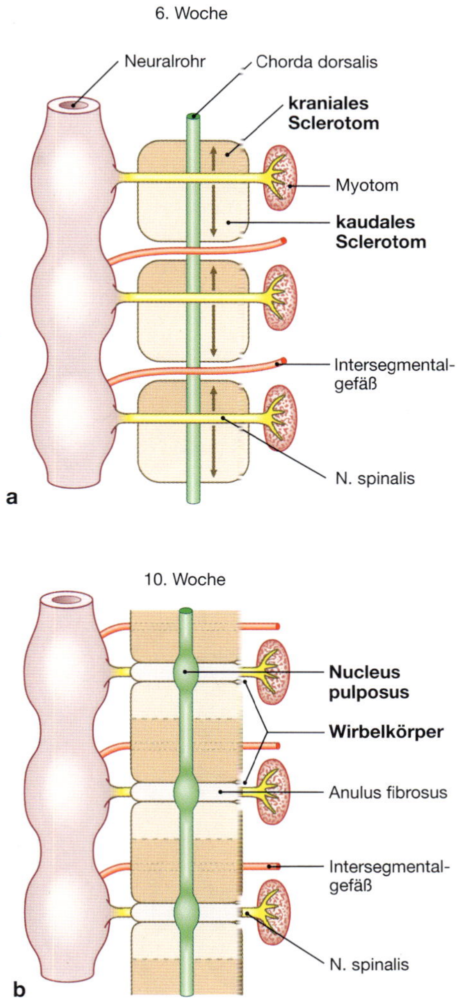


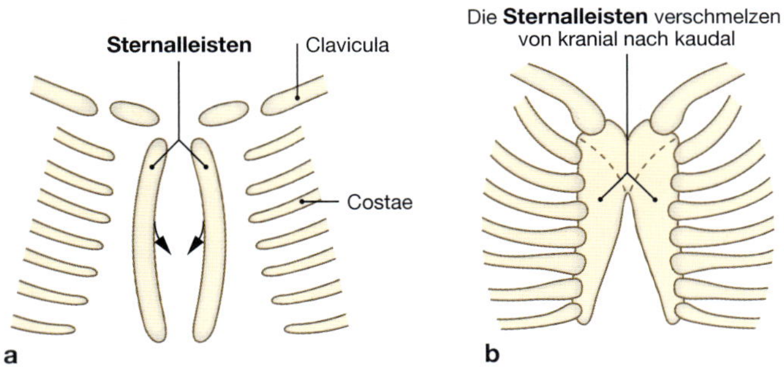


**Abb. 2.13a und b Entwicklung der Rippen und des Sternums.** [E838]
**a** Das Sternum entsteht aus 2 Sternalleisten, die sich in einigem Abstand voneinander als senkrechte Mesenchymverdichtungen in der Brustwand ausbilden. Die Rippen im Thorakalbereich und die Procc. costales der Hals- und der Lendenwirbelsäule entstehen aus Zellen der Sclerotome, die nach ventrolateral gewandert sind.
**b** Die Sternalleisten verwachsen von kranial nach kaudal. Der Proc. xiphoideus verknöchert erst zwischen dem 20. und 25. Lebensjahr. Die Rippen verbinden sich dorsal mit der Wirbelsäule und ventral z.T. mit dem Sternum (I.–VII. Rippe; **echte Rippen, Costae verae**). Die VIII.–X. Rippe verschmelzen ventral miteinander und bekommen indirekt über den knorpeligen Rippenbogen Kontakt zum Brustbein **(falsche Rippen, Costae spuriae).** XI. und XII. Rippe stehen nur mit der Wirbelsäule in Kontakt und enden als frei schwebende Rippen **(Costae fluctuantes)** in der Brustwand.

**Abb. 2.14a und b Bildung der Wirbelkörper aus jeweils 2 benachbarten Sclerotomen.** [E838]
**a** 6. Woche. Die Sclerotome gliedern sich in einen kranialen und in einen kaudalen Abschnitt. Das einem Sclerotom zugeordnete Myotom wird jeweils von einem Spinalnerv innerviert. Zwischen den Sclerotomen und Myotomen verlaufen Intersegmentalgefäße.
**b** 10. Woche. Die einzelnen Wirbelkörper entstehen jeweils durch Verschmelzung des kaudalen Sclerotomabschnitts mit einem kranialen Sclerotomabschnitt des nachfolgenden Sclerotoms. Der zum Myotom gehörende Spinalnerv wird zwischen kranialem und kaudalem Sclerotomabschnitt im Rahmen der Verschmelzung eingeschlossen und tritt aus dem Foramen intervertebrale aus. Zwischen den Wirbelkörperanlagen entwickeln sich die Bandscheiben. Muskeln, die nur aus Anteilen eines Myotoms entstehen (z. B. M. rotatoris brevis, → Abb. 2.86), können 2 benachbarte Wirbel gegeneinander bewegen. Die funktionelle Einheit aller an der Bewegung beteiligten Strukturen zwischen jeweils 2 aneinandergrenzenden Wirbeln wird Bewegungssegment genannt.

## Klinik

Eine **Spina bifida** ist eine gespaltene, dorsal offene Wirbelsäule, in der einzelne oder mehrere Wirbelbögen nicht miteinander verwachsen sind. Sind nicht nur die Wirbelbögen, sondern auch die Neuralfalten offen, spricht man von einer **Rachischisis.** Ist das Rückenmark zusätzlich mit betroffen, kann dies mit Lähmungen einhergehen. Wenn die Spalte der Wirbelbögen von Haut gedeckt ist, spricht man von einer Spina bifida occulta. Tritt in einem Wirbelkörper statt 2 Verknorpelungszentren nur eines auf, entsteht ein **Keilwirbel** (Hemivertebra). Verschmelzen 2 Wirbel unter Degeneration der Zwischenwirbelscheibe miteinander, entsteht ein **Blockwirbel.**

**Verschmelzungsstörungen des Sternums** zeigen sich häufig als Spaltbildung des Corpus sterni oder des Proc. xiphoideus. Klinisch sind solche Spalten oder Löcher meist bedeutungslos.
**Akzessorische Rippen** kommen im Hals- und Lendenbereich häufig vor (Hals- und Lendenrippen). Lumbal sind sie klinisch meist ohne Bedeutung (Klinikkasten bei → Abb. 2.41); im Halsbereich können sie den Plexus brachialis oder die A. subclavia einengen (Klinikkasten bei → Abb. 2.17).

## Rumpfskelett

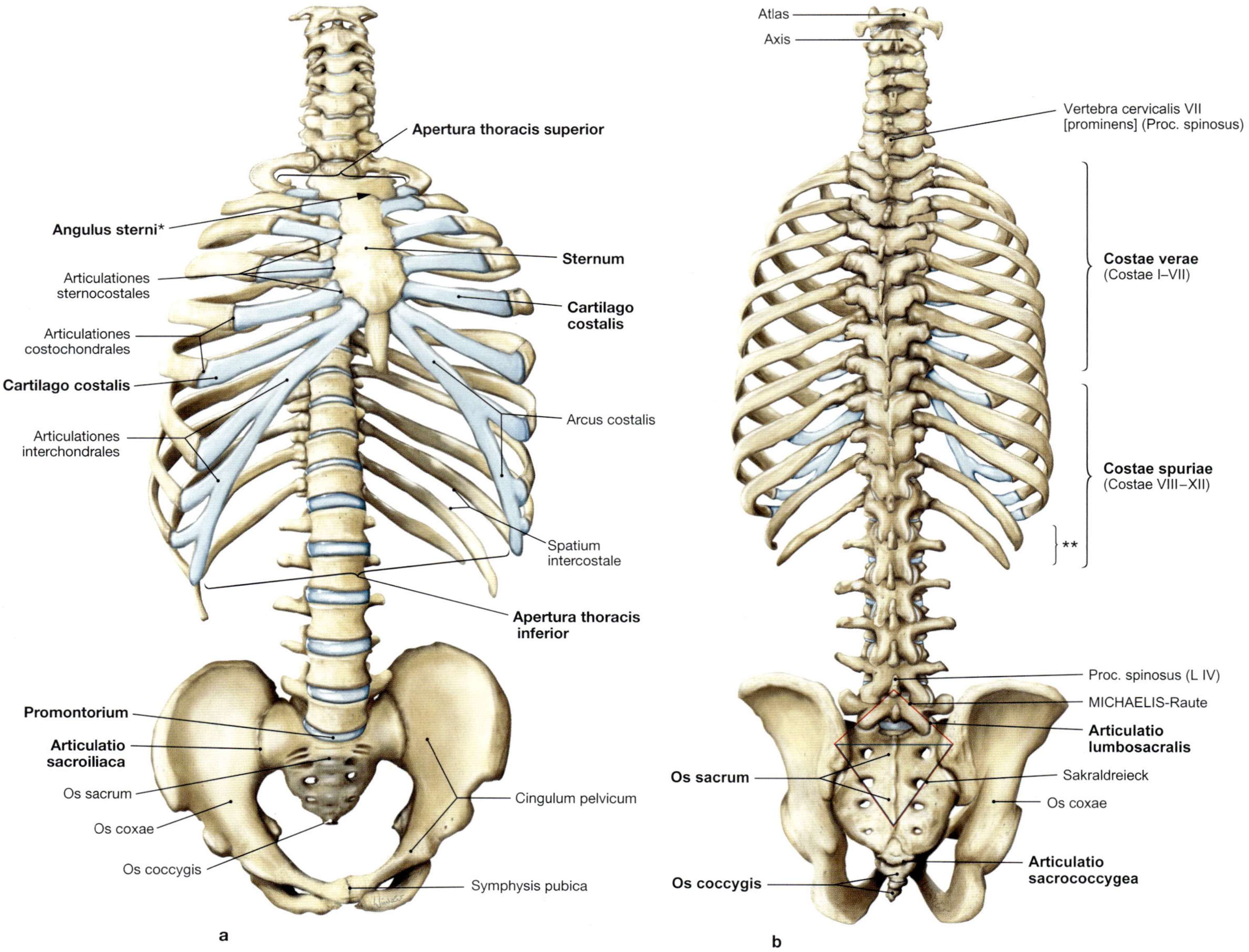


**Abb. 2.15a und b Knochen und Knorpel des Rumpfskeletts** mit Brustkorbknochen (Ossa thoracis) sowie den Knochen der Wirbelsäule (Columna vertebralis) und des Beckengürtels (Cingulum pelvicum). [S700-L127]
**a** Ansicht von ventral.
**b** Ansicht von dorsal. Obwohl alle Rippen mit der Wirbelsäule artikulieren, haben nur die ersten 7 Rippen über ihren Rippenknorpel (Cartilago costalis) direkten Kontakt zum Brustbein. Man bezeichnet sie daher als echte Rippen **(Costae verae).** Die übrigen 5 Rippenpaare werden als falsche Rippen **(Costae spuriae)** bezeichnet; XI. und XII. Rippe haben keinen Kontakt zum knorpeligen Rippenbogen **(Costae fluctuantes).**

Die rautenförmige Verbindung des Proc. spinosus des 4. Lendenwirbels mit den Spinae iliacae posteriores superiores und dem Beginn der Crena ani auf dem Rücken der Frau wird als **MICHAELIS-Raute** (Lendenraute, Venusraute) bezeichnet. Beim Mann ist das Sakraldreieck (Verbindung zwischen Spinae iliacae posteriores superiores und dem Beginn der Crena ani) sichtbar.

* klin.: Angulus LUDOVICI
** Costae fluctuantes (Costae XI–XII)

### Klinik

Im Rahmen der klinischen Untersuchung ist der gut tastbare **Angulus sterni** (Angulus LUDOVICI) eine wichtige Landmarke zur Orientierung auf dem Thorax. Er befindet sich auf Höhe der II. Rippe. Die Form des Sakraldreiecks (Mann) bzw. der MICHAELIS-Raute (Lendenraute) bei der Frau gibt Hinweise auf die Gestalt des Beckens. Bei deformiertem Becken, z. B. bei Rachitis (Vitamin-D-Mangel), verlängert sich die Querachse; bei Skoliose wird sie asymmetrisch. Auf der Verbindungslinie der Darmbeinkämme liegt der **Proc. spinosus des 4. Lendenwirbels.** Er dient als Orientierungspunkt für die lumbale Liquorentnahme sowie für die Punktion im Rahmen der intrathekalen oder epiduralen (periduralen) Anästhesie.

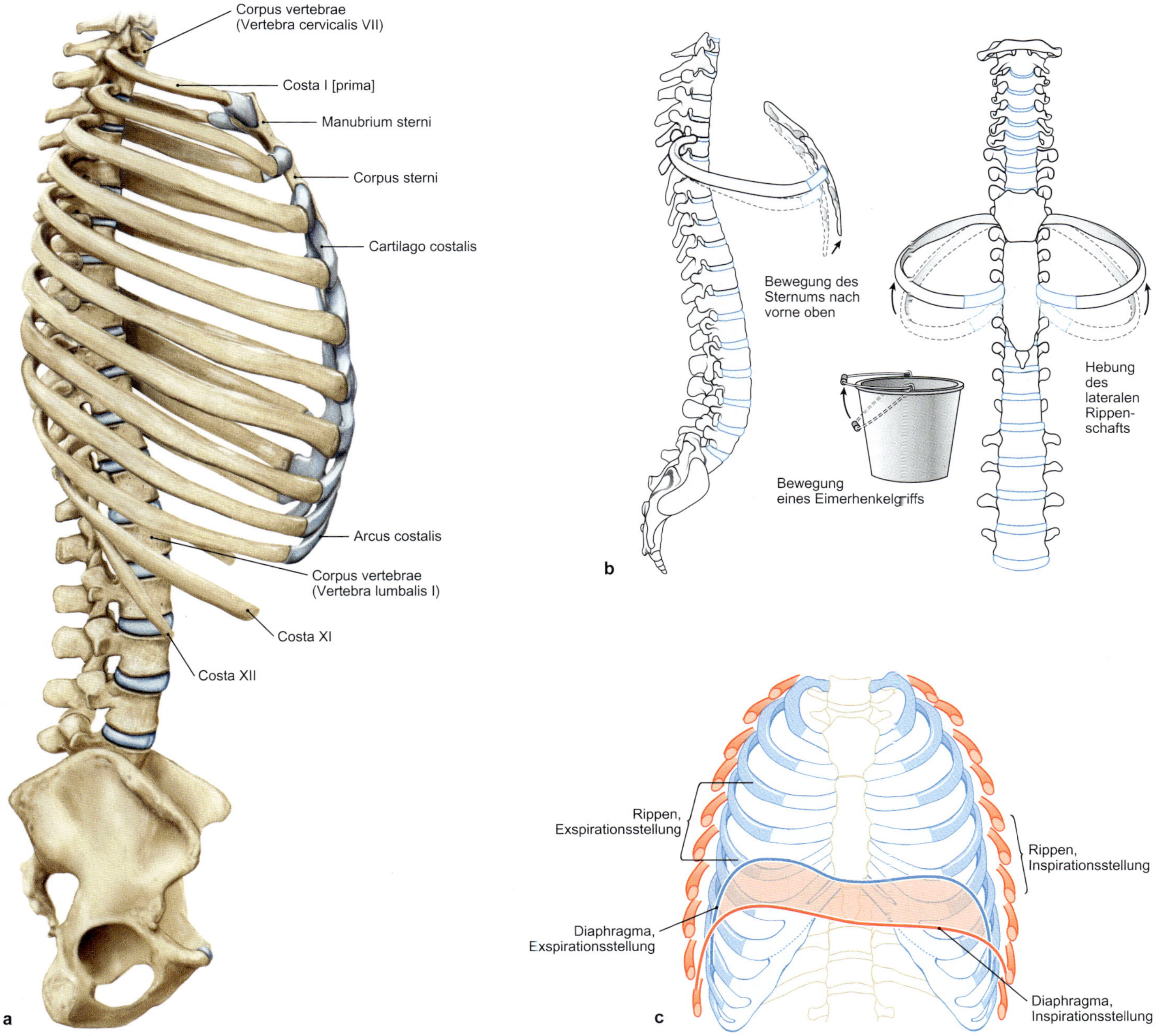


**Abb. 2.16a–c Rumpfskelett und Bewegungen der Brustwand.**
**a** Knochen und Knorpel des Rumpfskeletts in der Ansicht von lateral rechts. Man blickt auf den Brustkorb (Cavea thoracis, Thorax) mit den 12 Rippen der rechten Seite. Die XI. Rippe reicht mit ihrem Corpus costae noch weit nach ventral und liegt in einer fortgesetzten Linie mit dem Rippenbogen. Die XII. Rippe ist üblicherweise bereits deutlich kürzer. [S702-L266]
**b** Bewegungen in den Sternokostalgelenken und in den Kostovertebralgelenken führen bei der Einatmung (Inspiration) zu einer Erweiterung des Brustkorbs durch Anheben der bogenförmig verlaufenden Rippen, wie durch den Eimerhenkelgriff verdeutlicht. [S702-L126]
**c** Treibende Kraft für die Inspiration in Ruhe ist die Kontraktion des Zwerchfells (rote untere Linie), die gemeinsam mit den Inspirationsmuskeln zu einer Erweiterung des Brustkorbs (rot) führt. Bei Exspiration verringert sich das Thoraxvolumen (blau), dabei erschlafft das Zwerchfell und steigt dabei auf (blaue untere Linie). [S701-L126]

## Klinik

Mit zunehmendem Lebensalter verknöchern die Rippenknorpel, die Rippen senken sich und das Brustbein nähert sich der Wirbelsäule an. Dadurch wird der gesamte Brustkorb flacher, die untere Brustkorböffnung verkleinert sich. Daher kommt es häufig, z. B. im Zuge einer Reanimation, schon bei niedrigen Belastungen des Thorax von Personen, die älter als 50 Jahre sind, zu Rippenfrakturen. Im Gegensatz dazu ist der Brustkorb bei jungen Menschen (besonders bei Kindern) stark komprimierbar, ohne dass Rippenfrakturen auftreten.

## Rippen

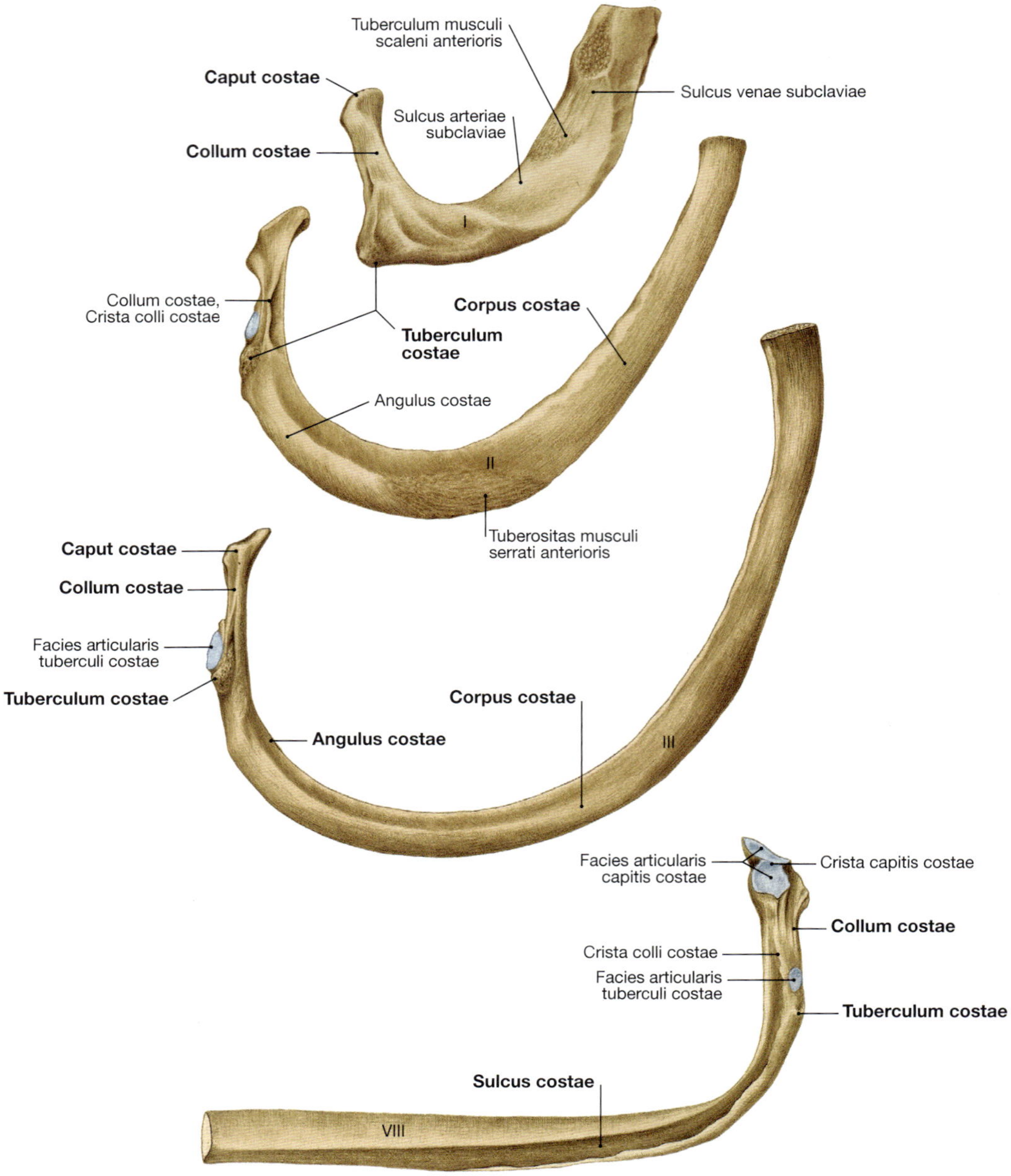


**Abb. 2.17 Rippen, Costae;** I.–III. Rippe: Ansicht von kranial; VIII. Rippe: Ansicht von kaudal. [S700]

Die **Rippen III–X** haben die typische Rippenform. Das Rippenköpfchen (Caput costae) ist keilförmig und trägt jeweils 2 Gelenkfacetten (Facies articulares capitis costae). Das Tuberculum costae weist eine Gelenkfläche (Facies articularis tuberculi costae) auf. Dem Sulcus costae sind V., A. und N. intercostalis angelagert. Der Rippenkörper (Corpus costae) weist am ventralen Ende eine Höhlung für den Kontakt mit dem Rippenknorpel auf.

Die **Rippen I, II, XI und XII** weichen vom typischen Rippenaufbau ab. Die I. Rippe ist kurz, breit und am stärksten gekrümmt; ihr Köpfchen hat nur eine Gelenkfacette. Die II. Rippe besitzt nur einen angedeuteten Sulcus costae und eine Tuberositas musculi serrati anterioris für den Ursprung des M. serratus anterior. Die XI. und XII. Rippe tragen an ihrem Köpfchen nur eine Gelenkfläche. Sie haben keinen Kontakt zum Rippenbogen; ihr vorderes Ende ist zugespitzt. Darüber hinaus haben sie kein Tuberculum costae.

### Klinik

**Rippenanomalien** kommen häufig vor:

- Eine **Halsrippe** wird bei ca. 1 % der Bevölkerung beobachtet. Dabei ist die Rippenanlage am 7. Halswirbel vergrößert. Abgesehen von isolierten Vergrößerungen des Proc. transversus können uni- oder bilateral zusätzliche Rippen vorkommen, die mit dem Sternum in Kontakt stehen können. Der Druck einer Halsrippe auf die unteren Wurzeln des Plexus brachialis kann zu Sensibilitätsstörungen und zu motorischen Ausfallerscheinungen im Gebiet des N. ulnaris führen.
- Bei **zweiköpfigen Rippen** sind 2 Rippen teilweise miteinander verschmolzen.
- Eine **Gabelrippe** ist eine Variante, bei der sich die Rippe im vorderen Anteil in 2 Enden aufgabelt.
- Erweiterungen der im Sulcus costae verlaufenden Interkostalarterien bei Aortenisthmusstenose und die daraus resultierende Druckatrophie des Knochens werden als **Rippenusuren** bezeichnet.

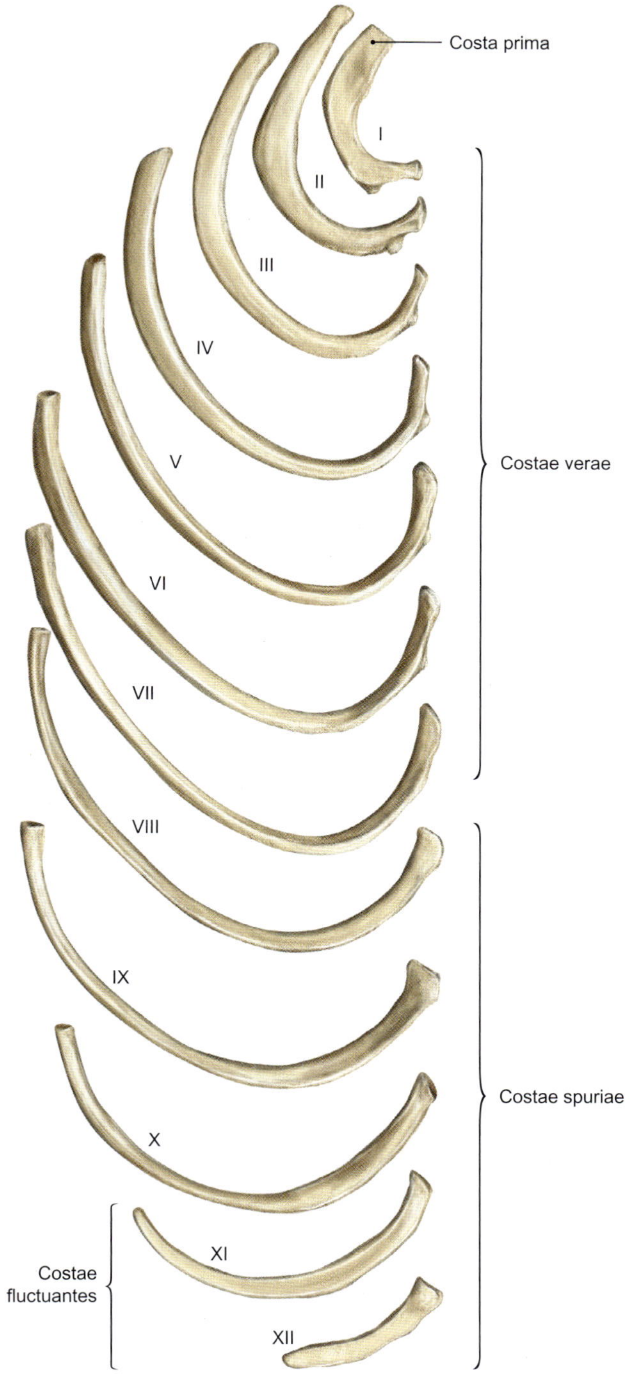


**Abb. 2.18 Rippen, Costae; knöcherner Teil der Rippen I–XII der linken Seite; Ansicht von oben.** [S702-L266]
Üblicherweise kommen 12 Rippenpaare vor. Je nachdem, ob die Rippen (über Rippenknorpel) Kontakt zum Brustbein oder zum (knorpeligen) Rippenbogen haben oder ohne Kontakt zu Sternum oder Rippenbogen bleiben, unterscheidet man **echte Rippen** (Costae verae, Rippen I–VII, stehen direkt und gelenkig mit dem Brustbein in Verbindung), **falsche Rippen** (Costae spuriae, Rippen VIII–XII, stehen nicht direkt mit dem Brustbein in Verbindung) und **freie Rippen** (Costae fluctuantes, Rippen XI–XII, enden frei zwischen den Brustwandmuskeln).

## Klinik

Eine häufige Rippenanomalie sind Lendenrippen mit ca. 7–8 % in der Bevölkerung. Dabei handelt es sich um zusätzliche Rippen, die wie die Rippenpaare XI und XII frei zwischen den Brustwandmuskeln enden, die aber im Gegensatz zu den XI. und XII. Rippen nicht von der Brustwirbelsäule kommen, sondern am 1. oder 2. Lendenwirbelkörper ansetzen. Sie können in enger topographischer Nachbarschaft zur Niere auftreten und hier Schmerzen verursachen.

## Wirbelsäule

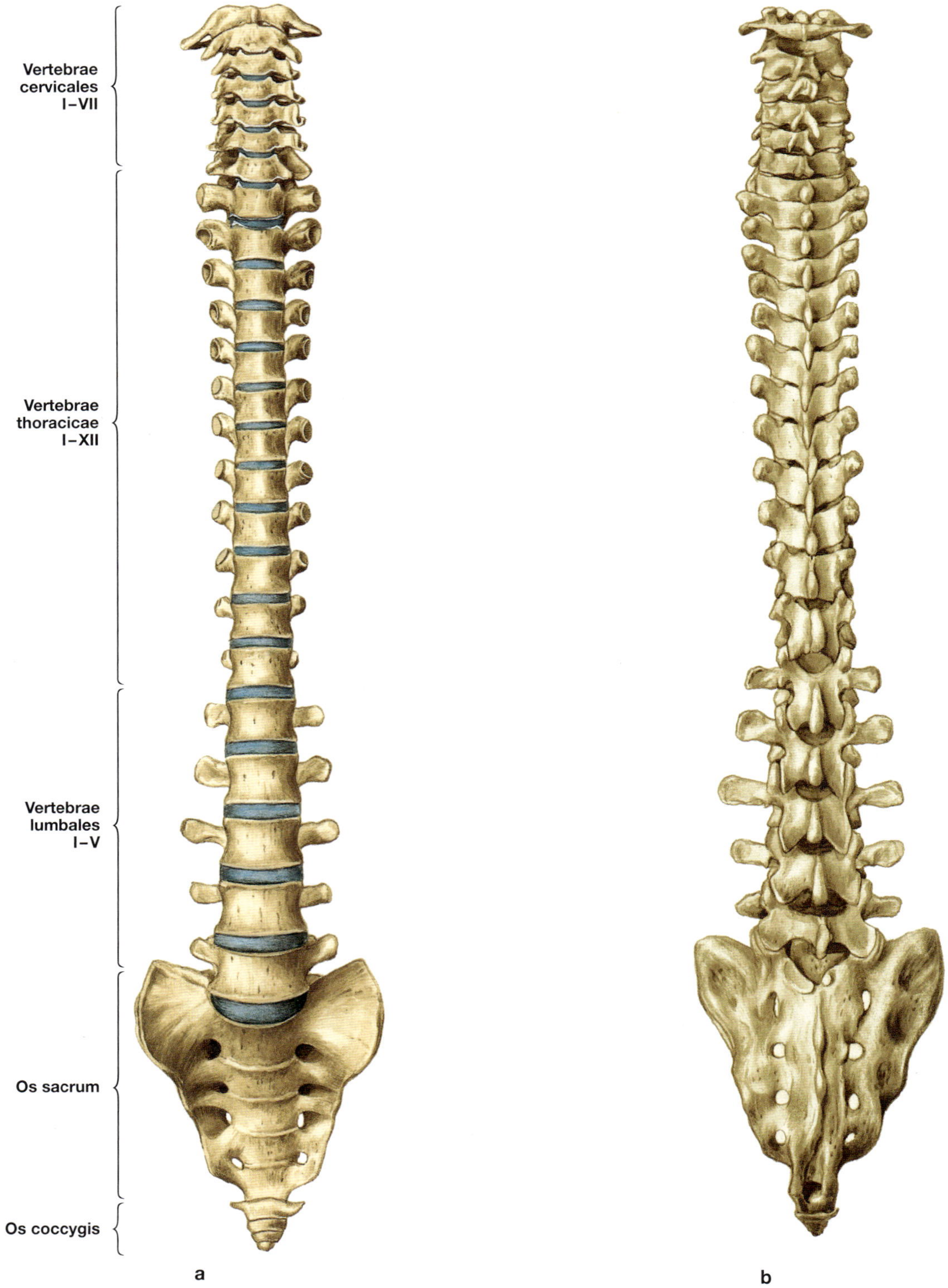


**Abb. 2.19a und b Wirbelsäule, Columna vertebralis.** [S700]
**a** Ansicht von ventral.
**b** Ansicht von dorsal.
Die Wirbelsäule macht zwei Fünftel der Größe des Menschen aus. Ein Viertel davon entfällt auf die Zwischenwirbelscheiben. Die Wirbelsäule besteht aus 24 präsakralen Wirbeln (7 Halswirbel, 12 Brustwirbel, 5 Lendenwirbel) sowie aus 2 synostosierten Abschnitten, dem Kreuzbein (Os sacrum) und dem Steißbein (Os coccygis). Die Brustwirbel stehen mit den 12 Rippenpaaren in Kontakt; das Kreuzbein artikuliert mit den Ossa coxae. Innerhalb der Wirbelsäule nimmt die Belastung im aufrechten Stand von kranial nach kaudal zu.

### Klinik

Verschmilzt der 5. Lendenwirbel mit dem Os sacrum (nur noch 23 präsakrale Wirbel), spricht man von **Sakralisation.** Bleibt der oberste Wirbel des Os sacrum als eigenständiger Wirbel erhalten und verschmilzt nicht mit dem übrigen Os sacrum (25 präsakrale Wirbel), spricht man von einer **Lumbalisation.** In diesem Fall sieht man im Röntgenbild 6 Lendenwirbel und 4 Sakralwirbel. Wenn das Os sacrum 5 Wirbel aufweist, kommt es zu einer zusätzlichen Sakralisation des 1. Steißbeinwirbels. Verschmilzt der 1. Halswirbel (Atlas) mit dem Schädel, handelt es sich um eine **Atlasassimilation.**

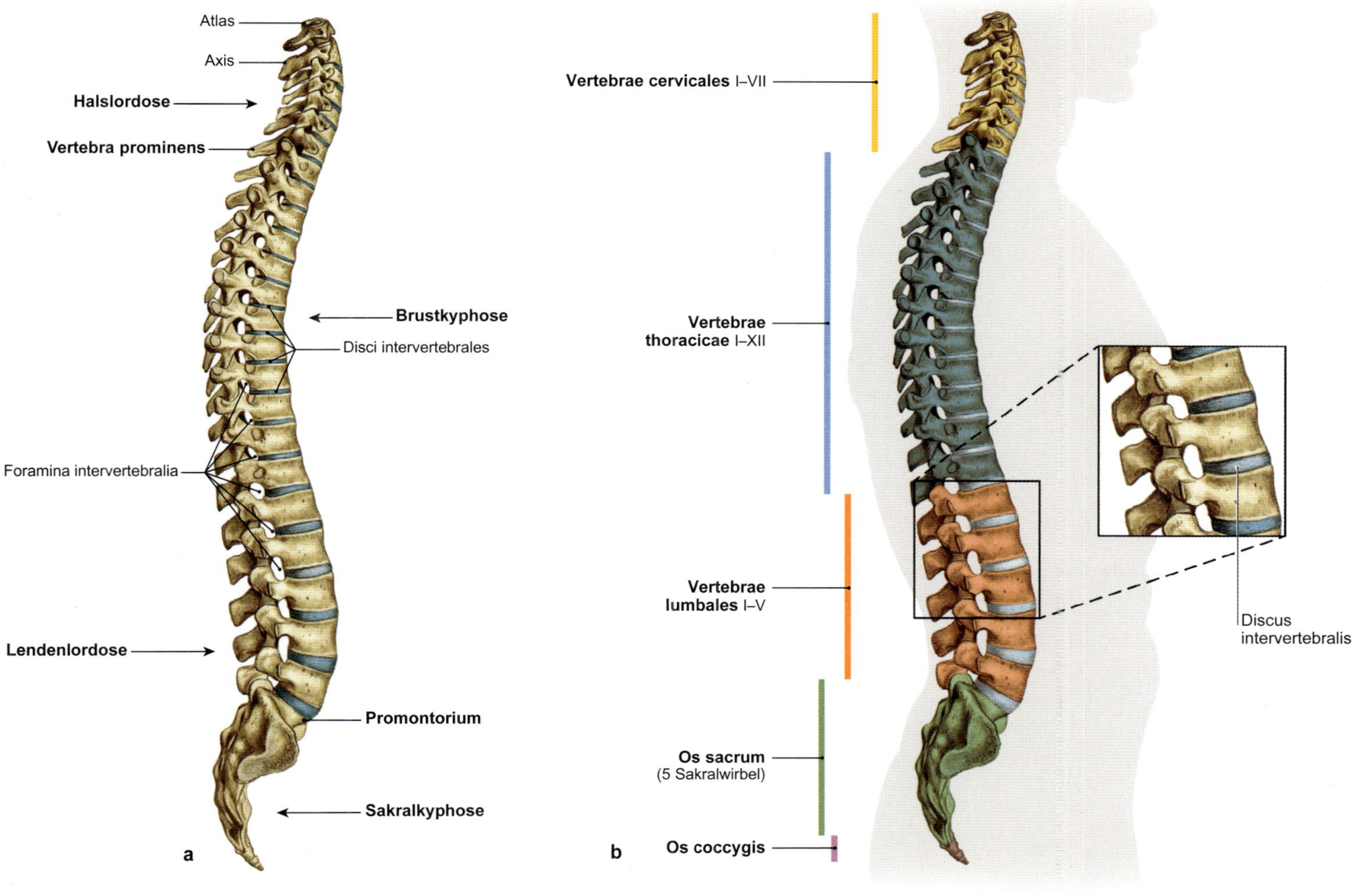


**Abb. 2.20a und b Wirbelsäule, Columna vertebralis; Krümmungen.** a [S700], b [S701-L127]
**a** Ansicht von rechts.
**b** In der Sagittalebene hat die Wirbelsäule charakteristische Krümmungen:

- Halslordose (nach vorne konvex gekrümmt, gelb)
- Brustkyphose (nach hinten konvex gekrümmt, blau)
- Lendenlordose (nach vorne konvex gekrümmt, orange)
- Sakralkyphose (nach hinten konvex gekrümmt, grün)
- Das aus mehreren (bis zu 5) synostotisch verschmolzenen Coccygealwirbeln bestehende Steißbein setzt die Sakralkyphose fort.

Lordose ist der medizinische Fachbegriff für eine nach ventral gerichtete konvexe Krümmung der Wirbelsäule, Kyphose für eine nach dorsal gerichtete.

## Wirbelsäule

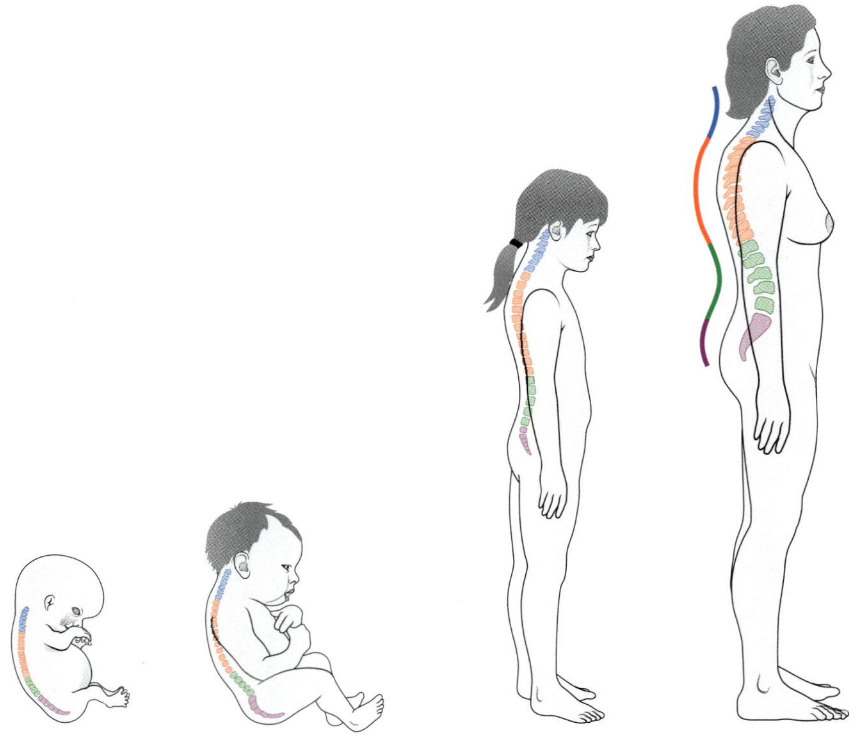


**Abb. 2.21 Wirbelsäule, Columna vertebralis; Krümmungen;** Ansicht jeweils von rechts. [S701-L126]
In den ersten Monaten nach der Geburt ist die Wirbelsäule in allen Abschnitten nach dorsal konvex gekrümmt. Die Halslordose bildet sich mit dem Sitzen aus, die Lendenlordose erst mit Kippung des Beckens nach vorne im Zusammenhang mit der bipeden Fortbewegung im 1.–2. Lebensjahr.

### Klinik

Unter einer **Kyphose** versteht man eine nach dorsal konvex gekrümmte Wirbelsäule (→ Abb. 2.20). Sie ist im Bereich der Brustwirbelsäule in leichter Form physiologisch. Pathologisch ist eine Kyphose dagegen an der Hals- und Lendenwirbelsäule. Ebenfalls pathologisch ist eine **Hyperkyphose** der Brustwirbelsäule, also die abnorme Zunahme der primären konvexen Krümmung. Sie führt zur Buckelbildung (Gibbus) und kommt in verschiedenen Formen vor (z. B. frühkindlich als **Sitzbuckel,** im jungen Lebensalter als juvenile oder **Adoleszentenkyphose** [Morbus SCHEUERMANN], im fortgeschrittenen Lebensalter durch Elastizitätsverlust und Bandscheibendegeneration als senile oder **Alterskyphose**). Klinisch ist hier jeweils nur von einer Kyphose die Rede, gemeint ist damit aber eine Hyperkyphose.
Eine **Lordose** ist die sekundäre, nach ventral gerichtete konvexe Krümmung der Wirbelsäule (→ Abb. 2.20), die an Hals- und Lendenwirbelsäule physiologisch ist. Eine unphysiologisch starke Lordosierung wird **Hyperlordose** genannt und kommt besonders in der Lendenwirbelsäule vor.
Übermäßige Krümmungen der Wirbelsäule in der Frontalebene **(Skoliose)** sind immer pathologisch. Es handelt sich dabei um eine Wachstumsdeformität der Wirbelsäule mit fixierter Seitausbiegung, Torsion der Wirbel und Rotation des Achsenorgans, die nicht mehr durch Einsatz der Muskulatur aufgerichtet werden kann. Die Skoliose ist eines der am längsten bekannten orthopädischen Leiden. Trotz intensiver wissenschaftlicher und klinischer Bemühungen sind bis heute viele Probleme, die die Skoliose betreffen, nicht zufriedenstellend gelöst. Eine geringe Skoliose hat allerdings fast jeder, da bei den wenigsten Menschen die Beine gleich lang sind.

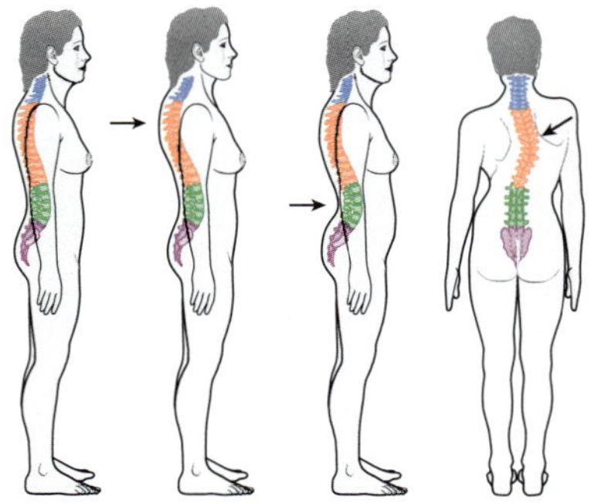


[S701-L126]

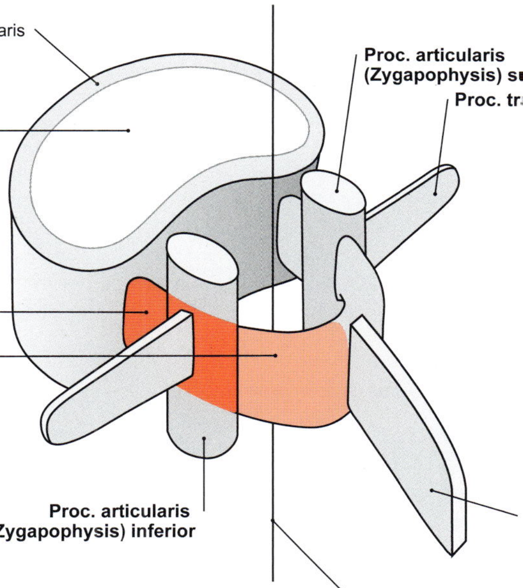


**Abb. 2.22 Schema eines Wirbels, Vertebra;** Ansicht von schräg hinten oben links. [S700-L126]
Ein Wirbel besteht aus einem Körper, Corpus vertebrae, und einem Bogen, Arcus vertebrae, der dorsal am Wirbelkörper ansetzt und den Wirbelkanal, Canalis vertebrae, umgibt. Vom Wirbelbogen entspringen die paarigen Seitenfortsätze, Procc. transversus sowie dorsal der Dornfortsatz, Proc. spinosus. Außerdem sind am Wirbelbogen die Gelenkflächen für die darüber und darunter liegenden Wirbel oder sonstige Strukturen (Schädel, Kreuzbein) befestigt, Procc. articulares superiores und inferiores. Der Wirbelbogen selbst wird auf jeder Seite in einen vorderen Abschnitt, Pediculus arcus vertebrae (dunkelrot), und in einen hinteren Abschnitt, Lamina arcus vertebrae (hellrot), unterteilt.

## Atlas, Axis und Kopfgelenke

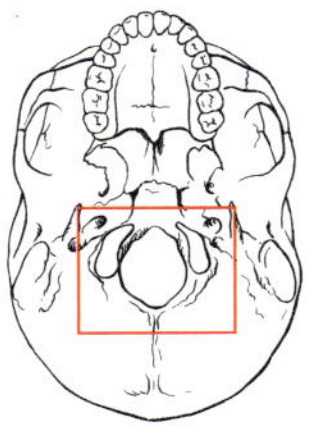

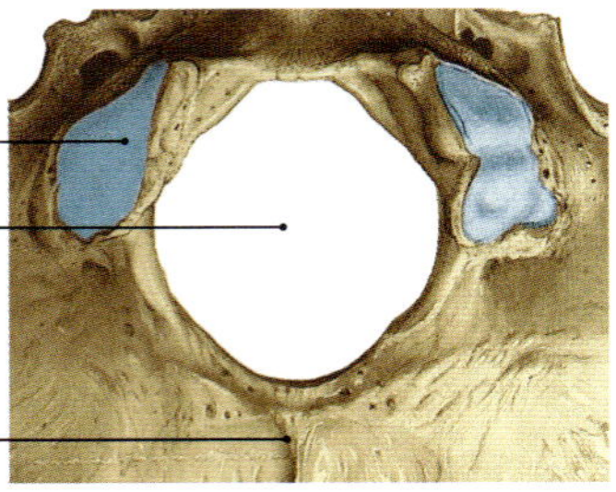


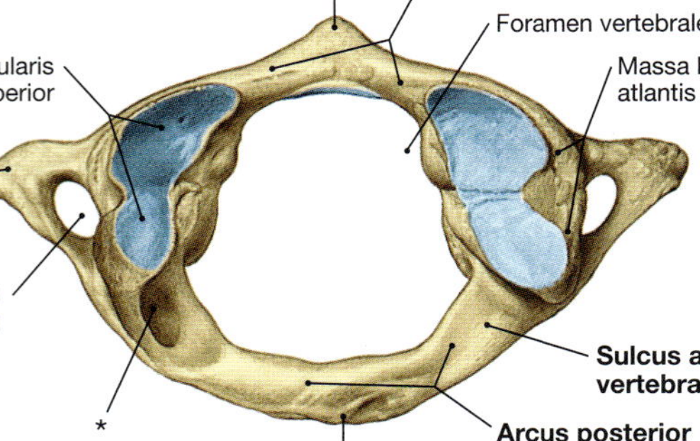


**Abb. 2.23 Hinterhauptbein, Os occipitale, Ausschnitt mit dem Hinterhauptsloch und den Gelenkkörpern für das obere Kopfgelenk;** Ansicht von kaudal. [S700]
Die Kondylen des Schädels liegen vorne lateral vom Foramen magnum.

**Abb. 2.24 1. Halswirbel, Atlas;** Ansicht von kranial. [S700]
Der Atlas besitzt keinen Wirbelkörper. Letzterer ist im Rahmen der Entwicklung als Dens mit dem Axis verschmolzen. Der vordere Atlasbogen (Arcus anterior atlantis) liegt vor dem Dens und artikuliert mit ihm. Der hintere Atlasbogen (Arcus posterior atlantis) besitzt keinen Proc. spinosus, sondern lediglich ein Tuberculum posterius. Die oberen Gelenkflächen des Atlas sind häufig unterteilt. Der Atlas hat einen etwas längeren Querfortsatz als die übrigen Halswirbel.
* Variante: Canalis arteriae vertebralis

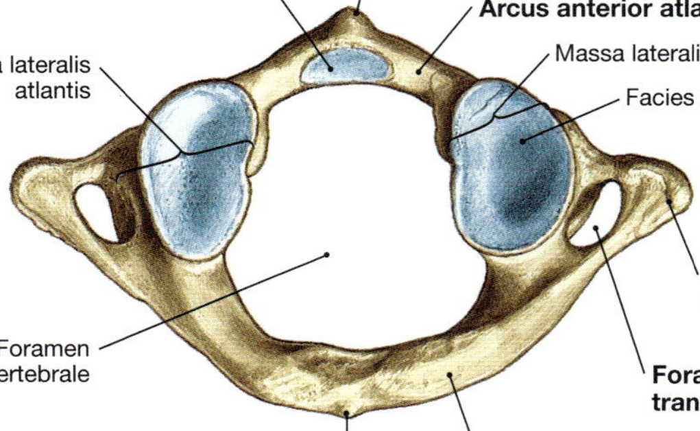


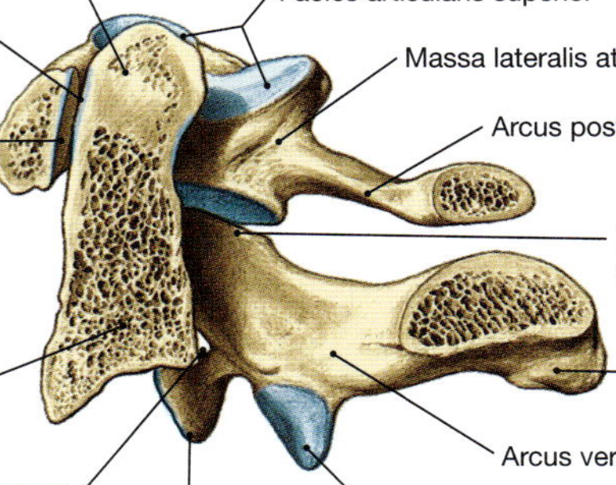


**Abb. 2.25 1. Halswirbel, Atlas;** Ansicht von kaudal. [S700]
Auf der Innenseite des Arcus anterior atlantis befindet sich die Fovea dentis zur Artikulation mit dem Dens axis. Die Facies articulares inferiores sind flach konkav gewölbt und in einem Winkel von etwa 30° zur Transversalebene ausgerichtet. Das für die Halswirbel charakteristische Foramen transversarium dient dem Durchtritt der A. vertebralis.

**Abb. 2.26 1. und 2. Halswirbel, Atlas und Axis;** Medianschnitt; Ansicht von links. [S700]
Der Medianschnitt gibt den Blick in den Wirbelkanal frei. Atlas und Axis artikulieren über die Fovea dentis und die Facies articularis anterior in der Articulatio atlantoaxialis mediana. Der Arcus posterior atlantis ist im Verhältnis zum Arcus vertebrae des Axis deutlich kleiner.

### Klinik

Degenerative Veränderungen der Halswirbel sind im fortgeschrittenen Alter häufig. Sie äußern sich u. a. als **Osteochondrosis intervertebralis** mit dorsalen Spondylophyten, die zur Einengung des Wirbelkanals mit resultierender Kompression des Rückenmarks führen können. Eine **Arthrose** in den Wirbelgelenken und den Unkovertebralspalten (→ Abb. 2.31) mit Ausbildung von Osteophyten führt zur Einengung des Foramen intervertebrale und/oder des Foramen transversarium mit Spinalnervensymptomatik sowie zu Druck auf die A. vertebralis und das sympathische Nervengeflecht.

**Isolierte Frakturen der Atlasbögen** kommen besonders nach Autounfällen vor, haben aber in den letzten Jahren aufgrund der verbesserten Schutzvorrichtungen in Fahrzeugen (Airbag) abgenommen. Sie müssen von Atlasvarianten abgegrenzt werden. Außer Varianten, wie dem Vorkommen eines Canalis arteriae vertebralis, oder Fehlbildungen, wie der **Atlasassimilation** (Verschmelzen mit der Schädelbasis), sind **Spaltbildungen im Bereich des Wirbelbogens** häufig (Klinikkasten bei → Abb. 2.41).

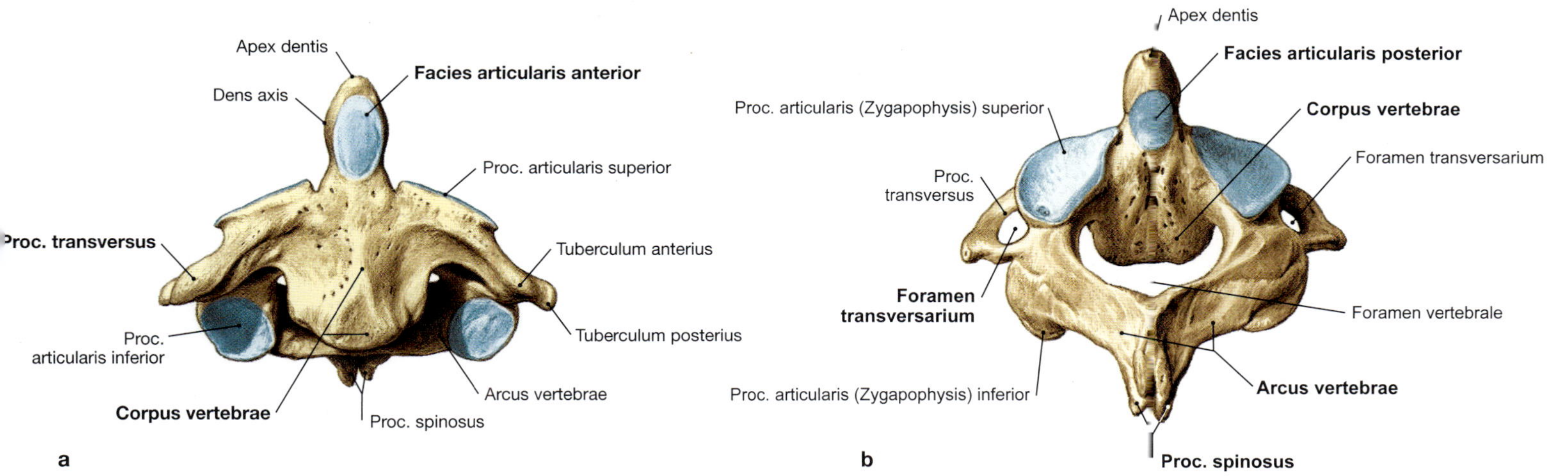


**Abb. 2.27a und b 2. Halswirbel, Axis.** [S700]
**a** Ansicht von ventral.
**b** Ansicht von dorsal kranial.
Der Dens axis unterscheidet den Axis von den anderen Halswirbeln. Auf der Vorder- und auf der Rückseite besitzt der Dens je eine Gelenkfläche (Facies articulares anterior und posterior). Die Gelenkflächen der Procc. articulares superiores fallen seitlich ab, die der Procc. articulares inferiores stehen schräg zur Frontalebene. Ab dem 3. Halswirbel stehen auch die Gelenkflächen der Procc. articulares superiores schräg zur Frontalebene. Der Querfortsatz (Proc. transversus) ist nur schwach ausgebildet, der Dornfortsatz (Proc. spinosus) ist häufig zweigeteilt.

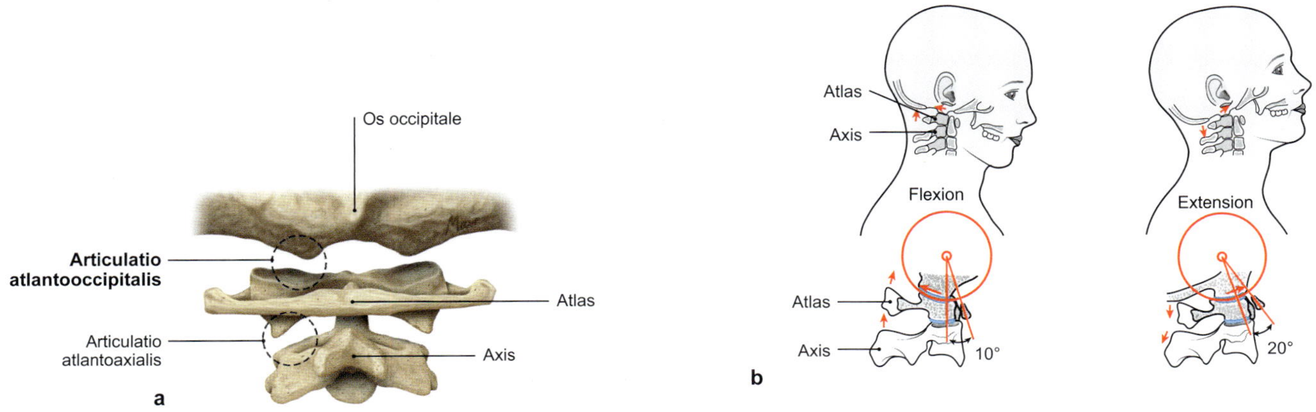


**Abb. 2.28a und b Oberes Kopfgelenk, Articulatio atlantooccipitalis.**
**a** Ansicht von ventral. Die paarige Articulatio atlantooccipitalis ist eine echte Diarthrose (Synovialgelenk), die das Hinterhaupt (C0) mit dem Atlas (C1) verbindet. Dabei sind die Kondylen Ausschnitte eines ellipsoiden Körpers, der in der Transversalachse Nickbewegungen und in der Sagittalachse eine geringfügige Seitneigung zulässt. Zwischen den artikulierenden Skelettelementen gibt es keine Bandscheibe! [S701-L127]
**b** Bewegungsumfang. Primär sind im Gelenk Nickbewegungen (Beugung und Streckung mit einem Gesamtumfang von 30° möglich; 10° Beugung und 20° Streckung). Seitneigungen (nicht abgebildet) sind insgesamt etwa um 15° möglich; 7–8° jeweils nach rechts und nach links. [S701-L126]

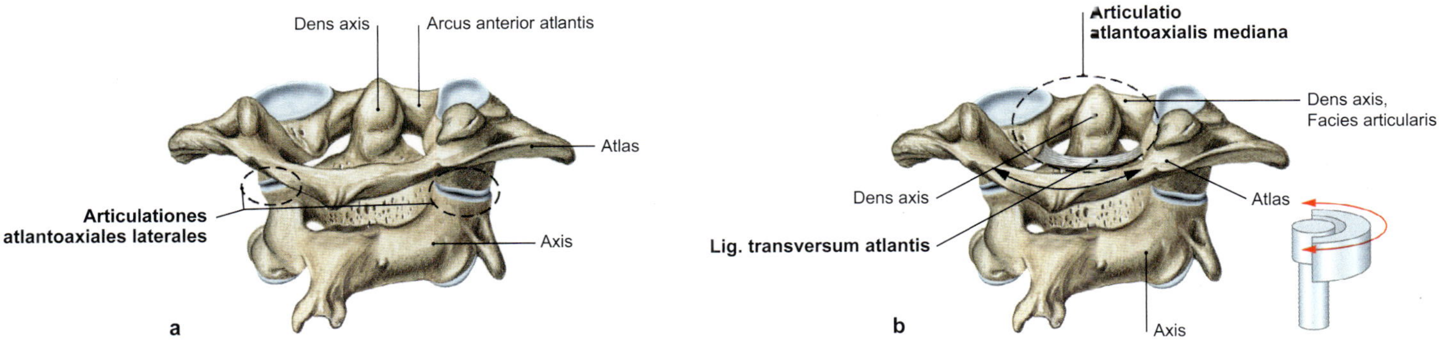


**Abb. 2.29a und b Unteres Kopfgelenk, Articulatio atlantoaxialis;** Ansicht von dorsal. [S701-L127]
Die Gelenkbewegungen zwischen Atlas (C1) und Axis (C2) beruhen auf 3 Synovialgelenken. Wie zwischen C0 und C1 gibt es auch im unteren Kopfgelenk keine Bandscheibe!
**a** Die paarige **Articulatio atlantoaxialis lateralis** ist ein planes Gelenk und befindet sich jeweils zwischen dem oberen und unteren Gelenkfortsatz des Atlas und des Axis.
**b** Die **Articulatio atlantoaxialis mediana** ist ein Drehgelenk, dessen vertikale Achse durch den Dens axis verläuft. Der Dens axis wird von dorsal über das Lig. transversum atlantis am vorderen Atlasbogen fixiert. Die Fixierung lässt Rotationsbewegungen von jeweils ca. 25° nach rechts und links zu.

## Halswirbel

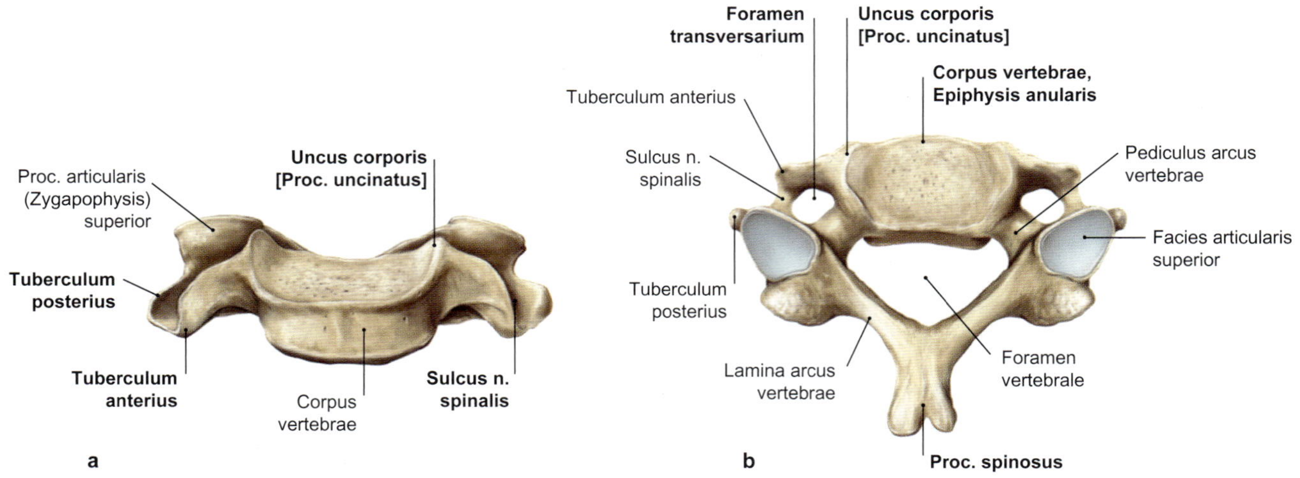


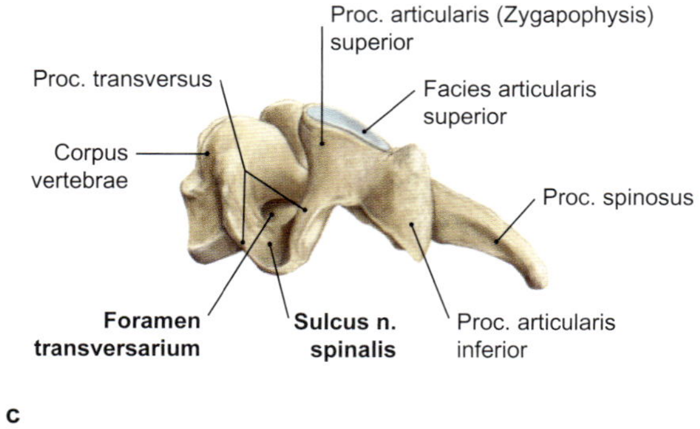


**Abb. 2.30a–c 5. Halswirbel, Vertebra cervicalis V.** [S702-L266]
**a** Ansicht von ventral.
**b** Ansicht von kranial.
**c** Ansicht von links.
Der 5. Halswirbel weist den für die 3.–6. Halswirbel typischen Aufbau auf. Der Proc. spinosus ist bis auf den 7. Halswirbel kurz und zweigeteilt. Der Proc. transversus ist kurz, besitzt das Foramen transversarium und endet lateral in einem Tuberculum anterius und einem Tuberculum posterius. Dazwischen liegt der Sulcus nervi spinalis. Das Foramen vertebrale ist groß und dreieckig. Der Wirbelkörper ist in der Transversalachse länger als in der Sagittalachse und vorne ebenso breit wie hinten. Über die Facies articularis superior artikuliert der Wirbel mit dem darüber liegenden, über die Facies articularis inferior mit dem darunter liegenden Wirbel (Facettengelenke).

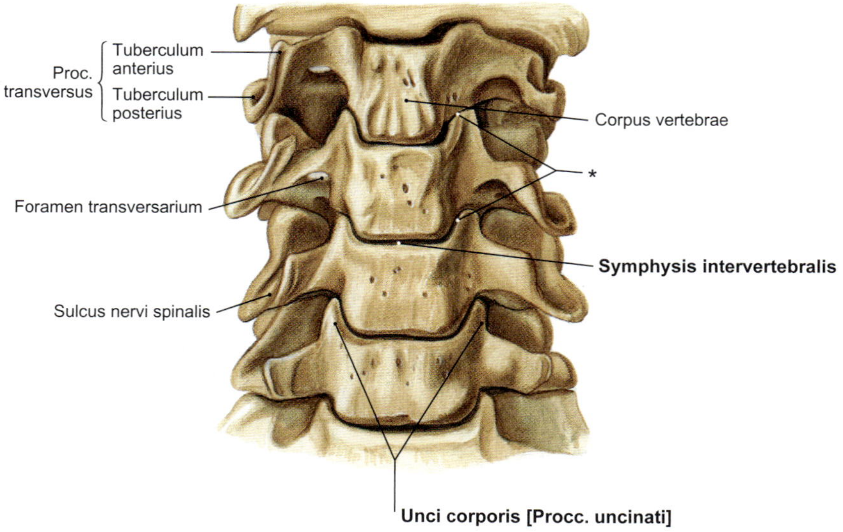


**Abb. 2.31 2.–7. Halswirbel, Vertebrae cervicales II–VII;** Ansicht von ventral. [S700]
Der 3.–6. Halswirbel hat einen typischen Aufbau, 1., 2. und 7. Halswirbel weichen von diesem Aufbau ab. Die Deckplatten sind an den Seiten nach oben gewölbt (Unci corporis). Diese, auch als Procc. uncinati bezeichneten Unci corporis, artikulieren mit den lateralen und kaudalen Anteilen des Corpus vertebrae des darüber liegenden Wirbels in der Articulatio (Hemiarthrosis) uncovertebralis.

* sog. Unkovertebralspalten

### Klinik

Unter einem **Os odontoideum** versteht man eine kombinierte kongenitale Fehlbildung bei Denshypoplasie. Es liegt ein selbstständiger Knochenkern vor, der oberhalb des Axiskörpers anstelle des Dens sitzt und meist über Bindegewebe am Axis fixiert ist. Die Region ist dadurch deutlich beweglicher. In der MRT scheint der Knochenkern oberhalb des denslosen Axis zu schweben.

Die **Densfraktur** oder die Fraktur der Bogenwurzel (sog. Hanged-Man-Fraktur) mit Gefahr der Halsmarkkompression tritt meist im Rahmen von Autounfällen auf. Eine Densfraktur kann auch Kleinkinder betreffen und ist schwer zu diagnostizieren.

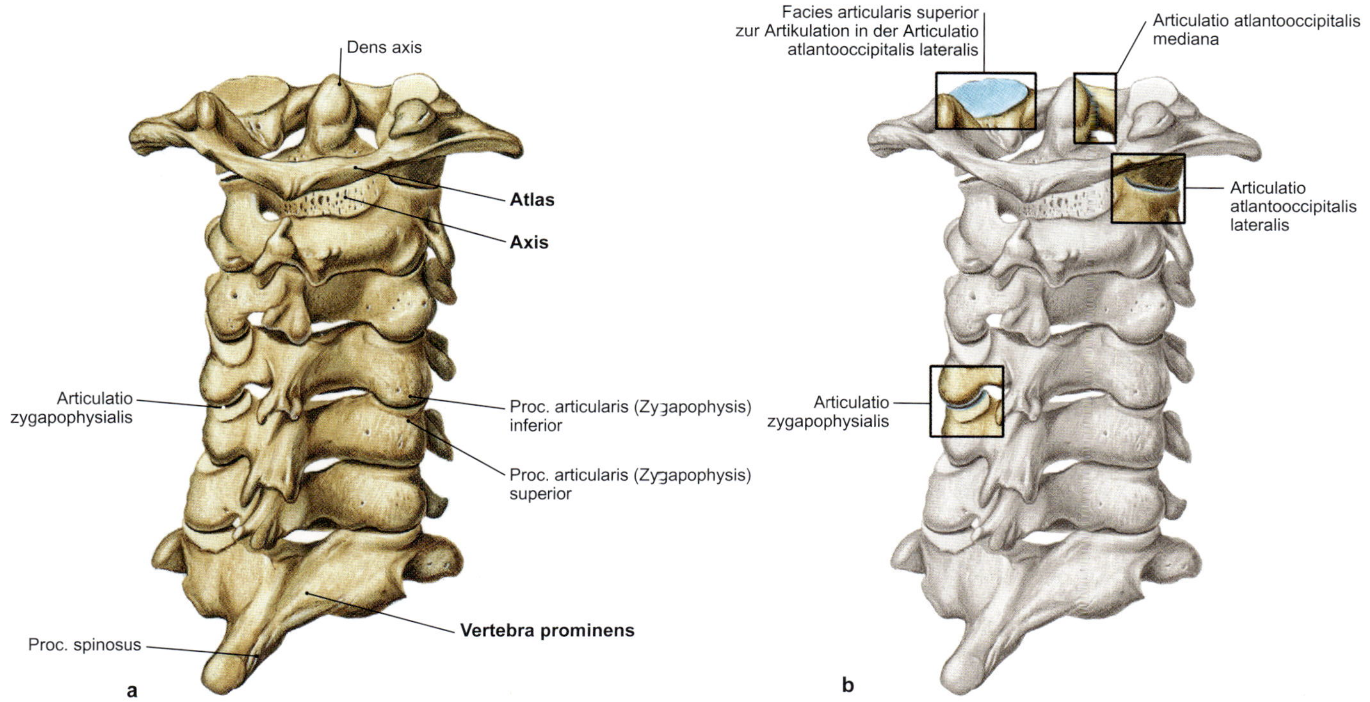


**Abb. 2.32a und b 1.–7. Halswirbel, Vertebrae cervicales I–VII;** Ansicht von lateral dorsal.

**a** Der lange und nicht geteilte Dornfortsatz des 7. Halswirbels (dieser Halswirbel wird deshalb auch als **Vertebra prominens** bezeichnet) ist gut im Nacken tastbar. Allerdings kann er mit dem meist noch etwas weiter vorspringenden Dornfortsatz des 1. Brustwirbels verwechselt werden. Die jeweilige Gelenkfläche (Facies articularis superior oder inferior) eines Wirbelgelenkfortsatzes (Proc. articularis superior oder inferior) artikuliert mit dem jeweiligen Partner in der Articulatio zygapophysialis. [S700]

**b** Der 1. Halswirbel, Atlas, artikuliert in der paarigen Articulatio atlantooccipitalis mit den Schädelkondylen. In der Articulatio atlantoaxialis mediana artikuliert der Atlas mit dem Dens axis des 2. Halswirbels, Axis, mit dem er in der paarigen Articulatio atlantoaxialis lateralis ebenfalls artikuliert. Alle übrigen Wirbel, Axis und 3.–7. Halswirbel, artikulieren über die jeweils paarige Articulatio zygapophysialis mit dem darunter liegenden Halswirbel. [S700-L127]

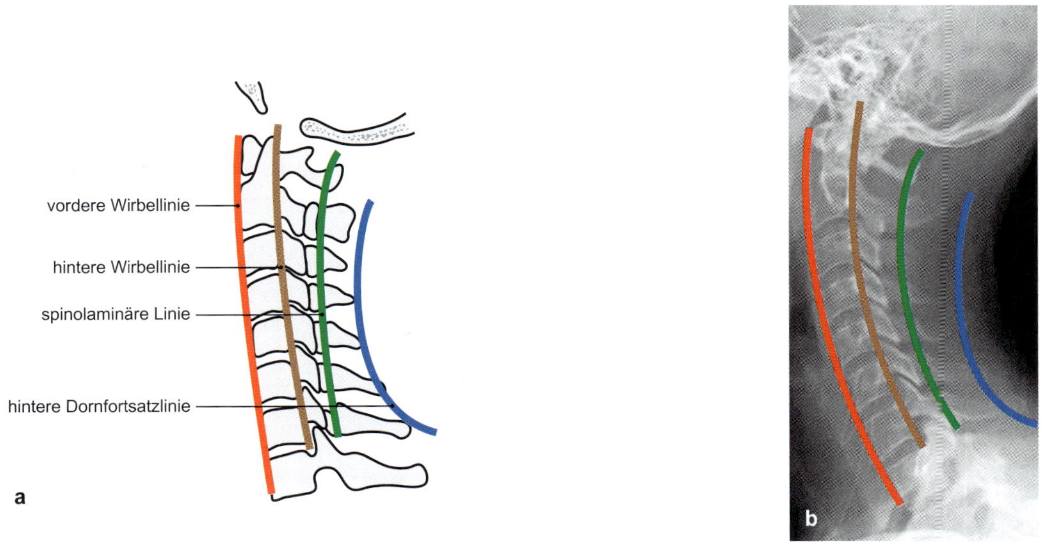


**Abb. 2.33a und b Normale Halswirbelsäule.** a [S701-L126], b [G724]

**a** Schema.

**b** Seitliche Röntgenaufnahme. Seitaufnahmen der Halswirbelsäule werden gerne zur Erkennung möglicher Verletzungen eingesetzt. Dabei dienen verschiedene Linien der Orientierung und Überprüfung der normalen Anatomie:

- Die Linie am Vorderrand der Wirbelkörper (rot; **vordere Wirbelkörperlinie**) sollte vorne eine ebene Krümmung bilden.
- Die **hintere Wirbelkörperlinie** verläuft entlang des Hinterrandes der Wirbelkörper (braun) und zeigt gemeinsam mit der vorderen Wirbelkörperlinie die gleichmäßige Ausrichtung und die gleichmäßigen Abstände zwischen den einzelnen Wirbelkörpern. Verschmälerungen können ein Hinweis auf einen Bandscheibenprolaps sein.
- Die **spinolaminäre Linie** verläuft entlang des hinteren Randes des Wirbelkanals (grün) und ist ein wichtiger Indikator für mögliche Verschiebungen von Wirbeln.
- Der Verlust der Kontinuität der **hinteren Dornfortsatzlinie** (blau), die die Spitzen der Dornfortsätze verbindet, kann ein Hinweis auf eine Bandverletzung und/oder Frakturen sein.

## Facettengelenke und Bewegungssegment

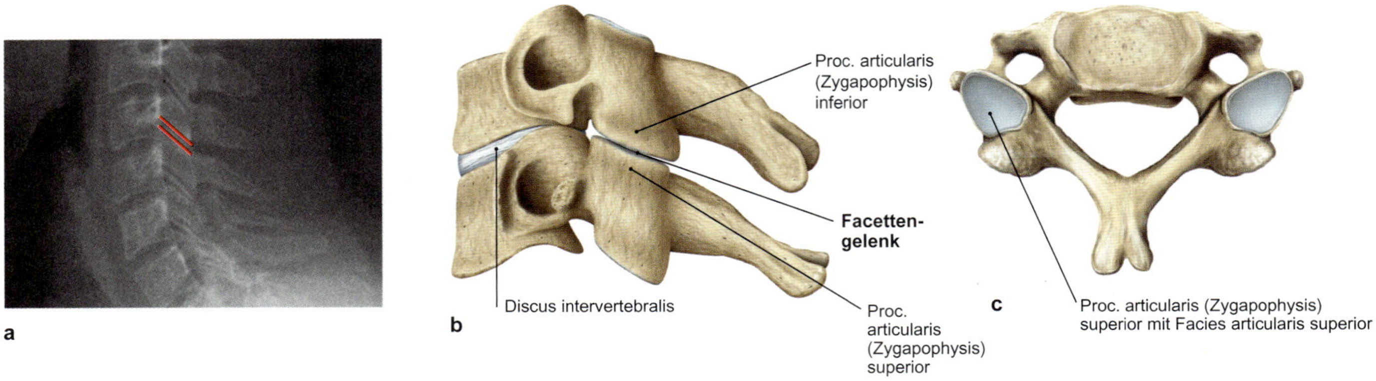


**Abb. 2.34a–c Facettengelenk, Articulatio zygapophysialis, und Bewegungssegment.**
**a** Seitliche Röntgenaufnahme der Halswirbelsäule, Columna vertebralis cervicalis. Die roten Linien markieren den Bereich der Facettengelenke. [G723]
**b** Zervikales Bewegungssegment, Ansicht von rechts. [S701-L127]
**c** Zervikales Bewegungssegment, Ansicht von kranial. [S701-L127]

Das paarige **Zygapophysialgelenk,** Articulatio zygapophysialis (auch als **Facettengelenk** bezeichnet), ist eine echte Diarthrose (Synovialgelenk), die Teil eines jeden Bewegungssegments der Wirbelsäule ist. In den Facettengelenken artikuliert ein Wirbel mit dem Wirbel darunter (einschließlich L5 mit dem Os sacrum), die Gelenke dienen der Führung und Begrenzung des Bewegungsumfangs jedes Bewegungssegments. Die Ausrichtung der Gelenkfacetten ist in jeder Region der Wirbelsäule unterschiedlich (Struktur- und Funktionskasten) und beeinflusst somit den in jeder Region möglichen Bewegungsumfang.

Das **Bewegungssegment** ist die kleinste funktionelle Einheit der Wirbelsäule und umfasst all das, was 2 Wirbel miteinander machen können. Zum Bewegungssegment gehören der Wirbel (mit Wirbelkörper, -bogen, Quer- und Dornfortsatz), die dazwischen liegende Bandscheibe, die beiden Zygapophysialgelenke, die zugehörigen Bänder und Muskeln, das paarige Foramen intervertebrale mit austretendem Spinalnerv, Spinalnervenganglion, afferenten und efferenten Nervenfasern und die zugehörigen Blut- und Lymphgefäße. Das Bewegungssegment wird von einigen Autoren in eine vordere und eine hintere Säule oder Region eingeteilt:

- Die vordere Säule dient der Stabilität und umfasst die Wirbelkörper mit der Bandscheibe und die zugehörigen Bänder. Sie erlaubt nur geringe Bewegungen und dient der Aufnahme der auf das Bewegungssegment wirkenden Körperlast.
- Die hintere Säule dient der Beweglichkeit. Sie umfasst die Wirbelbögen mit den Quer- und Dornfortsätzen, die zugehörigen Bänder und die Zygapophysialgelenke.

## Struktur und Funktion

**Zygapophysialgelenke (Facettengelenke)**

Form, Größe und Stellung der Gelenkfacetten (Facies articulares superior und inferior der Articulationes zygapophysiales) unterscheiden sich regional und sind charakteristisches strukturelles Merkmal der einzelnen Wirbelsäulenabschnitte.

In der **Halswirbelsäule** (Ausnahme Kopfgelenke) sind die Gelenkflächen nahezu parallel in der Frontalebene und in einem Winkel von 45° zur Transversalebene ausgerichtet, wobei die oberen Gelenkfortsätze nach hinten oben und die unteren Gelenkfortsätze nach vorne unten zeigen. Dadurch sind besonders Beugung und Streckung, aber auch Seitneigung und Rotation möglich.

Die Gelenke der **Brustwirbelsäule** entsprechen Ausschnitten einer gemeinsamen Kugelfläche, deren Krümmungsmittelpunkt weit ventral liegt. Dadurch wird eine ungehinderte Rotation und Seitneigung in allen Segmenten der BWS möglich. Durch die Stellung der Gelenke in etwa einem Winkel von 60° zur Transversalebene und in 20° zur Frontalebene und der Neigung der oberen Gelenkfacetten nach hinten lateral (und leicht nach oben) und der unteren Gelenkfacetten nach vorne medial (und leicht nach unten) werden Flexions- und Extensionsbewegungen eingeschränkt.

Die Gelenke der **Lendenwirbelsäule** besitzen ausnahmslos an ihrem medialen Umfang einen kleinen streng frontal eingestellten Flächenanteil. Dieser dient der Aufnahme nach ventral gerichteter Scherkräfte und ist damit Voraussetzung für die Stabilität der LWS. Davon ausgehend ist der größere Anteil der Gelenkflächen nahezu sagittal eingestellt (segmental nach kaudal allerdings leicht divergierend). Die oberen Gelenkfacetten zeigen nach medial, die unteren nach lateral. Die Ausrichtung erleichtert Flexions- und Extensionsbewegungen und schränkt Rotationsbewegungen ein.

Das **Gelenk L5/S1** (nicht dargestellt) hat eine einheitliche Ausrichtung von jeweils ca. 60° zur Sagittalebene. Dies ist Ausdruck der enormen Beanspruchung beim Wechsel von einem Bein auf das andere beim Gehen, Laufen und Springen. In der übrigen LWS reichen die kleinen frontal ausgerichteten Flächen zur Aufnahme der Schubkräfte aus; am Übergang zum Os sacrum wirken jedoch viel höhere Kräfte.

Der Bewegungsapparat ist bis ins kleinste Detail an die Funktionen (insbesondere dynamische Beanspruchungen) angepasst. Zum besseren Verständnis vereinfacht die Abbildung die Verhältnisse.
**a, b** Ausrichtung der Zygapophysialgelenke. [S702-L126]
**c** Bewegungsumfang in den einzelnen Abschnitten (Bewegungssegmenten) der Wirbelsäule. [S701-L126].

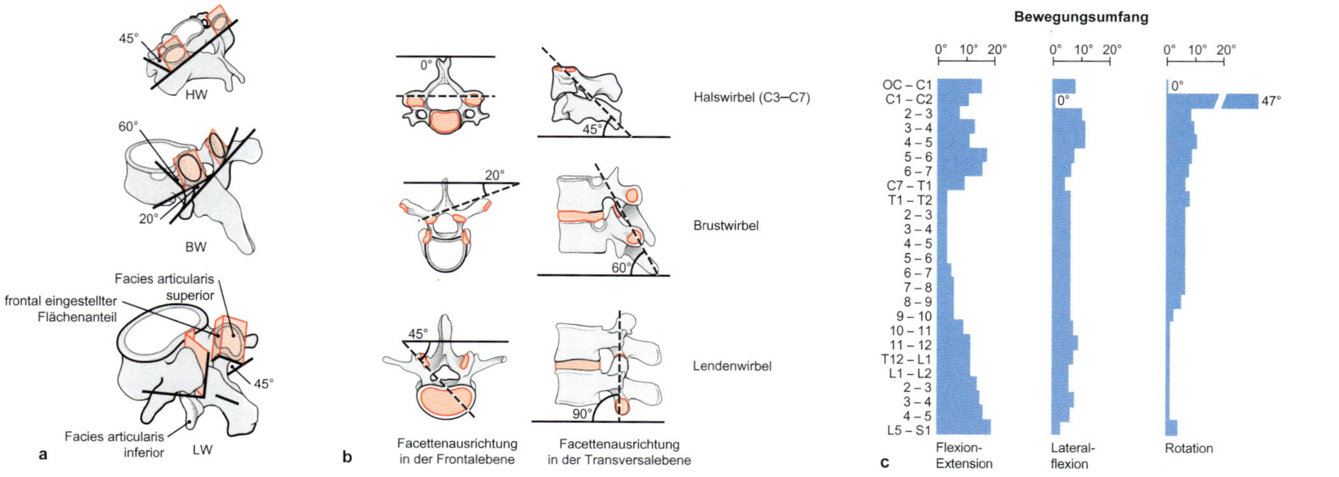

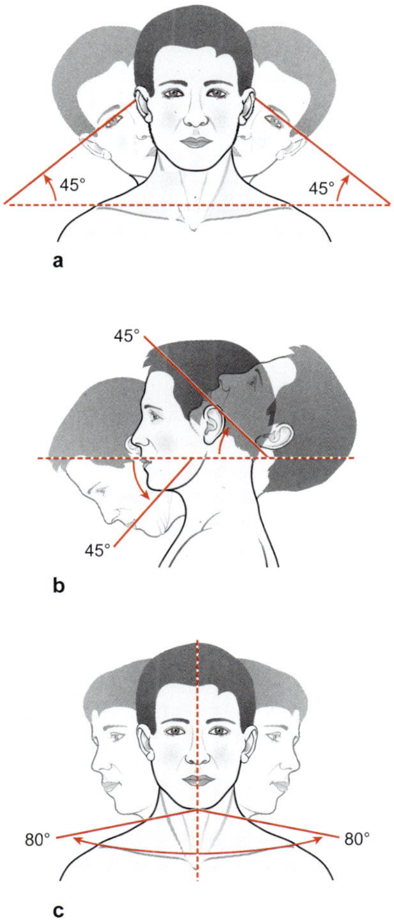


**Abb. 2.35a–c Bewegungen in der Halswirbelsäule.** [S700-L127]
**a** Seitneigung.
**b** Beugung und Streckung.
**c** Rotation.
Die Halswirbelsäule wird üblicherweise in einen oberen Abschnitt mit den beiden Kopfgelenken (C0/C1 sowie C1/C2) und einen unteren Abschnitt C3–C7 eingeteilt. C3–C7 we sen alle einen vergleichbaren Aufbau mit Zwischenwirbelscheiben und Zygapophysialgelenken auf. Durch die Interaktion aller Bewegungssegmente und Strukturen in der Halswirbelsäule sind ausgeprägte Seitneigungen, Beugung und Streckung sowie Rotationsbewegungen des Kopfes möglich.

## Struktur und Funktion

Die Halslordose ermöglicht kontrollierte Bewegungen und eine optimale Kraftübertragung durch die an der Halswirbelsäule ansetzenden Muskeln und Weichteile.
**a** Bei Beugung geht die Halslordosierung verloren. In dieser Position ist die Halswirbelsäule anfälliger für Luxationen und Frakturen.
**b** In gestreckter Position nimmt die Halslordosierung noch deutlich zu. [G724]

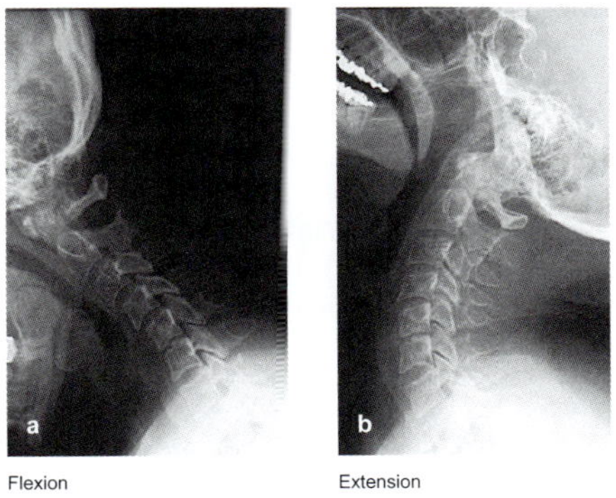

## Brustwirbel

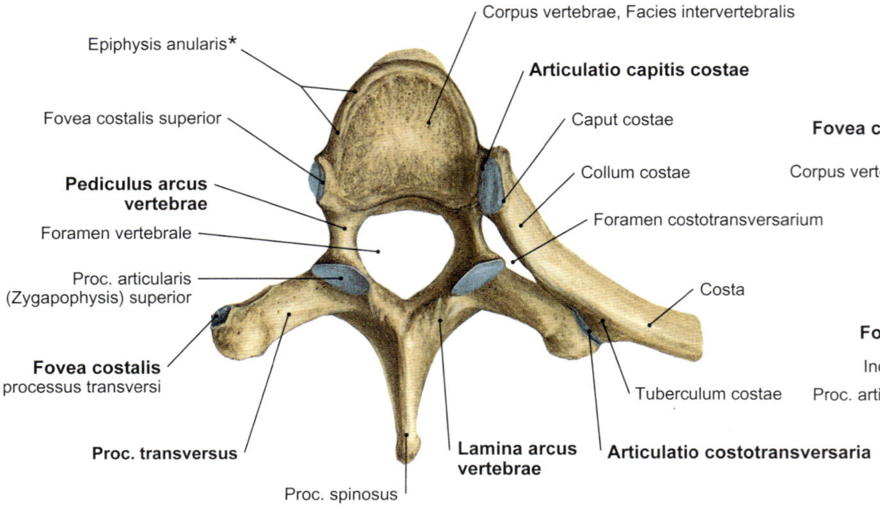


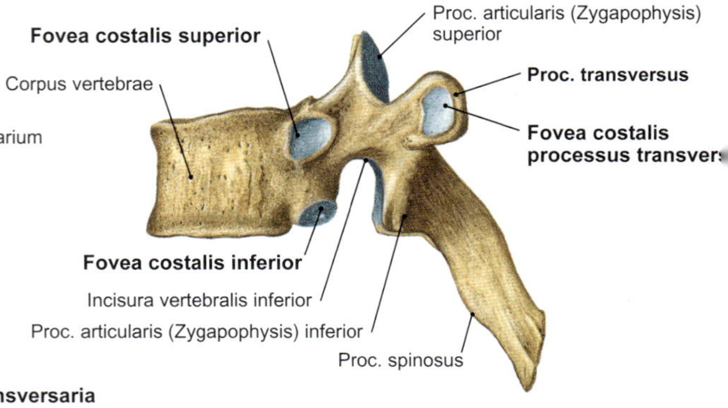


**Abb. 2.36 Wirbel, Vertebra(-ae): Baumerkmale am Beispiel eines 5. Brustwirbels;** Ansicht von kranial. [S700]
Der Wirbelbogen (Arcus vertebrae) unterteilt sich in den Pediculus arcus vertebrae und in die Lamina arcus vertebrae. Vom Bogen entspringen seitlich die Procc. transversi und dorsal der Proc. spinosus. Kranial und kaudal sitzen die Gelenkflächen (Procc. articulares) für die Wirbelgelenke (Zygapophysialgelenke). Der Wirbelkörper hat seitlich jeweils kranial und kaudal eine Gelenkfläche für die Rippenköpfchen (Foveae costales superior und inferior). Am Proc. transversus artikuliert die Fovea costalis in der Articulatio costotransversaria mit der Gelenkfläche des Tuberculum costae der zugehörigen Rippe.

* auch: Randleiste

**Abb. 2.37 6. Brustwirbel, Vertebra thoracica VI;** Ansicht von links. [S700]
Man sieht die Gelenkflächen für die Rippenköpfchen (Foveae costales superior und inferior), die nahezu in der Frontalebene ausgerichteten Gelenkflächen der Zygapophysialgelenke (an den Procc. articulares superior und inferior), die Gelenkfläche (Fovea costalis) für die Artikulation mit dem Tuberculum costae der Rippe, die Incisura vertebralis inferior und den steil abfallenden Proc. spinosus.

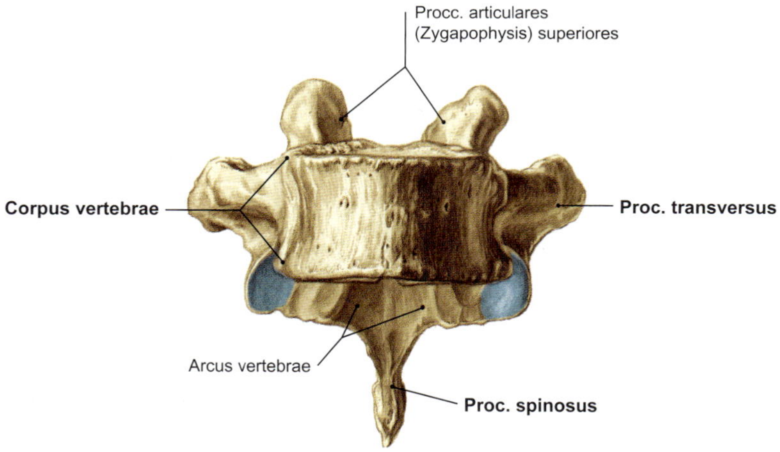


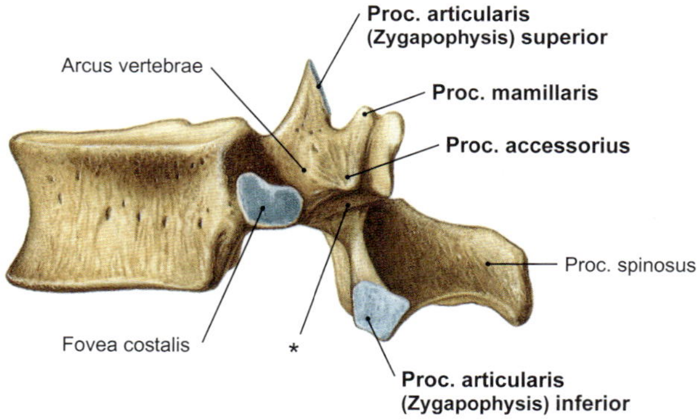


**Abb. 2.38 10. Brustwirbel, Vertebra thoracica X;** Ansicht von ventral auf den Wirbelkörper mit Deck- und Bodenplatte. [S700]
Die Gelenkflächen der Procc. articulares überragen kranial und kaudal den Wirbelkörper.

**Abb. 2.39 12. Brustwirbel, Vertebra thoracica XII;** Ansicht von links. [S700]
Der 12. Brustwirbel hat auf jeder Seite nur noch eine Fovea costalis und zeigt bereits Charakteristika der Lendenwirbelsäule: die unteren Gelenkfortsätze weisen nach lateral. Außerdem kommen bereits Procc. mamillares und accessorii vor.

* Bereich des Wirbelbogens zwischen oberem und unterem Gelenkfortsatz (sog. Isthmus = Interartikularportion)

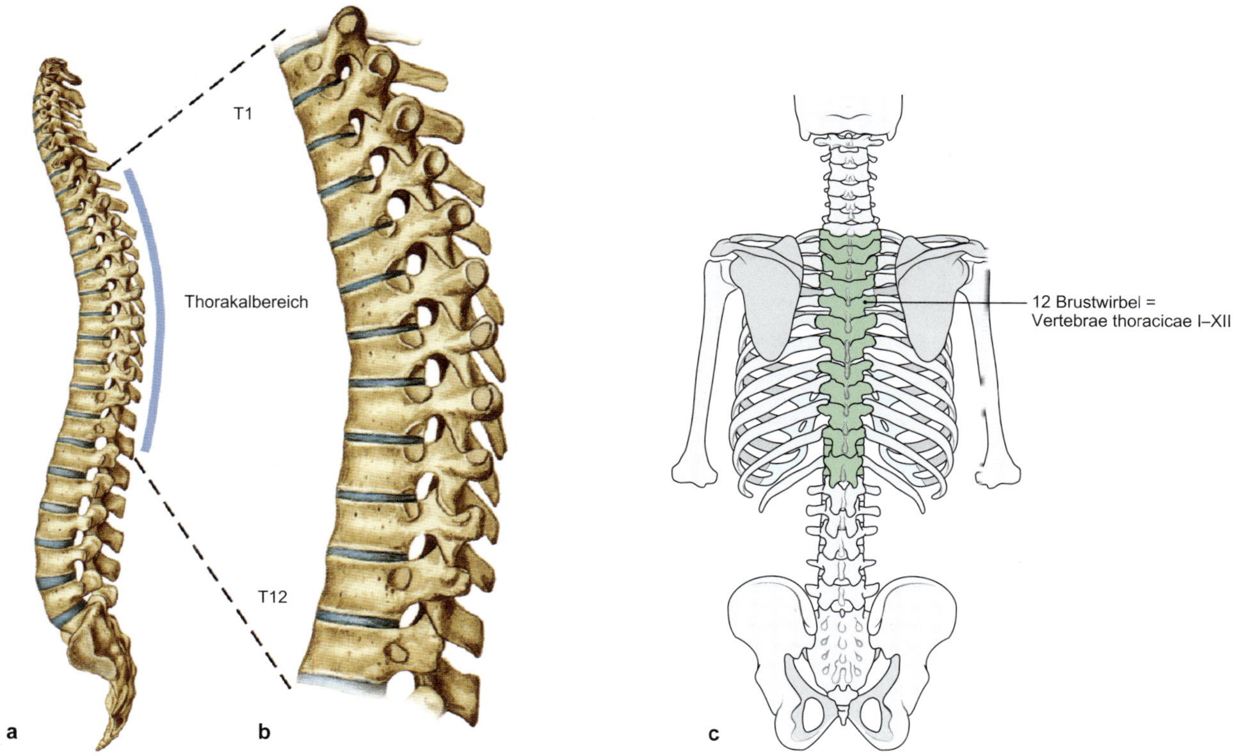


**Abb. 2.40a–c Brustwirbelsäule, Columna vertebralis thoracica.**
**a** Ansicht der gesamten Wirbelsäule von links. Der Abschnitt der Brustwirbelsäule ist markiert. [S701]
**b** Ansicht der Brustwirbelsäule von links. [S701]
**c** Ansicht der gesamten Wirbelsäule unter Hervorhebung der Brustwirbelsäule von dorsal. [S701-L126]

Die Brustwirbelsäule besteht aus 12 charakteristischen Brustwirbeln sowie den zugehörigen Bandscheiben. Sie schließt sich an die Halswirbelsäule an und reicht bis zur Lendenwirbelsäule. Sie bildet mit den 12 Rippenpaaren und dem Brustbein den knöchernen Thorax, der dem Schutz und der Stabilität der Brustkorborgane (Herz, Lungen) dient.

## Brust- und Lendenwirbel

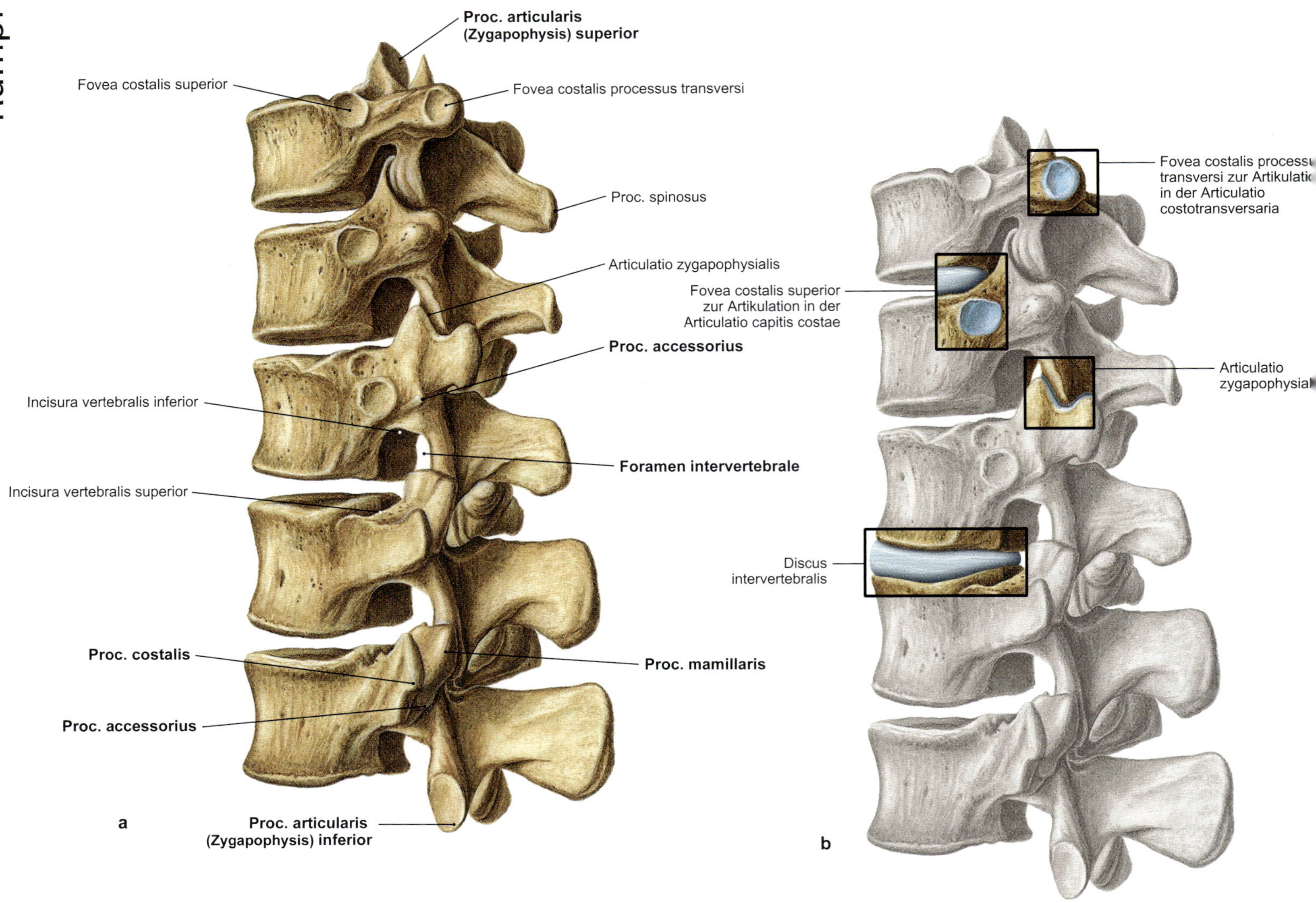


**Abb. 2.41a und b 10.–12. Brustwirbel, Vertebrae thoracicae X–XII, und 1.–2. Lendenwirbel, Vertebrae lumbales I–II;** Ansicht von links dorsal.

**a** Die Größe der Brustwirbel nimmt von kranial nach kaudal immer weiter zu und geht kontinuierlich in die der Lendenwirbel über. Aufgrund der höheren Druckbelastung sind die Körper der Lendenwirbel mächtiger als die der übrigen Wirbel. In der Lendenwirbelsäule sind die Procc. spinosi kurz und plump und nahezu horizontal ausgerichtet. Von den Wirbelbögen der Lendenwirbel gehen die Procc. costales (entstammen der Rippenanlage und sind mit den Wirbeln verschmolzen), die variabel großen Procc. accessorii, die Procc. articulares superiores (tragen die oberen Gelenkflächen, Facies articulares) und die Procc. mamillares (Rest des Proc. transversus) sowie die Procc. articulares inferiores mit den unteren Gelenkflächen (Facies articulares) aus. [S700]

**b** Brust- und Lendenwirbel unterscheiden sich wegen der an den Brustwirbeln vorkommenden Gelenkflächen für die Artikulation mit den Rippen (paarige Articulatio capitis costae und paarige Articulatio costotransversaria). Die Articulationes zygapophysiales kommen entlang der gesamten Wirbelsäule und damit auch zwischen den Brust- und Lendenwirbeln vor; genauso wie zwischen allen Wirbelkörpern Disci intervertebrales gelagert sind (Ausnahme Kopfgelenke). [S700-L127]

### Klinik

- Posterolaterale Bandscheibenvorfälle oder Osteophyten von arthrotisch veränderten Wirbelgelenken können zur **Einengung des Foramen intervertebrale** und zur Kompression der Spinalnervenwurzeln mit Ausfallerscheinungen führen.
- **Lendenrippen** können durch ihre enge topographische Beziehung zur Niere Schmerzen hervorrufen.
- **Seitliche Wirbelbogenspalten** können zur Trennung der Procc. articulares inferiores mit dem hinteren Teil des Arcus und dem Proc. spinosus vom übrigen Wirbelteil führen (sog. **Spondylolyse**).
- Die knöcherne Trennung des Isthmus (→ Abb. 2.39) kann vor allem ein echtes Wirbelgleiten **(Spondylolisthesis)** verursachen.

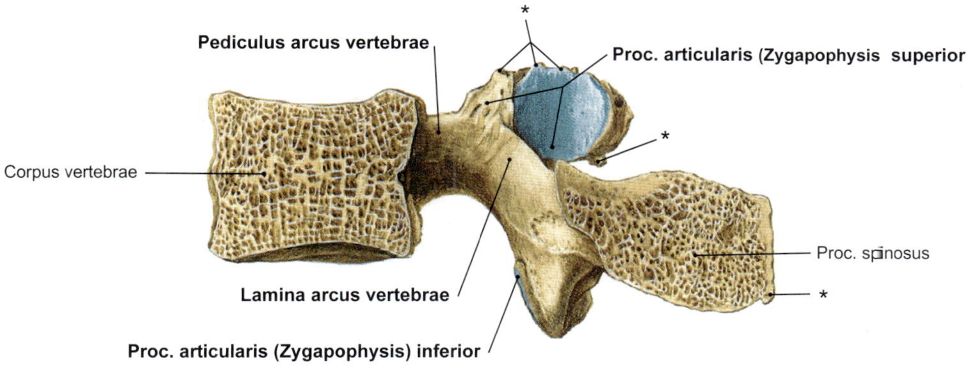


**Abb. 2.42 3. Lendenwirbel, Vertebra lumbalis III, eines älteren Menschen;** Medianschnitt; Ansicht von links. [S700]

Die Gelenkflächen der Procc. articulares superiores sind einander zugewandt (daher von der Seite nicht gut sichtbar) und fassen die unteren Gelenkfortsätze des nächsthöheren Wirbels zwischen sich.
* Verknöcherungen von Bandansätzen

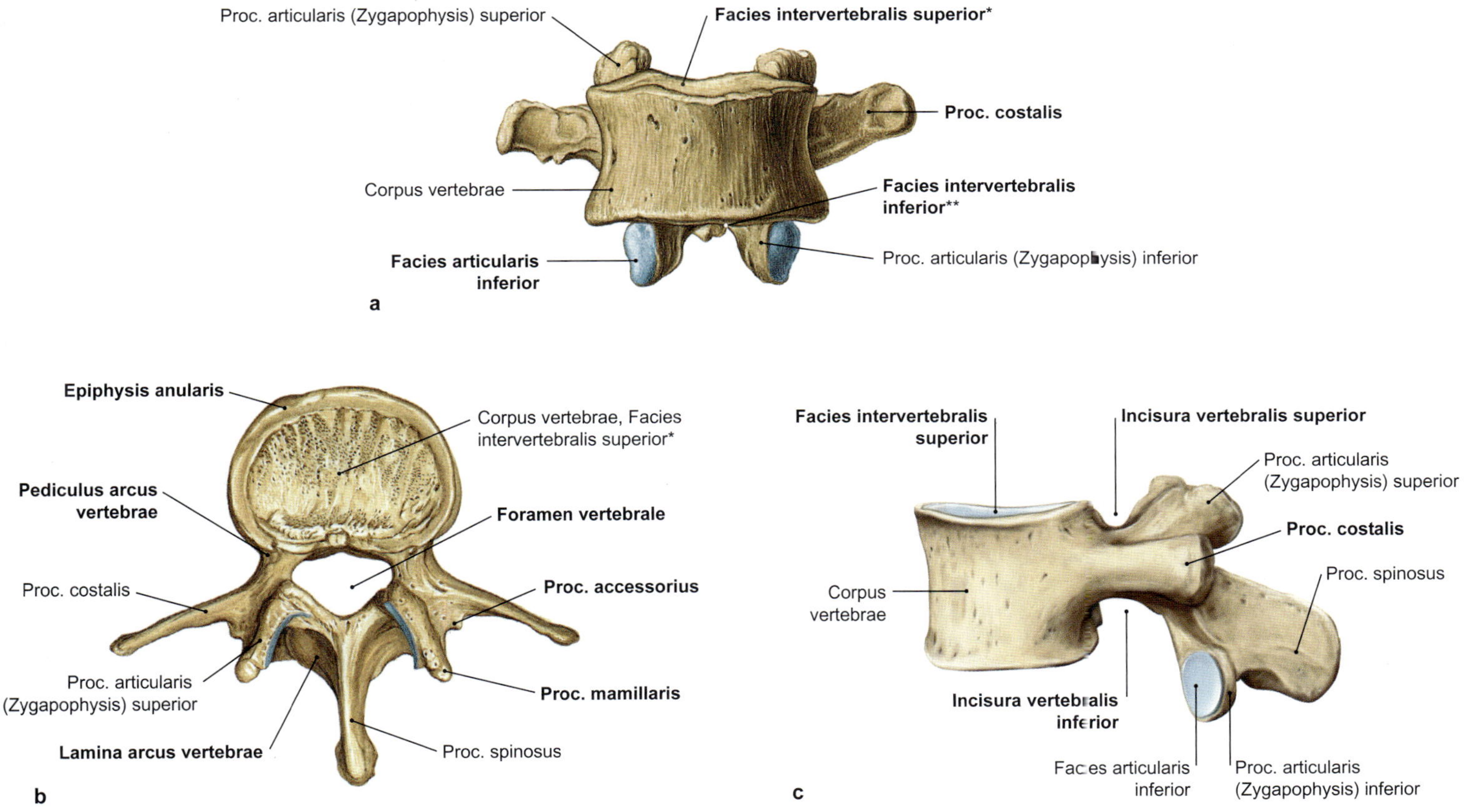


**Abb. 2.43a–c 4. Lendenwirbel, Vertebra lumbalis IV.**
**a** Ansicht von ventral. Der Lendenwirbel besitzt einen mächtigen Körper (Corpus vertebrae) mit ausgeprägter Deck- und Grundplatte (Facies intervertebrales superior und inferior). Die Gelenkflächen der Zygapophysialgelenke überragen das Corpus kranial und kaudal. [S700]
**b** Ansicht von kranial. Der Pediculus arcus vertebrae ist entsprechend der Größe eines Lendenwirbels sehr mächtig. Seitlich am Arcus sieht man die verschiedenen Fortsätze (Procc. costales, accessorii, mamillares und articulares superiores und inferiores), hinten den kräftigen Proc. spinosus. [S700]
**c** Ansicht von links. [S702-L266]

* auch: Deckplatte
** auch: Grundplatte

## Kreuzbein

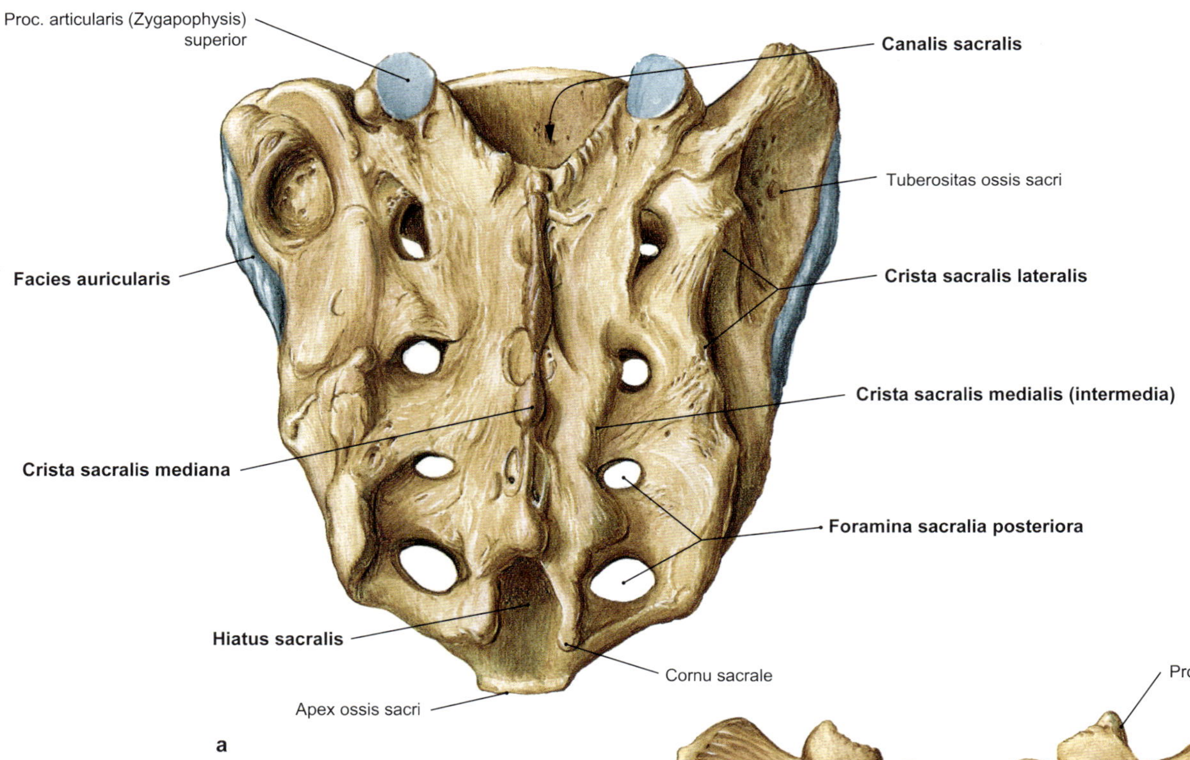


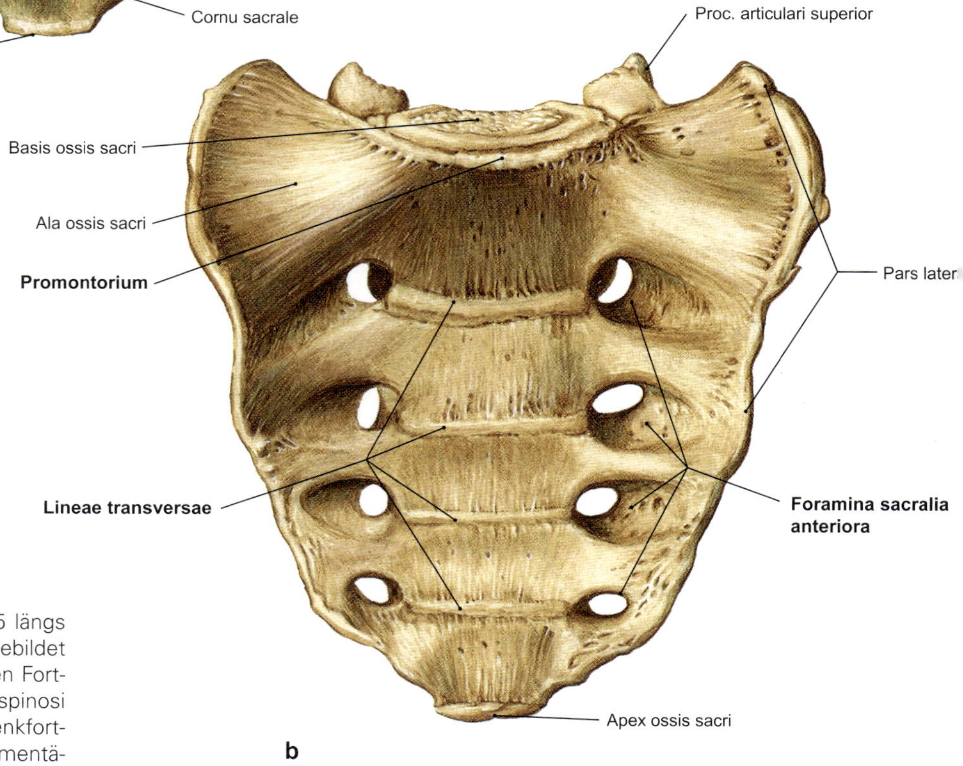


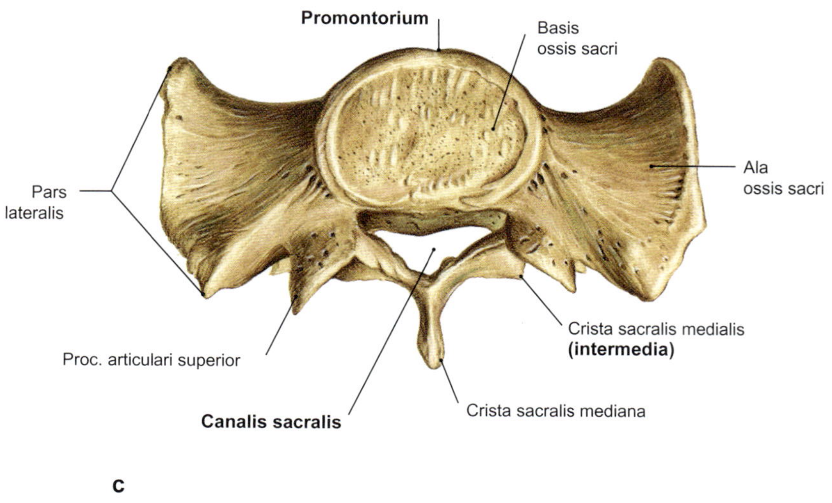


**Abb. 2.44a–c Kreuzbein, Os sacrum.** [S700]
**a** Ansicht von dorsal. Die **Facies dorsalis** besitzt 5 längs gerichtete Leisten, die unterschiedlich deutlich ausgebildet sind und auf die Verschmelzung der entsprechenden Fortsätze zurückgehen. Der Verschmelzung der Procc. spinosi entspricht die **Crista sacralis mediana,** der der Gelenkfortsätze die **Crista sacralis medialis** und der der rudimentären Seitenfortsätze die **Crista sacralis lateralis.** Die Crista sacralis mediana endet oberhalb des Hiatus sacralis, der die kaudale Öffnung des Wirbelkanals darstellt. Er wird bei Kindern als Zugangsweg für die Sakralanästhesie genutzt.
**b** Ansicht von ventral. Die **Facies pelvina** zeigt die verschmolzenen Grenzen der Sakralwirbelkörper (Lineae transversae) und die paarigen Foramina sacralia anteriora, die die Austrittsöffnungen für die ventralen Spinalnervenäste darstellen. Der lateral von den Foramina sacralia anteriora gelegene Anteil des Os sacrum wird als Pars lateralis bezeichnet.
**c** Ansicht von kranial. Die von oben sichtbare **Basis ossis sacri** ist die Kontaktfläche für die Zwischenwirbelscheibe mit dem 5. Lendenwirbel. Diese Wirbelscheibe wölbt sich am weitesten in das Becken hinein und wird zusammen mit der Vorderkante der Basis ossis sacri als **Promontorium** bezeichnet. Lateral von der Basis breiten sich die Alae ossis sacri als kranialer Anteil der Partes laterales aus. Hinter der Basis liegt der dreieckige Sakralkanal und seitlich davon die Procc. articulares superiores zur Kontaktbildung mit dem 5. Lendenwirbel.

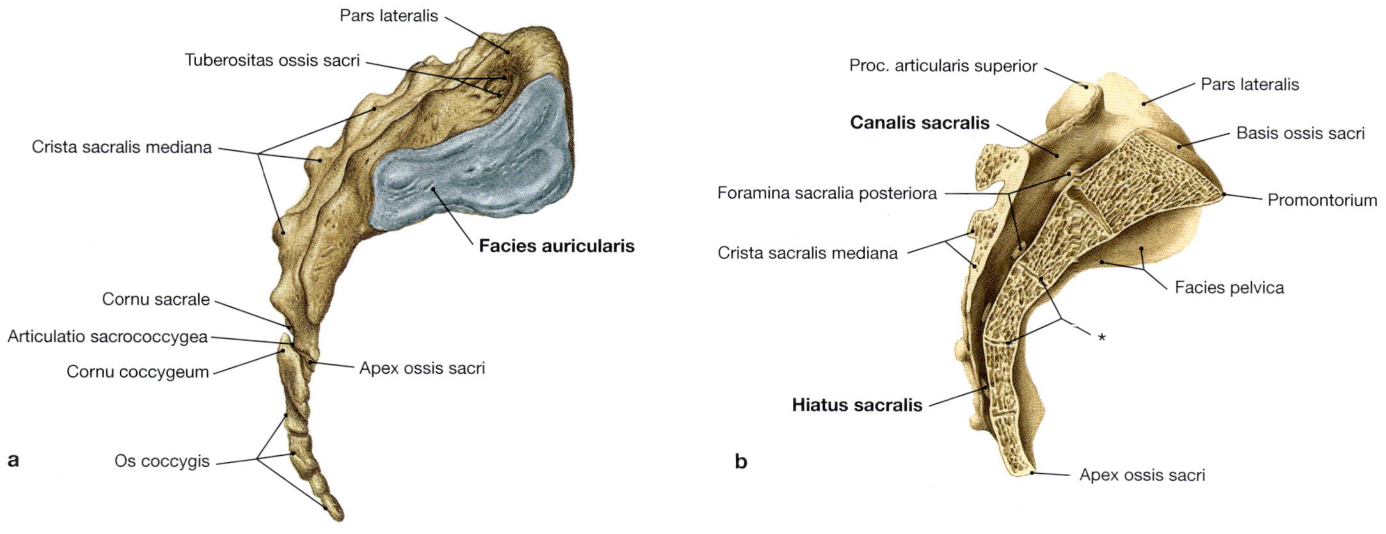


**Abb. 2.45a und b Kreuzbein, Os sacrum.** [S700]
**a** Ansicht von rechts. Der Blick von der Seite zeigt die Facies auricularis, die zur gelenkigen Verbindung mit dem Os coxae dient (Articulatio sacroiliaca). Dorsal davon befindet sich die Tuberositas ossis sacri, an der Bänder inserieren.
**b** Medianschnitt, Ansicht von rechts. Der Medianschnitt zeigt den Eingang in den Hiatus sacralis und den Übergang in den Canalis sacralis.
* Beim Erwachsenen können Reste von Bandscheibengewebe erhalten bleiben. Darüber hinaus kommt es häufig nur zu einer unvollständigen Verschmelzung der Sakralwirbel.

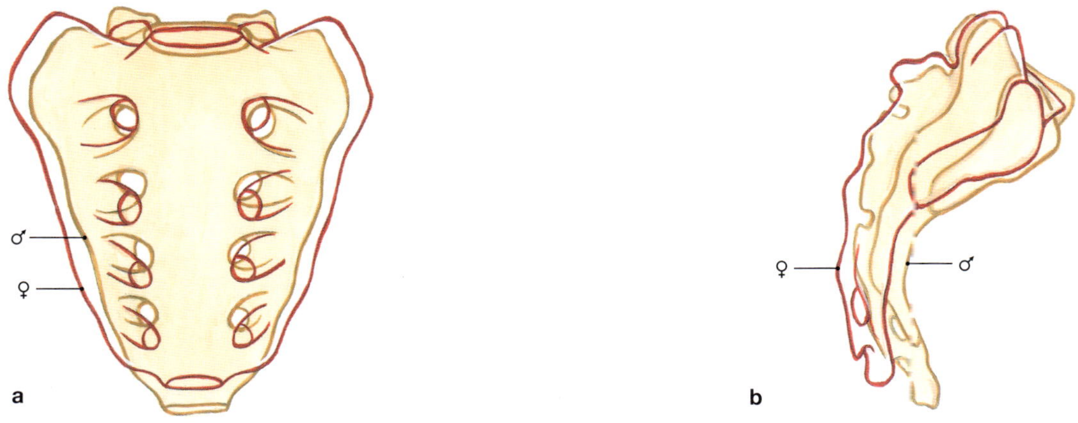


**Abb. 2.46a und b Kreuzbein, Os sacrum;** Geschlechtsunterschiede. [S700]
**a** Ansicht von ventral.
**b** Ansicht von lateral (saggitalisiert).

Das Kreuzbein des Mannes ist etwas länger als das der Frau, dafür aber nicht so breit. Die unterschiedliche Ausprägung des weiblichen Kreuzbeins trägt zu der für den Geburtsvorgang vorteilhaften breiteren Form des weiblichen Beckens bei.

## Steißbein

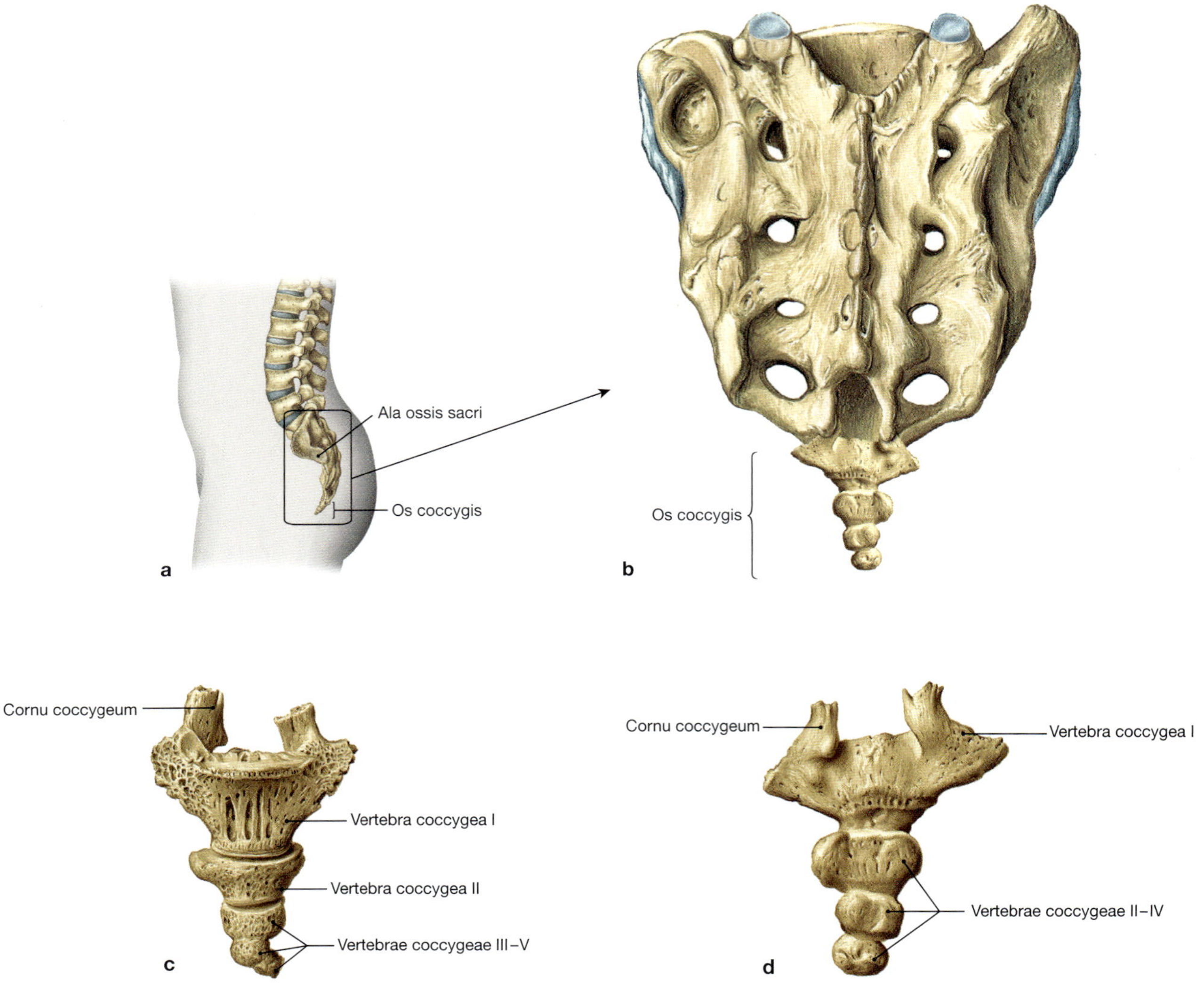


**Abb. 2.47a–d Steißbein, Os coccygis.**
**a** Ansicht von links lateral. [S701-L127]
**b** Ansicht von dorsal. [S700]
**c** Ansicht von ventral kranial. [S700]
**d** Ansicht von dorsal kaudal. [S700]
Das Steißbein ist das kaudale Ende der Wirbelsäule. Es ist meist aus 3–4 synostotisch miteinander verschmolzenen Wirbeln entstanden, kann aber auch – wie dargestellt – aus 5 rudimentären Wirbeln hervorgegangen sein. Über die Cornua coccygea und den rudimentären Wirbelkörper ist das Steißbein mit dem Os sacrum verbunden. Die Größe der Steißwirbel nimmt von kranial nach kaudal ab. Nur der 1. Steißwirbel hat noch Ähnlichkeit mit dem Aufbau eines typischen Wirbels.

### Klinik

Die meisten Steißbeinverletzungen (Prellung, Dislokation oder Bruch) werden durch ein Trauma verursacht, z. B. durch einen Sturz auf das Steißbein in sitzender Position beim Abrutschen auf einer Treppe oder durch wiederkehrende Belastung oder Reibung des Steißbeinbereichs (Radfahren oder Rudern). Steißbeinverletzungen sind mit erheblichen Schmerzen und Beschwerden in der Steißbeinregion verbunden. Obwohl sie nur langsam heilen, sprechen die meisten Verletzungen gut auf Ruhe und konservative Behandlung an.

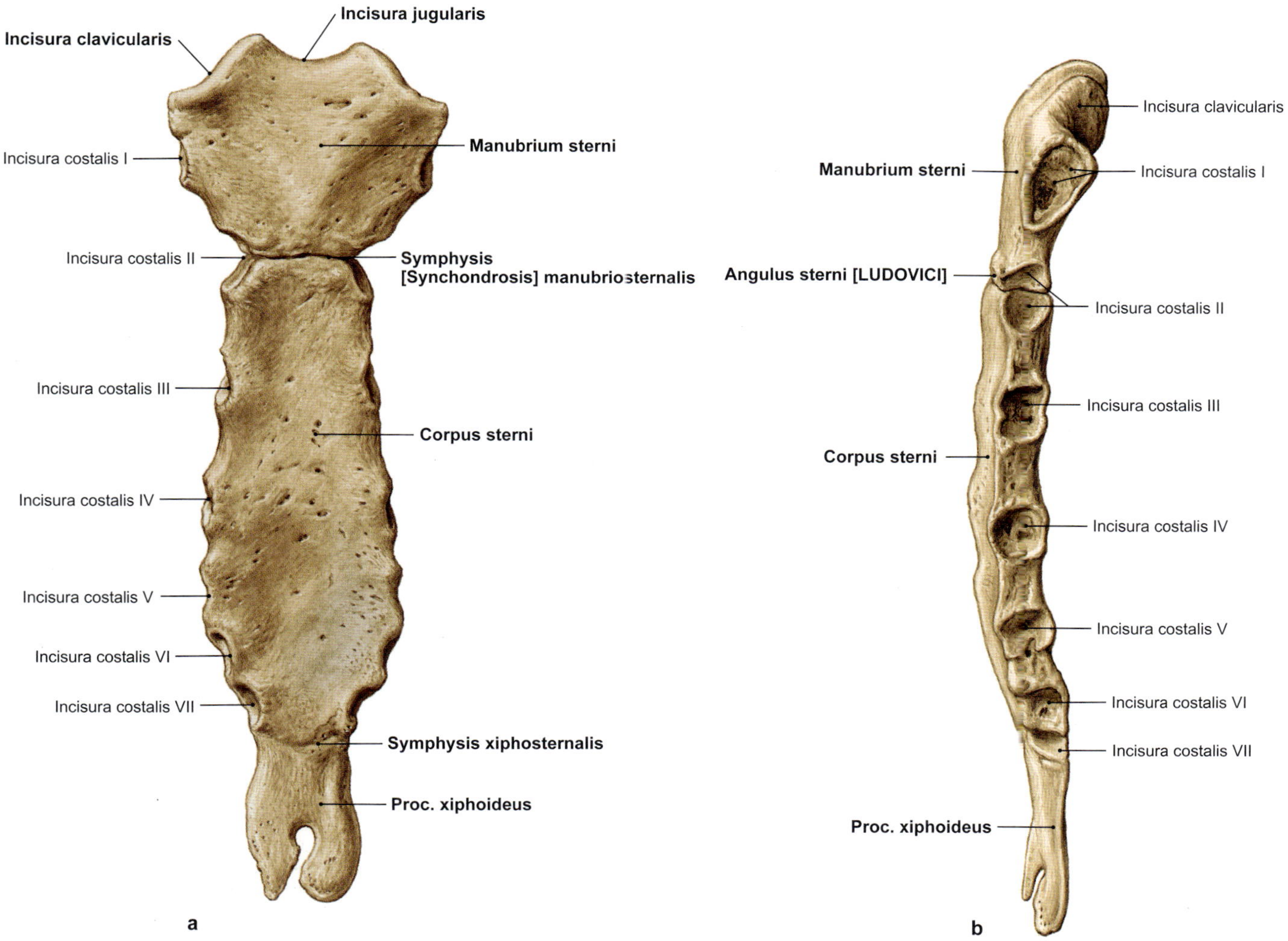


**Abb. 2.48a und b Brustbein, Sternum.** [S700]
**a** Ansicht von ventral.
**b** Ansicht von lateral.
Das Sternum besitzt einen Griff (Manubrium), einen Körper (Corpus) und einen Schwertfortsatz (Proc. xiphoideus). Es bildet mit der Incisura jugularis die ventrale obere Begrenzung der oberen Thoraxapertur und artikuliert über die Incisurae claviculares mit den Schlüsselbeinen sowie über die Incisurae costales mit den Rippen I–VII. Manubrium und Corpus sind über die **Symphysis [Synchondrosis] manubriosternalis,** Corpus und Proc. xiphoideus über die **Symphysis xiphosternalis** miteinander verbunden. Der Proc. xiphoideus kann gespalten sein.

## Klinik

Knochenpunktionen können an Sternum, Becken und Darmbeinkamm durchgeführt werden. Die heute eher selten durchgeführte **Sternalpunktion** ist eine diagnostische Knochenmarkpunktion zur Beurteilung der Knochenmarkzellen bei Erkrankungen des Blutes. Sie erfolgt in der Medianlinie im Corpus sterni zwischen den Ansätzen der II. und der III. Rippe. **Sie wird z.B. bei übergewichtigen Patienten durchgeführt, da es hier einfacher ist, das Brustbein zu punktieren als – wie sonst üblich – den Beckenkamm.**

**Nicht punktiert** werden darf im Bereich der Rippen-Sternum-Verbindungen, da hier Synchondrosen vorhanden sein können, und ebenso wenig in den unteren zwei Dritteln des Corpus sterni, da bedingt durch die paarige Knochenanlage eine **Fissura sterni congenita** (Öffnung innerhalb des Sternums) vorhanden sein kann und man mit der Punktionsnadel bis in das Herz gelangen könnte (Klinikkasten bei → Abb. 2.13).

## Brustbein

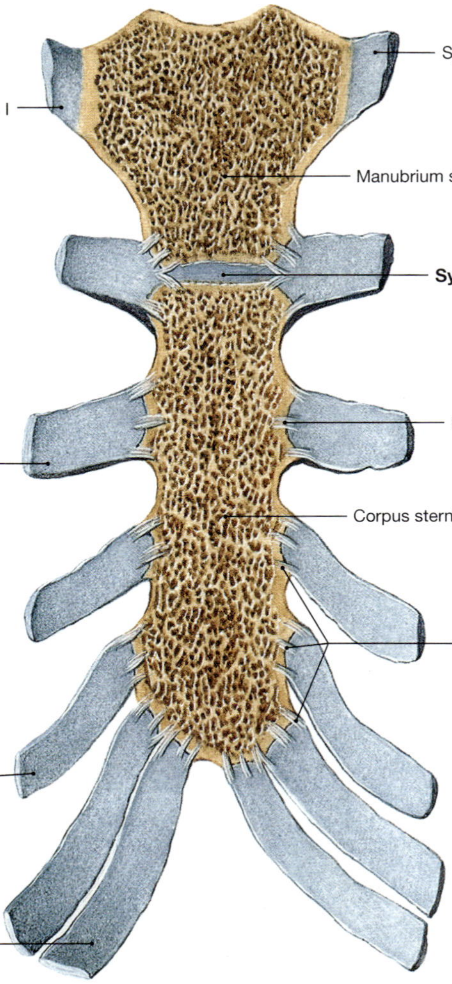


**Abb. 2.49 Brustbein, Sternum, und Ansatz der Rippenknorpel, Cartilagines costales;** Flachschnitt. [S700]
Nur ein Teil der Rippen-Sternum-Insertionen sind echte Gelenke. Regelmäßig kommen auch Synchondrosen vor (I., VI. und VII. Rippe).

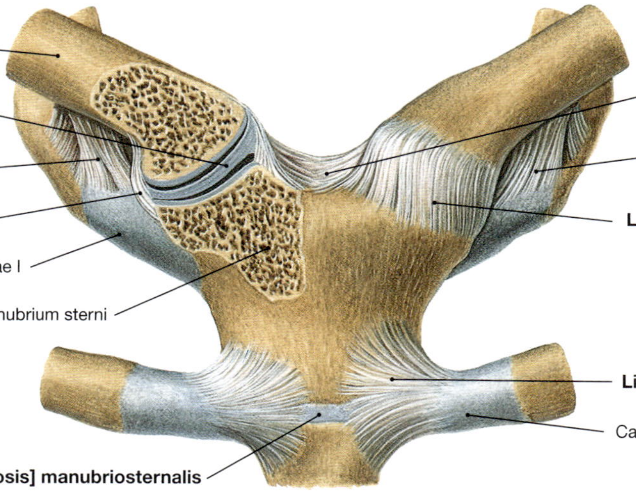


**Abb. 2.50 Brustbein-Schlüsselbein-Gelenke, Articulationes sternoclaviculares;** Ansicht von ventral; rechts Frontalschnitt durch das Gelenk. [S700]
Das Sternoklavikulargelenk ist ein funktionelles **Kugelgelenk** mit 3 Freiheitsgraden. Es besitzt einen faserknorpeligen **Discus articularis,** der das Gelenk in 2 Kammern unterteilt **(dithalamisches Gelenk).** Die Form dieses Gelenks spiegelt die vielachsige Beweglichkeit und äußerst unterschiedliche Belastung in verschiedenen Gelenkstellungen wider. Durch die Fähigkeit des Diskus, hohe Scherkräfte aufzunehmen, können die Gelenkflächen klein gehalten werden. Die Ligg. sternoclavicularia anterius und posterius, interclaviculare und costoclaviculare verstärken die Gelenkkapsel.

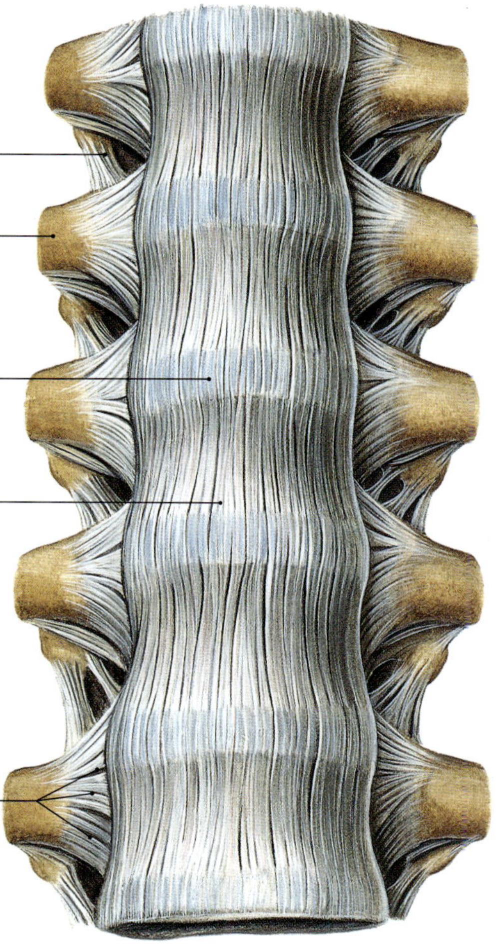


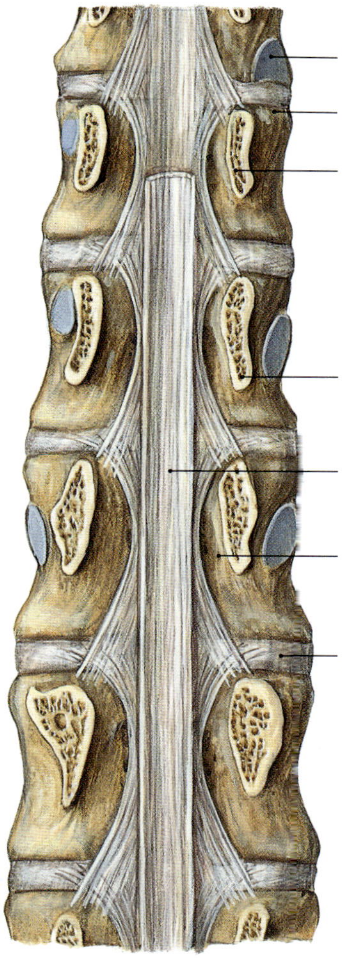


**Abb. 2.51 Bänder der Wirbelsäule am Beispiel der unteren Brustwirbelsäule;** Ansicht von ventral. [S700]
Das vordere Längsband **(Lig. longitudinale anterius)** erstreckt sich vom Tuberculum anterius des Atlas bis zum Os sacrum. Dabei ist es fest mit den Vorderflächen der Wirbelkörper verwachsen und auch an den Disci intervertebrales fixiert. Das Band erhöht die Festigkeit der Wirbelsäule bei der **Extension.**

**Abb. 2.52 Bänder der Wirbelsäule am Beispiel der unteren Brust- und der oberen Lendenwirbelsäule;** Ansicht von dorsal. [S700]
Das hintere Längsband **(Lig. longitudinale posterius)** geht aus der Membrana tectoria hervor und reicht bis in den Canalis sacralis. Es ist fest mit den Zwischenwirbelscheiben und den Kanten der Deckplatten verbunden und sichert dadurch die Disci intervertebrales. Das Band erhöht die Festigkeit der Wirbelsäule bei der **Flexion.**

## Bänder der Wirbelsäule

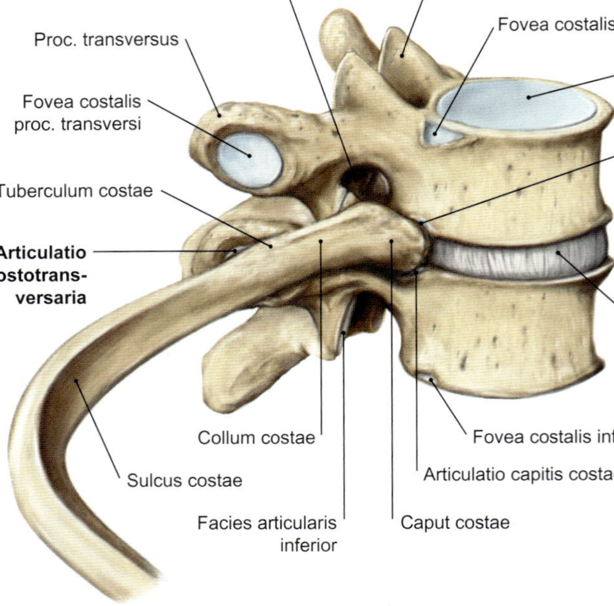


**Abb. 2.53 Rippen-Wirbel-Gelenke, Articulationes costovertebrales;** Rippen-Wirbel-Gelenk in Höhe des 7. und 8. Brustwirbels; Ansicht von rechts lateral. [S702-L266]
Die Rippenköpfchen artikulieren über die Articulatio capitis costae mit dem/den Brustwirbel/n. Mit Ausnahme der I., XI. und XII. Rippe handelt es sich dabei um ein zweikammeriges Gelenk (dithalamisches Gelenk), da jedes Köpfchen mit dem oberen und unteren Rand zweier benachbarter Wirbel artikuliert.

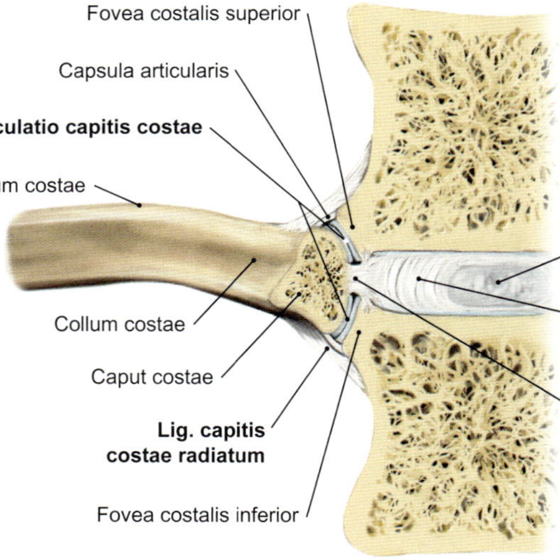


**Abb. 2.54 Rippenkopfgelenk, Articulatio capitis costae; Ansicht von rechts lateral.** [S702-L266]
Jedes Köpfchen der Rippen II–X artikuliert mit dem oberen und dem unteren Rand zweier benachbarter Wirbel und mit der Zwischenwirbelscheibe über ein Band (Lig. capitis costae intraarticulare), das an der Crista capitis costae fixiert ist (nicht sichtbar). Die Gelenkhöhle wird dadurch in 2 Kammern geteilt (dithalamisches Gelenk).

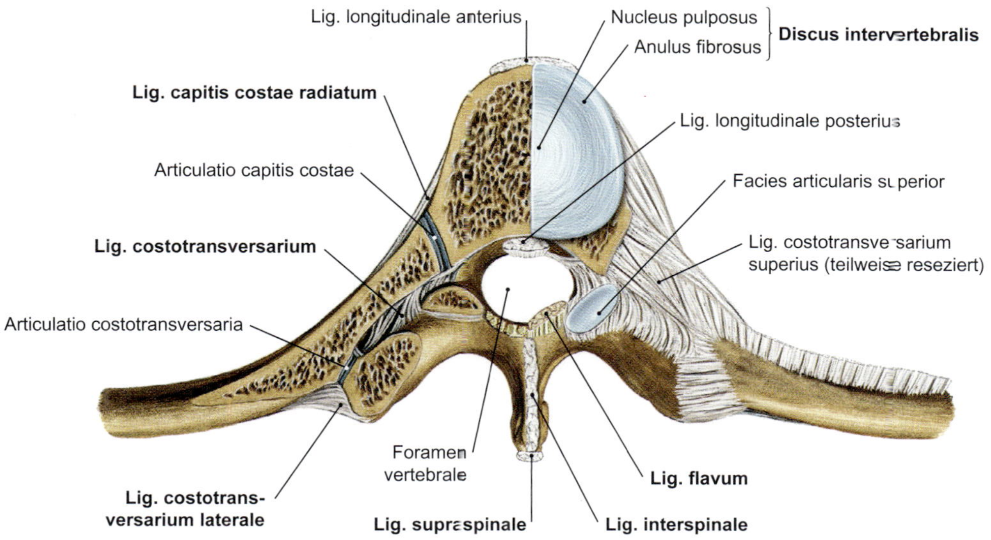


**Abb. 2.55 Rippen-Wirbel-Gelenke, Articulationes costovertebrales;** links Transversalschnitt auf Höhe des unteren Anteils eines Rippenköpfchengelenks (Articulatio costovertebralis); rechts Darstellung der den Wirbelkörper bedeckenden Bandscheibe und des Kapsel-Band-Apparats der entsprechenden Rippe mit dem Brustwirbel; Ansicht von kranial. [S702-L127]

Die Rippen artikulieren in der **Articulatio costotransversaria** mit dem Proc. transversus des entsprechenden Thorakalwirbels, so beispielsweise die I. Rippe mit dem 1. Thorakalwirbel oder die V. Rippe mit T5 (Ausnahme XI. und XII. Rippe). Dabei artikulieren die Facies articularis tuberculi costae und die Fovea costalis proc. transversi. Die Gelenkkapseln sind schwach und werden über verschiedene Bänder verstärkt (→ Abb. 2.56).

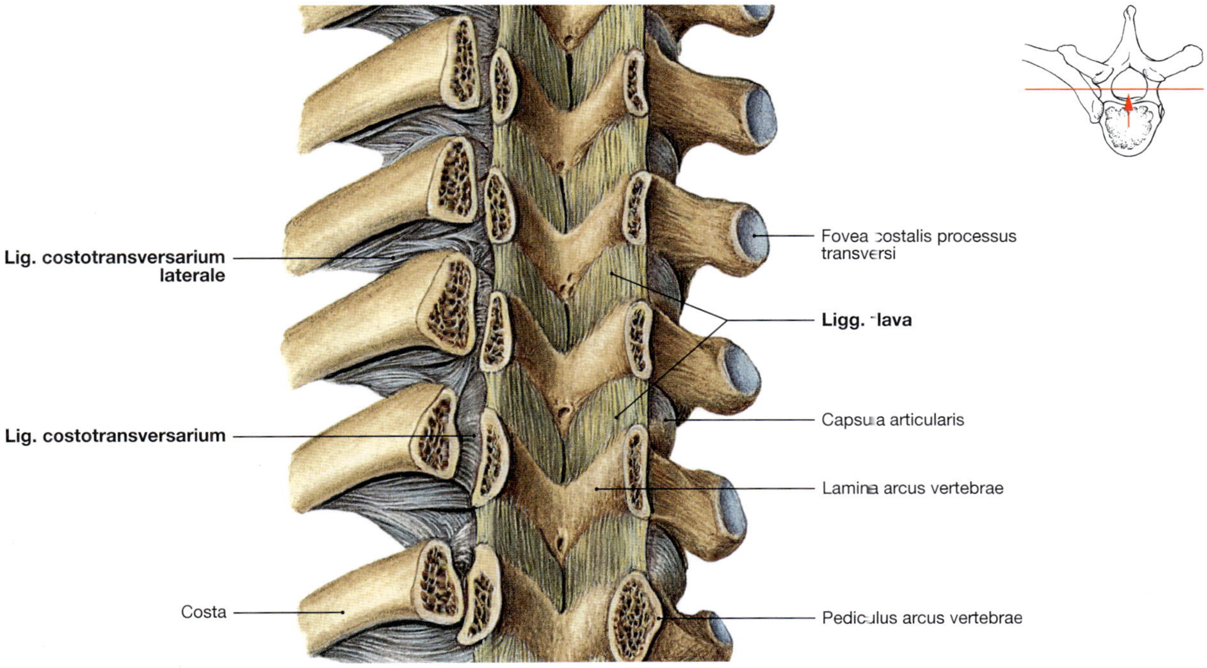


**Abb. 2.56 Verbindungen der Wirbelbögen;** Ansicht von ventral. [S700]

Zwischen den Wirbelbögen spannen sich segmental die **Ligg. flava** (gelbliche Farbe, die durch einen sehr hohen Gehalt scherengitterartig angeordneter elastischer Fasern hervorgerufen wird) aus. Sie begrenzen die Foramina intervertebralia dorsal. Die Ligg. flava sind in jeder Stellung gespannt und unterstützen die Rückenmuskeln beim Aufrichten der Wirbelsäule aus allen Beugestellungen.

## Bänder der Wirbelsäule

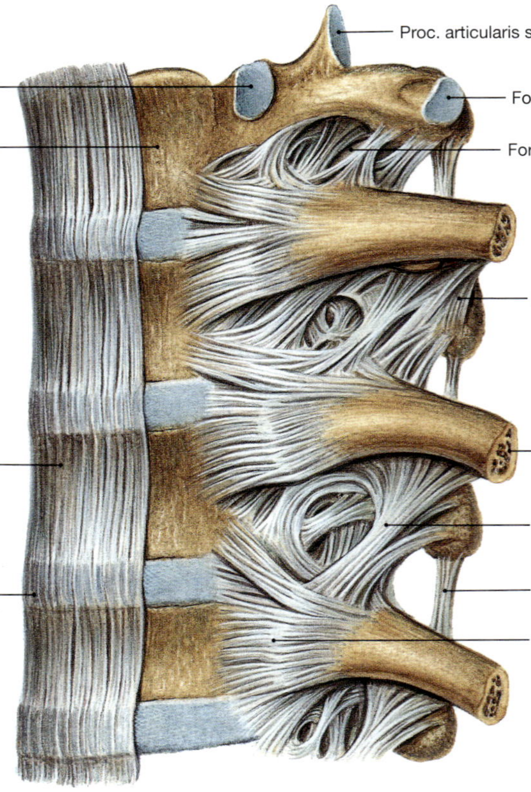


**Abb. 2.57 Bänder der Wirbelsäule und der Rippen-Wirbel-Gelenke, Articulationes costovertebrales;** Ansicht von links; seitliche Anteile des vorderen Längsbandes abgetragen. [S700]
Die Gelenkkapseln der Articulationes capitis costae werden jeweils durch ein Lig. capitis costae radiatum verstärkt; die Gelenkkapseln der Articulationes costotransversariae durch die Ligg. costotransversaria (Lig. costotransversarium laterale und Lig. costotransversarium superius) gesichert.

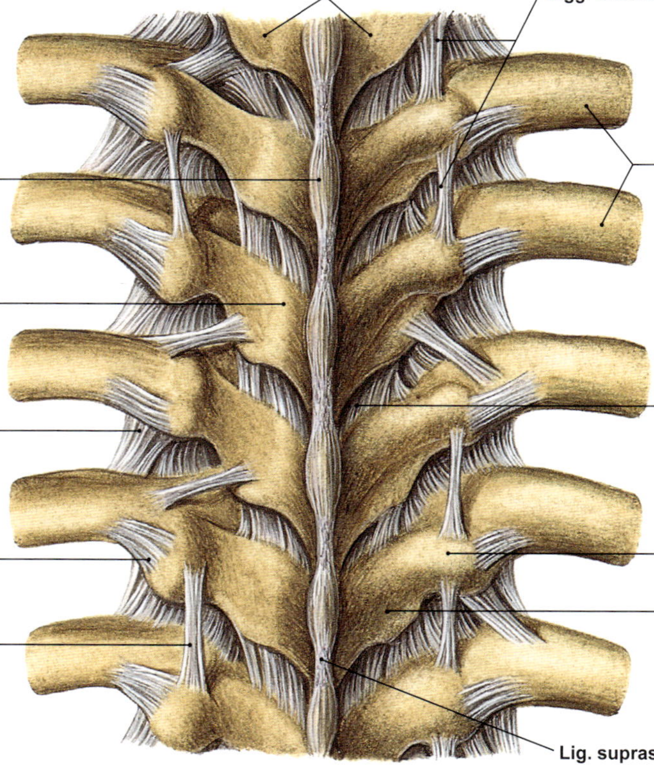


**Abb. 2.58 Bänder der Wirbelbögen und der Rippen-Wirbel-Gelenke, Articulationes costovertebrales;** Ansicht von dorsal. [S700]
Die Gelenkkapseln der Articulationes costotransversariae werden dorsal durch die Ligg. costotransversaria lateralia und superiora verstärkt. Zusätzliche Stabilität gewährleisten die Ligg. intertransversaria.

* Als Lig. supraspinale wird der mediane Anteil der Fascia thoracolumbalis bezeichnet.

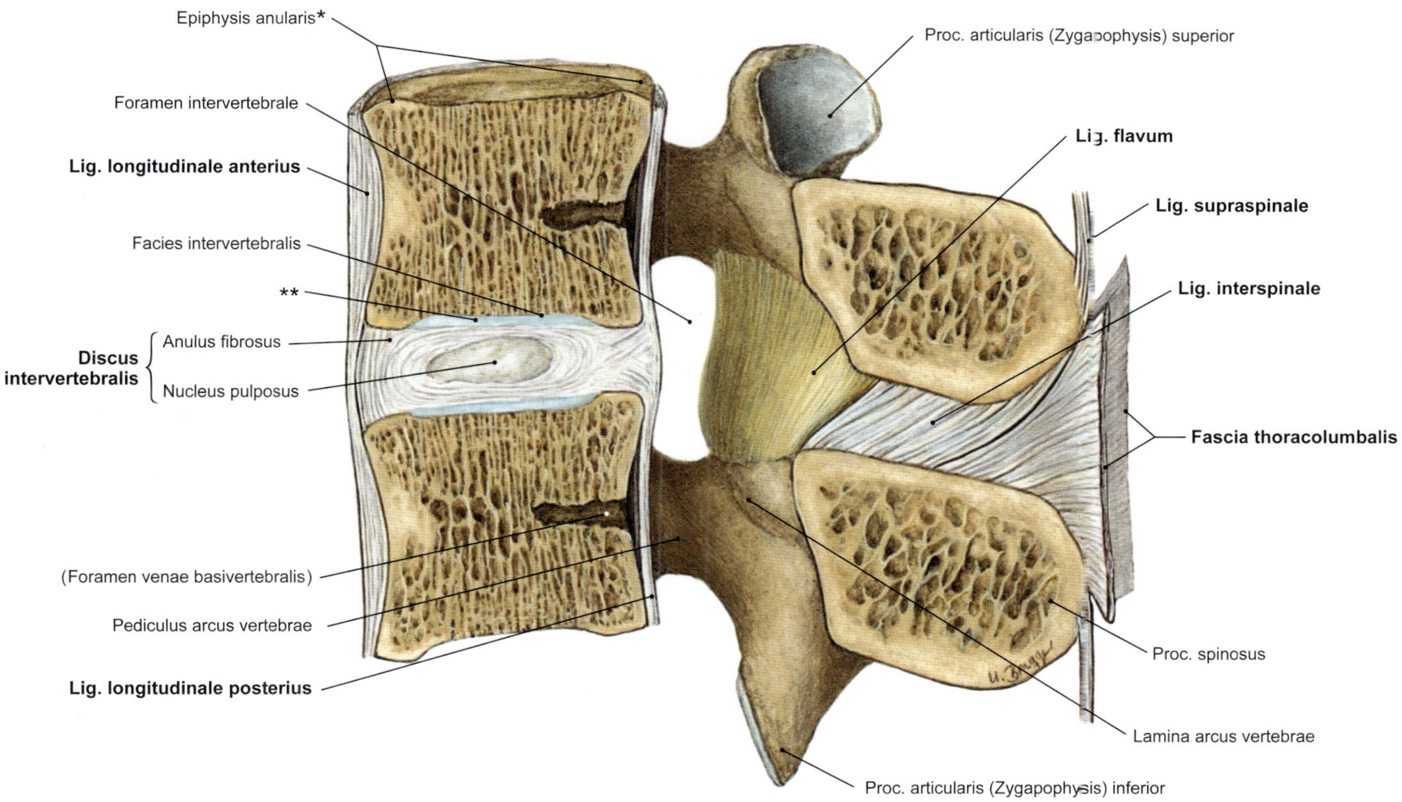


**Abb. 2.59 Bandapparat am Beispiel eines lumbalen Bewegungssegments;** Medianschnitt; Ansicht von links. [S700]
Die Zwischenwirbelscheibe (Discus intervertebralis) besteht aus einem zentralen gallertartigen Kern (Nucleus pulposus), der aus der Chorda dorsalis hervorgegangen ist, und einem bindegewebigen Ring (Anulus fibrosus), der den Nucleus pulposus ohne scharfe Abgrenzung umgibt. Der Anulus fibrosus ist größtenteils über eine knöcherne Randleiste und über eine hyalinknorpelige Bedeckung (**) der Endplatte als nicht verknöcherter Rest der Wirbelkörperepiphyse (*) am Corpus vertebrae sowie über das Lig. longitudinale posterius und schwächer auch über das Lig. longitudinale anterius fixiert. Ein Discus intervertebralis verbindet als Symphysis intervertebralis 2 benachbarte Wirbelkörper. Im Bereich der Wirbelbögen wird die Verspannung über die Ligg. flava, interspinale und supraspinale gewährleistet. Das Lig. interspinale strahlt im Thorakolumbalbereich in die Fascia thoracolumbalis ein.

* auch: Randleiste
** hyalinknorpelige Bedeckung der Grundplatte

## Klinik

Die genetisch bedingte (HLA-B27 positiv) Spondylitis ankylosans **(Morbus BECHTEREW)** geht mit einer zunehmenden Verknöcherung des Anulus fibrosus der Bandscheiben, der Wirbelgelenke, der Ligg. capitum costarum radiata und costotransversaria und der Ligg. longitudinale anterius und interspinalia einher. Im Frühstadium sind meist nur die Sakroiliakalgelenke betroffen. Trotz limitierter Beugefähigkeit sieht die Kontur des Rückens anfangs noch normal aus. Bei Progredienz der Erkrankung erscheint der Rücken brettartig abgeflacht (wie glatt gebügelt). Außerdem kommt es zu einer deutlichen Einschränkung der Brustwandexkursionen mit Abflachung der Atembreite.

## Bandapparat der Kopfgelenke

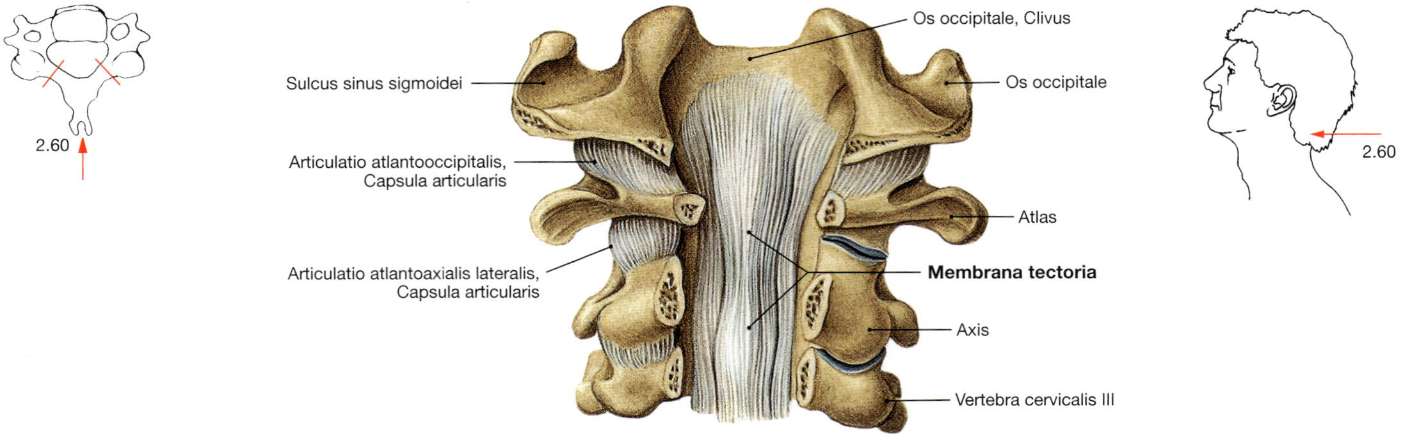


**Abb. 2.60 Kopfgelenke mit tiefen Bändern;** Ansicht von dorsal. [S700]
Die **Membrana tectoria** ist die Verlängerung des Lig. longitudinale posterius nach kranial hin. Sie bedeckt den Bandapparat und die Gelenkkapsel der Articulatio atlantoaxialis mediana (nicht sichtbar). Seitlich erkennt man zwischen Hinterhauptbein und Atlas die Gelenkkapsel der Articulatio atlantooccipitalis und zwischen Atlas und Axis die Gelenkkapsel der Articulatio atlantoaxialis lateralis.

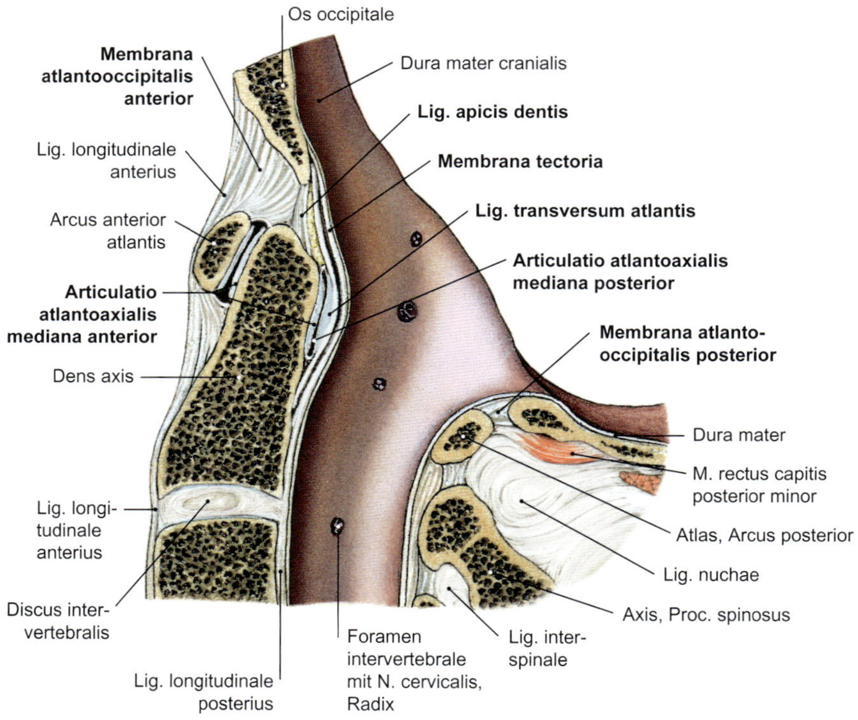


**Abb. 2.61 Zervikookzipitale Übergangsregion mit mittlerem Atlantoaxialgelenk und Bandapparat;** Mediansagittalschnitt; Ansicht von links. [S700]
Als Teil des sog. unteren Kopfgelenks (bestehend aus Articulationes atlantoaxiales laterales und Articulatio atlantoaxialis mediana, das dem oberen Kopfgelenk, bestehend aus Articulationes atlantooccipitales, gegenübergestellt wird) sieht man im Medianschnitt die gelenkige Verbindung zwischen Dens axis und vorderem Atlasbogen (Articulatio atlantoaxialis mediana). Die Gelenkkapsel wird oberhalb des Atlas von der **Membrana atlantooccipitalis anterior** und vom **Lig. longitudinale anterius** verstärkt (→ Abb. 2.64). Auf der Rückseite bilden die Fasciculi longitudinales und das Lig. transversum atlantis (gemeinsam als Lig. cruciforme atlantis bezeichnet) eine Verstärkung der Gelenkkapsel sowie die das „Kreuzband" bedeckende **Membrana tectoria,** die ihrerseits von harter Hirnhaut (Dura mater spinalis) überzogen ist. Dorsal des Wirbelkanals spannen sich zwischen Os occipitale und Atlas die **Membrana atlantooccipitalis posterior** und im Nacken vom Axis bis zum Hinterhaupt das **Lig. nuchae** aus.

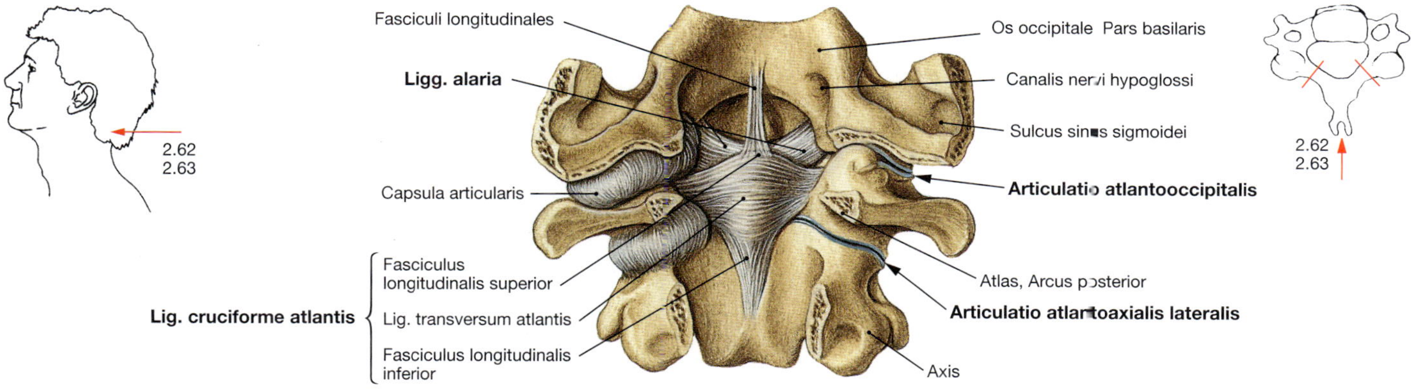


**Abb. 2.62 Kopfgelenke mit tiefen Bändern;** Ansicht von dorsal; nach Entfernung der Membrana tectoria. [S700]
Zentral erkennt man das **Lig. cruciforme atlantis,** das aus dem Lig. transversum atlantis und den beiden Fasciculi longitudinales besteht. Dahinter sieht man die Flügelbänder **(Ligg. alaria),** die an der Spitze und an den Seitenflächen des Dens axis entspringen (→ Abb. 2.63) und nach schräg aufwärts ziehen. Auf der einen Seite sind die Gelenkkapseln der Articulatio atlantooccipitalis und der Articulatio atlantoaxialis zu erkennen, auf der anderen Seite sind die Gelenkkapseln entfernt und man blickt auf den Gelenkspalt.

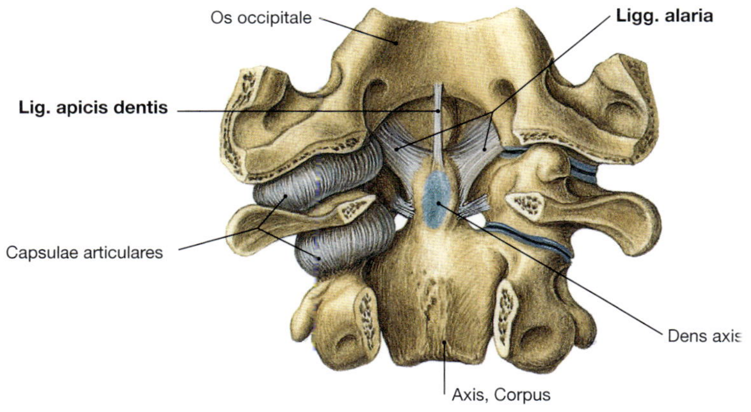


**Abb. 2.63 Kopfgelenke mit tiefen Bändern;** Ansicht von dorsal; nach Entfernung von Membrana tectoria und des Lig. cruciatum atlantis. [S700]

Man sieht die **Ligg. alaria** (→ Abb. 2.62), die häufig auch zu den Massae laterales des Atlas ausstrahlen, sowie das dünne **Lig. apicis dentis.**

## Klinik

Bei einer Zerreißung des Lig. transversum atlantis bzw. des Lig. cruciforme atlantis kann es zur Luxation des Dens axis in den Wirbelkanal und damit in die Medulla oblongata und das Rückenmark mit Quetschung oder Durchtrennung der Strukturen kommen **(Genickbruch).** Hierdurch werden die Nervenzentren für Atmung und Blutkreislauf zerstört. Dies hat den sofortigen Tod zur Folge.
Gelegentlich kann auch eine fehlende oder unvollständige Ausbildung des Dens axis Ursache für eine **atlantoaxiale Subluxation** sein.

## Bandapparat der Kopfgelenke

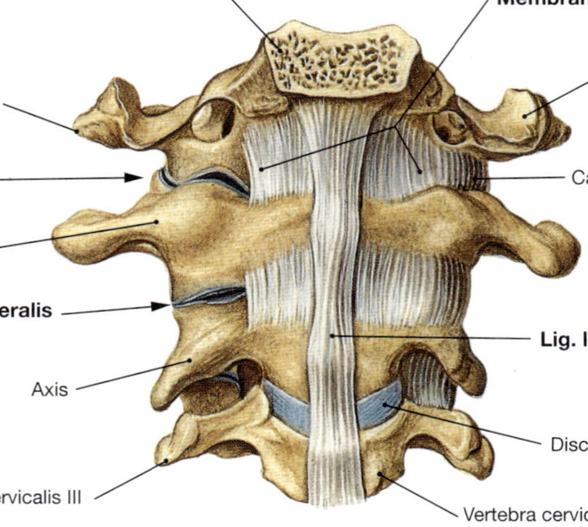


**Abb. 2.64 Kopfgelenke mit Bändern und obere Halswirbelsäule;** Ansicht von ventral. [S700]
In der Mittellinie sieht man das **Lig. longitudinale anterius.** Zwischen Hinterhauptbein und Atlas spannt sich die **Membrana atlantooccipitalis anterior** aus. Lateral davon sieht man die Gelenkkapsel der Articulatio atlantooccipitalis, die auf der gegenüberliegenden Seite entfernt ist.

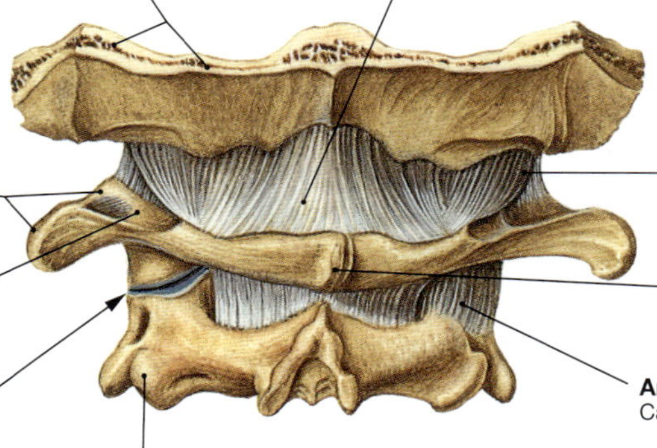


**Abb. 2.65 Kopfgelenke;** Ansicht von dorsal. [S700]
Von dorsal blickt man zwischen Os occipitale und Arcus posterior atlantis auf die Membrana atlantooccipitalis posterior und sieht das Lig. atlantooccipitale laterale. Zwischen Atlas und Axis sieht man rechts die Gelenkkapsel der Articulatio atlantoaxialis lateralis, die links entfernt wurde.

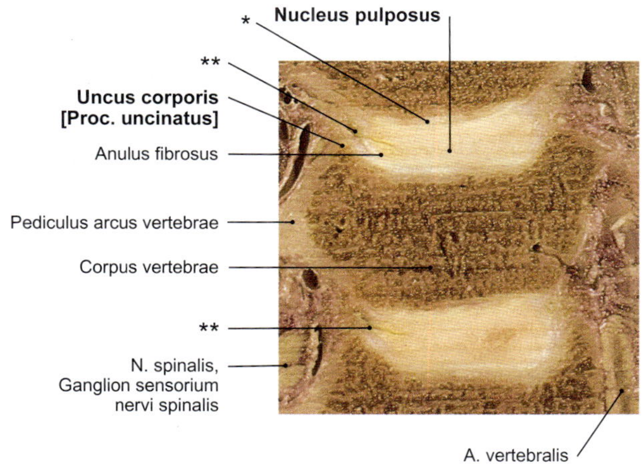


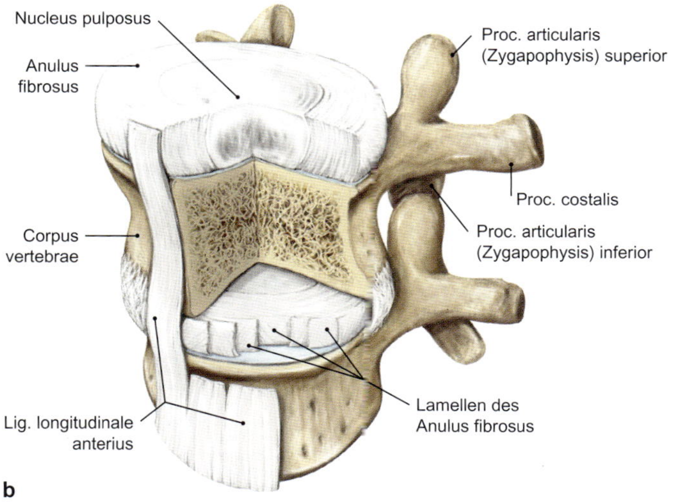


**Abb. 2.66a und b Zwischenwirbelscheiben, Disci intervertebrales.**
**a** Zervikale Zwischenwirbelscheiben, Disci intervertebrales cervicales; Frontalschnitt; Ansicht von ventral. Schon im 1. Lebensjahrzehnt bilden sich in den seitlichen Zonen der zervikalen Zwischenwirbelscheiben sog. unkovertebrale Spalten aus. Etwa zwischen dem 5. und 10. Lebensjahr kommt es zu Spaltbildungen in den Disci intervertebrales der Halswirbelsäule, die gelenkähnlichen Charakter annehmen. Man spricht von Unkovertebralgelenken, die anfangs funktionelle Vorteile in Bezug auf die Beweglichkeit der Halswirbelsäule bringen, im späteren Leben jedoch vollständig durchreißen und negative Auswirkungen haben können. [S700]
**b** Aufbau der Disci intervertebrales, lumbale Zwischenwirbelscheiben, Disci intervertebrales lumbales; Ansicht von schräg vorne. Ein Discus intervertebralis besteht aus einem äußeren Faserring (Anulus fibrosus), der aus gegenläufigen Lamellen (Fischgrätenmuster) aus Kollagenfasern aufgebaut ist. Er ist vorne und hinten jeweils mit den Ligg. longitudinalia anterius und posterius verwachsen. Außerdem wird er weiter in eine Außenzone, eine Innenzone und eine Übergangszone unterteilt. Letztere stellt die Verbindung zum gallertigen Kern (Nucleus pulposus) her. Der Nucleus pulposus grenzt kranial und kaudal an die Knorpelplatten der Deck- und Bodenplatten der benachbarten Wirbelkörper und seitlich an den Anulus fibrosus (Übergangszone). Reißt der Anulus fibrosus ein, kommt es zum Diskusprolaps (→ Abb. 2.68, Klinik). [S702-L266]/[R449]

* hyalinknorpelige Bedeckungen der Endplatten der Wirbelkörper als nicht verknöcherte Anteile der Wirbelkörperepiphysen
** sog. unkovertebrale Spalte

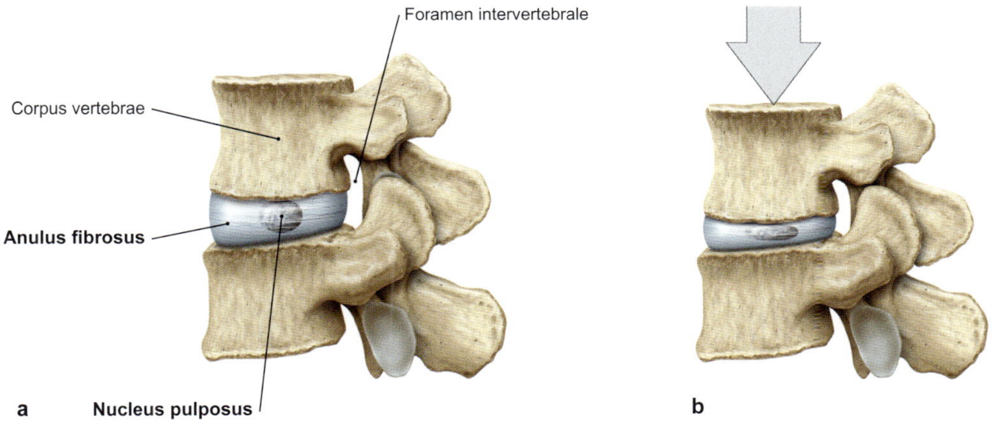


**Abb. 2.67a und b Zwischenwirbelscheibe, Discus intervertebralis, in einem Bewegungssegment der Lendenwirbelsäule;** Ansicht von links lateral. [S701-L127]
**a** Ansicht morgens. Zwischen allen Wirbelkörpern der Hals- (Ausnahme Kopfgelenke), Brust- und Lendenwirbelsäule (sowie L5 und Os sacrum) liegt jeweils eine Zwischenwirbelscheibe (Bandscheibe). Die aus Anulus fibrosus und Nucleus pulposus bestehende Zwischenwirbelscheibe verbindet die Wirbelkörper gelenkig in Form einer Symphyse. Dabei ermöglicht sie minimale Bewegungen zwischen den Wirbelkörpern und hat Stoßdämpferfunktion.
**b** Ansicht abends. Über den Tag (Belastung [Pfeil]) nimmt die Höhe der Zwischenwirbelscheibe durch Wasserverlust leicht ab. Der Wasserverlust wird beim Liegen im Schlaf wieder ausgeglichen. Dies ist der Grund dafür, dass ein Mensch abends fast einen Zentimeter kleiner ist als morgens. Zwischen den oberen Wirbelkörpern der synostotisch miteinander verschmolzenen Wirbelkörper des Os sacrum findet man meist noch rudimentäres Zwischenwirbelscheibengewebe.

## Zwischenwirbel

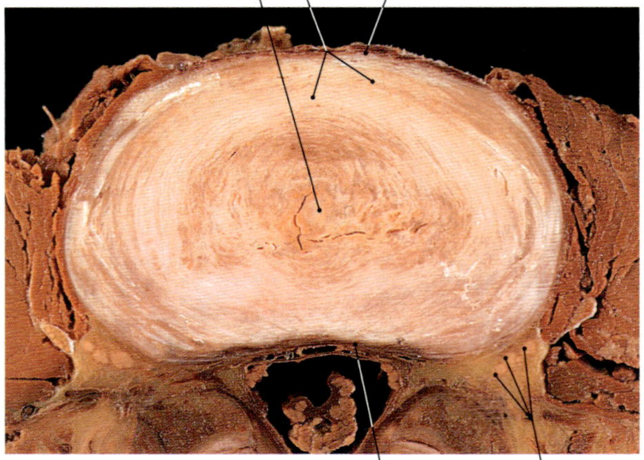


**Abb. 2.68 Lumbale Zwischenwirbelscheibe, Discus intervertebralis lumbalis;** Ansicht von kranial. [S700]
Die Zwischenwirbelscheibe (Discus intervertebralis) besteht aus einem zentralen gallertartigen Kern **(Nucleus pulposus),** der aus der Chorda dorsalis hervorgeht, und einem bindegewebigen Ring **(Anulus fibrosus),** der den Nucleus pulposus umgibt.

### Klinik

**a** Etwa 25 % aller Menschen unter 40 Jahre und ca. 60 % über 40 Jahre entwickeln degenerativ bedingte Bandscheibenveränderungen. Am häufigsten kommt es zu solchen Veränderungen in der Lenden- und in der Halswirbelsäule. Daraus kann eine Bandscheibenprotrusion oder ein Bandscheibenprolaps (**Bandscheibenvorfall,** Pulposushernie) resultieren. Hierbei verlagert sich Bandscheibengewebe entweder nach laterodorsal (posterolateral, häufiger) oder nach mediodorsal (posteromedian, seltener) in den Spinalkanal (→ Abb. b). In der Folge kommt es zur Kompression der Spinalnervenwurzeln **(spinales radikuläres Syndrom).** Am häufigsten sind die Segmente S1, L5 und L4 betroffen. Auch in der Halswirbelsäule kann es nach Zerreißungen der Zwischenwirbelscheibe, die von den unkovertebralen Spalten ausgehen, zu einem Bandscheibenvorfall kommen. [S701-L127]
**b** Darstellung eines laterodorsalen Prolaps mit Kompression des N. spinalis sowie eines mediodorsalen Prolaps mit Einengung des Wirbelkanals. [S702-L266]/[R449]

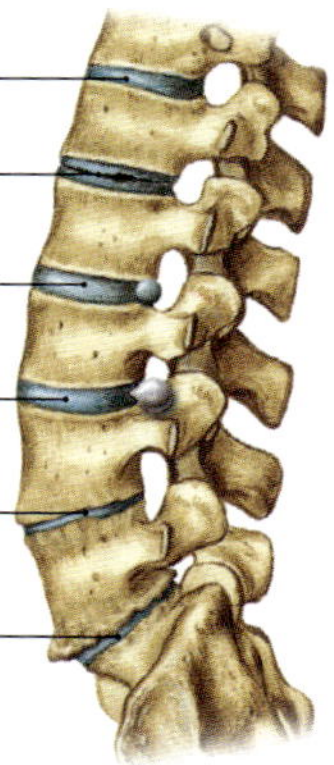


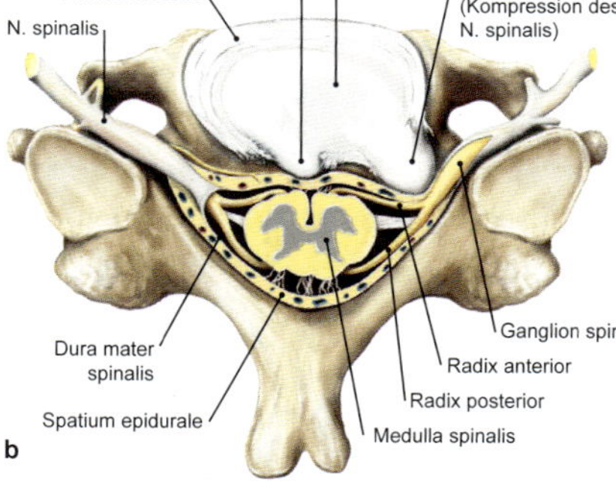

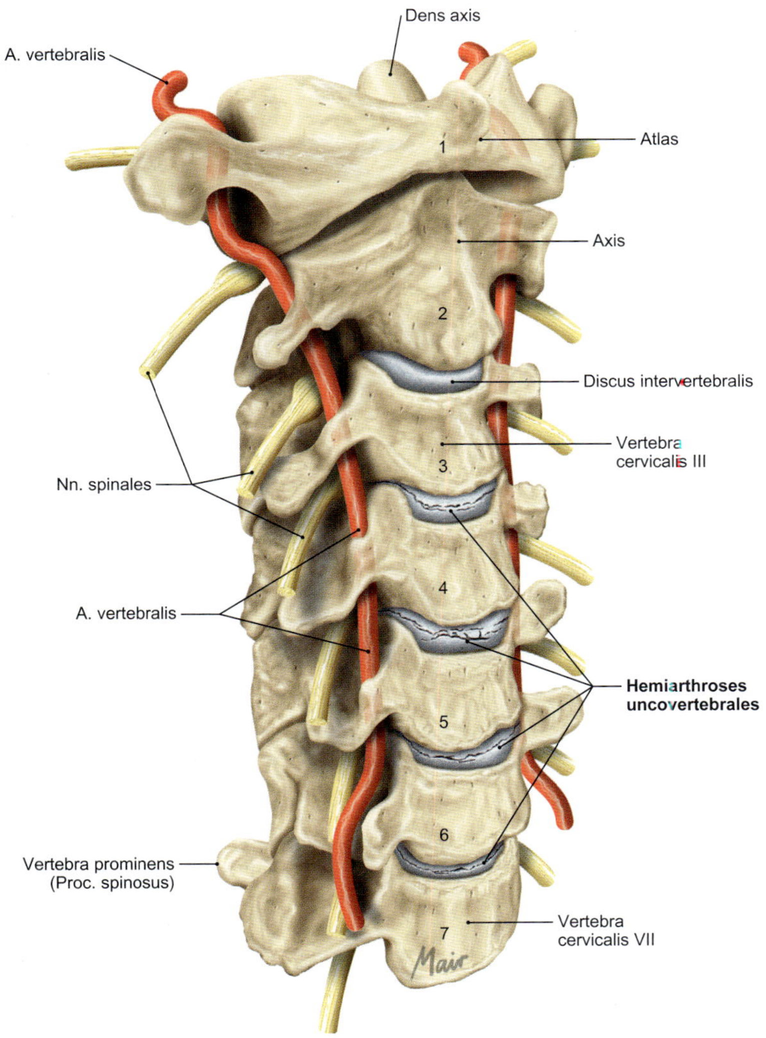


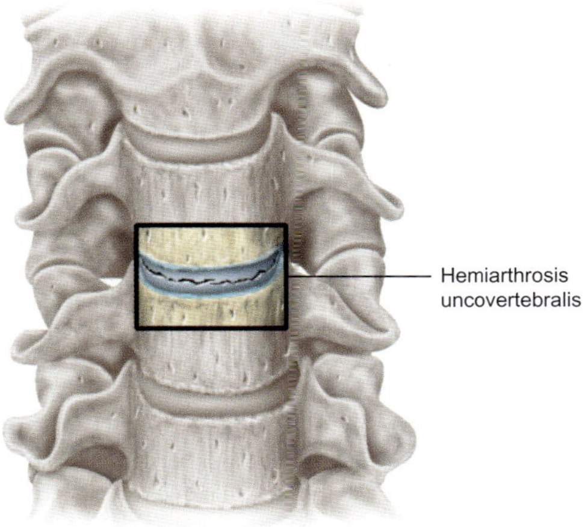


**Abb. 2.69 Unkovertebralgelenke, Hemiarthroses uncovertebrales;** Ansicht von kranial, ventral, lateral rechts. [S700-L127]
Durch die Ausbildung der Unkovertebralgelenke kommt es zu einer Gefügelockerung, die allerdings durch den kräftigen Bandapparat kompensiert wird. Die funktionelle Bedeutung der Unkovertebralgelenke ist nicht abschließend geklärt. In Diskussion ist, dass sie vermehrte Ventral- und Dorsalbewegungen ermöglichen, während sie gleichzeitig Seitwärtsbewegungen einschränken.

**Abb. 2.70 Zervikale Zwischenwirbelscheibe, Discus intervertebralis cervicalis, mit Unkovertebralgelenk;** Ansicht von ventral. [S700-L127]
In der Halswirbelsäule werden die Zwischenwirbelscheiben seitlich von den Procc. uncinati (Unci corporis) eingeengt und abgeschirmt. Etwa ab dem 10. Lebensjahr kommt es in den Bandscheiben zwischen dem 3. und 6. Halswirbel zu einer physiologischen Spaltbildung, bei der eine neue gelenkartige Bindegewebsstruktur entsteht. Diese nur in der Halswirbelsäule auftretenden Veränderungen werden als Unkovertebralgelenke (Hemiarthroses uncovertebrales, VON-LUSCHKA-Gelenke) bezeichnet. Dargestellt ist das zervikale Zwischenwirbelsegment C4/C5 mit einem solchen Unkovertebralgelenk (Hemiarthrosis uncovertebralis, VON-LUSCHKA-Gelenk).

## Halswirbelsäule, Röntgen



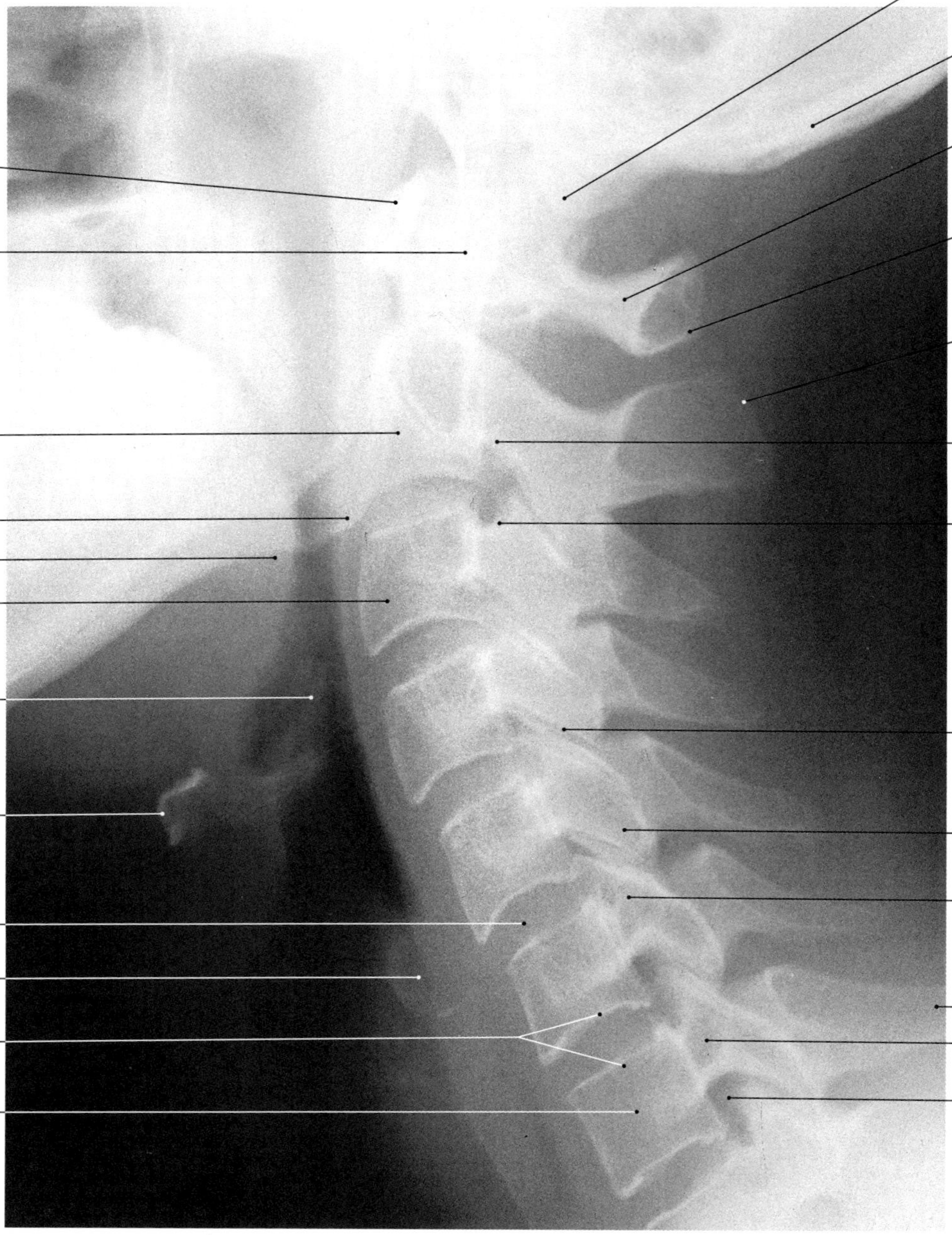


**Abb. 2.71 Halswirbel, Vertebrae cervicales;** Röntgenbild im lateralen Strahlengang; Einstellung: aufrechte Haltung; Zentralstrahl auf den 3. Halswirbel eingestellt; Schultern nach unten gezogen. [S700-T904]

### Klinik

Unter einer **Kyphose** versteht man eine nach dorsal konvex gekrümmte Wirbelsäule. Im Bereich der Brustwirbelsäule ist dies in leichter Form physiologisch, bei der Hals- und Lendenwirbelsäule allerdings immer pathologisch. Eine Verstärkung der Kyphose führt zur Buckelbildung (Gibbus) und kommt in verschiedenen Formen vor (z. B. frühkindlich als **Sitzbuckel,** im jungen Lebensalter als juvenile oder **Adoleszentenkyphose** [Morbus SCHEUERMANN], im fortgeschrittenen Lebensalter durch Elastizitätsverlust und Bandscheibendegeneration als senile oder **Alterskyphose**). Angeborene Kyphosen gehen meist auf Halb- oder Blockwirbel zurück.
Eine unphysiologisch starke Lordosierung wird **Hyperlordose** genannt und kommt besonders in der Lendenwirbelsäule vor.
[G725]

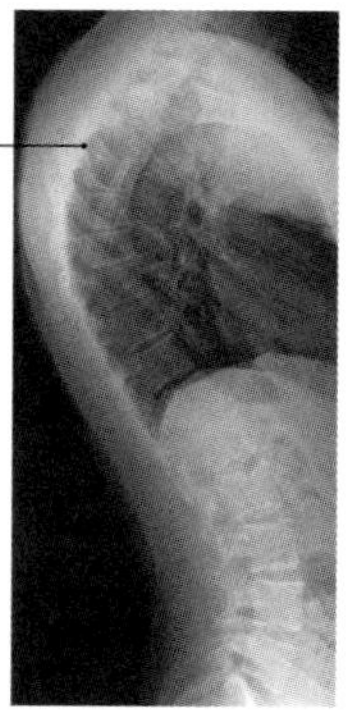

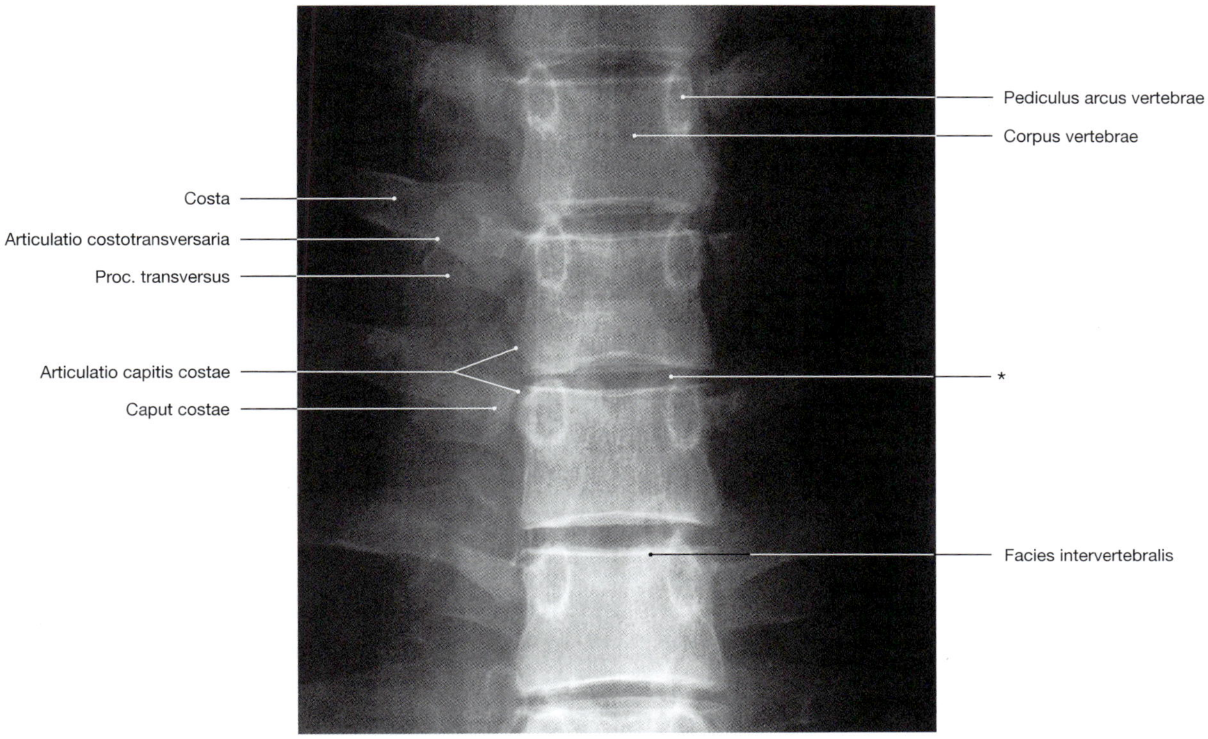


**Abb. 2.72 Brustwirbel, Vertebrae thoracicae;** Röntgenbild im anteroposterioren (ap) Strahlengang; Einstellung: aufrechte Haltung, Thorax in Einatmungsstellung; Zentralstrahl auf den 6. Brustwirbel eingestellt. [S700-T902]
* Raum einer Zwischenwirbelscheibe

## Klinik

Die Wirbelsäule ist wegen des dichten Kapillarnetzes innerhalb der Wirbel häufiger **Metastasierungsort** bösartiger Tumoren. In befallenen Wirbeln werden die normale Knochenmatrix und damit die mechanischen Eigenschaften des Knochens zerstört. Dadurch können schon kleinere Belastungen zu Wirbelzusammenbrüchen führen. Nicht selten gelangen dabei Wirbelkörperfragmente in den Spinalkanal oder in das Foramen intervertebrale und führen zu Verletzungen und Kompressionen von Rückenmark und Spinalnerven.

## Lendenwirbelsäule, Röntgen

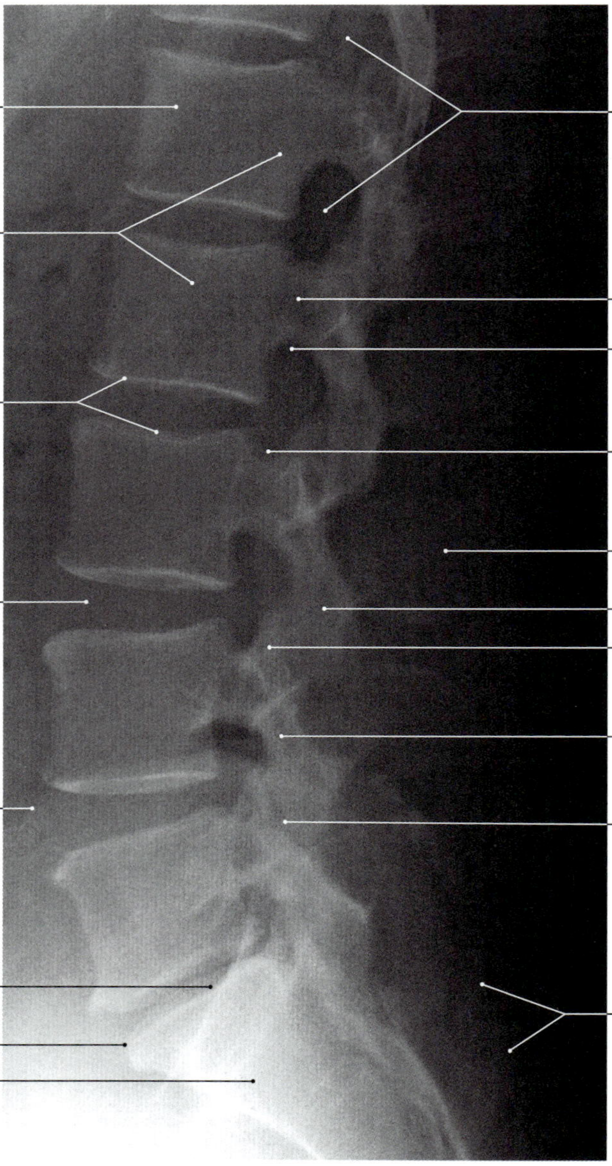


**Abb. 2.73 Lendenwirbel, Vertebrae lumbales;** Röntgenbild im lateralen Strahlengang; Einstellung: aufrechte Haltung; Zentralstrahl auf den 2. Lendenwirbel eingestellt. Die Abschrägung der Vorderkanten der unteren Lendenwirbel ist Ausdruck beginnender degenerativer Veränderungen und damit eine pathologische Veränderung. [S700-T902]

* Raum einer Zwischenwirbelscheibe
** Bereich des Wirbelbogens zwischen oberem und unterem Gelenkfortsatz (sog. Isthmus = Interartikularportion)
*** Die Endpunkte geben den Verlauf der in der Reproduktion schlecht sichtbaren XII. Rippe an.

### Klinik

**Osteoporose** ist eine metabolische Knochenerkrankung (Osteopathie) größtenteils ungeklärter Ätiologie mit lokalisierter oder universeller Verminderung von Knochengewebe ohne Veränderung der äußeren Form des Knochens. Betroffen sind vor allem Frauen über 55 und Männer über 70 Jahre. Genetische Prädisposition, geringe körperliche Aktivität, schlechter Ernährungszustand und ungünstiger Östrogenstatus tragen zur Entwicklung einer Osteoporose bei. Infolge der verminderten Belastbarkeit des Knochengewebes kommt es häufig zu Knochenfrakturen, insbesondere Wirbelfrakturen, distalen Radiusfrakturen und Schenkelhalsfrakturen.

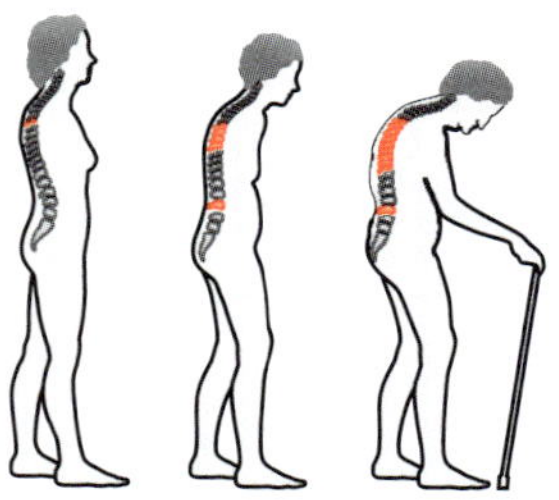

Osteoporotisch bedingter Haltungsverfall der Wirbelsäule mit fortschreitendem Lebensalter. [S701-L126]

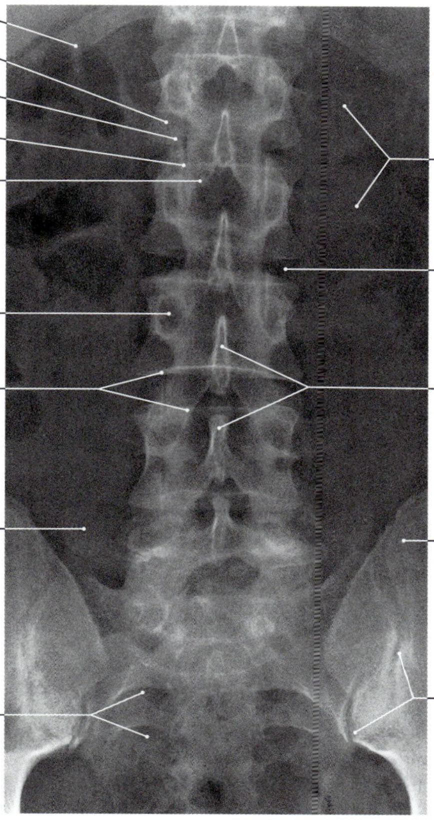


**Abb. 2.74 Lendenwirbel, Vertebrae lumbales, und Kreuzbein, Os sacrum;** Röntgenbild im anteroposterioren (ap) Strahlengang; Einstellung: aufrechte Haltung; Zentralstrahl auf den 2. Lendenwirbel eingestellt. [S700-T902]

* Raum einer Zwischenwirbelscheibe

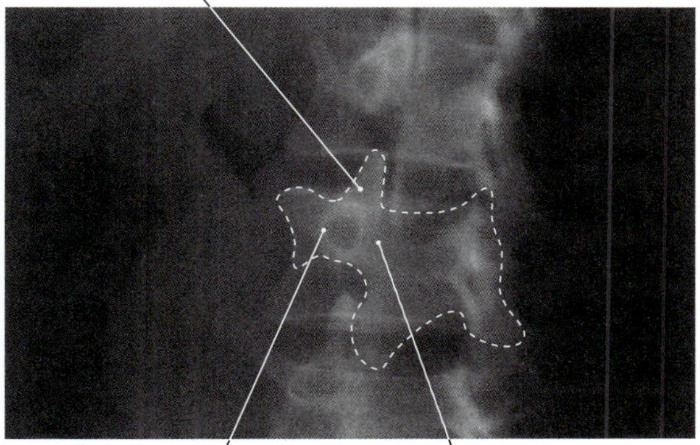


**Abb. 2.75 Lendenwirbel, Vertebrae lumbales;** Röntgenbild im schrägen Strahlengang; Einstellung: aufrechte Haltung. [E402]
Für den erfahrenen Radiologen lässt sich in der Schrägaufnahme eine Hundefigur (**„scottie dog"**, gestrichelte Linie) erkennen. Zentraler Bereich ist dabei die Interartikularportion. Der rein klinische Begriff beschreibt den Wirbelanteil zwischen der oberen und der unteren Gelenkfacette der Zygapophysialgelenke (→ Abb. 2.39).

* Interartikularportion

## Klinik Spondylolyse

### Klinik

**Frakturen im Bereich der Interartikularportion (Isthmus)** führen zu einer Veränderung der Hundefigur, z. B. Hund mit Halsband (weißer Pfeile in → Abb. a), hervorgerufen durch eine Lysezone **(Spondylolyse).** Die Fraktur kann ein- oder beidseitig auftreten. Ursachen sind meist Sportverletzungen, die besonders auf Höhe L4 und L5 zu Schäden der Interartikularportion (Isthmus) führen können.

Liegt eine Spondylolyse vor (→ Abb. b), besteht die Möglichkeit, eine **Spondylolisthesis** (Wirbelgleiten) zu entwickeln. Allerdings kann sich der kraniale Wirbel auch ohne Fraktur der Interartikularportion ventralwärts über den darunterliegenden Wirbel verlagern. Ursache dafür ist meist eine Veränderung der Einstellung der Gelenkfacetten, die angeboren sein oder im Rahmen degenerativer Veränderungen entstehen kann. Man spricht in allen Fällen (auch bei einer Fraktur der Interartikularportion) von einer Spondylolisthesis. Das Ausmaß des Gleitens wird in 4 Grade eingeteilt. Dabei entspricht Grad 1 25 % und Grad 4 100 %. Je ausgeprägter das Wirbelgleiten ist, desto ausgeprägter ist auch die Lordosierung der Wirbelsäule im betroffenen Wirbelsäulenabschnitt.

a [E329], b [S701-L126]

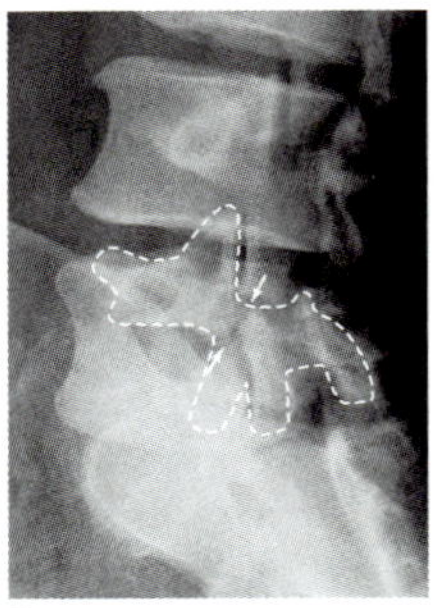

a

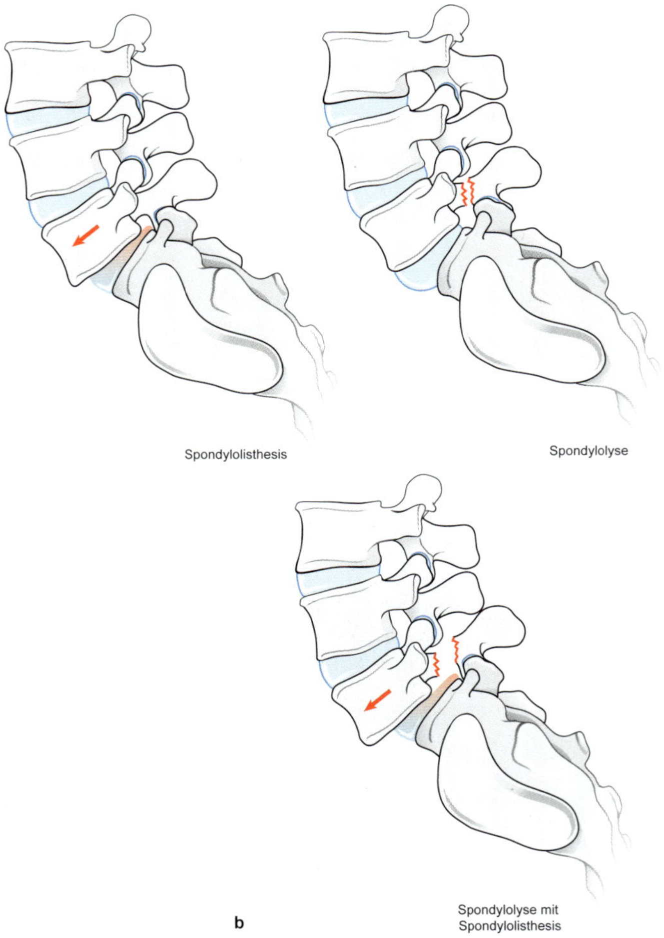


b

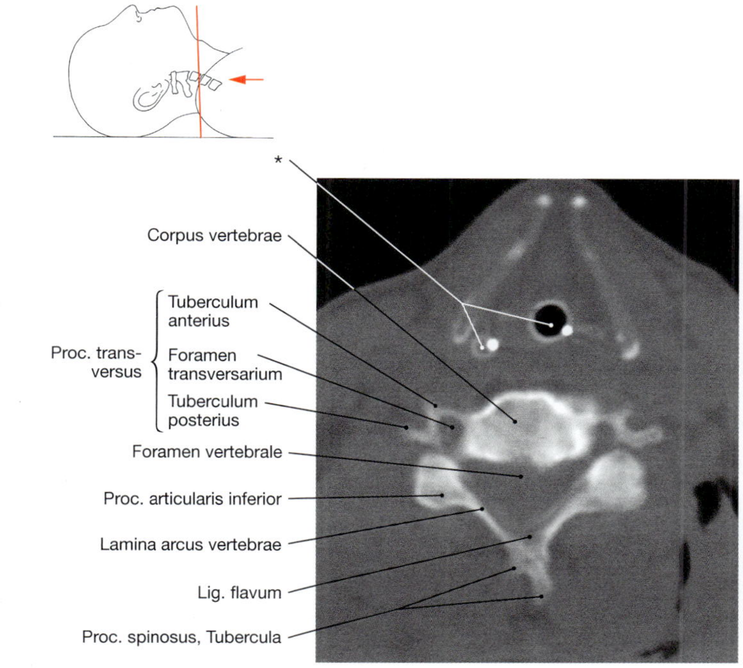


**Abb. 2.76 Halswirbelsäule;** computertomographischer (CT) Querschnitt auf Höhe der Bandscheibe zwischen 4. und 5. Halswirbel. [S700-T902]
* Beatmungstubus und endoskopisches Instrument

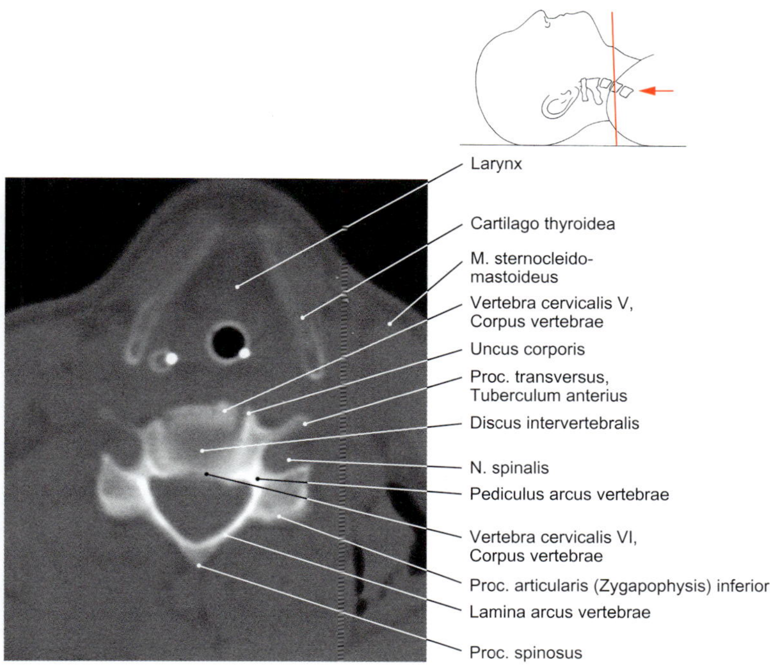


**Abb. 2.77 Halswirbelsäule;** computertomographischer (CT) Querschnitt auf Höhe des 5. Halswirbels. [S700-T902]

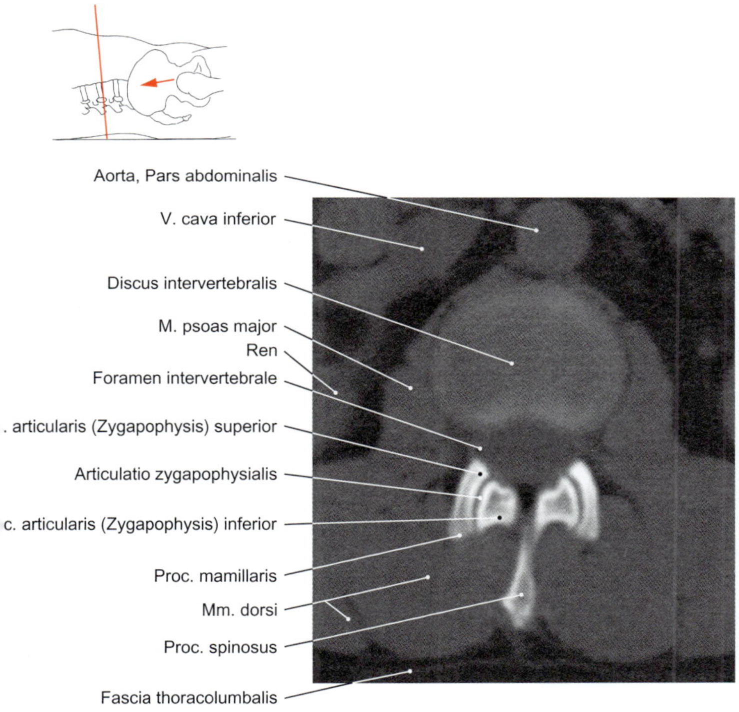


**Abb. 2.78 Lendenwirbelsäule;** computertomographischer (CT) Querschnitt auf Höhe der Bandscheibe zwischen 2. und 3. Lendenwirbel. [S700-T902]

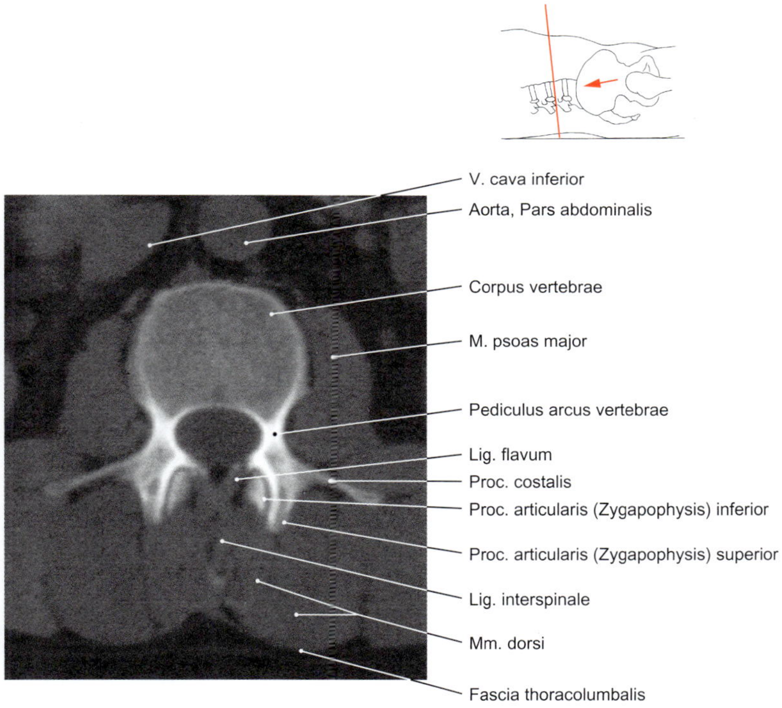


**Abb. 2.79 Lendenwirbelsäule;** computertomographischer (CT) Querschnitt auf Höhe der Pedicul des 3. Lendenwirbels. [S700-T902]

## Klinik

Manche genetisch bedingten Erkrankungen gehen mit Variationen der Wirbelzahl einher. So kommt es beispielsweise beim **KLIPPEL-FEIL-Syndrom,** einer erblichen Entwicklungsstörung der Halswirbelsäule, zu frühembryonalen Wirbelverschmelzungen (meist von Atlas und Axis oder von 5. und 6. Halswirbel). Charakteristisch dabei sind, bedingt durch die Verschmelzung, ein Kurzhals sowie häufig auch ein Schulterhochstand. Zusätzlich können bei dieser Erkrankung eine Spina bifida, ein Tiefstand der Ohren sowie Fehlbildungen am Herzen und an anderen Organen auftreten.
Von einem Halbwirbel **(Hemivertebra)** wird gesprochen, wenn ein Wirbel nur auf einer Seite aus dem entsprechenden Sclerotom hervorgeht.

## Wirbelsäule, CT, MRT

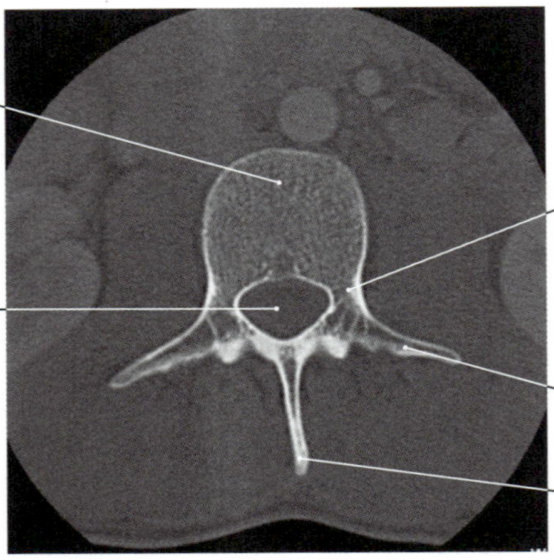


**Abb. 2.80 Lendenwirbelsäule;** computertopographischer (CT) Querschnitt auf Höhe des 2. Lendenwirbels. [E458]

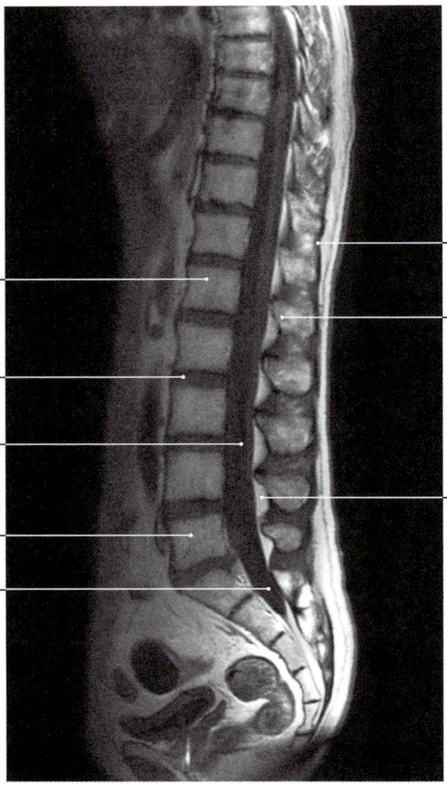


**Abb. 2.81 Lendenwirbelsäule;** magnetresonanztomographischer Medianschnitt (MRT) der Brust- und Lendenwirbelsäule sowie des Os sacrum. [S700-T906]

Mittels MRT lassen sich insbesondere die Bandscheiben, das Rückenmark und der Epiduralraum (Spatium epidurale) beurteilen.

## Klinik

Im Lauf des Lebens nimmt das Wasserbindungsvermögen von Anulus fibrosus und Nucleus pulposus ab, was u. a. zur Ausbildung kleiner Risse im Anulus fibrosus führt **(Chondrose).** Röntgenologisch ist dies durch eine Höhenminderung und pathologisch durch eine Instabilität mit vermehrter Beweglichkeit im Bewegungssegment zu erkennen. Im weiteren Verlauf kommt es durch die Höhenabnahme der Bandscheibe und die dadurch verminderte mechanische Pufferfunktion zu vermehrter Belastung der Deck- und Grundplatten der Wirbelkörper. Röntgenologisch äußert sich dies in einer **Sklerosierung** mit vermehrter Strahlendichte **(Osteochondrose).** Ferner entstehen **Spondylophyten** (knöchernen Randzacken) an den Wirbelkörpern, die ebenfalls röntgenologisch sichtbar sind. Verstärkt sich die radiäre Rissbildung im Anulus fibrosus, kann Bandscheibengewebe aus dem Intervertebralraum austreten (**Diskusprolaps;** → Abb. a, → Abb. b).

**a** Medianer Diskusprolaps (Pfeil); T2-gewichteter magnetresonanztomographischer Sagittalschnitt (MRT) im Bereich der Lendenwirbelsäule. Auch in den darüberliegenden Segmenten wird das Rückenmark durch vorgefallenes Bandscheibengewebe eingeengt. [E684]

**b** Medianer Diskusprolaps; T2-gewichteter magnetresonanztomographischer Transversalschnitt (MRT) im Bereich der Lendenwirbelsäule. Die Pfeile deuten auf vorgefallenes Bandscheibengewebe, welches das Rückenmark komprimiert. [E684]

Unter einer **Spinalkanalstenose** versteht man die abnorme Verengung des Wirbelkanals oder eines Foramen intervertebrale, die zu Druck oder Kompression des Rückenmarks und/oder einer Spinalnervenwurzeln führen kann. Sie entsteht am häufigsten durch degenerative Veränderungen der Wirbelsäule (→ Abb. c, → Abb. d) (z. B. Arthrose der Zygapophysialgelenke). Die Stenose kann zu Symptomen wie Schmerzen, Taubheit, Parästhesie und Verlust der motorischen Kontrolle führen. Die Lage der Stenose bestimmt, welche Körperregion betroffen ist. Ungefähr 75 % aller Spinalkanalstenosen treten im Bereich der Lendenwirbelsäule auf – und führen zu Ischiassymptomen (Kribbeln, Schwäche oder Taubheit, die vom unteren Rücken in Gesäß und Beine ausstrahlen). In schweren Fällen kann eine Operation die Ultima Ratio sein, um im verengten Spinalkanal oder im Foramen intervertebrale wieder ausreichend Platz für das Rückenmark oder den betroffenen Spinalnerv zu schaffen.

Degenerative Veränderungen an der Halswirbelsäule:

**c** Ausbildung kleiner Osteophyten besonders an den Wirbelkörpern und Procc. uncinati [S700-L127]

**d** Degenerative Veränderungen an einem Halswirbel mit ausgeprägten Osteophyten und Einengung von Spinalkanal und Foramina intervertebralia. [S700-L127]

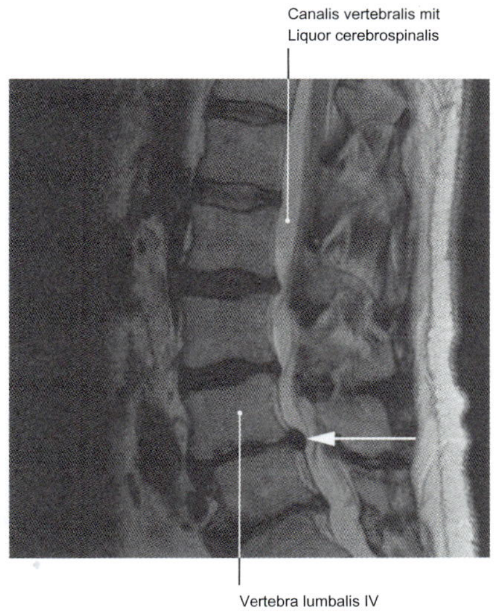


a

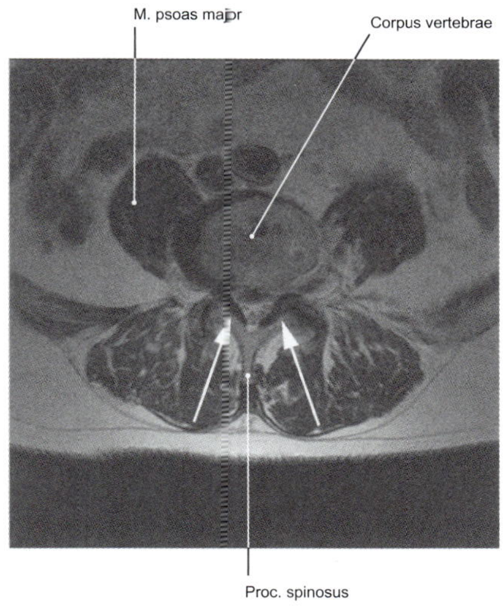


b

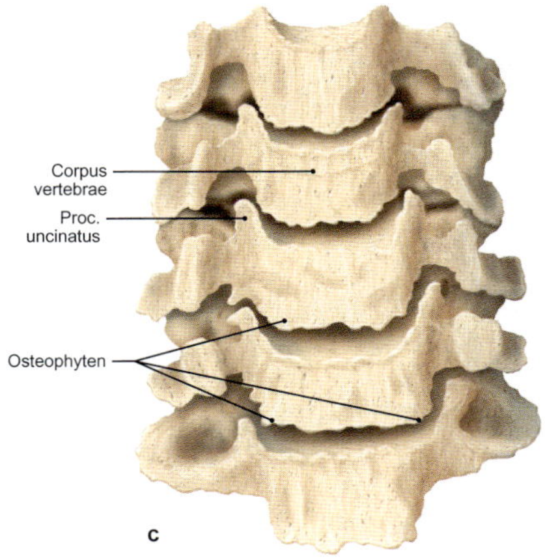


c

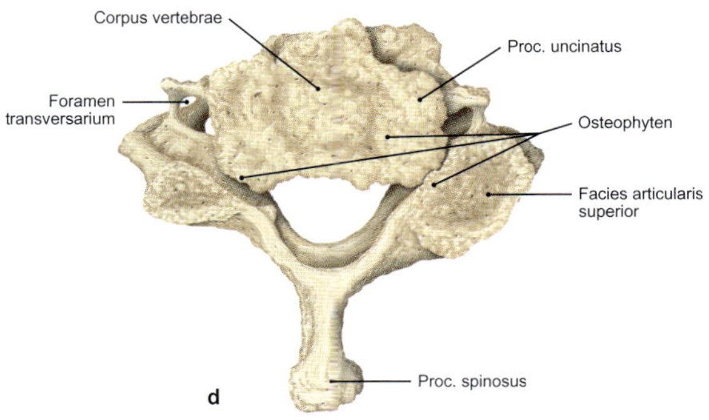


d

## Oberflächliche Rückenmuskeln

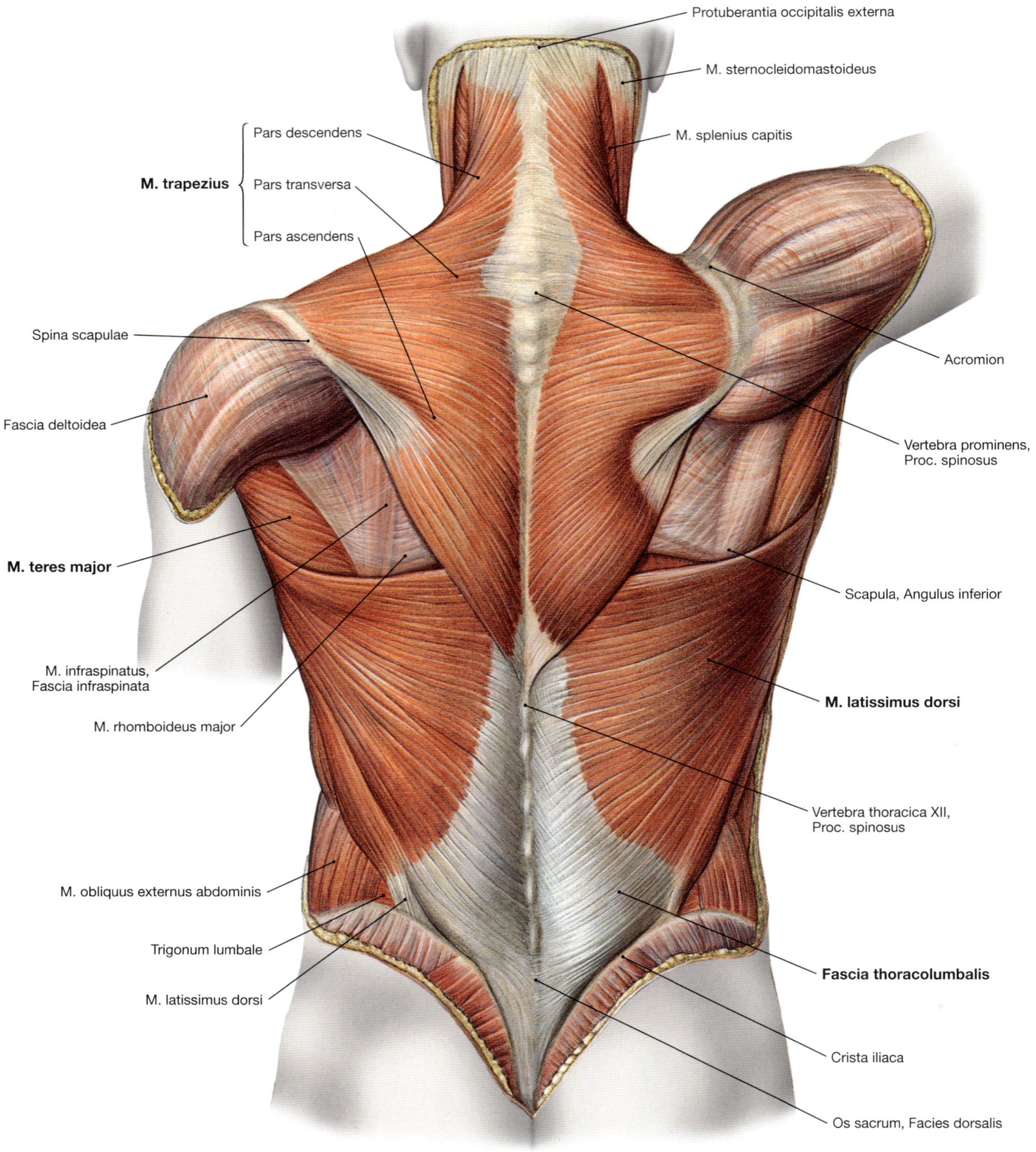


**Abb. 2.82 Oberflächliche Schicht der Rumpf-Arm- und der Rumpf-Schultergürtel-Muskeln;** Ansicht von dorsal. [S700]
Die oberflächliche Muskelschicht des Rückens wird zum größten Teil von den Mm. trapezius und latissimus dorsi gebildet. Der **M. trapezius** fixiert die Scapula und damit den Schultergürtel. Er kann die Scapula und mit ihr auch die Clavicula nach hinten medial zur Wirbelsäule ziehen. Die Partes descendens und ascendens drehen den Angulus inferior der Scapula nach medial. Die Pars descendens adduziert ferner und unterstützt den M. serratus anterior bei der Schulterhebung.

Der **M. latissimus dorsi** ist der flächenmäßig größte Muskel des Menschen. Er senkt den erhobenen Arm, adduziert ihn, kann ihn aus der Adduktionsstellung nach hinten medial ziehen, wirkt als Innenrotator und kann die Exspiration unterstützen. Er wird häufig als Fracktaschenmuskel bezeichnet. Entwicklungsgeschichtlich bildet sich der M. latissimus dorsi mit dem **M. teres major.** Dieser zieht den Arm nach medial hinten, wirkt bei der Adduktion mit und ist ein Innenrotator.

→T 29, T 30

### Klinik

Anteile des **M. latissimus dorsi** werden zur **Deckung von Defekten der Rumpfwand** wie auch zum Wiederaufbau der Brust nach Resektion bei Mammakarzinom verwendet. Hierzu wird ein sog. gestielter Lappen gebildet, an dem die A. und V. thoracodorsalis präpariert und mitverlagert werden. Der **M. pectoralis major** (ventrale Rumpfwand) wird häufig als gestielte Lappenplastik zur Deckung von **Gesichtsdefekten** präpariert.

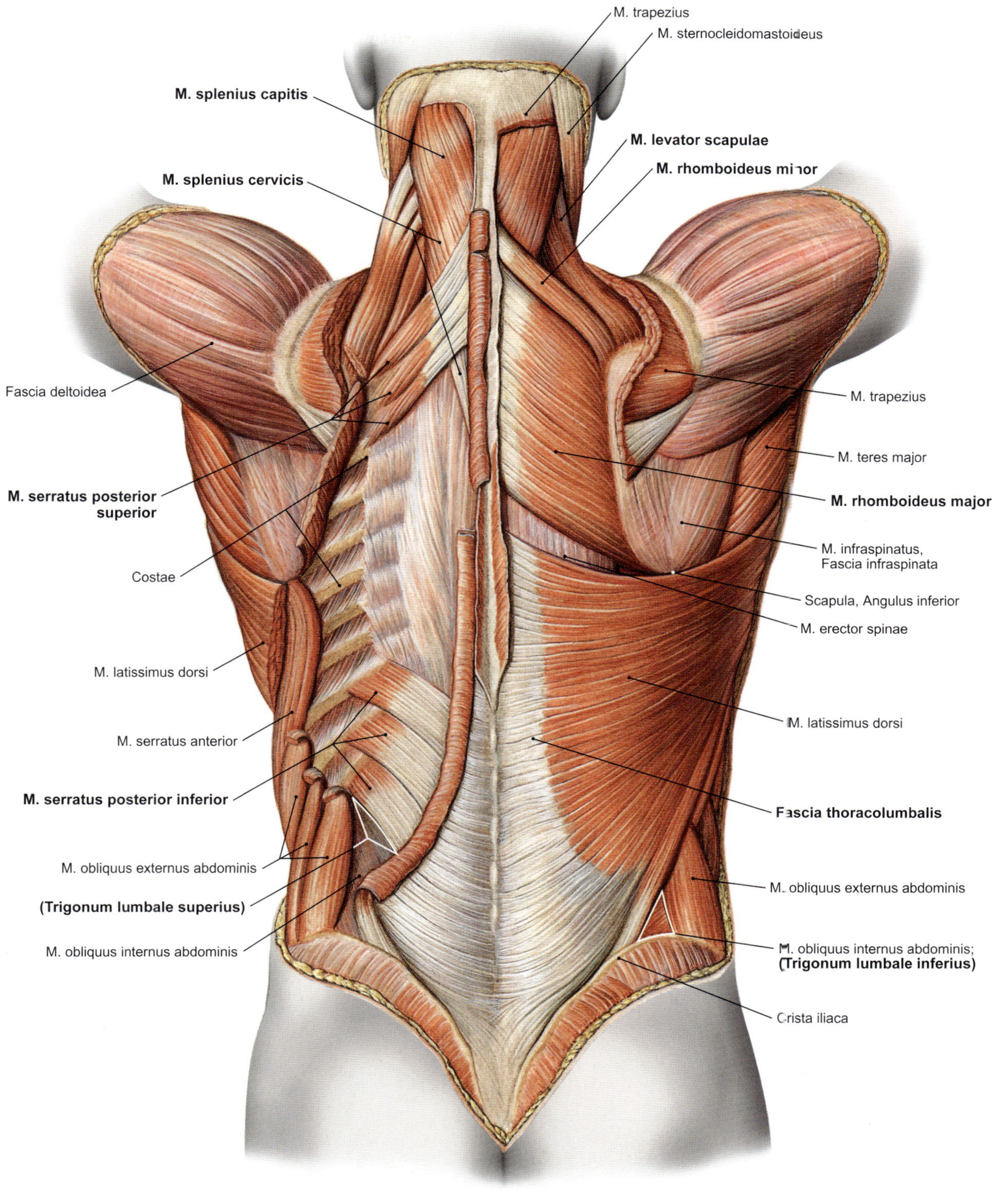


**Abb. 2.83 Tiefe Schicht der Rumpf-Arm- und der Rumpf-Schultergürtel-Muskeln;** Ansicht von dorsal. [S700]
Nach Entfernung des M. trapezius sieht man auf der rechten Seite die Mm. levator scapulae, rhomboideus minor und rhomboideus major. Der **M. levator scapulae** kann die Scapula heben und dreht gleichzeitig ihren Angulus inferior nach medial.
**M. rhomboideus minor** und **M. rhomboideus major** halten die Scapula am Brustkorb und ziehen sie an die Wirbelsäule.
Die Entfernung der 3 Muskeln und des M. latissimus dorsi gibt den Blick auf die **Mm. serrati posteriores superior und inferior** frei. Der M. serratus posterior superior hebt die oberen Rippen an und wirkt als Atemmuskel bei der Inspiration. Der M. serratus posterior inferior erweitert die untere Thoraxapertur und stabilisiert die unteren Rippen bei der Kontraktion der Pars costalis des Zwerchfells. Er ist damit ebenfalls ein Atemmuskel für die Inspiration.

Die **Fascia thoracolumbalis** ist als derbe Aponeurose ausgebildet. Sie vervollständigt fibrös den von der Wirbelsäule und den dorsalen Flächen der Rippen gebildeten osteofibrösen Kanal und umschließt die autochthone Rückenmuskulatur. Ihr oberflächliches Blatt dient dem M. latissimus dorsi und dem M. serratus posterior inferior als Ursprung. Das Blatt ist fest mit der Sehne des M. erector spinae verwachsen. Kranial trennt es den M. splenius cervicis vom M. trapezius und von den Mm. rhomboidei und vereinigt sich mit der Fascia nuchae. Das tiefe Blatt ist in → Abb. 2.85 dargestellt.
Im Bereich des **Trigonum lumbale superius** (GRYNFELT-LESSHAFT-LUSCHKA-Dreieck) und des **Trigonum lumbale inferius** (PETIT-Dreieck) kann es zur Ausbildung von **GRYNFELT- und PETIT-Lumbalhernien** kommen.

→ T 18, T 29

## Tiefe (autochthone) Rückenmuskeln

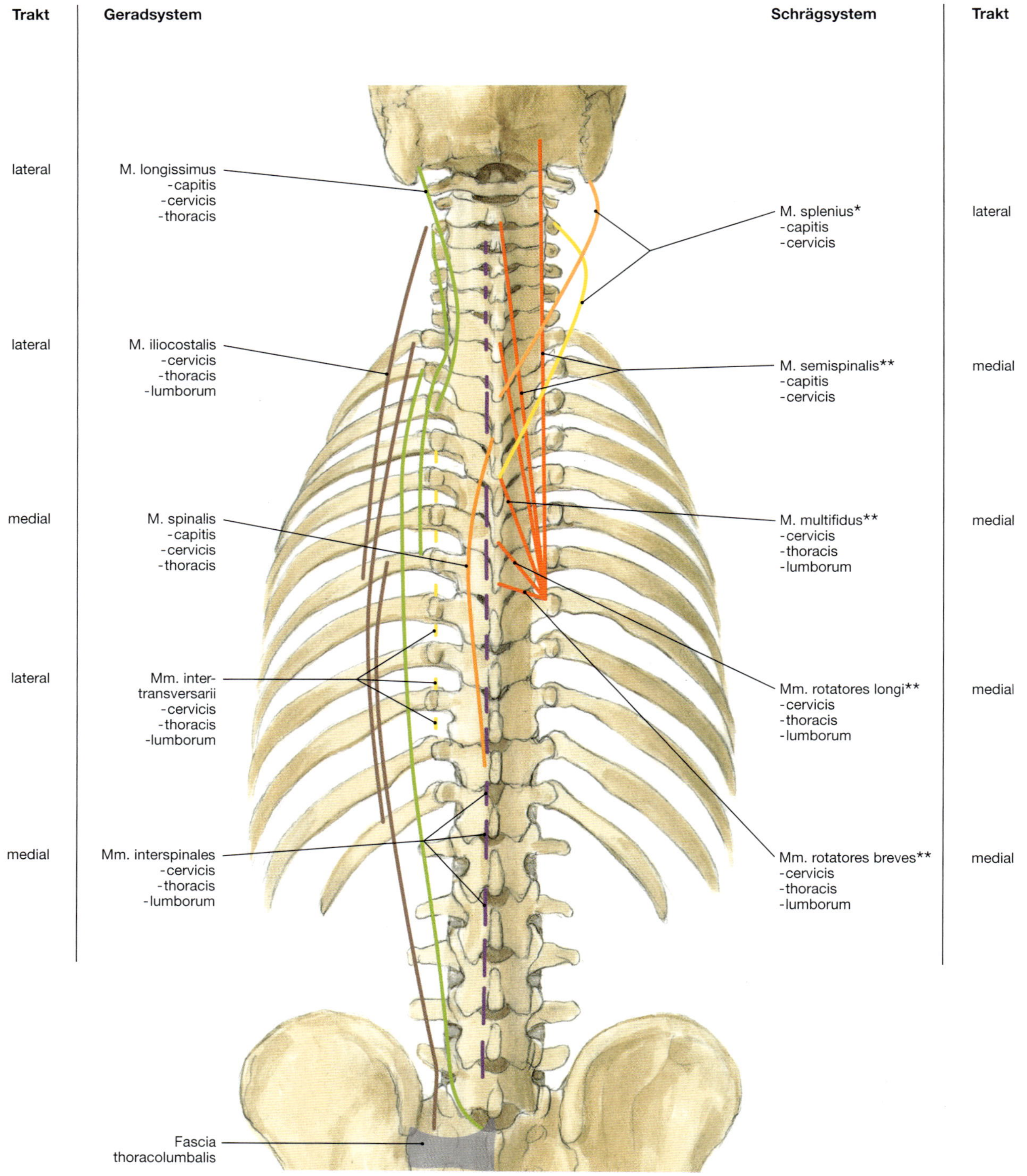


**Abb. 2.84 Tiefe (autochthone) Rückenmuskeln; Orientierungsschema der Muskelgruppen.** [S700]

Die autochthone Rückenmuskulatur, die in ihrer Gesamtheit als M. erector spinae bezeichnet wird, kann in ein Gerad- bzw. Schrägsystem sowie in einen lateralen und in einen medialen Trakt unterteilt werden. Der **laterale Trakt** wird in ein intertransversales System (Mm. intertransversarii), ein sakrospinales System (M. iliocostalis, M. longissimus) und ein spinotransversales System (M. splenius cervicis, M. splenius capitis) gegliedert:

- Das intertransversale System dient der Stabilisierung sowie der Seitwärtsneigung und Extension zwischen den Querfortsätzen.
- Das sakrospinale System streckt die Wirbelsäule, führt zur Extension und dient der Seitwärtsneigung und der Rotation des Rumpfes auf der ipsilateralen Seite.
- Das spinotransversale System stabilisiert nach dem Bogen-Sehne-Prinzip und unterstützt mit den kurzen Nackenmuskeln alle Bewegungen der Halswirbelsäule und der Kopfgelenke.

Der **mediale Trakt** gliedert sich in ein spinales System (Mm. interspinales, M. spinalis) und in ein transversospinales System (Mm. rotatores breves, Mm. rotatores longi, M. multifidus, M. semispinalis). Funktionell steht das **spinale System** im Dienst der Extension und der Drehung; das **transversospinale System** stabilisiert und dreht zur kontralateralen Seite.

* spinotransversal
** transversospinal

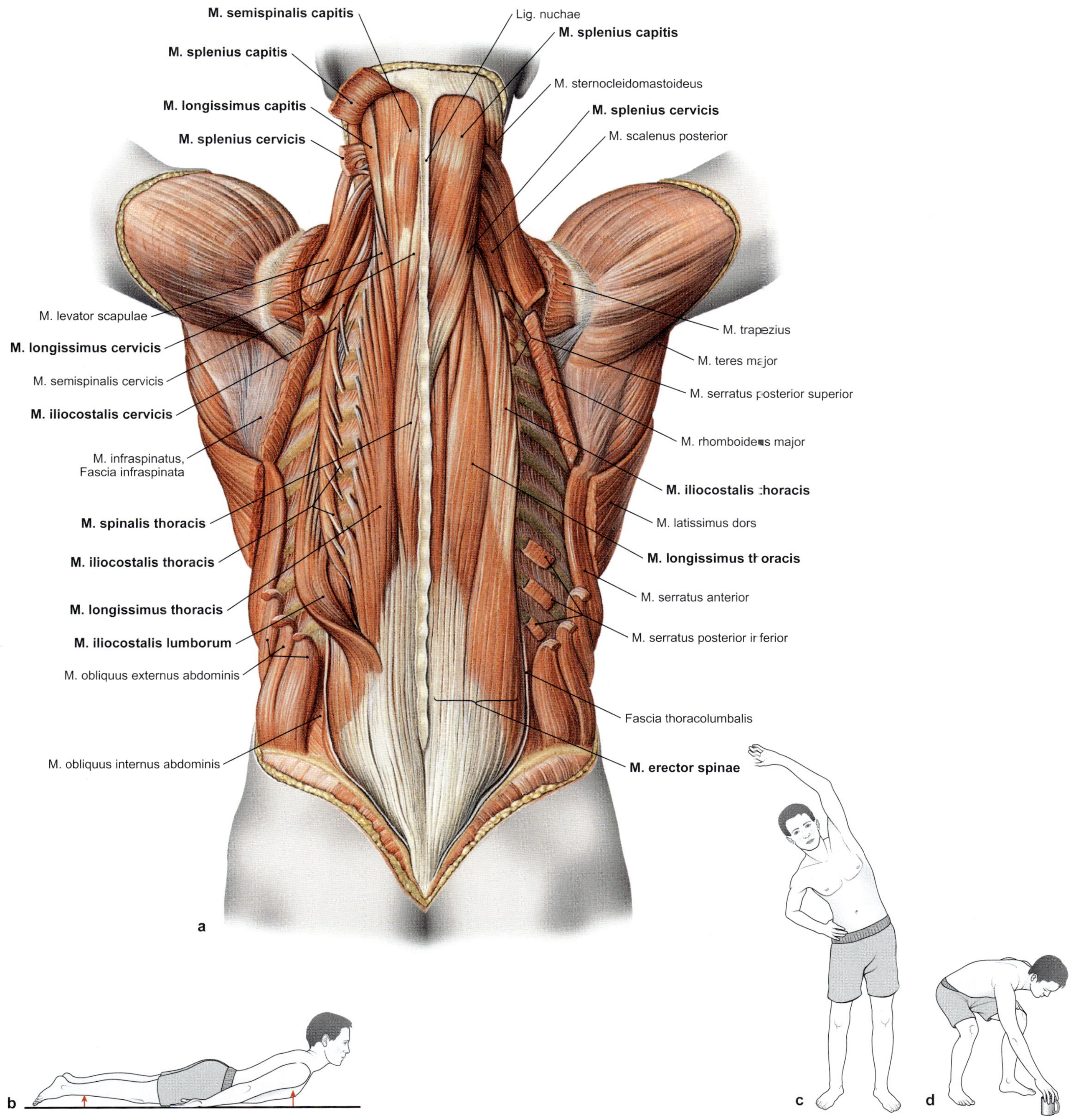


**Abb. 2.85a–d Oberflächliche Schicht (lateraler Trakt) der tiefen (autochthonen) Rückenmuskeln.**

**a** Ansicht von dorsal. Die autochthone Rückenmuskulatur wird in ihrer Gesamtheit als **M. erector spinae** bezeichnet. Er gliedert sich in einen medialen (tiefen) und einen lateralen (oberflächlichen) Trakt. Beide Trakte bestehen ihrerseits wiederum aus verschiedenen Systemen (→ Abb. 2.84). Der M. erector spinae erstreckt sich vom Kreuzbein bis zum Hinterhauptbein und verläuft damit parallel zur Wirbelsäule. Er bildet mit der Bauchmuskulatur eine funktionelle Einheit (Bogensehnen-Prinzip). Anatomisch setzt sich die oberflächliche Schicht klassischerweise aus 3 verschiedenen Muskelsäulen zusammen: M. iliocostalis (laterale Säule), M. longissimus (mittlere Säule) und M. spinalis (mediale Säule). [S700]

**b** Aus funktioneller Sicht arbeiten die 3 Muskelsäulen zusammen, um bei beidseitiger Kontraktion die komplette Wirbelsäulenstreckung zu ermöglichen. [S700-L126]

**c** Bei einseitiger Kontraktion wird die Seitneigung unterstützt. [S700-L126]

**d** Schließlich dienen die Muskeln dem Ausgleich der Schwerkraft bei Vorwärtsbeugebewegungen. So fixiert der M. erector spinae die Wirbelsäule und verhindert bzw. ermöglicht ein langsames Absenken des Rumpfes bei der Vorwärtsbeugung zur Aufnahme eines Gegenstandes vom Boden. [S700-L126]

→ T 19

## Tiefe (autochthone) Rückenmuskeln

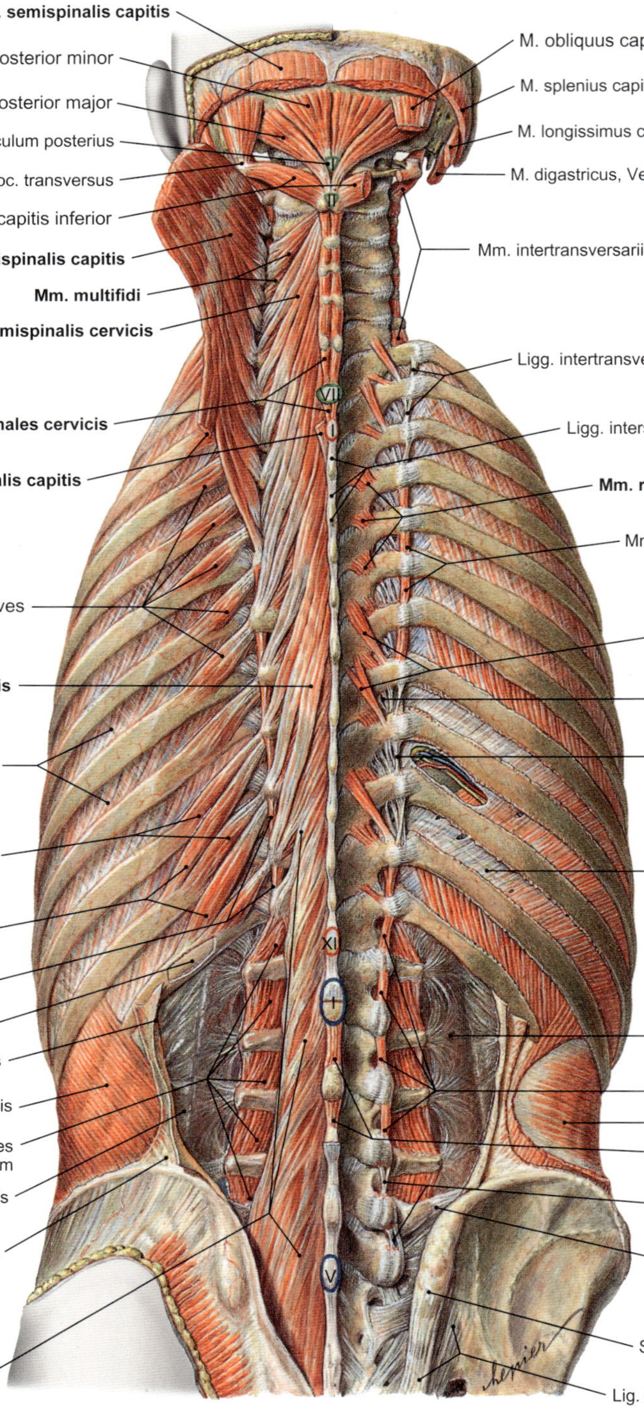


**Abb. 2.86 Tiefe Schicht (medialer Trakt) der tiefen (autochthonen) Rückenmuskeln, Mm. dorsi, und Nackenmuskeln, Mm. suboccipitales;** Ansicht von dorsal. [S700]

Nach Ablösung der Mm. splenius capitis und semispinalis capitis werden die kurzen Nackenmuskeln (Mm. rectus capitis posterior minor, rectus capitis posterior major, obliquus capitis superior, obliquus capitis inferior) sichtbar. In → Abb. 2.89, → Abb. 2.90 und → Abb. 2.91 werden sie detaillierter dargestellt und ihre Funktion erläutert.

Zur Einteilung der übrigen dargestellten autochthonen Rückenmuskeln → Abb. 2.84.

Die ebenfalls dargestellten 12 paarigen Mm. levatores costarum sind Rückenmuskeln, die nicht einheitlich einer bestimmten Gruppe zugeordnet werden können. Sie werden von Rr. posteriores der Spinalnerven sowie zusätzlich von kleinen Ästen der Rr. ventrales der Interkostalnerven innerviert. Man geht davon aus, dass sie von den Querfortsätzen auf die Rippen übergewandert sind. In der Literatur zählt man sie daher teilweise zur sekundär eingewanderten Rückenmuskulatur. Ihre Kontraktion führt auf der kontralateralen Seite zur Drehung und auf der ipsilateralen Seite zur Seitwärtsneigung der Wirbelsäule. Manche Autoren diskutieren auch eine Funktion im Rahmen der Inspiration.

→ T 19

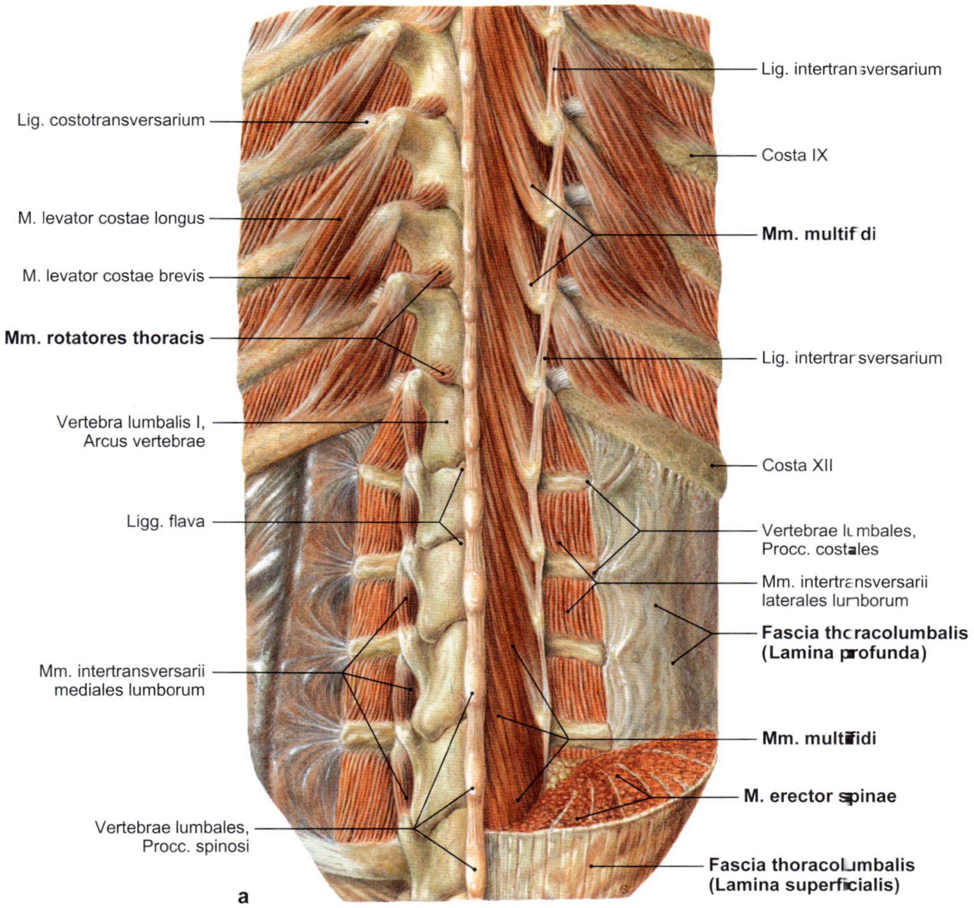

a

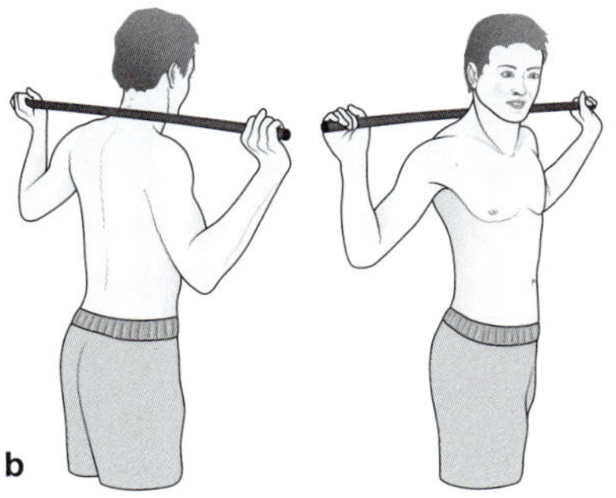
b

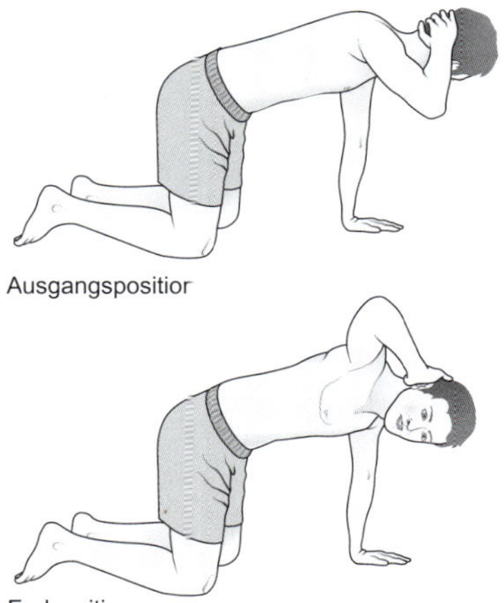

c

**Abb. 2.87a–c Tiefe Schicht (medialer Trakt) der tiefen (autochthonen) Rückenmuskeln, Mm. dorsi, im Bereich der unteren Brust- und der Lendenwirbelsäule.**
**a** Ansicht von dorsal. Auf der rechten Seite sieht man kaudal einen Querschnitt durch den M. erector spinae. Medial befinden sich die zum medialen Trakt gehörenden Mm. multifidi sowie das oberflächliche und tiefe Blatt der Fascia thoracolumbalis. Auf der linken Körperseite sind die Mm. rotatores thoracis sichtbar. [S700]
**b** Das transversospinale System (Mm. semispinales, Mm. multifidi, Mm. rotatores) des M. erector spinae funktioniert wie ein Muskel, der Rotations- und Streckbewegungen der Wirbelsäule ermöglicht. [S700-L126]
**c** Außerdem kontrolliert und ermöglicht der M. erector spinae gezielte Rotations- und Streckbewegungen in bestimmten Wirbelsäulenabschnitten (z. B. wie im dargestellten Fall im Bereich der Brustwirbelsäule). [S700-L126]

## Tiefe (autochthone) Rückenmuskeln

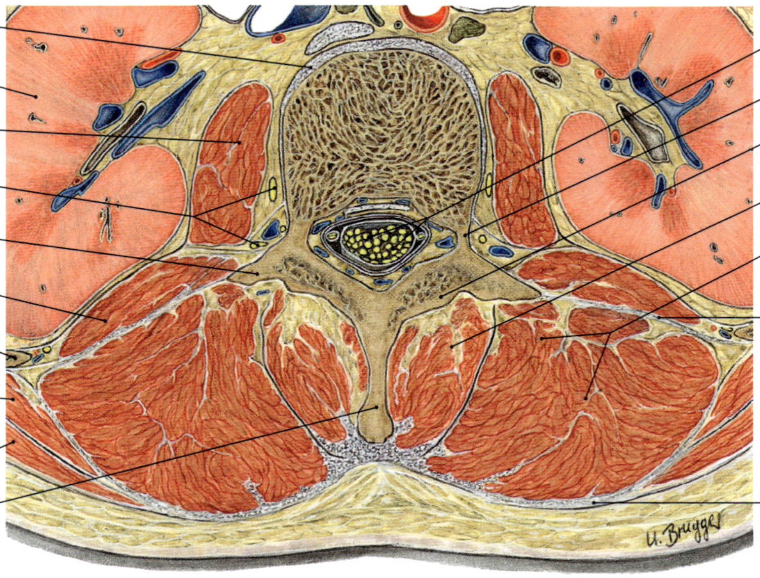


a

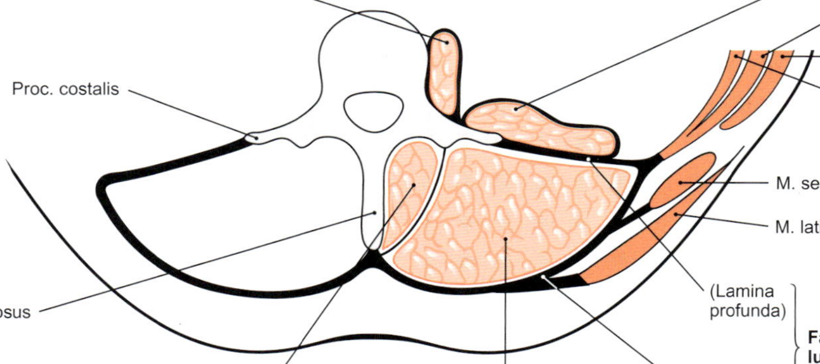


b

**Abb. 2.88a und b Tiefe (autochthone) Rückenmuskeln und Fascia thoracolumbalis;** Transversalschnitt auf Höhe des 2. Lendenwirbels; Ansicht von kaudal.
**a** Die tiefe (autochthone) Rückenmuskulatur liegt mit ihrem lateralen (*) und medialen (**) Trakt in einem osteofibrösen Kanal, der innen von den dorsalen Wirbelanteilen und außen von der Fascia thoracolumbalis umschlossen wird. [S700]
**b** Die Fascia thoracolumbalis gliedert sich in ein kräftiges oberflächliches (Lamina superficialis) und ein kräftiges tiefes (Lamina profunda) Faszienblatt. [S702-L126]

→T 19

**Abb. 2.89 Kurze Nackenmuskeln, Mm. suboccipitales;** Ansicht von schräg dorsal. [S700]
Die Mm. rectus capitis posterior major, obliquus capitis superior und obliquus capitis inferior bilden gemeinsam ein Dreieck **(Vertebralis-Dreieck).** Der M. rectus capitis posterior minor liegt medial des M. rectus capitis posterior major. Funktionell führen die 4 Muskeln präzise Bewegungen in den Kopfgelenken (Articulationes atlantooccipitalis und atlantoaxialis) durch und dienen der Feineinstellung des Kopfes im Atlantookzipital- und im Atlantoaxialgelenk.

→ T 19

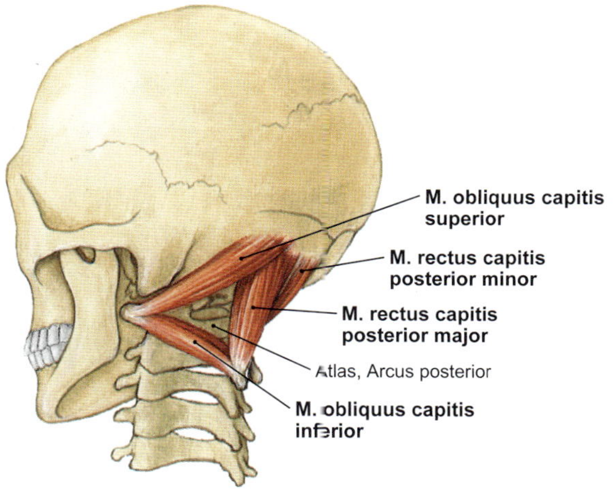


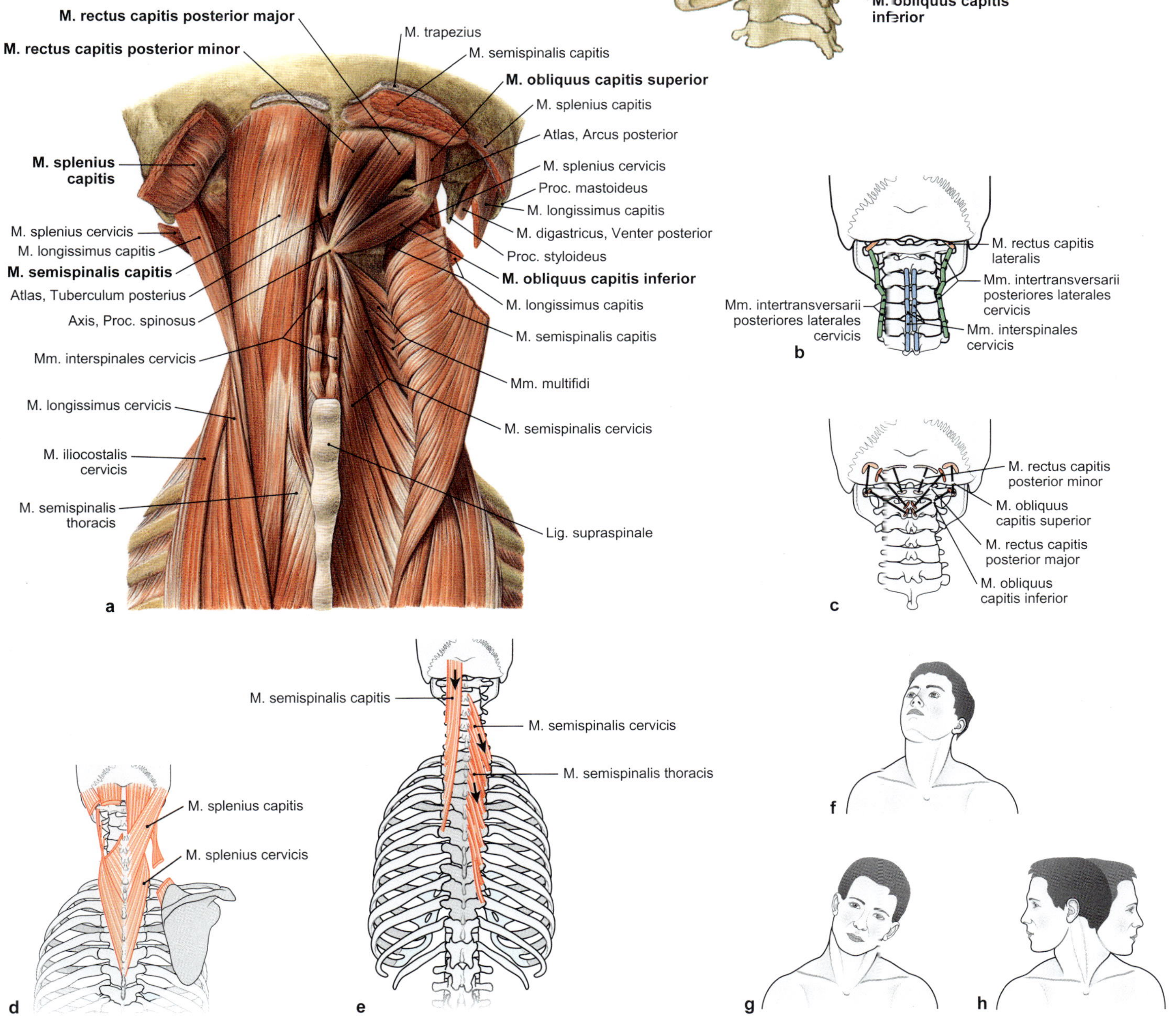


**Abb. 2.90a–h Rückenmuskeln, Mm. dorsi, und Nackenmuskeln, Mm. suboccipitales;** Ansicht von dorsal.
**a** Zur Freilegung der kurzen Nackenmuskeln wurden auf der rechten Seite die Mm. splenius capitis und semispinalis capitis abgetrennt. Der M. rectus capitis posterior minor entspringt am Tuberculum posterius des Atlas und inseriert medial an der Linea nuchalis inferior. Der M. rectus capitis posterior major entspringt am Proc. spinosus des Axis und setzt lateral neben dem M. rectus capitis posterior minor an der Linea nuchalis inferior an. Der M. obliquus capitis superior entspringt am Proc. transversus des Atlas und inseriert oberhalb und lateral des M. rectus capitis posterior major. Der M. obliquus capitis inferior kommt vom Proc. spinosus des Axis und inseriert am Proc. transversus des Atlas. [S700]
**b** Lage der kurzen Nackenmuskeln (Schema). [S702-L126]
**c** Lage der kurzen Kopfgelenkmuskeln mit Ursprungs- und Insertionspunkten (Schema). [S702-L126]
**d** Lage von M. splenius capitis und M. splenius cervicis als Teil der oberen Rückenmuskeln (Schema). Gemeinsam mit den Nackenmuskeln ermöglichen die oberen Rückenmuskeln bei beidseitiger Kontraktion Streckbewegungen. [S701-L126]
**e** Lage von M. semispinalis capitis, M. semispinalis cervicis und M. semispinalis thoracis als Teil der oberen Rückenmuskeln (Schema). Gemeinsam mit den Nackenmuskeln ermöglichen die oberen Rückenmuskeln bei einseitiger Kontraktion Seitneigung und Rotation. [S701-L126]
**f–h** Obere Rückenmuskeln und Nackenmuskeln ermöglichen Kopfbewegungen wie den Blick in den Himmel (f), das Ohr auf die Schulter legen (g) oder den Blick über die Schulter (h). [S700-L126]

→ T 19

## Nackenmuskeln

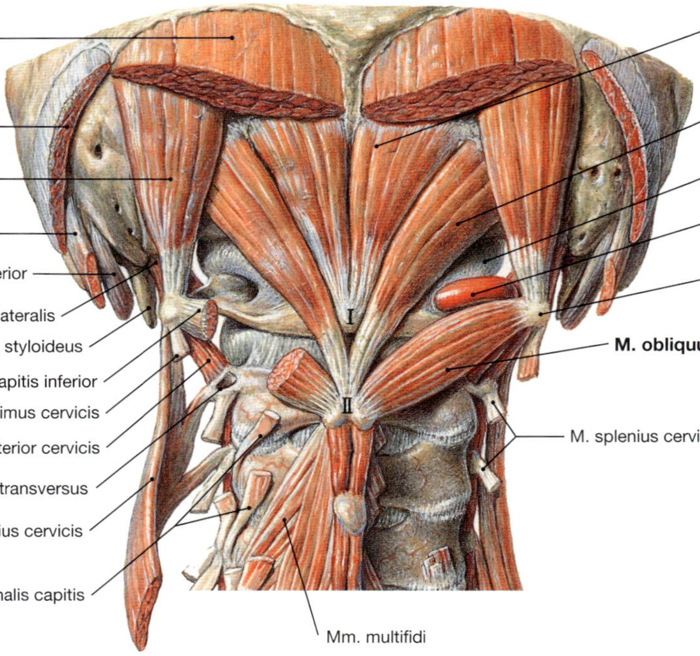


**Abb. 2.91 Nackenmuskeln, Mm. suboccipitales;** Ansicht von dorsal. [S700]
Die Mm. rectus capitis posterior major, obliquus capitis superior und obliquus capitis inferior begrenzen gemeinsam das Vertebralis-Dreieck (**Trigonum arteriae vertebralis,** → Abb. 2.89). Hier verläuft in der Tiefe über dem Arcus posterior atlantis die A. vertebralis.

I = Tuberculum posterius des Atlas
II = Proc. spinosus des Axis

→ T 19

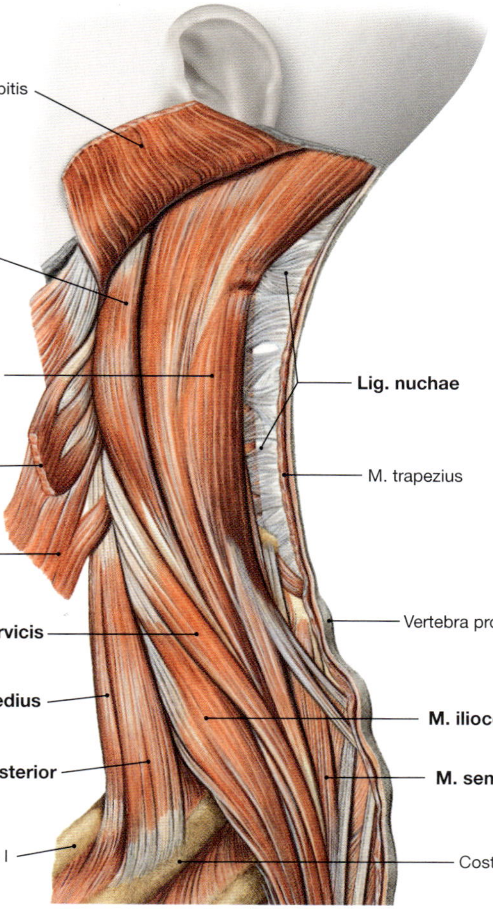


**Abb. 2.92 Nackenmuskeln, Mm. suboccipitales, und Halsmuskeln, Mm. colli;** Ansicht von links. [S700]
In der Seitansicht des Halses sieht man nach Entfernung des M. splenius capitis (Rest nach kranial hochgeschlagen) von vorne nach hinten die Mm. scalenus medius und posterior sowie autochthone Rückenmuskeln des lateralen (Mm. iliocostalis cervicis, longissimus cervicis, splenius cervicis, longissimus capitis) und des medialen (Mm. semispinalis thoracis, semispinalis capitis) Trakts. Durch Abtragung der oberflächlichen Rückenmuskeln im Nackenbereich erkennt man in der Mittellinie das Lig. nuchae sowie Reste des M. trapezius.

→ T 19

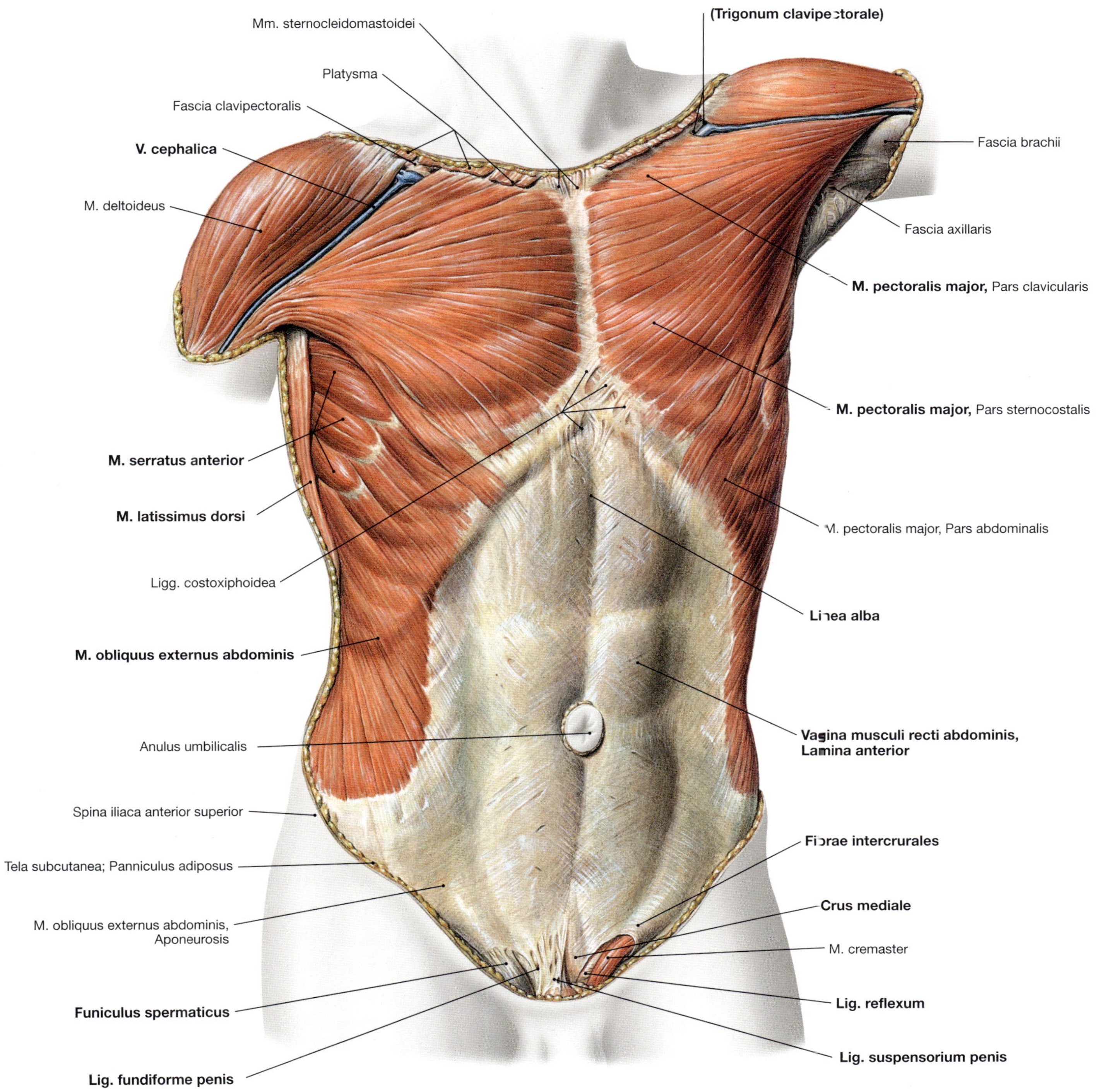


**Abb. 2.93 Oberflächliche Schicht der Muskeln von Brust- und Bauchwand, Mm. thoracis und Mm. abdominis;** Ansicht von ventral. [S700]

Die V. cephalica verläuft an der Grenze zwischen M. deltoideus und M. pectoralis major zum Trigonum clavipectorale (MOHRENHEIM-Grube) und tritt hier in die Tiefe, um in die V. axillaris einzumünden. Der Unterrand des M. pectoralis major bildet die vordere Axillarfalte, der Vorderrand des M. latissimus dorsi bildet die hintere Axillarfalte; der M. serratus anterior bildet den Boden der Axilla.

Der **M. pectoralis major** ist funktionell an der Anteversion (= Flexion) des Arms im Schultergelenk beteiligt und ist ferner ein kräftiger Adduktor und Innenrotator. Er kann darüber hinaus bei fixiertem Arm die Schulter nach vorne ziehen und senken. Zudem ist er ein Hilfsmuskel bei der Inspiration.

Im Abdominalbereich blickt man auf die Rektusscheide, die von den Aponeurosen der schrägen Bauchmuskeln gebildet wird. Außen sieht man jeweils den **M. obliquus externus abdominis,** der mit seiner Aponeurose die Außenfläche der Rektusscheide bildet.

In der Mittellinie stoßen die Aponeurosen in der Linea alba zusammen. Kaudal sind Haltebänder des Penis, Ligg. fundiforme und suspensorium penis dargestellt. Seitlich davon sieht man den Funiculus spermaticus und auf der gegenüberliegender Seite den Anulus inguinalis superficialis mit Crus mediale, Fibrae intercrurales und Lig. reflexum.

→ T 16, T 27, T 28, T 30

## Oberflächliche Brust- und Bauchwandmuskeln

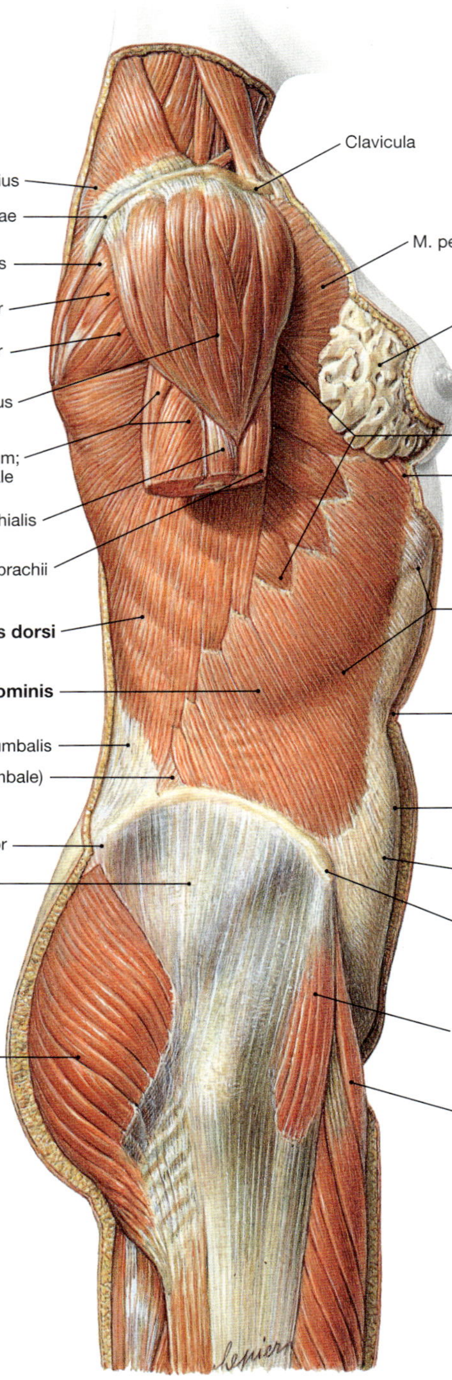


**Abb. 2.94 Oberflächliche Schicht der Muskeln von Brust- und Bauchwand, Mm. thoracis und Mm. abdominis;** Ansicht von rechts. [S700]
Die Seitansicht zeigt die dem M. pectoralis major aufliegende weibliche Brust (Mamma). Im Seitbereich durchflechten sich die Ursprungsköpfe des M. obliquus externus abdominis mit den Ursprungszacken des **M. serratus anterior.** Dorsal legt sich der M. latissimus dorsi darüber. Der **M. obliquus externus abdominis** verläuft von lateral oben hinten nach medial vorne unten. Die von den unteren Rippen kommenden Fasern verlaufen nahezu senkrecht zum Labium externum der Crista iliaca. Die übrigen Fasern gehen an der ventralen Rumpfwand in eine flächenhafte Aponeurose über, die sich am Aufbau der Rektusscheide (Vagina musculi recti abdominis) beteiligt. Am Oberschenkel sieht man die Fascia glutea sowie die in den Tractus iliotibialis einstrahlenden **Mm. gluteus maximus** und **tensor fasciae latae.**

→ T 26

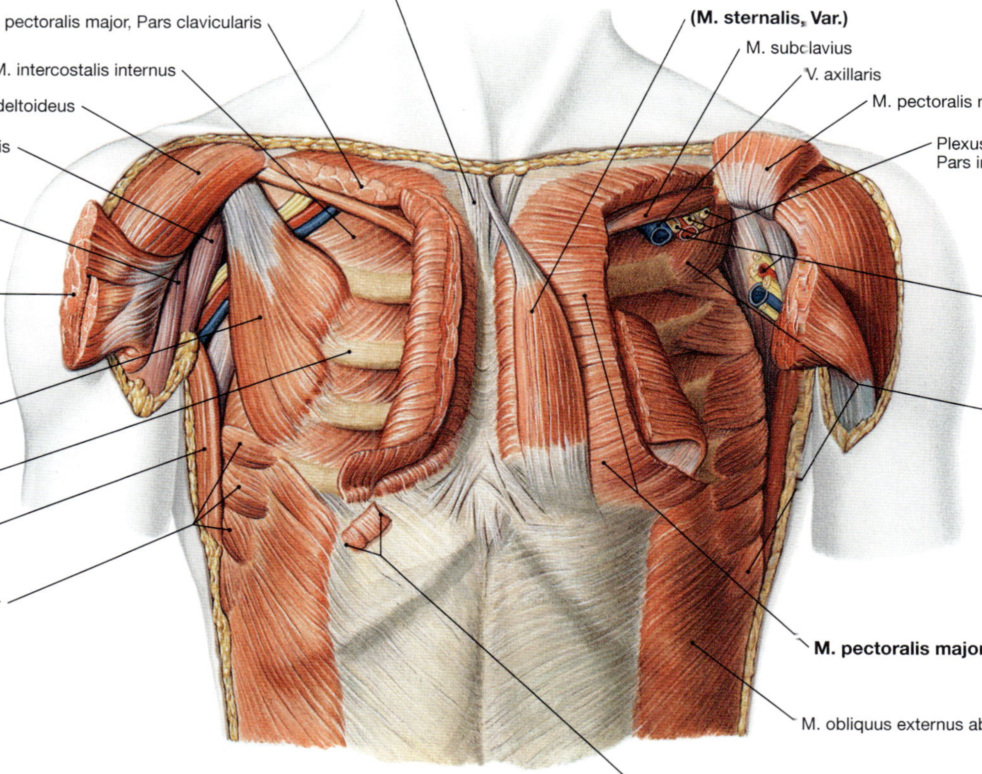


**Abb. 2.95 Tiefe Schicht der Brustwandmuskeln, Mm. thoracis;** Ansicht von ventral. [S700]
Auf beiden Seiten wurde der M. pectoralis major abgelöst, auf der linken Seite zusätzlich der M. pectoralis minor. Man sieht auf der rechten Körperseite unterhalb des M. pectoralis minor den Verlauf des Gefäß-Nerven-Strangs zur oberen Extremität. Der **M. pectoralis minor** wird zwar zu den Schultermuskeln gerechnet, setzt aber nicht an der oberen Extremität an, sondern am Proc. coracoideus. Er entspringt von der III. bis V. Rippe und ist an der Senkung und Drehung der Scapula beteiligt. Als gar nicht seltene Variante tritt ein sehr variabler M. sternalis auf dem M. pectoralis major auf.

→ T 14

## Brustwand und Brustwandmuskeln

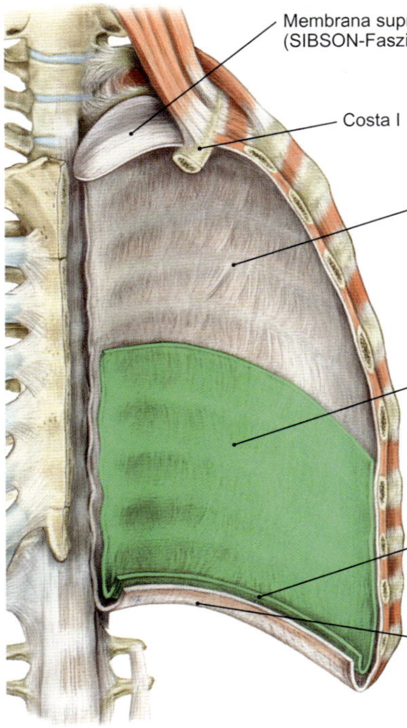


**Abb. 2.96 Fascia endothoracica als Teil der Brustwand;** Darstellung des dorsalen Anteils der Brustwand, Blick von innen nach Entfernung der linken Lunge. [S701-L285]
Die innere Thoraxwand wird von der Fascia endothoracica ausgekleidet. Die Pleura parietalis liegt ihr direkt an und ist fest mit ihr verbunden.

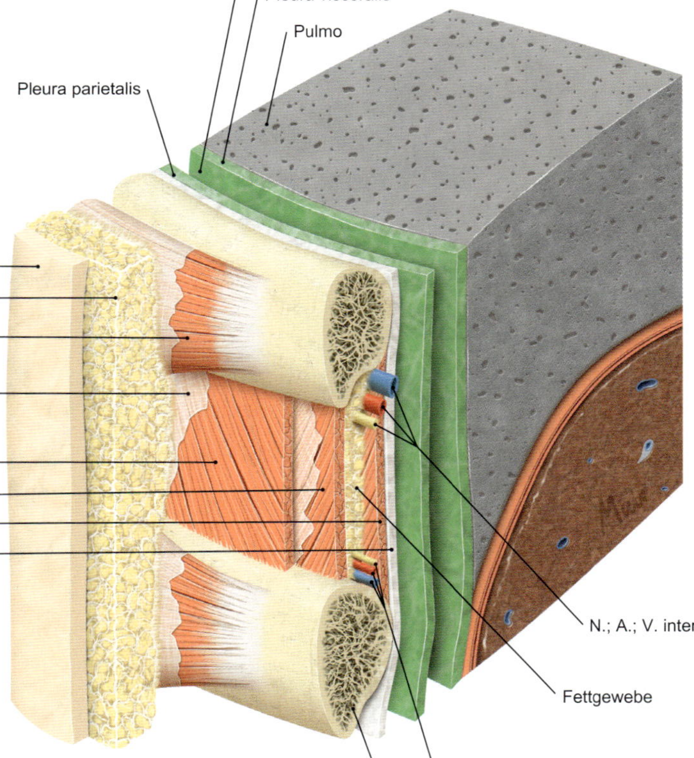


**Abb. 2.97 Muskeln und Aufbau der Brustwand;** Darstellung eines Interkostalraums. [S702-L127]
Die Brustwand bilden von außen nach innen:
- Cutis/Subcutis
- Fascia musculi serrati
- M. serratus anterior
- Fascia thoracica externa
- M. intercostalis externus
- M. intercostalis internus, M. intercostalis intimus (als Teil des M. intercostalis internus)
- Fascia intercostalis interna (nicht dargestellt, → Abb. 2.98)
- Fascia endothoracica
- Pleura parietalis

An die Pleura parietalis schließen sich der Pleuraspalt und die Pleura visceralis an, welche die Lunge überzieht. Unterhalb der Rippen verlaufen im Sulcus costae von außen nach innen N., A. und V. intercostalis und oberhalb der Rippe die wesentlich kleineren Rr. collaterales.

→ T 14, T 26

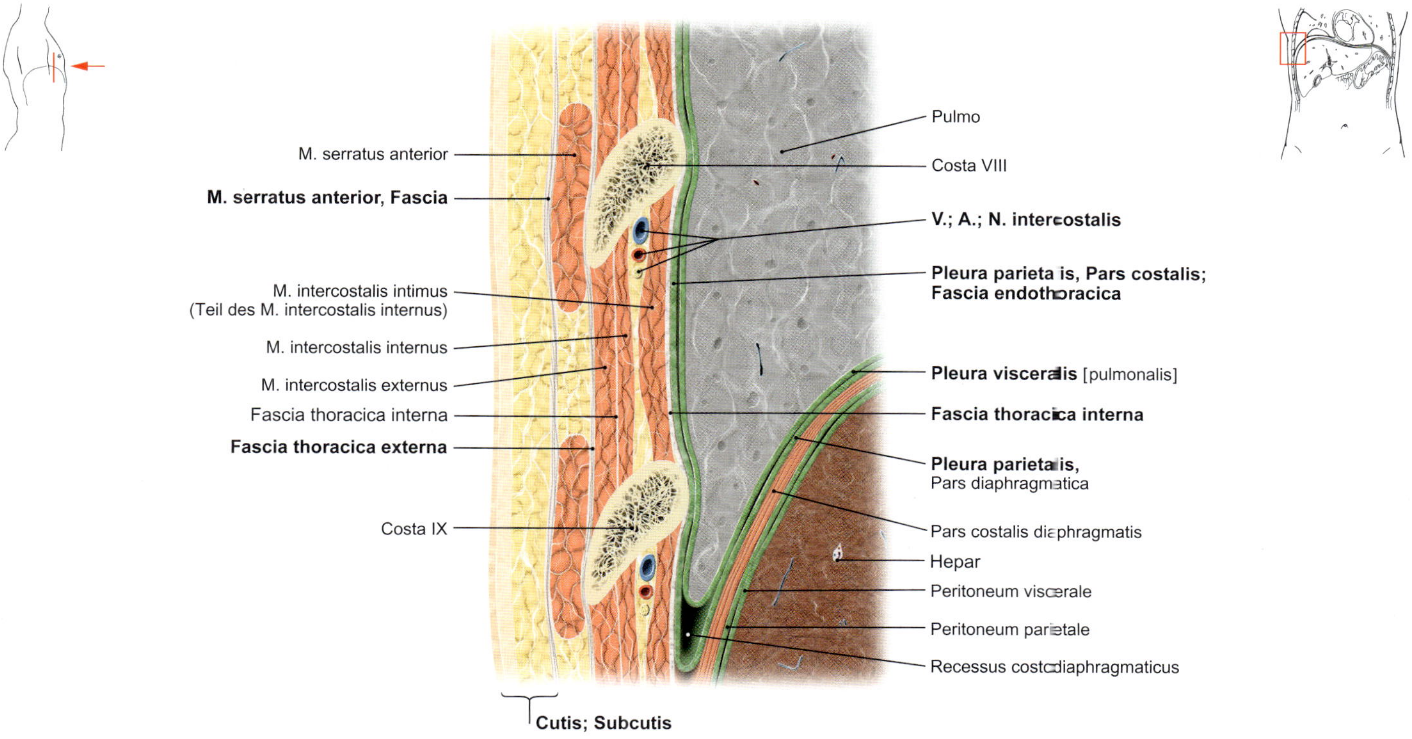


**Abb. 2.98 Muskeln der Brustwand, Mm. thoracis;** Frontalschnitt durch 2 Interkostalräume. [S701-L127]
Der M. intercostalis internus ist gemeinsam mit seinem innersten Anteil (M. intercostalis intimus) in eine echte Muskelfaszie eingehüllt, die als Fascia thoracica interna bezeichnet wird. Diese grenzt in Richtung Brustkorbinneres an die Fascia endothoracica, die zwischen der Fascia thoracica interna und der Pleura parietalis liegt.

## Brustwand und Leitungsbahnen

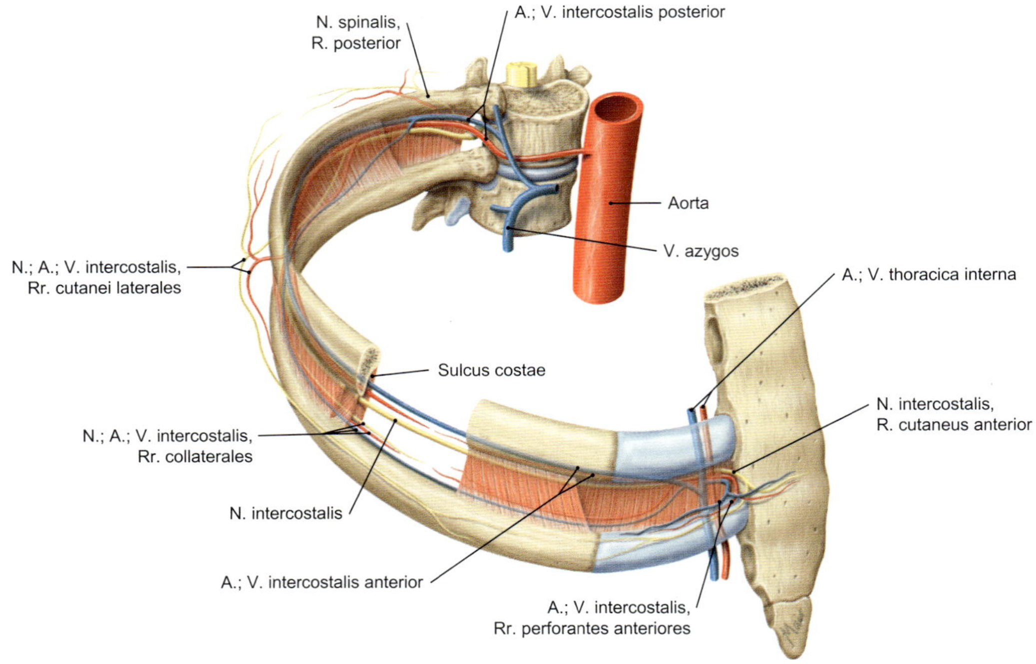


**Abb. 2.99 Vasa intercostalia und N. intercostalis;** Darstellung der Blutgefäße und des Interkostalnervs eines Interkostalraums. [S701-L127]
N. intercostalis und Vasa intercostalia verlaufen zwischen M. intercostalis internus und M. intercostalis intimus (einem Teil des M. intercostalis internus) mit typischer Topographie von superior nach inferior: **Vene – Arterie – Nerv (VAN).** Der Interkostalnerv ist dadurch die am wenigsten vom unteren Rippenrand geschützte Struktur. Kollateralgefäße der Vasa intercostalia und kleine Äste des N. intercostalis verlaufen auch oberhalb der Rippe im Fettgewebe zwischen M. intercostalis internus und M. intercostalis intimus als Rr. collaterales.

### Klinik

Ein Pleuraerguss ist eine Flüssigkeitsansammlung im Spaltraum zwischen den Pleurablättern, die Rippen und Lungen bedecken. Bei einer **Pleurapunktion** punktiert man diesen Spaltraum. Dabei kann man zwischen einer diagnostischen Punktion (zur Materialgewinnung z. B. bei einer Entzündung) und einer therapeutischen Punktion (z. B. zur Entlastung und Wiederherstellung einer guten Ventilation) unterscheiden. Bei einer Pleurapunktion werden die folgenden Strukturen durchstochen: Cutis/Subcutis, Fascia musculi serrati, M. serratus anterior, Fascia thoracica externa, M. intercostalis externus, M. intercostalis internus, Fascia thoracica interna, Fascia endothoracica, Plaura parietalis. Die Pleurapunktion erfolgt immer am Oberrand der Rippe, da knapp unterhalb der Rippe die Leitungsbahnen (V., A. und N. intercostalis) verlaufen.
[S701-L127]

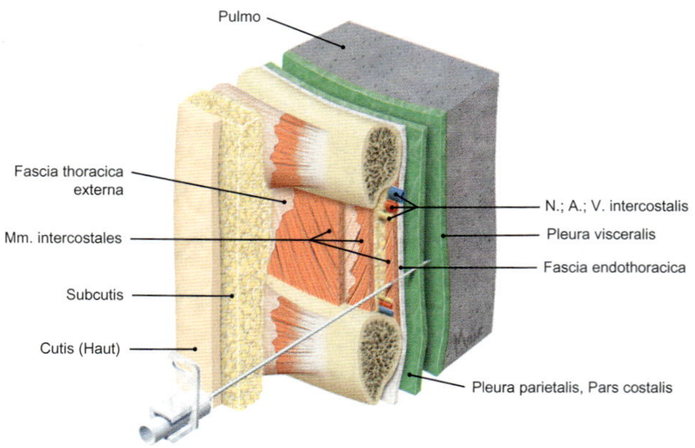

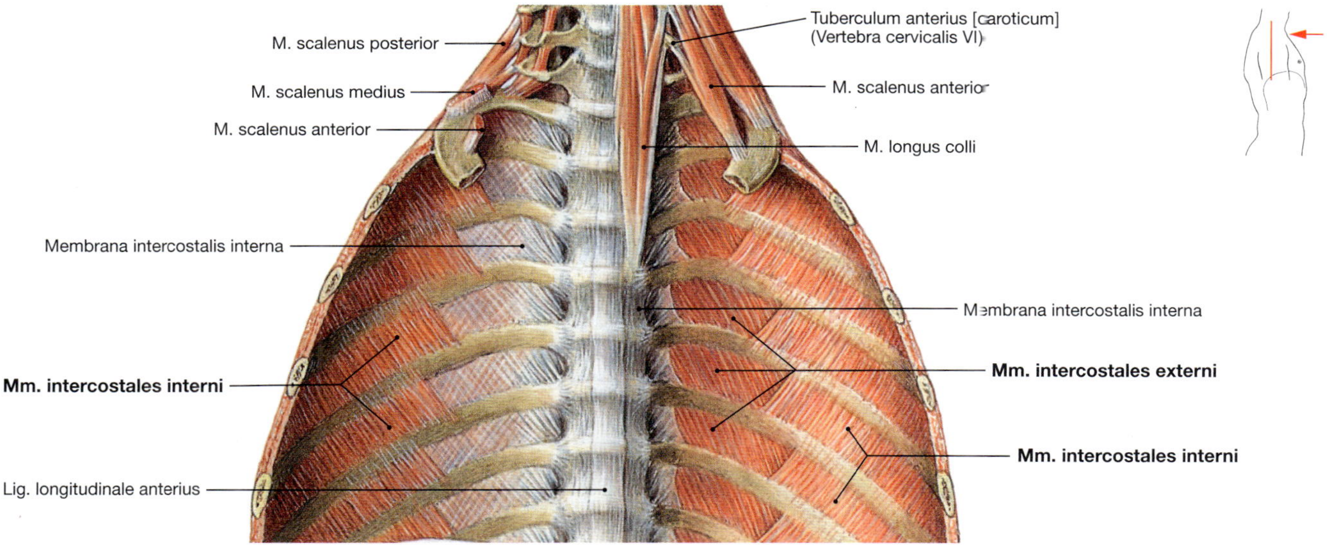


**Abb. 2.100 Hinterwand des Brustkorbs, Cavea thoracis;** Ansicht von ventral. [S700]
Die **Mm. intercostales externi** verlaufen von hinten oben nach vorne unten. Sie beginnen an den Tubercula costarum und laufen nach vorne bis zum Knorpelübergang parasternal (nicht sichtbar). Die Muskeln wirken gemeinsam mit den Mm. intercartilaginei (nicht dargestellt) bei der Inspiration als **Rippenheber.**
Die **Mm. intercostales interni** ziehen von hinten unten nach vorne oben. Sie beginnen am Angulus costae und verlaufen bis zum Sternum (nicht dargestellt). Sie wirken bei der Exspiration als **Rippensenker.** Eine Ausnahme bilden die zwischen den knorpeligen Abschnitten der Rippen verlaufenden Anteile (Mm. intercartilaginei), die der Inspiration dienen. Nicht dargestellt sind Muskelanteile der Mm. intercostales interni über mehrere Segmente, die als Mm. subcostales bezeichnet werden und die gleiche Funktion wie die Mm. intercostales interni haben.

→T 14

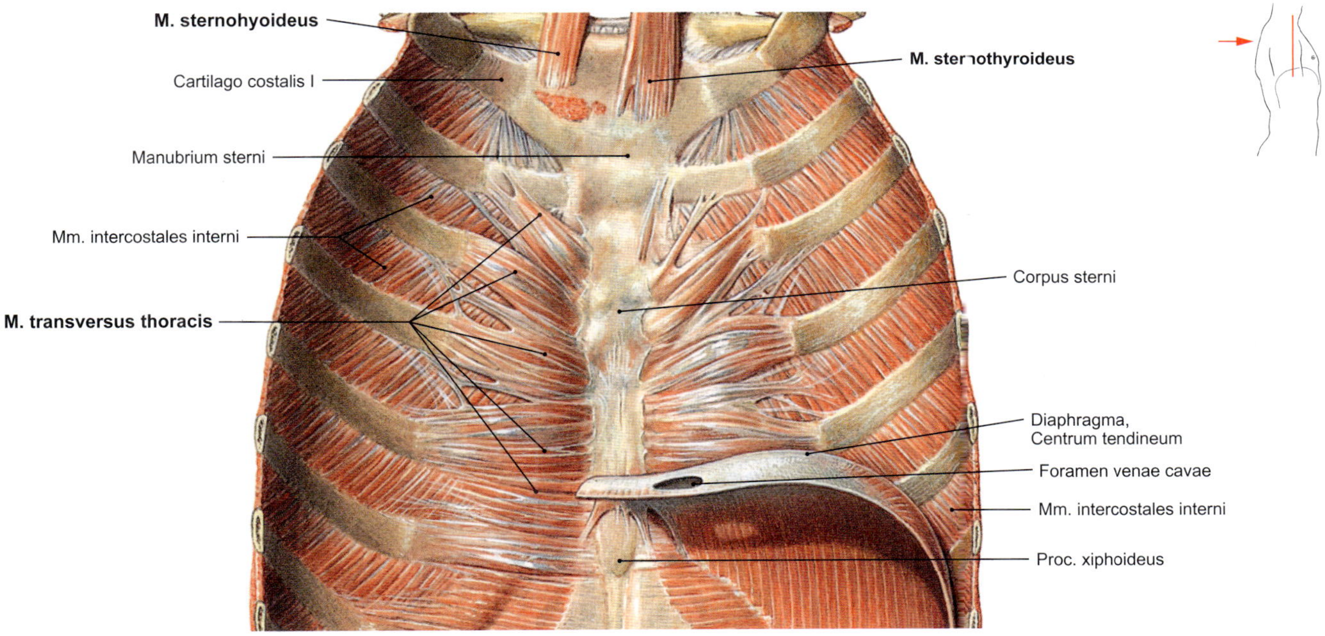


**Abb. 2.101 Vorderwand des Brustkorbs, Cavea thoracis;** Ansicht von dorsal. [S700]
Der Blick auf die vordere Brustkorbinnenwand zeigt neben dem Sternum die Bündel des **M. transversus thoracis.** Sie entspringen am Seitenrand des Sternums und des Proc. xiphoideus und setzen an der Innenseite des 2.–6. Rippenknorpels an. Sie wirken als **Exspiratoren.** Auf der Rückseite des Manubrium sterni entspringen der M. sternothyroideus und der M. sternohyoideus.

→T 14

## Brustwand und Brustwandmuskeln

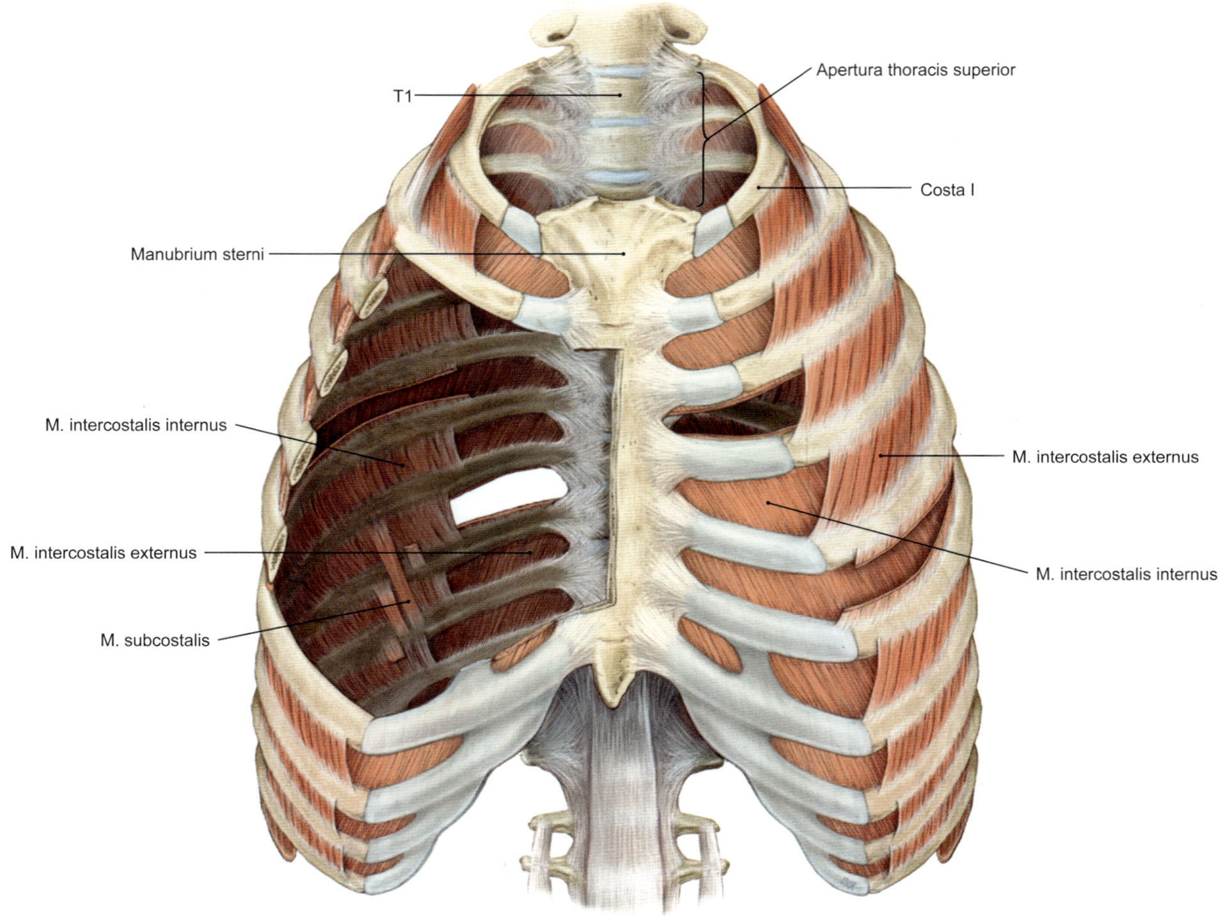


**Abb. 2.102 Obere Thoraxapertur, Apertura thoracis superior, und Muskeln der Brustwand, Mm. thoracis;** Ansicht von dorsal. [S701-L285]

Die obere Thoraxapertur wird durch den ersten Brustwirbel (T1), die paarige erste Rippe und den Oberrand des Manubriums sterni begrenzt. Die Abbildung zeigt ferner den Verlauf der Interkostalmuskeln im Bereich der hinteren Thoraxwand (rechts) und der vorderen Thoraxwand (links).

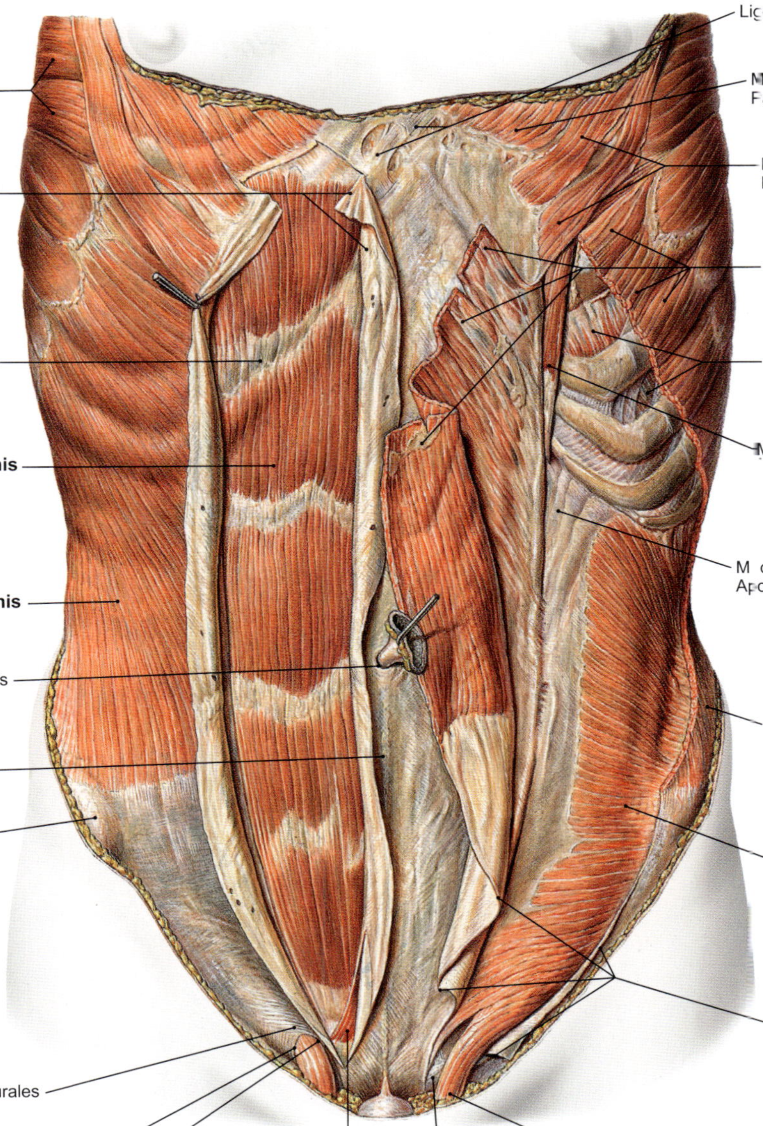


**Abb. 2.103a–c Oberflächliche und mittlere Schicht der Bauchmuskeln, Mm. abdominis.**
**a** Ansicht von ventral. Auf der rechten Seite ist das oberflächliche Blatt (Lamina anterior) der Rektusscheide (Vagina musculi recti abdominis) eröffnet. Man blickt auf den darin liegenden **M. rectus abdominis.** Er ist von 3–4 Intersectiones tendinei unterbrochen, die bei ausgiebigem Training für die Unterteilung in das sog. Sixpack zuständig sind. Der in der Rektusscheide gelegene Muskel dient der Rumpfbeugung und der Seitwärtsneigung. Im kaudalen Abschnitt der Rektusscheide sieht man noch den kleinen dreieckigen **M. pyramidalis,** der vom Os pubis entspringt und in die Linea alba einstrahlt. Der M. pyramidalis ist ein rudimentärer Beutelmuskel (vergleichend anatomisch hat das Känguru einen stark ausgebildeten M. pyramidalis). [S700]
Auf der linken Seite ist der **M. obliquus externus abdominis** abgelöst und nach medial über die Rektusscheide geschlagen. Der größte Teil geht in eine Aponeurose über, die am Aufbau des oberflächlichen Blatts (Lamina anterior) der Rektusscheide beteiligt ist. Funktionell wirkt er beim Vorbeugen, Seitbeugen und Seitdrehen des Oberkörpers mit, dient der Schräggurtung und Bauchdeckenverspannung und bildet mit dem Muskel der Gegenseite sowie den Mm. obliqui interni und transversi abdominis eine Funktionsgemeinschaft.
**b** Eine beidseitige Kontraktion der schrägen Bauchmuskeln stabilisiert die seitliche Bauchwand und übt seitlichen Druck auf die inneren Bauchorgane aus, eine einseitige Kontraktion ermöglicht die Seitneigung. [S700-L126]
**c** Die einseitige Kontraktion der schrägen Bauchmuskeln ermöglicht auch das Anheben des Rumpfes vom Boden in Seitlage. [S700-L126]

→ T 15, T 16

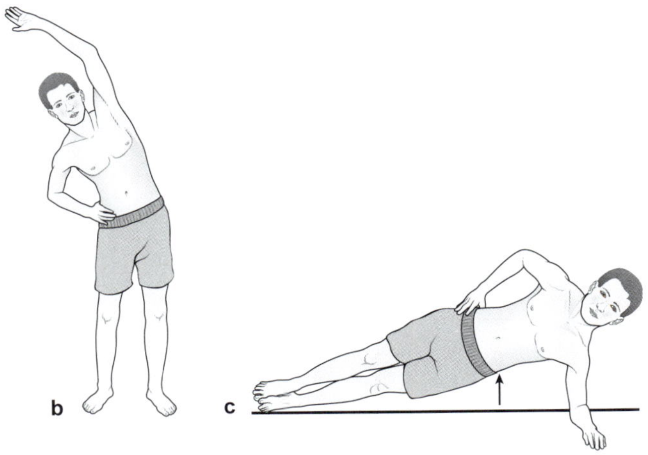

## Bauchmuskeln

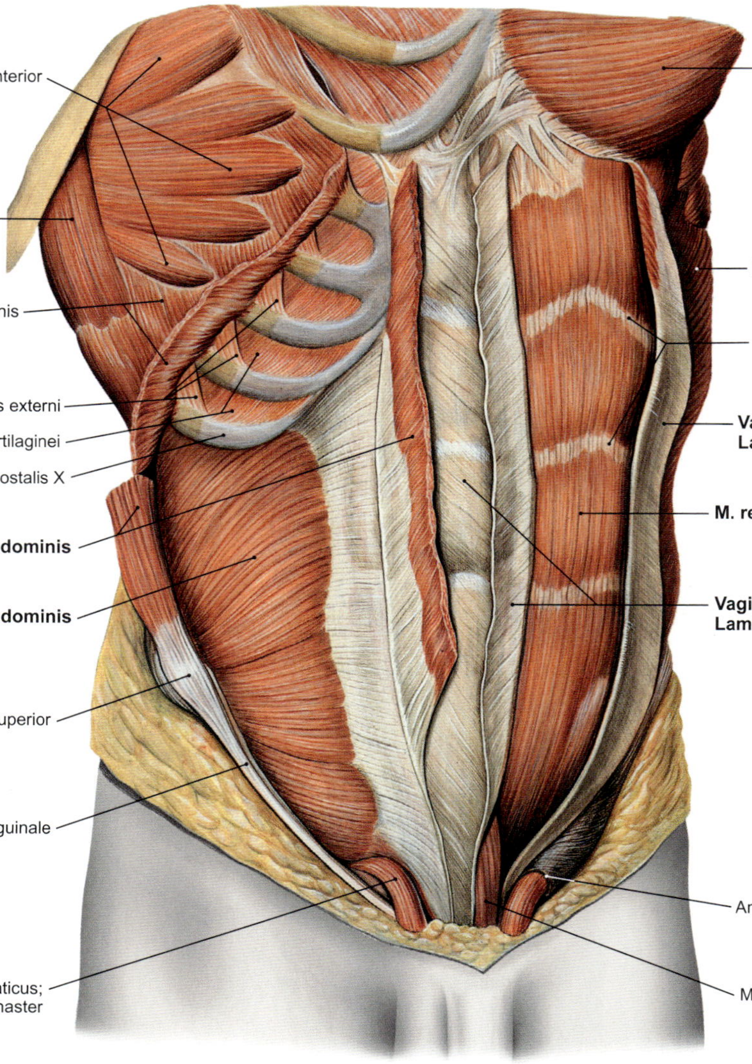


**Abb. 2.104 Mittlere Schicht der Bauchmuskeln, Mm. abdominis;** Ansicht von ventral. [S700]
Auf der rechten Seite ist der M. obliquus externus abdominis größtenteils abgetragen. Darunter sieht man den **M. obliquus internus abdominis.** Seine Aponeurose beteiligt sich am Aufbau sowohl des oberflächlichen (Lamina anterior) als auch des tiefen (Lamina posterior) Blatts der Rektusscheide. Der M. obliquus internus abdominis verläuft von lateral kaudal nach medial kranial. Wie der M. obliquus externus abdominis ist er an der Schräggurtung und Bauchdeckenverspannung beteiligt und dient dem Vorbeugen, Seitbeugen und Seitdrehen des Oberkörpers.

→T 16

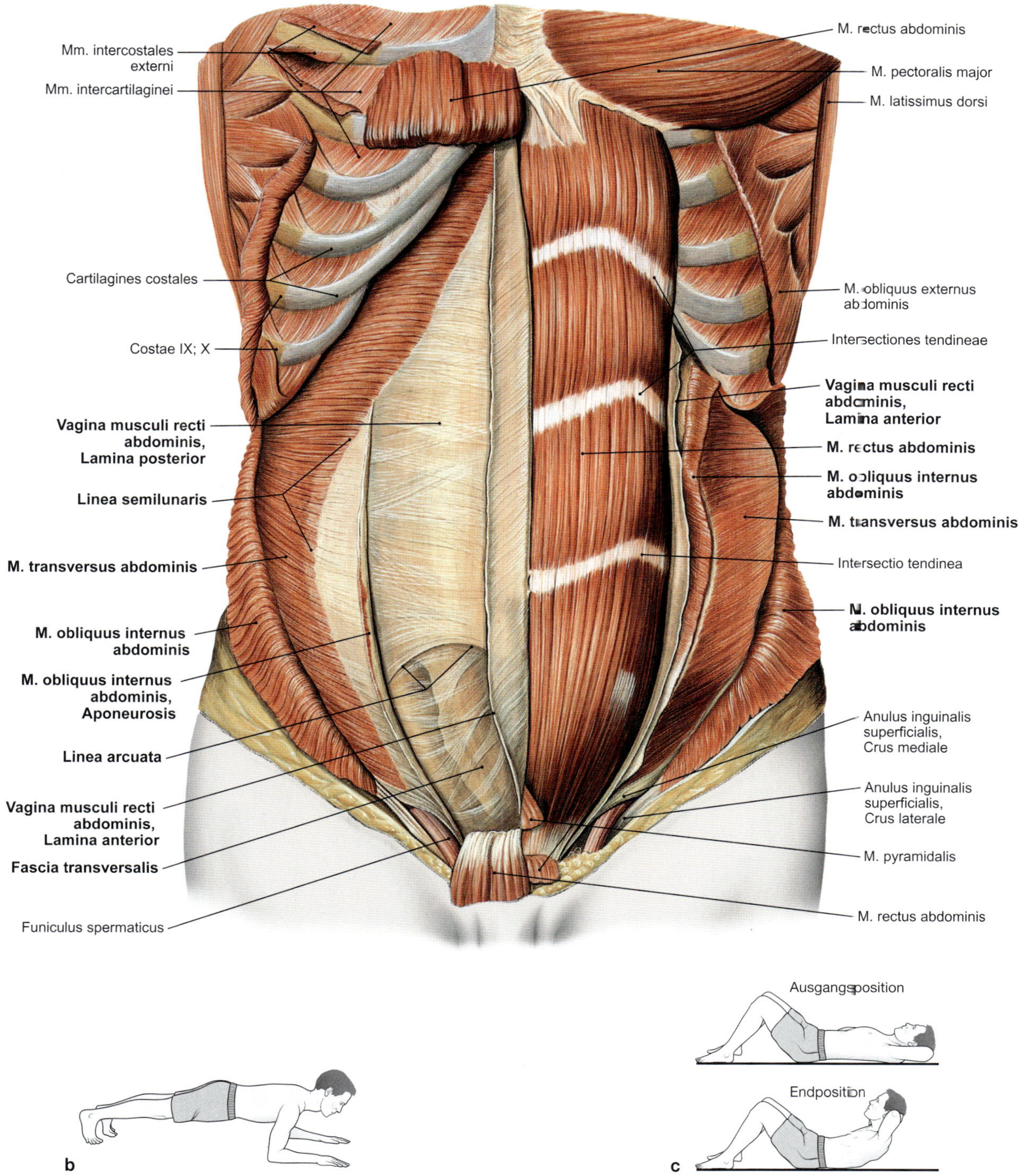


**Abb. 2.105a–c Tiefe Schicht der Bauchmuskeln, Mm. abdominis.**
**a** Ansicht von ventral. [S700]
Auf der rechten Abdominalseite sieht man den M. transversus abdominis. Außerdem ist das vordere Blatt (Lamina anterior) der Rektusscheide (Vagina musculi recti abdominis) abgetragen und der M. rectus abdominis aus der Rektusscheide entfernt. Die Muskelfasern des **M. transversus abdominis** gehen im Bereich einer halbmondförmigen Linie (Linea semilunaris) in die Muskelaponeurose über, die größtenteils die Hinterwand des tiefen Blatts (Lamina posterior) der Rektusscheide bildet. Kaudal von der Linea (Zona) arcuata beteiligt sich die Aponeurose am Aufbau der Lamina anterior der Rektusscheide (→ Abb. 2.108). Die Aponeurose strahlt in die Linea alba ein. Funktionell ist der M. transversus abdominis hauptsächlich an der Bauchpresse und der Rumpfbeugung beteiligt und wirkt unterstützend bei der forcierten Exspiration (Bauchatmung).
Das tiefe Blatt (Lamina posterior) der Rektusscheide wird im oberen Abschnitt (vom Sternum bis zur Linea [Zona] arcuata) von einem Teil der Aponeurose des M. obliquus internus abdominis und von der Aponeurose des M. transversus abdominis gebildet. Unterhalb (von der Linea arcuata bis zum Os pubis) besteht die Lamina posterior nur noch aus Fascia transversalis und Peritoneum parietale.
**b** Stabilisierende Funktion des M. transversus abdominis beim Unterarmstütz („plank"). [S700-L126]
**c** Kontraktion des M. transversus abdominis beim „sit up". [S700-L126]

→ T 15, T 17

## Klinik

Am lateralen Rand der Linea arcuata an der Grenze zur Linea semilunaris kann es zur seltenen **SPIEGHEL-Hernie** kommen.

Operationsnarben im Bereich der Bauchwand können Ausgangspunkt für **Narbenhernien** sein.

## Muskelfunktionen

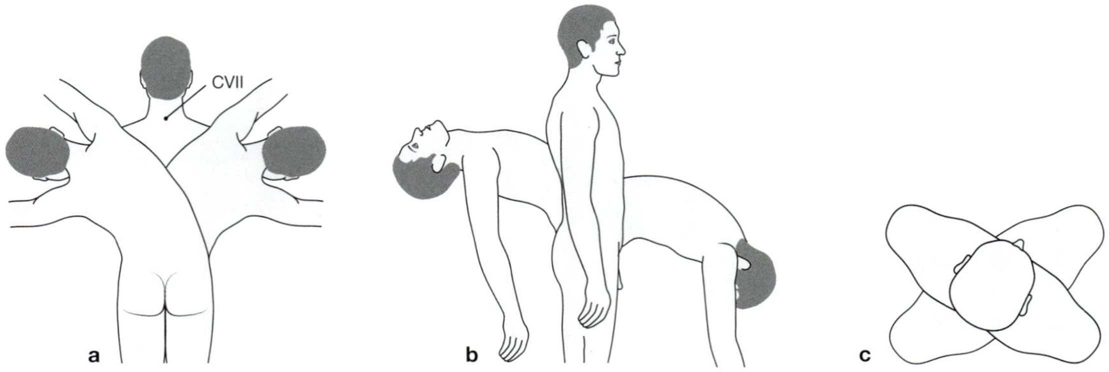


**Abb. 2.106a–c Bewegungsrichtungen des Rumpfes.** [S700-L126]
**a** Seitwärtsneigung (Lateralflexion) des Rumpfes. Eine Seitwärtsneigung ist normalerweise auf beiden Seiten bis 40° möglich (0°/40°). Die Winkelmessung erfolgt zwischen Vertebra prominens (CVII) und SI bei aufrechtem Stand und in maximaler Seitwärtsneigung. An der Seitwärtsneigung des Rumpfes sind die Mm. obliquus externus abdominis, obliquus internus abdominis, quadratus lumborum, iliocostalis, psoas major, longissimus und splenius beteiligt.
**b** Vorwärts- (Flexion) und Rückwärtsneigung (Extension) des Rumpfes in den Wirbelgelenken. Der Bewegungsumfang liegt zwischen ca. 100° Flexion und 50° Extension. Als Messlinie dient eine Gerade zwischen Acromion der Scapula und Crista iliaca des Femurs. An der Vorwärtsneigung des Rumpfes sind die Mm. rectus abdominis, obliquus externus abdominis, obliquus internus abdominis und psoas major beteiligt. Die Mm. iliocostalis, psoas major, longissimus, splenius, spinalis, semispinalis, multifidus, trapezius und levatores costarum beugen die Wirbelsäule nach dorsal.
**c** Torsion des Rumpfes. Die Torsion des Rumpfes ist auf beiden Seiten von vorne nach hinten bis ca. 40° möglich. Als Orientierungsachse dient eine Linie durch das Acromion der Scapula auf beiden Seiten. An der Drehung des Rumpfes zur ipsilateralen Seite sind die Mm. obliquus internus abdominis, iliocostalis, longissimus und splenius beteiligt. Die Drehung des Rumpfes zur kontralateralen Seite wird von den Mm. obliquus externus abdominis, semispinalis, multifidus, rotatores und levatores costarum ermöglicht.
Der Bewegungsumfang der einzelnen Abschnitte der Wirbelsäule wird vor allem durch die Wirbelgelenke eingeschränkt. In Bezug auf die gesamte Wirbelsäule sind eine Vorwärtsneigung (Flexion) und eine Rückwärtsneigung (Extension) von ca. 100°/0°/50°, eine Seitwärtsneigung (Lateralflexion) von 0°/40° und eine Drehung (Rotation) von 40°/0°/40° möglich; sie dienen als Größen für die Abschätzung von Bewegungseinschränkungen.

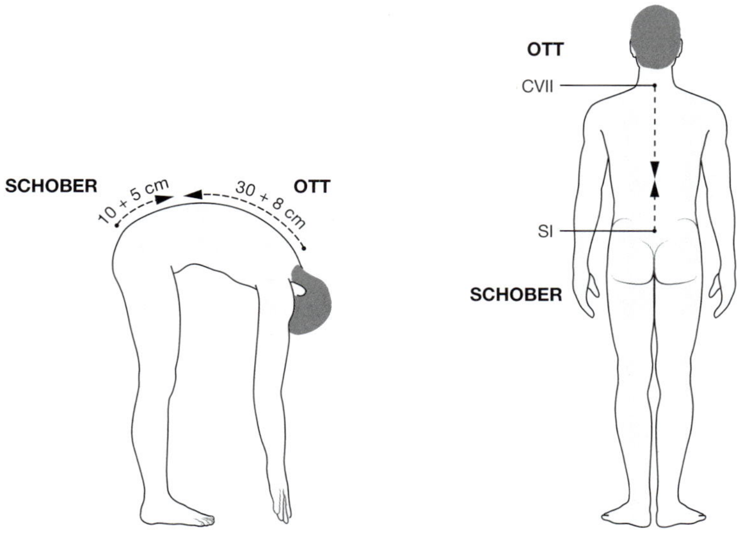


**Abb. 2.107 Objektivierung von Bewegungseinschränkungen der Lendenwirbelsäule (Methode nach SCHOBER) und der Brustwirbelsäule (OTT-Zeichen).** [S700-L126]

### Klinik

**Methode nach SCHOBER:** Zur Objektivierung einer Bewegungseinschränkung in der Lendenwirbelsäule wird bei aufrechtem Stand des Patienten der rechte Daumen des Untersuchers auf die Spitze des kranialen Anteils der Crista sacralis mediana aufgesetzt und der Zeigefinger der gleichen Hand auf den Proc. spinosus eines Lendenwirbels ca. eine Handbreit (10 cm) darüber. Nach maximaler Flexion vergrößert sich der Abstand beider Punkte normalerweise um 5 cm (4–6 cm).

**OTT-Zeichen:** Vergleichbares gilt für das OTT-Zeichen, das die Beweglichkeit im Bereich der Brustwirbelsäule misst. Die Messstrecke beginnt am Proc. spinosus des 7. Halswirbels (Vertebra prominens) und führt 30 cm in Richtung Steißbein. Auch hier werden die Änderungen der Messstrecke (normalerweise 8 cm) nach Bewegungen festgehalten.

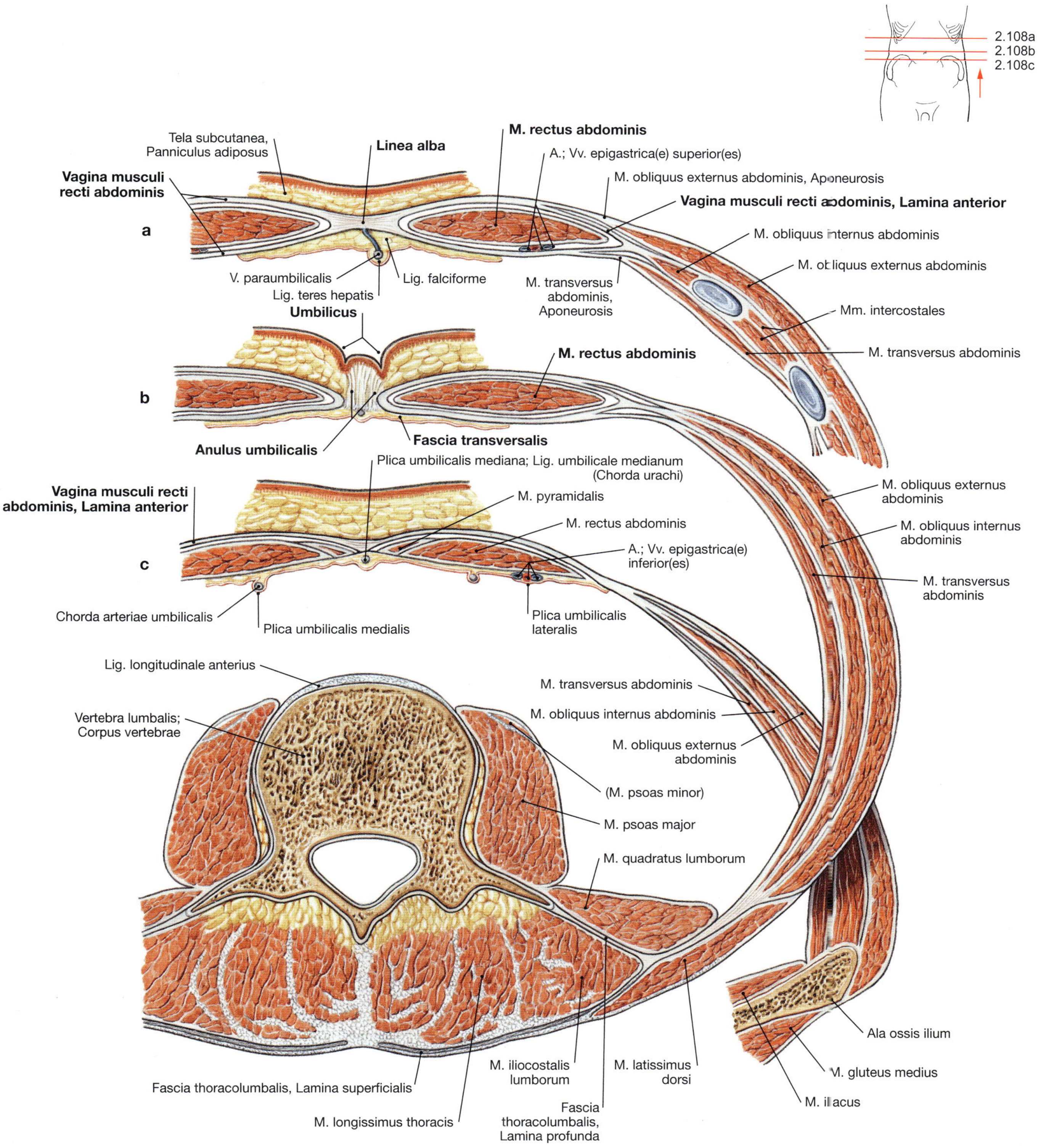


**Abb. 2.108a–c Aufbau der Rektusscheide, Vagina musculi recti abdominis;** Horizontalschnitte; Ansicht von kaudal. [S700]

Die Mm. rectus abdominis und pyramidalis sind in eine feste Bindegewebehülle eingelagert (Vagina musculi recti abdominis), die von den Aponeurosen der schrägen Bauchmuskeln (Mm. obliquus externus abdominis, obliquus internus abdominis und transversus abdominis sowie der Fascia transversalis und dem Peritoneum parietale auf der Innenseite der Bauchwand) gebildet wird. Alle Aponeurosen strahlen in die median liegende Linea alba ein. Der Aufbau der Rektusscheide unterscheidet sich im oberen Abschnitt von dem im unteren Abschnitt. Grenze ist die **Linea (Zona) arcuata.**

Im **oberen Abschnitt** wird das vordere Blatt (Lamina anterior) der Rektusscheide von der Aponeurose des M. obliquus externus abdominis und dem vorderen Anteil der Aponeurose des M. obliquus internus abdominis gebildet; das hintere Blatt (Lamina posterior) besteht aus dem hinteren Anteil der Aponeurose des M. obliquus internus abdominis, der Aponeurose des M. transversus abdominis sowie der Fascia transversalis und dem Peritoneum parietale **(a, b).**

Im **unteren Abschnitt** verlaufen alle 3 Aponeurosen vor dem M. rectus abdominis **(c).** Die Hinterseite der Rektusscheide ist hier sehr dünn und wird nur von der Fascia transversalis und dem Peritoneum parietale gebildet (→ Abb. 2.105).

Der Bauchnabel (Umbilicus) ist eine potenzielle Schwachstelle der vorderen Bauchwand, die hier im Bereich der Nabelgrube und der Papilla umbilicalis dünner ist als in anderen Bereichen **(b).**

→ T 15 – T 17

## Bauchwand, CT

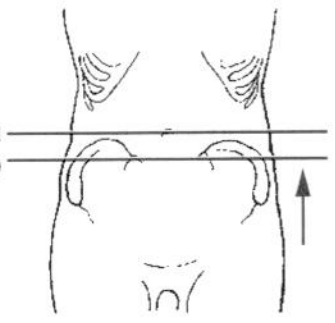


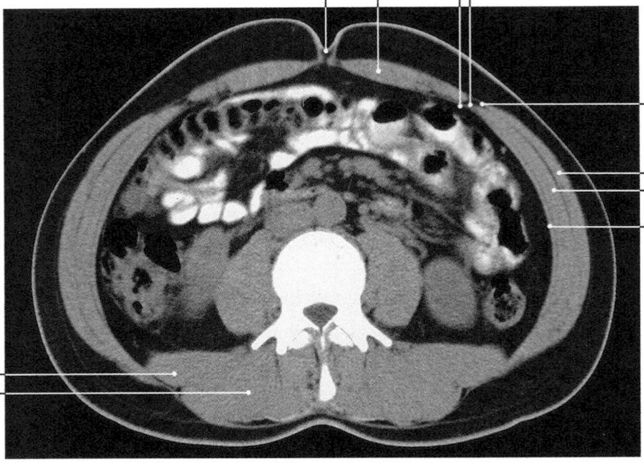


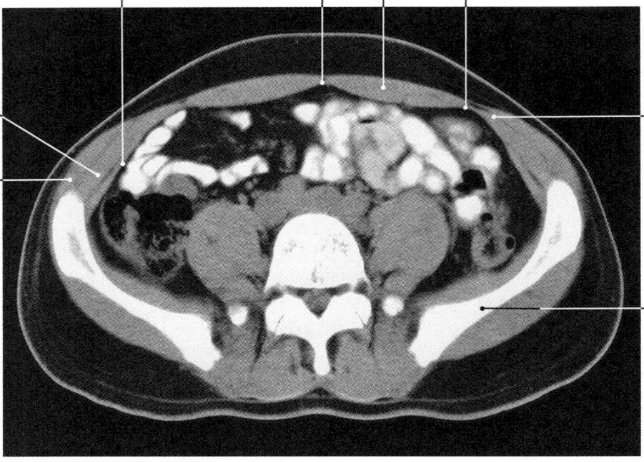


**Abb. 2.109a und b Bauchmuskeln, Mm. abdominis;** computertomographische Querschnitte (CT). [S700-T893]

Im CT können die schrägen und die geraden Bauchmuskeln voneinander abgegrenzt werden. Auch der M. erector spinae und der M. quadratus lumborum sind gut sichtbar.

### Klinik

**Nabelhernien** kommen beim Neugeborenen und beim Erwachsenen vor – beim Neugeborenen im Bereich der noch nicht ausgebildeten Nabelpapille, beim Erwachsenen durch Auseinanderweichen des Bindegewebes der Nabelpapille bei starker Überdehnung der Bauchwand (Schwangerschaft, Adipositas). Bruchpforte ist der Nabelring (Anulus umbilicalis).
Eine **Omphalozele** (angeborener Nabelschnurbruch) ist eine Hemmungsfehlbildung, die auf der Persistenz des physiologischen Nabelschnurbruchs in der Embryonalzeit beruht.

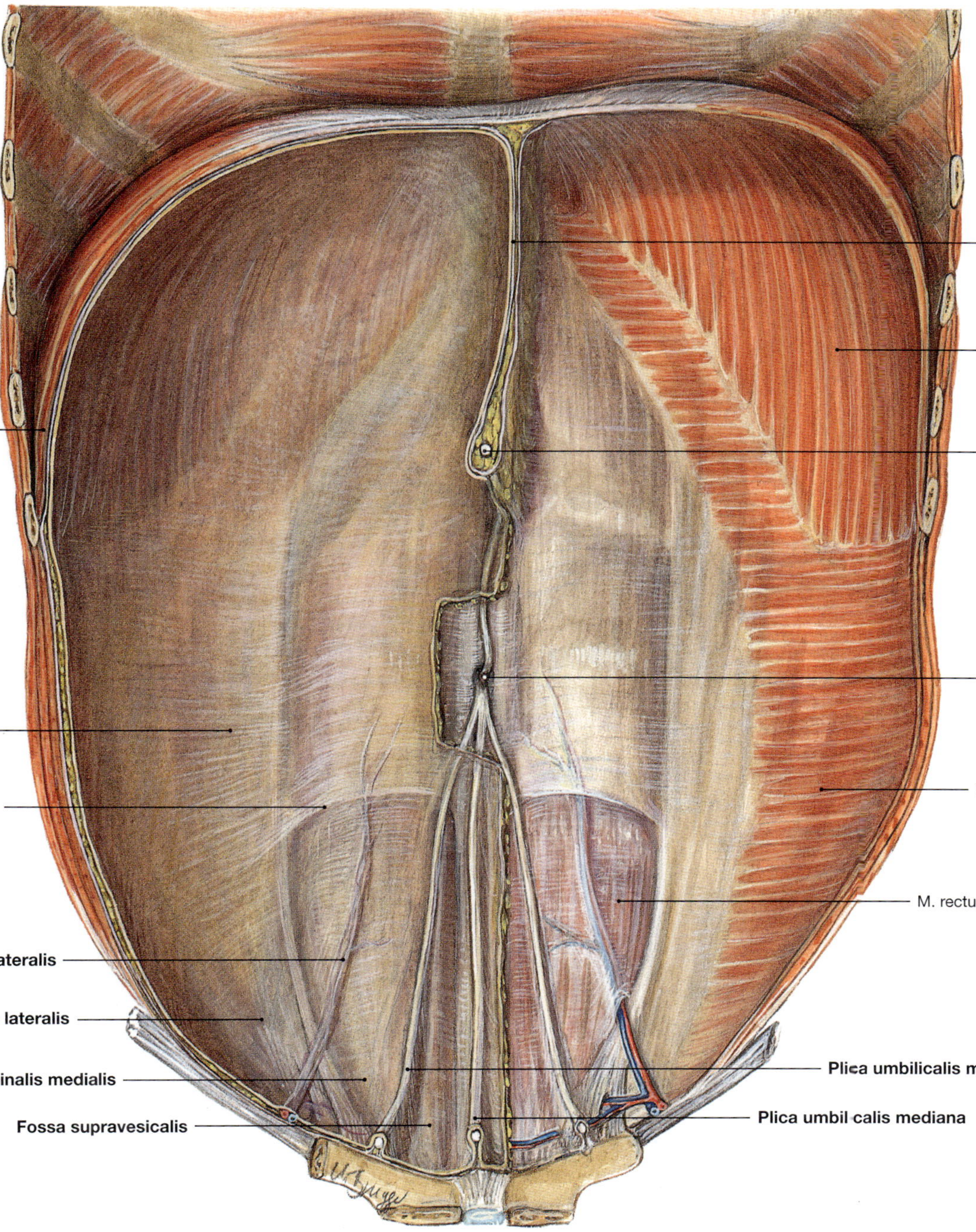


**Abb. 2.110 Innenseite der vorderen Bauchwand;** Ansicht von dorsal. Auf der rechten Seite sind die Faszien und das Peritoneum auf dem Zwerchfell und dem M. transversus abdominis entfernt. [S700]
Auf der Bauchwandinnenseite sieht man verschiedene Falten (Plicae), Gruben (Fossae) und Bänder (Ligamenta). Vom Zwerchfell und von der Leber zieht das **Lig. falciforme hepatis** („sichelförmiges Leberband") rechtwinkelig zur Bauchseite. Es reicht bis zum Bauchnabel (Umbilicus), da es ursprünglich beim Fetus das Gekröse der Nabelvene darstellt. Die Nabelvene selbst verschließt sich unmittelbar nach der Geburt und bleibt als rundlicher bindegewebiger Strang **(Lig. teres hepatis)** am freien Rand des Lig. falciforme hepatis erhalten. Unterhalb des Bauchnabels sieht man die **Plica umbilicalis mediana** (enthält den obliterierten Urachus – Urharngang, der sich vom Blasenscheitel bis zum Bauchnabel erstreckt) und lateral davon die **Plicae umbilicales mediales** (enthalten die obliterierten Aa. umbilicales) und **laterales** (enthalten die Vasa epigastrica inferiora). Zwischen den Falten bilden sich Gruben (Fossae supravesicales, inguinales mediales und inguinales laterales). Die **Fossa inguinalis lateralis** entspricht dem darunter liegenden inneren Leistenring; die **Fossa inguinalis medialis** liegt auf der Höhe des äußeren Leistenrings.

→T 15, T 16, T 21

## Zwerchfell und hintere Bauchwand

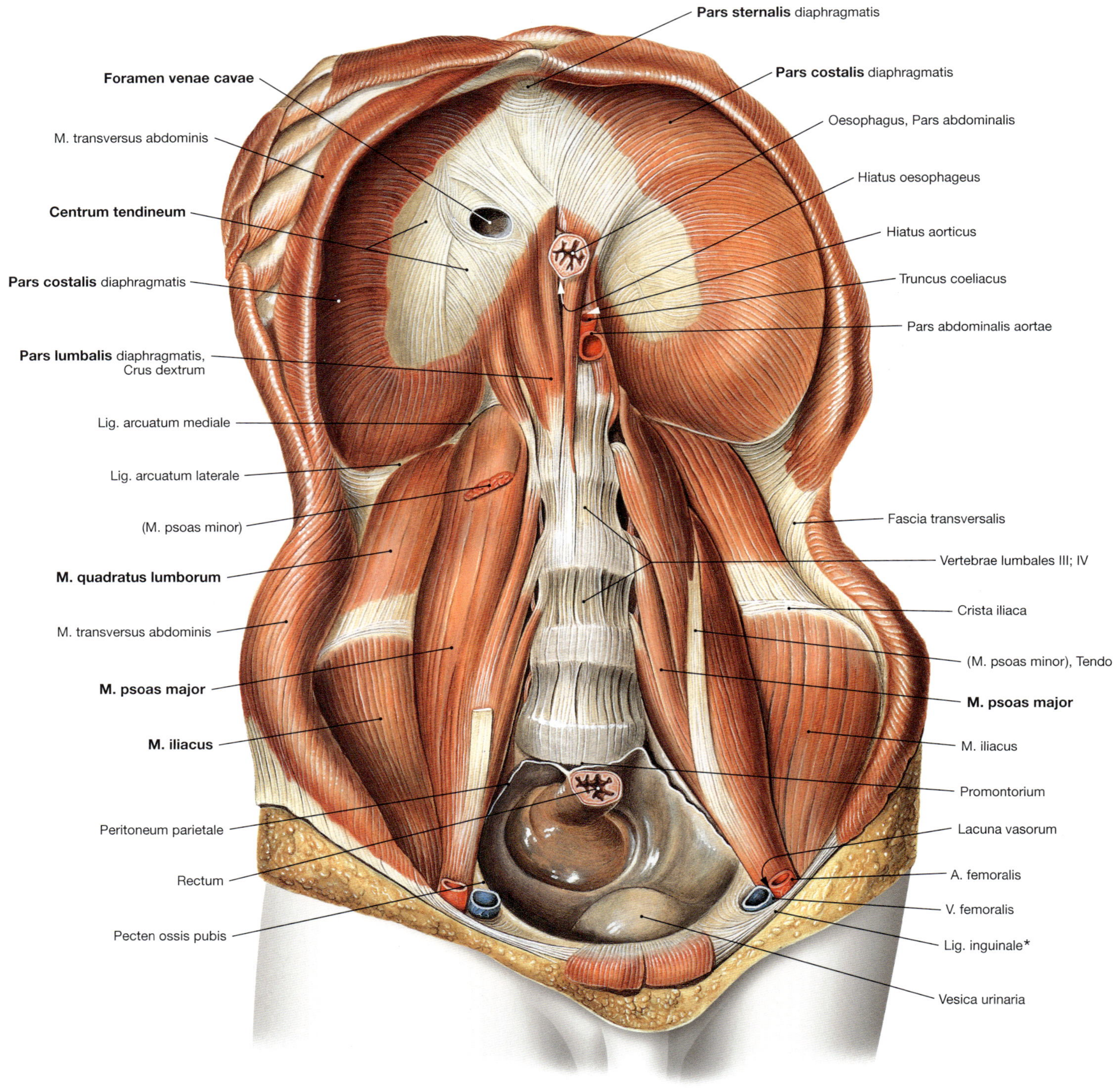


**Abb. 2.111 Zwerchfell, Diaphragma, und Bauchmuskeln, Mm. abdominis;** Ansicht von ventral. [S700]

Das Zwerchfell besteht aus einer zentralen Sehnenplatte **(Centrum tendineum)** und daran ansetzenden Muskelpartien, die am Sternum (Pars sternalis), an den Rippen (Pars costalis) und im Lumbalbereich der Wirbelsäule (Pars lumbalis) ihren Ursprung haben.

Paravertebral sieht man nach Entfernung des Retroperitoneums die Mm. iliopsoas (bestehend jeweils aus M. psoas major und M. iliacus), den M. quadratus lumborum und als Variante einen M. psoas minor.

Der **M. psoas major** inseriert gemeinsam mit dem aus der Fossa iliaca kommenden **M. iliacus** am Trochanter minor des Femurs und ist der stärkste Beuger im Hüftgelenk. Er kann den Oberkörper aus der liegenden in die sitzende Position führen und ist an der Seitwärtsneigung des Rumpfes beteiligt. Der **M. quadratus lumborum** entspringt vom Labium internum der Crista iliaca und inseriert an der XII. Rippe sowie an den Procc. costales des 1.–4. Lendenwirbels. Er kann die XII. Rippe senken und ist an der Seitwärtsneigung des Rumpfes beteiligt.

* FALLOPIO-Band oder POUPART-Band

→ T 16, T 17, T 21, T 44

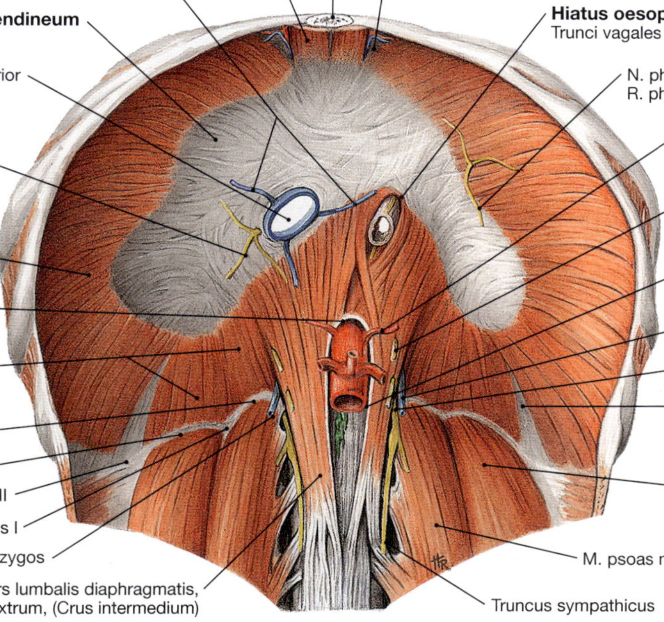


**Abb. 2.112 Zwerchfell, Diaphragma;** Ansicht von kaudal. [S700-L240]
Das Zwerchfell gliedert sich in das Centrum tendineum sowie in die Partes sternales, costales und lumbales. Zwischen Pars sternalis und Pars costalis liegt das **Trigonum sternocostale,** zwischen Pars costalis und Pars lumbalis das **Trigonum lumbocostale** (BOCHDALEK-Dreieck). Die übliche Lehransicht, dass die Vasa thoracica interna durch das Trigonum sternocostale treten, ist falsch. Die Gefäße verlaufen ventral vor dem Trigonum sternocostale.

→ T 21

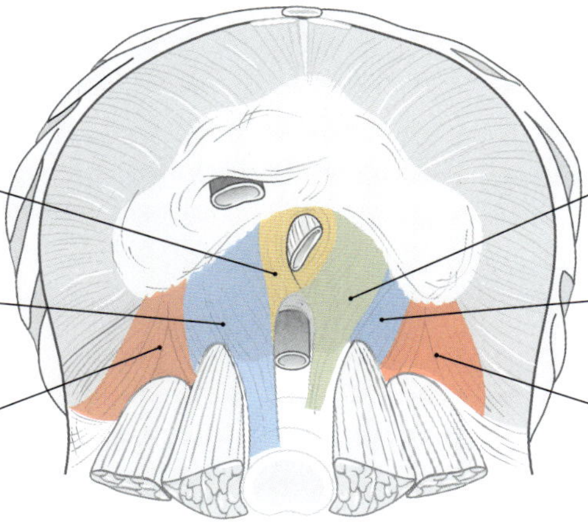


**Abb. 2.113 Zwerchfell, Diaphragma;** Ansicht von kaudal. [S700-L126]
Farbige Darstellung der Zwerchfellschenkel auf der rechten (Crus dextrum) und linken (Crus sinistrum) Seite. Jeder Zwerchfellschenkel wird in Crus mediale (rechts: gelb, links: grün), Crus intermedium (hellblau) und Crus laterale (rot) unterteilt. Das Crus dextrum ist an den Lendenwirbelkörpern L1 bis L3 sowie den dazwischen liegenden Disci intervertebrales befestigt, das Crus sinistrum an den Lendenwirbeln L1 und L2 und der dazwischen liegenden Bandscheibe. Das Crus mediale dextrum bildet um die Speiseröhre eine Schlinge (Hiatus oesophageus). Rechter und linker Zwerchfellschenkel sind über der Wirbelsäule durch einen Sehnenbogen (Hiatus aorticus) verbunden, hinter dem die Aorta verläuft. Über dem M. psoas major bildet das Zwerchfell das Lig. arcuatum mediale (Psoasarkade), über dem M. quadratus lumborum das Lig. arcuatum laterale (Quadratusarkade).

## Zwerchfell

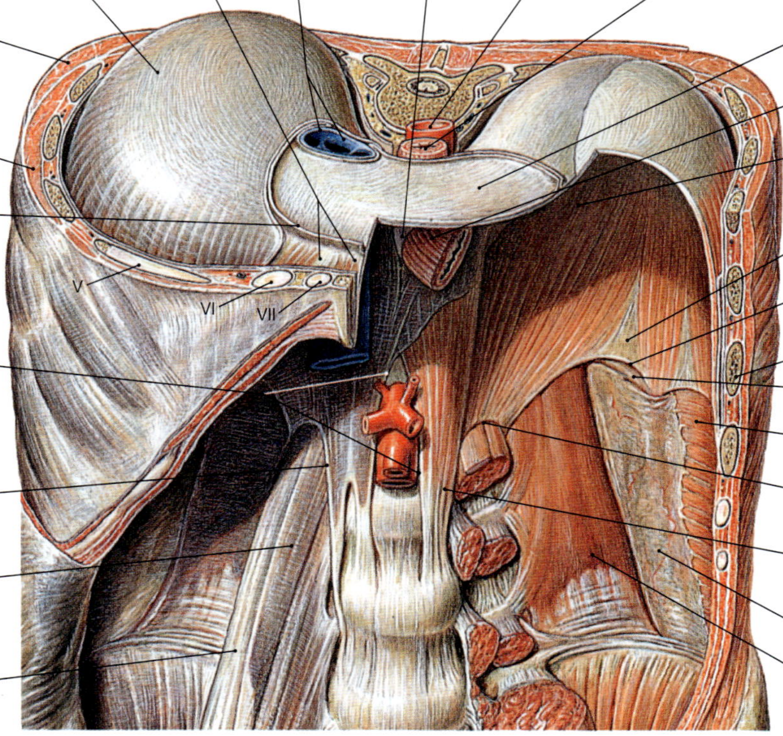


**Abb. 2.114 Zwerchfell, Diaphragma, mit Durchtrittspforten und hintere Bauchwandmuskeln;** Ansicht von ventral. [S700]
Das Zwerchfell ist in Form einer Doppelkuppel zwischen Brust- und Bauchhöhle ausgespannt (→ Abb. 2.111, → Abb. 2.115).

* klin.: BOCHDALEK-Dreieck
** Quadratusarkade
*** Psoasarkade

→ T 21

## Klinik

Man unterscheidet angeborene (Hernia diaphragmatica spuria) und erworbene (Hernia diaphragmatica vera) **Zwerchfellhernien.** Sind die hochgerutschten Organe von Peritoneum überzogen (Bruchsack), spricht man von echten Hernien.
Bei den **angeborenen** Formen handelt es sich meist um eine Lücke im Zwerchfell, durch die Bauchorgane (Magen, Darm, Leber, Milz) in den Brustkorb übertreten können. Angeborene Hernien (meist sind die physiologischen Schwachstellen des Zwerchfells im Trigonum sterno- oder lumbocostale [MORGAGNI-Hernie] betroffen) haben häufig keinen Bruchsack.
Bei **erworbenen** Zwerchfellhernien handelt es sich meist um Gleithernien oder paraösophageale Hiatushernien (→ Abb. 2.116). Bei einer **Hiatushernie** tritt ein Teil des Magens durch die schlitzförmige Öffnung des Zwerchfells für den Durchtritt der Speiseröhre (Hiatus oesophageus). Bei der axialen **Gleithernie** ist die Cardia durch das Zwerchfell in den Brustraum hochgezogen.
Darüber hinaus gibt es **Mischformen.** Eine besonders schwere Form ist der **Upside-down-Stomach** (Thoraxmagen, große Teile des Magens sind in den Thoraxraum gerutscht).

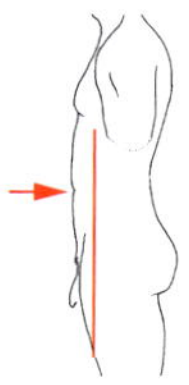

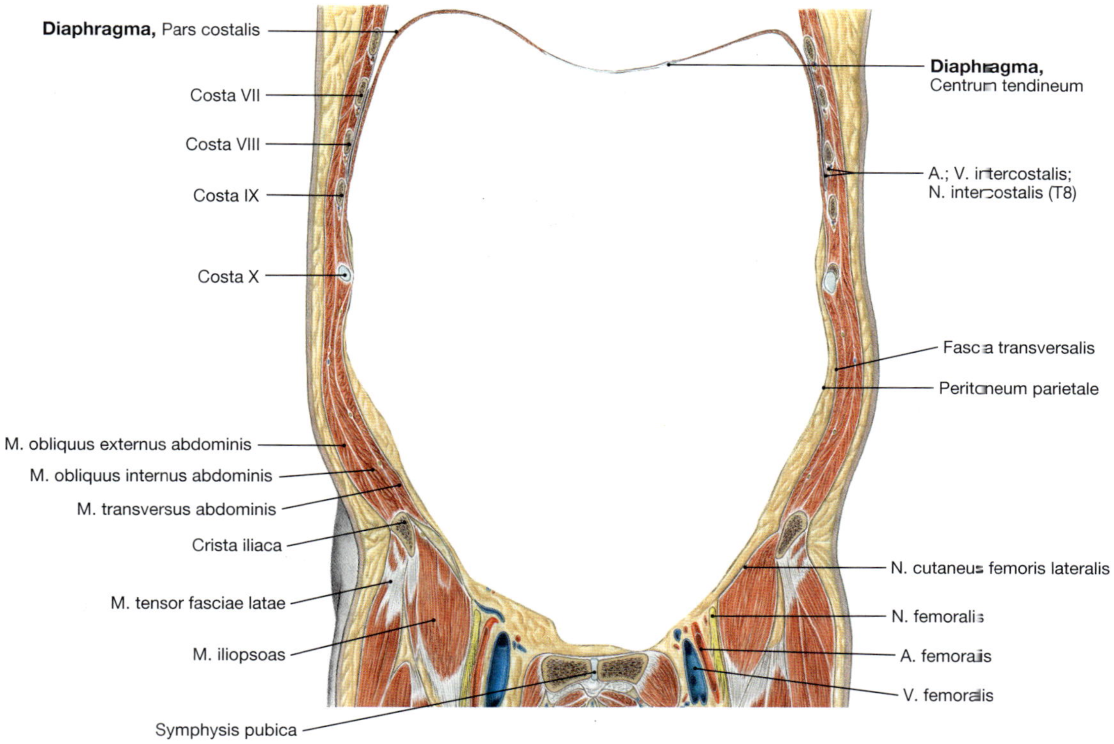


**Abb. 2.115 Zwerchfell, Diaphragma, und schräge Bauchmuskeln, Mm. abdominis; Frontalschnitt;** Ansicht von ventral. [S700-L238]
Die Abbildung zeigt die kuppelförmige Ausdehnung des dünnen Zwerchfells. Die Partes costales entspringen seitlich an der IX. Rippe und strahlen in das Centrum tendineum ein. Die Zwerchfellkuppeln stehen in Atemruhelage zwischen dem 5. und 6. Interkostalraum. Die seitliche Bauchwand wird von den schrägen Bauchmuskeln (Mm. obliquus externus abdominis, obliquus internus abdominis und transversus abdominis) gebildet.

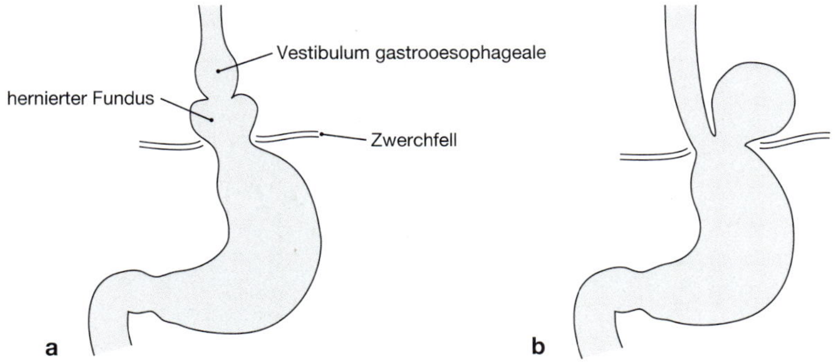


**Abb. 2.116 a und b Axiale (Gleithernie) (a) und paraösophageale Hiatushernie (b);** schematische Darstellung. [S008-3]

## Arterien der vorderen Rumpfwand

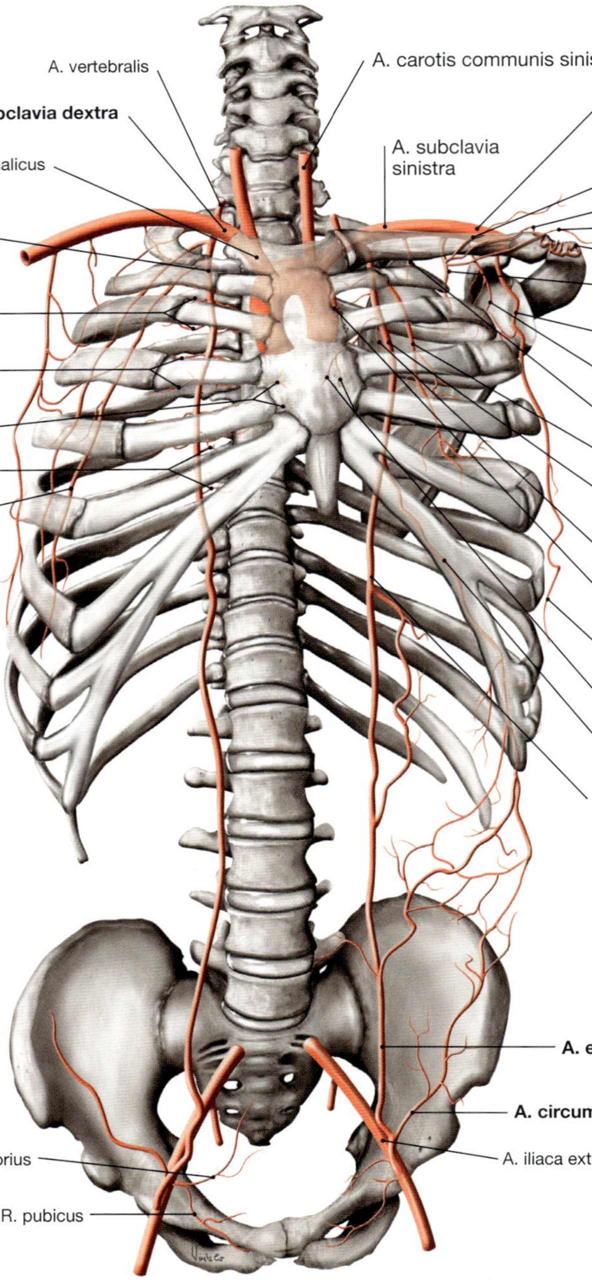


**Abb. 2.117 Arterien der vorderen Rumpfwand.** [S700-L266]
Die vordere Rumpfwand wird aus Ästen der Aa. subclavia, axillaris, iliaca externa und femoralis mit Blut versorgt. Die Bauchwandmuskeln erhalten Blut über die segmental angeordneten Aa. lumbales aus der Aorta abdominalis (nicht dargestellt).

* klin.: A. mammaria interna

**Äste der A. thoracica interna**

- Rr. mediastinales
- Rr. thymici
- Rr. bronchiales
- Rr. tracheales
- A. pericardiacophrenica
- Rr. sternales
- Rr. perforantes
- Rr. mammarii mediales
- Rr. intercostales anteriores
  - A. musculophrenica
- A. epigastrica superior

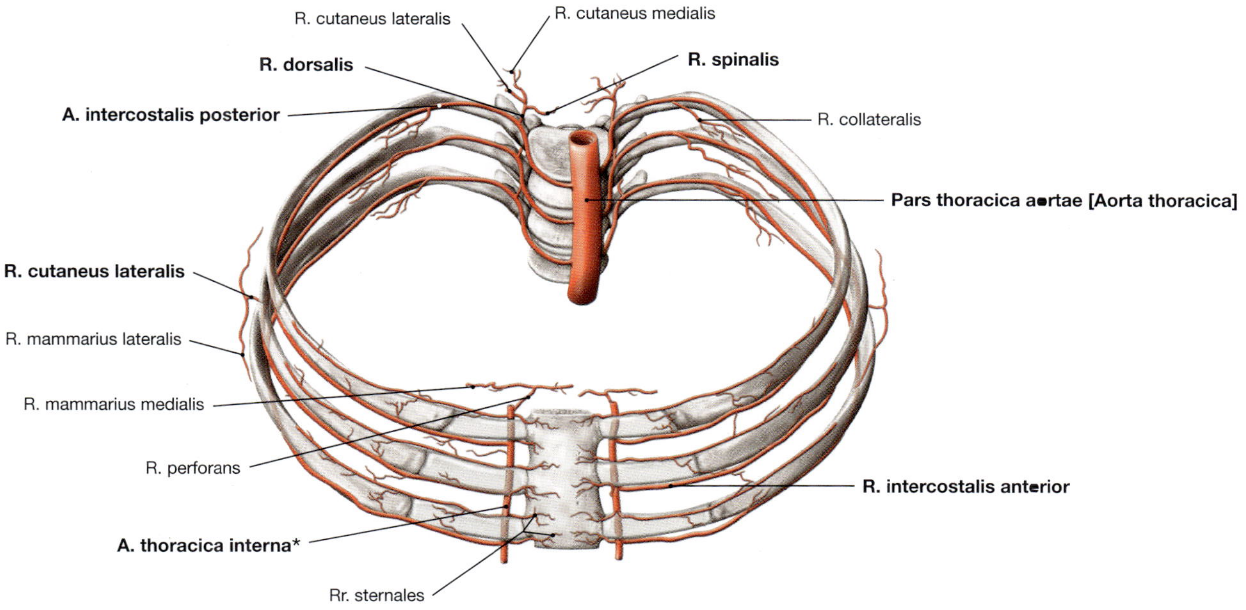


**Abb. 2.118 Arterien der Brustwand.** [S700-L266]
Die Interkostalarterien bilden Anastomosen zwischen A. thoracica interna und Pars thoracica aortae.

* klin.: A. mammaria interna

**Äste der Pars thoracicae aortae [Aorta thoracica]**

- Aa. intercostales posteriores
  - R. dorsalis
    - R. cutaneus medialis
    - R. cutaneus lateralis
  - R. spinalis
- R. collateralis
- R. cutaneus lateralis
  - Rr. mammarii laterales

## Klinik

Bei einer **Aortenisthmusstenose,** einer Einengung der Aorta im Bereich des Aortenbogens, kommt es zur Ausbildung eines vertikalen und eines horizontalen Umgehungskreislaufs:

- **Vertikaler Umgehungskreislauf:** zwischen Aa. subclaviae und iliacae externae über Aa. thoracicae internae, epigastricae superiores und epigastricae inferiores (innerhalb der Rektusscheide) sowie im Bereich der Bauchwand über Aa. musculophrenicae, epigastricae inferiores und circumflexae ilium profundae
- **Horizontaler Umgehungskreislauf:** zwischen Aa. thoracicae internae sowie Aorta thoracica über Rr. intercostales anteriores und Aa. intercostales posteriores zur Versorgung der Brust- und Bauchorgane. Die Erweiterung der Interkostalarterien führt zur Ausbildung von Rippenusuren (Klinikkasten bei → Abb. 2.17). Die Umgehungskreisläufe tragen zur Aufrechterhaltung der Blutversorgung von Teilen der Rumpfwand und der unteren Extremitäten bei (eine Blutdruckdifferenz zwischen oberer und unterer Extremität ist allerdings meist dennoch messbar).

## Venen der vorderen Rumpfwand

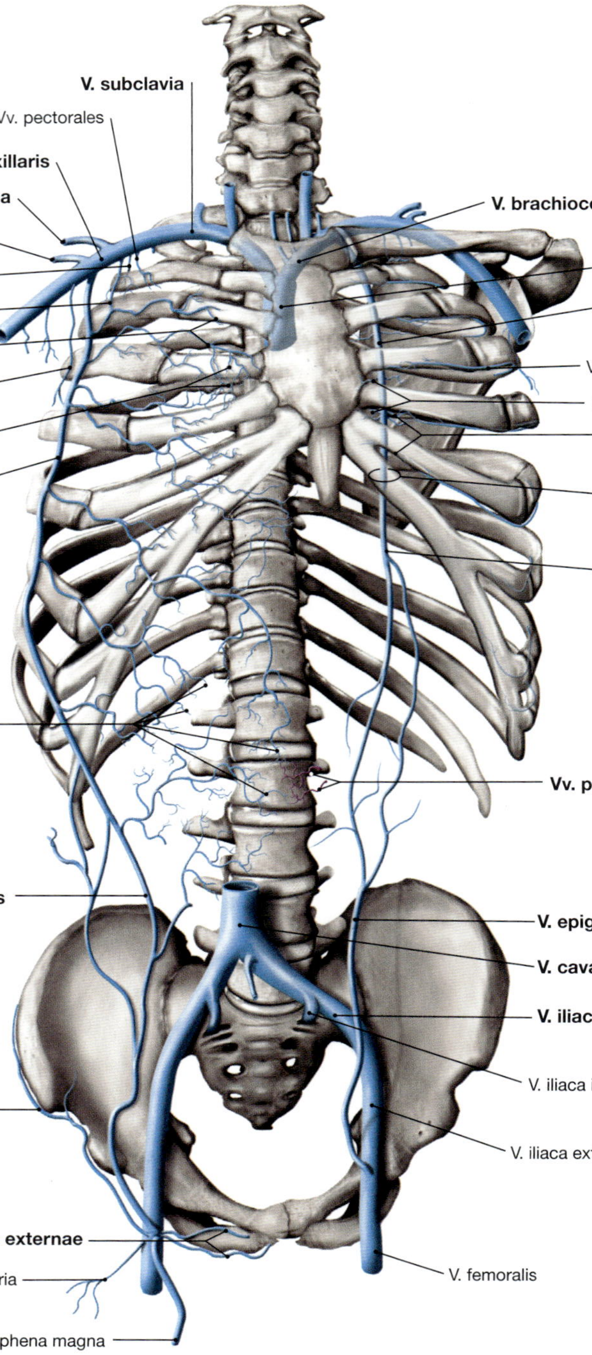


**Abb. 2.119 Venen der vorderen Rumpfwand.** [S700-L266]
Im Bereich der vorderen Rumpfwand bilden die Venen ein oberflächliches (rechte Körperseite) und ein tiefes (linke Körperseite) **Anastomosensystem** zwischen Vv. cavae superior und inferior.

* klin.: V. mammaria interna

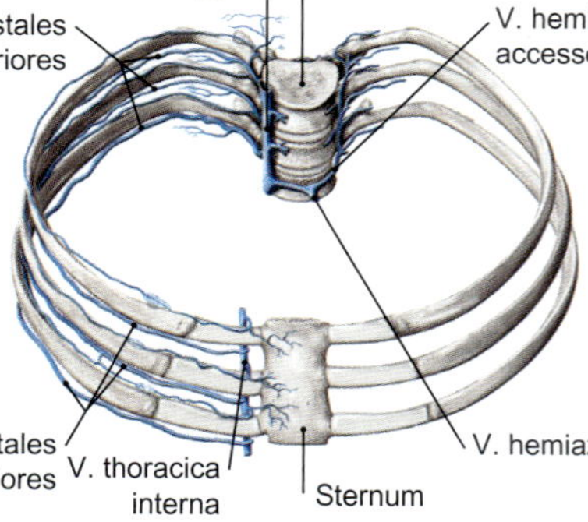


**Abb. 2.120 Venen der Brustwand.** [S702-L266]
Die Venen verlaufen im Bereich der Brustwand mit den Arterien. Nach ventral drainieren die Vv. intercostales anteriores in die V. thoracica interna und nach dorsal in die Vv. azygos und hemiazygos sowie hemiazygos accessoria. Dabei bilden sie venöse Anastomosen zwischen beiden Abflüssen.

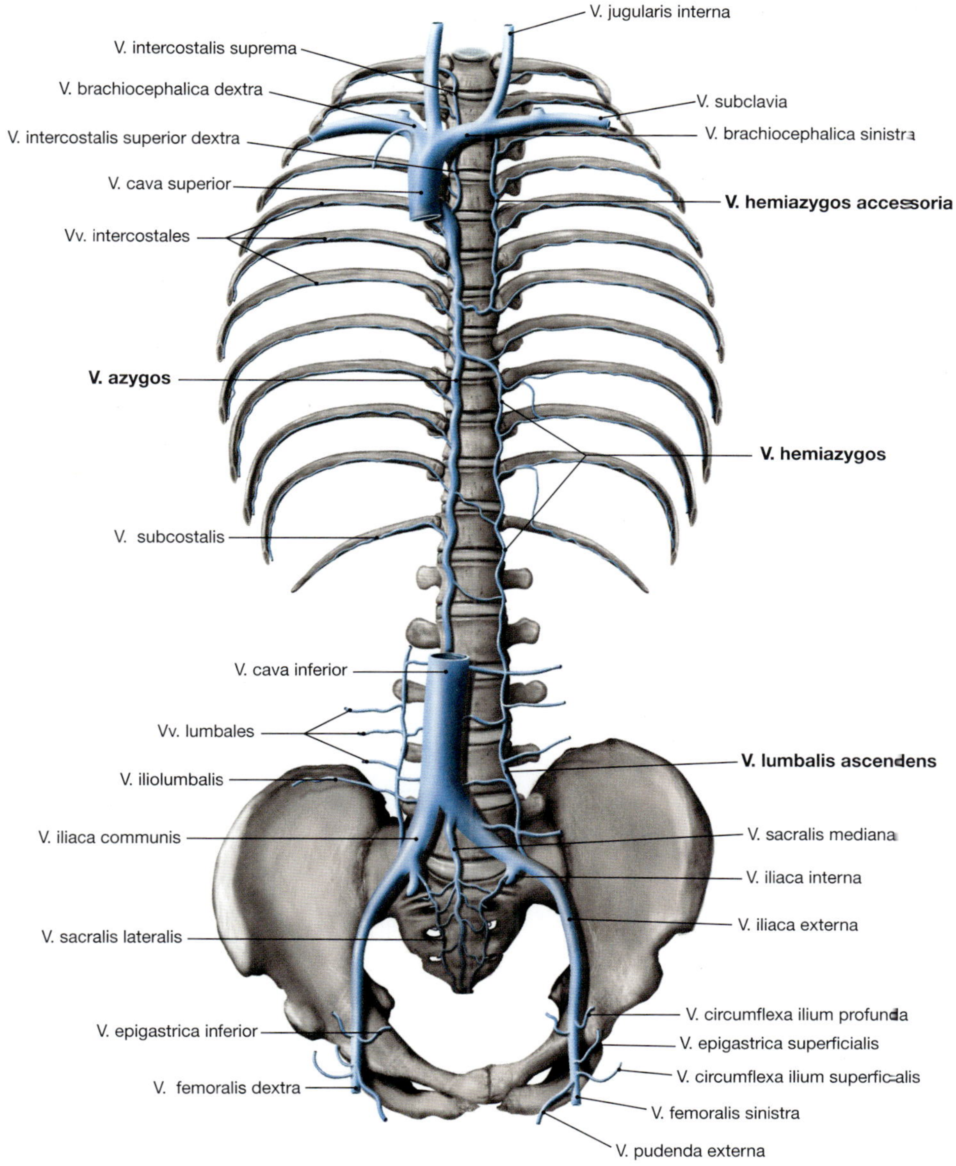


**Abb. 2.121 Azygossystem.** [S700-L266]
Das Azygossystem drainiert Blut zwischen V. iliaca interna und V. cava superior. Die V. lumbalis ascendens auf der rechten Seite, die die V. azygos mit der V. iliaca communis dextra verbindet, ist durch die V. cava inferior verdeckt. Zusätzlich gibt es auch direkte Verbindungen der Vv. lumbales ascendentes zur V. cava inferior. In das System sind der Plexus venosus sacralis und die Plexus venosi vertebrales externi und interni sowie die Vv. lumbales eingeschaltet.

## Klinik

In der Folge von Einflussstauungen der V. cava superior, der V. cava inferior oder der Vv. iliacae communes durch eine Thrombose, eine Raumforderung oder das Einwachsen von Tumoren kann es zur Ausbildung von Umgehungskreisläufen zwischen V. cava superior und V. cava inferior kommen **(kavokavale Anastomosen):**

- Zwischen V. iliaca externa und V. cava superior über V. epigastrica inferior, V. epigastrica superior, V. thoracica interna und V. brachiocephalica
- Zwischen V. femoralis und V. cava superior über V. circumflexa ilium superficialis/epigastrica superficialis, V. thoracoepigastrica, V. axillaris und V. brachiocephalica
- Zwischen V. iliaca interna und V. cava superior über Plexus venosus sacralis, Plexus venosi vertebrales externi und interni, Vv. azygos und hemiazygos
- Zwischen Vv. lumbales und V. cava superior über Vv. lumbales ascendentes, Vv. azygos und hemiazygos

**Portokavale Anastomosen** (→ Abb. 6. 01, Bd. 2).

## Arterien der Brustwand

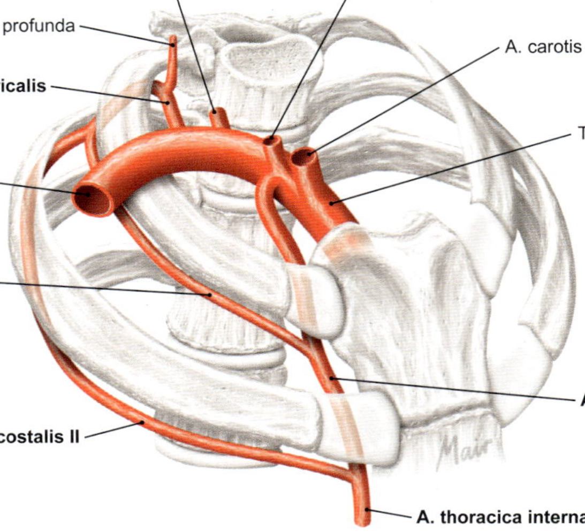


**Abb. 2.122 Arterien der Brustwand im Verhältnis zur ersten und zweiten Rippe.** [S700-L127]
Die ersten beiden hinteren Interkostalarterien gehen aus dem von der A. subclavia abgehenden Truncus costocervicalis hervor und anastomosieren mit den jeweiligen vorderen Interkostalarterien der A. thoracica interna.

* klin.: A. mammaria interna

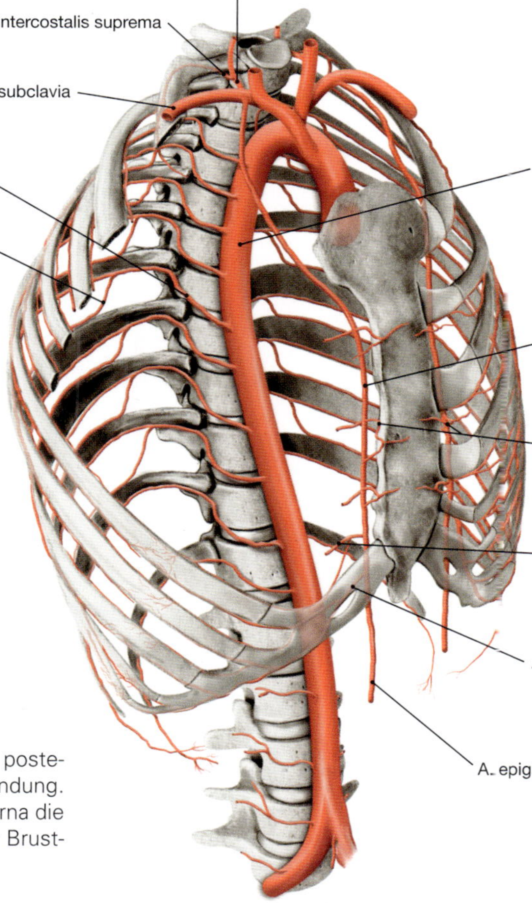


**Abb. 2.123 Arterien der Brustwand.** [S700-L266]
Aorta und A. thoracica interna stehen über die Aa. intercostales posteriores und die Rr. intercostales anteriores miteinander in Verbindung. Unterhalb des Rippenbogens verläuft als Ast der A. thoracia interna die A. musculophrenica. Die Gefäße dienen der Blutversorgung der Brust- und Bauchwand.

* klin.: A. mammaria interna

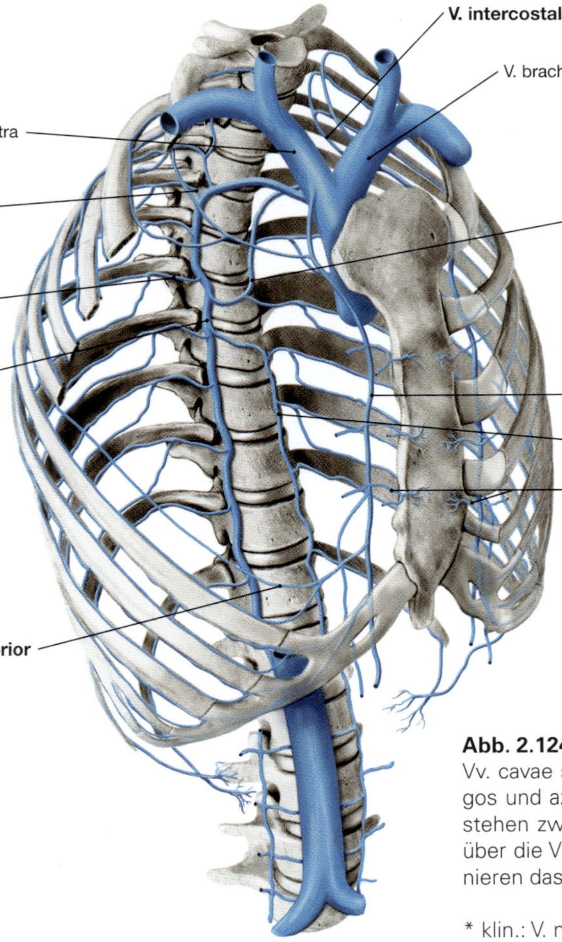


**Abb. 2.124 Venen der Brustwand.** [S700-L266]
Vv. cavae superior und inferior stehen über die Vv. lumbales, hemiazygos und azygos miteinander in Verbindung. Weitere Anastomosen bestehen zwischen dem Azygossystem und den Vv. thoracicae internae über die Vv. intercostales posteriores und anteriores. Die Gefäße drainieren das Blut von Brust- und Bauchwand.

* klin.: V. mammaria interna

## Arterien und Venen der vorderen Rumpfwand

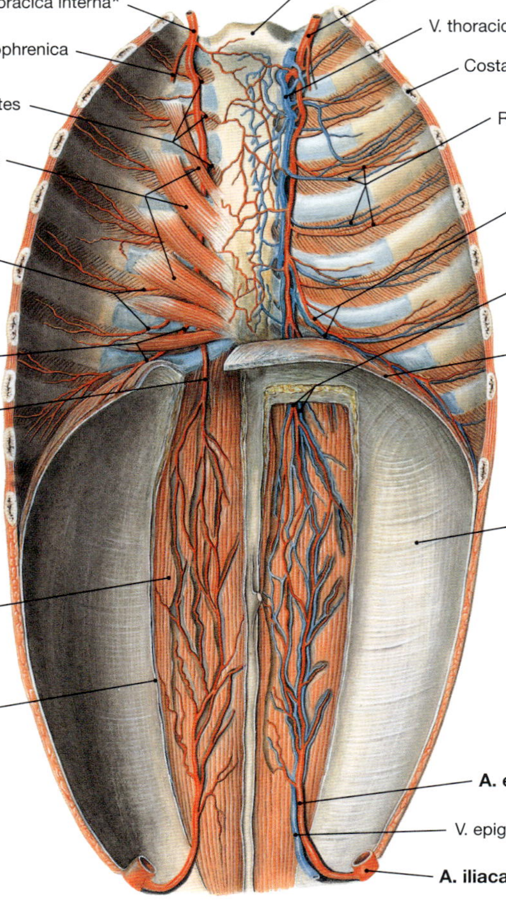


**Abb. 2.125 Gefäße an der Innenseite der vorderen Rumpfwand;** Ansicht von dorsal. [S700]
Die epigastrischen Gefäße (Vasa epigastrica superiora und inferiora) verlaufen auf der Rückseite des M. rectus abdominis und sind nach Entfernung der Rektusscheide in den oberen zwei Dritteln des Bauchraums und nach Entfernung der Fascia transversalis sichtbar. Die A. thoracica interna wird auf der linken Körperseite vom M. transversus thoracis verdeckt. Unterhalb davon tritt sie durch das Trigonum sternocostale des Zwerchfells in die Rektusscheide ein und wird zur A. epigastrica superior. Die A. epigastrica inferior kommt aus der A. iliaca externa. Auf der rechten Körperseite ist die Situation mit zugehörigen Venen dargestellt.

* klin.: A. mammaria interna
** klin.: V. mammaria interna

### Klinik

Die A. thoracica (mammaria) interna wird außer der V. saphena magna häufig zur operativen Revaskularisation des Herzens bei hochgradiger **Koronarstenose** (Verengung der Herzkranzarterien) als **Bypass** verwendet.

Die Umgehungskreisläufe bei Aortenisthmusstenose sind bei → Abb. 2.118, die kavokavalen Anastomosen bei → Abb. 2.121 dargestellt.

**Abb. 2.126 Oberflächliche Lymphgefäße und regionäre Lymphknoten der vorderen Rumpfwand.** [S700-L127]
Die **axillären Lymphknoten** (Nodi lymphoidei axillares, zu ihnen gehören die Nodi lymphoidei brachiales und pectorales) sammeln die Lymphe der gesamten oberen Extremität, eines Großteils der ventralen Rumpfwand bis zur Wasserscheide auf Höhe des Bauchnabels sowie des Rückens bis zur entsprechenden Wasserscheide (→ Abb. 2.127).
Die **oberflächlichen inguinalen Lymphknoten** (Nodi lymphoidei inguinales superficiales) bestehen aus einer vertikalen und einer horizontalen Gruppe. Sie sammeln die Lymphe der gesamten unteren Extremität, der ventralen Rumpfwand bis zur Wasserscheide auf Höhe des Bauchnabels, der Gesäß- und Rückenregion bis zur Wasserscheide sowie der äußeren Genitalien (einschließlich Penis), der Dammregion und des Analbereichs.
Bei der **Frau** drainieren Lymphgefäße, die vom Corpus uteri und vom Tubenwinkel kommen und mit dem Lig. teres uteri durch den Leistenkanal ziehen (→ Abb. 2.129), ihre Lymphe in die oberflächlichen Leistenlymphknoten.
Beim **Mann** wird die Lymphe des Hodens zu den paraaortalen Lymphknoten drainiert (nicht dargestellt).

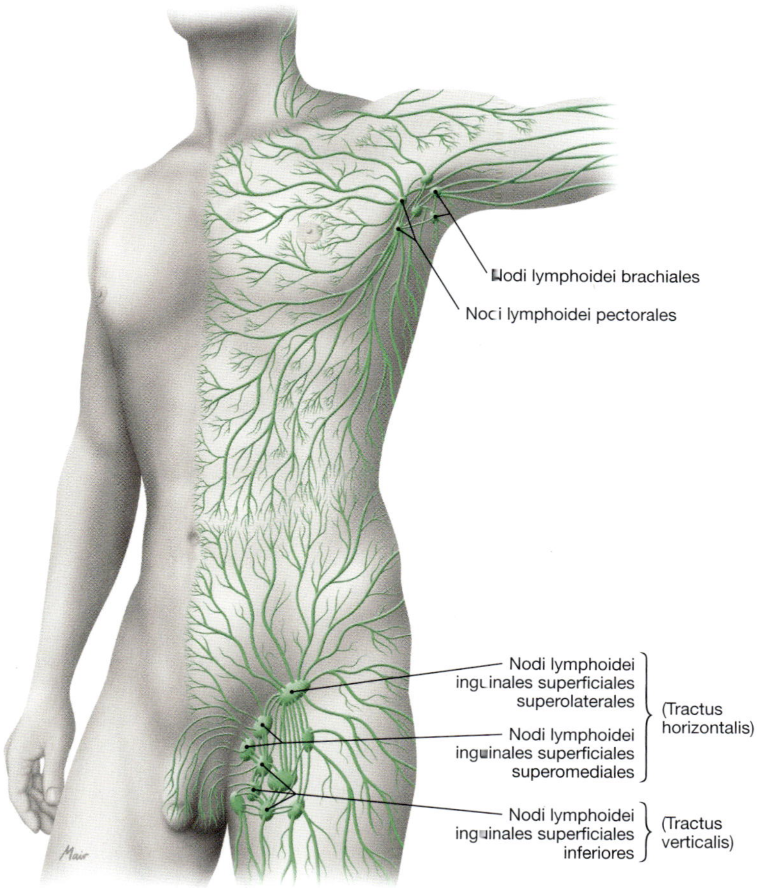


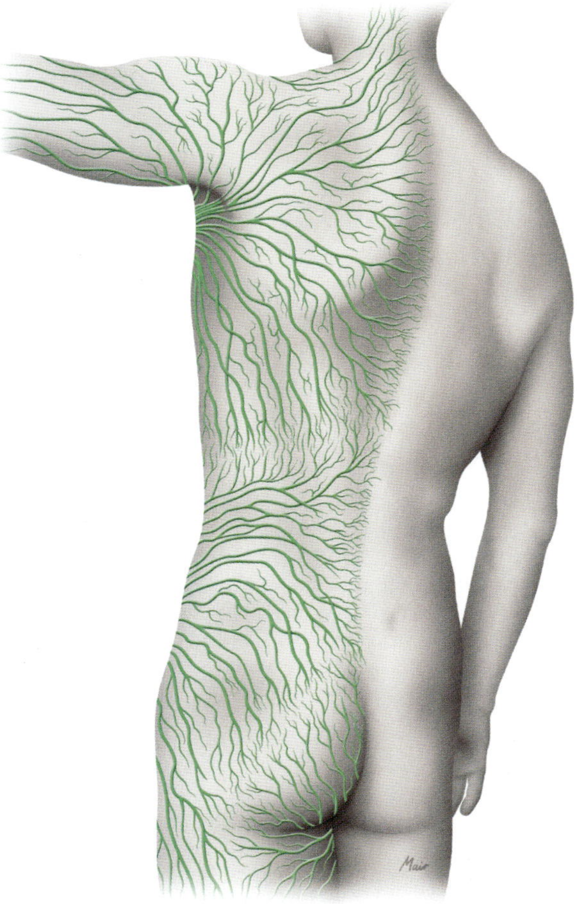

**Abb. 2.127 Oberflächliche Lymphgefäße der hinteren Rumpfwand.** [S700-L127]
Die Lymphe der Rückenregion wird oberhalb des Bauchnabels zu den axillären Lymphknoten drainiert, unterhalb davon in die oberflächlichen inguinalen Lymphknoten.

## Lymphgefäße

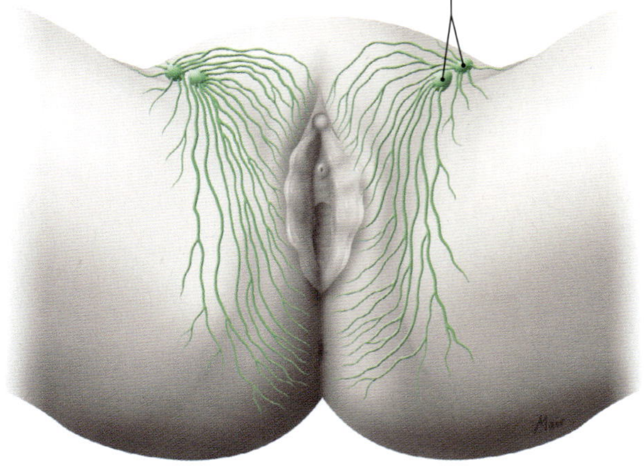


**Abb. 2.128 Oberflächliche Lymphgefäße und regionäre Lymphknoten des äußeren Genitales der Frau sowie von Dammregion und Analbereich;** Ansicht von kaudal. [S700-L127]
Die Lymphe aus äußerem Genitale, Dammregion und Analbereich wird in die oberflächlichen Leistenlymphknoten drainiert. Erste Lymphstation sind die **Nodi lymphoidei inguinales superficiales superomediales.**

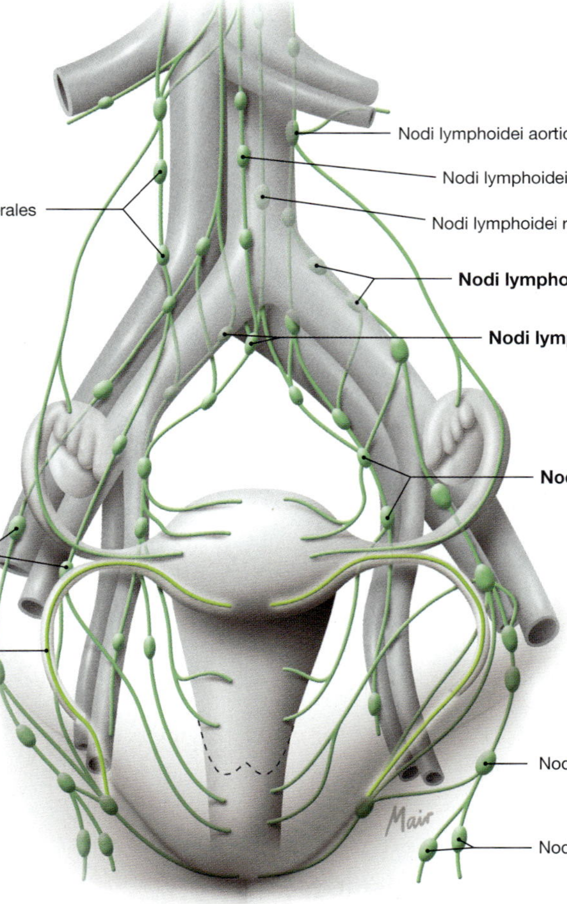


**Abb. 2.129 Oberflächliche und tiefe Lymphgefäße sowie regionäre Lymphknoten von Scheide, Vagina, Gebärmutter, Uterus, Eileiter, Tuba uterina, und Eierstock, Ovar;** Ansicht von ventral. [S700-L127]

- Aus den oberen zwei Dritteln der Vagina wird die Lymphe in die pelvinen Lymphknoten drainiert, im unteren Vaginaldrittel fließt sie in die Leistenlymphknoten ab.
- Die Lymphe von Ovar, Tube und eines Teils von Uterusfundus und -corpus gelangt entlang der A. ovarica, die sich im Lig. suspensorium ovarii befindet, in die Nodi lymphoidei lumbales.
- Ein zweiter Teil der Lymphe von Fundus, Corpus und Cervix uteri gelangt zur A. uterina in die Nodi lymphoidei iliaci.
- Ein dritter Teil der Lymphe von Fundus und Corpus uteri wird entlang dem Lig. teres uteri zu den Nodi lymphoidei inguinales superficiales drainiert (farblich hervorgehoben).

### Klinik

Die inguinalen Lymphknoten sind im Rahmen von Entzündungen und Malignomen von klinischer Bedeutung, da eine Vergrößerung ein erster Hinweis auf einen pathologischen Prozess im Einzugsgebiet sein kann. In diesem Zusammenhang muss bei Frauen an einen **Metastasierungsweg** vom Uterus über die Lymphbahnen am Lig. teres uteri durch den Leistenkanal gedacht werden.

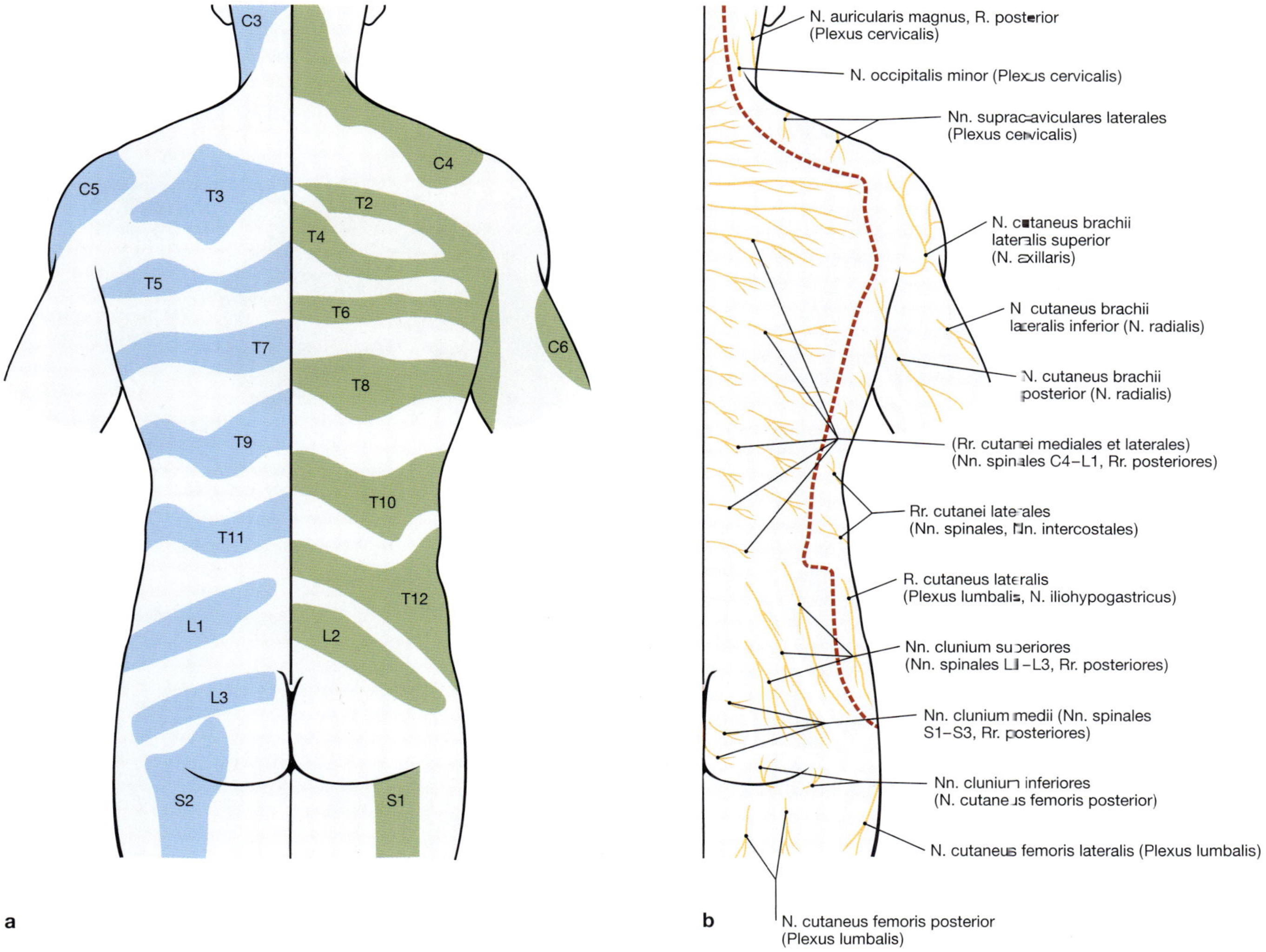


**Abb. 2.130a und b Segmentale Hautinnervation (Dermatome) und Hautnerven des Rückens;** Ansicht von dorsal. [S700-L126]/[F1060-001]
**a** Dermatome in ganzer Körperansicht. Da sich viele Hautnerven aus Fasern mehrerer Spinalnerven zusammensetzen, unterscheiden sich die Dermatome von den Innervationsfeldern der Hautnerven. Die Dermatome sind alternierend links (blau) und rechts (grün) dargestellt. So ist z. B. T7 auf der linken Seite in blau, T8 auf der rechten Seite in grün und T9 wieder auf der linken Seite in grün usw. sichtbar. Der Grund für diese Art der Darstellung ist die Tatsache, dass die Dermatome keine autonomen Zonen der sensiblen Hautinnervation sind, sondern dass sie sich außerordentlich stark und in unterschiedlichem Ausmaß überlappen (nur in der Mittellinie ist die Überlappung sehr gering). Regionen, denen keine Farbe zugeordnet ist (z. B. der Bereich zwischen C4, T2 und T3 um die Mittellinie), sind Bereiche, in denen eine außerordentlich hohe Variabilität besteht und eine sehr starke interindividuelle Überlappung vorkommen kann, sodass keine klare Zuordnung möglich ist. Die Darstellung der Dermatome basiert auf einer evidenzbasierten Dermatomkarte nach LEE und Mitarbeitern (2008). Um die Abbildung übersichtlich und verständlich zu halten, sind die Dermatome S3, S4 und S5 nicht dargestellt (sie decken den Bereich des Perineums einschließlich des Anus und des äußeren Genitales mit ab).
**b** Hautnerven in halber Körperansicht. Die gestrichelte rote Linie markiert die Grenze der Versorgungsgebiete zwischen Rr. posteriores [dorsales] und Rr. anteriores [ventrales] der Spinalnerven.

## Gefäße und Nerven des Rückens

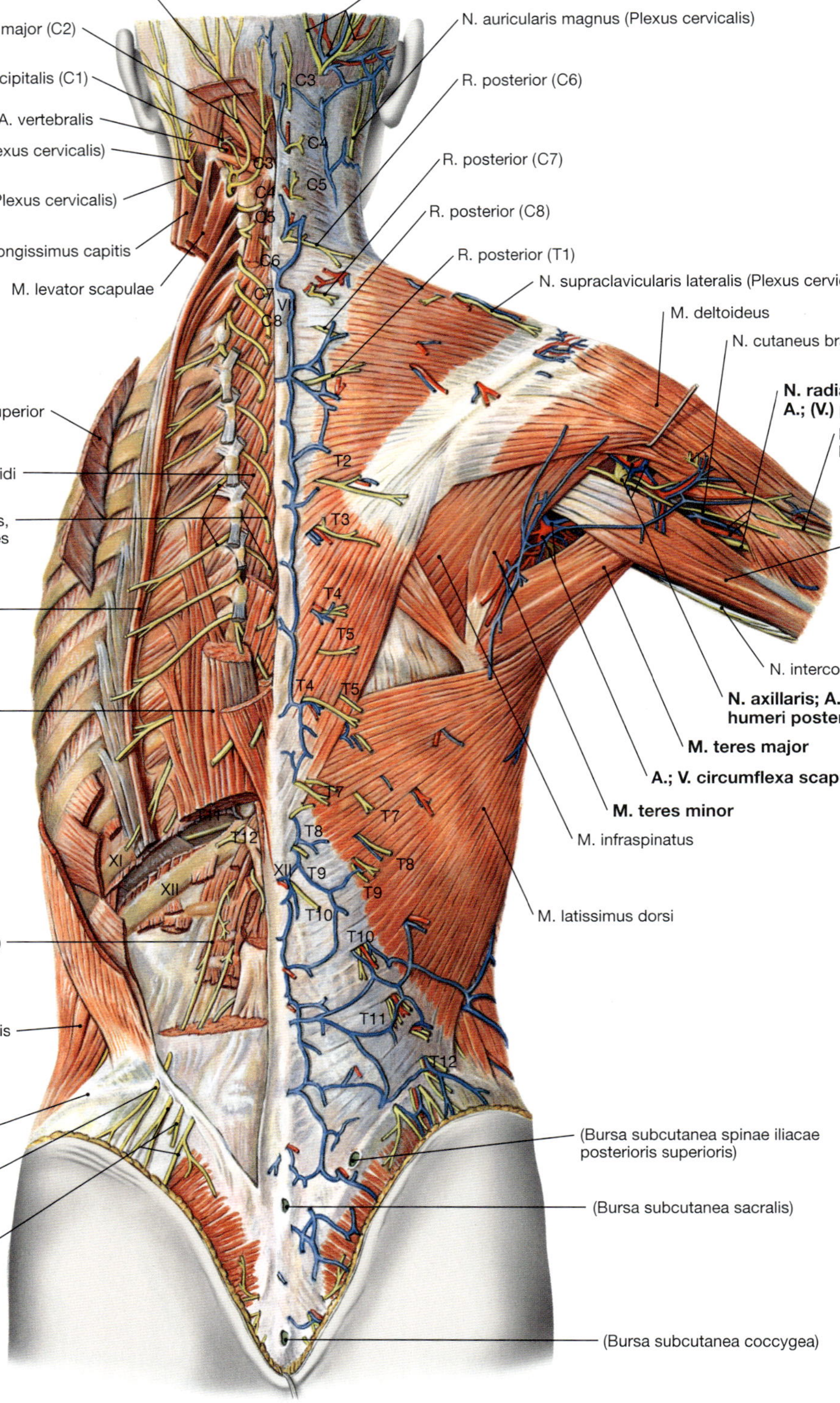


**Abb. 2.131 Gefäße und Nerven des Rückens;** Ansicht von dorsal; nach Abtragung der oberflächlichen Muskeln und des Schultergürtels auf der linken Seite. [S700]

Die **mediale Achsellücke** wird kranial durch den M. teres minor, kaudal durch den M. teres major, lateral durch das Caput longum des M. triceps brachii begrenzt. In der medialen Achsellücke verlaufen die A. und V. circumflexa scapulae.

Die **laterale Achsellücke** wird kranial durch den M. teres minor, kaudal durch den M. teres major, medial durch das Caput longum des M. triceps brachii und lateral durch den Humerusschaft begrenzt. In der lateralen Achsellücke verlaufen die A. und V. circumflexa humeri posterior und der N. axillaris.

Der **Trizepsschlitz** wird kranial durch den M. teres major, medial durch das Caput longum des M. triceps brachii und lateral durch den Humerusschaft begrenzt. Im Trizepsschlitz verlaufen die A. und V. profunda brachii und der N. radialis.

* Gefäße und Nerven in der medialen Achsellücke
** Gefäße und Nerven in der lateralen Achsellücke
*** Gefäße und Nerven im Trizepsschlitz

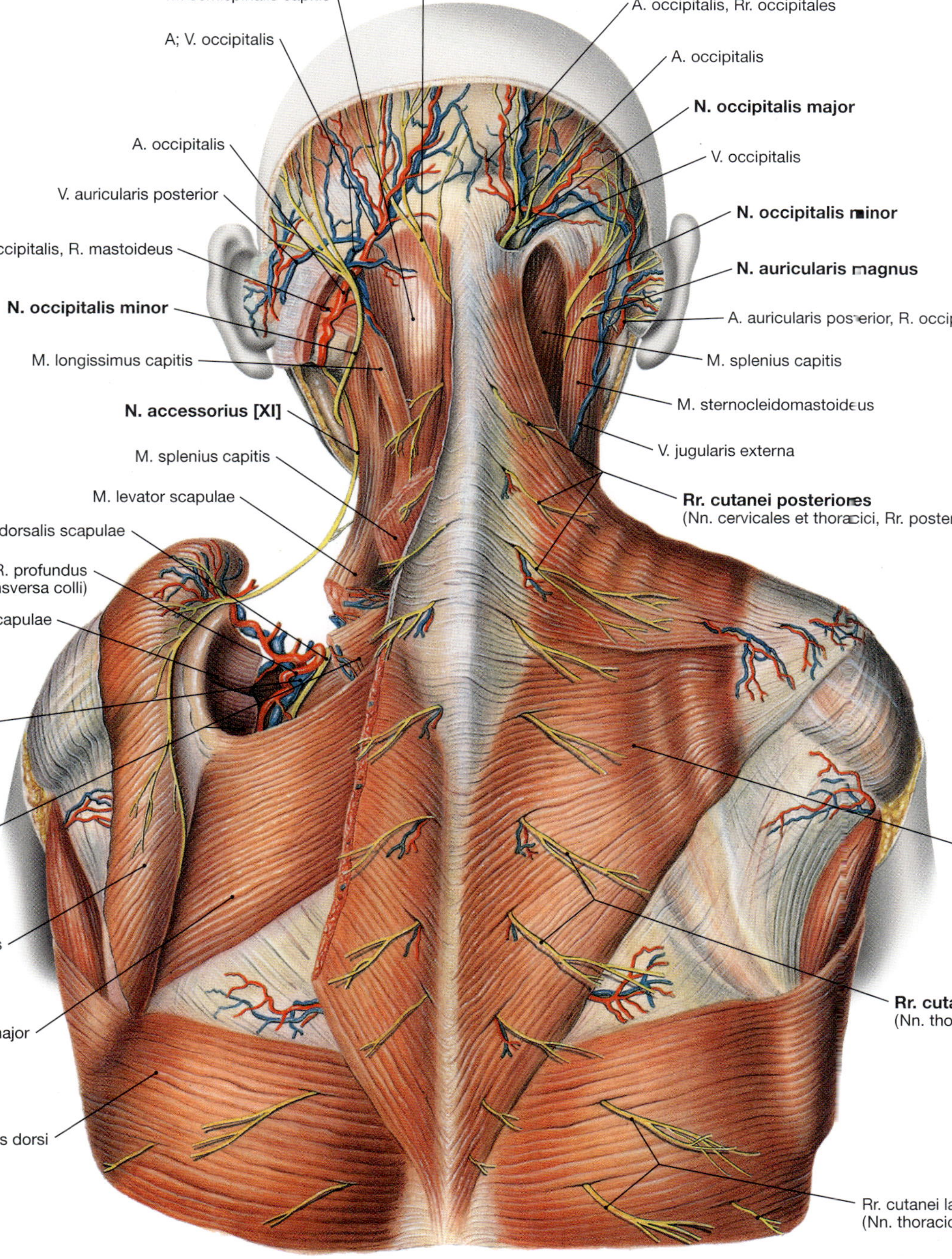


**Abb. 2.132 Gefäße und Nerven von Hinterhauptregion, Regio occipitalis, Nacken, Regio cervicalis posterior [Regio nuchalis], und oberem Rückenbereich;** Ansicht von dorsal. [S700]
Die Haut des Rückens wird bis zur Skapularlinie segmental von den Rr. posteriores [dorsales] der Spinalnerven (Rr. cutanei posteriores) innerviert. Hautäste im Nacken- und Hinterhauptbereich (Rr. mediales der Rr. posteriores [dorsales]) sind der N. occipitalis major aus C2 und der N. occipitalis tertius aus C3 (nicht sichtbar). Der N. occipitalis minor kommt aus dem Plexus cervicalis (Rr. anteriores [ventrales]) über das Punctum nervosum (ERB-Punkt). Dargestellt ist auch der Verlauf des N. accessorius [XI] im Hals- und Schulterbereich.

## Gefäße und Nerven des Nackens

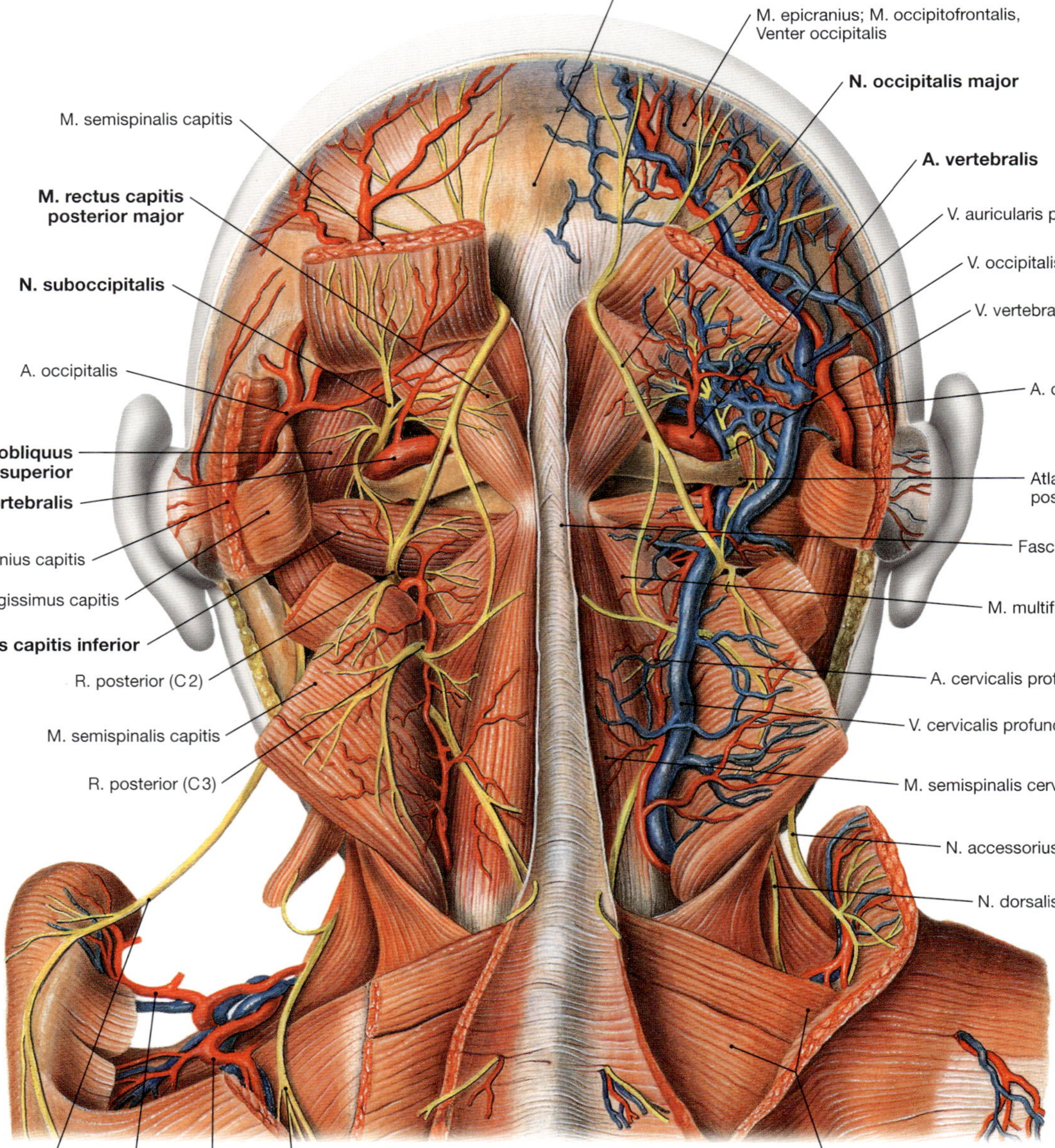


**Abb. 2.133 Gefäße und Nerven von Hinterhauptregion, Regio occipitalis, und Nacken, Regio cervicalis posterior [Regio nuchalis];** Ansicht von dorsal. [S700]
Auf beiden Seiten sind zur Darstellung der tiefen Leitungsbahnen die Mm. trapezius, sternocleidomastoideus, splenius capitis und semispinalis capitis abgelöst und teilweise entfernt. Man blickt auf beiden Seiten auf die kurzen Nackenmuskeln (Mm. recti capitis posterior minor und major sowie Mm. obliqui capitis superior und inferior), die das **Vertebralis-Dreieck** (Trigonum arteriae vertebralis) umrahmen. Dargestellt sind außer den Arterien und Venen die Nn. occipitalis major und suboccipitalis sowie der N. accessorius [XI].

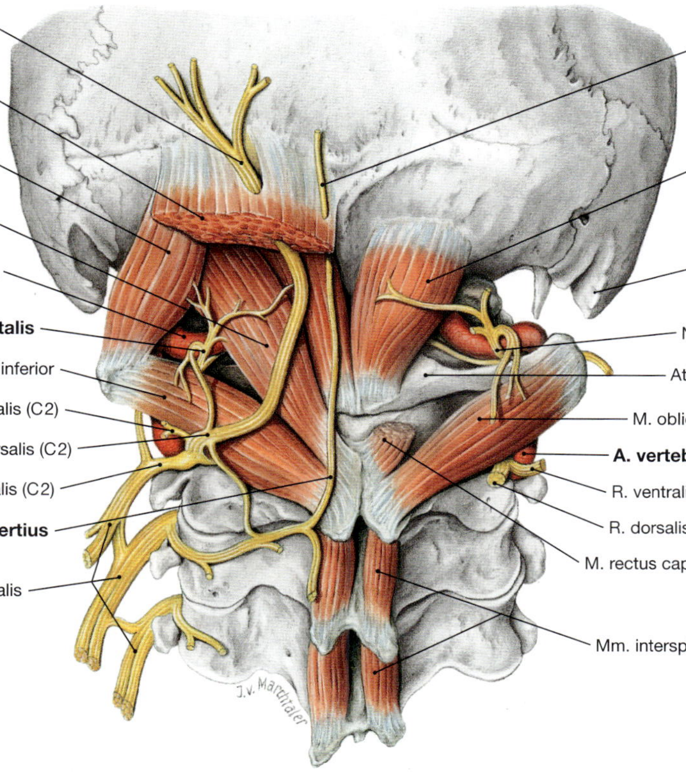


**Abb. 2.134 Nerven des Nackens, Regio cervicalis posterior;** Ansicht von dorsal. [S700]

Der R. posterior aus C2 setzt sich als **N. occipitalis major** auf dem Hinterhaupt fort. Der R. posterior aus C3 setzt sich als **N. occipitalis tertius** im Bereich des Lig. nuchae kranialwärts fort. Aus der Tiefe des Vertebralis-Dreiecks (Trigonum arteriae vertebralis), in dem auch die A. vertebralis liegt, kommt der R. posterior aus C1 und innerviert als **N. suboccipitalis** die kurzen Nackenmuskeln.

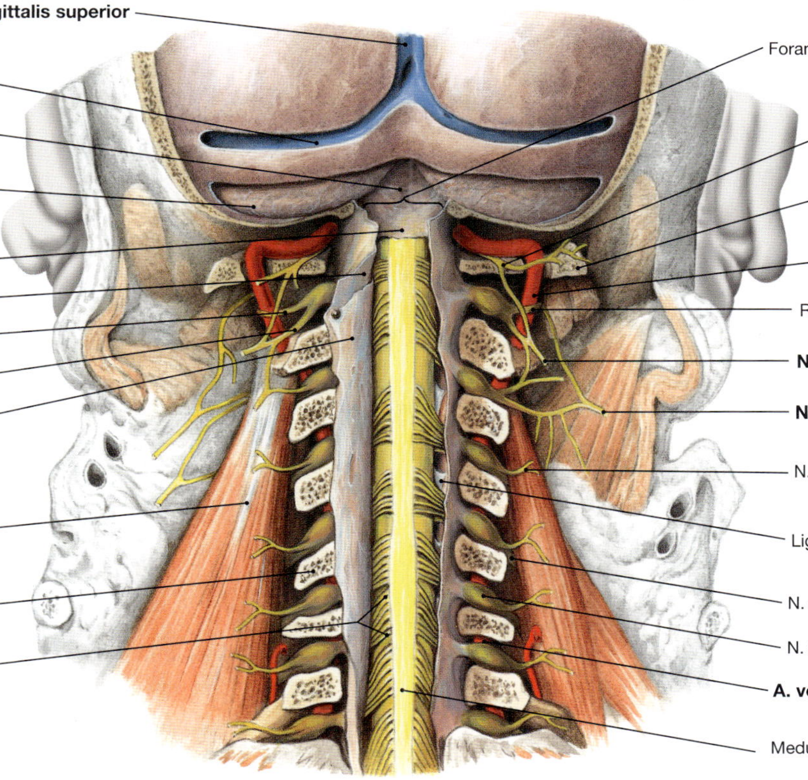


**Abb. 2.135 Gefäße und Nerven der tiefen hinteren Halsregion, Regio cervicalis posterior, und Inhalt des Wirbelkanals;** Ansicht von dorsal. [S700]

Der Wirbelkanal ist von dorsal eröffnet, das Hinterhauptbein ist entfernt; das gibt den Blick auf die Dura mater mit eröffneten Sinus sagittalis superior und Sinus transversus frei

Zwischen den Halswirbeln sieht man die **A. vertebralis** aufsteigen.

## Cauda equina und Lumbalpunktion

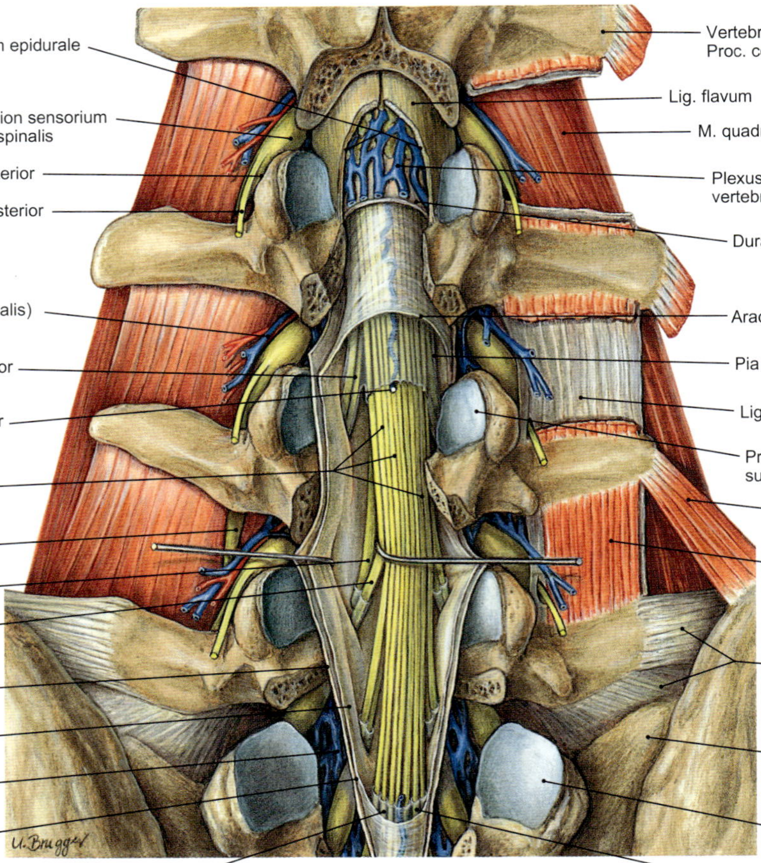


**Abb. 2.136 Gefäße und Nerven des eröffneten Wirbelkanals der Lendenwirbelsäule, Regio lumbalis;** Ansicht von dorsal. [S700]

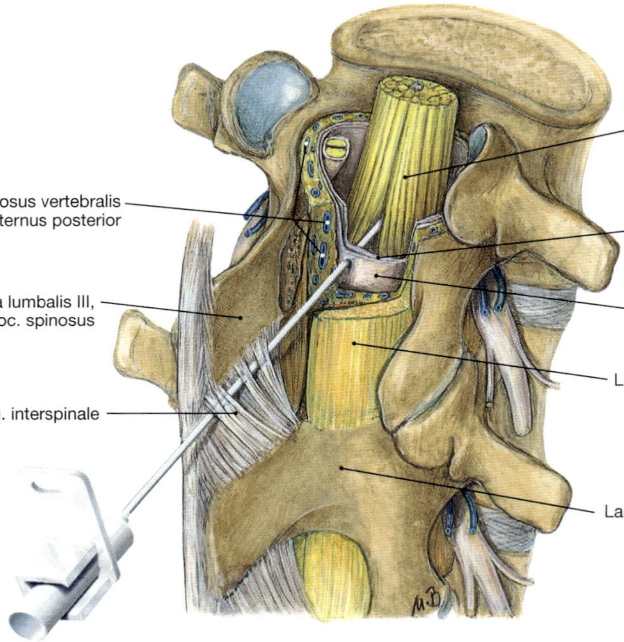


**Abb. 2.137 Lumbalpunktion,** Führung der Punktionsnadel. [S700]

### Klinik

Um Liquor für diagnostische Zwecke zu gewinnen oder Medikamente in den Liquorraum zu applizieren, wird eine **Liquorpunktion** durchgeführt. Diese wird unterhalb des 2. Lendenwirbels, typischerweise zwischen den Dornfortsätzen von L3/L4 oder L4/L5, durchgeführt, um das Rückenmark nicht zu verletzen. Auf dieser Höhe liegt die Cauda equina; der Subarachnoidalraum hat hier seine größte Ausdehnung. Mit der Punktionsnadel werden die Ligg. supraspinale und interspinale, der Epiduralraum, die Dura mater und die Arachnoidea durchstochen, bis die Nadel in den Subarachnoidalraum gelangt (→ Abb. 2.137).

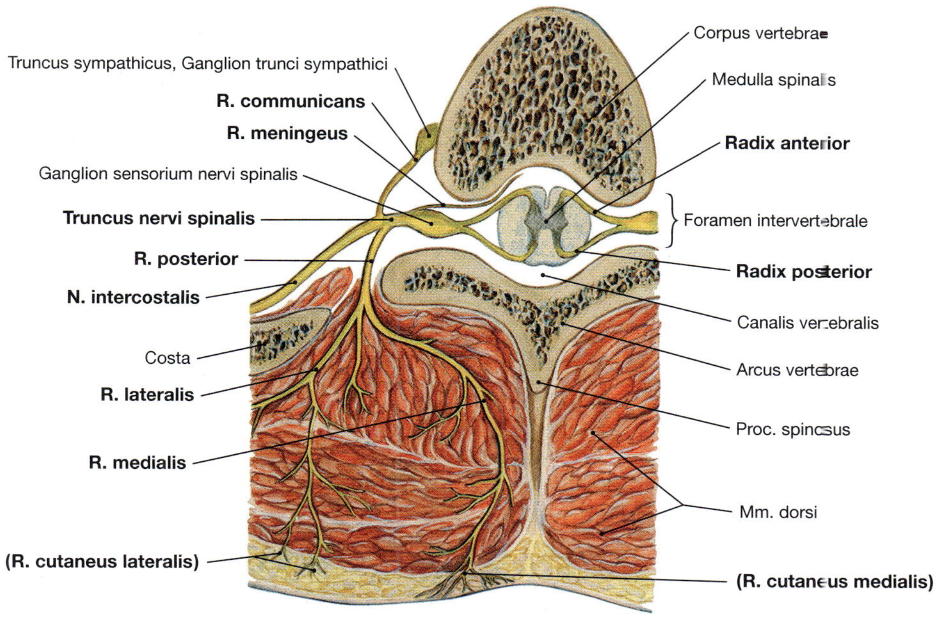


**Abb. 2.138 Spinalnerv, N. spinalis, im Thorakalbereich;** Ansicht von kaudal. [S700]
Der Stamm des Spinalnervs ist nur wenige Millimeter lang (Truncus nervi spinalis). Er wird aus den Radices anterior und posterior gebildet, die sich zum Truncus nervi spinalis zusammenschließen. Aus dem Trunkus gehen der größere R. anterior (im Thorakalbereich als N. intercostalis) und der kleinere R. posterior hervor. Dieser teilt sich in einen medialen (R. medialis) und einen lateralen (R. lateralis) Ast auf, die die autochthone Rückenmuskulatur (Mm. dorsi) sowie mit ihren Endästen die Haut des Rückens (Rr. cutanei medialis und lateralis) innervieren. Der Spinalnerv steht über einen R. communicans mit dem Grenzstrang (Truncus sympathicus) in Verbindung. Der R. meningeus des Spinalnervs verläuft rückläufig in den Wirbelkanal und innerviert die Bänder der Wirbelsäule und die Rückenmarkhäute. Der N. intercostalis verläuft unterhalb der Rippe (nicht dargestellt) nach ventral, innerviert die Mm. intercostales externi und interni und gibt die Rr. cutanei lateralis und anterior zur Hautinnervation ab.

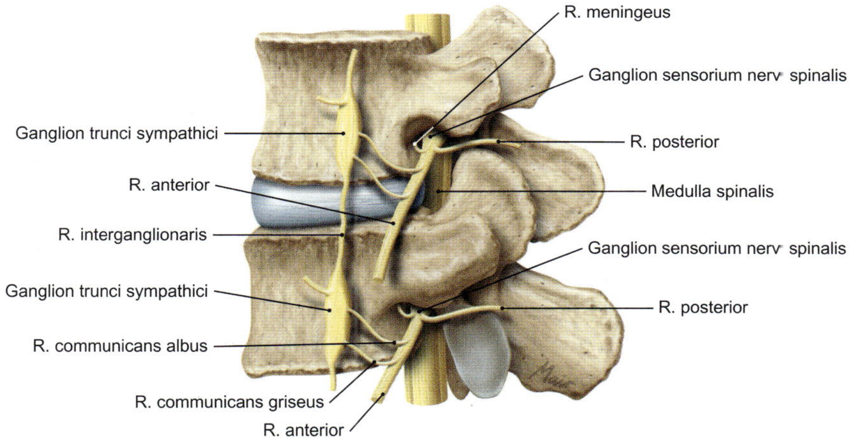


**Abb. 2.139 Spinalnerv, N. spinalis, im Lumbalbereich;** Ansicht von links lateral. [S700-L127]
Nach Durchtritt des Spinalnervs durch das Foramen intervertebrale teilt sich der Spinalnerv in die Rr. anterior, posterior, meningeus und communicans auf und geht Verbindungen zum Grenzstrang (Truncus sympathicus) ein.

## Klinik

Posterolaterale Bandscheibenvorfälle, Spondylophyten oder Tumoren können zur **Einengung des Foramen intervertebrale** mit Kompression der Spinalnervenwurzeln und daraus resultierenden Ausfallerscheinungen führen.
[S701-L126]

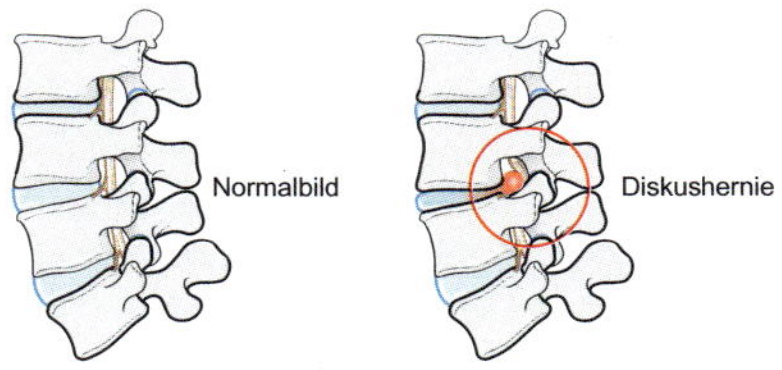

## Spinalnerv

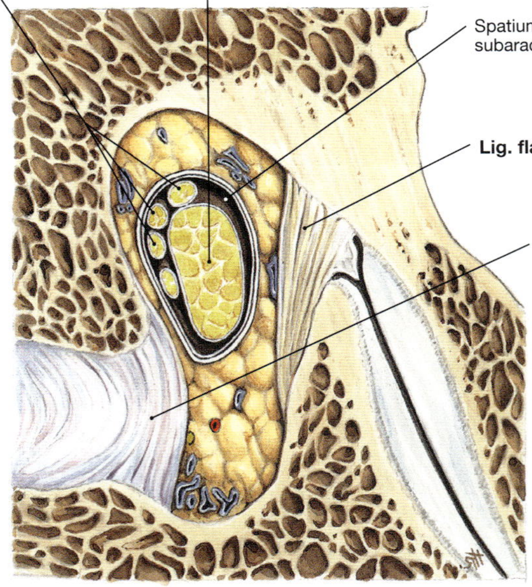


**Abb. 2.140 Spinalnerv, N. spinalis, im Lumbalbereich.** Sagittalschnitt auf Höhe des Foramen intervertebrale; Ansicht von links. [B500-L240]
Im Foramen intervertebrale haben sich die Radices anterior und posterior noch nicht zum Spinalnerv vereinigt. Sie liegen hier noch in einer Tasche der Dura und werden von Liquor umspült. Man sieht ventral die Zwischenwirbelscheibe (Discus intervertebralis) und dorsal das Lig. flavum sowie das angrenzende Zygapophysialgelenk.

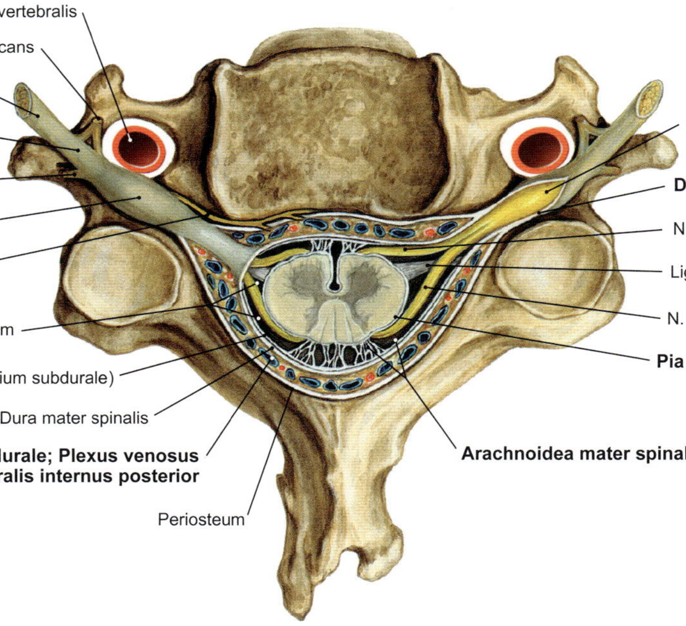


**Abb. 2.141 Inhalt des Wirbelkanals, Canalis vertebralis;** Querschnitt auf Höhe des 5. Halswirbels; Ansicht von kranial. [S700]
Das Rückenmark wird von Dura, Arachnoidea und Pia mater umgeben und von Liquor cerebrospinalis im Subarachnoidalraum (Spatium subarachnoideum) umspült. Der Duraschlauch und die austretenden Spinalnervenwurzeln sind im Wirbelkanal durch Fettgewebe mit eingelagerten Venenplexus (Plexus venosi vertebrales interni anterior und posterior) sowie versorgenden Blutgefäßen abgepolstert.
**Zur Epiduralanästhesie** → Abb. 12.190, Bd.3.

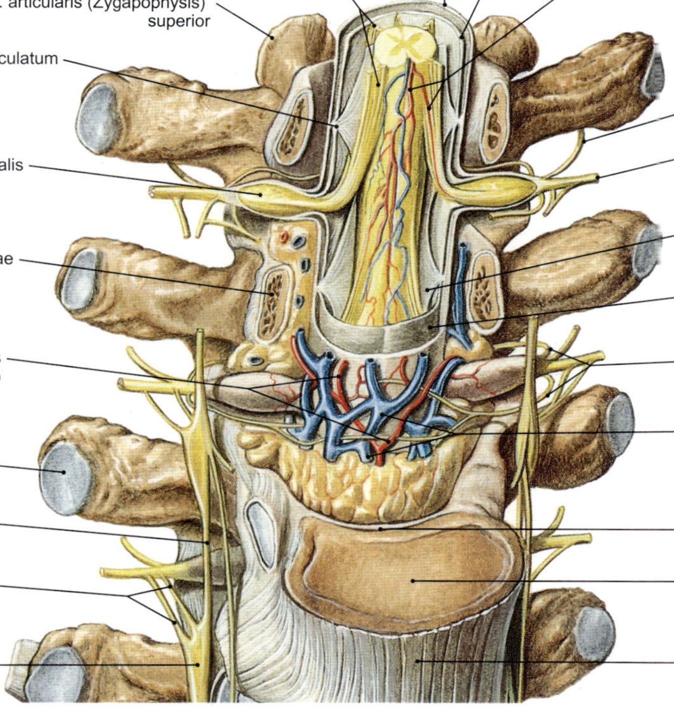


**Abb. 2.142 Brustwirbelsäule mit Rückenmark, Medulla spinalis, und Grenzstrang des Sympathicus, Truncus sympathicus;** Ansicht von ventral. [S700]

Man sieht das die Hirnhäute im Wirbelkanal ummantelnde Spatium epidurale, in dessen Fettgewebe der Plexus venosus vertebralis internus anterior sowie die Rr. spinales der A. intercostalis posterior sichtbar sind. Auf dem Rückenmark verläuft die A. spinalis anterior.

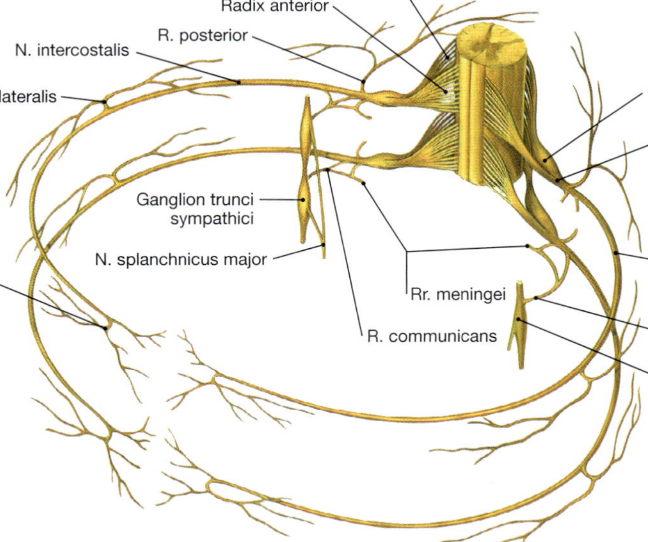


**Abb. 2.143 Bauprinzip von Spinalnerv, N. spinalis, und Rückenmarksegment, am Beispiel zweier Thorakalnerven, Nn. thoracici;** Ansicht von schräg vorne. [S700]

Jeder Spinalnerv besitzt eine Vorderwurzel (Radix anterior) und eine Hinterwurzel (Radix posterior). Die Zellkörper (Perikarya) motorischer Nervenfasern liegen in der grauen Substanz des Rückenmarks und verlassen es über die Vorderwurzel; die Perikarya sensibler Nervenfasern liegen im dorsalen Wurzelganglion (Ganglion sensorium nervi spinalis) und treten über die Hinterwurzel in das Rückenmark ein. Über Rr. communicantes bestehen Verbindungen vom Rückenmark zum Grenzstrang des Truncus sympathicus (Ganglion trunci sympathici). Die dorsalen Spinalnervenäste sind segmental angeordnet; die ventralen Äste schließen sich, abgesehen von den Interkostalnerven II–XI, zu Plexus zusammen.

## Gefäße und Nerven des Wirbelkanals

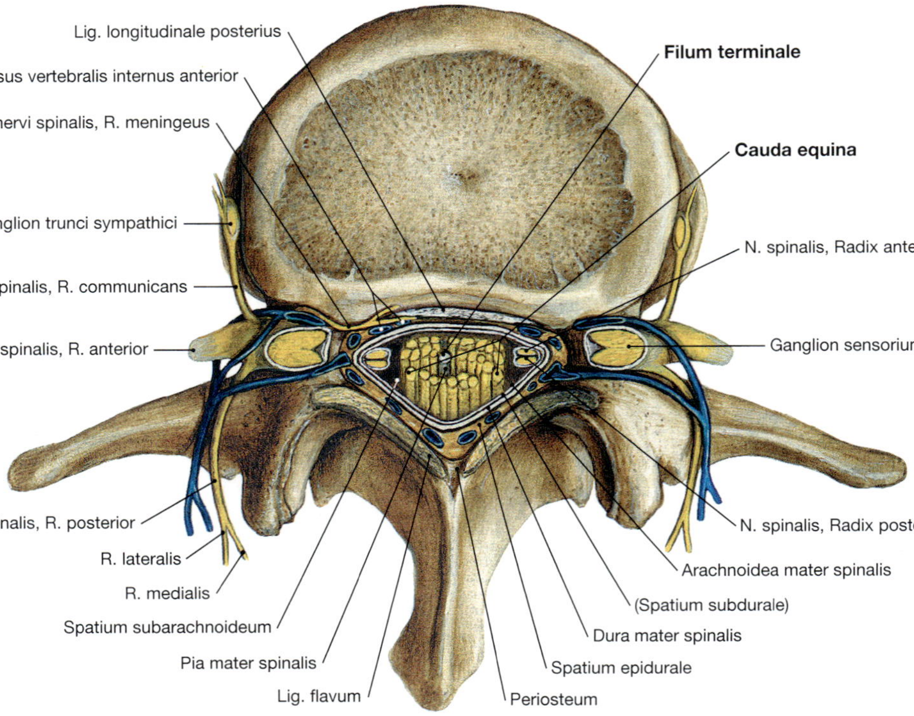


**Abb. 2.144 Inhalt des Wirbelkanals, Canalis vertebralis;** Querschnitt auf Höhe des 3. Lendenwirbels; Ansicht von kranial. [S700]
Unterhalb des 1./2. Lendenwirbels ziehen die Nervenwurzeln von L2 bis einschließlich des N. coccygeus im Duralsack als loses Bündel nach kaudal zu ihren Austrittsstellen. Die Gesamtheit der Nervenwurzeln wird als **Cauda equina** bezeichnet. Zwischen den Nervenfaserfortsätzen sieht man das sich an den Conus medullaris des Rückenmarks anschließende fadendünne **Filum terminale.**
**Zur Lumbalpunktion** → Abb. 2.137

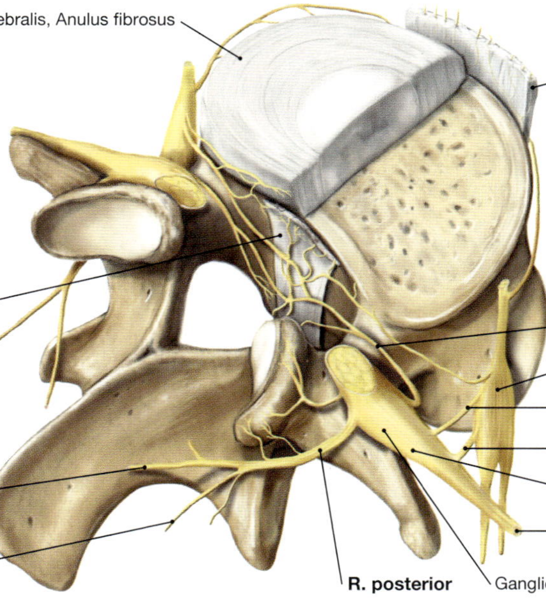


**Abb. 2.145 Nerven der Wirbelsäule, Columna vertebralis;** Ansicht von schräg rechts. [S700-L266]
Dargestellt sind aus dem Spinalnerv abgehende Äste, die zu unmittelbar benachbarten Strukturen ziehen. Hierzu gehören der **R. meningeus,** der die Rückenmarkhäute sensibel innerviert, aus dem **R. posterior** abgehende kleine Äste zur Capsula articularis der Zygapophysialgelenke sowie die Rr. communicantes albus und griseus zum Truncus sympathicus.
Über den **R. communicans albus** verlaufen präganglionäre sympathische Fasern aus dem Seitenhorn des Rückenmarks zum Truncus sympathicus. Über den **R. communicans griseus** ziehen postganglionäre sympathische Fasern vom Grenzstrang zurück zum Spinalnerv. Vegetative Fasern des Grenzstrangs innervieren Bandscheiben und Bänder der Wirbelsäule.

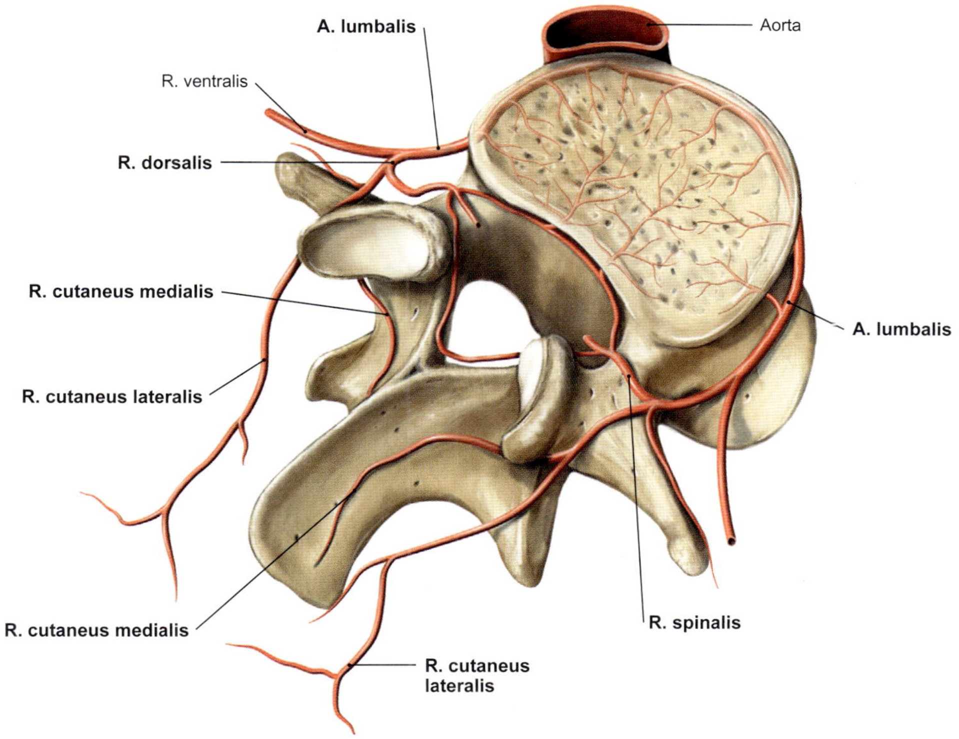


**Abb. 2.146 Arterien des Wirbelkanals, Canalis vertebralis,** am Beispiel eines Lendenwirbels; Ansicht von schräg rechts. [S700-L266]
In der Brust- und Lendenwirbelsäule besteht eine streng segmentale Arterienversorgung. Paarige **Aa. intercostales posteriores** aus der Aorta thoracica bzw. paarige **Aa. lumbales** aus der Aorta abdominalis versorgen als segmentale Äste u.a. den benachbarten Wirbelkörper mit Blut. Jede Arterie gibt einen **R. dorsalis** ab, von dem ein **R. spinalis** durch das Foramen intervertebrale des entsprechenden Bewegungssegments in den Wirbelkanal zieht. Über auf- und absteigende Äste anastomosieren die segmentalen Spinalarterien verschiedener Höhen im Wirbelkanal. Die Bogenplatten (Laminae) und die Dornfortsätze werden jeweils von innen von posterioren Arterienästen erreicht. Parallel zu den gleichnamigen dorsalen Spinalnervenästen verlaufen die Endäste der Rr. posteriores als **Rr. cutanei mediales** und **Rr. cutanei laterales.** Sie versorgen die posterioren knöchernen Strukturen von außen mit Blut und mit ihren Endästen die dorsale Rückenmuskulatur und die Haut.

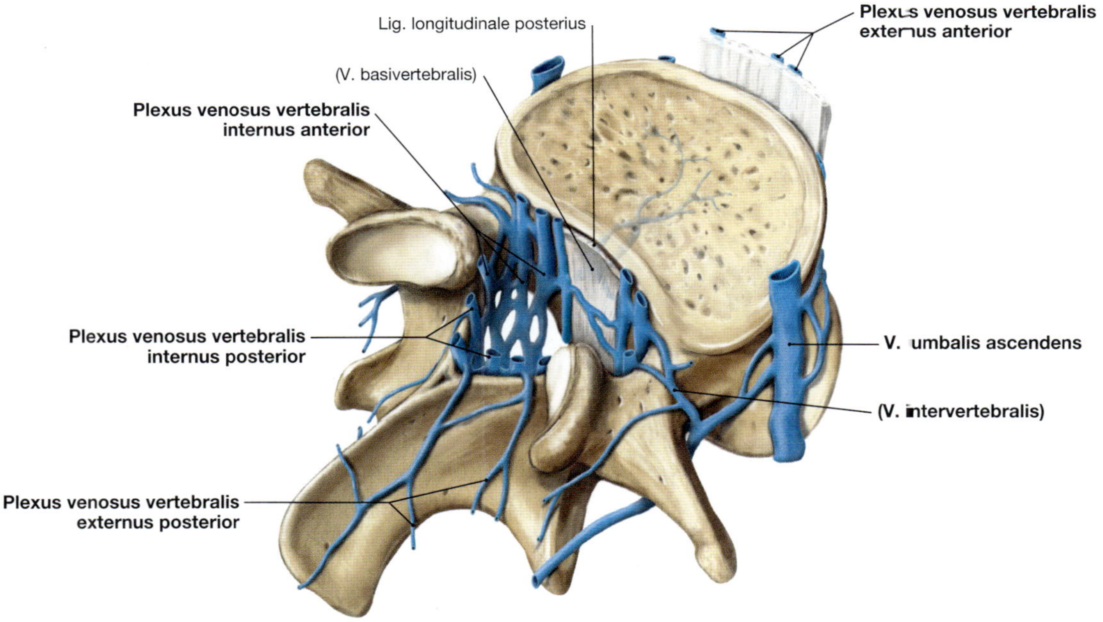


**Abb. 2.147 Venen des Wirbelkanals, Canalis vertebralis;** Ansicht von schräg dorsal rechts. [S700-L266]
Der Wirbelkanal wird von einem dichten System aus Venen ausgekleidet, die die **Plexus venosi vertebrales interni anterior** und **posterior** bilden. Sie liegen im Spatium epidurale und umlagern die Hirnhäute mit dem darin enthaltenen Rückenmark und der Cauda equina. Die beiden Plexus stehen über Vv. intervertebrales mit dem **Plexus venosus vertebralis externus posterior** in Verbindung. Dieser drainiert sein Blut (im Bereich der Lendenwirbelsäule) in die paravertebral verlaufenden Vv. lumbales ascendentes (im Thorakalbereich verlaufen hier die Vv. azygos, hemiazygos und hemiazygos accessoria). Diese nehmen auch Blut aus dem auf der Vorderseite der Wirbelkörper und der Bandscheiben gelegenen **Plexus venosus vertebralis externus anterior** auf.

## Operative Zugangswege zur Wirbelsäule

### Klinik

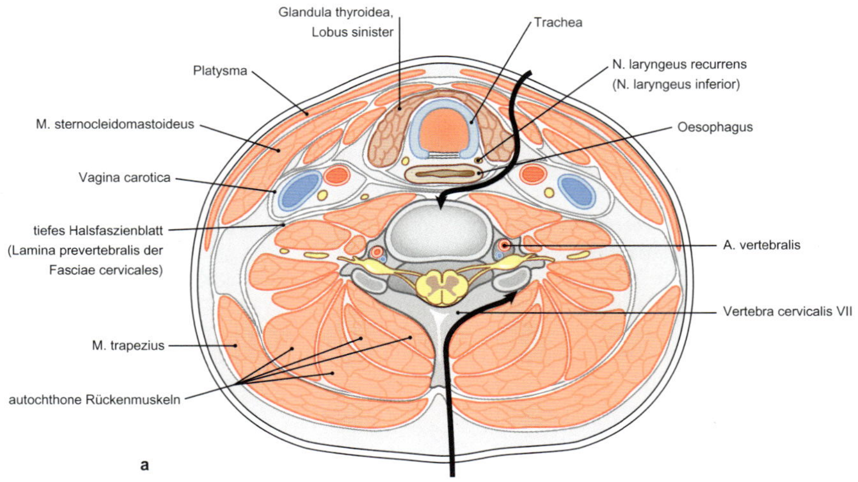


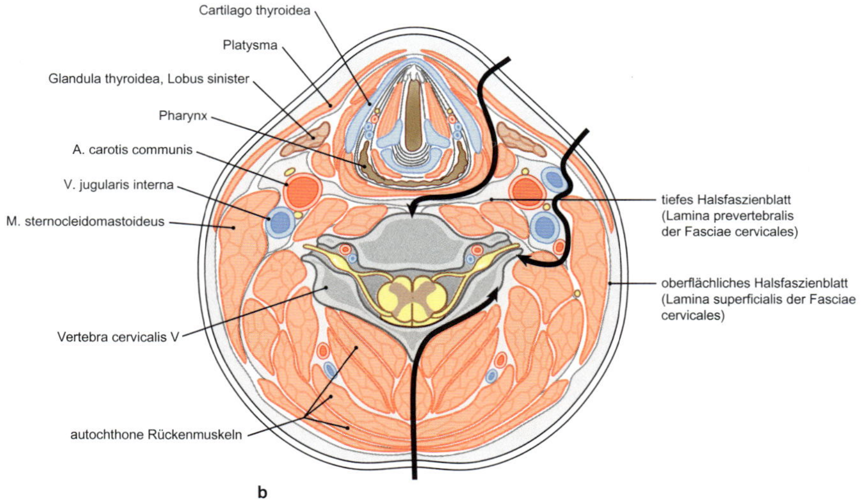


**a** Operative Zugangswege zur Halswirbelsäule von ventral in Höhe der ersten Trachelspange; Horizontalschnitt. [S700-L126]
**b** Operative Zugangswege zur Halswirbelsäule in Höhe der Stirnfalten; Horizontalschnitt. Je nach Ursache für den operativen Eingriff (→ Abb. a) sind Zugänge zur Halswirbelsäule von anterior, lateral oder dorsal (z. B. nach FRYKHOLM) notwendig. [S700-L126]

## Klinik

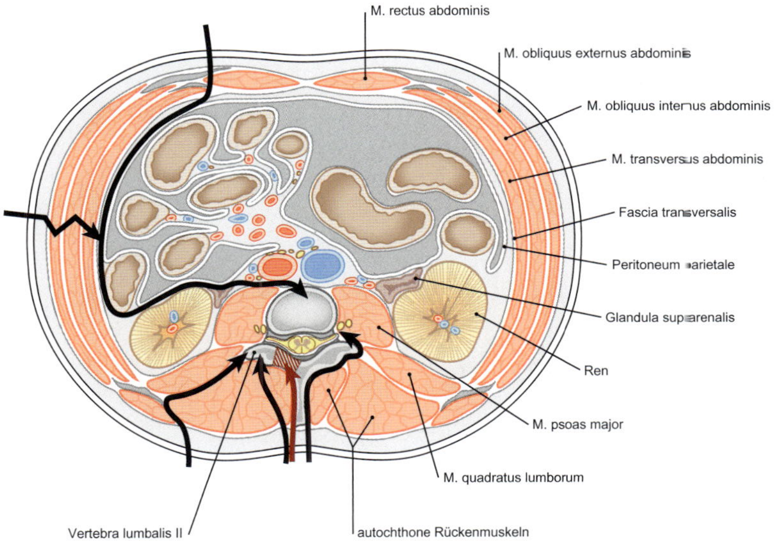


Operative Zugangswege zur Lendenwirbelsäule in Höhe des 1. Lendenwirbels; Horizontalschnitt. [S700-L126]

Operative Zugangswege zur Wirbelsäule sind aus vielfältigen Gründen wie beispielsweise zur Therapie von Bandscheibenvorfällen, Spinalkanalstenosen, für Eingriffe bei Skoliose, Wirbelbrüchen, Tumoren und Metastasen, Fehlbildungen sowie degenerativen Instabilitäten (z. B. Wirbelgleiten) ein wesentlicher Bestandteil der Wirbelsäulenchirurgie. Der Operateur muss dabei von außen durch den Weichteilmantel der Wirbelsäule dringen.

Beim anterioren Zugang in Höhe der ersten **Trachealspange** erfolgt der Zugang am Vorderrand des M. sternocleidomastoideus. Die Halseingeweide mit der umgebenden allgemeinen Organfaszie werden nach vorne verlagert, die Karotisscheide bleibt mit ihrem Inhalt hinten.

Auch in der **Lendenwirbelsäule** sind je nach Ursache für einen operativen Eingriff Zugänge von anterior, lateral oder dorsal notwendig. Bei den Zugängen von anterior und lateral wird möglichst vermieden, das Peritoneum zu verletzen. Der dorsale Zugang ist im Verhältnis dazu einfach, da man sich am Proc. spinosus des jeweiligen Lendenwirbels orientieren kann. Der rote Pfeil zeigt den Standardzugang mit Teilresektion der Lamina (klinisch auch „Halbbogen") in der Bandscheibenchirurgie für mediale und mediolaterale Zugänge.

# Weibliche Brust

## Übersicht und Entwicklung

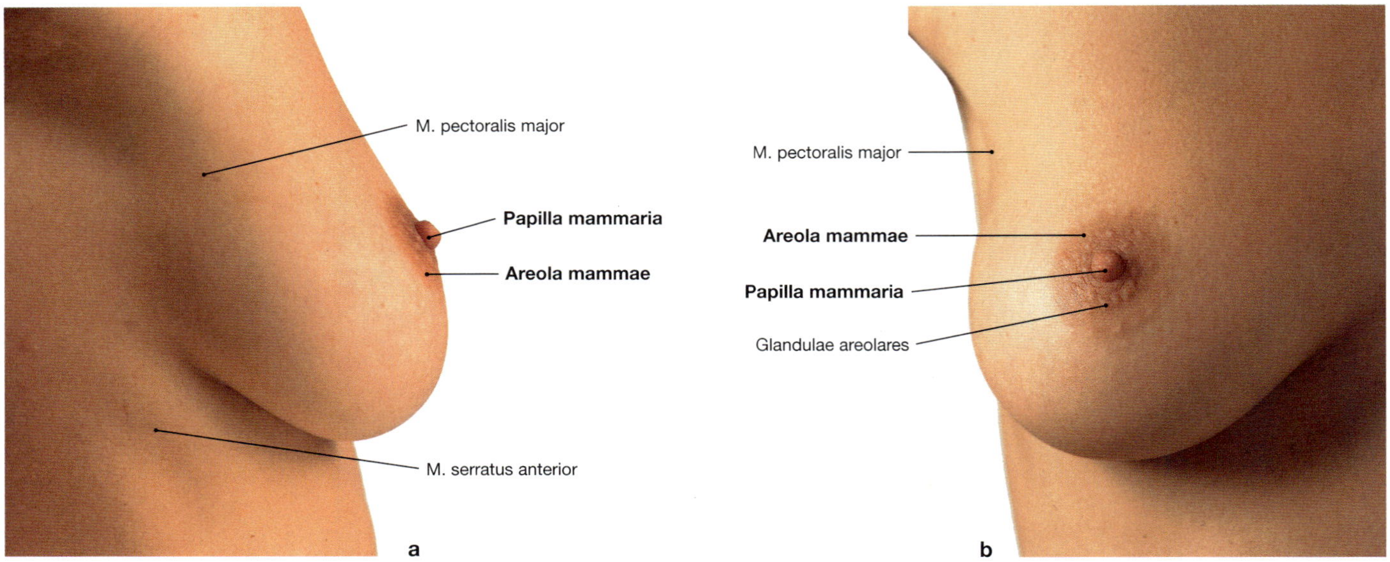


**Abb. 2.148a und b Brust, Mamma.** [S700]
**a** Ansicht von lateral.
**b** Ansicht von ventral.

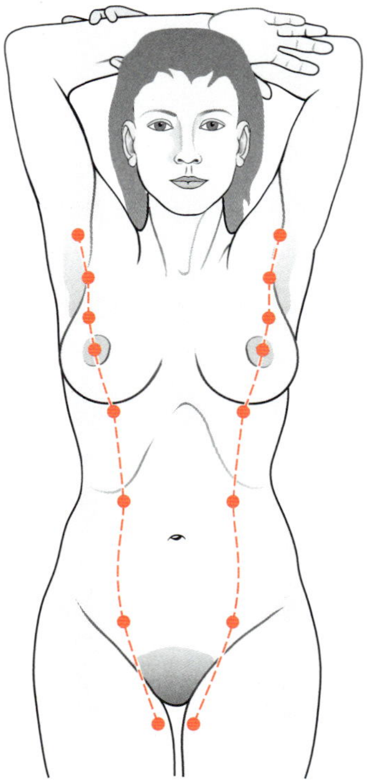

**Abb. 2.149 Milchleiste.** [S700-L126]
Die Brustdrüsenentwicklung beginnt in der Milchleiste, einem Streifen verdickten Epithels, der sich in der 6. Entwicklungswoche im Oberflächenektoderm bildet und von der Achselhöhle bis in die Leistenregion reicht. Die Milchleiste bildet sich bis auf den Bereich über dem M. pectoralis major wieder zurück. Hier entwickelt sich dann die Brust (Mamma).

### Klinik

Fehlen der Brustwarzen **(Athelie)** oder der Brüste **(Amastie, Mammaaplasie)** sind seltene angeborene Anomalien, die uni- oder bilateral auftreten können. Bei überzähligen Brustwarzen oder Brüsten spricht man von **Polythelie** bzw. **Polymastie.** Dies ist meist erblich bedingt und kann auch Männer betreffen.
Das rudimentäre Brustdrüsengewebe entwickelt sich bei Männern normalerweise nach der Geburt nicht mehr weiter. Kommt es dennoch zum Brustwachstum beim Mann (oft im Rahmen hormoneller Störungen), spricht man von **Gynäkomastie.**
Manche Frauen leiden unter zu großen Brüsten **(Mammahypertrophie),** die mit Schulter- und Rückenschmerzen einhergehen können. In solchen Fällen ist eine Brustreduktionsoperation angezeigt.

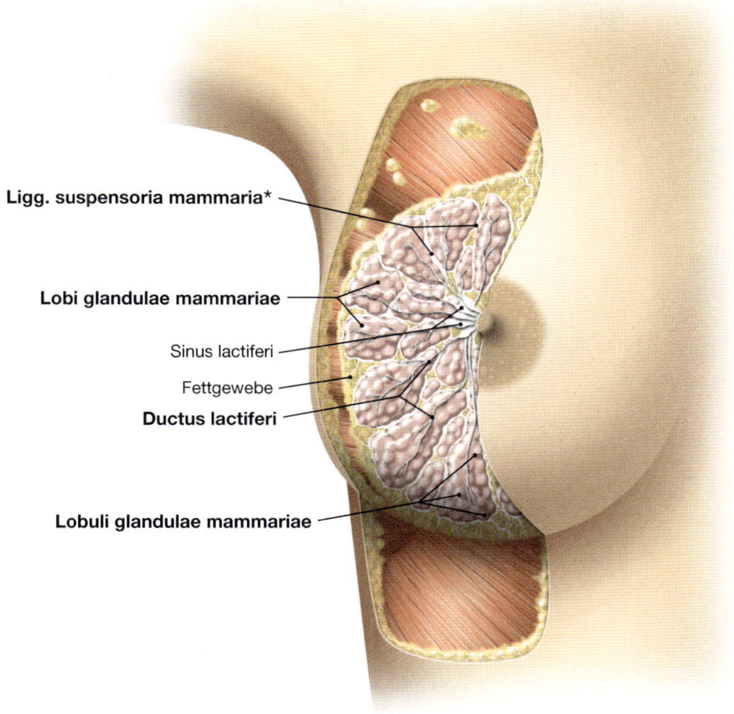


**Abb. 2.150 Brust, Mamma;** Ansicht von ventral. [S700-L127]
Die Brust besteht aus der Brustdrüse (Glandula mammaria) und einem bindegewebigen Stroma, das Fettgewebe enthält. Sie umfasst bis zu 20 Einzeldrüsen (Lobi), die jeweils mit einem eigenen Ausführungsgang auf der Brustwarze (Papilla mammaria) münden. An den Enden der verzweigten Ausführungsgänge sitzen Endstücke, die in Gruppen (Lobuli) angeordnet sind. Im Rahmen der Schwangerschaft wird das Drüsengewebe zur laktierenden Brustdrüse umgebaut.

* klin.: COOPER-Bänder

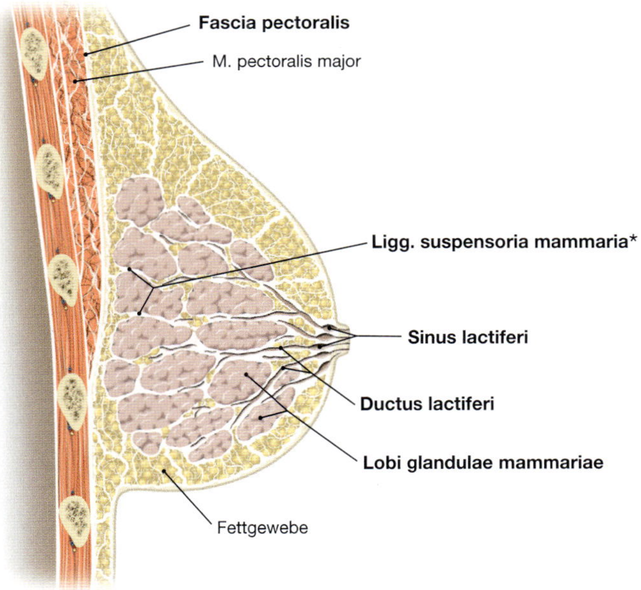


**Abb. 2.151 Brust, Mamma;** Sagittalschnitt. [S700-L127]
Die Brust ist über kräftige Bindegewebestränge (Ligg. suspensoria mammaria, COOPER-Bänder) an der Fascia pectoralis des M. pectoralis major verschieblich fixiert.

* klin.: COOPER-Bänder

## Blutversorgung und Lymphabfluss

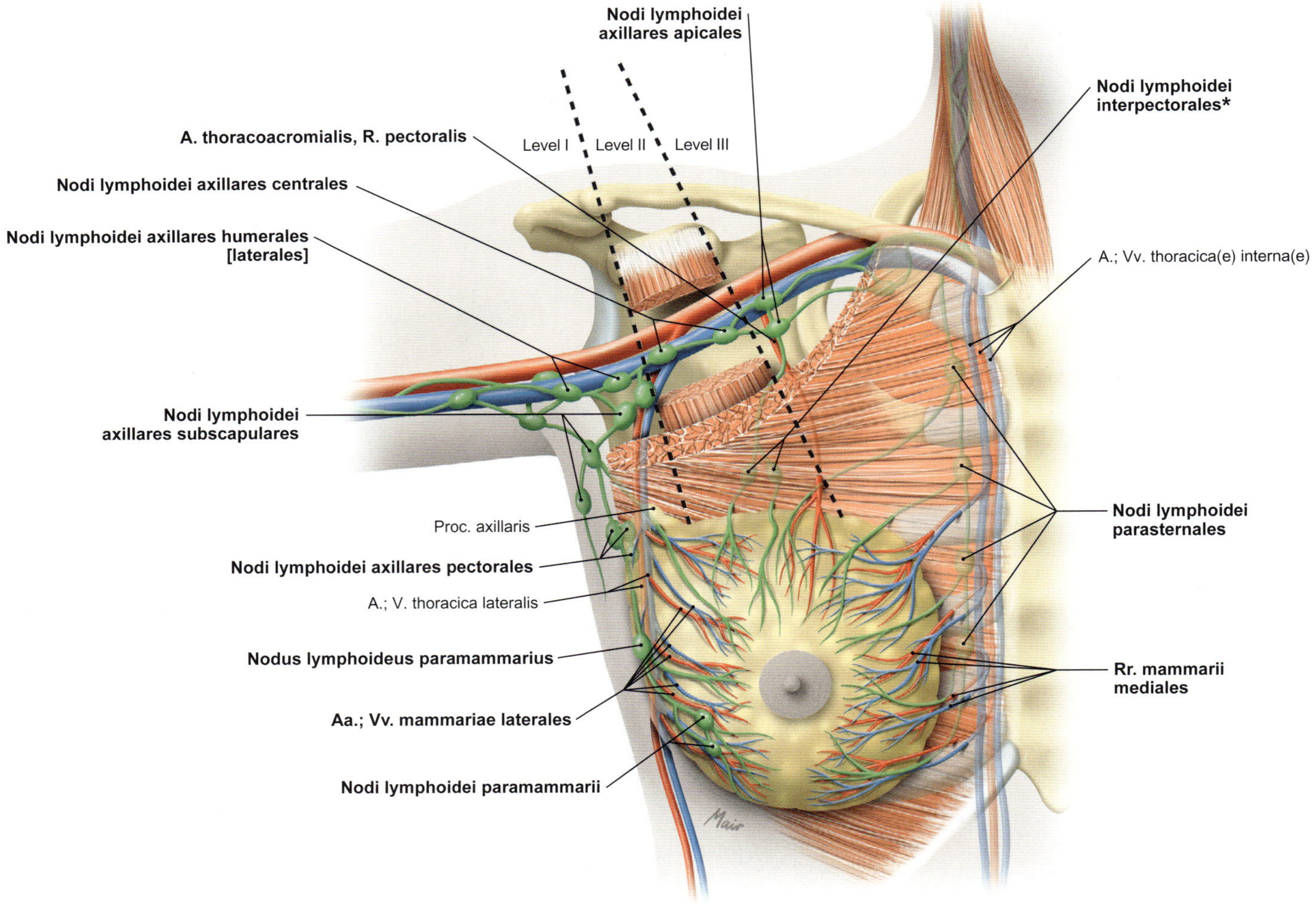


**Abb. 2.152 Blutversorgung der weiblichen Brustdrüse, Abflusswege der Lymphe der weiblichen Brustdrüse und Lage der regionären Lymphknoten.** [S700-L127]
Durch die etwa 40 axillären Lymphknoten fließt nicht nur die Lymphe nahezu der gesamten oberen Extremität, sondern auch drei Viertel der Lymphe aus der Mamma sowie der überwiegende Teil der Lymphe aus der Brust- und der oberen Bauchwand. Der **Truncus subclavius** sammelt die Lymphe der axillären Lymphknoten und drainiert sie rechts in den **Ductus lymphaticus dexter** und links in den **Ductus thoracicus** (nicht dargestellt).

* klin.: ROTTER-Knoten

### Klinik

Unter klinisch topographischen und onkochirurgischen Gesichtspunkten werden die Lymphknoten der weiblichen Brust in **3 Level** unterteilt. Dabei fungiert der M. pectoralis minor als Grenze:

- Level I liegt lateral vom M. pectoralis minor.
- Level II liegt unter dem M. pectoralis minor.
- Level III liegt medial vom M. pectoralis minor.

Die parasternalen Lymphknoten beider Seiten stehen miteinander in Verbindung. Die Lymphe wird über Level I in Level II und von hier in die Nodi lymphoidei axillares apicales in Level III drainiert. Von hier gelangt die Lymphe in den Truncus subclavius.

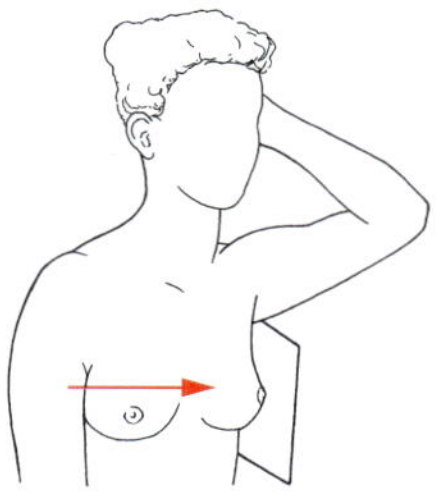

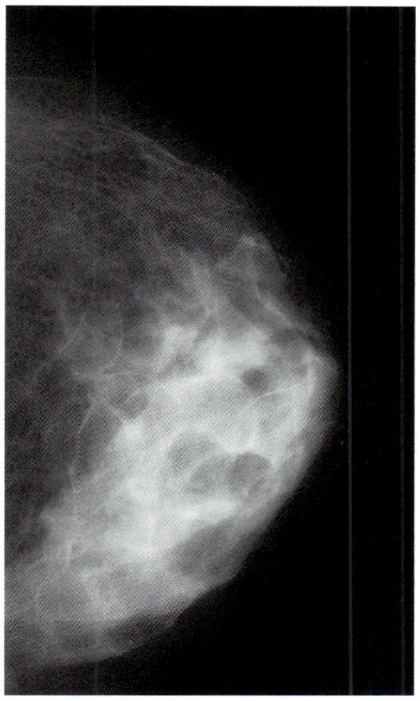

**Abb. 2.153 Röntgenaufnahme der Brust (Mammographie) einer 47-jährigen Frau.** [S700]
Die Mammographie ist eine Röntgenuntersuchung zur Früherkennung von Brustkrebs (Mammakarzinom), der häufigsten Krebserkrankung der Frau.

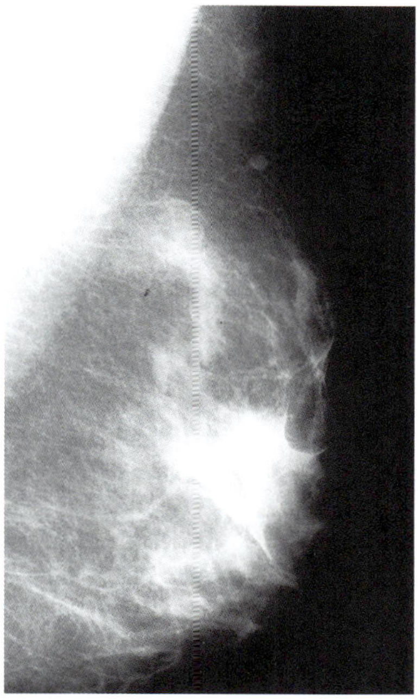

**Abb. 2.154 Röntgenaufnahme der Brust (Mammographie) einer 23-jährigen Frau.** [G198]
Man sieht das normale Mammaparenchym als unscharf begrenzte weiße Verdichtungen, die vorwiegend hinter der Mamille liegen. Bei jungen Frauen kann das Brustdrüsengewebe extrem dicht sein und nur geringe Mengen eingestreuten Fetts aufweisen.

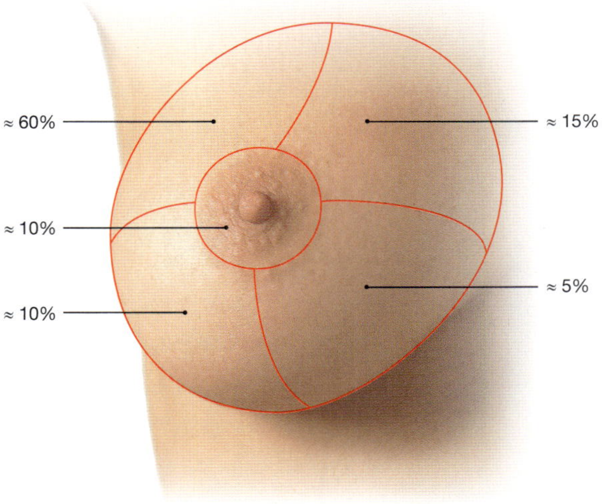


**Abb. 2.155 Häufigkeit des Auftretens von Mammakarzinomen in Bezug auf die Lokalisation in Prozent.** [S700-L127]

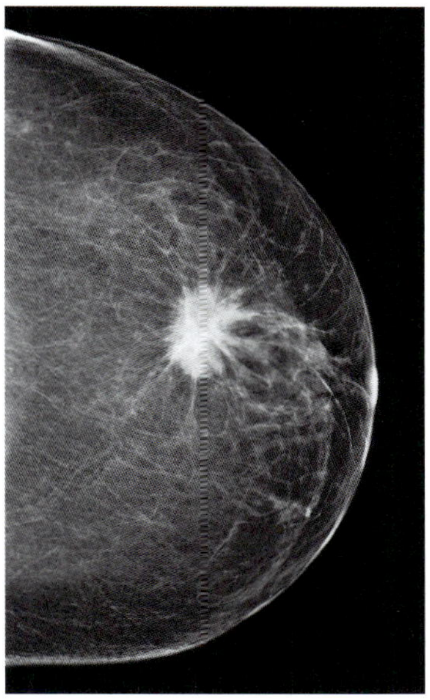

**Abb. 2.156 Mammographie eines malignen Brusttumors.** [S700-T903]

## Klinik

**Brustkrebs** ist in Deutschland für 18 % aller Krebstodesfälle bei Frauen verantwortlich. Damit steht Brustkrebs als krebsbedingte Todesursache an erster Stelle, noch vor Darm- und Lungenkrebs. Bei Frauen im Alter zwischen 35 und 55 Jahren ist Brustkrebs die häufigste Todesursache überhaupt. Am häufigsten ist der obere äußere Quadrant der Mamma mit ca. 60 % aller Fälle betroffen (→ Abb. 2.155). Mammakarzinome gehen meist vom Epithel der Ductus lactiferi aus (duktales Karzinom) und metastasieren überwiegend in die axillären Lymphknoten, seltener in retrosternale (parasternale) Lymphknoten.
Der erste im Lymphabflussgebiet befindliche Lymphknoten wird als **„sentinel node"** (= Wächterlymphknoten) bezeichnet. Er ist meist die erste Station für eine metastatische Lymphknotenabsiedlung. Die Anzahl befallener Lymphknoten der 3 Level steht in direktem Zusammenhang mit der Überlebensrate. Mammakarzinome der medialen Quadranten können über die Verbindung zwischen den parasternalen Lymphknoten auf die Gegenseite metastasieren.

## Hautinnervation der Brust- und Bauchwand

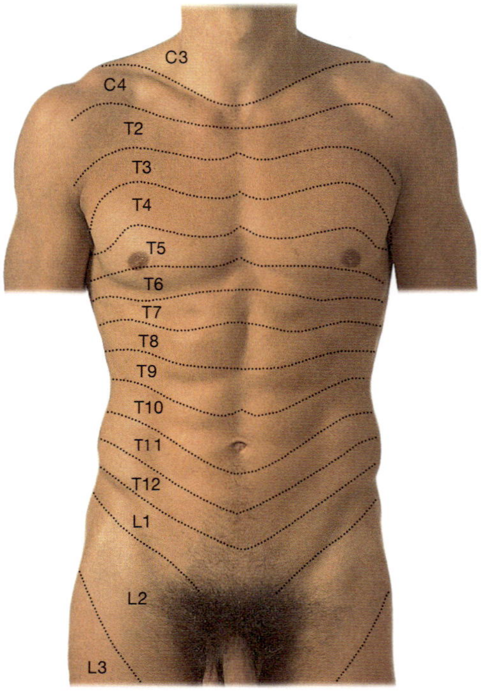


**Abb. 2.157 Segmentale sensible Innervation der vorderen Brust- und Bauchwand (Dermatome).** [S700]
Die Region der Haut, die durch die sensiblen Fasern eines einzelnen Spinalnervs innerviert wird, nennt man Dermatom. Die Brustwarze liegt im Dermatom T4–T5; der Bauchnabel im Dermatom T10.

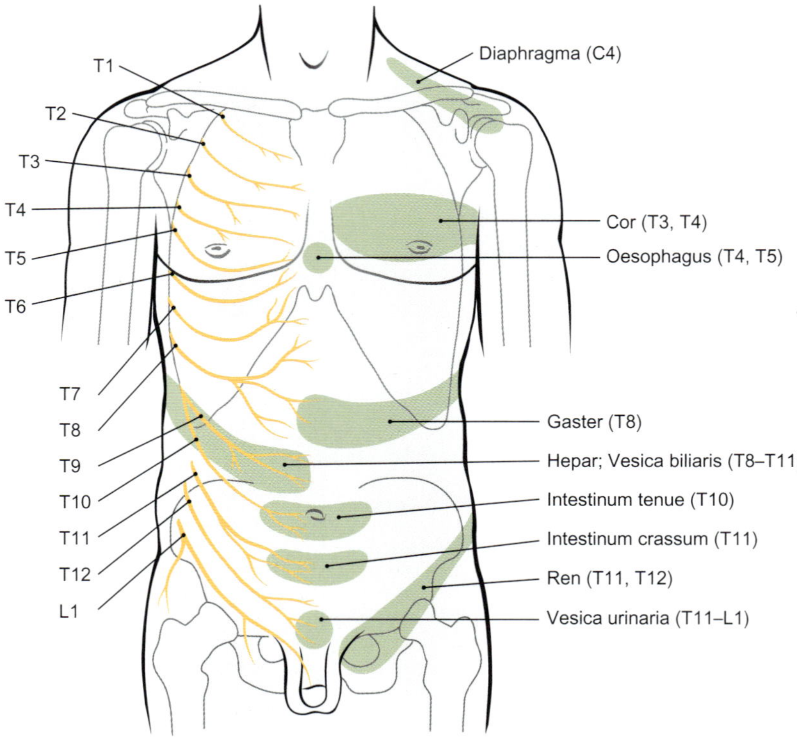


**Abb. 2.158 Segmentale sensible Innervation der Brust- und Bauchwand.** [S700-L126]
Auf der rechten Seite sind die Spinalnervenäste dargestellt, die für die Innervation der Dermatome (→ Abb. 2.157) verantwortlich sind.
Unter einer HEAD-Zone versteht man ein Hautareal, in dem aufgrund des gegliederten Körperaufbaus (Metamerie) eine über das zugehörige Rückenmarksegment laufende Querverbindung zwischen dem somatischen (= animalen) und dem vegetativen Nervensystem besteht. Diesem Areal sind bestimmte innere Organe zugeordnet. Die HEAD-Zone, die einem bestimmten Organ zugeordnet ist, kann sich über mehrere Dermatome erstrecken, weist jedoch einen reflektorisch bedeutsamen Maximalpunkt auf.

### Klinik

Die Gürtelrose **(Herpes zoster)** ist die häufigste Infektion des peripheren Nervensystems. Dabei kommt es zu einer akuten Neuralgie, die auf das Dermatom einer spezifischen sensiblen Spinal- oder Hirnnervenwurzel beschränkt ist. Ursache ist eine Infektion mit dem Varicella-Zoster-Virus, das bei Erstinfektion Windpocken verursacht hat und nun reaktiviert wurde. Es kommt zu einem vesikulären Exanthem (Bläschenbildung), das auf das Innervationsgebiet eines sensiblen Wurzelganglions oder eines sensiblen Hirnnervs beschränkt ist. Anfangs leidet der Patient unter intensiven, brennenden, umschriebenen Schmerzen, denen 3–5 Tage später die Bläschen folgen. Eine Irritation des zugehörigen inneren Organs einer **HEAD-Zone** (→ Abb. 2.158) kann über einen viszerokutanen Reflex Schmerzen in einer bestimmten, meist gleichseitigen Zone zur Folge haben (Hyperalgesiezone). Dieses Phänomen wird **übertragener Schmerz** genannt. Der Schmerz kann manchmal auf Nachbarsegmente oder auf die ganze Körperhälfte übergreifen (Generalisation).

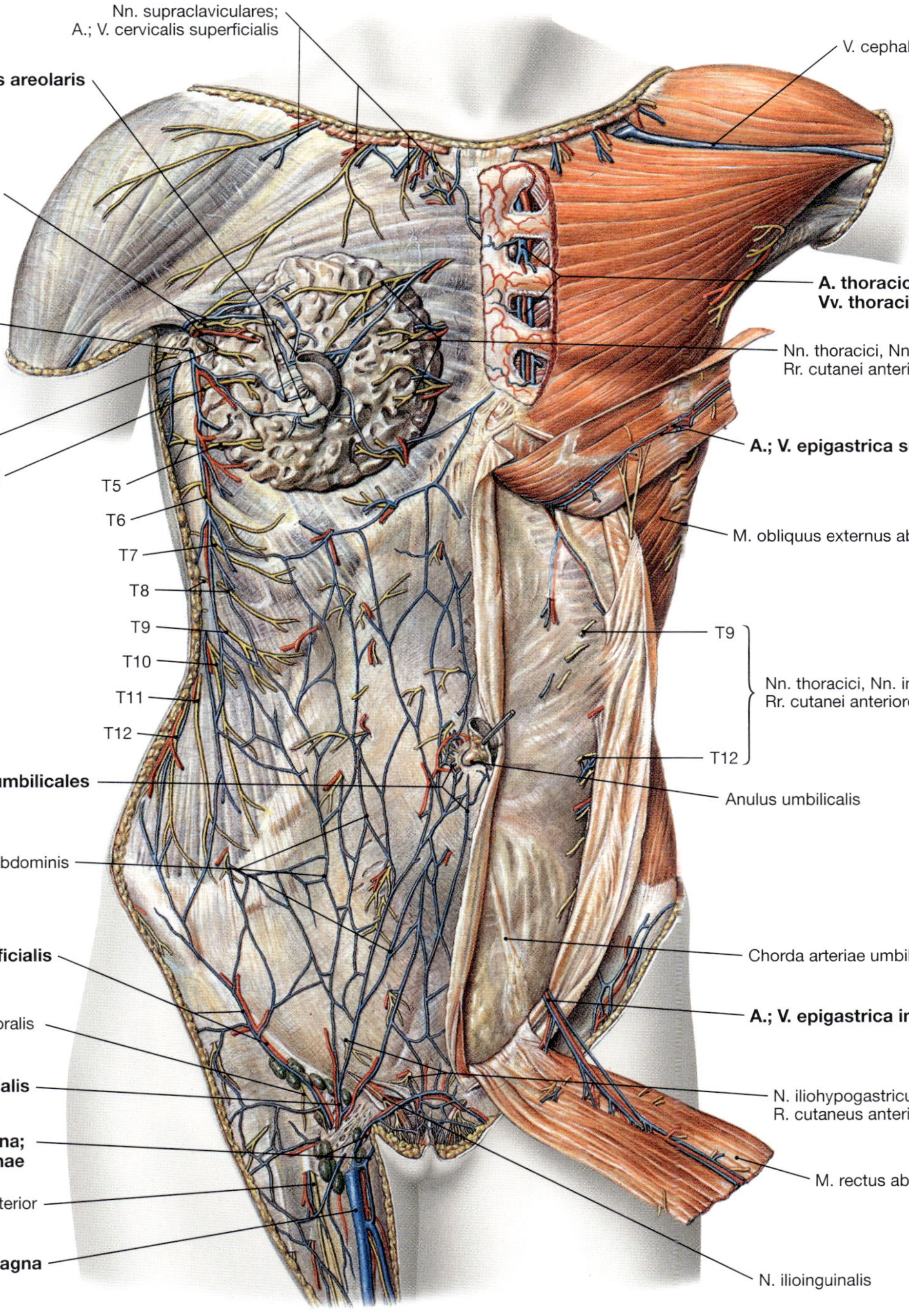


**Abb. 2.159 Epifasziale und tiefe Gefäße sowie Nerven der vorderen Rumpfwand der Frau;** Ansicht von ventral. [S700]
Auf der rechten Körperseite sind die Fasciae deltoidea, pectoralis, thoracica, abdominis und lata mit den epifaszialen Leitungsbahnen sowie die Brustdrüse dargestellt. Die Blutversorgung der Mamma erfolgt über die Rr. mammarii mediales aus der A. thoracica interna und über die Rr. mammarii laterales aus den Aa. thoracica lateralis und thoracodorsalis.

Auf der linken Körperseite ist die oberflächliche Faszie zur Darstellung der Muskeln abgetragen. Die Rektusscheide ist eröffnet, der M. rectus abdominis in der Mitte durchtrennt; seine Anteile sind nach oben und unten geschlagen. Auf seiner Rückseite sieht man die Vasa epigastrica superiora und inferiora.

* klin.: A. mammaria interna

## Innenrelief der vorderen Bauchwand

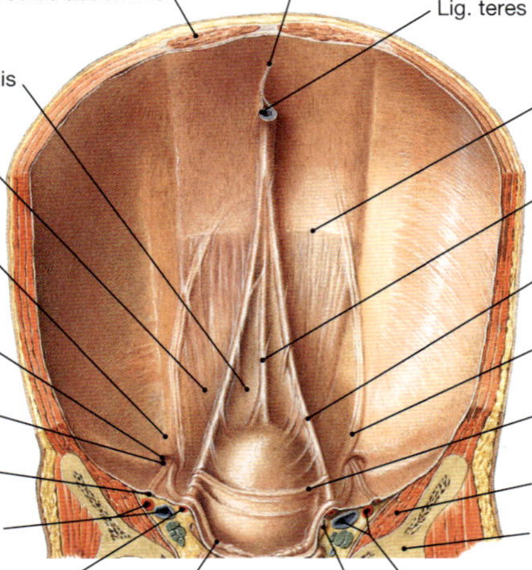


**Abb. 2.160 Vordere Bauchwand eines Neugeborenen;** Ansicht von innen. [S700]
Beim reifen Neugeborenen ist der Abstieg des Hodens in den Hodensack (Descensus testis) abgeschlossen. Über dem Anulus inguinalis profundus senkt sich das Peritoneum parietale als Proc. vaginalis peritonei etwas in den Leistenkanal.

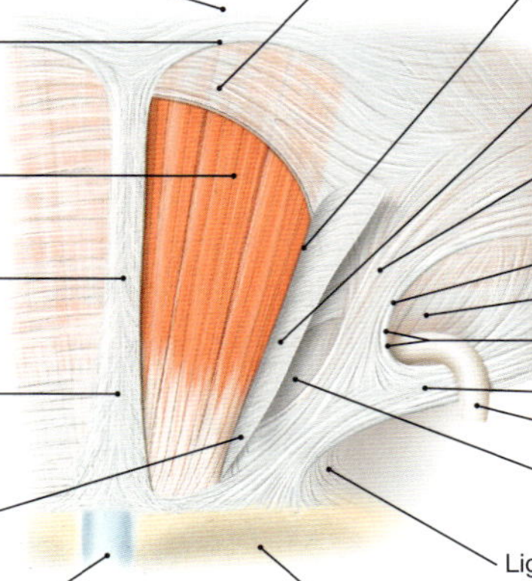


**Abb. 2.161 Vordere Bauchwand;** Ansicht von innen; Peritoneum parietale und Fascia transversalis sind teilweise entfernt. [S700-L127]/[E633-002]
Darstellung des Trigonum inguinale (HESSELBACH-Dreieck), des Lig. interfoveolare (HESSELBACH-Band) und der Fossa inguinalis lateralis mit dem eintretenden Funiculus spermaticus.

* klin.: HESSELBACH-Band
** klin.: HESSELBACH-Dreieck

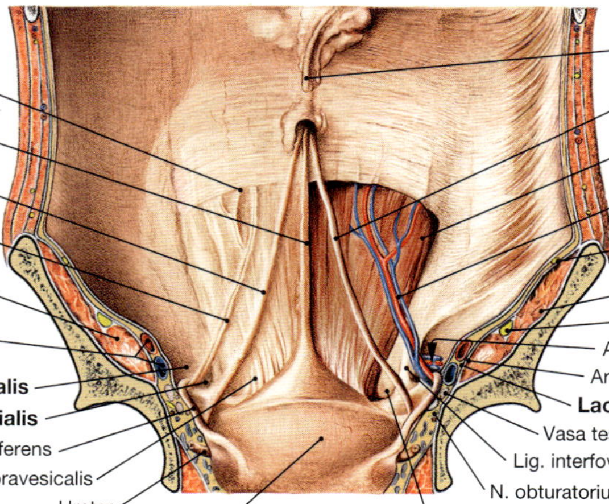


**Abb. 2.162 Vordere Bauchwand;** Ansicht von innen. [S700]
Es sind Fossa inguinalis medialis, Fossa inguinalis lateralis, Lacuna vasorum und Lacuna musculorum dargestellt. Zur Freilegung der Leitungsbahnen wurden das Peritoneum parietale und die Fascia transversalis auf der rechten Körperseite entfernt.

* klin.: HESSELBACH-Band
** klin.: HESSELBACH-Dreieck

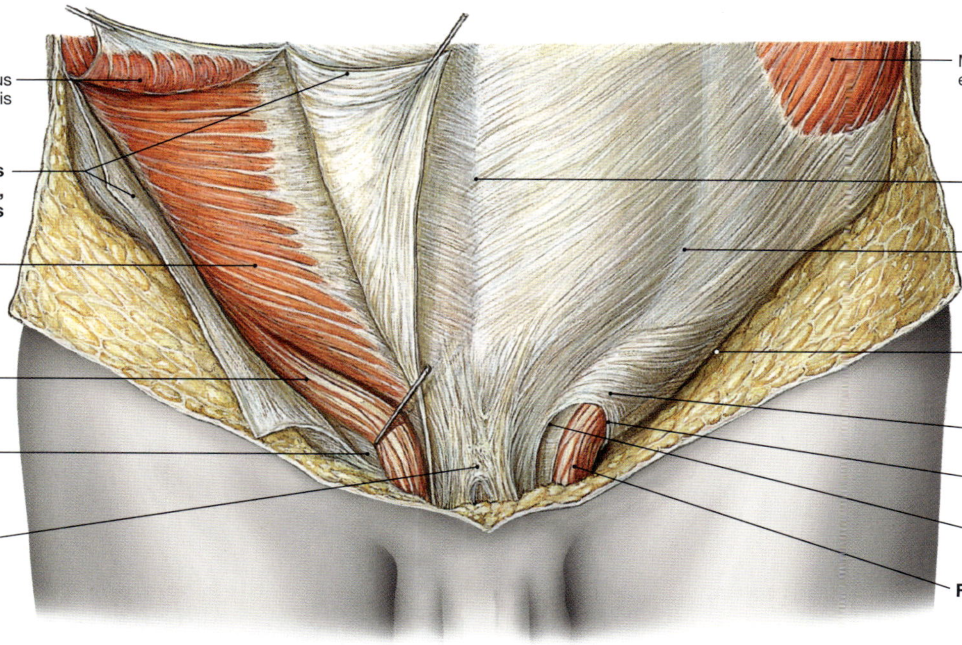


**Abb. 2.163 Äußerer Leistenring, Anulus inguinalis superficialis;** Ansicht von ventral. [S700]
Begrenzungen des äußeren Leistenrings sind die von der Aponeurose des M. obliquus externus abdominis gebildeten **Crus mediale** und **Crus laterale,** zwischen denen sich die Fibrae intercrurales ausspannen. Die kaudale Begrenzung bildet das **Lig. reflexum** als Teil des Lig. inguinale.

Auf der rechten Körperseite ist die Aponeurose des M. obliquus externus abdominis zurückgeschlagen und gibt den Blick auf den **M. obliquus internus abdominis** frei. Muskelfasern des M. obliquus internus abdominis spalten sich als **M. cremaster** ab und ziehen auf dem Funiculus spermaticus bis in den Hodensack (Scrotum).

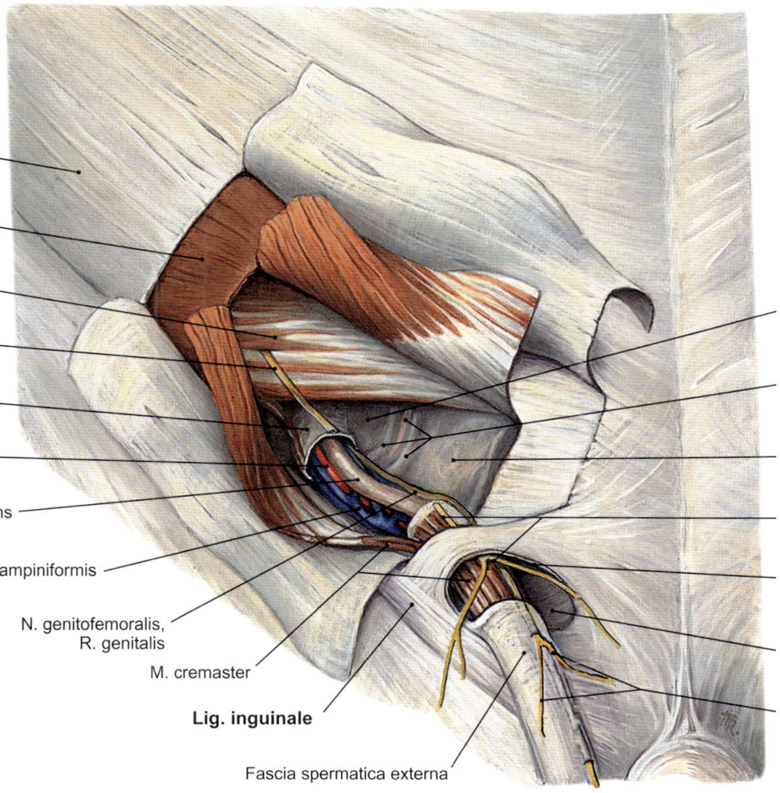


**Abb. 2.164 Wände und Inhalt des Leistenkanals, Canalis inguinalis, rechts;** Ansicht von ventral. [B500-L240]~[M282]
Der Leistenkanal wird vorne von der Aponeurose des M. obliquus externus abdominis begrenzt, unten vom Lig. inguinale, hinten von der Fascia transversalis und oben vom freien Rand des M. transversus abdominis.

## Klinik

Als **Kremasterreflex** wird die Kontraktion des M. cremaster bei Bestreichen der Innenseite des Oberschenkels bezeichnet, wodurch eine Hebung des Hodens auf der gleichen Seite ausgelöst wird. Es handelt sich um einen physiologischen Fremdreflex. Die afferenten Fasern verlaufen im R. femoralis des N. genitofemoralis, die efferenten Fasern im R. genitalis des N. genitofemoralis.

Der Anulus inguinalis profundus ist die **innere Bruchpforte** für indirekte Leistenhernien, die Fossa inguinalis medialis (HESSELBACH-Dreieck, → Abb. 2.162) ist die innere Bruchpforte für direkte Leistenhernien und das Septum femorale in der Lacuna vasorum die innere Bruchpforte für **Femoral-(Schenkel-)Hernien**.

## Leistenkanal

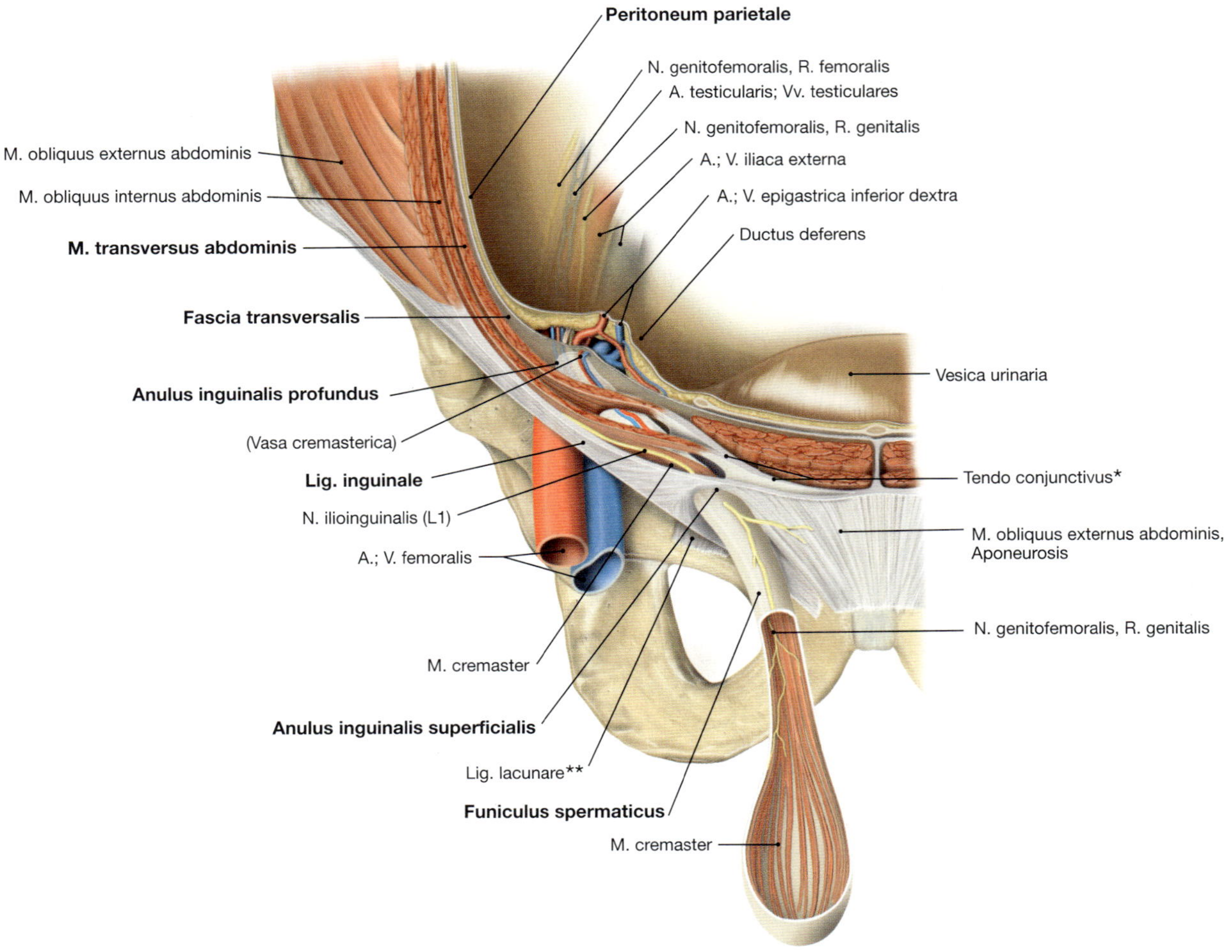


**Abb. 2.165 Leistenkanal, Canalis inguinalis, und Samenstrang, Funiculus spermaticus, rechts;** Ansicht von ventral. [S700-L280]
Der ca. 4–6 cm lange Leistenkanal tritt schräg von hinten-lateral-kranial nach vorne-medial-kaudal oberhalb des Leistenbandes durch die vordere Bauchwand. Innere Öffnung ist der **Anulus inguinalis profundus,** der hinten durch das Peritoneum und die Fascia transversalis, oben durch den M. transversus abdominis und unten durch das Lig. inguinale gebildet wird. Äußere Öffnung ist der **Anulus inguinalis superficialis,** der vorne von der Aponeurose des M. obliquus externus abdominis und unten vom Lig. inguinale (Lig. reflexum) begrenzt wird. Aus dem Leistenkanal tritt der **Funiculus spermaticus,** auf dessen Fascia spermatica externa der N. scrotalis anterior aus dem N. ilioinguinalis zum vorderen Abschnitt des Scrotums gelangt. Der **M. obliquus internus abdominis** verläuft wie der M. transversus abdominis über dem Funiculus spermaticus und gibt Fasern ab (M. cremaster), die auf dem Funiculus spermaticus, eingehüllt in eine eigene Faszie (Fascia cremasterica), zwischen Fasciae spermaticae externa und interna bis auf den Hoden ziehen und für die Temperaturregulation der Spermatogenese eine entscheidende Rolle spielen.

* Transversus-Sehnenbogen
** klin.: GIMBERNAT-Band

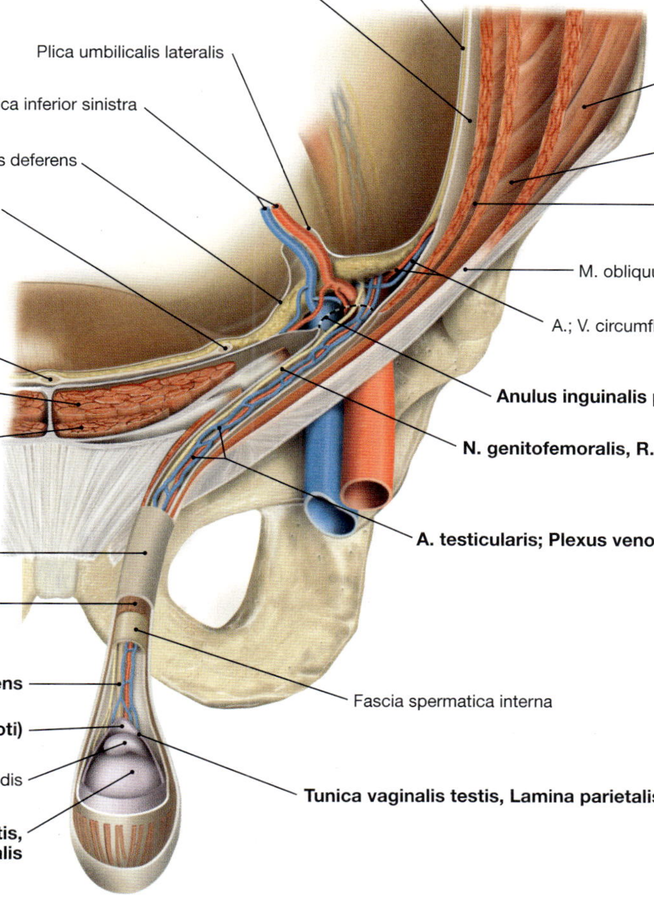


**Abb. 2.166 Inhalt des Samenstrangs, Funiculus spermaticus, und Hodenhüllen, links;** Ansicht von ventral. [S700-L280]
Der von Fascia spermatica externa, M. cremaster und Fascia spermatica interna umschlossene Inhalt des **Samenstrangs** umfasst den Samenleiter (Ductus deferens), die A. ductus deferentis, die A. testicularis (direkter Ast aus der Aorta), den Plexus pampiniformis (drainiert in die V. testicularis und von hier rechts in die V. cava inferior und links in die V. renalis), den R. genitalis des N. genitofemoralis und das Vestigium processus vaginalis (obliterierter Proc. vaginalis testis, an dessen Seite der Hoden von der Bauchhöhle in das Scrotum abgestiegen ist, → Abb. 2.167).

Der **Hoden** wird von der Lamina visceralis der Serosa (Epiorchium) überzogen und ist durch das Cavum serosum scroti (einen Spaltraum) von der umhüllenden Lamina parietalis (Periorchium) abgegrenzt. Epiorchium und Periorchium sind über das Mesorchium miteinander verwachsen. Nach außen schließen sich Fascia spermatica interna, Fasern des M. cremaster sowie Fascia spermatica externa an. Die beiden Hoden (Testes) sind in den Hodensack (Scrotum, nicht dargestellt) eingebettet, der von der Fleischhaut (Tunica dartos) ausgepolstert ist. Letztere enthält viele Myoepithelzellen, die das Scrotum zusammenziehen können und so an der Temperaturregulation für die Spermatogenese beteiligt sind.

## Klinik

Flüssigkeitsansammlungen in der Cavitas serosa scroti werden als **Hydrozele** bezeichnet. Zysten innerhalb des Proc. vaginalis testis führen zu Erweiterungen des Funiculus spermaticus und werden als Hydrocele funiculi spermatici bezeichnet.
Retentionszysten des Nebenhodens werden **Spermatozelen** genannt. Bei Fehlentwicklung des Mesorchiums (Anheftungszone von Hoden und Nebenhoden) kann es zur **Hodentorsion** kommen (häufig in der Pubertät) mit Drosselung des venösen Rückflusses über den Plexus pampiniformis und schließlich Strangulierung der A. testicularis mit Gefahr der aseptischen Nekrose des Hodens.
Rückstau von Blut in den Plexus pampiniformis wird als **Varikozele** bezeichnet, die in 80 % der Fälle links auftritt (da die linke V. testicularis in die linke V. renalis drainiert). Ursache sind häufig Abflusshindernisse, z. B. durch einen Nierentumor. Varikozelen können zur Infertilität führen.

## Entwicklung des Leistenkanals

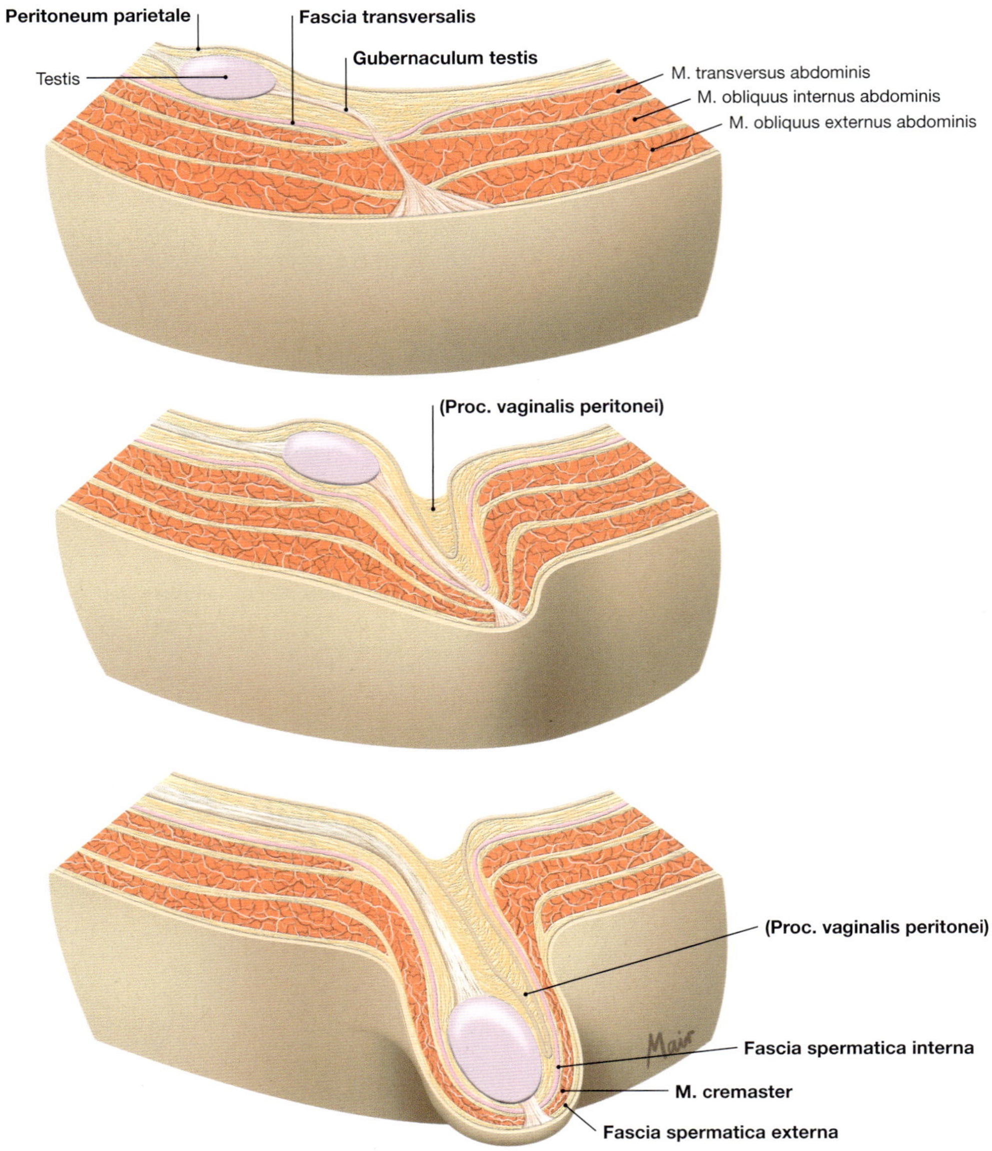


**Abb. 2.167 Descensus testis von der 7. Woche (post conceptionem) bis zur Geburt.** [S700-L127]
Beim männlichen Embryo werden die Hoden während der Fetalzeit aus der Bauchhöhle ausgelagert, indem sie entlang dem unteren Keimdrüsenband (Gubernaculum testis) unter dem Peritoneum parietale an der dorsalen Leibeswand in das Scrotum absteigen. Das Peritoneum parietale bildet im Leistenkanal eine Aussackung (Proc. vaginalis peritonei), der bis in das Scrotum hinabreicht und über dem Hoden zu liegen kommt. Der Proc. vaginalis peritonei obliteriert bis auf einen Rest im Hodenbereich (Tunica vaginalis testis) kurz nach der Geburt.

### Klinik

Der Descensus testis in den Hodensack ist ein Reifezeichen des Fetus bei der Geburt. **Störungen des Descensus testis** kommen bei ca. 3 % aller Neugeborenen vor. Der Hoden kann dabei in der Bauchhöhle oder im Leistenkanal liegen bleiben (Hodenretention, Kryptorchismus, Hodenektopie). Bedingt durch die zu hohe Umgebungstemperatur (die Spermatogenese läuft normalerweise bei 35 °C ab), kann eine **Hodenektopie** u. a. Fertilitätsstörungen und ein erhöhtes Risiko einer malignen Entartung zur Folge haben.

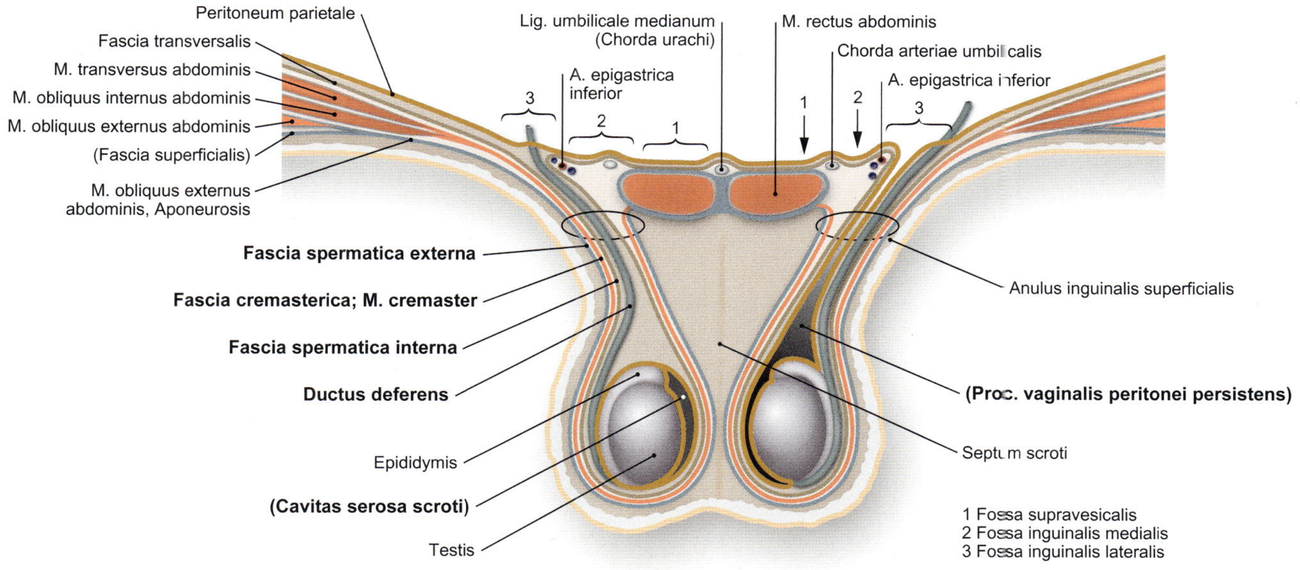


**Abb. 2.168 Wandaufbau der Bauchwand und der Hüllen von Samenstrang, Funiculus spermaticus, und Hoden, Testis;** schematische Darstellung. Aus didaktischen Gründen sind der Leistenkanal, der Samenstrang und das Scrotum in einer Ebene gezeichnet. [S700-L275]/[B500-L240]

Aufgrund des Descensus testis liegt der Hoden in einer Aussackung der Bauchwand, die sich als Tasche in das Scrotum erstreckt. Hodensack und Samenstrang haben daher den gleichen Aufbau wie die Bauchwand.

Die Faszie des M. obliquus externus abdominis setzt sich als **Fascia spermatica externa** auf den Funiculus spermaticus fort. Darunter liegt als Abspaltung des M. obliquus internus abdominis der M. cremaster, der in die **Fascia cremasterica** eingehüllt ist. Unter dem M. cremaster folgt als Abspaltung der Aponeurose des M. transversus abdominis die **Fascia spermatica interna,** die den Inhalt des Funiculus spermaticus umhüllt. Der Proc. vaginalis peritonei ist bis auf einen Rest im Hodenbereich (Tunica vaginalis testis mit Lamina parietalis = Periorchium und Lamina visceralis = Epiorchium) zum **Vestigium processus vaginalis** (einem bindegewebigen Strang) obliteriert (linke Bildseite). Auf der rechten Bildseite hat sich der Proc. vaginalis testis nicht verschlossen, sondern persistiert (Proc. vaginalis peritonei persistens). Es besteht eine offene Verbindung zwischen Bauchhöhle und Cavitas serosa scroti.

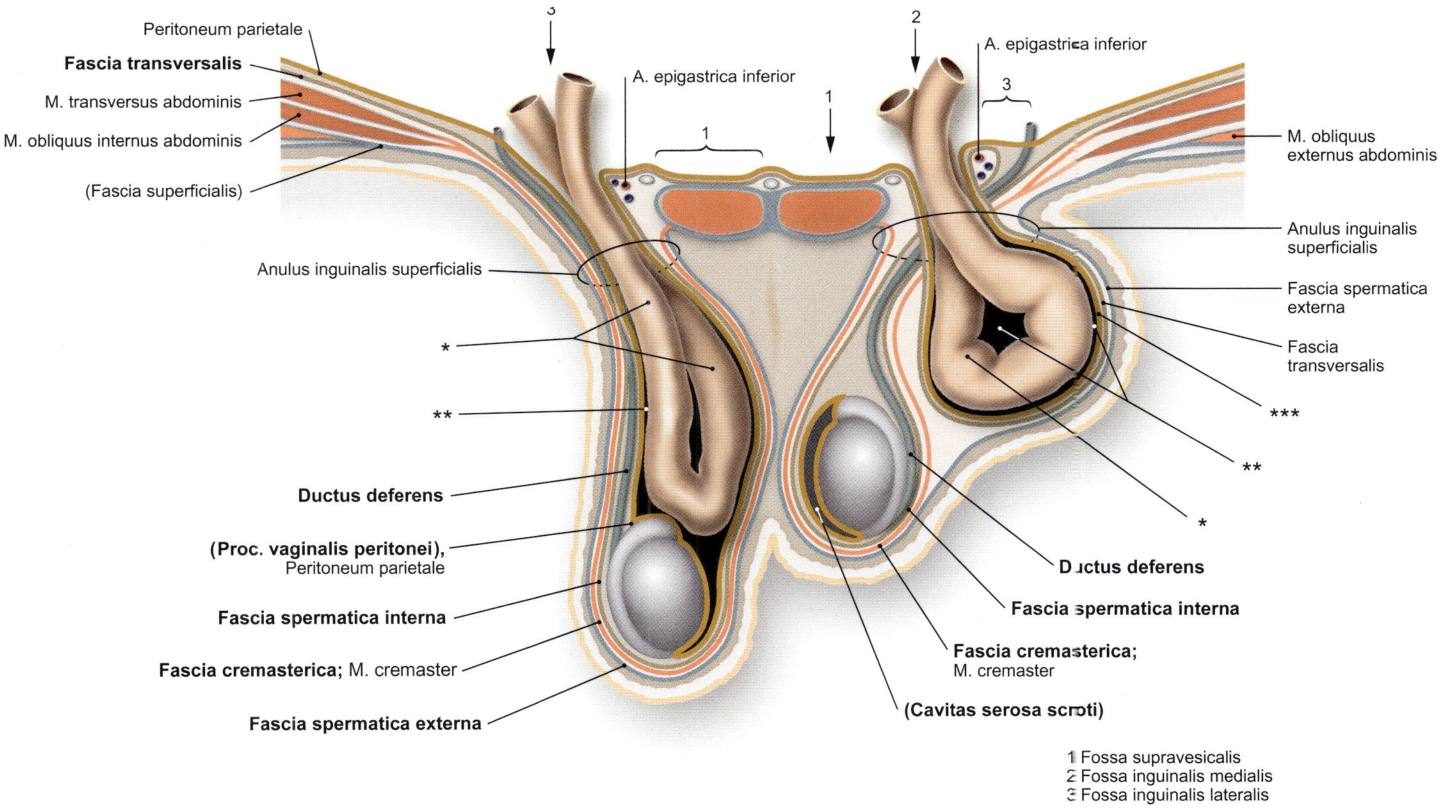


**Abb. 2.169 Leistenbrüche;** schematische Darstellung. Linke Bildseite: laterale, indirekte Hernie; rechte Bildseite: mediale, direkte Hernie. [S700-L275]/[B500-L240]

**Indirekte Leistenhernien** (Kanalhernien) treten in der Fossa inguinalis lateralis durch den Anulus inguinalis profundus in den Leistenkanal ein. **Direkte Leistenhernien** treten durch das muskelfreie Trigonum inguinale (HESSELBACH-Dreieck) in der Fossa inguinalis medialis hindurch, das eine Schwachstelle in der Bauchwand darstellt. Hier besteht die hintere Bauchwand nur aus Fascia transversalis und Peritoneum parietale (Paries dorsalis tenuis canalis inguinalis).

* Darmschlinge im Bruchsack
** Peritonealraum
*** neu gebildeter peritonealer Bruchsack

## Leistenkanal eines Neugeborenen

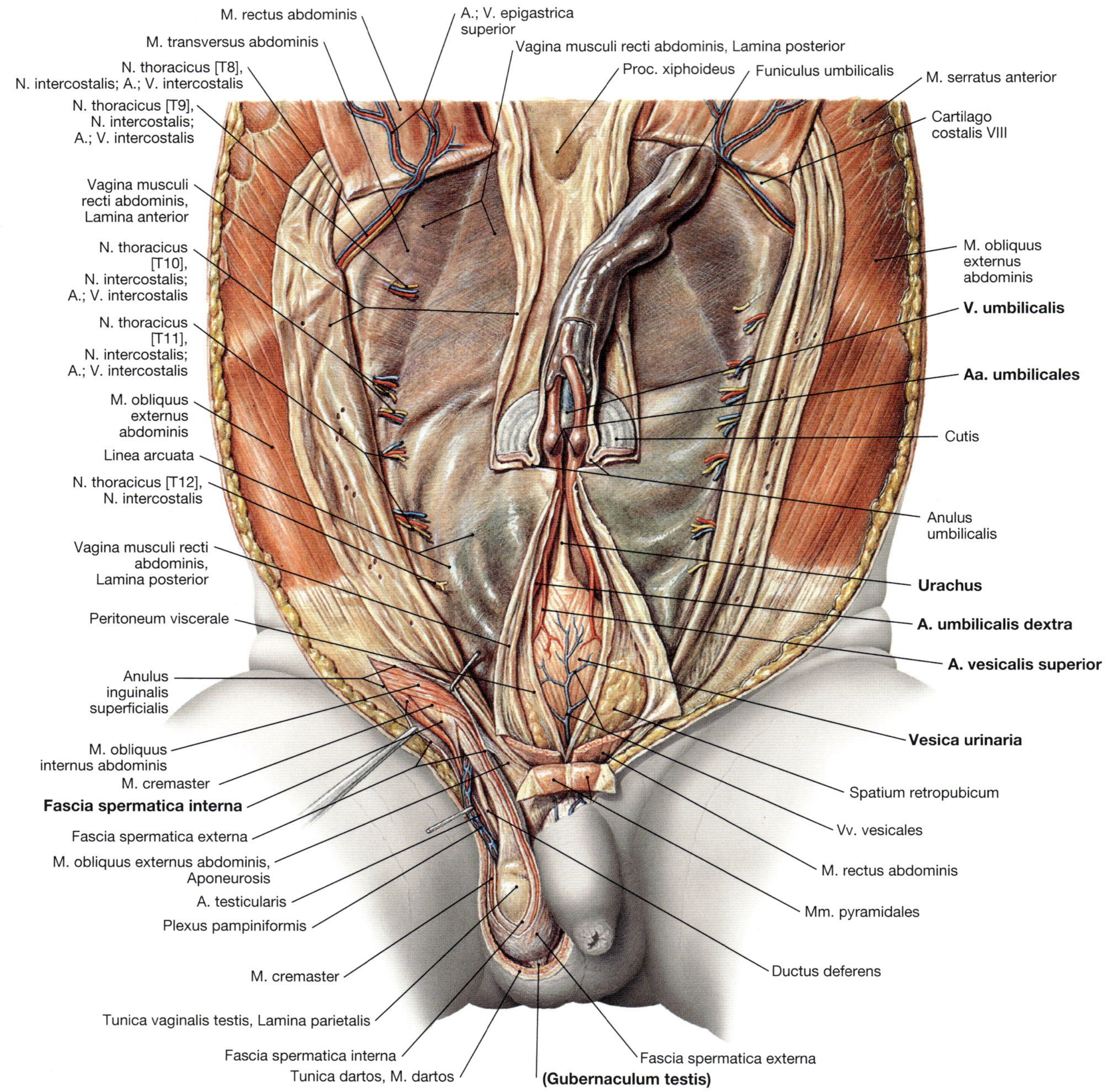


**Abb. 2.170 Vordere Bauchwand eines Neugeborenen;** die Mm. recti abdominis sind nach oben geklappt; die Bauchhöhle ist in der Medianebene gemeinsam mit der Nabelschnur eröffnet; auf der rechten Seite ist der Leistenkanal präpariert. [S700]

Die Fascia spermatica externa ist über Reste des Gubernaculum testis am Hodensackgrund fixiert. Im Bereich der eröffneten Bauchhöhle bis zum Nabel hin sieht man die Harnblase mit dem Urachus und die Nabelschnurgefäße.

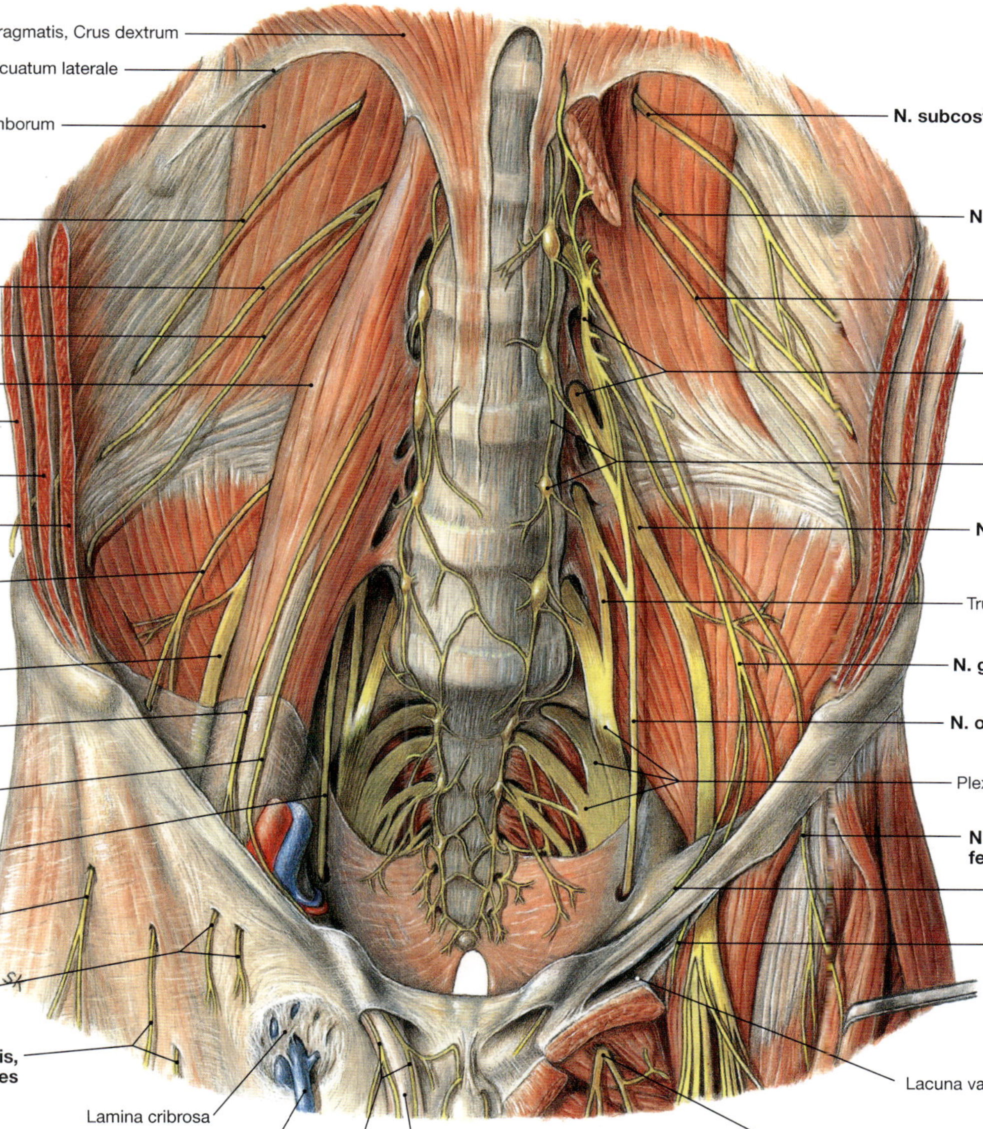


**Abb. 2.171 Hintere Bauchwand mit Plexus lumbosacralis;** Ansicht von ventral. [S700-L238]
Der Plexus lumbosacralis setzt sich aus dem Plexus lumbalis (T12, L1–L3 [L4]) und dem Plexus sacralis ([L4] L5, S1–S5) zusammen. Für die Innervation der Rumpfwand ist der Plexus lumbalis von Bedeutung. Die Abbildung stellt den segmentalen Austritt und den Verlauf der **Rr. anteriores [ventrales] der Spinalnerven des Plexus lumbalis** dar, die die Bauchmuskeln, die Inguinalregion und den Oberschenkel innervieren. Dies sind von kranial nach kaudal die Nn. subcostalis (intercostalis XII), iliohypogastricus (T12, L1), ilioinguinalis (L1), genitofemoralis (L1, L2) mit R. femoralis und R. genitalis und der N. cutaneus femoris lateralis (L2, L3). Außerdem sieht man den Austritt des N. femoralis (L1–L4), der nach Durchtritt durch die Lacuna musculorum Rr. cutanei anteriores zur Hautinnervation am Oberschenkel abgibt, und den N. obturatorius ([L1] L2–L4), der in den Canalis obturatorius eintritt.

→ T 42

# Beispielfragen aus der Prüfung

*Damit Sie überprüfen können, ob Sie die Inhalte dieses Kapitels verinnerlicht haben, werden hier exemplarisch Fragen aus einer mündlichen Anatomieprüfung aufgelistet.*

**Bitte erläutern Sie den Aufbau eines Wirbels:**

- Wie unterscheiden sich die Wirbel der unterschiedlichen Wirbelsäulenabschnitte?
- Welche Charakteristika weisen der 1. und der 2. Halswirbel auf?
- Welche Bänder stabilisieren die Wirbelsäule und wie erfolgt die Fixierung zwischen Halswirbelsäule und Schädel?
- Welche Bewegungen können in der Wirbelsäule zwischen 2 Wirbeln und insgesamt durchgeführt werden?
- Was versteht man unter einem Bewegungssegment?
- Welche Muskeln sind an den Bewegungen der Wirbelsäule maßgeblich beteiligt?

**Bitte erläutern Sie den Aufbau der Brustwand:**

- Welche Strukturen müssen bei einer Pleurapunktion nacheinander durchstochen werden?
- Worauf muss bei einer Pleurapunktion aus anatomischer Sicht geachtet werden?
- Wie verlaufen die Interkostalmuskeln und welche Funktion haben sie?

**Bitte erläutern Sie den Aufbau der Bauchwand:**

- Wie wird die Rektusscheide gebildet?
- Wo befinden sich Schwachstellen?
- Welche Funktionen haben die geraden und schrägen Bauchmuskeln?
- Was verläuft in den Bauchwandfalten?

**Bitte erläutern Sie den Aufbau des Zwerchfells:**

- Welche Durchtrittsstellen kennen Sie und was tritt hindurch?
- Welche Schwachstellen kennen Sie?
- Was versteht man unter der Quadratusarkade?
- Wie wird das Zwerchfell innerviert und wovon ist es überzogen?

**Bitte erläutern Sie die Blutversorgung im Bereich der Brust- und Bauchwand:**

- Welche arteriellen Verbindungen bestehen zwischen oberer und unterer Körperhälfte?
- Was versteht man unter vertikalem und horizontalem Umgehungskreislauf?
- Nennen Sie kavokavale Anastomosen.
- Welche Blutgefäße verlaufen auf der Innenseite von Brust- und Bauchwand und kommunizieren miteinander?

**Bitte erläutern Sie den Aufbau der Regio nuchae und der dort lokalisierten Strukturen:**

- Wie heißen die kurzen Nackenmuskeln?
- Was versteht man unter dem Vertebralisdreieck?
- Wie heißen die Nerven des Nackens?

**Bitte erläutern Sie den Aufbau des Epiduralraums:**

- Wie ist ein Spinalnerv aufgebaut?
- Welche Strukturen liegen im Foramen intervertebrale?
- Auf welche Strukturen muss man bei einer Lumbalpunktion achten?

**Bitte erläutern Sie Lage und Aufbau der Mamma:**

- Was ist die Milchleiste, wo verläuft sie?
- Warum unterteilt man die weibliche Brust in Quadranten?
- Nennen Sie lokale Lymphknotengruppen im Bereich der Mamma.
- Unter klinisch-topographischen und onkochirurgischen Gesichtspunkten werden die Lymphknoten der weiblichen Brust in Level eingeteilt. Wie heißen diese und wo liegen die Grenzen?

**Bitte erläutern Sie den Unterschied zwischen Dermatom und HEAD-Zone:**

- Nennen Sie charakteristische Dermatome auf der vorderen Rumpfwand.
- Zeigen Sie die HEAD-Zone, die dem Herz zugeordnet ist. Was versteht man unter übertragenem Schmerz?

**Bitte erläutern Sie den Aufbau des Leistenkanals:**

- Welche Strukturen verlaufen im Leistenkanal?
- Wie wird der Leistenkanal begrenzt?
- Was ist der Proc. vaginalis peritonei und was passiert, wenn er nicht obliteriert? Erläutern Sie den Descensus testis.
- Was versteht man unter einer indirekten Leistenhernie, was unter einer direkten?

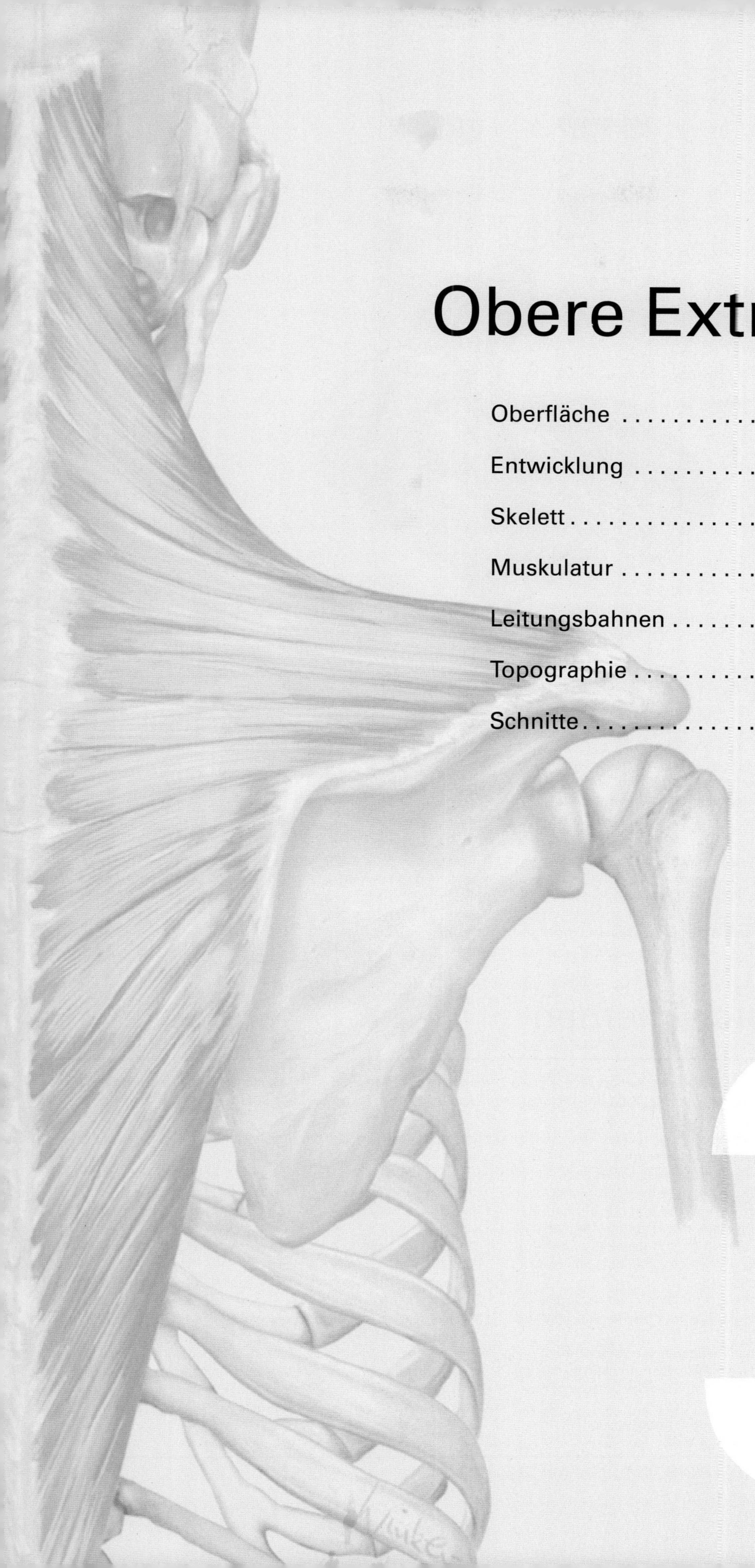

# Obere Extremität



3

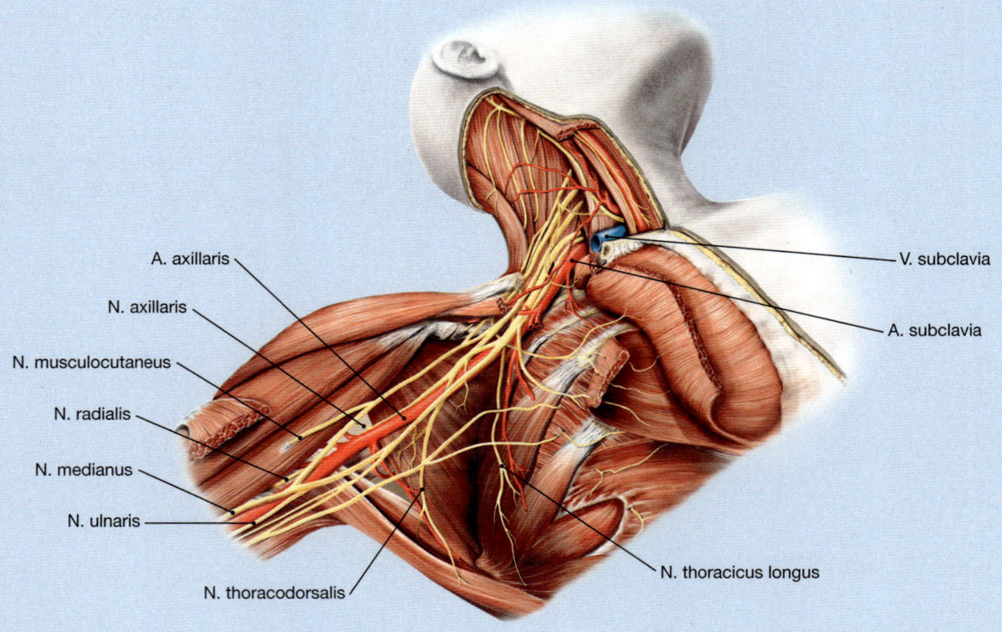


# Der Überblick

Die **obere Extremität** gliedert sich in **Schultergürtel und Arm.** Der Schultergürtel besteht auf jeder Seite aus dem Schulterblatt und dem Schlüsselbein. Der Arm ist durch Gelenke in Oberarm, Unterarm und Hand untergliedert. Der Schultergürtel und damit die obere Extremität als Ganzes sind nur über das mediale Schlüsselbeingelenk direkt am Rumpf verankert.

Im Gegensatz zur unteren Extremität als Lauf- und Stützorgan ist die obere Extremität ein **Greif- und Tastorgan.** Im Lauf der Entwicklung wurde ihr Bewegungsumfang deutlich vergrößert. Da die Wendebewegung durch die Unterarmknochen zusammen mit den Handgelenken ausgeführt wird, ist der Spielraum der Hand enorm erweitert. Hinzu kommen eine **differenzierte Beweglichkeit der einzelnen Finger** sowie die **Gegenüberstellung (Opposition)** des Daumens, welche die Greiffunktion ermöglicht und in ihrer Effizienz einzigartig ist.

Die Muskeln der oberen Extremität werden durch ein **Nervengeflecht (Plexus brachialis)** innerviert, das vorwiegend über die Spinalnerven aus den Rückenmarksegmenten C5–T1 gespeist wird. Aus dem Plexus brachialis gehen verschiedene Nerven für Schulter und Arm hervor. Die Blutgefäße, die den Arm versorgen, sind die **A. und V. subclavia** und ihre nachgeschalteten Gefäßabschnitte. Die Lymphbahnen verlaufen weitgehend mit den Venen und sind an die **Lymphknoten der Achselhöhle** angeschlossen, die auch die Rumpfwand einschließlich der Brustdrüse drainieren.

# Die wichtigsten Themen

*In Anlehnung an die Lernziele des Nationalen Kompetenzbasierten Lernzielkatalogs Medizin (NKLM) finden Sie hier eine Zusammenfassung der wichtigsten Themen dieses Kapitels. Nach Bearbeitung dieses Kapitels sollten Sie in der Lage sein:*

- die Grundzüge der Extremitätenentwicklung und die klinisch relevanten Variationen und Fehlbildungen zu benennen;
- die knöchernen Strukturen des Schultergürtels und des Arms sowie deren Gelenke samt Bewegungsumfang am Skelett zu erläutern;
- den Verlauf der Bänder an den Gelenken sowie alle Muskeln von Schultergürtel, Ober- und Unterarm mit Ursprung, Ansatz und Funktion zu erklären und am Skelett oder Präparat zu zeigen. Bei den Handmuskeln sind häufig Grundzüge zu Verlauf und Funktion sowie die Innervation ausreichend;
- den Aufbau des Plexus brachialis zu erläutern, seine Strukturen am Präparat zu zeigen und die Symptomatik bei Plexusläsionen zu erklären;
- die Funktionen und Ausfälle der Schulternerven zu benennen;
- den Verlauf, die Funktion und die genaue Symptomatik bei Ausfall der großen Nerven des Arms zu beschreiben und diese am Präparat zu zeigen;
- alle Arterien der oberen Extremität am Präparat zu identifizieren;
- die Gefäßanastomosen der Schulter und des Oberarms zu erläutern;
- das grundlegende Prinzip des venösen Abflusses der oberen Extremität zu verstehen;
- die großen epifaszialen Venen zu benennen und am Präparat zu zeigen;
- die Prinzipien des Lymphabflusses der oberen Extremität zu erläutern;
- die Lymphknotenstationen der Achselhöhle und deren klinische Relevanz zu erklären;
- die Leitungsbahnen anzugeben, welche die MOHRENHEIM-Grube durchqueren;
- die Begrenzungen der Achsellücken zu benennen sowie die durchtretenden Strukturen zu erläutern und am Präparat aufzusuchen;
- den Verlauf der Leitungsbahnen in der Ellenbeuge zu erläutern;
- Aufbau und durchtretende Strukturen von Karpaltunnel und GUYON-Loge zu erklären.

# Der Bezug zur Klinik

*Um bei den vielen anatomischen Details nicht den Bezug zum späteren Klinikalltag zu verlieren, wird im Folgenden ein typischer Fall geschildert, der zeigt, warum die Inhalte dieses Kapitels so wichtig sind.*

## Plexus-brachialis-Läsion

### Notarztprotokoll

Ein 20-jähriger Mann stürzt mit seinem Motorrad und prallt gegen die Leitplanke. Er wird am Straßenrand aufgefunden, ist benommen, aber ansprechbar. Soweit dies mit der Motorradbekleidung zu erkennen ist, hat er äußerlich keine Verletzungen. Der Patient wird auf eine Vakuumtrage gelegt und mit einer Halskrause stabilisiert, um eine Verlagerung evtl. gebrochener Knochen und eine Schädigung des Rückenmarks zu vermeiden, und in die Klinik gebracht.

### Untersuchungsbefund

Der Patient ist bei Bewusstsein und voll orientiert. Er hat starke Schmerzen an verschiedenen Stellen, an denen Prellungen (Kontusionen) und Hautabschürfungen festgestellt werden. Herz- (100/min), Atemfrequenz (25/min) und Blutdruck (140/100 mmHg) sind leicht erhöht.

### Diagnostik

Die Computertomographie (CT) zeigt keine Hinweise auf Knochenbrüche (Frakturen) oder innere Verletzungen. Nach der Versorgung mit Bandagen werden am nächsten Tag alle Gelenke untersucht und die Bewegungsumfänge nach der Neutral-Null-Methode notiert. Dabei fällt auf, dass der Patient seinen rechten Arm nicht anheben (abduzieren) und im Ellenbogengelenk beugen kann (→ Abb. a). Er hängt schlaff am Körper herab; die Handfläche ist nach außen gedreht, d. h. die Schulter innenrotiert. Die Bewegungen von Hand und Fingern sind jedoch nicht beeinträchtigt. Die Tastempfindung ist in einem streifenförmigen Areal von der Außenseite der Schulter über den lateralen Unterarm bis zum Daumen aufgehoben (Dermatome C5–C6). Eine Magnetresonanztomographie (MRT) der rechten Schulter zeigt, dass die Spinalnervenwurzeln der Rückenmarkssegmente C5 und C6 an ihrem Austritt ausgerissen sind.

### Diagnose

Läsion des Plexus brachialis vom Typ ERB (→ Abb. b).

### Therapie

Zunächst fixieren Neurochirurgen die ausgerissenen Nervenwurzeln durch eine Naht des umgebenden Bindegewebes. Im Rahmen einer wissenschaftlichen Studie werden bei der Operation lokal Wachstumsfaktoren appliziert, die das Auswachsen der Nervenfasern beschleunigen sollen. In den Tagen nach der Operation wird mit der Physiotherapie begonnen. Nach Monaten intensiven Trainings kann der Patient den Arm wieder eingeschränkt bewegen.

### Weiterer Verlauf

Die Funktion des Ellenbogengelenks kann mit Einschränkungen wiederhergestellt werden, aber Empfindungsstörungen an Unterarm und Daumen bleiben bestehen.

### Aus dem Präpsaal

Der Plexus brachialis ist eine der kompliziertesten Strukturen, die im Präpariersaal darstellbar sind. Man kann ihn nur nach eingehender Auseinandersetzung mit einem Anatomieatlas präparieren und erklären (→ Abb. 3.102): Der **Plexus brachialis** wird von den vorderen Ästen der Spinalnerven gebildet. Die Segmente aus dem unteren Hals- und dem oberen Brustabschnitt (C5–T1) speisen den Plexus. Die vorderen Spinalnervenäste schließen sich dabei zunächst zu **3 Stämmen (Trunci)** zusammen, die zwischen den tiefen Halsmuskeln (Mm. scaleni) durch die **Skalenuslücke** in die Achselhöhle gelangen. Dort lagern sie sich zu **3 Faszikeln** um die A. axillaris herum.

*Es ist sinnvoll, sich ausgiebig mit dem Ursprung der Nerven im Präpsaal zu befassen – sonst verliert man leicht den Überblick!*

Aus den Trunci und Faszikeln gehen dann die einzelnen Nerven hervor. Die kranialen Rückenmarkssegmente (C5, C6) versorgen über **kurze Schulternerven** die proximalen Muskeln der Schulter sowie die entsprechenden Hautregionen. Die kaudalen Segmente (C8, T1) innervieren über lange Nerven Unterarm und Hand. Der **N. musculocutaneus** aktiviert die Beuger des Ellenbogengelenks am Oberarm und bildet den lateralen Hautnerv des Unterarms. Die Beuger am Unterarm werden von den **Nn. medianus und ulnaris** (aus dem medialen Faszikel) innerviert. Die Streckmuskeln steuert der **N. radialis** (hinterer Faszikel).

*Am Plexus brachialis kann man sich gut orientieren, da die Nerven ein „M" bilden!*

### Zurück in der Klinik

Die Ausfallsymptomatik zeigt, dass hier eine gemischte motorische und sensorische Läsion vorliegt. Anhand aller ausgefallenen Muskeln und betroffenen Hautareale lassen sich die Ausfälle den Rückenmarksegmenten C5–C6 zuordnen. Es ist daher wahrscheinlich, dass durch den Aufprall auf die Leitplanke die Schulter hinuntergezogen wurde, wodurch die oberen Nervenwurzeln des Plexus brachialis ausgerissen sind. Daher liegt eine obere Plexusläsion vom Typ ERB vor.

*Diese wird häufig zusammen mit der Anatomie des Plexus brachialis abgefragt!*

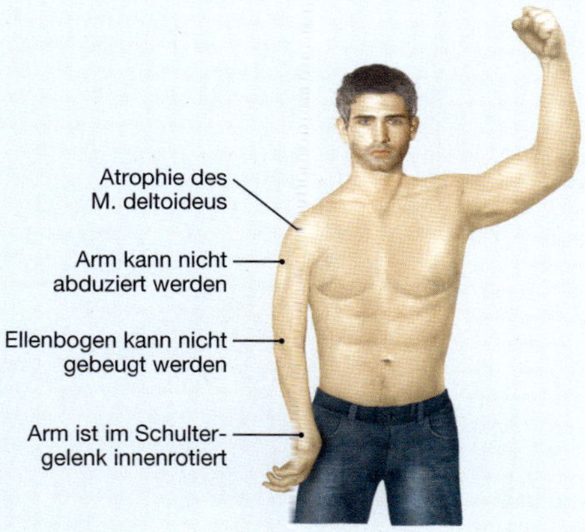


**Abb. a Klinik bei oberer Plexus-brachialis-Läsion (Typ ERB).** [S700-L238]

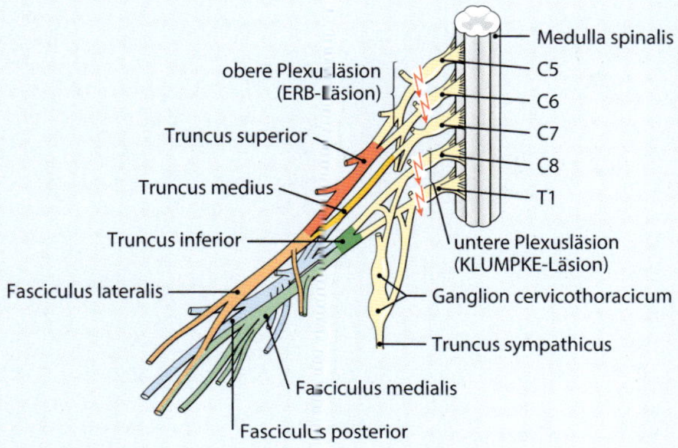


**Abb. b Läsionen des Plexus brachialis, Läsionsformen der Spinalnerven, rechts; Ansicht von vorne.** [S700-L126]

## Oberflächenanatomie

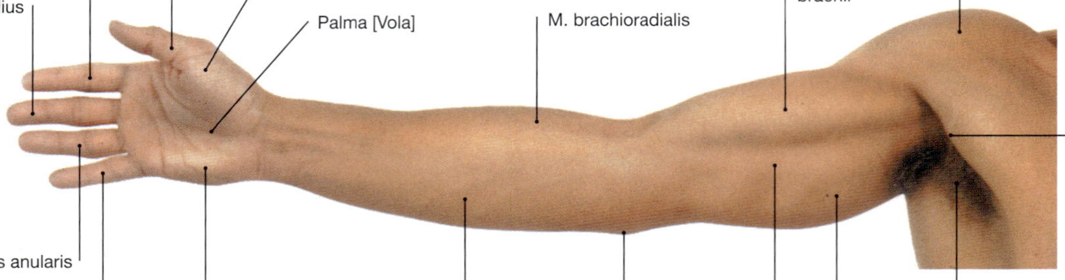


a

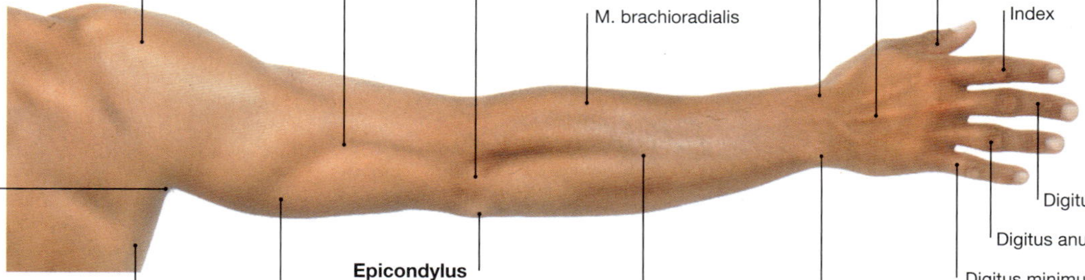


b

**Abb. 3.1a und b Oberflächenrelief des Arms, rechts.** [S700]
**a** Ansicht von ventral.
**b** Ansicht von dorsal.

### Klinik

Das Oberflächenrelief des Arms wird durch die Muskeln und einige Skelettelemente bestimmt. Die **tastbaren Knochenpunkte** (Beschriftung ist in der Abbildung durch Fettung hervorgehoben) erleichtern die Orientierung bei der körperlichen Untersuchung.

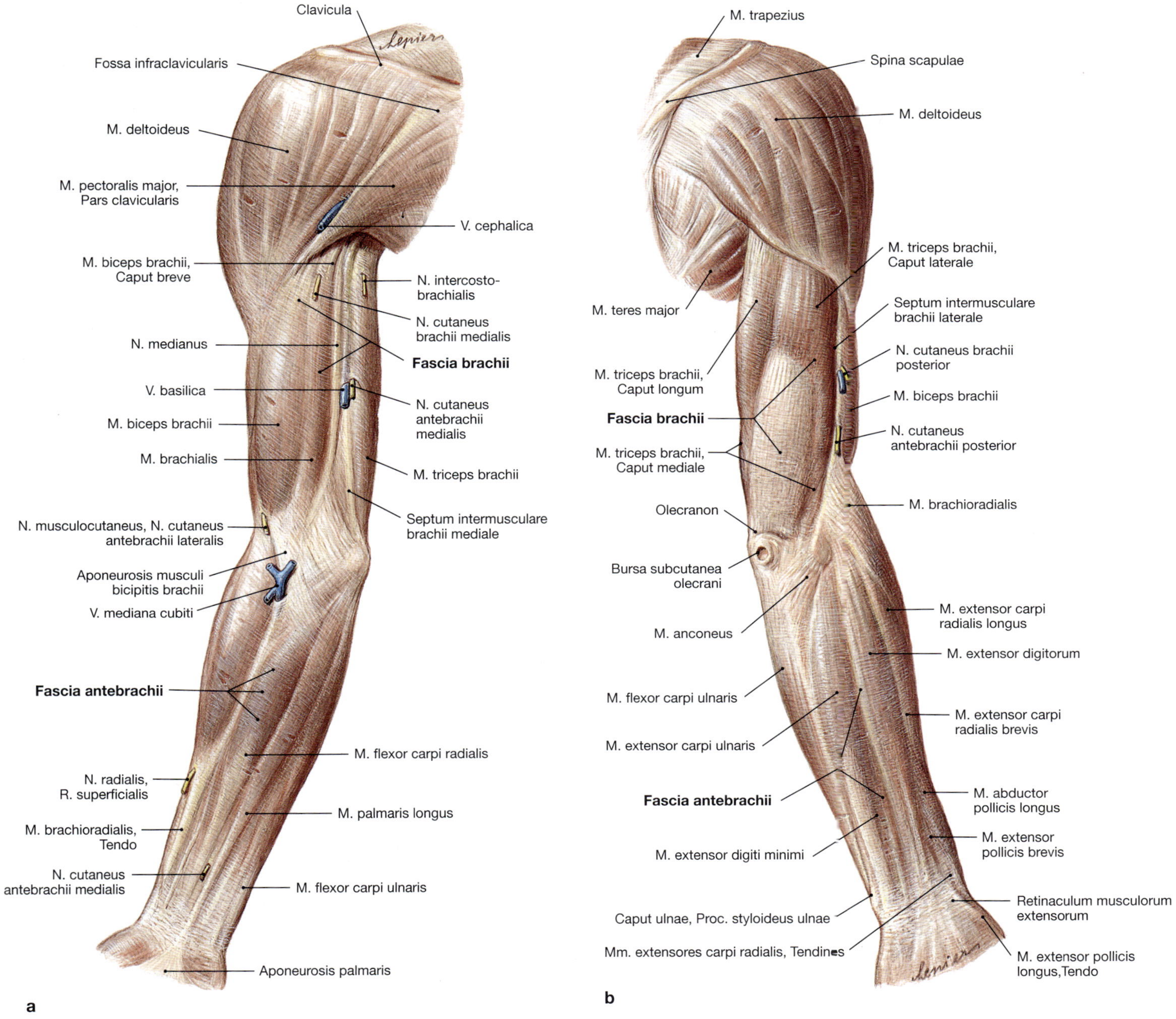


**Abb. 3.2a und b Faszien des Oberarms, Fascia brachii, und des Unterarms, Fascia antebrachii, rechts.** [S700]
**a** Ansicht von ventral.
**b** Ansicht von dorsal.
Das Oberflächenrelief wird vor allem durch die einzelnen Muskeln bestimmt. Diese sind jeweils von eigenen Faszien umhüllt und zu Muskelgruppen zusammengefasst. Diese Gruppenfaszien sind von einer gemeinsamen Faszie, der Ober- und der Unterarmfaszie, bedeckt, die unter der Subcutis der Haut liegt. Bei der Präparation wird nach Darstellung aller wichtigen subkutanen Strukturen, wie der Hautnerven und der epifaszialen Venen, die Körperfaszie freigelegt, indem das subkutane Fettgewebe vollständig entfernt wird.

## Entwicklung

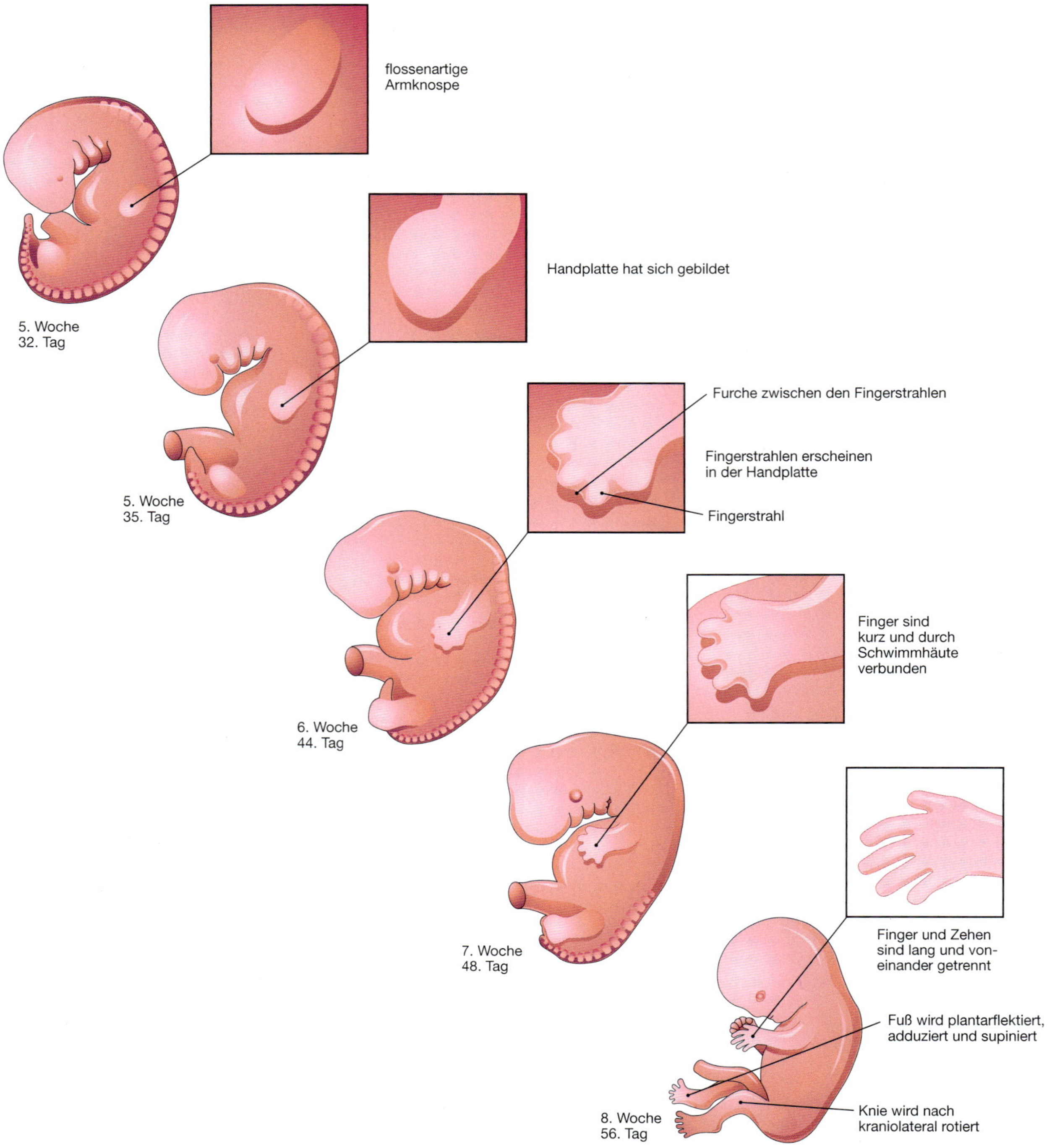


**Abb. 3.3 Entwicklung der Extremitäten in der 5.–8. Woche;** schematische Darstellung. [E347-009]

Die **Extremitäten** entwickeln sich ab der **4. Woche.** Die flossenartige **Armknospe** bildet sich am **26.–27. Tag** und damit 2 Tage früher als die Beinknospe. Die Extremitätenanlagen bestehen zu diesem Zeitpunkt aus einem bindegewebigen (mesenchymalen) Kern, der von der Somatopleura des Mesoderms ausgeht, und einer Hülle aus Oberflächenektoderm, das die spätere Epidermis der Haut bildet (→ Abb. 3.4). Das Ektoderm am distalen Rand der Extremitätenknospe (ektodermale Randleiste) bildet Wachstumsfaktoren, die Vorläufer von Muskelzellen aus den Somiten des Mesoderms im Rumpfbereich anlocken. Die Extremitätenknospen lassen in der **5.–6. Woche** eine **Gliederung** der Arm- und Beinanlagen erkennen. Ab der 6. Woche separieren sich die Fingerstrahlen voneinander, indem das dazwischenliegende Gewebe durch programmierten Zelltod (Apoptose) untergeht. Bis zum **Ende der 8. Woche** sind die **Finger und Zehen** vollständig **getrennt.**

Im Unterschied zur Armanlage macht die **Beinanlage in der 8. Woche** eine Rotation durch, bei der das **Knie nach kraniolateral** ausgerichtet wird. Das hat zur Folge, dass am Bein die Streckmuskeln des Ober- und Unterschenkels ventral liegen, während sie sich am Arm auf der Dorsalseite befinden. Außerdem wird der **Fuß in der 8. Woche** zunächst **plantarflektiert, adduziert** und **supiniert.** Diese Fußstellung bildet sich aber bis zur 11. Woche normalerweise wieder zurück.

### Klinik

Der **angeborene Klumpfuß** ist die häufigste Fehlbildung der Extremitäten. Dabei ist der Fuß in Plantarflexion und Supination fixiert. Es wird daher angenommen, dass diese Fehlstellung auf der mangelnden Rückbildung dieser Fußstellung beruht, die zwischen der 8. und 11. Woche physiologisch ist.

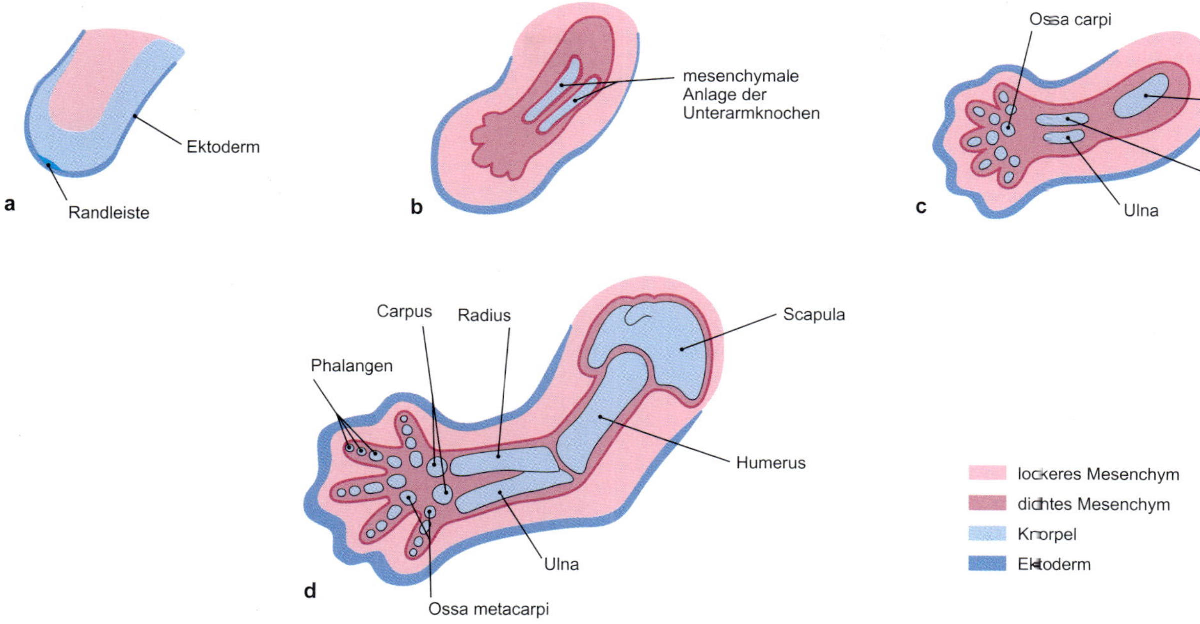


**Abb. 3.4a–d Entwicklung der knorpeligen Vorstufen der Knochen der oberen Extremität in der 4.–8. Woche;** schematische Längsschnitte. [E347-009]

**a** In der **4. Woche** bestehen die Extremitätenanlagen aus einem bindegewebigen (mesenchymalen) Kern und einer Hülle aus Oberflächenektoderm, das die spätere Epidermis der Haut bildet.

**b** Das Mesenchym verdichtet sich, sodass sich zwischen der **4. und 6. Woche** am Arm und zwischen der **6. und 8. Woche** am Bein ein **knorpeliges Skelett** als Vorstufe der späteren Knochen ausbildet. Dieser Prozess schreitet von proximal nach distal fort.

**c** In diesem Knorpelskelett bilden sich **ab der 7. Woche** Knochenkerne, die die Ossifikation und damit die Umwandlung des Knorpelskeletts in Knochengewebe einleiten **(chondrale Ossifikation).**

**d** Die Verknöcherung schreitet nach einem bestimmten Muster fort (→ Abb. 1.27).

- Bis zur 12. Woche sind in allen Knochen der oberen Extremität, abgesehen von der Handwurzel, Knochenkerne vorhanden. Die Knochenkerne der Handwurzel entstehen erst postnatal zwischen 1. und 8. Lebensjahr. Eine Ausnahme bildet das Schlüsselbein, das ab der 7. Woche ohne Knorpelskelett und damit direkt aus dem Mesenchym hervorgeht (desmale Ossifikation).
- An der unteren Extremität läuft die Ossifikation etwas verzögert ab. Während im Ober- und Unterschenkelknochen die ersten Knochenkerne bereits in der 8. Woche auftreten, folgen die Zehenglieder erst zwischen der 9. Woche und dem 6. Monat. Die Fußwurzelknochen (1.–4. Lebensjahr) und der Beckengürtel (teilweise bis zum 20. Jahr) verknöchern postnatal.

Der **Schluss der Wachstumsfugen** und damit des Längenwachstums der Extremitäten erfolgt zwischen dem **14. und 25.,** in den meisten Knochen jedoch bis zum **21. Lebensjahr.**

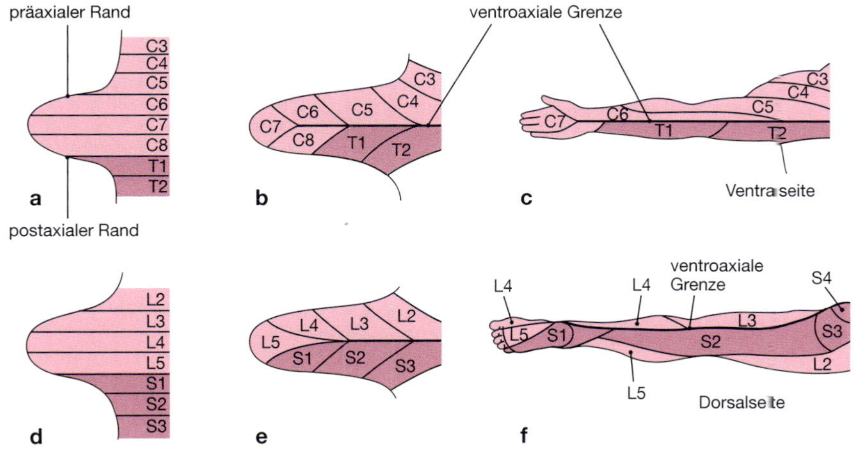


**Abb. 3.5a–f Entwicklung der Dermatome im Bereich der Extremitäten.** [E347-009]

Bestimmte Hautgebiete werden von einem einzelnen Rückenmarksegment sensorisch innerviert (Dermatome). Im Unterschied zum Rumpf, an dem die Dermatome gürtelförmig angeordnet sind, verlaufen sie an den Extremitäten zunächst nahezu in Längsrichtung (**a, d**) und später in der Entwicklung zunehmend schräg (→ Abb. 3.108 und → Abb. 4.145). Arme und Beine weisen eine ventroaxiale Grenze (**b, c, e, f**) auf, an der sich die einzelnen sensorisch innervierten Felder kaum überlappen.

## Klinik

Aus dem Fortschreiten der Verknöcherungen **(Knochenalter)** können bei Kindern durch Röntgenuntersuchungen das weitere Wachstum und die Erwachsenengröße vorhergesagt werden. Bei der Röntgenuntersuchung zum Ausschluss von Knochenbrüchen (Frakturen) bei Kindern muss bedacht werden, dass die Knochen z.T. aus einzelnen Knochenkernen bestehen, die noch nicht knöchern miteinander verbunden sind. Dabei handelt es sich also nicht um Brüche.

## Skelett der oberen Extremität

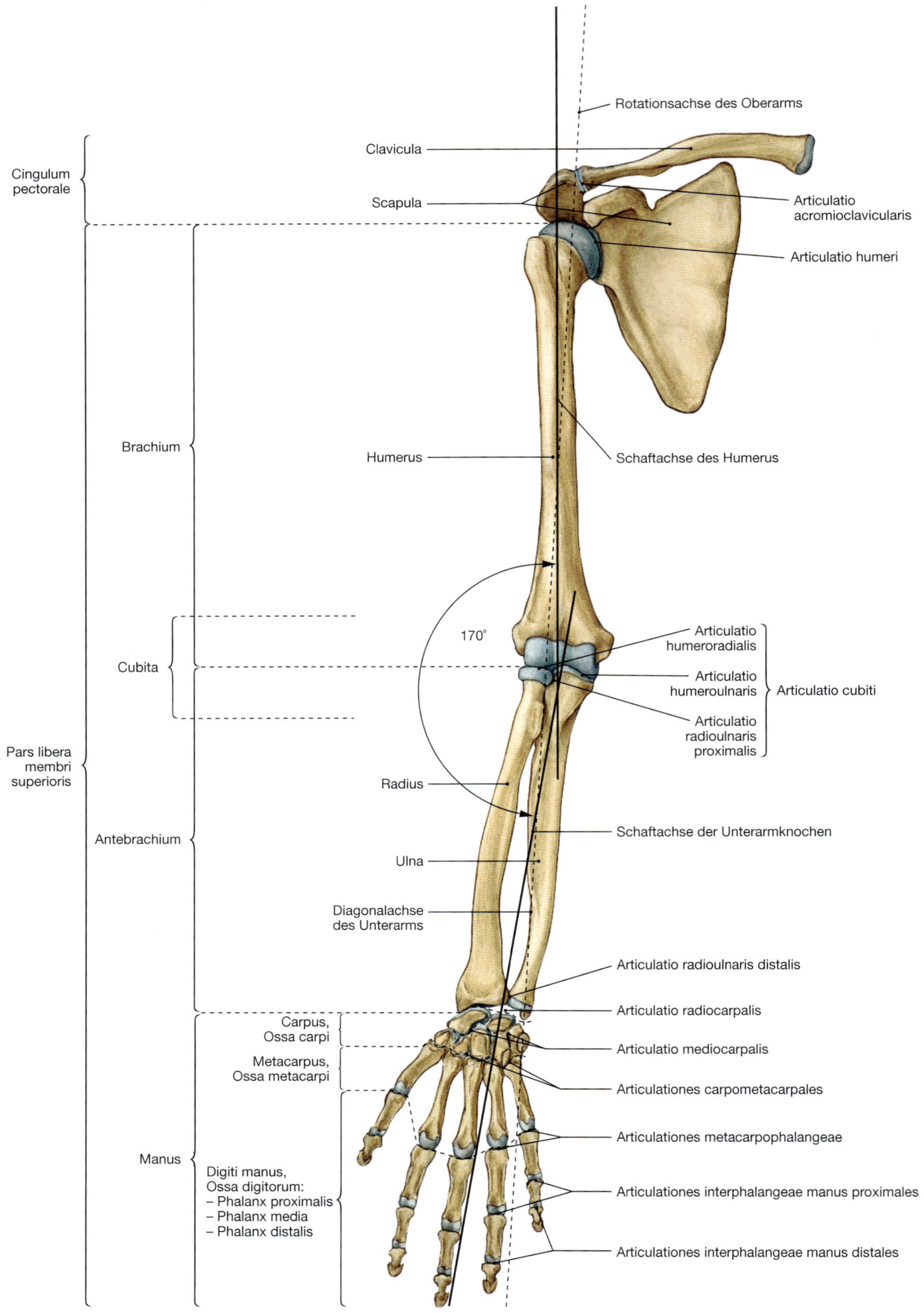


**Abb. 3.6 Knochen und Gelenke der oberen Extremität, Membrum superius; rechts;** Ansicht von ventral. [S700]
Ober- und Unterarm bilden ähnlich wie beim Bein einen nach lateral offenen **Armaußenwinkel** von 170°, der durch die transversale Achse des Ellenbogengelenks halbiert wird. Die Rotationsachse des Oberarms im Schultergelenk entspricht der Verbindungslinie von Humeruskopf und Ellenbogengelenk. Sie verlängert sich als Diagonalachse des Unterarms vom proximalen zum distalen Gelenk zwischen den Unterarmknochen (Radioulnargelenke). Um diese Achse findet die Wende-/Rotationsbewegung (Pronation/Supination) des Unterarms statt.

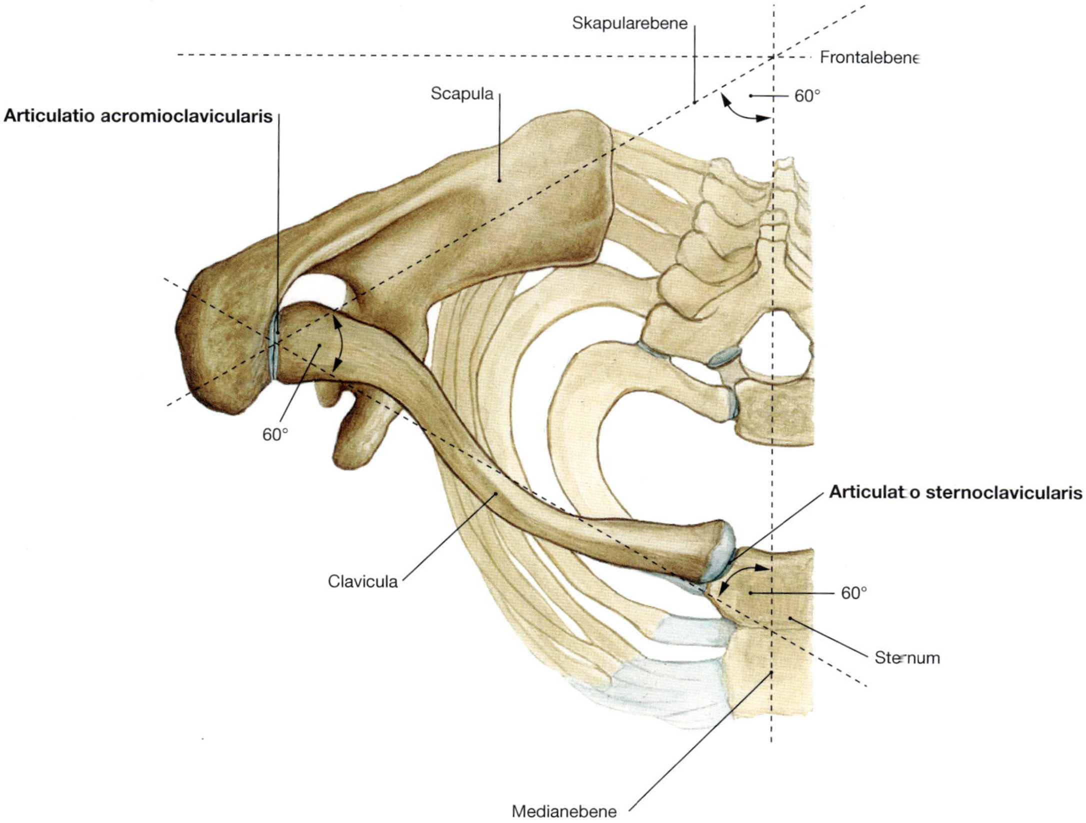


**Abb. 3.7 Schultergürtel, Cingulum pectorale, rechts;** Ansicht von kranial. [S700]

Der Schultergürtel besteht aus **Schlüsselbein** (Clavicula) und **Schulterblatt** (Scapula). Die beiden Knochen sind miteinander über das laterale Schlüsselbeingelenk (Articulatio acromioclavicularis) verbunden. Die Clavicula artikuliert über das mediale Schlüsselbeingelenk (Articulatio sternoclavicularis) mit dem Rumpfskelett.

Das Schlüsselbein bildet sowohl mit der Medianebene als auch mit dem Schulterblatt (Skapularebene) je einen Winkel von ca. 60°. Das Schulterblatt selbst liegt in der sog. Skapularebene, die einen Winkel von 60° zur Medianebene einschließt.

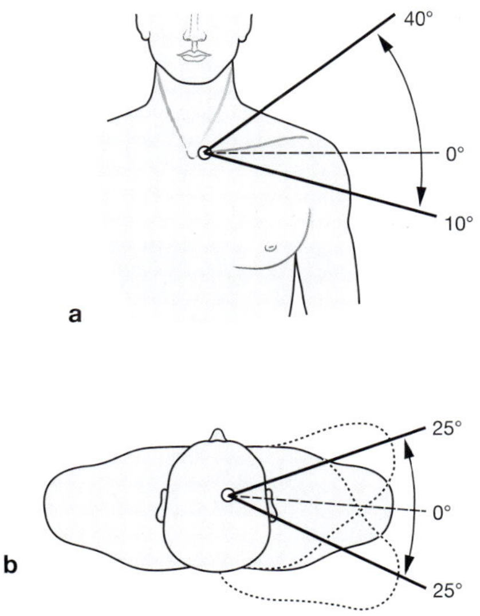


**Abb. 3.8a und b Bewegungsumfang des Schultergürtels ausgehend vom medialen Schlüsselbeingelenk.** [S700-L126]/[G1061]

**a** Elevation und Depression.

**b** Protraktion und Retraktion.

Beide Schlüsselbeingelenke bilden funktionelle **Kugelgelenke,** die sich meist wie eine funktionelle Einheit verhalten, da der Schultergürtel nur im medialen Schlüsselbeingelenk mit dem Rumpfskelett verbunden ist. Neben Vor- und Rückführung (Protraktion und Retraktion) sind eine geringe Senkung (Depression) und eine relativ ausgedehnte Hebung (Elevation) der Schulter möglich. Um das fixierte sternale Ende des Schlüsselbeins kann insgesamt eine Rotation um ca. 45° erfolgen. Durch die Beweglichkeit des Schultergürtels wird der Bewegungsumfang der oberen Extremität deutlich erweitert.

**Bewegungsumfang des Schultergürtels:**

- Elevation–Depression: 40°–0°–10°
- Protraktion–Retraktion: 25°–0°–25°

## Schlüsselbein

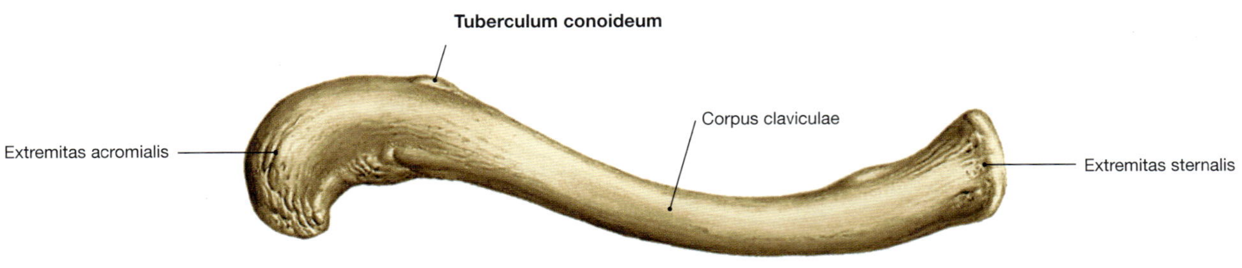


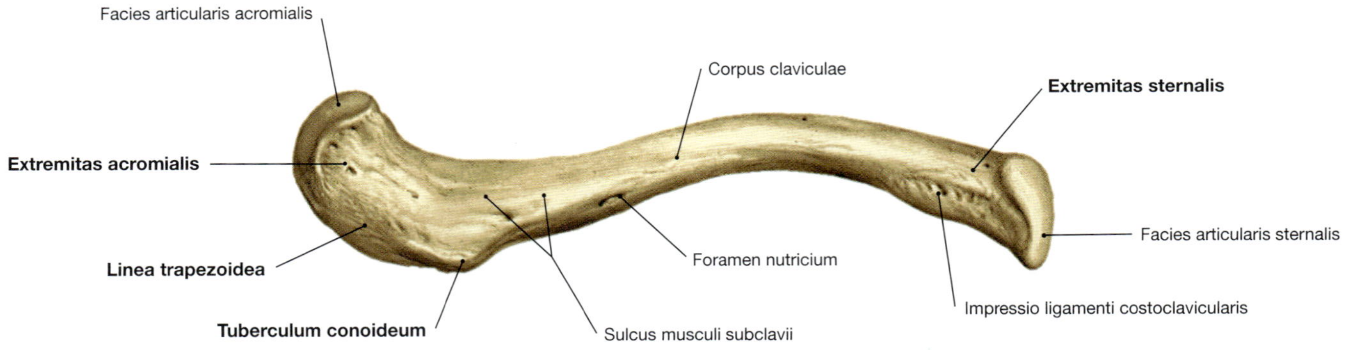


**Abb. 3.9a und b Schlüsselbein, Clavicula, rechts.** [S700]
**a** Ansicht von kranial. Die Zuordnung eines isolierten Schlüsselbeins zu einer Körperseite ist häufig nicht einfach. Dabei ist zu beachten, dass die Extremitas sternalis eher plump gestaltet ist, während die Extremitas acromialis flach ausgezogen ist. Am Skelett ist außerdem die Konvexität am sternalen Ende nach ventral gerichtet.
**b** Ansicht von kaudal. Auf der Unterseite des Knochens finden sich 2 charakteristische Apophysen, an denen die beiden Teile des Lig. coracoclaviculare befestigt sind (→ Abb. 3.21). Medial liegt das **Tuberculum conoideum,** lateral davon befindet sich die **Linea trapezoidea.**

### Klinik

Die Clavicula ist einer der Knochen des Arms, die am häufigsten brechen. Oft kommt es dazu bei einem Sturz auf den ausgestreckten Arm oder direkt auf die Schulter.
**a** Der Bruch betrifft meist das mittlere Drittel des Schlüsselbeins am Übergang des konkaven lateralen Abschnitts in den konvexen medialen Teil. [S701-L231]
**b** Bei der körperlichen Untersuchung fällt besonders die Schwellung auf (Pfeil). Der Arm kann nicht angehoben werden und hängt herab, da die Patienten das Gewicht des Arms nicht halten können. [G721]
**c** Die Röntgenaufnahme des Schultergürtels zeigt die Fraktur, bei der das mediale Knochensegment des Schlüsselbeins nach oben abweicht (oberhalb des Pfeils) und sich ein Knochenfragment gebildet hat (Pfeil). [G305]

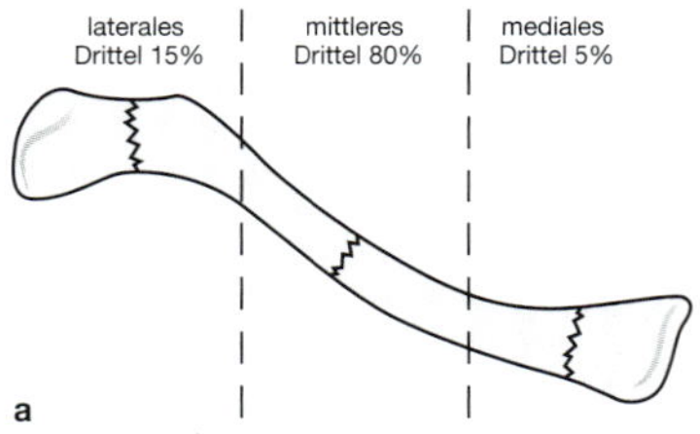


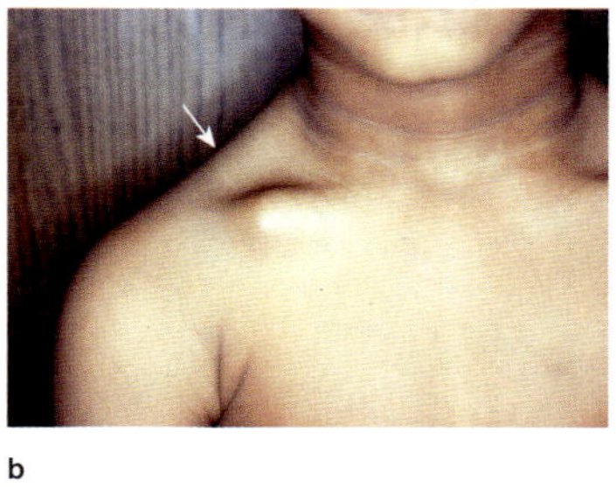
b

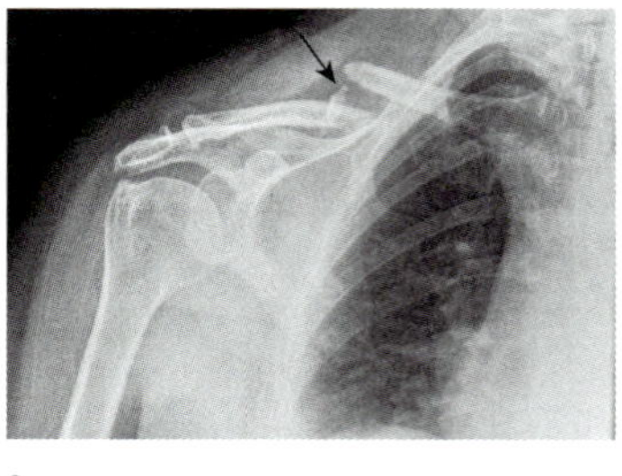
c

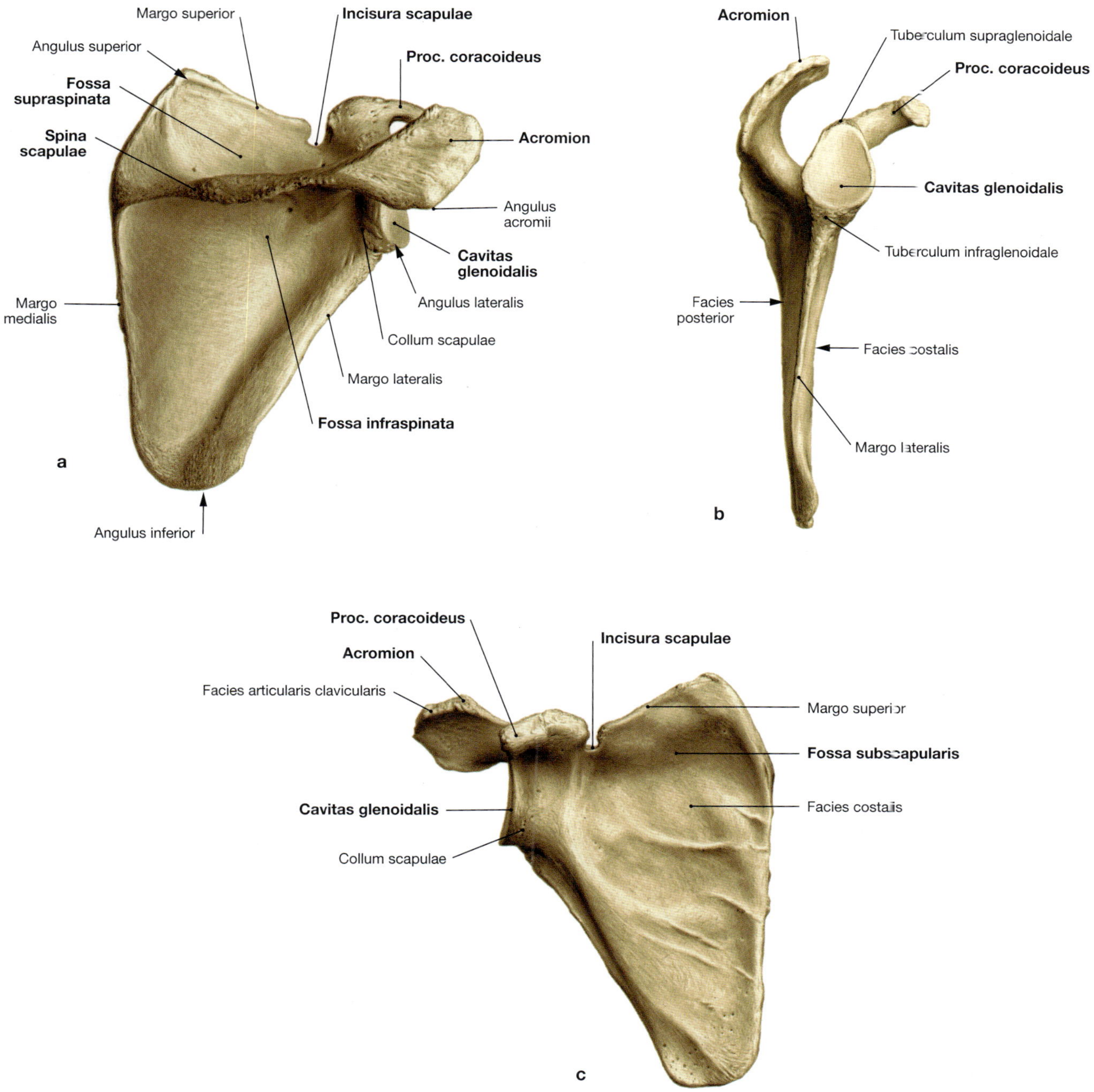


**Abb. 3.10a–c Schulterblatt, Scapula, rechts.** [S700]
**a** Ansicht von dorsal. Das Schulterblatt ist ein platter Knochen mit 3 Seiten und 3 Winkeln. Dorsal befindet sich ein T-förmiger Aufsatz, die Spina scapulae, die eine wichtige Apophyse für entspringende und ansetzende Muskeln darstellt.
**b** Ansicht von lateral.
**c** Ansicht von ventral.

## Klinik

Der **N. suprascapularis** zieht durch die **Incisura scapulae,** die vom Lig. transversum scapulae superius (→ Abb. 3.21) überbrückt wird. Bei Verknöcherung des Bandes kann es zur **Kompression** des Nervs mit Schwächung der von ihm innervierten Muskeln (M. supraspinatus und M. infraspinatus) kommen, die für die Abduktion und Außenrotation des Armes wichtig sind

## Oberarmknochen

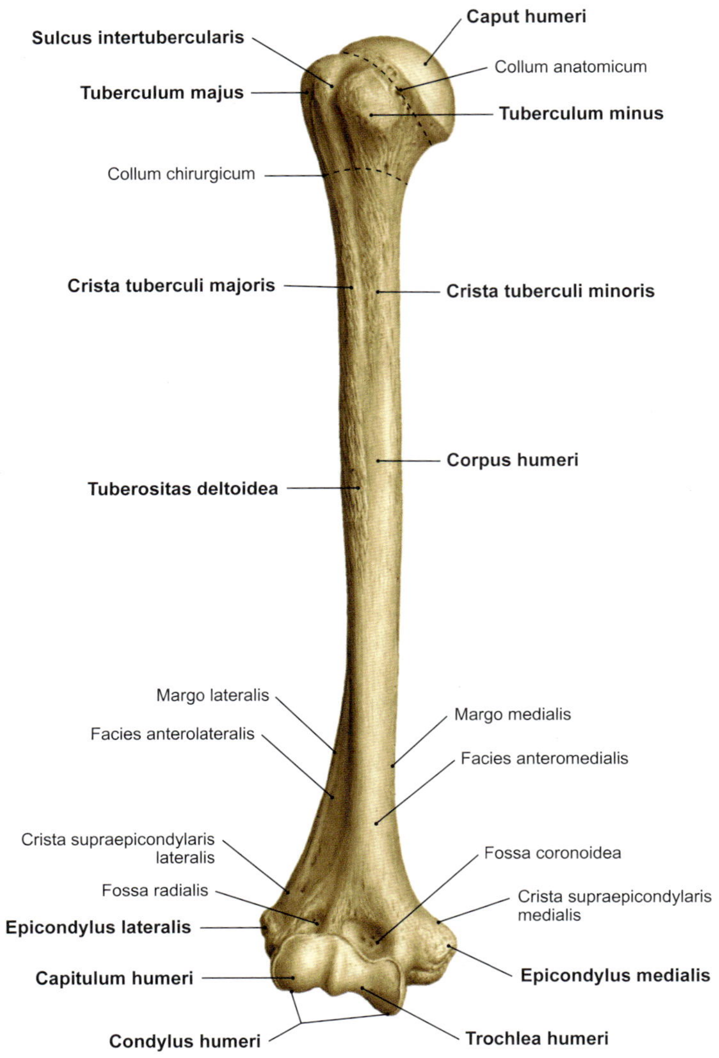


**Abb. 3.11 Oberarmknochen, Humerus, rechts;** Ansicht von ventral. [S700]
Der Kopf des Humerus bildet mit der Schaftachse einen Winkel von 150°–180° **(Kollodiaphysenwinkel).** Außerdem weist der Kopf eine **Retrotorsion** um 15°–30° auf, d. h., relativ zur Querachse der distalen Condyli ist der Hals nach hinten rotiert. Im proximalen Bereich des Schafts liegen lateral das Tuberculum majus und medial das Tuberculum minus.

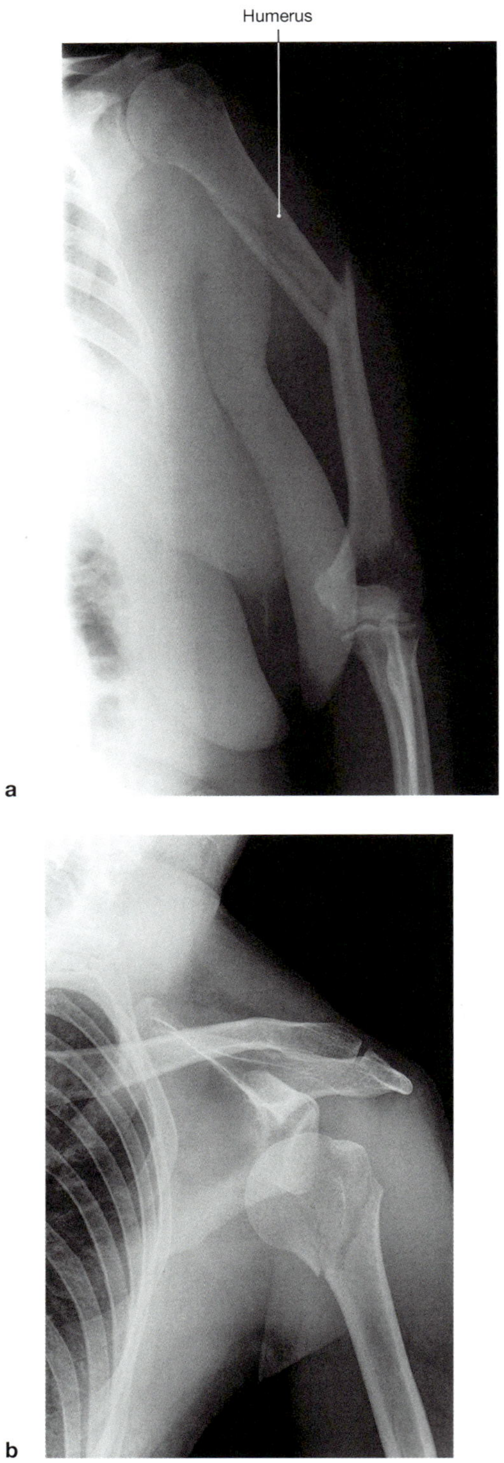


**Abb. 3.12a und b Röntgenbilder von Humerusfrakturen.**
**a Humerusschaftfraktur links,** die zu einer Verletzung des N. radialis führen kann. [E402]
**b Humerushalsfraktur links,** im Bereich des Collum chirurgicum, die eine Verletzung des N. axillaris zur Folge haben kann. [M502-M519]

### Klinik

Mit der Röntgendiagnostik lassen sich **Knochenbrüche** (Frakturen) und **Verrenkungen** (Luxationen) nachweisen, die zu Fehlstellungen der Skelettelemente führen. **Verletzungen der Bänder** dagegen sind nicht sichtbar und müssen mit Ultraschall oder Magnetresonanztomographie (MRT) abgeklärt werden.

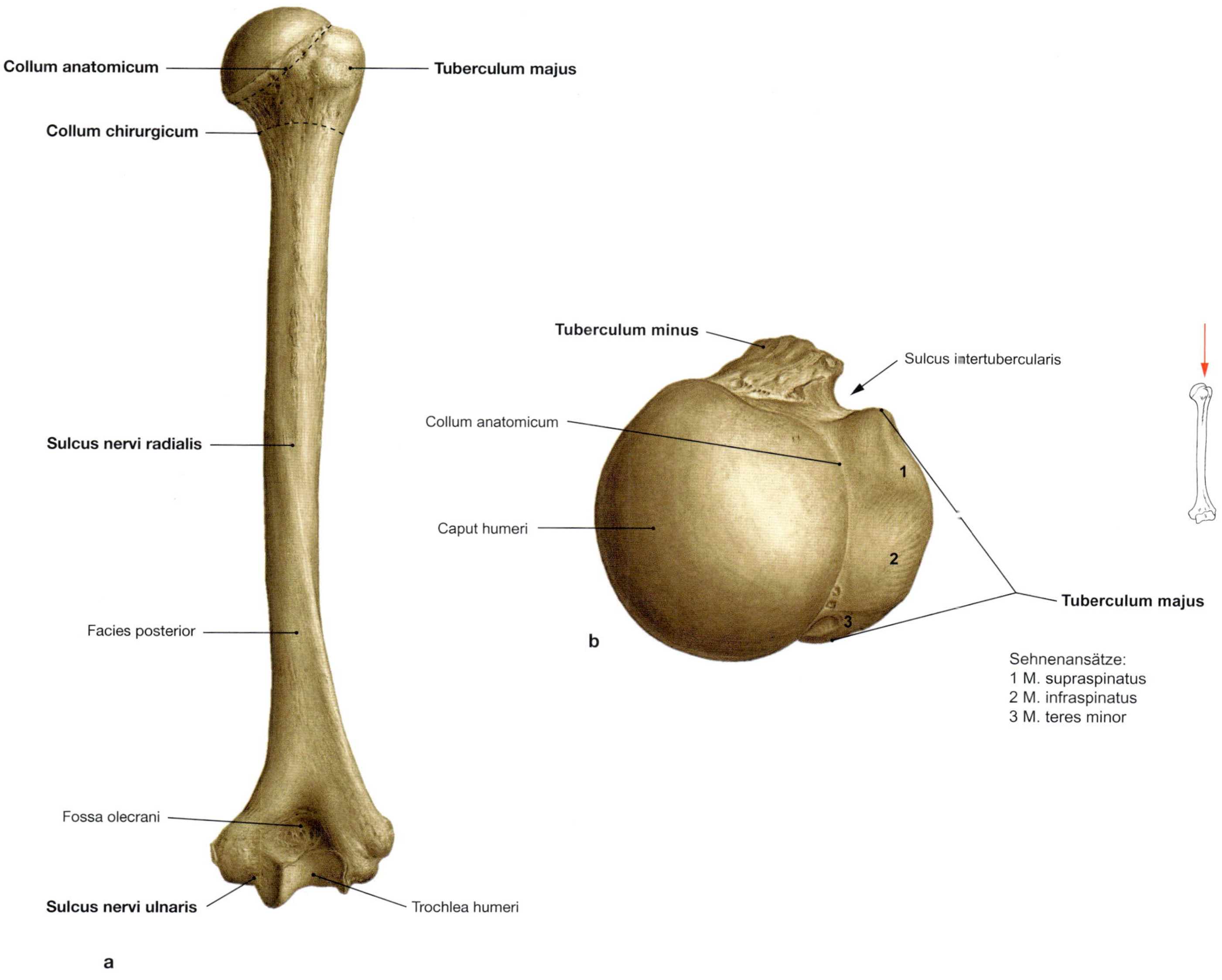


**Abb. 3.13a und b Oberarmknochen, Humerus, rechts.** [S700]
**a** Ansicht von dorsal. Dorsal windet sich der **Sulcus nervi radialis** spiralig um den Schaft des Humerus, in dem der N. radialis gelegen ist. Auf der Rückseite des Epicondylus medialis liegt im **Sulcus nervi ulnaris** der N. ulnaris, der dort bei Stößen mechanisch gereizt werden kann **(„Musikantenknochen").**
**b** Ansicht von proximal.

## Klinik

Frakturen des Humerus sind bei Stürzen relativ häufig. Bei **proximalen Frakturen** kann es zu einer Schädigung der **versorgenden Blutgefäße** und des N. axillaris (→ Abb. 3.116, → Abb. 3.117, → Abb. 3.118) kommen, die sich um den Humerus herumschlingen (Aa. circumflexae humeri anterior und posterior). Bei Frakturen im **Schaftbereich** oder bei der operativen Versorgung eines solchen Knochenbruchs kann der N. radialis verletzt werden und das klinische Bild einer **N.-radialis-Läsion** entstehen (→ Abb. 3.122). An dieser Stelle kann er auch durch Druck geschädigt werden **(Parkbankläsion). Distale Frakturen** können zu einer **Schädigung des N. ulnaris** im gleichnamigen Sulcus führen (→ Abb. 3.130). Da der Nerv dort sehr exponiert ist, zählen N.-ulnaris-Läsionen in diesem Bereich zu den häufigsten Nervenläsionen der oberen Extremität.

## Elle

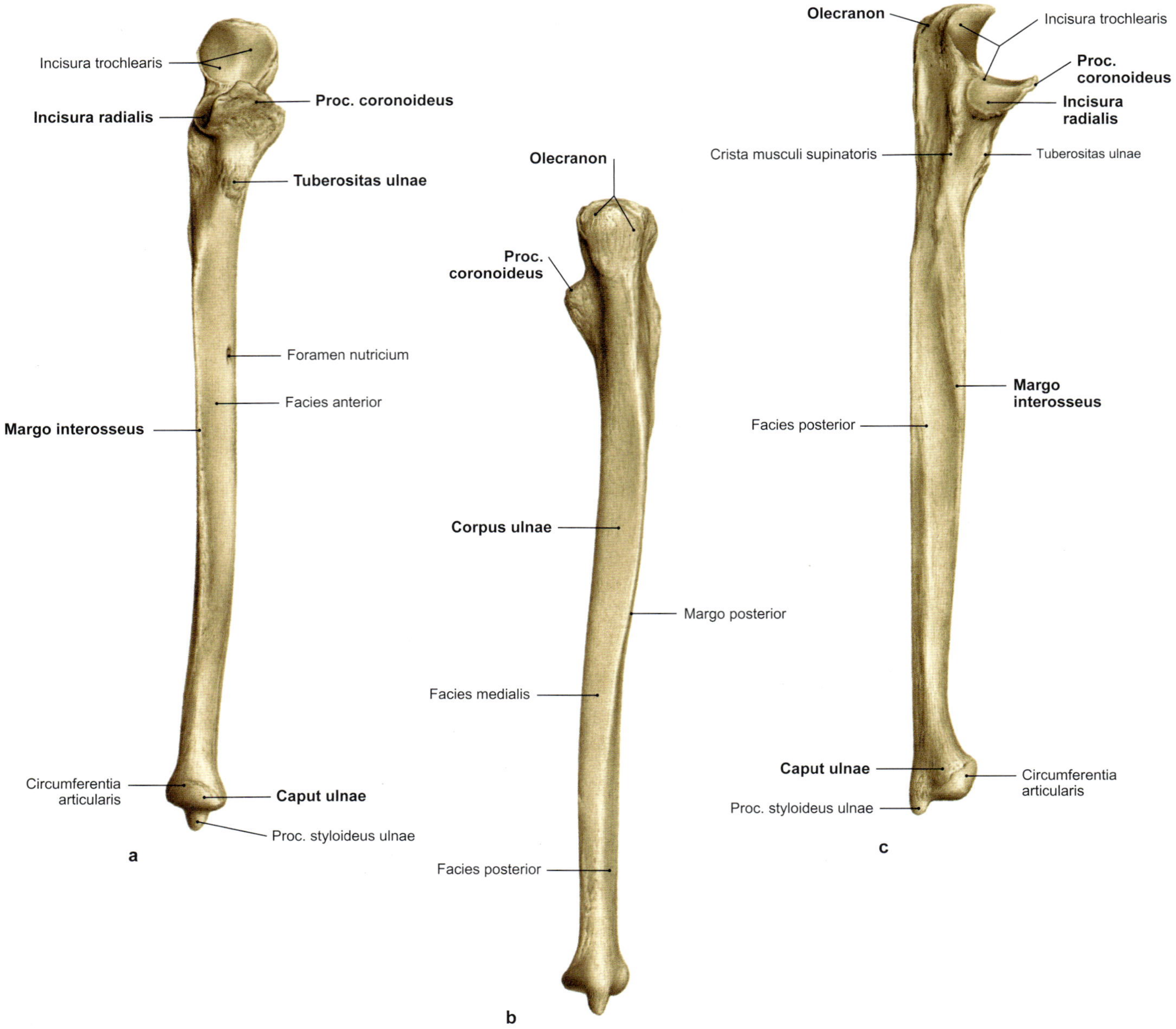


**Abb. 3.14a–c Elle, Ulna, rechts.** [S700]
**a** Ansicht von ventral. Bei der Zuordnung einer isolierten Elle zu einer Körperseite ist die Orientierung an der Position der Incisura radialis möglich, die nach lateral weist.
**b** Ansicht von dorsal.
**c** Ansicht von radial.

### Klinik

Im Bereich des Olecranons wird der Ellenbogen oft aufgestützt.
**a** Daher sind um den Ansatz der Sehne des Ellenbogenstreckers (M. triceps brachii) verschiedene **Schleimbeutel (Bursen)** unter der Haut oder zwischen Sehne und Knochen gelegen. [S701-L126]
**b** Nach einer Verletzung, Überlastung oder bei einer Infektion kann es zu einer **Schleimbeutelentzündung (Bursitis olecrani)** kommen. Diese fällt durch eine starke Schwellung (Pfeil) auf, die besonders bei Bewegung und Berührung extrem schmerzhaft ist. [G463]

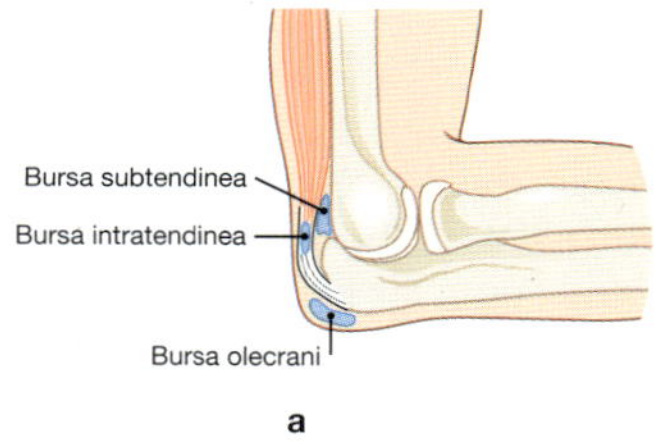


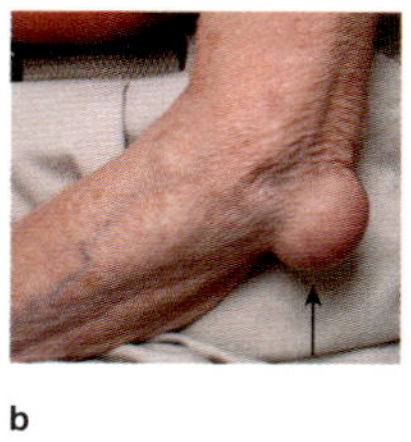

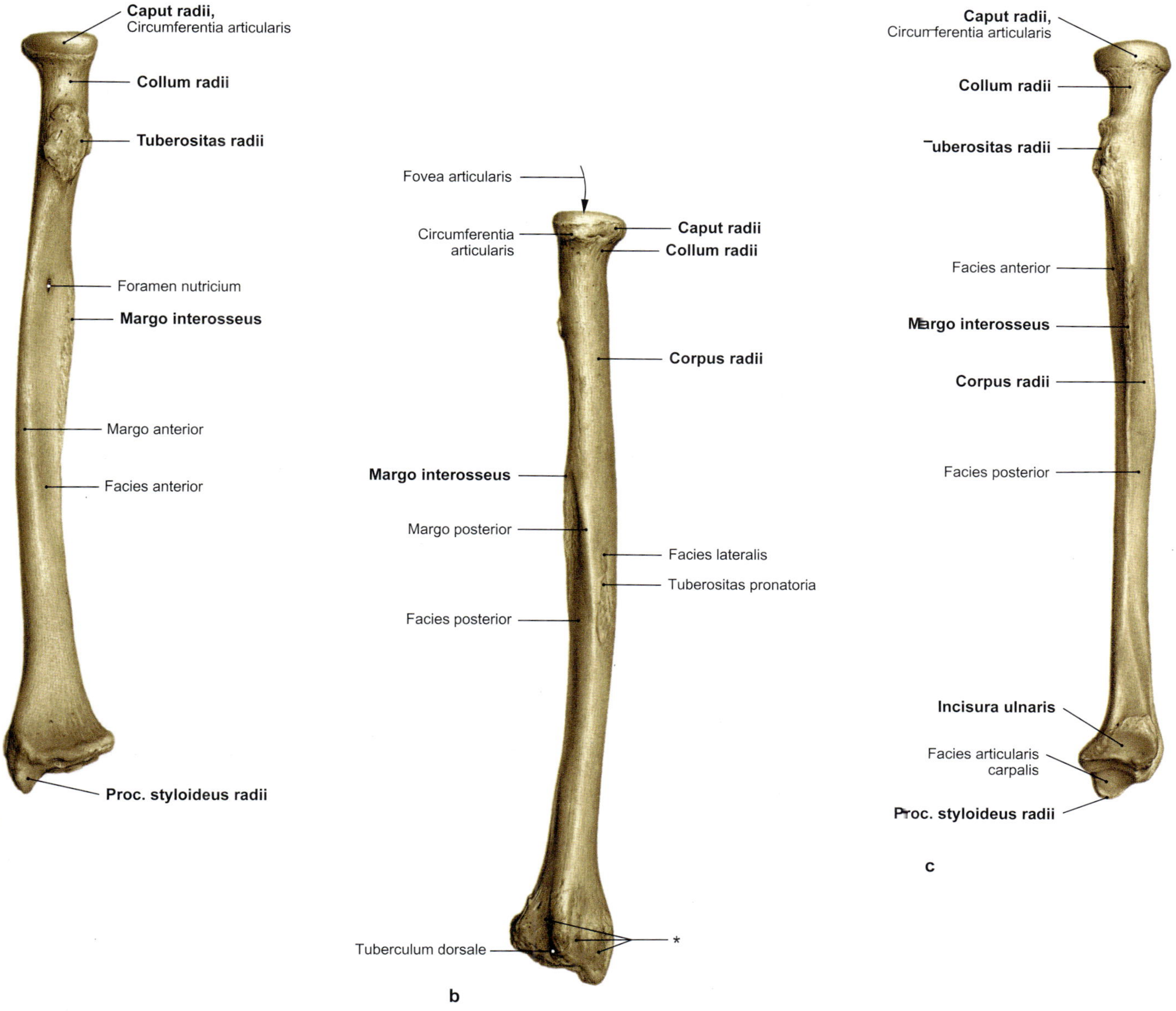


**Abb. 3.15a–c Speiche, Radius, rechts.** [S700]
**a** Ansicht von ventral. Bei der Zuordnung einer isolierten Speiche zu einer Körperseite ist die Orientierung an der Position des Proc. styloideus radii möglich, der nach lateral weist. Die Incisura ulnaris ist dagegen nach ulnar gerichtet.
**b** Ansicht von dorsal.
**c** Ansicht von ulnar.

* Furchen und Knochenleisten für die Extensorensehnen

## Klinik

Die häufigste Knochenfraktur des menschlichen Körpers ist die distale **Radiusfraktur** (COLLES-Fraktur). Ursache ist meist ein Sturz auf den ausgestreckten Arm. Der Bruch ist typischerweise wenige Zentimeter vom proximalen Handgelenk entfernt. In seitlichen Röntgenaufnahmen weicht das distale Knochenfragment meist nach dorsal ab (Pfeil).
[G645]

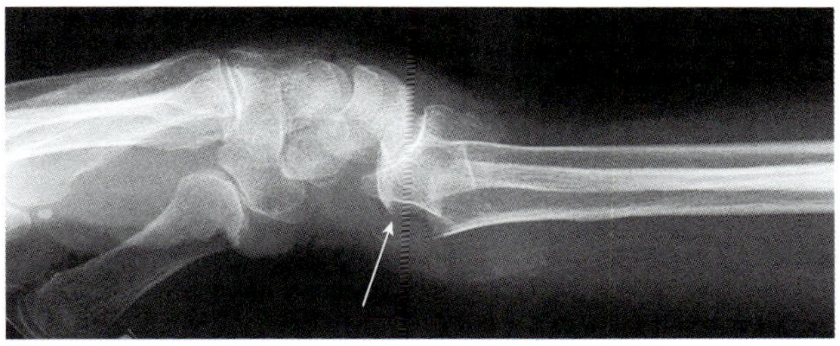

## Handskelett

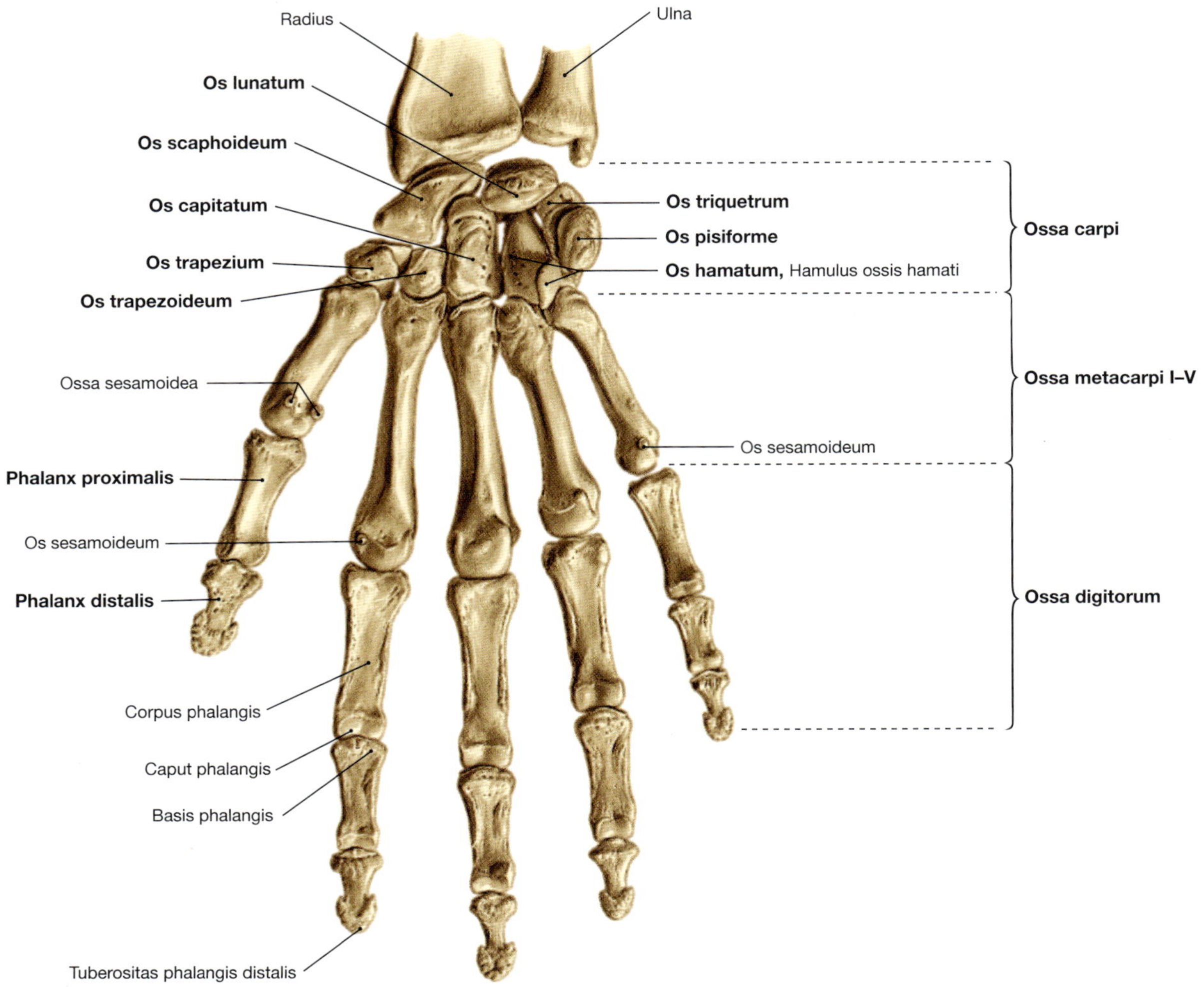


**Abb. 3.16 Handskelett, Ossa manus, rechts;** Ansicht von palmar. [S700]

Die Hand (Manus) gliedert sich in Handwurzel (Carpus mit Ossa carpi), Mittelhand (Metacarpus mit Ossa metacarpi) und Finger (Digiti mit Ossa digitorum).

Die Handwurzel (Carpus) besteht aus einer proximalen und einer distalen Reihe. In der proximalen Reihe liegen von radial nach ulnar Kahnbein (Os scaphoideum), Mondbein (Os lunatum) und Dreiecksbein (Os triquetrum). Dem Dreiecksbein liegt das Erbsenbein (Os pisiforme) palmar an, das eigentlich kein Handwurzelknochen ist. Als Sesambein (Os sesamoideum) ist es in die Sehne des M. flexor carpi ulnaris eingelagert. Die distale Reihe wird aus großem Vieleckbein (Os trapezium), kleinem Vieleckbein (Os trapezoideum), Kopfbein (Os capitatum) und Hakenbein (Os hamatum) gebildet.

Seit vielen Jahrzehnten gibt es für die Handwurzelknochen in der anatomischen Literatur einen Merkspruch, der inzwischen ein echter Klassiker geworden ist:

Es fuhr ein **Kahn** im **Mondenschein** im **Dreieck** um das **Erbsenbein. Vieleck groß** und **Vieleck klein,** ein **Kopf,** der muss beim **Haken** sein.

Die Finger bestehen aus mehreren Gliedern (Phalanges). Die Knochen der Handwurzel bilden den Sulcus carpi, der den Boden des Karpaltunnels darstellt (→ Abb. 3.128). Dieser wird radial vom Kahnbein (Os scaphoideum) und vom großen Vieleckbein (Os trapezium) sowie ulnar vom Erbsenbein (Os pisiforme) und vom Hakenbein (Os hamatum) begrenzt.

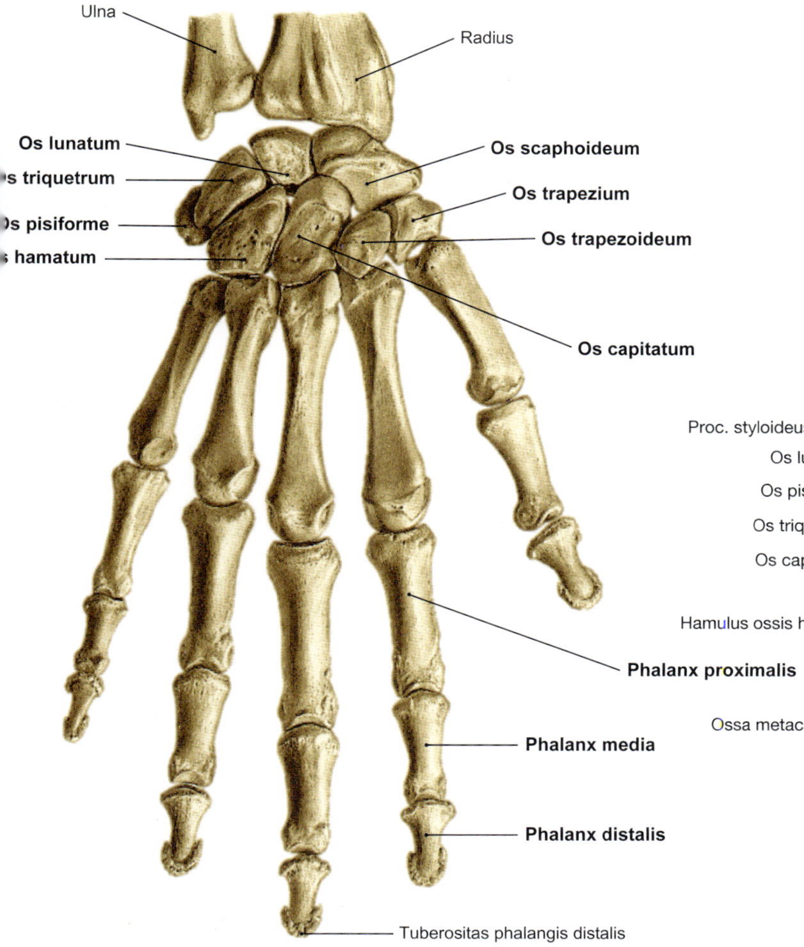


**Abb. 3.17 Handskelett, Ossa manus, rechts;** Ansicht von dorsal. [S700]

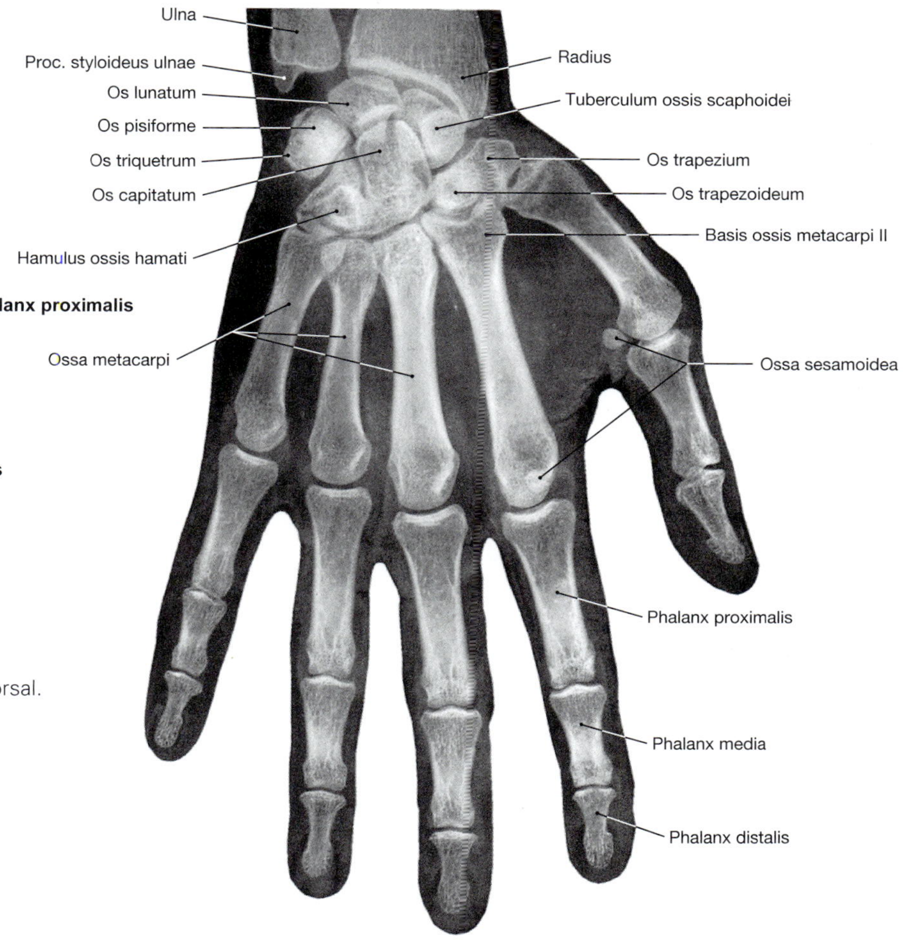


**Abb. 3.18 Hand, Manus, rechts;** Röntgenaufnahme im anteroposterioren (ap) Strahlengang. [S700]

## Klinik

Unter den **Frakturen** der Handwurzel ist am häufigsten das **Kahnbein** betroffen. Dabei kann durch Verletzung der versorgenden Blutgefäße eine Nekrose entstehen, die im Röntgenbild an der verminderten Knochendichte erkennbar ist. Nach Verletzungen kann es auch zu degenerativen Veränderungen wie **Arthrose** in den Hand- und Fingergelenken kommen, die mit typischen Arthrosezeichen wie Knochenanlagerungen (Osteophyten) und Zerstörung der Gelenkflächen einhergehen.

## Mediales Schlüsselbeingelenk

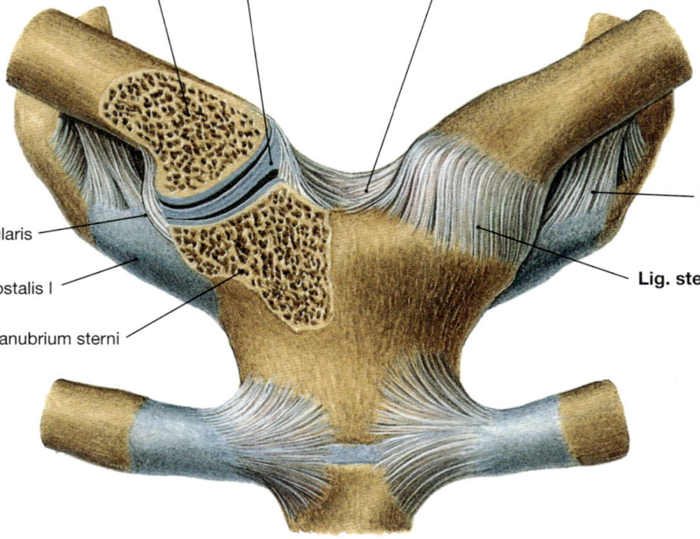


**Abb. 3.19 Mediales Schlüsselbeingelenk, Articulatio sternoclavicularis;** Ansicht beider Gelenke von ventral. [S700]
Das mediale Schlüsselbeingelenk (Sternoklavikulargelenk) ist die einzige gelenkige Verbindung der oberen Extremität mit dem Rumpfskelett. Die Gelenkpfanne des Brustbeins und der Gelenkkopf des Schlüsselbeins sind leicht sattelförmig und werden durch einen Discus articularis aus Faserknorpel getrennt, der die Zugspannungen der Querverschiebung aufnimmt. Der Bandapparat ist sehr stabil und besteht aus den **Ligg. sternoclavicularia anterius** und **posterius** zwischen den beiden Skelettelementen auf der Vorder- bzw. Rückseite sowie einem **Lig. interclaviculare,** das die beiden Schlüsselbeine kranial miteinander verbindet. Vom Knorpel der I. Rippe zieht **das Lig. costoclaviculare** zum sternalen Ende der Clavicula, der M. subclavius zum akromialen Ende.

### Struktur und Funktion

Das Sternoklavikulargelenk ist ein **Kugelgelenk** mit einem sehr **straffen Bandapparat.** In diesem Gelenk rotiert das Schlüsselbein um seine Achse.

| Gelenke der oberen Extremität in der Übersicht | |
|---|---|
| • Mediales Schlüsselbeingelenk **(Articulatio sternoclavicularis):** Kugelgelenk | • Proximales Handgelenk **(Articulatio radiocarpalis):** Eigelenk |
| • Laterales Schlüsselbeingelenk **(Articulatio acromioclavicularis):** planes Gelenk (funktioniert mit medialem Gelenk als Kugelgelenk) | • Distales Handgelenk **(Articulatio mediocarpalis):** verzahntes Scharniergelenk (funktioniert mit proximalem Gelenk als Eigelenk) |
| • Schultergelenk **(Articulatio humeri):** Kugelgelenk | • Gelenke von Handwurzel und Mittelhand **(Articulationes intercarpales, Articulationes carpometacarpales, Articulationes intermetacarpales):** Amphiarthrosen, Ausnahme: Daumensattelgelenk **(Articulatio carpometacarpalis pollicis):** Sattelgelenk |
| • Ellenbogengelenk **(Articulatio cubiti):** zusammengesetztes Gelenk, besteht aus:<br>– Humeroulnargelenk **(Articulatio humeroulnaris):** Scharniergelenk<br>– Humeroradialgelenk **(Articulatio humeroradialis):** Kugelgelenk<br>– proximalem Radioulnargelenk **(Articulatio radioulnaris proximalis):** Zapfengelenk | • Fingergrundgelenke **(Articulationes metacarpophalangeae):** Kugelgelenke, Ausnahme: Daumengrundgelenk (Scharniergelenk) |
| • Distales Radioulnargelenk **(Articulatio radioulnaris distalis):** Radgelenk | • Fingermittelgelenke und Fingerendgelenke **(Articulationes interphalangeae manus):** Scharniergelenke |

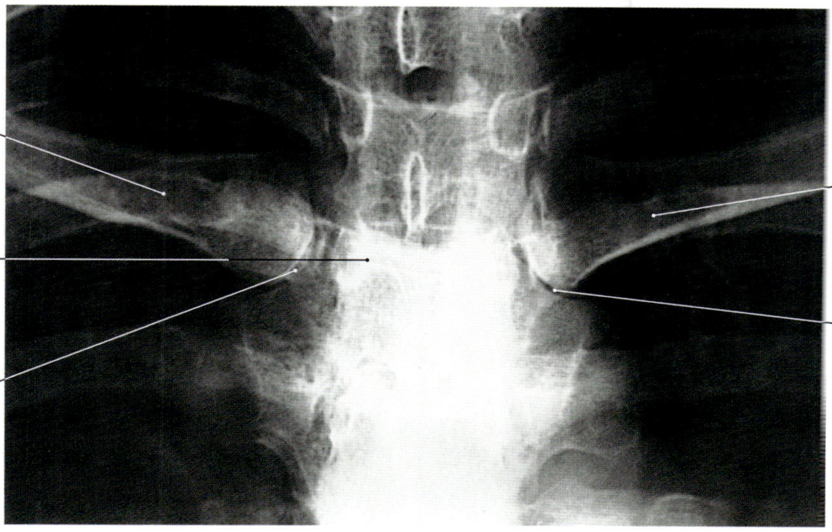


**Abb. 3.20 Sternoklavikulargelenk;** Ansicht von ventral, Röntgenaufnahme im anteroposterioren (ap) Strahlengang. [E530]
Die Abbildung zeigt das rechte und linke Sternoklavikulargelenk. Die medialen Knochenenden der Schlüsselbeine sind gut sichtbar. Das Manubrium sterni ist dagegen durch Überlagerung mit den Wirbeln nicht gut abgrenzbar.

## Klinik

**Verletzungen des medialen Schlüsselbeingelenks** sind aufgrund des stabilen Bandapparats sehr selten und treten nur bei massiver Gewalteinwirkung auf, wenn die Bänder der Belastung nicht standhalten können und reißen.
**a** Die Dislokationen des Sternoklavikulargelenks nach hinten tritt auf, wenn die Gewalteinwirkung direkt von vorne auf das mediale Ende der Clavicula einwirkt, z.B. bei einem Aufprall auf einen festen Gegenstand. Eine vordere Dislokation wird dagegen meist durch eine indirekte Krafteinwirkung auf die Schulter verursacht, bei der diese nach vorne verlagert wird. [S701-L126]
**b** Die Computertomographie (CT) des oberen Brustkorbs zeigt eine hintere Dislokation des rechten medialen Schlüsselbeingelenks (Kreis). Die posteriore Dislokation ist gefährlicher als die Verlagerung des medialen Clavicula-Endes nach vorne, da hinter dem Knochen Lunge, Trachea, Oesophagus und Leitungsbahnen – wie die A./V. subclavia und das Nervengeflecht des Plexus brachialis – gelegen sind (→ Abb. 5.135). Dabei kann es durch Gefäßverletzungen zu lebensgefährlichen Blutungen kommen. [H064-001]

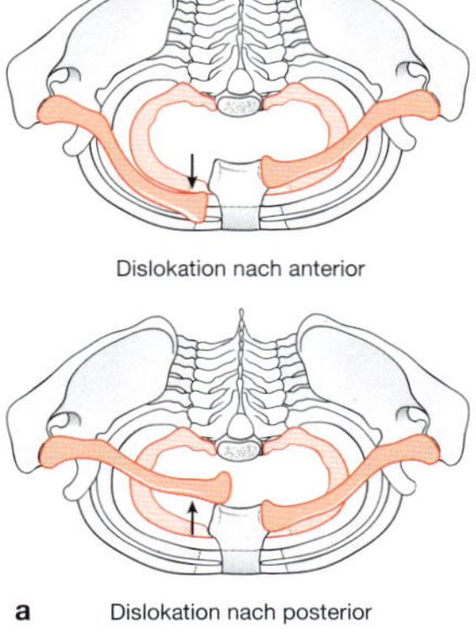


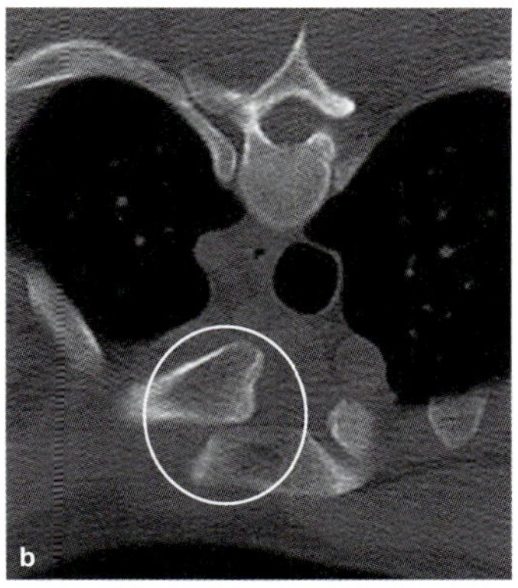

## Laterales Schlüsselbeingelenk

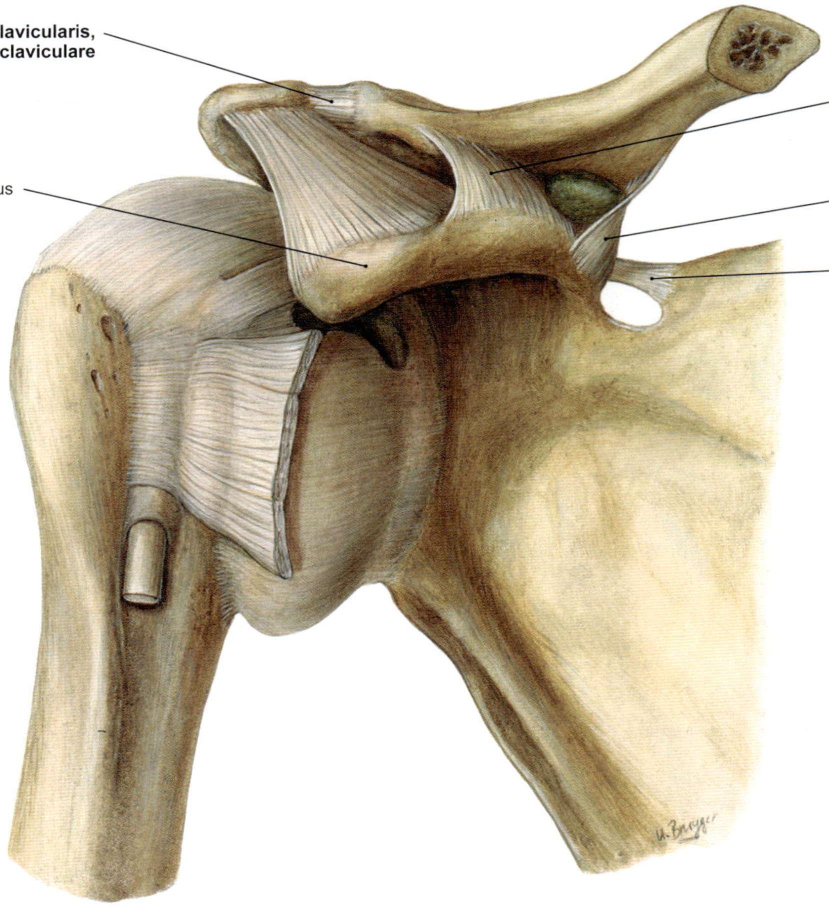


**Abb. 3.21 Laterales Schlüsselbeingelenk, Articulatio acromioclavicularis, rechts;** Ansicht von ventral. [S700]
Das laterale Schlüsselbeingelenk (Akromioklavikulargelenk) ist die gelenkige Verbindung zwischen Schlüsselbein und Schulterblatt. Zwischen den planen Gelenkflächen ist meist ein faserknorpeliger Discus articularis vorhanden, der die Gelenkhöhle jedoch nur unvollständig teilt. Die Gelenkkapsel wird durch das **Lig. acromioclaviculare** verstärkt. Für die Stabilität des Akromioklavikulargelenks ist auch das **Lig. coracoclaviculare** wichtig, das aus 2 unabhängigen Bändern besteht, die beide den Proc. coracoideus des Schulterblatts mit der Clavicula verbinden. Medial liegt das **Lig. conoideum,** das zum Tuberculum conoideum zieht. Lateral setzt das **Lig. trapezoideum** an der Linea trapezoidea auf der Unterseite des akromialen Schlüsselbeinendes an (→ Abb. 3.9b).

### Struktur und Funktion

Das Akromioklavikulargelenk ist ein **planes Gelenk,** in dem selbst keine Bewegung stattfindet. Mit seinem dreiteiligen Bandapparat verbindet es Schlüsselbein und Schulterblatt miteinander, sodass der Schultergürtel im Sternoklavikulargelenk rotiert werden kann. Daher wirken **beide Schlüsselbeingelenke** als funktionelles **Kugelgelenk zusammen.** Relativ zu den Belastungen, die über den Arm auf das Akromioklavikulargelenk einwirken können, ist der **Bandapparat relativ schwach.**

### Klinik

Während das Sternoklavikulargelenk durch seinen stabilen Bandapparat gut geschützt ist, sind (z. B. bei Stürzen) **Verletzungen des Akromioklavikulargelenks** (klin.: Schultereckgelenk), auch als AC-Gelenk bezeichnet, relativ häufig (→ Abb. 3.23).

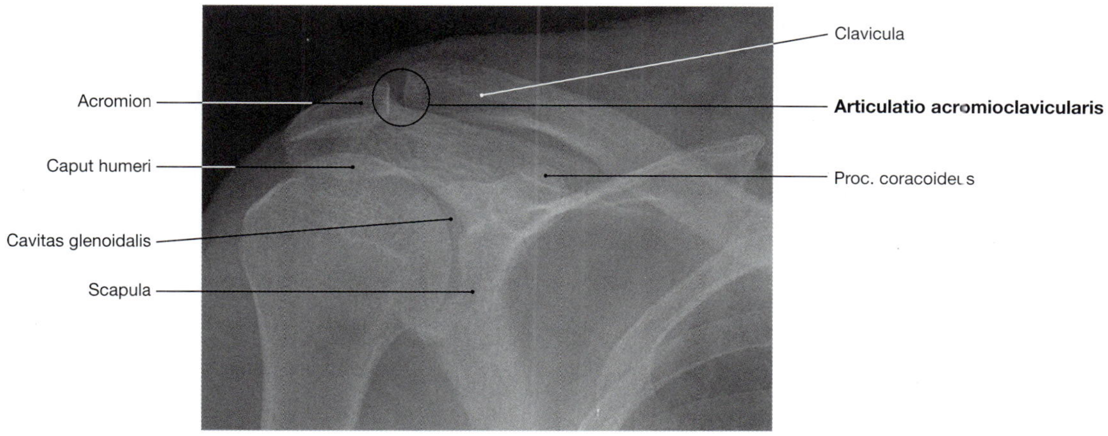


**Abb. 3.22 Akromioklavikulargelenk, rechts;** Ansicht von ventral, Röntgenaufnahme im anteroposterioren (ap) Strahlengang. [G568]
Die Röntgenaufnahme zeigt ein intaktes Schultereckgelenk. Da der Discus articularis auf der Röntgenaufnahme nicht sichtbar ist, wirkt der Gelenkspalt erweitert. Der Abstand zwischen Proc. coracoideus und Clavicula ist nicht vergrößert.

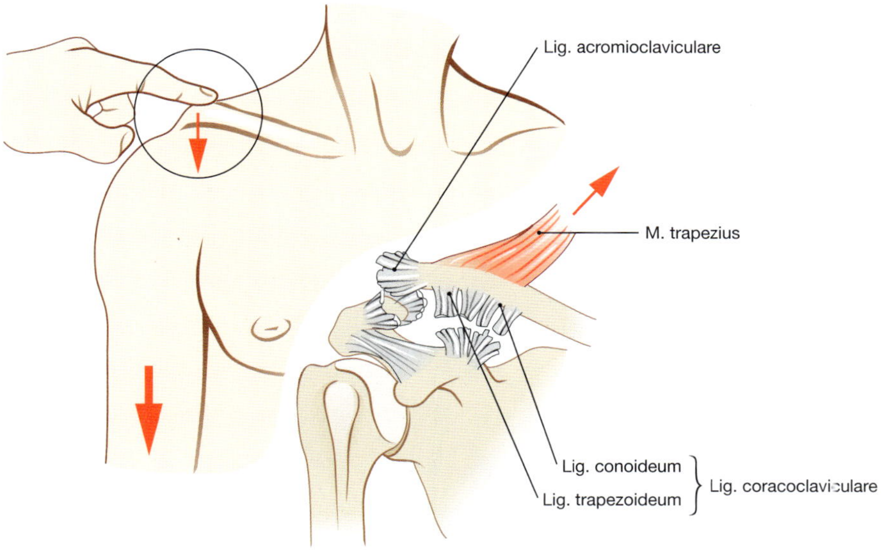


**Abb. 3.23 Verletzung des Akromioklavikulargelenks („Schultereckgelenksprengung").** [S700-L126]/[(B500-M282-L132)/G1063]
Vor allem bei schwerer Verletzung des Akromioklavikulargelenks weicht das laterale Ende der Clavicula durch den Zug des M. trapezius nach oben ab. Die Stufenbildung kann ausgeglichen werden, indem man das laterale Ende der Clavicula mit dem Finger nach unten drückt **(„Klaviertastenphänomen").**

## Klinik

**Verletzungen des Akromioklavikulargelenks** sind im Vergleich zu Läsionen des Sternoklavikulargelenks relativ häufig. Das ist durch den deutlich größeren Bewegungsumfang des distalen Clavicula-Endes bedingt, das bei seiner Bewegung um das im Sternoklavikulargelenk fixierte mediale Ende kreist. Bei der Verletzung des Akromioklavikulargelenks, die klinisch auch als **Schultereckgelenksprengung** bezeichnet wird, kommt es zu Rupturen des Bandapparats. Bei leichten Verletzungen wird das Lig. acromioclaviculare verletzt. Bei mittelgradigen Verletzungen ist das Band rupturiert und auch Teile des Lig. coracoclaviculare sind geschädigt. Bei schwerer Verletzung sind alle 3 Bänder verletzt. Man unterscheidet in der **Klassifikation nach TOSSY** entsprechend verschiedene Schweregrade:

- TOSSY I: Zerrung oder Teilruptur des Lig. acromioclaviculare (1 Band betroffen)
- TOSSY II: zusätzliche Teilruptur des Lig. coracoclaviculare (2 Bänder betroffen)
- TOSSY III: vollständige Ruptur des Lig. acromioclaviculare sowie beider Anteile des Lig. coracoclaviculare (3 Bänder betroffen)

Für die OP-Indikation ist die **Einteilung nach ROCKWOOD** wichtiger, bei der die horizontale Instabilität des Gelenks beurteilt wird. In der Röntgenaufnahme im ap-Strahlengang ist die Schultereckgelenksprengung deutlich zu erkennen, da das laterale Ende des Schlüsselbeins nach oben abweicht (Pfeil). Man kann grundsätzlich sagen, dass aus dem Ausmaß der Dislokation des lateralen Clavicula-Endes der Schweregrad der Verletzung abgeleitet werden kann. [G718]

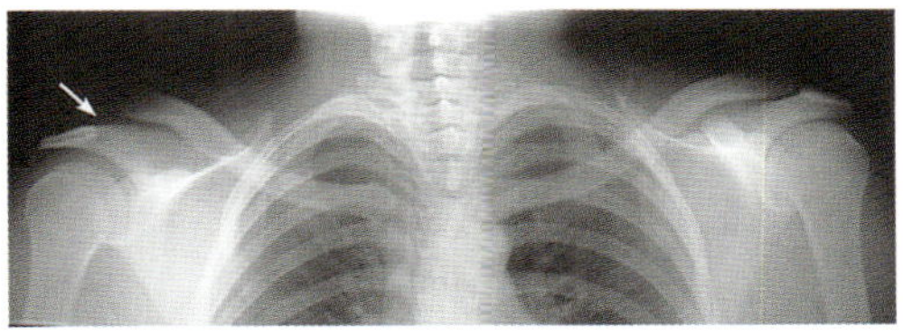

## Schultergelenk

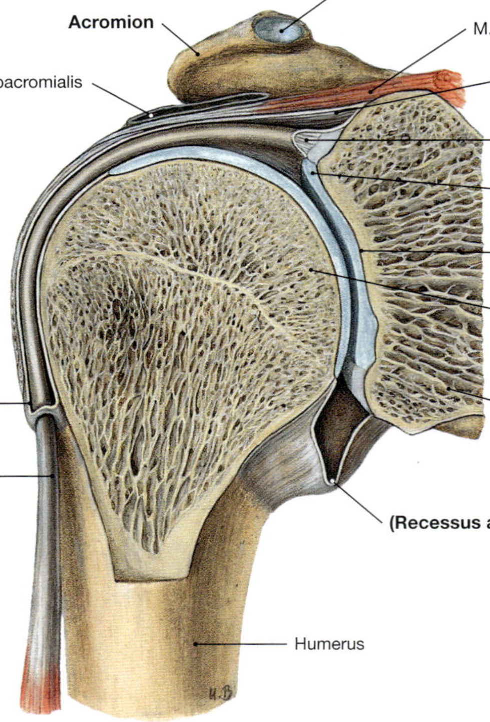


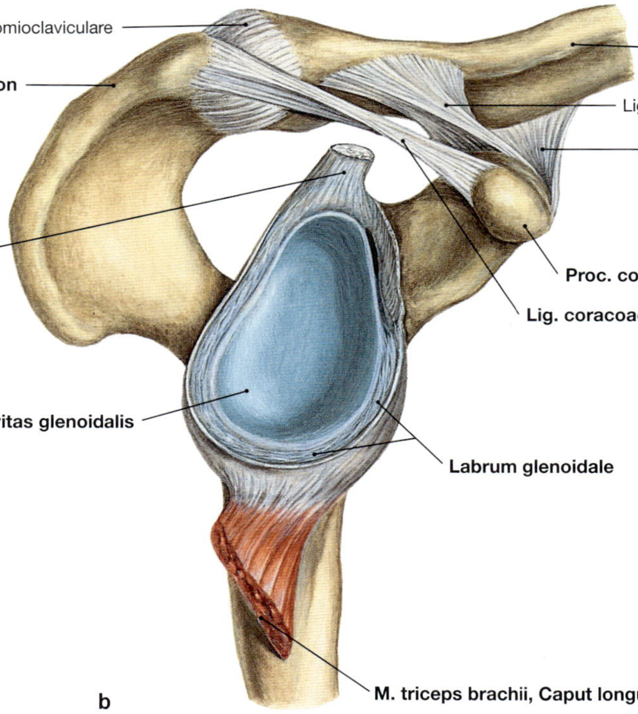


**Abb. 3.24a und b Schultergelenk, Articulatio humeri, rechts.** [S700]
**a** Schnitt in der Skapularebene, Ansicht von ventral.
**b** Darstellung der Gelenkpfanne, Ansicht von lateral.
Die Cavitas glenoidalis der Scapula bildet zusammen mit der faserknorpeligen Pfannenlippe (Labrum glenoidale) die Gelenkpfanne des Schultergelenks, mit der der Humeruskopf artikuliert. Es handelt sich um ein besonders eindrucksvolles Kugelgelenk. Die Gelenkkapsel (Capsula articularis) entspringt am Labrum glenoidale und schließt am kranialen Umfang der Pfanne die Ursprungssehne des Caput longum des M. biceps brachii ein. Der lange Bizepskopf entspringt am Tuberculum supraglenoidale und zieht durch die Gelenkkapsel, während der lange Trizepskopf (Caput longum des M. triceps brachii) außerhalb der Kapsel am Tuberculum infraglenoidale seinen Ursprung hat. Die Kapsel inseriert am Collum anatomicum des Humerus, sodass die Tubercula majus und minus extraartikulär bleiben. Kaudal hat die Gelenkkapsel eine Reservefalte (Recessus axillaris). Die Gelenkkapsel wird auf verschiedenen Seiten von Bändern (→ Abb. 3.25) und durch die einstrahlenden Sehnen der Muskeln der Rotatorenmanschette (→ Abb. 3.34 und → Abb. 3.57) verstärkt. Überdacht wird das Schultergelenk durch das **„Schulterdach"**, das sich aus Proc. coracoideus, Acromion und dem die beiden Knochenvorsprünge verbindenden **Lig. coracoacromiale** zusammensetzt.

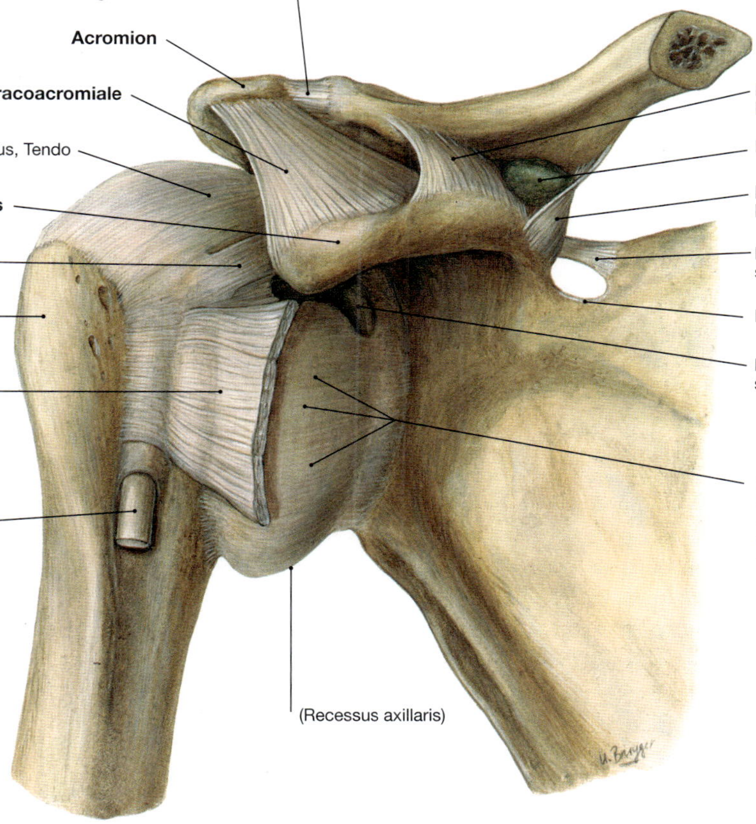


**Abb. 3.25 Schultergelenk, Articulatio humeri, rechts;** Ansicht von ventral. [S700]
Die Gelenkkapsel (Capsula articularis) wird durch verschiedene Bänder und durch die Sehnen der Muskeln der Rotatorenmanschette stabilisiert (Muskelführung). Das **Lig. coracohumerale** liegt kranial und zieht vom Proc. coracoideus aus nach hinten in die Kapsel. Die **Ligg. glenohumeralia** bestehen aus verschiedenen Faserzügen und stabilisieren die Vorderseite der Kapsel. Da die Muskeln der Rotatorenmanschette ebenfalls oben, vorne und auch hinten in die Kapsel einstrahlen, ist die Gelenkkapsel besonders auf ihrer Unterseite dünn und verletzungsanfällig. Das **Lig. coracoacromiale** bildet zusammen mit dem Proc. coracoideus und dem Acromion das **„Schulterdach"** und hat damit keinen Bezug zur Gelenkkapsel. Das Schulterdach stellt eine Ergänzung der Gelenkpfanne dar und stabilisiert den Humeruskopf von oben bei Druck auf den aufgestützten Arm. Als Überdachung des Gelenks limitiert das „Schulterdach" jedoch auch die Abduktion und Anteversion im Schultergelenk und verhindert dadurch das Heben des Arms über die Horizontale (Elevation), wenn die Scapula nicht gleichzeitig mitgedreht wird.

## Struktur und Funktion

Das Schultergelenk ist ein **Kugelgelenk** und ist das Gelenk mit dem **größten Bewegungsumfang** des menschlichen Körpers. **Knochen- und Bänderführung** sind **unzureichend,** sodass es auf die Muskelführung durch die **Rotatorenmanschette** angewiesen ist. Diese Muskeln strahlen in die Gelenkkapsel ein und verstärken sie dadurch direkt.

## Schultergelenk

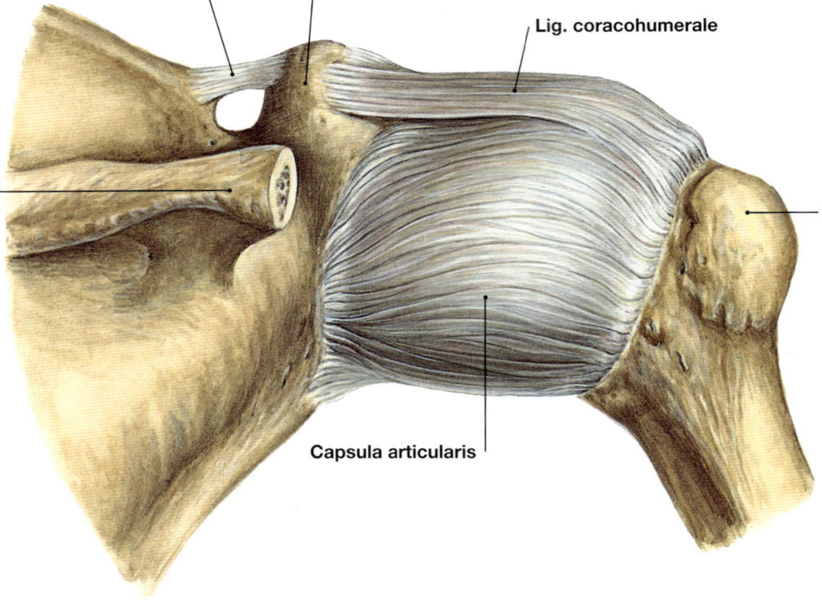


**Abb. 3.26 Schultergelenk, Articulatio humeri, rechts;** Ansicht von dorsal. [S700]

| Die wichtigsten Muskeln für die Bewegung des Schultergelenks | |
|---|---|
| **Bewegung** | **Muskel** |
| **Anteversion** | M. pectoralis major |
| **Retroversion** | M. triceps brachii |
| **Abduktion** | M. deltoideus |
| **Adduktion** | M. pectoralis major |
| **Außenrotation** | M. infraspinatus |
| **Innenrotation** | M. subscapularis |

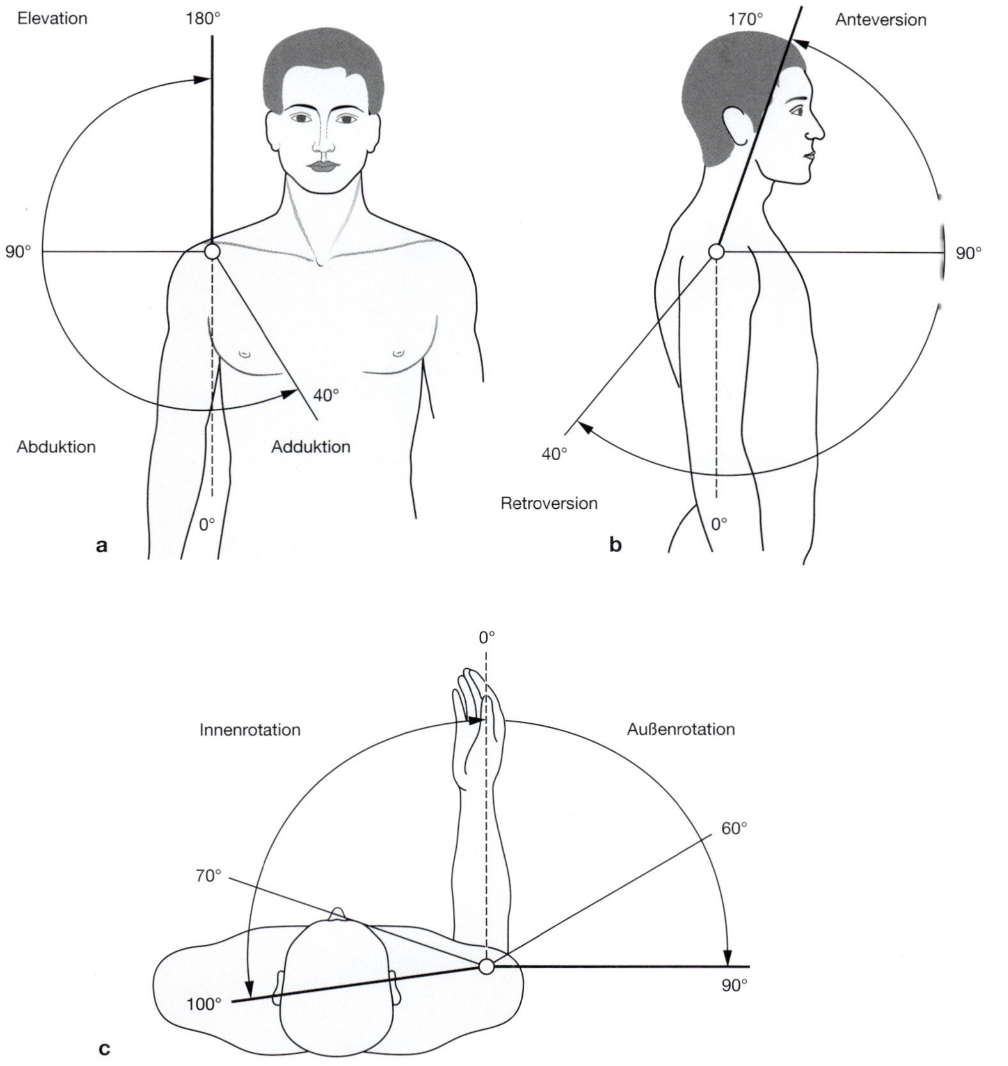


**Abb. 3.27a–c Bewegungsumfang des Schultergelenks mit und ohne Beteiligung der Schlüsselbeingelenke.** [S700-L126]/[G1061]

**a, b** Das Schultergelenk ist ein **Kugelgelenk** mit 3 Freiheitsgraden und hat den größten Bewegungsumfang aller Gelenke des menschlichen Körpers. Der Bewegungsumfang für Abduktion und Anteversion wird durch das Schulterdach eingeschränkt, wenn die Bewegungen nur im Schultergelenk ausgeführt werden (dünne Linien). Bei Kombinationsbewegungen in den Schulter- und den Schlüsselbeingelenken (fette Linien), bei denen das Schulterblatt gedreht wird, ist der Bewegungsumfang deutlich gesteigert. Dann ist auch die Abduktion des Arms über die Horizontale **(Elevation)** möglich. Die Drehung des Schulterblatts, die durch den M. serratus anterior und den M. trapezius ermöglicht wird, setzt bereits ab dem Beginn der Abduktionsbewegung ein.

**c** Um die Rotation im Schultergelenk untersuchen zu können, muss der Unterarm wie ein Zeiger im Ellenbogengelenk rechtwinklig gestellt werden (unten). Bei gestrecktem Arm wird meist eine Kombination mit einer zusätzlichen Wendebewegung des Unterarms ausgeführt.

**Bewegungsumfang des Schultergelenks allein:**
- Abduktion–Adduktion: 90°–0°–40°
- Anteversion–Retroversion: 90°–0°–40°
- Außenrotation–Innenrotation: 60°–0°–70°

**Bewegungsumfang des Schultergelenks mit Schlüsselbeingelenken:**
- Abduktion–Adduktion: 180°–0°–40°
- Anteversion–Retroversion: 170°–0°–40°
- Außenrotation–Innenrotation: 90°–0°–100°

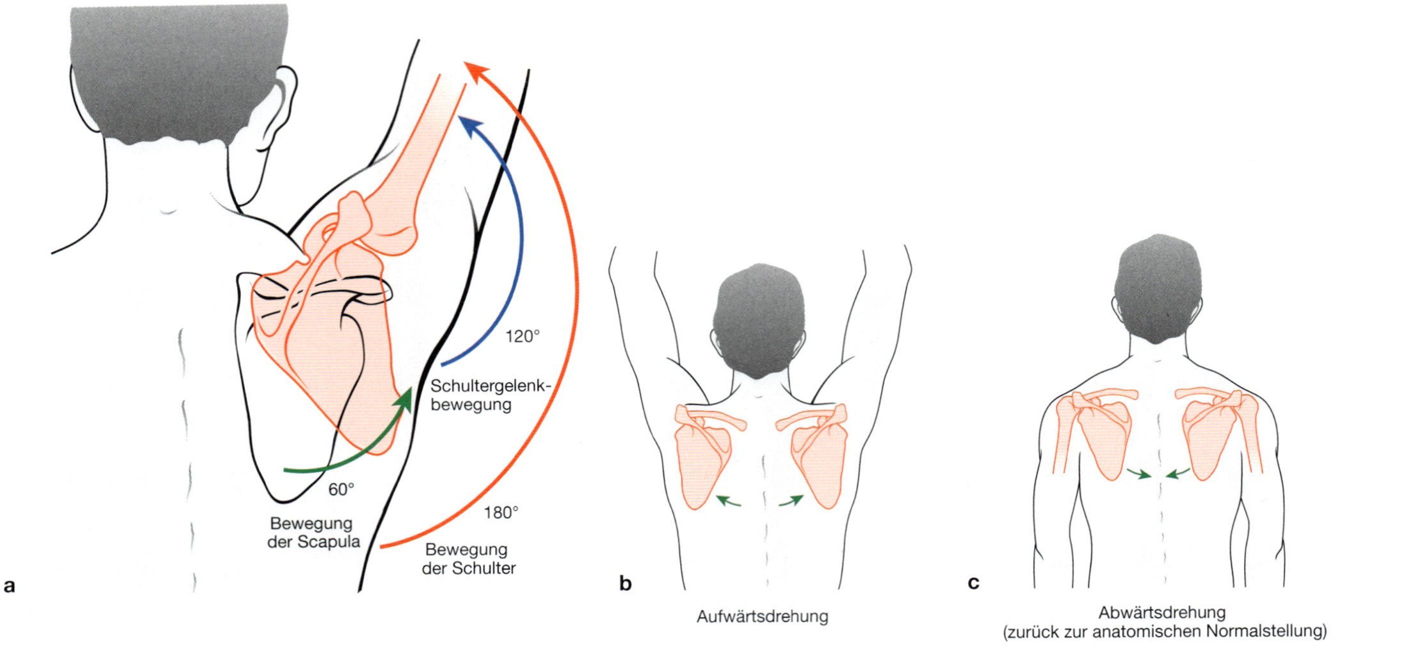


**Abb. 3.28a–c Kombinierte Bewegungen von Scapula und Humerus.** [S701-L126]
Bei der Elevation des Armes bewegen sich Scapula und Humerus gemeinsam.
**a** Bei der Elevation bewegen sich Schulterblatt und Oberarmknochen in einem Verhältnis von 1 : 2. Bei vollständiger Abduktion um 180° werden 60° durch Bewegung des Schultergürtels in den Schlüsselbeingelenken erreicht, während 120° des Bewegungsumfangs im Schultergelenk stattfinden.
**b, c** Durch die Gleitbewegung der Scapula in den Muskelschlingen des Schultergürtels auf dem Brustkorb dreht sich die Gelenkpfanne des Schultergelenks nach oben bzw. unten. Die gemeinsame Bewegung von Schulterblatt und Oberarmknochen wird als **skapulohumerale Bewegung** bezeichnet.

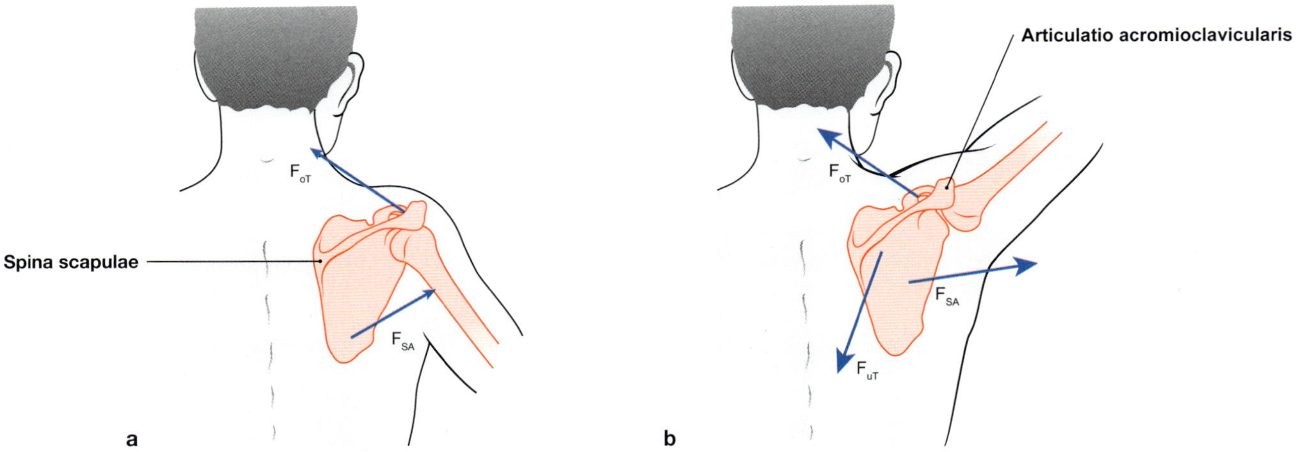


**Abb. 3.29a und b Wirkung der Muskelschlingen um die Scapula bei kombinierten Bewegungen von Scapula und Humerus.** [S701-L126]
Bei der Elevationsbewegung wirken die Muskelschlingen zusammen, in die die Scapula eingebettet ist.
**a** Bei einer Abduktion von weniger als 100° dreht sich die Fossa glenoidalis als Gelenkpfanne, wobei das mediale Ende der Spina scapulae als Achse fixiert bleibt. Die Pars descendens des M. trapezius ($F_{oT}$) wirkt dabei dem M. deltoideus entgegen, der für die Abduktion die wesentliche Kraft bereitstellt. Dagegen zieht der M. serratus anterior ($F_{SA}$) den Angulus inferior der Scapula nach lateral vorne.
**b** Bei einer Elevation über 100° rotiert die Scapula im Akromioklavikulargelenk. Dies wird möglich, weil die Pars ascendens des M. trapezius ($F_{uT}$) als Widerlager für den M. serratus anterior ($F_{SA}$) wirkt. Durch diese kombinierte Kontraktion wird die Scapula am Rumpf fixiert. Die Pars descendens des M. trapezius ($F_{oT}$) bewirkt dann die Rotation der Scapula mit der Ausrichtung der Gelenkpfanne nach oben.

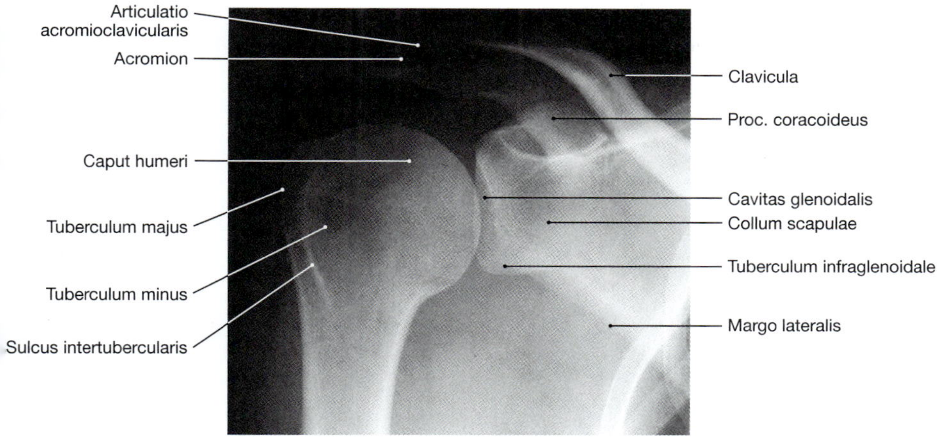


**Abb. 3.30 Schultergelenk, Articulatio humeri, rechts;** Röntgenaufnahme im anteroposterioren (ap) Strahlengang. [S700-T902]

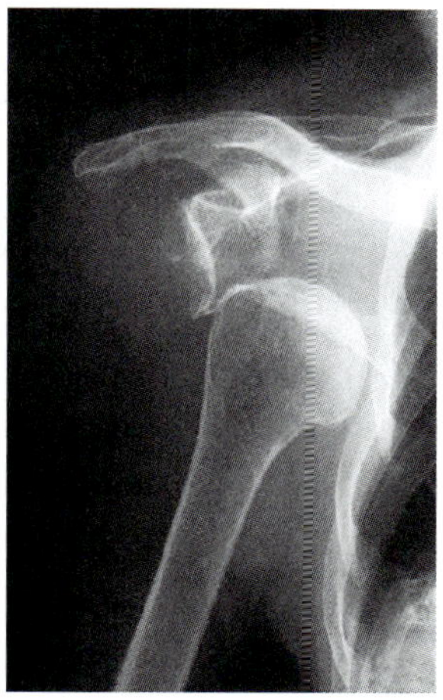

**Abb. 3.31 Luxation des rechten Schultergelenks; Röntgenaufnahme der rechten Schulter im anteroposterioren (ap) Strahlengang;** Ansicht von ventral. [M502/M519]
Die Röntgenaufnahme zeigt eine Luxation des rechten Schultergelenks. Der Gelenkkopf ist dabei nach unten unter den Proc. coracoideus verlagert (Luxatio subcoracoidea).

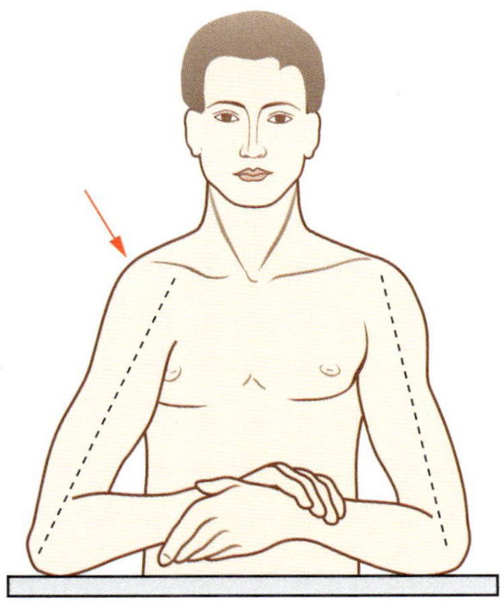

**Abb. 3.32 Klinischer Befund bei Luxation des rechten Schultergelenks.** [S700-L126]/[B500]
Bei der **körperlichen Untersuchung** fällt auf, dass die **Kontur der rechten Schulter verändert** ist (Pfeil) und im Vergleich zur linken Seite eingefallen wirkt, weil der M. deltoideus mit dem Humeruskopf nach unten verlagert ist. Der Arm wirkt dadurch auf der betroffenen Seite länger.

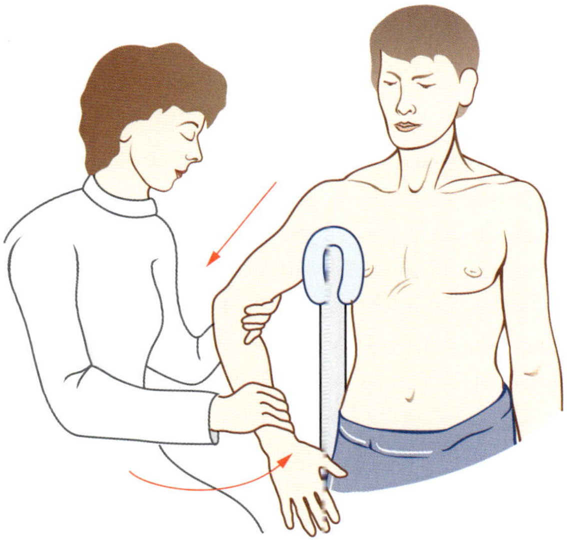

**Abb. 3.33 Reposition der Schulterluxation.** [S700-L126]/[R234]
Bei dem Verfahren nach ARLT wird der verletzte Arm über eine gepolsterte Stuhllehne gelegt. Der Arzt zieht am rechtwinklig gebeugten Arm in Richtung des Oberarms, bis der Humeruskopf in die Pfanne springt.

## Klinik

Die **Schulterluxation** ist die häufigste Luxation des Körpers. Die Anfälligkeit des Gelenks ist auf seine geringe Knochen- und Bandführung zurückzuführen. Meist (90 %) kommt es zu einer Luxatio subcoracoidea, bei der der Humeruskopf unter den Proc. coracoideus springt.

## Schultergelenk

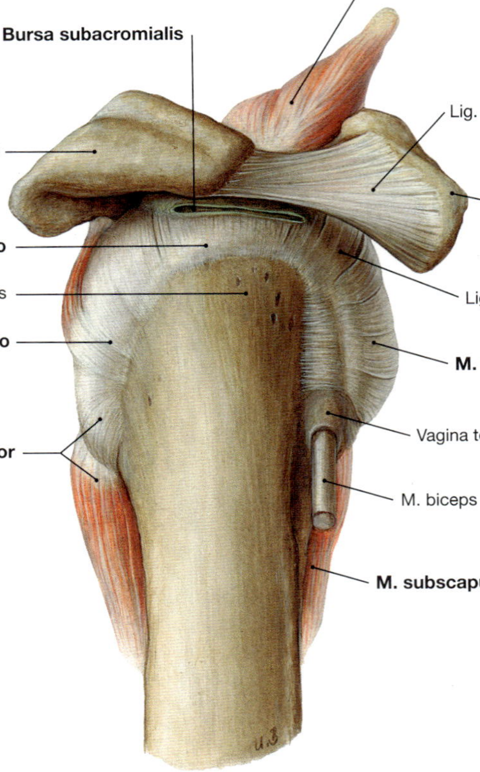


**Abb. 3.34 Schultergelenk, Articulatio humeri, rechts;** Ansicht von lateral. [S700]

Die Ansatzsehnen verschiedener Muskeln strahlen in die Gelenkkapsel ein und stabilisieren diese. Diese Muskeln werden als **Rotatorenmanschette** zusammengefasst: Vorn liegt der **M. subscapularis,** oben der **M. supraspinatus** und von hinten strahlen **M. infraspinatus** und **M. teres minor** in die Kapsel ein. Nur auf der Unterseite ist die Kapsel schwach.

Im Bereich des Schultergelenks gibt es verschiedene Schleimbeutel (Bursae), die teilweise mit der Gelenkkapsel in Verbindung stehen und Nebenkammern des Gelenks bilden. Die Bursa subcoracoidea unter dem Proc. coracoideus kommuniziert meist mit der Bursa subtendinea musculi subscapularis, die unter der Ansatzsehne des Muskels liegt (→ Abb. 3.25) und ihrerseits meist mit der Gelenkhöhle in Verbindung steht (→ Abb. 3.56). Die Bursa subacromialis dagegen liegt auf der Sehne des M. supraspinatus und steht meist mit der Bursa subdeltoidea in Verbindung. Diese beiden Schleimbeutel bilden zusammen das sog. „subakromiale Nebengelenk" und ermöglichen eine reibungsarme Bewegung des Humeruskopfes und der Ansatzsehnen der Rotatorenmanschette unter dem Acromion.

### Klinik

Die **skapulohumeralen Bewegungen** sind häufig beeinträchtigt, da das Schultergelenk eine schwache Knochen- und Bandführung aufweist. **Läsionen der Rotatorenmanschette** sind oft die Folge. Besonders die Sehne des M. supraspinatus wird bei der Abduktionsbewegung unter dem Schulterdach eingequetscht.

**a** Degenerative Veränderungen der Supraspinatus-Sehne sind daher häufig und im ap-Röntgenbild zu identifizieren (weißer Pfeil). [G217}

**b** Dabei kann es bei Abduktion zwischen 60° und 120° zu Schmerzen kommen, wenn die Sehne des M. supraspinatus unter dem Schulterdach komprimiert wird **(Impingement-Syndrom)**. Auch degenerativ bedingte **Kalkablagerungen** im „subakromialen Nebengelenk" können zu schmerzhaften Bewegungseinschränkungen führen. [S701-L126]

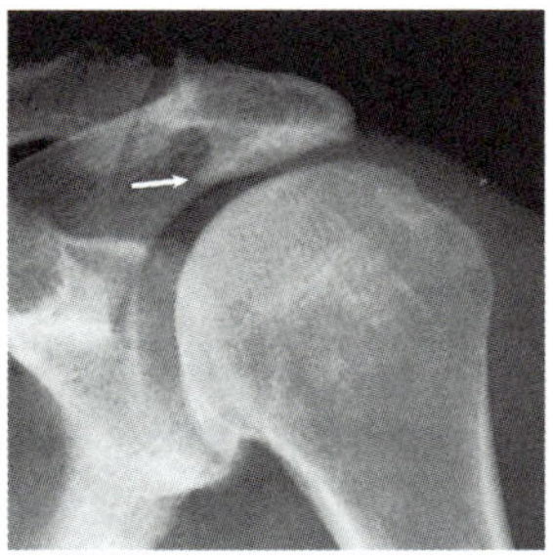

a

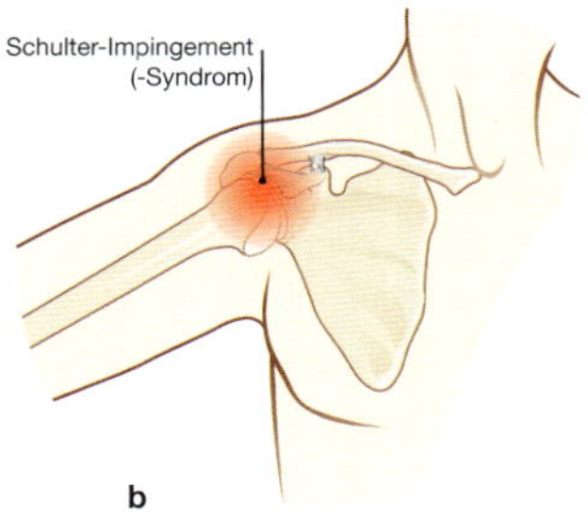


b

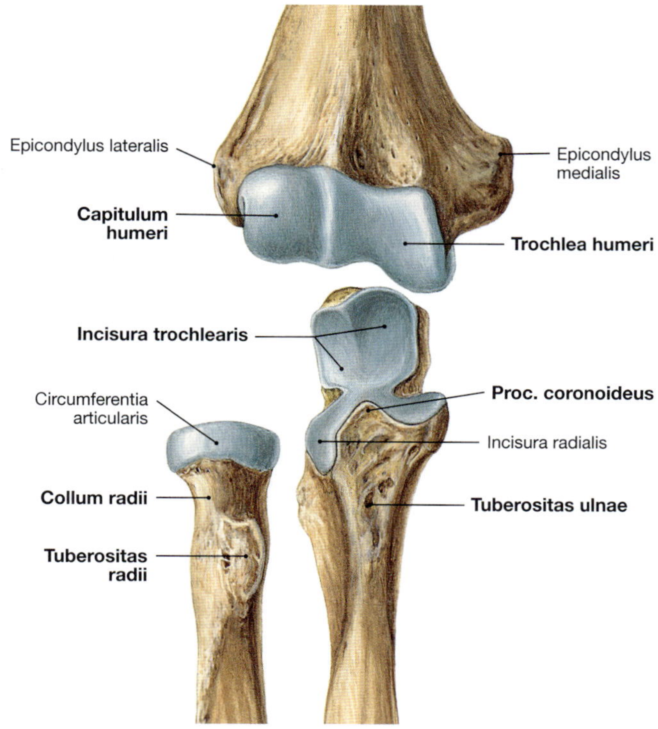


**Abb. 3.35 Gelenkkörper des Ellenbogengelenks, Articulatio cubiti;** Ansicht von ventral. Überknorpelte Gelenkflächen sind blau dargestellt. [S700]

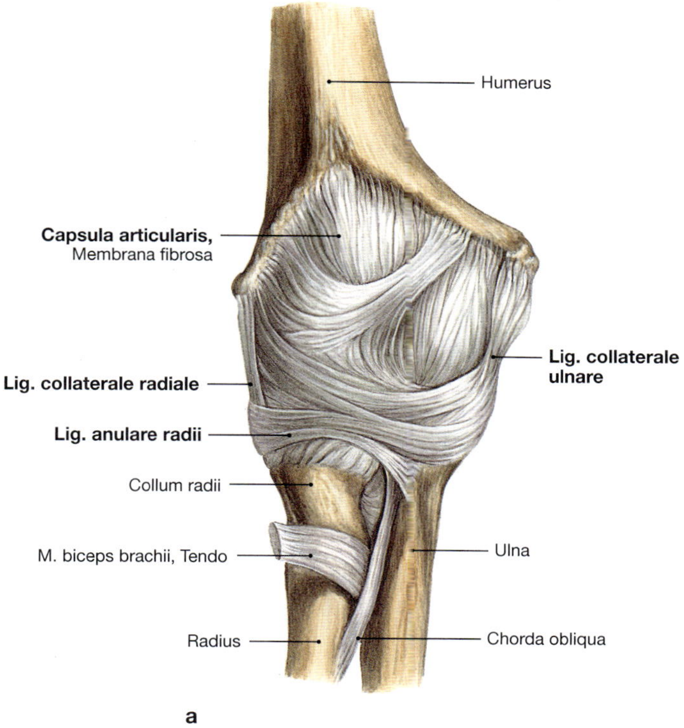


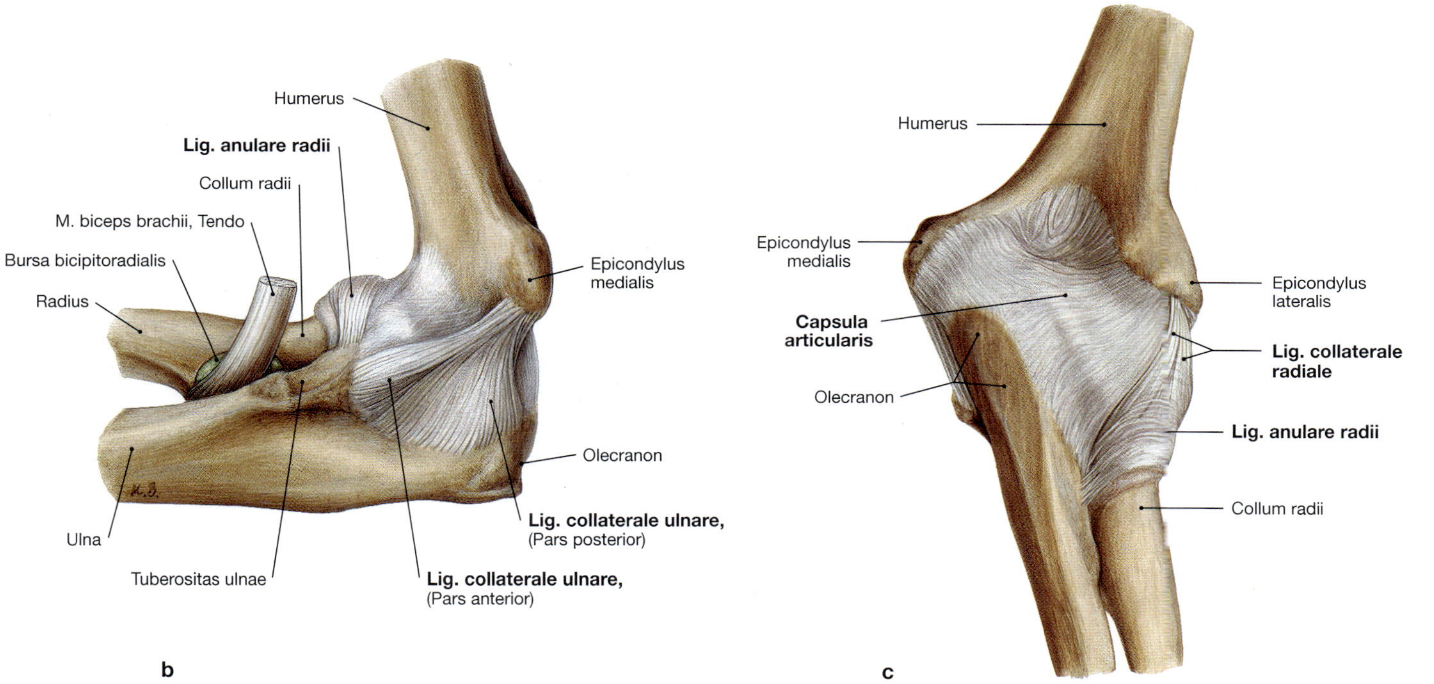


**Abb. 3.36a–c Ellenbogengelenk, Articulatio cubiti, rechts.** [S700]
**a** Ansicht von ventral.
**b** Ansicht von medial.
**c** Ansicht von dorsal.

Das Ellenbogengelenk ist ein zusammengesetztes Gelenk (Articulatio composita), in dem Humerus, Radius und Ulna in 3 Teilgelenken artikulieren:

- **Articulatio humeroulnaris:** Scharniergelenk mit Trochlea humeri als Gelenkkopf und Incisura trochlearis der Ulna als Gelenkpfanne
- **Articulatio humeroradialis:** Kugelgelenk mit Capitulum humeri als Gelenkkopf und Fovea articularis des Radius als Gelenkpfanne
- **Articulatio radioulnaris proximalis:** Zapfengelenk mit der Circumferentia articularis des Caput radii als Gelenkkopf und der Incisura radialis der Ulna als Gelenkpfanne

Die Gelenkkapsel (Capsula articularis) umfasst die knorpeligen Gelenkflächen aller 3 Knochen. Die Kapsel ist durch einen kräftigen Bandapparat verstärkt. Die beiden **Kollateralbänder** stabilisieren das Ellenbogengelenk medial und lateral. Medial zieht das **Lig. collaterale ulnare** vom Epicondylus medialis des Humerus zum Proc. coronoideus (Pars anterior) und Olecranon (Pars posterior) der Ulna. Das **Lig. collaterale radiale** entspringt von der Unterseite des Epicondylus lateralis und strahlt in das **Ringband (Lig. anulare radii)** ein, das an der Vorderkante und an der Hinterkante der Incisura radialis der Ulna befestigt ist. Durch diesen Bandverlauf wird der Radiuskopf bei der Drehung wie in einer Schlinge geführt.

## Ellenbogengelenk

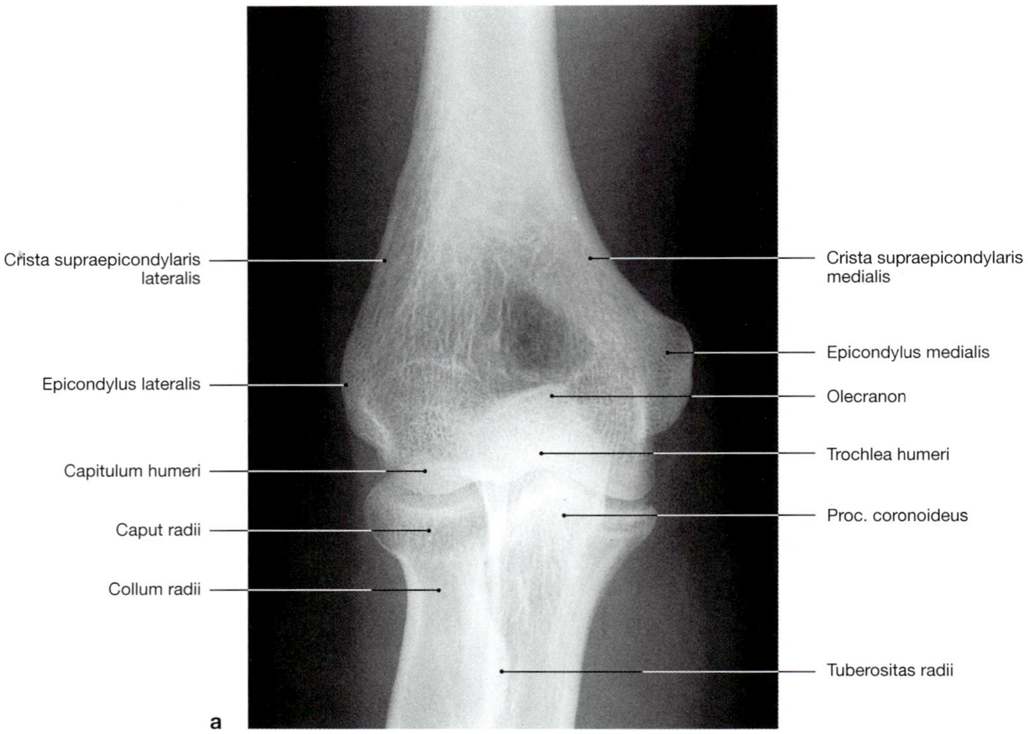


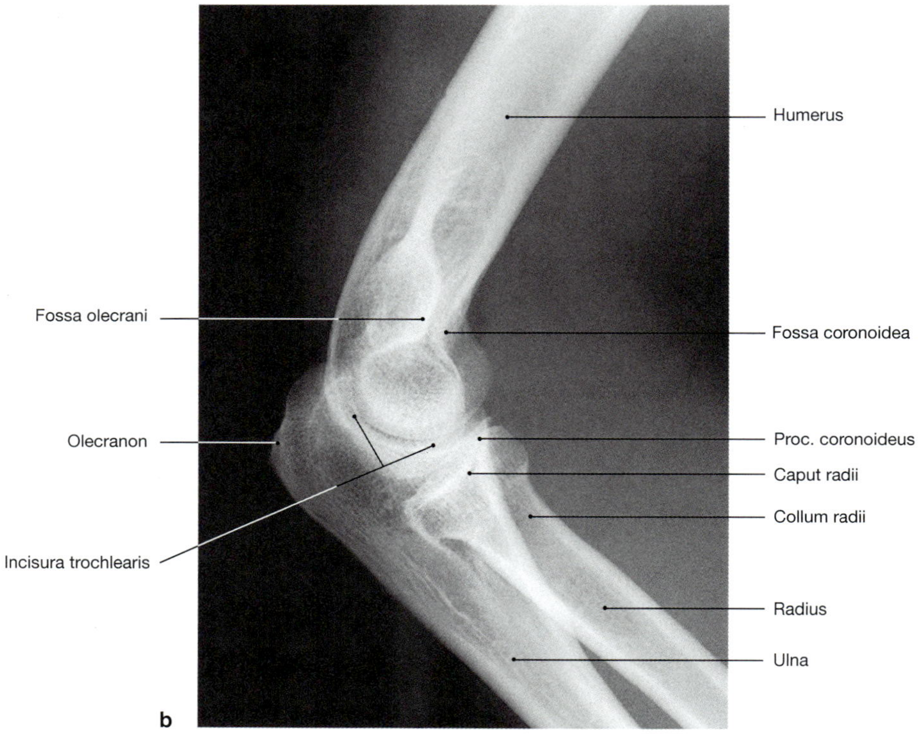


**Abb. 3.37a und b Ellenbogengelenk, Articulatio cubiti, rechts.** [S700-T902]
**a** Röntgenaufnahme im anteroposterioren (ap) Strahlengang.
**b** Röntgenaufnahme im seitlichen Strahlengang.

**Klinik**

In Streckstellung liegen die beiden Epikondylen des Humerus mit dem Olecranon auf einer Linie (→ Abb. 3.37a). Bei Frakturen oder Luxationen kann es hier zu abweichenden Stellungen kommen (→ Abb. 3.40).

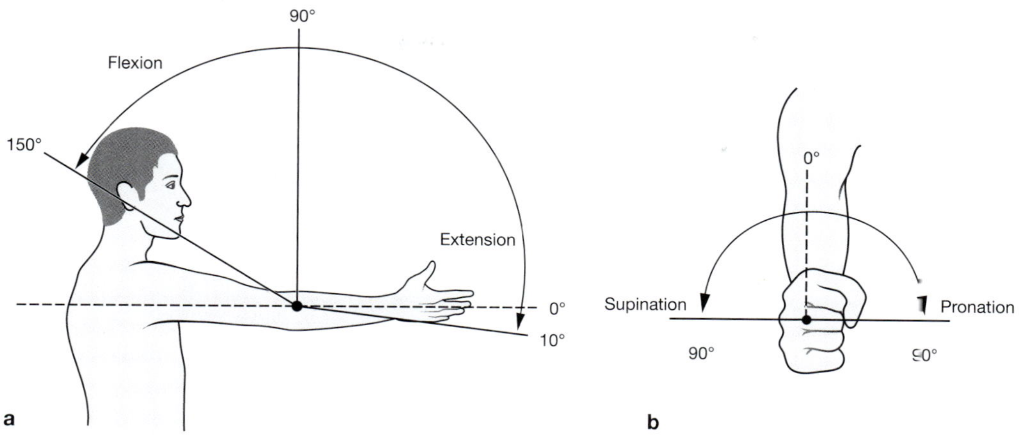


**Abb. 3.38a und b Bewegungsumfang des Ellenbogengelenks, Articulatio cubiti.** [S700-L126]/[G1061]
Im Ellenbogengelenk werden Scharnierbewegungen zwischen Humerus und Ulna und zwischen Humerus und Radius sowie Drehbewegungen zwischen Humerus und Radius sowie Radius und Ulna ausgeführt. Daher verhalten sich die Teilgelenke zusammen wie ein **Drehscharniergelenk** (Trochoginglymus). Das Humeroulnargelenk ist gekennzeichnet durch eine starke Knochenführung.
**a** Beugung und Streckung. Während die Beugung durch Weichteilhemmung durch die Oberarmbeuger limitiert wird, ist die Streckung durch die Knochenhemmung des Olecranons begrenzt. Die Bewegungsachse des Scharniergelenks zieht transversal durch die Mitte der Trochlea humeri.
**b** Bei der Wendebewegung des Ellenbogengelenks ist auch das distale Radioulnargelenk beteiligt (→ Abb. 3.43). Die Drehbewegung wird durch das Lig. anulare radii gesichert **(Bänderführung).** Obwohl das Humeroradialgelenk nach der Form der Gelenkflächen ein Kugelgelenk ist, ist keine Ab- und Adduktion möglich, da der Radius durch das Ringband an die Ulna gefesselt ist und somit nur den Scharnierbewegungen des Humeroulnargelenks folgen kann.
**Bewegungsumfang des Ellenbogengelenks:**
- Extension–Flexion: 10°–0°–150°
- Supination–Pronation: 90°–0°–90°

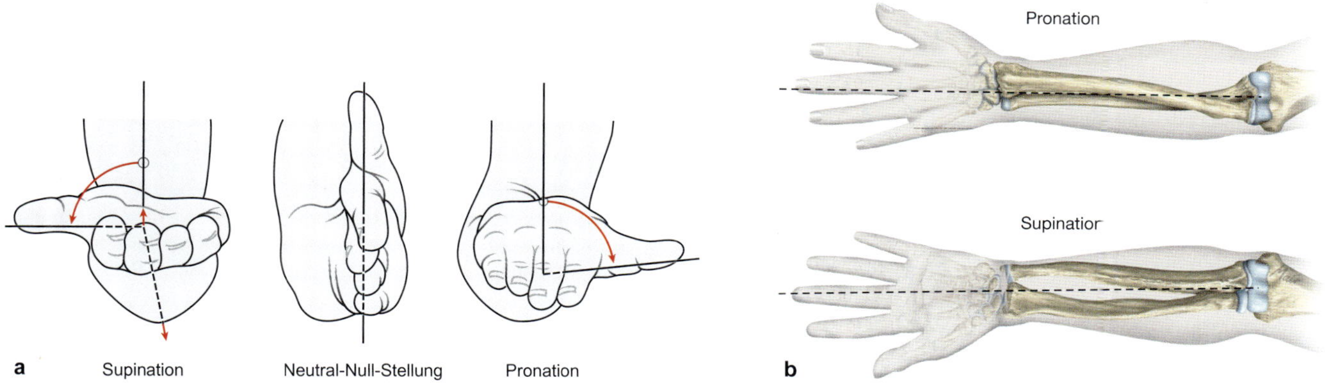


**Abb. 3.39a und b Rotationsbewegungen des Ellenbogengelenks, Articulatio cubiti.**
Bei den Rotationsbewegungen des Ellenbogengelenks wird der Radius um die Ulna herumgeführt. Man bezeichnet die Bewegungen als **Supination** und **Pronation.**
**a** Ausgehend von der Neutral-Null-Stellung, bei der der Daumen nach oben weist, kann der Unterarm bei dieser Wendebewegung supiniert (Handfläche zeigt nach oben) und proniert (Handfläche weist nach unten) werden. [S701-L126]
**b** Bei der Supination liegen Ulna und Radius parallel, während sie sich in Pronationsstellung überkreuzen. Daher befindet sich das Ellenbogengelenk bei der anatomischen Nullstellung in Supination, da sonst Lagebezeichnungen wie medial und lateral nicht eindeutig sind. [S701-L127]

*Präparationshinweis:* Bei Präparation und Studium der Arme ist es einfacher, die Arme in Supinationsstellung zu bringen. Besonders bei einem auf dem Bauch liegenden Körper kann es verwirrend sein, Muskeln und Leitungsbahnen zu identifizieren, wenn der Arm proniert ist.

| Die wichtigsten Muskeln für die Bewegung des Ellenbogengelenks | |
|---|---|
| **Bewegung** | **Muskeln** |
| **Flexion** | M. biceps brachii |
| **Extension** | M. triceps brachii |
| **Supination** | M. biceps brachii (bei gebeugtem Ellenbogen)<br>M. supinator (bei gestrecktem Ellenbogen) |
| **Pronation** | M. pronator teres |

## Ellenbogengelenk

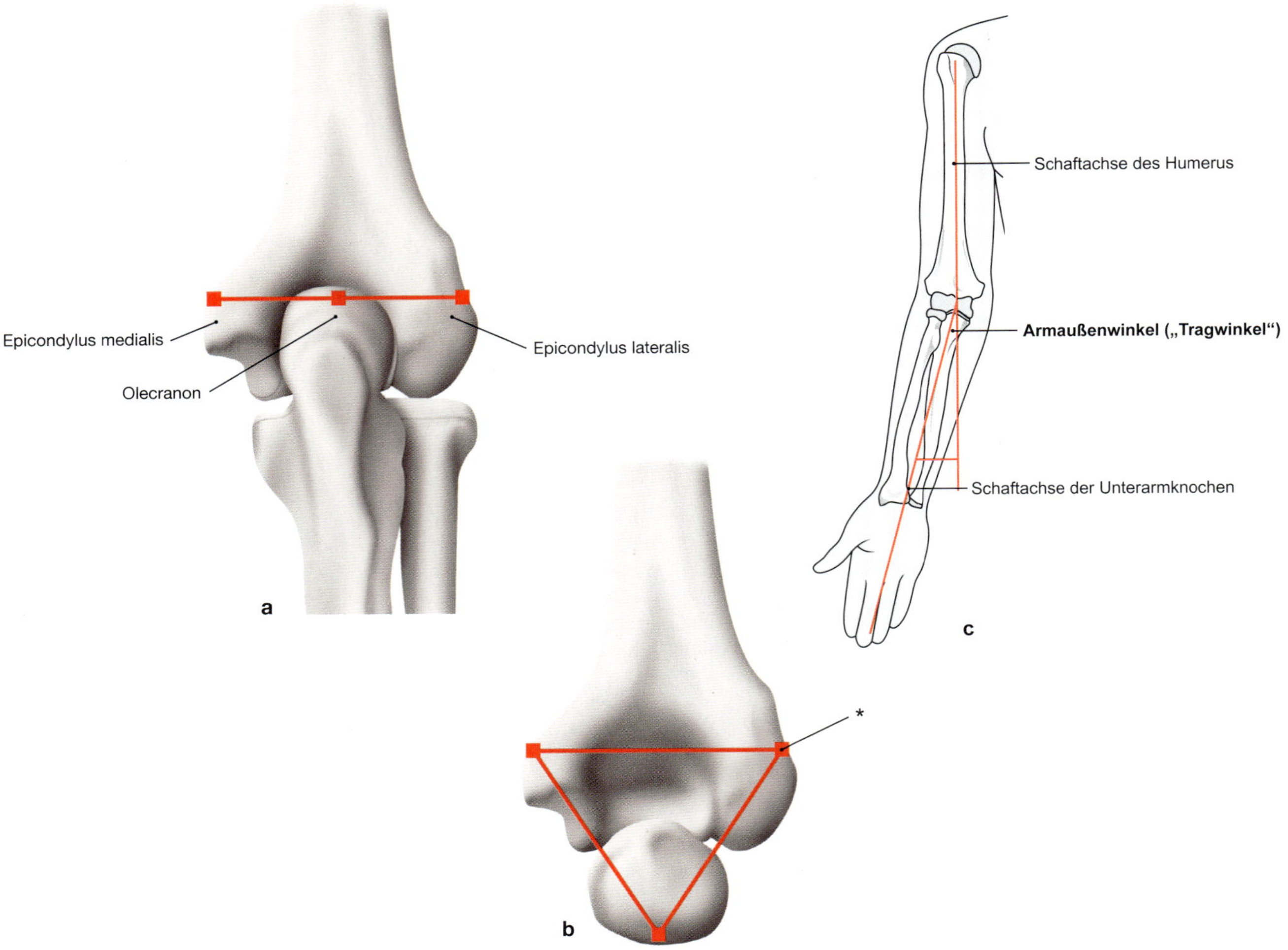


**Abb. 3.40a–c HUETER-Dreieck.**
**a** Die Spitzen der Epikondylen von Humerus und Olecranon liegen in Streckstellung des Ellenbogengelenks von hinten betrachtet auf einer Linie. [S700-L127]
**b** In Beugestellung bilden die Spitzen der Epikondylen mit dem Olecranon ein gleichschenkeliges Dreieck (HUETER-Dreieck). Knochenbrüche und Verrenkungen führen zu Abweichungen von der Dreieckfigur, was bei der Röntgendiagnostik von Bedeutung ist. [S700-L127]
**c** Wenn die Arme in Supinationsstellung neben dem Körper ausgestreckt werden, weichen sie im Normalfall 5–15° von der Längsachse des Rumpfes nach außen ab. Dieser Winkel wird **Tragwinkel** genannt. Der Winkel ermöglicht beim Gehen oder beim Sport ein Schwingen der Arme, ohne dass dabei das Becken den Bewegungsumfang einschränken würde. Frakturen oder Luxationen des Ellenbogens können den Tragwinkel verändern, was im Vergleich zur gesunden Seite diagnostisch hilfreich ist. [S701-L231]
* klin.: HUETER-Dreieck

### Klinik

**Luxationen des Ellenbogengelenks** kommen nur bei schweren Traumata vor. Bei Stürzen aus großer Höhe oder Motorrad- und Autounfällen kommt es meist zu einer Dislokation nach dorsal, bei der die proximalen Enden der Unterarmknochen hinter das Olecranon verlagert werden. Dabei können alle beteiligten Knochenelemente gebrochen sein. Luxationen des Ellenbogens führen zu starken Schmerzen, Schwellungen des Gelenks und Abweichungen des Tragwinkels und des HUETER-Dreiecks. Auch der N. ulnaris, der dorsal des Gelenks verläuft, kann geschädigt werden. Komplexe Verletzungen mit Frakturen und Dislokation müssen operativ reponiert und stabilisiert werden und gehen oft mit bleibenden Defekten wie Instabilität und Einschränkung des Bewegungsumfangs einher.

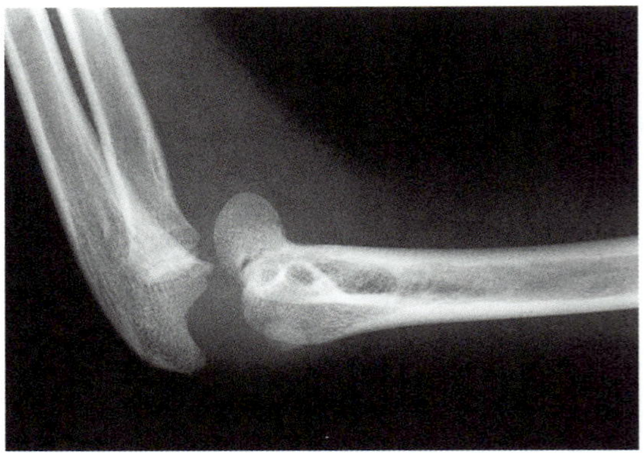

Ellenbogenluxation nach ventral. [E813]

### Struktur und Funktion

Das Ellenbogengelenk ist ein zusammengesetztes Gelenk, das durch einen sehr **stabilen Bandapparat** gesichert ist. Aufgrund der Fesselung des Radiuskopfes durch das Ringband geht ein Freiheitsgrad (Abduktion/Adduktion) verloren. Daher ist das Ellenbogengelenk ein **funktionelles Drehschaniergelenk.**

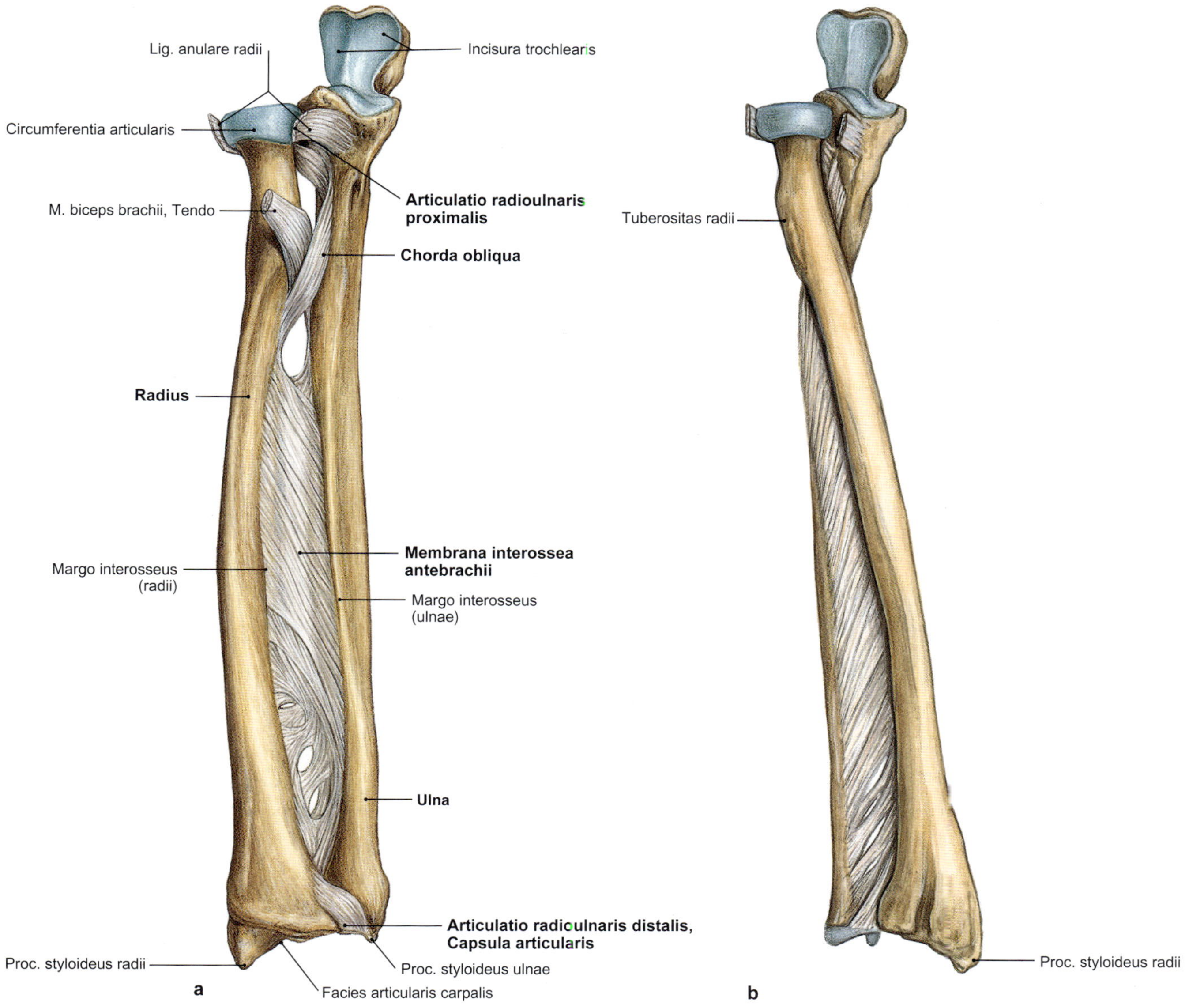


**Abb. 3.41a und b Verbindungen der Knochen des Unterarms, rechts;** Ansicht von ventral. [S700]
**a** Ansicht in Supinationsstellung.
**b** Ansicht in Pronationsstellung.
Die Unterarmknochen sind durch die stabile Membrana interossea antebrachii verbunden, deren Faserzüge überwiegend von proximal am Radius nach distal zur Ulna ziehen. Proximal wird sie durch die Chorda obliqua ergänzt, die entgegengesetzt verläuft. Die Abbildungen zeigen, wie der Radius bei der Wendebewegung um die Ulna herumgeführt wird. In Supinationsstellung des Unterarms liegen beide Knochen parallel, während sie sich in Pronationsstellung überkreuzen.

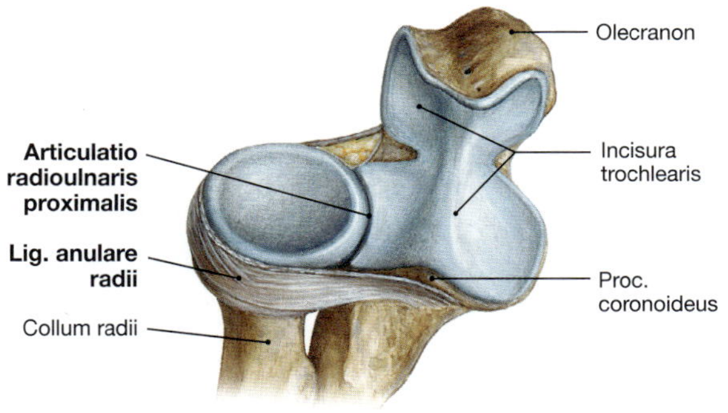


**Abb. 3.42 Proximales Radioulnargelenk, Articulatio radioulnaris proximalis, rechts;** Ansicht von proximal ventral. [S700]
Das proximale Radioulnargelenk ist ein **Zapfengelenk** und Teil des Ellenbogengelenks. Die gemeinsame Gelenkachse des proximalen und des distalen Radioulnargelenks ist die Diagonalachse des Unterarms, die vom Caput radii zum Caput ulnae verläuft.

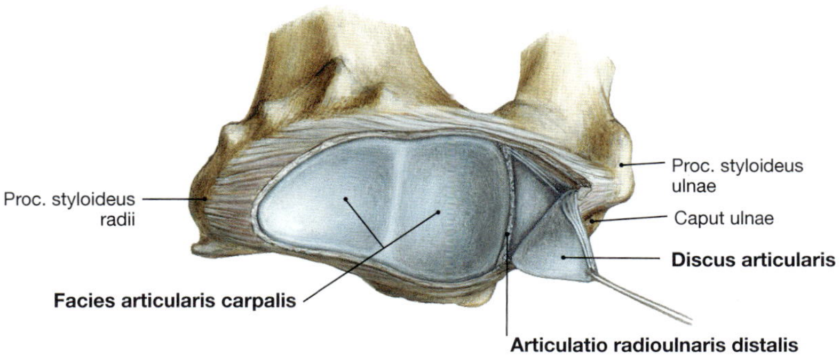


**Abb. 3.43 Distales Radioulnargelenk, Articulatio radioulnaris distalis, rechts;** Ansicht von distal dorsal. [S700]
Das distale Radioulnargelenk zählt zu den **Radgelenken** und grenzt an das proximale Handgelenk. Es wird vom Caput ulnae und von der Incisura ulnaris des Radius gebildet. Die Gelenkfläche des proximalen Handgelenks besteht aus der Facies articularis carpalis des Radius und dem Discus articularis, der die Articulatio radioulnaris distalis vom proximalen Handgelenk trennt.

## Gelenke der Hand

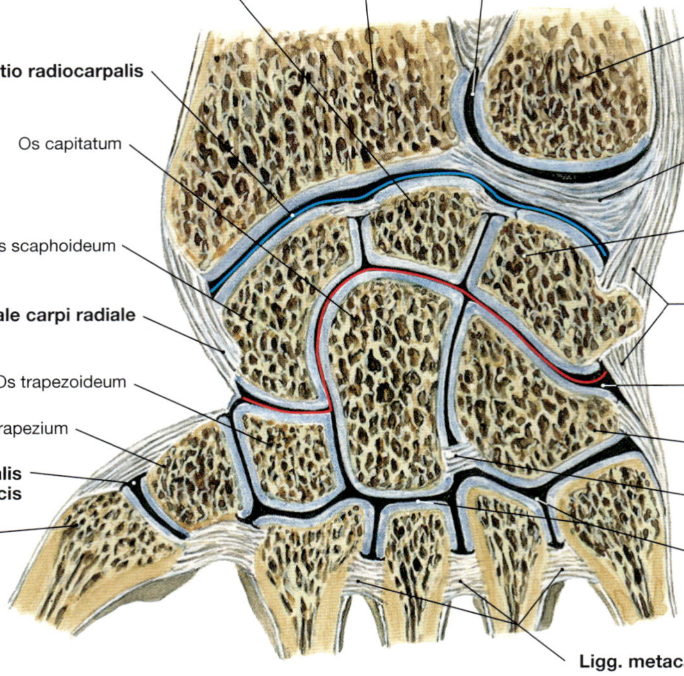


**Abb. 3.44 Gelenke der Handwurzel und der Mittelhand, Articulationes carpi, rechts;** Ansicht von palmar; Flächenschnitt parallel zum Handrücken. [S700]

Dazu gehören neben den kleineren gelenkigen Verbindungen der beteiligten Handwurzel- und Mittelhandknochen untereinander die beiden Handgelenke:

- Das **proximale Handgelenk (Articulatio radiocarpalis)** verbindet die Unterarmknochen (Gelenkpfanne) mit der proximalen Reihe der Handwurzelknochen (Gelenkkopf) und ist ein Ei-(Ellipsoid-)Gelenk. Die Ulna wird vom Os triquetrum durch den Discus articularis getrennt (→ Abb. 3.43).
- Im **distalen Handgelenk (Articulatio mediocarpalis)** artikulieren die Knochen der proximalen und der distalen Reihe der Handwurzel in einer wellenförmigen Linie miteinander. Nach der Morphologie der Gelenkflächen handelt es sich um ein verzahntes Scharniergelenk, das funktionell allerdings mit dem proximalen Handgelenk im Sinne eines Eigelenks zusammenwirkt.

Die **Articulationes carpometacarpales II–V** zwischen Handwurzel- und Mittelhandknochen und die **Articulationes intermetacarpales** zwischen den Basen der Mittelhandknochen sind meist straffe Amphiarthrosen, die relativ wenig Bewegungen zulassen. Das **Daumensattelgelenk** (Articulatio carpometacarpalis pollicis) dagegen ist sehr beweglich und lässt neben Flexion und Extension auch Ab- und Adduktion zu.

### Klinik

Frakturen der Handwurzelknochen und Mittelhandknochen sind häufig.

**a Kahnbeinfraktur:** Die häufigsten Frakturen im Bereich der Handwurzel betreffen das Kahnbein (Os scaphoideum, Pfeil). Bei Sturz auf den ausgestreckten Arm können neben dem Knochen auch die versorgenden Äste aus der A. radialis verletzt werden. Das kann zu einer Knochennekrose führen, die im Röntgenbild anhand der erniedrigten Knochendichte auffällt. Außerdem können Verletzungen degenerative Veränderungen wie Arthrose an den Gelenken der Hand zur Folge haben. [G719]

**b Boxer-Fraktur:** Der 5. Mittelhandknochen ist knapp unterhalb des Köpfchens gebrochen. Dazu kommt es z. B., wenn bei einem kräftigen Schlag mit der Faust ein Gegenstand oder ein harter Körperteil eines Menschen wie das Kinn (Kinnhaken) nur mit den äußeren Fingern getroffen wird. [E513-002]

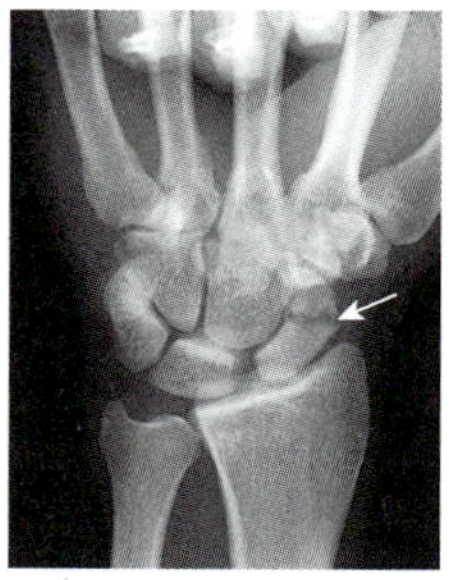
a

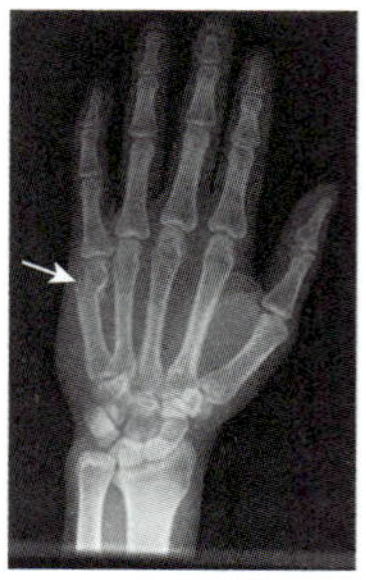
b

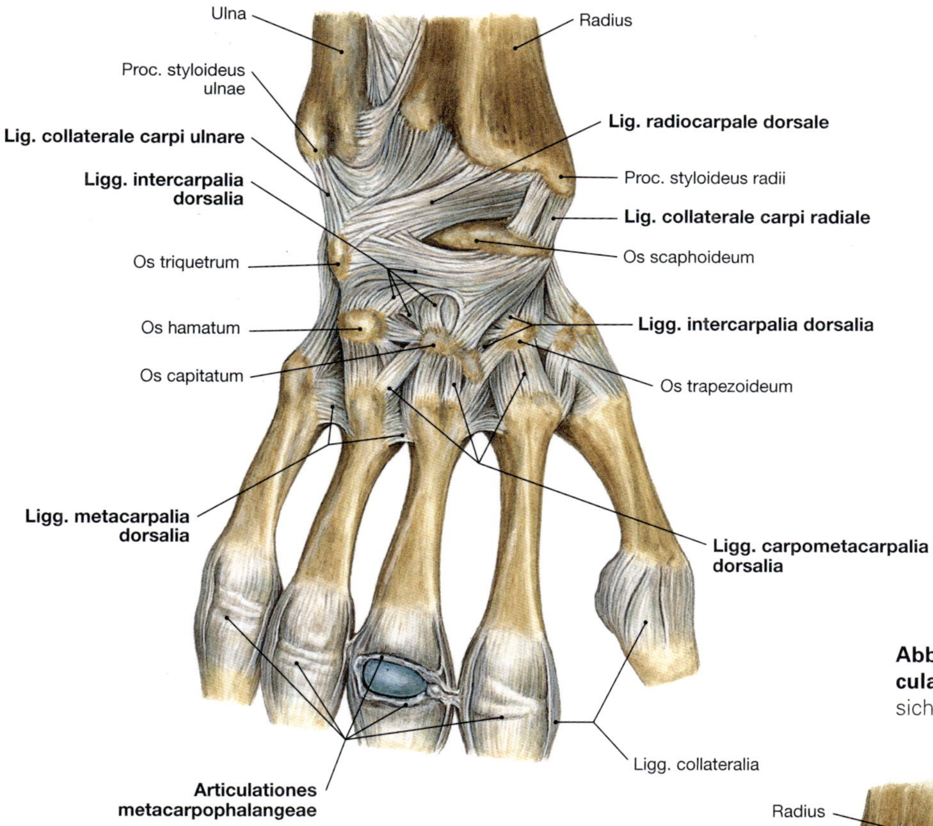


**Abb. 3.45 Gelenke und Bänder der Hand, Articulationes und Ligamenta manus, rechts;** Ansicht von dorsal. [S700]

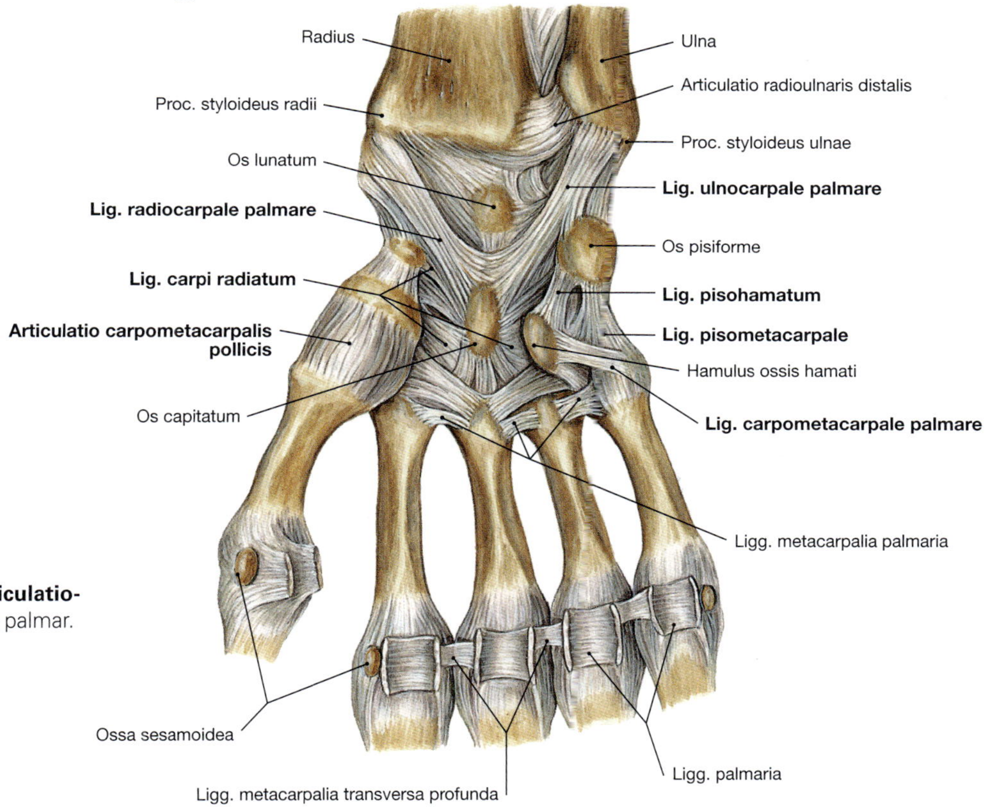


**Abb. 3.46 Gelenke und Bänder der Hand, Articulationes und Ligamenta manus, rechts;** Ansicht von palmar. [S700]

| Bänder der Handwurzel und der Mittelhand |
| --- |
| • Ligg. radiocarpalia palmare und dorsale und Lig. ulnocarpale palmare |
| • Ligg. collateralia carpi radiale und ulnare: von den Procc. styloidei |
| • Ligg. intercarpalia palmaria, dorsalia, und interossea |
| • Lig. carpi radiatum: sternförmig vom Os capitatum ausgehendes Band |
| • Lig. pisohamatum: Fortsetzung der Sehne des M. flexor carpi ulnaris zum Os hamatum |
| • Lig. pisometacarpale: Fortsetzung der Sehne des M. flexor carpi ulnaris zu den Ossa metacarpi IV und V |
| • Ligg. carpometacarpalia palmaria und dorsalia |
| • Ligg. metacarpalia palmaria, dorsalia und interossea |

## Bewegungen von Hand- und Fingergelenken

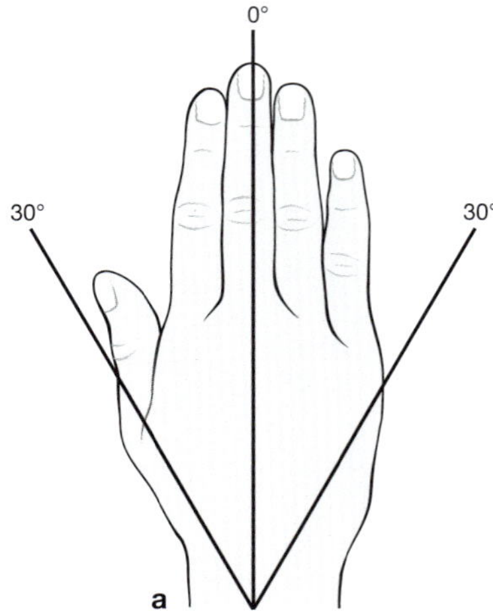


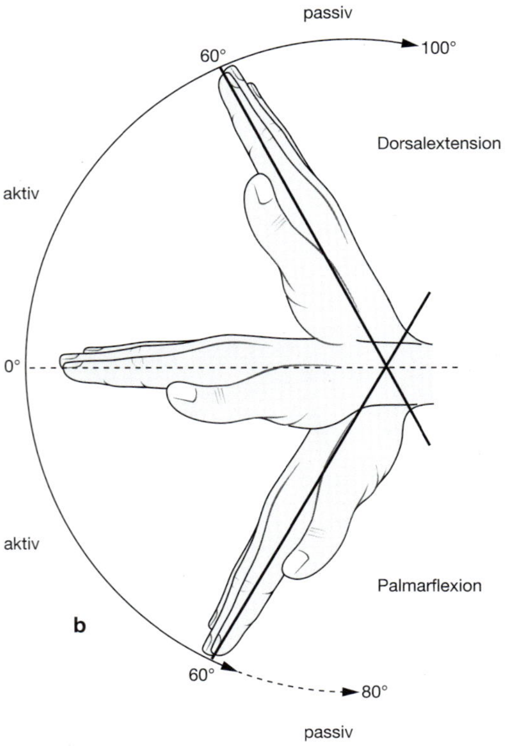


**Abb. 3.47a und b Bewegungsumfang der Handgelenke.** [S700-L126]/[G1062]

**a** Proximales und distales Handgelenk funktionieren wie **Ellipsoidgelenke** und beteiligen sich gemeinsam an den Bewegungen der Hand. Daher können für beide Gelenke kombinierte Bewegungsachsen angegeben werden, die beide durch das Os capitatum verlaufen. Die **Ulnar- und Radialabduktion** findet überwiegend im **proximalen Handgelenk** statt, wobei die kombinierte Achse dorsopalmar durch die Mitte des Os capitatum verläuft.

**b** An der **P**almarflexion ist vor allem das **p**roximale Handgelenk beteiligt, während die **D**orsalextension überwiegend im **d**istalen Gelenk stattfindet (Eselsbrücke!). Die transversale Bewegungsachse verläuft ebenfalls durch die Mitte des Os capitatum. Die meisten anderen Gelenke der Handwurzel und der Mittelhand sind Amphiarthrosen, deren Bewegungsumfänge vernachlässigbar sind. Das **Daumensattelgelenk** dagegen ist sehr beweglich und lässt neben Flexion und Extension auch Ab- und Adduktion zu. Diese Bewegungen können zum Daumenkreisen und zur Gegenüberstellung des Daumens (Opposition) kombiniert werden, die für das Greifen von Gegenständen wichtig ist.

**Bewegungsumfang der Handgelenke:**
- Ulnarabduktion–Radialabduktion: 30°–0°–30°
- Dorsalextension–Palmarflexion: 60°–0°–60°

**Bewegungsumfang des Daumensattelgelenks:**
- Extension–Flexion: 30°–0°–40°
- Abduktion–Adduktion: 10°–0°–40°

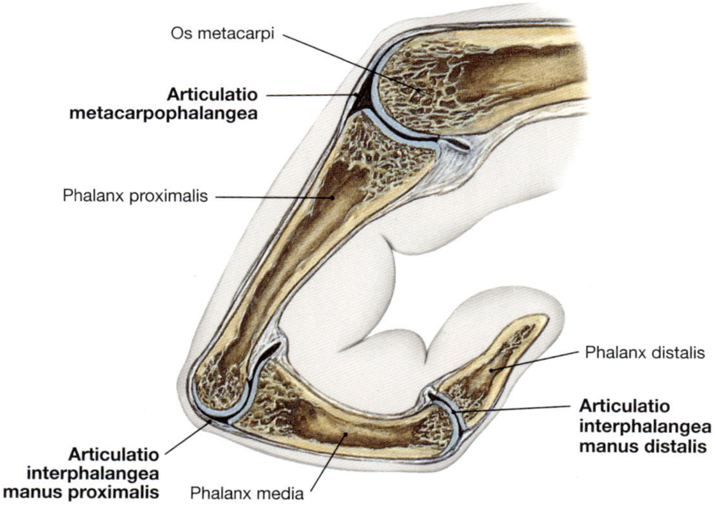


**Abb. 3.48 Fingergelenke, Articulationes digiti, rechts;** Ansicht von lateral, Sagittalschnitt. [S700]

Hierzu zählen die Grund-, Mittel- und Endgelenke der Finger. Die **Fingergrundgelenke** (Articulationes metacarpophalangeae) sind **Kugelgelenke** zwischen den Köpfen der Mittelhandknochen und den Basen der proximalen Phalangen. Das Grundgelenk des Daumens dagegen ist ein Scharniergelenk.

Bei den **Fingermittel- und -endgelenken** (Articulationes interphalangeae manus proximales und distales) zwischen den Köpfen und Basen der einzelnen Phalangen handelt es sich um **Scharniergelenke.**

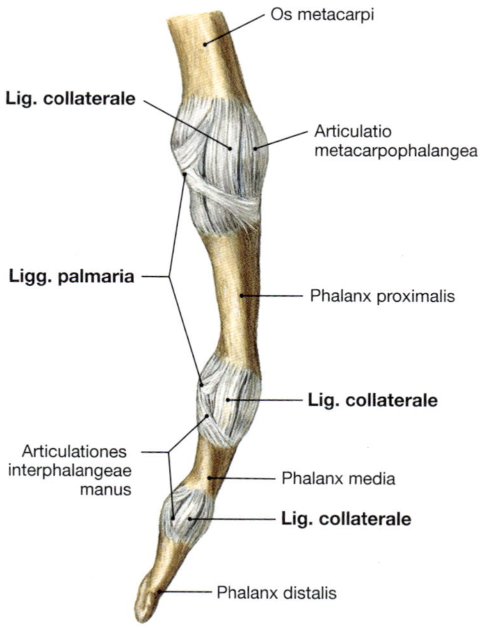


**Abb. 3.49 Bänder der Fingergelenke, Articulationes digiti, rechts;** Ansicht von lateral [S700]:
- **Ligg. collateralia:** medial und lateral
- **Lig. palmare:** ventral
- **Lig. metacarpale transversum profundum:** verbindet an den Grundgelenken die palmaren Bänder

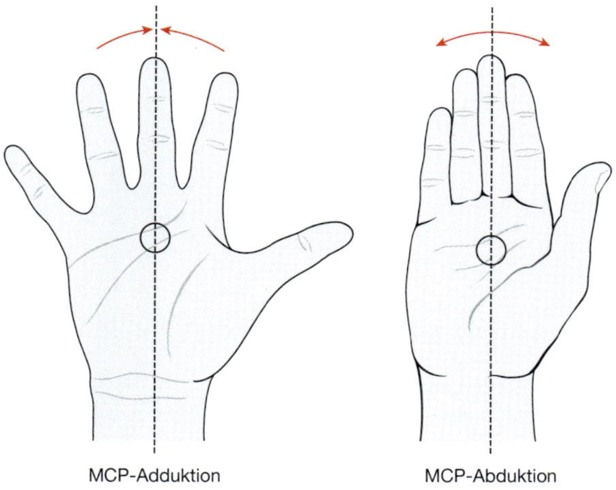


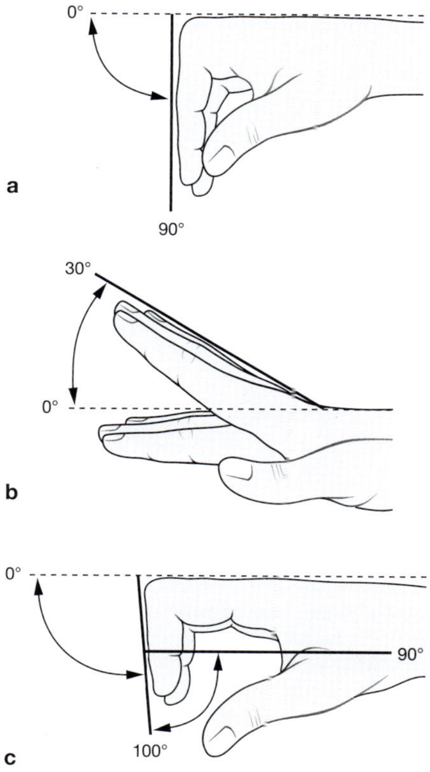


**Abb. 3.50 Bewegungen der Metakarpophalangealgelenke.** [S701-L126]
Die Metakarpophalangealgelenke sind **Kugelgelenke,** die sowohl Flexion und Extension als auch Adduktion und Abduktion erlauben. Adduktion und Abduktion beziehen sich immer auf den Mittelfinger der Hand, da dieser in der Mittellinie des Handskeletts gelegen ist.
**Bewegungsumfang der Grundgelenke:**
- Dorsalextension–Palmarflexion: 30°–0°–90°
- Ulnarabduktion–Radialabduktion: (20–40)°–0°–(20–40)°

**Abb. 3.51a–c Bewegungsumfang der Fingergelenke.** [S700-L126]/[G1061]
In den Grundgelenken sind Beugung und Streckung und eine radiale und ulnare Abduktion möglich. Die Rotation ist nur passiv bei gestreckten Fingern möglich. Das Daumengrundgelenk dagegen erlaubt nur Scharnierbewegungen. Dies gilt auch für alle Mittel- und Endgelenke, in denen aus der Normalstellung nur eine Beugung möglich ist.
**Bewegungsumfang der Mittelgelenke:**
- Dorsalextension–Palmarflexion: 0°–0°–100°

**Bewegungsumfang der Endgelenke:**
- Dorsalextension–Palmarflexion: 0°–0°–90°

## Klinik

Klinisch werden häufig folgende **Begriffe und Abkürzungen** für die Fingergelenke verwendet:
- **MCP** (= **M**etakarpo**p**halangealgelenk): Fingergrundgelenk
- **PIP** (= **p**roximales **I**nter**p**halangealgelenk): Mittelgelenk
- **DIP** (= **d**istales **I**nter**p**halangealgelenk): Endgelenk

## Bewegungen von Hand- und Fingergelenken

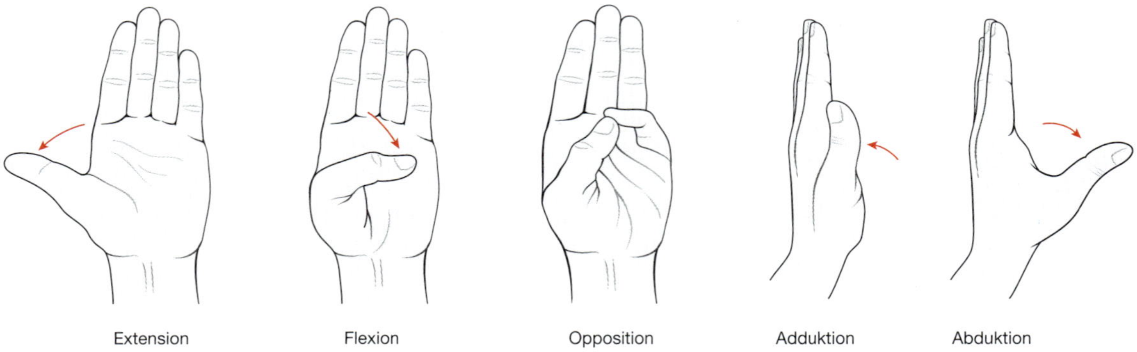


**Abb. 3.52 Beweglichkeit des Daumens.** [S701-L126]
Das zentrale Gelenk für die Greifbewegung der Hand ist das **Karpometakarpalgelenk (CMC)** des Daumens. Das Gelenk ist ein Sattelgelenk zwischen Os trapezium und der Basis des Os metacarpi I (→ Abb. 3.44). Die Bewegungen des Sattelgelenks ermöglichen nicht nur Flexion/Extension und Abduktion/Adduktion, wie man sie von einem Gelenk mit 2 Freiheitsgraden erwarten würde. Beide Bewegungen können auch kombiniert werden und erlauben dann die Gegenüberstellung des Daumens **(Opposition)** zu den anderen Fingern und zur Handfläche. Damit lassen sich Gegenstände gezielt festhalten.

**Bewegungsumfang des CMC des Daumens:**
- Extension–Flexion: 30°–0°–40°
- Abduktion–Adduktion: 10°–0°–40°

Das Metakarpophalangealgelenk (MCP) und das proximale Interphalangealgelenk (PIP) sind dagegen nur Scharniergelenke, die nur Flexion und Extension zulassen.

**Bewegungsumfang des MCP des Daumens:**
- Extension–Flexion: 0°–0°–50°

**Bewegungsumfang des PIP des Daumens:**
- Extension–Flexion: 0°–0°–80°

### Klinik

**Verletzungen der kleinen Gelenke** der Hände und Finger sind häufig und führen zu schmerzhaften Schwellungen an den betroffenen Gelenken.
**a** Die seitliche Röntgenaufnahme zeigt ein disloziertes proximales Interphalangealgelenk des Ringfingers (Pfeil). [E339-01]
**b** Verletzungen von Bändern oder Überdehnungen von Gelenken können zu kleinen Frakturen an den Ansatzstellen der Bänder oder Muskeln führen, die man als **Avulsionsfrakturen** (Pfeil) bezeichnet. [E380]

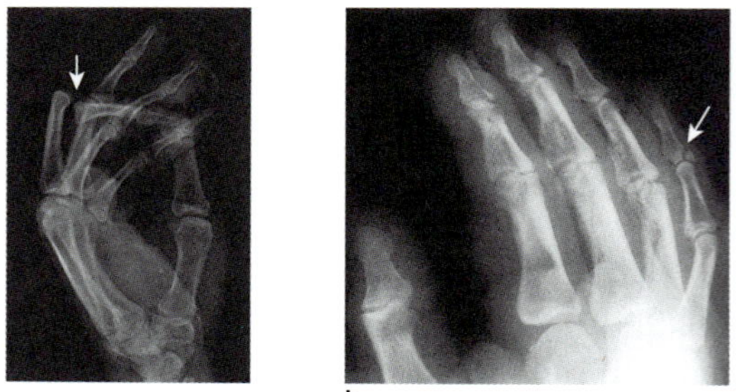
a b

### Struktur und Funktion

Von der Form der Gelenkflächen unterscheiden sich das **proximale Handgelenk** (Eigelenk) und das **distale Handgelenk** (verzahntes Scharniergelenk). **Funktionell** wirken aber beide als **ein Eigelenk zusammen,** wobei sie an den verschiedenen Bewegungen zu unterschiedlichen Anteilen beteiligt sind. Der Bandapparat ist sehr kompliziert und relativ stabil.

Das **Karpometakarpalgelenk des Daumens** ist als **Sattelgelenk** für die Greiffunktion der Hand zentral, während die übrigen als Amphiarthrosen kaum beweglich sind. Im Gegenzug sind die Grundgelenke der Finger als Kugelgelenke viel beweglicher als das Scharniergelenk am Daumen, das funktionell eher den Interphalangealgelenken von Fingern und Daumen entspricht. Die Fingergelenke haben einen straffen Bandapparat.

| Muskeln, die die Handgelenke bewegen | |
|---|---|
| **Bewegung** | **Muskeln** |
| **Palmarflexion** | M. palmaris longus, M. flexor carpi radialis, M. flexor carpi ulnaris, M. flexor digitorum superficialis, M. flexor digitorum profundus |
| **Dorsalextension** | M. extensor digitorum, M. extensor digiti minimi, M. extensor carpi ulnaris, M. abductor pollicis longus, M. extensor pollicis brevis, M. extensor pollicis longus, M. extensor indicis, M. extensor carpi radialis longus, M. extensor carpi radialis brevis |
| **Ulnarabduktion** | M. flexor carpi ulnaris, M. extensor carpi ulnaris |
| **Radialabduktion** | M. flexor carpi radialis, M. extensor carpi radialis longus, M. extensor carpi radialis brevis |

| Wichtigste Beuger und Strecker für die Fingergelenke | | | |
|---|---|---|---|
| **Bewegung** | **MCP** | **PIP** | **DIP** |
| **Beugung der Finger** | Mm. interossei palmares, Mm. interossei dorsales | M. flexor digitorum superficialis | M. flexor digitorum profundus |
| **Streckung der Finger** | M. extensor digitorum | M. extensor digitorum | Mm. lumbricales |
| **Beugung des Daumens** | M. flexor pollicis longus | M. flexor pollicis longus | – |
| **Streckung des Daumens** | M. extensor pollicis brevis | M. extensor pollicis longus | – |

## Schulter- und Armmuskeln

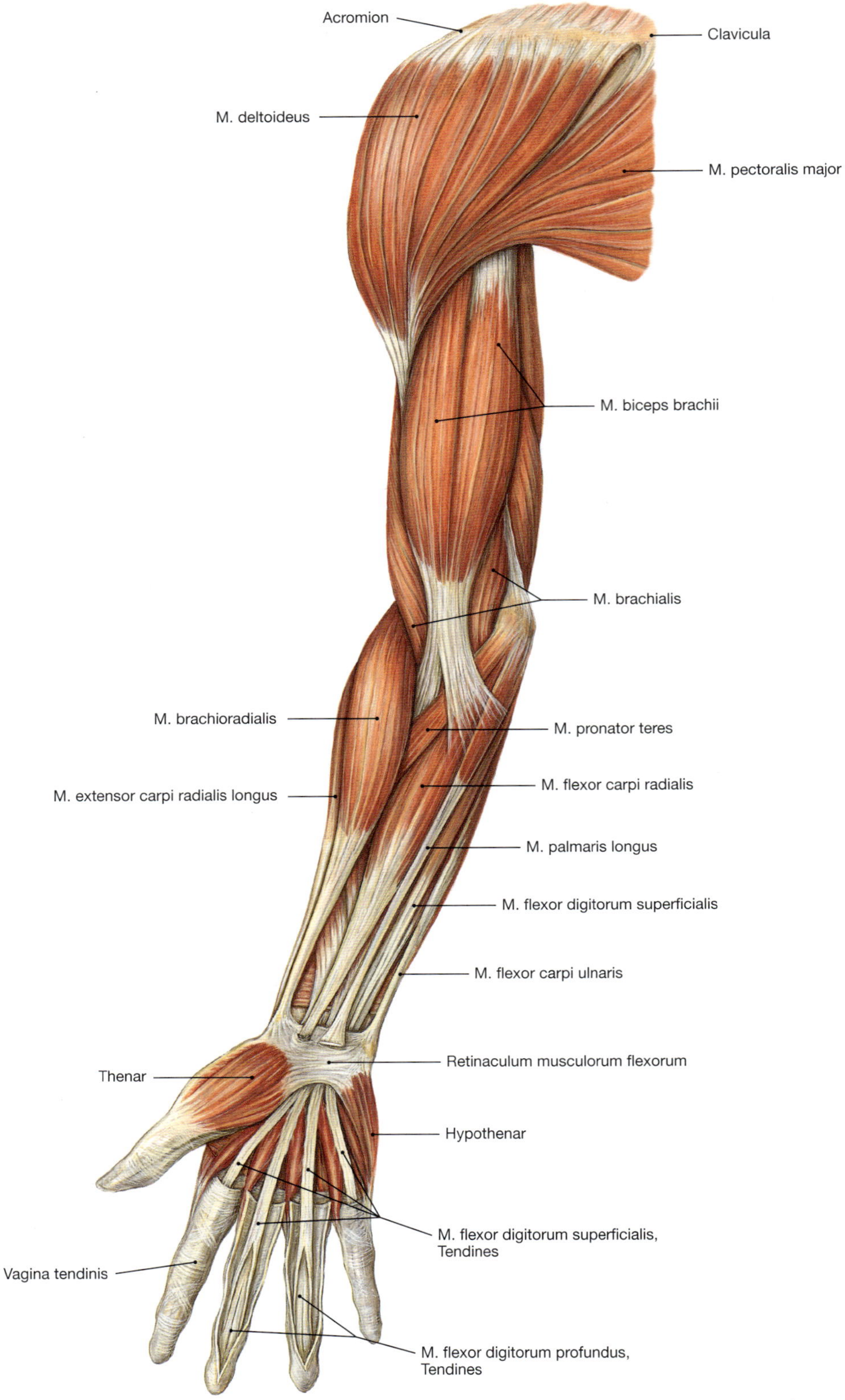


**Abb. 3.53 Ventrale Muskeln von Schulter und Arm, rechts;**
Ansicht von ventral. [S700]

→ T 26–T 40

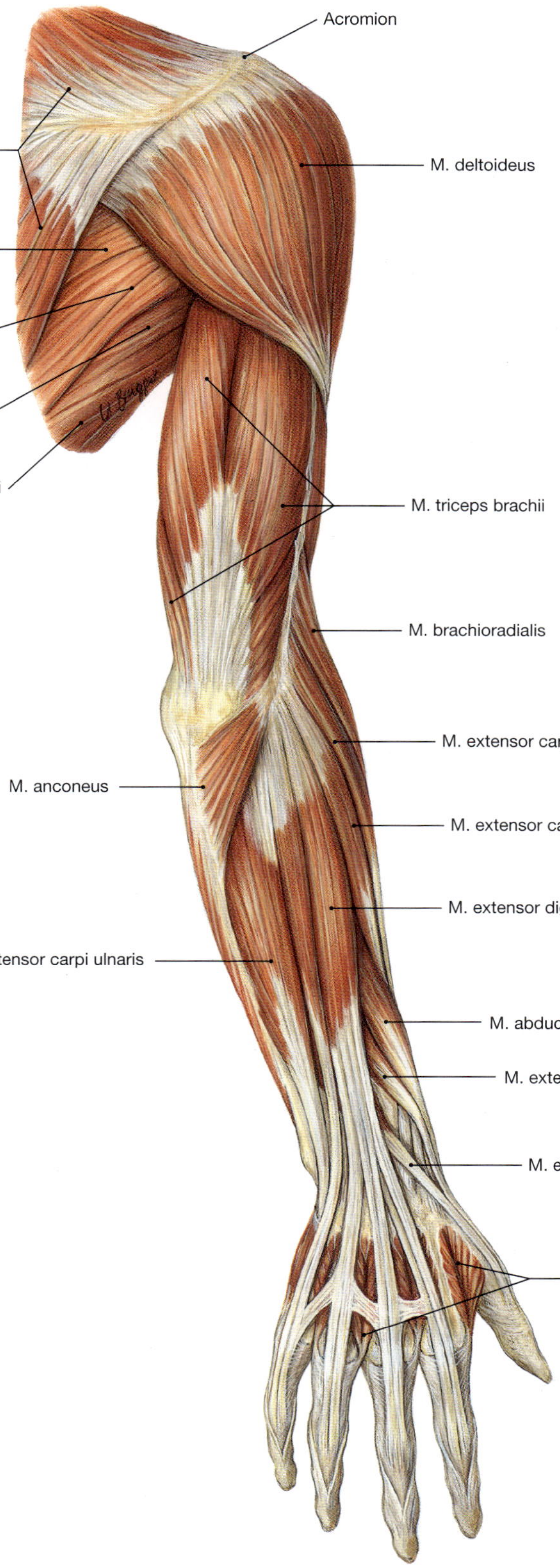


**Abb. 3.54 Dorsale Muskeln von Schulter und Arm, rechts;** Ansicht von dorsal. [S700]

→ T 26–T 40

## Armmuskeln

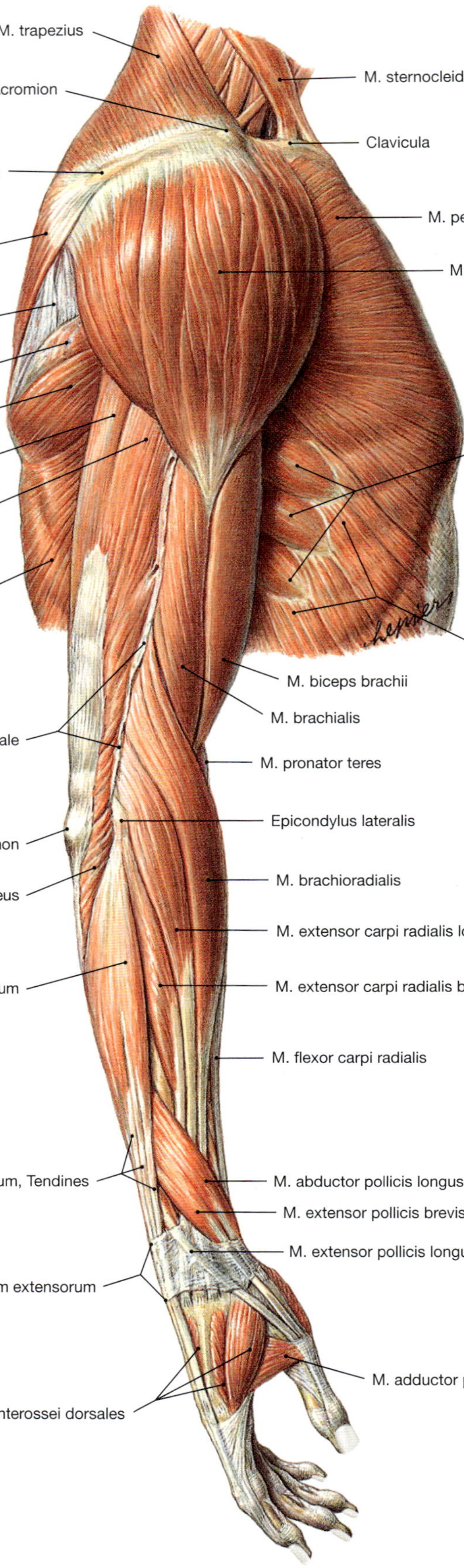


**Abb. 3.55 Muskeln von Arm und Brustkorb, rechts;** Ansicht von lateral. [S700]

→T 26–T 40

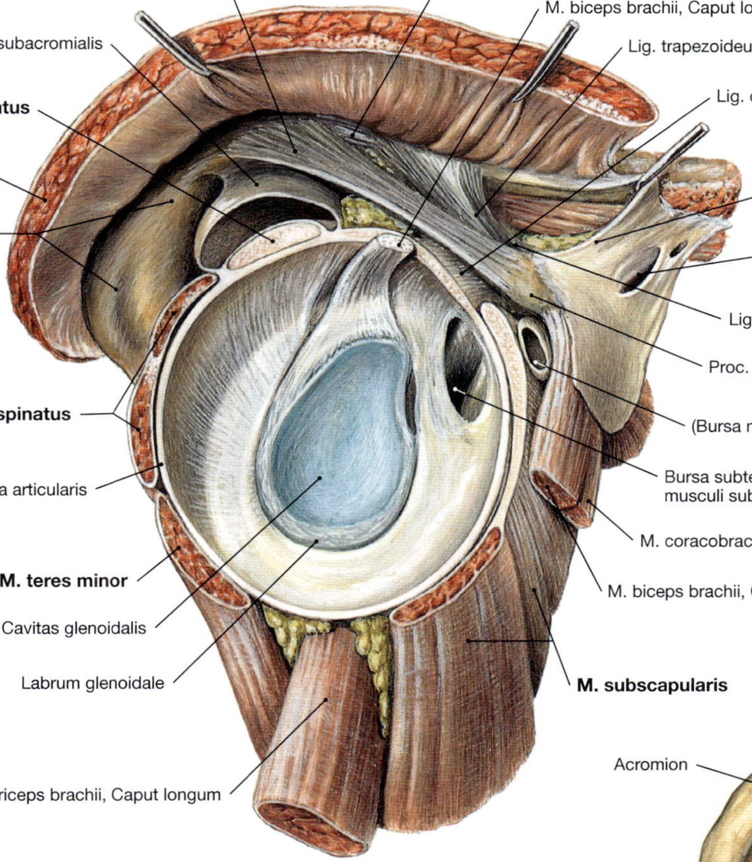


**Abb. 3.56 Schultergelenk und Muskeln der Rotatorenmanschette, rechts;** Ansicht von lateral; nach Abtragung des M. deltoideus und nach Entfernung des Caput humeri. [S700]

Der hohe Bewegungsumfang des Schultergelenks ist für die Funktion der oberen Extremität als Greif- und Tastorgan eine wichtige Voraussetzung. Für die flexibel einstellbare Positionierung der Scapula verfügt das Schultergelenk nur über eine geringe Knochen- und Bandführung, wie an der kleinen Gelenkpfanne der Cavitas glenoidalis erkennbar wird. Dies wird durch eine stark ausgeprägte Muskelführung kompensiert. Wenn allerdings Probleme bei der neuromuskulären Steuerung auftreten, wie z. B. bei Störung der Innervation in der Folge von Verletzungen oder Erkrankungen der Nerven einzelner Schultermuskeln, oder wenn das muskuläre Gleichgewicht dieser Muskeln gestört ist, kann ein gesicherter Gelenkkontakt in den Bewegungsendstellungen nicht mehr gewährleistet werden. Zu Luxationen kommt es, wenn tangential zur Cavitas glenoidalis gerichtete Scherkräfte auftreten, wie dies insbesondere bei Stürzen der Fall sein kann.

Die Sehnen der dem Schultergelenk direkt anliegenden Muskeln strahlen in die Gelenkkapsel ein und bilden eine feste Manschette (Rotatorenmanschette) um den Humeruskopf. Daran beteiligt sind der **M. subscapularis,** der **M. supraspinatus,** der **M. infraspinatus** und der **M. teres minor.** Der M. deltoideus wird nicht zu dieser Muskelgruppe gezählt, da er nicht in die Gelenkkapsel einstrahlt, sondern über das Gelenk hinwegzieht.

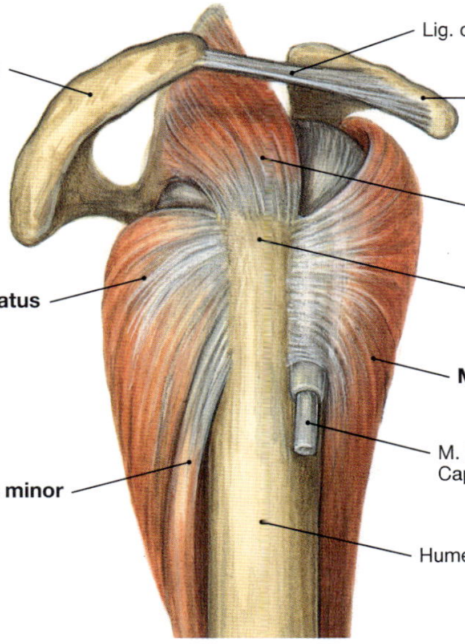


**Abb. 3.57 Muskeln der Rotatorenmanschette;** Ansicht von lateral. Als Bestandteile der Rotatorenmanschette strahlen folgende Muskeln mit ihren Ansatzsehnen in die Gelenkkapsel ein und stabilisieren diese: **M. subscapularis** (vorne), der **M. supraspinatus** (oben), der **M. infraspinatus** (hinten oben) und der **M. teres minor** (hinten unten). Nur unten ist die Gelenkkapsel nicht verstärkt, sodass es hier am häufigsten zu Verrenkungen der Schulter (Luxationen) kommt. [S700]

Abgesehen vom M. subscapularis, der am Tuberculum minus ansetzt, haben alle übrigen Muskeln der Manschette ihren Ansatz am Tuberculum majus.

→ T 28, T 30

## Klinik

Neben ihrer Rolle für die verschiedenen Bewegungen (Kinematik) haben die Muskeln der Rotatorenmanschette große Bedeutung für die Gewährleistung einer korrekten Position des Humeruskopfes in der Gelenkpfanne (Statik). Bei einer gestörten Balance der Muskeln, insbesondere bei einer relativen Schwäche der adduktorischen (unteren) Anteile der Muskeln, kann ein **Humeruskopfhochstand** auftreten.

## Schultergürtelmuskeln

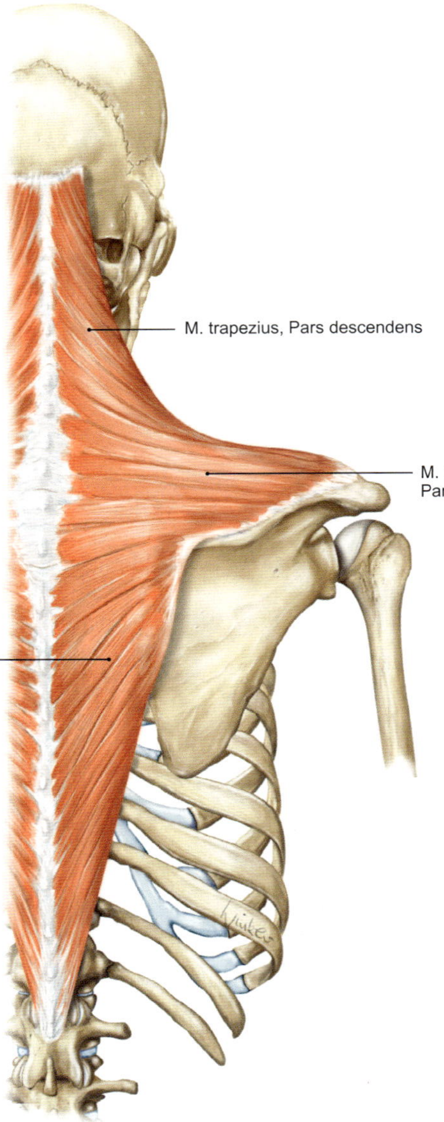


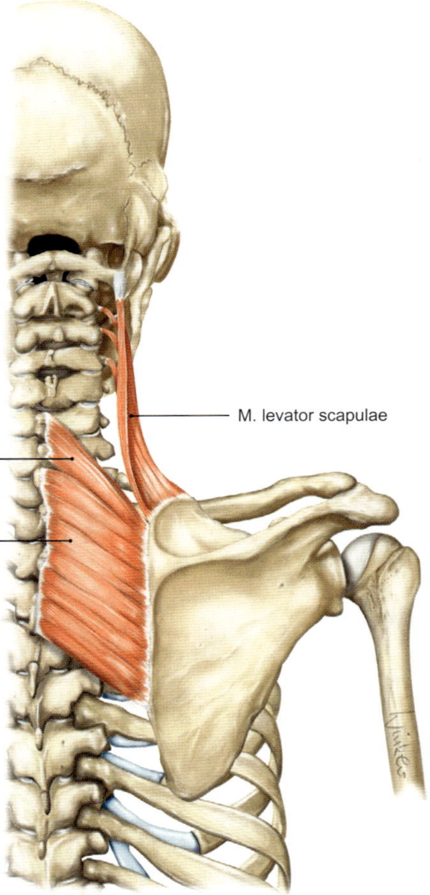


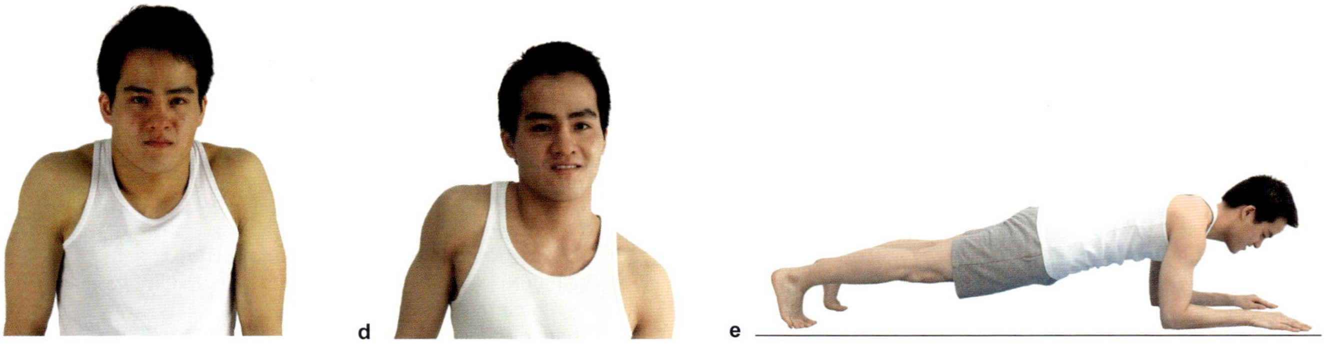


**Abb. 3.58a–e Dorsale Muskeln des Schultergürtels.**
Im Bereich der Schulter gibt es 2 Muskelgruppen. Die **Schultergürtelmuskeln** setzen an der Scapula oder Clavicula an und bewegen primär den Schultergürtel und damit nur indirekt den Arm. Die **Schultermuskulatur** dagegen hat ihre Ansätze am Humerus und bewegt diesen damit unmittelbar.
Man kann die Muskeln dieser Gruppen nach ihrer Lage in eine dorsale und eine ventrale Untergruppe gliedern. Zu den **dorsalen** Muskeln des Schultergürtels zählen **M. trapezius, M. levator scapulae** und **Mm. rhomboidei.**
Für die Fixierung des Schulterblatts am Rumpf sind besonders der **M. levator scapulae** und die **Mm. rhomboidei** verantwortlich, die in dieser Funktion vom **M. trapezius** unterstützt werden. Diese Muskeln fixieren alle die Scapula und damit den Arm an der Wirbelsäule. Sie werden daher auch als **spinoskapuläre Muskeln** zusammengefasst.

**a M. trapezius.** [S700-L266]
**b M. levator scapulae und Mm. rhomboidei.** [S700-L266]
**c** Den M. trapezius und die Mm. rhomboidei setzt man ein, um beide Schultern nach oben zu heben und einander anzunähern wie beim Achselzucken. [S701-L271]
**d** Mit dem M. levator scapulae kann gezielt die gleichseitige Schulter gehoben werden. [S701-L271]
**e** Beim Tragen von schweren Lasten und bei sportlichen Übungen wie Unterarmstütz, Klimmzug oder Gewicht-Heben wirken die spinoskapulären Muskeln den Zugkräften entgegen und fixieren das Schulterblatt nach medial am Rumpf. [S701-L271]
*Hinweis:* Die dorsalen Muskeln des Schultergürtels sind auch als oberflächliche Rückenmuskeln beim Rumpf dargestellt (→ Abb. 2.82, → Abb. 2.83).

→ T 29

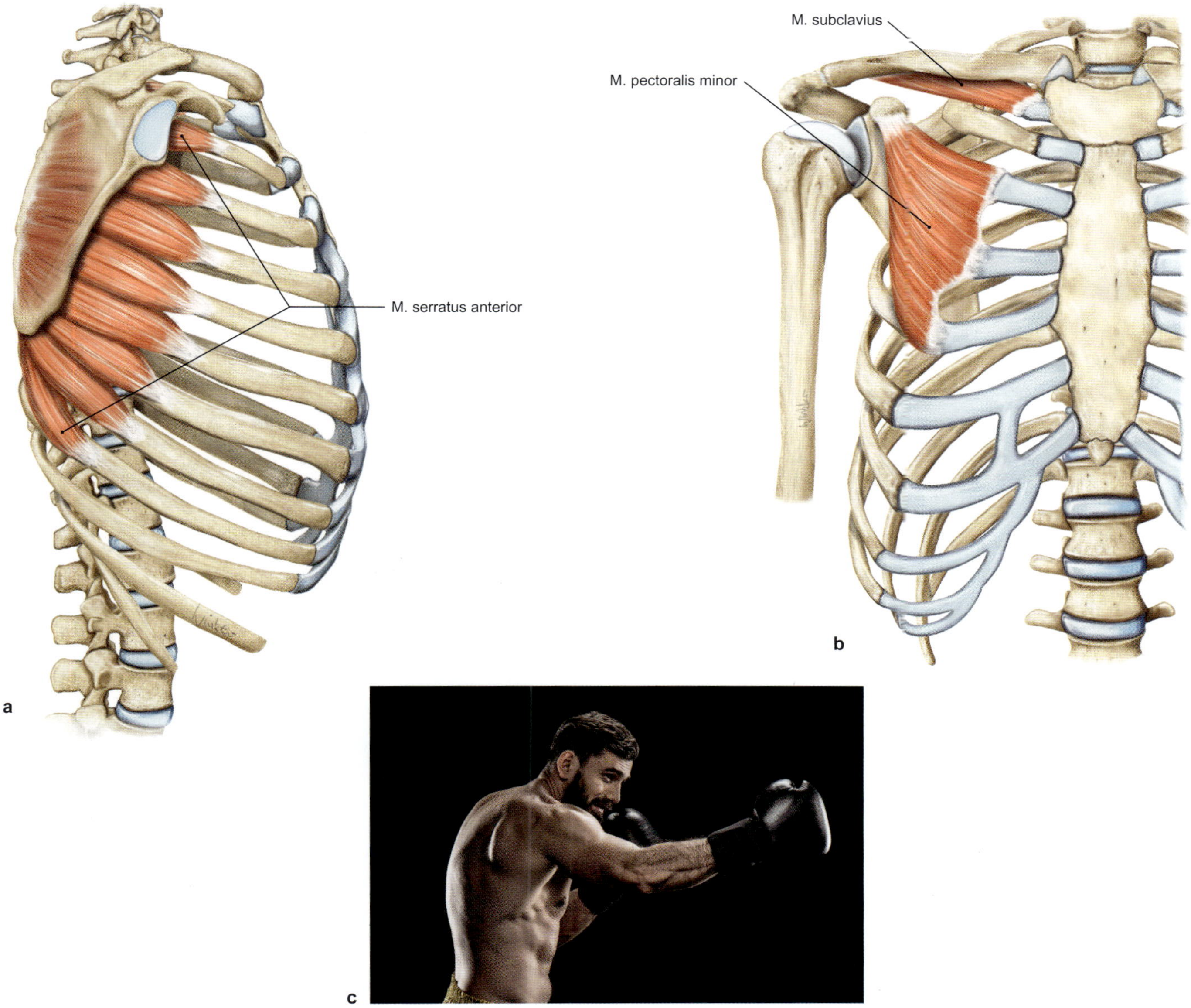


**Abb. 3.59a–c Ventrale Muskeln des Schultergürtels.**
Zu den **ventralen** Muskeln des Schultergürtels zählen **M. serratus anterior, M. pectoralis minor** und **M. subclavius.**
**a M. serratus anterior.** Die Hauptfunktion des **M. serratus anterior** besteht in der Rotation des Schulterblatts, die für die Hebung des Arms über die Horizontale (Elevation) nötig ist. Dabei wird er vom M. trapezius unterstützt. Schulterblatt und Oberarmknochen führen damit gemeinsame Bewegungen aus, die man als skapulohumerale Bewegungen zusammenfasst (→ Abb. 3.27). Da der M. serratus anterior die Scapula unterkreuzt, bevor er an ihrem medialen Rand ansetzt, stabilisiert er den medialen Rand des Schulterblatts am Rumpf und verhindert, dass dieser z. B. bei Liegestützen vom Rumpf abgehoben wird. Damit wird es möglich, den gesamten Körper von der Unterlage zu stemmen. [S700-L266]
**b M. pectoralis minor und M. subclavius.** Der **M. pectoralis minor** kann das Schulterblatt senken oder bei aufgestütztem Arm ähnlich wie der M. serratus anterior die Rippen heben und dadurch als Atemhilfsmuskel wirken. Da der M. pectoralis minor von ventral am Proc. coracoideus des Schulterblatts ansetzt, verhindert er, dass die Scapula beim Tragen von Lasten nach dorsal abrutscht. Zusammen mit der spinoskapulären Muskelgruppe auf der Rückseite des Rumpfes (→ Abb. 3.58) fixiert er wie auch der M. serratus anterior die Scapula am Rumpf.
Der **M. subclavius** stellt ein aktives Fixierungsband dar und dient der Stabilisierung des Sternoklavikulargelenks. [S700-L266]
**c** Bei Schlagbewegungen, z. B. beim Boxen, unterstützt der M. serratus anterior die Bewegung, indem er den gesamten Schultergürtel am Rumpf nach vorne zieht. [J787]
*Präparationshinweis:* wenn man das mediale Ende der Clavicula aus dem Sternoklavikulargelenk mobilisieren (exartikulieren) will, muss man neben dem stabilen Bandapparat des Gelenks auch den M. subclavius durchtrennen.
*Hinweis:* Die ventralen Muskeln sind auch bei der ventralen Rumpfwand abgebildet (→ Abb. 2.103, → Abb. 2.104, → Abb. 2.105).

→ T 26

## Klinik

Die ventralen Schultergürtelmuskeln dienen der Fixierung des Rumpfes. Klinisch ist aber nur der Ausfall des **M. serratus anterior** von Bedeutung, da der Arm dann nicht mehr eleviert werden kann. Beim Aufstützen des Arms hebt sich der mediale Rand der Scapula vom Rumpf ab, was als diagnostisches Zeichen genutzt werden kann **(Scapula alata).** Ursache ist meist eine Schädigung des N. thoracicus longus, z. B. durch eine Einklemmung unter dem Schulterblatt beim Tragen schwerer Lasten (Rucksackläsion).

## Schultermuskeln

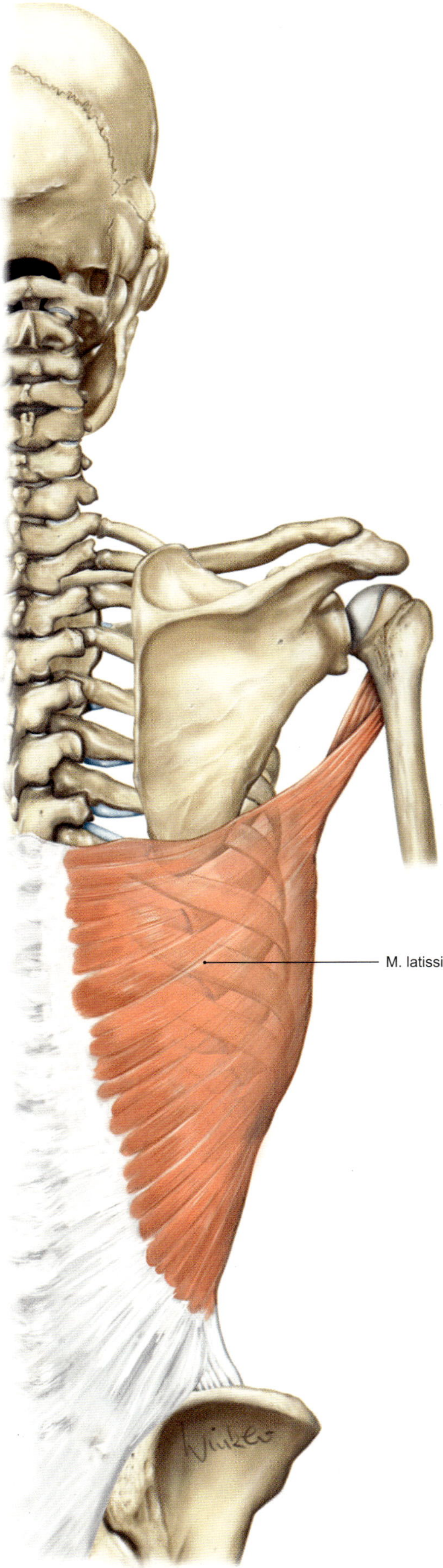


a

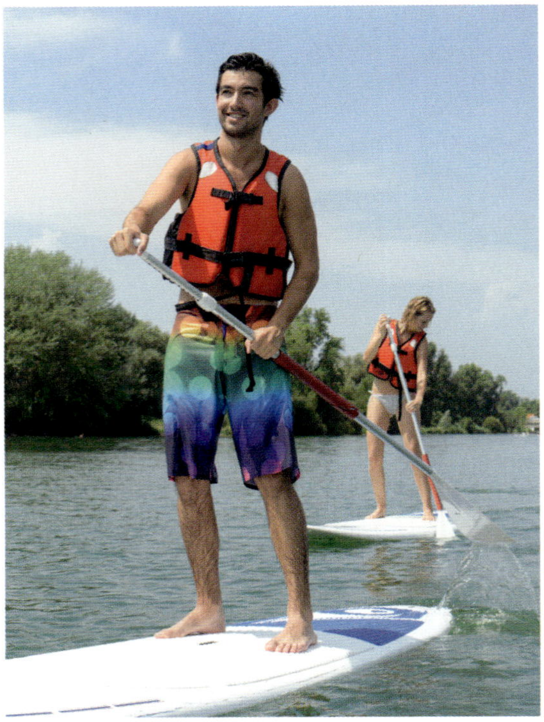

b

**Abb. 3.60a und b Muskeln der Schulter: M. latissimus dorsi.** Schultermuskeln wirken im Unterschied zu den Schultergürtelmuskeln direkt auf das Schultergelenk.

**a** Der großflächigste **dorsale** Schultermuskel ist der **M. latissimus dorsi,** der aus der Anteversionsstellung eine kräftige Retroversionsbewegung ausführen (Hiebbewegung) und im Schultergelenk geringfügig adduzieren und innenrotieren kann. [S700-L266]

**b** Bei Bewegungen aus der Neutral-Null-Stellung ist der M. latissimus dorsi aufgrund der geringen Hebelarme relativ schwach und für keine Bewegung des Schultergelenks essenziell. Beim Sport dagegen ist er für viele Übungen wichtig, besonders, wenn der Rumpf wie bei Klimmzügen an die an einer Stange fixierten Arme angenähert werden soll oder ein Gewicht hinter dem Rumpf herabgezogen werden soll. Auch beim Paddeln unterstützt er das Zurückführen und die Adduktion des Arms. [J787]

Der M. latissimus dorsi kann auch als Hilfsatemmuskel bei der Ausatmung mitwirken, indem er den Brustkorb zusammenpresst („Hustenmuskel").

→T 30

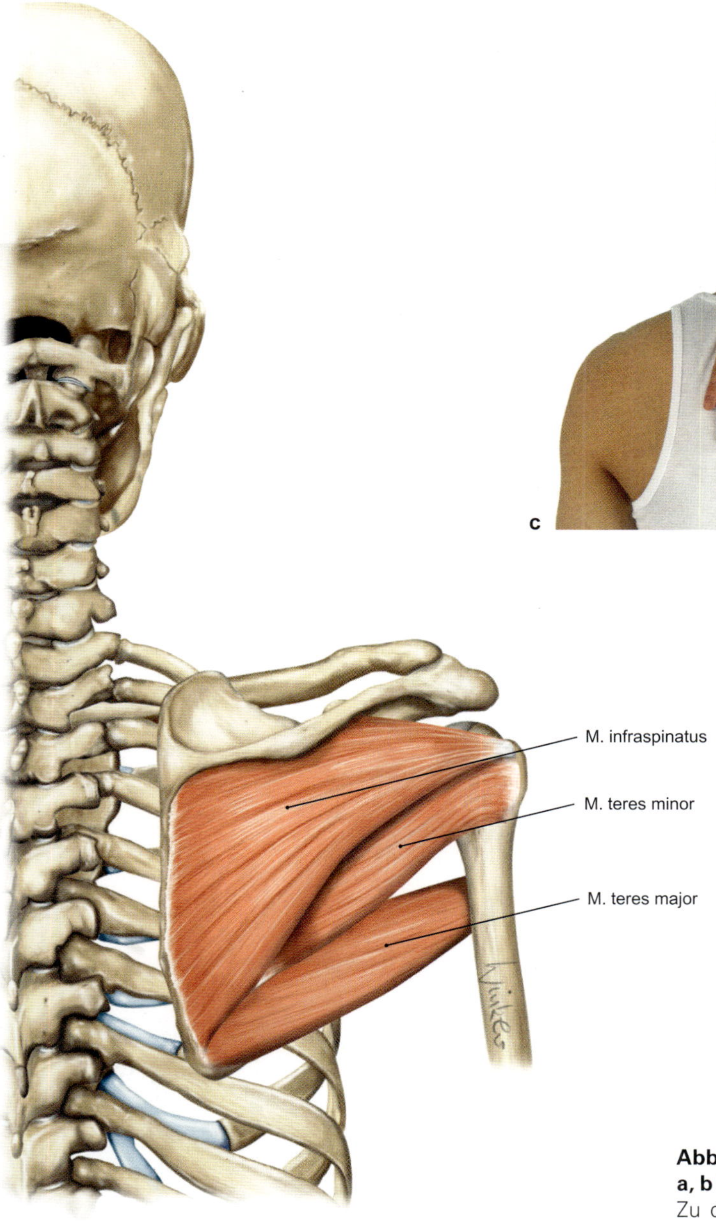


a

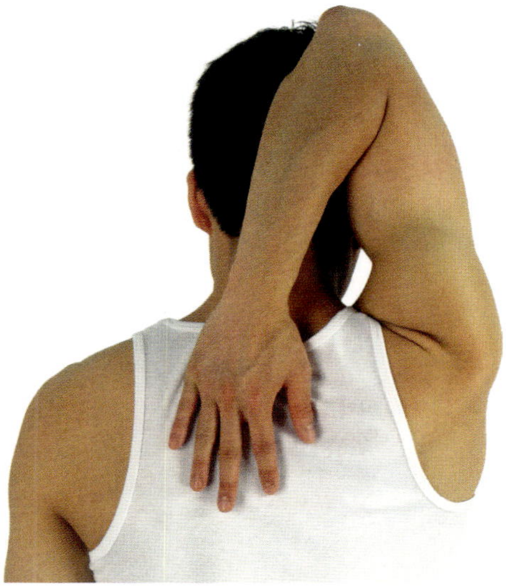

c

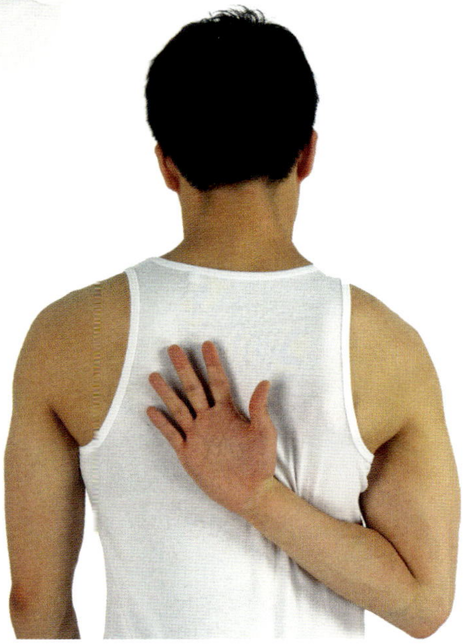

d

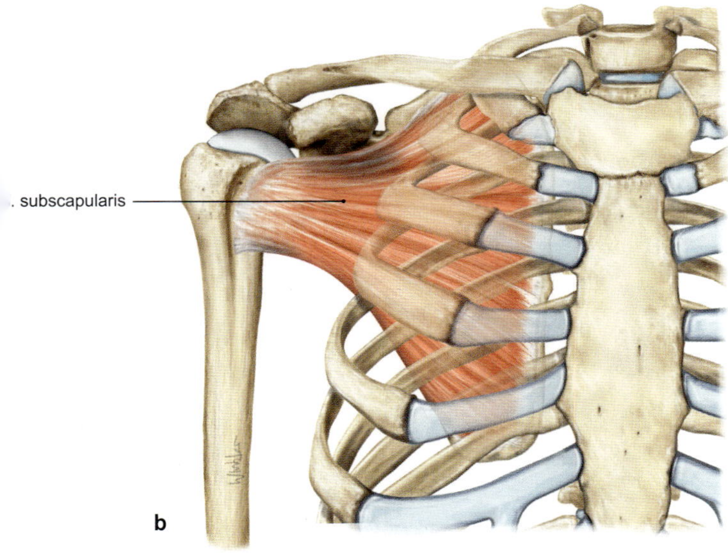


b

**Abb. 3.61a–d Muskeln der Schulter.**
**a, b** M. infraspinatus, M. teres minor, M. teres major, M. subscapularis. Zu den **dorsalen** Schultermuskeln zählen neben dem **M. latissimus dorsi** auch der **M. infraspinatus, M. teres minor, M. teres major** und **M. subscapularis.** Die beiden wichtigsten Muskeln aus dieser Gruppe für die Bewegung des Schultergelenks sind der M. infraspinatus und der M. subscapularis. Beide zählen zur Rotatorenmanschette, da sie das Schultergelenk stabilisieren, indem ihre Sehnen in die Gelenkkapsel einstrahlen (→ Abb. 3.56, → Abb. 3.57). [S700-L266]
**c** Der **M. infraspinatus** ermöglicht eine kräftige Außenrotation. Als wichtigster Muskel für die Außenrotation in der Schulter führt sein Ausfall zu spürbaren Bewegungseinschränkungen. Der **M. teres minor** unterstützt diese Bewegung. Beide Muskeln werden eingesetzt, wenn man die Hand von oben hinter die Schultern führt, z. B. um sich den Rücken zu kratzen. Der M. teres minor ist zwar für keine Bewegung der Schulter essenziell, sichert aber als Teil der Rotatorenmanschette das Schultergelenk. Besonders bei Verletzungen der Rotatorenmanschette (→ Abb. 3.57), die meist die Sehne des M. supraspinatus betreffen, wird er als Stabilisator des Schultergelenks wichtig.
Bei Bewegung gegen Widerstand, z. B. beim Sport, wird der **M. teres major** eingesetzt, der sonst für Bewegungen aus der Neutral-Null-Stellung weniger wichtig ist. Er unterstützt den M. latissimus dorsi bei Retroversion und Adduktion der Schulter. [S701-L271]
**d** Der **M. subscapularis,** der als einziger Muskel dieser Gruppe auf der Vorderseite des Schulterblatts liegt, ist der Antagonist des M. infraspinatus. Er ist der wichtigste Innenrotator im Schultergelenk und ist notwendig, um die Arme hinter dem Rücken zu überkreuzen oder sich am Rücken zu kratzen. Daher führt sein Ausfall auch bei alltäglichen Bewegungen zu Beeinträchtigungen, die den Patienten auffallen. [S701-L271]

→ T 30

## Schultermuskeln

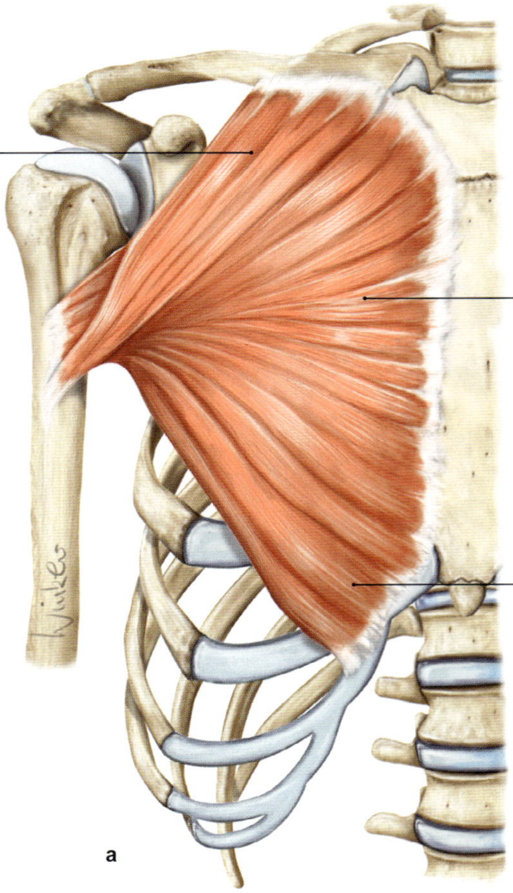


a

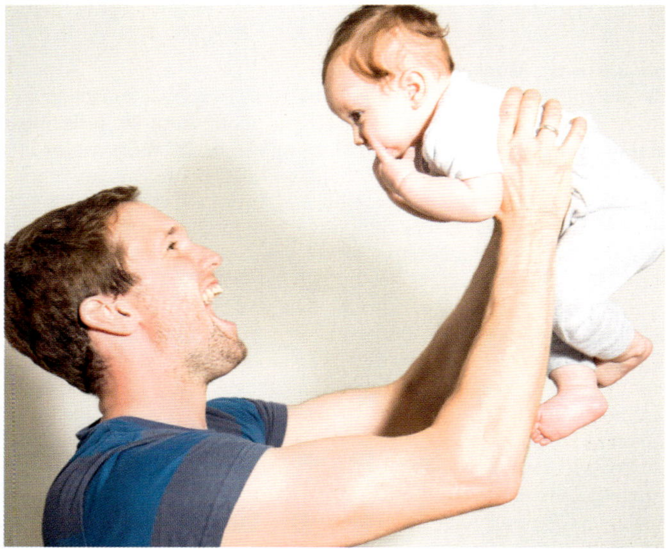

b

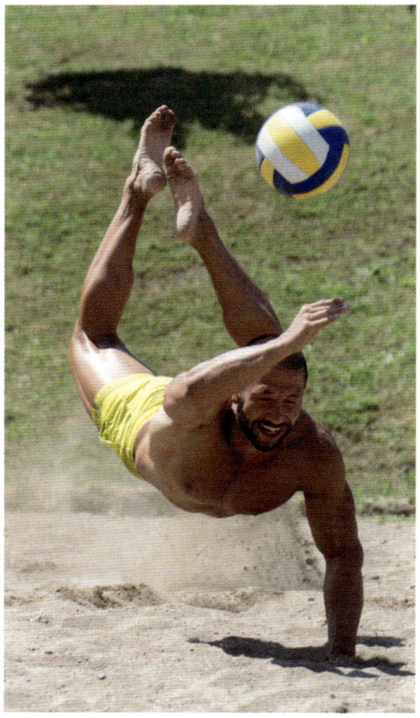

c

**Abb. 3.62a–c Muskeln der Schulter: M. pectoralis major.**
**a** Der einzige **ventrale** Schultermuskel ist der **M. pectoralis major.** Er ist der kräftigste Muskel für Anteversion und Adduktion im Schultergelenk. Ohne ihn ist es nicht möglich, die Arme vor dem Rumpf zu überkreuzen. [S700-L266]
**b** Den M. pectoralis major benötigt man, wenn man einen Gegenstand vor dem Körper anheben will, ein Gewicht vor dem Rumpf herabziehen möchte oder den Rumpf beim Klimmzug hinter einer Stange hochzieht. [K383]
**c** Auch um sich bei einem Sprung oder Sturz am Boden abzustützen, ist der M. pectoralis major wichtig. Er kann zusätzlich zum M. latissimus dorsi aus der Anteversion heraus eine kräftige Retroversionsbewegung ausführen (Hiebbewegung). [J787]

→T 27

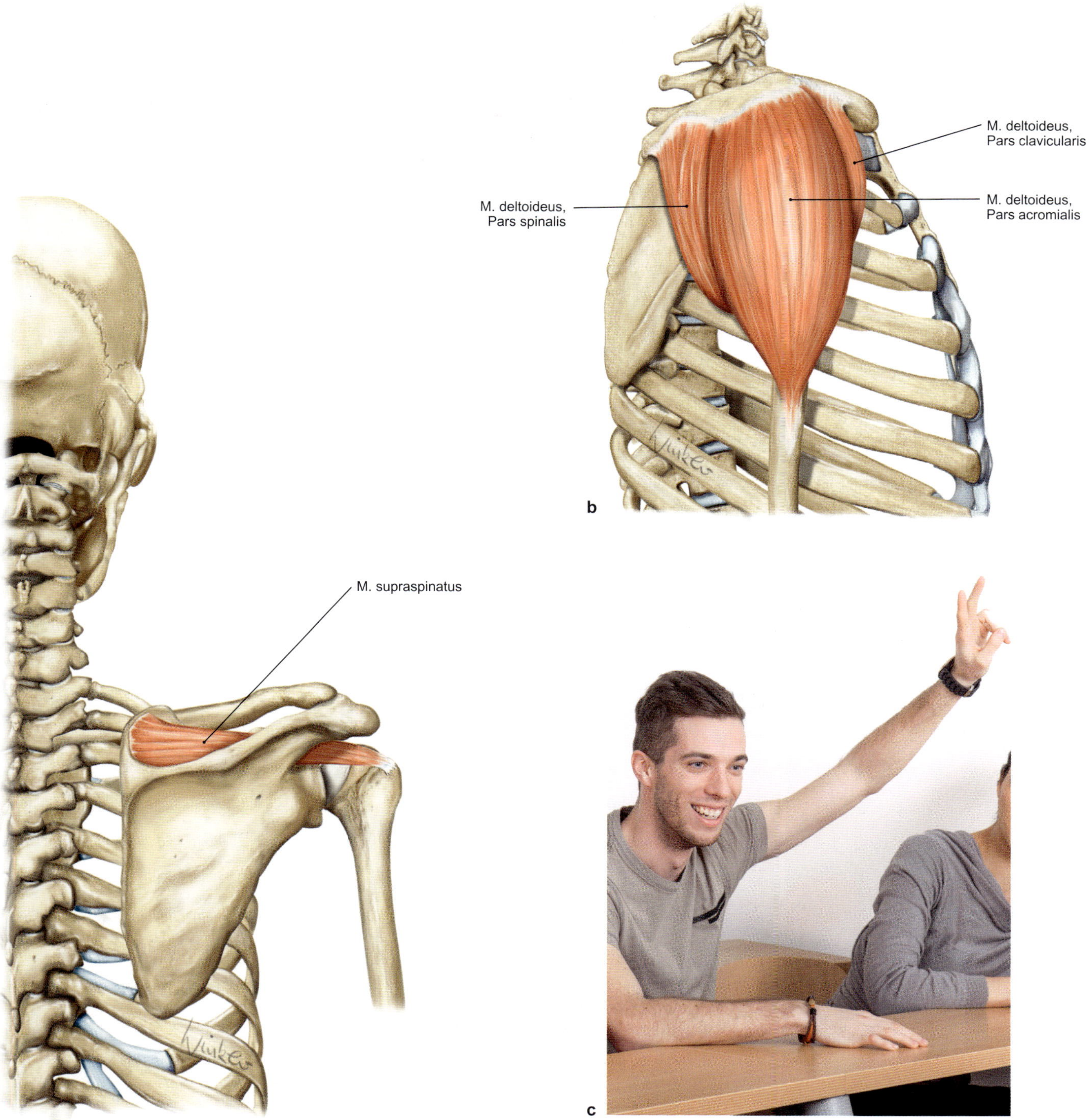


**Abb. 3.63a–c Muskeln der Schulter.**
Zu den **lateralen** Schultermuskeln gehören **M. supraspinatus** und der **M. deltoideus.**

**a M. supraspinatus.** Der M. supraspinatus unterstützt den M. deltoideus bei der Abduktion und leitet die Bewegung ein (Starter-Funktion). Der M. supraspinatus gehört auch zur Rotatorenmanschette, da er das Schultergelenk stabilisiert, indem seine Sehne in die Gelenkkapsel einstrahlt (→ Abb. 3.56, → Abb. 3.57). [S700-L266]

**b M. deltoideus.** Der M. deltoideus ist der wichtigste Abduktor im Schultergelenk, kann aber mit seinen verschiedenen Anteilen alle Bewegungen des Schultergelenks unterstützen. [S700-L266]

**c** Beim Heben des Arms („Melden") wird der M. deltoideus als wichtigster Abduktor im Schultergelenk benötigt. [J787]

→ T 28

## Schultermuskeln

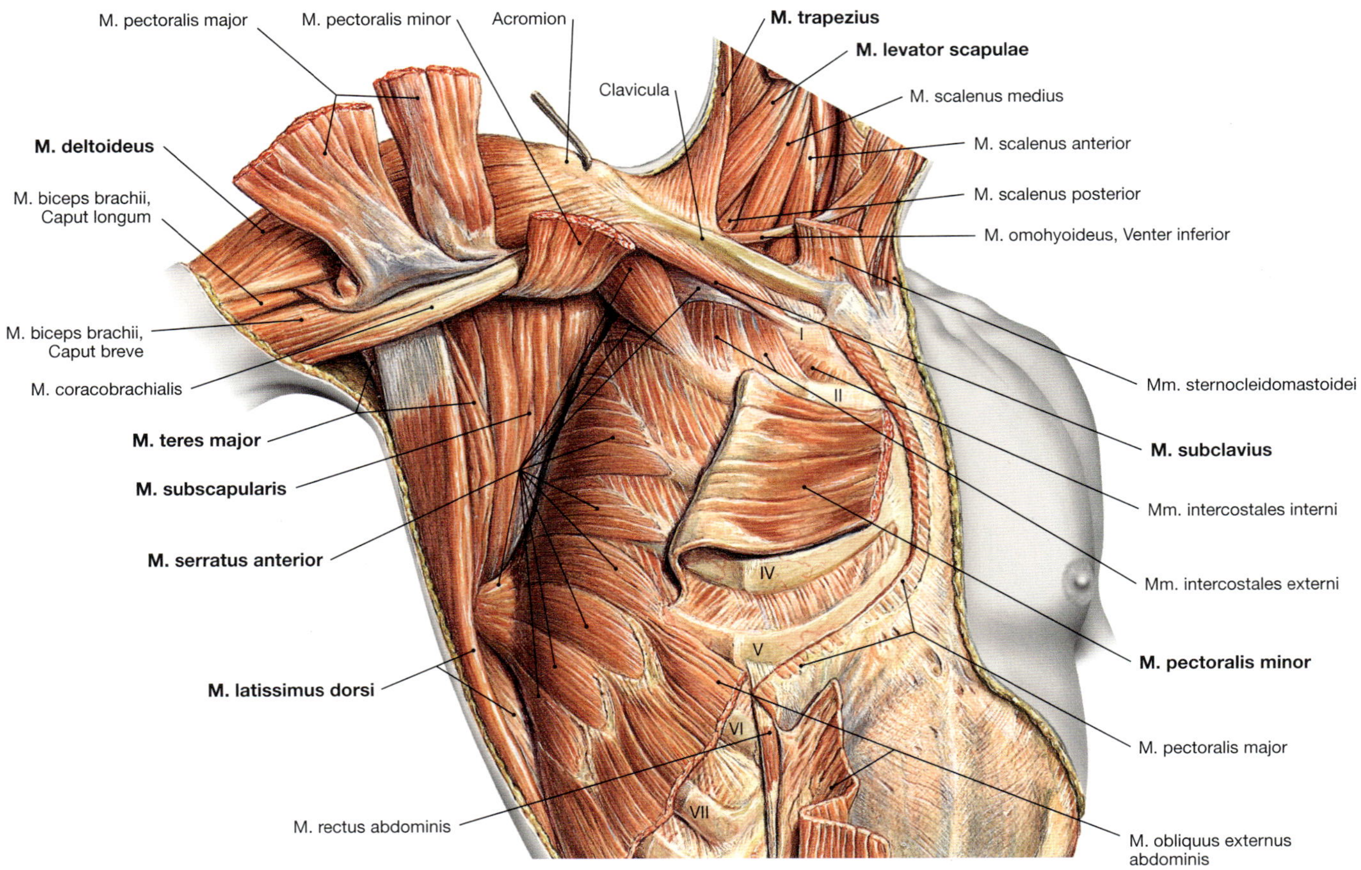


**Abb. 3.64 Muskeln von Schultergürtel und Schulter, rechts;** Ansicht von ventral; römische Ziffern bezeichnen die entsprechenden Rippen. [S700]
Hier sind von den Schultergürtelmuskeln vor allem die Muskeln der vorderen Gruppe (M. serratus anterior, M. pectoralis minor und M. subclavius) sichtbar, während von den dorsalen Muskeln nur der M. levator scapulae und ein Teil des M. trapezius dargestellt ist. Der M. pectoralis minor wurde nach vorne geklappt, damit man die Ursprünge des M. serratus anterior von der I. bis IX. Rippe sehen kann. Aufgrund der Abduktionsstellung des Arms ist auch der M. subscapularis gut einsehbar, der breitflächig der Vorderfläche der Scapula aufliegt.

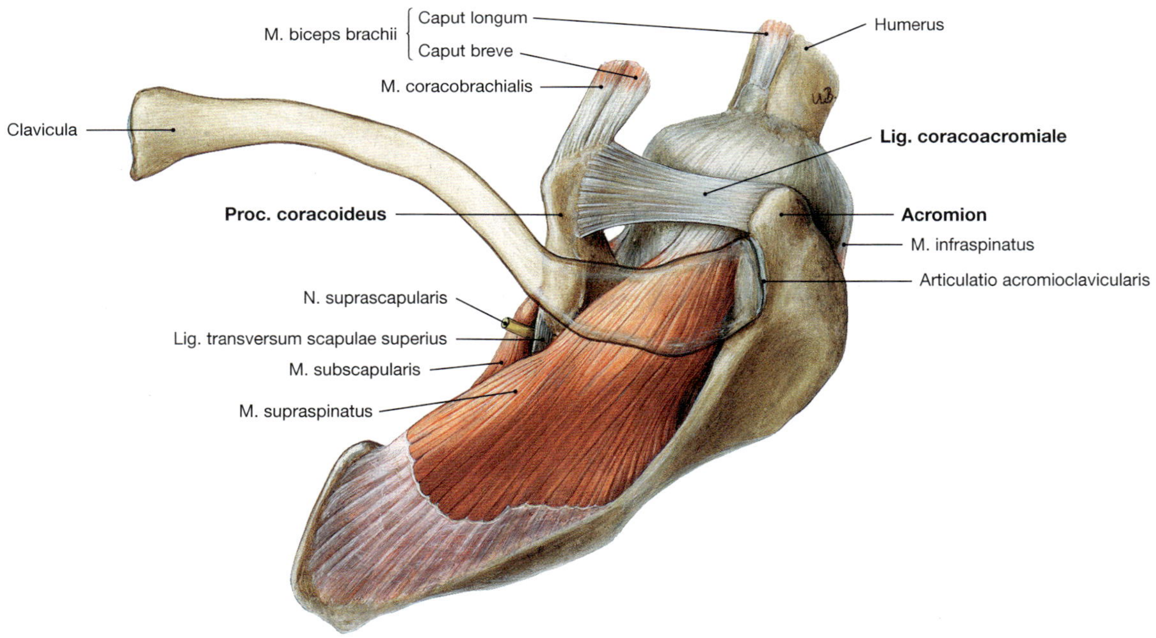


**Abb. 3.65 Lage des M. supraspinatus in Bezug auf das Schulterdach.** [S700]
Das **„Schulterdach"** besteht aus Acromion und Proc. coracoideus, die durch das Lig. coracoacromiale verbunden sind. Die Ansatzsehne des M. supraspinatus unterquert das Schulterdach, bevor sie in die Gelenkkapsel einstrahlt. Daher wird verständlich, warum diese Sehne bei Abduktion des Arms komprimiert werden kann und daher häufig schmerzhafte degenerative Veränderungen aufweist (Impingement-Syndrom, → Abb. 3.34).

→ T 28, T 30, T 31

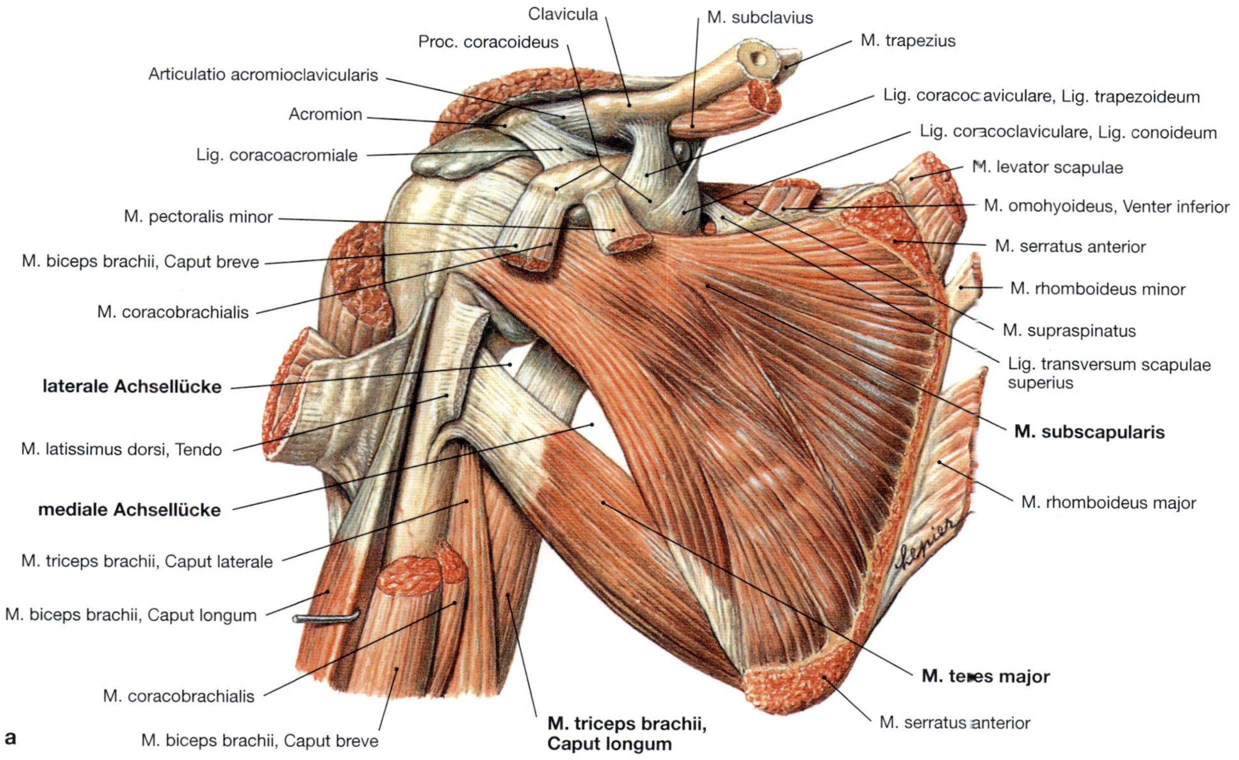


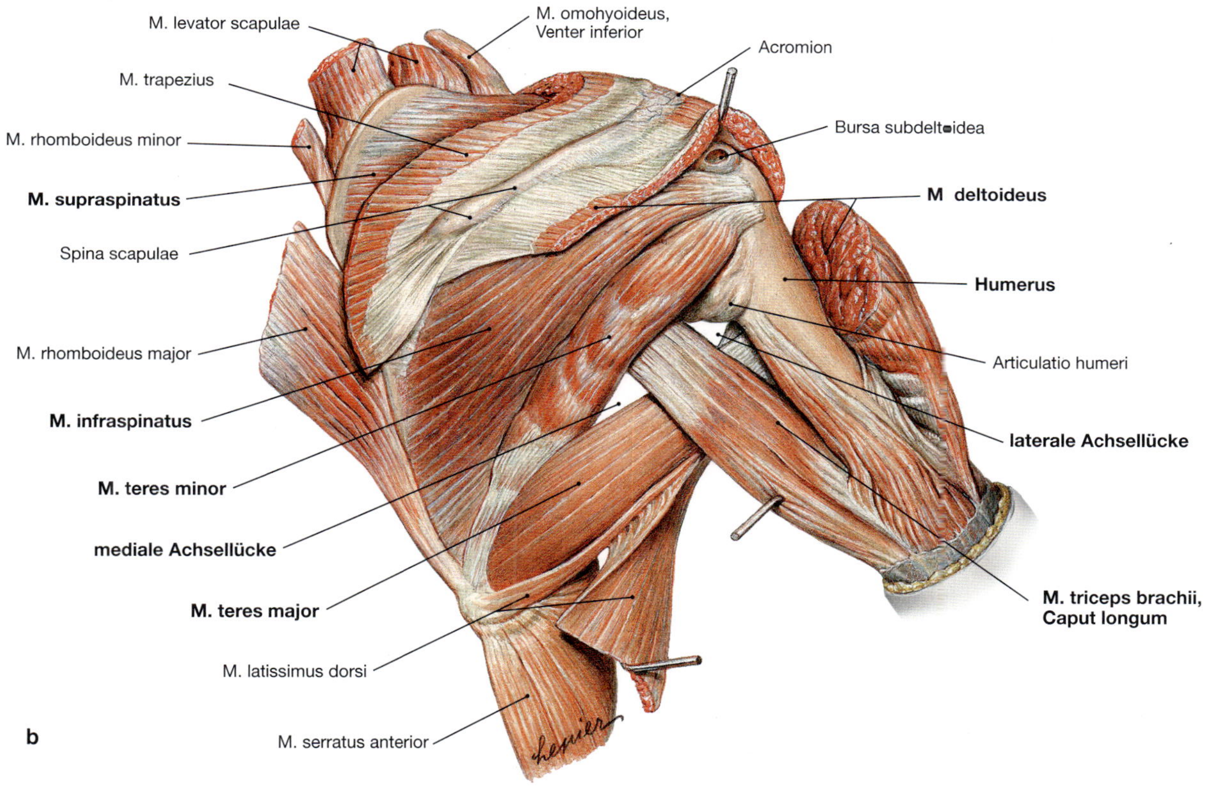


**Abb. 3.66a und b Muskeln von Schultergürtel und Schulter, rechts.**
**a** Ansicht von ventral. [S700]
**b** Ansicht von dorsal. [S700]
Die Muskeln des Schultergürtels sind weitgehend entfernt, um die Schultermuskeln freizulegen, sodass lediglich die Muskelansätze erhalten geblieben sind. Von ventral ist besonders der M. subscapularis in seinem gesamten Verlauf gut zu erkennen. Auch der Verlauf des M. teres major ist nachvollziehbar. Nach seinem Ursprung am Angulus inferior der Scapula unterkreuzt er den Humerus vor seinem Ansatz an der Crista tuberculi minoris. Der M. supraspinatus liegt unter dem M. trapezius und zieht (hier nicht erkennbar) unter dem Schulterdach zum oberen Abschnitt des Tuberculum majus. Darunter setzen M. infraspinatus und M. teres minor an. Die Präparation zeigt die beiden Achsellücken, die zwischen den Mm. teres major und teres minor liegen und nach lateral vom Humerus begrenzt werden: Die beiden Muskeln divergieren v-förmig von ihren Ursprüngen an der Scapula aus und lassen zwischen sich einen Spalt frei, der durch den langen Kopf des M. triceps brachii in die **dreieckige mediale Achsellücke** (Spatium axillare mediale) und in die **viereckige laterale Achsellücke** (Spatium axillare laterale) unterteilt wird. Durch die mediale Achsellücke ziehen die A. und V. circumflexa scapulae auf ihrem Weg zur Rückseite des Schulterblatts. Die laterale Achsellücke wird vom N. axillaris sowie von der A. und V. circumflexa humeri posterior als Durchtritt (→ Abb. 3.165, → Abb. 3.167) genutzt.

→ T 27, T 28, T 30, T 32

## Oberarmmuskeln

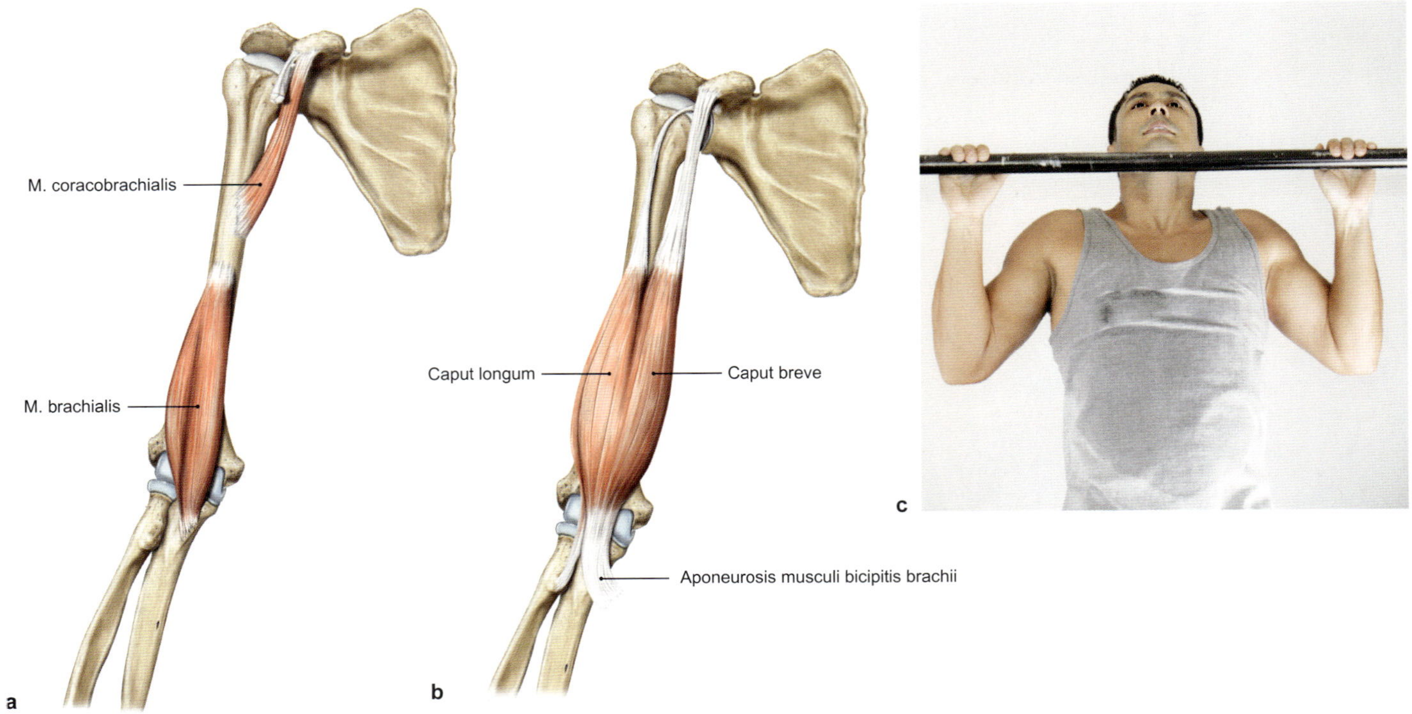


**Abb. 3.67a–c Ventrale Muskeln des Oberarms, rechts;** Ansicht von ventral.
**a M. coracobrachialis und M. brachialis.** Auf der Vorderseite des Oberarms liegt der **M. coracobrachialis,** der vom Proc. coracoideus entspringt und medial am Humerus ansetzt. Dieser Muskel wirkt nur auf das Schultergelenk und dient der Adduktion, der Innenrotation und der Anteversion. Der **M. brachialis** entspringt an der distalen Vorderfläche des Humerus und zieht zur Gelenkkapsel und zur Tuberositas ulnae. Er wirkt als starker Beuger („Brachialgewalt") nur auf das Ellenbogengelenk. [S700-L266]
**b M. biceps brachii.** Im Unterschied zu den Mm. coracobrachialis und brachialis ist der M. biceps brachii ein zweigelenkiger Muskel, der Bewegungen in der Schulter und im Ellenbogengelenk vermitteln kann. Der M. biceps brachii entspringt mit seinem Caput breve am Proc. coracoideus und hat daher im Schultergelenk die gleichen Funktionen wie der M. coracobrachialis. Das Caput longum entspringt am Tuberculum supraglenoidale der Scapula und hat abduzierende Funktion. Entscheidend ist jedoch die Wirkung auf das Ellenbogengelenk. Durch seinen Ansatz an der Tuberositas radii ist der M. biceps brachii der wichtigste Beuger im Ellenbogengelenk und insbesondere in gebeugtem Zustand der stärkste Supinator des Unterarms. [S700-L266]
**c** Alle 3 Oberarmbeuger wirken zusammen, wenn Schulter- und Ellenbogengelenke zusammen gebeugt werden, wie z. B. beim Klimmzug. [J787]

→ T 31

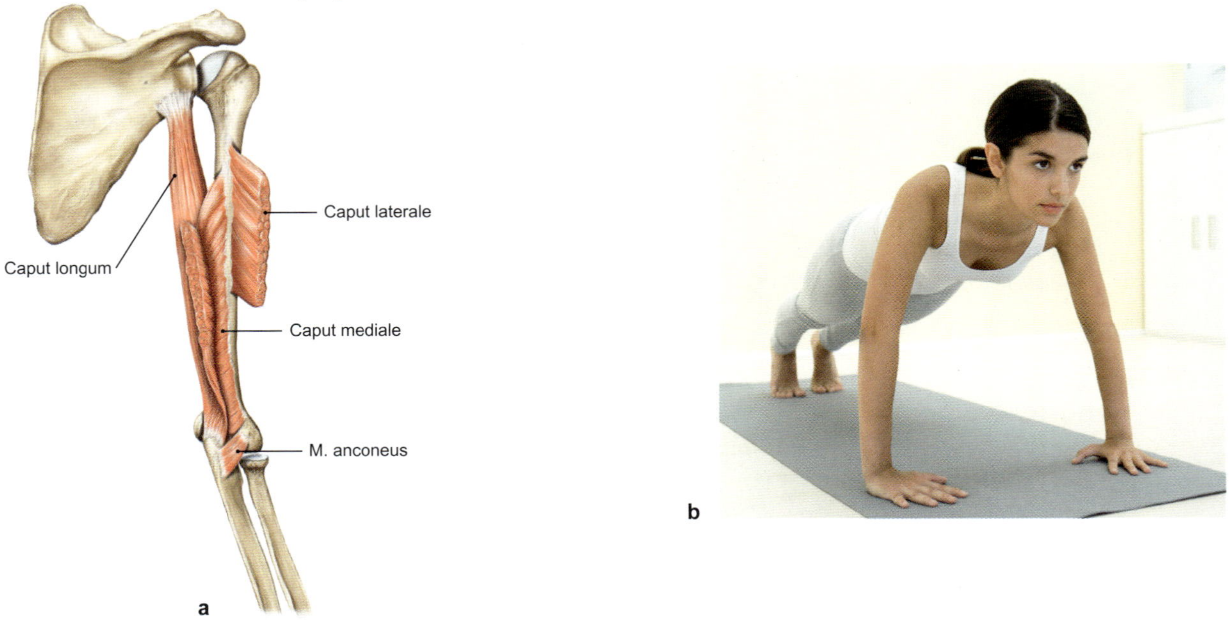


**Abb. 3.68a und b Dorsale Muskeln des Oberarms, rechts;** Ansicht von dorsal.
**a M. triceps brachii und M. anconeus.** Auf der Rückseite des Oberarms liegt der **M. triceps brachii,** der mit seinem Caput longum vom Tuberculum infraglenoidale entspringt, während Caput laterale und Caput mediale breitflächig von der Rückseite des Humerus ihren Ursprung nehmen. Neben seiner gering ausgeprägten Beteiligung an Adduktion und Retroversion im Schultergelenk ist er aufgrund seines Verlaufs bis zum Ansatz am Olecranon und seiner großen Masse der wichtigste Strecker des Ellenbogengelenks. Der **M. anconeus** zieht ebenfalls von lateral zum Olecranon. Er hat sich vom M. triceps brachii abgespalten und stellt damit einen isolierten vierten Kopf dar, sodass eine ähnliche Konstellation wie am Oberschenkel gegeben ist, bei der der M. quadriceps femoris erhalten geblieben ist. [S700-L266]
**b** Der M. triceps brachii ermöglicht als der wichtigste Strecker des Ellenbogengelenks bei Liegestützen das Durchstrecken des Arms. Diese Funktion wird durch den M. anconeus geringfügig unterstützt. [J787]

→ T 32

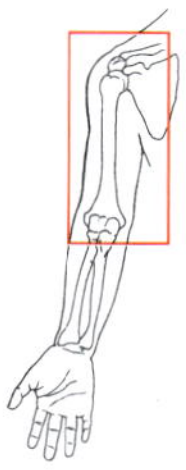

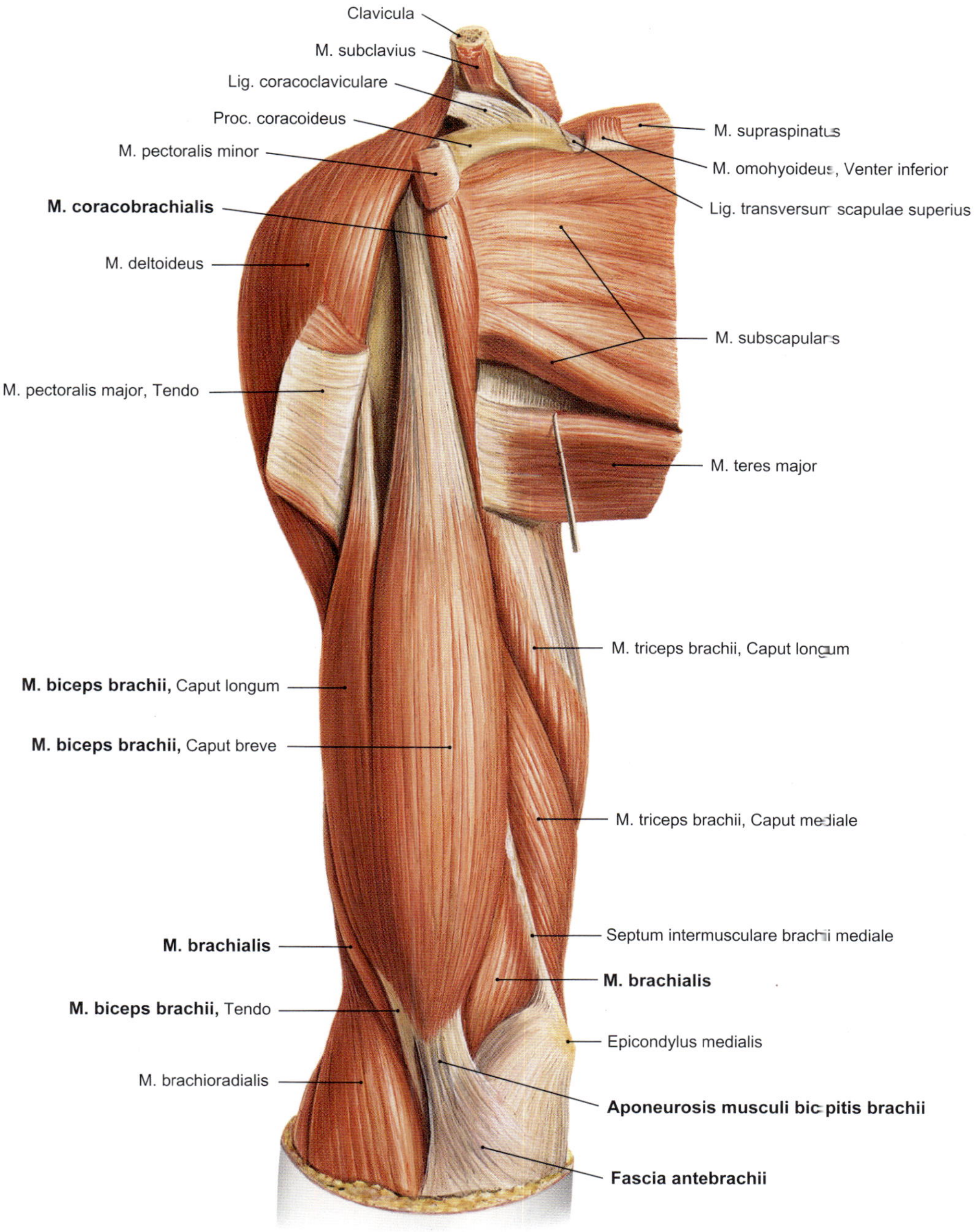


**Abb. 3.69 Ventrale Muskeln des Oberarms, rechts;** Ansicht von ventral. [S700]
Der M. coracobrachialis liegt medial des M. biceps brachii. Der M. biceps brachii entspringt mit seinem Caput breve am Proc. coracoideus und mit dem Caput longum am Tuberculum supraglenoidale. Neben seinem Hauptansatz an der Tuberositas radii zieht der M. biceps brachii mit seiner Aponeurosis musculi bicipitis brachii auch zur Unterarmfaszie (Fascia antebrachii). Unter dem M. biceps brachii liegt der M. brachialis, von dem man daher hier nur einen Teil seines Muskelbauchs beidseits der Ansatzsehne des M. biceps brachii erkennen kann.

→ T 31

## Klinik

Eine **Ruptur der Bizepssehne** kann nach degenerativen Veränderungen am Schultergelenk auftreten.
**a** Dabei reißt meist die Sehne des Caput longum, die frei durch die Gelenkhöhle zieht, nahe dem Tuberculum supraglenoidale des Schulterblatts ab. [S701-L126]
**b** Die Ruptur tritt öfter bei älteren Menschen auf und fällt durch das Vorspringen des Muskelbauchs bei der Kontraktion („Popeye-Deformität") auf. Da die kurze Bizeps-Sehne intakt bleibt, sind die funktionellen Beeinträchtigungen meist nur gering. [F276-005]

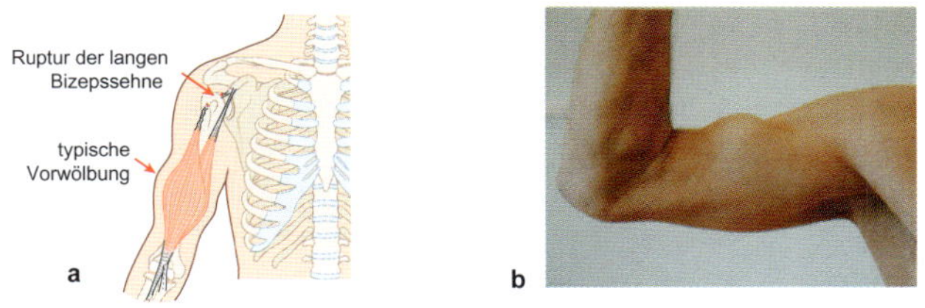

## Oberarmmuskeln



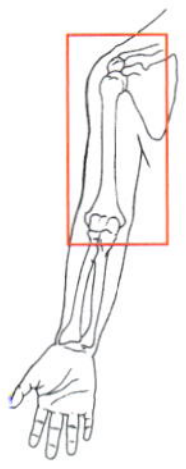

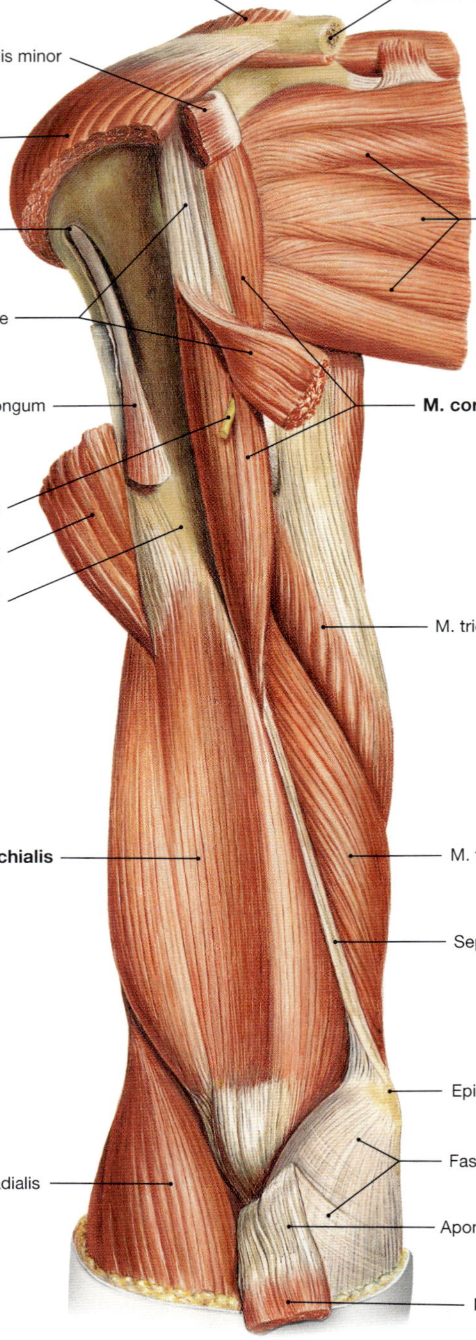


**Abb. 3.70 Ventrale Muskeln des Oberarms, rechts;** Ansicht von ventral; nach Entfernung des M. biceps brachii. [S700]
Der M. biceps brachii wurde entfernt, um den darunter liegenden M. brachialis freizulegen. Der M. coracobrachialis ist einfach zu identifizieren, weil er hier meist vom N. musculocutaneus durchbohrt wird, der die 3 Muskeln auf der Vorderseite des Oberarms (M. coracobrachialis, M. biceps brachii, M. brachialis) innerviert.

→T 31

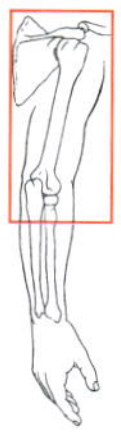

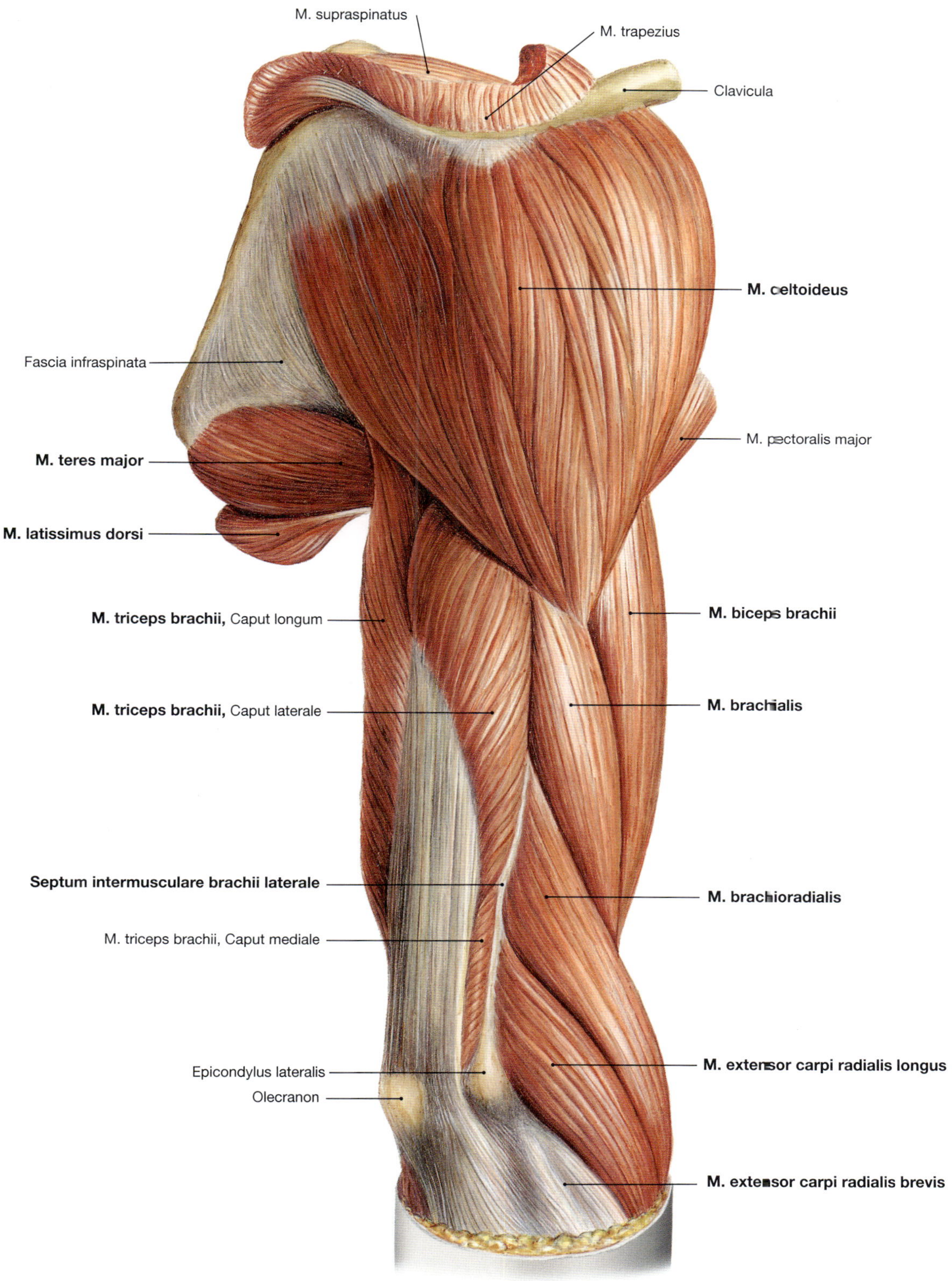


**Abb. 3.71 Dorsale Muskeln von Schulter und Oberarm sowie ventrale Muskeln des Oberarms, rechts;** Ansicht von lateral dorsal. [S700]

Der M. triceps brachii bedeckt die Rückseite des Oberarms nahezu vollständig. Hier sind nur das Caput longum und das Caput laterale sichtbar, die das Caput mediale bedecken. Alle 3 Bäuche setzen gemeinsam am Olecranon an. Getrennt durch das Septum intermusculare brachii laterale schließen sich die Beugemuskeln (M. brachialis, M. biceps brachii) auf der Vorderseite an. Am distalen Oberarm entspringen auf der Außenseite auch die Muskeln der radialen Gruppe der Unterarmstrecker. Zu diesen zählen (von proximal nach distal) M. brachioradialis, M. extensor carpi radialis longus und M. extensor carpi radialis brevis. Von den Schultermuskeln sind neben dem M. deltoideus auch der M. teres major, der M. latissimus dorsi und der M. supraspinatus zu erkennen.

→ T 29, T 30, T 32

## Oberarmmuskeln

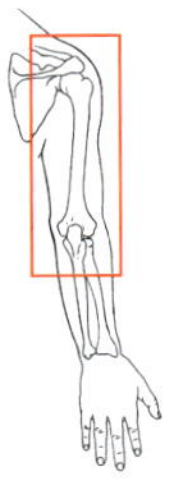

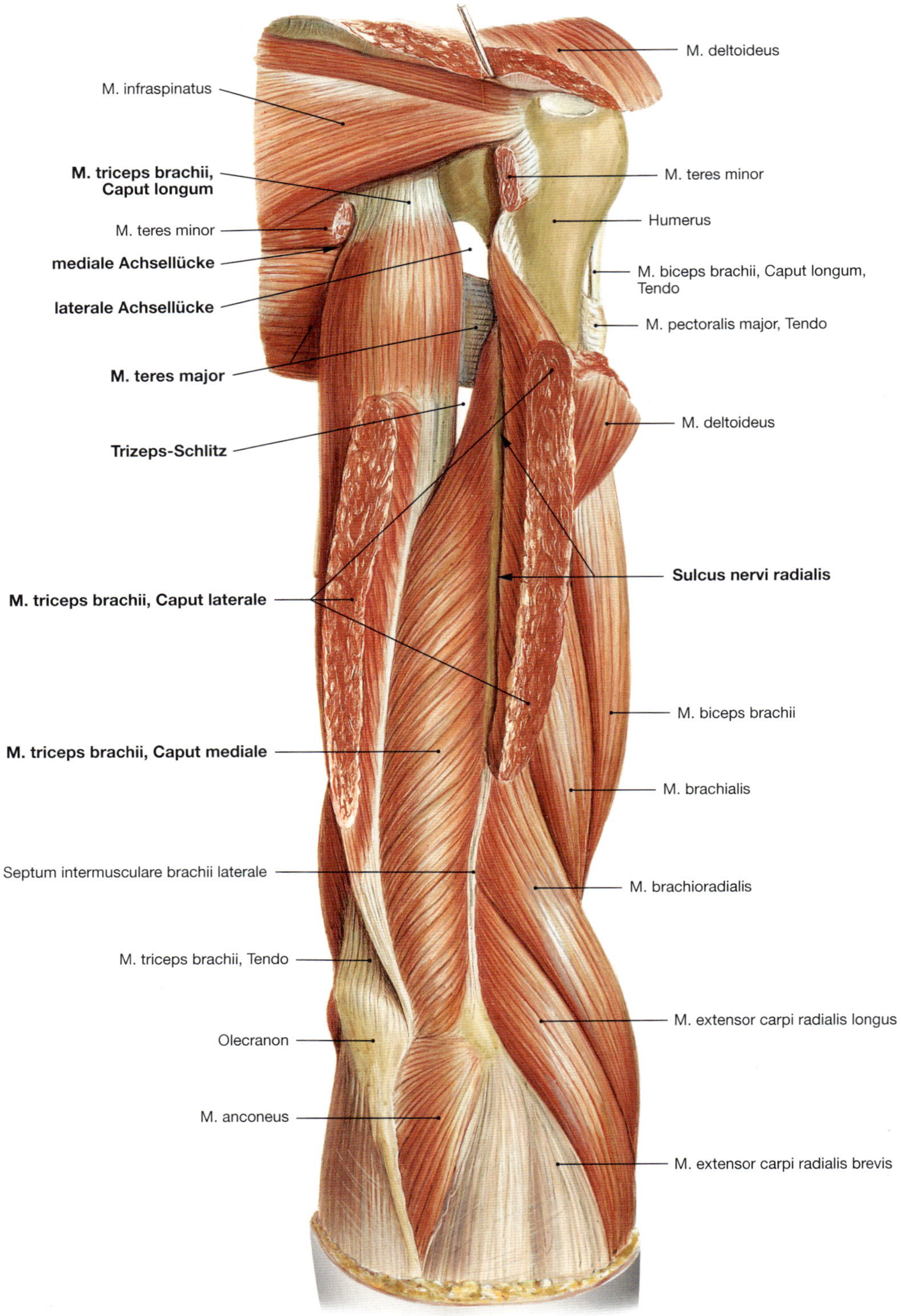


**Abb. 3.72 Dorsale Muskeln von Schulter und Oberarm, rechts;** Ansicht von lateral dorsal; nach Spaltung des Caput laterale des M. triceps brachii. [S700]

Der M. triceps brachii entspringt mit seinem Caput longum am Tuberculum infraglenoidale der Scapula. Das Caput laterale hat seine Ursprünge proximal und lateral des Sulcus nervi radialis. Wenn man das Caput laterale spaltet, kann man das Caput mediale sehen, das distal und medial des Sulcus nervi radialis seinen Ursprung am Humerus nimmt. Erkennbar sind auch die beiden **Achsellücken** zwischen M. teres minor und M. teres major (→ Abb. 3.64), die durch das Caput longum voneinander getrennt werden. Distal des M. teres major liegt der sog. **Trizeps-schlitz,** durch den der N. radialis auf die Dorsalseite des Oberarms gelangt. Er wird medial durch das Caput longum und lateral durch das Caput laterale des M. triceps brachii begrenzt.

→ T 30, T 32

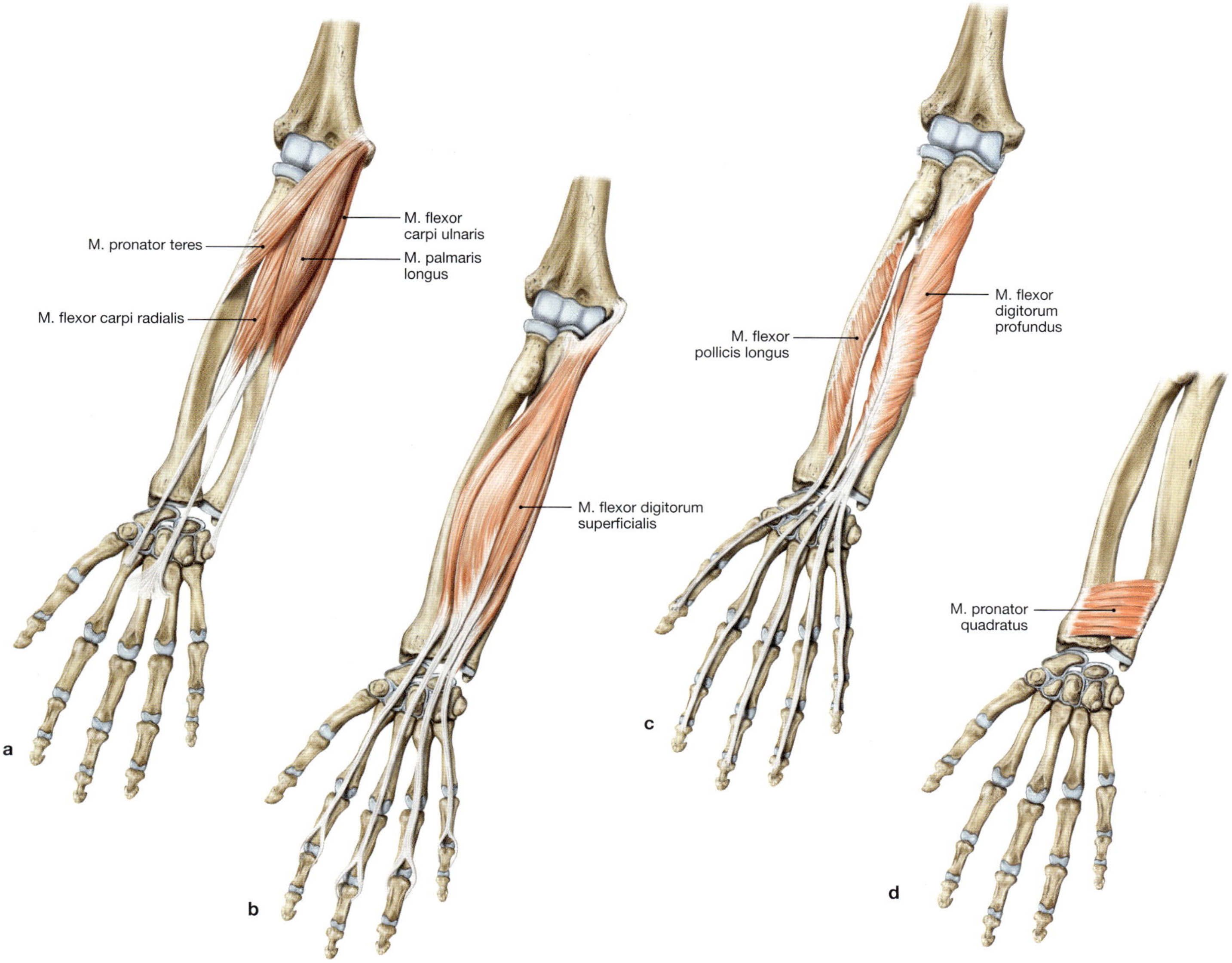


**Abb. 3.73a–d Ventrale Muskeln des Unterarms, rechts;** Ansicht von ventral. [S700-L266]

Die Beuger des Unterarms liegen auf der Vorderseite und werden durch die ulnare und radiale Gefäß-Nerven-Straße in eine oberflächliche und eine tiefe Gruppe untergliedert. In diesen beiden Gruppen liegen die Muskeln jeweils in 2 Lagen übereinander, sodass **4 verschiedene Schichten** unterschieden werden können:

- Oberflächliche Schicht
- Mittlere Schicht
- Tiefe Schicht
- Tiefste Schicht

**a Oberflächliche Schicht.** Die oberflächliche Schicht besteht von radial nach ulnar aus **M. pronator teres, M. flexor carpi radialis, M. palmaris longus** und **M. flexor carpi ulnaris.** Diese Muskeln haben ihren gemeinsamen Ursprung am Epicondylus medialis des Humerus und sind **Beuger im Ellenbogengelenk** und – abgesehen vom M. pronator teres – auch Beuger der **Handgelenke.** Der **M. pronator teres** überquert die Diagonalachse des Unterarms und ist daher zusammen mit dem M. pronator quadratus, der in der tiefsten Schicht liegt, der **wichtigste Pronator.** Der M. palmaris longus, der in bis zu 20 % der Fälle ein- oder beidseitig fehlen kann, spannt zusätzlich zu seiner Beugefunktion die Palmaraponeurose. Der M. flexor carpi ulnaris bewirkt zusammen mit seinem Gegenspieler auf der Streckseite die Ulnarabduktion, während der M. flexor carpi radialis die Radialabduktion unterstützt.

**b Mittlere Schicht.** Der **M. flexor digitorum superficialis** bildet die mittlere Schicht. Er besteht aus 4 Teilen, deren Sehnen zu den palmaren Flächen der Mittelphalangen des 2.–5. Fingers ziehen. Er beugt daher zusätzlich zu Ellenbogen- und Handgelenken auch die **Mittel-** und etwas schwächer die **Grundgelenke der Finger.**

**c Tiefe Schicht.** In der tiefen Schicht liegen radial der **M. flexor pollicis longus** und ulnar der **M. flexor digitorum profundus.** Diese beiden Muskeln entspringen an der Vorderfläche der Unterarmknochen und wirken daher nicht auf das Ellenbogengelenk. Da sie bis zu den palmaren Flächen der Endphalangen ziehen, beugen sie die Handgelenke und neben den **Endgelenken der Finger bzw. des Daumens** auch schwächer die **Grund- und Mittelgelenke.**

**d Tiefste Schicht.** Unter den Sehnen der langen Beugemuskeln verbindet der **M. pronator quadratus** die Vorderseiten von Ulna und Radius.

→ T 33, T 34

## Unterarmmuskeln



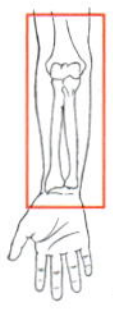

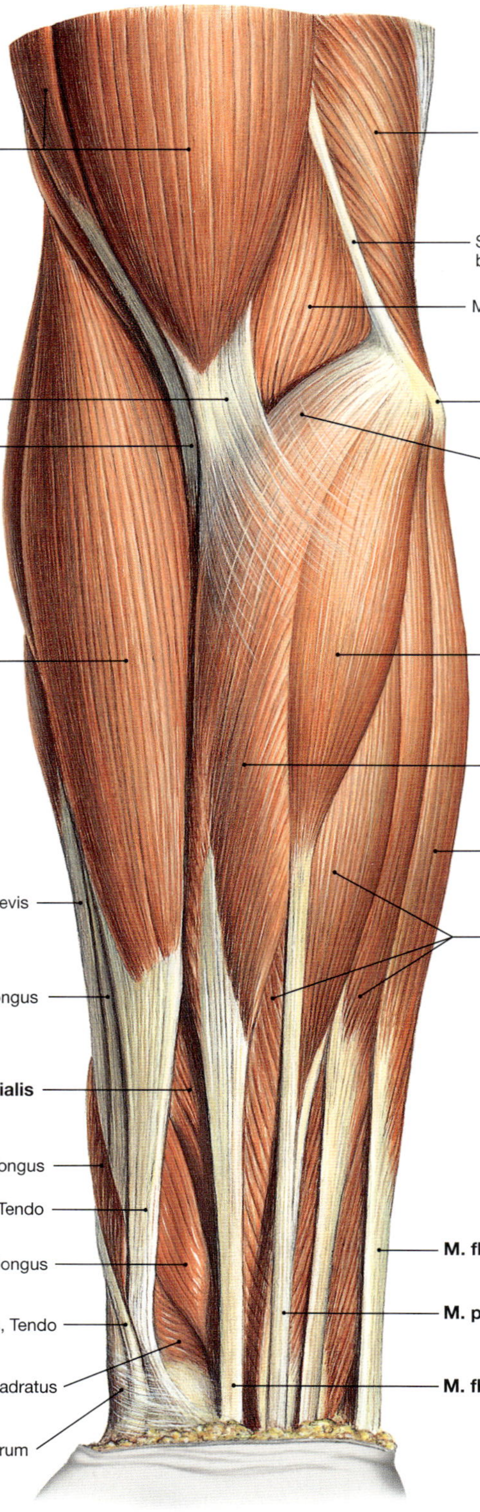


**Abb. 3.74 Oberflächliche Schicht der ventralen Muskeln des Unterarms, rechts;** Ansicht von ventral. [S700]
In der oberflächlichen Schicht der Beugemuskeln am Unterarm liegen von radial nach ulnar M. pronator teres, M. flexor carpi radialis, M. palmaris longus und M. flexor carpi ulnaris. Zwischen dem M. palmaris longus und dem M. flexor carpi ulnaris sowie zwischen den Ansatzsehnen der einzelnen Muskeln sind Teile des M. flexor digitorum superficialis sichtbar, der die mittlere Schicht einnimmt. Radial der oberflächlichen Beuger liegt die radiale Muskelgruppe des Unterarms, die nach ihrer Innervation und ihrer Wirkung auf die Handgelenke zu den Streckmuskeln zählt.

→T 33

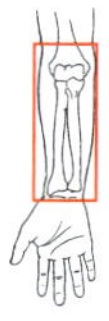

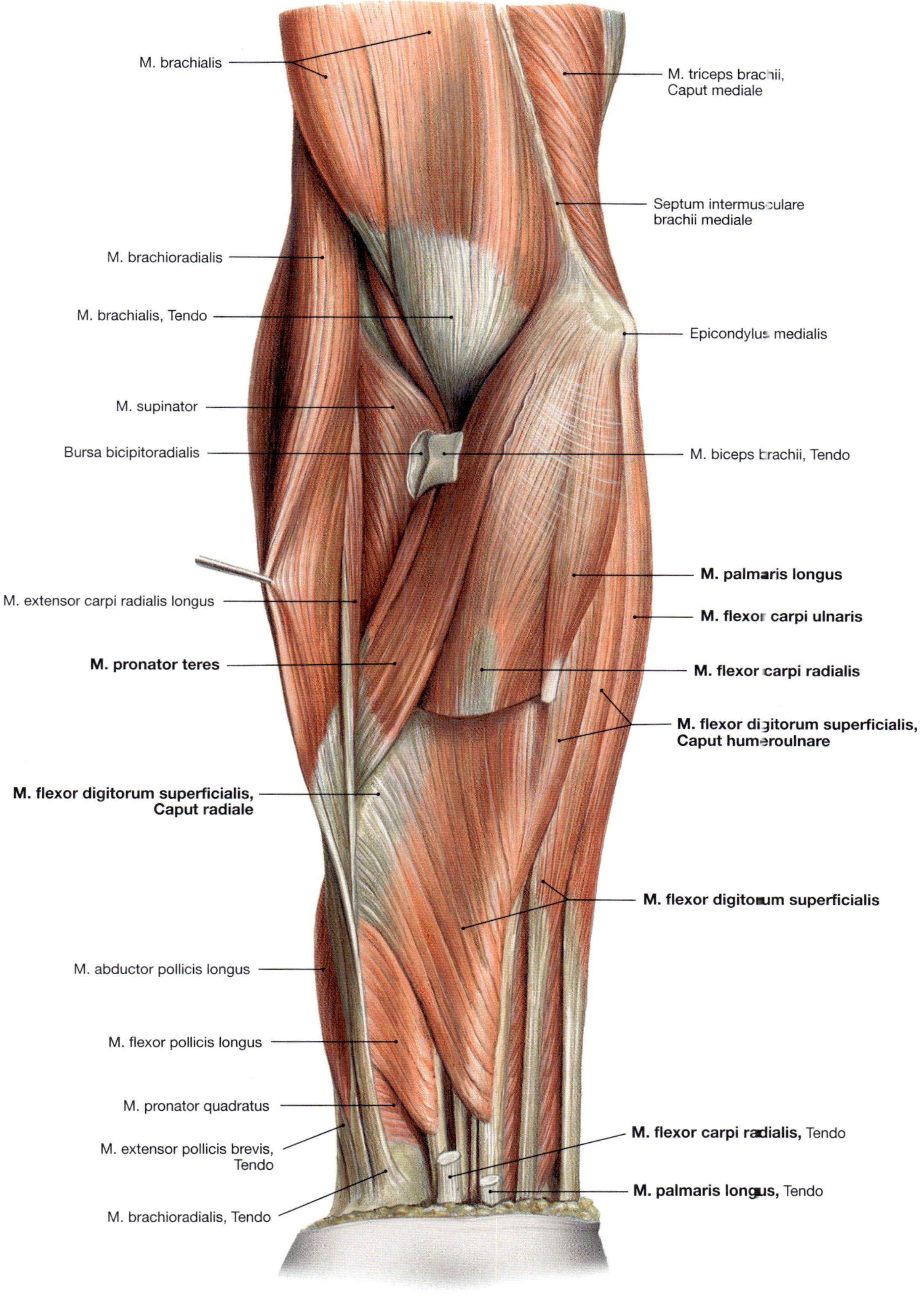


**Abb. 3.75 Mittlere Schicht der ventralen Muskeln des Unterarms, rechts;** Ansicht von ventral; nach teilweisem Absetzen von M. flexor carpi radialis und M. palmaris longus. [S700]

Nach Entfernung der Aponeurosis musculi bicipitis brachii und Wegklappen des M. brachioradialis wird der M. pronator teres in seiner ganzen Ausdehnung sichtbar. Auf die oberflächlichen Beuger folgt die mittlere Schicht der ventralen Unterarmmuskeln, die von den 4 Bäuchen des M. flexor digitorum superficialis gebildet wird. Die gesamte Breite dieses Muskels wird erst dann deutlich, wenn der M. flexor carpi radialis und der M. palmaris longus auseinandergedrängt oder abgesetzt werden, wie hier dargestellt. Der M. flexor digitorum superficialis entspringt mit seinem Caput humeroulnare vom Epicondylus medialis des Humerus und vom Proc. coronoideus der Ulna. Das Caput radiale hat an der Vorderfläche des Radius seinen Ursprung.

Bei genauerer Betrachtung wird deutlich, dass auch die Bäuche des M. flexor digitorum nicht in einer Ebene liegen. Hier sind nur die Muskelteile für den 3. und 4. Finger sichtbar, da sie die Muskelbäuche für die Finger 2 und 5 bedecken.

→ T 33

## Unterarmmuskeln

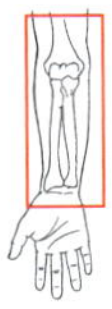

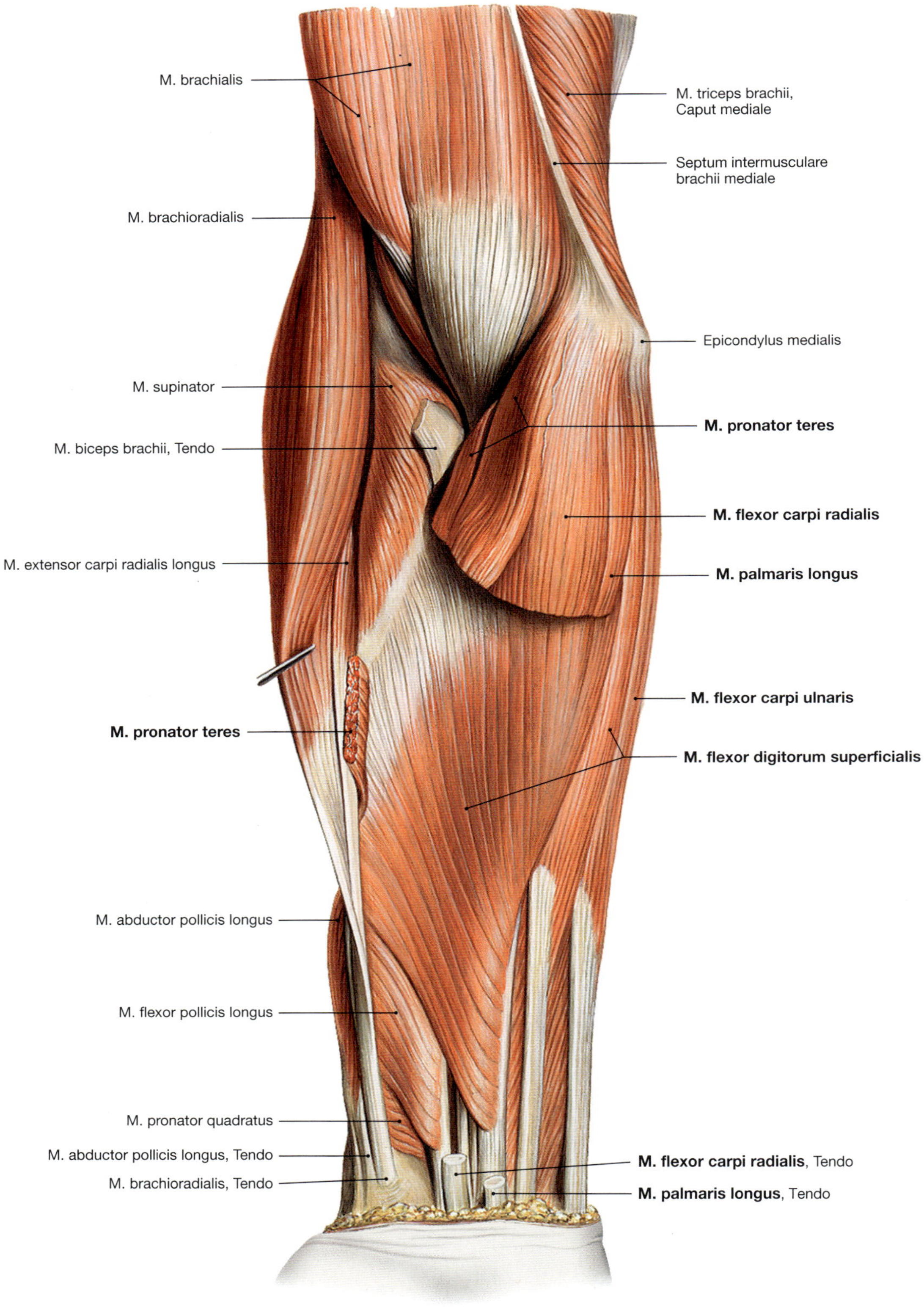


**Abb. 3.76 Mittlere Schicht der ventralen Muskeln des Unterarms, rechts;** Ansicht von ventral; nach weitgehendem Absetzen von M. flexor carpi radialis, M. palmaris longus und M. pronator teres. [S700]
Im Unterschied zu → Abb. 3.75 wurde hier zusätzlich der M. pronator teres gespalten, um die Ursprünge des M. flexor digitorum superficialis darzustellen. Das Caput humeroulnare entspringt vom Epicondylus medialis des Humerus und vom Proc. coronoideus der Ulna. Das Caput radiale entspringt von der Vorderfläche des Radius.

→T 33

### Klinik

**Krankhafte Tonuserhöhungen** können nach Schlaganfällen oder Schädigungen des ZNS in Form einer **Spastik** oder auch ohne größere Schädigung bei **Dystonien** auftreten. Spastiken betreffen oft ganze Muskelgruppen. Dystonien manifestieren sich dagegen manchmal wie z.B. beim Schreibkrampf selektiv an einzelnen Beugemuskeln und manchmal auch nur an einzelnen Muskelbäuchen, z.B. des M. flexor digitorum superficialis. Um eine gezielte Behandlung, z.B. durch Hemmung der Signalübertragung an den motorischen Endplatten durch Injektion von Botulinumtoxin, zu ermöglichen, ist eine sehr genaue Kenntnis von Funktion und Topographie der Muskeln notwendig.

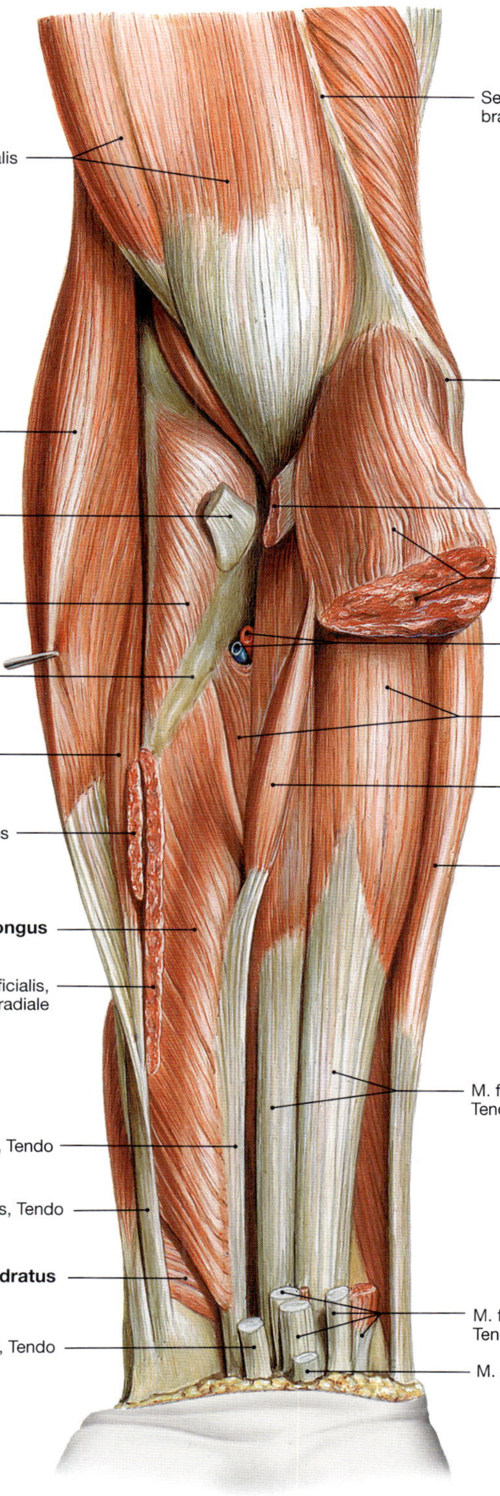


**Abb. 3.77 Tiefe und tiefste Schicht der ventralen Muskeln des Unterarms, rechts;** Ansicht von ventral; nach Absetzen der oberflächlichen Beuger. [S700]

Wenn alle oberflächlichen Beuger auseinandergedrängt oder entfernt werden, wie hier dargestellt, sind die tiefen Beuger sichtbar. Der M. flexor digitorum profundus entspringt von der Vorderseite der Ulna und von der Membrana interossea antebrachii. Der M. flexor pollicis longus nimmt seinen Ursprung von der Vorderfläche des Radius und in bis zu 40 % der Fälle mit einem zusätzlichen Caput humeroulnare vom Epicondylus medialis und vom Proc. coronoideus. Am distalen Unterarm liegt unter den Sehnen der Beugemuskeln der M. pronator quadratus, der auf der Vorderfläche der beiden Unterarmknochen von der Ulna zum Radius zieht.

→T 34

## Unterarmmuskeln

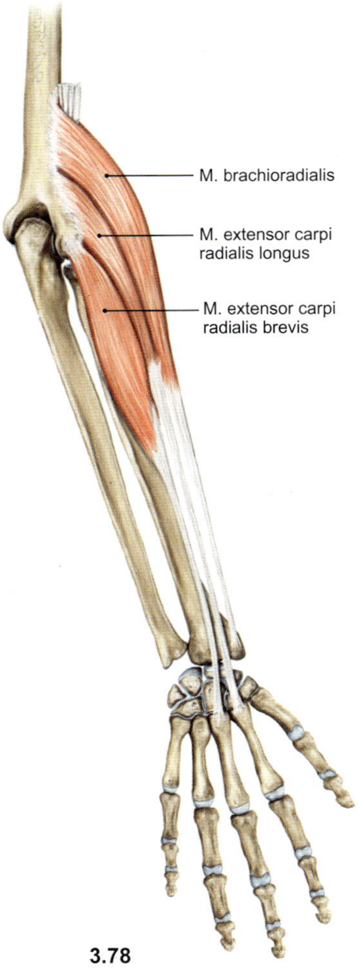


3.78

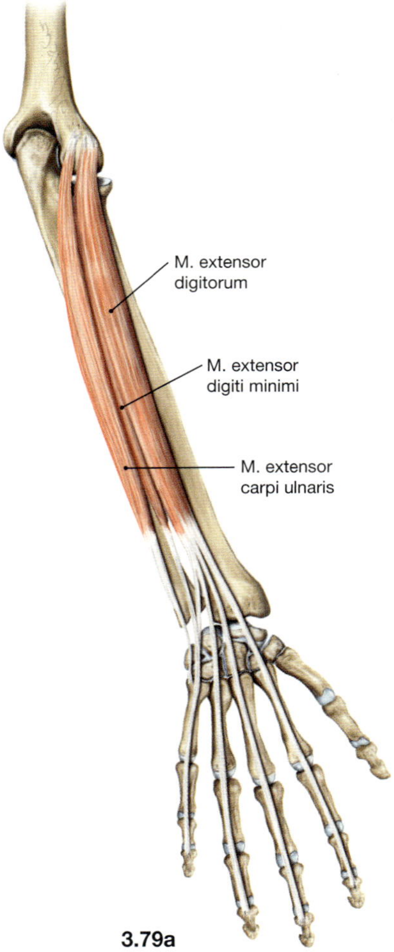


3.79a

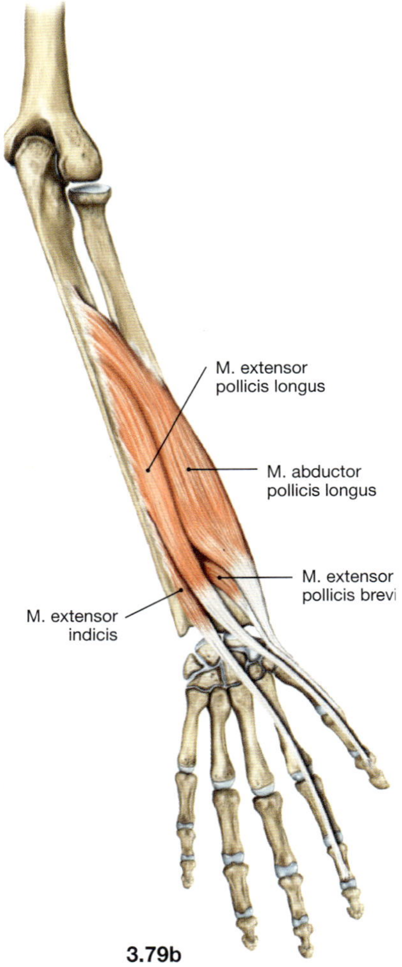


3.79b

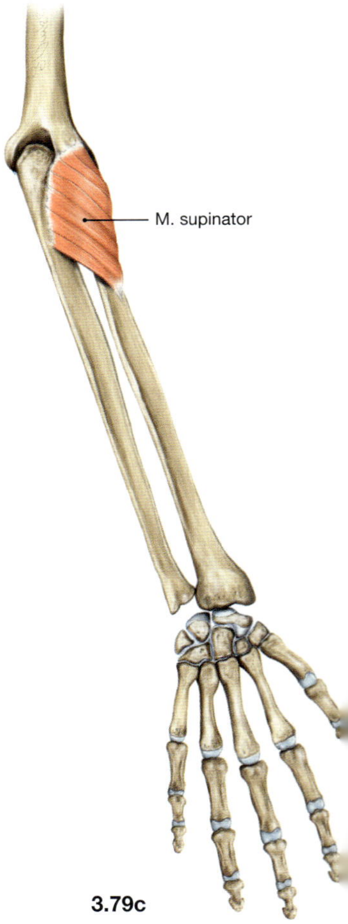


3.79c

**Abb. 3.78 Radiale Muskeln des Unterarms, rechts;** Ansicht von dorsal. [S700-L266]
Zur radialen Muskelgruppe zählen von proximal nach distal der **M. brachioradialis** und die **Mm. extensores carpi radialis longus und brevis.** Diese Muskeln entspringen auf der Außenseite des Humerus und liegen vor der Transversalachse des Ellenbogengelenks, sodass sie hier beugende Funktion haben. Der M. brachioradialis setzt am distalen Radius an und ist daher nur ein eingelenkiger Muskel. Er kann aus jeweils entgegengesetzter Stellung die Pronation und Supination des Unterarms unterstützen. Die Mm. extensores carpi radialis longus und brevis sind Strecker in den Handgelenken und dienen der Radialabduktion.

→ T 35

**Abb. 3.79a–c Dorsale Muskeln des Unterarms, rechts;** Ansicht von dorsal. [S700-L266]
**a Oberflächliche Schicht.** Die oberflächlichen Strecker haben ihren gemeinsamen Ursprung am **Epicondylus lateralis.** Eine übermäßige Belastung dieser Ursprungssehnen kann zu sehr unangenehmen Schmerzen führen („Tennisellenbogen"). Von radial nach ulnar zählen zu dieser Gruppe der **M. extensor digitorum,** der **M. extensor digiti minimi** und der **M. extensor carpi ulnaris.** M. extensor digitorum und M. extensor digiti minimi ziehen zur Dorsalaponeurose der Finger 2 bis 5. Die Muskeln strecken daher in den Handgelenken und in den Grund- und Mittelgelenken der Finger. Da der mittlere Zug der Dorsalaponeurose auf den Mittelphalangen endet, sind die Muskeln nicht an der Streckung im Endgelenk beteiligt.
**b Tiefe Schicht.** Distal liegen in der tiefen Schicht von radial nach ulnar **M. abductor pollicis longus, M. extensor pollicis brevis, M. extensor pollicis longus** und **M. extensor indicis.** Der M. abductor pollicis longus dient der Abduktion im Daumensattelgelenk, während die Mm. extensores pollicis brevis und longus im Grund- bzw. im Endgelenk strecken. Der M. extensor indicis streckt das Grund- und Mittelgelenk des Zeigefingers.
**c Tiefe Schicht.** Die tiefe Schicht der Strecker des Handgelenks besteht proximal aus dem **M. supinator,** der sich um den Radius windet. Er ist der stärkste Supinator bei gestrecktem Ellenbogengelenk.

→ T 36, T 37

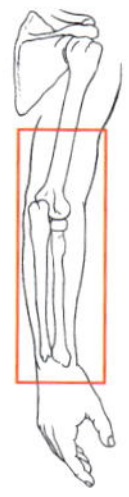

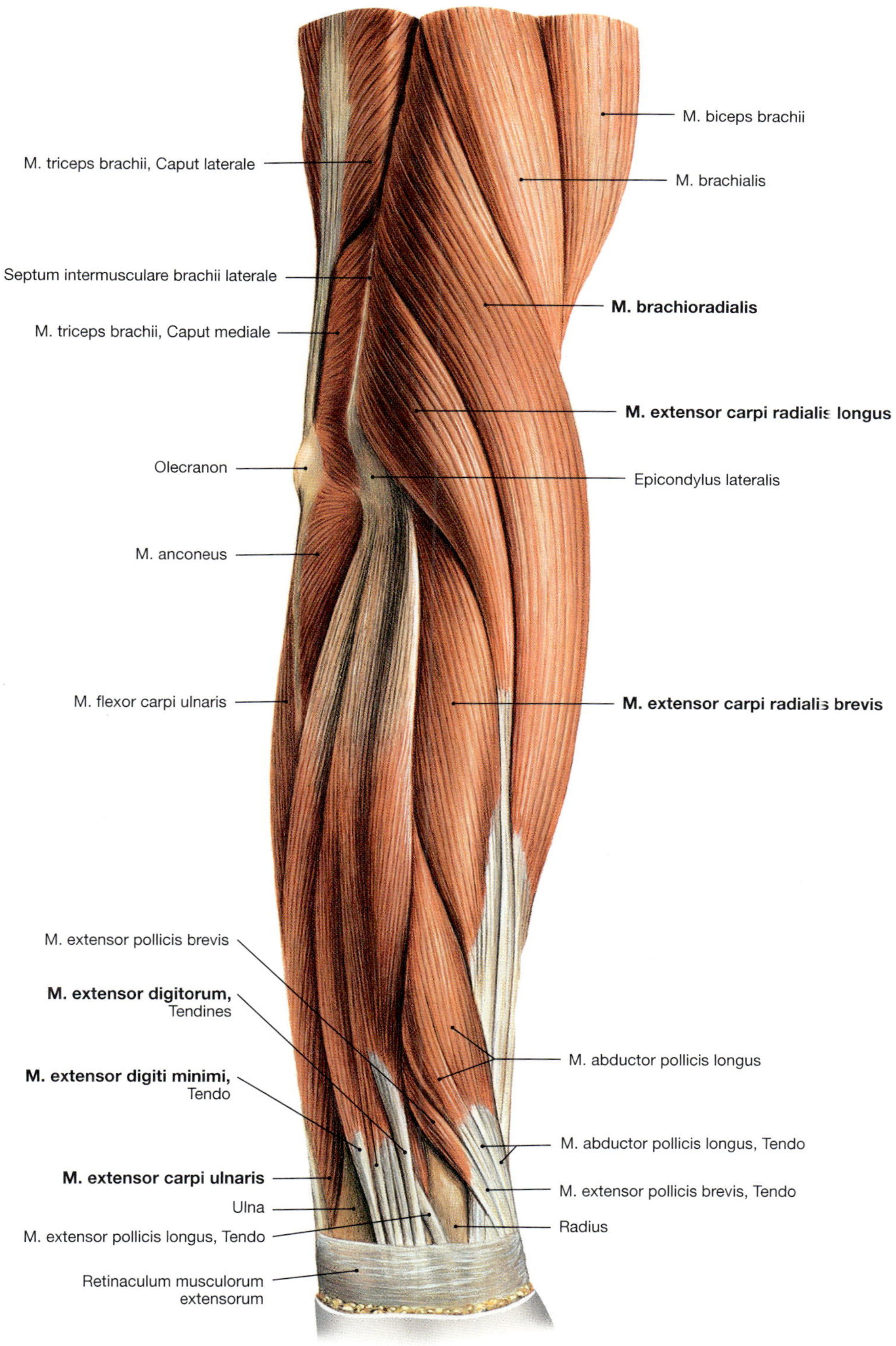


**Abb. 3.80 Oberflächliche Schicht der dorsalen Muskeln von Unterarm und distalem Anteil des Oberarms, rechts;** Ansicht von lateral. [S700]

In der Ansicht von lateral sind die Muskeln der radialen Muskelgruppe besonders gut sichtbar. Hier liegen von proximal nach distal der M. brachioradialis und die Mm. extensores carpi radialis longus und brevis. Es schließen sich nach ulnar die oberflächlichen Strecker (M. extensor digitorum, M. extensor digiti minimi und M. extensor carpi ulnaris) an. Distal kommen zwischen diesen beiden Gruppen die distalen Anteile der tiefen Streckmuskeln zum Vorschein (die Muskeln liegen also nicht in ihrem ganzen Verlauf unter den oberflächlichen Muskeln). Am distalen Oberarm ist der M. anconeus von seiner Faszie befreit worden. Dieser Muskel gehört zur Streckmuskulatur des Oberarms.

→ T 31, T 32, T 36

## Unterarmmuskeln

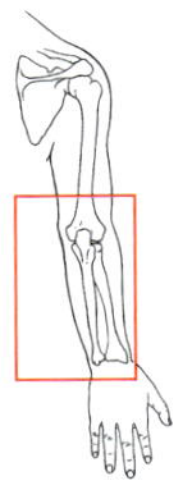

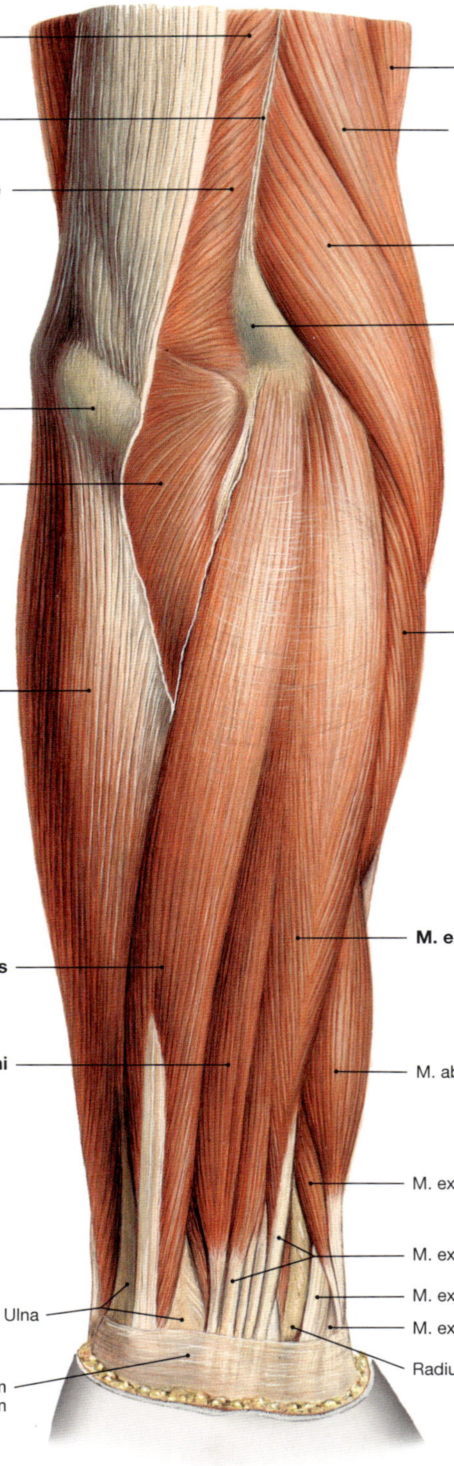


**Abb. 3.81 Oberflächliche Schicht der dorsalen Muskeln von Unterarm und distalem Anteil des Oberarms, rechts;** Ansicht von dorsal. [S700]
Hier sind die oberflächlichen Strecker des Unterarms sichtbar. Zu diesen gehören von radial nach ulnar M. extensor digitorum, M. extensor digiti minimi und M. extensor carpi ulnaris. An den M. extensor carpi ulnaris schließt sich ulnar der M. flexor carpi ulnaris der oberflächlichen Beugergruppe an.

→ T 36

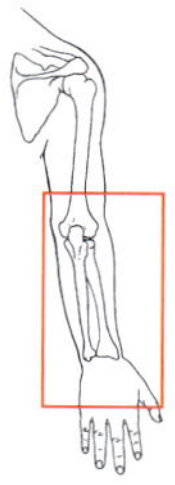

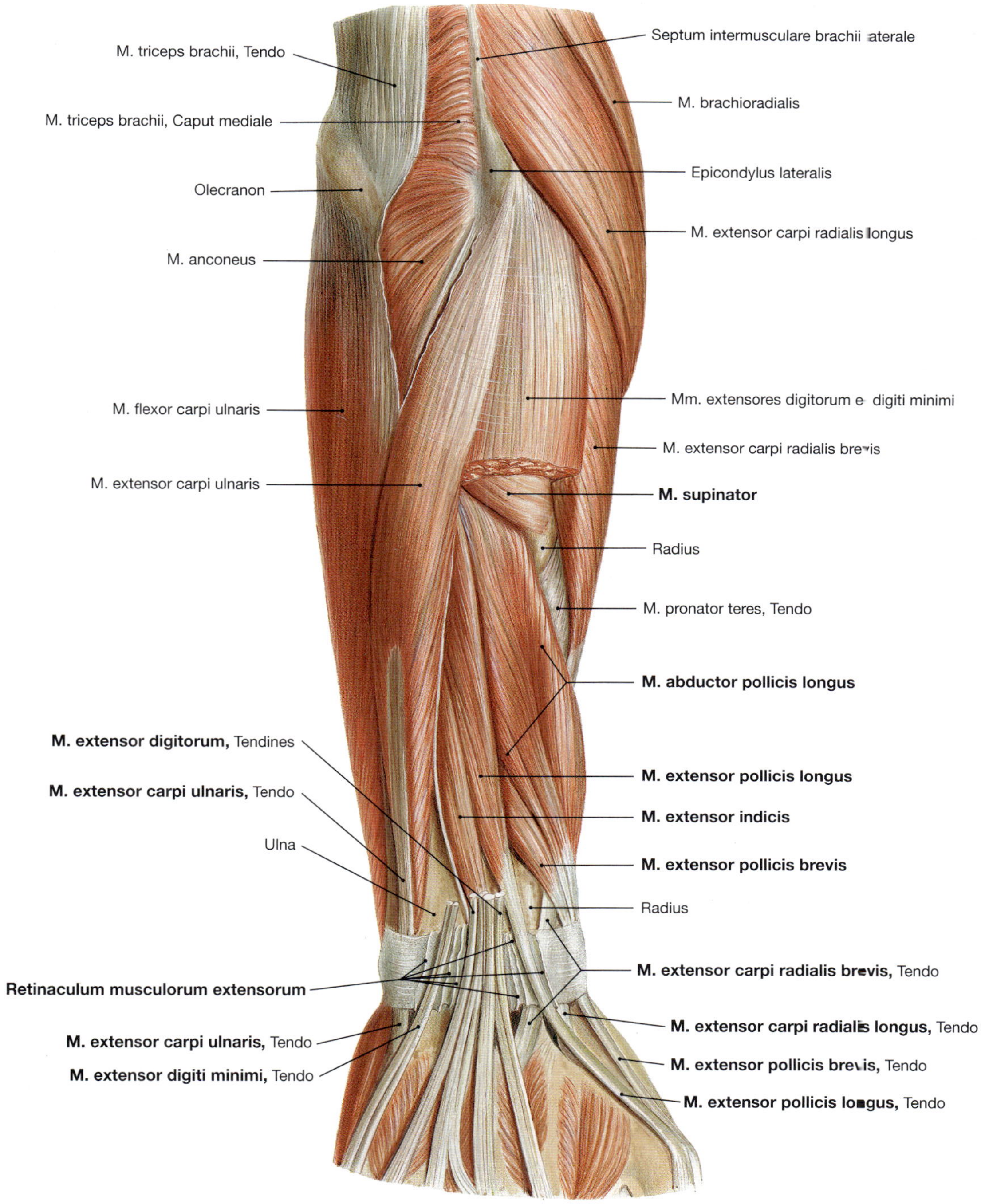


**Abb. 3.82 Tiefe Schicht der dorsalen Muskeln des Unterarms, rechts;** Ansicht von dorsal; nach partieller Entfernung der Mm. extensores digitorum und digiti minimi. [S700]
Nach Entfernung der oberflächlichen Strecker des Unterarms werden die proximalen Abschnitte der daruntergelegenen tiefen Streckmuskeln sichtbar. In der tiefen Schicht liegt proximal der M. supinator; dann folgen von radial nach ulnar M. abductor pollicis longus, M. extensor pollicis brevis, M. extensor pollicis longus und M. extensor indicis.
Das Retinaculum musculorum extensorum bildet **6 Sehnenfächer,** durch die hindurch die Sehnen der Streckmuskeln zum Handrücken ziehen. In diesem Präparat sind das 3., 4. und 5. Sehnenfach eröffnet worden.

**Sehnenfächer des Handrückens von radial nach ulnar:**
- 1. Fach: M. abductor pollicis longus und M. extensor pollicis brevis
- 2. Fach: Mm. extensores carpi radialis longus und brevis
- 3. Fach: M. extensor pollicis longus
- 4. Fach: M. extensor digitorum und M. extensor indicis
- 5. Fach: M. extensor digiti minimi
- 6. Fach: M. extensor carpi ulnaris

→ T 37

## Unterarmmuskeln

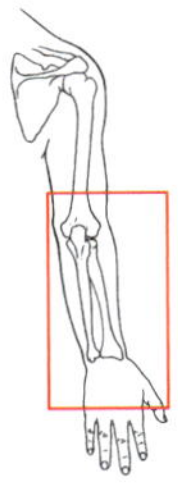

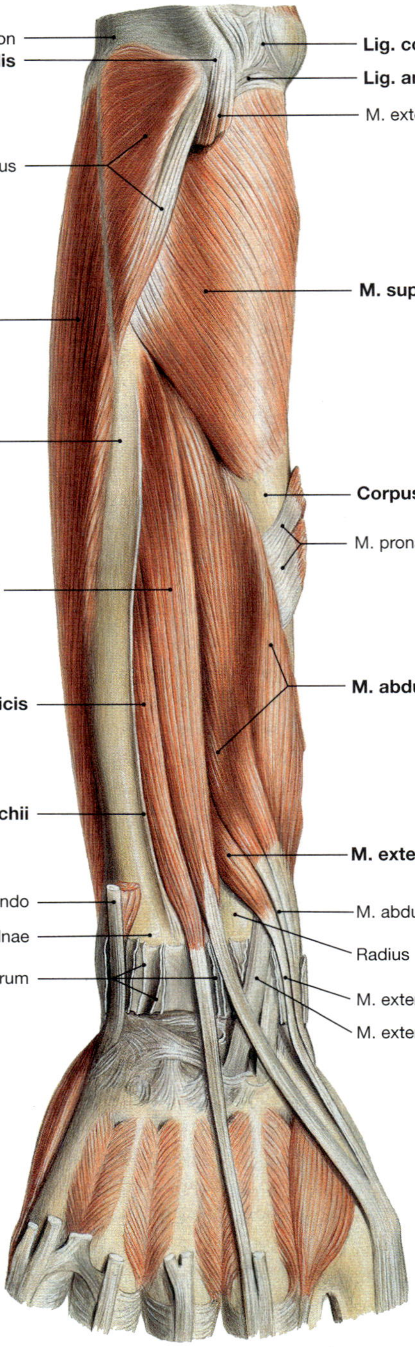


**Abb. 3.83 Tiefe Schicht der dorsalen Muskeln des Unterarms, rechts;** Ansicht von dorsal; nach kompletter Entfernung der oberflächlichen Streckmuskeln. [S700]

In der Abbildung sind alle oberflächlichen Streckmuskeln entfernt worden, um die Ursprünge der tiefen Strecker darzustellen. Der M. supinator entspringt am Epicondylus lateralis des Humerus, an den radialen Bändern (Lig. collaterale radiale und Lig. anulare radii) sowie an der Crista m. supinatoris der Ulna und umgreift mit seinem Ansatz den Radius oberhalb und unterhalb der Tuberositas radii. Die beiden radial liegenden Muskeln (M. abductor pollicis longus, M. extensor pollicis brevis), deren Sehnen durch das erste Sehnenfach ziehen, entspringen auf der Dorsalseite von Radius und Ulna sowie an der Membrana interossea antebrachii. Dagegen haben die beiden ulnar gelegenen Muskeln (M. extensor pollicis longus und M. extensor indicis) ihren Ursprung nur an der Ulna und an der Membrana interossea. Ihre Ansatzsehnen ziehen durch das 3. und 4. Sehnenfach. In diesem Präparat sind alle 6 Sehnenfächer unter dem Retinaculum musculorum extensorum eröffnet worden.

→ T 37

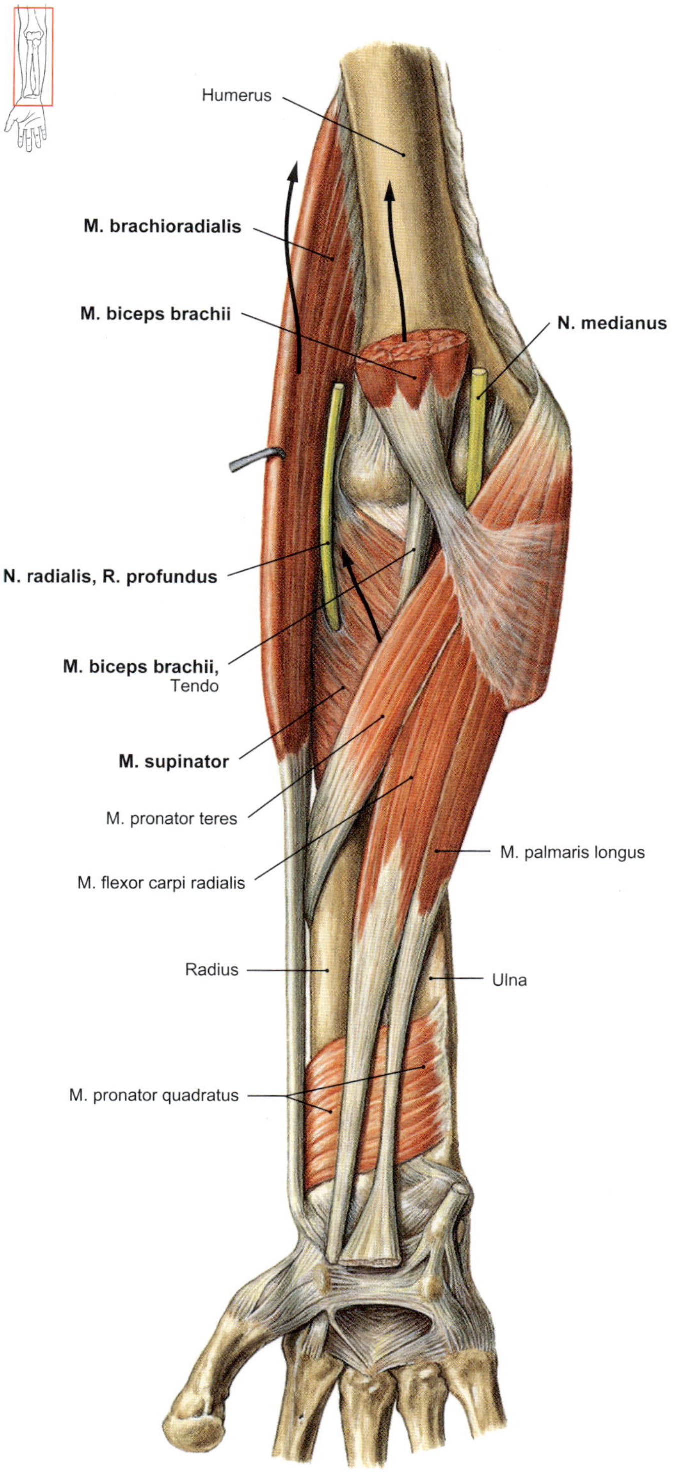


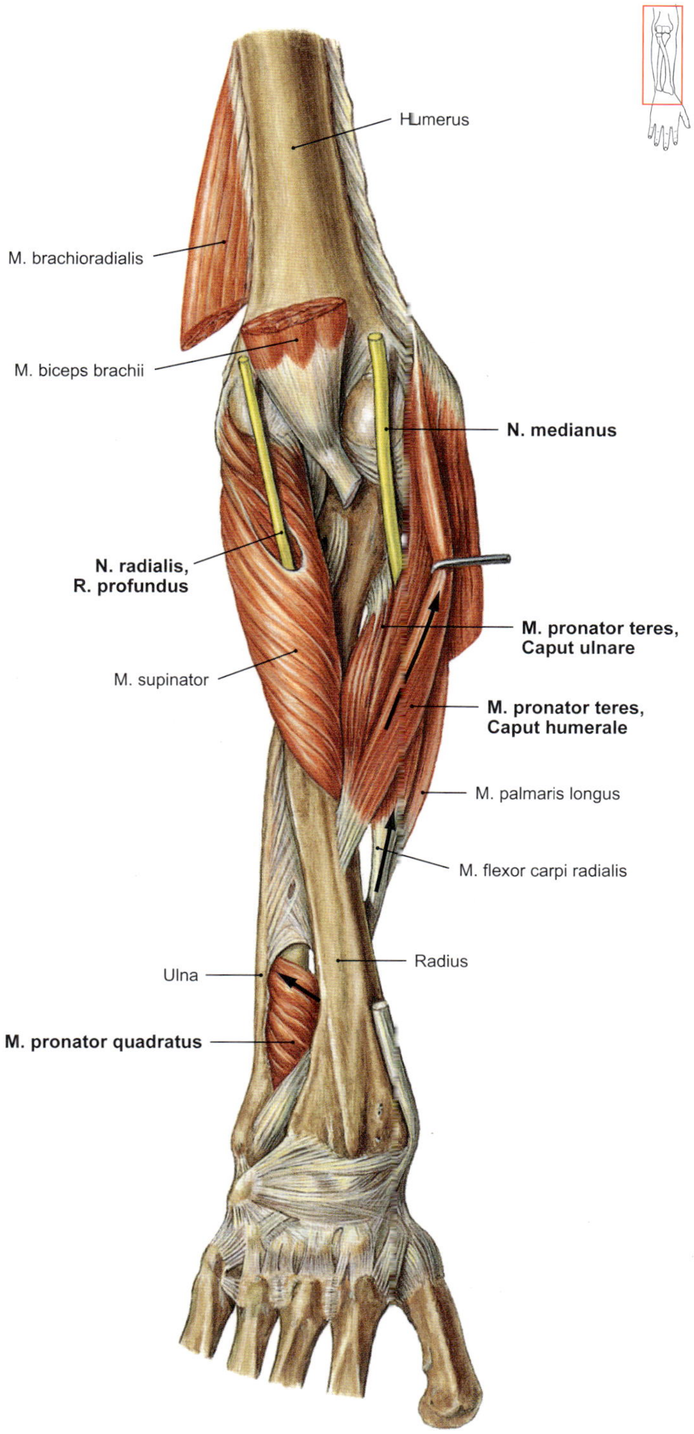


**Abb. 3.84 Unterarm, Antebrachium, in Supinationsstellung, rechts;** Ansicht von ventral palmar. Die Pfeile geben die Zugrichtung der wichtigsten Supinatoren an. [S700]

Allgemein gilt, dass alle Muskeln, die als Supinatoren oder Pronatoren wirken können, die **Diagonalachse des Unterarms überkreuzen** (→ Abb. 3.6), um die herum die Wendebewegung ausgeführt wird. Darüber hinaus kann man sich merken, dass alle wesentlichen Supinatoren und Pronatoren ihren **Ansatz am Radius** haben. Die **wichtigsten Supinatoren** sind **M. biceps brachii** (insbesondere bei gebeugtem Arm), **M. supinator** (bei gestrecktem Arm) und **M. brachioradialis** (aus Pronationsstellung).

Der M. supinator wird vom R. profundus des N. radialis durchbohrt. Hier kann sich ein Kompressionssyndrom des N. radialis entwickeln, das u. a. zur Lähmung der tiefen Strecker führen kann (→ Abb. 3.122).

**Abb. 3.85 Unterarm, Antebrachium, in Pronationsstellung, rechts;** Ansicht von ventral im Ellenbogenbereich bzw. von dorsal im Handbereich. Die Pfeile geben die Zugrichtung der wichtigsten Pronatoren an. [S700]

Die **wichtigsten Pronatoren** sind **M. pronator teres, M. pronator quadratus** und **M. brachioradialis** (aus Supinationsstellung). Auch der M. flexor carpi radialis und der M. palmaris longus haben schwache pronatorische Wirkung.

Zwischen den beiden Köpfen des M. pronator teres tritt der N. medianus hindurch, der hier in seltenen Fällen ebenfalls komprimiert werden kann (→ Abb. 3.126).

→ T 31, T 34, T 35, T 37

## Sehnen des Handrückens

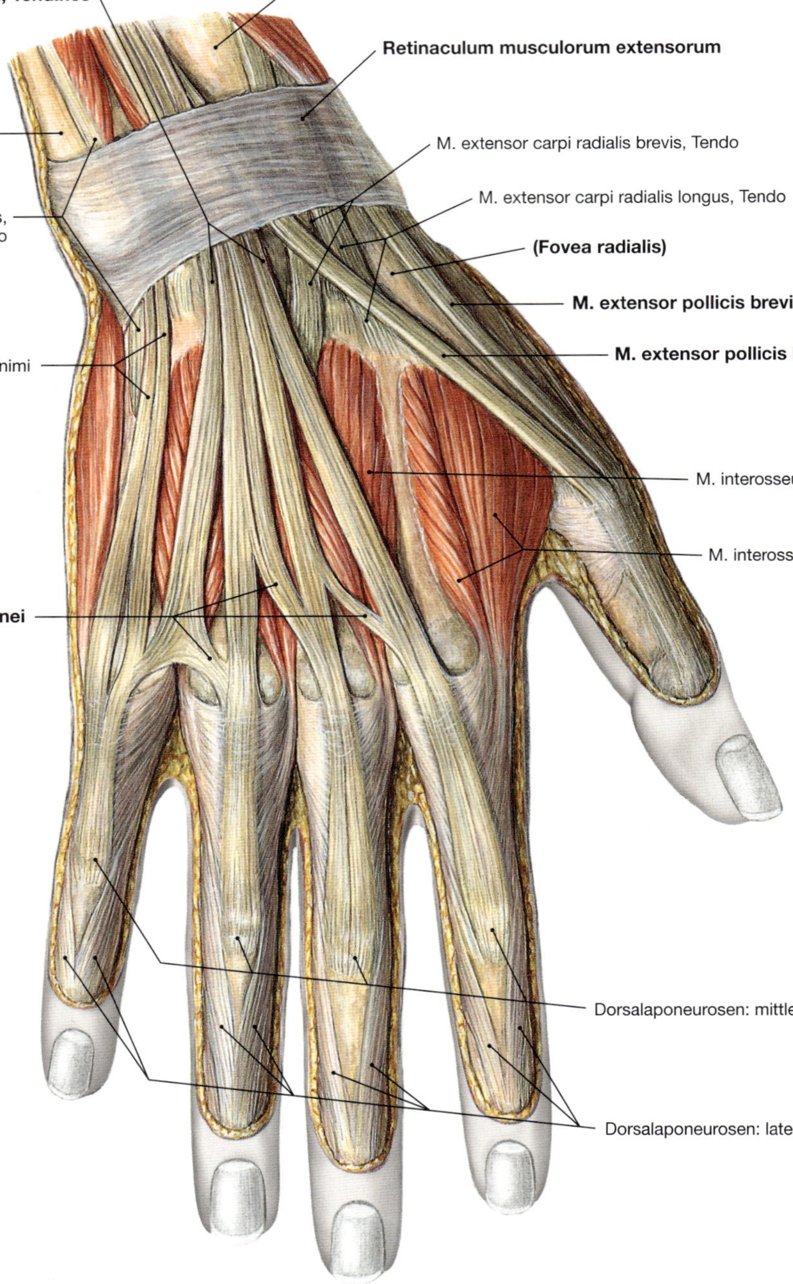


**Abb. 3.86 Sehnen des Handrückens, Dorsum manus, rechts;** Ansicht von dorsal. [S700]
Die Ansatzsehnen der Streckmuskeln verlaufen unter dem Retinaculum musculorum extensorum hindurch zur Dorsalseite des Daumens und zu den Dorsalaponeurosen der Finger. Die einzelnen Sehnen des M. extensor digitorum sind durch Sehnenbrücken (Connexus intertendinei) verbunden, die eine selektive Streckung der einzelnen Finger etwas einschränken. Eigene Muskeln besitzt der Handrücken nicht. Die unter den Strecksehnen sichtbaren Mm. interossei dorsales zählen zu den Muskeln der Handfläche. Die Sehnen von M. extensor pollicis brevis und M. extensor pollicis longus begrenzen eine flache Vertiefung, die als Fovea radialis **(Tabatière)** bezeichnet wird.

→T 36

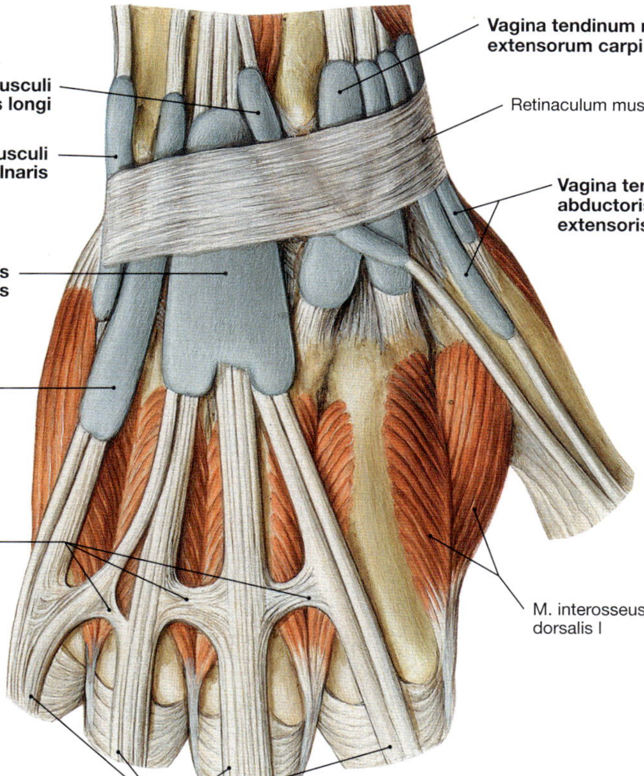


**Abb. 3.87 Dorsale karpale Sehnenscheiden, Vaginae tendinum, des Handrückens, rechts;** Ansicht von dorsal. [S700]
Unter dem Retinaculum musculorum extensorum verlaufen die Sehnen der Streckmuskeln in 6 Sehnenfächern (→ Abb. 3.83). Die einzelnen Muskeln besitzen meist jeweils eigene **Sehnenscheiden,** die das Gleiten der Sehnen zwischen Retinaculum und Handskelett erleichtern. Die Sehnen der verschiedenen Muskelbäuche des M. extensor digitorum und des M. extensor indicis teilen sich dabei eine Sehnenscheide.

## Struktur und Funktion

Die **Tabatière** oder „Schnupftabakdose" (weil man aus dieser Vertiefung Schnupftabak in die Nase inhalieren kann) ist eine dreieckige Grube zwischen den Sehnen des M. extensor pollicis longus und brevis (→ Abb. 3.86). Im Boden der Vertiefung kann man das **Os scaphoideum** und das **Os trapezium** tasten. In der Tabatière verlaufen (→ Abb. 3.155, → Abb. 3.180):

- A. radialis
- R. superficialis des N. radialis
- V. cephalica antebrachii

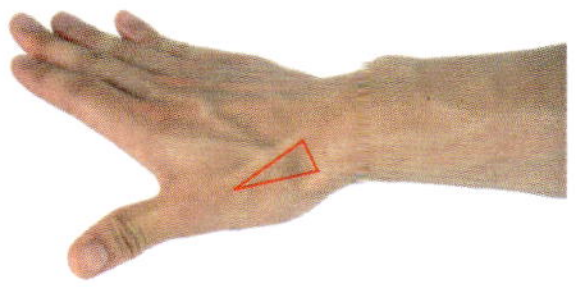

[S701-L271]

## Klinik

**Druckschmerz** in der **Tabatière** ist oft ein Hinweis auf eine **Fraktur des Os scaphoideum,** die meist bei Stürzen auf das Handgelenk auftritt und oft zunächst aufgrund der stärker beeinträchtigenden Fraktur des distalen Radius übersehen wird.

## Oberflächliche Schicht der Handmuskeln

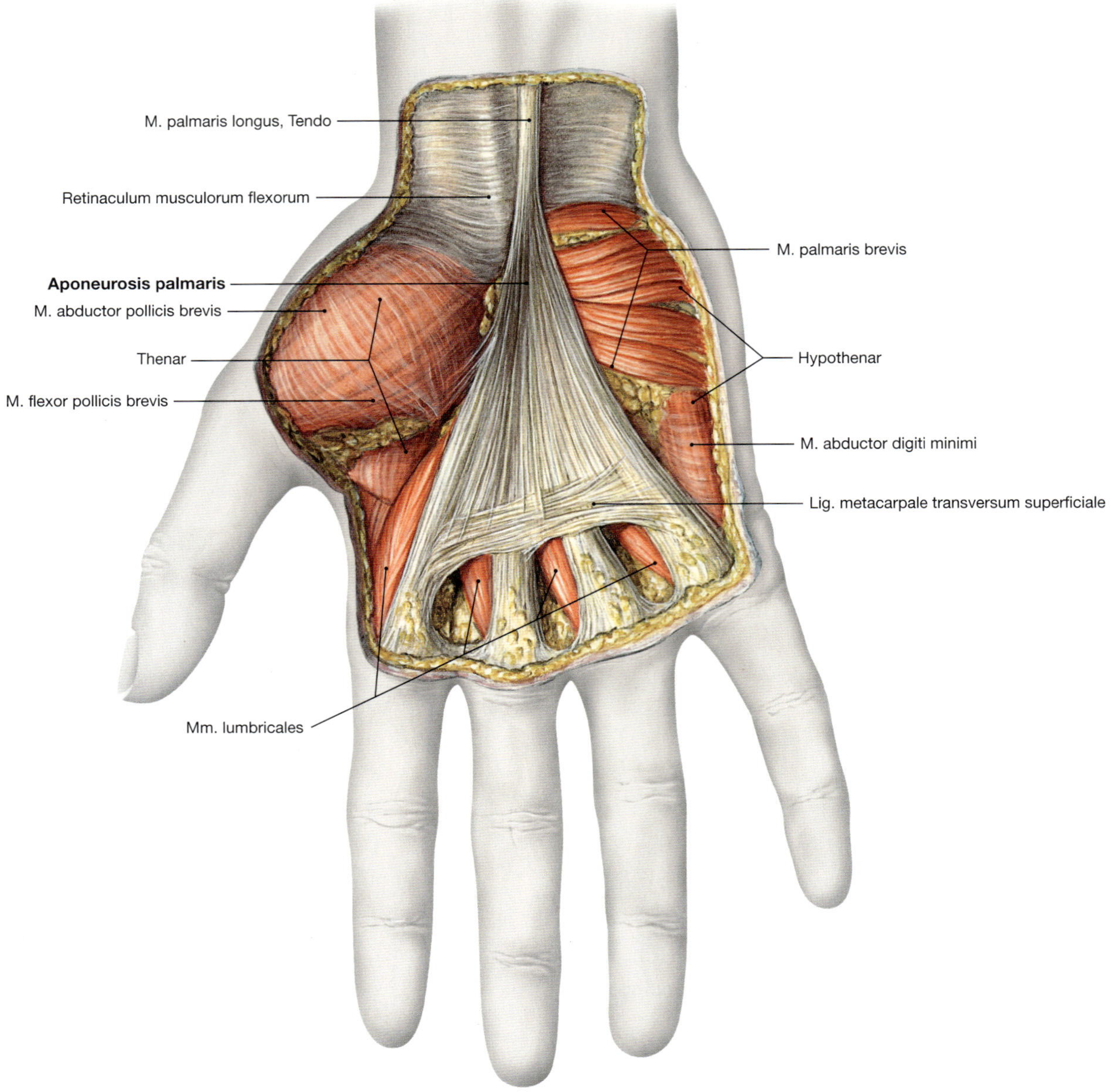


**Abb. 3.88 Oberflächliche Schicht der Muskeln der Hohlhand, Palma manus, rechts;** Ansicht von palmar. [S700]

Die Muskeln der Hohlhand bilden **3 Gruppen.** Die beiden randständigen Finger (Daumen und Kleinfinger) besitzen jeweils eine eigene Muskelgruppe. Die Muskulatur des Daumens bildet den Daumenballen (Thenar), die des Kleinfingers den Kleinfingerballen (Hypothenar). Dazwischen liegen die Muskeln des Handtellers. Diese 3 Gruppen bilden **3 übereinandergelagerte Schichten.** Bei der Präparation ist zu beachten, dass zwischen den einzelnen Schichten auch Leitungsbahnen verlaufen (→ Abb. 3.176, → Abb. 3.177, → Abb. 3.178). Ganz oberflächlich liegt in der Handfläche die **Palmaraponeurose** (Aponeurosis palmaris). Diese besteht aus Längszügen und besonders proximal der Fingergrundgelenke stark ausgebildeten Querzügen **(Lig. metacarpale transversum superficiale).** Die Palmaraponeurose ist proximal am Retinaculum musculorum flexorum befestigt und wird durch den M. palmaris longus gespannt. Distal ist sie an den Sehnenscheiden der Fingerbeuger und an den Bändern der Grundgelenke fixiert.

Am Daumenballen liegt radial der M. abductor pollicis brevis und ulnar von diesem der M. flexor pollicis brevis. Am Kleinfingerballen liegen der M. palmaris brevis und der M. abductor digiti minimi oberflächlich.

→ T 33, T 38–T 40

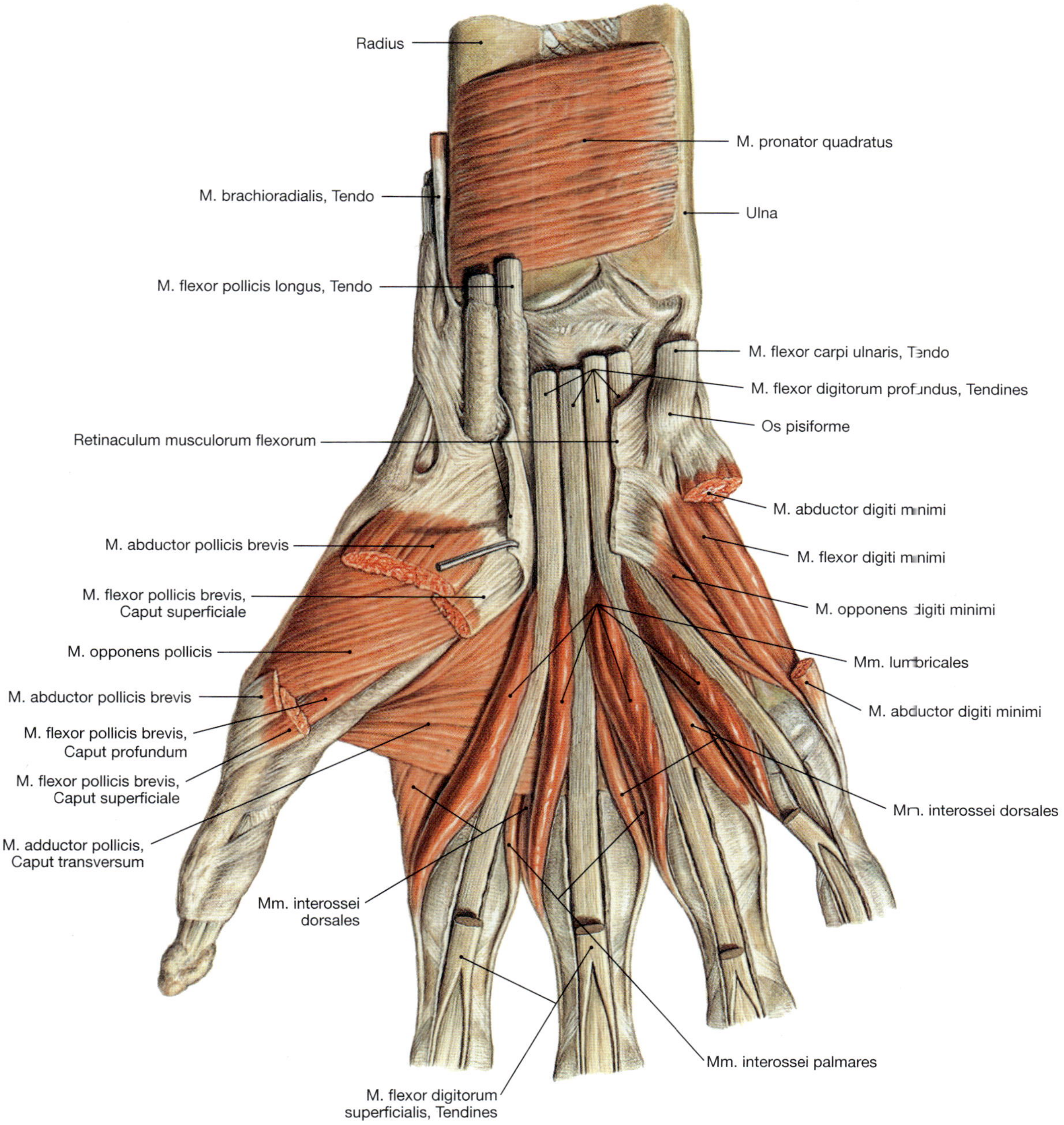


**Abb. 3.89 Mittlere Schicht der Muskeln der Hohlhand, Palma manus, rechts;** Ansicht von palmar; nach Entfernung der Palmaraponeurose und der oberflächlichen Muskeln. [S700]

Die 3 Muskelgruppen der Hohlhand (Palma manus) bilden 3 übereinandergelagerte Schichten. Nach Entfernung der oberflächlichen Muskeln lassen sich die Muskeln der mittleren Schicht abgrenzen. Dazu zählen am Daumenballen der M. opponens pollicis und der M. adductor pollicis sowie am Kleinfingerballen der M. flexor digiti minimi und der M. opponens digiti minimi, die beide radial des oberflächlichen M. abductor digiti minimi gelegen sind. Im Handteller verlaufen die Sehnen des M. flexor digitorum superficialis zu den Mittelphalangen und die Sehnen des M. flexor digitorum profundus zu den Endphalangen der Finger. Dabei durchbohren die Sehnen des tiefen Beugers die oberflächlichen Beugersehnen (hier abgesetzt). Von den Sehnen des M. flexor digitorum profundus entspringen die Mm. lumbricales (4 Muskeln), die ebenfalls zur mittleren Schicht zählen (zur Funktion der Mm. lumbricales → Abb. 3.96). Die Sehne des M. flexor pollicis longus zieht zur Endphalanx des Daumens.

→ T 34, T38–T40

## Sehnenscheiden der Hohlhand

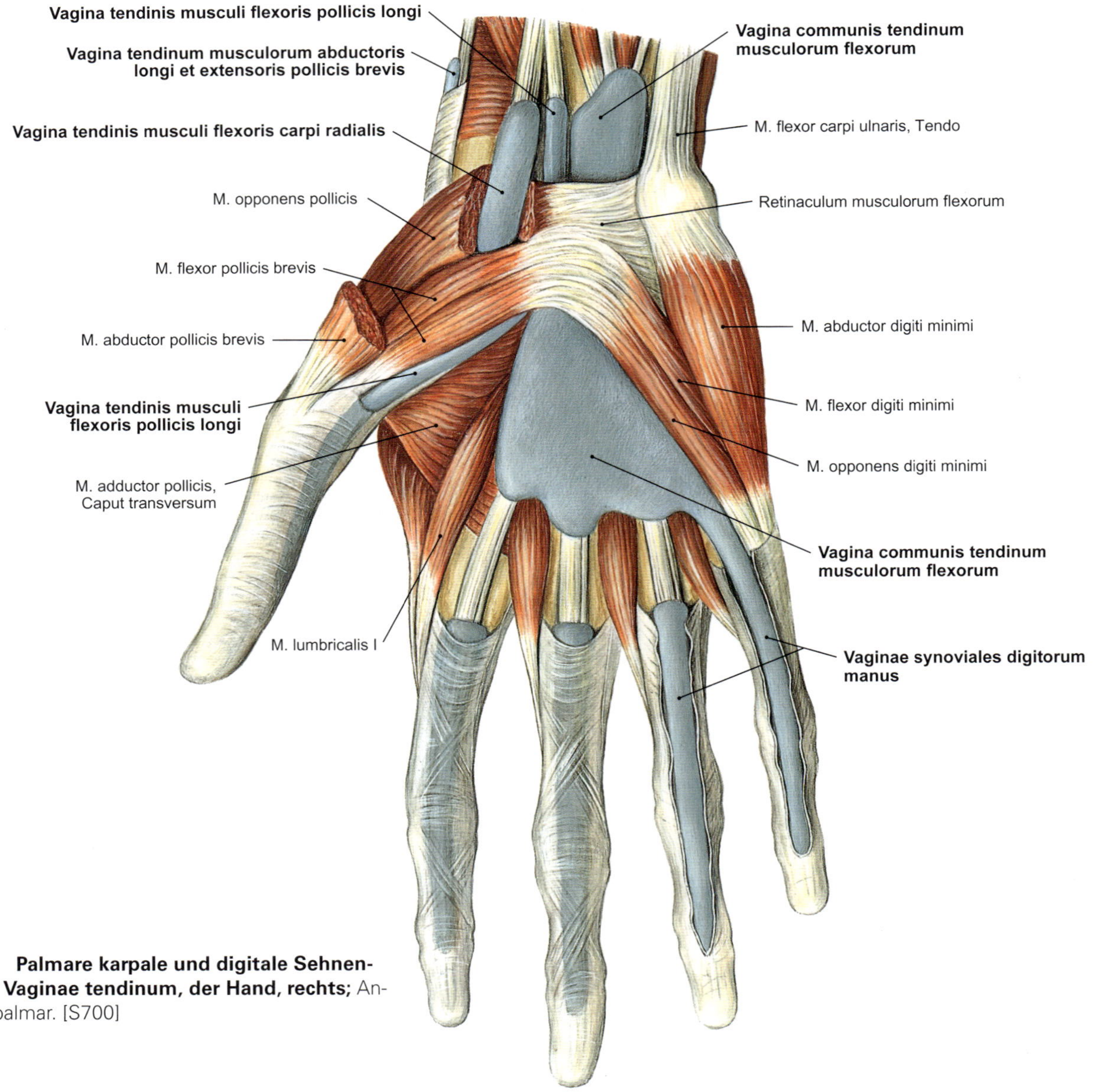


**Abb. 3.90 Palmare karpale und digitale Sehnenscheiden, Vaginae tendinum, der Hand, rechts;** Ansicht von palmar. [S700]

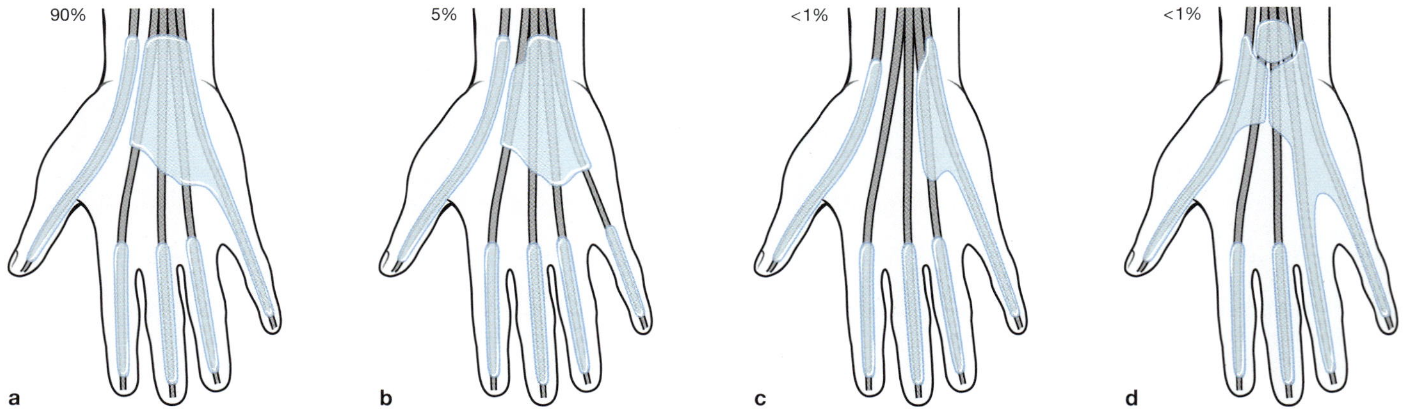


**Abb. 3.91a–d Varianten der palmaren Sehnenscheiden.** [S700-L126] Im Unterschied zum Handrücken gibt es für die Sehnen der Fingerbeuger meist nur 2 Sehnenscheiden. Die **radiale** Sehnenscheide umgibt die Sehne des M. flexor pollicis longus und erstreckt sich bis zur Endphalanx. Die **ulnare** Sehnenscheide umfasst an den Handgelenken alle Sehnen der Mm. flexores digitorum superficialis und profundus und reicht nur am Kleinfinger bis zur Endphalanx. An den übrigen Fingern existieren im Bereich der Phalangen eigene Sehnenscheiden.

### Klinik

Die Anordnung der Sehnenscheiden ist von klinischer Bedeutung, da sich **bakterielle Infektionen** in den Sehnenscheiden schnell ausbreiten können (Phlegmone). Eine Entzündung kann sich nach Übergreifen auf die ulnare Sehnenscheide bis zum Kleinfinger ausbreiten (V-Phlegmone) und bei ungenügender antibiotischer Therapie zur Versteifung der gesamten Hand führen.

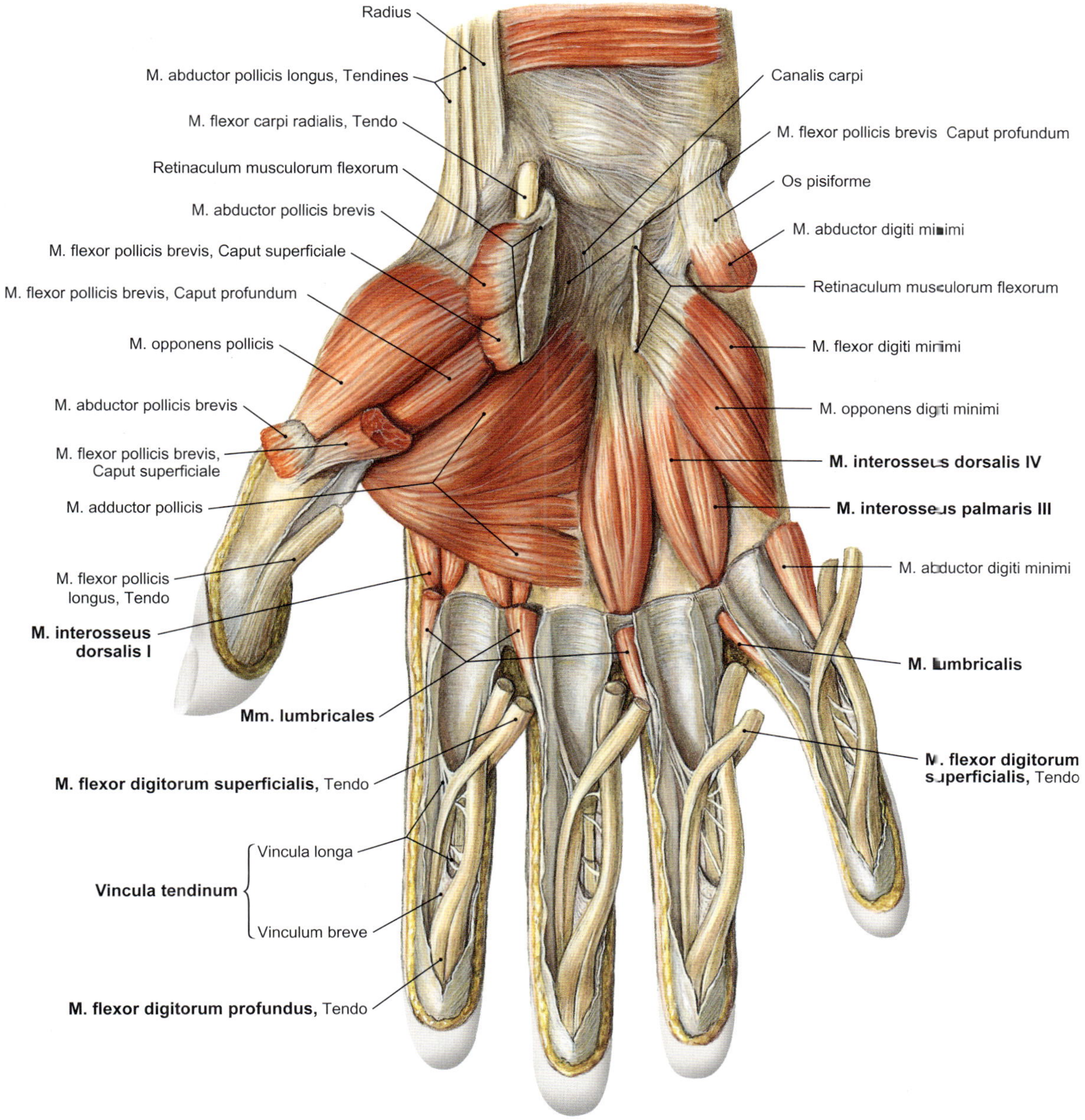


**Abb. 3.92 Tiefe Schicht der Muskeln der Hohlhand, Palma manus, rechts;** Ansicht von palmar; nach Entfernung der Sehnen der langen Fingerbeuger. [S700]

Die 3 Muskelgruppen der Hohlhand bilden 3 übereinandergelagerte Schichten. Nach Entfernung der langen Beugesehnen sind die Muskeln der tiefen Schicht zu erkennen. Die Mm. interossei gliedern sich in 3 **Mm. interossei palmares** und 4 **Mm. interossei dorsales,** die alle Beuger der Fingergrundgelenke sind (zu Verlauf und Funktion der Mm. interossei → Abb. 3.93, → Abb. 3.94 und → Abb. 3.95). Da die palmaren und dorsalen Muskeln z.T. an unterschiedlichen Mittelhandknochen entspringen, sind bei Ansicht von palmar Muskeln beider Gruppen sichtbar. Die Mm. interossei dorsales liegen allerdings, wie die Bezeichnung andeutet, tatsächlich weiter dorsal zwischen den Ossa metacarpi, sodass bei Blick auf den Handrücken nur die dorsalen Muskeln in Erscheinung treten (→ Abb. 3.86 und → Abb. 3.186).

Die Ansatzsehnen der **Mm. interossei** verlaufen palmar der Transversalachse der Fingergrundgelenke. Daher sind die Mm. interossei die **Hauptbeuger der Fingergrundgelenke.**

Die dargestellte Präparation zeigt, wie die Sehnen des tiefen Beugers die oberflächlichen Beugesehnen durchbohren. Die Sehnen werden dabei durch Aufhängebänder (Vincula tendinum) an den Phalangen fixiert.

→ T 38, T 39

## Klinik

Die Kenntnis der Funktion und des Verlaufs der Beugemuskeln an den Fingern ist bei der **Untersuchung von Schnittverletzungen** wichtig. Ist keine Beugung der Endgelenke möglich, ist der M. flexor digitorum profundus betroffen. Wenn dagegen die Beugung der Mittelgelenke eingeschränkt ist, während die Endgelenke noch gebeugt werden können, spricht dies für eine isolierte Verletzung des M. flexor digitorum superficialis.

## Tiefe Schicht der Handmuskeln



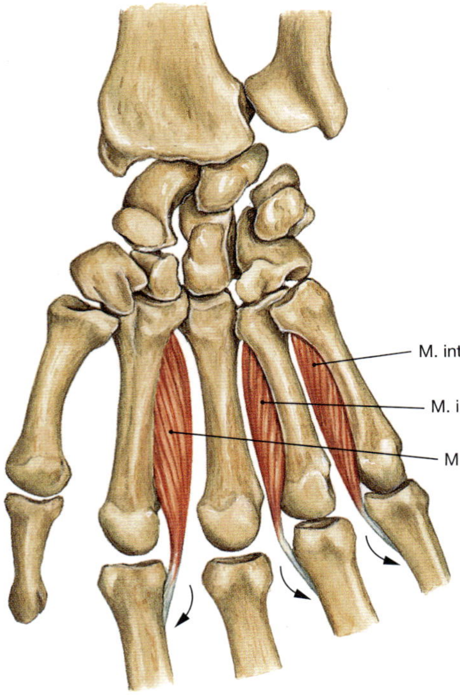


**Abb. 3.93 Mm. interossei palmares, rechts;** Ansicht von palmar. [S700]
Die 3 Mm. interossei palmares entspringen an der ulnaren Seite des Os metacarpi II und an der radialen Seite der Ossa metacarpi IV und V. Sie setzen auf der jeweils gleichen Seite an der Grundphalanx der Finger an und strahlen mit ihren Ansatzsehnen zusätzlich in die lateralen Trakte der Dorsalaponeurosen der Finger ein (Pfeile). Daher **beugen** sie die **Grundgelenke** der Finger und **strecken** ein wenig die **Mittel- und Endgelenke.**

→T 39

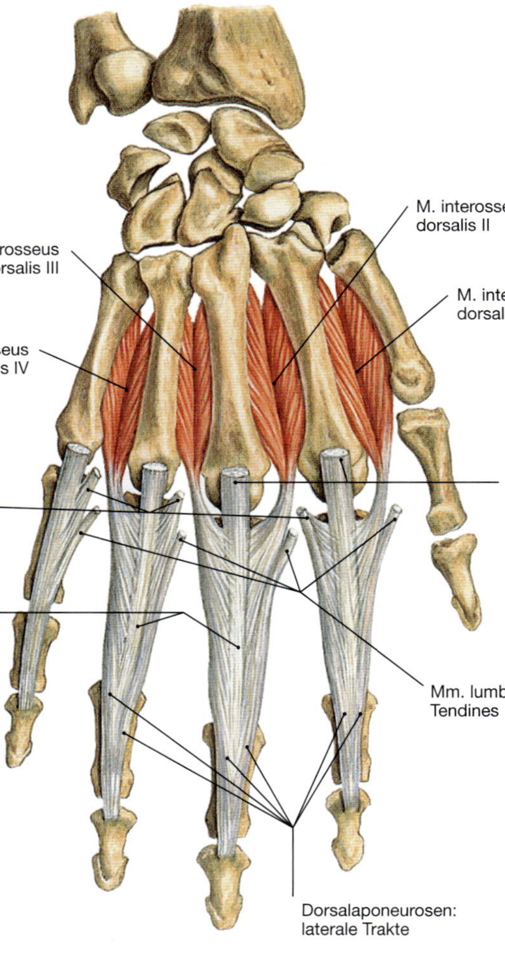


**Abb. 3.94 Mm. interossei dorsales, rechts;** Ansicht von dorsal. [S700]
Die 4 Mm. interossei dorsales entspringen zweiköpfig an den einander zugewandten Flächen der Ossa metacarpi I–V. Sie setzen an beiden Seiten der Grundphalanx des Mittelfingers, an der ulnaren Seite des Ringfingers und an der radialen Seite des Zeigefingers an und strahlen mit einem geringen Teil ihrer Ansatzsehnen zusätzlich in die lateralen Trakte der Dorsalaponeurosen der Finger ein. Wie die palmaren interossären Muskeln **beugen** sie die **Grundgelenke** der Finger und **strecken** die **Mittel- und Endgelenke.**

→T 39

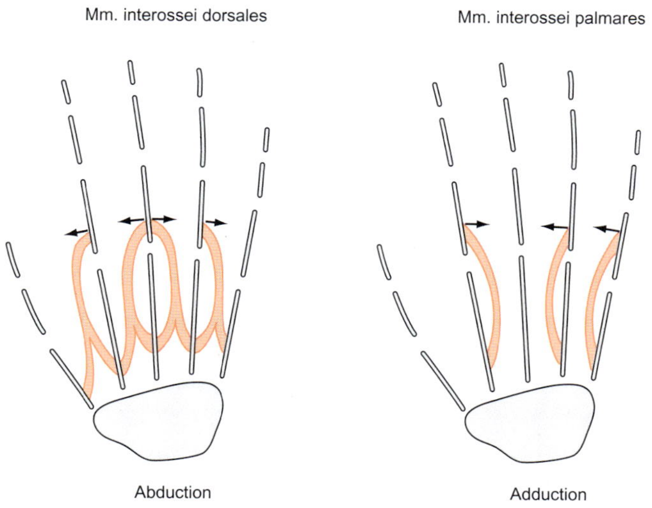


**Abb. 3.95 Schema der Lage der Mm. interossei und ihrer Wirkung auf Abduktion und Adduktion der Finger.** [S700-L126]/[C185]
Aus dem in → Abb. 3.93 und → Abb. 3.94 beschriebenen Verlauf ergibt sich, dass die Mm. interossei dorsales die Finger spreizen (abduzieren) und den Mittelfinger nach medial und lateral bewegen können. Die Mm. interossei palmares dienen dagegen der Zusammenführung (Adduktion) der Finger.

Ihre Wirkung auf die Beugung und Streckung der Fingergelenke wird aus dem Verlauf der Ansatzsehnen in Bezug zur transversalen Achse der Fingergelenke deutlich und ist in den → Abb. 3.97, → Abb. 3.98 und → Abb. 3.99 erläutert.

→ T 39

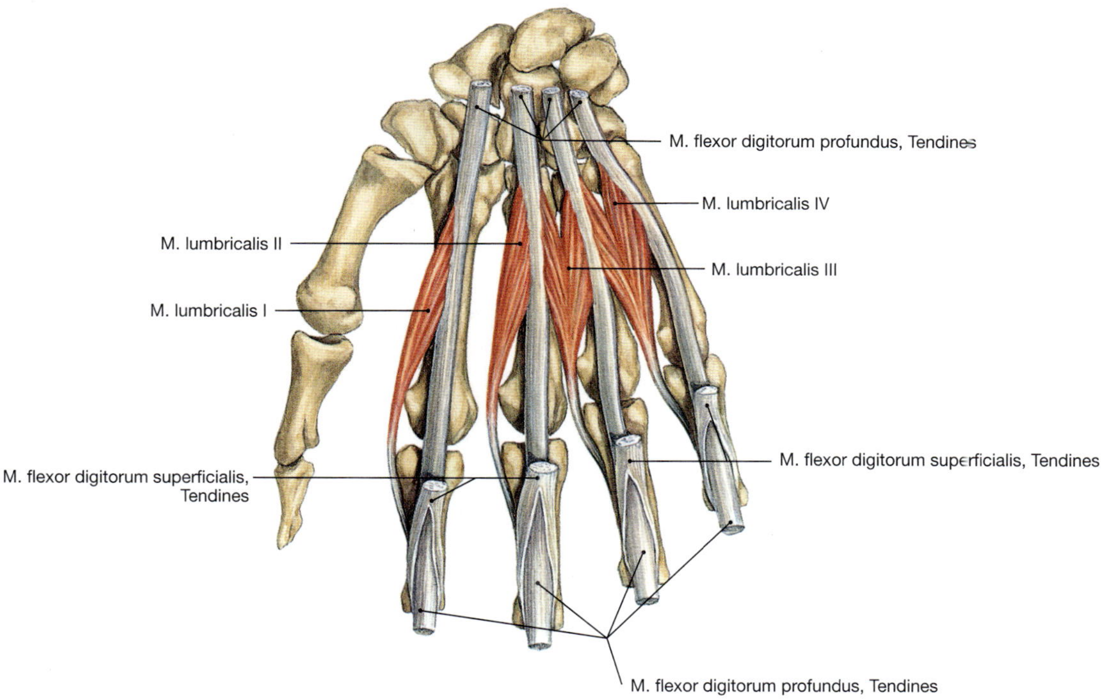


**Abb. 3.96 Mm. lumbricales, rechts;** Ansicht von palmar. [S700]
Die beiden radialen Mm. lumbricales entspringen einköpfig, die beiden ulnaren Muskeln zweiköpfig an den Sehnen des M. flexor digitorum profundus. Alle Muskeln setzen an der radialen Seite der Grundphalanx des 2.–5. Fingers an und strahlen mit ihren Ansatzsehnen in die lateralen Trakte der Dorsalaponeurosen der Finger ein. Daher **beugen** sie ein wenig die **Grundgelenke der Finger** und **strecken** die **Mittel- und Endgelenke.**

→ T 39

## Tiefe Schicht der Handmuskeln



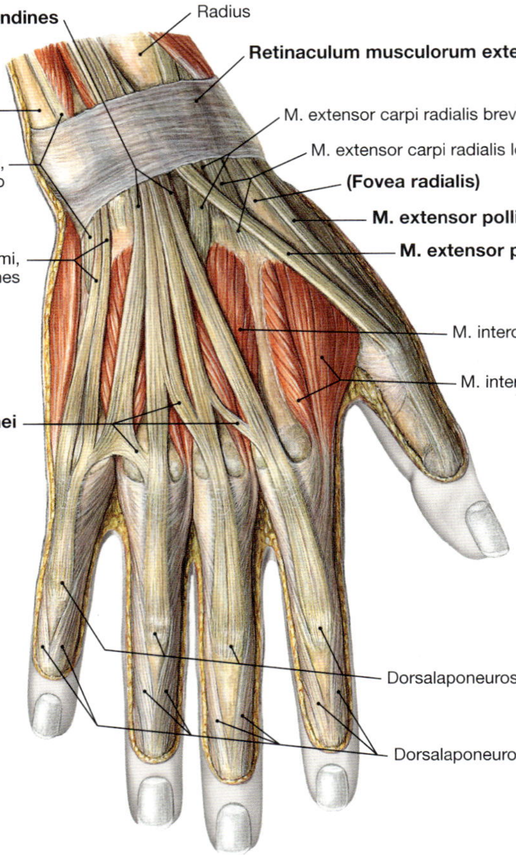


**Abb. 3.97 Sehnen der langen Fingerstrecker und Dorsalaponeurosen, rechts;** Ansicht von dorsal. [S700]
Nur die Sehne des M. extensor pollicis longus reicht bis zur Endphalanx, die Sehnen der Mm. extensores digitorum, extensor digiti minimi und extensor indicis enden mit dem mittleren Trakt der Dorsalaponeurosen an der Mittelphalanx.

→ T 39

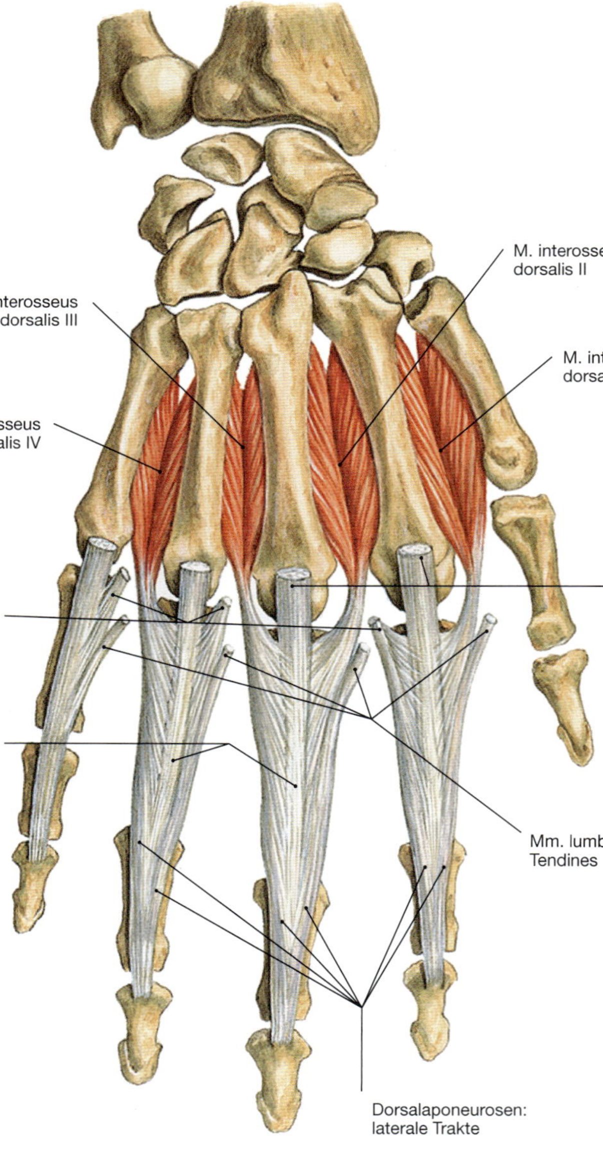


**Abb. 3.98 Bau der Dorsalaponeurose, rechts;** Ansicht von dorsal. [S700]
Die Dorsalaponeurose der Finger besteht aus einem **mittleren Trakt** sowie medial und lateral jeweils einem **lateralen Trakt.** Während der mittlere Trakt nur bis zur Mittelphalanx reicht, erstrecken sich die lateralen Trakte bis auf den Rücken der Endphalanx.
Die Sehnen der langen Fingerstrecker enden mit dem mittleren Trakt der Dorsalaponeurosen an der Mittelphalanx und können daher die Endgelenke der Finger nicht strecken. Dagegen strahlen die **Mm. lumbricales** und mit geringeren Anteilen auch die **Mm. interossei palmares und dorsales** in die lateralen Trakte der Dorsalaponeurosen ein. Sie gelangen damit auf die Dorsalseite der transversalen Achse der **Fingerendgelenke** und können diese daher **strecken.** So wird verständlich, dass die Mm. lumbricales die Hauptstrecker der Endgelenke sind.

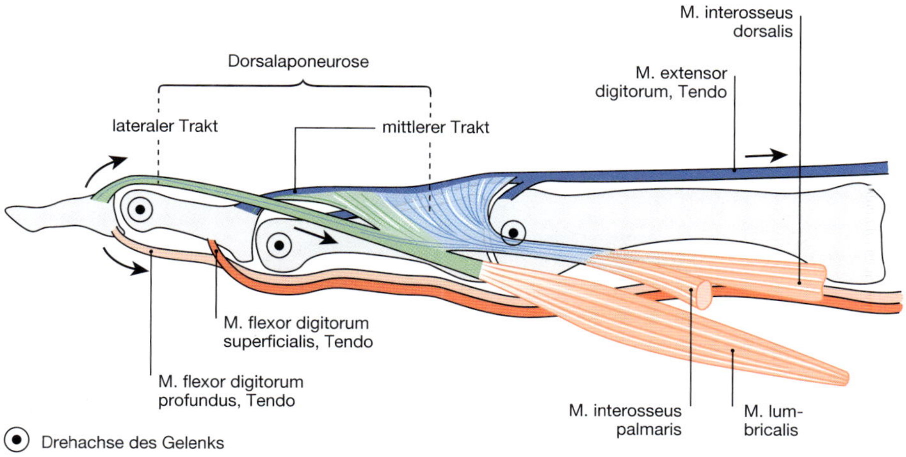


**Abb. 3.99 Wirkung der Fingerbeuger und -strecker am Beispiel des Mittelfingers;** Ansicht von lateral. [S700-L126]/[G1064]

Aus dem Verlauf der Ansatzsehnen der Unterarm- und Handmuskeln in Relation zu den Achsen der Fingergelenke und ihrem Ansatz an den Mittel-/Endgliedern der Finger ergibt sich ihre Funktion. Die Sehnen der **langen Fingerbeuger** (Mm. flexores digitorum superficialis und profundus) verlaufen palmar der Transversalachse der Fingergelenke, die Sehnen der **Streckmuskeln des Unterarms** (M. extensor digitorum, M. extensor digiti minimi, M. extensor indicis) dagegen dorsal. Der M. flexor digitorum superficialis hat wie auch die Fingerstrecker seinen Ansatz an der Mittelphalanx, sodass diese Muskeln nicht auf die Endgelenke wirken können. Der M. flexor digitorum profundus inseriert dagegen palmar am Endglied, sodass er den Hauptbeuger des Endgelenks darstellt.

Komplizierter ist der Verlauf der **Mm. interossei** und **Mm. lumbricales:** Am Grundgelenk verlaufen beide Muskelgruppen palmar der Transversalachse und beugen daher sehr effektiv. Im Bereich des Mittelglieds wechseln sie dagegen nach dorsal, wobei sie mit unterschiedlichen Anteilen in die mittleren und lateralen Trakte der Dorsalaponeurosen einstrahlen. Da sich besonders die Mm. lumbricales am Aufbau der lateralen Trakte der Dorsalaponeurosen beteiligen, wird verständlich, warum diese die Hauptstrecker der Endglieder sind.

**Beugemuskeln der Fingergelenke:**

Für jedes Gelenk gibt es einen hauptsächlich zuständigen Muskel. Im Endgelenk beugt allein der M. flexor digitorum profundus.

- **Grundgelenke:** Mm. interossei palmares und dorsales, schwächer auch Mm. lumbricales
- **Mittelgelenke:** M. flexor digitorum superficialis (beugt auch im Grundgelenk)
- **Endgelenke:** M. flexor digitorum profundus (beugt auch im Mittel- und Grundgelenk)

**Streckmuskeln der Fingergelenke:**

- **Grund- und Mittelgelenke der Finger:** M. extensor digitorum, M. extensor digiti minimi, M. extensor indicis
- **Endgelenke der Finger:** Mm. lumbricales, schwächer auch Mm. interossei palmares und dorsales

| Wichtigste Beuge- und Streckmuskeln der Finger und des Daumens | | | |
|---|---|---|---|
| **Funktion** | **MCP** | **PIP** | **DIP** |
| **Beugung der Finger** | Mm. interossei palmares, Mm. interossei dorsales | M. flexor digitorum superficialis | M. flexor digitorum profundus |
| **Streckung der Finger** | M. extensor digitorum | M. extensor digitorum | Mm. lumbricales |
| **Beugung des Daumens** | M. flexor pollicis longus | M. flexor pollicis longus | – |
| **Streckung des Daumens** | M. extensor pollicis brevis | M. extensor pollicis longus | – |

## Beugemechanismus der Finger

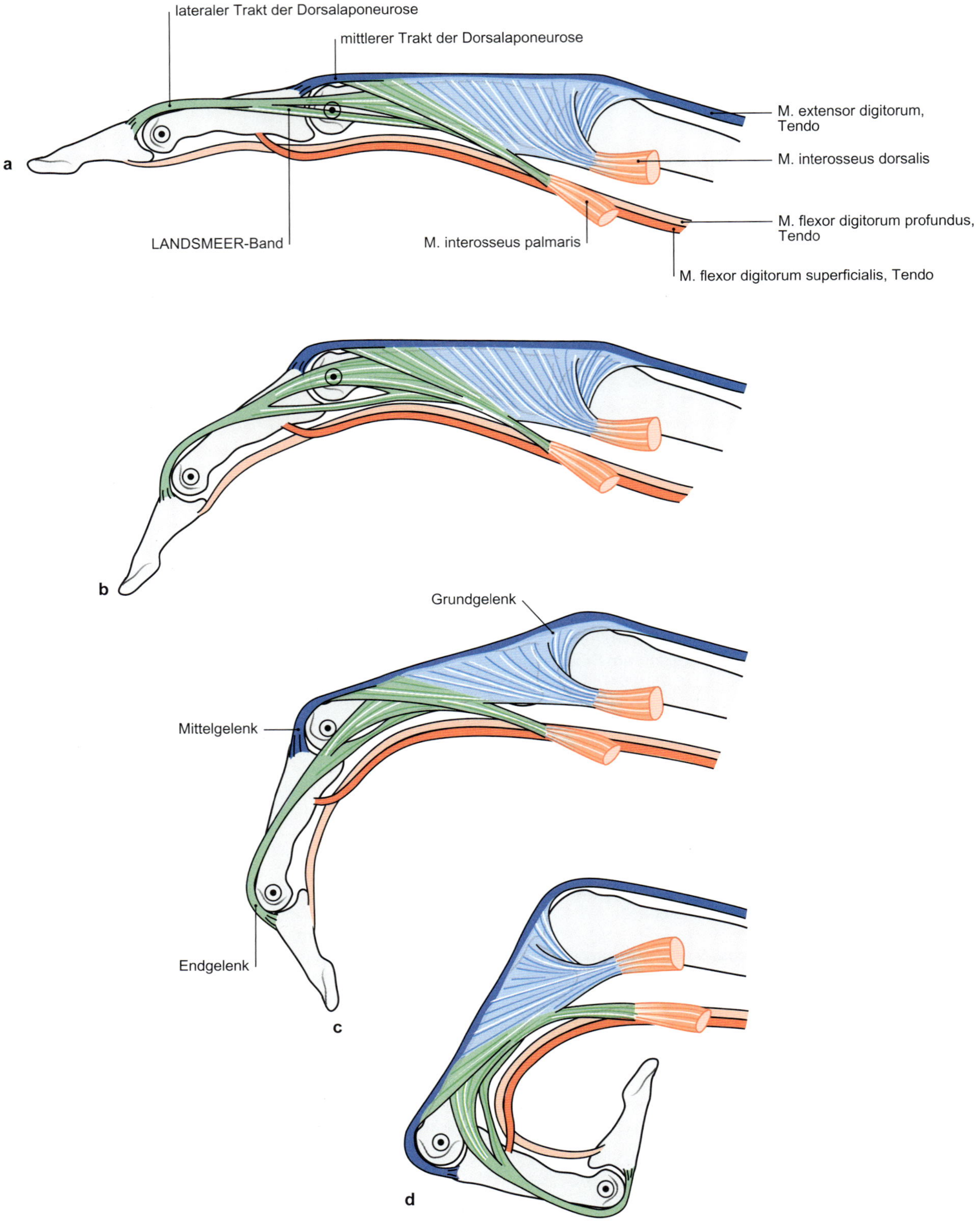


**Abb. 3.100a–d Beugemechanismus der Finger;** Ansicht von lateral. [S700-L126]/[(G1064/G1065)~L132]
Bei der Fingerbeugung wirken die langen Fingerbeuger mit den kurzen Muskeln des Handtellers zusammen. Daraus ergibt sich folgender Ablauf:
**a Beugung im Endgelenk.** Die Beugung wird durch den **M. flexor digitorum profundus** eingeleitet.
**b Beugung im Mittelgelenk.** Durch die Beugung des Endgelenks geraten **Faserzüge** zwischen Grundphalanx und Dorsalaponeurose **unter Spannung,** wodurch die Beugung des Mittelgelenks eingeleitet wird.
**c Beugung im Mittelgelenk.** Die Beugung im Mittelgelenk wird durch den **M. flexor digitorum superficialis** aktiv unterstützt. Durch die Beugung werden die Sehnen der Mm. interossei und Mm. lumbricales gespannt, da sie dorsal der Transversalachse des Mittelgelenks verlaufen.
**d Beugung im Grundgelenk.** Durch Kontraktion der **Mm. interossei und Mm. lumbricales** kommt es zur Beugung im Grundgelenk, da die Ansatzsehnen der Muskeln in diesem Bereich palmar der Beugeachse verlaufen.
Damit setzt sich die Beugung von den distalen zu den proximalen Gelenken fort!

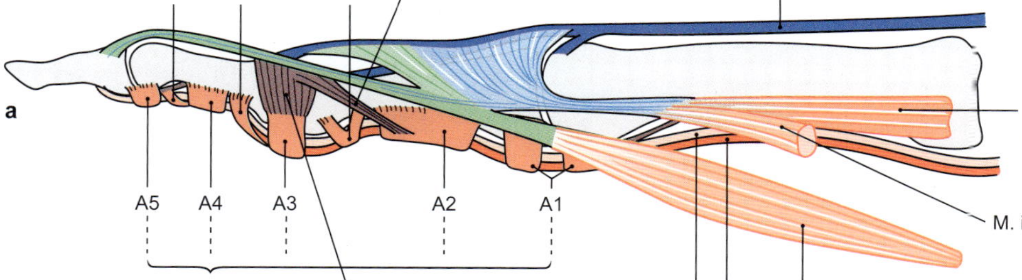


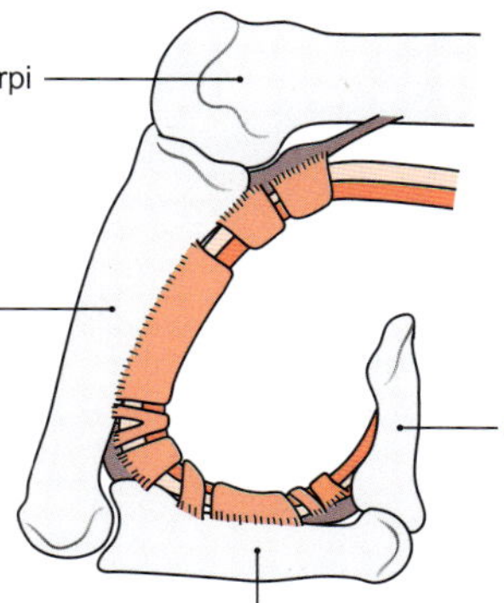


**Abb. 3.101a und b Bau des Beuge- und Strecksehnenapparats der Finger;** Ansicht von lateral. [S700-L126]/[G1064~M282]
**a Gestreckter Finger.**
**b Gebeugter Finger.**
Die fibröse äußere Schicht **(Vagina fibrosa)** der Sehnenscheiden ist mit ring- und kreuzförmigen Faserzügen **(Pars anularis und Pars cruciformis),** die im klinischen Sprachgeb auch als **Ring- und Kreuzbänder** bezeichnet und mit A1–A5 und C1–C3 abgekürzt werden, an den Phalangen bzw. den Gelenkkapseln der Fingergelenke fixiert. Dadurch sind die Endsehnen fest mit den Fingerknochen verbunden und können sich bei der Beugung nicht anheben.

## Klinik

**Rupturen der Ring- und Kreuzbänder** der Sehnenscheiden kommen im Klettersport besonders häufig vor, weil diese Strukturen dabei stark beansprucht werden.

## Plexus brachialis

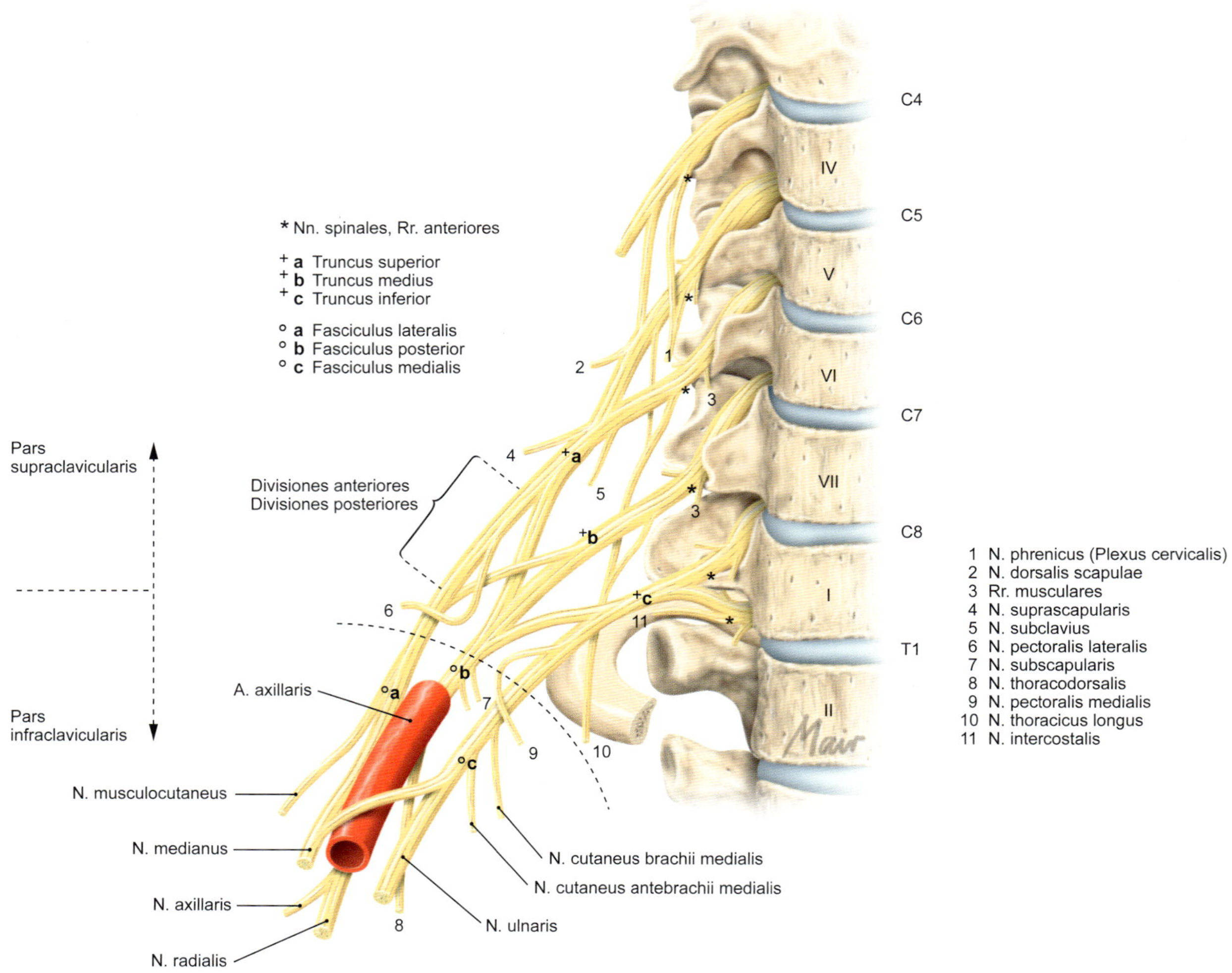


**Abb. 3.102 Armgeflecht, Plexus brachialis (C5–T1): segmentaler Aufbau der Nerven, rechts;** Ansicht von ventral. [S700-L127]

Die obere Extremität wird vom **Plexus brachialis** innerviert. Dieser wird von den Rr. anteriores der Spinalnerven der unteren zervikalen und oberen thorakalen Rückenmarksegmente **(C5–T1)** gebildet. Der Plexus brachialis ist das komplizierteste Nervengeflecht des Körpers, weshalb man sich vor dem Studium der einzelnen Nerven oder der Orientierung am Präparat mit seinem Bauprinzip auseinandersetzen muss.

Die vorderen Äste der Spinalnerven bilden zunächst 3 übereinander angeordnete **Nervenstämme (Trunci).** Diese spalten sich in vordere und hintere **Anteile (Divisiones)** auf, deren Nervenfasern sich dann neu mischen und dabei als **Nervenstränge (Fasciculi)** um die A. axillaris anordnen. Aus diesen Faszikeln gehen die langen Nerven für den Arm hervor. Schulternerven gehen dagegen schon aus den Trunci ab.

Die Rr. anteriores der Spinalnerven aus C5–T1 vereinigen sich zunächst zu 3 in Etagen angeordneten **Stämmen** (Trunci) und gruppieren sich auf Höhe des Schlüsselbeins zu **Faszikeln** (Fasciculi) um, die nach ihrer Lage in Bezug auf die A. axillaris benannt werden. Der **Truncus superior** enthält Nervenfasern aus **C5–C6,** der **Truncus medius** aus **C7** und der **Truncus inferior** aus **C8–T1.** Die dorsalen Anteile (Divisiones posteriores) aller 3 Trunci bilden den **Fasciculus posterior** (Fasern aus **C5–T1**). Die ventralen Anteile (Divisiones anteriores) von Truncus superior und Truncus medius speisen den **Fasciculus lateralis** (lateral der A. axillaris, Fasern aus **C5–C7**), der vordere Teil des Truncus inferior geht in den **Fasciculus medialis** (medial der A. axillaris, Fasern aus **C8–T1**) über. Wenn man sich diesen Aufbau des Plexus brachialis vor Augen führt, ist die Zusammensetzung der einzelnen Nerven bis auf wenige Ausnahmen verständlich.

Topographisch lässt sich der Plexus brachialis in 2 Teile untergliedern. Zum **supraklavikulären Teil** (Pars supraclavicularis) gehören die Trunci und die aus ihnen oder aus den Rr. anteriores der Spinalnerven (C5–T1) hervorgehenden Nerven. Der **infraklavikuläre Teil** (Pars infraclavicularis) besteht aus den Faszikeln. Aus dem infraklavikulären Teil gehen die Nerven des Arms hervor (→ Abb. 3.119), während der supraklavikuläre Teil für die Innervation der Schulter zuständig ist.

**Pars supraclavicularis:**
- Muskeläste für Mm. scaleni und M. longus colli (C5–C8)
- N. dorsalis scapulae (C3–C5)
- N. thoracicus longus (C5–C7)
- N. suprascapularis (C4–C6)
- N. subclavius (C5–C6)

**Pars infraclavicularis:**

**Fasciculus posterior (C5–T1):**
- N. axillaris (C5–C6)
- N. radialis (C5–T1)
- Nn. subscapulares (C5–C7)
- N. thoracodorsalis (C6–C8)

**Fasciculus lateralis (C5–C7):**
- N. musculocutaneus (C5–C7)
- N. medianus, Radix lateralis (C6–C7)
- N. pectoralis lateralis (C5–C7)

**Fasciculus medialis (C8–T1):**
- N. medianus, Radix medialis (C8–T1)
- N. ulnaris (C8–T1)
- N. cutaneus brachii medialis (C8–T1)
- N. cutaneus antebrachii medialis (C8–T1)
- N. pectoralis medialis (C8–T1)

→ T 24, T 25

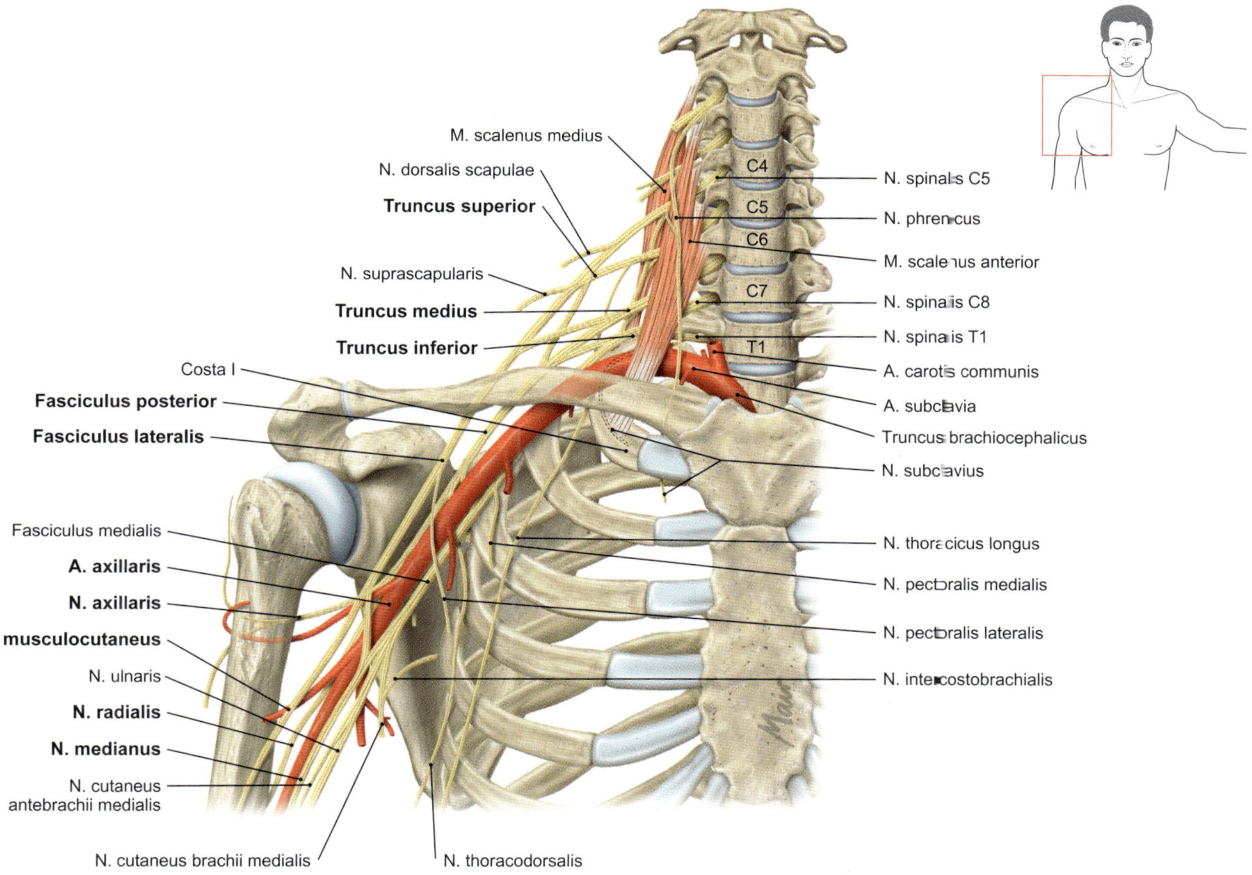


**Abb. 3.103 Bau und Lage des Plexus brachialis mit seinen Nerven; rechts;** Ansicht von ventral. [S701-L127]
Die Abbildung zeigt den genauen Verlauf der Nerven des Plexus brachialis. Die Trunci ziehen zusammen mit der A. subclavia durch die **Skalenus-Lücke** zwischen M. scalenus anterior und medius. Die Trunci liegen oberhalb der Clavicula, spalten sich hinter dieser in die Divisionen und bilden unterhalb des Knochens die Faszikel.

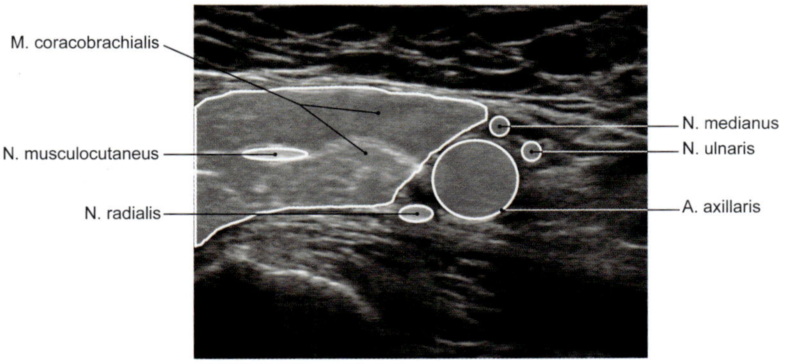


**Abb. 3.104 Ultraschalldarstellung des Plexus brachialis bei der Plexusanästhesie, rechts.** [S700-T863]
Die Abbildung zeigt eine Darstellung der Nerven, die am Arm aus den 3 Faszikeln des Plexus brachialis hervorgehen, mittels Ultraschall. Um die **A. axillaris** herum lassen sich medial der **N. medianus** und der **N. ulnaris,** die aus dem medialen Faszikel stammen, abgrenzen. Der **N. radialis,** der den Verlauf des hinteren Faszikels fortsetzt, unterquert die Arterie dorsal und ist daher über einen längeren Abschnitt sichtbar. Lateral ist der **N. musculocutaneus** nach seinem Eintritt in den M. coracobrachialis zu erkennen.

## Klinik

Da Vollnarkosen mit verschiedenen Risiken behaftet sind, besteht zunehmend die Tendenz, Eingriffe in **Regionalanästhesie** durchzuführen, bei der einzelne Nerven oder Nervengeflechte mit Lokalanästhetika betäubt werden. Für die Injektion dieser Substanzen ist es wichtig, die jeweiligen Nerven sowie die umgebenden Leitstrukturen wie Blutgefäße mit Ultraschall darzustellen. Dazu sind detaillierte Kenntnisse der topographischen Anatomie nötig, wie hier am Beispiel des Plexus brachialis exemplarisch dargestellt.

**Lage der Abschnitte des Plexus brachialis**

| Abschnitt | Leitstruktur |
|---|---|
| **Spinalnerven (Rr. anteriores)** | Querfortsätze der Halswirbel |
| **Stämme (Trunci)** | Skalenus-Lücke |
| **Anteile (Divisiones)** | Clavicula |
| **Faszikel (Fasciculi)** | A. axillaris |
| **Nerven** | Humerus |

## Plexus brachialis

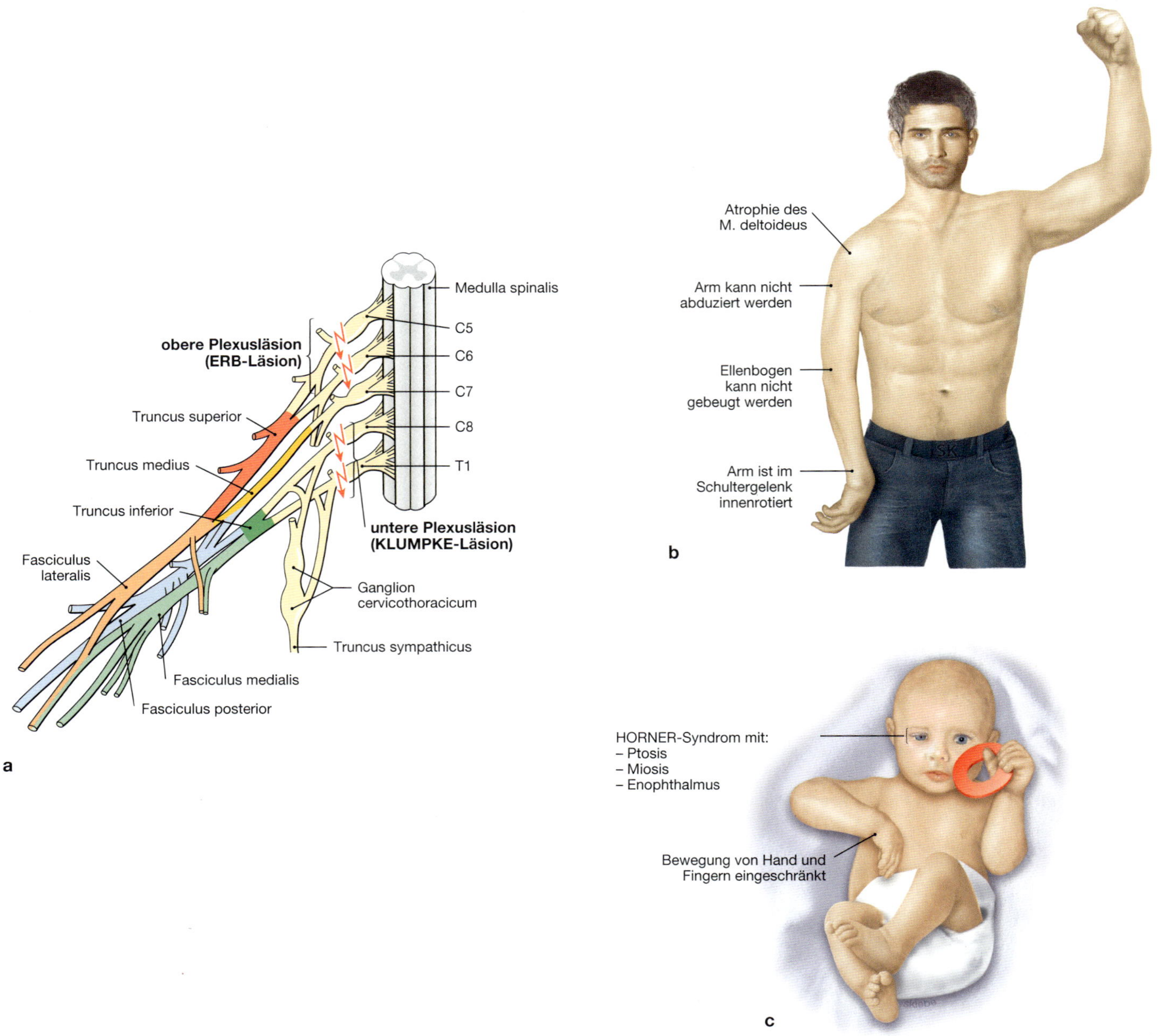


**Abb. 3.105a–c Läsionen des Plexus brachialis;** Ansicht von ventral.
**a Obere und untere Plexusläsion.** Bei Läsionen des Plexus brachialis werden Nervenwurzeln der Spinalnerven ausgerissen, die die Trunci des Plexus brachialis speisen. [S702-L126]
**b Klinisches Bild der oberen Plexusläsion (ERB-Läsion); rechts.** Die Schulter ist adduziert und innenrotiert, der Arm kann im Ellenbogen nicht gebeugt werden. Die Handfunktion ist nicht beeinträchtigt. [S702-L238]
**c Klinisches Bild der unteren Plexusläsion (KLUMPKE-Läsion); rechts.** Schulter und Ellenbogen sind in ihrer Funktion nicht beeinträchtigt, die Bewegung von Hand und Fingern ist eingeschränkt. Ein begleitendes HORNER-Syndrom ist häufig. [S702-L238]

### Klinik

Schwere Verletzungen von Schulter und Arm (Motorradunfälle, Lageanomalien bei Geburt, falsche Lagerung bei Operationen) können zur Läsion des Plexus brachialis führen. Je nach betroffenem Truncus unterscheidet man:

- **Obere Plexuslähmung (ERB, Wurzeln C5–C6 für den Truncus superior)**
  Pathomechanismus: Vergrößerung des Abstands zwischen Hals und Schulter
  Typisch ist eine Parese (Lähmung) der Abduktoren und der Außenrotatoren der Schulter und der Oberarmbeuger sowie des M. supinator. Als Folge kommt es zu einer Adduktion und Innenrotation der Schulter mit gestrecktem Ellenbogengelenk und normaler Handfunktion.
- **Untere Plexuslähmung (KLUMPKE, Wurzeln C8–T1 für den Truncus inferior)**
  Pathomechanismus: Vergrößerung des Abstands zwischen Rumpf und Schulter
  Hier kommt es zu einer Parese der langen Fingerbeuger und der kurzen Handmuskeln bei normaler Schulter- und Ellenbogenfunktion. Häufig tritt zusätzlich ein **HORNER-Syndrom** (Miosis, Ptosis, Enophthalmus) auf, da auch die präganglionären sympathischen Neurone für den Halsabschnitt des Grenzstrangs über die Vorderwurzeln der Segmente C8–T1 austreten.

Sowohl bei der oberen als auch bei der unteren Läsion kann der Truncus medius (C7) beteiligt sein, was sich durch Lähmung des M. triceps brachii und der Fingerstrecker äußert.
Bei der **kompletten Läsion** ist die Bewegung des gesamten Arms einschließlich der Hand beeinträchtigt.

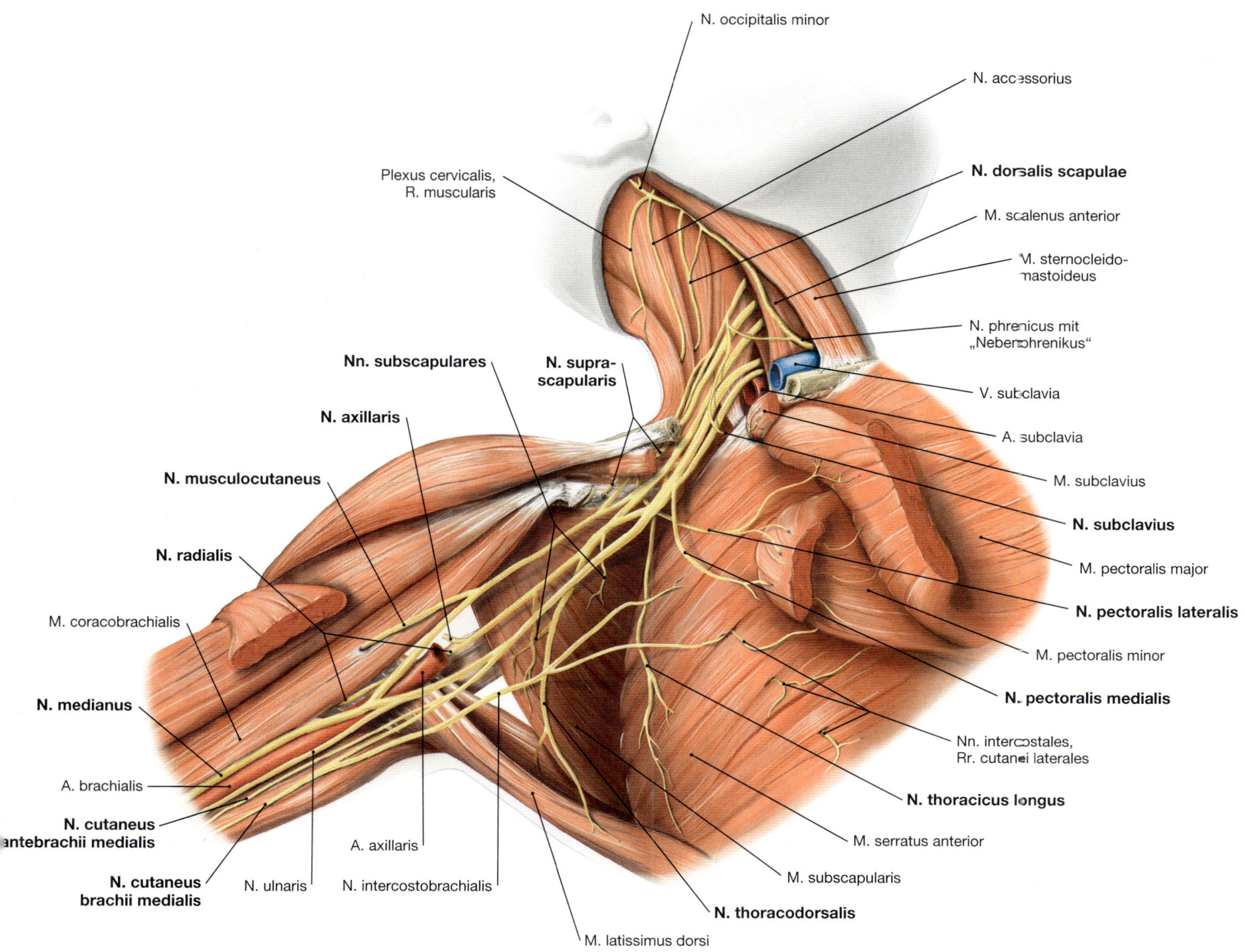


**Abb. 3.106 Nerven des Plexus brachialis, rechts;** Ansicht von ventral nach Durchtrennung der Mm. pectorales major und minor nahe deren Ansatz. [S700-L266]

Die Nerven des **supraklavikulären Teils** (Pars supraclavicularis) des Plexus brachialis gehen aus den Trunci oder z.T. den Rr. anteriores der Spinalnerven hervor und dienen der Innervation der Schultermuskeln. Am weitesten kranial entspringt der **N. dorsalis scapulae,** der den M. scalenus medius durchbohrt. Von ventral ist er nur sichtbar, wenn der Kopf wie hier weit nach hinten rekliniert und zur Gegenseite gedreht werden kann. Weiter kaudal tritt der **N. thoracicus longus** ebenfalls durch den M. scalenus medius. Das Besondere an seinem Verlauf ist, dass er unter dem Plexus brachialis zur Brustwand zieht, wo er auf dem M. serratus anterior absteigt, den er innerviert. Der **N. suprascapularis** geht typischerweise aus dem Truncus superior hervor und zieht nach dorsal, wo er unter dem Lig. transversum scapulae superius durch die Incisura scapulae auf die Dorsalseite des Schulterblatts zieht. Der **N. subclavius** ist meist unscheinbar und schwierig darzustellen. Er innerviert den M. subclavius und gibt manchmal einen Ast zum N. phrenicus ab („Nebenphrenikus“).

Die Nerven des **infraklavikulären Teils** (Pars infraclavicularis) entspringen direkt aus den Faszikeln. Aus dem infraklavikulären Teil gehen neben Schulternerven auch die Nerven des Arms hervor.

Der **Fasciculus posterior (C5–T1)** gibt nach medial als kleine Nerven die beiden **Nn. subscapulares** und den **N. thoracodorsalis** ab. Nach dem Abgang des **N. axillaris** durch die laterale Achsellücke setzt der **N. radialis** den Verlauf durch den Trizepsschlitz auf die Rückseite des Oberarms fort. Aus dem **Fasciculus lateralis (C5–C7)** geht zunächst der **N. pectoralis lateralis** zu den Brustmuskeln ab, bevor der **N. musculocutaneus** nach lateral zieht und meist den M. coracobrachialis durchbohrt. Die übrigen Nervenfasern bilden den lateralen Anteil des **N. medianus** (Radix lateralis). Dessen medialer Anteil (Radix medialis) stammt aus dem **Fasciculus medialis (C8–T1),** nachdem dieser den **N. pectoralis medialis** sowie den **N. ulnaris** und die sensorischen **Nn. cutanei brachii und antebrachii medialis** abgegeben hat. An den Nerv zum Oberarm lagern sich häufig Äste aus den Interkostalnerven als Nn. intercostobrachiales an.

→ T 24

## Innervation der oberen Extremität



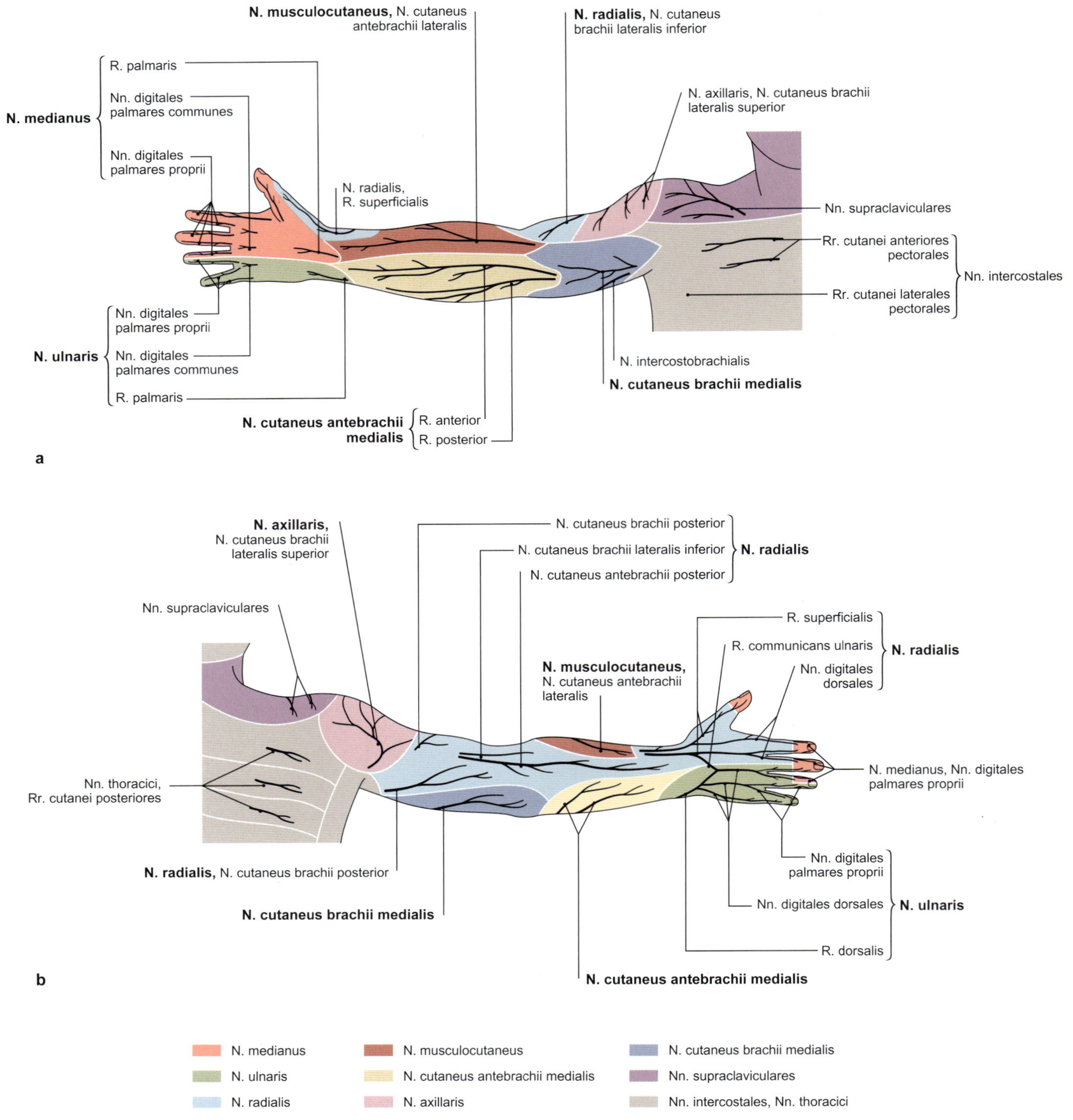


**Abb. 3.107a und b Hautnerven der oberen Extremität, rechts.** [S700-L127]
**a** Ansicht von ventral.
**b** Ansicht von dorsal.
An der sensorischen Innervation von **Schulter** und **Arm** beteiligen sich **alle Nerven** des infraklavikulären Teils des **Plexus brachialis.** Die Außenseite der Schulter wird vom N. axillaris innerviert. Außen- und Rückseite des Oberarms, die Rückseite des Unterarms und die Rückseite der radialen 2½ Finger sind Innervationsgebiete des N. radialis. Der N. musculocutaneus versorgt die Außenseite des Unterarms. N. cutaneus brachii medialis und N. cutaneus antebrachii medialis innervieren die Innenseite des Arms. Der N. medianus (Palmarseite der radialen 3½ Finger) und der N. ulnaris (Palmarseite der ulnaren 1½ Finger und Dorsalseite der ulnaren 2½ Finger) versorgen die Hand.

→ T 24

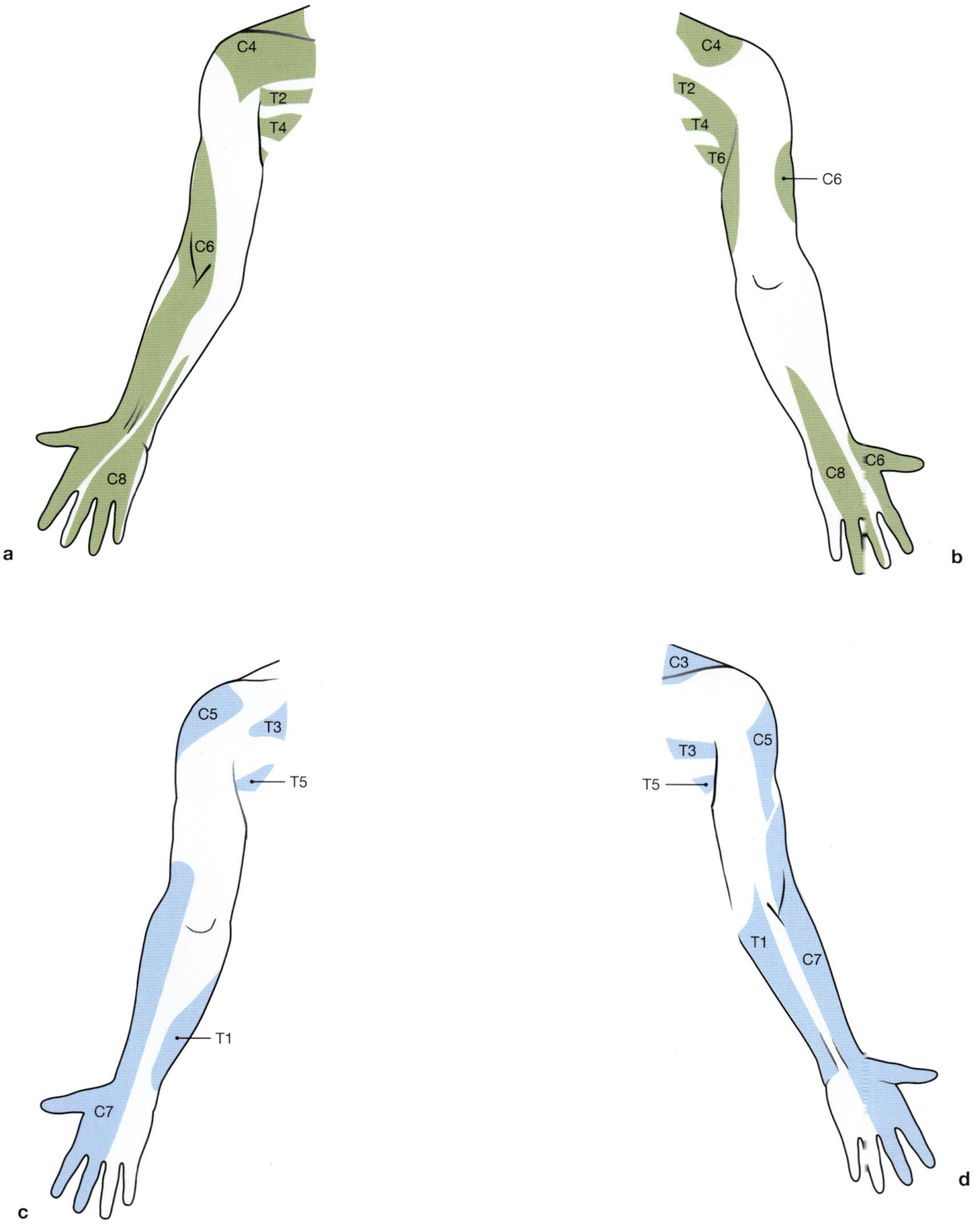


**Abb. 3.108a–d Segmentale Hautinnervation (Dermatome) der oberen Extremität, rechts.** [S700-L126]/[F1067-001]
**a, b** Ansicht von ventral.
**c, d** Ansicht von dorsal.
Bestimmte Hautgebiete werden von einem einzelnen Rückenmarksegment sensorisch innerviert. Diese Hautwurzelfelder werden als **Dermatome** bezeichnet. Da die einzelnen Hautnerven des Arms Nervenfasern aus mehreren Rückenmarksegmenten enthalten, stimmen die Grenzen der Dermatome nicht genau mit den Versorgungsgebieten der Hautnerven überein (→ Abb. 3.107). Im Unterschied zum Rumpf, an dem die Dermatome gürtelförmig angeordnet sind, verlaufen sie am Arm weitgehend **entlang der Längsachse** (s. Entwicklung, → Abb. 3.5). Aus Gründen der Übersichtlichkeit sind die Dermatome im Wechsel für die rechte (grün) und linke (blau) Körperseite dargestellt. Dabei wird deutlich, dass sich die Dermatome teilweise überlappen. Das gilt besonders für Daumen und Zeigefinger, die beide von C6 und C7 innerviert werden. Der Mittelfinger wird dagegen nicht aus C6, sondern aus C7 und z.T. aus C8 versorgt. Das Dermatom C8 erstreckt sich bis zu Ring- und Kleinfinger.

→ T 25

## Klinik

Der Verlauf der Dermatomgrenzen ist bei der Diagnostik von **Bandscheibenvorfällen** und von Engstellen **(Stenosen) im Wirbelkanal** und an Austrittsöffnungen der Spinalnerven von großer Bedeutung: Bei Schädigung von Segment **C6** kommt es zu einer eingeschränkten Empfindlichkeit am radialen Unterarm und am **Daumen;** bei Kompression von **C7** besonders am **Mittelfinger.** Der **Kleinfinger** ist besonders bei Läsion des Segments **C8** betroffen. Die Empfindung an der Ulnarseite des Unterarms ist dagegen herabgesetzt, wenn **T1** betroffen ist.

## Schulternerven aus der Pars supraclavicularis des Plexus brachialis

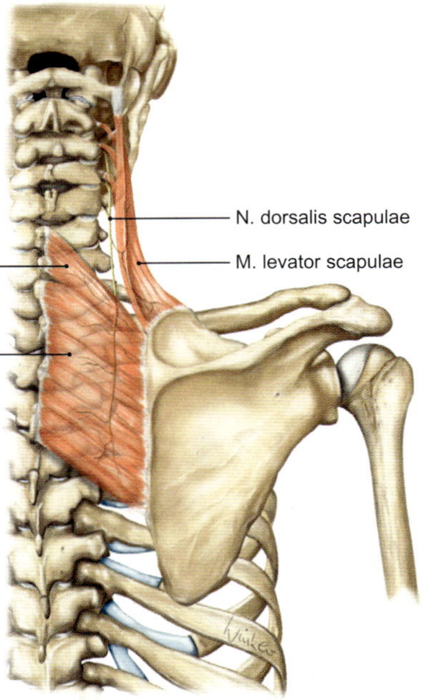


**Abb. 3.109 N. dorsalis scapulae (C3–C5), rechts;** Ansicht von dorsal. [S700-L266]

Die Schulternerven entspringen sowohl der Pars supraclavicularis (→ Abb. 3.109, → Abb. 3.110 und → Abb. 3.111) als auch der Pars infraclavicularis (→ Abb. 3.113, → Abb. 3.114 und → Abb. 3.115) des Plexus brachialis.

Der **N. dorsalis scapulae** innerviert die Mm. rhomboidei und den M. levator scapulae, die beide die Scapula am Rumpf fixieren und nach medial oben ziehen. Er tritt am weitesten kranial aus dem Plexus brachialis aus, durchbohrt den M. scalenus medius und zieht am Unterrand des M. levator scapulae (Leitmuskel!) nach dorsal.

**Schulternerven aus der Pars supraclavicularis:**

- N. dorsalis scapulae (C3–C5)
- N. thoracicus longus (C5–C7)
- N. suprascapularis (C4–C6)
- N. subclavius (C5–C6)

→T 24

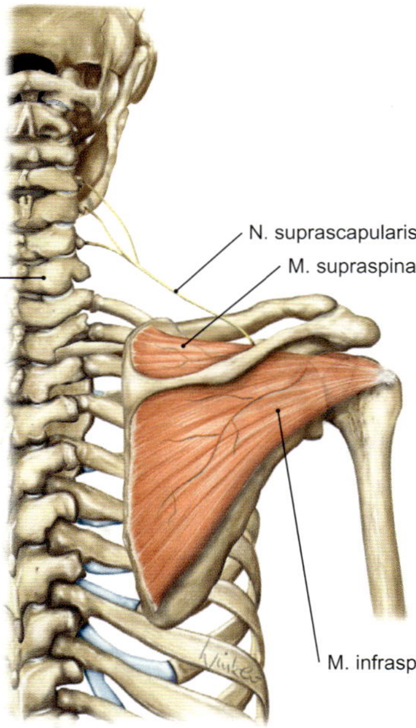


**Abb. 3.110 N. suprascapularis (C4–C6), rechts;** Ansicht von dorsal. [S700-L266]

Der **N. suprascapularis** innerviert den **M. supraspinatus** (unterstützt die Abduktion) und den **M. infraspinatus** (wichtigster Außenrotator der Schulter!). Der N. suprascapularis entspringt dem Truncus superior und zieht oberhalb der Clavicula nach dorsal. Er tritt unter dem **Lig. transversum scapulae superius** durch die Incisura scapulae auf die Dorsalseite des Schulterblatts in die Fossa supraspinata und dann lateral um die Spina scapulae in die Fossa infraspinata. An der Basis der Spina scapulae ist er gelegentlich von Bindegewebsfasern bedeckt, die als **Lig. transversum scapulae inferius** bezeichnet werden.

→T 24

### Klinik

**Läsionen der Schulternerven aus der Pars supraclavicularis:**

- **N. dorsalis scapulae:** Scapula nach lateral verschoben und leicht vom Thorax abstehend. Eine isolierte Schädigung ist wegen der geschützten Lage selten.
- **N. suprascapularis:** Beeinträchtigung der Außenrotation (M. infraspinatus ist wichtigster Muskel) und – schwächer – auch der Abduktion (M. supraspinatus). Neben Verletzungen im Bereich der seitlichen Halsregion sind auch Einklemmungen in der Incisura scapulae möglich.

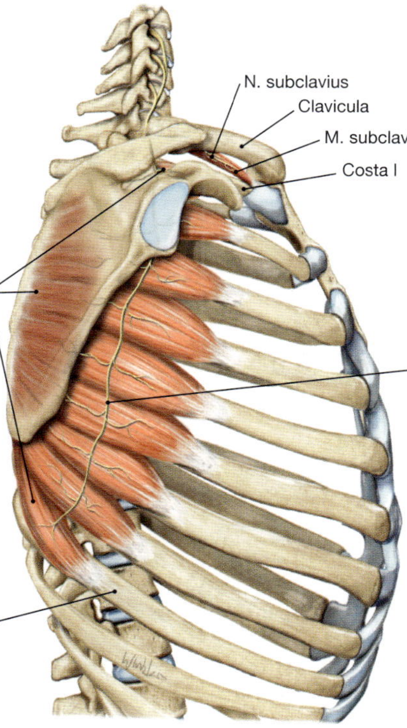


**Abb. 3.111 N. thoracicus longus (C5–C7) und N. subclavius (C5–C6), rechts;** Ansicht von lateral rechts. [S700-L266]
Der **N. thoracicus longus** durchbohrt den M. scalenus medius und zieht dann unter dem Plexus brachialis und der Clavicula zur Außenseite des Thorax, wo er auf dem M. serratus anterior absteigt und ihn innerviert. Der **M. serratus anterior** ist an der Rotation der Scapula maßgeblich beteiligt. Damit der Humeruskopf bei der Abduktion nicht durch das Schulterdach in seiner Bewegung eingeschränkt wird, ist der Muskel für die Elevation des Arms erforderlich.
Der **N. subclavius** innerviert den **M. subclavius,** der aktiv das Sternoklavikulargelenk stabilisiert. Er lagert sich dem M. subclavius an und gibt gelegentlich einen Ast zum N. phrenicus ab („Nebenphrenikus").

→T 24

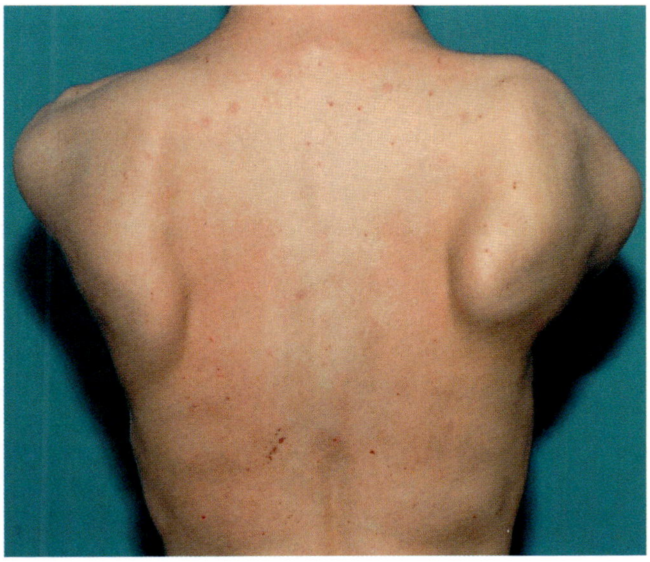

**Abb. 3.112 Scapula alata bei Läsion des N. thoracicus longus, beidseits;** Ansicht von dorsal. [P320-P319]
Das Abstehen des medialen Rands der Scapula bei Läsion des N. thoracicus longus wird als **Scapula alata** bezeichnet. Im Gegensatz zur Beeinträchtigung der Elevation wird dieses Symptom von den Patienten nicht unbedingt wahrgenommen, kann aber diagnostisch genutzt werden. Am deutlichsten tritt das Abstehen des medialen Rands der Scapula in Erscheinung, wenn der Patient sich wie hier am Boden oder an einer Wand abstützt und der M. serratus anterior das Schulterblatt nicht am Rumpf fixieren kann.

## Klinik

**Läsionen der Schulternerven aus der Pars supraclavicularis:**

- **N. thoracicus longus:** Elevation unmöglich! Der mediale Rand der Scapula steht flügelartig vom Rumpf ab **(Scapula alata).** Diese Läsion ist relativ häufig durch das Tragen von schweren Lasten auf dem Rücken („Rucksackläsion") bedingt, da dabei der Nerv unter der Clavicula eingeklemmt werden kann. Auch Schnittverletzungen der Brustwand können zu einer Läsion des Nervs führen.
- Die isolierte Läsion des N. subclavius ist sehr selten und hat keine eindeutigen klinischen Symptome.

## Schulternerven aus der Pars infraclavicularis des Plexus brachialis

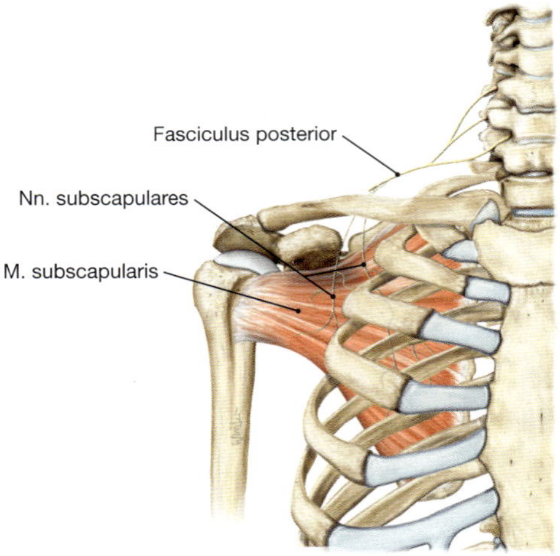


**Abb. 3.113 Nn. subscapulares (C5–C7), rechts;** Ansicht von ventral. [S700-L266]

Die Schulternerven entspringen sowohl der Pars supraclavicularis (→ Abb. 3.109, → Abb. 3.110 und → Abb. 3.111) als auch der Pars infraclavicularis (→ Abb. 3.113, → Abb. 3.114 und → Abb. 3.115) des Plexus brachialis.

Meist kommen 2 **Nn. subscapulares** vor und innervieren den **M. subscapularis** (wichtigster Innenrotator im Schultergelenk!). Da die Nn. subscapulares direkt aus dem hinteren Faszikel zur Vorderseite der Scapula absteigen, sind sie sehr gut geschützt.

**Schulternerven aus der Pars infraclavicularis:**

- Nn. subscapulares (C5–C7) aus Fasciculus posterior
- N. thoracodorsalis (C6–C8) aus Fasciculus posterior
- N. pectoralis lateralis (C5–C7) aus Fasciculus lateralis
- N. pectoralis medialis (C8–T1) aus Fasciculus medialis
- N. axillaris (C5–C6) aus Fasciculus posterior

→ T 24

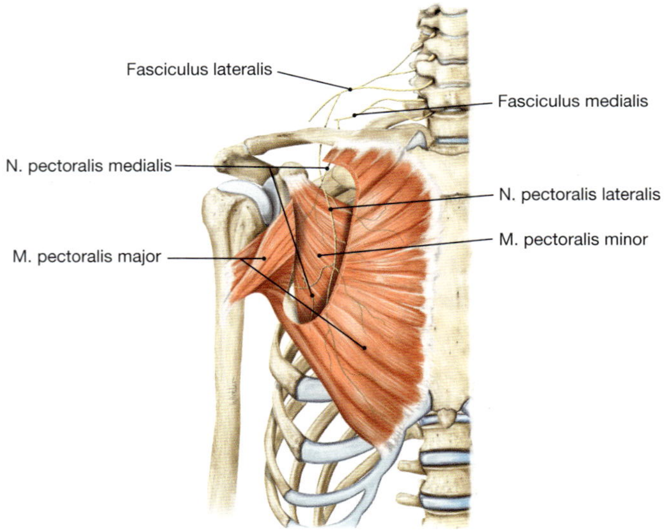


**Abb. 3.114 Nn. pectorales lateralis (C5–C7) und medialis (C8–T1), rechts;** Ansicht von ventral. [S700-L266]

Die Bezeichnung ist von ihrem Ursprung aus dem jeweiligen Faszikel, nicht von der Lage abgeleitet (der **N. pectoralis medialis** liegt meist lateral und der **N. pectoralis lateralis** medial!). Beide Nerven innervieren die **Mm. pectorales major und minor.** Der M. pectoralis major ist der wichtigste Adduktor und antevertierende Muskel des Schultergelenks.

→ T 24

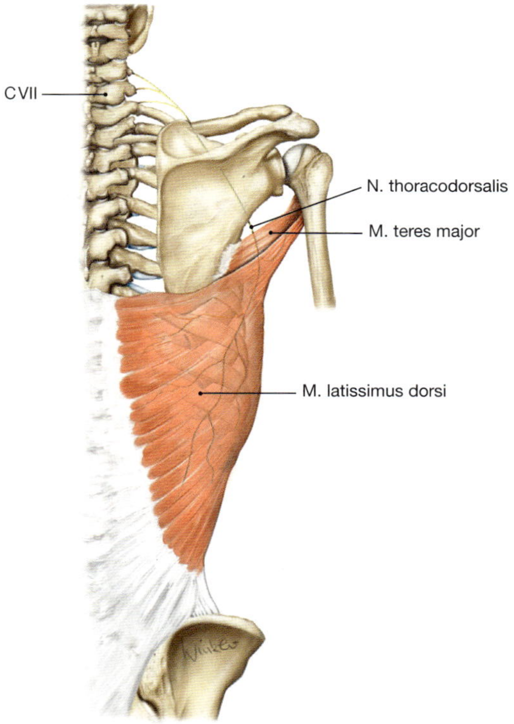


**Abb. 3.115 N. thoracodorsalis (C6–C8), rechts;** Ansicht von dorsal. [S700-L266]

Der **N. thoracodorsalis** zieht zusammen mit der gleichnamigen Arterie und Vene zur Innenseite des M. latissimus dorsi und gibt vorher einen Ast zum M. teres major ab.

→ T 24

### Klinik

**Läsionen der Schulternerven aus der Pars infraclavicularis:** Allgemein gilt, dass isolierte Verletzungen einzelner infraklavikulärer Schulternerven aufgrund ihrer geschützten Lage selten sind.

- **Nn. subscapulares:** Innenrotationsschwäche, eine Schädigung kann durch eine proximale Humerusfraktur verursacht werden.
- **Nn. pectorales:** Beeinträchtigung der Adduktion und Anteversion. Diagnostisch kann genutzt werden, dass die Arme nicht **vor** dem Rumpf überkreuzt werden können. Die vordere Achselfalte ist eingefallen.
- **N. thoracodorsalis:** gestörte Adduktion des retrovertierten Arms. Die Arme können nicht **hinter** dem Rücken überkreuzt werden, da hierfür Retroversion, Adduktion und Innenrotation nötig sind („Schürzengriff"). Die hintere Achselfalte ist eingefallen. Die Symptome sind in Anbetracht der Größe des M. latissimus dorsi bei Bewegung aus der Neutralstellung heraus meist gering, da er wie der M. teres major für keine Bewegung im Schultergelenk essenziell ist! Beim Turnen oder bei anderen Sportarten kann die Beeinträchtigung aber deutlich sein.

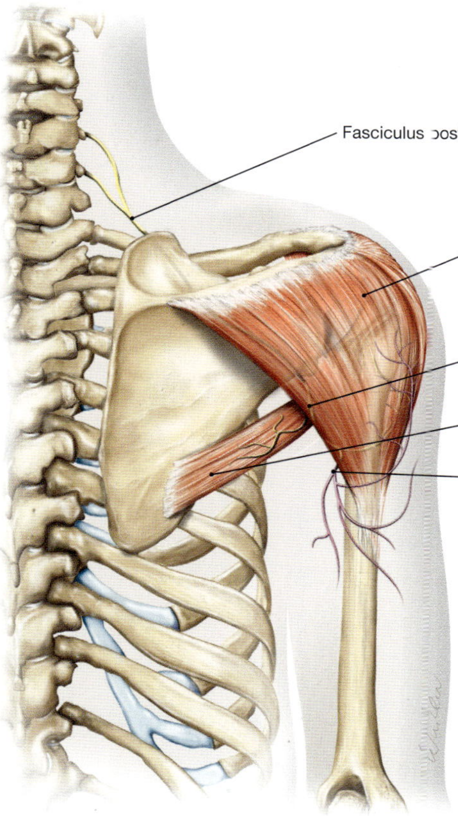


**Abb. 3.116 Verlauf und Versorgungsgebiet des N. axillaris (C5–C6), rechts;** Ansicht von dorsal. [S700-L266]
Der **N. axillaris** entspringt dem Fasciculus posterior, tritt gemeinsam mit der A. circumflexa humeri posterior **durch die laterale Achsellücke** und gelangt um das Collum chirurgicum des Humerus auf die Dorsalseite des Arms. Hier innerviert er den **M. deltoideus** (wichtigster Abduktor im Schultergelenk!) und den **M. teres minor.** Sein sensorischer Endast (N. cutaneus brachii lateralis superior [violett]) tritt hinten am Unterrand des M. deltoideus hervor und versorgt die Außenseite der Schulter.

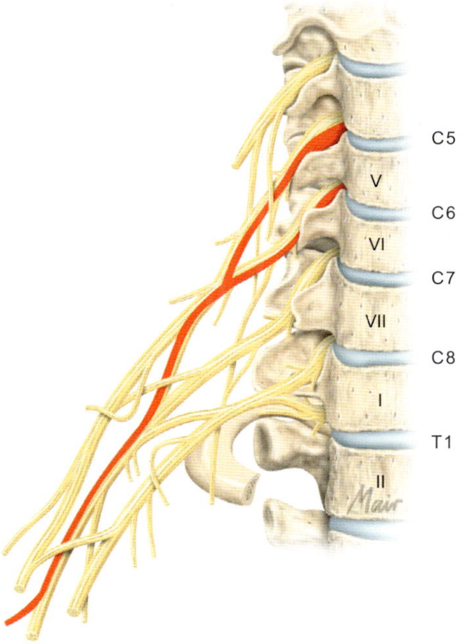


**Abb. 3.117 Segmentaler Aufbau des N. axillaris, rechts;** Ansicht von ventral. [S700-L127]

→T 24

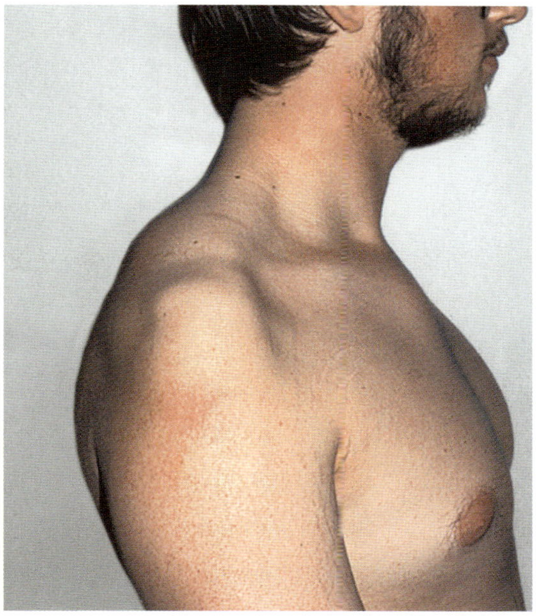

**Abb. 3.118 Läsion des N. axillaris: Lähmung und Atrophie des M. deltoideus.** [S700-T917]

## Klinik

**Läsion des N. axillaris:** Der N. axillaris kann bei proximalen Humerusfrakturen und Schulterluxationen verletzt werden. Die **Abduktion des Arms ist stark beeinträchtigt** und die **Sensorik an der Außenseite** der Schulter aufgehoben. Bei länger andauernder Schädigung atrophiert der Muskel, sodass die Rundung der Schulter aufgehoben ist (→ Abb. 3.118).

## Armnerven des Plexus brachialis

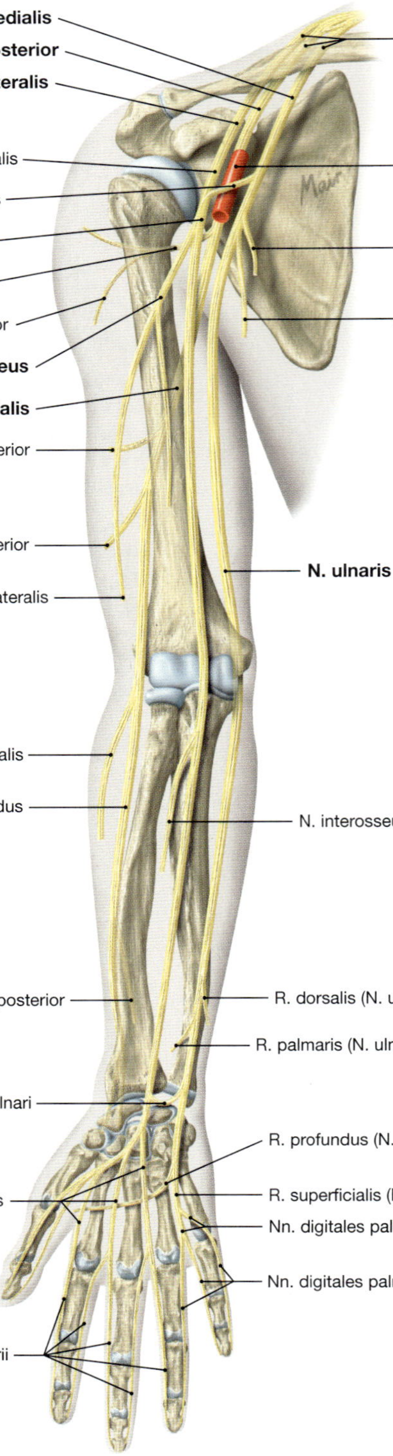


**Abb. 3.119 Armgeflecht, Plexus brachialis (C5–T1): Nerven des Arms, rechts;** Ansicht von ventral. [S700-L127]

Die Nerven des Arms gehen wie auch einige Schulternerven (→ Abb. 3.113, → Abb. 3.114, → Abb. 3.115 und → Abb. 3.116) aus dem infraklavikulären Teil des Plexus brachialis hervor. Der N. radialis setzt den Verlauf des Fasciculus posterior fort. Aus dem Fasciculus lateralis entspringen der N. musculocutaneus und die laterale Wurzel (Radix lateralis) des N. medianus. Der Fasciculus medialis teilt sich in die mediale Wurzel (Radix medialis) des N. medianus und den N. ulnaris sowie in die sensorischen Nerven der Innenseite des Oberarms (N. cutaneus brachii medialis) und des Unterarms (N. cutaneus antebrachii medialis).

**Armnerven der Pars infraclavicularis:**

**Fasciculus posterior (C5–T1):**
- N. radialis (C5–T1)

**Fasciculus lateralis (C5–C7):**
- N. musculocutaneus (C5–C7)
- N. medianus, Radix lateralis (C6–C7)

**Fasciculus medialis (C8–T1):**
- N. medianus, Radix medialis (C8–T1)
- N. ulnaris (C8–T1)
- N. cutaneus brachii medialis (C8–T1)
- N. cutaneus antebrachii medialis (C8–T1)

→ T 24

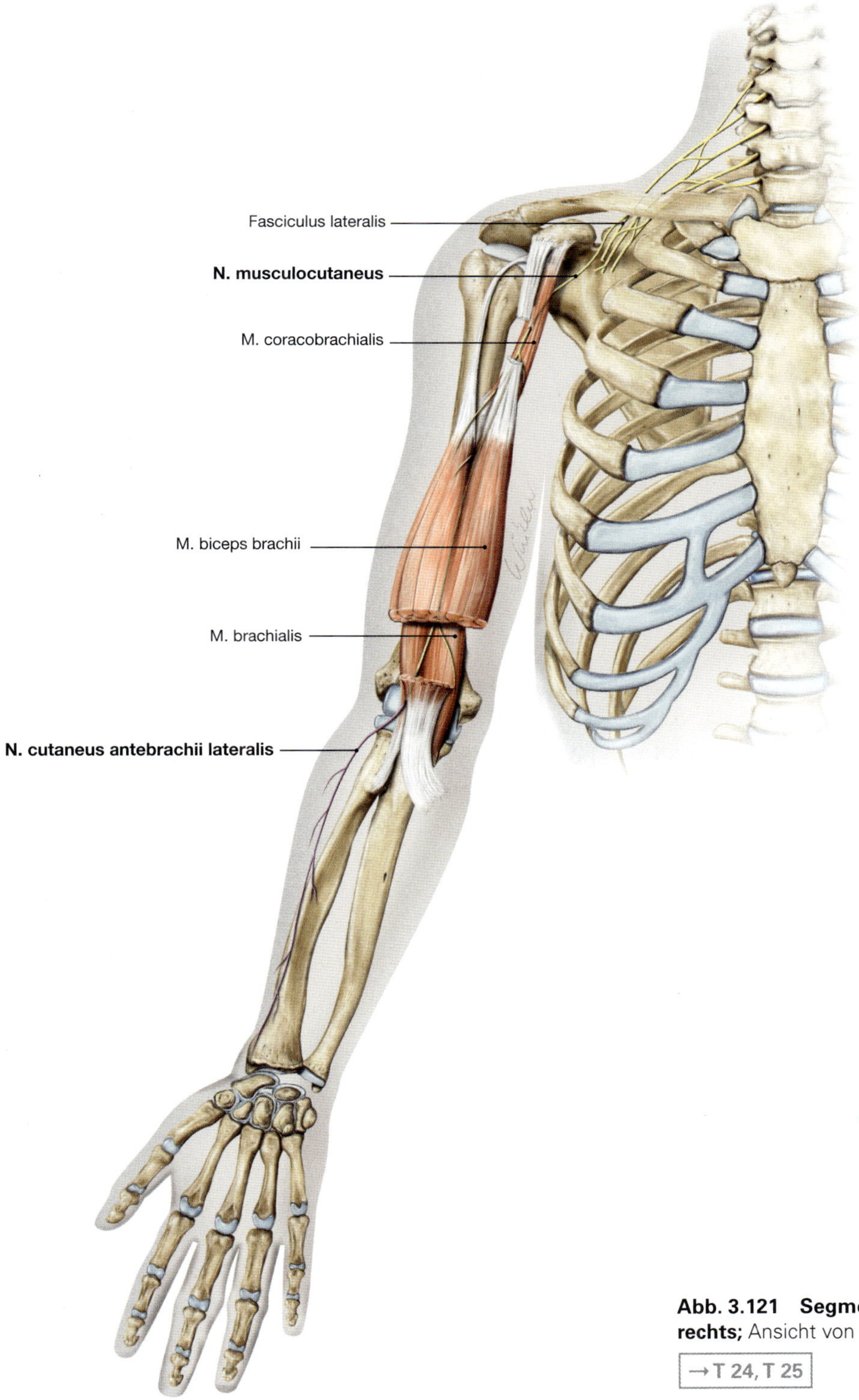


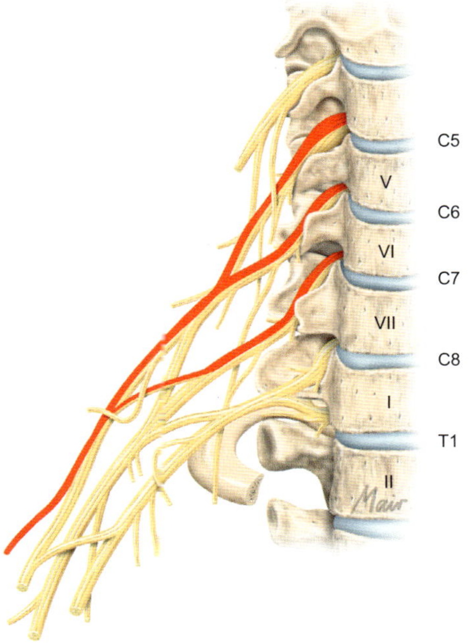


**Abb. 3.121 Segmentaler Aufbau des N. musculocutaneus, rechts;** Ansicht von ventral. [S700-L127]

→ T 24, T 25

**Abb. 3.120 Verlauf und Versorgungsgebiet des N. musculocutaneus (C5–C7), rechts;** Ansicht von ventral. [S700-L266]

Der **N. musculocutaneus** geht aus dem Fasciculus lateralis hervor. Er durchbohrt meist den **M. coracobrachialis,** verläuft zwischen M. biceps brachii und M. brachialis nach distal, tritt mit seinem sensorischen Endast (N. cutaneus antebrachii lateralis [violett]) zwischen diesen beiden Muskeln aus und gelangt von lateral in die Ellenbeuge. Er innerviert die 3 ventralen Muskeln des Oberarms **(M. coracobrachialis, M. biceps brachii, M. brachialis)** motorisch und den radialen Unterarm sensorisch. Da der N. musculocutaneus den M. coracobrachialis durchbohrt, erleichtert das Auffinden dieses Nervs die Orientierung bei der Präparation des Plexus brachialis (Leitnerv!) (→ Abb. 3.161 und → Abb. 3.162).

## Klinik

**Läsion des N. musculocutaneus:** Der N. musculocutaneus ist bei Schulterluxationen gefährdet. Bei seiner Schädigung ist die **Beugung im Ellenbogen deutlich eingeschränkt,** bleibt aber schwach erhalten, weil auch die radiale Gruppe der Unterarmstrecker (innerviert durch N. radialis) und die oberflächlichen Beuger des Unterarms (innerviert durch N. medianus) beugende Funktion im Ellenbogengelenk haben. Die Supination bei gebeugtem Arm und der Bizepsreflex sind aufgrund der Lähmung des M. biceps brachii abgeschwächt. Das **sensorische Defizit am radialen Unterarm** kann gering ausgeprägt sein, da Überschneidungen mit dem Innervationsgebiet der medialen und der dorsalen sensorischen Nerven vorkommen.

## N. radialis

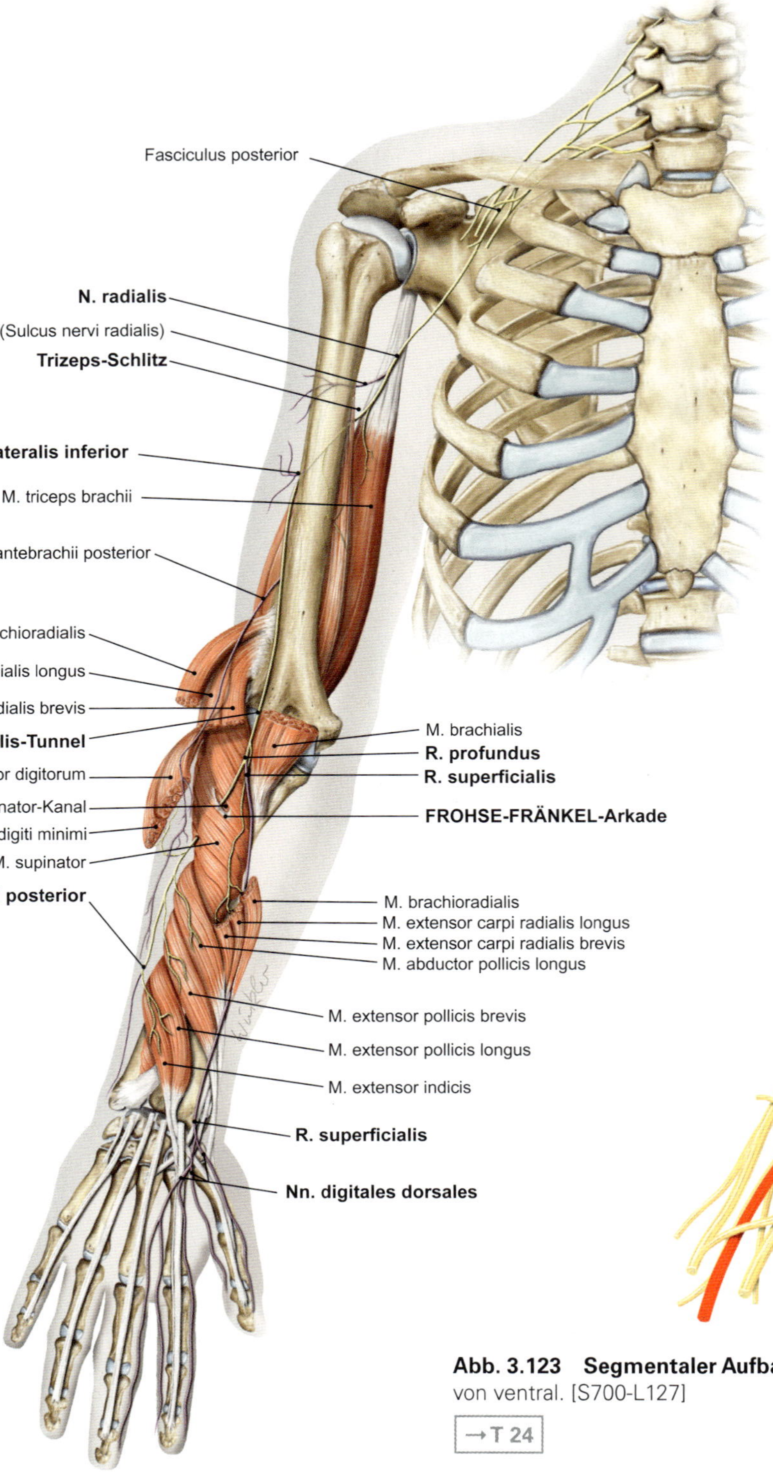


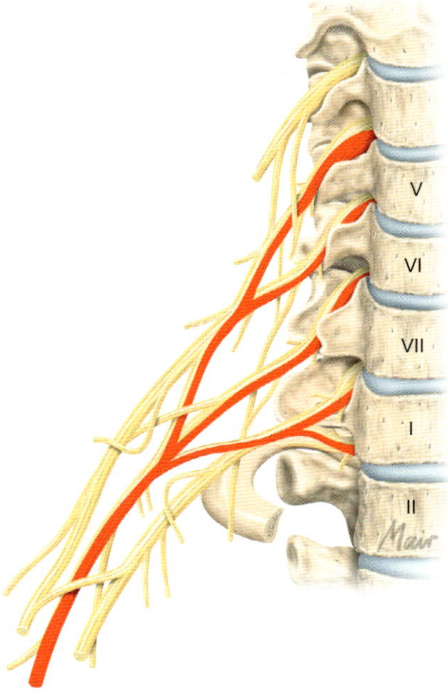


**Abb. 3.123 Segmentaler Aufbau des N. radialis, rechts;** Ansicht von ventral. [S700-L127]

→T 24

**Abb. 3.122 Verlauf und Versorgungsgebiet des N. radialis (C5–T1), rechts;** Ansicht von ventral (aufgrund der Pronationsstellung des Unterarms ist hier die Dorsalseite sichtbar). Die sensorischen Hautäste sind violett gefärbt. [S700-L266]

Der N. radialis entspringt dem Fasciculus posterior und gelangt durch den **Trizepsschlitz** (→ Abb. 3.72) zwischen Caput longum und Caput laterale des M. triceps brachii auf die Dorsalseite des Humerus, um den er sich im Sulcus nervi radialis windet. Vor dem Sulcus gibt er die motorischen Äste für den **M. triceps brachii** und den sensorischen Ast für die Rückseite des Oberarms ab. Der sensorische Ast für die Rückseite des Unterarms geht dagegen im Sulcus nervi radialis ab. Der N. radialis tritt dann von lateral zwischen M. brachioradialis und M. brachialis **(Radialis-Tunnel)** in die Ellenbeuge ein, wo er sich in einen R. superficialis und einen R. profundus teilt. Vor der Teilung entsendet er Muskeläste zum **M. brachioradialis** und zu den **Mm. extensores carpi radialis longus et brevis.**

Der **R. superficialis** läuft zunächst zusammen mit der A. radialis unter dem M. brachioradialis, wechselt jedoch distal auf die Dorsalseite der Hand, wo er den ersten Zwischenfingerraum (Spatium interosseum) zwischen Daumen und Zeigefinger (Autonomiegebiet!) und die Rückseite der radialen 2½ Finger sensorisch versorgt.

Der **R. profundus** dagegen durchbohrt unterhalb der Ellenbeuge den M. supinator **(Supinator-Kanal), den er auch innerviert,** und gelangt auf die Dorsalseite des Unterarms, wo er Muskeläste für **alle Strecker des Unterarms** abgibt. Beim Eintritt in den Supinator-Kanal bildet die Muskelfaszie eine sichelförmige Faszienverstärkung **(FROHSE-FRÄNKEL-Arkade).** Der Endast ist der N. interosseus antebrachii posterior, der sensorisch die Handgelenke von dorsal innerviert.

**Sensorisches Autonomiegebiet:** erster Zwischenfingerraum zwischen Daumen und Zeigefinger

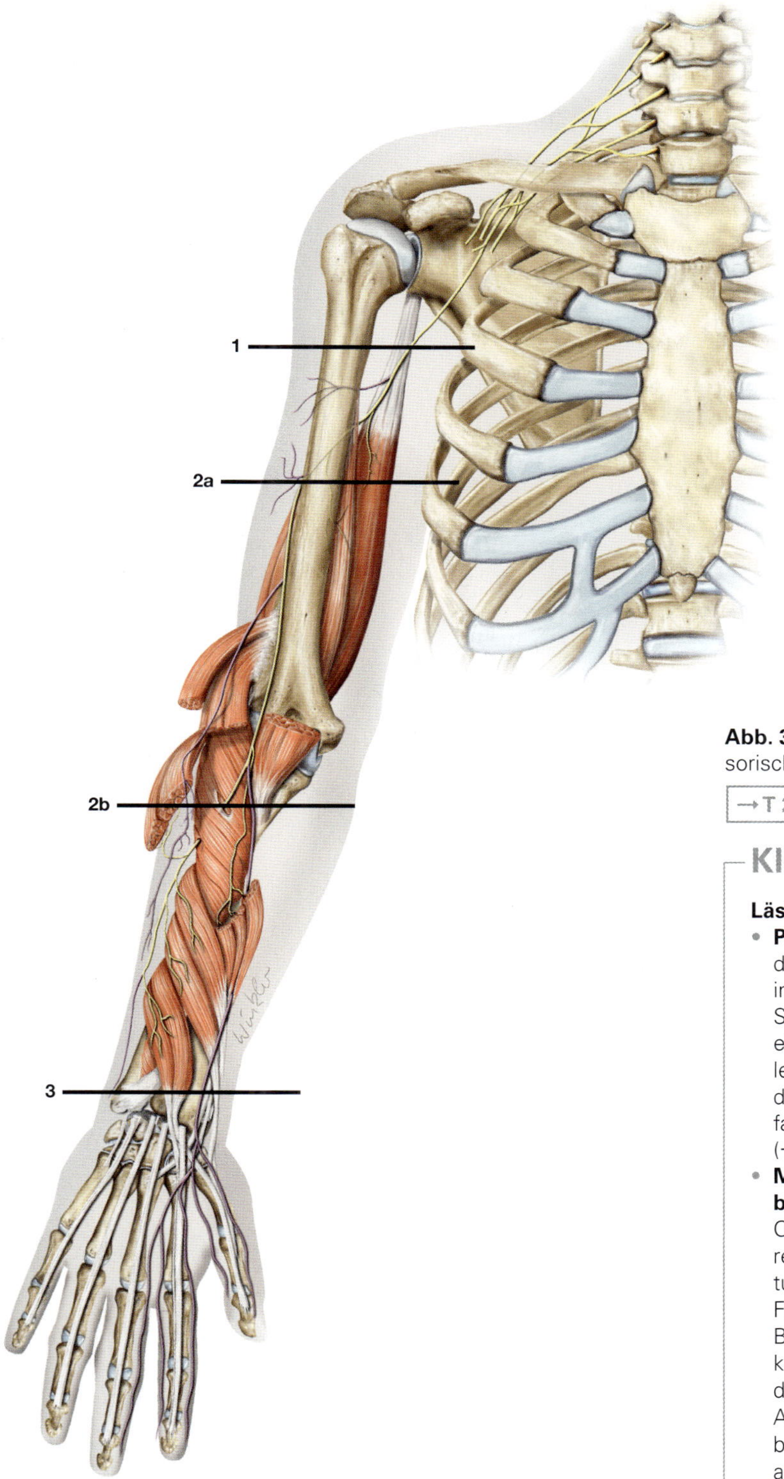


Abb. 3.124 **Läsionsorte des N. radialis (C5–T1); rechts;** Ansicht von dorsal (durch Balken markiert). Die sensorischen Hautäste sind violett gefärbt. [S700-L266]
**Sensorisches Autonomiegebiet:** erster Zwischenfingerraum
**Häufige Läsionsorte** (durch Balken markiert):
**1 Proximale Läsion** im Bereich der **Achselhöhle**
**2 Mittlere Läsion** im Bereich von **Humerusschaft (a)** oder **Ellenbeuge (b)**
**3 Distale Läsion** im Bereich der **Handgelenke**

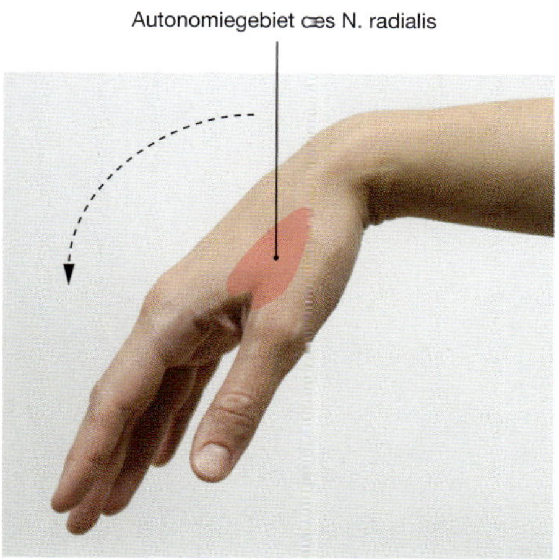


**Abb. 3.125 Proximale Läsion des N. radialis: „Fallhand"** mit sensorischen Störungen im ersten Zwischenfingerraum. [S700]

→ T 24

## Klinik

**Läsionen des N. radialis: Man unterscheidet 3 Läsionen:**

- **Proximale Läsion** im Bereich der **Achselhöhle:** Früher häufig durch Krücken entstanden, heute eher durch falsche Lagerung im OP. Nur bei proximaler Läsion finden sich (**zusätzlich** zu den Symptomen bei Schädigung im Bereich des Humerusschafts) ein **Ausfall des M. triceps brachii** mit Abschwächung der Ellenbogenstreckung und des Trizepsreflexes sowie ein Ausfall der Sensorik an der Rückseite des Oberarms, da diese Nervenfasern bereits vor Eintritt in den Sulcus nervi radialis abgehen (→ Abb. 3.124, 1).
- **Mittlere Läsion** im Bereich von **Humerusschaft oder Ellenbeuge:** Ursachen sind eine Humerusschaftfraktur oder eine Quetschung („**Parkbankläsion**") gegen den Humerus. Im Bereich der Ellenbeuge können Radiusluxationen oder hohe Frakturen ebenso ursächlich sein wie Druck durch die FROHSE-FRÄNKEL-Arkade oder im Supinatorkanal (**Supinatorsyndrom**). Bei Läsion im Bereich des **Humerusschafts** (→ Abb. 3.124, 2a) kommt es durch Ausfall aller Unterarmstrecker einschließlich der radialen Gruppe zur **„Fallhand"** (→ Abb. 3.125) und zum Ausfall der Finger- und Daumenstreckung sowie der Supination bei gestrecktem Arm. Zusätzlich tritt ein sensorisches Defizit an der Rückseite des Unterarms, im ersten Zwischenfingerraum (Autonomiegebiet) und an der Rückseite der radialen 2½ Finger auf. Wird nur der **R. profundus** beim Durchtritt durch den M. supinator eingeklemmt (→ Abb. 3.124, 2b), kommt es nicht zu sensorischen Ausfällen, die fehlende Innervation der Handgelenke ist vernachlässigbar. Eine „Fallhand" tritt **nicht** auf, da nur die Fingerstrecker ausfallen, während die Mm. extensores carpi radiales als Anteile der weiterhin intakten radialen Muskelgruppe für eine Stabilisierung des Handgelenks ausreichen. Aufgrund der aktiven Insuffizienz der Beuger, die nicht durch Streckung der Handgelenke ausgeglichen werden kann, ist **kein kräftiger Faustschluss** möglich.
- **Distale Läsion des R. superficialis** im Bereich der **Handgelenke** (→ Abb. 3.124, 3) durch eine distale Radiusfraktur (häufigste Fraktur des Menschen): Hier besteht nur ein sensorisches Defizit im ersten Zwischenfingerraum und an der Rückseite der radialen 2½ Finger.

## N. medianus

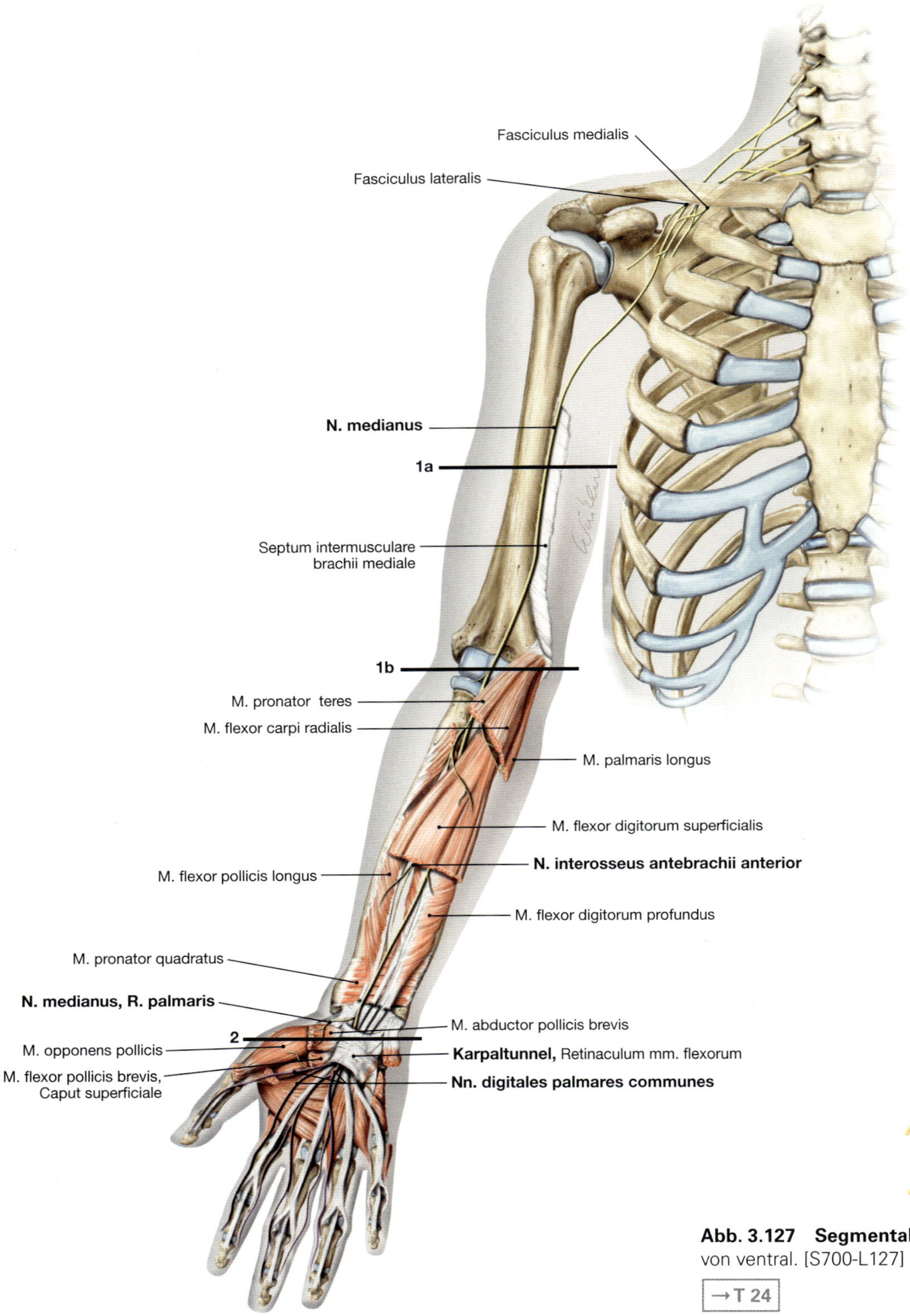


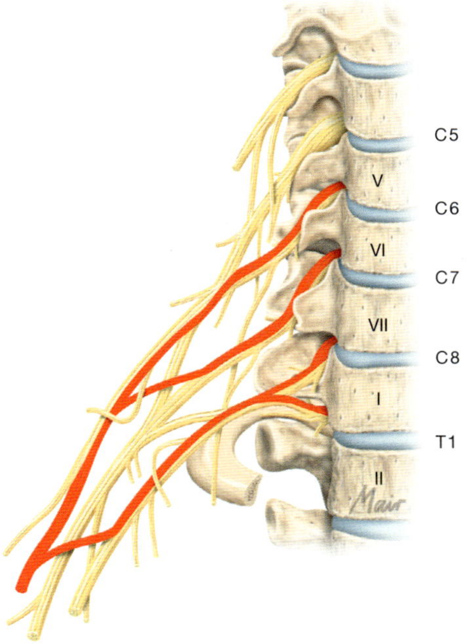


**Abb. 3.127 Segmentaler Aufbau des N. medianus, rechts;** Ansicht von ventral. [S700-L127]

→T 24

**Abb. 3.126 Verlauf, Versorgungsgebiet und Läsionsorte des N. medianus (C6–T1), rechts;** Ansicht von ventral. Die sensorischen Hautäste sind violett gefärbt. [S700-L266]

Der N. medianus setzt sich aus einer lateralen und einer medialen Wurzel zusammen, die aus den jeweiligen Faszikeln hervorgehen. Er verläuft zunächst am medialen Oberarm im Sulcus bicipitalis medialis. Er gibt am Oberarm keine Äste ab, tritt von medial in die Ellenbeuge ein und zieht **zwischen den beiden Köpfen des M. pronator teres** hindurch in den Verschieberaum zwischen den oberflächlichen und tiefen Beugern des Unterarms. Hier innerviert er **alle Beugemuskeln des Unterarms,** abgesehen vom M. flexor carpi ulnaris und vom ulnaren Teil des M. flexor digitorum profundus, wobei die tiefen Muskeln durch den N. interosseus antebrachii anterior versorgt werden. Dieser Nerv innerviert zusätzlich sensorisch die Handgelenke von palmar. Der N. medianus tritt dann zwischen den Sehnen der Fingerbeuger **durch den Karpaltunnel** (Canalis carpi) in die Hohlhand ein, wo er sich in 3 Nn. digitales palmares communes aufzweigt. Diese geben Muskeläste für die **Daumenmuskulatur** (abgesehen vom M. adductor pollicis und dem Caput profundum des M. flexor pollicis brevis) und die beiden radialen **Mm. lumbricales** ab und teilen sich in die sensorischen Endäste für die jeweilige Palmarseite der radialen 3½ Finger, die auch die Dorsalseite der Endglieder mitversorgen.

**Sensorisches Autonomiegebiet:** Endglieder von Zeige- und Mittelfinger

**Häufige Läsionsorte** (durch Balken markiert):

**1 Proximale Läsion** im Bereich des **Sulcus bicipitalis medialis (a)** oder der **Ellenbeuge (b)**

**2 Distale Läsion** im Bereich der **Handgelenke** und des **Karpaltunnels**

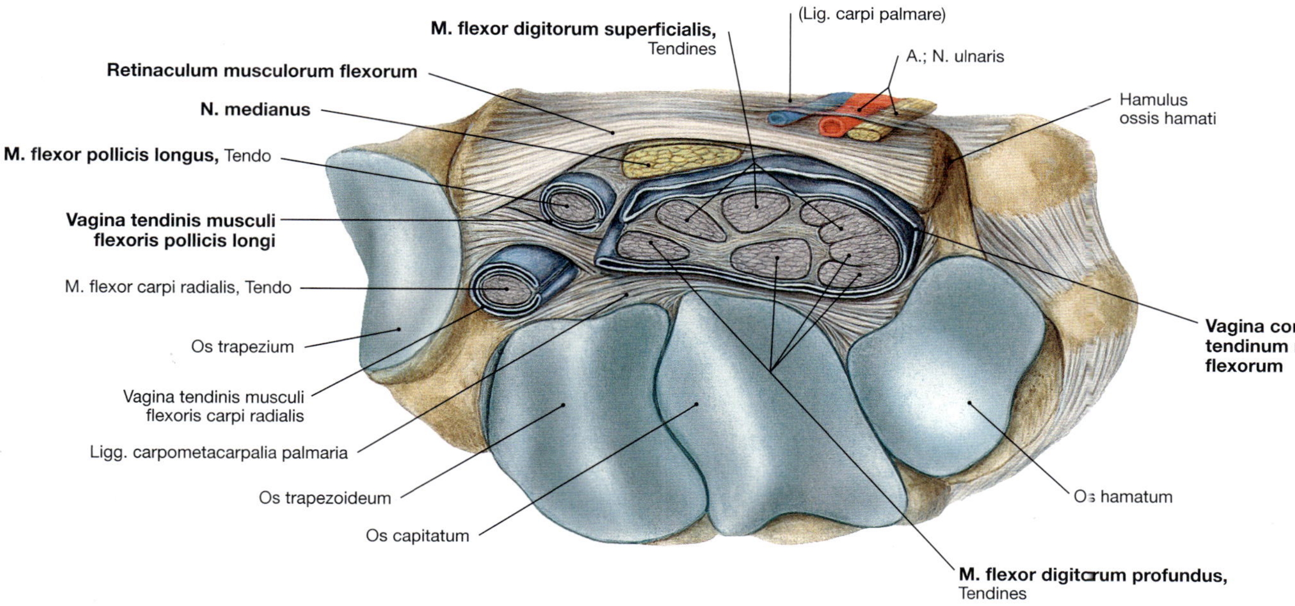


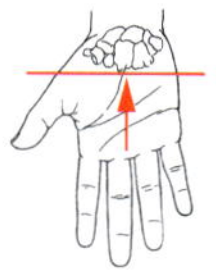

**Abb. 3.128 Karpaltunnel, Canalis carpi, rechts;** Ansicht von distal; Transversalschnitt auf Höhe der Karpometakarpalgelenke. [S700]
Das Retinaculum musculorum flexorum bildet mit den Handwurzelknochen den Karpaltunnel, durch den der N. medianus zusammen mit den Sehnen der langen Fingerbeuger zieht (→ Abb. 3.177). Sehnenscheidenentzündungen oder Schwellungen im Bereich des Karpaltunnels können zu einer Kompression des N. medianus führen. Eine Funktionsstörung des N. medianus durch Kompression im Canalis carpi wird als **Karpaltunnelsyndrom** bezeichnet.

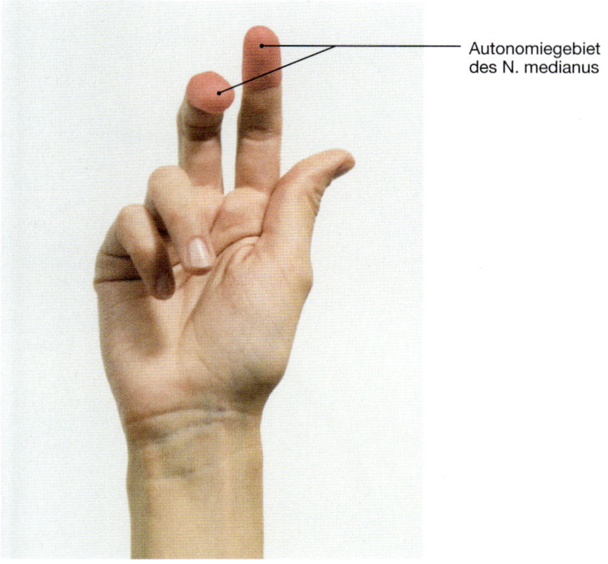


**Abb. 3.129 Proximale Läsion des N. medianus: „Schwurhand"** mit sensorischer Störung an den Endgliedern des Zeige- und Mittelfingers. [S700]

## Klinik

**Läsionen des N. medianus:**
Man unterscheidet proximale und distale Läsionen:

- **Proximale Läsion** im Bereich des Sulcus bicipitalis medialis (→ Abb. 3.126, 1a; z. B. bei Schnittverletzungen) oder im Bereich der Ellenbeuge (→ Abb. 3.126, 1b): Im Bereich der Ellenbeuge kann der N. medianus durch distale Humerusfrakturen, bei falscher Blutentnahme bzw. intravenöser Injektion oder bei seinem Durchtritt zwischen den Köpfen des M. pronator teres (Pronator-teres-Syndrom) eingeklemmt werden. Nur bei der proximalen Läsion kommt es zur **„Schwurhand"**-Stellung, bei der Daumen, Zeige- und Mittelfinger nicht mehr in den Mittel- und Endgelenken gebeugt werden können (→ Abb. 3.129). Ursache ist die fehlende Innervation des oberflächlichen Fingerbeugers sowie des radialen Anteils des tiefen Fingerbeugers. Die übrigen Symptome gleichen denen bei der distalen Läsion.
- **Distale Läsion** im Bereich der **Handgelenke** (z. B. bei „Aufschneiden der Pulsadern" in suizidaler Absicht) oder durch Kompression des N. medianus im Karpaltunnel (**Karpaltunnelsyndrom, häufigste Nervenverletzung der oberen Extremität;** Abb. → Abb. 3.126, 2): Hier kommt es nicht zu einer Schwurhand, weil die motorischen Äste für die Fingerbeuger bereits am Unterarm abgehen! Dagegen besteht eine **Affenhand,** da der Daumenballen atrophiert und der Daumen durch überwiegende Wirkung des M. adductor pollicis (vom N. ulnaris innerviert) in Adduktionsstellung steht. Die **Daumen-Kleinfinger-Probe** ist **negativ,** weil der Daumen durch Ausfall des M. opponens pollicis nicht opponiert werden kann und sich die Endglieder von Daumen und kleinem Finger daher nicht berühren können. Das **Flaschenzeichen** wird hervorgerufen, weil aufgrund mangelnder Abduktionsfähigkeit des Daumens (M. abductor pollicis brevis) ein Gegenstand nicht völlig umschlossen werden kann. **Sensorische Ausfälle** kommen auf der Palmarseite der radialen 3½ Finger vor. Typischerweise treten nächtliche Schmerzen auf, die nach proximal ausstrahlen.

## N. ulnaris

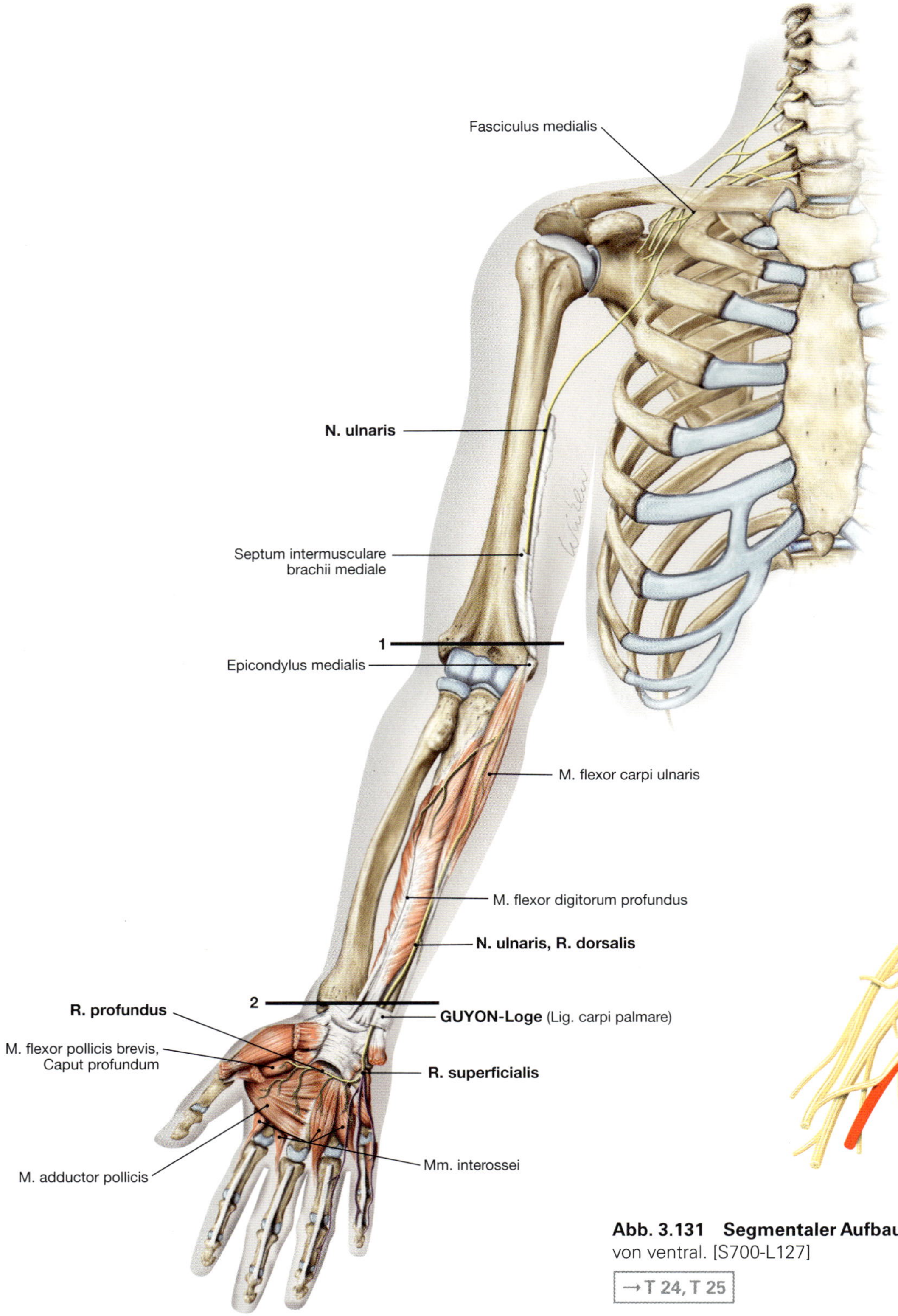


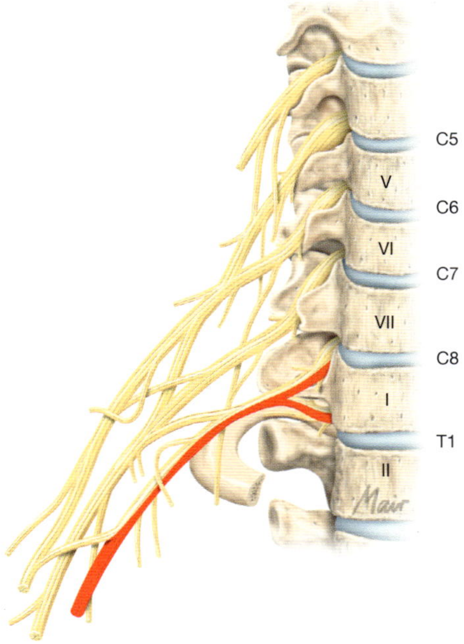


**Abb. 3.131 Segmentaler Aufbau des N. ulnaris, rechts;** Ansicht von ventral. [S700-L127]

→ T 24, T 25

**Abb. 3.130 Verlauf, Versorgungsgebiet und Läsionsorte des N. ulnaris (C8–T1), rechts;** Ansicht von ventral. Die sensorischen Hautäste sind violett gefärbt. [S700-L266]

Der N. ulnaris entspringt dem Fasciculus medialis und verläuft am medialen Oberarm im Sulcus bicipitalis medialis, durchsetzt das Septum intermusculare brachii mediale und gelangt auf die Dorsalseite des Epicondylus medialis, wo er im **Sulcus nervi ulnaris („Musikantenknochen")** unmittelbar dem Knochen aufliegt. Er gibt am Oberarm keine Äste ab. Am Unterarm zieht der N. ulnaris mit der A. ulnaris unter dem M. flexor carpi ulnaris zum Handgelenk, wo er durch die **GUYON-Loge** in die Hohlhand eintritt. Der R. dorsalis gelangt auf die Rückseite der Hand und versorgt die ulnaren 2½ Finger sensorisch. Motorisch innerviert der N. ulnaris am Unterarm den **M. flexor carpi ulnaris** und den **ulnaren Teil des M. flexor digitorum profundus.** In der Hohlhand zweigt der motorische R. profundus ab, der dem arteriellen tiefen Hohlhandbogen folgt und neben der **Kleinfingermuskulatur** alle **Mm. interossei,** die beiden ulnaren Mm. lumbricales, den M. adductor pollicis und den tiefen Kopf des **M. flexor pollicis brevis** versorgt. Der R. superficialis innerviert motorisch nur den **M. palmaris brevis** und setzt sich im sensorischen R. digitalis palmaris communis fort, der sich in die Endäste für die Innervation der Palmarflächen (und der Endglieder von dorsal) der ulnaren 1½ Finger teilt.

**Sensorisches Autonomiegebiet:** Endglied des Kleinfingers

**Häufige Läsionsorte** (durch Balken markiert):

**1 Proximale Läsion** im Bereich des Epicondylus medialis (Kubitaltunnelsyndrom)

**2 Distale Läsion** im Bereich der **GUYON-Loge**

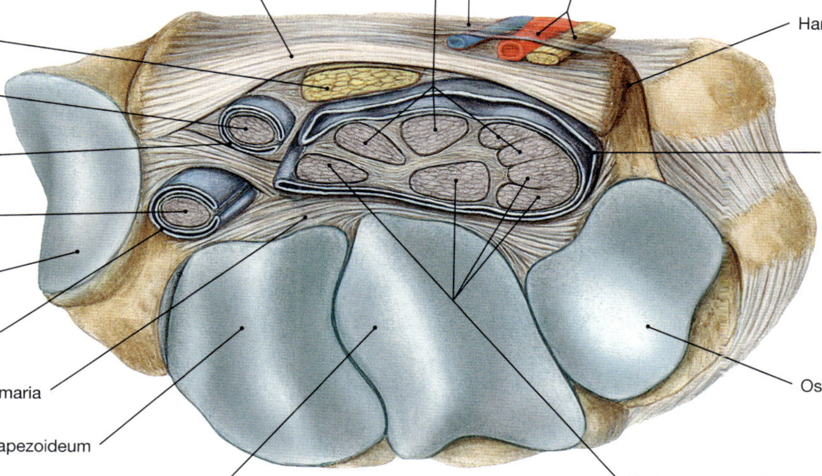


**Abb. 3.132 GUYON-Loge, rechts;** Ansicht von distal; Transversalschnitt auf Höhe der Karpometakarpalgelenke. [S700]
Das Retinaculum musculorum flexorum bildet zusammen mit seiner oberflächlichen Abspaltung („Lig. carpi palmare") die GUYON-Loge. Durch diese zieht der N. ulnaris zusammen mit der A. und V. ulnaris (→ Abb. 3.177). Schwellungen und chronische Druckbeanspruchung können hier zu einer Kompression des N. ulnaris führen **(GUYON-Logen-Syndrom).**

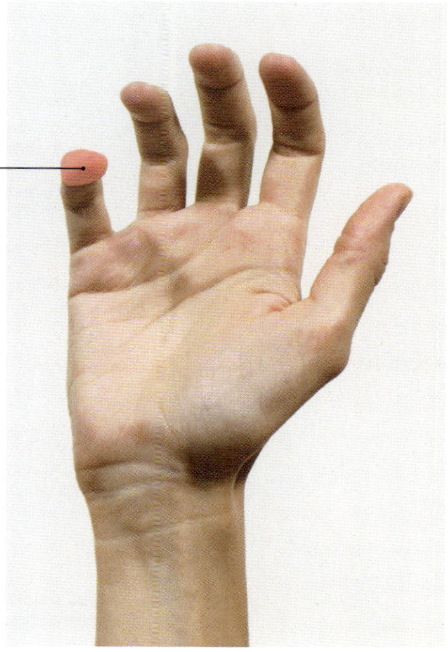


**Abb. 3.133 Proximale und distale Läsion des N. ulnaris: „Krallenhand"** mit sensorischer Störung am Endglied des Kleinfingers. [S700]

## Klinik

**Läsionen des N. ulnaris:** Man unterscheidet proximale und distale Läsionen, die allerdings klinisch nicht eindeutig voneinander abgegrenzt werden können:

- **Proximale Läsion** im Bereich des Sulcus nervi ulnaris **(Kubitaltunnelsyndrom),** meist durch chronische Druckbelastung bei aufgestütztem Arm: Dabei handelt es sich um die zweithäufigste Nervenläsion der oberen Extremität.
- **Distale Läsion** im Bereich der **GUYON-Loge,** meist durch chronische Druckbelastung.

Das klinische Bild der proximalen und distalen Läsion ist nicht deutlich unterschiedlich. In beiden Fällen kommt es zur **„Krallenhand",** da die Finger durch Atrophie der Mm. interossei (sichtbar) und der beiden ulnaren Mm. lumbricales besonders in den Grundgelenken nicht gebeugt und in den Endgelenken nicht gestreckt werden können. Die **Daumen-Kleinfinger-Probe** ist **negativ,** weil der Kleinfinger durch Ausfall des M. opponens digiti minimi nicht opponiert werden kann und sich die Endglieder von Daumen und kleinen Finger daher nicht berühren können. Das **FROMENT-Zeichen** beim Halten eines Blatts zwischen Daumen und Zeigefinger zeigt, dass die mangelnde Adduktion des Daumens durch Beugung seines Endglieds kompensiert wird (der M. flexor pollicis longus wird vom N. medianus innerviert). **Sensorische Ausfälle** treten in den palmaren ulnaren 1½ Fingern auf. Wenn die Druckschädigung in der Hohlhand auftritt (Presslufthammer) und nur den R. profundus betrifft, können sensorische Symptome fehlen.

## Arterien des Arms



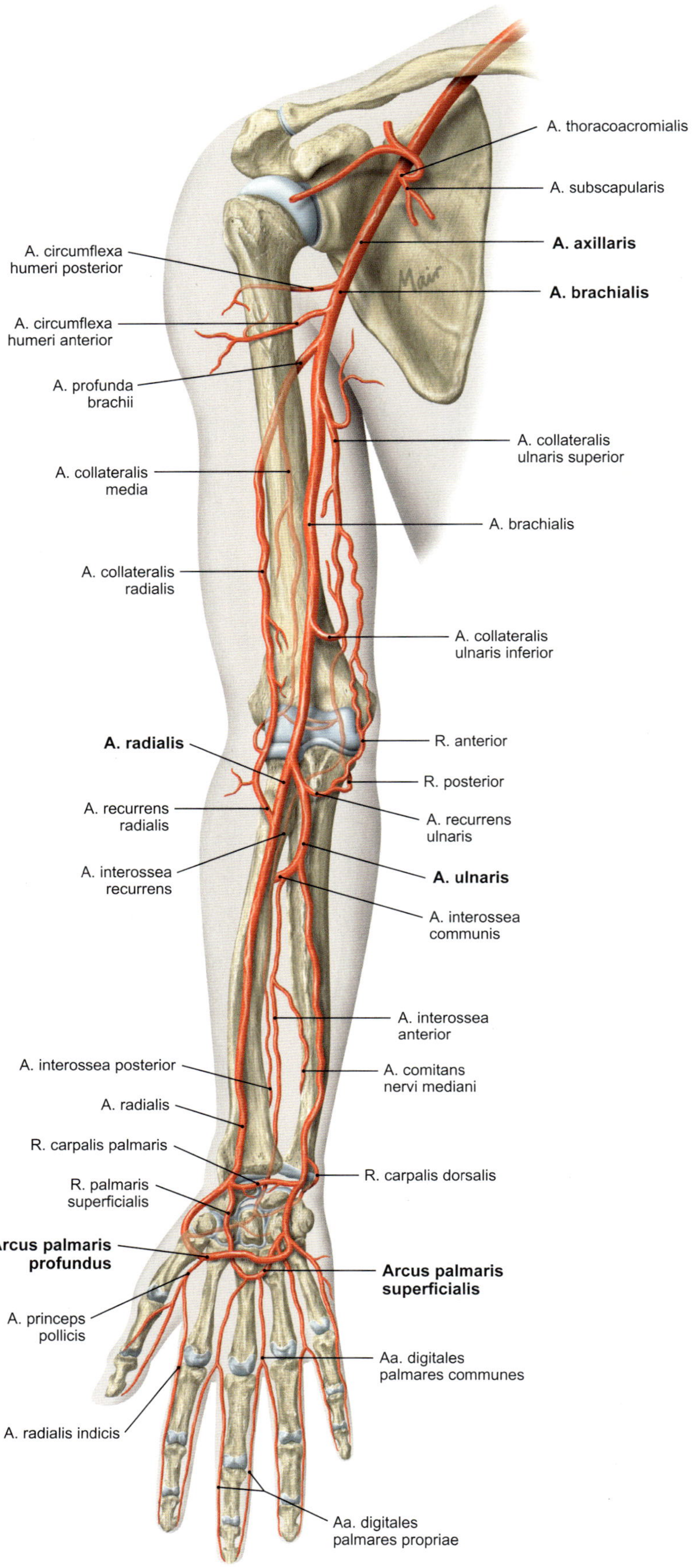


| Arterien der oberen Extremität |
| --- |
| **Äste der A. subclavia:**<br>• A. vertebralis (→ Kap. 8)<br>• A. thoracica interna (→ Kap. 2)<br>• Truncus thyrocervicalis<br>– A. thyroidea inferior<br>– A. cervicalis ascendens<br>– A. transversa cervicis/colli<br>– A. suprascapularis<br>• Truncus costocervicalis<br>– A. intercostalis suprema<br>– A. profunda cervicis |
| **Äste der A. axillaris:**<br>• A. thoracica superior (inkonstant)<br>• A. thoracoacromialis<br>• A. thoracica lateralis<br>• A. subscapularis<br>– A. circumflexa scapulae<br>– A. thoracodorsalis<br>• A. circumflexa humeri anterior<br>• A. circumflexa humeri posterior |
| **Äste der A. brachialis:**<br>• A. profunda brachii<br>– A. collateralis media<br>– A. collateralis radialis<br>• A. collateralis ulnaris superior<br>• A. collateralis ulnaris inferior |
| **Äste der A. radialis:**<br>• A. recurrens radialis<br>• R. carpalis palmaris<br>• R. carpalis dorsalis → Rete carpale dorsale → Aa. metacarpales dorsales → Aa. digitales dorsales<br>• R. palmaris superficialis → Arcus palmaris superficialis<br>• A. princeps pollicis<br>• A. radialis indicis<br>• Arcus palmaris profundus → Aa. metacarpales palmares |
| **Äste der A. ulnaris:**<br>• A. recurrens ulnaris<br>• A. interossea communis<br>– A. interossea anterior<br>– A. comitans nervi mediani<br>– A. interossea posterior mit A. interossea recurrens<br>• R. carpalis dorsalis<br>• R. carpalis palmaris<br>• R. palmaris profundus → Arcus palmaris profundus<br>• Arcus palmaris superficialis → Aa. digitales palmares |

**Abb. 3.134 Arterien der oberen Extremität, rechts;** Ansicht von ventral. [S700-L127]

Die **A. axillaris** ist die Fortsetzung der A. subclavia und reicht von der I. Rippe bis zum Unterrand des M. pectoralis major. Sie liegt zwischen den 3 Faszikeln des Plexus brachialis und den beiden Wurzeln des N. medianus. Am Oberarm geht sie in die **A. brachialis** über, die mit dem N. medianus im Sulcus bicipitalis medialis verläuft und medial in die Ellenbeuge eintritt. Dort teilt sie sich in die A. radialis und die A. ulnaris. Die **A. radialis** folgt zwischen oberflächlichen und tiefen Beugern dem Radius bis zu den Handgelenken, wo sie durch die Fovea radialis (Tabatière) nach dorsal und dann zwischen den Köpfen des M. interosseus dorsalis I wieder in die Hohlhand gelangt. Dort bildet sie den Hauptzufluss des tiefen Hohlhandbogens **(Arcus palmaris profundus).** Die **A. ulnaris** gibt die A. interossea communis ab, zieht mit dem N. ulnaris unter dem M. flexor carpi ulnaris zu den Handgelenken und weiter durch die GUYON-Loge in die Hohlhand, wo sie sich in den oberflächlichen Hohlhandbogen **(Arcus palmaris superficialis)** fortsetzt.

### Klinik

Bei einer vollständigen körperlichen Untersuchung werden die **Pulse** von A. radialis und A. ulnaris jeweils radial und ulnar am proximalen Handgelenk getastet, um Verschlüsse der Gefäße durch **Arteriosklerose** oder verschleppte Blutgerinnsel **(Emboli)** auszuschließen.

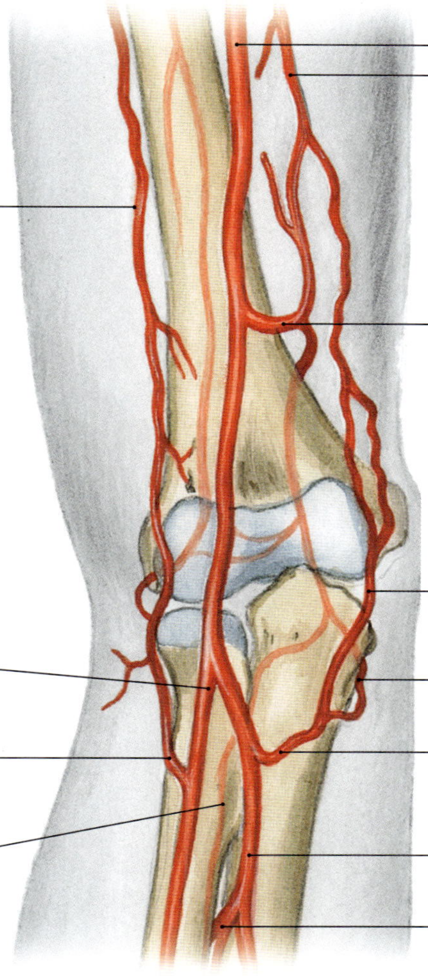


**Abb. 3.135 Kollateralkreislauf der Ellenbogenregion, Rete articulare cubiti, rechts;** Ansicht von ventral, Ausschnitt Ellenbeuge. [S700] Im Bereich von Ellenbeuge und Ellenbogen bildet sich durch die Anastomosen der **4 Kollateralarterien** (A. collateralis media und A. collateralis radialis aus der A. profunda brachii, A. collateralis ulnaris superior und A. collateralis ulnaris inferior aus der A. brachialis) mit den **3 Rekurrensarterien** (A. recurrens radialis, A. recurrens ulnaris und A. interossea recurrens aus den gleichnamigen Gefäßen) ein Umgehungskreislauf für den Hauptstamm der A. brachialis.

## Struktur und Funktion

**Rete articulare cubiti**
Die **Kollateralarterien** (A. collateralis media, A. collateralis radialis, A. collateralis ulnaris superior, A. collateralis ulnaris inferior) und die **Rekurrensarterien** (A. recurrens radialis, A. recurrens ulnaris, A. interossea recurrens) bilden einen Kollateralkreislauf in der Ellenbogenregion (Rete articulare cubiti).

## Klinik

Die Kollateralarterien und die Rekurrensarterien des kubitalen Gefäßnetzes ermöglichen es, bei Verletzungen die **A. brachialis in der Ellenbeuge abzubinden,** ohne die Blutversorgung des Unterarms zu gefährden.

## Arterien der Schulter

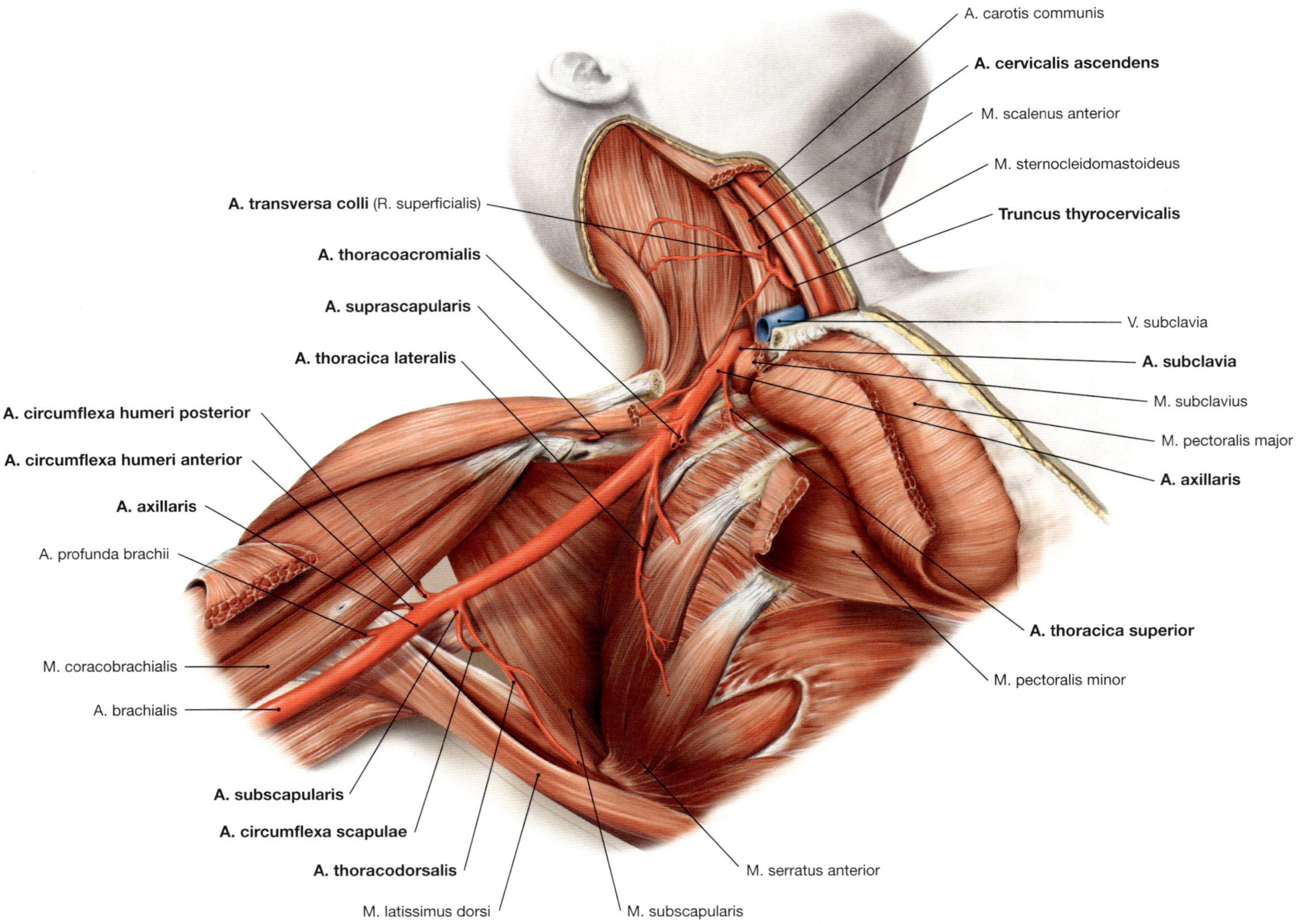


**Abb. 3.136 Arterien der Schulter, rechts;** Ansicht von ventral nach Durchtrennung der Mm. pectorales major und minor nahe deren Ansatz. [S700-L266]

Dargestellt sind die Arterien der Schulter, die z.T. aus der A. subclavia (→ Abb. 3.139) und überwiegend aus der A. axillaris (→ Abb. 3.140) hervorgehen. Aus dem Truncus thyrocervicalis der A. subclavia entspringen die A. suprascapularis und die A. transversa cervicis/colli. Die **A. suprascapularis** zieht hinter der Clavicula nach dorsal, wo sie über das Lig. transversum scapulae superius hinweg auf die Dorsalseite der Scapula gelangt. Oft nimmt, wie hier dargestellt, nur der oberflächliche Ast der **A. transversa cervicis/colli** (R. superficialis) seinen Ursprung aus dem Truncus thyrocervicalis und zieht in die laterale Halsregion zur Unterseite des M. trapezius. Der tiefe Ast (R. profundus) geht in diesem Fall als letztes Gefäß direkt aus der A. subclavia ab und tritt in der Tiefe zwischen den Faszikeln des Plexus brachialis hindurch (hier nicht sichtbar).

Der erste Ast aus der A. axillaris ist die **A. thoracica superior,** die auf der oberen Brustwand ausläuft. Danach geht nach ventral-kranial die **A. thoracoacromialis** ab, die sich sofort in ihre Endäste aufteilt (→ Abb. 3.138), bevor die **A. thoracica lateralis** am lateralen Rand des M. pectoralis minor absteigt. Das nächste Gefäß ist die **A. subscapularis,** die als kräftiger, oft kurzer Stamm nach kaudal abgeht und sich bald in die A. circumflexa scapulae und die A. thoracodorsalis teilt. Die A. circumflexa scapulae tritt durch die mediale Achsellücke zur Dorsalseite der Scapula. In der Reihenfolge variabel, entspringen dann die **Aa. circumflexae humeri anterior und posterior** und schlingen sich um den Hals des Humerus, wobei die Arterie zur Dorsalseite des Oberarms durch die laterale Achsellücke tritt.

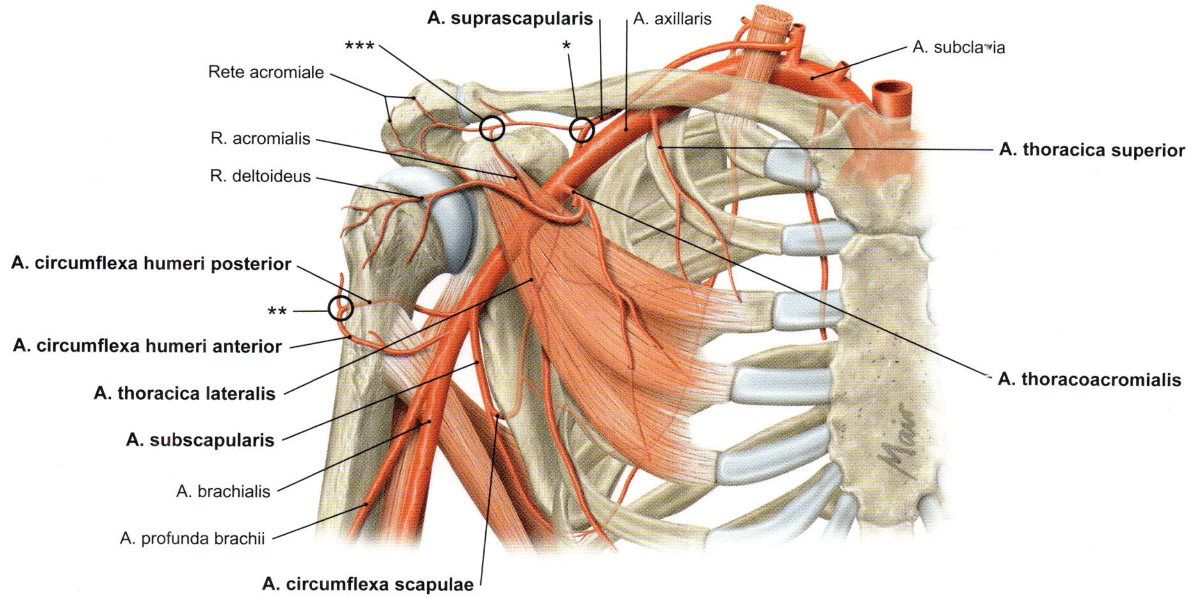


**Abb. 3.137 Anastomosen zwischen A. subclavia und A. axillaris, rechts;** Ansicht von ventral. [S700-L127]
Die A. axillaris wird relativ zum Verlauf des M. pectoralis minor in 3 Abschnitte unterteilt. Dabei liegt der Abschnitt 1 proximal und medial des Muskels, der Abschnitt 2 dorsal und der Abschnitt 3 distal und damit lateral des M. pectoralis minor.

**Schulterblattanastomosen:**

- Die **A. circumflexa scapulae** aus der A. subscapularis (aus der A. axillaris) gelangt durch die mediale Achsellücke nach dorsal, wo sie in der Fossa infraspinata mit der **A. suprascapularis** (aus dem Stromgebiet der A. subclavia) anastomosiert (*).
- Die **A. circumflexa scapulae** kann in der Fossa infraspinata über einen Ast am medialen Rand der Scapula mit der **A. dorsalis scapulae** (Ast der A. transversa cervicis/colli aus dem Stromgebiet der A. subclavia) anastomosieren. Diese Verbindung ist (wenn vorhanden) meist schwach ausgebildet.
- Auch der **R. acromialis der A. thoracoacromialis** (aus der A. axillaris) kann mit der **A. suprascapularis** anastomosieren (***).

**Oberarmanastomosen:**

- Die **A. circumflexa humeri anterior** anastomosiert (**) mit der **A. circumflexa humeri posterior,** die durch die laterale Achsellücke tritt.

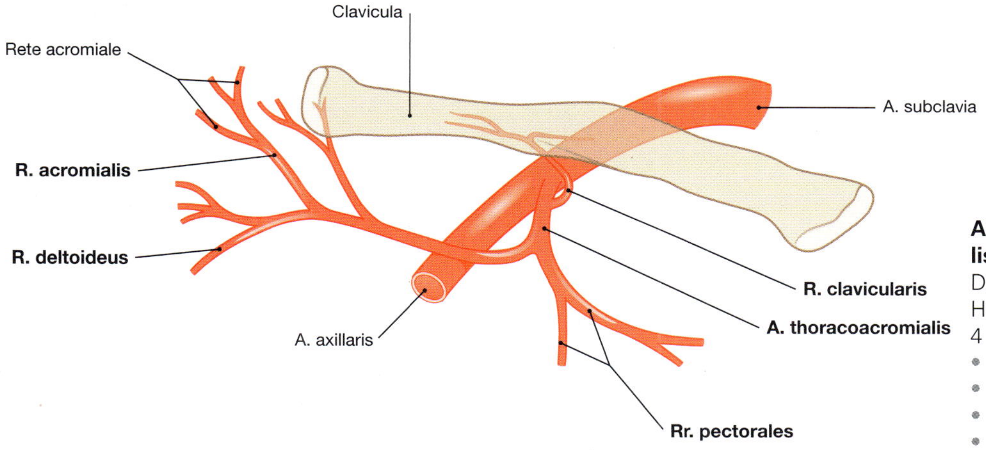


**Abb. 3.138 Äste der A. thoracoacromialis.** [S700-L126]
Die **A. thoracoacromialis** ist einer der Hauptäste der A. axillaris und teilt sich in 4 Endäste:

- Rr. pectorales zu den Mm. pectorales
- R. clavicularis zum M. subclavius
- R. deltoideus zum M. deltoideus
- R. acromialis zum Rete acromiale

## Klinik

Die **Schulterblattanastomosen** zwischen A. suprascapularis und A. dorsalis scapulae aus dem Stromgebiet der A. subclavia mit der A. circumflexa scapulae aus der A. axillaris stellen wichtige Kollateralkreisläufe zur Versorgung des Arms dar, wenn z. B. zwischen Abgang des Truncus thyrocervicalis und der A. subscapularis das Gefäß verschlossen ist oder bei einer Gefäßverletzung abgebunden werden muss. Die Arterien der Schulterregion können in einem Angiogramm dargestellt werden. Der Proc. coracoideus dient dabei als Landmarke.
[H063-001]

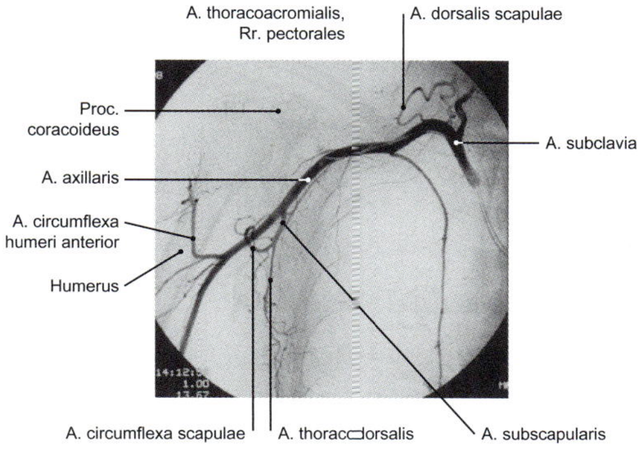

## A. subclavia

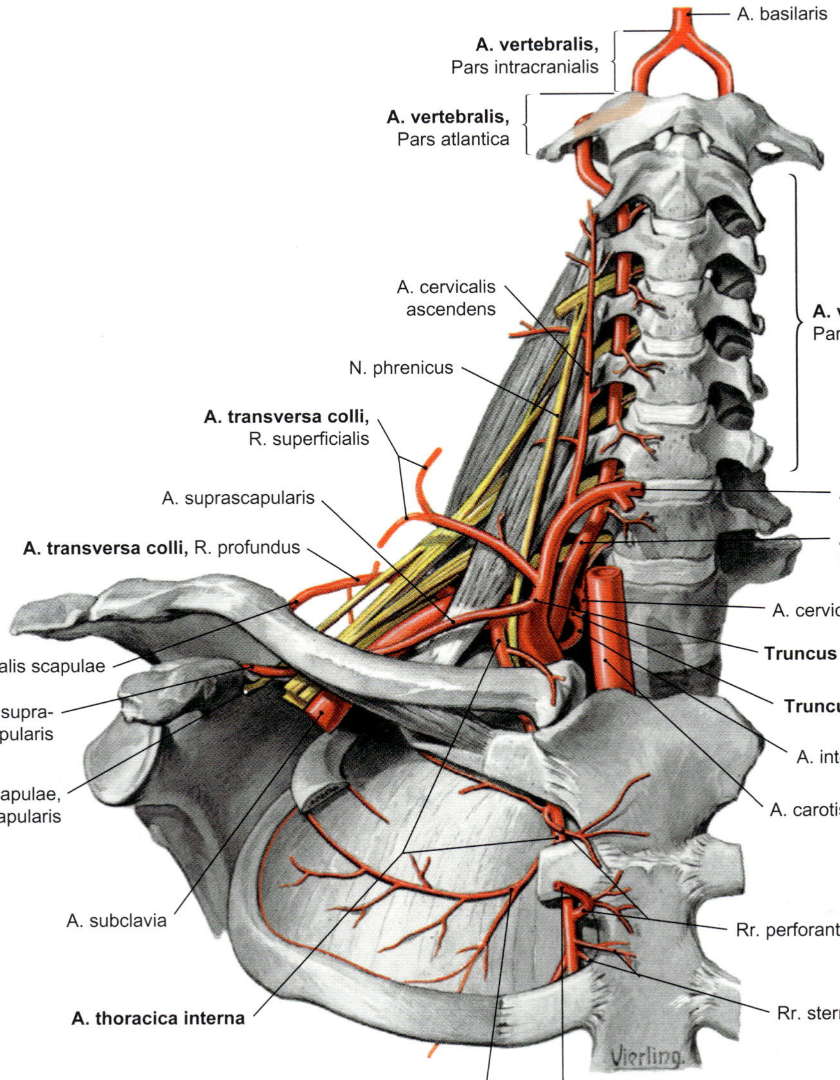


**Abb. 3.139 Äste der A. subclavia, rechts;** Ansicht von ventral nach Entfernung der oberflächlichen Halsmuskulatur sowie sämtlicher Schulter-/Schultergürtel- und Brustkorbmuskeln. [G1066-O1109]

Die **A. subclavia** versorgt mit ihren Ästen neben dem Arm die Halsregion mit den dort befindlichen Organen, Teile der vorderen Brustwand und Teile des Gehirns. Das Gefäß tritt mit dem Plexus brachialis durch die Skalenuslücke und hat in der Regel 4 Äste, von denen die A. suprascapularis und die A. transversa cervicis/colli an der Versorgung der oberen Extremität beteiligt sind:

- **A. vertebralis:** Sie geht medial des M. scalenus anterior nach kranial ab und versorgt Halsmuskulatur und-wirbelsäule, Rückenmark, Hirnstamm, Innenohr, Kleinhirn und hintere Anteile des Großhirns.
- **A. thoracica interna:** Sie geht nach kaudal ab, steigt etwa 1 cm lateral vom Rand des Sternums ab und versorgt neben vorderer Rumpfwand auch Mediastinum und Zwerchfell.
- **Truncus thyrocervicalis:** Dieser meist starke Gefäßstamm zieht nach kranial und verzweigt sich dort in 4 Äste:
  - **A. thyroidea inferior:** Der stärkste Ast des Truncus thyrocervicalis versorgt Schilddrüse, Hypopharynx, Oesophagus, Larynx und Trachea.
  - **A. cervicalis ascendens:** dünnes Gefäß auf dem M. scalenus anterior.
  - **A. transversa cervicis** (= A. transversa colli): Sie verläuft nach lateral und zweigt sich in 2 Äste auf:
    - R. superficialis: überquert den Plexus brachialis und zieht zur Unterseite des M. trapezius.
    - R. profundus: durchquert die Faszikel des Plexus brachialis und lagert sich als **A. dorsalis scapulae** dem Margo medialis der Scapula an. Sie anastomosiert auf der Dorsalseite der Scapula gelegentlich mit der A. suprascapularis und der A. circumflexa scapulae (→ Abb. 3.137).
  - **A. suprascapularis:** Dieses Gefäß verläuft hinter der Clavicula und lagert sich dem N. suprascapularis an. Es zieht im Unterschied zu diesem Nerv auf dem Lig. transversum scapulae superius in die Fossa supraspinata und unterhalb des Lig. transversum scapulae inferius in die Fossa infraspinata zur Versorgung der dortigen Muskeln. Die A. suprascapularis anastomosiert meist mit der A. circumflexa scapulae und über feine Äste mit der A. dorsalis scapulae **(Schulterblattanastomosen).**
- **Truncus costocervicalis:** Dieser kurze Stamm zieht nach kaudal und teilt sich in 2 Äste:
  - A. intercostalis suprema: versorgt die beiden obersten Interkostalräume.
  - A. profunda cervicis: zur prävertebralen Halsmuskulatur

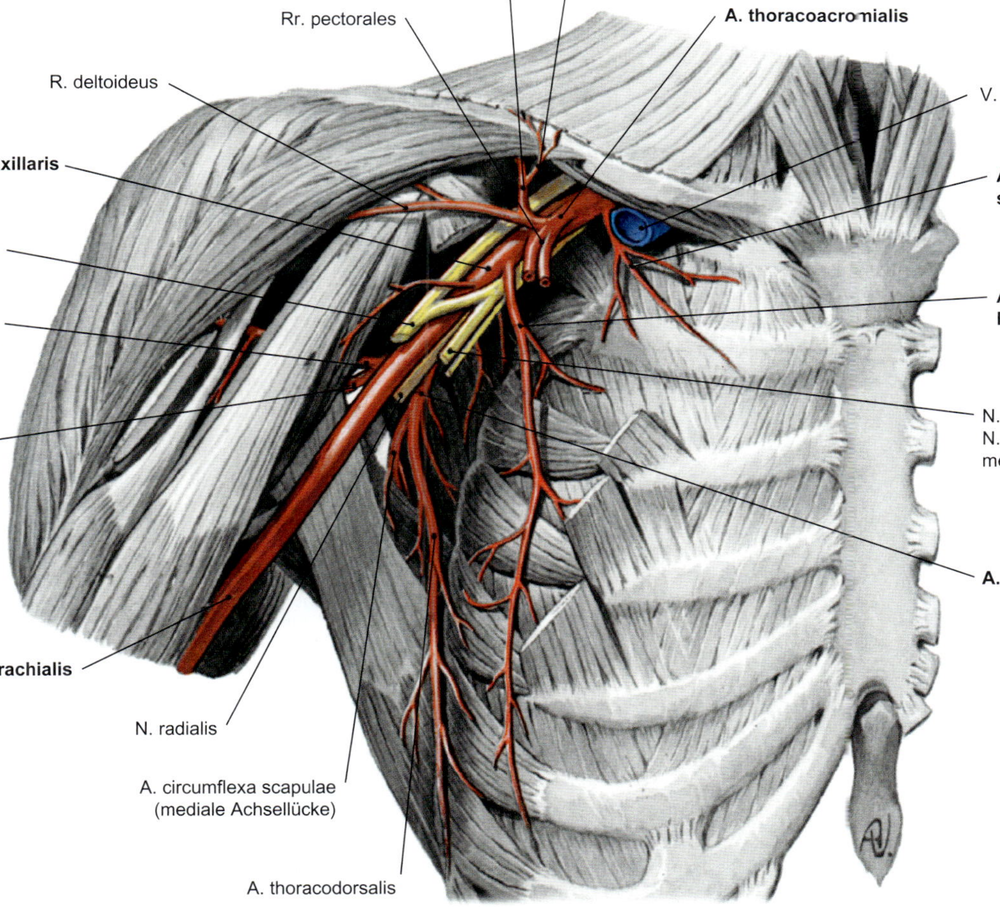


**Abb. 3.140 Äste der A. axillaris, rechts;** Ansicht von ventral nach Entfernung der Mm. pectorales major und minor. [G1066-O1109]

Die Äste der **A. axillaris** versorgen die Schulter und Teile der vorderen Rumpfwand. Meist gibt es 6 Äste, die sich den 3 Abschnitten der A. axillaris (→ Abb. 3.137) zuordnen lassen:

**Abschnitt 1** (medial des M. pectoralis minor):

- **A. thoracica superior:** Dieses inkonstante dünne Gefäß versorgt die Muskulatur der oberen Brustwand.

**Abschnitt 2** (dorsal des M. pectoralis minor):

- **A. thoracoacromialis:** Das kurze Gefäß entspringt im Trigonum clavipectorale, zieht nach ventral-kranial und verzweigt sich in 4 Endäste (→ Abb. 3.126).
- **A. thoracica lateralis:** Sie steigt lateral des M. pectoralis minor nach kaudal ab und stellt Rr. mammarii laterales zur Versorgung der Brustdrüse.

**Abschnitt 3** (lateral des M. pectoralis minor):

- **A. subscapularis:** Das kurze, starke Gefäß geht nach kaudal ab und verzweigt sich:
  - Die **A. circumflexa scapulae** zieht durch die **mediale Achsellücke** auf die Rückseite des Schulterblatts in die Fossa infraspinata und anastomosiert dort mit Ästen der A. suprascapularis und oft über dünne Äste mit der A. dorsalis scapulae **(Schulterblattanastomosen).**
  - Die **A. thoracodorsalis** setzt den Verlauf der A. subscapularis fort und begleitet den N. thoracodorsalis zum M. latissimus dorsi.
- **A. circumflexa humeri anterior:** Sie zieht als dünnes Gefäß vorne um den proximalen Humerusschaft.
- **A. circumflexa humeri posterior:** Diese Arterie kann auch vor der A. circumflexa scapulae oder direkt aus der A. subscapularis abgehen, tritt durch die **laterale Achsellücke** und anastomosiert mit der A. circumflexa humeri anterior **(Oberarmanastomosen).**

## A. brachialis

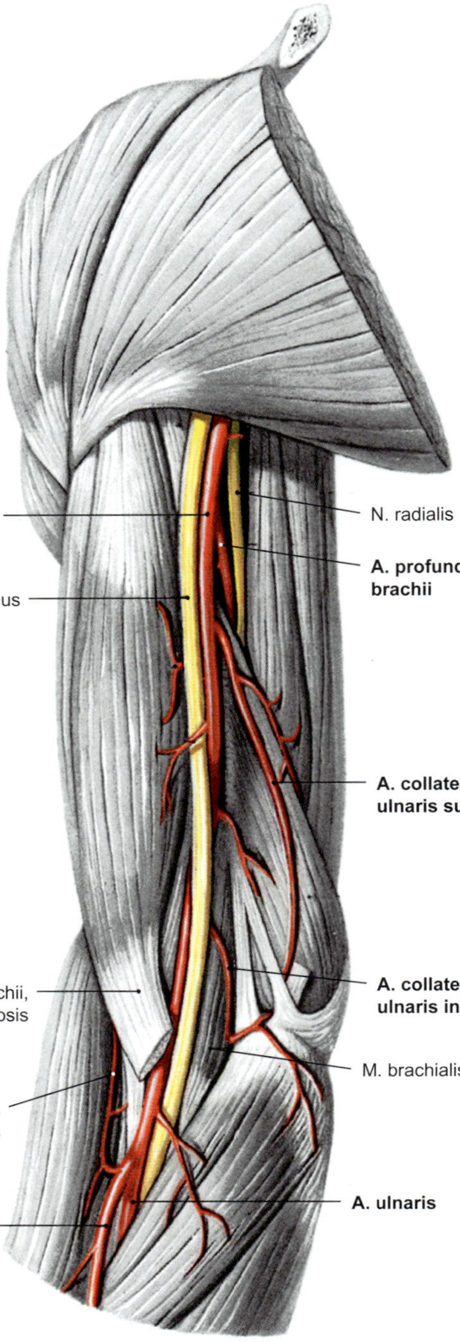


**Abb. 3.141 Äste der A. brachialis, rechts;** Ansicht von medial-ventral. [G1066-O1109]

Die **A. brachialis** zieht auf der Arminnenseite (Sulcus bicipitalis medialis) in der Gefäß-Nerven-Straße des Oberarms in die Ellenbeuge, wo sie sich in die **A. radialis** und die **A. ulnaris** aufzweigt. Die A. brachialis versorgt den Humerus, das Ellenbogengelenk und die Oberarmmuskulatur. Sie gibt 3 große Äste ab:

- **A. profunda brachii:** Sie tritt mit dem N. radialis durch den **Trizepsschlitz** und teilt sich in die:
  - **A. collateralis media:** zieht zum Gefäßnetz dorsal auf dem Ellenbogengelenk (Rete articulare cubiti, → Abb. 3.135), und
  - **A. collateralis radialis:** setzt den Verlauf im Sulcus nervi radialis fort zum Rete articulare cubiti.
- **A. collateralis ulnaris superior:** Sie verläuft mit dem N. ulnaris zum Rete articulare cubiti.
- **A. collateralis ulnaris inferior:** Sie entspringt knapp oberhalb der Ellenbeuge und zieht zum Rete articulare cubiti.

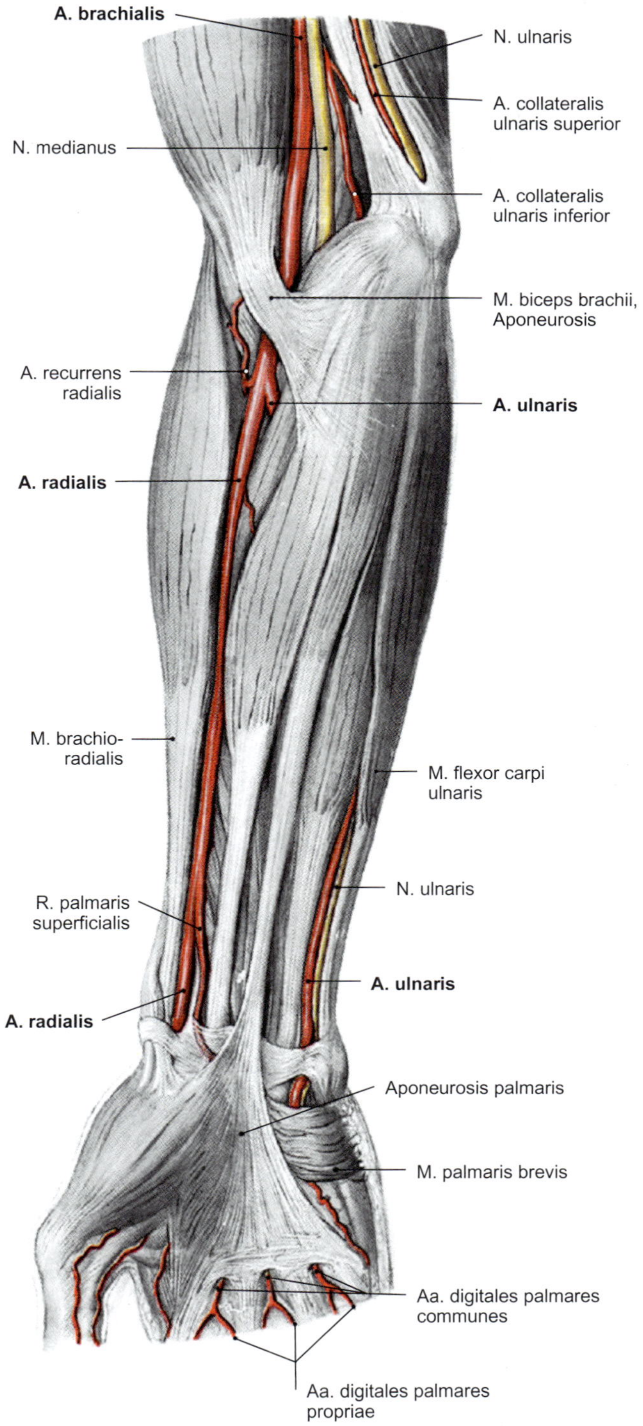


**Abb. 3.142 A. radialis und A. ulnaris, rechts;** Ansicht von medial-ventral. [B500]
Die **A. brachialis** tritt radial des N. medianus in die Ellenbeuge, wo sie dorsal des M. pronator teres die **A. ulnaris** abgibt, während die **A. radialis** den Verlauf unter dem M. brachioradialis zum proximalen Handgelenk fortsetzt. Sie gelangt durch die **Fovea radialis (Tabatière)** nach dorsal und dann zwischen den Köpfen des M. interosseus dorsalis I wieder in die Hohlhand zurück. Dort bildet sie den Hauptzufluss des tiefen Hohlhandbogens (**Arcus palmaris profundus,** → Abb. 3.144).

**Äste der A. radialis:**
- **A. recurrens radialis:** Sie zieht unter dem M. brachioradialis zum Rete articulare cubiti.
- **Rr. carpales palmaris und dorsalis:** Die Äste versorgen die Handwurzel. Der dorsale Ast bildet das Rete carpale dorsale, aus dem die **Aa. metacarpales dorsales** mit den **Aa. digitales dorsales** zur Versorgung von Handrücken und Fingern hervorgehen (→ Abb. 3.179).
- **R. palmaris superficialis:** Er bildet zusammen mit der A. ulnaris den oberflächlichen Hohlhandbogen (Arcus palmaris superficialis).
- **A. princeps pollicis:** Sie versorgt die palmare Fläche des Daumens (→ Abb. 3.144).
- **A. radialis indicis:** Sie verläuft an der Radialseite des Zeigefingers.
- **Arcus palmaris profundus:** (→ Abb. 3.144)

## A. radialis und A. ulnaris

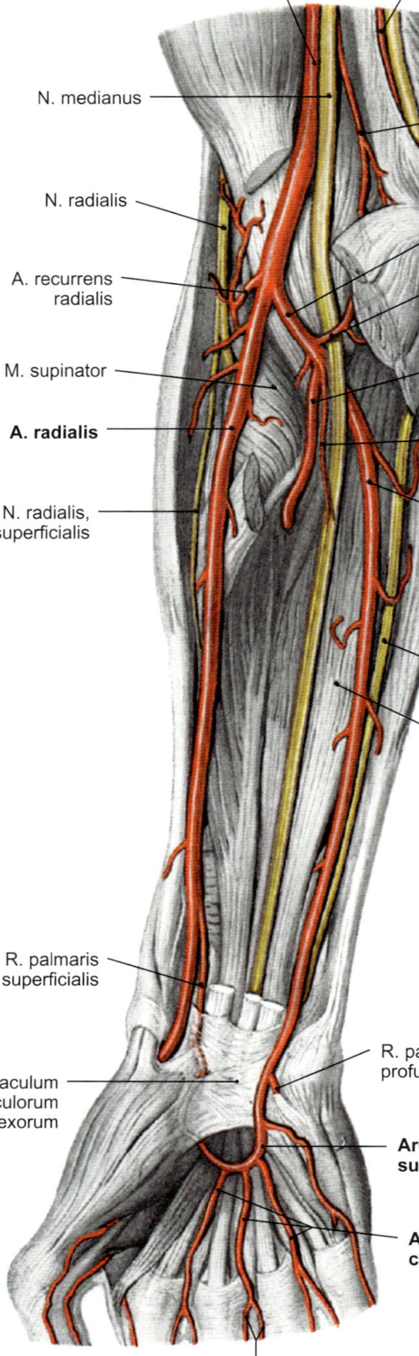


**Abb. 3.143 A. radialis und A. ulnaris, rechts;** Ansicht von medial-ventral nach Entfernung der oberflächlichen Beugemuskeln des Unterarms und der Nerven der Hohlhand. [B500]

Die **A. ulnaris** geht dorsal des M. pronator teres aus der A. brachialis ab, entsendet die A. interossea communis und verläuft dann zusammen mit dem N. ulnaris unter dem M. flexor carpi ulnaris zum proximalen Handgelenk. Sie zieht mit dem Nerv durch die **GUYON-Loge** und bildet in der Handfläche den Hauptzufluss des oberflächlichen Hohlhandbogens **(Arcus palmaris superficialis).**

**Äste der A. ulnaris:**

- **A. recurrens ulnaris:** Sie zieht unter dem M. pronator teres zum Rete articulare cubiti.
- **A. interossea communis:** Sie ist ein kurzes, starkes Gefäß und teilt sich in die
  - **A. interossea anterior:** Sie verläuft auf der Membrana interossea antebrachii und durchbohrt sie auf dem Weg zum Rete carpale dorsale.
  - **A. comitans nervi mediani:** Dieses meist dünne Gefäß begleitet den N. medianus.
  - **A. interossea posterior:** Sie zieht durch die Membrana interossea antebrachii zum Rete carpale dorsale. Unter dem M. anconeus gibt sie die **A. interossea recurrens** zum Rete articulare cubiti ab.
- **R. carpalis dorsalis:** Ast zum Rete carpale dorsale.
- **R. palmaris profundus:** Er zieht zum Arcus palmaris profundus.
- **Arcus palmaris superficialis:** Der oberflächliche Hohlhandbogen liegt unter der Palmaraponeurose auf den Sehnen der langen Fingerbeuger, wird überwiegend aus der A. ulnaris gespeist und anastomosiert mit dem R. palmaris superficialis der A. radialis, der den Bogen schließt. Vom oberflächlichen Hohlhandbogen entspringen die **Aa. digitales palmares communes,** die sich in die **Aa. digitales palmares propriae** aufzweigen. Diese Gefäße stellen die Fingerarterien dar.

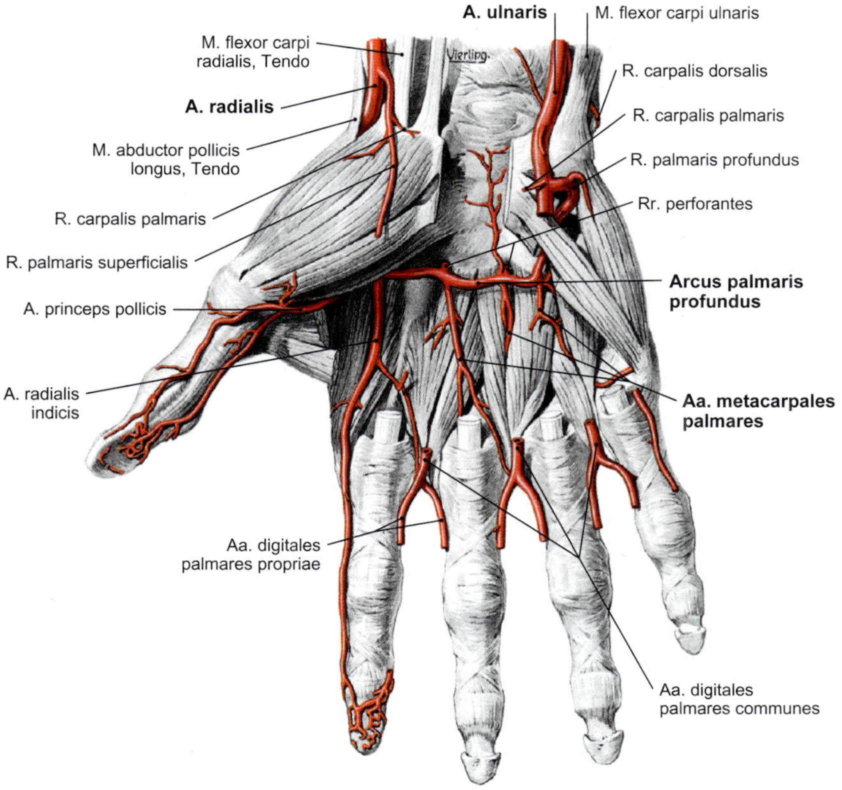


**Abb. 3.144 Tiefer Hohlhandbogen, Arcus palmaris profundus, rechts;** Ansicht von palmar nach Entfernung von Palmaraponeurose, oberflächlichem Hohlhandbogen, Nerven der Hohlhand und Sehnen der langen Fingerbeuger. [G1066-O1109]

Die **A. radialis** bildet in der Handfläche den tiefen Hohlhandbogen **(Arcus palmaris profundus).** Er liegt unter dem M. adductor pollicis auf den Metakarpalknochen und verbindet sich mit dem R. palmaris profundus der A. ulnaris. Die 3 **Aa. metacarpales palmares** versorgen die Mm. interossei und verbinden sich distal mit den Fingerarterien.

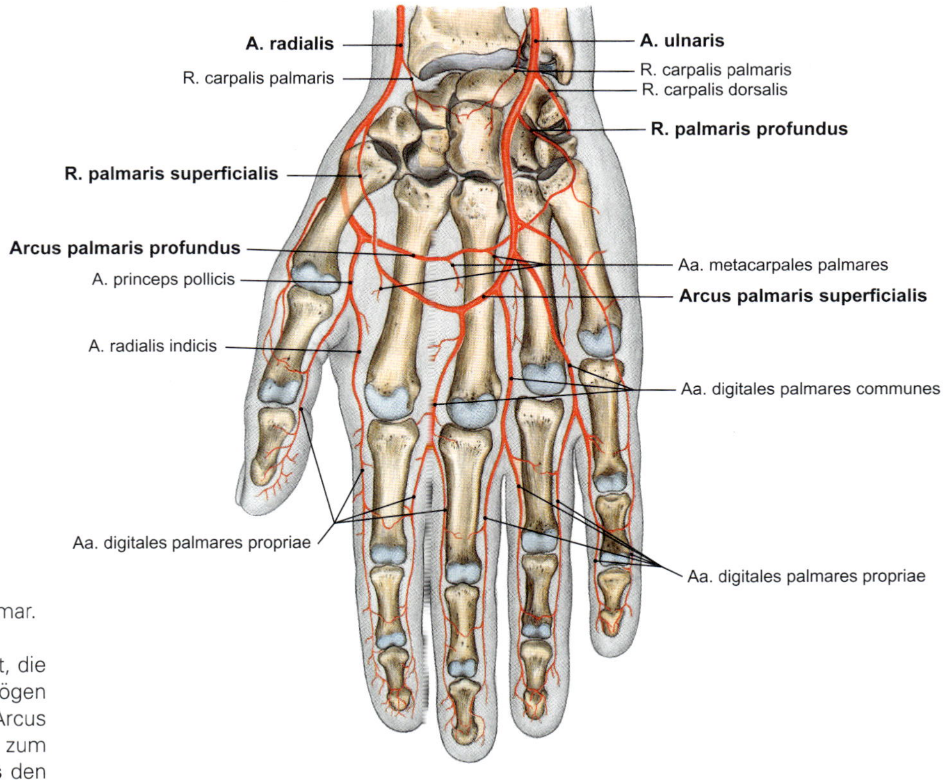


**Abb. 3.145 Arterien der Hand, Manus, rechts;** Ansicht von palmar. [S700]

Die Handfläche wird aus der A. radialis und der A. ulnaris versorgt, die sich im Regelfall gemeinsam an der Bildung der beiden Hohlhandbögen beteiligen. Die **A. radialis** geht in den **tiefen Hohlhandbogen** (Arcus palmaris profundus) über und entsendet einen Verbindungsast zum oberflächlichen Hohlhandbogen. Umgekehrt bildet die **A. ulnaris** den **oberflächlichen Hohlhandbogen** (Arcus palmaris superficialis) und gibt einen Ast zum Arcus palmaris profundus ab.

## Klinik

Der **ALLEN-Test** wird durchgeführt, bevor die A. radialis katheterisiert wird. Hier soll sichergestellt werden, dass die A. ulnaris die Hand über die Hohlhandbögen ausreichend mit Blut versorgen kann, falls es nach der Katheterisierung zu einer Thrombose und damit einem Verschluss der A. radialis kommen sollte. Dabei werden erst beide Arterien am proximalen Handgelenk abgedrückt, bis die Hand blass wird. Wenn dann nur über der A. ulnaris die Kompression aufgehoben wird, sollte die Hand wieder rosig werden.
[S701-L126]

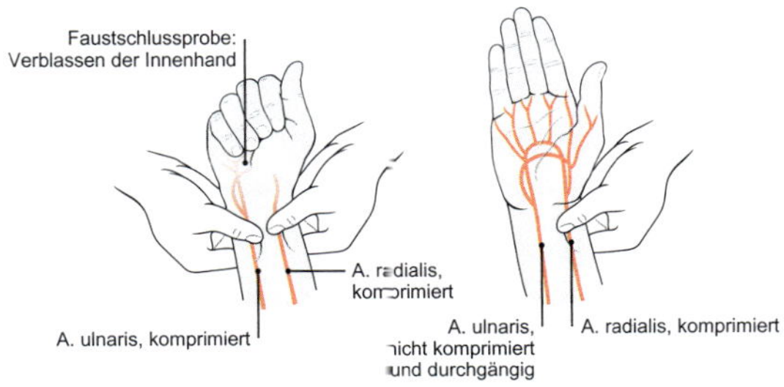

## Venen und Lymphgefäße des Arms

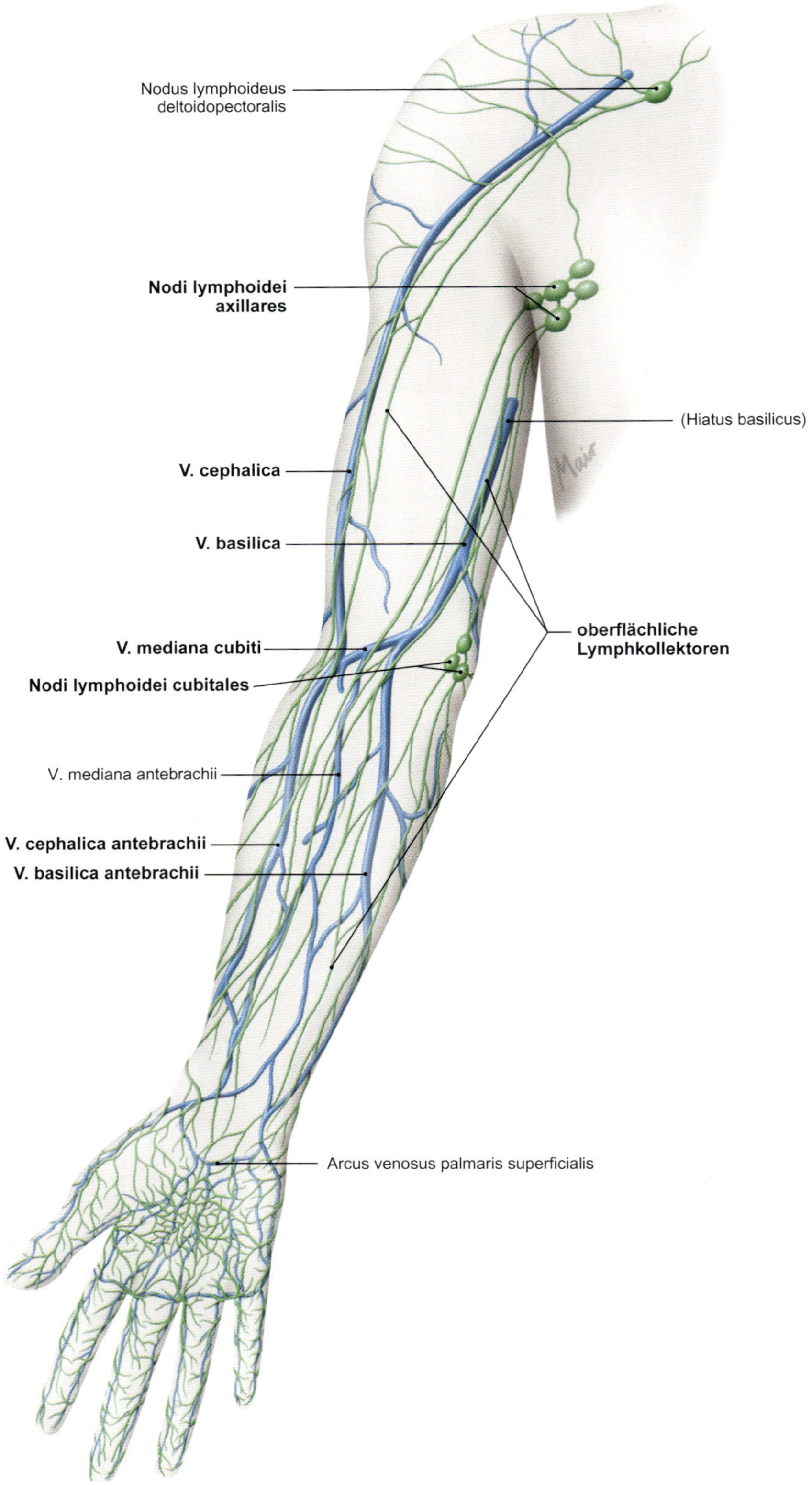


**Abb. 3.146 Oberflächliche Venen und Lymphgefäße, rechts;** Ansicht von ventral. [S700-L127]

Das **oberflächliche Venensystem** des Arms besteht aus **2 Hauptstämmen,** die das Blut der Hand aufnehmen.

Auf der Dorsalseite des Daumens nimmt die **V. cephalica antebrachii** das Blut aus dem Venennetz des Handrückens auf und gelangt dann zur radialen Beugeseite, wo sie sich in der Ellenbeuge über die V. mediana cubiti mit der V. basilica antebrachii verbindet. Am Oberarm verläuft die V. cephalica im Sulcus bicipitalis lateralis und mündet im Trigonum clavipectorale (MOHRENHEIM-Grube) in die V. axillaris. Am Oberarm kann das Gefäß auch sehr schwach sein oder fehlen.

Die **V. basilica antebrachii** beginnt am ulnaren Handrücken, wechselt dann auf die ulnare Beugeseite und mündet schließlich im Hiatus basilicus an der unteren Hälfte des Oberarms in die Vv. brachiales.

Die **oberflächlichen, epifaszialen Lymphkollektoren** bilden am Unterarm ein **radiales,** ein **ulnares** und ein **mediales** Bündel. Am Oberarm folgt das **mediale Oberarmbündel** der V. basilica und drainiert in die axillären Lymphknoten, während das dorsolaterale Oberarmbündel entlang der V. cephalica zusätzlich an die supraklavikulären Lymphknoten Anschluss erhält.

Für beide Lymphsysteme liegen die **ersten regionären Lymphknotenstationen überwiegend in der Achselhöhle** (Nodi lymphoidei axillares); einzelne Lymphknoten sind jedoch auch in der Ellenbeuge (Nodi lymphoidei cubitales) vorhanden.

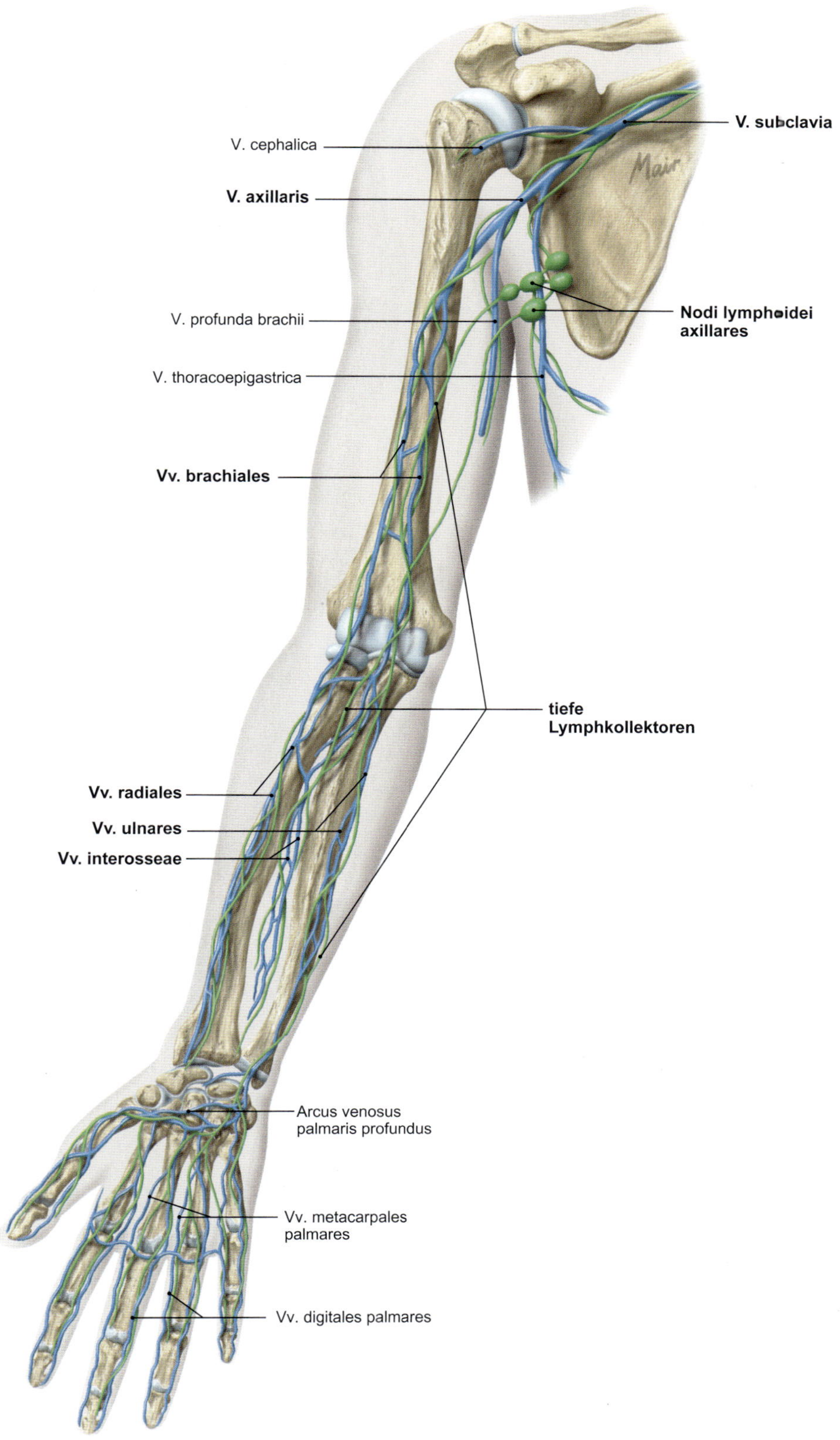


**Abb. 3.147 Tiefe Venen und Lymphgefäße, rechts;** Ansicht von ventral. [S700-L127]
Das **tiefe Venensystem** und die **tiefen subfaszialen Lymphkollektoren** begleiten die entsprechenden Arterien. Auch die tiefen Lymphkollektoren drainieren überwiegend in die axillären Lymphknoten (Nodi lymphoidei axillares), haben aber ebenfalls **Anschluss** an die **Lymphknoten der Ellenbeuge (Nodi lymphoidei cubitales).**

## Klinik

Bei **Hauttumoren und Infektionen** an der Hand und am Unterarm müssen auch die Lymphknoten in der Ellenbeuge untersucht werden.

## Lymphknoten und Lymphgefäße der Achselhöhle

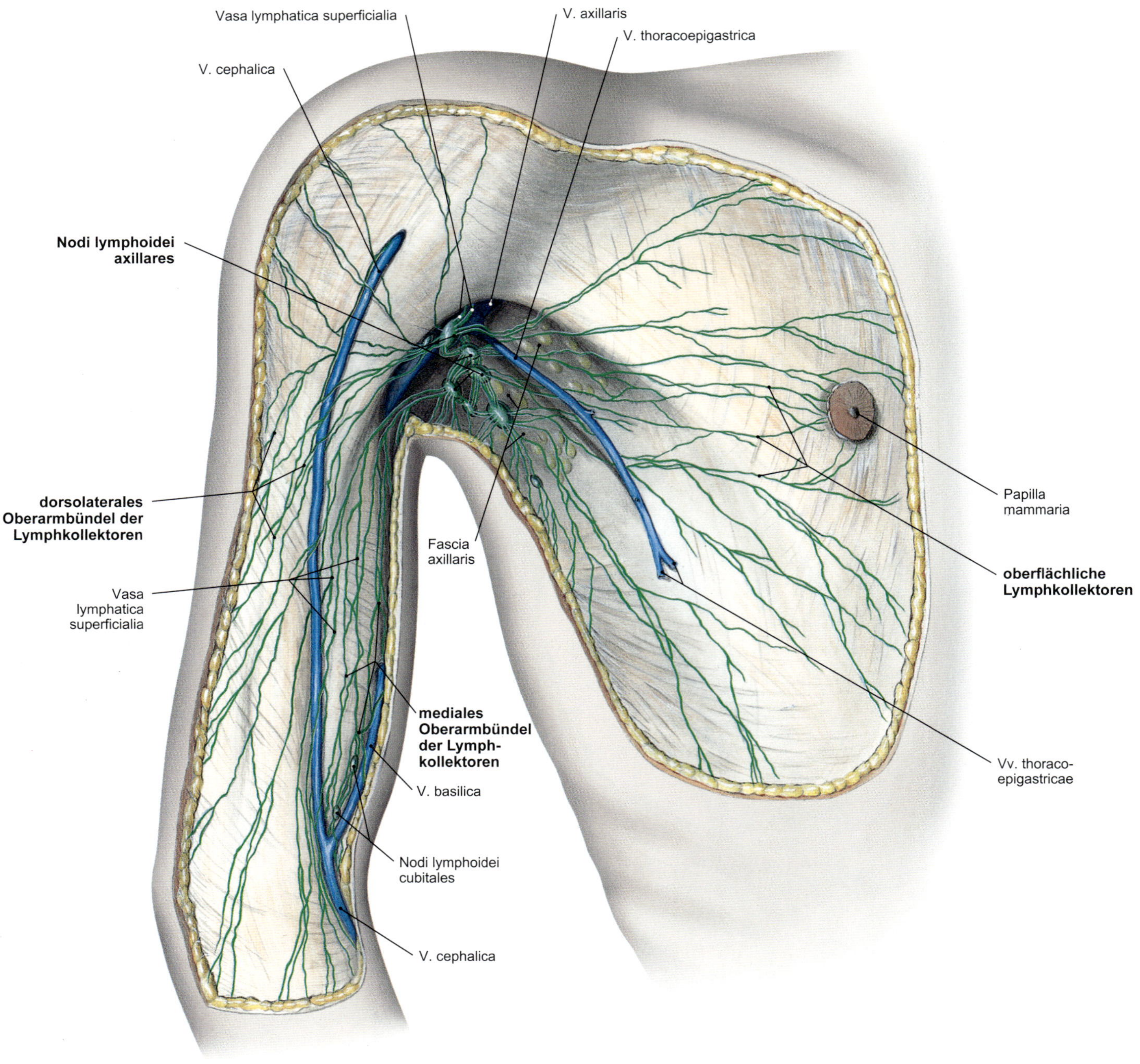


**Abb. 3.148 Oberflächliche Lymphgefäße und Lymphknoten im Bereich der Achselhöhle, Fossa axillaris, und der seitlichen Brustwand, Regio thoracica lateralis, rechts;** Ansicht von ventral. [S700]
Die oberflächlichen epifaszialen Lymphkollektoren bilden am Oberarm ein mediales Bündel entlang der V. basilica und ein dorsolaterales Bündel entlang der V. cephalica, die beide vor allem Anschluss an die axillären Lymphknoten erhalten. Die axillären Lymphknoten (Nodi lymphoidei axillares) sind aber nicht nur die regionären Lymphknoten für den Arm, sondern nehmen auch Lymphe aus den oberen Quadranten der Rumpfwand von Rücken und Brustwand auf.

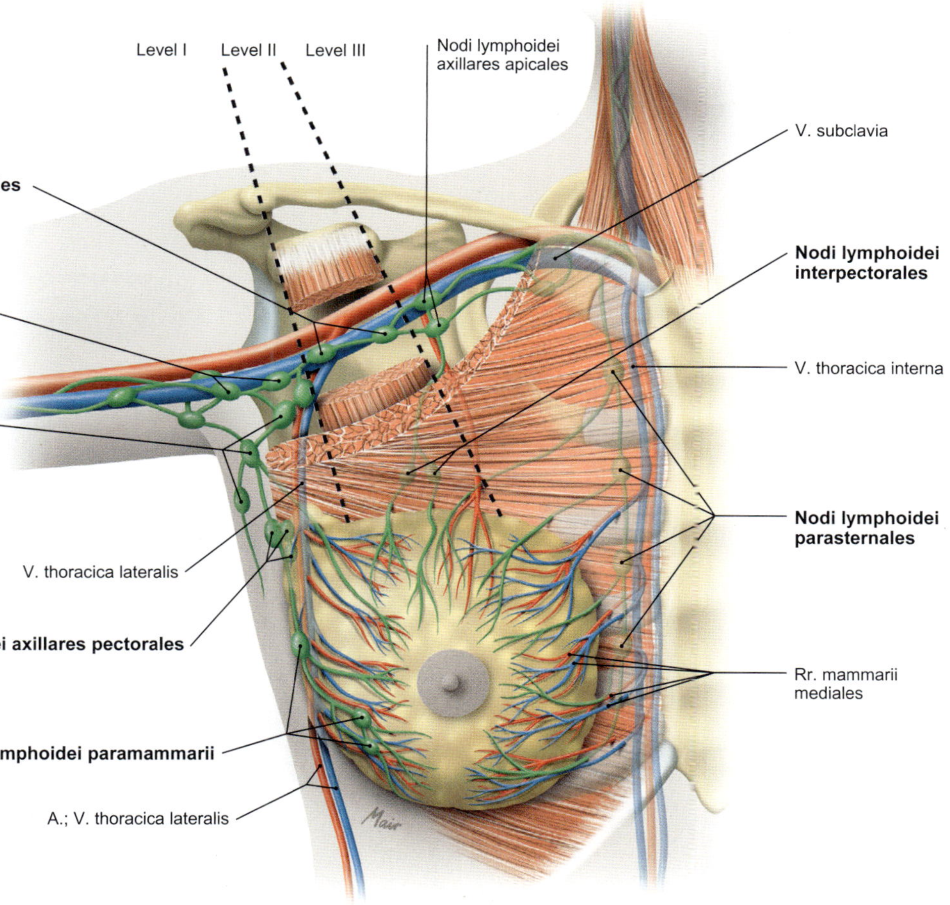


**Abb. 3.149 Stockwerke (Levels) der Lymphknoten der Achselhöhle, Fossa axillaris, rechts;** Ansicht von ventral. [S700-L127]
Im Fettgewebe der Achselhöhle liegen bis zu **50 Lymphknoten** (Nodi lymphoidei axillares), die Lymphe aus dem Arm, der oberen Brustwand einschließlich der Brustdrüse und vom oberen Rücken aufnehmen. Die Lymphknoten werden in **3 Stockwerke (Levels)** eingeteilt, die für die Klinik des Brustdrüsenkrebses wichtig sind. Diese Einteilung erfolgt in Bezug auf die Lage des **M. pectoralis minor.** In allen 3 Stockwerken liegen oberflächliche und tiefe Lymphknoten, die jedoch oft nicht eindeutig einer der beiden Gruppen zugeordnet werden können. Die apikalen Lymphknoten von Level III erhalten jedoch Lymphe aus allen anderen Lymphknotengruppen und stellen die letzte Lymphknotenstation vor dem Truncus subclavius dar, der die Lymphe dem Ductus thoracicus (linke Körperseite) oder dem Ductus lymphaticus dexter (rechte Körperseite) zuführt (zur Topographie der axillären Lymphknoten → Abb. 3.160).

**Levels der axillären Lymphknoten: Level I, untere Gruppe lateral des M. pectoralis minor:**
- Nodi lymphoidei paramammarii (lateral der Brustdrüse)
- Nodi lymphoidei axillares pectorales (entlang der A. und V. thoracica lateralis)
- Nodi lymphoidei axillares subscapulares (entlang der A. und V. subscapularis sowie A. und V. thoracodorsalis)
- Nodi lymphoidei axillares laterales (entlang der A. und V. axillaris)

**Level II, mittlere Gruppe auf und unter dem M. pectoralis minor:**
- Nodi lymphoidei interpectorales (zwischen M. pectoralis minor und M. pectoralis major)
- Nodi lymphoidei axillares centrales (unter dem M. pectoralis minor)

**Level III, obere Gruppe medial des M. pectoralis minor:**
- Nodi lymphoidei axillares apicales (subfaszial im Trigonum clavipectorale = MOHRENHEIM-Grube)

## Klinik

Das **Abtasten der Lymphknoten** gehört zu einer vollständigen klinischen Untersuchung. Der Arzt sollte sich vor Augen führen, dass die axillären Lymphknoten sowohl für den Arm als auch die obere Rumpfwand die regionären Lymphknoten darstellen. Aufgrund der Häufigkeit des Brustdrüsenkrebses (ca. jede 10. Frau erkrankt im Lauf ihres Lebens, aber auch Männer können betroffen sein) gilt daher jede tastbare Vergrößerung eines axillären Lymphknotens bei der Frau als Hinweis auf einen möglichen Brustdrüsenkrebs.
Aktuell ist die therapeutische Entfernung der axillären Lymphknoten **(Lymphadenektomie)** im Rahmen der operativen Therapie des Brustkrebses wieder umstritten, da unklar ist, ob diese zusätzlich zur Entfernung des Primärtumors das Überleben verbessert. Die diagnostische Lymphadenektomie, bei der die Ausbreitung (Staging) des Tumors abgeklärt wird, ist von großer Bedeutung und erfordert die Kenntnis der Topographie der axillären Lymphknoten. Inzwischen werden dabei allerdings seltener die Lymphknoten aus dem Level I entfernt, sondern durch Injektion eines Kontrastmittels in den Tumor ein **Wächterlymphknoten („sentinel node")** identifiziert, der dann durch eine Biopsie entfernt wird.

## Oberflächliche Gefäße und Nerven der Achselhöhle

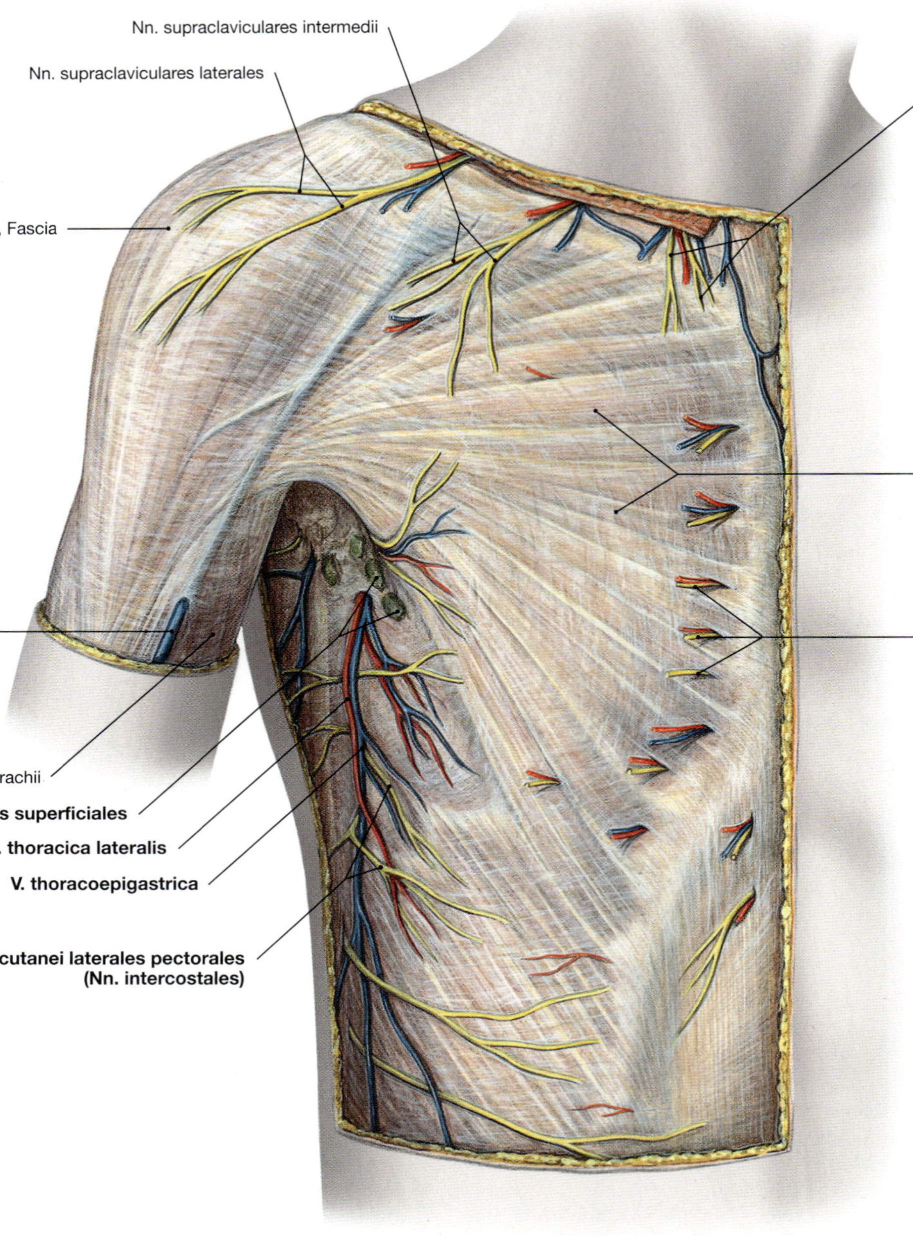


**Abb. 3.150 Epifasziale Gefäße und Nerven im Bereich der Achselhöhle, Fossa axillaris, und der seitlichen Brustwand, Regio thoracica lateralis, rechts;** Ansicht von ventral. [S700]
Neben den oberflächlichen axillären Lymphknoten (Nodi lymphoidei axillares superficiales) liegen in der Achselhöhle und an der seitlichen Brustwand epifasziale Gefäße und Nerven. Die V. thoracoepigastrica ist sehr variabel ausgebildet und liegt ungefähr auf Höhe der vorderen Achselfalte, die vom M. pectoralis major gebildet wird. Sie wird manchmal von einem Ast der A. thoracica lateralis begleitet. In den jeweiligen Zwischenrippenräumen treten die lateralen Hautäste der Nn. intercostales in der Achselhöhle aus (Rr. cutanei laterales pectorales).

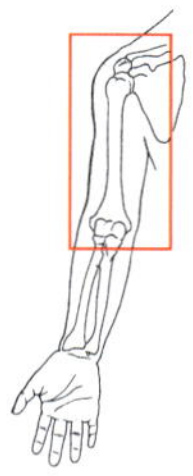

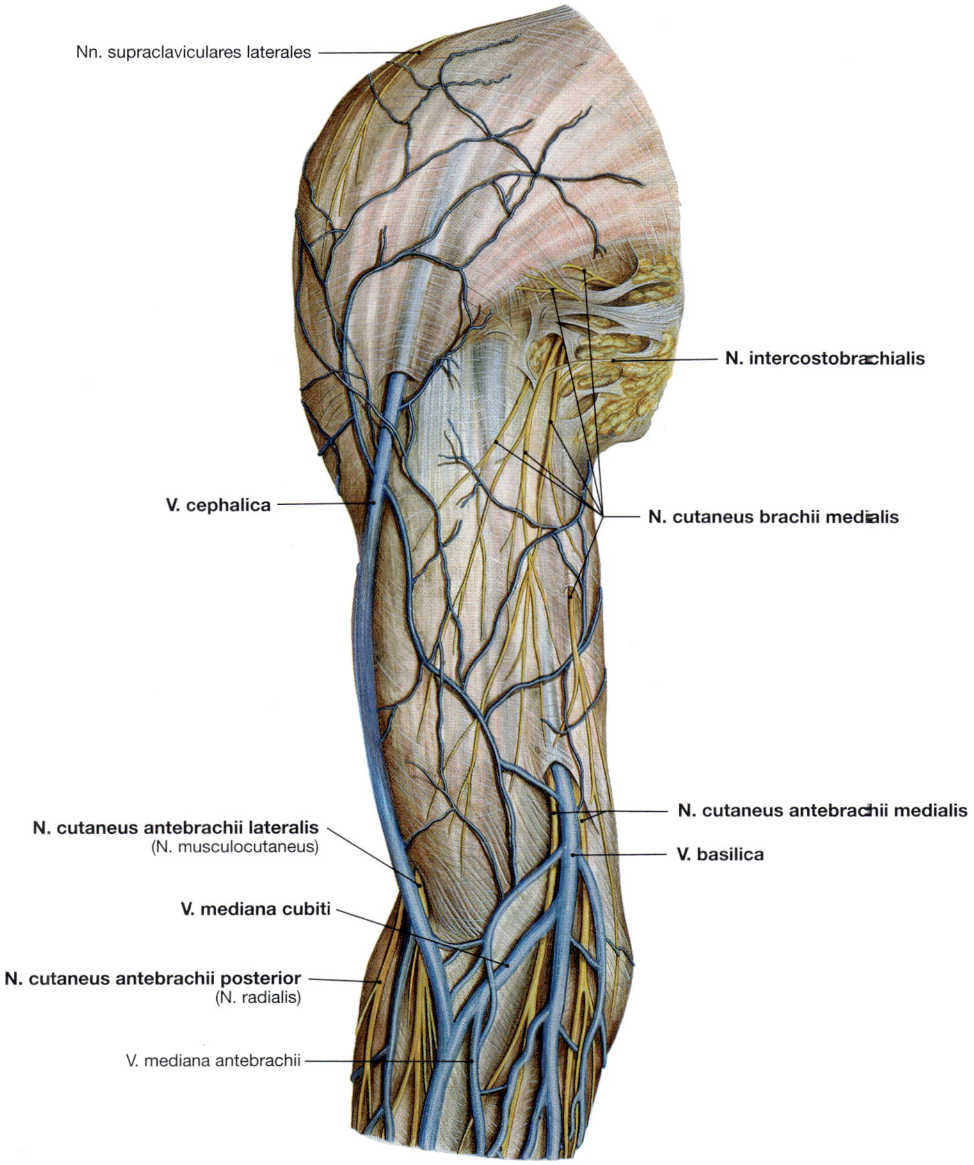


**Abb. 3.151 Epifasziale Venen und Nerven von Schulter, Regio deltoidea, Oberarm, Regio brachii anterior, und Ellenbeuge, Regio cubitalis anterior, rechts;** Ansicht von ventral. [S700]

Die **V. cephalica** steigt am Oberarm im Sulcus bicipitalis lateralis auf und liegt im Bereich der Schulter zwischen den Ursprüngen von M. deltoideus und M. pectoralis major. Sie steht in der Ellenbeuge meist über eine **V. mediana cubiti** mit der V. basilica in Verbindung. Die **V. basilica** tritt im Sulcus bicipitalis medialis in der unteren Hälfte des Oberarms durch die Fascia brachii und mündet in eine der beiden Vv. brachiales. Der **N. cutaneus brachii medialis** tritt in Form mehrerer dünner Hautnerven im Bereich der Achselhöhle durch die Faszie, die sich am medialen Oberarm ausbreiten. Diese gehen z.T. Verbindungen mit den **Nn. intercostobrachiales** aus den Nn. intercostales ein. Am distalen Oberarm treten die Hautnerven für den Unterarm durch die Faszie. Der **N. cutaneus antebrachii medialis** lagert sich dabei der V. basilica an, der **N. cutaneus antebrachii lateralis** der V. cephalica. Da der N. cutaneus antebrachii lateralis der sensorische Endast des N. musculocutaneus ist, tritt er zwischen M. biceps brachii und dem darunter liegenden M. brachialis aus, zwischen denen der N. musculocutaneus verläuft. Der **N. cutaneus antebrachii posterior** kommt etwas weiter lateral zum Vorschein.

## Klinik

Aufgrund ihrer guten Zugänglichkeit wird die **V. cephalica** gerne für die Implantation von **Herzschrittmachern** oder **Port-Systemen** (für Chemotherapien oder parenterale Ernährung) genutzt. Es gibt auch **zentrale Venenkatheter (ZVK),** die über die V. cephalica bis in die obere Hohlvene eingeführt werden können.

## Oberflächliche Gefäße und Nerven von Schulter und Oberarm

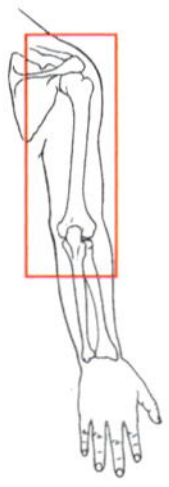

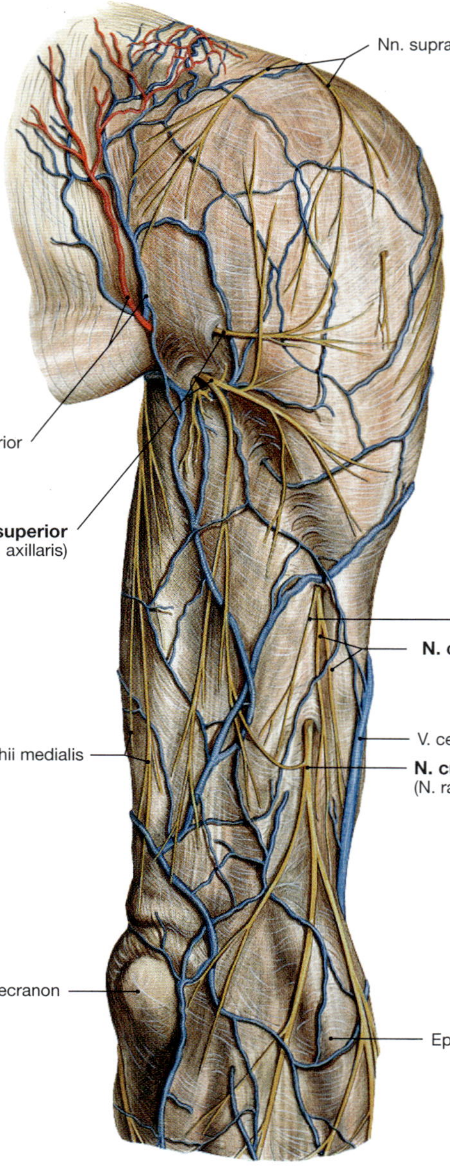


**Abb. 3.152 Epifasziale Gefäße und Nerven von Schulter, Regio deltoidea, Oberarm, Regio brachii posterior, und Ellenbogen, Regio cubitalis posterior, rechts;** Ansicht von lateral dorsal. [S700]
Der **N. cutaneus brachii lateralis superior** ist der sensorische Endast des N. axillaris. Er tritt am Unterrand des M. deltoideus, der vom N. axillaris innerviert wird, durch die Faszie. **N. cutaneus brachii lateralis inferior, N. cutaneus brachii posterior** und **N. cutaneus antebrachii posterior** sind dagegen Äste des N. radialis und durchsetzen die Faszie lateral des M. triceps brachii. Der Austritt des N. cutaneus antebrachii posterior kann meist zwischen dem M. triceps brachii und dem ventral gelegenen M. brachialis gefunden werden.

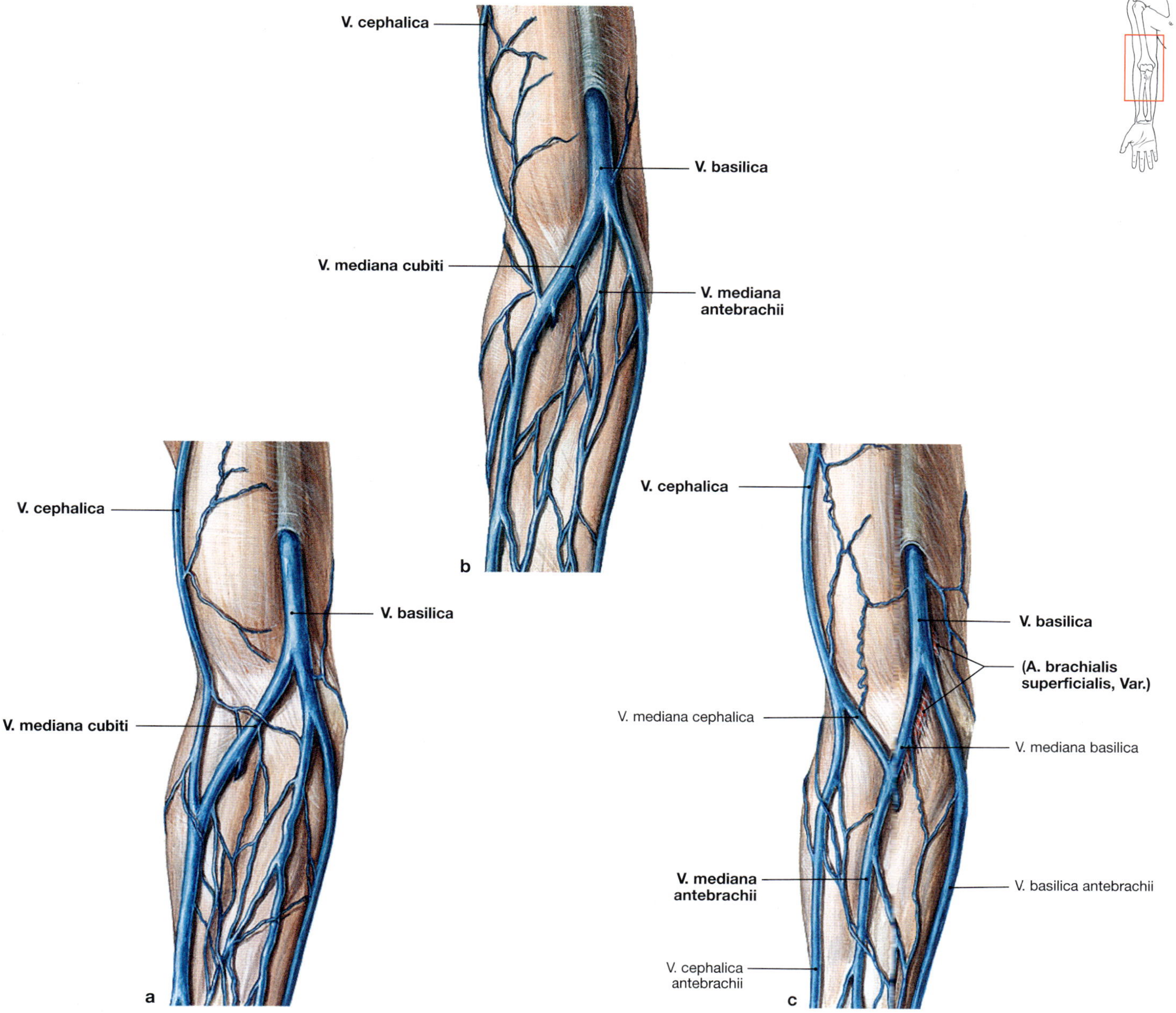


**Abb. 3.153a–c Varietäten der epifaszialen Venen der Ellenbeuge, Regio cubitalis anterior, rechts;** Ansicht von ventral. [S700]
**a, b** Im Regelfall verbindet eine **V. mediana cubiti** die **V. cephalica** mit der **V. basilica.** Die **V. cephalica** kann aber am Oberarm sehr unterschiedlich ausgebildet sein und sogar fehlen.
**c** Manchmal besteht keine V. mediana cubiti, sondern V. cephalica antebrachii und V. basilica antebrachii kommunizieren indirekt über Verbindungen zu einer V. mediana antebrachii auf der Vorderseite des Unterarms.
Besonders zu beachten ist die Möglichkeit, dass eventuell eine zusätzliche A. brachialis superficialis in der Ellenbeuge vorhanden ist, die direkt neben den Venen gelegen sein kann.

## Klinik

Die Venen in der Ellenbeuge sind für **Blutentnahmen** und die **intravenöse Verabreichung** von Medikamenten wichtig. Meist wird dazu die **V. mediana cubiti** gewählt. Wegen der großen Variabilität ist es sinnvoll, den Verlauf der Venen genau zu prüfen und auch zu tasten. Wenn dabei ein arterieller Puls festzustellen ist, sollte eine oberflächliche A. brachialis in Betracht gezogen werden. In die Arterie dürfen keine Medikamente injiziert werden, da manche Substanzen bei intraarterieller Injektion aufgrund mangelnder Verdünnung toxische Wirkungen haben können.

## Oberflächliche Gefäße und Nerven des Unterarms

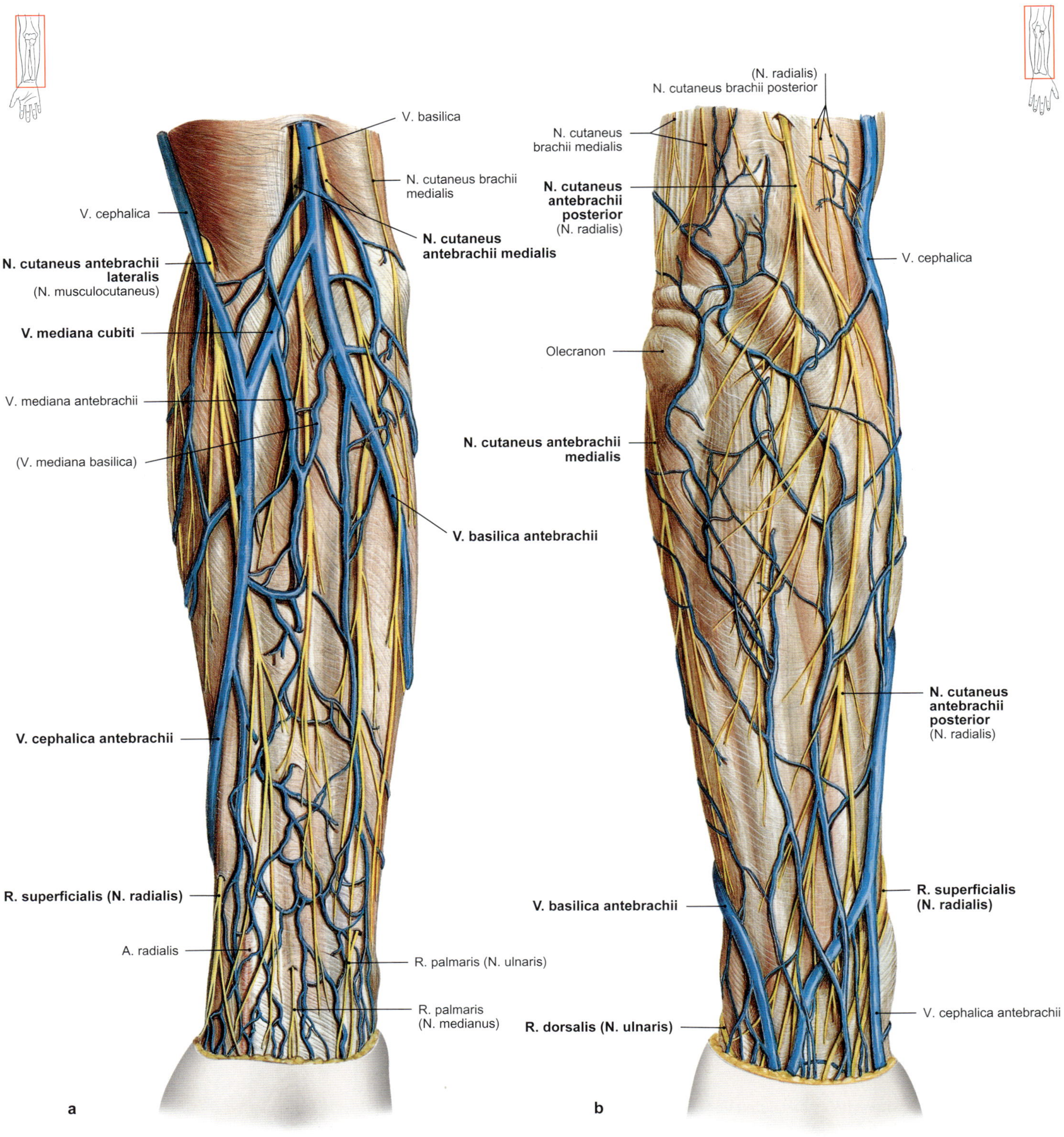


**Abb. 3.154a und b Epifasziale Venen und Nerven von Unterarm, Regio antebrachii anterior und Regio antebrachii posterior, und von Ellenbeuge, Regio cubitalis anterior, rechts.** [S700]
**a** Ansicht von ventral. Die **V. cephalica antebrachii** geht auf der Dorsalseite des Daumens aus dem oberflächlichen Venennetz (Rete venosum dorsale manus) hervor und wechselt dann auf die radiale Beugeseite des Unterarms, während die **V. basilica antebrachii** vom ulnaren Handrücken auf die ulnare Beugeseite zieht. Im Bereich der Ellenbeuge kommunizieren die beiden Venen meist über eine **V. mediana cubiti.** Die Hautnerven des Unterarms breiten sich mit ihren Ästen fächerförmig am Unterarm aus. Der **N. cutaneus antebrachii medialis** lagert sich bei seinem Austritt der V. basilica an, während der **N. cutaneus antebrachii lateralis** zunächst mit der V. cephalica verläuft.
**b** Ansicht von dorsal. Der **N. cutaneus antebrachii posterior** tritt zwischen M. triceps brachii und M. brachialis aus. Am distalen Unterarm tritt der **R. superficialis des N. radialis** unter der Sehne des M. brachioradialis durch die Faszie und gelangt so auf den Handrücken. Ebenso tritt der **R. dorsalis des N. ulnaris** unter der Sehne des M. flexor carpi ulnaris nach dorsal. Die palmaren Äste von N. medianus und N. ulnaris proximal der Handgelenke lassen sich meist präparatorisch nicht gut darstellen.

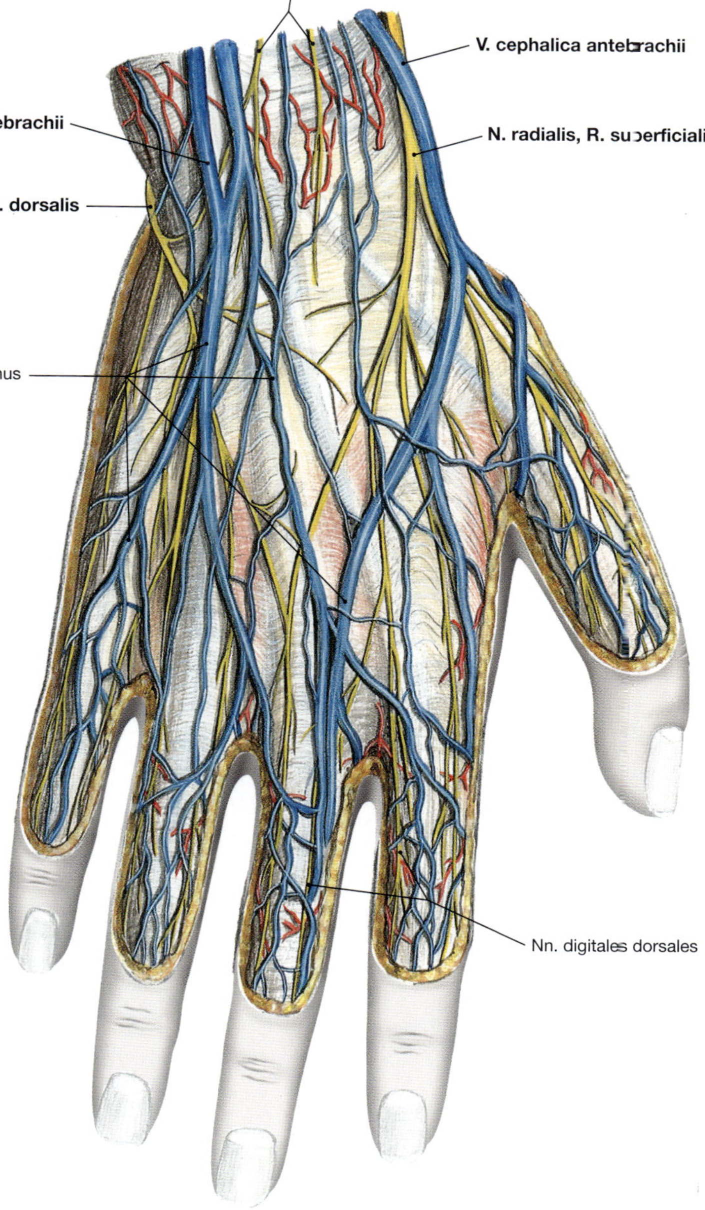


**Abb. 3.155 Epifasziale Gefäße und Nerven des Handrückens, Dorsum manus, rechts;** Ansicht von dorsal. [S700]
Die **V. cephalica antebrachii** geht auf der Dorsalseite des Daumens aus dem oberflächlichen Venennetz hervor, während die **V. basilica antebrachii** aus den Venen am ulnaren Handrücken gespeist wird. Oberhalb des proximalen Handgelenks tritt der **R. superficialis des N. radialis** unter der Sehne des M. brachioradialis durch die Faszie auf den Handrücken. Er teilt sich in die Nn. digitales dorsales, mit denen er die radialen 2½ Finger dorsal sensorisch innerviert. Die ulnaren 2½ Finger werden vom **R. dorsalis des N. ulnaris** innerviert, der unter der Sehne des M. flexor carpi ulnaris nach dorsal tritt.

## Gefäße und Nerven der Achselhöhle

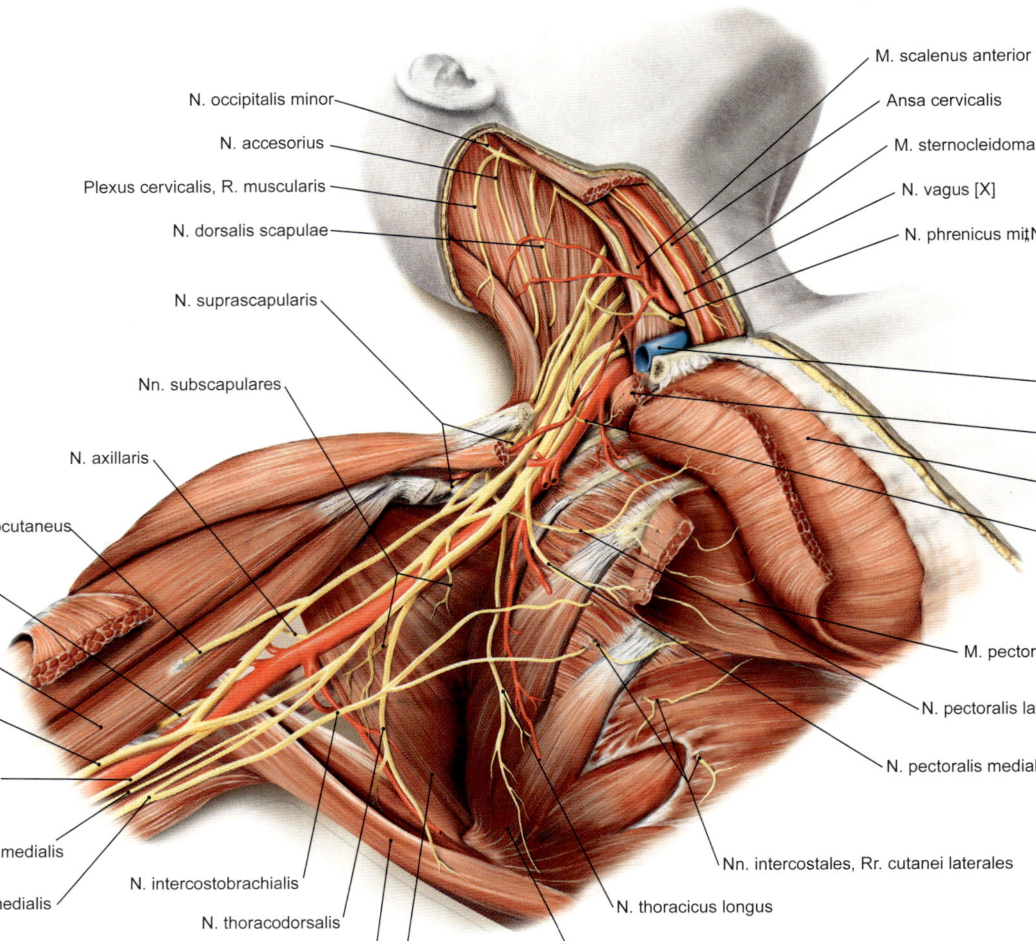


**Abb. 3.156 Achselhöhle, Fossa axillaris, mit Nerven des Plexus brachialis und Arterienästen der A. axillaris, rechts;** Ansicht von ventral nach Durchtrennung der Mm. pectorales major und minor nahe deren Ansatz. [S700-L266]

Der **N. dorsalis scapulae** durchbohrt den M. scalenus medius relativ weit kranial und wird von ventral nur wie hier sichtbar, wenn der Kopf weit nach hinten rekliniert und zur Gegenseite gedreht werden kann. Er zieht nach dorsal unter den M. levator scapulae **(Leitmuskel!).** Die **A. transversa cervicis/colli** verläuft oberhalb des Plexus brachialis zur Unterseite des M. trapezius. Der **N. suprascapularis** wendet sich nach Abgang aus dem Truncus superior nach lateral und lagert sich an die **A. suprascapularis** an. Während der Nerv unter dem Lig. transversum scapulae superius durch die Incisura scapulae verläuft, überquert die Arterie das Band. Der **N. subclavius** ist meist unscheinbar und schwierig darzustellen. Er gelangt nach medial zum M. subclavius und gibt manchmal einen Ast zum N. phrenicus ab („Nebenphrenikus"). Darunter zieht die **A. thoracica superior** zur Brustwand. Der **N. thoracicus longus** entspringt noch dem supraklavikulären Teil des Plexus brachialis, unterquert diesen dann allerdings auf seinem Weg zur Brustwand, wo er auf dem M. serratus anterior ausläuft.

Im Trigonum clavipectorale entspringen die **A. thoracoacromialis** sowie aus den jeweiligen Faszikeln des Plexus brachialis die **Nn. pectorales medialis und lateralis,** welche die Brustmuskeln innervieren. Nach kaudal steigt die **A. thoracica lateralis** am lateralen Rand des M. pectoralis minor ab. Dann geht die A. subscapularis aus der A. axillaris ab und teilt sich in die **A. circumflexa scapulae,** die durch die mediale Achsellücke tritt, und die **A. thoracodorsalis,** die sich dem **N. thoracodorsalis** anlagert und am Vorderrand des M. latissimus dorsi absteigt. Aus dem hinteren Faszikel des Plexus brachialis treten nach medial die **Nn. subscapulares** an den gleichnamigen Muskel heran, lateral geht der **N. axillaris** ab und wendet sich mit der **A. circumflexa humeri posterior** nach dorsal durch die laterale Achsellücke. Das Gefäß verbindet sich mit dem letzten Abgang der A. axillaris, der A. circumflexa humeri anterior.

Die Armnerven des infraklavikulären Teils des Plexus brachialis entspringen direkt aus den Faszikeln. Der **N. radialis** setzt den Verlauf des hinteren Faszikels fort und gelangt durch den Trizepsschlitz auf die Rückseite des Oberarms. Der **N. musculocutaneus** entspringt dem lateralen Faszikel, zieht nach lateral und durchbohrt meist den M. coracobrachialis. Die übrigen Nervenfasern bilden den lateralen Anteil des **N. medianus,** dessen medialer Anteil aus dem medialen Faszikel entstammt, der vorher am medialen Oberarm noch den **N. ulnaris** und die sensorischen **Nn. cutanei brachii und antebrachii mediales** abgibt.

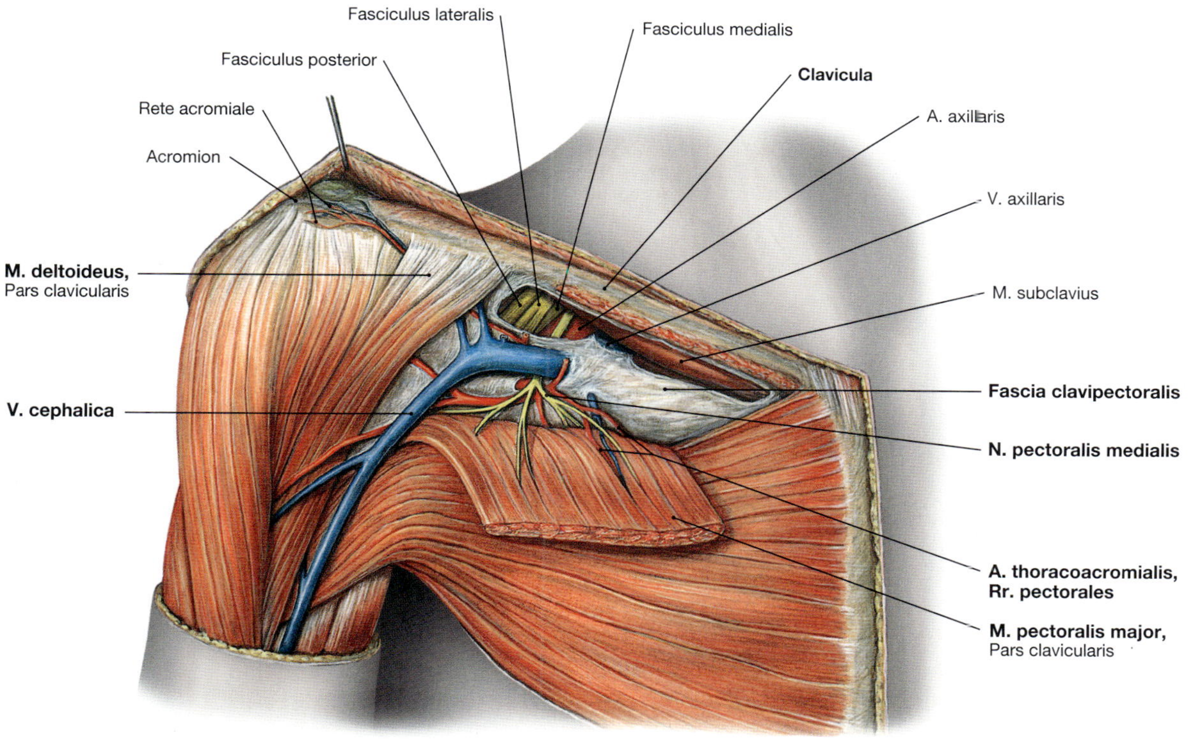


**Abb. 3.157 Trigonum clavipectorale (MOHRENHEIM-Grube), rechts.** [S700]
Das Trigonum clavipectorale ist der schmale dreieckige Raum zwischen Clavicula und den Ursprüngen des M. pectoralis major und des M. deltoideus. Um das Trigonum clavipectorale bei der Präparation darzustellen, wird der Ursprung des M. pectoralis major von der Clavicula gelöst und zur Seite geklappt und die Fascia clavipectoralis entfernt. In diesem Dreieck mündet die **V. cephalica** in die V. axillaris, auch die **Nodi lymphoidei axillares apicales** sind dort gelegen. Außerdem entspringt die **A. thoracoacromialis** nach vorne aus der A. axillaris und teilt sich in ihre 4 Endäste. Die **Nn. pectorales medialis und lateralis** entspringen den jeweiligen Faszikeln und ziehen zusammen mit den arteriellen Ästen zu den Brustmuskeln, die sie versorgen.

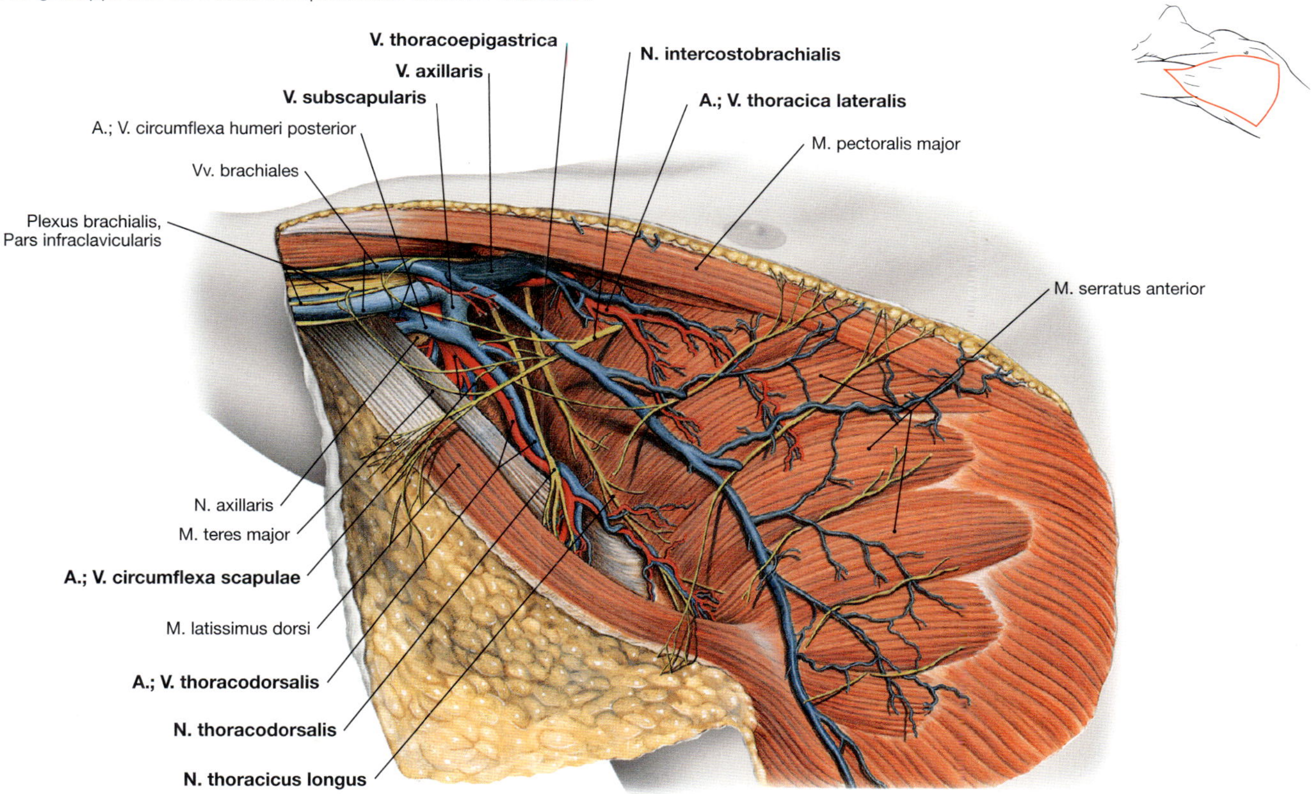


**Abb. 3.158 Achselhöhle, Fossa axillaris, rechts;** Ansicht von lateral kaudal. [S700]
Die Achselhöhle wird vorne durch den M. pectoralis major und hinten durch den M. latissimus dorsi begrenzt, die die beiden Achselfalten bilden. In der Achselhöhle legen sich die 3 Faszikel der Pars infraclavicularis des **Plexus brachialis** um die **A. axillaris** und werden ventral von der **V. axillaris** bedeckt. Die **Nn. intercostobrachiales** aus den **Nn. intercostales** durchqueren die Achselhöhle und lagern sich dem N. cutaneus brachii medialis an. Der **N. thoracodorsalis** zieht mit den gleichnamigen Blutgefäßen zum Innenrand des M. latissimus dorsi. Ventral davon steigt der **N. thoracicus longus** auf dem M. serratus anterior ab und innerviert ihn.

## Gefäße und Nerven von Achselhöhle und lateraler Brustwand

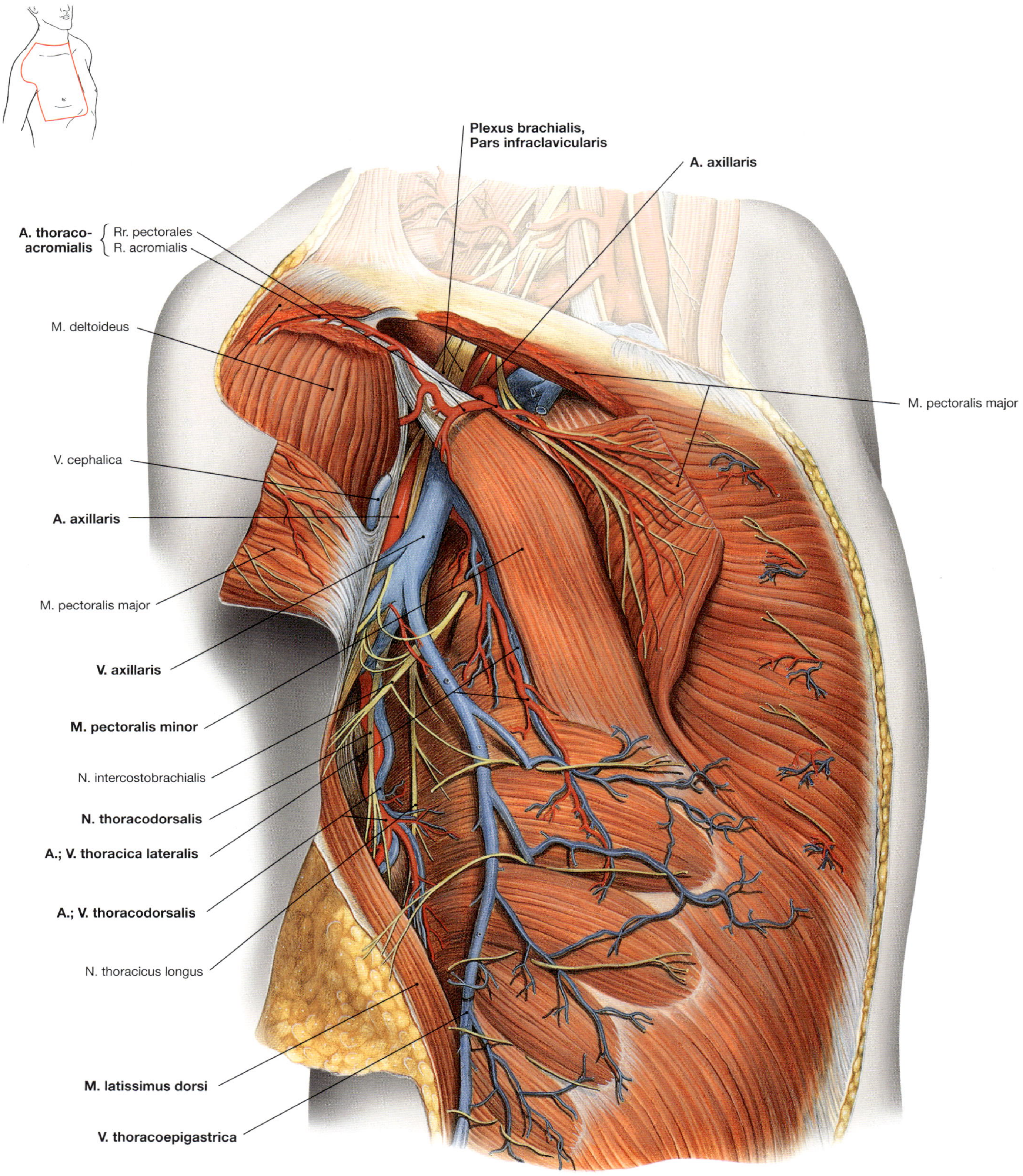


**Abb. 3.159 Achselhöhle, Fossa axillaris, und laterale Brustwand, Regio thoracica lateralis, rechts;** Ansicht von lateral rechts. [S700]
Im Vergleich zu → Abb. 3.158 wurde der M. pectoralis major gespalten, um den darunterliegenden **M. pectoralis minor** und die im Trigonum clavipectorale austretenden Strukturen darzustellen. Am Oberrand des M. pectoralis minor ist die **A. thoracoacromialis** mit ihren Ästen sichtbar. Ihre Rr. pectorales treten zusammen mit den Nn. pectorales des Plexus brachialis an die Mm. pectorales major und minor heran und versorgen diese. Der M. pectoralis minor ist eine wichtige Landmarke für die Einteilung der axillären Lymphknoten (→ Abb. 3.149). An seinem lateralen Rand verlaufen **A. und V. thoracica lateralis.** Lateral davon steigen **A., V. und N. thoracodorsalis** zur Innenfläche des M. latissimus dorsi ab, den sie gemeinsam versorgen. Die V. thoracoepigastrica wird nicht von einer Arterie begleitet und ist sehr variabel in ihrer Ausbildung und ihrem Verlauf (hier relativ stark ausgebildet) im subkutanen Fett der lateralen Brustwand.

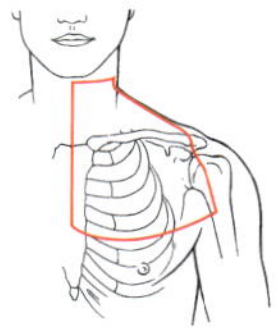

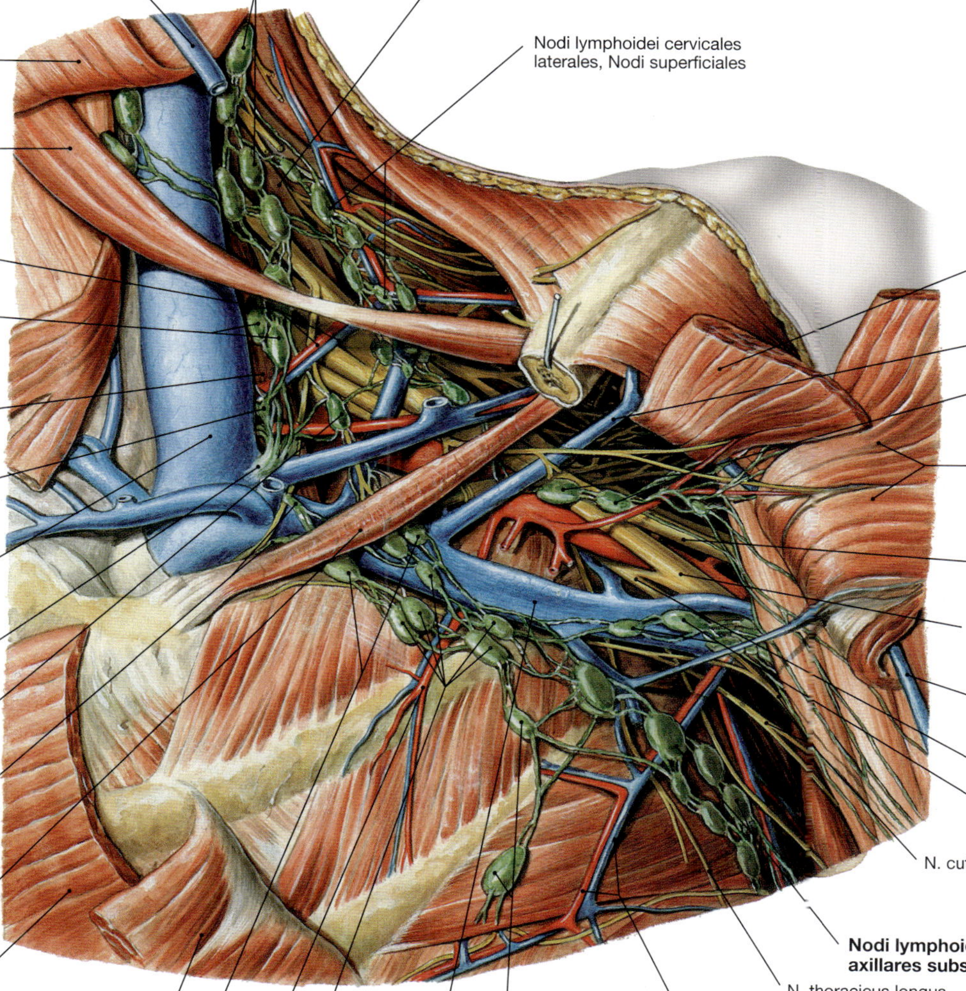


**Abb. 3.160 Achselhöhle, Fossa axillaris, und laterale Brustwand, Regio thoracica lateralis, links;** Ansicht von ventral. [S700]
Im Unterschied zu → Abb. 3.159 ist die linke Körperseite gezeigt, um den Anschluss der **axillären Lymphbahnen** an den Ductus thoracicus und dessen Mündung im linken Venenwinkel darzustellen, da dieser bei der Präparation oft beschädigt wird. Der M. pectoralis minor wurde durchtrennt, damit die Lymphknoten der Achselhöhle zu sehen sind. Die axillären Lymphknoten werden nach ihrer Lage zum M. pectoralis minor in **3 Stockwerke (Levels)** eingeteilt (→ Abb. 3.149). Das erste Level (lateral des M. pectoralis minor) beinhaltet die Nodi lymphoidei axillares pectorales entlang der A. und V. thoracica lateralis sowie weiter lateral die Nodi lymphoidei axillares subscapulares und die Nodi lymphoidei axillares laterales an der V. axillaris. Das zweite Level (auf Höhe des M. pectoralis minor) umfasst die unter dem Muskel liegenden Nodi lymphoidei axillares centrales. Medial vom M. pectoralis minor befindet sich das dritte Level als letzte Station vor dem **Truncus subclavius,** der die Lymphe auf der linken Seite über den Ductus thoracicus in den linken Venenwinkel zwischen V. jugularis interna und V. subclavia leitet.

## Klinik

Der **Ductus thoracicus** führt die Lymphe der gesamten unteren Körperhälfte (einschließlich Bauch- und Beckenorganen) und nimmt vor seiner Einmündung in den linken Venenwinkel über den Truncus bronchomediastinalis sinister zusätzlich die Lymphe aus der linken Brustkorbhälfte, über den Truncus subclavius sinister aus dem linken Arm und über den Truncus jugularis sinister Lymphe aus dem linken Kopf-/Halsbereich auf.
Daher kann es bei der Metastasierung von bösartigen Tumoren aus dem Bauch- und Beckenraum auch zur Absiedlung in den linken supraklavikulären Lymphknoten kommen (sog. **VIRCHOW-Drüse**).

## Gefäße und Nerven von Achselhöhle und medialem Oberarm

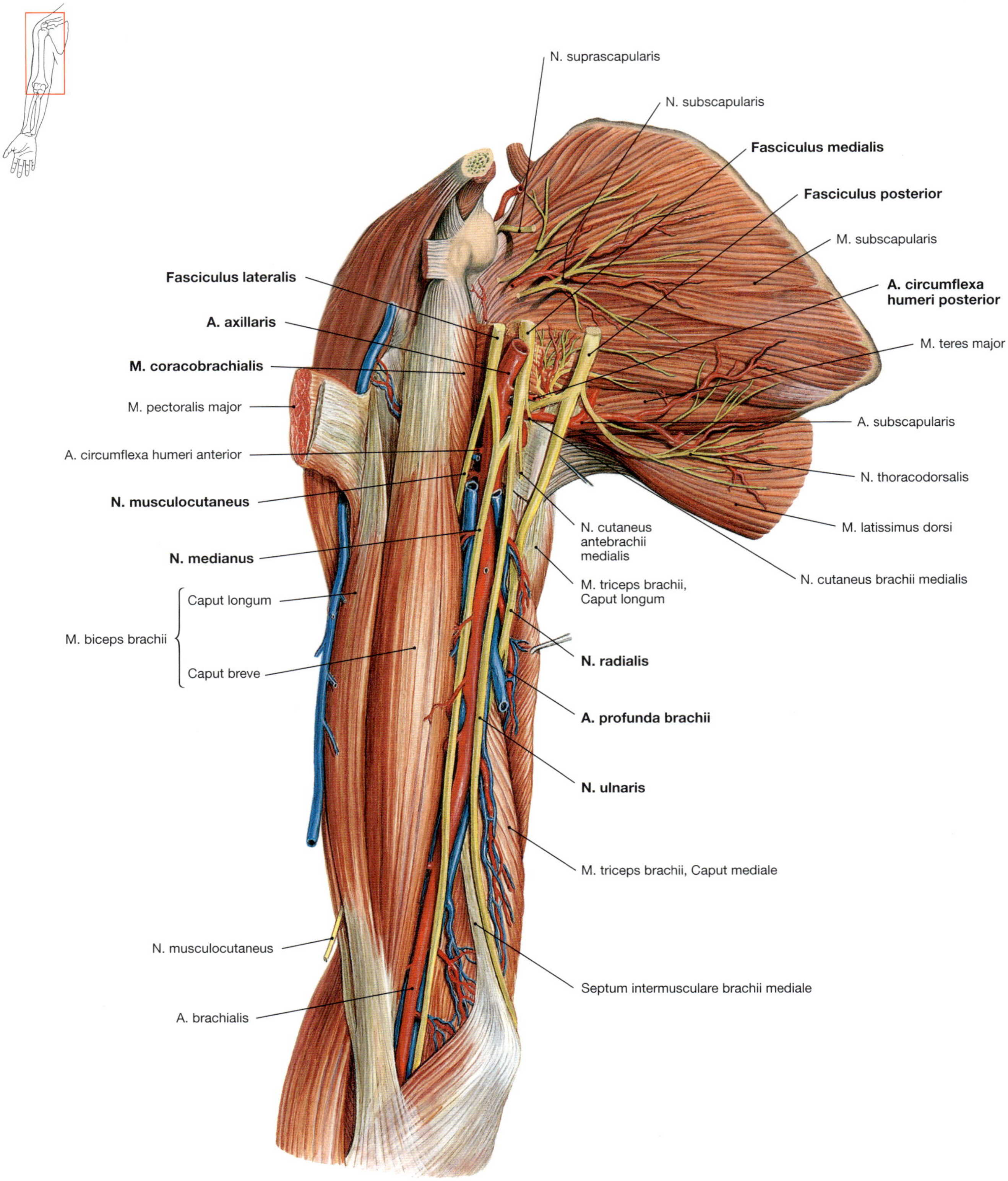


**Abb. 3.161 Gefäße und Nerven der Achselhöhle, Fossa axillaris, und der medialen Seite des Oberarms, Regio brachii anterior, rechts;** Ansicht von ventral medial. [S700]

Der M. pectoralis major wurde nahe seinem Ansatz an der Crista tuberculi majoris durchtrennt, damit der infraklavikuläre Teil des **Plexus brachialis** erkennbar wird. Proximal liegen die 3 Faszikel. **Fasciculus lateralis** und **Fasciculus medialis** liegen beidseits der A. axillaris und bilden mit ihren Nerven eine M-förmige Struktur, die bei der Präparation des Plexus brachialis zur Orientierung hilfreich ist. Der laterale Schenkel des „M" wird dabei durch den N. musculocutaneus gebildet, der leicht zu identifizieren ist, da er den M. coracobrachialis durchbohrt. Der mittlere Teil ist der N. medianus mit seiner medialen und lateralen Wurzel. Der mediale Schenkel des „M" wird vom N. ulnaris gebildet. Im Unterschied zum N. medianus, der nach seinem Verlauf im Sulcus bicipitalis medialis von medial in die Ellenbeuge zieht, gelangt der N. ulnaris auf die Rückseite des Epicondylus medialis. Der **Fasciculus posterior** wurde aus seiner Lage hinter der A. axillaris mobilisiert. Er gibt proximal den N. axillaris ab, der zusammen mit der A. circumflexa humeri posterior durch die laterale Achsellücke zieht, und setzt sich dann als N. radialis fort, der schließlich mit der A. profunda brachii durch den Trizepsschlitz die Rückseite des Humerus erreicht.

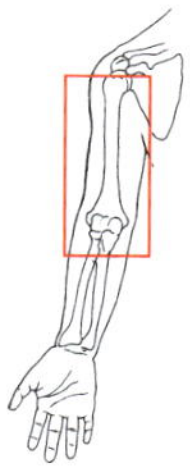

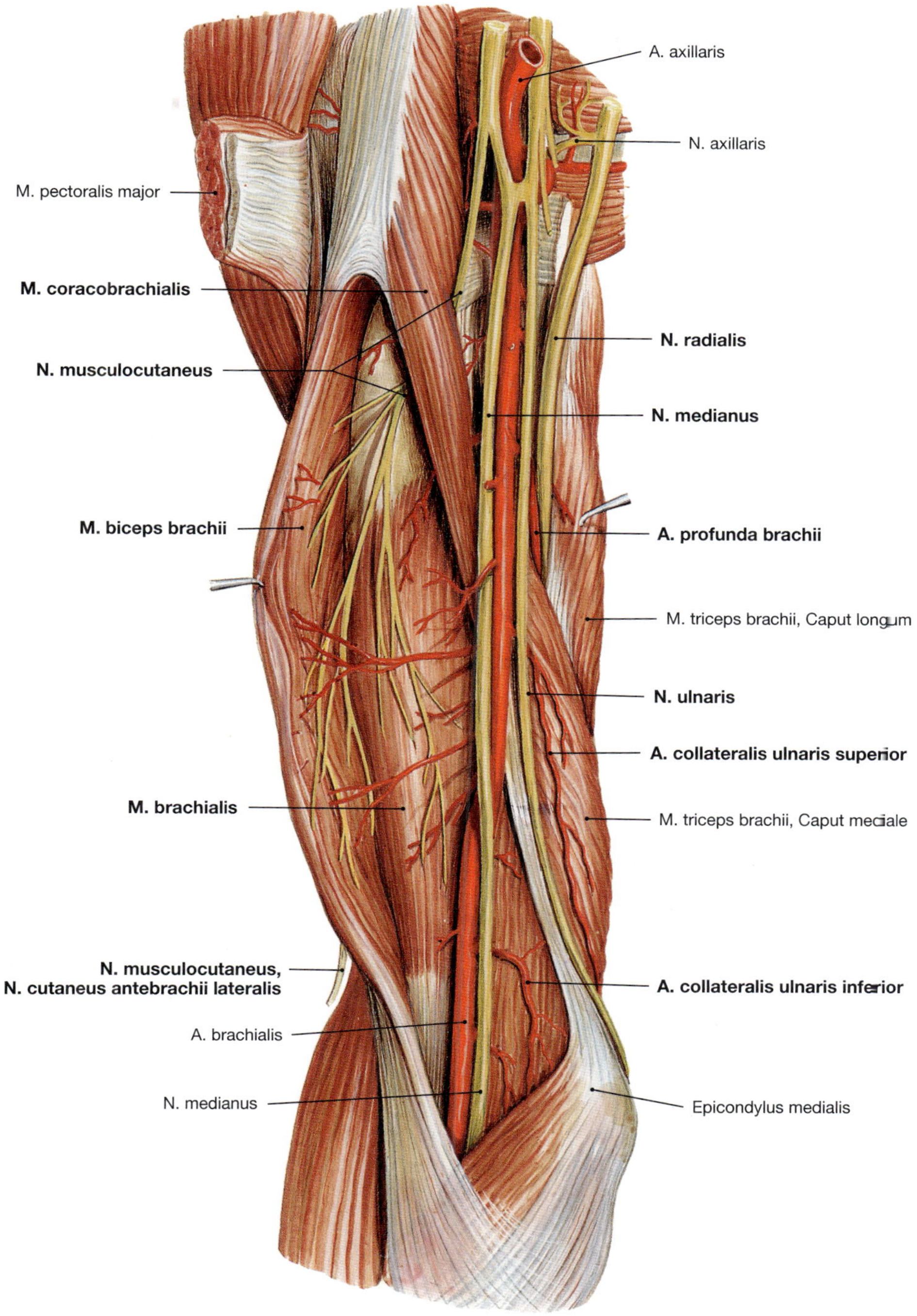


**Abb. 3.162 Arterien und Nerven der Achselhöhle, Fossa axillaris, und der medialen Seite des Oberarms, Regio brachii anterior, rechts;** Ansicht von ventral medial; nach Abheben des M. biceps brachii. [S700]

Der M. biceps brachii wurde nach lateral angehoben, um den Verlauf des N. musculocutaneus freizulegen. Der **N. musculocutaneus** durchbohrt und innerviert den M. coracobrachialis und verläuft dann zwischen dem M. biceps brachii und dem M. brachialis, die er ebenfalls motorisch versorgt. Am distalen Oberarm tritt der sensorische Endast (N. cutaneus antebrachii lateralis) zwischen den beiden Muskeln hervor und zieht zur Radialseite des Unterarms. Der **N. medianus** zieht zusammen mit der A. brachialis im Sulcus bicipitalis medialis und weiter in die Ellenbeuge. Der **N. ulnaris** gelangt mit der A. collateralis ulnaris superior auf die Rückseite des Epicondylus medialis. Die A. collateralis ulnaris inferior dagegen geht als meist dünnes Gefäß proximal des Ellenbogens aus der A. brachialis hervor. Der **N. axillaris** verlässt den Fasciculus posterior proximal und tritt durch die laterale Achsellücke, während der **N. radialis** mit der A. profunda brachii durch den Trizepsschlitz zieht.

## Achsellücken und Trizepsschlitz

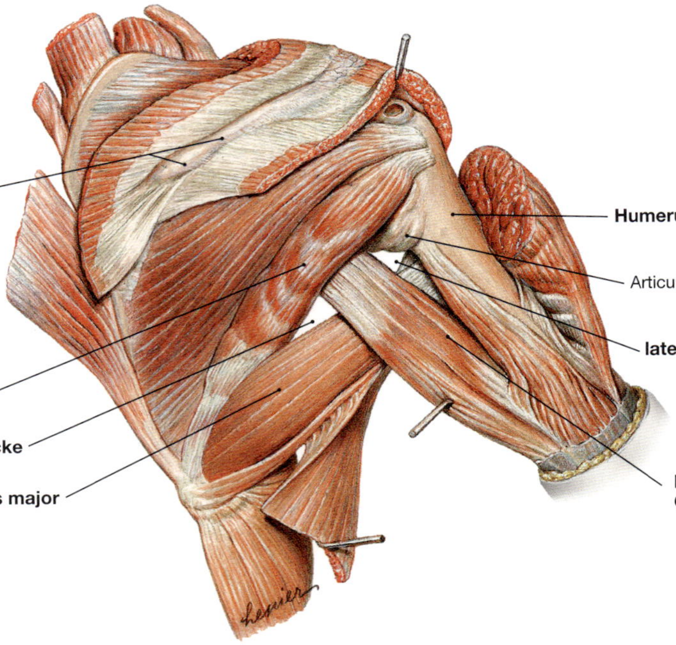


**Abb. 3.163 Achsellücken, rechts;** Ansicht von dorsal. [S700]

Die beiden Achsellücken liegen zwischen M. teres major und M. teres minor und werden nach lateral vom Humerus begrenzt: Die beiden Muskeln divergieren v-förmig von ihren Ursprüngen an der Scapula aus und lassen einen Spalt frei. Das Caput longum des M. triceps brachii teilt diesen Spalt in die dreieckige mediale Achsellücke (Spatium axillare mediale) und in die viereckige laterale Achsellücke (Spatium axillare laterale).

(Zu den durchtretenden Strukturen → Abb. 3.165)

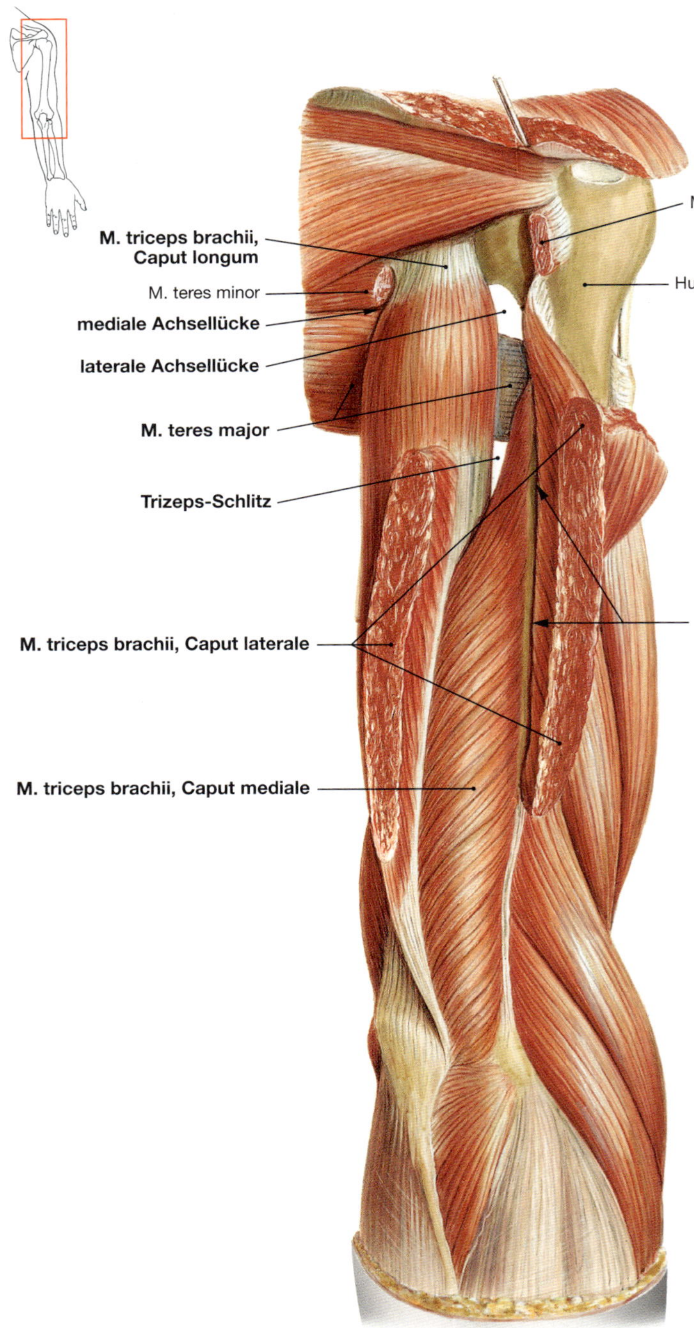


**Abb. 3.164 Trizepsschlitz, rechts;** Ansicht von lateral dorsal; nach Spaltung des Caput laterale des M. triceps brachii. [S700]

Distal des Ansatzes des M. teres major und damit kaudal der Achsellücken befindet sich der **Trizepsschlitz** als wichtiger Durchtritt von der Achselhöhle zum dorsalen Oberarm. Er wird medial durch das Caput longum und lateral durch das Caput laterale des M. triceps brachii begrenzt.

(Zu den durchtretenden Strukturen → Abb. 3.165)

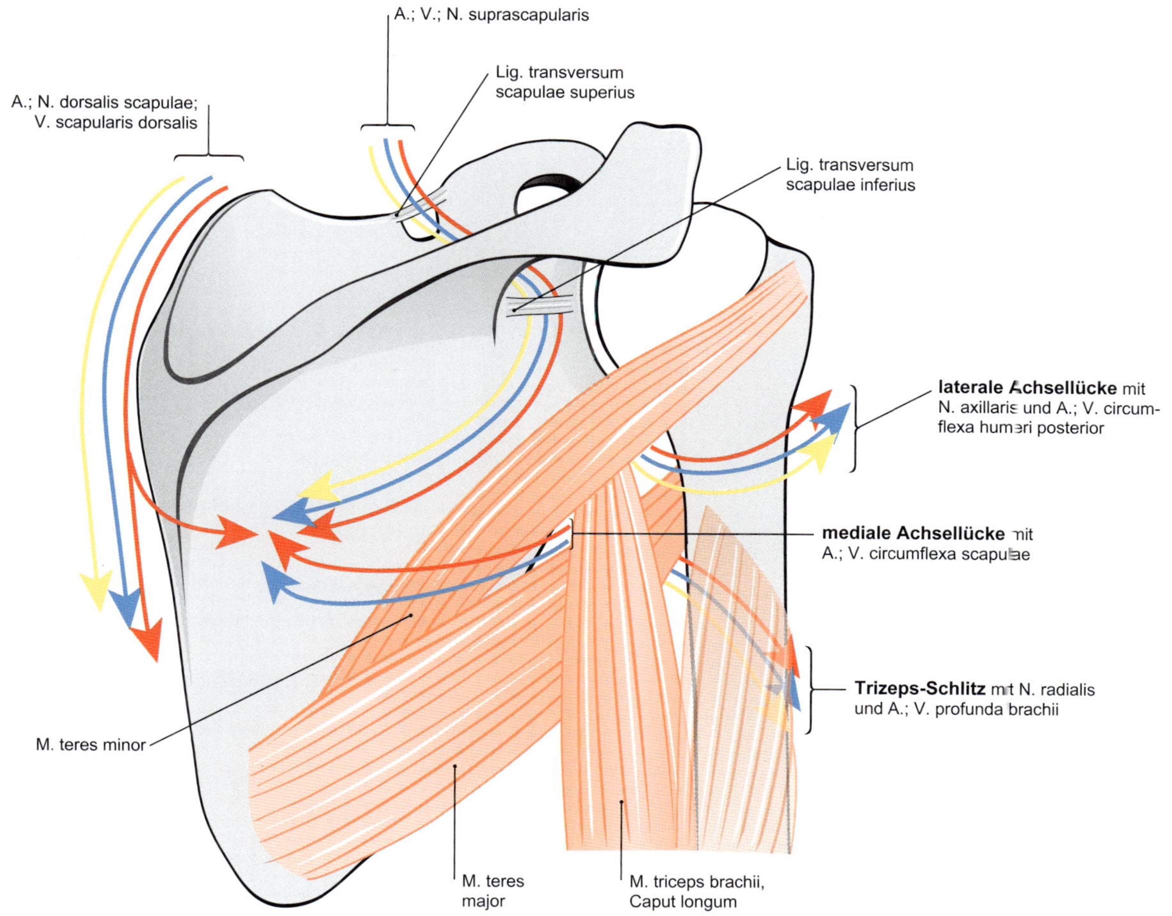


**Abb. 3.165 Achsellücken und Trizepsschlitz, rechts;** schematische Darstellung bei Ansicht von dorsal. [S702-L126]

Die beiden Achsellücken liegen zwischen M. teres major und M. teres minor und werden nach lateral vom Humerus begrenzt. Das Caput longum des M. triceps brachii trennt die **dreieckige mediale Achsellücke** von der **viereckigen lateralen Achsellücke.** Durch die Achsellücken ziehen:

- **Mediale Achsellücke:** A. und V. circumflexa scapulae
- **Laterale Achsellücke:** N. axillaris, A. und V. circumflexa humeri posterior

Die A. circumflexa scapulae anastomosiert in der Fossa infraspinata mit der A. suprascapularis sowie über dünne Äste mit der A. dorsalis scapulae **(Schulterblattanastomosen).** Die A. suprascapularis tritt dabei **über** dem Lig. transversum scapulae superius in die Fossa supraspinata und **unter** dem Lig. transversum scapulae inferius in die Fossa infraspinata.

Die A. circumflexa humeri posterior anastomosiert mit der A. circumflexa humeri anterior (**Oberarmanastomosen,** → Abb. 3.137).

Kaudal der Achsellücken befindet sich der **Trizepsschlitz,** der durch das Caput longum und das Caput laterale des M. triceps brachii begrenzt wird.

Durch den **Trizepsschlitz** ziehen: N. radialis, A. und V. profunda brachii.

## Gefäße und Nerven des lateralen Oberarms

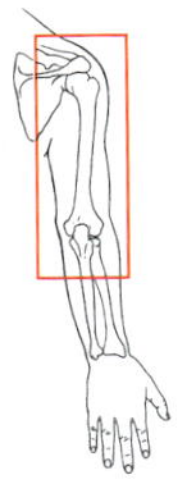

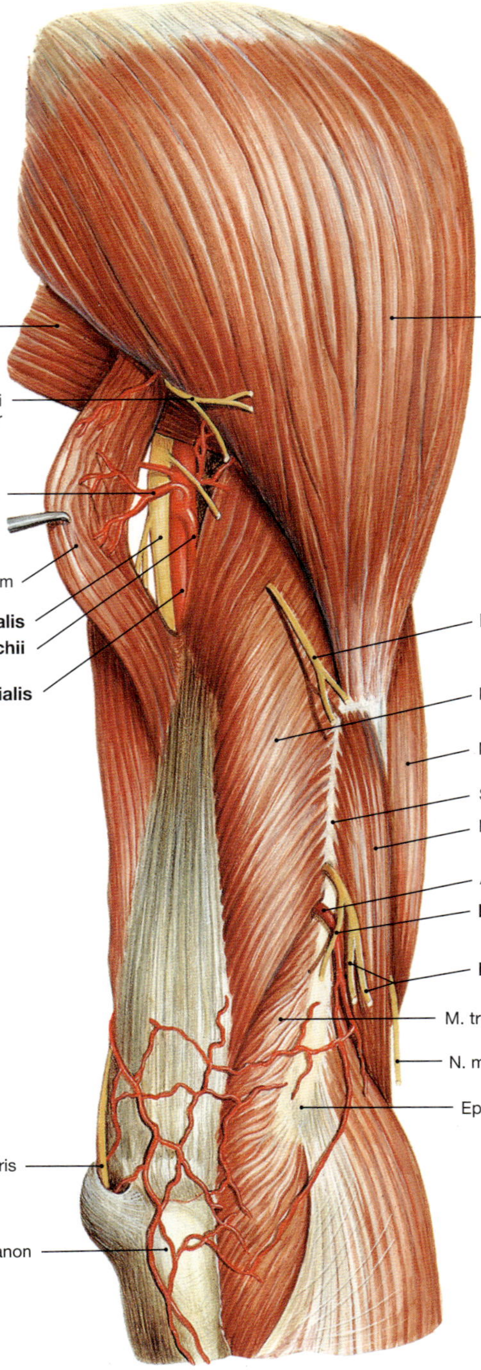


**Abb. 3.166 Arterien und Nerven der lateralen Seite des Oberarms, Regio brachii posterior, rechts;** Ansicht von dorsal lateral. [S700]

Das Caput longum und das Caput laterale des M. triceps brachii sind auseinandergedrängt worden, um den durch die beiden Muskelköpfe begrenzten **Trizepsschlitz** besser erkennen zu können, durch den der **N. radialis** und die **A. profunda brachii** nach dorsal ziehen und sich dann im Sulcus nervi radialis an den Humerusschaft anlegen. Wie zu sehen ist, gibt der N. radialis die motorischen Äste für den M. triceps und auch den N. cutaneus brachii posterior bereits beim Durchtritt durch den Trizepsschlitz ab. Der N. cutaneus brachii lateralis inferior geht dagegen zusammen mit dem N. cutaneus antebrachii posterior erst im Bereich des Sulcus nervi radialis ab.

### Klinik

Bei einer **Humerusschaftfraktur** mit Schädigung des N. radialis bleibt die Funktion des M. triceps brachii in der Regel unbeeinträchtigt, da der N. radialis die motorischen Äste für den M. triceps und auch den N. cutaneus brachii posterior bereits beim Durchtritt durch den Trizepsschlitz abgibt. Da der N. cutaneus brachii lateralis inferior zusammen mit dem N. cutaneus antebrachii posterior erst im Bereich des Sulcus nervi radialis abgeht, kann er daher von der Schädigung betroffen sein.

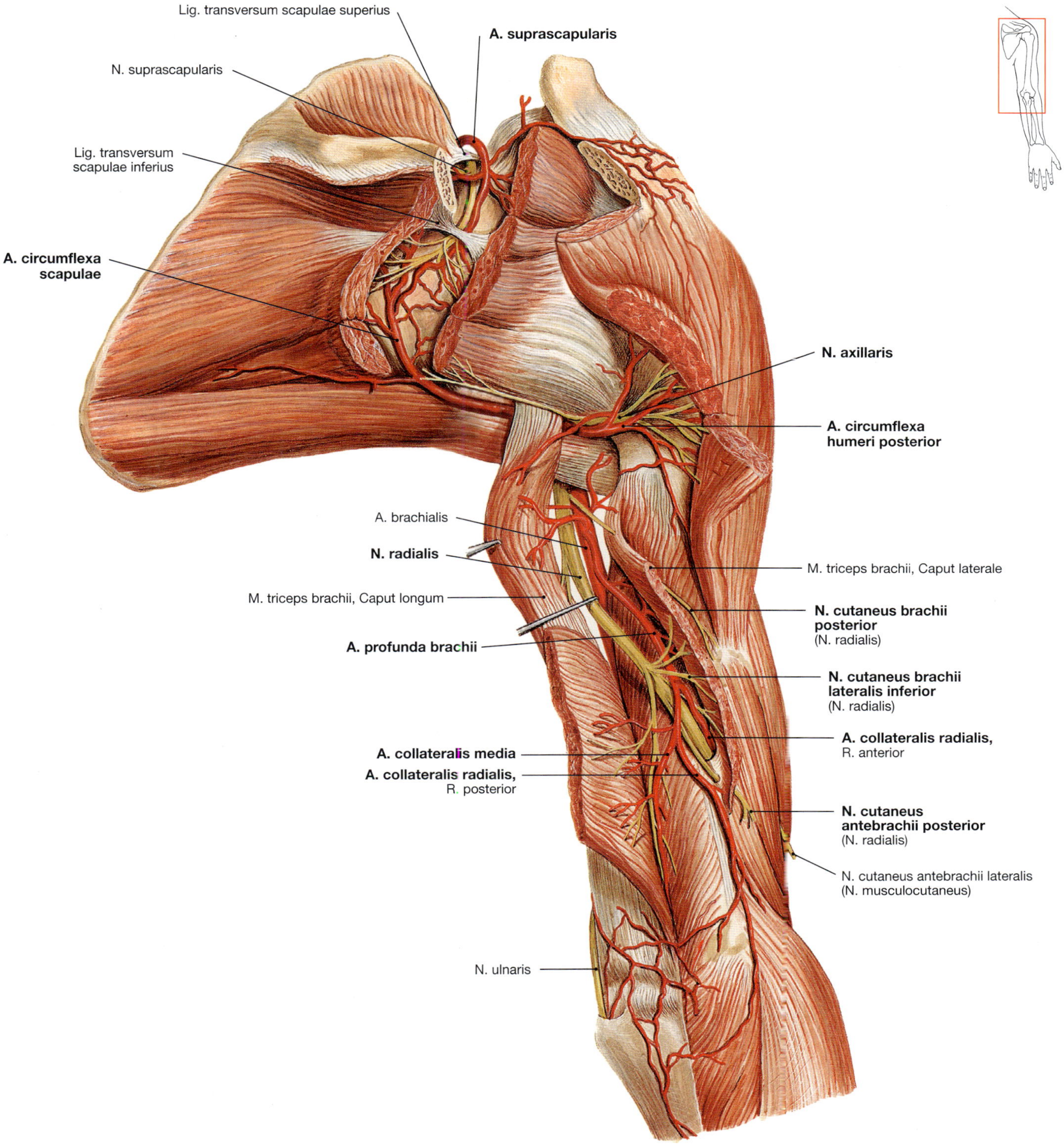


**Abb. 3.167 Arterien und Nerven der Schulter, Regio deltoidea, und der lateralen Seite des Oberarms, Regio brachii dorsalis, rechts;** Ansicht von dorsal lateral. [S700]

Hier ist noch einmal die Astabfolge des **N. radialis** dargestellt. Der **Trizepsschlitz** wurde verlängert, indem Caput longum und Caput laterale des M. triceps brachii scharf voneinander getrennt wurden. Die motorischen Äste für den M. triceps brachii und der N. cutaneus brachii posterior gehen bereits beim Durchtritt durch den Trizepsschlitz ab. Der N. cutaneus brachii lateralis inferior und der N. cutaneus antebrachii posterior werden dagegen erst im Sulcus nervi radialis abgegeben. Mit dem N. radialis verläuft die A. profunda brachii, die sich in die A. collateralis media (zum Epicondylus medialis) und in die A. collateralis radialis (in Begleitung des Nervs) aufteilt.

Des Weiteren zeigt das Präparat die **Achsellücken** mit durchtretenden Strukturen. Der N. axillaris zieht mit der A. circumflexa humeri posterior durch die laterale Achsellücke. Die A. circumflexa scapulae gelangt durch die mediale Achsellücke nach dorsal. In der Fossa infraspinata bildet die A. circumflexa scapulae (Stromgebiet der A. axillaris) eine wichtige Anastomose mit der A. suprascapularis (Stromgebiet der A. subclavia). Durch diesen Arterienring, der oft durch Anastomosen mit der A. dorsalis scapulae (ebenfalls aus dem Stromgebiet der A. subclavia, hier nicht gezeigt) ergänzt wird, kann ein Umgehungskreislauf zur Versorgung des Arms unterhalten werden, wenn die A. axillaris proximal verschlossen ist.

Die A. suprascapularis zieht zunächst über dem Lig. transversum scapulae superius in die Fossa supraspinata der Scapula, während der N. suprascapularis unter dem Ligament durch die Incisura scapulae hindurchtritt. Nerv und Arterie werden dann beim Übergang in die Fossa infraspinata vom Lig. transversum scapulae inferius überbrückt.

## Gefäße und Nerven des Unterarms

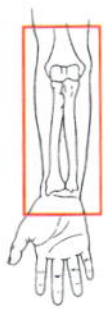

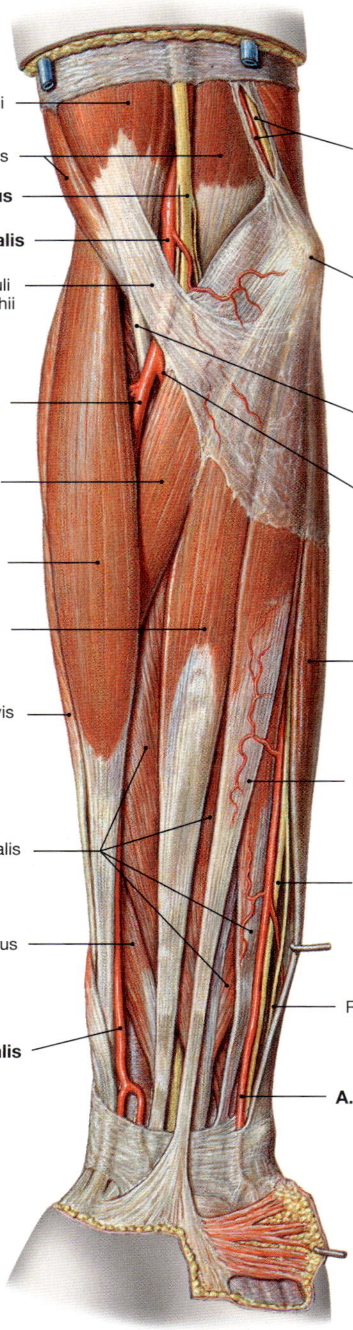


**Abb. 3.168 Arterien und Nerven der oberflächlichen Schicht des Unterarms, Regio antebrachii anterior, rechts;** Ansicht von ventral. [S700]

Der **N. medianus** zieht zusammen mit der A. brachialis von medial in die Ellenbeuge. Die A. brachialis teilt sich in die A. radialis und in die A. ulnaris, die beide zu den jeweiligen Seiten der Handgelenke ziehen. Der Puls wird vorzugsweise an der A. radialis knapp proximal der Handgelenke getastet. Die A. ulnaris wird vom N. ulnaris begleitet, der ebenfalls vom M. flexor carpi ulnaris bedeckt wird, wie am distalen Unterarm zu sehen ist.

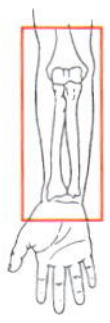

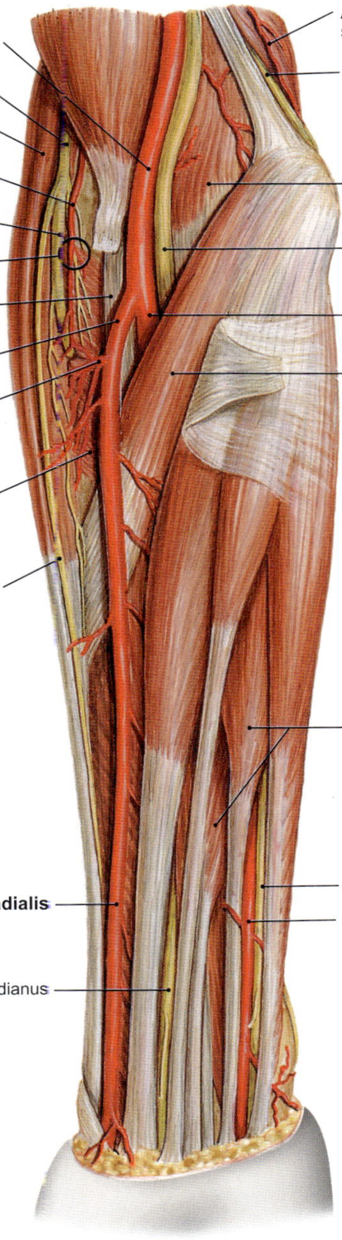


**Abb. 3.169 Arterien und Nerven der oberflächlichen Schicht des Unterarms, Regio antebrachii anterior, rechts;** Ansicht von ventral; nach Entfernung des M. brachioradialis und der Aponeurosis bicipitis antebrachii. [S700]

Der M. brachioradialis und der Ansatz des M. biceps brachii an der Fascia antebrachii (Aponeurosis musculi bicipitis antebrachii) wurden entfernt, um die Aufzweigung der **A. brachialis** und den Verlauf von A. und N. radialis darzustellen. Nach Aufzweigung der A. brachialis setzt die **A. radialis** den Verlauf fort und gelangt unter dem M. brachioradialis zur radialen Seite des Handgelenks. Unter dem M. brachioradialis steigt auch die A. recurrens radialis zum Gefäßnetz des Ellenbogens (Rete articulare cubiti) auf, wo sie mit der A. collateralis radialis anastomosiert (*). Die **A. ulnaris** geht dorsal des M. pronator teres ab, lagert sich unterhalb der Ellenbeuge dem N. ulnaris an und zieht unter dem M. flexor carpi ulnaris zur ulnaren Seite des Handgelenks. Zwischen M. brachioradialis und M. brachialis **(Radialis-Tunnel)** tritt der **N. radialis** von lateral in die Ellenbeuge ein und teilt sich in R. superficialis und R. profundus. Der **R. superficialis** begleitet die A. radialis bis zum distalen Drittel des Unterarms, bevor er auf die Dorsalseite wechselt. Der **R. profundus** innerviert und durchbohrt den M. supinator **(Supinator-Kanal).** Am Eintritt in den Muskel befindet sich häufig ein scharfkantiger Sehnenbogen **(FROHSE-FRÄNKEL-Arkade),** der den Nerv komprimieren kann.

## Gefäße und Nerven des Unterarms



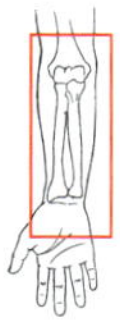

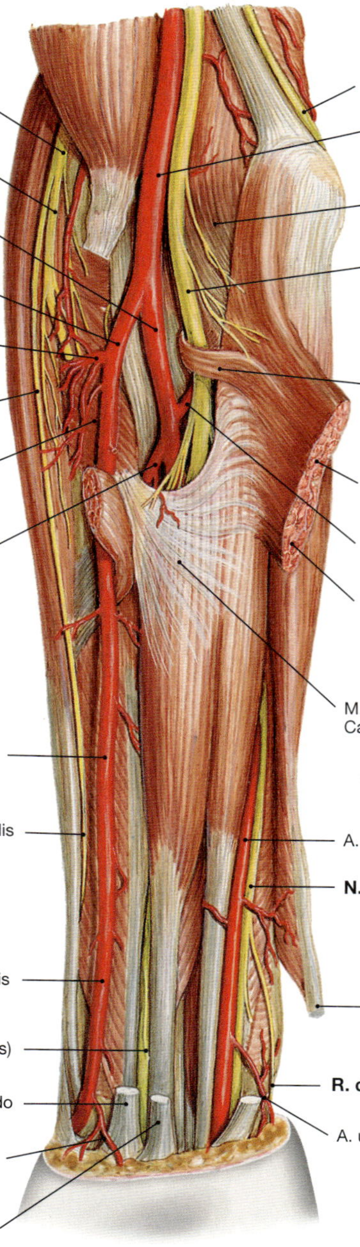


**Abb. 3.170 Arterien und Nerven der tiefen Schicht des Unterarms, Regio antebrachii anterior, rechts;** Ansicht von ventral; nach Spaltung von M. pronator teres und M. flexor carpi radialis sowie Entfernung des M. palmaris longus. [S700]

Wenn man die Muskeln der oberflächlichen Schicht der Unterarmbeuger spaltet, kann man die proximalen Äste der **A. ulnaris** erkennen: Die A. interossea communis steigt als kurzes starkes Gefäß ab, während die A. recurrens ulnaris unter dem M. pronator teres aufsteigt. Der **N. medianus** tritt zwischen den beiden Köpfen des M. pronator teres hindurch in die Schicht zwischen den mittleren und tiefen Beugern des Unterarms.

Am distalen Unterarm ist die Sehne des M. flexor carpi ulnaris durchtrennt worden, wodurch der Abgang des **R. dorsalis des N. ulnaris** und sein Verlauf zum Handrücken erkennbar werden.

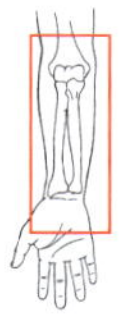

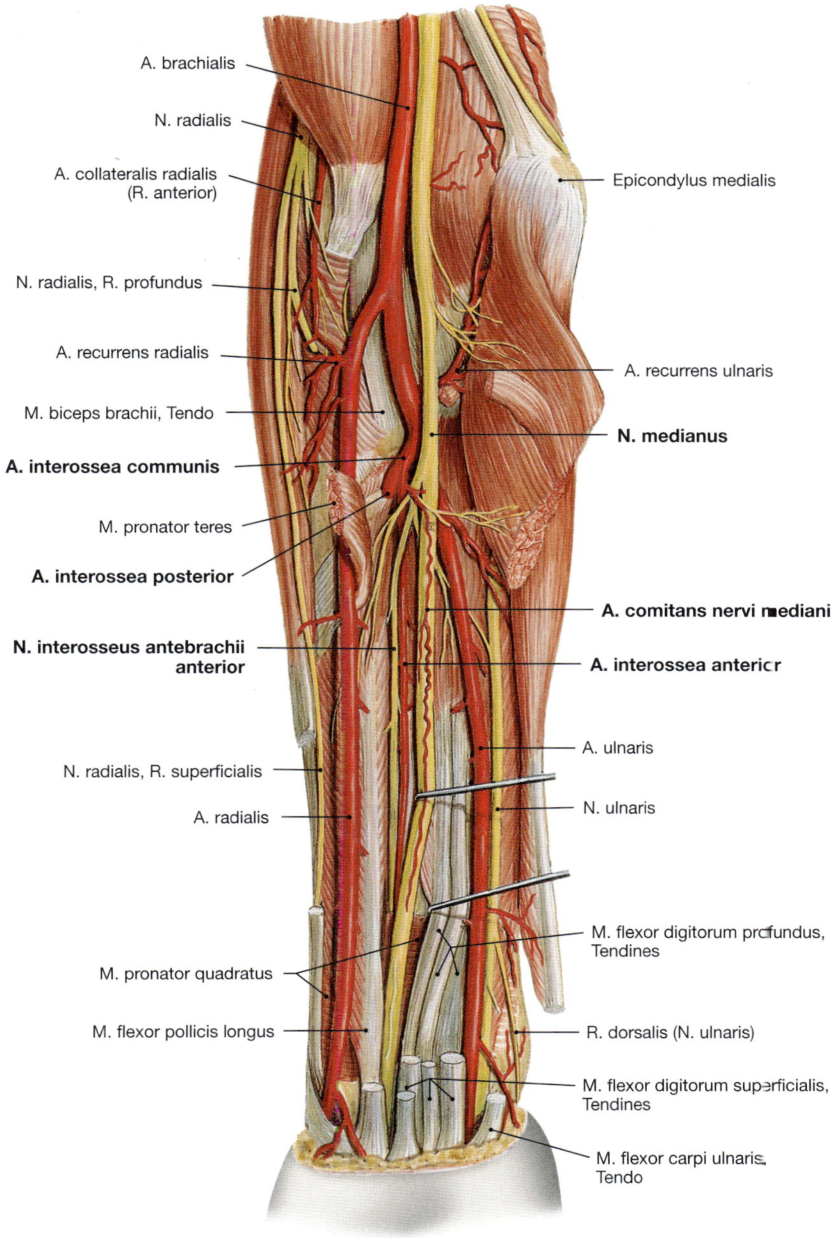


**Abb. 3.171 Arterien und Nerven der tiefen Schicht des Unterarms, Regio antebrachii anterior, rechts;** Ansicht von ventral; nach Ablösung aller oberflächlichen Beuger. [S700]

Wenn alle oberflächlichen Beuger einschließlich des M. flexor digitorum superficialis entfernt werden, ist der gesamte Verlauf des **N. medianus** zu erkennen. Er zieht zwischen oberflächlichen und tiefen Beugern in der Mittellinie des Unterams nach distal, wobei er oft von einem eigenen dünnen Blutgefäß (A. comitans nervi mediani) begleitet wird. Am proximalen Unterarm gibt er den N. interosseus antebrachii anterior ab, der die tiefen Beuger motorisch und die Handgelenke sensorisch innerviert. Der Nerv wird von der A. interossea anterior begleitet, während die A. interossea posterior durch die Membrana interossea antebrachii nach dorsal tritt.

## Gefäße und Nerven von Ellenbeuge und Ellenbogen

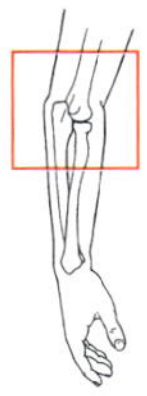

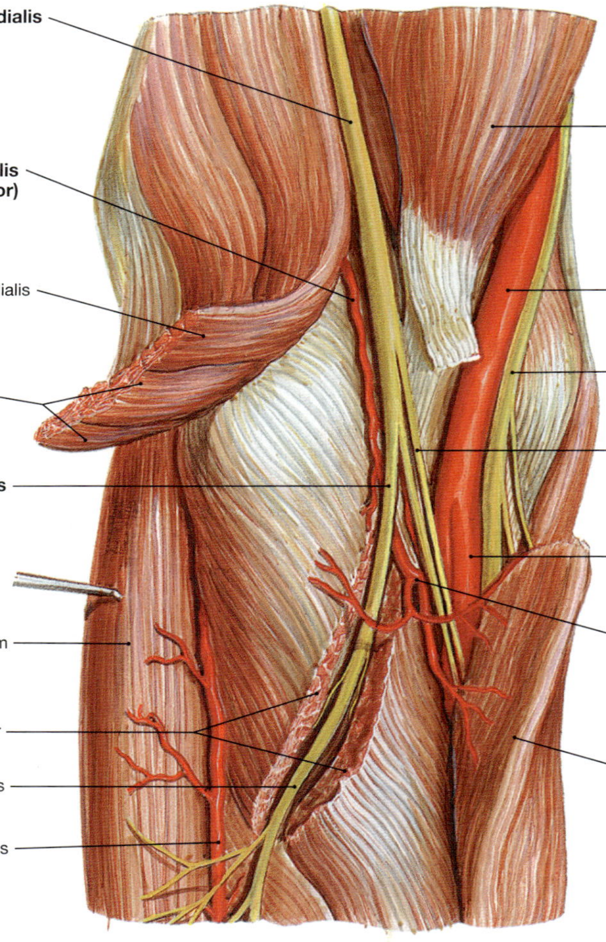


**Abb. 3.172 Arterien und Nerven der Ellenbeuge, Regio cubitalis anterior, rechts;** Ansicht von lateral (radial). [S700]
Die Abbildung zeigt nach Spaltung verschiedener oberflächlichen Beuger und Strecker den Verlauf der Armnerven im Bereich von Ellenbeuge und Ellenbogen. Der **N. medianus** gelangt mit der A. brachialis von medial in die Ellenbeuge, während der **N. radialis** mit der A. collateralis radialis zwischen M. brachioradialis und M. brachialis **(Radialis-Tunnel)** von lateral in die Ellenbeuge eintritt, wo er sich in seine beiden Endäste teilt. Der R. superficialis setzt den Verlauf unter dem M. brachioradialis fort. Der R. profundus gelangt durch den M. supinator **(Supinatorkanal)** auf die Dorsalseite.

### Klinik

Der **N. radialis** kann in der Ellenbeuge durch Kompression geschädigt werden. Während der Radialistunnel nur eine Landmarke für den Verlauf darstellt und der Nerv hier nur selten geschädigt wird, ist der Durchtritt durch den M. supinator ein häufiger Schädigungsort. Der R. profundus des N. radialis kann gleich bei seinem Eintritt in die Faszie des M. supinator gedehnt werden, die in diesem Bereich eine sichelartige Verstärkung aufweist **(FROHSE-FRÄNKEL-Arkade).** Alternativ kann der Nervenast auch bei dem Durchtritt durch den Muskel im **Supinatorkanal** komprimiert werden. Klinisch kommt es in beiden Fällen zum **Supinatorsyndrom,** bei dem typischerweise nur die Daumen- und Fingerstreckung ausfällt, während keine Fallhand auftritt. Das lässt sich dadurch erklären, dass die Nervenäste des N. radialis für die radiale Muskelgruppe, die für die Stabilisierung der Handgelenke ausreicht, bereits proximal des M. supinator aus dem Hauptstamm oder dem R. profundus des Nervs abgehen.

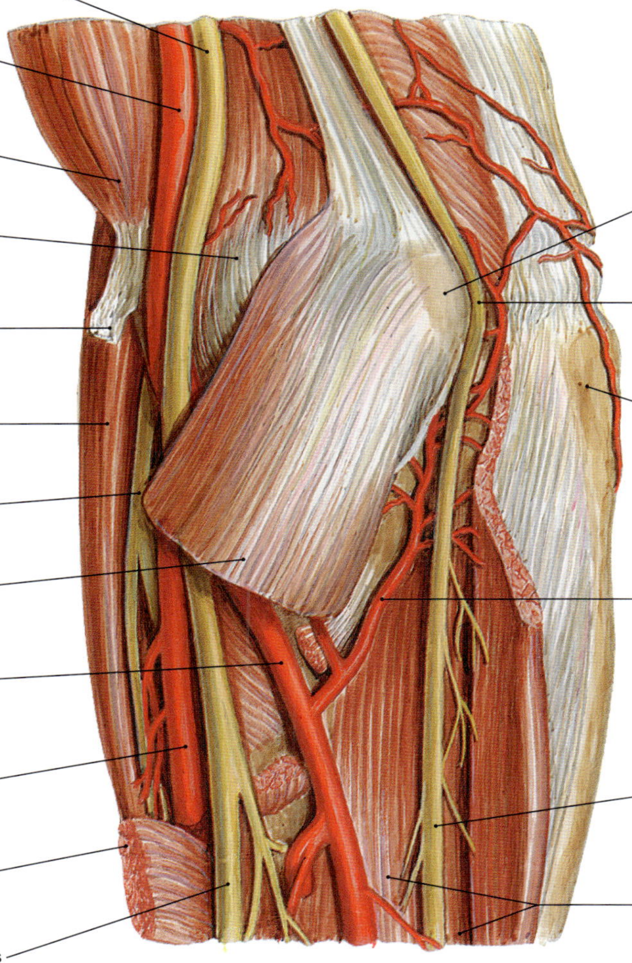


**Abb. 3.173 Arterien und Nerven des Ellenbogens, Regio cubitalis posterior, rechts;** Ansicht von medial (ulnar). [S700]
Der **N. ulnaris** liegt am Ellenbogen im Sulcus nervi ulnaris direkt dem Knochen (Epicondylus medialis des Humerus) an **(Kubitaltunnel)**, wo er bei Kompression gereizt werden kann **(„Musikantenknochen").** Danach zieht der N. ulnaris unter dem M. flexor carpi ulnaris auf die Beugeseite des Unterarms, wo sich ihm die A. ulnaris anlagert.

## Klinik

Eine kurzfristige Stauchung des N. ulnaris führt zu kribbelnden Missempfindungen im Innervationsgebiet des Nervs **(„Musikantenknochen",** englisch auch „funny bone"), die aber innerhalb weniger Sekunden nachlassen. Bei einer dauerhaften Kompression des Nervs im Kubitaltunnel kann es zu einem bleiben Ausfall des Nervs kommen **(Kubitaltunnel-Syndrom)**.

## Gefäße und Nerven des Unterarms

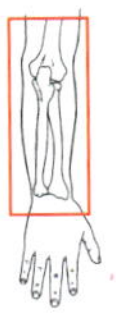

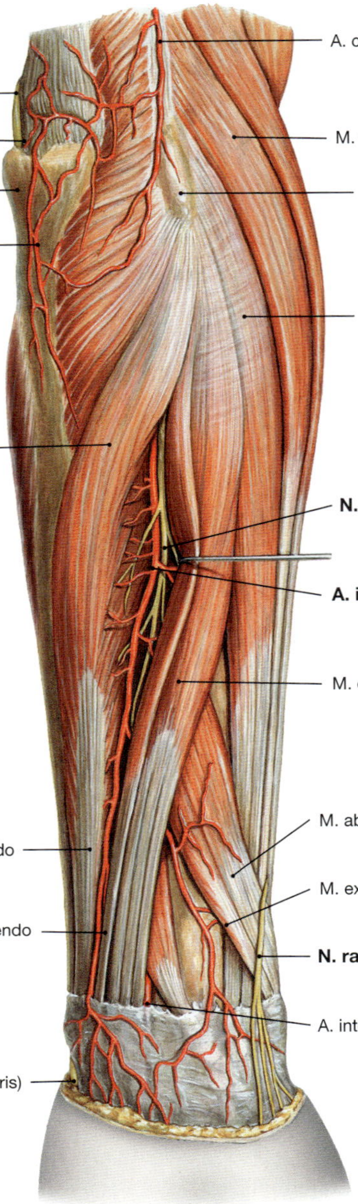


**Abb. 3.174 Arterien und Nerven der tiefen Schicht des Unterarms, Regio antebrachii posterior, rechts;** Ansicht von radial. [S700]
Der M. extensor digiti minimi ist zur Seite gedrängt worden, um den Verlauf des **R. profundus des N. radialis** sichtbar zu machen, der mit der A. interossea posterior zwischen den oberflächlichen und tiefen Streckern absteigt. An der Radialseite des Handgelenks tritt der **R. superficialis des N. radialis** unter dem M. brachioradialis hervor und gelangt auf den Handrücken.

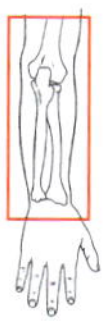

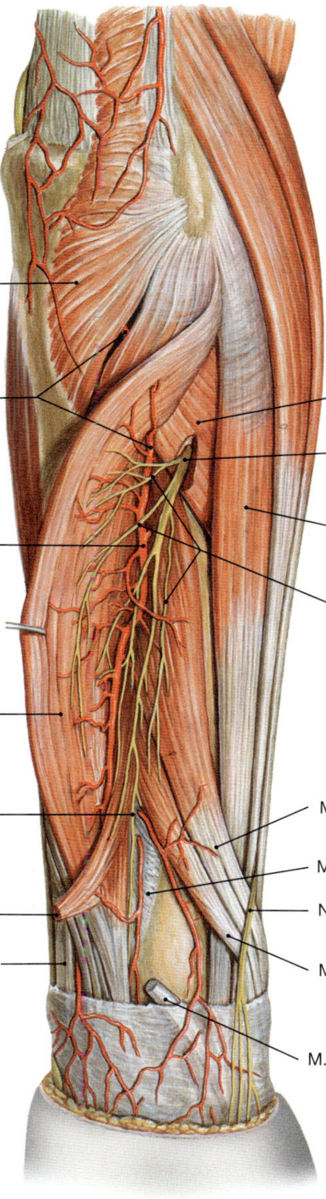


**Abb. 3.175 Arterien und Nerven der tiefen Schicht des Unterarms, Regio antebrachii posterior, rechts;** Ansicht von radial. [S700]
Der M. extensor digitorum wurde weggeklappt, um die Äste des **R. profundus des N. radialis** und der **A. interossea posterior** darzustellen. Der R. profundus des N. radialis innerviert nach seinem Durchtritt durch den M. supinator am Unterarm alle oberflächlichen und tiefen Strecker, bevor er als sensorischer N. interosseus antebrachii posterior an den Handgelenken ausläuft. Die A. interossea posterior gibt nach ihrem Durchtritt durch die Membrana interossea antebrachii die A. interossea recurrens ab, die unter dem M. anconeus zum Gefäßnetz des Ellenbogens (Rete articulare cubiti) aufsteigt.

## Gefäße und Nerven der Hohlhand

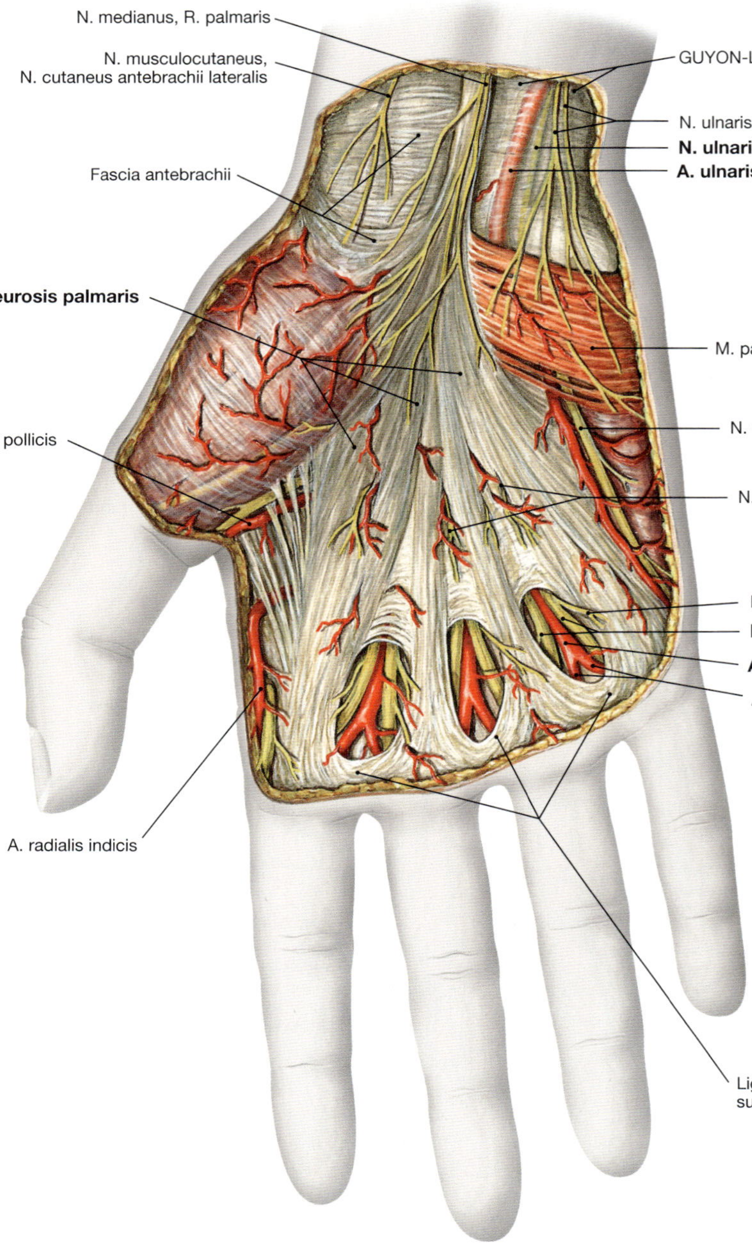


**Abb. 3.176 Arterien und Nerven der oberflächlichen Schicht der Hohlhand, Palma manus, rechts;** Ansicht von palmar. [S700]
In der Hohlhand sind die Blutgefäße und Nerven durch die **Palmaraponeurose** (Aponeurosis palmaris) bedeckt und daher relativ gut geschützt. Proximal der Grundgelenke sind zwischen den Längszügen der Aponeurose die Nn. digitales palmares aus dem N. medianus und dem N. ulnaris sowie die Aufzweigungen der Aa. digitales palmares communes in die Endäste für die einzelnen Finger sichtbar. N. ulnaris und A. ulnaris liegen im Bereich der Handgelenke oberflächlich in der **GUYON-Loge** und sind hier anfällig für Verletzungen und Kompression.

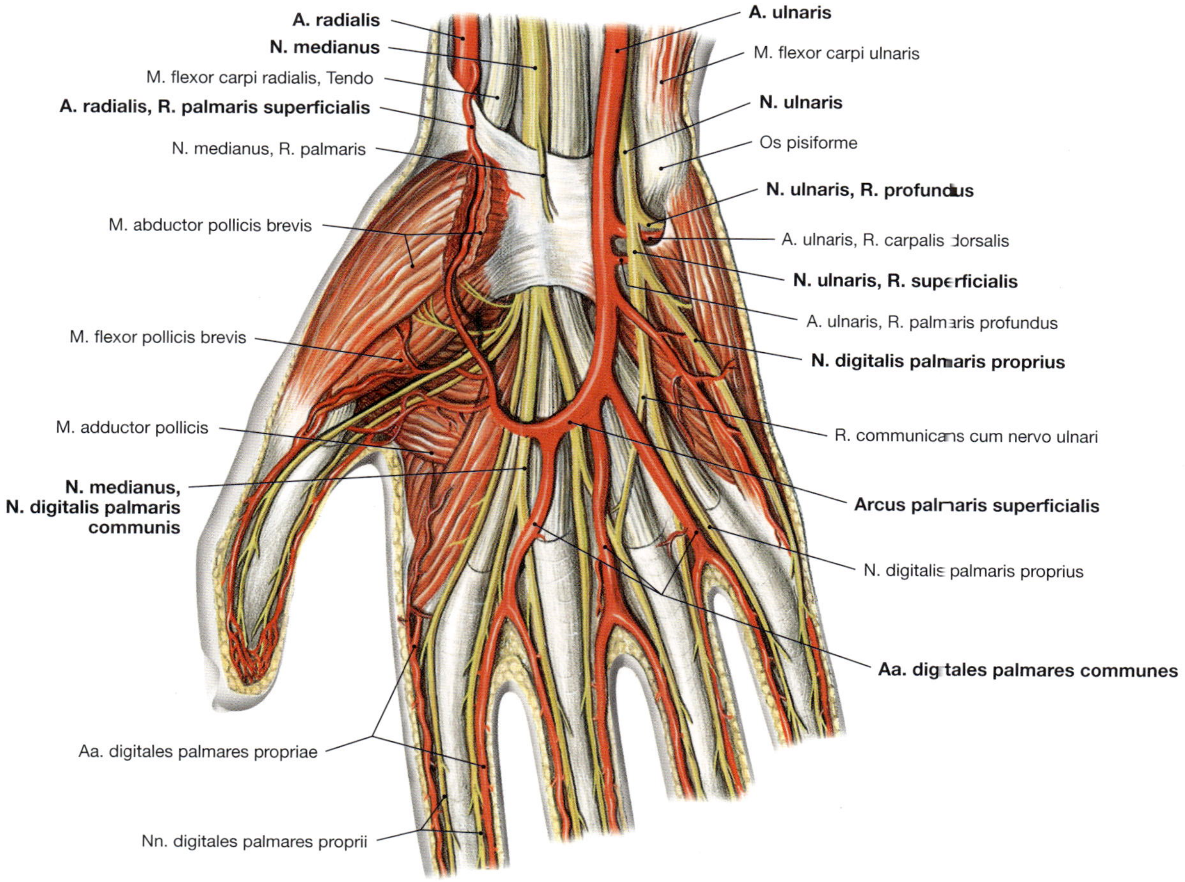


**Abb. 3.177 Arterien und Nerven der mittleren Schicht der Hohlhand, Palma manus, rechts;** Ansicht von palmar; nach Entfernung der Palmaraponeurose. [S700]

Der **oberflächliche Hohlhandbogen** (Arcus palmaris superficialis) wird im Wesentlichen von der A. ulnaris gebildet und anastomosiert meist mit einem Ast (R. palmaris superficialis) aus der A. radialis. Der oberflächliche Hohlhandbogen überquert die Sehnen der langen Fingerbeuger und gibt dabei die Aa. digitales palmares für die ulnaren 3½ Finger ab. Der **N. ulnaris** begleitet die A. ulnaris durch die **GUYON-Loge,** die hier eröffnet ist. Distal des Os pisiforme teilt sich der N. ulnaris bereits in den R. profundus und in den R. superficialis, der die Verlaufsrichtung fortsetzt. Der **R. superficialis** verzweigt sich in die Nn. digitales palmares für die sensorische Innervation der ulnaren 1½ Finger. Die radialen 3½ Finger werden durch entsprechende Äste des **N. medianus** innerviert, der unter dem Retinaculum musculorum flexorum durch den **Karpaltunnel** (Canalis carpi) in die Hohlhand gelangt.

## Klinik

Eine **Kompression des N. medianus oder des N. ulnaris** kann neben den akut auftretenden Einschränkungen der Sensorik im Innervations- und besonders im Autonomgebiet der Nerven längerfristig auch zu einem Ausfall der innervierten Muskeln führen, die mit einer charakteristischen Atrophie einhergehen.

**a** Kompression des N. medianus im Karpaltunnel **(Karpaltunnelsyndrom)** führt zu einer Atrophie des Daumenballens **(Thenar-Atrophie).** [G056]

**b** Läsion des N. ulnaris in der GUYON-Loge **(GUYON-Logen-Syndrom)** kann längerfristig zu einer Atrophie des Kleinfingerballens **(Hypothenar-Atrophie)** führen. [G720]

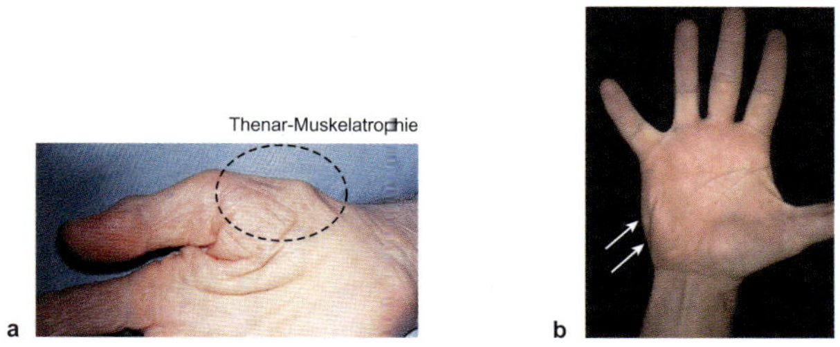

## Gefäße und Nerven der Hohlhand

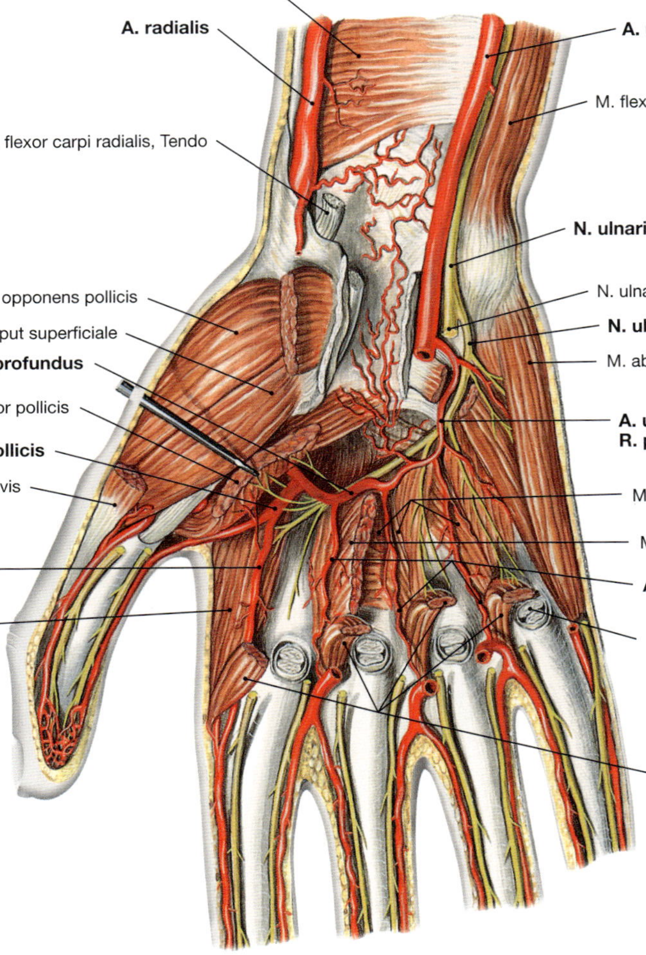


**Abb. 3.178 Arterien und Nerven der tiefen Schicht der Hohlhand, Palma manus, rechts;** Ansicht von palmar; nach Entfernung der langen Beugersehnen und der Mm. lumbricales sowie Spaltung des M. adductor pollicis. [S700]

Der **tiefe Hohlhandbogen** (Arcus palmaris profundus) geht aus der A. radialis hervor und anastomosiert meist mit dem R. palmaris profundus der A. ulnaris. Er liegt **unter** dem M. adductor pollicis und auf den Basen der Ossa metacarpi und damit weiter proximal als der oberflächliche Hohlhandbogen. Der tiefe Hohlhandbogen entsendet die meist recht schwachen Aa. metacarpales palmares. Auf seinem Weg über die Mm. interossei wird er vom **R. profundus des N. ulnaris** begleitet, der die motorische Innervation u. a. der Kleinfingermuskeln, der Mm. interossei und der beiden ulnaren Mm. lumbricales übernimmt. Die Arterien für den Daumen (A. princeps pollicis) und für die Radialseite des Zeigefingers (A. radialis indicis) sind ebenfalls Äste der A. radialis.

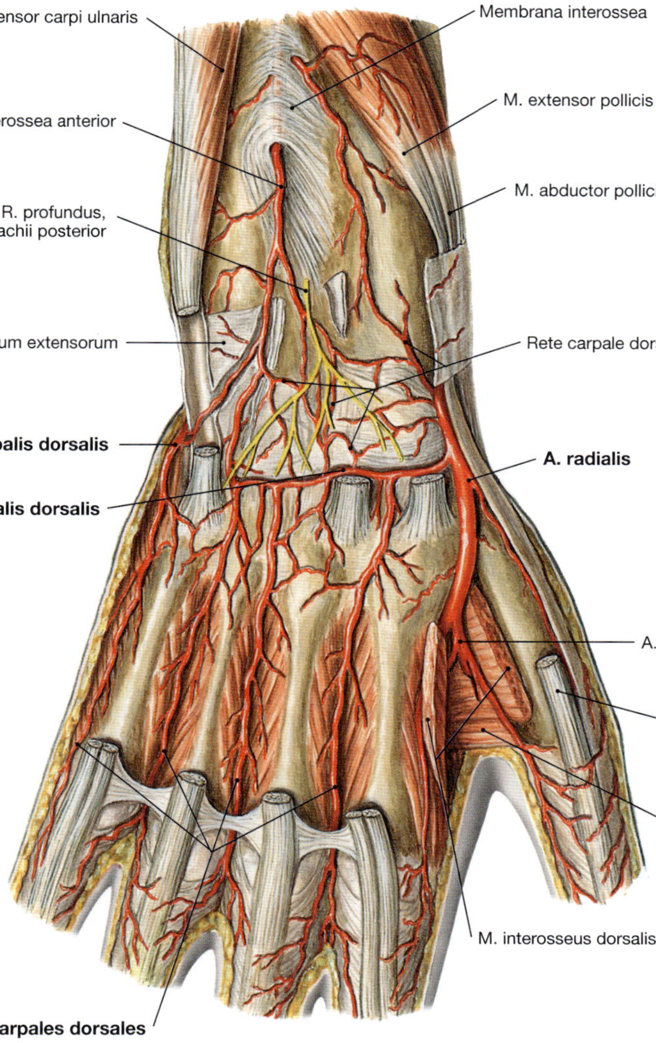


**Abb. 3.179 Arterien und Nerven des Handrückens, Dorsum manus, rechts;** Ansicht von dorsal; nach Entfernung der langen Streckersehnen. [S700]

Sowohl die **A. radialis** als auch die **A. ulnaris** geben im Bereich der Handgelenke je einen **R. carpalis dorsalis** zum Handrücken ab, die miteinander anastomosieren. Der radiale Ast ist meist stärker und stellt ganz überwiegend die Aa. metacarpales dorsales, die den Handrücken und als Aa. digitales dorsales die Finger bis zu den Mittelgelenken versorgen. Die Mittel- und Endglieder der Finger werden von den palmaren Fingerarterien mitversorgt. Die A. metacarpalis dorsalis I geht direkt aus der A. radialis hervor, bevor diese zwischen den Köpfen des M. interosseus dorsalis I hindurchtritt und in die Handfläche gelangt.

## Gefäße und Nerven des Handrückens

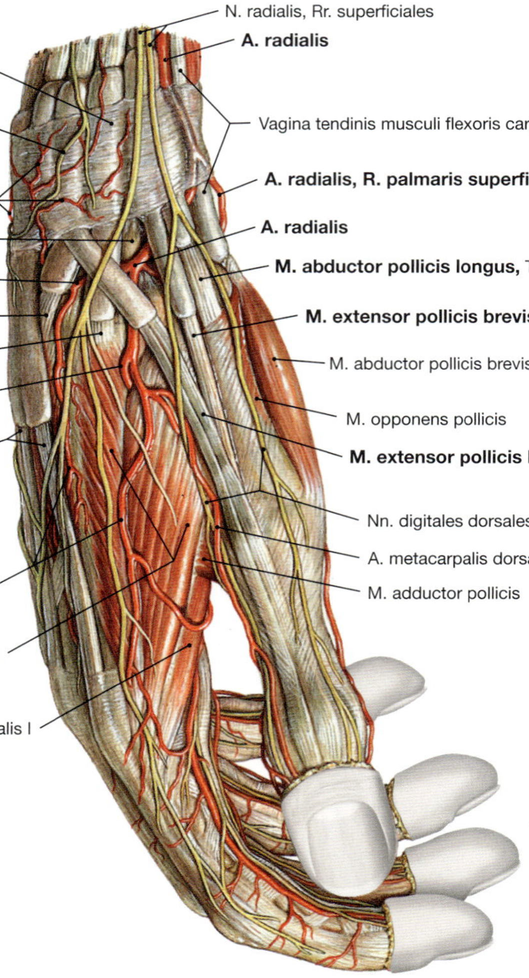


**Abb. 3.180 Arterien und Nerven des Handrückens, Dorsum manus, rechts;** Ansicht von radial. [S700]
Die Abbildung verdeutlicht den **Verlauf der A. radialis** im Bereich der Handgelenke. Am proximalen Handgelenk liegt die A. radialis zwischen den Sehnen des M. brachioradialis und des M. flexor carpi radialis. Sie unterquert dann zunächst das Retinaculum musculorum extensorum und gibt den R. palmaris superficialis ab, der sich mit dem oberflächlichen Hohlhandbogen verbindet. Die A. radialis unterquert dann die Sehnen der beiden Strecker des ersten Sehnenfachs (M. abductor pollicis longus und M. extensor pollicis brevis, → Abb. 3.82) und gelangt in die **Fovea radialis (Tabatière;** zwischen den Sehnen der Mm. extensores pollicis brevis und longus), wo sie den R. carpalis dorsalis abgibt. Nach Unterkreuzung der Sehne des M. extensor pollicis longus gibt die A. radialis die A. metacarpalis dorsalis für den Daumen ab und tritt zwischen den beiden Köpfen des M. interosseus dorsalis I in die Hohlhand über. Manchmal liegt aber auch eine oberflächliche Verlaufsvariante vor, bei der die Arterie über die Strecksehnen hinwegzieht.

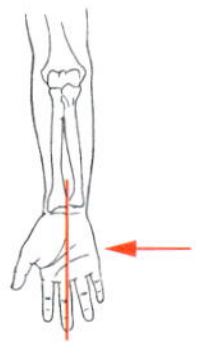

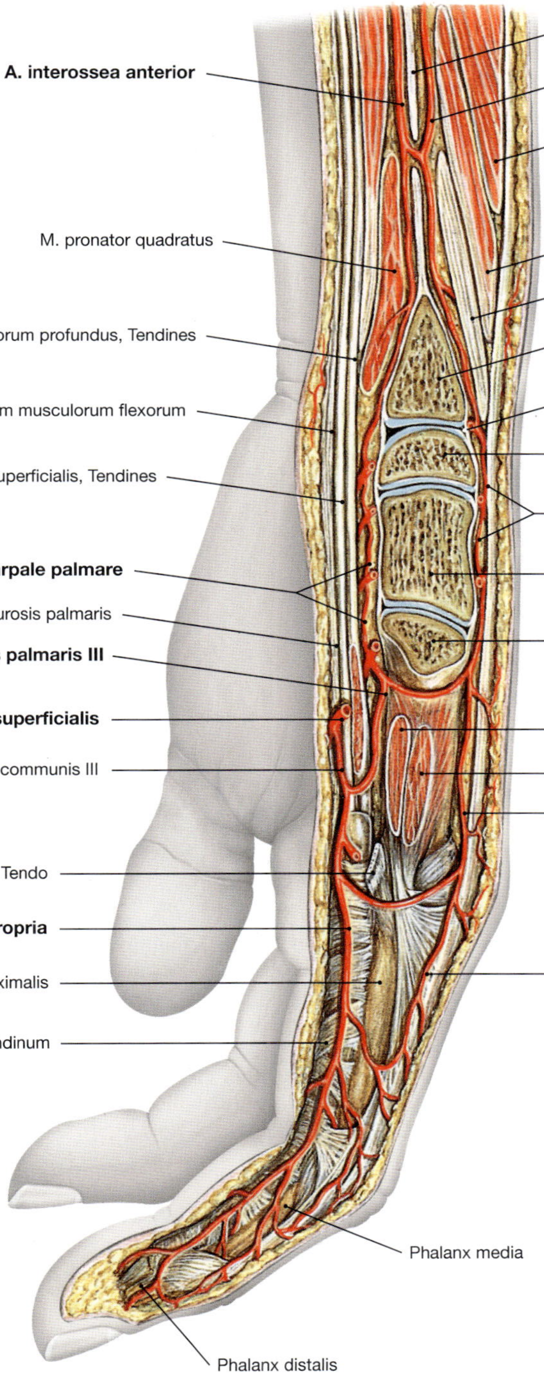


**Abb. 3.181 Arterien der Hand, Manus, rechts;** Ansicht von ulnar; Sagittalschnitt auf Höhe der ulnaren Fläche des Mittelfingers. [S700]
Am distalen Unterarm verlaufen die Aa. interosseae anterior und posterior beidseits der Membrana interossea antebrachii. Die Handwurzel wird palmar und dorsal durch Gefäßnetze (Rete carpale palmare und Rete carpale dorsale) versorgt, die von A. radialis und A. ulnaris gespeist werden. Aus dem dorsalen Gefäßnetz gehen die Metakarpal- und die Fingerarterien des Handrückens hervor. Auf der Handfläche entspringen die Metakarpalarterien dem tiefen und die Fingerarterien dem oberflächlichen Hohlhandbogen. Jeder Finger erhält insgesamt 4 Fingerarterien (palmar und dorsal jeweils an der radialen und ulnaren Seite). Die dorsalen Fingerarterien reichen nur bis zum Mittelglied. Mittel- und Endglieder werden von Ästen der palmaren Fingerarterien versorgt.

## Oberarm, Transversalschnitte

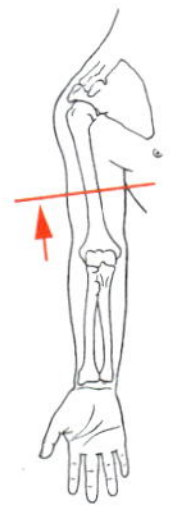

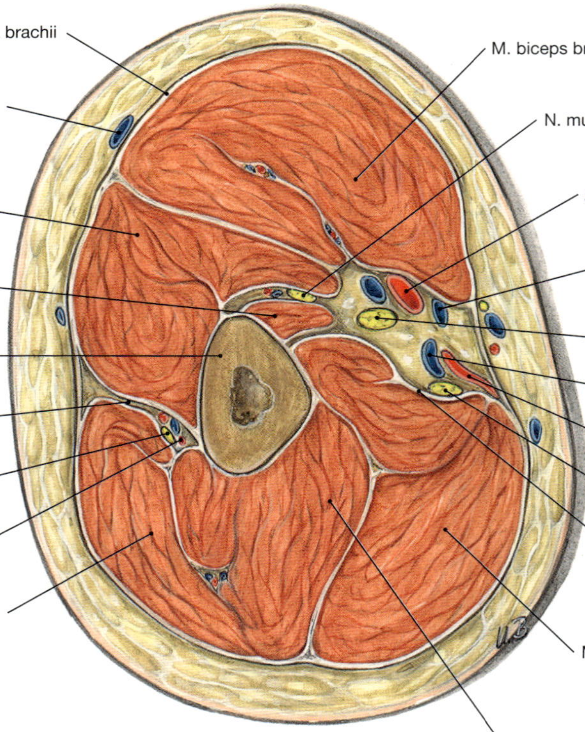


**Abb. 3.182 Oberarm, Brachium, rechts;** Ansicht von distal; Transversalschnitt auf Höhe der Mitte des Oberarms. [S700]

Im Querschnitt wird besonders deutlich, dass es am Oberarm **2 Muskelgruppen** gibt. Ventral liegen die Beuger des Ellenbogengelenks. Dabei liegt der M. biceps brachii dem M. brachialis auf, der etwas weiter lateral entspringt. Der Ansatz des M. coracobrachialis am medialen Humerusschaft ist ebenfalls abgrenzbar. Die Rückseite des Oberarms wird von den Köpfen des M. triceps brachii eingenommen. Die **Leitungsbahnen** verlaufen in **2 Gefäß-Nerven-Straßen.** Medial verlaufen im Sulcus bicipitalis medialis vor dem Septum intermusculare brachii mediale der N. medianus in Begleitung der A. brachialis und der Vv. brachiales (mediale Gefäß-Nerven-Straße). Die V. basilica hat bereits die Faszie durchbrochen und ist hier kurz vor ihrer Einmündung in die V. brachialis getroffen. Der N. ulnaris durchbricht weiter distal das Septum intermusculare brachii mediale und gelangt auf die Rückseite des Epicondylus medialis. Lateral schlingt sich der N. radialis zusammen mit der A. profunda brachii im Sulcus nervi radialis um den Humerusschaft (dorsale Gefäß-Nerven-Straße) und steigt zwischen M. brachialis und M. triceps brachii ab.

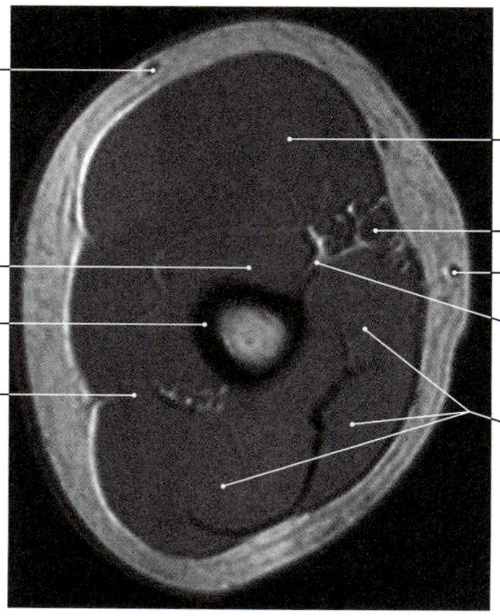


**Abb. 3.183 Oberarm, Brachium, rechts;** Ansicht von distal; magnetresonanztomographischer Querschnitt (axiales MRT) in Höhe der Oberarmmitte. [S700]

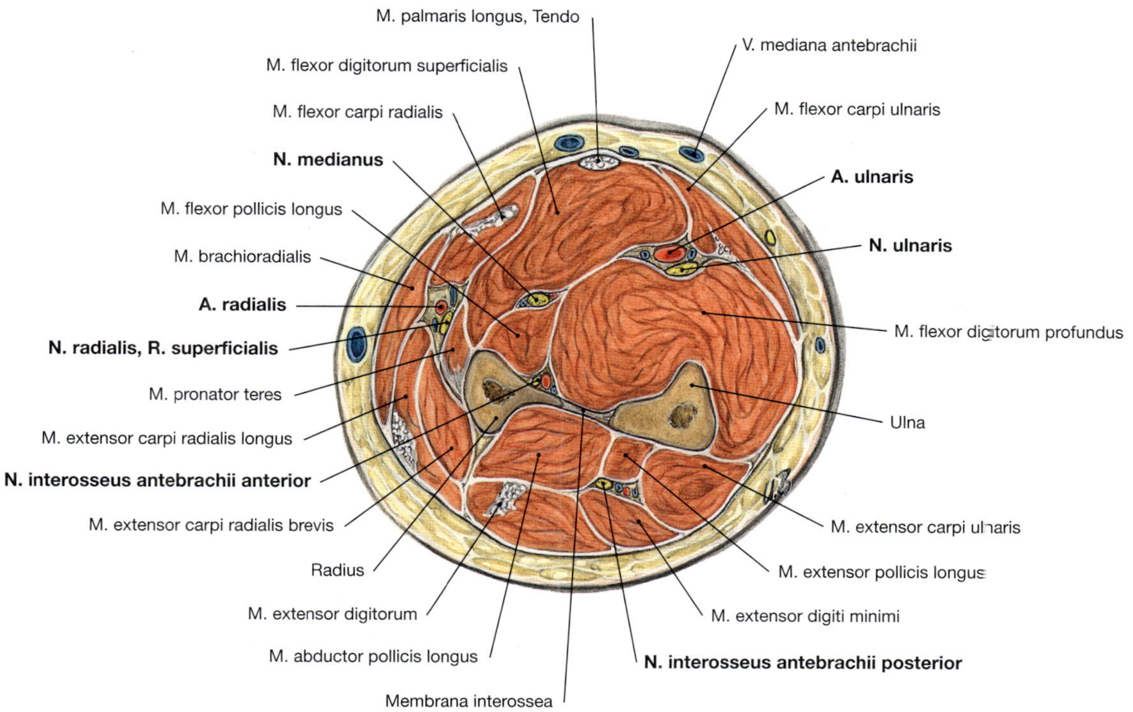


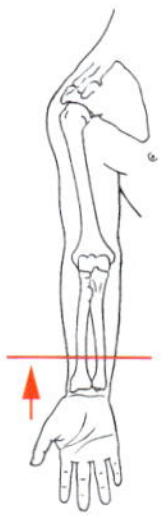

**Abb. 3.184 Unterarm, Antebrachium, rechts;** Ansicht von distal; Transversalschnitt auf Höhe des distalen Drittels des Unterarms. [S700]

Am Unterarm gibt es **5 Gefäß-Nerven-Straßen,** die zwischen die Muskelgruppen der oberflächlichen und tiefen Beuger und Strecker eingelagert sind. Unter dem M. brachioradialis verlaufen A. und V. radialis zusammen mit dem R. superficialis des N. radialis (radiale Gefäß-Nerven-Straße). Zwischen oberflächlichen und mittleren Beugern liegt in der Mittellinie des Unterarms (mittlere Gefäß-Nerven-Straße) der N. medianus zusammen mit einer dünnen Begleitarterie (A. comitans nervi mediani); unter dem M. flexor carpi ulnaris liegen A., V. und N. ulnaris (ulnare Gefäß-Nerven-Straße). Vor der Membrana interossea antebrachii liegen A., V. interossea anterior und N. interosseus anterior (interossäre Gefäß-Nerven-Straße). Dorsal liegen zwischen den oberflächlichen und den tiefen Streckern A. und V. interossea posterior und N. interosseus posterior (dorsale Gefäß-Nerven-Straße).

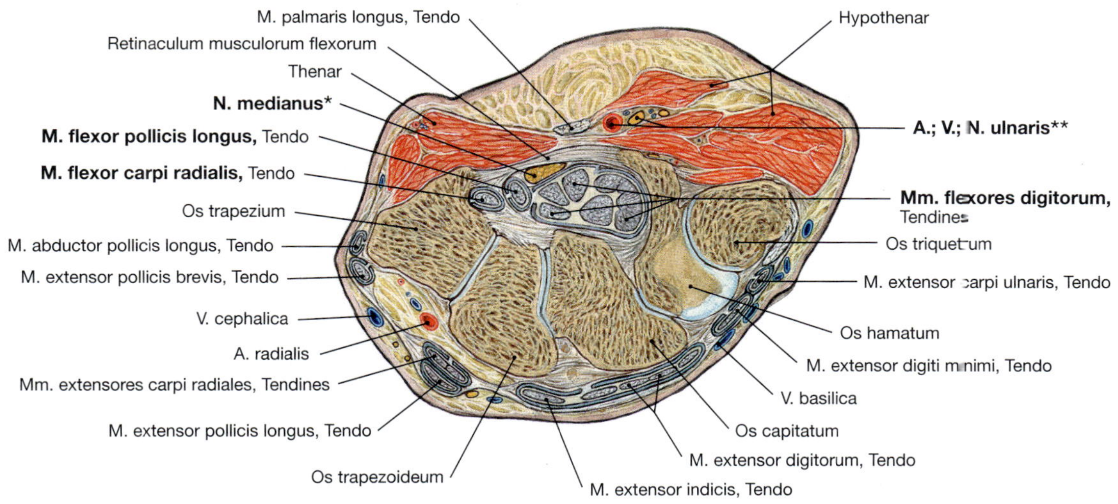


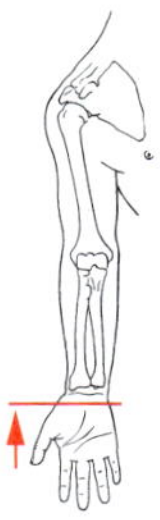

**Abb. 3.185 Handwurzel, Carpus, rechts;** Ansicht von distal; Transversalschnitt auf Höhe der distalen Reihe der Handwurzelknochen. [S700]

An der Handwurzel gibt es auf der palmaren Seite **2 Gefäß-Nerven-Straßen,** die von hoher klinischer Bedeutung sind. Die Handwurzelknochen bilden mit dem Retinaculum musculorum flexorum den **Karpaltunnel** (Canalis carpi), durch den der N. medianus zusammen mit den Sehnen der langen Fingerbeuger zieht. Bei Schwellungen der Sehnenscheiden kann es daher zur Kompression des N. medianus kommen (Karpaltunnelsyndrom, → Abb. 3.128). Auf dem Retinaculum liegen N., A. und V. ulnaris in der **GUYON-Loge** und sind hier aufgrund der oberflächlichen Lage Kompressionen von außen ausgesetzt (distale Läsion des N. ulnaris, → Abb. 3.132).

* Karpaltunnel
** GUYON-Loge

## Mittelhand und Mittelfinger, Transversalschnitte

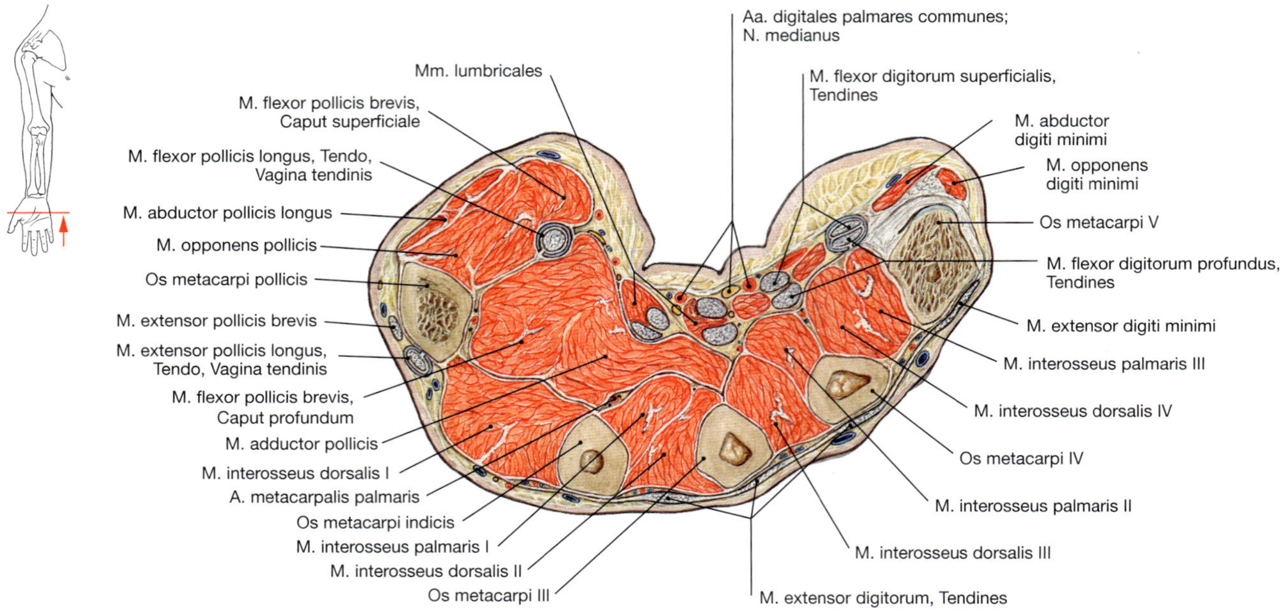


**Abb. 3.186 Mittelhand, Metacarpus;** Transversalschnitt auf Höhe der Mitte des dritten Mittelhandknochens. [S700]

Der Schnitt verdeutlicht die Lage der Muskeln in der Hohlhand, die in 3 Schichten angeordnet sind (→ Abb. 3.86, → Abb. 3.87, → Abb. 3.88, → Abb. 3.89). **Oberflächlich** bedecken der M. abductor pollicis und der M. flexor pollicis brevis sowie der M. abductor digiti minimi die übrigen Muskeln des Daumen-/Kleinfingerballens. In der **mittleren Schicht** verlaufen die Sehnen des langen Fingerbeugers. An den Sehnen des M. flexor digitorum profundus entspringen außerdem die Mm. lumbricales. Darunter bilden die Mm. interossei palmares et dorsales die **tiefe Schicht** der Hohlhandmuskeln. Bei dieser Muskelgruppe ist erkennbar, dass die palmaren Muskeln tatsächlich mit den Muskelbäuchen weiter der Hohlhand zugewandt sind als die dorsalen Muskeln. Neben den Muskeln verdeutlicht die Abbildung auch die Lage der Fingerarterien (Aa. digitales palmares communes) und der sensorischen Endäste des N. medianus, die den Sehnen der Fingerbeuger aufliegen (→ Abb. 3.177).

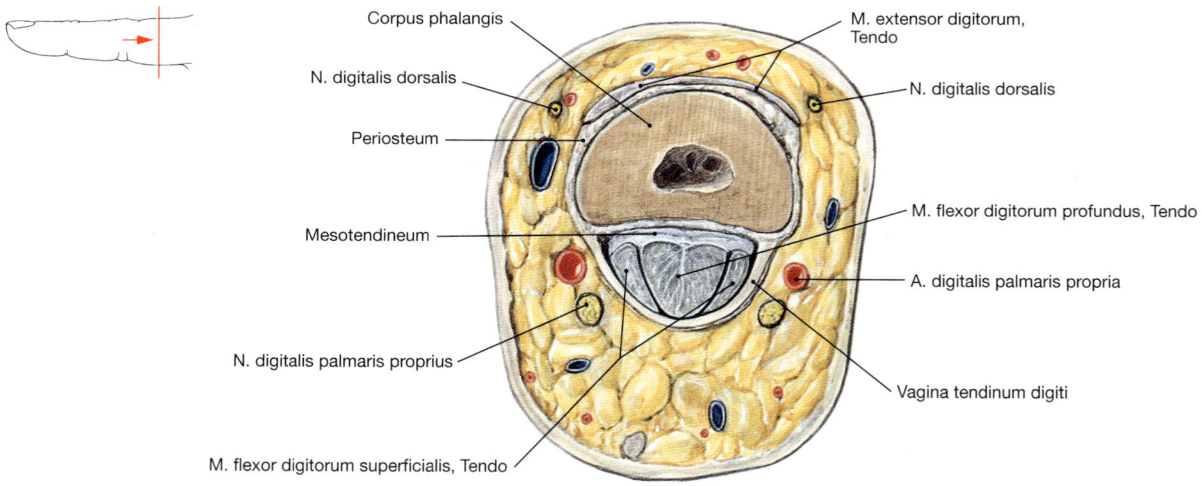


**Abb. 3.187 Mittelfinger, Digitus medius [III];** Transversalschnitt durch den Schaft der Mittelphalanx. [S700]

Die Sehne des M. flexor digitorum profundus hat die Ansatzsehne des M. flexor digitorum superficialis durchbohrt und verläuft mit ihr zusammen in einer gemeinsamen Sehnenscheide (Vagina tendinum digiti). Die dorsalen Arterien und Nerven der Finger sind an der Mittelphalanx bereits viel dünner als die entsprechenden palmaren Leitungsbahnen. Daher wird verständlich, warum die Mittelglieder überwiegend und die Endglieder ausschließlich von den **palmaren Ästen** (A. digitalis palmaris propria und N. digitalis palmaris proprius) mitversorgt werden (→ Abb. 3.181).

# Beispielfragen aus der Prüfung

*Damit Sie überprüfen können, ob Sie die Inhalte dieses Kapitels verinnerlicht haben, werden hier exemplarisch Fragen aus einer mündlichen Anatomieprüfung aufgelistet.*

**Bitte zeigen Sie am Skelett die Abschnitte und wichtigsten Strukturen am Humerus:**

- Wo liegen der Sulcus nervi radialis und der Sulcus nervi ulnaris?
- Welche klinische Bedeutung haben diese?

**Bitte erläutern Sie den Aufbau des Ellenbogengelenks an einem Gelenkmodell:**

- Welche Skelettelemente artikulieren miteinander? Welche Bänder stabilisieren das Gelenk?
- Um welche Gelenktypen handelt es sich im Einzelnen?
- Welche Bewegungen können in welchem Umfang ausgeführt werden?
- Wie verlaufen die Bewegungsachsen?
- Welche Muskeln sind für die einzelnen Bewegungen wichtig?

**Bitte zeigen Sie die wichtigsten Fingerbeuger:**

- Welche Muskeln wirken dabei vorwiegend auf die einzelnen Gelenke?
- Erläutern Sie den Verlauf der Mm. interossei mit Ursprung und Ansatz.
- Wie ergeben sich aus ihrem Verlauf zu den Bewegungsachsen die einzelnen Funktionen der Muskeln?
- Wie sind sie innerviert und welche Bewegungen sind bei ihrem Ausfall beeinträchtigt?

**Bitte zeigen Sie den N. medianus und erläutern Sie seinen Verlauf am Präparat:**

- Bitte erläutern Sie sein Innervationsgebiet.
- Wo wird er am häufigsten geschädigt?
- Wie sieht das klinische Bild bei einer Schädigung im Bereich der Handgelenke aus, z. B. bei einem Karpaltunnelsyndrom?

**Welche Pulse können Sie an den Arterien der oberen Extremität bei einer klinischen Untersuchung tasten?**

- Bitte zeigen Sie die Gefäßabgänge des Truncus thyrocervicalis und erläutern Sie deren Versorgungsgebiete.
- Bitte erläutern Sie den Verlauf von A. ulnaris und A. radialis am Präparat.

**Wie ist das venöse System am Arm organisiert?**

- Wo können Sie als Ärztin/Arzt einfach Blut abnehmen?

**Bitte erläutern Sie die Lymphdrainage am Arm:**

- Wie sind die Lymphknoten in der Achselhöhle organisiert?
- Welche Körperregionen drainieren sie?

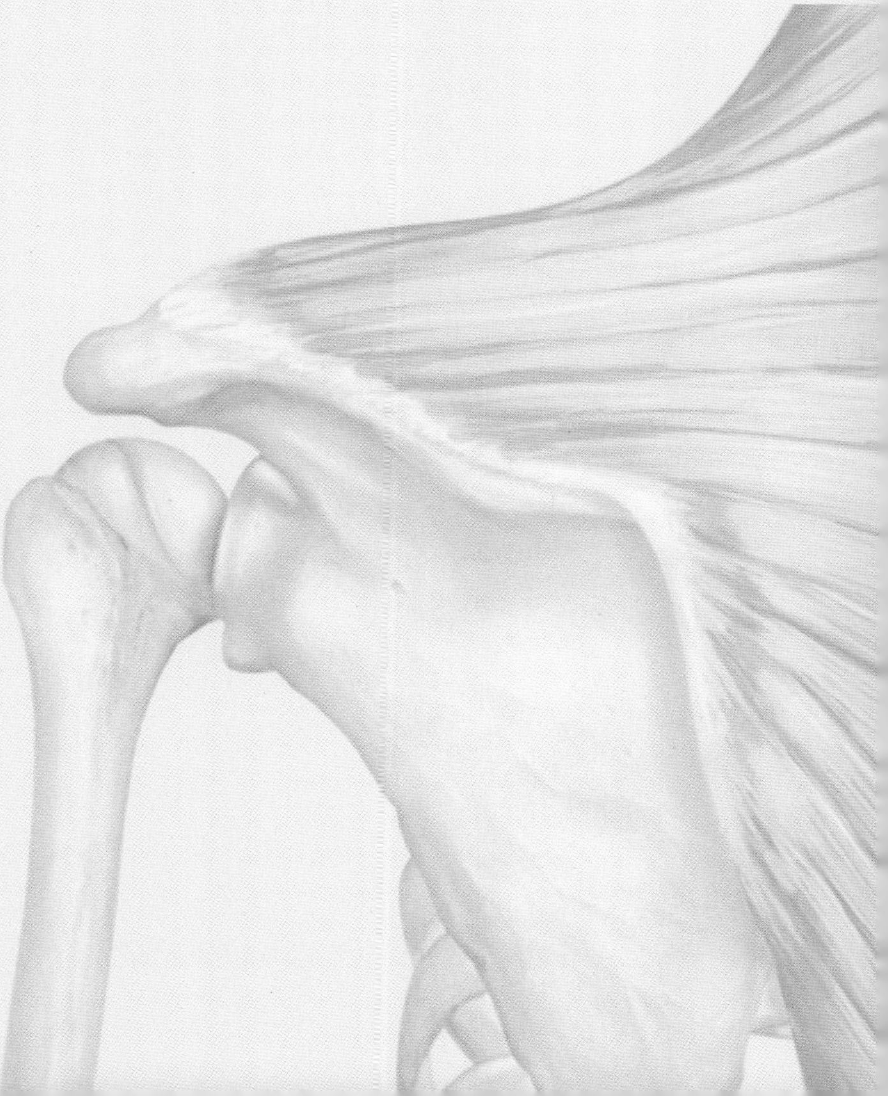

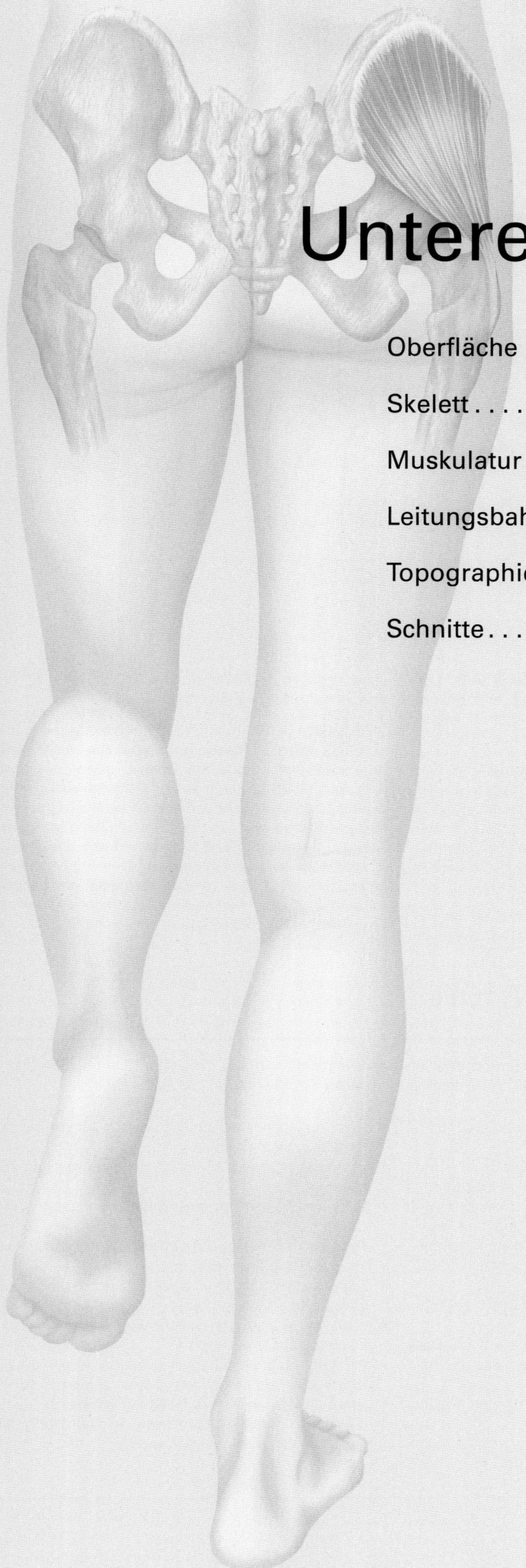

# Untere Extremität



4

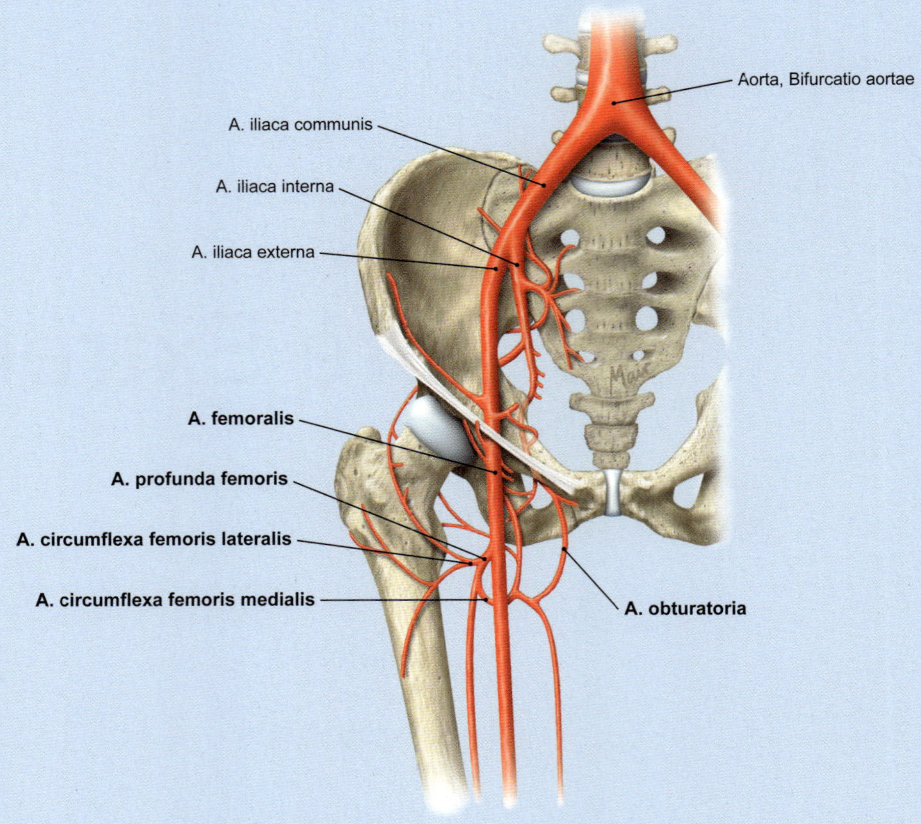


# Der Überblick

Die **untere Extremität** gliedert sich in **Beckengürtel und Bein.** Der Beckengürtel setzt sich aus dem Kreuzbein und den beiden Hüftknochen zusammen. Das Bein ist durch Gelenke in Oberschenkel, Unterschenkel und Fuß untergliedert.

Die untere Extremität funktioniert als **Lauf- und Stützorgan.** Die langen Knochen des Beins ermöglichen eine größere Schrittlänge, um die Fortbewegung zu beschleunigen. Die einzelnen Gelenke der unteren Extremität besitzen einen stabilen Bandapparat, um das sichere Stehen zu gewährleisten und die Belastung der beteiligten Muskelgruppen an Gesäß, Knie und Wade zu verringern, die eine wichtige Haltefunktion übernehmen.

Der Mensch hat einen **Standfuß.** Die Muskeln des Fußes dienen im Gegensatz zur Hand weniger der fein regulierten Bewegung einzelner Zehen, sondern vielmehr der aktiven Stabilisierung des Fußes und der Verspannung der Fußgewölbe.

Die Muskeln der unteren Extremität werden durch 2 Nervengeflechte innerviert, die zum **Plexus lumbosacralis** zusammengefasst werden. Die Plexus werden über die vorderen Äste der Spinalnerven aus den Rückenmarksegmenten T12–S5, Co1 gespeist. Aus dem Plexus lumbosacralis gehen verschiedene Nerven für Beckengürtel, Damm- und Gesäßregion sowie für das Bein hervor. Die untere Extremität wird vorwiegend durch die **A. und V. iliaca externa** und ihre nachgeschalteten Gefäßabschnitte versorgt. Die Lymphbahnen verlaufen weitgehend mit den Venen und sind an die **Lymphknoten der Leiste** angeschlossen, die auch die Rumpfwand einschließlich der äußeren Geschlechtsorgane sowie einzelne Beckenorgane drainieren.

# Die wichtigsten Themen

*In Anlehnung an die Lernziele des Nationalen kompetenzbasierten Lernzielkatalogs Medizin (NKLM/NKLZ) finden Sie hier eine Zusammenfassung der wichtigsten Themen dieses Kapitels. Nach Bearbeitung dieses Kapitels sollten Sie in der Lage sein:*

- die Grundzüge der Extremitätenentwicklung und die klinisch relevanten Variationen und Fehlbildungen zu benennen;
- die knöchernen Strukturen des Beckengürtels und des Beins sowie deren Gelenke samt Bewegungsumfang am Skelett zu erläutern;
- den Verlauf der Bänder an den Gelenken sowie alle Muskeln von Hüfte, Ober- und Unterschenkel mit Ursprung, Ansatz und Funktion zu erklären und am Skelett oder Präparat zu zeigen; bei den Fußmuskeln sind häufig Grundzüge zu Verlauf und Funktion sowie die Innervation ausreichend;
- den Aufbau des Plexus lumbosacralis zu erläutern und die Symptomatik bei Plexusläsionen zu erklären;
- den Verlauf, die Funktion und die genaue Symptomatik bei Ausfall der Nerven der unteren Extremität zu erklären und diese am Präparat zu zeigen;
- alle Arterien der unteren Extremität mit ihren wichtigsten Abgängen zu nennen und am Präparat zu identifizieren;
- Orte zur Pulsmessung anzugeben;
- Gefäßanastomosen im Bereich der Hüfte zu erklären;
- das grundlegende Prinzip des venösen Abflusses der unteren Extremität zu verstehen;
- die großen epifaszialen Venen zu benennen und am Präparat zu zeigen;
- die Prinzipien des Lymphabflusses der unteren Extremität zu erläutern;
- die Lymphknotenstationen des Beins und des Beckens mit ihren Drainagegebieten zu erklären;
- Begrenzungen und Inhalte von Lacuna musculorum und Lacuna vasorum zu zeigen;
- Inhalt und Aufbau von Schenkeldreieck, Obturatorkanal und Adduktorenkanal zu erläutern;
- den Aufbau der Gesäßregion zu erklären sowie die durch die Foramina supra- und infrapiriforme bzw. durch das Foramen ischiadicum minus durchtretenden Leitungsbahnen zu identifizieren;
- den Aufbau der Kniekehle sowie die Anordnung der dort verlaufenden Leitungsbahnen darzulegen.

# Der Bezug zur Klinik

*Um bei den vielen anatomischen Details nicht den Bezug zum späteren Klinikalltag zu verlieren, wird im Folgenden ein typischer Fall geschildert, der zeigt, warum die Inhalte dieses Kapitels so wichtig sind.*

## Schenkelhalsfraktur

### Anamnese

Eine 94-jährige Dame war in ihrer Wohnung gestürzt. Als ihre Tochter sie auffand, war sie wach und ansprechbar. Mit Hilfe konnte sie zwar aufstehen, das rechte Bein war allerdings nicht belastbar und die Hüfte sehr schmerzhaft; ein dauerhaftes Stehen war unmöglich. Die Tochter verständigt den Notarzt, ihm berichtet die geistig sehr fitte Dame, dass sie beim Aufstehen von einem Stuhl zur Seite umgefallen sei. Sie versichert dabei, dass sie nicht ohnmächtig gewesen sei.

### Untersuchungsbefund

Die Patientin ist bei Bewusstsein, wach und voll orientiert. Sie hat starke Schmerzen in der rechten Hüftregion; eine frische Einblutung ist unter der Haut sichtbar. Das rechte Bein erscheint verkürzt und außenrotiert (→ Abb. a). Herz- (100/min) und Atemfrequenz (30/min) sind erhöht, der Blutdruck (80/40 mm Hg) dagegen sehr niedrig. Die Patientin wird vom Notarzt in die Unfallchirurgie des nahe gelegenen Klinikums gebracht.

### Diagnostik

Die in der Ambulanz angefertigte Röntgenaufnahme des Beckens und des Oberschenkels zeigt eine Fraktur des rechten Oberschenkelknochens in Bereich seines Halsabschnitts. Weitere Frakturen sind nicht nachweisbar.

### Diagnose

Schenkelhalsfraktur rechts (→ Abb. b).

### Therapie

Da bei der Fraktur wahrscheinlich auch die den Schenkelhals versorgenden Gefäße verletzt wurden (→ Abb. b), wird sofort eine operative Versorgung durchgeführt, um einem Schock bei starker Blutung vorzubeugen. Da die Heilung der Knochenfragmente selbst nach einer operativen Stabilisierung unsicher und langwierig ist, wird eine Hüftprothese eingesetzt. Dabei werden Kopf- und Halsabschnitt sowie die Gelenkpfanne des Oberschenkelknochens am Hüftknochen komplett durch eine Titanprothese ersetzt (totale Endoprothese, TEP).

### Weiterer Verlauf

Da die Prothese belastungsstabil ist, kann am nächsten Tag mit der Mobilisierung begonnen werden. Es folgt eine Woche Kurzzeitpflege. Nach 4 Wochen ist eine Entlassung nach Hause möglich, wo sich die Dame auch weiterhin alleine versorgen kann.

Das Krankheitsbild ist häufig. Bereits die körperliche Untersuchung deutet auf die Verdachtsdiagnose einer Schenkelhalsfraktur hin. Zum Verständnis des therapeutischen Vorgehens muss man die Blutversorgung des Hüftgelenks nachvollziehen können – hier helfen Präparate im Präpsaal.

### Aus dem Präpsaal

Der **Oberschenkelknochen (das Femur!)** besteht aus einem Schaftabschnitt (Corpus femoris), von dem der Hals (Collum femoris) und der Hüftkopf (Caput femoris) nach medial abgewinkelt sind. Der Kopf bildet eine in die Gelenkpfanne eingebettete Gelenkfläche. Der Winkel zwischen Schaft und Hals wird als Centrum-Collum-Diaphysenwinkel (CCD) bezeichnet und beträgt 126°. Durch die Winkelbildung wird das Femur asymmetrisch durch das Gewicht der oberen Körperhälfte belastet. Dadurch wird der Knochen nicht gleichmäßig durch Druckkräfte komprimiert, sondern es entstehen auch Biegebeanspruchungen (erhöhtes Frakturrisiko!). Im Bereich des Schafts wird die Biegung durch Zug auf der Beinaußenseite durch den **Tractus iliotibialis** herabgesetzt (Zuggurtung), in den der M. gluteus maximus und der M. tensor fasciae latae einstrahlen. Die äußeren Hüftmuskeln stellen die wichtigsten Strecker, Außenrotatoren und Abduktoren im Hüftgelenk dar.

***Diese 3–5 cm breite Faszienverstärkung darf bei der Präparation nicht beschädigt werden!***

Der Hüftkopf wird beim Kind vorwiegend von einem Gefäßast der A. obturatoria (R. acetabularis) ernährt, der über das Lig. capitis femoris von der Hüftpfanne aus den Femurkopf erreicht (→ Abb. 4.52). Beim Erwachsenen versorgt er nur noch einen kleinen Anteil des Femurs. Die Ernährung wird nun durch die Aa. circumflexa femoris medialis und lateralis sichergestellt, die beide meist aus der **A. profunda femoris** entspringen.

***Diese Arterie mit ihren Ästen ist auf der Vorderseite des Oberschenkels in der Tiefe gut sichtbar!***

Diese Arterie geht unterhalb des Leistenbands aus der A. femoralis hervor und stellt das Hauptversorgungsgefäß des Oberschenkels dar (→ Abb. 4.155 und → Abb. 4.157).

### Zurück in der Klinik

Durch die Schenkelhalsfraktur sind bei der Patientin die Äste der Aa. circumflexae femoris medialis und lateralis rupturiert. Durch Zug der Gluteus-Muskeln am Trochanter major wird das Femur abduziert und außenrotiert – bei der Patientin als Beinverkürzung zu erkennen. Das Frakturrisiko in diesem Bereich steigt mit dem Alter, da sich der CCD-Winkel zunehmend verkleinert (Coxa vara). Durch Abnahme der Knochensubstanz (Osteoporose) wird die Knochenstabilität allgemein verringert. Aufgrund der beeinträchtigten Blutversorgung sind die Heilungschancen schlechter und Sekundärkomplikationen (Beinvenenthrombose, Lungenentzündung) können folgen. Daher spricht in diesem Alter alles für eine Versorgung mit einer TEP. Bei jüngeren Patienten werden zunehmend Teilprothesen verwendet. Bei diesen Eingriffen ist wichtig, die Aa. circumflexae femoris medialis und lateralis sowie die umgebenden Muskeln bei der Hüftoperation zu schonen. Natürlich müssen die anatomischen Begebenheiten auch bei den verschiedenen operativen Zugangswegen berücksichtigt werden.

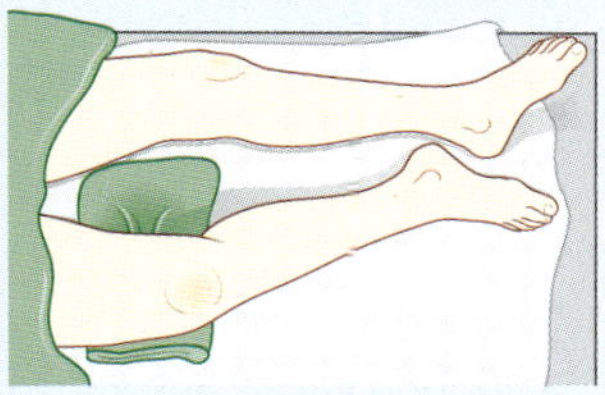

**Abb. a Klinische Situation nach Schenkelhalsfraktur rechts.** [S700-L126]
Das rechte Bein erscheint verkürzt und ist außenrotiert.

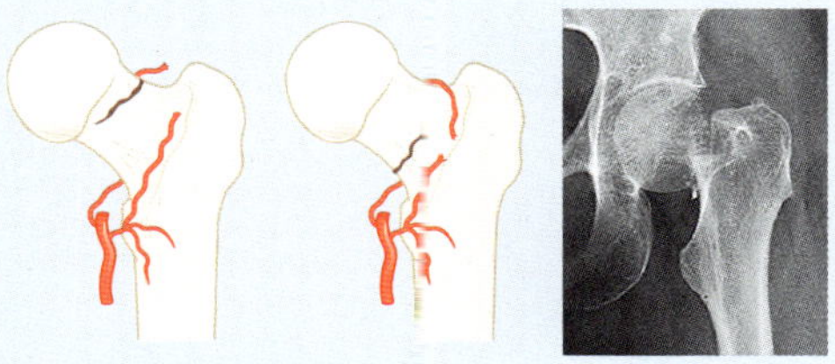

**Abb. b Schenkelhalsfraktur mit Gefäßrupturen links;** mit Gefäßrupturen. Ansicht von ventral, [S700-L126]; rechts: Röntgenbild (ap). [M502/M519]

## Oberflächenanatomie

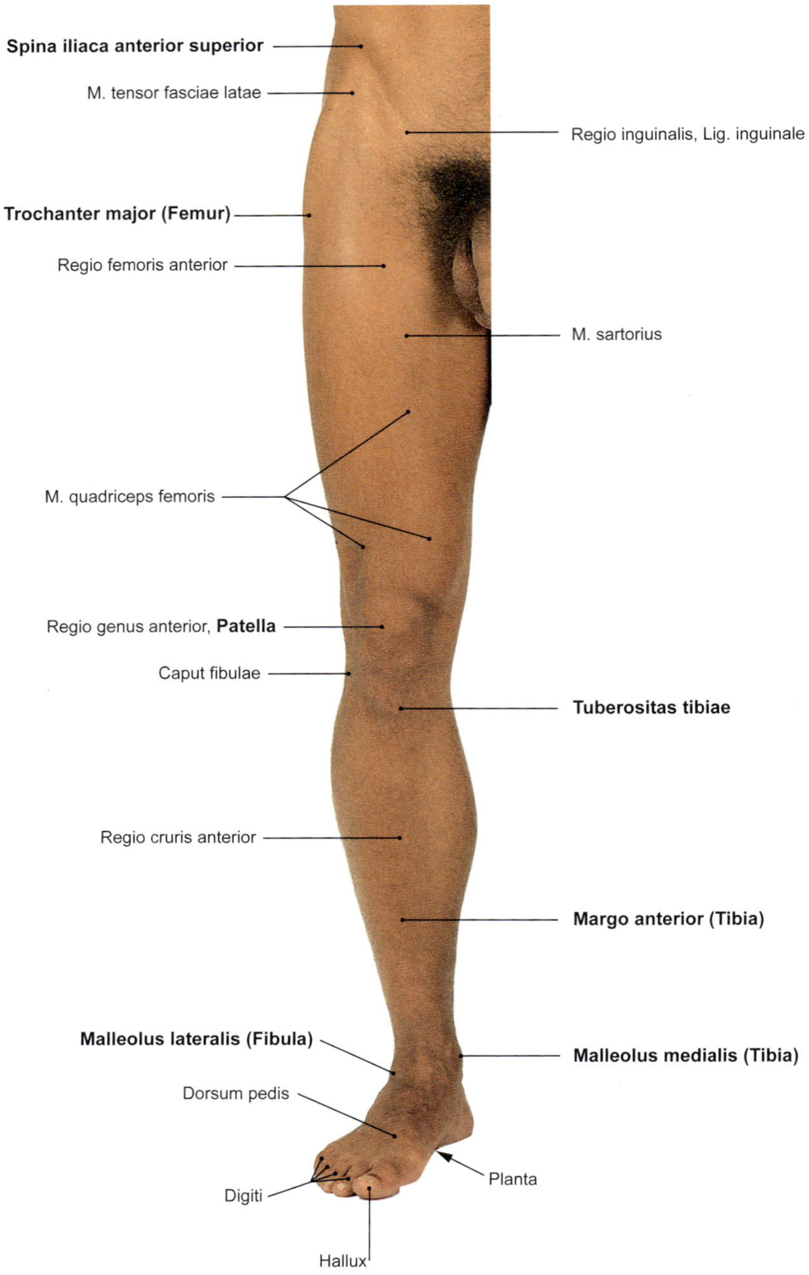


**Abb. 4.1 Oberflächenrelief des Beins, rechts;** Ansicht von ventral. [S700]

Das Oberflächenrelief des Beins wird von den Muskeln und von einigen Skelettelementen bestimmt.

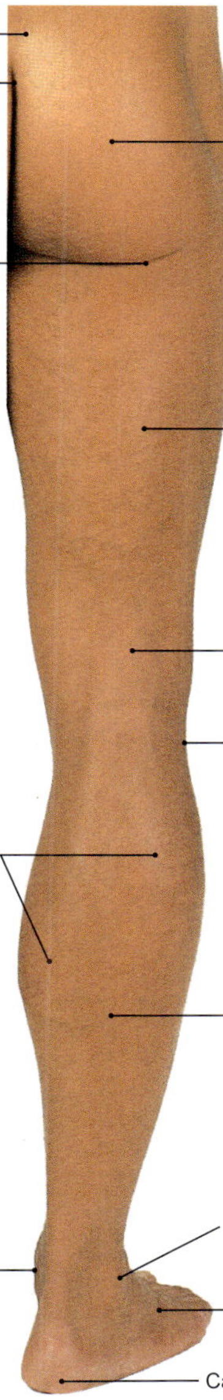


**Abb. 4.2 Oberflächenrelief des Beins, rechts;** Ansicht von dorsal. [S700]

## Klinik

Die durch die Haut hindurch gut tastbaren Knochenpunkte (sind in → Abb. 4.1 und → Abb. 4.2 durch Fettung hervorgehoben) sind wichtige Orientierungshilfen bei der körperlichen Untersuchung.

## Skelett der unteren Extremität

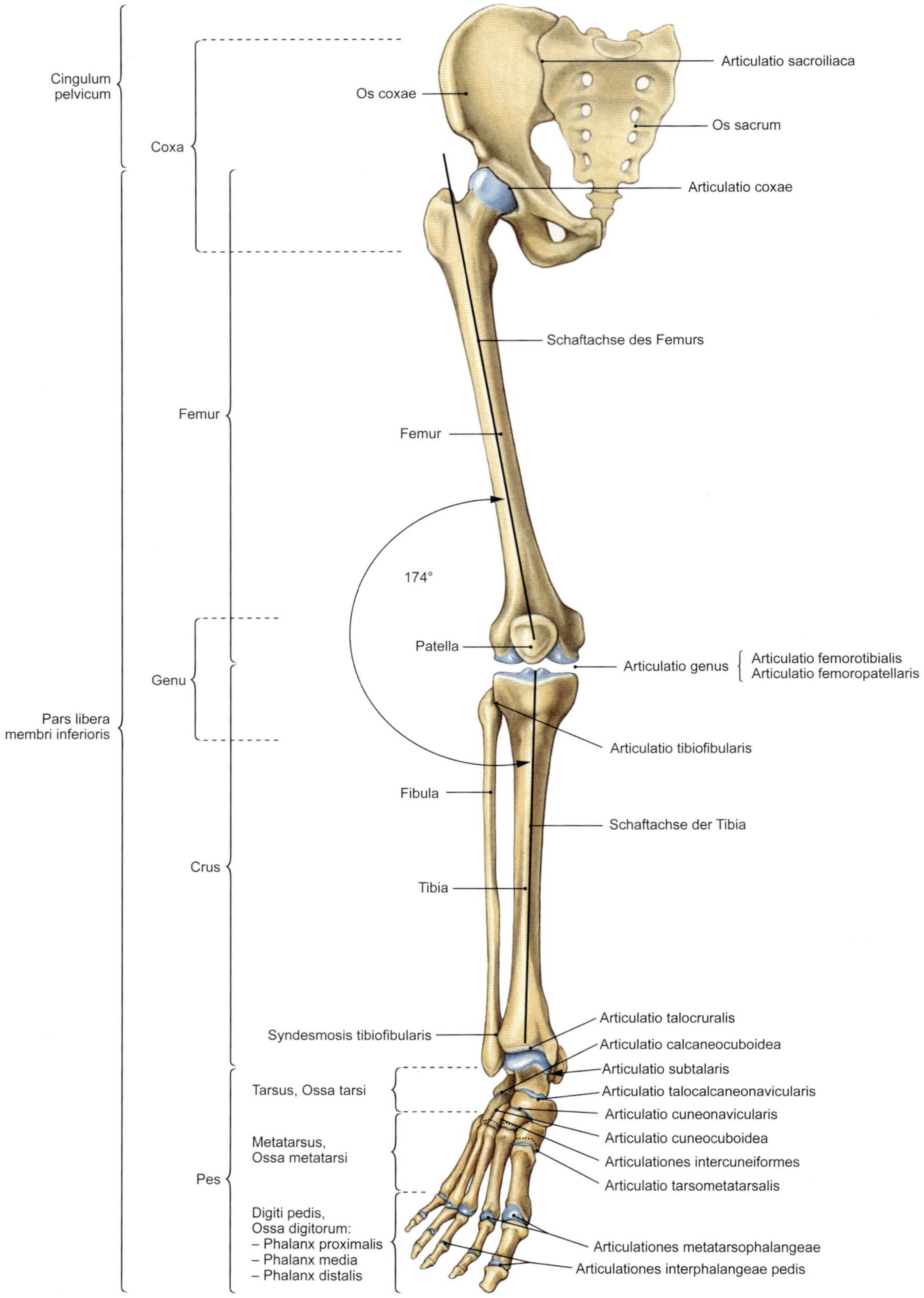


**Abb. 4.3 Knochen und Gelenke der unteren Extremität, Membrum inferius, rechts;** Ansicht von ventral. [S700]
Während der Schultergürtel aus 2 Knochen (Schulterblatt und Schlüsselbein) besteht, wird der Beckengürtel (Cingulum pelvicum) von 2 Hüftbeinen (Os coxae) und dem Kreuzbein (Os sacrum) gebildet. Ober- und Unterschenkel bilden einen lateral offenen **Knieaußenwinkel** (Abduktionswinkel) von 174°.
Beim **X-Bein** (Genu valgum) ist der Knieaußenwinkel verkleinert, beim **O-Bein** (Genu varum) hingegen vergrößert. Zur Entwicklung der unteren Extremität (→ Abb. 3.3, → Abb. 3.4, → Abb. 3.5).

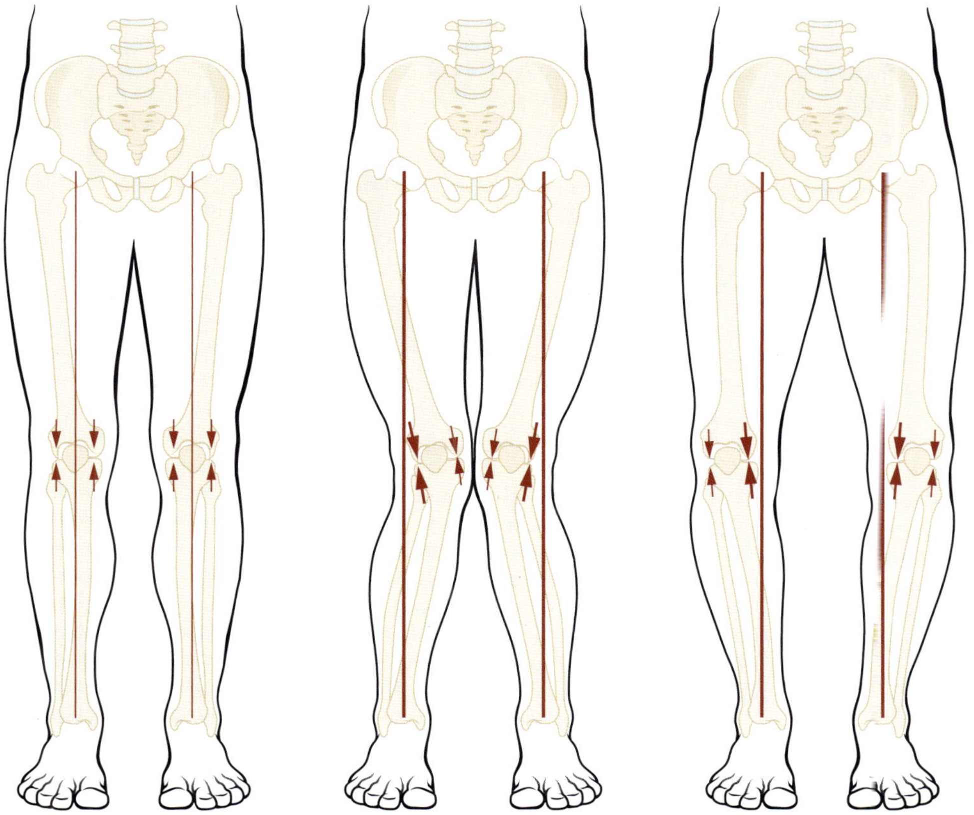

normales Bein | Genu valgum (X-Bein) | Genu varum (O-Bein)

**Abb. 4.4 Traglinie des Beins (MIKULICZ-Linie).** [S700-L126]/[G1067]
Im Normalfall liegen die großen Gelenke des Beins auf einer gedachten Geraden, die als Traglinie **(MIKULICZ-Linie)** bezeichnet wird. Sie ist die Verbindung zwischen dem Zentrum des Femurkopfes im Hüftgelenk und der Mitte der Malleolengabel im oberen Sprunggelenk.
Beim **X-Bein** (Genu valgum) ist das Knie nach **medial** von der Traglinie **verlagert,** beim **O-Bein** (Genu varum) nach **lateral.**
Die Größe der Pfeile veranschaulicht das Verhältnis der Belastung im medialen und im lateralen Gelenkabschnitt in Abhängigkeit vom Verlauf der Traglinie.

## Klinik

Da das gesamte Körpergewicht über die Traglinie **(MIKULICZ-Linie)** auf die Standfläche der Füße übertragen wird, ist die Belastung der Gelenke gleichmäßig, wenn die Gelenke des Beins auf dieser Linie liegen. Abweichungen des Kniegelenks beim **X-Bein** (Genu valgum) oder **O-Bein** (Genu varum) führen zu einer ungleichmäßigen Belastung der beiden Kompartimente des Kniegelenks (rote Pfeile, → Abb. 4.4). Diese können durch Meniskus- und Gelenkknorpelverschleiß zur Arthrose im Kniegelenk **(Gonarthrose)** führen. Bei **Genu valgum** kommt es zur **lateralen Arthrose,** bei **Genu varum** zur **Arthrose im medialen Kompartiment.** Bei starker Abweichung von der Traglinie ist eventuell eine operative Korrektur durch Entfernung eines Knochenkeils (Umstellungsosteotomie) möglich.

## Becken

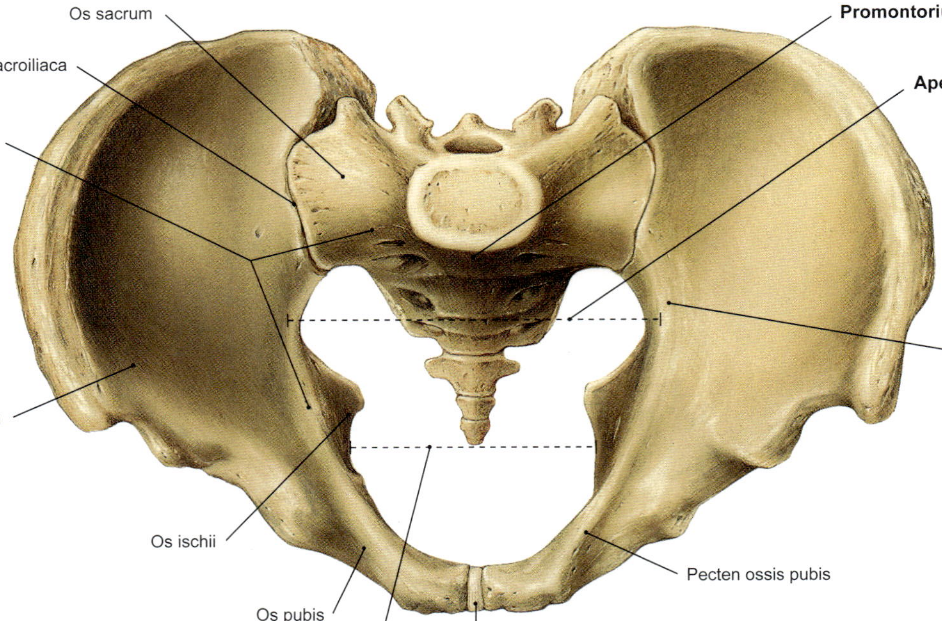


**Abb. 4.5 Becken, Pelvis;** Ansicht von ventral kranial. [S700]
Das Becken besteht aus 3 Knochen. Das **Sakroiliakalgelenk (Articulatio sacroiliaca)** und die **Schambeinfuge (Symphysis pubica)** verbinden die beiden **Hüftbeine (Ossa coxae)** und das **Kreuzbein (Os sacrum)** zu einer stabilen Ringkonstruktion. Dieser Ring wird als Beckengürtel (Cingulum pelvicum) zusammengefasst, der mit den Beckenschaufeln die Eingeweide umfasst und das Körpergewicht auf die Beine überträgt. Kaudal setzt sich das Kreuzbein in das **Steißbein (Os coccygis)** fort, das ein Rudiment einer Schwanzanlage darstellt. Das Steißbein ist für die Stabilität des Beckenrings unerheblich und wird daher nicht zum Becken gezählt.

Die **Linea terminalis** wird vorne, ausgehend von der Symphyse, durch den Pecten ossis pubis und hinten durch die Linea arcuata gebildet und endet am **Promontorium.** Sie umfasst den Beckeneingang **(Apertura pelvis superior)** und grenzt das **kranial** gelegene **große Becken** (Pelvis major) vom **kaudal** gelegenen **kleinen Becken** (Pelvis minor) ab. Das Promontorium bildet den am weitesten in den Beckeneingang vorspringenden Anteil der Wirbelsäule. Der Beckenausgang **(Apertura pelvis inferior)** wird vorne vom Unterrand der Symphyse und vom unteren Schambeinast, seitlich von den Sitzbeinhöckern und hinten durch die Steißbeinspitze begrenzt.

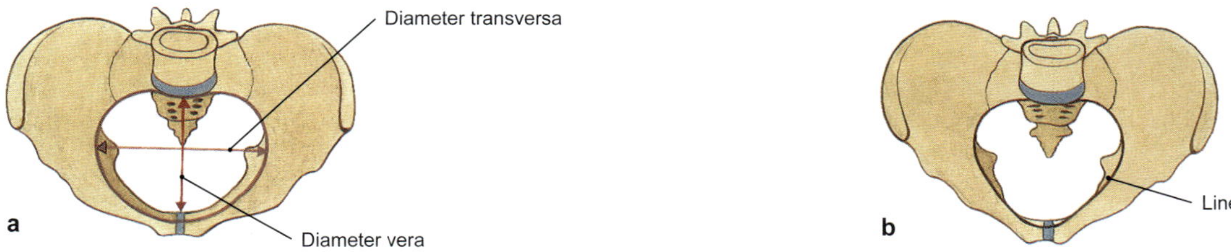


**Abb. 4.6a und b Becken, Pelvis, von Frau und Mann.** [S700]
**a** Becken der Frau.
**b** Becken des Mannes.
Die Form des Beckens weist **geschlechtsspezifische Unterschiede** auf: Beim Mann ist der Beckeneingang eher herzförmig. Der etwas kleinere Schambeinwinkel wird als **Angulus subpubicus** bezeichnet (→ Abb. 4.41a, → Abb. 4.9). Bei der Frau ist der Beckeneingang dagegen meist queroval. Außerdem sind der Winkel zwischen den unteren Schambeinästen (**Arcus pubicus,** → Abb. 4.41b) und der Abstand zwischen den Sitzbeinhöckern sowie die Beckenschaufeln weiter ausladend und größer als beim Mann.

Zu den inneren Beckenmaßen, die der Bestimmung der Weite des Beckeneingangs dienen, zählen der gerade sagittale Durchmesser (Diameter vera) zwischen der Rückseite der Symphyse und dem Promontorium, der quere Durchmesser (Diameter transversa) zwischen den am weitesten lateral gelegenen Punkten der Linea terminalis beider Seiten, der diagonale Durchmesser (Diameter diagonalis, → Abb. 4.7) zwischen Unterrand der Symphyse und Promontorium sowie der anatomische Durchmesser (Diameter anatomica, → Abb. 4.7) zwischen Oberrand der Symphyse und Promontorium.

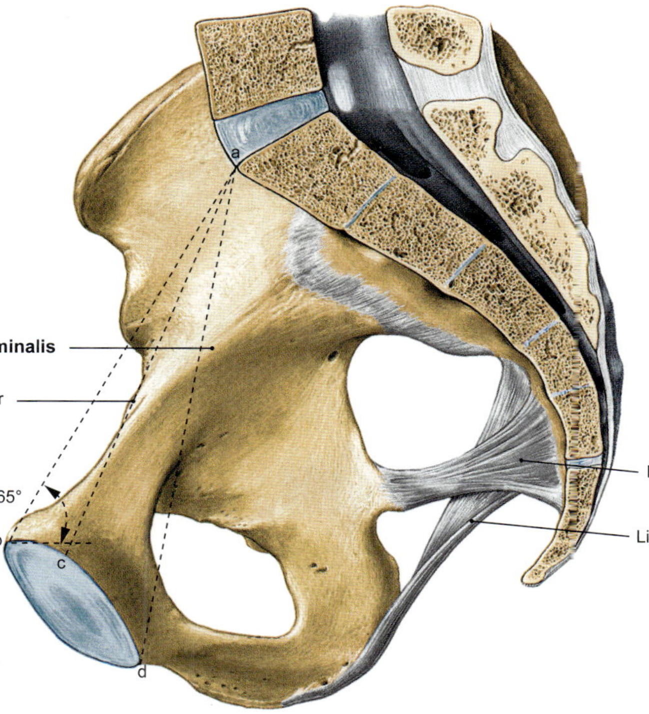


**Abb. 4.7 Becken, Pelvis, der Frau;** Ansicht von medial; Medianschnitt mit Darstellung der inneren Beckenmaße. [S700]
Die inneren Beckenmaße sind interindividuell sehr verschieden. Das wichtigste ist die **Diameter vera** zwischen Rückseite der Symphyse und Promontorium. **Diameter anatomica** und **Diameter diagonalis** geben den Abstand vom Promontorium zum Oberrand bzw. Unterrand der Symphyse an. Die Beckeneingangsebene bildet mit der Horizontalen den Beckenneigungswinkel von ca. 60–65°.

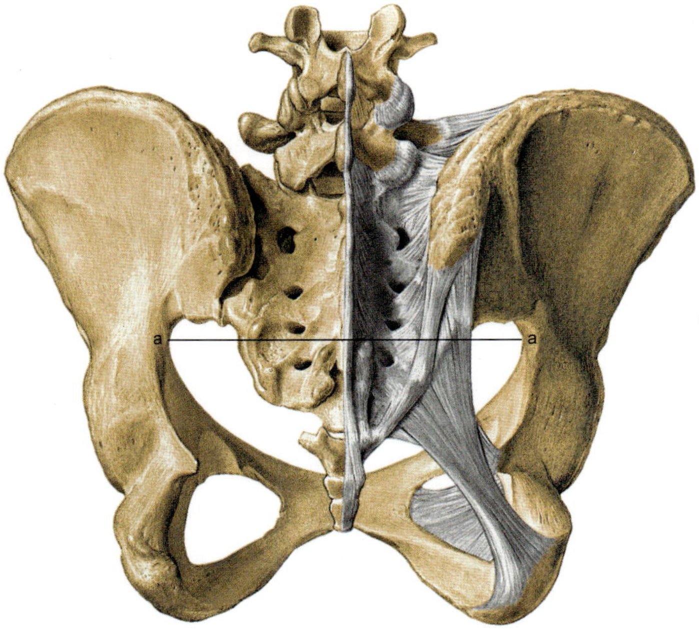


**Abb. 4.8 Becken, Pelvis, der Frau mit Beckenmaßen;** Ansicht von dorsal. [S700]
Ein weiterer innerer Durchmesser von gewisser Relevanz ist der **Querdurchmesser (Diameter transversa).** Die verschiedenen äußeren Durchmesser (Distantiae) dagegen sind von geringerer praktischer Bedeutung und daher hier nicht dargestellt.

## Klinik

Da der Beckeneingang und das kleine Becken den Geburtskanal begrenzen, ist die Abschätzung der Beckenmaße bei einer **Schwangerschaft** von großer Bedeutung, um zu entscheiden, ob eine vaginale Geburt möglich ist. Am wichtigsten ist die **Diameter vera** (klin. Conjugata vera; mind. 11 cm), da sie für die Passage des kindlichen Kopfes entscheidend ist. Sie kann bei der vaginalen Untersuchung aus dem Diameter diagonalis abgeleitet werden, der vom Unterrand der Symphyse zum Promontorium zieht und 1,5 cm länger ist als die Conjugata vera. Diese wird bei geplanter vaginaler Geburt nur bei Verdacht auf ein Missverhältnis zwischen der Größe des Kindes und dem mütterlichen Geburtskanal meist mittels Kernspintomographie (MRT) bestimmt. Bei einem Kaiserschnitt wird regelmäßig die Conjugata vera direkt ausgemessen, um abzuschätzen, ob weitere Geburten ggf. auch vaginal möglich wären. Während der Schwangerschaft werden Symphyse und Sakroiliakalgelenk durch das Hormon Relaxin aus Placenta und Ovar gelockert, sodass sich die Conjugata vera während der Geburt um ca. 1 cm erweitert.

## Becken

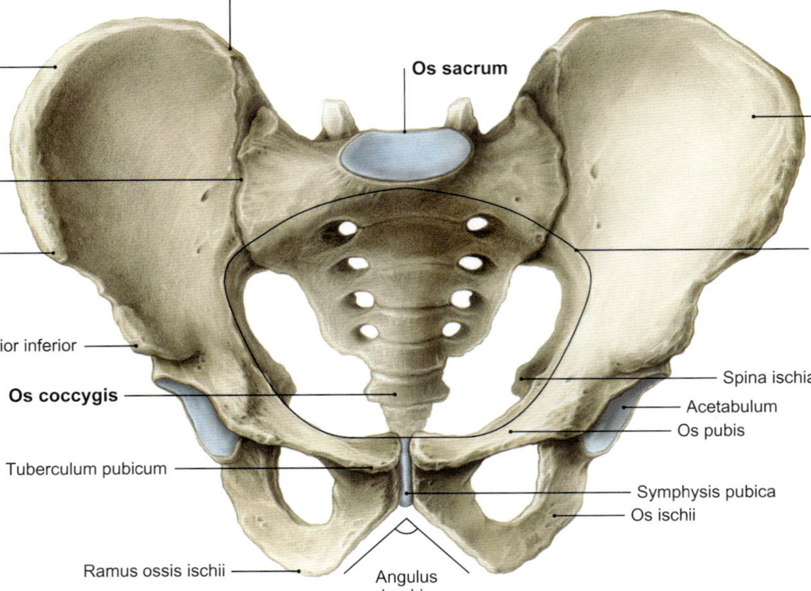


**Abb. 4.9 Becken, Pelvis, des Mannes;** Ansicht von ventral. [S701-L285]
**Geschlechtsunterschiede** des Beckens können am deutlichsten an der Beckeneingangsebene und am Winkel zwischen den unteren Schambeinästen nachvollzogen werden.
Der **Beckeneingang** wird beidseits von den Hüftbeinen gebildet, die ventral in der Schambeinfuge verbunden sind. Dorsal springt das **Promontorium** als am weitesten nach ventral weisender Vorsprung des Kreuzbeins vor. Der Beckeneingang ist beim Mann herzförmig, bei der Frau queroval (→ Abb. 4.6). Die unteren Schambeinäste bilden beim männlichen Becken einen spitzen Winkel **(Angulus subpubicus),** während sich bei einem weiblichen Becken die Schambeinäste in einem Bogen vereinigen **(Arcus pubicus).** Dadurch wird bei der Frau auch der Beckenausgang weiter, der zusammen mit dem Beckeneingang den Geburtskanal in seiner Größe limitiert.

### Struktur und Funktion

Das Becken besteht aus 3 Knochen (2 Hüftbeinen und 1 Kreuzbein), die durch sehr straffe Gelenke zu einem festen **Beckenring** verbunden sind. Daher kann man das Becken nicht ohne seine Gelenke verstehen. Ventral handelt es sich dabei – als Verbindung zwischen den Schambeinen – um die **Schambeinfuge (Symphysis pubica),** ein unechtes Gelenk (Synarthrose) mit einer Zwischengelenkscheibe (Discus interpubicus) aus Faserknorpel und einem oberen und unteren Stabilisierungsband (→ Abb. 4.41). Dorsal ist das Kreuzbein zwischen den beiden Hüftbeinen durch je ein **Sakroiliakalgelenk (Articulatio sacroiliaca)** aufgehängt. Als typische Amphiarthrose handelt es sich zwar um ein echtes Gelenk mit einem Gelenkspalt (Diarthrose), der straffe Bandapparat lässt aber nur minimale Bewegungen zu. Bei der Geburt werden die Bänder in der Schambeinfuge vorübergehend etwas gelockert, um den Geburtskanal zu erweitern. Sonst sind die Gelenke des Beckens aber sehr stabil und werden kaum verletzt.

### Klinik

Röntgenaufnahmen des Beckens, sog. Beckenübersichtsaufnahmen, werden relativ häufig durchgeführt. Mit diesen können **Frakturen** oder **Fehlstellungen** der Skelettelemente des Hüftgelenks und des Beckengürtels ebenso diagnostiziert werden wie eine **Arthrose** oder lokale Veränderungen des Knochens, z. B. durch Absiedlungen von bösartigen Tumoren **(Metastasen).** Auch entzündliche **Veränderungen des Sakroiliakalgelenks,** z. B. bei rheumatischen Erkrankungen, lassen sich auf Röntgenaufnahmen teilweise erkennen. In der Klinik spricht man häufiger vom Iliosakralgelenk als vom Sakroiliakalgelenk.

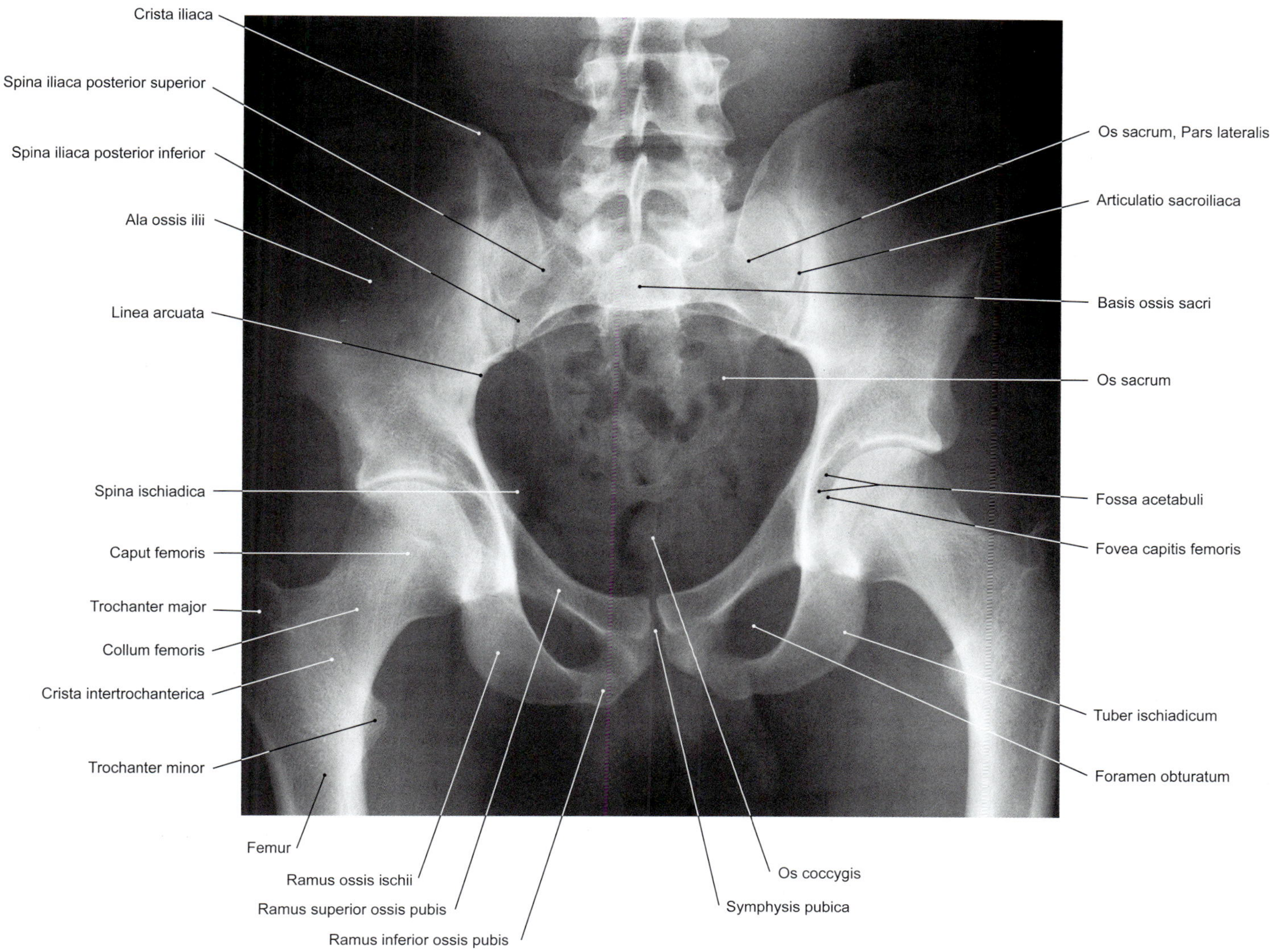


**Abb. 4.10 Becken, Pelvis, eines Mannes;** Röntgenbild im anteroposterioren (ap) Strahlengang; bei aufrechtem Stand. [S700-T895]

## Klinik

Anterioposteriore (ap) Röntgenaufnahmen werden durchgeführt, um Beckenfrakturen beurteilen zu können.

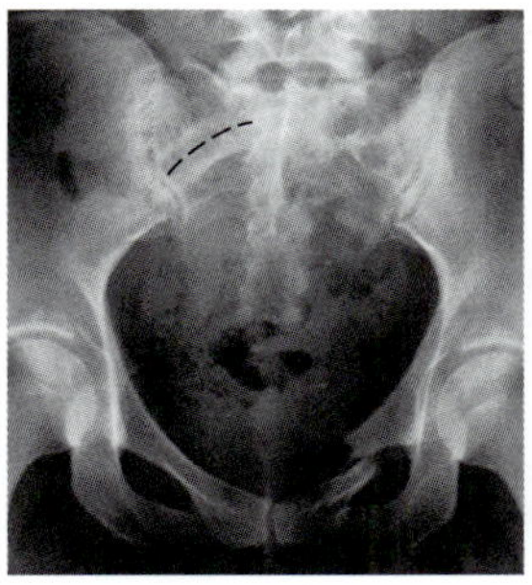

a

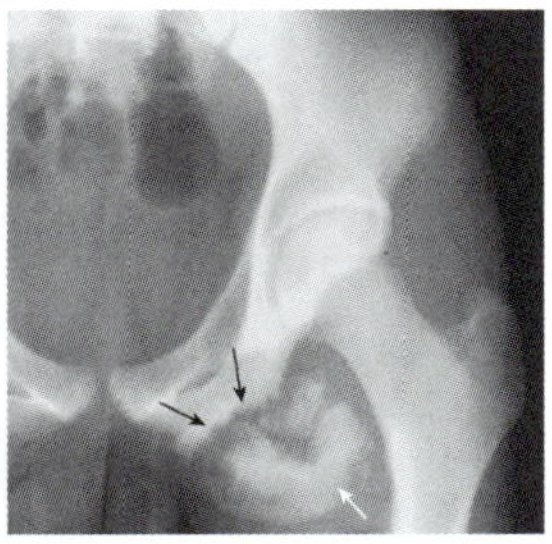

b

**a Beckenfrakturen** treten meist durch Kompression und nur bei **massiver Gewalteinwirkung** im Rahmen von Verkehrsunfällen oder Stürzen aus großer Höhe auf. Bei Frakturen des Beckenrings sind oft die Beckeneingangs- oder -ausgangsebene in ihrer Form verändert. [G198]

**b** Auch starke Kontraktionen der Hüftmuskulatur wie z. B. der Adduktorengruppe beim Sport können zu Abrissen der knöchernen Ursprünge am Becken führen, die man als **Avulsionsfrakturen** bezeichnet. [E513–002]

## Hüftbein



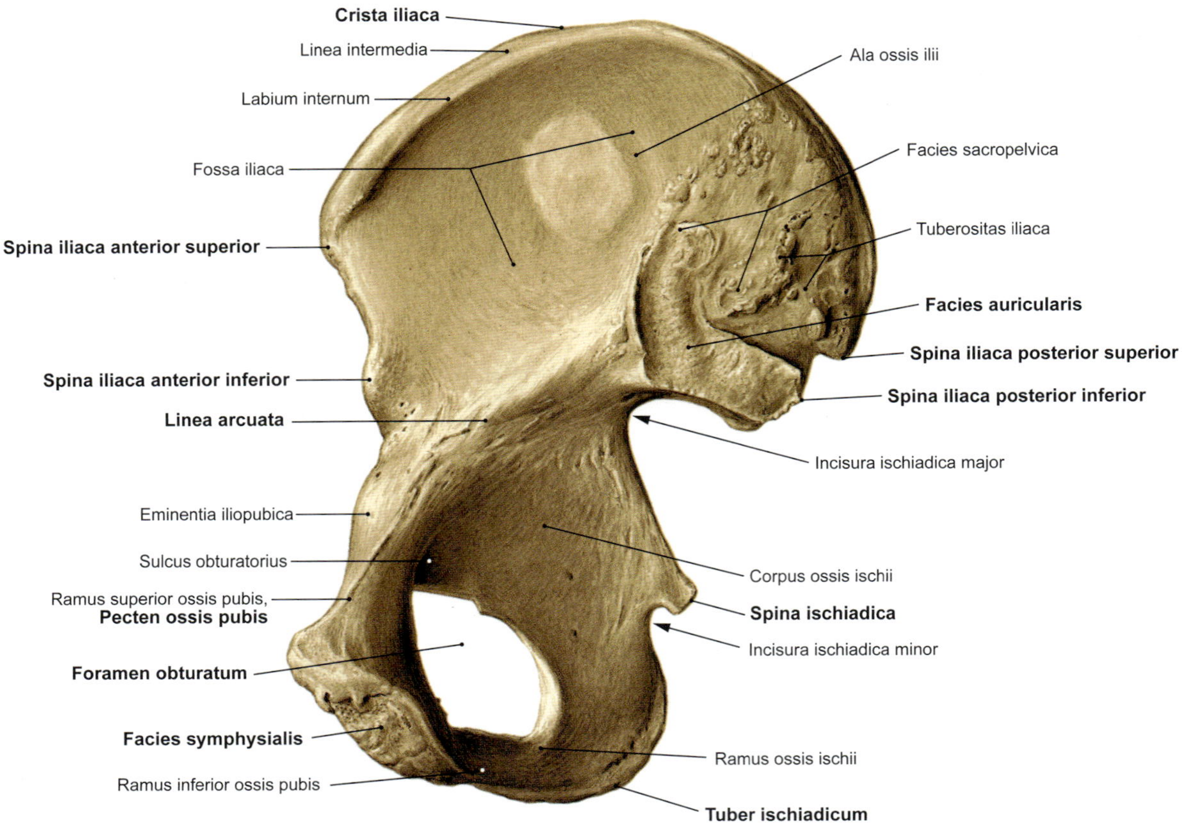


**Abb. 4.11 Hüftbein, Os coxae, rechts;** Ansicht von medial. [S700]
Das Hüftbein besteht aus 3 Anteilen, Darmbein **(Os ilium),** Sitzbein **(Os ischii)** und Schambein **(Os pubis).** Das Darmbein (oben) bildet die Beckenschaufel, Sitzbein (hinten unten) und Schambein (vorne unten) bilden den Knochenring um das Foramen obturatum. Die **Facies auricularis** dient als Gelenkfläche für das Sakroiliakalgelenk. An der **Facies symphysialis** ist der Discus interpubicus der Schambeinfuge angeheftet.

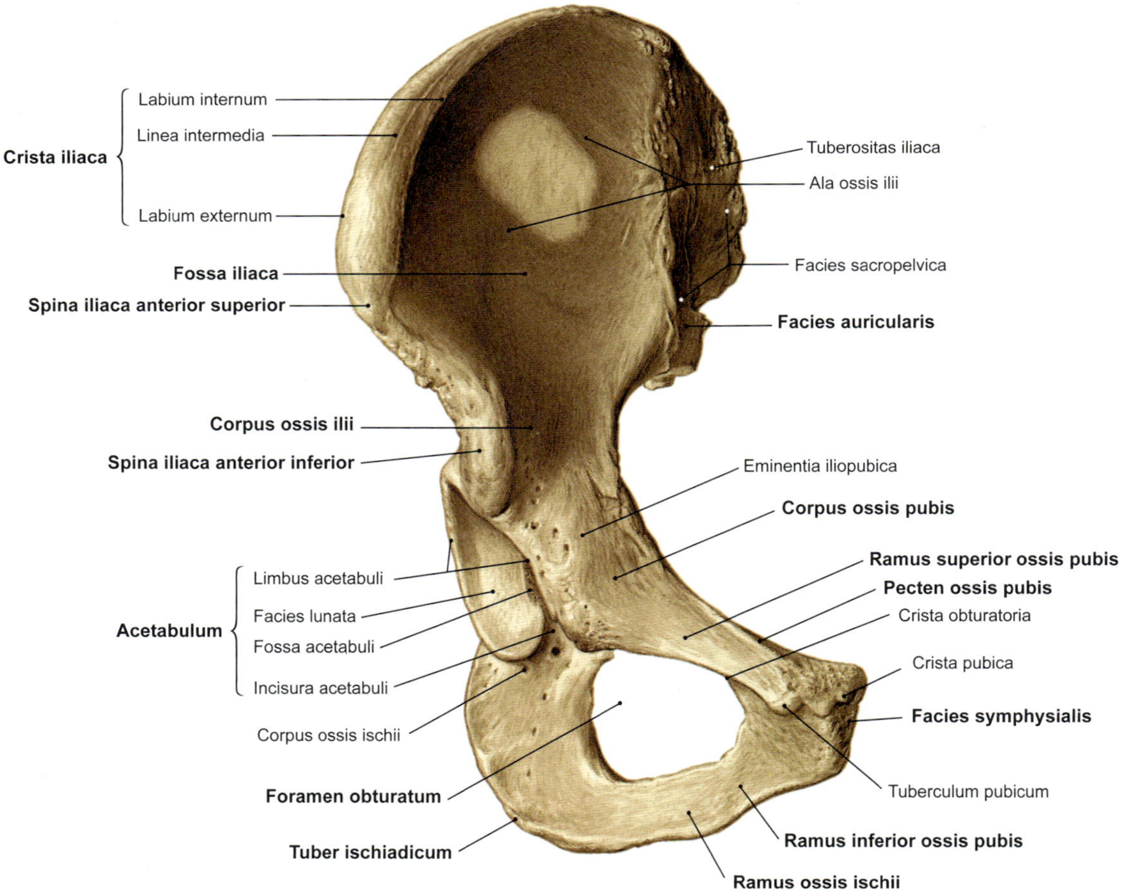


**Abb. 4.12 Hüftbein, Os coxae, rechts;** Ansicht von ventral. [S700]

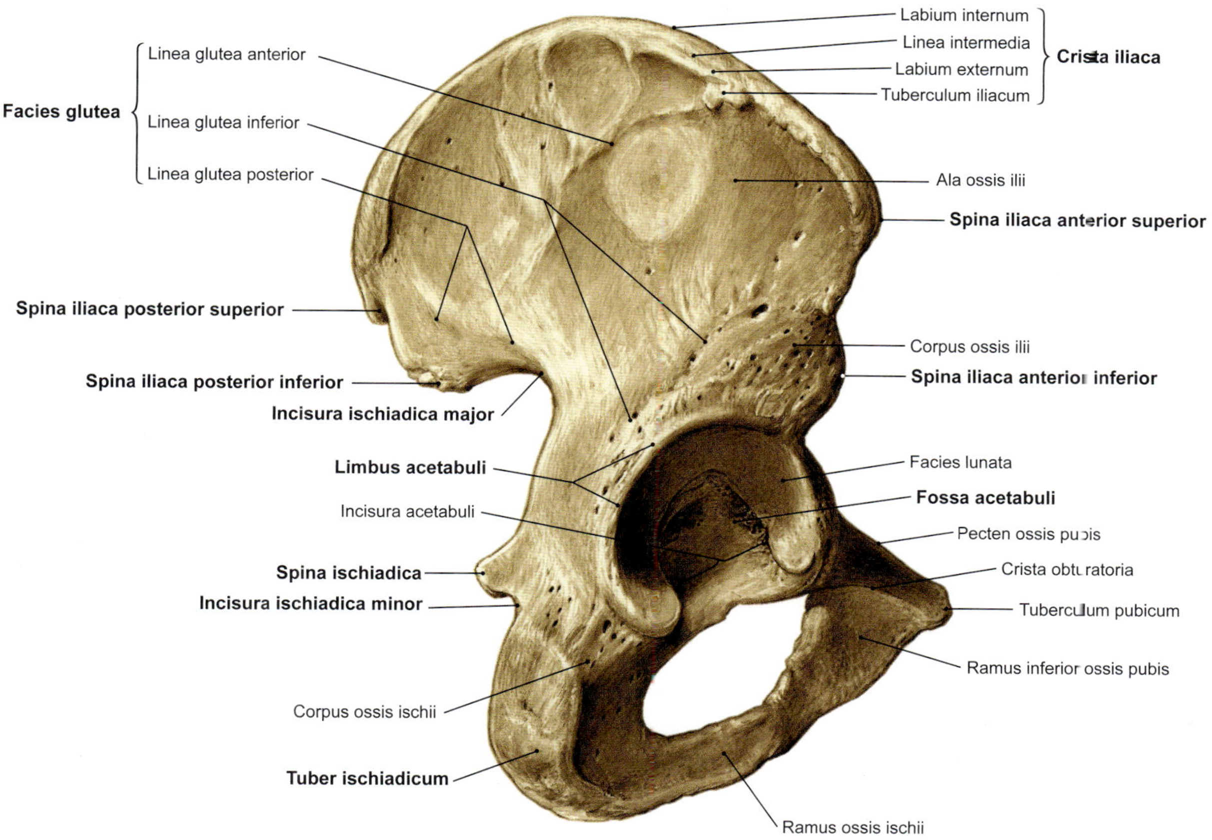


**Abb. 4.13 Hüftbein, Os coxae, rechts;** Ansicht von dorsolateral. [S700]
Die 3 Anteile des Hüftbeins, nämlich Darmbein (Os ilium), Sitzbein (Os ischii) und Schambein (Os pubis), beteiligen sich gemeinsam am Aufbau der Hüftpfanne (Acetabulum).

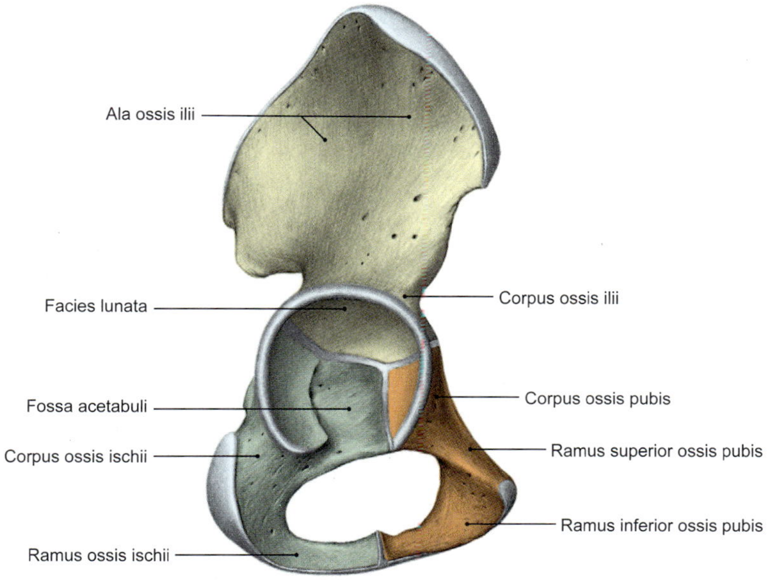


**Abb. 4.14 Hüftbein, Os coxae, eines 6-jährigen Kindes, rechts;** Ansicht von lateral. [S700]
Die 3 Anteile des Hüftbeins (Os ilium, Os ischii, Os pubis) sind im Bereich des Acetabulums in einer y-förmigen Knorpelfuge miteinander verbunden. Die Knorpelfuge verknöchert zwischen 13. und 18. Lebensjahr.

## Klinik

Bei starker Gewalteinwirkung, wie z. B. der Stauchung der ausgestreckten Beine bei einem Autounfall, kann es zu einem Bruch der Hüftpfanne mit Verlagerung des Hüftkopfes **(zentrale Hüftluxation)** kommen.

Die Entwicklung des kindlichen Hüftbeins mit der Verknöcherung der Knorpelfugen im Bereich des Acetabulums muss bei Röntgenaufnahmen im Kindes- und Jugendalter bedacht werden, um der Gefahr der Verwechslung einer Knorpelfuge mit einem Frakturspalt zu entgehen.

## Oberschenkelknochen

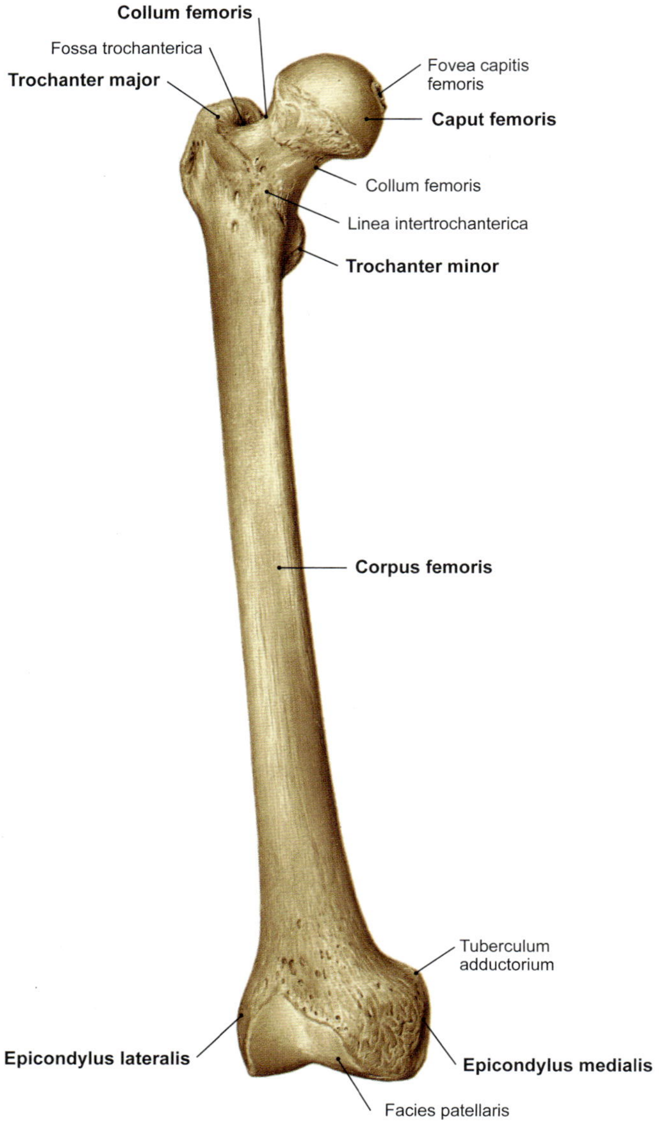


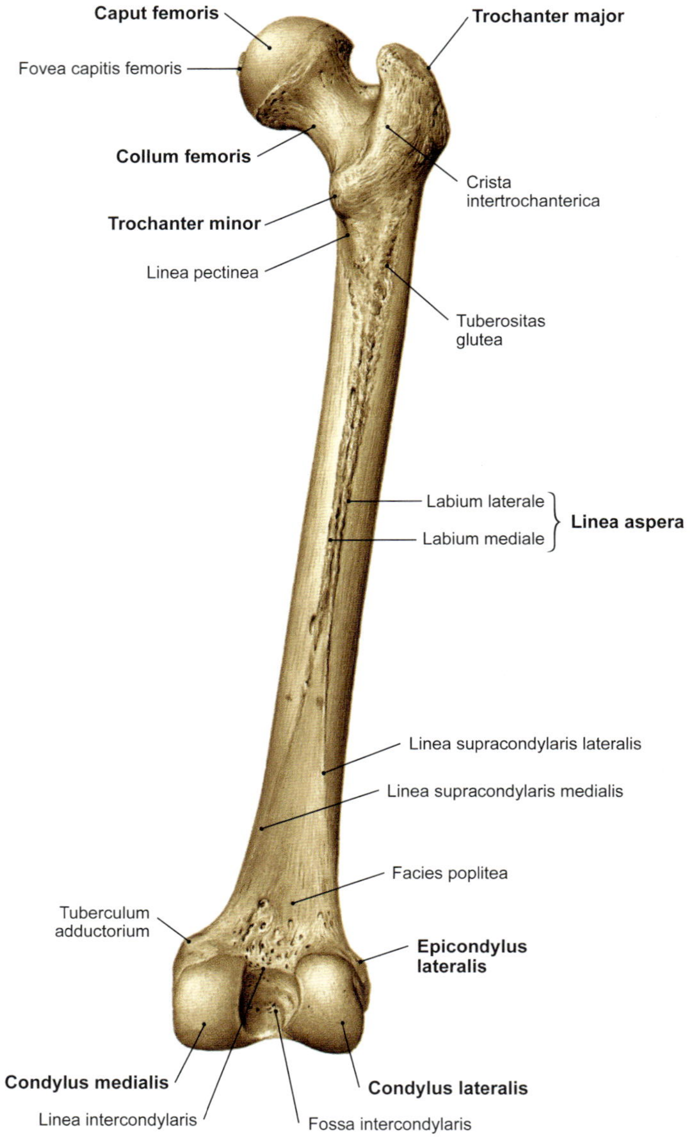


**Abb. 4.15 Oberschenkelknochen, Femur, rechts;** Ansicht von ventral. [S700]
Proximal am Schaft des Femurs liegen der Trochanter major lateral und der Trochanter minor dorsal-medial.

**Abb. 4.16 Oberschenkelknochen, Femur, rechts;** Ansicht von dorsal. [S700]
Die Linea aspera dient als Apophyse dem M. quadriceps femoris als Ursprung und den verschiedenen Muskeln der Adduktorengruppe als Ansatz.

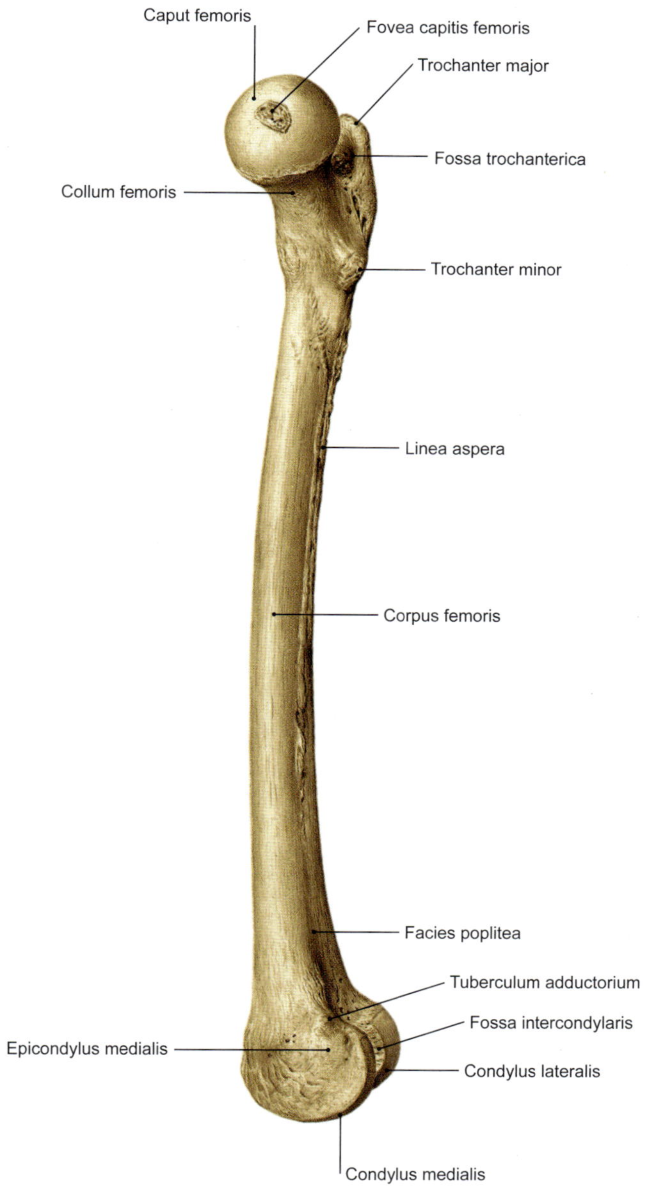


**Abb. 4.17 Oberschenkelknochen, Femur, rechts;** Ansicht von medial. [S700]

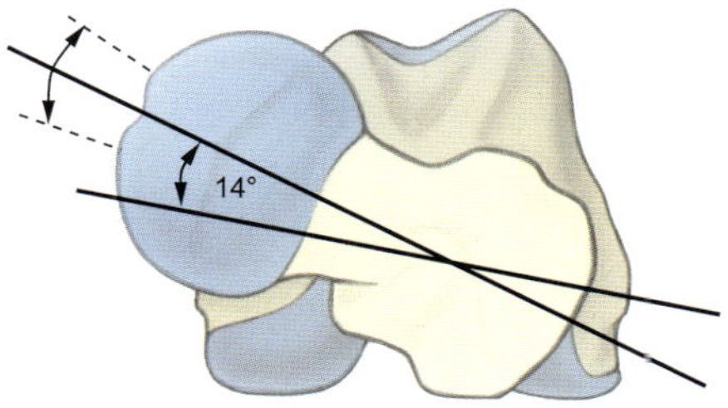


**Abb. 4.18 Oberschenkelknochen, Femur, rechts;** Ansicht von proximal; proximales und distales Femurende übereinanderprojiziert. [S700]
Der Schenkelhals ist gegen die Querachse der Kondylen (= transversale Achse des Kniegelenks) um **12–14°** nach **vorne** rotiert (**Antetorsionswinkel** des Schenkelhalses). Beim Kleinkind beträgt der Antetorsionswinkel noch ca. 30°.
Wenn die Antetorsion stärker ausgeprägt ist, kommt es zu einer Innenrotation der Fußspitzen beim Gehen. Ist dagegen der Antetorsionswinkel kleiner als 12°, kommt es zur Außenrotation der Fußspitzen.

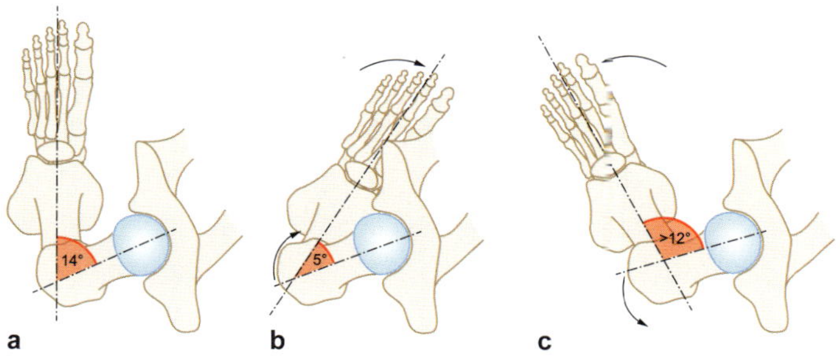


**Abb. 4.19a–c Abweichung des Antetorsionswinkels des Schenkelhalses, links;** schematische Darstellung. [S701-L231]
**a** In einem normalen Hüftgelenk ist der Schenkelhals gegen die Querachse der Kondylen um 12–14° nach vorne rotiert, was als Antetorsionswinkel bezeichnet wird.
**b** Wenn der Winkel kleiner ist, spricht man von einer **Anteversion des Schenkelhalses.** Dabei sind die Fußspitzen mit den Zehen nach innen gedreht („toed in").
**c** bei einem größeren Antetorsionswinkel liegt eine **Retroversion des Schenkelhalses** vor. Dabei weisen die Zehen nach außen („toed out").

## Oberschenkelknochen

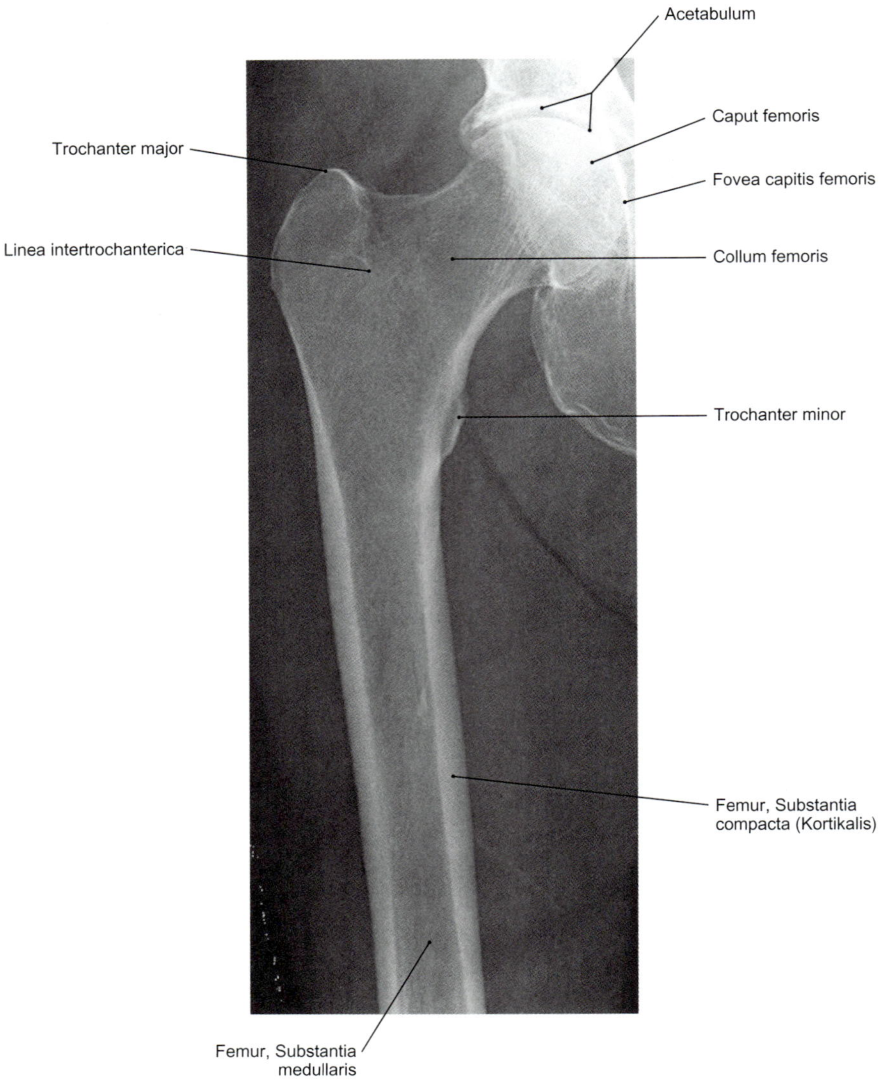


**Abb. 4.20 Proximales Ende des Oberschenkelknochens, Femur, rechts;** Röntgenaufnahme in anteroposterioren (ap) Strahlengang. [F264-004]

### Klinik

Bei der **Hüftfraktur** liegt ein Bruch im proximalen Drittel des Femurs vor. Die Brüche des Femurs treten meist bei einfachen Stürzen beim Gehen auf und betreffen daher meist ältere Personen, bei denen eine Gangunsicherheit mit einer verringerten Knochendichte **(Osteoporose)** zusammentreffen. Die Häufigkeit der Hüftfraktur nimmt in der Bevölkerung daher mit dem Alter zu und verdoppelt sich ab dem 50. Lebensjahr in jeder Lebensdekade.

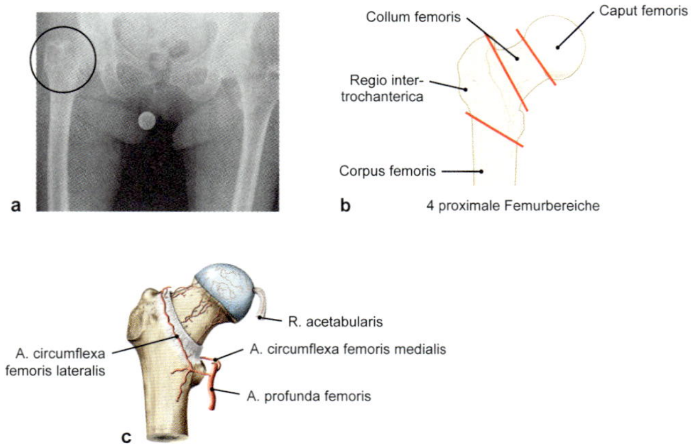


**a** Klinisch fällt meist eine Verkürzung des Beins auf. Die Diagnose wird mit einer Röntgenaufnahme gesichert. [M614]

**b** Hüftfrakturen betreffen entweder den Schenkelhals **(Schenkelhalsfraktur)** oder den Abschnitt zwischen Trochanter major und minor (intertrochantäre Fraktur). [S701-L126]

**c** Frakturen innerhalb der Gelenkkapsel können die Blutversorgung des Schenkelhalses und Hüftkopfes beeinträchtigen, indem Äste der A. circumflexa femoris medialis und lateralis zerreißen. Neben einem erheblichen Blutverlust kann es zu einer **avaskulären Nekrose** kommen, die meist das Nichtverheilen des Bruchs zur Folge hat. Das Risiko ist bei einer Schenkelhalsfraktur größer als bei einer intertrochantären Fraktur, da Letztere außerhalb der Kapsel gelegen ist. [S701-L266]

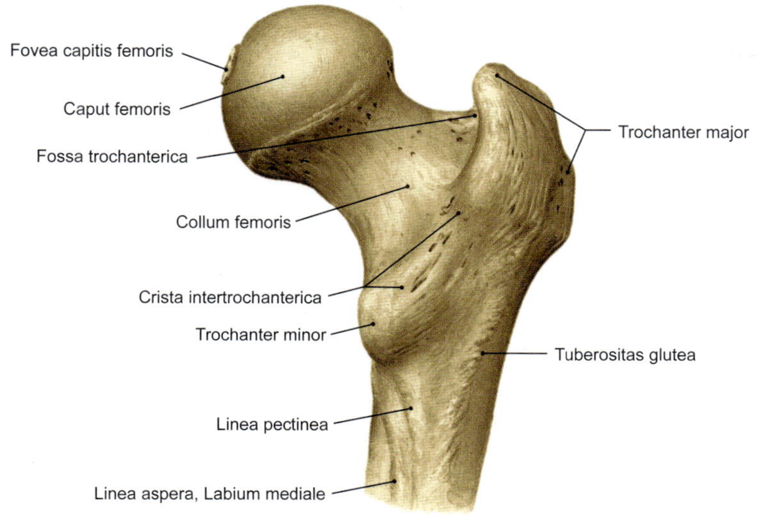


**Abb. 4.21 Proximales Ende des Oberschenkelknochens, Femur, rechts;** Ansicht von dorsal. [S700]

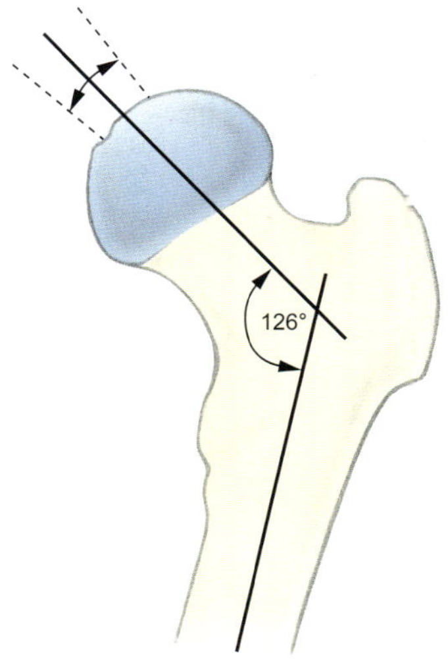


**Abb. 4.22 Proximales Ende des Oberschenkelknochens, Femur, rechts, mit Darstellung des Schenkelhalswinkels.** [S700]
Der Schenkelhals bildet mit der Längsachse des Femurschafts einen Winkel von **126°.** Dieser Winkel wird als **Centrum-Collum-Diaphysenwinkel (CCD-Winkel)** bezeichnet. Beim Neugeborenen beträgt der Winkel noch 150°. Ein **vergrößerter Winkel** wird als **Coxa valga,** ein **verkleinerter Winkel** als **Coxa vara** bezeichnet.

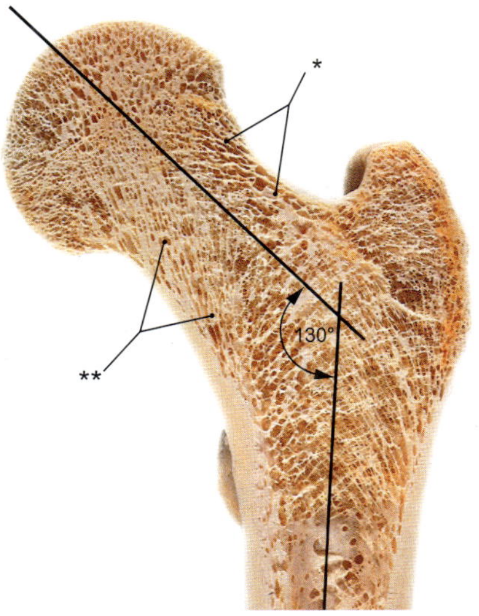


**Abb. 4.23 Proximales Ende des Oberschenkelknochens, Femur, rechts, mit Darstellung der Spongiosastruktur bei großem Schenkelhalswinkel (Coxa valga).** Schnitt in der Ebene des Antetorsionswinkels. [S700]
Die **Spongiosa-Bälkchen** sind **trajektoriell,** d. h. entlang der Linien des größten Drucks und Zugs (den sog. Trajektorien), ausgerichtet. Bei Coxa valga nehmen die **Druck**belastungen zu. Daher ist das medial gelegene „Druckbündel" (**) der Spongiosabälkchen verstärkt ausgebildet, während das lateral gelegene „Zugbündel" (*) der Spongiosa vermindert ist.

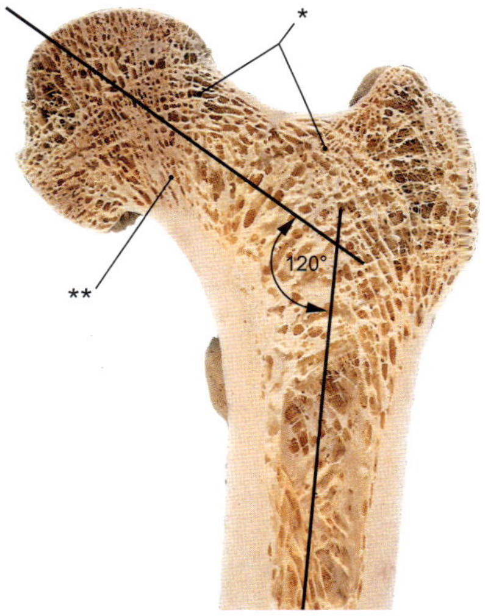


**Abb. 4.24 Proximales Ende des Oberschenkelknochens, Femur, rechts, mit Darstellung der Spongiosastruktur bei kleinem Schenkelhalswinkel (Coxa vara).** Schnitt in der Ebene des Antetorsionswinkels. [S700]
Bei Coxa vara nehmen die **Zug**belastungen zu. Das lateral gelegene „Zugbündel" (*) der Spongiosa ist verstärkt, das medial gelegene „Druckbündel" (**) vermindert ausgebildet. Als Ausdruck einer hohen **Biegebeanspruchung** ist die Kortikalis an der Innenseite des Schenkelhalses besonders kräftig entwickelt.

## Klinik

Veränderungen des Schenkelhalswinkels können den Bewegungsumfang einschränken. Besonders bei Coxa vara ist die Abduktion eingeschränkt. Die veränderte Belastung der Gelenkflächen kann sowohl bei **Coxa vara** als auch bei **Coxa valga** zu einem erhöhten Verschleiß mit Ausbildung einer Arthrose in Hüftgelenk **(Coxarthrose)** und Kniegelenk **(Gonarthrose)** führen. Darüber hinaus prädisponiert die **Coxa vara** durch die erhöhte Biegebeanspruchung zu **Schenkelhalsfrakturen.**

## Oberschenkelknochen

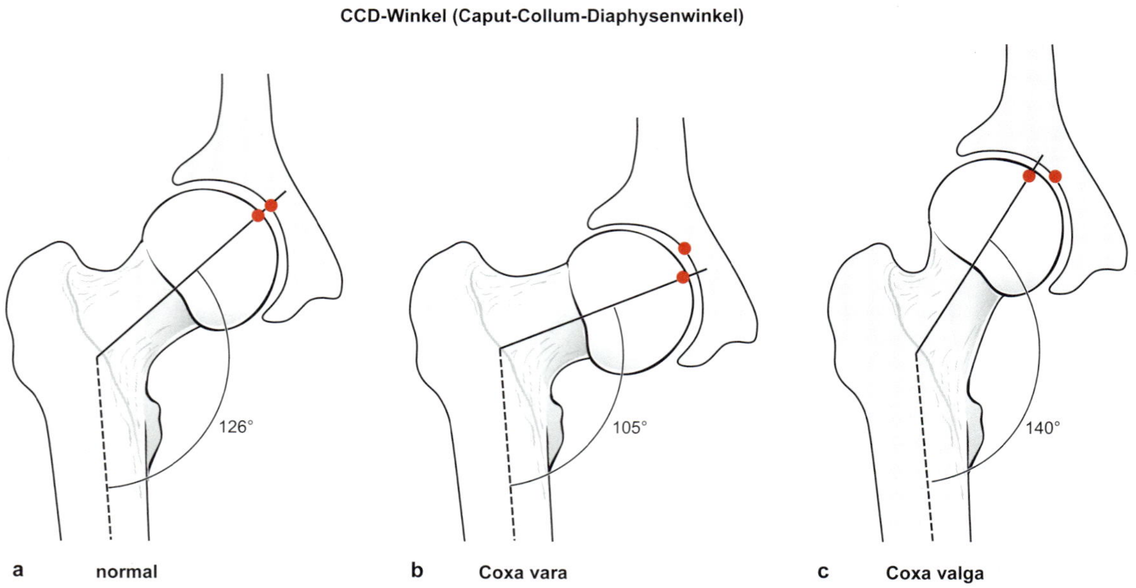


**Abb. 4.25a–c Coxa vara und Coxa valga.** Proximales Femurende; Ansicht von ventral. [S701-L126]
**a** Der Winkel zwischen Schenkelhals- und Femurschaft (Centrum-Collum-Diaphysenwinkel) beträgt normalerweise ca. 126°.
**b** Wenn der Winkel kleiner wird, spricht man von einer **Coxa vara.**
**c** Bei einem größeren Winkel liegt eine **Coxa valga** vor.

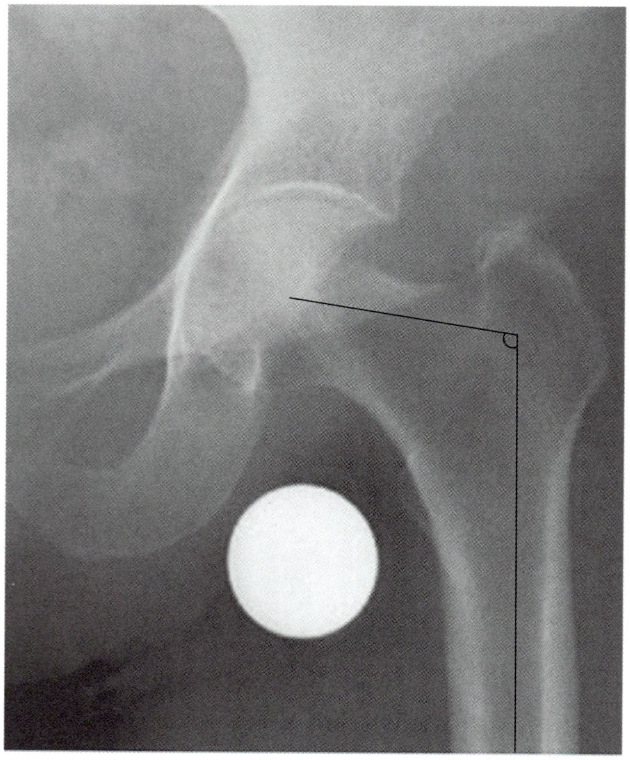

**Abb. 4.26 Coxa vara; links;** Röntgenbild im anterioposterioren Strahlengang. [R333]

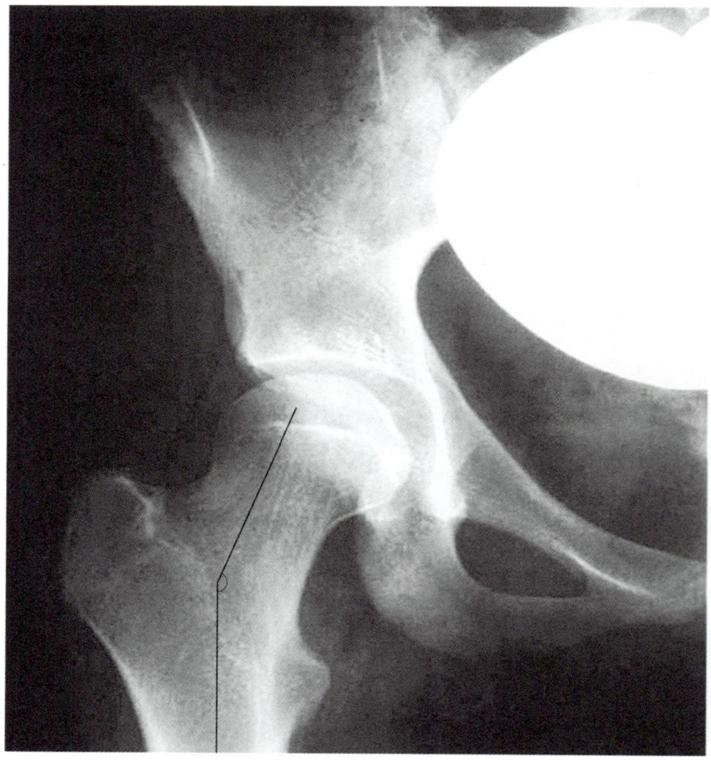

**Abb. 4.27 Coxa valga; rechts;** Röntgenbild im anterioposterioren Strahlengang. [R333]

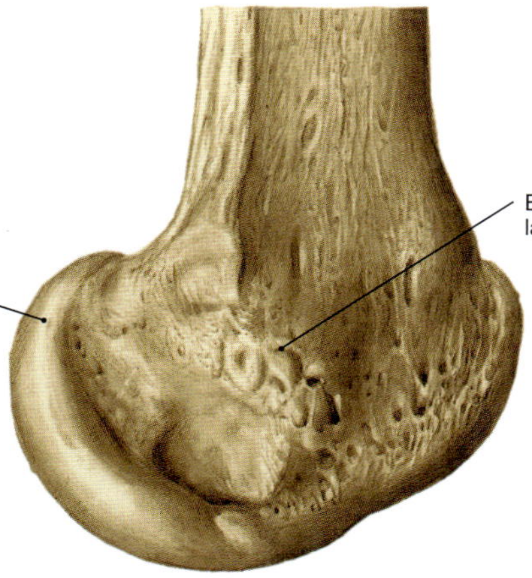


**Abb. 4.28 Distales Ende des Oberschenkelknochens, Femur, rechts;** Ansicht von lateral. [S700]
Für das Verständnis der Beuge-Streck-Bewegung des Kniegelenks (→ Abb. 4.72) ist die Form der Gelenkflächen der Femurkondylen wichtig. Die Gelenkflächen sind relativ zur Schaftmitte nach dorsal verlagert **(Retroposition).** Zusätzlich weisen die Kondylen **hinten** eine **stärkere Krümmung** (kleinerer Krümmungsradius) auf als vorne (größerer Krümmungsradius). Damit ist ihre Krümmung **spiralförmig.** Dieses Phänomen ist beim medialen Kondylus stärker ausgebildet als beim lateralen Kondylus (→ Abb. 4.54b).

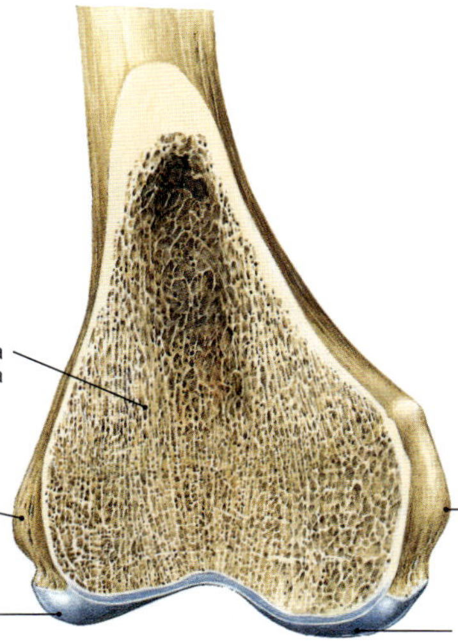


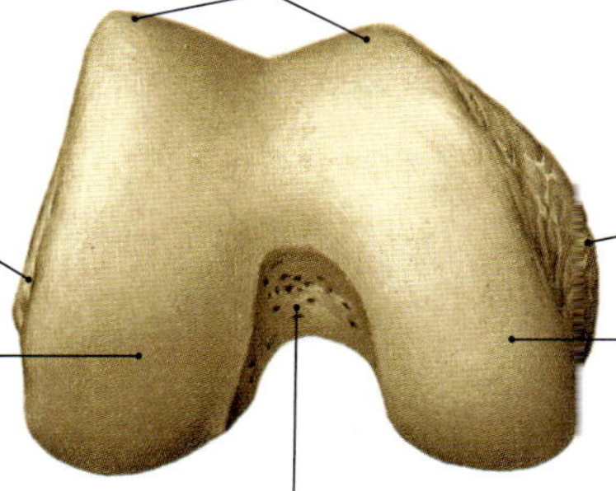


**Abb. 4.29a und b Distales Ende des Oberschenkelknochens, Femur, rechts.** [S700]
**a** Frontalschnitt durch die Gelenkkörper; Ansicht von ventral.
**b** Ansicht von distal.

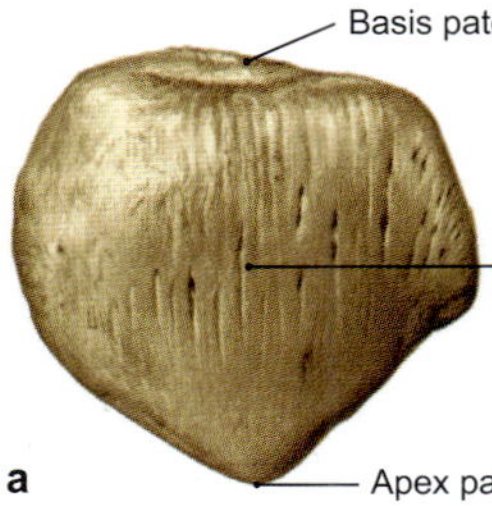


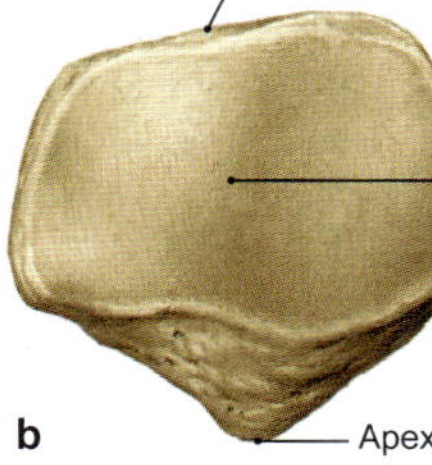


**Abb. 4.30a und b Kniescheibe, Patella, rechts.** [S700]
**a** Ansicht von ventral.
**b** Ansicht von dorsal.
Die Patella ist ein **Sesambein** (Os sesamoideum) in der Ansatzsehne des M. quadriceps femoris.

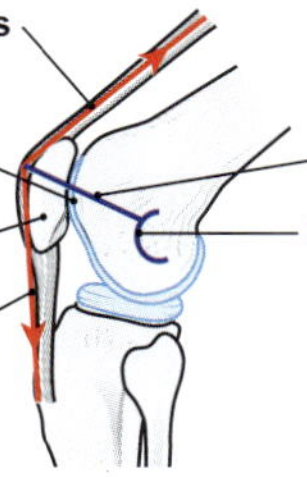


**Abb. 4.31 Funktion der Kniescheibe.** [S701-L126]
Die Patella dient als **Hypomochlion,** indem sie die Sehne auf ihrem Weg zum Ansatz an der Tuberositas tibiae über das distale Femurende umlenkt. Dadurch erhöht sich der virtuelle Hebelarm des M. quadriceps femoris, sodass sich sein Drehmoment nahezu verdoppelt.

## Klinik

Da ein Verschleiß der Kniegelenke **(Gonarthrose)** eine sehr häufige Erkrankung ist, die oft einen Ersatz beider Gelenkflächen **(totale Endoprothese,** TEP) erfordert, ist das Verständnis der Anatomie der beteiligten Knochen von großer Bedeutung. Neue Untersuchungen haben ergeben, dass die Form der Gelenkflächen und die Krümmungsradien der beiden Femurkondylen nicht genau gleich sind. In der Knieprothetik wird daher versucht, die Form der Gelenkflächen so exakt wie möglich nachzuvollziehen, damit die Prothesen einen ähnlichen Bewegungsablauf ermöglichen wie ein gesundes Knie.

## Schienbein

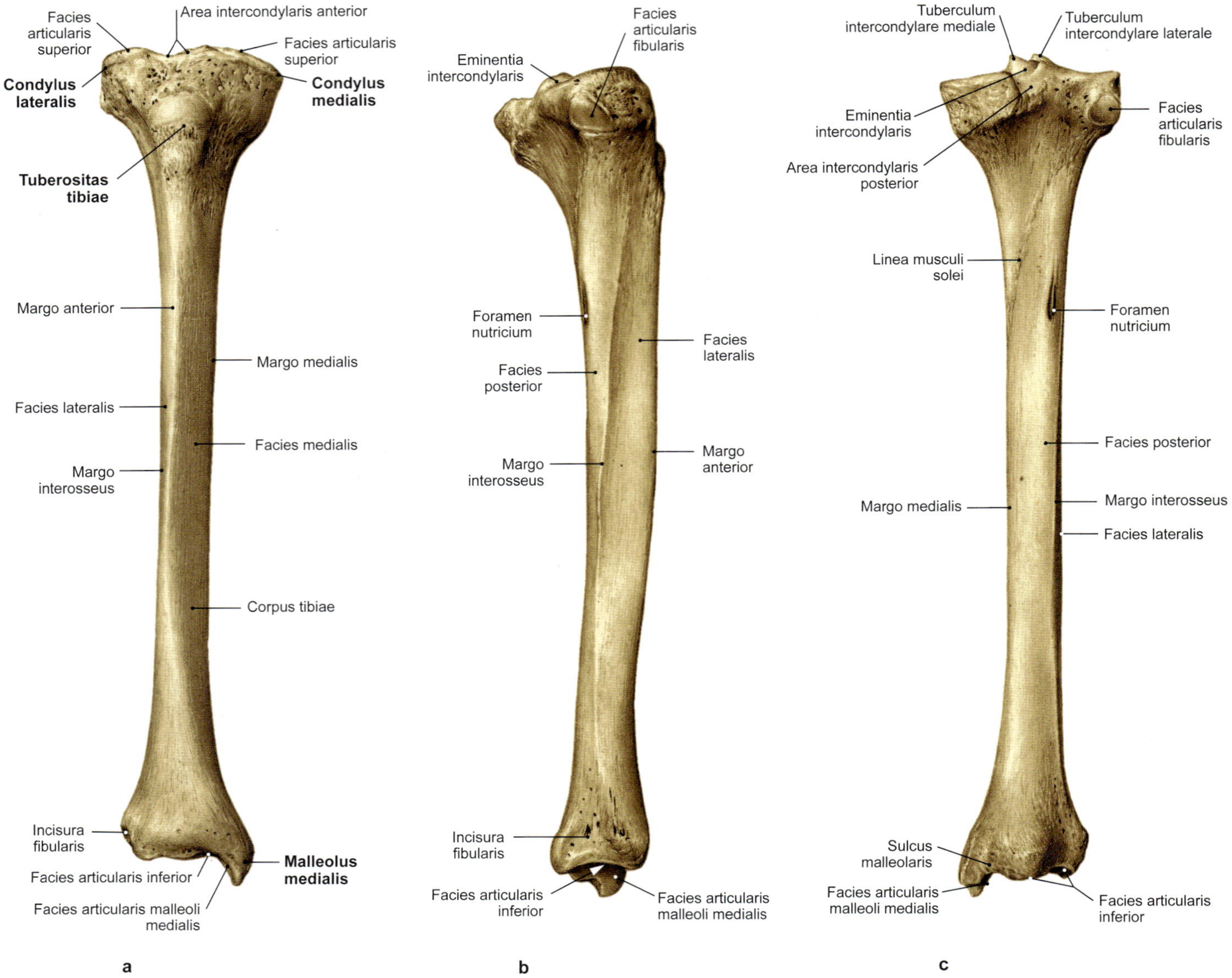


**Abb. 4.32a–c Schienbein, Tibia, rechts.** [S700]
**a** Ansicht von ventral.
**b** Ansicht von lateral.
**c** Ansicht von dorsal.

Die proximale Gelenkfläche ist aus der Schaftmitte nach dorsal verlagert **(Retroposition).** Außerdem ist die Gelenkfläche nach hinten um 3°–7° leicht geneigt **(Retroversion).** Die Retroversion ist am medialen Kondylus stärker ausgeprägt als am lateralen und betrifft hier besonders den medialen Rand der Gelenkfläche.

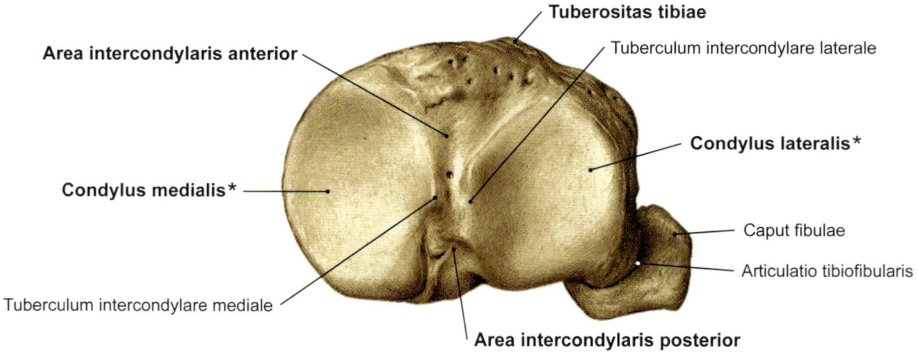


**Abb. 4.33 Schienbein, Tibia, und Wadenbein, Fibula, rechts;** Ansicht von proximal. [S700]

Die Gelenkflächen der Kondylen (*) werden zusammen als **Facies articularis superior** bezeichnet.

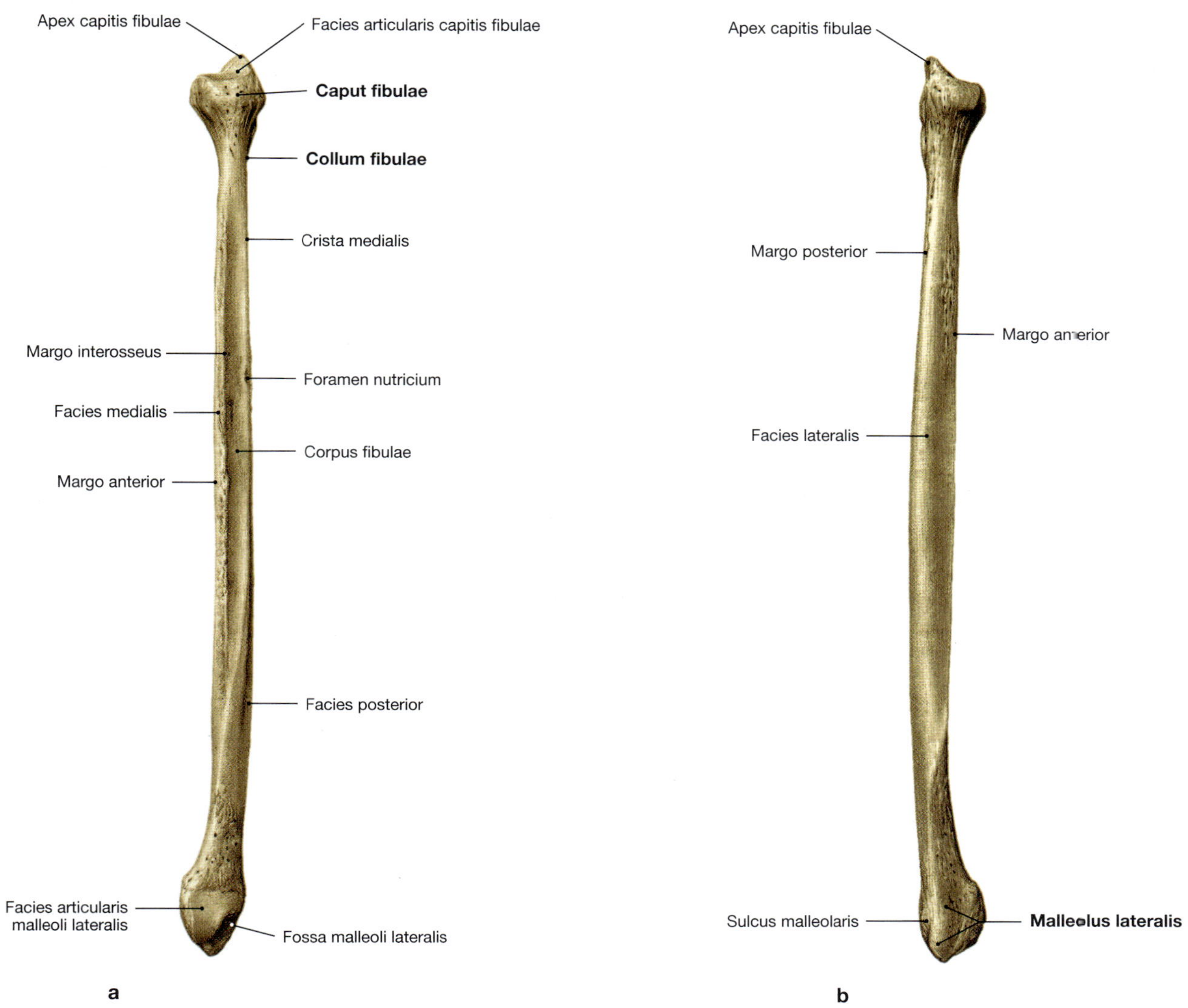


**Abb. 4.34a und b Wadenbein, Fibula, rechts.** [S700]
**a** Ansicht von medial.
**b** Ansicht von lateral.

Bei der Positionierung einer isolierten Fibula kann man sich daran orientieren, dass sowohl die Gelenkfläche des Fibulakopfes als auch die des Knöchels nach medial weisen.

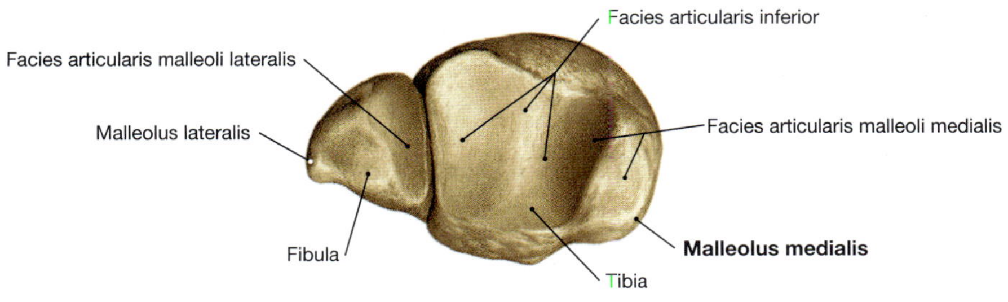


**Abb. 4.35 Schienbein, Tibia, und Wadenbein, Fibula, rechts;** Ansicht von distal. [S700]

## Fußskelett

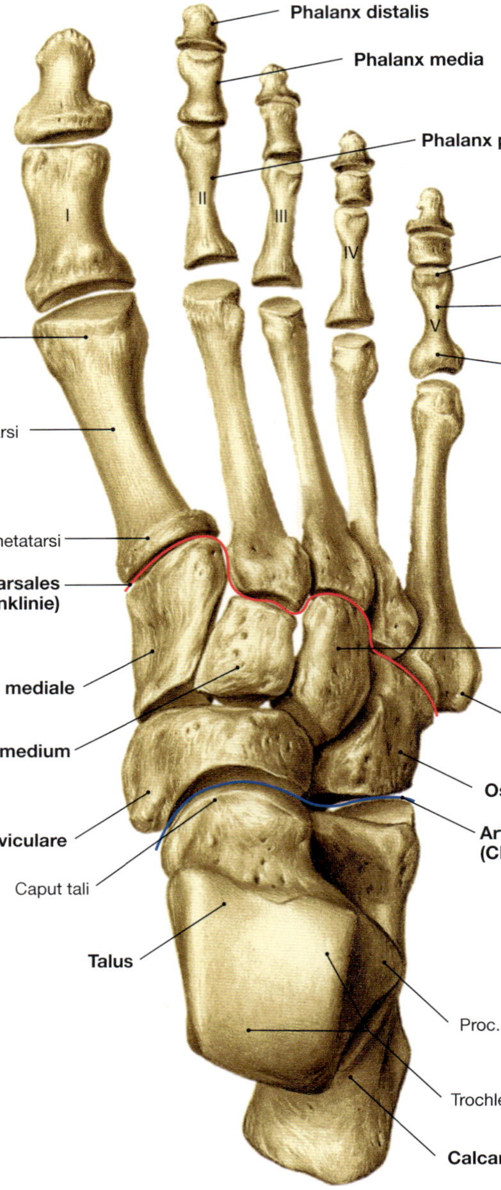


**Abb. 4.36 Fußskelett, Ossa pedis, rechts;** Ansicht von dorsal. [S700]
Der Fuß **(Pes)** gliedert sich in Fußwurzel **(Tarsus)** mit Ossa tarsi, Mittelfuß **(Metatarsus)** mit Ossa metatarsi und Zehen (Digiti), die aus mehreren Gliedern (Phalanges) bestehen. Zum Tarsus zählen **Sprungbein (Talus), Fersenbein (Calcaneus), Kahnbein (Os naviculare), Würfelbein (Os cuboideum)** sowie die 3 **Keilbeine (Ossa cuneiformia).** Klinisch werden ein Rückfuß und ein Vorfuß unterschieden. Als Grenze wird meist die Gelenklinie der Articulationes tarsometatarsales angesehen.

### Klinik

Die Articulatio tarsi transversa (klin.: **CHOPART-Gelenklinie;** blau) und die Articulationes tarsometatarsales (klin.: **LISFRANC-Gelenklinie;** rot) können bei Verletzungen, Erfrierungen oder Durchblutungsstörungen mit Gewebeuntergang (Nekrose) zur Amputation benützt werden. Sehr selten kann es in diesen Gelenken zu Verrenkungen **(Luxationen)** kommen.

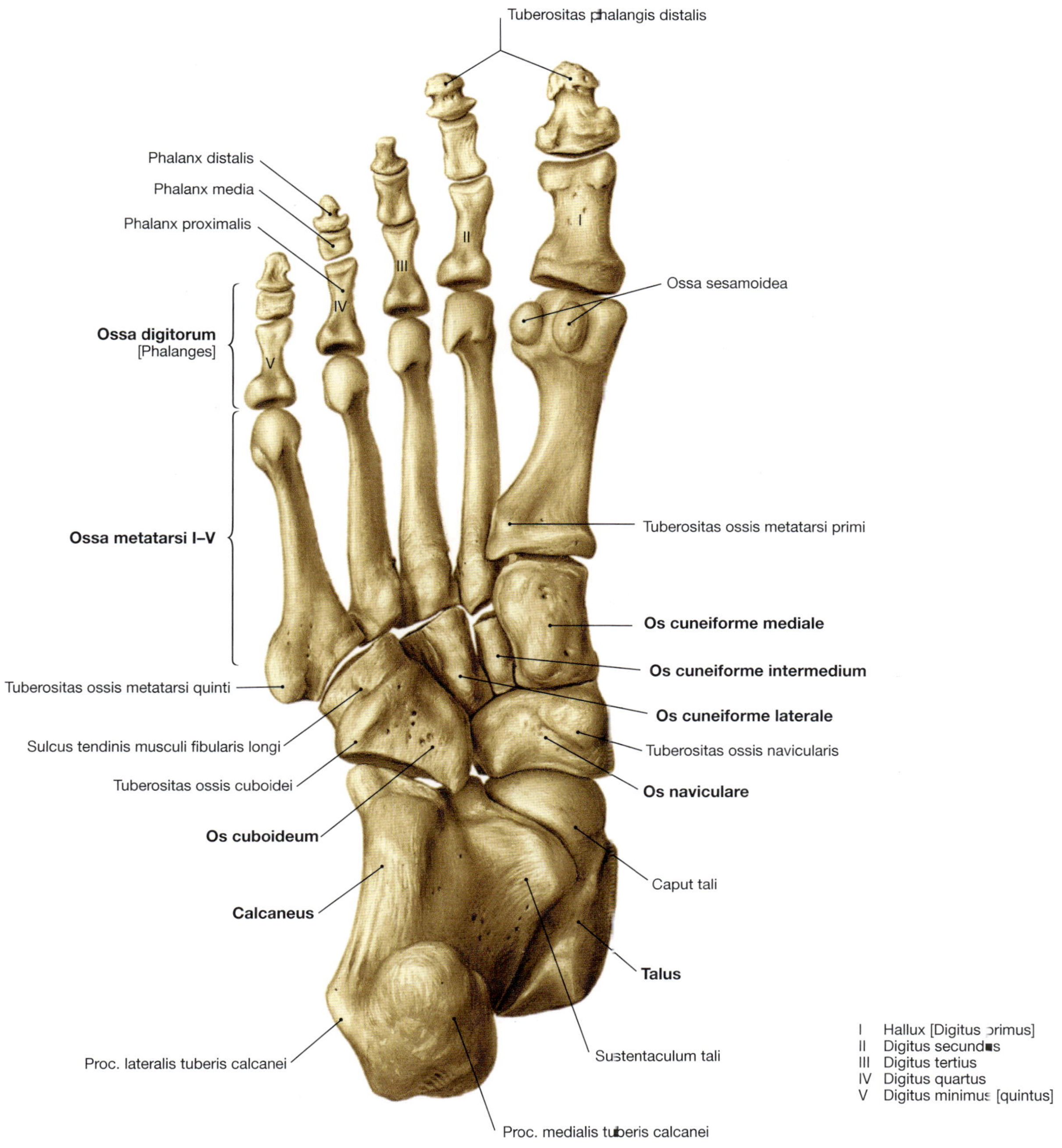


**Abb. 4.37 Fußskelett, Ossa pedis, rechts;** Ansicht von plantar. [S700]

## Fußskelett

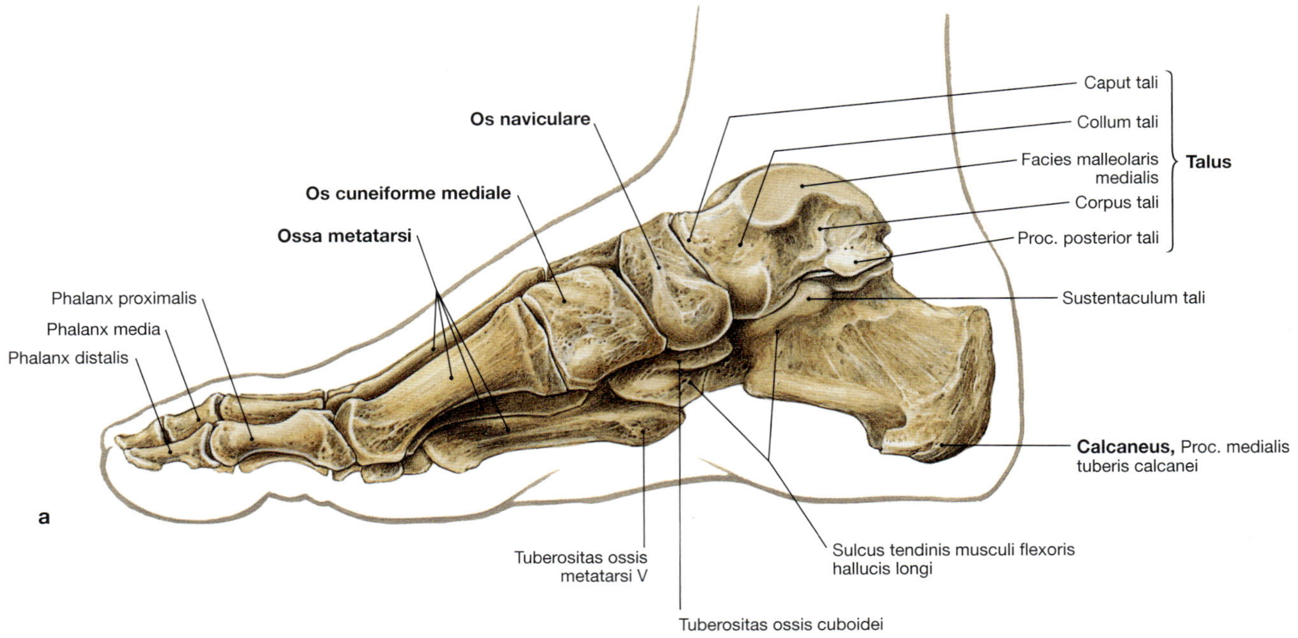


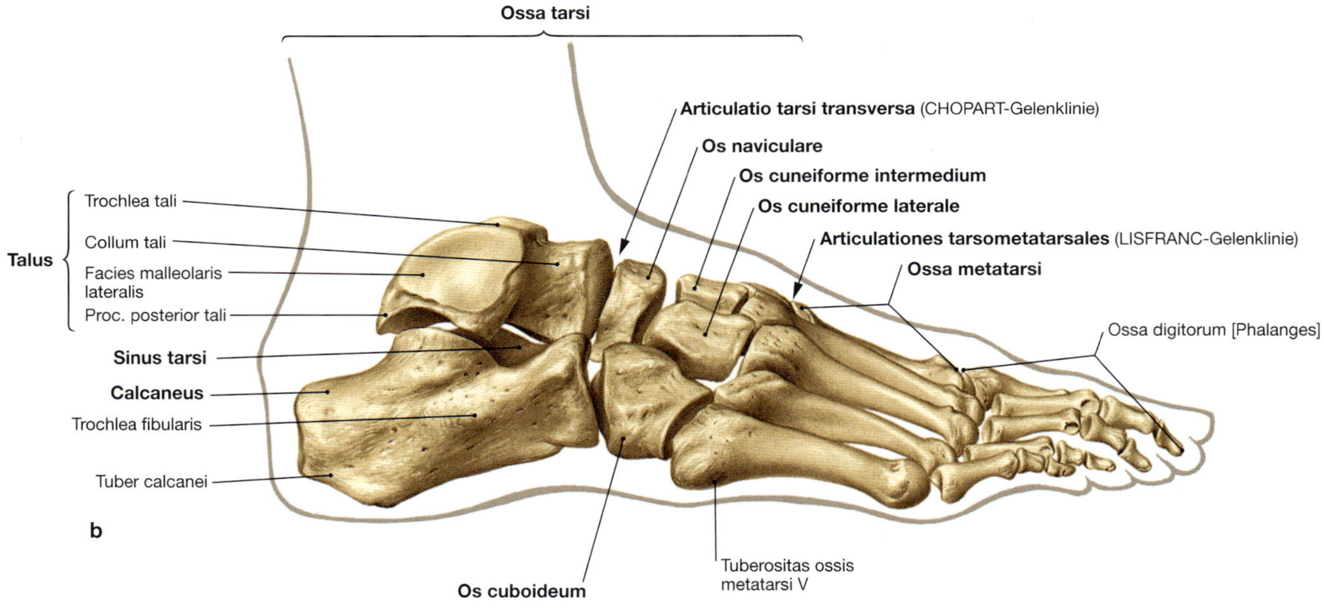


**Abb. 4.38a und b Fußskelett, Ossa pedis, rechts.** [S700]
**a** Ansicht von medial.

**b** Ansicht von lateral. Der Sinus tarsi ist ein Hohlraum, der von Sulcus tali und Sulcus calcanei gemeinsam gebildet wird.

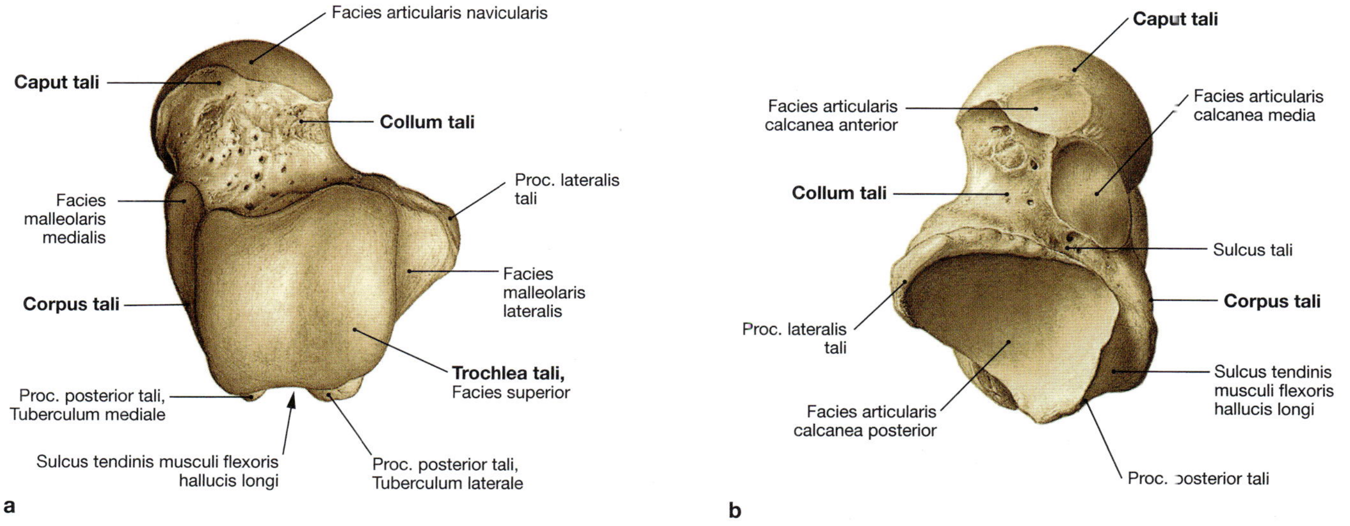


**Abb. 4.39a und b Sprungbein, Talus, rechts.** [S700]
**a** Ansicht von dorsal. Die Trochlea tali ist vorne breiter als hinten.
**b** Ansicht von plantar.

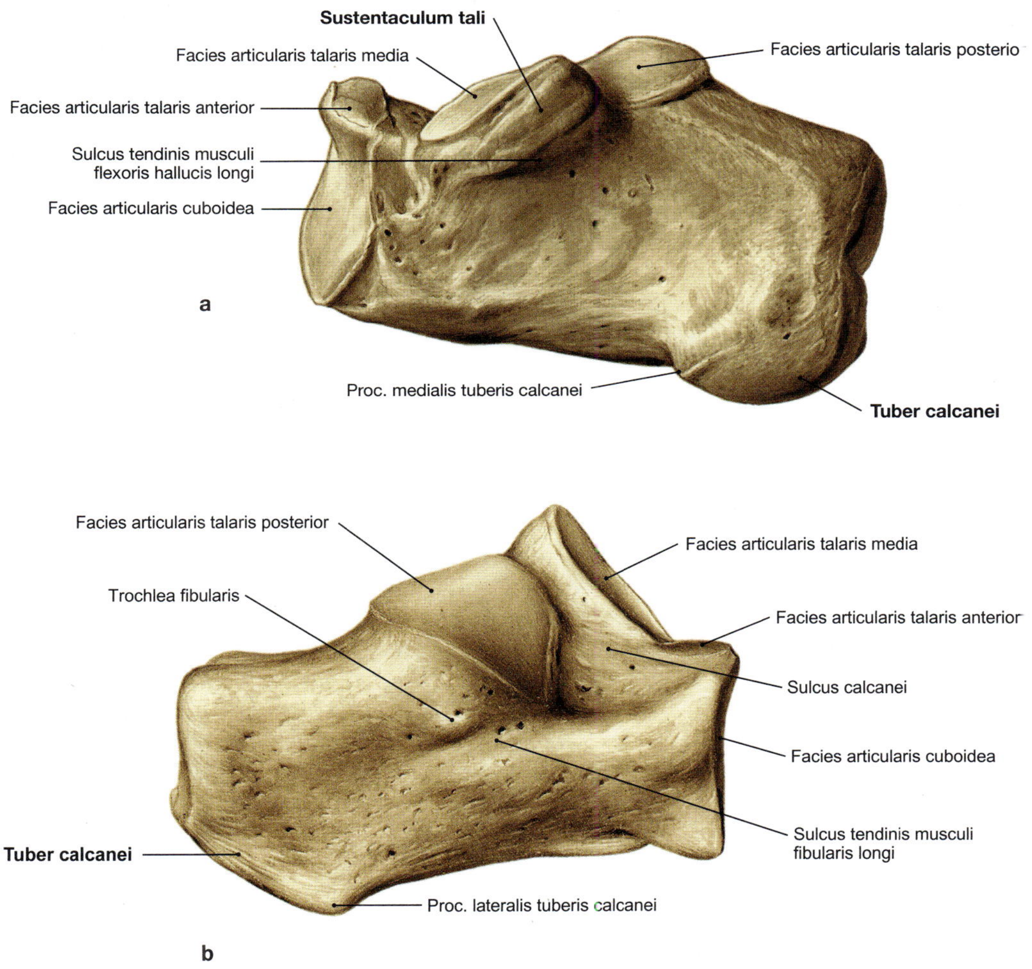


**Abb. 4.40a und b Fersenbein, Calcaneus, rechts.** [S700]
**a** Ansicht von medial.
**b** Ansicht von lateral.

## Verbindungen des Beckens

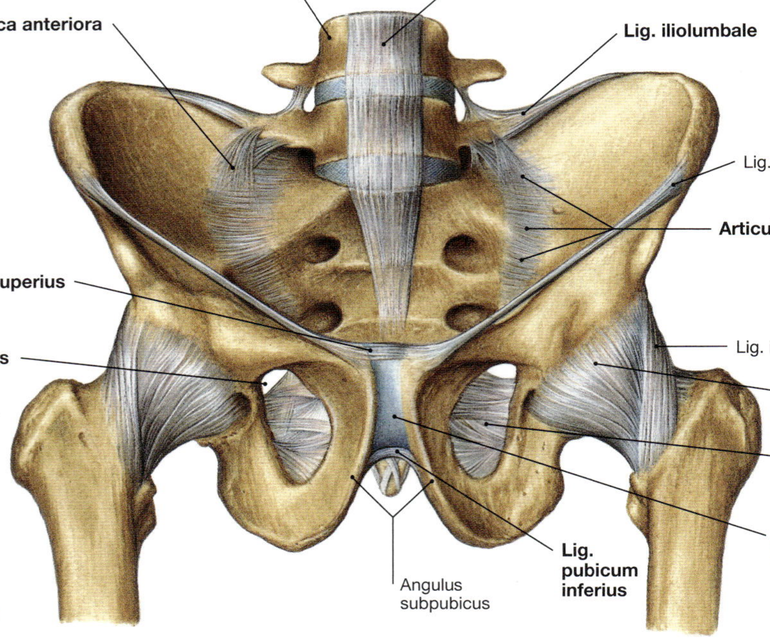


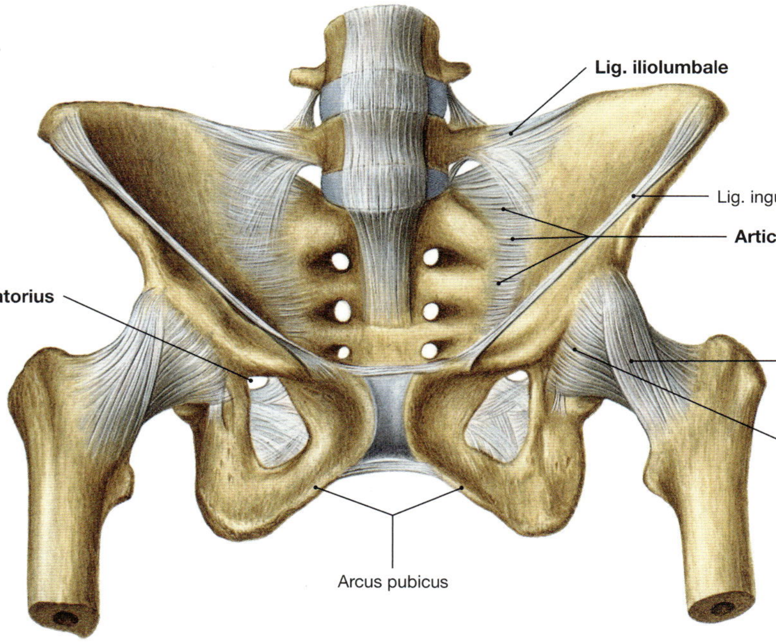


**Abb. 4.41a und b Gelenke und Bänder des Beckens;** Ansicht von ventral. [S700]
**a** Ansicht beim Mann.
**b** Ansicht bei der Frau.

Der Beckengürtel (Cingulum pelvicum) wird dorsal durch die beiden Amphiarthrosen der Sakroiliakalgelenke **(Articulationes sacroiliacae)** und ventral durch die Schambeinfuge **(Symphysis pubica)** zu einer Ringkonstruktion verbunden. Jedes Sakroiliakalgelenk wird ventral durch die **Ligg. sacroiliaca anteriora** und oben durch das **Lig. iliolumbale** stabilisiert, das vom Proc. costalis des 4. und 5. Lendenwirbels zur Crista iliaca zieht (zu den dorsalen Bändern, → Abb. 4.43). Aufgrund des kräftigen Bandapparats sind nur geringe Kippbewegungen des Beckens um 10° möglich.

Die Schambeinfuge wird oben durch das **Lig. pubicum superius** und unten durch das **Lig. pubicum inferius** überbrückt.

Bei beiden Geschlechtern wird das Foramen obturatum durch die **Membrana obturatoria** nahezu vollständig ausgefüllt, sodass nur noch der **Canalis obturatorius** als Durchtritt für Leitungsbahnen zur Innenseite des Oberschenkels (A./V. obturatoria, N. obturatorius) offen bleibt.

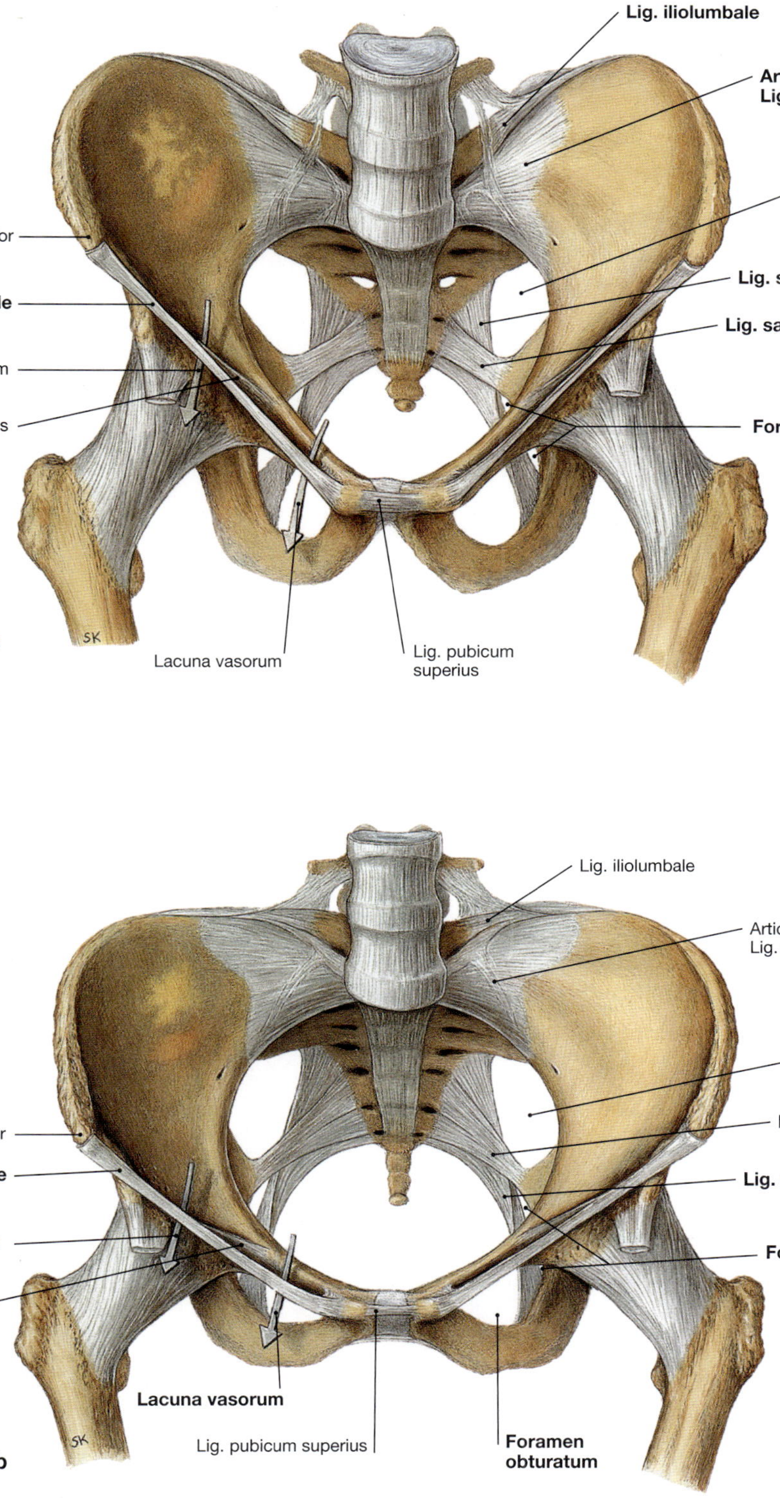


**Abb. 4.42a und b Gelenke und Bänder des Beckens;** Ansicht von ventral kranial. [S700-L238]
**a** Ansicht beim Mann.
**b** Ansicht bei der Frau.

Das nahezu horizontal verlaufende **Lig. sacrospinale** verbindet das Kreuzbein mit der Spina ischiadica, dorsal davon zieht das schräg verlaufende **Lig. sacrotuberale** zum Tuber ischiadicum. Beide Bänder ergänzen die Incisurae ischiadicae major und minor zum **Foramen ischiadicum majus** und **Foramen ischiadicum minus.** Diese Öffnungen stellen wesentliche Durchtrittsstellen für Blutgefäße und Nerven des Plexus sacralis zur Gesäßregion (Regio glutealis) dar. Der Raum unter dem Leistenband **(Lig. inguinale)** wird vom Arcus iliopectineus in die laterale Lacuna musculorum und in die mediale Lacuna vasorum geteilt (→ Abb. 4.175), durch die die Leitungsbahnen zur Vorderseite des Oberschenkels ziehen.

## Verbindungen des Beckens

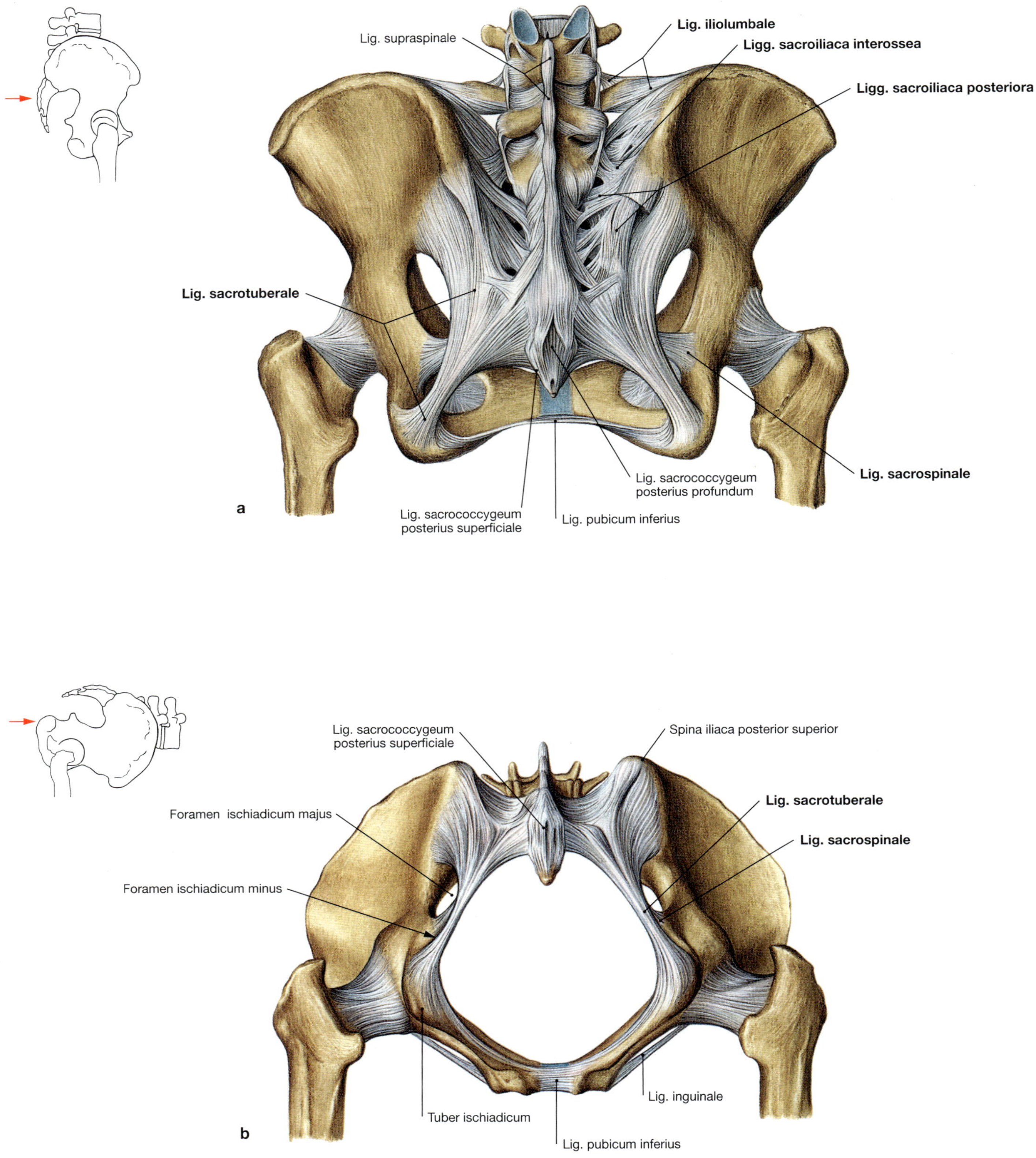


**Abb. 4.43a und b Gelenke und Bänder des Beckens bei der Frau.** [S700]
**a** Ansicht von dorsal.
**b** Ansicht von kaudal.
Auf der Rückseite wird das Sakroiliakalgelenk durch die **Ligg. sacroiliaca posteriora** und **interossea** stabilisiert (zu den Bändern auf der Vorderseite → Abb. 4.41). Aufgrund des besonders auf der Rückseite massiv ausgebildeten Bandapparats sind nur geringe Kippbewegungen des Beckens bis ca. 10° möglich.
Das nahezu horizontal verlaufende **Lig. sacrospinale** verbindet das Kreuzbein mit der Spina ischiadica, dorsal davon zieht das schräg verlaufende **Lig. sacrotuberale** zum Tuber ischiadicum. Beide Bänder begrenzen die **Foramina ischiadica majus** und **minus** als Durchtrittsstellen für Blutgefäße und Nerven des Plexus sacralis zur Gesäßregion.

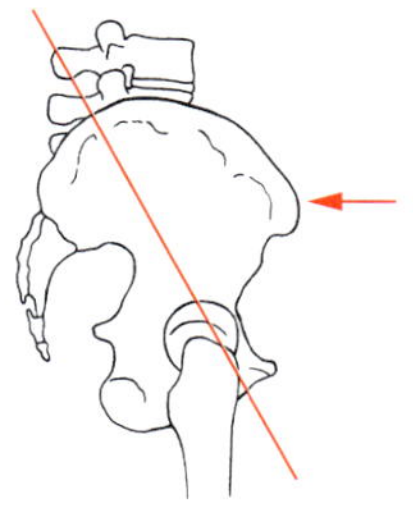

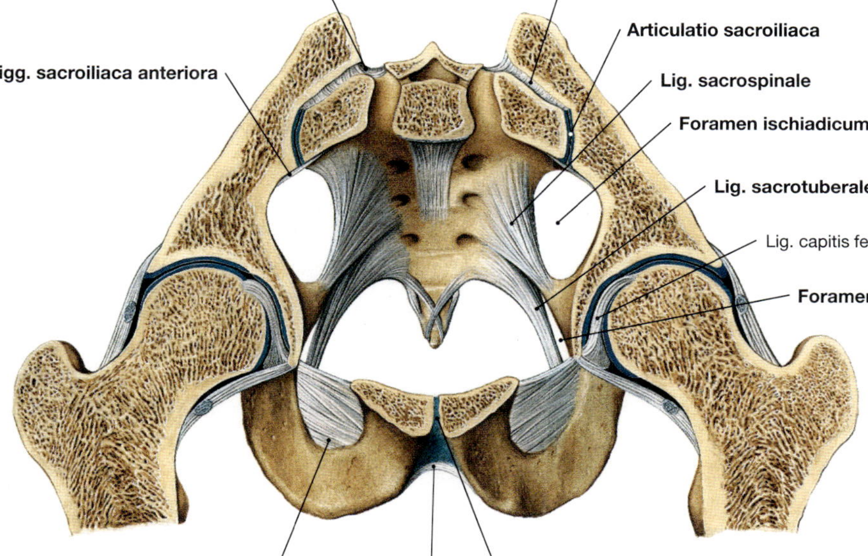


a

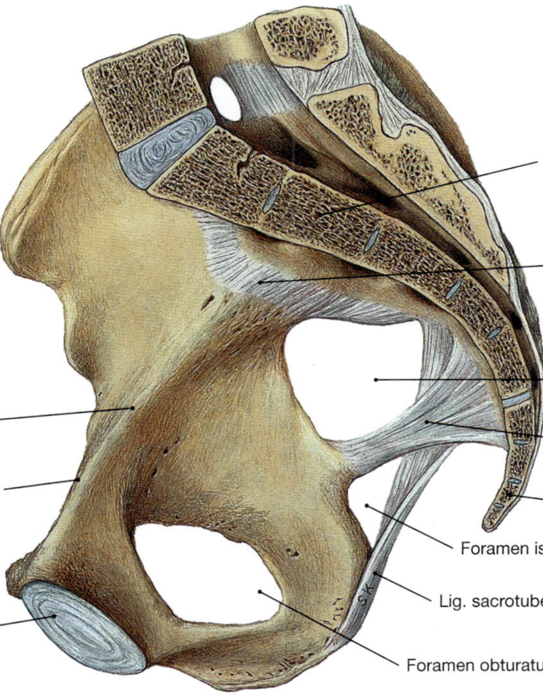


b

**Abb. 4.44a und b Gelenke und Bänder des Beckens bei der Frau.**
**a** Schräger Transversalschnitt; Ansicht von ventral kaudal. [S700]
**b** Medianschnitt; Ansicht von links. [S700-L238]
Dargestellt ist das Sakroiliakalgelenk mit seinen Bändern (**Ligg. sacroiliaca anteriora, posteriora** und **interossea** sowie **Lig. sacrospinale** und **Lig. sacrotuberale**). Nur das **Lig. iliolumbale** ist nicht sichtbar. Lig. sacrospinale und Lig. sacrotuberale begrenzen die **Foramina ischiadica majus** und **minus** als Durchtrittsstellen für Blutgefäße und Nerven des Plexus sacralis zur Gesäßregion.

## Verbindungen des Beckens

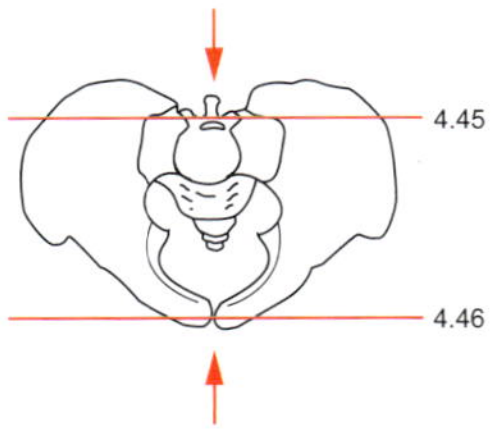


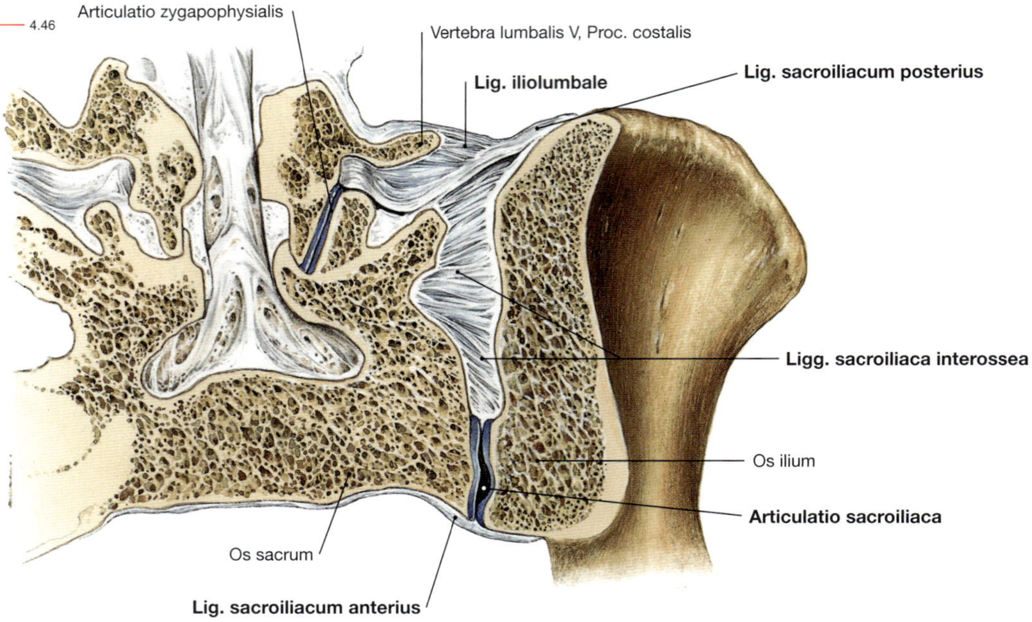


**Abb. 4.45 Kreuzbein-Darmbein-Gelenk, Articulatio sacroiliaca;** Frontalschnitt; Ansicht von dorsal. [S700]
Die kräftigen Bänder, von denen hier die **Ligg. sacroiliaca anteriora** und **interossea** und das **Lig. iliolumbale** zu sehen sind, stabilisieren das Sakroiliakalgelenk und ermöglichen eine Übertragung der Gewichtskraft des Rumpfes auf den Beckengürtel. Besonders die dorsalen **Ligg. sacroiliaca interossea** und **posteriora** verbinden Kreuzbein und Darmbein breitflächig.

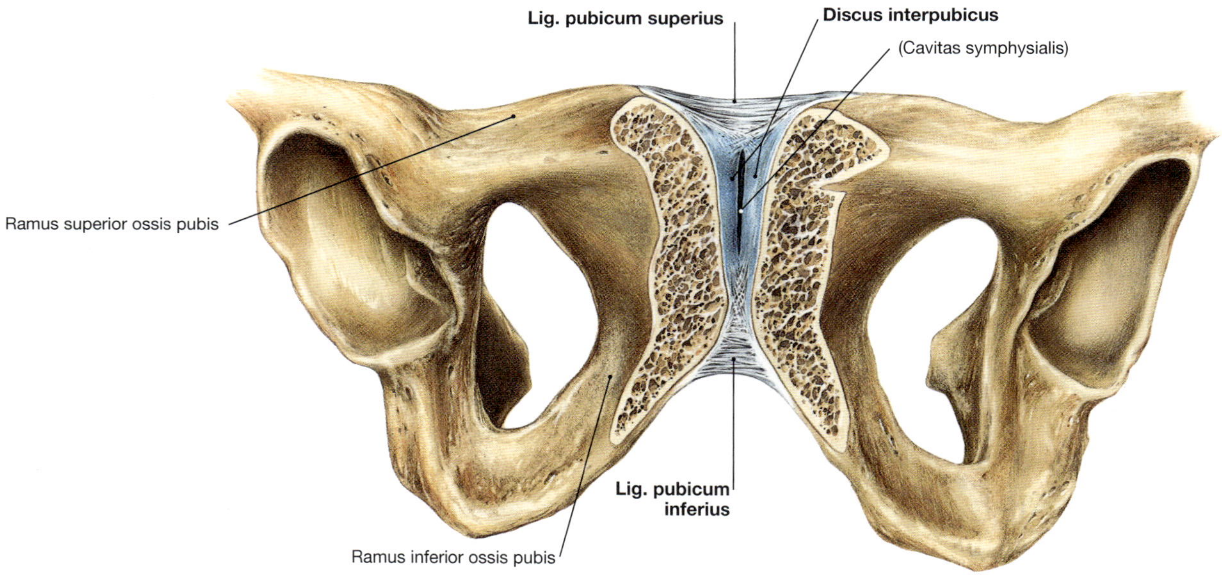


**Abb. 4.46 Schambeinfuge, Symphysis pubica,** Schrägschnitt; Ansicht von ventral kaudal. [S700]
Die Schambeinfuge ist eine Symphyse. Der **Discus interpubicus** ist aus Faserknorpel aufgebaut; nur die Grenzflächen zu den Facies symphysiales der beiden Schambeine bestehen aus hyalinem Knorpel. Ab dem 1. Lebensjahrzehnt bildet sich oft ein länglicher Spalt (Cavitas symphysialis). Oben wird der Gelenkspalt durch das **Lig. pubicum superius** und unten durch das **Lig. pubicum inferius** überbrückt.

### Klinik

**Schmerzen im Sakroiliakalgelenk** können durch **Verletzungen** und **Arthrose** sowie durch rheumatische Erkrankungen hervorgerufen werden, die z.T. bevorzugt dieses Gelenk befallen (Morbus BECHTEREW). Da dieses Gelenk direkt unter den Nerven des Plexus lumbosacralis liegt, können die Schmerzen in das Bein ausstrahlen (→ Abb. 4.142).

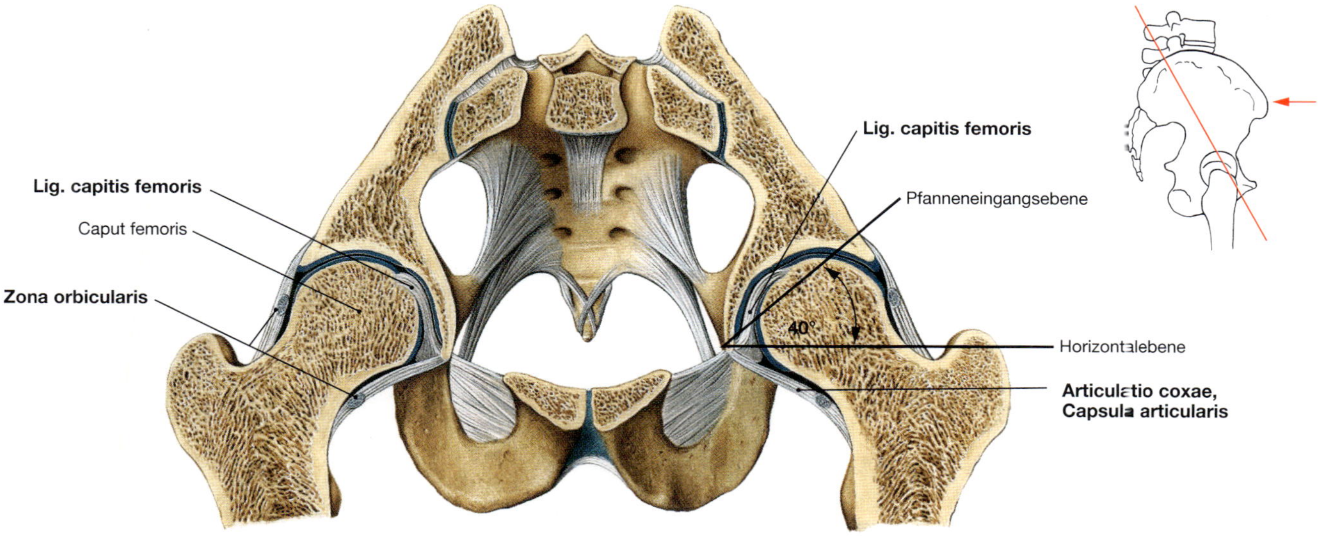


**Abb. 4.47 Hüftgelenke, Articulationes coxae;** schräger Transversalschnitt; Ansicht von ventral kranial. [S700]

Im **Hüftgelenk** bildet das Acetabulum des Hüftbeins die Gelenkpfanne. Der Gelenkkopf ist das proximale Ende des Femur.

Da die Gelenkpfanne zusammen mit dem Labrum acetabuli mehr als die Hälfte des Femurkopfes (Caput femoris) umfasst, wird das Hüftgelenk als eine Sonderform des Kugelgelenks als **Nussgelenk** (Articulatio cotylica, Enarthrosis) bezeichnet. Der **Winkel** zwischen der **Pfanneneingangsebene** und der Horizontalen beträgt **40°.** Das Hüftgelenk überträgt das gesamte Körpergewicht auf die Beine. Daher ist die Gelenkkapsel **(Capsula articularis)** durch einen kräftigen Bandapparat verstärkt. Zirkulär verlaufende Fasern der Gelenkkapsel umgeben den Schenkelhals besonders dorsal und werden als **Zona orbicularis** bezeichnet, in die auch Fasern der Kapselbänder einstrahlen. Das Lig. capitis femoris hat keine mechanische Funktion.

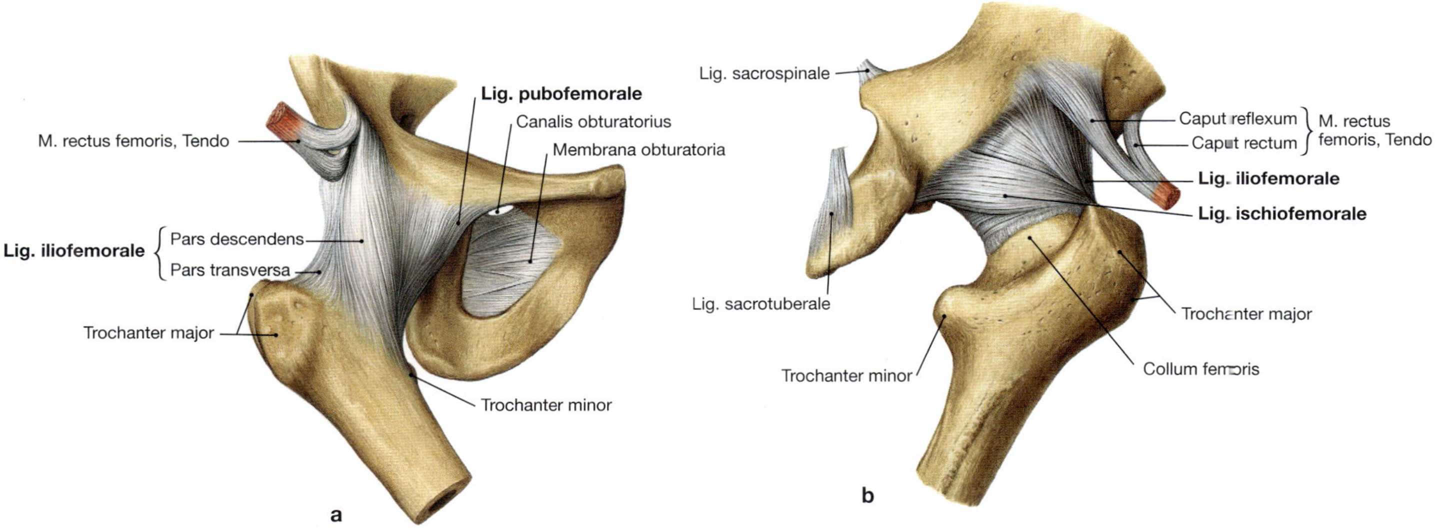


**Abb. 4.48a und b Hüftgelenk, Articulatio coxae, rechts.** [S700]
**a** Ansicht von ventral.
**b** Ansicht von dorsal.

Der Bandapparat des Hüftgelenks besteht im Wesentlichen aus 3 Bändern, die den Femurkopf und -hals spiralig umgeben. **Ihre wichtigste Funktion** ist die Begrenzung der **Extension** und die **Verhinderung des Abkippens** des Beckens nach **dorsal,** indem die Bänder bei Extension angespannt werden und den Femurkopf wie in einem Schraubstock einspannen („Bänderschraube"):

- **Lig. iliofemorale** (vorne oben): hemmt neben der Extension besonders die Adduktion und entlastet damit die kleinen Gluteus-Muskeln
- **Lig. pubofemorale** (vorne unten): hemmt Extension, Abduktion und Außenrotation
- **Lig. ischiofemorale** (hinten): hemmt neben der Extension besonders die Innenrotation und die Adduktion

## Klinik

Orthopädische Studien zeigen, dass Stellung und Form von Acetabulum und Femurkopf für die Entstehung von Arthrosen des Hüftgelenks **(Coxarthrose)** von großer Bedeutung sind. Sowohl eine zu geringe Hüftüberdachung **(Hüftdysplasie),** die u.a. durch einen zu niedrigen **Winkel der Pfanneneingangsebene** gekennzeichnet ist, als auch eine zu große Hüftüberdachung können Ursachen für einen zu frühen Gelenkverschleiß sein. Eine zu große Überdachung kann durch einen vorne überstehenden Pfannenrand entstehen, wenn die Hüftpfanne nach dorsal abgekippt ist **(Retroversion des Acetabulums)** oder die Gelenkfläche im Acetabulum sehr tief liegt **(Coxa profunda).**

## Hüftgelenk

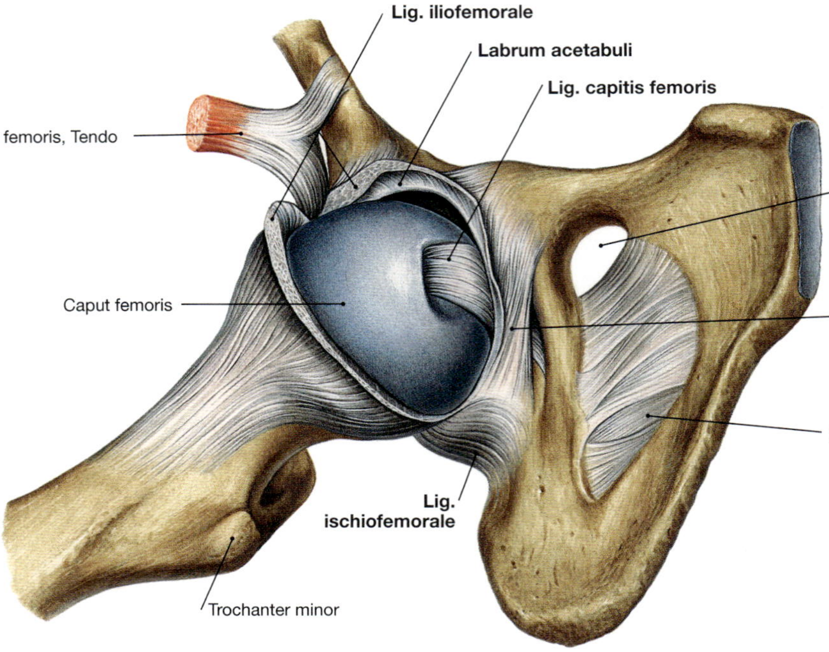


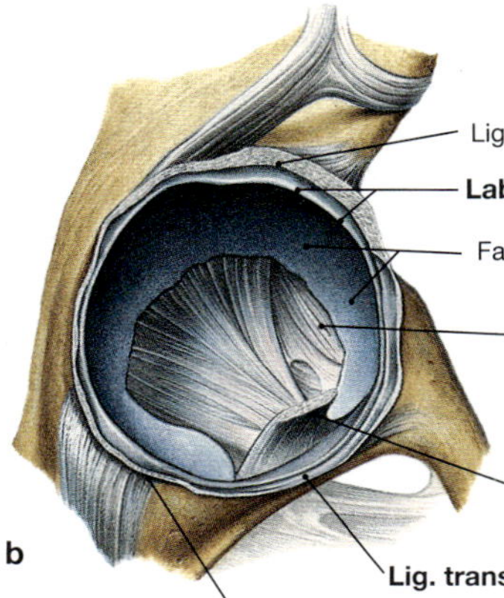


**Abb. 4.49a und b Hüftgelenk, Articulatio coxae, rechts;** Ansicht von ventral. [S700]
**a** Nach Kapseleröffnung und teilweiser Exartikulation des Femurkopfes.
**b** Nach Entfernung des Femurkopfes.
Neben den Außenbändern **(Lig. iliofemorale, Lig. pubofemorale, Lig. ischiofemorale)** ist im Gelenkinneren das **Lig. capitis femoris** sichtbar, das keine Haltefunktion hat. Das **Lig. transversum acetabuli** ergänzt unten das Acetabulum zu einem Ring und dient zusammen mit dem ebenfalls aus straffem Bindegewebe bestehenden **Labrum acetabuli** der Führung des Femurkopfes.

### Struktur und Funktion

Das Hüftgelenk ist ein **Nussgelenk** und damit ein Kugelgelenk mit einem eingeschränkten Bewegungsumfang. Dies ist auf die tiefe Versenkung des Femurkopfes in der Gelenkpfanne des Acetabulums zurückzuführen, das außen durch das bindegewebige Labrum acetabuli so weit vergrößert wird, dass der Femurkopf zu mehr als der Hälfte seines Durchmessers von der Pfanne umschlossen wird. In Kombination mit der Bänderschraube **(aus Lig. iliofemorale, Lig. pubofemorale, Lig. ischiofemorale)** ist das Hüftgelenk sehr gut gegen Verletzungen geschützt, die nur bei massiven Traumata auftreten, z. B. wenn bei einem Autounfall die Beine der Insassen nach hinten gestaucht werden.

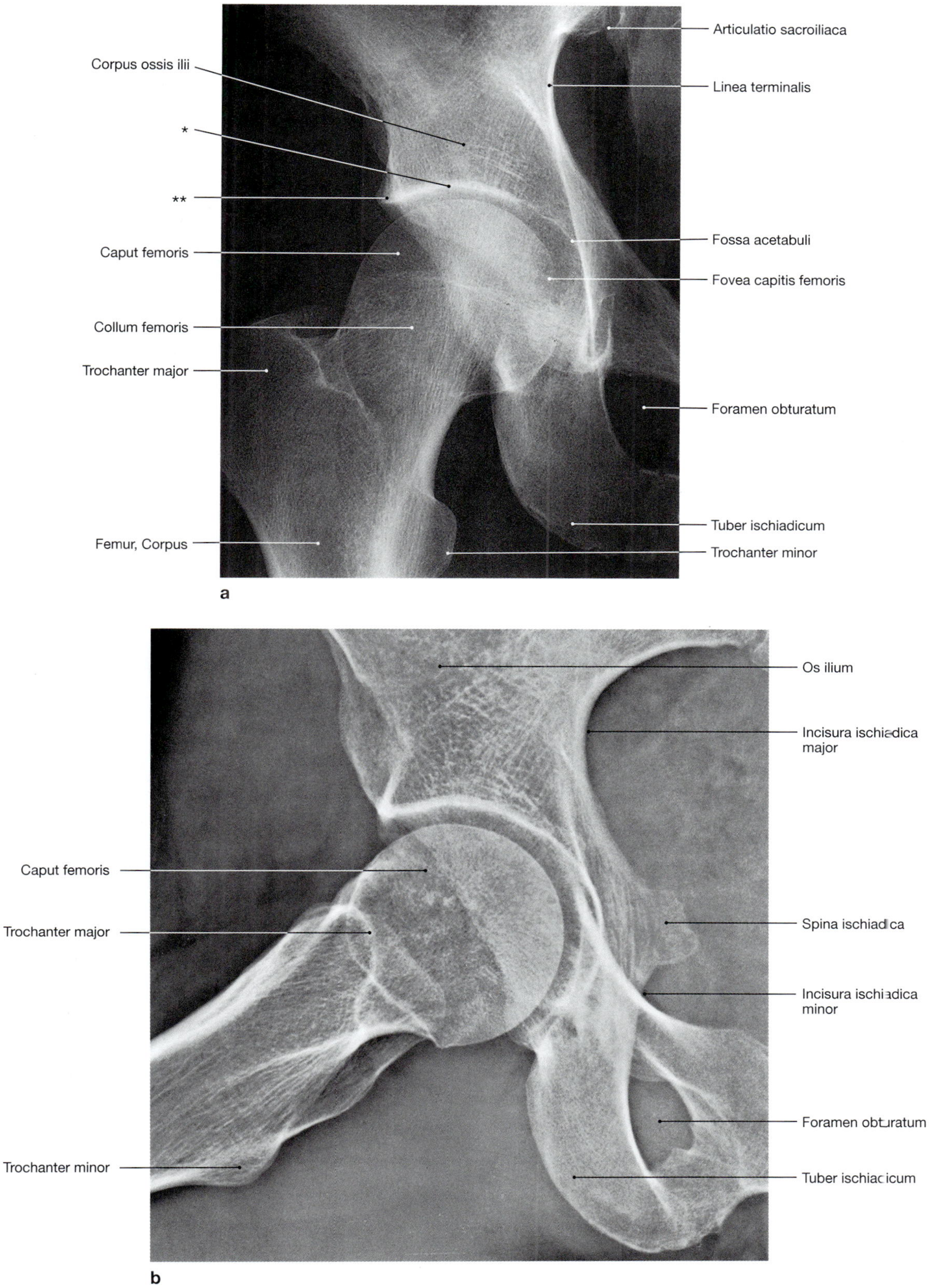


**Abb. 4.50a und b Hüftgelenk, Articulatio coxae, rechts;** Röntgenbilder.
**a** Röntgenaufnahme im anteroposterioren (ap) Strahlengang; bei aufrechtem Stand. [S700-T902]
**b** Röntgenaufnahme in sog. LAUENSTEIN-Projektion (Abduktion und Flexion des Oberschenkels im Liegen). [S700]

* klin.: Pfannendach
** klin.: Pfannendacherker

## Klinik

Bei gezieltem Verdacht auf das Vorliegen einer Hüftgelenkerkrankung werden Spezialaufnahmen in verschiedenen Gelenkstellungen durchgeführt, wie z. B. die **LAUENSTEIN-Projektion** in Abduktion und Flexion des Oberschenkels, um die Gelenkkörper besser beurteilen zu können.

## Bewegung des Hüftgelenks

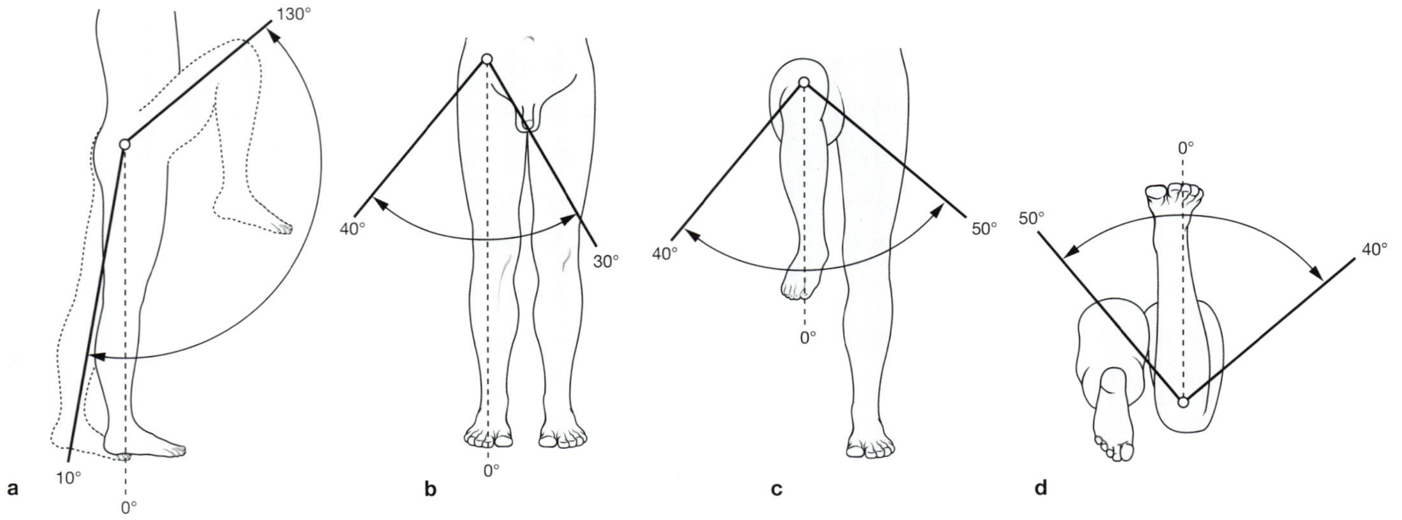


**Abb. 4.51a–d Bewegungsumfang des Hüftgelenks, Articulatio coxae.** [S700-L126]/[S002-5]
Das Hüftgelenk ist ein **Nussgelenk** (Articulatio cotylica, Enarthrosis), das als Kugelgelenk über 3 Freiheitsgrade verfügt. Alle Bewegungsachsen laufen durch das Zentrum des Hüftkopfes. Der Bewegungsumfang wird durch die Knochenführung im Acetabulum und den kräftigen Bandapparat limitiert. Alle Bänder zusammen begrenzen die Extension (Retroversion), indem sie den Femurkopf wie eine „Bänderschraube" umgeben, um einen stabilen Stand zu ermöglichen. Die Flexion (Anteversion), die beim Laufen wichtig ist, ist dagegen sehr ausgeprägt möglich und wird nur durch Weichteilhemmung eingeschränkt.
Auch Innen- und Außenrotation sowie Abduktion und Adduktion werden durch den Bandapparat limitiert.

**Bewegungsumfang:**
**a** Extension–Flexion: 10°–0°–130°
**b** Abduktion–Adduktion: 40°–0°–30°
**c** und **d** Außenrotation–Innenrotation: 50°–0°–40°

| Die wichtigsten Muskeln für die Bewegungen des Hüftgelenks | |
|---|---|
| **Bewegung** | **Muskeln** |
| **Anteversion** | M. iliopsoas |
| **Retroversion** | M. gluteus maximus |
| **Abduktion** | M. gluteus medius und M. gluteus minimus |
| **Adduktion** | M. adductor magnus |
| **Außenrotation** | M. gluteus maximus |
| **Innenrotation** | M. gluteus medius und M. gluteus minimus |

### Klinik

Stellung und Form der Gelenkpfanne und des Hüftkopfes scheinen Einfluss auf das Entstehungsrisiko der **Hüftgelenksarthrose (Coxarthrose)** zu haben. Risikofaktoren sind Übergewicht und übermäßige Belastung, wie sie bei Extremsportlern (Gewichthebern und Bodybuildern) auftritt.

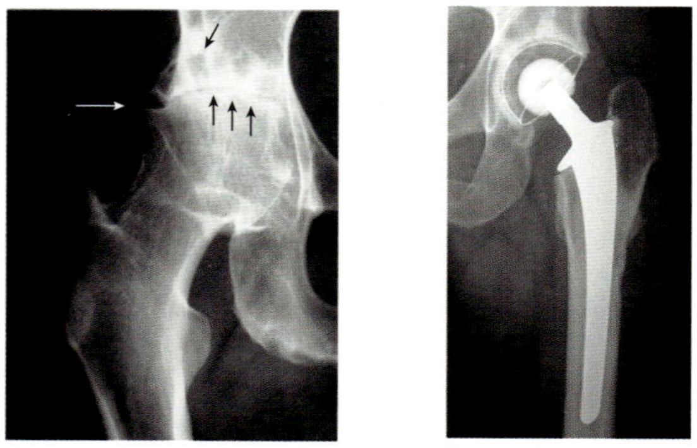

a b

**a** Die Zerstörung des Gelenkknorpels bei der Coxarthrose ist indirekt als veränderte Kontur des Femurkopfes zu erkennen. Zum anderen können Knochenanlagerungen (Osteophyten) am Hüftgelenk auftreten (Pfeile).
**b** Wenn eine konservative Therapie mit Schmerzmitteln nicht ausreicht, muss oft eine Hüftprothese eingesetzt werden, bei der man, wie hier gezeigt, sowohl Hüftkopf als auch die Gelenkpfanne ersetzen kann (totale Endoprothese, TEP).
[M614]

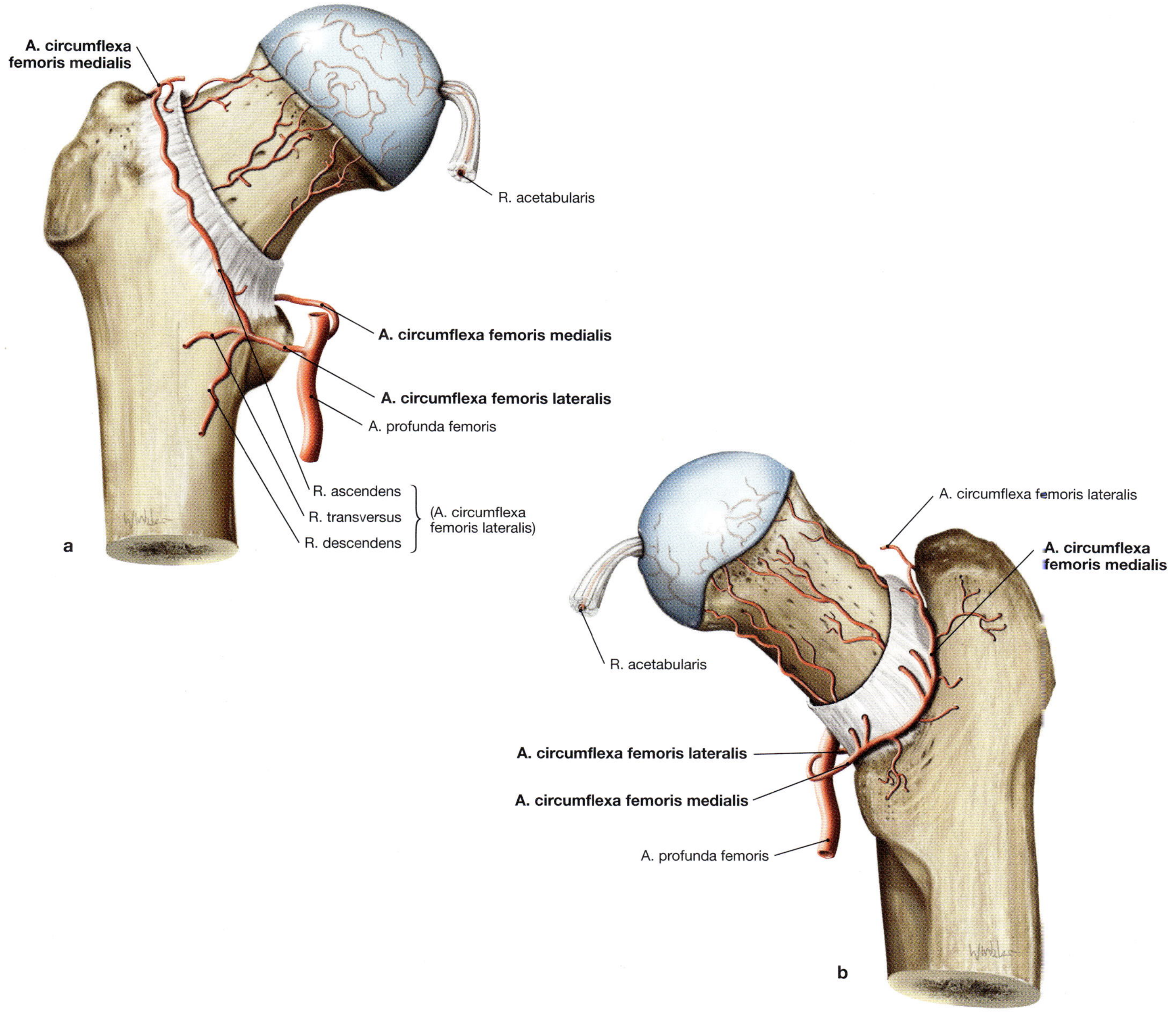


**Abb. 4.52a und b Blutversorgung des Hüftgelenks, rechts.** [S700-L266]
**a** Ansicht von ventral.
**b** Ansicht von dorsal.
Beim Erwachsenen ist die **A. circumflexa femoris medialis** das Hauptversorgungsgefäß des Femurkopfes. Während beim Kleinkind der **R. acetabularis** (aus A. obturatoria und A. circumflexa femoris medialis), der im Lig. capitis femoris verläuft, einen Großteil des Femurkopfes ernährt, versorgt sie beim Erwachsenen nur noch ein Fünftel bis ein Drittel der proximalen Epiphyse. Dagegen ernährt die A. circumflexa femoris medialis den Femurkopf und -hals über mehrere kleine Äste, die auf der Rückseite des Schenkelhalses innerhalb der Gelenkkapsel verlaufen. Die **A. circumflexa femoris lateralis** versorgt vor allem den Schenkelhals auf der Vorderseite. Die Hüftpfanne wird von ventral und dorsal aus der A. obturatoria und kranial aus der A. glutea superior ernährt.

## Klinik

Die arterielle Blutzufuhr zum Femurkopf ist für die Erhaltung des Femurkopfes entscheidend. Bei einem Sauerstoffmangel (Ischämie) kommt es zur **Hüftkopfnekrose,** die im schlimmsten Fall den Ersatz des Hüftkopfes durch eine **Endoprothese** erfordert. Deshalb müssen die zuführenden Arterien bei operativen Eingriffen am Hüftgelenk unbedingt geschont werden. Dies gilt besonders, wenn bei Arthrose nicht der gesamte Hüftkopf durch eine Prothese ersetzt wird, sondern nur die Gelenkfläche („Kappen-Prothese"). Daher hat die Bedeutung genauer anatomischer Kenntnisse der Blutversorgung des Hüftgelenks in den letzten Jahren stark zugenommen. Dabei ist zu beachten, dass die A. circumflexa femoris medialis auf der Rückseite des Schenkelhalses verläuft und hier von den kurzen Hüftmuskeln der pelvitrochantären Gruppe bedeckt und damit geschützt wird. Daher sollten diese Muskeln geschont werden, um eine Verletzung der Arterie zu vermeiden.
Aufgrund des Verlaufs der Aa. circumflexae femoris medialis und lateralis zwischen den Schichten der Gelenkkapsel können bei intrakapsulären **Schenkelhalsfrakturen** die versorgenden Arterien geschädigt werden. Daher wird hier zunehmend der sofortige operative Hüftkopfersatz durch eine Prothese vorgenommen. Auch die spontane Hüftkopfnekrose während der frühen Pubertät **(Morbus PERTHES)** scheint überwiegend durch eine Störung der arteriellen Blutversorgung des Hüftkopfes bedingt zu sein.

## Kniegelenk

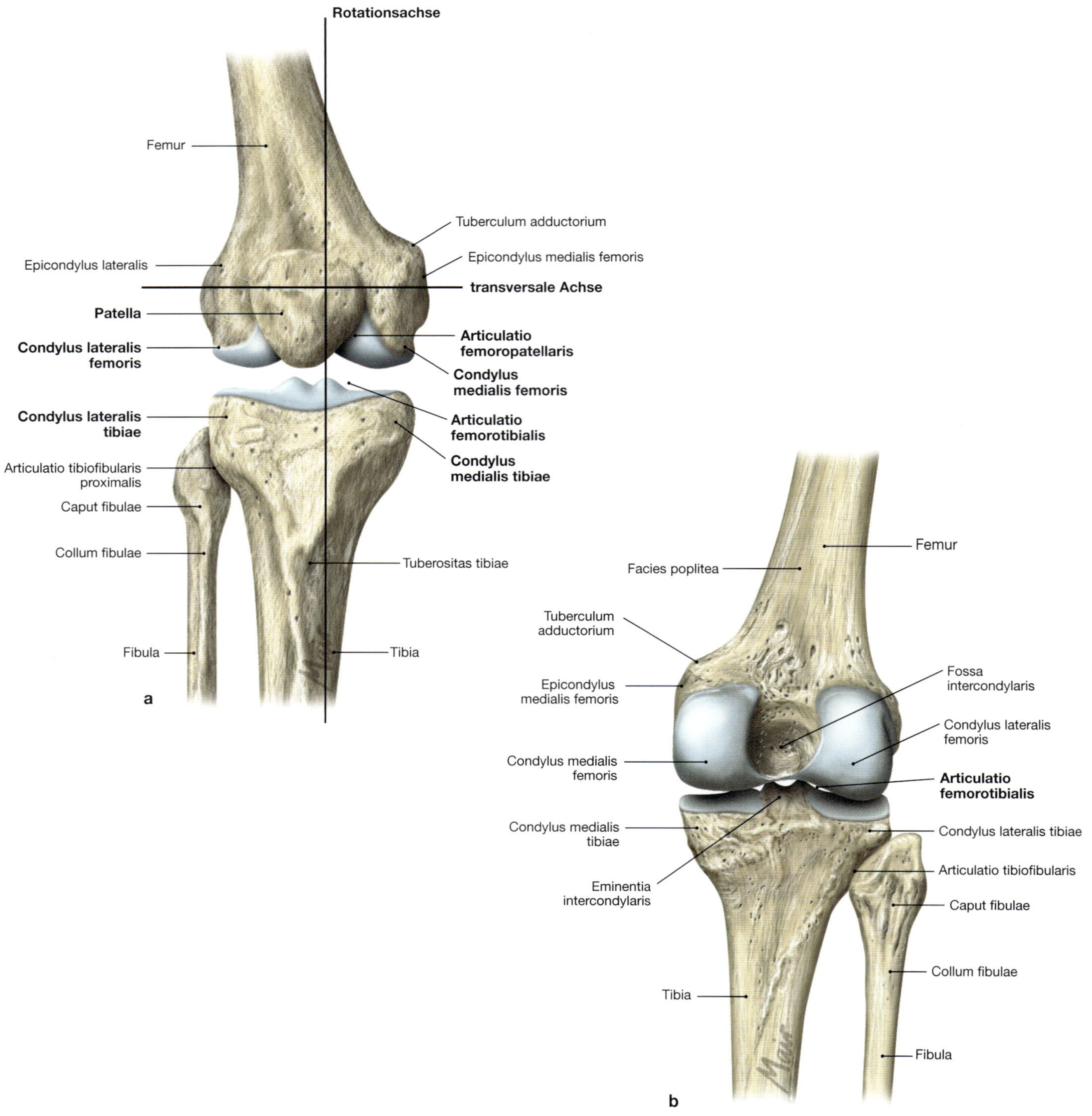


**Abb. 4.53a und b Kniegelenk, Articulatio genus, rechts.** [S700-L127]
**a** Ansicht von ventral.
**b** Ansicht von dorsal.
Im Kniegelenk artikuliert das Femur mit der Tibia **(Articulatio femorotibialis)** und mit der Patella (**Articulatio femoropatellaris;** → Abb. 4.197). Alle Knochen sind von einer gemeinsamen Gelenkkapsel umgeben. In der Articulatio femorotibialis bilden die Femurkondylen den Gelenkkopf und die obere Gelenkfläche der Tibia (Facies articularis superior) der beiden Tibiakondylen die Gelenkpfanne. Das Kniegelenk ist ein **Bikondylargelenk** (Articulatio bicondylaris), das sich funktionell wie ein **Drehscharniergelenk** (Trochoginglymus) verhält und 2 Freiheitsgrade hat. Die momentane transversale Bewegungsachse für **Extension** und **Flexion** verläuft durch die Gelenkrolle der Femurkondylen. Die longitudinale Achse der Rotationsbewegung zieht exzentrisch senkrecht durch das Tuberculum intercondylare mediale. Zum Bewegungsumfang im Kniegelenk → Abb. 4.72.

## Struktur und Funktion

Das Kniegelenk ist **das komplexeste große Gelenk** des Körpers. Dies ist durch die Kombination von 2 Menisken mit einem hochdifferenzierten Bandapparat aus Kollateral- und Kreuzbändern gegeben, dessen Bestandteile bei verschiedenen Stellungen des Kniegelenks unterschiedlich stark verdreht und dabei in ihrer Spannung verändert werden. Das Knie wirkt dabei wie ein **Drehscharniergelenk.** Durch diesen Bau kann das Körpergewicht in gestrecktem Zustand ohne starke Muskelbeanspruchung auf den Unterschenkel übertragen werden, um einen sicheren Stand zu gewährleisten. In Beugestellung sind aber auch Rotationsbewegungen möglich, bei denen das Kniegelenk allerdings deutlich instabiler wird. Da besonders bei körperlicher Belastung wie körperlicher Arbeit und Sport auch bei Kniebeugung hohe Beanspruchungen auftreten können, wird verständlich, warum Verletzungen des Kniegelenks sehr häufig sind und besonders bei Sportlern eine operative Rekonstruktion des Bandapparats erfordern.

## Klinik

Neben dem Hüftgelenk wird besonders das Knie durch das Körpergewicht beansprucht. Daher ist der Verschleiß des Kniegelenks **(Gonarthrose)** eine häufige Erkrankung, die oft den prothetischen Ersatz der Gelenkkörper erfordert. Die Diagnose wird meist durch einfache Röntgenaufnahmen gestellt. Die gängigen klinischen Einteilungen richten sich nach dem Schweregrad der degenerativen Veränderungen. Moderate und schwere Veränderungen gehen mit einer scheinbaren Verschmälerung des Kniegelenkspalts einher (Pfeile). Dies ist auf den Verlust des Gelenkknorpels zurückzuführen, der in der Röntgenaufnahme nicht sichtbar ist und daher als Teil des Gelenkspaltes erscheint.
Da das Kniegelenk nicht besonders gut durch Muskeln gesichert ist, sind auch **Verletzungen des Bandapparats** und der **Menisken** häufig. Diese können z.T. minimal-invasiv **(arthroskopisch)** versorgt werden, was gute Kenntnisse der Kniegelenkanatomie erfordert.
Fehlbildungen der Patella oder der Facies patellaris des Femurs können zu wiederholter **Luxation der Patella** führen. Neben dem Training des jeweiligen M. vastus medialis oder lateralis bleibt oft nur eine operative Korrektur mit Kapselraffung oder Versetzung des Lig. patellae. [M614]

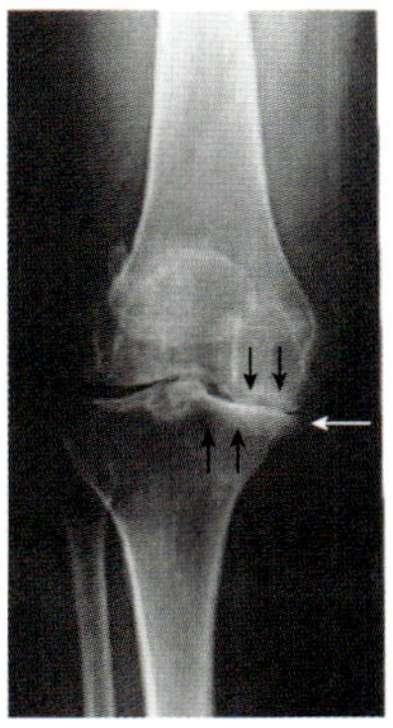

## Kniegelenk

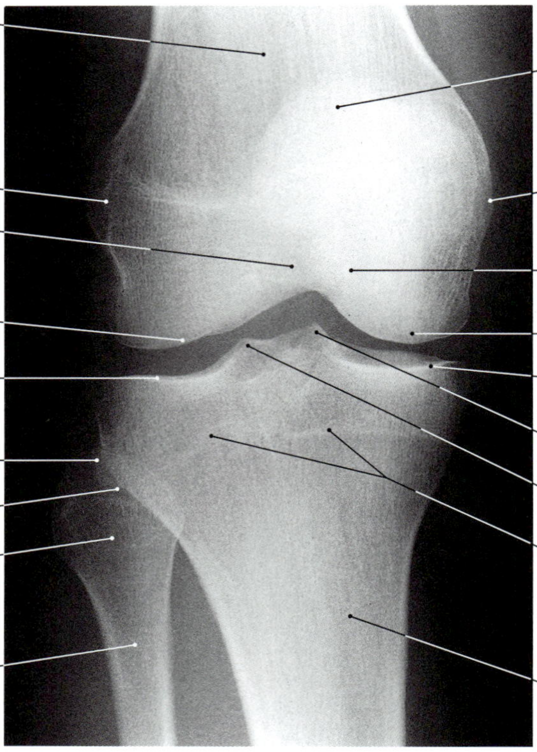


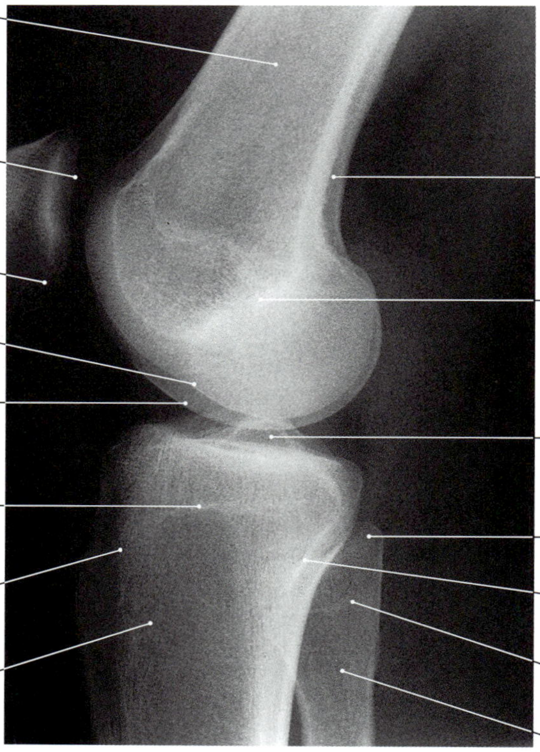


**Abb. 4.54a und b Kniegelenk, Articulatio genus; Röntgenbild;** im Liegen. [S700-T902]
**a** Röntgenaufnahme im anteroposterioren (ap) Strahlengang.
**b** Röntgenaufnahme im lateralen Strahlengang. Zu beachten ist, dass die Konturen des medialen und des lateralen Kondylus des Femurs nicht übereinstimmen.

### Klinik

Bei Erkrankungen des Kniegelenks werden grundsätzlich Röntgenaufnahmen in 2 Ebenen angefertigt. Im anteroposterioren (ap) Strahlengang lassen sich der Gelenkspalt und die Gelenkpfanne der Tibia besser beurteilen, während die Femurkondylen in seitlichen Aufnahmen besser dargestellt werden. Neben Frakturen sind auch Fehlstellungen und degenerative Erkrankungen wie eine Gonarthrose gut beurteilbar.

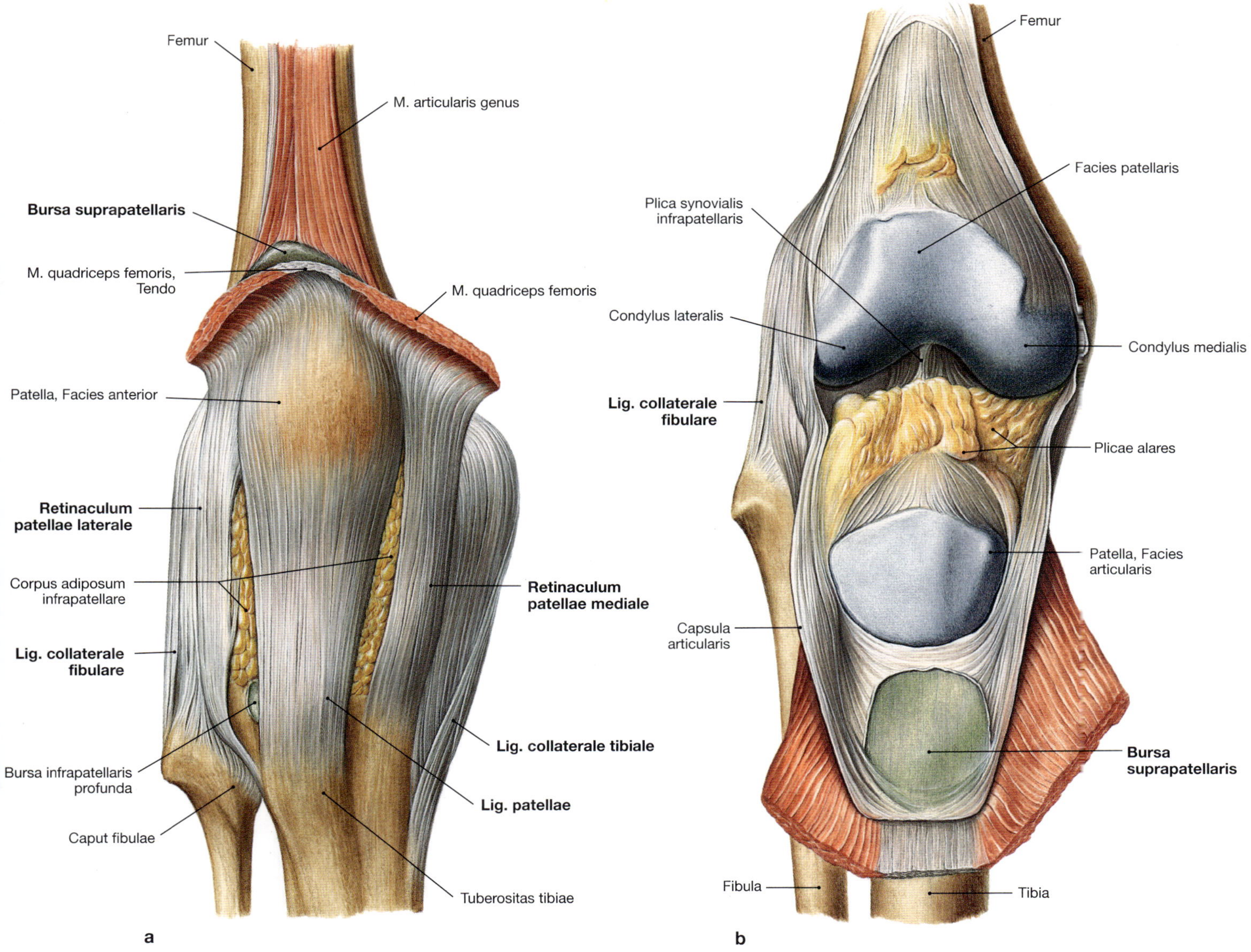


**Abb. 4.55a und b Kniegelenk, Articulatio genus, rechts;** Ansicht von ventral. [S700]
**a** Ansicht mit geschlossener Gelenkkapsel.
**b** Ansicht nach Kapseleröffnung.
Der Bandapparat des Kniegelenks besteht aus **Außenbändern,** die das Gelenk stabilisieren und außen die Gelenkkapsel verstärken, und aus **Binnenbändern** (→ Abb. 4.64), die innerhalb der Capsula fibrosa liegen. Hier sind die Außenbänder dargestellt. Zu diesen zählen vorne das **Lig. patellae,** das die Fortsetzung der Sehne des M. quadriceps femoris bildet, sowie die **Retinacula patellae mediale** und **laterale,** die beide oberflächliche longitudinale und tiefe transversale Faserzüge besitzen und auch als Teile der Ansatzsehne des M. quadriceps femoris (Mm. vasti medialis und lateralis) anzusehen sind. Medial und lateral liegen die beiden Seitenbänder (**Ligg. collateralia tibiale** und **fibulare**), die an den Unterschenkelknochen ansetzen. Die Gelenkkapsel folgt den Gelenkflächen mit geringem Abstand. Zwischen der Membrana fibrosa und der Membrana synovialis liegt vorne der **HOFFA-Fettkörper (Corpus adiposum infrapatellare),** der über eine Falte, die Plica synovialis infrapatellaris, mit dem vorderen Kreuzband verbunden ist und seitlich Plicae alares aufweist. Das Kniegelenk besitzt zahlreiche Schleimbeutel **(Bursae),** die teilweise mit der Gelenkkapsel kommunizieren, wie die hier sichtbare Bursa suprapatellaris.

## Außenbänder des Kniegelenks

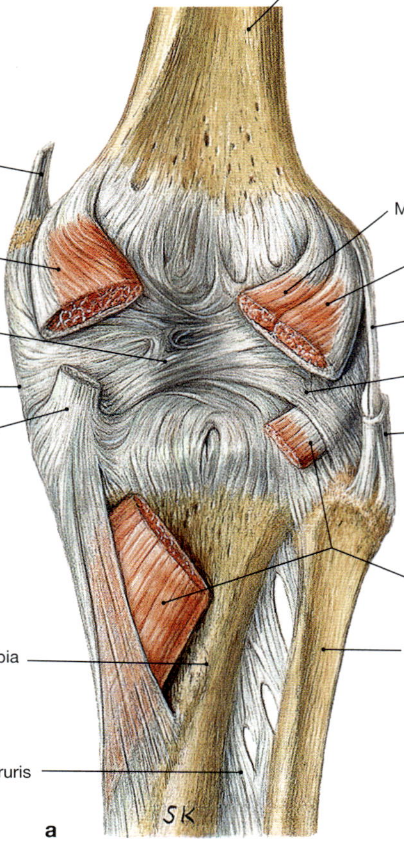


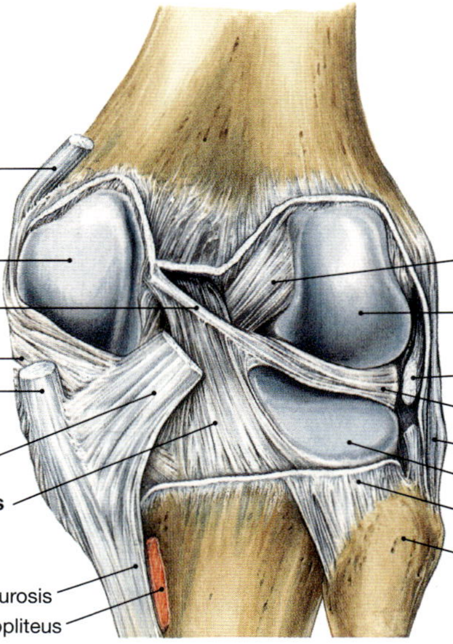


**Abb. 4.56a und b Kniegelenk, Articulatio genus, rechts;** Ansicht von dorsal.

**a** Ansicht mit geschlossener Gelenkkapsel. Auf der Rückseite des Kniegelenks liegen weitere **Außenbänder,** die die Gelenkkapsel verstärken. Das **Lig. popliteum obliquum** zieht vom lateralen Femurkondylus nach medial unten, während das **Lig. popliteum arcuatum** einen entgegengesetzten Verlauf hat und damit den M. popliteus überbrückt. Von den beiden Kollateralbändern ist nur das **Lig. collaterale tibiale** mit der Gelenkkapsel verbunden. Das **Lig. collaterale fibulare** dagegen ist **nicht** mit der Kapsel verwachsen, sondern durch die Ursprungssehne des M. popliteus von dieser getrennt. [S700-L238]

**b** Ansicht nach Kapseleröffnung. Nach Eröffnung der Gelenkkapsel werden verschiedene **Binnenbänder** sichtbar. Das vordere Kreuzband **(Lig. cruciatum anterius)** zieht von der Innenfläche des lateralen Femurkondylus nach vorne zur Area intercondylaris anterior der Tibia. Entgegengesetzt läuft das hintere Kreuzband **(Lig. cruciatum posterius)** von der Innenfläche des medialen Femurkondylus zur Area intercondylaris posterior der Tibia. Das **Lig. meniscofemorale anterius** (hier nicht sichtbar) und das **Lig. meniscofemorale posterius** verbinden das Hinterhorn des lateralen Meniskus (Meniscus lateralis) vor und hinter dem hinteren Kreuzband mit dem medialen Kondylus und unterstützen so die Funktion des hinteren Kreuzbandes. [S700]

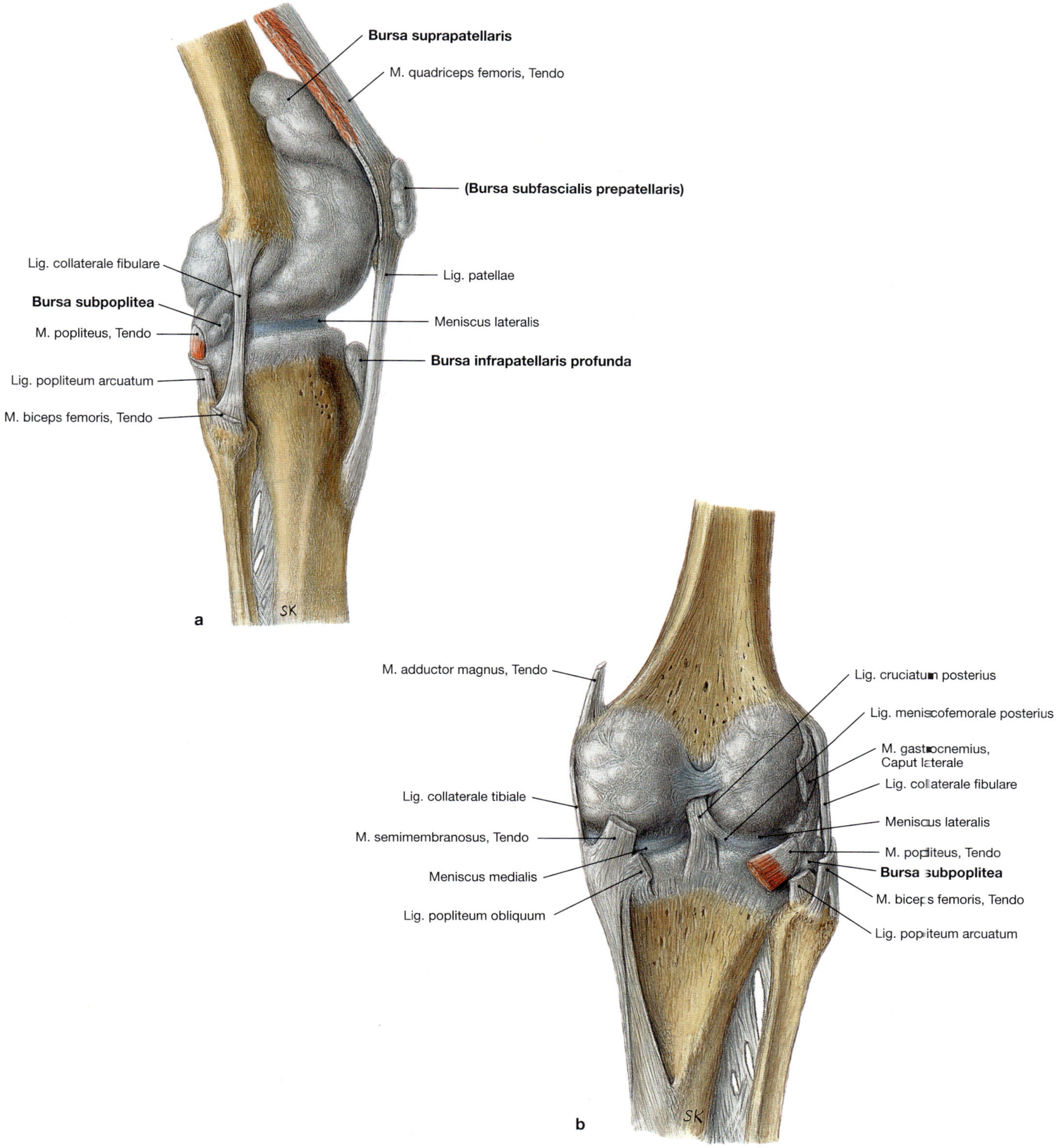


**Abb. 4.57a und b Kniegelenk, Articulatio genus, rechts, mit Schleimbeuteln;** Darstellung der Gelenkhöhle durch Kunststoffinjektion. [S700-L238]
**a** Ansicht von lateral.
**b** Ansicht von dorsal.

Das Kniegelenk ist von bis zu 30 Schleimbeuteln **(Bursae synoviales)** umgeben. Manche Bursen kommunizieren mit der Gelenkkapsel, wie die **Bursa suprapatellaris** (vorne oben) unter der Quadrizepssehne oder die **Bursa subpoplitea** (hinten unten) unter dem M. popliteus.

## Klinik

Bei starker mechanischer Belastung (kniende Tätigkeiten) kann es zur Entzündung von Bursen kommen **(Bursitis)**.

## Kniegelenk mit Schleimbeuteln

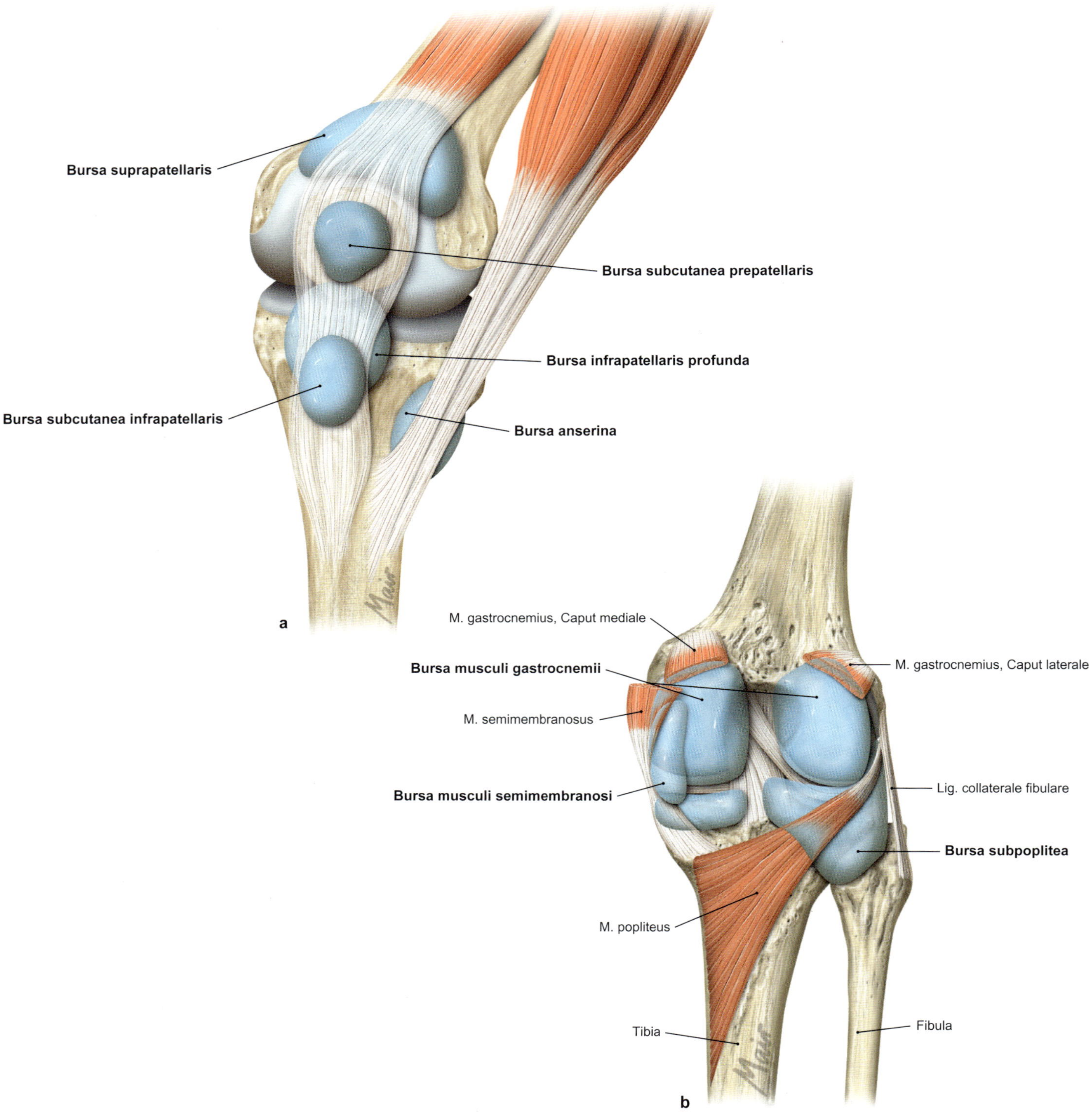


**Abb. 4.58a und b Kniegelenk, Articulatio genus, rechts, mit Schleimbeuteln.** [S700-L127]
**a** Ansicht von vorne medial.
**b** Ansicht von dorsal.
Bursen, die mit der Gelenkkapsel kommunizieren wie die **Bursa suprapatellaris** (vorne oben unter der Quadrizepssehne) oder die **Bursa subpoplitea** (hinten unten unter dem M. popliteus), nehmen bei Schwellungen des Kniegelenks nach Verletzungen oder auch rheumatischen Erkrankungen Flüssigkeit aus der Gelenkhöhle auf.
Andere Bursen liegen an Stellen erhöhter Druckbelastung (z. B. beim Knien), wie die **Bursa prepatellaris** oder die **Bursa infrapatellaris,** oder sie dienen unter den Ursprungs- oder Ansatzsehnen als Gleitlager, wie die **Bursa musculi semimembranosi** oder die **Bursae subtendineae musculorum gastrocnemii medialis und lateralis.**

### Klinik

Bei chronischen entzündlichen Gelenkergüssen, wie sie bei rheumatischen Erkrankungen (z. B. rheumatoider Arthritis) auftreten, kann es zur Aussackung und Fusion von Bursen kommen, die dann als Raumforderungen in der Kniekehle in Erscheinung treten. Eine solche Fusion der Bursa musculi semimembranosi mit der Bursa subtendinea musculi gastrocnemii medialis wird als **BAKER-Zyste** bezeichnet.

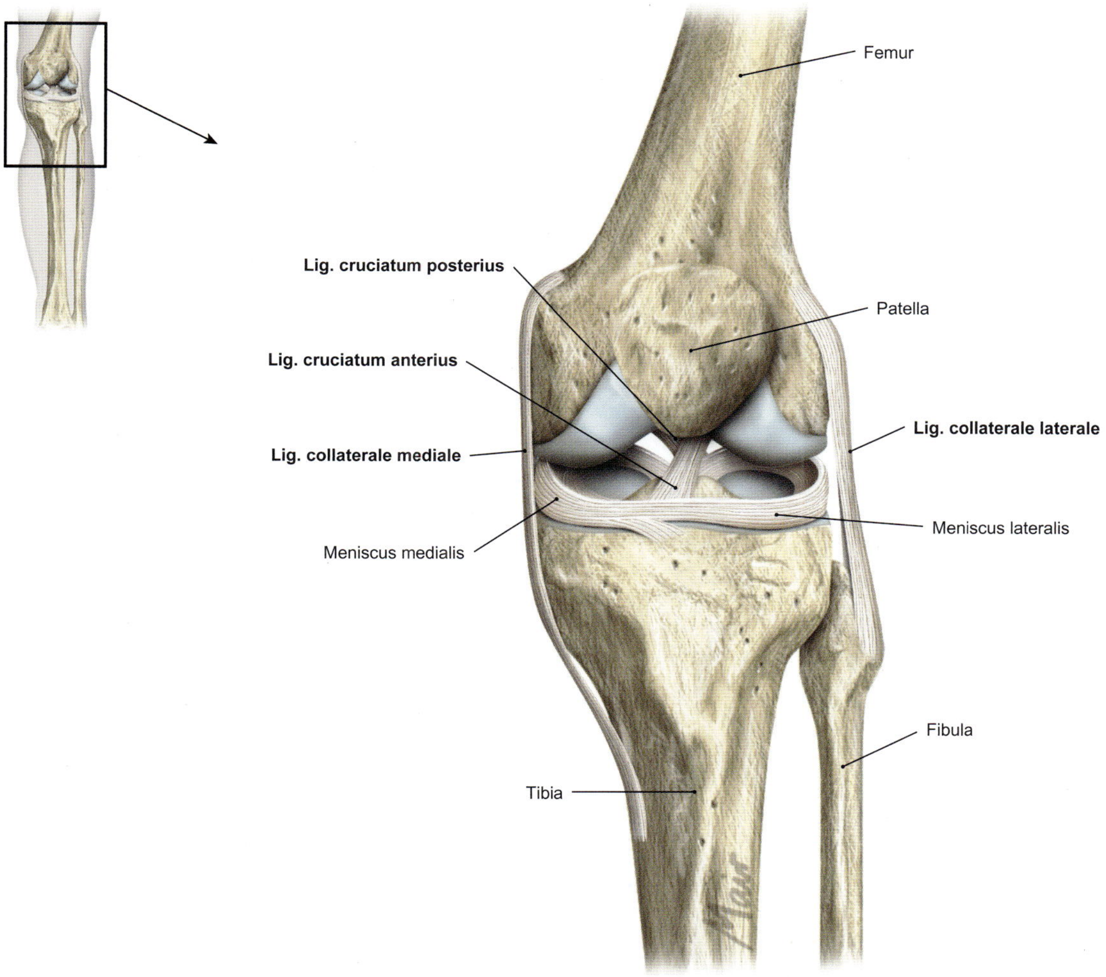


**Abb. 4.59 Kniegelenk, Articulatio genus, links, mit Kollateralbändern und Kreuzbändern;** Ansicht von ventral. [S700-L127]
Das Kniegelenk ist das von seinem Aufbau her komplexeste der großen Gelenke des menschlichen Körpers. Es wird durch eine Reihe von **Außenbändern,** die die Gelenkkapsel auf der Außenseite verstärken (→ Abb. 4.55, → Abb. 4.56), sowie von **Innenbändern** innerhalb der Gelenkhöhle stabilisiert. Für die Sicherung des Gelenks sind außen medial und lateral die **Kollateralbänder** und innen vorne und hinten die **Kreuzbänder** von zentraler Bedeutung.

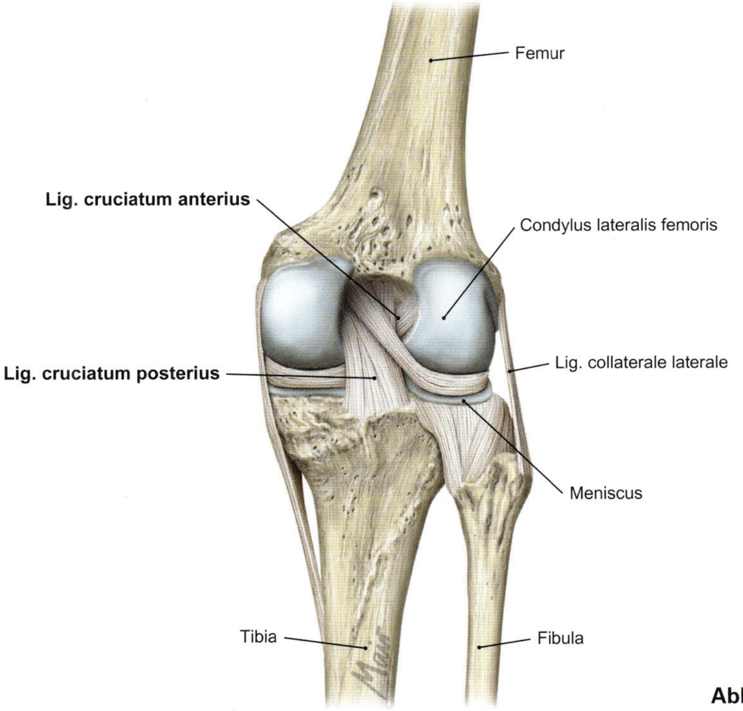


**Abb. 4.60 Kniegelenk, Articulatio genus, links, mit Kollateralbändern und Kreuzbändern;** Ansicht von dorsal. [S700-L127]

## Kollateralbänder des Kniegelenks

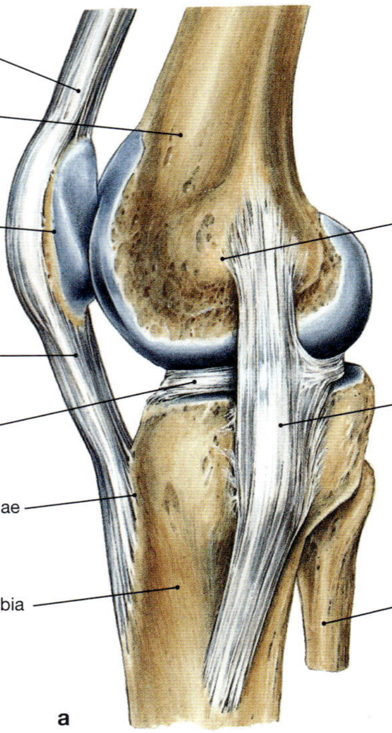


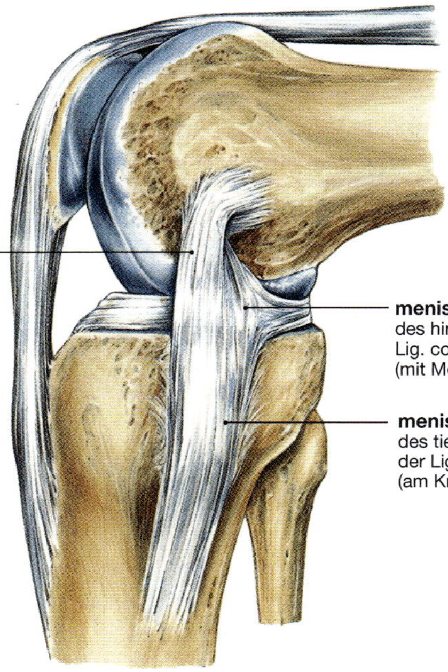


**Abb. 4.61a und b Inneres (mediales) Kollateralband, Lig. collaterale tibiale;** Ansicht von medial. [S700]
**a** Ansicht in Streckstellung. Das innere Kollateralband **(Lig. collaterale tibiale)** ist relativ breit ausgebildet und reicht vom Epicondylus medialis des Femur bis unterhalb des medialen Kondylus der Tibia. Nur seine hinteren Fasern sind mit dem Meniscus medialis verwachsen. Im Gegensatz dazu ist das äußere (laterale) Kollateralband **(Lig. collaterale fibulare)** nicht mit dem Meniscus lateralis verwachsen (→ Abb. 4.62). Bei gestrecktem Knie sind die Seitenbänder aufgrund des vorne größeren Krümmungsradius der Femurkondylen gespannt. In dieser Stellung ist daher keine Rotation möglich.
**b** Ansicht in Beugestellung. Bei der Beugung kommt es zu einer Verdrehung des Lig. collaterale tibiale, wodurch der Meniscus medialis in seiner Lage fixiert wird. In Beugestellung ist das Band erschlafft, da die Femurkondylen hinten einen kleineren Krümmungsradius aufweisen, sodass Drehbewegungen möglich sind.

### Klinik

Die Seitenbänder stabilisieren das Knie medial und lateral. Das mediale Kollateralband (klin.: **Innenband, LCM**) stabilisiert besonders gegen eine **Abduktion,** das laterale Kollateralband (klin.: **Außenband, LCL**) gegen eine **Adduktion**sbewegung. Bei Verletzung der Bänder (Bandruptur) ist die Aufklappbarkeit gesteigert. Dieses Phänomen wird bei der körperlichen Untersuchung genutzt, um Verletzungen der Kollateralbänder festzustellen.

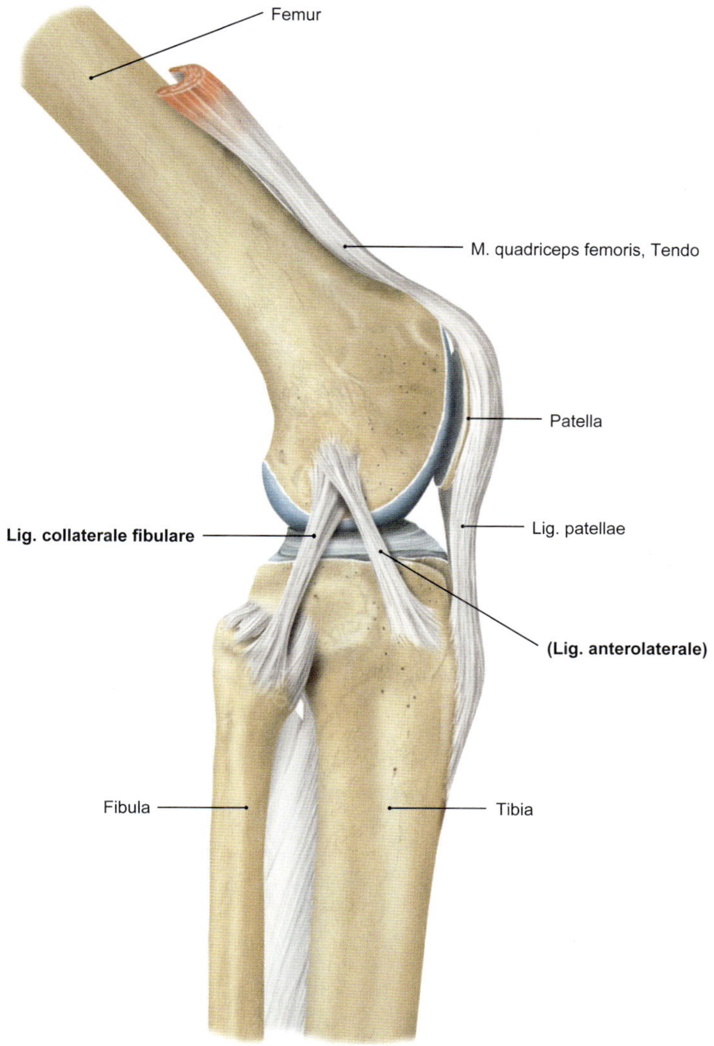


**Abb. 4.62 Äußeres (laterales) Kollateralband, Lig. collaterale tibiale, und anterolaterales Ligament in Streckstellung;** Ansicht von lateral. [S700-L280]

Das äußere (laterale) Kollateralband **(Lig. collaterale fibulare)** zieht vom Epicondylus lateralis des Femurs zum Kopf der Fibula und ist damit nicht nur deutlich schmaler als das mediale Kollateralband, sondern auch kürzer. Ein zusätzlicher Bandzug vom lateralen Epicondylus des Femurs zum Condylus lateralis der Tibia wird als „anterolaterales Ligament" (klinisch „**a**ntero**l**ateral **l**igament", ALL) bezeichnet.

Neue Untersuchungen haben ergeben, dass es sich bei der als ALL-bezeichneten Struktur nicht um ein eigenständiges Band, sondern um einen Teil der Aponeurose des M. biceps femoris handelt.

## Kapsel des Kniegelenks

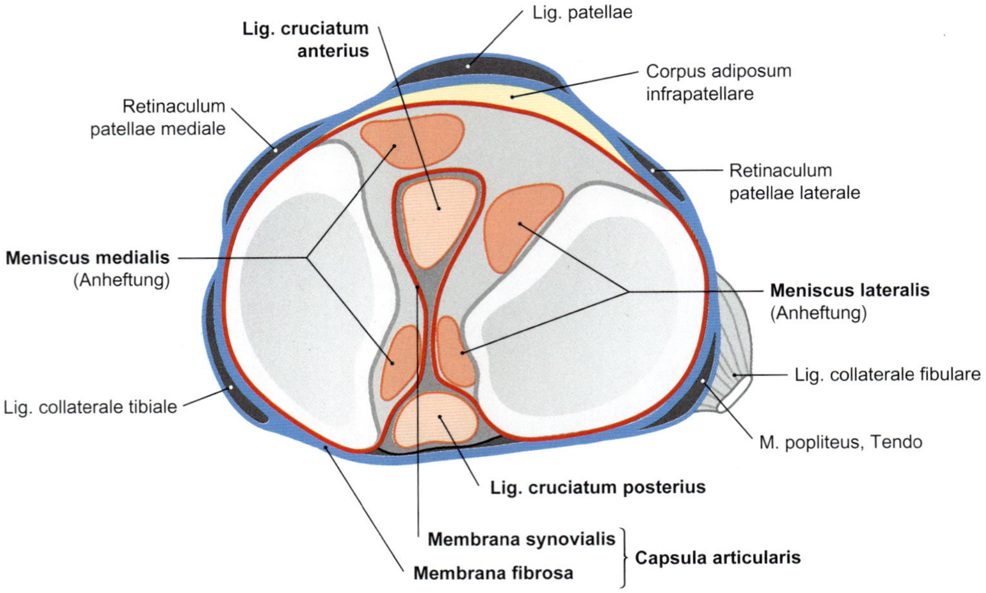


**Abb. 4.63 Schematische Darstellung der Kapsel des Kniegelenks, rechts;** Ansicht von kranial. [S702-L126]
Die Kapsel des Kniegelenks **(Capsula articularis)** besteht, wie bei anderen Gelenken auch, außen aus einer Hülle aus straffem Bindegewebe (Membrana fibrosa) und innen aus einer Membrana synovialis. Besonders ist allerdings, dass die beiden Schichten nur ventral und seitlich direkt einander aufliegen. Dorsal dagegen weicht die Membrana synovialis nach innen ab und liegt den **Kreuzbändern (Ligg. cruciata anterius et posterius)** auf. Daher liegen die Kreuzbänder nicht innerhalb der Gelenkhöhle. Man bezeichnet diese Lage als **extrasynovial,** aber **intrakapsulär.**
Die Abbildung verdeutlicht auch die unterschiedliche **Anheftung der Kollateralbänder** an der Gelenkkapsel. Während das mediale Kollateralband direkt mit der Gelenkkapsel und dem Innenmeniskus verwachsen ist, wird das laterale Kollateralband durch die Ursprungssehne des M. popliteus von der Gelenkkapsel getrennt.

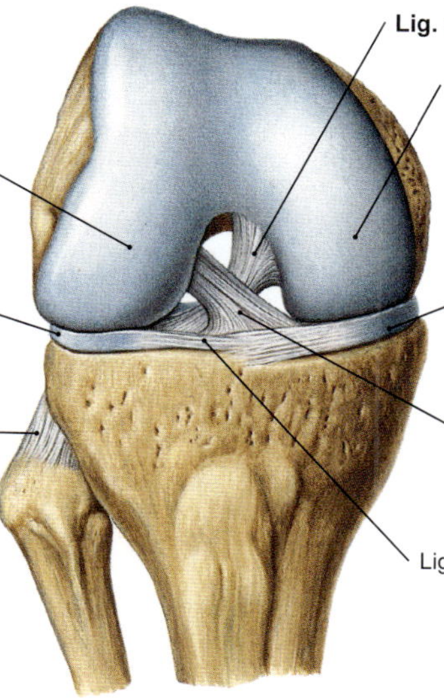


**Abb. 4.64 Kniegelenk, Articulatio genus, rechts, in 90°-Beugestellung;** Ansicht von ventral; nach Entfernung der Gelenkkapsel und der Seitenbänder. [S700]
Die wichtigsten Binnenbänder sind die beiden Kreuzbänder. Das **vordere Kreuzband (Lig. cruciatum anterius)** zieht von der Innenfläche des lateralen Femurkondylus nach vorne zur Area intercondylaris anterior der Tibia (von oben hinten lateral nach unten vorne). Entgegengesetzt läuft das **hintere Kreuzband (Lig. cruciatum posterius)** von der Innenfläche des medialen Femurkondylus zur Area intercondylaris posterior der Tibia (von oben vorne medial nach hinten unten). Die Kreuzbänder liegen zwar innerhalb der Capsula fibrosa **(intrakapsulär),** aber außerhalb der Capsula synovialis und damit **extrasynovial.**

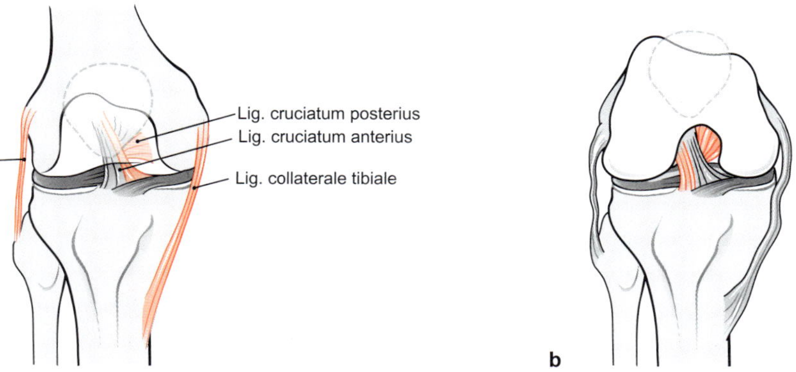


**Abb. 4.65a und b Stabilisierung des Kniegelenks, Articulatio genus, rechts, durch Kollateralbänder und Kreuzbänder;** Ansicht von ventral. [S702-L216]
**a** Stabilisierung in Streckstellung. Die Kreuzbänder bilden mit den Kollateralbändern eine funktionelle Einheit. Die Kollateralbänder sind nur in Extensionsstellung gespannt und stabilisieren in dieser Position das Kniegelenk gegen Rotation und Ab-/Adduktionsbewegungen.
**b** Stabilisierung in Beugestellung. Im Unterschied zu den Kollateralbändern sind Teile der Kreuzbänder in allen Gelenkstellungen angespannt: bei Extension die medialen Anteile, bei Flexion die lateralen Faserzüge.

## Klinik

Die häufigste Bandverletzung des Kniegelenks ist die Verletzung des vorderen Kreuzbands. Diese tritt oft bei Sport wie Fußball und Handball auf, wenn bei Auftreten auf das Bein bei gebeugtem Knie das gesamte Körpergewicht auf dem Gelenk lastet oder dabei Drehbewegungen ausgeführt werden (→ Abb. a).
Bei einer **Verletzung der Kreuzbänder** lässt sich der Unterschenkel gegen den Oberschenkel wie eine Schublade sagittal verschieben: bei Verletzung des vorderen Kreuzbandes (klin.: LCA) nach vorne (klin.: **„vordere Schublade“**), bei Verletzung des hinteren Kreuzbandes (klin.: LCP) nach hinten (klin.: **„hintere Schublade“**). Getestet wird dies, indem sich der Untersucher bei liegendem Patienten zur Fixierung auf den Fuß des um 90° gebeugten Knies setzt und den Unterschenkel nach vorne zieht oder nach hinten schiebt. Damit lässt sich die Diagnose einer Kreuzbandverletzung meist stellen. Das Ausmaß von Begleitverletzungen von Menisken und Kollateralbändern wird dann mit einer Magnetresonanztomographie (MRT) untersucht (→ Abb. b).
Ein gerissenes Kreuzband kann spontan nicht ausheilen und muss daher meist operativ stabilisiert werden. Allerdings bleibt das Risiko nachfolgender degenerativer Veränderungen wie Gonarthrose hoch, die bis zu jeder zweite Patient innerhalb von 20 Jahren nach einer Kreuzbandruptur entwickelt.

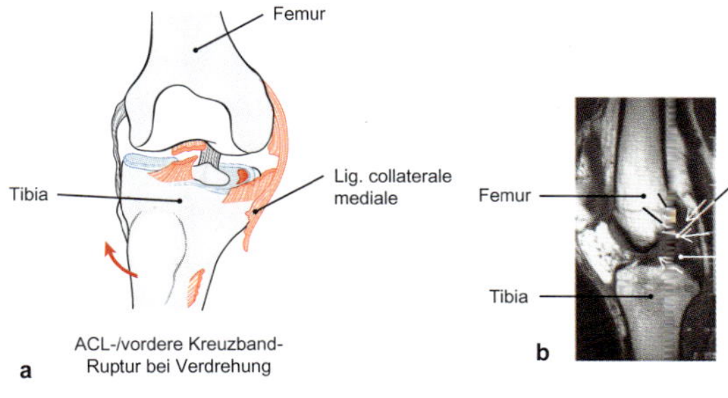


a [S701-L126], b [R333]

## Menisken

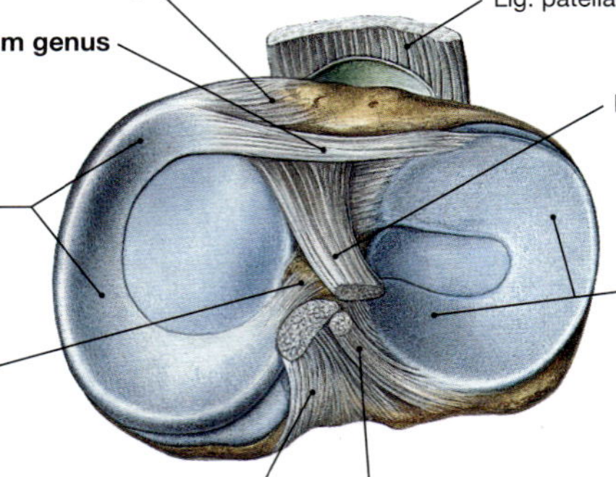


**Abb. 4.66 Menisken, Menisci, des Kniegelenks, rechts;** Ansicht von kranial. [S700]
Die beiden Menisken sind annähernd c-förmig und erscheinen im Querschnitt keilförmig. Der **mediale Meniskus** ist größer und über die **Ligg. meniscotibialia anterius** und **posterius** an der jeweiligen Area intercondylaris der Tibia verankert. Zusätzlich ist der mediale Meniskus auch am medialen Kollateralband fixiert. Dagegen wird der **laterale Meniskus** durch die **Ligg. meniscofemoralia anterius** und **posterius** am medialen Femurkondylus fixiert, ist aber nicht mit dem lateralen Kollateralband verbunden, sondern von diesem durch die Sehne des M. popliteus getrennt (→ Abb. 4.63). Das Hinterhorn des lateralen Meniskus ist nur indirekt und zudem flexibel über den M. popliteus mit der Tibia verbunden. Vorn sind beide Menisken durch das **Lig. transversum genus** verbunden. Daraus resultiert ein deutlich erhöhter Bewegungsumfang des lateralen Kondylus bei der Beugebewegung.
Beide Menisken bestehen innen aus Faserknorpel und außen aus straffem Bindegewebe.

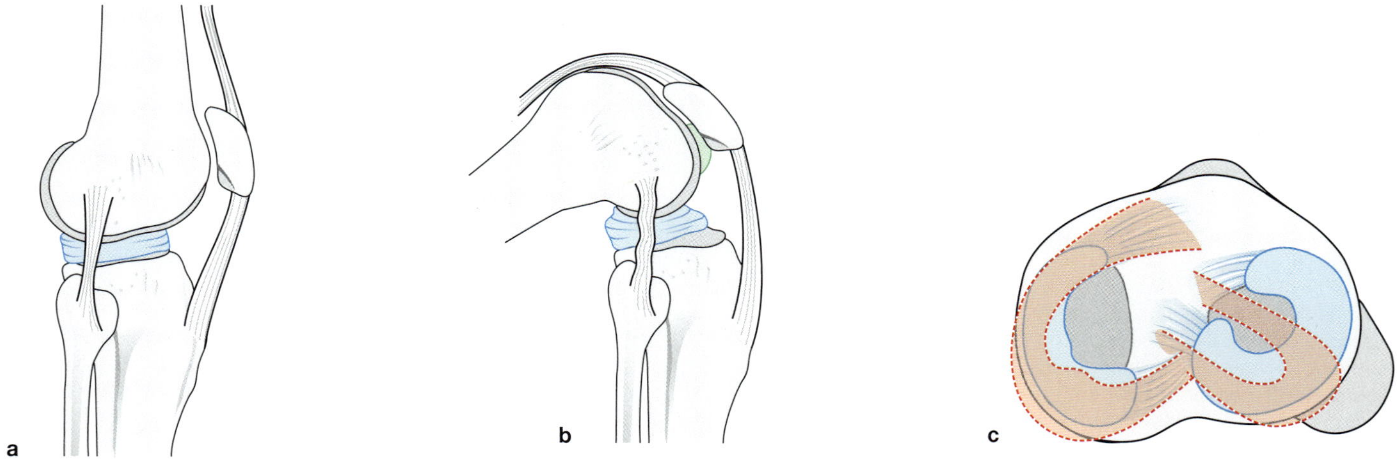


**Abb. 4.67a–c Verschieblichkeit der Menisken, Menisci, bei der Beugung.** a, b [S700-L126]/[G1061], c [S700-L126]/[B500]
**a** Streckstellung.
**b, c** Beugestellung.

Bei der Beugung werden beide Menisken über die Kanten der Tibiakondylen nach hinten gedrängt. Die Beweglichkeit des lateralen Meniskus ist dabei aufgrund der geringeren Fixierung deutlich größer.

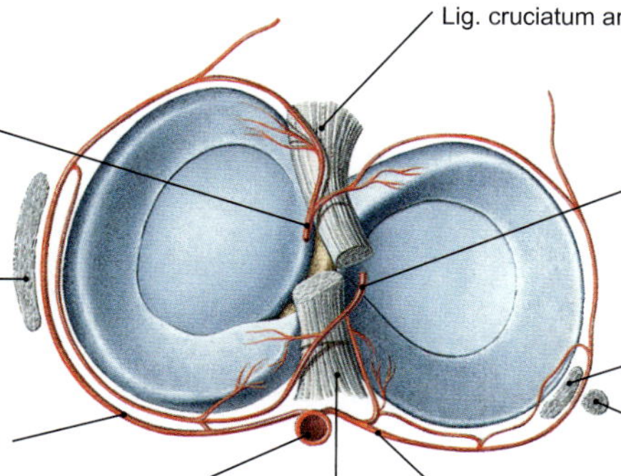


**Abb. 4.68 Arterielle Versorgung der Menisken, Menisci, rechts;** Ansicht von kranial. [S700]
Die **äußeren Abschnitte** werden durch ein **perimeniskales Gefäßnetz** mit Blut versorgt, das aus den Aa. inferiores medialis und lateralis genus und der A. media genus gespeist wird (Äste der **A. poplitea**). Die **inneren Anteile** dagegen sind gefäßfrei und werden durch Diffusion aus der **Synovialflüssigkeit** ernährt.

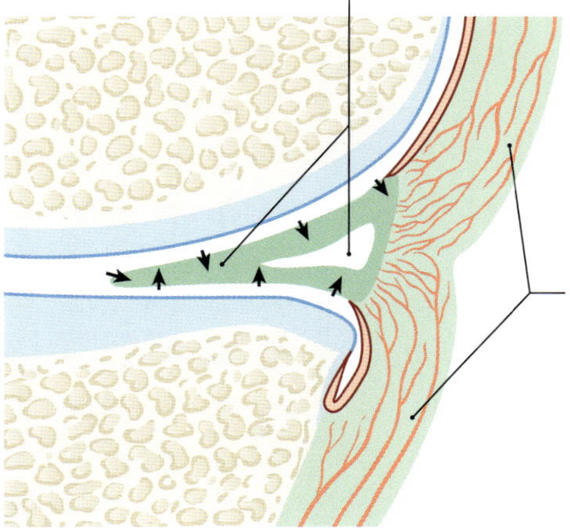


**Abb. 4.69 Versorgung der Menisken.** [S702-L126]/[G1060-001]
Beide Menisken bestehen **innen aus Faserknorpel** und **außen aus straffem Bindegewebe.** Die Versorgung der Menisken hat großen Einfluss auf ihr Regenerationsvermögen. Der **periphere Anteil** der Menisken wird direkt durch das **Blut** aus dem perimeniskalen Gefäßnetz der A. poplitea versorgt und ist daher nach Verletzungen relativ gut regenerierbar. Der **zentrale Anteil** der Menisken wird dagegen indirekt über die **Synovialflüssigkeit** durch Diffusion ernährt und ist daher in seinem Stoffwechsel und Regenerationsvermögen eingeschränkt.

## Verletzung der Menisken

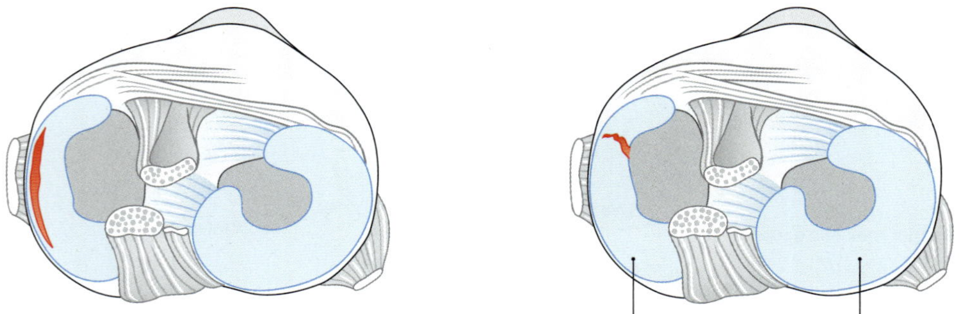


**Abb. 4.70a und b Läsionen des Innenmeniskus, rechts;** Ansicht von kranial. [S702-L126]
Da der Innenmeniskus direkt über die Gelenkkapsel mit dem medialen Kollateralband verwachsen ist, sind **Läsionen des Innenmeniskus viel häufiger** als Verletzungen des Außenmeniskus. Dabei kann es zu Einrissen oder auch Ausrissen von Meniskusanteilen kommen.

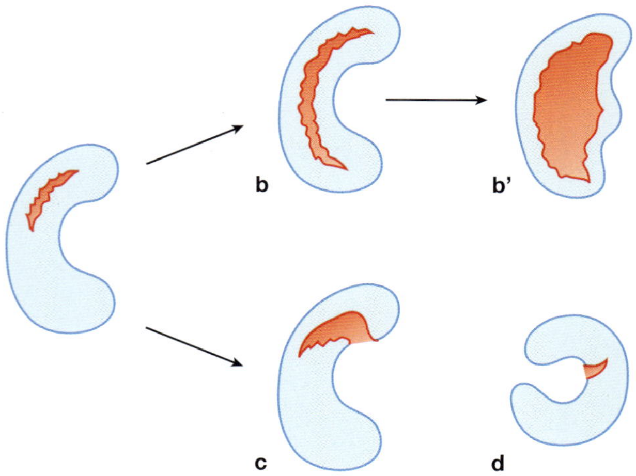


**Abb. 4.71a–d Entwicklungsstadien der Meniskusrisse.** [S700-L126]
**a** Entstehung eines Längsrisses.
**b** Rissverlängerung vom Hinterhorn zum Vorderhorn und Verlagerung in das Gelenk (= Korbhenkelrisse, b').
**c** Zusätzlicher Querriss (meist Vorder- oder Hinterhornabriss).
**d** Querriss, meist des lateralen c-förmigen Meniskus.

### Klinik

**Meniskusverletzungen** sind häufig. Aufgrund seiner stärkeren Fixierung an Knochen und Gelenkkapsel betreffen sie meist den **medialen Meniskus.** Akute Verletzungen treten bei plötzlichen Drehbewegungen des belasteten gebeugten Knies auf und führen zu einer schmerzhaften aktiven und passiven Streckhemmung. Chronische degenerative Veränderungen sind oft Folgen von Fehlstellungen. Wenn die Verletzungen die gut durchbluteten Randpartien der Menisken betreffen, ist eine spontane Heilung möglich. Bei Ruptur der inneren Abschnitte dagegen muss meist eine arthroskopische Teilentfernung erfolgen, um den freien Bewegungsablauf wiederherzustellen. Oft kann es dennoch zur Arthrose des Kniegelenks **(Gonarthrose)** kommen.

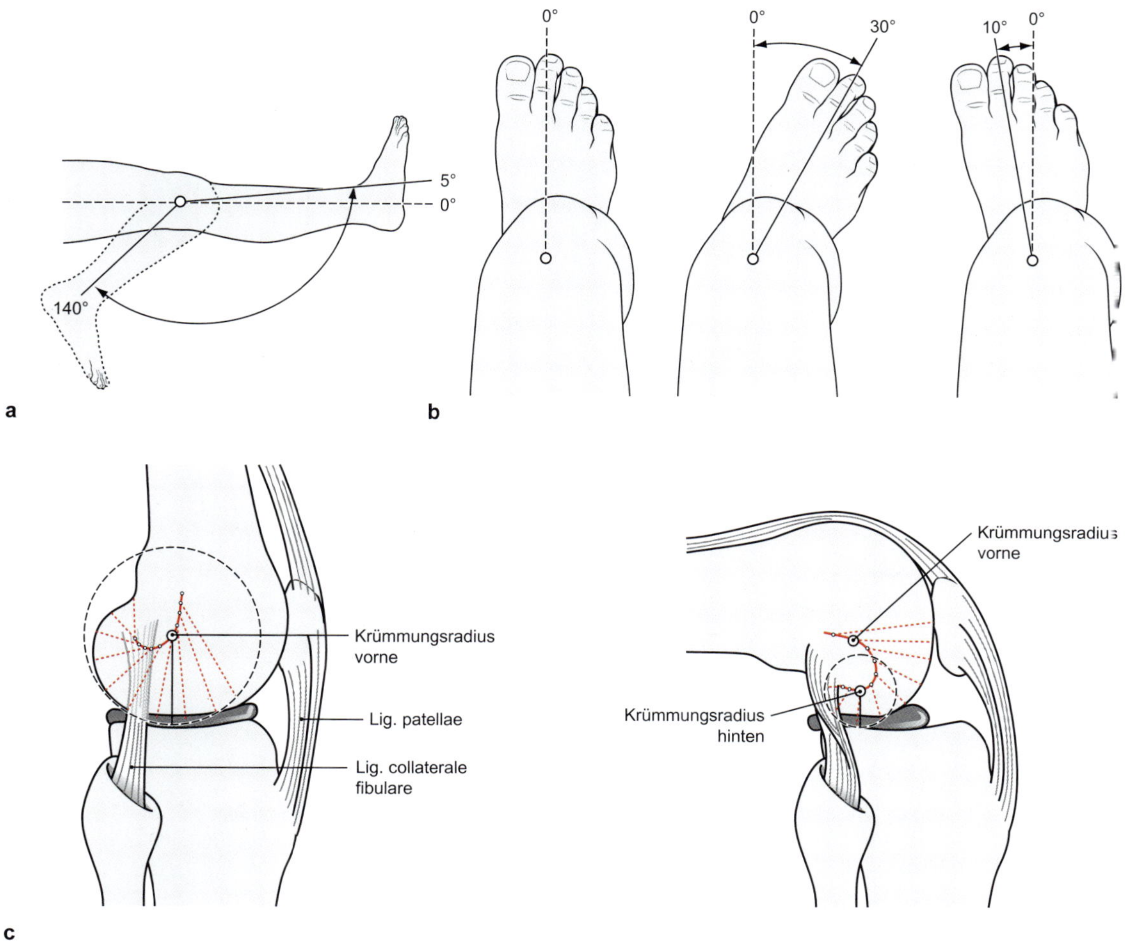


**Abb. 4.72a–c Bewegungsumfang des Kniegelenks, Articulatio genus.** [S702-L126]

**a** Die aktive Flexion bis 120° kann bei gebeugtem Knie durch Vordehnung der ischiokruralen Muskulatur auf 140° gesteigert werden. Passiv ist eine Beugung bis 160° möglich, die letztlich durch Weichteilhemmung limitiert wird. Die Streckung erfolgt bis zur Nullstellung, kann aber passiv 5°–10° betragen. Der Bewegungsumfang bei Extension und Flexion beträgt: 5°–0°–140°.

**b** Eine Rotation ist nur bei gebeugtem Knie möglich, da bei Streckung die Kollateralbänder angespannt sind und so eine Rotation verhindern. Die Außenrotation ist ausgedehnter möglich als die Innenrotation, da sich die Kreuzbänder bei der Innenrotation umeinanderwickeln. Abduktion und Adduktion werden durch die kräftigen Kollateralbänder dagegen fast vollständig verhindert. Der Bewegungsumfang bei Außenrotation und Innenrotation beträgt: 30°–0°–10°.

**c** Das Kniegelenk ist ein **Bikondylargelenk** (Articulatio bicondylaris), das sich funktionell ähnlich wie ein **Drehscharniergelenk** (Trochoginglymus) verhält und 2 Freiheitsgrade hat. Die transversale Bewegungsachse für die **Extension** und die **Flexion** verläuft durch die Gelenkrolle der Femurkondylen. Die **longitudinale Achse** der **Rotationsbewegung** zieht leicht nach medial versetzt und damit exzentrisch senkrecht durch das Tuberculum intercondylare mediale der Tibia. Aufgrund des hinten geringeren Krümmungsradius der Femurkondylen bleibt die **transversale Achse** nicht konstant, sondern verlagert sich bei der Beugung auf einer bogenförmigen Linie nach hinten oben. Die Beugung entspricht damit einer **kombinierten Roll-Gleit-Bewegung,** wobei die Kondylen bis 20° nach hinten abrollen und dann auf der Stelle drehen. Da die Form der medialen und der lateralen Kondylen von Femur und Tibia nicht vollkommen gleich ist, rollt überwiegend der laterale Femurkondylus (wie ein Schaukelstuhl), während der mediale Kondylus auf der Stelle dreht (wie ein Kugelgelenk). Dabei rotiert das Femur leicht nach außen. Auch in der Endphase der Streckbewegung kommt es durch die Spannung des vorderen Kreuzbandes zu einer zwangsläufigen Außenrotation um 5°–10°, wobei der mediale Femurkondylus sogar den Kontakt zum medialen Meniskus verliert.

| Die wichtigsten Muskeln für die Bewegungen des Kniegelenks | |
|---|---|
| **Bewegung** | **Muskeln** |
| **Flexion** | M. semimembranosus |
| **Extension** | M. quadriceps femoris |
| **Außenrotation** | M. biceps femoris |
| **Innenrotation** | M. semimembranosus |

## Kniegelenk, klinische Untersuchung

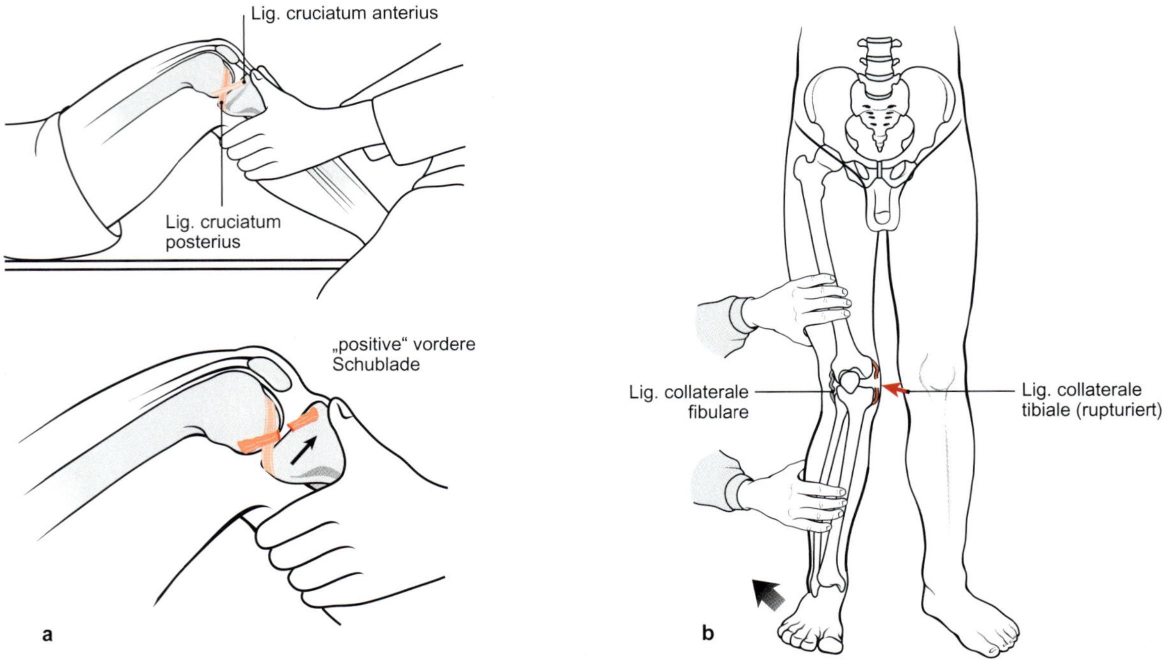


**Abb. 4.73a und b Klinische Tests zur Untersuchung der Bandfunktionen am Kniegelenk.** [S702-L126]/[R234]
**a** Untersuchung des vorderen Kreuzbandes (Schubladenzeichen). Bei einer Verletzung des vorderen Kreuzbandes lässt sich der Unterschenkel gegen den Oberschenkel wie eine Schublade sagittal verschieben.
**b** Untersuchung des Innenbandes. Bei einer Ruptur des Innenbandes lässt sich der Unterschenkel gegen den Oberschenkel nach außen „aufklappen".

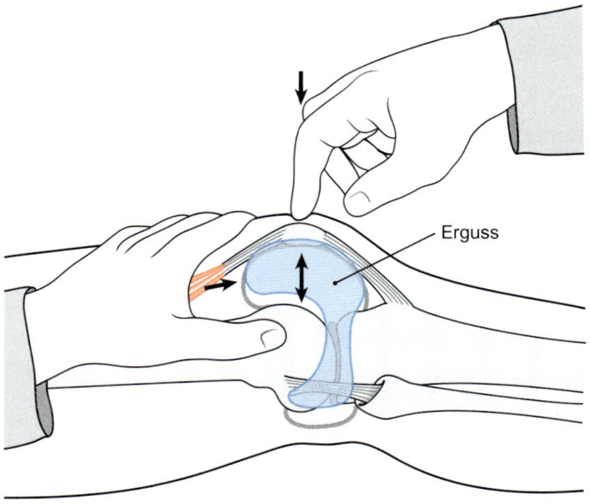


**Abb. 4.74 Klinische Untersuchung eines Kniegelenkergusses;** Ansicht von lateral, rechts. [S702-L126]
Zur Erläuterung → Klinikkasten.

### Klinik

**Meniskus- und Bandverletzungen im Kniegelenk** führen meist zu einem akuten Kniegelenkserguss. Dieser ist häufig bereits anhand der Umfangsvermehrung erkennbar. Um den Befund zu erhärten, induziert man das Phänomen der **tanzenden Patella.** Dabei streicht man den Recessus suprapatellaris mit einer Hand vom Oberschenkel zum Kniegelenk hin aus. Bei senkrechtem Druck auf die Kniescheibe scheint sie wie auf einem Wasserkissen beweglich zu sein (→ Abb. 4.74).

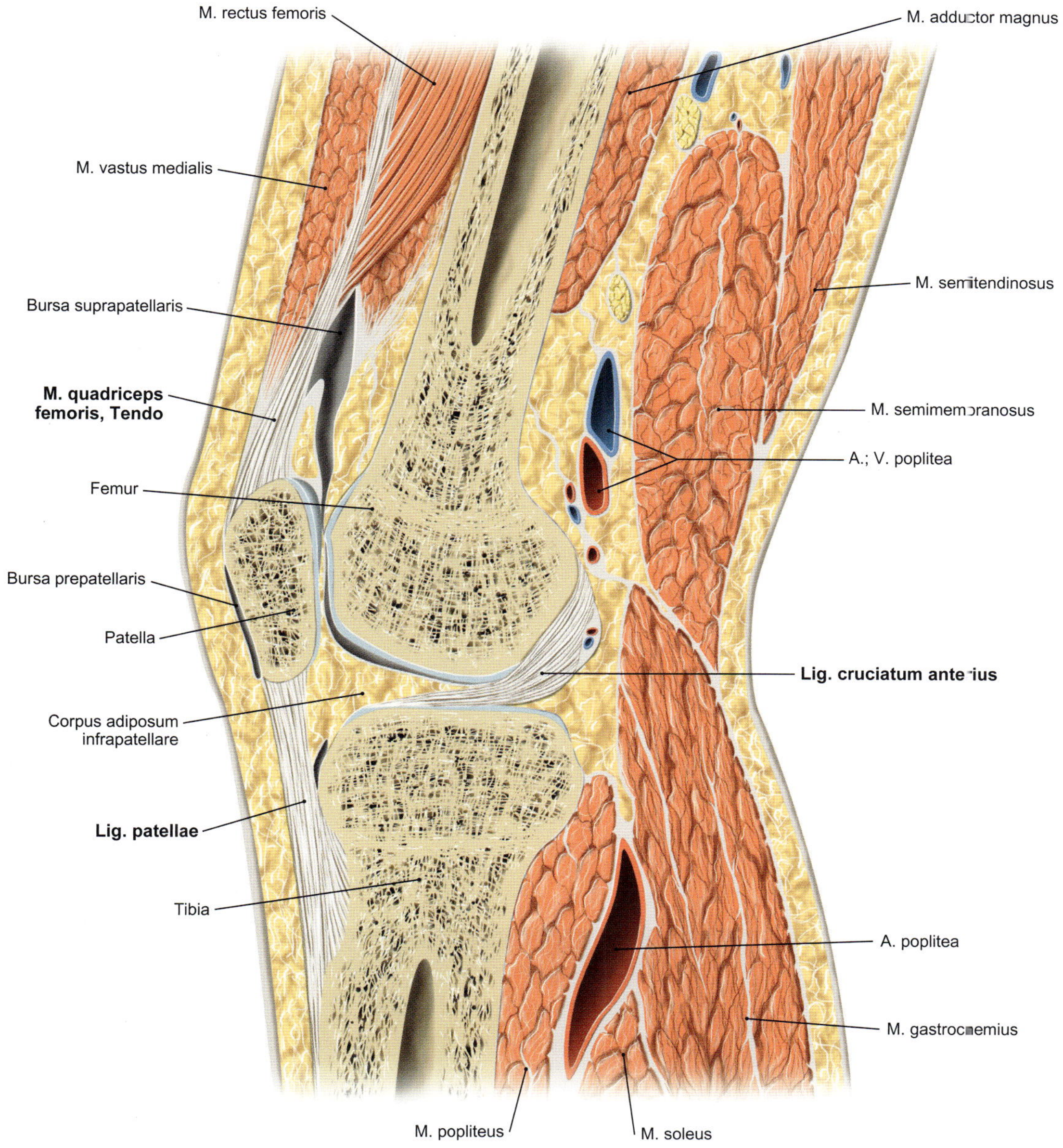


**Abb. 4.75 Kniegelenk, Articulatio genus, rechts;** Sagittalschnitt; Ansicht von lateral. [S700-L127]/[G1060-001]
Der Sagittalschnitt durch das Kniegelenk zeigt Anschnitte von Bändern und Menisken. Für die Diagnostik des Kniegelenks mit der Magnetresonanztomographie (MRT, → Abb. 4.77 und → Abb. 4.78) ist es wichtig, sich die Lage der einzelnen Strukturen anhand von Schnittbildern zu verdeutlichen.

## Schnitt durch das Kniegelenk

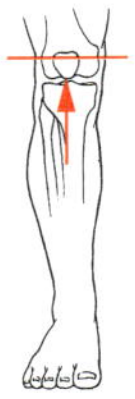

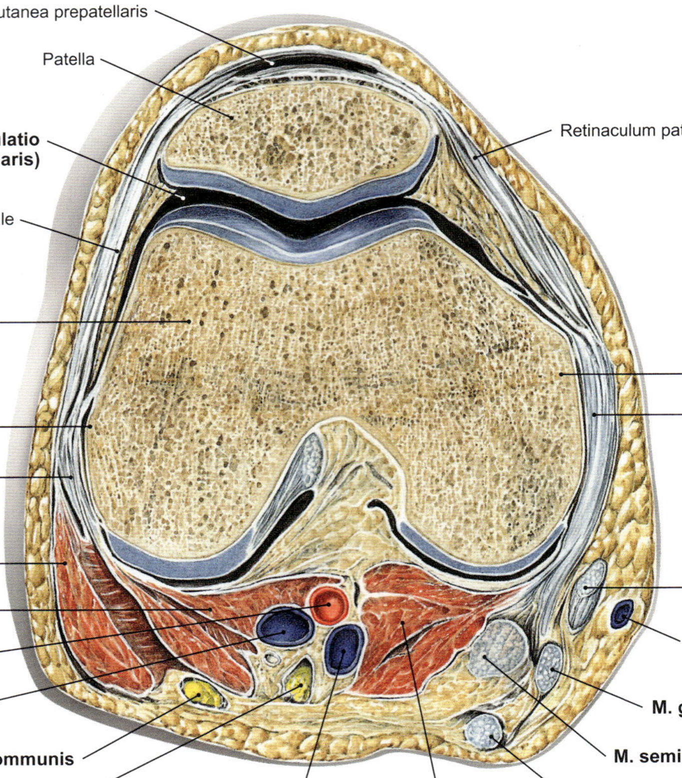


a

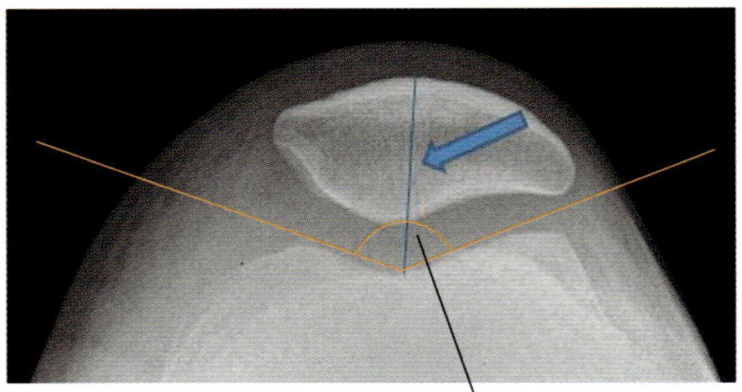


b

**Abb. 4.76a und b Kniegelenk, Articulatio genus.**
**a** Rechtes Kniegelenk, Transversalschnitt, Ansicht von distal. Der Querschnitt durch das Kniegelenk zeigt die Gelenkflächen der **Articulatio femoropatellaris.** Auf der Rückseite liegt lateral der M. biceps femoris, der daher der wichtigste Außenrotator ist. Auf der Medialseite dagegen beteiligen sich mehrere Muskeln an der Innenrotation: Die Ansatzsehnen der **Mm. sartorius, gracilis und semitendinosus** verlaufen oberflächlich. Sie setzen weiter distal in der gemeinsamen Aponeurose an der medialen Tibiafläche an, die auch als „Pes anserinus superficialis" bezeichnet wird. Darunter liegt die Sehne des **M. semimembranosus,** deren Ansatz „Pes anserinus profundus" genannt wird.
Die **V. saphena magna** liegt epifaszial im subkutanen Fett auf der Medialseite des Knies. Dorsal liegen die Endäste des N. ischiadicus (N. fibularis communis und N. tibialis) am weitesten lateral und oberflächlich, darunter die V. poplitea mit der Einmündung der V. saphena parva und am weitesten in der Tiefe die A. poplitea (NVA). [S700]
**b** Linkes Kniegelenk, Röntgenaufnahme der Patella und des Patellagleitlagers (als Teil einer sog. Defilee-Aufnahme) eines linken Kniegelenks in 60° Beugestellung. Die Röntgenstrahlen treffen von der Patellaspitze durch die Basis patellae auf die Röntgenplatte. Man blickt von kaudal auf das angewinkelte Kniegelenk und sieht den Patella-Öffnungswinkel von 130°. Bei der Defilee-Technik lassen sich einerseits die Facies articularis patellae und das femorale Gleitlager beurteilen, wobei der Gelenkspalt aufgrund des dicken Gelenkknorpels besonders breit erscheint. Andererseits umfasst die Defilee-Technik weitere Röntgenaufnahmen in 30° und 60° Beugung, sodass damit auch ersichtlich ist, wie die Patella im Gleitlager des Femur (Facies patellaris femoris) läuft. [F1062-001]

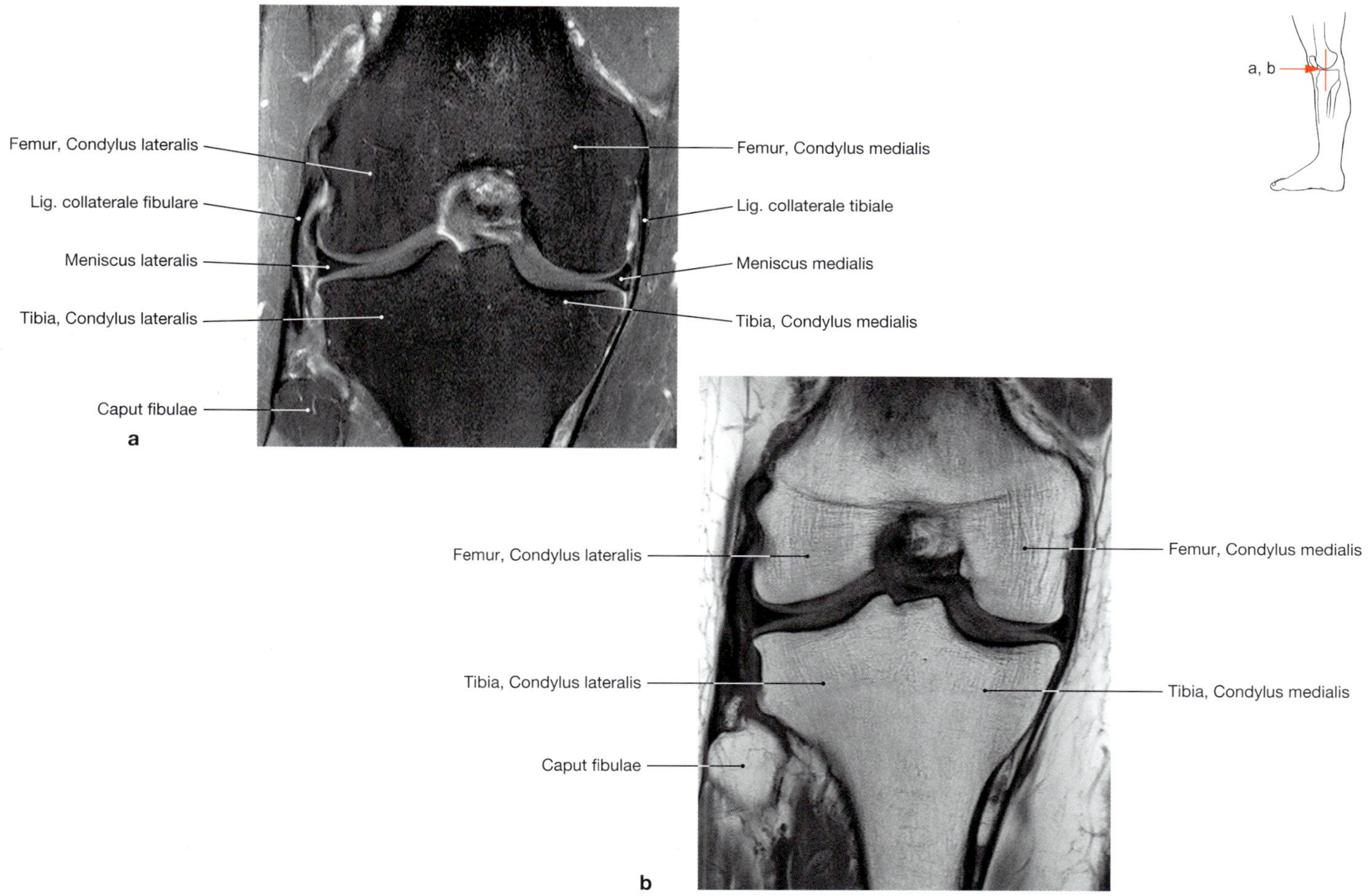


**Abb. 4.77a und b Kniegelenk, Articulatio genus, rechts;** magnetresonanztomographischer koronarer Schnitt (MRT). [S700-T832]

**a** Fettgesättigte T1-gewichtete native Aufnahme.
**b** T1-gewichtete native Aufnahme.

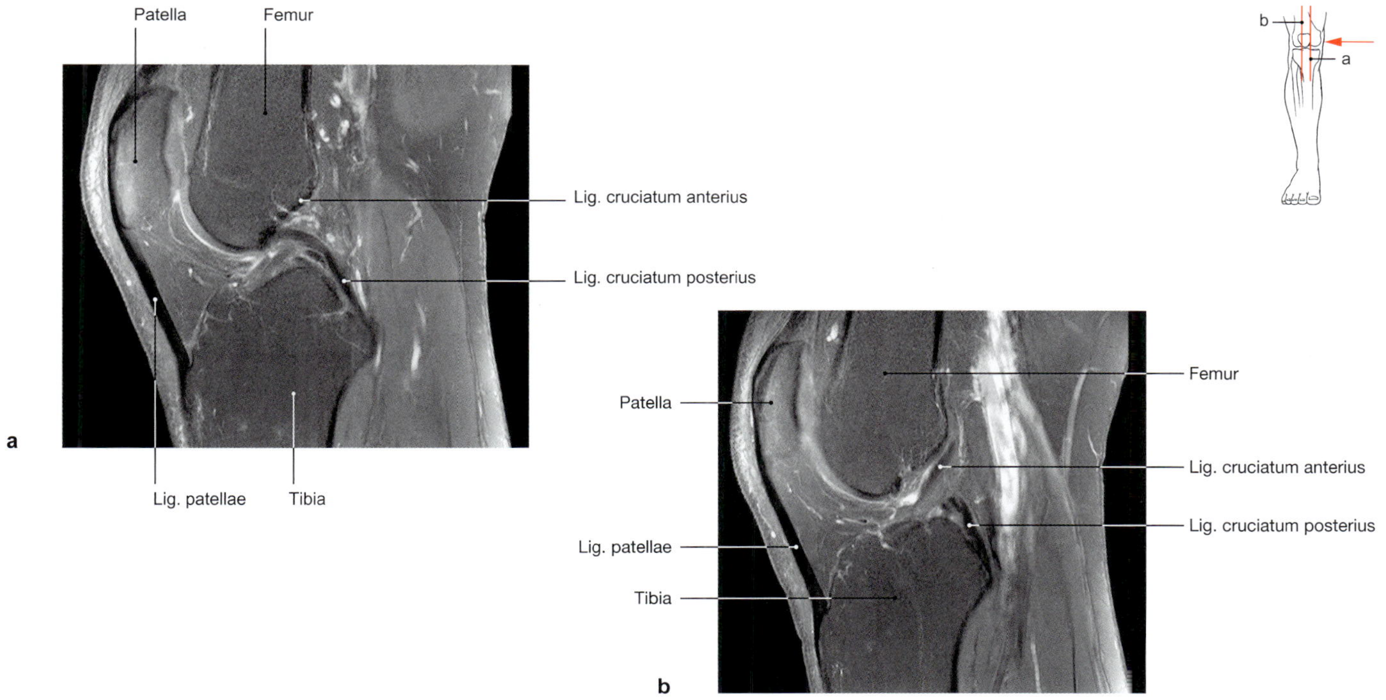


**Abb. 4.78a und b Kniegelenk, Articulatio genus, rechts;** magnetresonanztomographische Sagittalschnitte (MRT); Ansicht von medial. [S700-T832]

Kompakter Knochen stellt sich bei dieser Aufnahmetechnik in der MRT schwarz dar.
**a** Sagittalschnitt durch die mediale Patella.
**b** Sagittalschnitt durch die laterale Patella.

## Kniegelenk, Arthroskopie

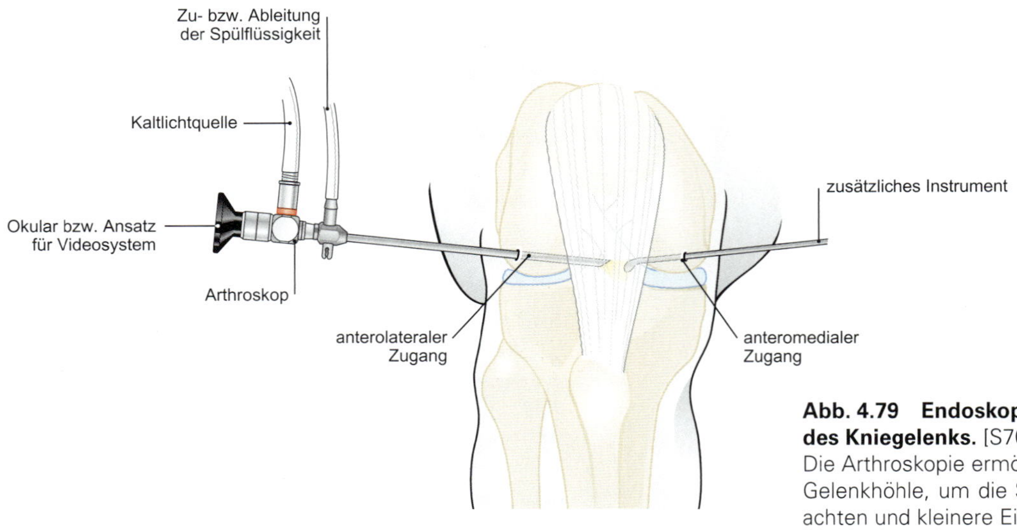


**Abb. 4.79 Endoskopische Untersuchung (Arthroskopie) des Kniegelenks.** [S700-L126]
Die Arthroskopie ermöglicht minimal-invasiv den Zugang zur Gelenkhöhle, um die Strukturen des Kniegelenks zu begutachten und kleinere Eingriffe vorzunehmen.

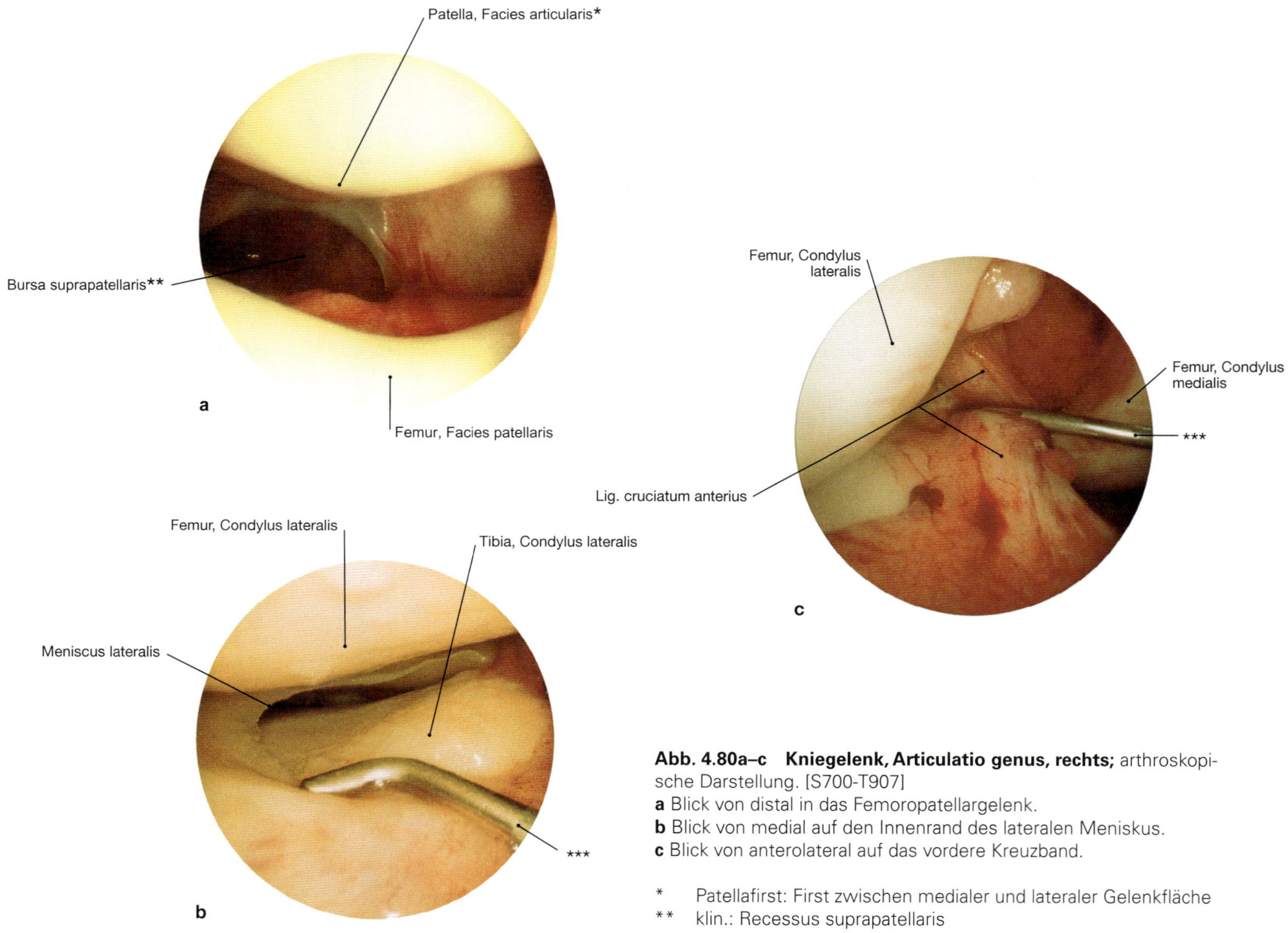


**Abb. 4.80a–c Kniegelenk, Articulatio genus, rechts;** arthroskopische Darstellung. [S700-T907]
**a** Blick von distal in das Femoropatellargelenk.
**b** Blick von medial auf den Innenrand des lateralen Meniskus.
**c** Blick von anterolateral auf das vordere Kreuzband.

* Patellafirst: First zwischen medialer und lateraler Gelenkfläche
** klin.: Recessus suprapatellaris
*** Tasthaken

### Klinik

**Arthroskopien** gehören zu den sehr häufig durchgeführten Eingriffen am Kniegelenk. Sie dienen einerseits der **Diagnosesicherung,** wenn z.B. die Ruptur eines Meniskus durch ein MRT nicht sicher auszuschließen ist. Zum anderen dienen sie der **Behandlung,** wie der Entfernung von beschädigten Menisken, der Wiederherstellung von Kreuzbändern (Kreuzbandplastik) oder der Entfernung von freien Gelenkkörpern, die die Bewegung schmerzhaft einschränken können.

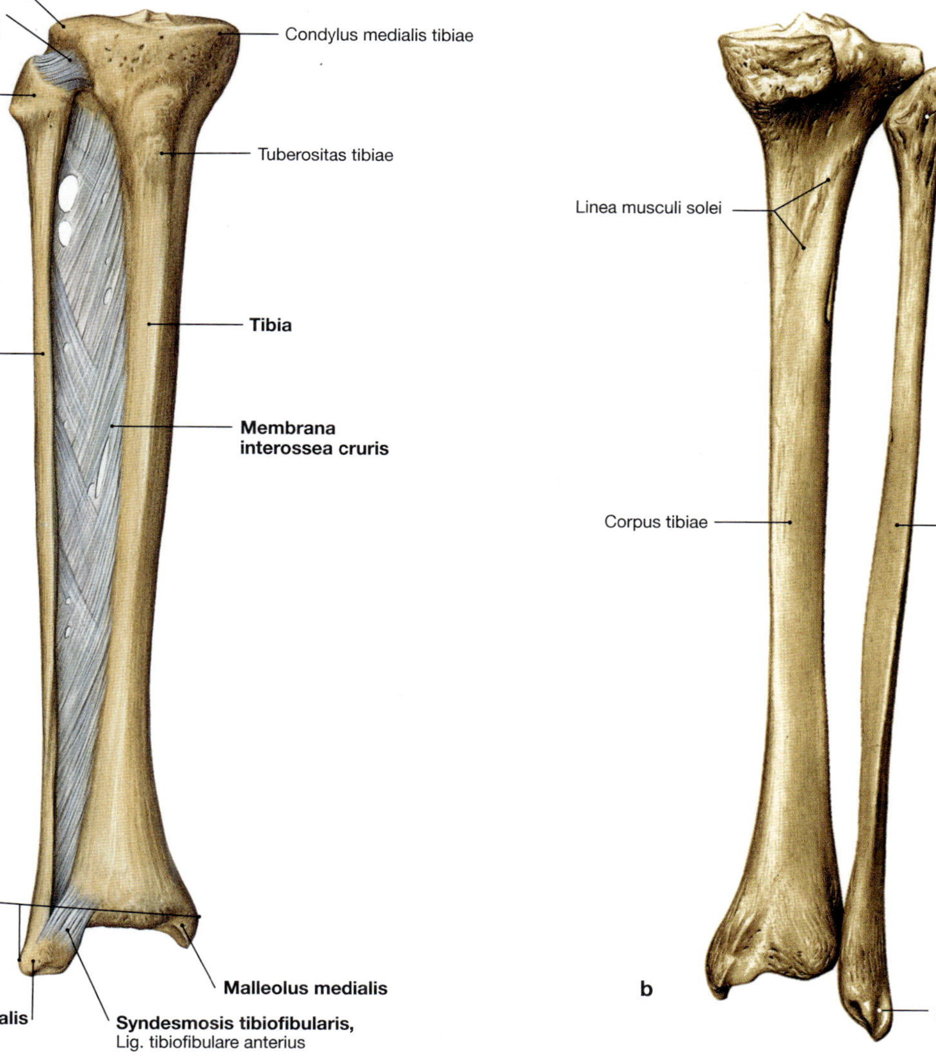


**Abb. 4.81a und b Verbindungen von Schienbein, Tibia, und Wadenbein, Fibula, rechts.** [S700]
**a** Ansicht von ventral.
**b** Ansicht von dorsal.
Proximal befindet sich eine Amphiarthrose **(Articulatio tibiofibularis)** mit den **Ligg. capitis fibulae anterius und posterius.** Distal sind die beiden Knochen durch die Ligg. tibiofibularia anterius und posterius in einer Syndesmose **(Syndesmosis tibiofibularis)** fixiert. Dazwischen dient die **Membrana interossea cruris,** deren Fasern aus straffem Bindegewebe vorwiegend von der Tibia schräg abwärts zur Fibula verlaufen, der weiteren Stabilisierung. Innen- und Außenknöchel bilden zusammen mit der unteren Gelenkfläche der Tibia die **Malleolengabel,** die die Pfanne für das obere Sprunggelenk darstellt.

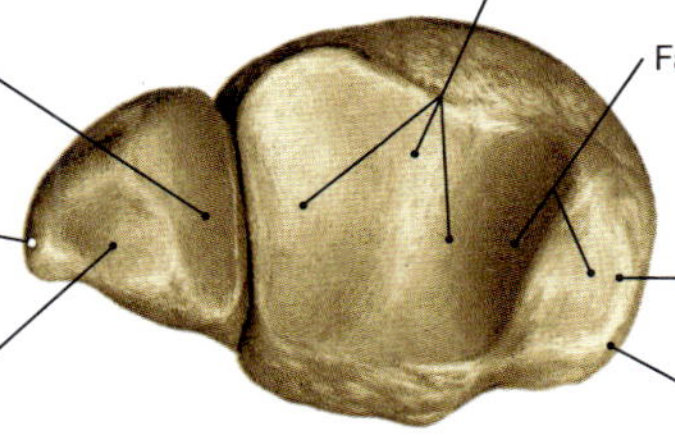


**Abb. 4.82 Distales Ende von Schienbein, Tibia, und Wadenbein, Fibula, rechts;** Ansicht von distal. [S700]

## Klinik

Proximale Frakturen der Fibula im Bereich von Kopf und Hals des Knochens können durch Verdrehtraumata im Bereich der Malleolengabel verursacht werden und werden dann **MAISONNEUVE-Frakturen** genannt.
Frakturen des distalen Endes der Fibula werden als **WEBER-Frakturen** bezeichnet, die je nach ihrer Beteiligung der Syndesmosis tibiofibularis in 3 Grade eingeteilt werden (→ Abb. 4.83 und → Abb. 4.84). Da bereits kleine Fehlstellungen im oberen Sprunggelenk zu einem Gelenkverschleiß **(Arthrose)** führen, werden praktisch alle genannten Frakturen operativ mit Platten oder Schrauben behandelt.

## Unterschenkelknochen

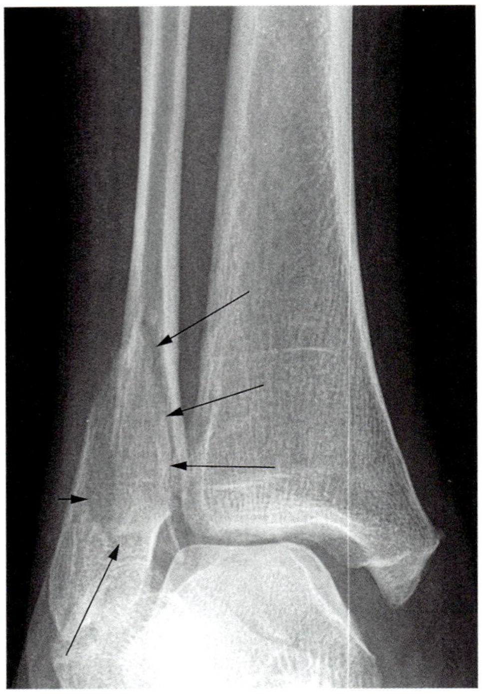

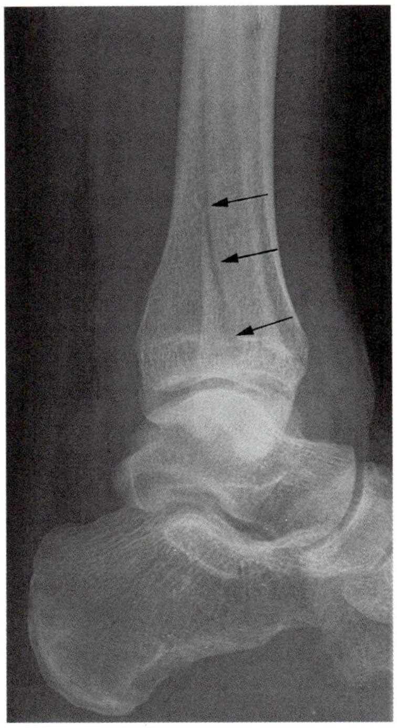

**Abb. 4.83a und b Distales Ende von Schienbein, Tibia, und Wadenbein, Fibula, rechts, bei distaler Fibulafraktur (WEBER B).** [S008-3]

**a** Röntgenaufnahme im anteroposterioren (ap) Strahlengang. Die Frakturlinien sind durch Pfeile gekennzeichnet.
**b** Röntgenaufnahme im lateralen Strahlengang. Die Frakturlinien sind durch Pfeile gekennzeichnet.

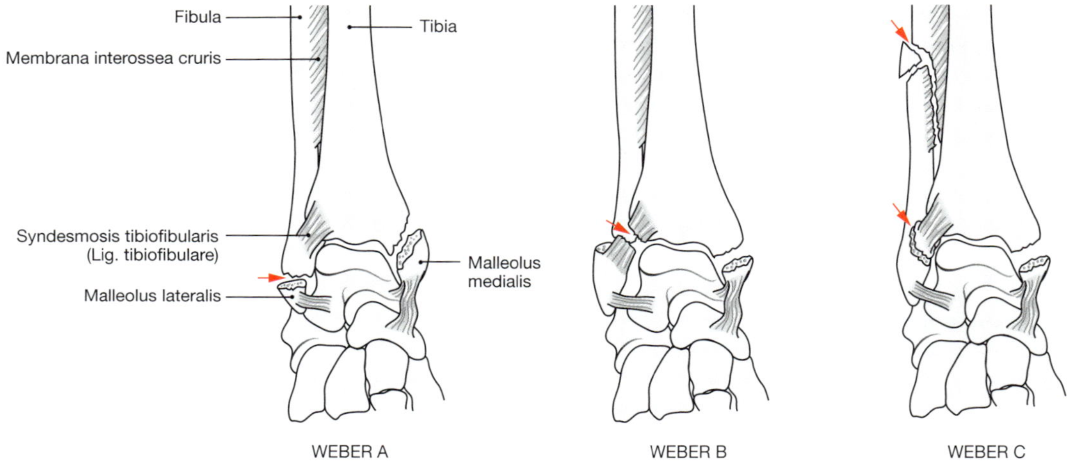


**Abb. 4.84 Einteilung der Sprunggelenkfrakturen nach WEBER in Grade A, B, C.** [S700-L126]

### Klinik

Frakturen des distalen Endes der Fibula werden als **WEBER-Frakturen** bezeichnet und je nach Beteiligung des Syndesmosis tibiofibularis in 3 Grade eingeteilt:
- **WEBER A:** Der Malleolus lateralis ist **unterhalb** der Syndesmose gebrochen, die selbst aber intakt ist.
- **WEBER B:** Die Bruchlinie verläuft **durch** die Syndesmose, die verletzt sein kann.
- **WEBER C:** Der Bruch liegt **oberhalb** der zerrissenen Syndesmose. Bei einer WEBER-C-Fraktur kommt es zu einer schwerwiegenden Destabilisierung des oberen Sprunggelenks.

Die Einteilung nach WEBER orientiert sich damit an der Frakturlinie der Fibula. Gerade bei WEBER-B- und -C-Frakturen sind jedoch zusätzliche Frakturen des Malleolus medialis oder der Tibia möglich.

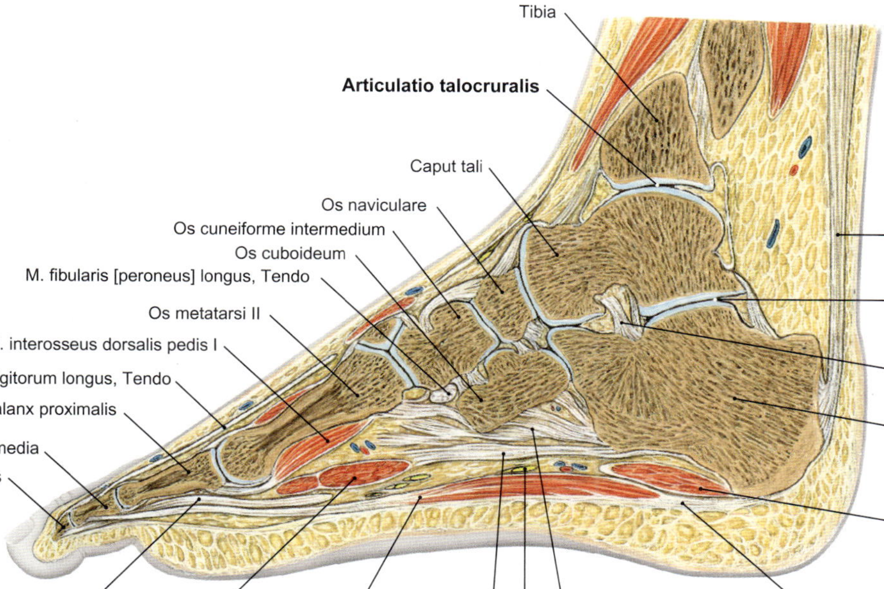


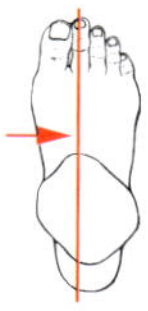

**Abb. 4.85 Fuß, Pes, rechts, Sagittalschnitt durch den zweiten Zehenstrahl, zur Darstellung der Sprunggelenke;** Ansicht von medial. [S700]

Die Bewegungen des Fußes finden hauptsächlich in den beiden Sprunggelenken statt. Das obere Sprunggelenk **(Articulatio talocruralis)** ist die gelenkige Verbindung zwischen den beiden Unterschenkelknochen, die in der Malleolengabel verbunden sind, mit dem Talus der Fußwurzel. Das untere Sprunggelenk besteht aus 2 Kammern. Die hintere Kammer **(Articulatio subtalaris)** wird von Talus und Calcaneus gebildet. Die vordere Kammer **(Articulatio talocalcaneonavicularis)** ist dagegen komplex aufgebaut. Die Gelenkflächen der Sprunggelenke lassen sich auf sagittalen Schnittbildern gut nachvollziehen.

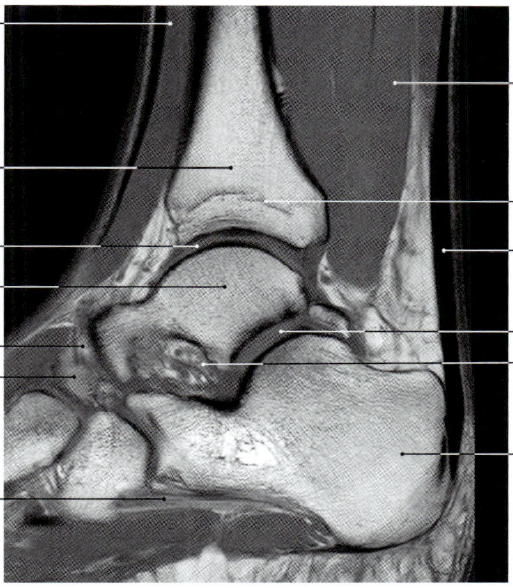


**Abb. 4.86 Fuß, Pes, rechts, mit Darstellung der Sprunggelenke; Magnetresonanztomographie (MRT);** Ansicht von medial. [S700-T832]

## Struktur und Funktion

Die gelenkige Verbindung der straff aneinander gekoppelten Unterschenkelknochen an das Fußskelett geschieht über das **obere Sprunggelenk.** Das **Scharniergelenk** verfügt über einen medial und lateral unterschiedlich stabilen Bandapparat und erlaubt Plantarflexion und Dorsalflexion des Fußes, die bei der Abrollbewegung für den Gang wichtig sind (→ Abb. 4.103). Daher stellen Verletzungen des Bandapparats des oberen Sprunggelenks die häufigsten Bandverletzungen des Körpers dar. Häufiger zerreißen die lateralen Bänder, da hier der Bandapparat schwächer ist als medial. Beim Gehen wirkt das obere Sprunggelenk mit dem **unteren Sprunggelenk** zusammen, dessen beide Kammern mit den übrigen Fußgelenken als Radgelenke funktionell zusammengefasst sind. So kann der Fuß beim Auftreten durch Kippung der Fußfläche Unebenheiten ausgleichen und nach dem Abrollen des Fußes beim Gehen kraftvoll vom Boden abstoßen.

## Oberes Sprunggelenk

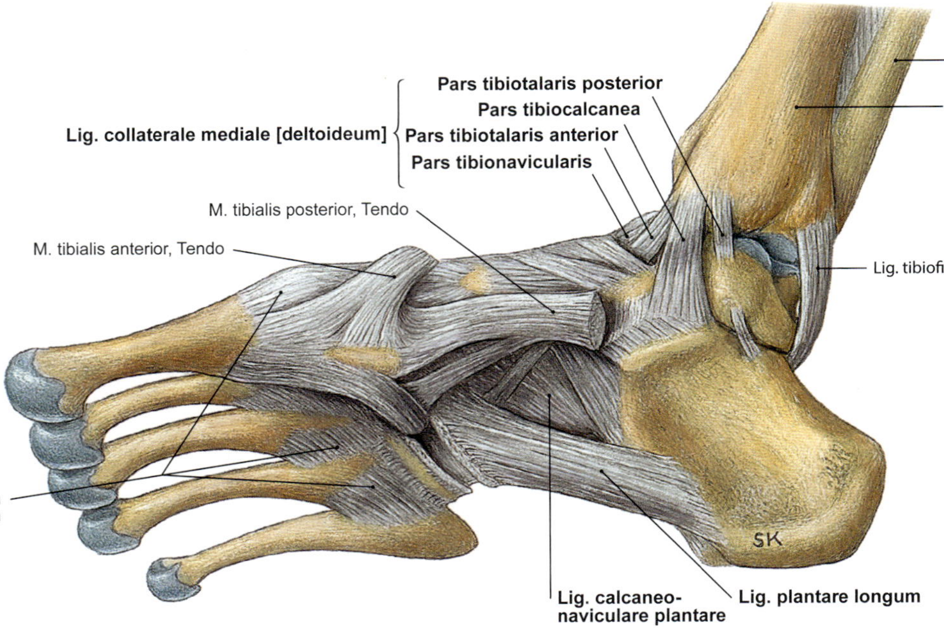


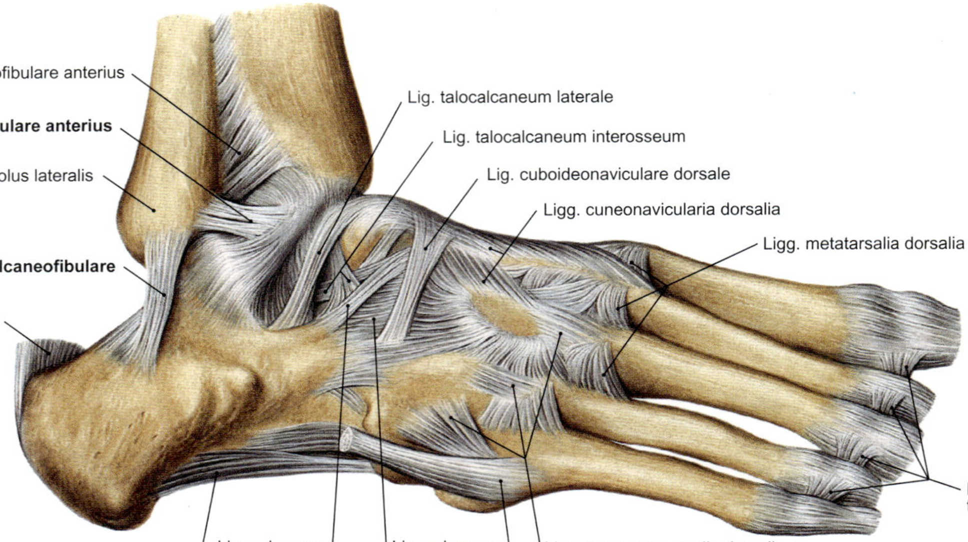


**Abb. 4.87a und b Oberes Sprunggelenk, Articulatio talocruralis, rechts, mit Bändern.**
**a** Ansicht von medial. [S700-L238]
**b** Ansicht von lateral. [S700]

Im oberen und im unteren Sprunggelenk finden die Bewegungen des Fußes statt. Die übrigen Gelenke der Fußwurzel (Tarsus) und des Mittelfußes (Metatarsus) sind Amphiarthrosen, die den Bewegungsumfang des unteren Sprunggelenks, allerdings nur geringfügig, erweitern. Im oberen Sprunggelenk bildet die Malleolengabel die Gelenkpfanne und die Trochlea des Sprungbeins (Talus) den Gelenkkopf. **Medial** werden beide Gelenke durch einen fächerförmigen Bandapparat stabilisiert, der als **Lig. collaterale mediale (deltoideum)** bezeichnet wird und aus 4 Faserzügen zusammengesetzt ist (Pars tibiotalaris anterior, Pars tibiotalaris posterior, Pars tibiocalcanea, Pars tibionavicularis), die die jeweiligen Knochen verbinden. **Lateral** finden sich **3 Einzelbänder (Lig. talofibulare anterius, Lig. talofibulare posterius, Lig. calcaneofibulare).** Diese Bänder stabilisieren auch zusätzlich das untere Sprunggelenk.

### Klinik

Verletzungen des **oberen Sprunggelenks (OSG)** sind viel **häufiger** als Verletzungen des **unteren Sprunggelenks (USG),** da der Bandapparat im Knöchelbereich nicht besonders stark ist. Da die Trochlea des Talus vorne breiter ist als hinten (→ Abb. 4.39a), ist nur bei Dorsalextension durch Dehnung der Malleolengabel eine sichere Knochenführung gegeben. Die häufigste Bänderverletzung des Menschen ist die Zerreißung der lateralen Bänder (Lig. talofibulare anterius und Lig. calcaneofibulare) beim **Supinationstrauma** („Umknicken des Fußes") (→ Abb. a, → Abb. b).

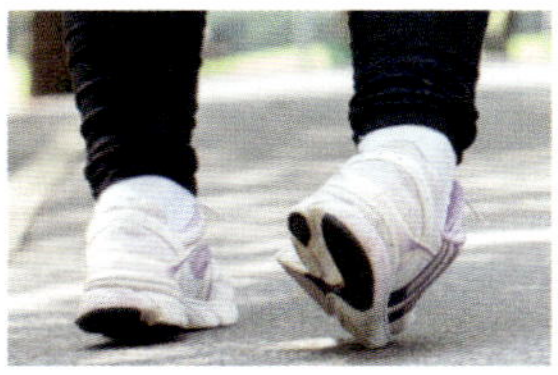
a

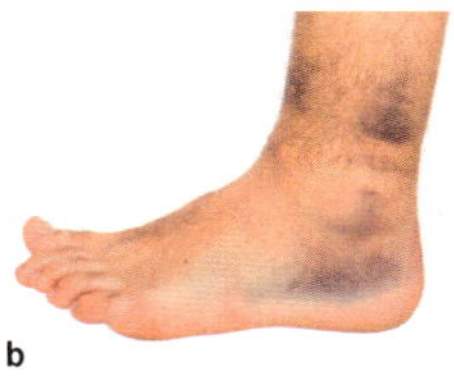
b

a [G123], b [J787]

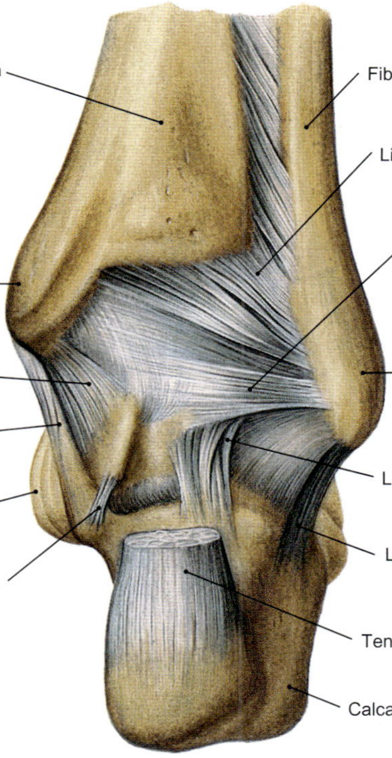


**Abb. 4.88 Oberes Sprunggelenk, Articulatio talocruralis, rechts, mit Bändern;** Ansicht von dorsal. [S700]

Teile des Lig. collaterale mediale (Pars tibiotalaris posterior, Pars tibiocalcanea) und das laterale Lig. talofibulare posterius sichern das Gelenk auf der Rückseite.

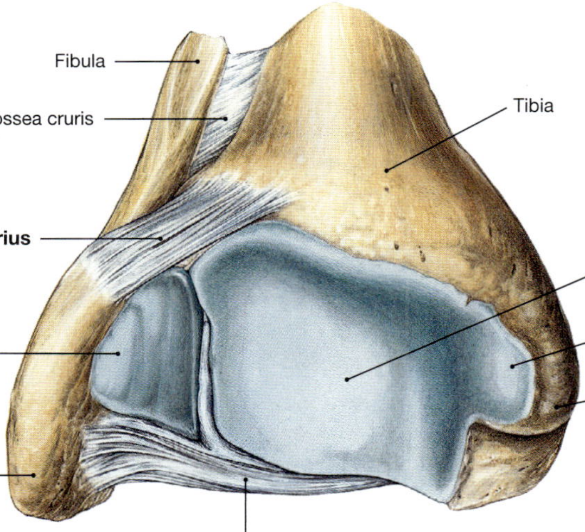


**Abb. 4.89 Distales Ende von Schienbein, Tibia, und Wadenbein, Fibula, rechts;** Ansicht von distal. [S700]

Tibia und Fibula werden durch die Syndesmosis tibiofibularis zusammengehalten und bilden gemeinsam die Malleolengabel, die Pfanne des oberen Sprunggelenks.

## Unteres Sprunggelenk

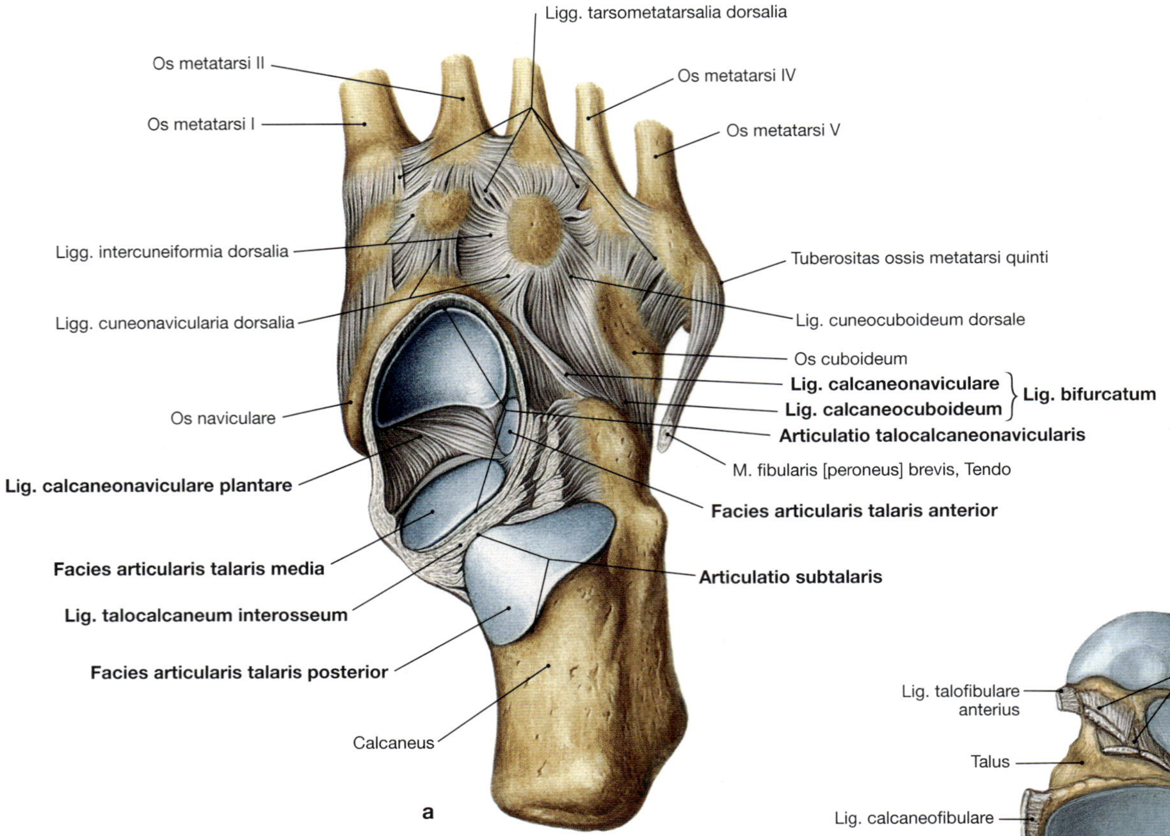


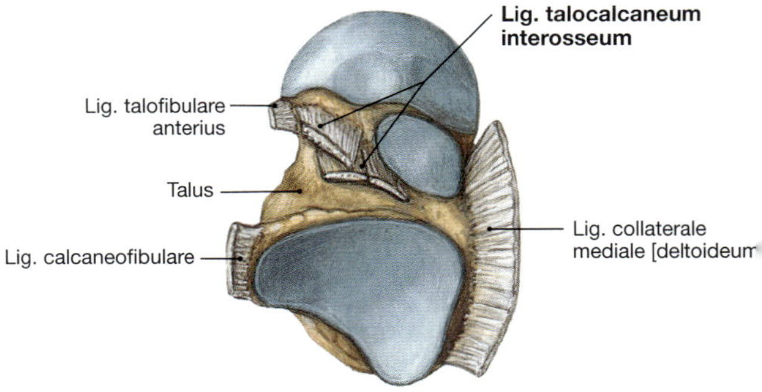


**Abb. 4.91 Unteres Sprunggelenk, Articulatio talocalcaneonavicularis, proximale Gelenkkörper, rechts;** Ansicht von distal. [S700]

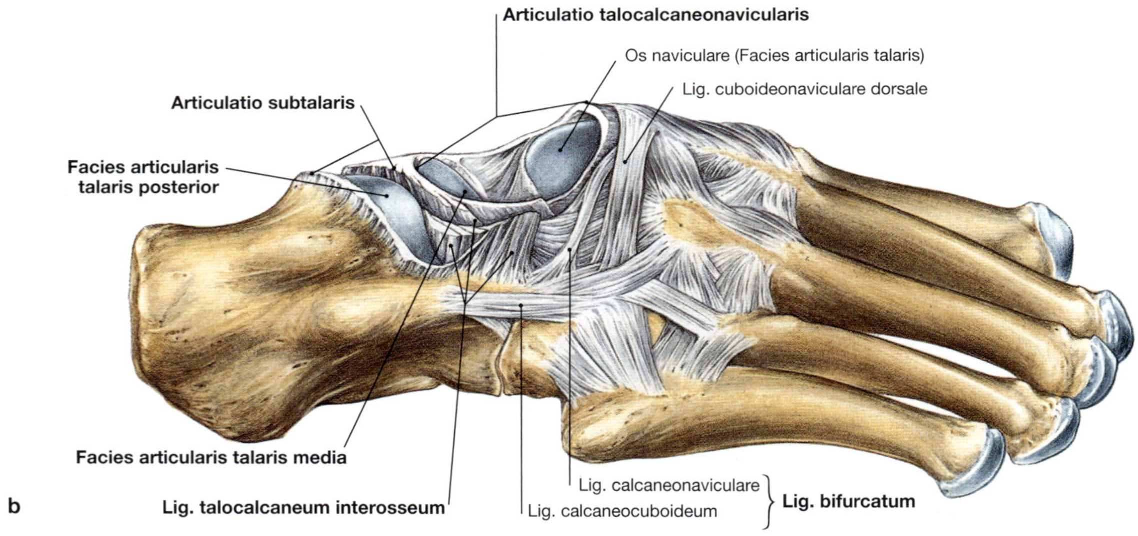


**Abb. 4.90a und b Unteres Sprunggelenk, Articulatio talocalcaneonavicularis, distale Gelenkkörper, rechts;** nach Entfernung des Talus. [S700]
**a** Ansicht von proximal.
**b** Ansicht von lateral.

Im unteren Sprunggelenk artikulieren Talus, Calcaneus und Os naviculare in 2 vollständig getrennten Gelenken. Das hintere Gelenk **(Articulatio subtalaris)** wird durch die hinteren korrespondierenden Gelenkflächen von Talus und Calcaneus gebildet. Dieses Teilgelenk wird durch das im Sinus tarsi gelegene **Lig. talocalcaneum interosseum** vom vorderen Teilgelenk **(Articulatio talocalcaneonavicularis)** getrennt. Im vorderen Teilgelenk artikulieren die vorderen Gelenkflächen von Talus und Calcaneus miteinander sowie der Kopf des Talus vorne mit dem Os naviculare und unten mit dem Pfannenband **(Lig. calcaneonaviculare plantare).** Das Pfannenband besitzt an dieser Stelle meist eine Gelenkfläche aus hyalinem Knorpel. Es ist an der Verspannung des Fußgewölbes beteiligt. Funktionell bilden beide Teilgelenke eine Einheit. Dies erklärt, warum der Begriff **Articulatio talocalcaneonavicularis** oft auch für das gesamte untere Sprunggelenk verwendet wird. Neben den Bändern des oberen Sprunggelenks gibt es zusätzliche Bänder, die die Skelettelemente des unteren Sprunggelenks stabilisieren. Außer dem Lig. talocalcaneum interosseum zählen hierzu das Lig. talocalcaneum mediale und das Lig. talocalcaneum laterale (→ Abb. 4.88 und → Abb. 4.87b). Zum Bewegungsumfang im unteren Sprunggelenk → Abb. 4.100.

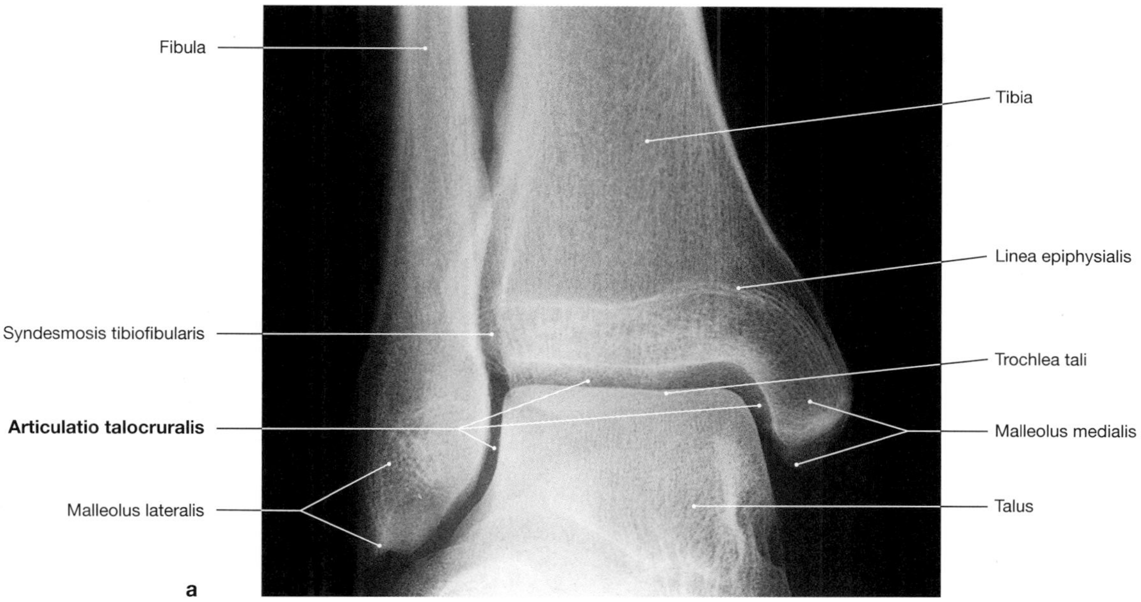


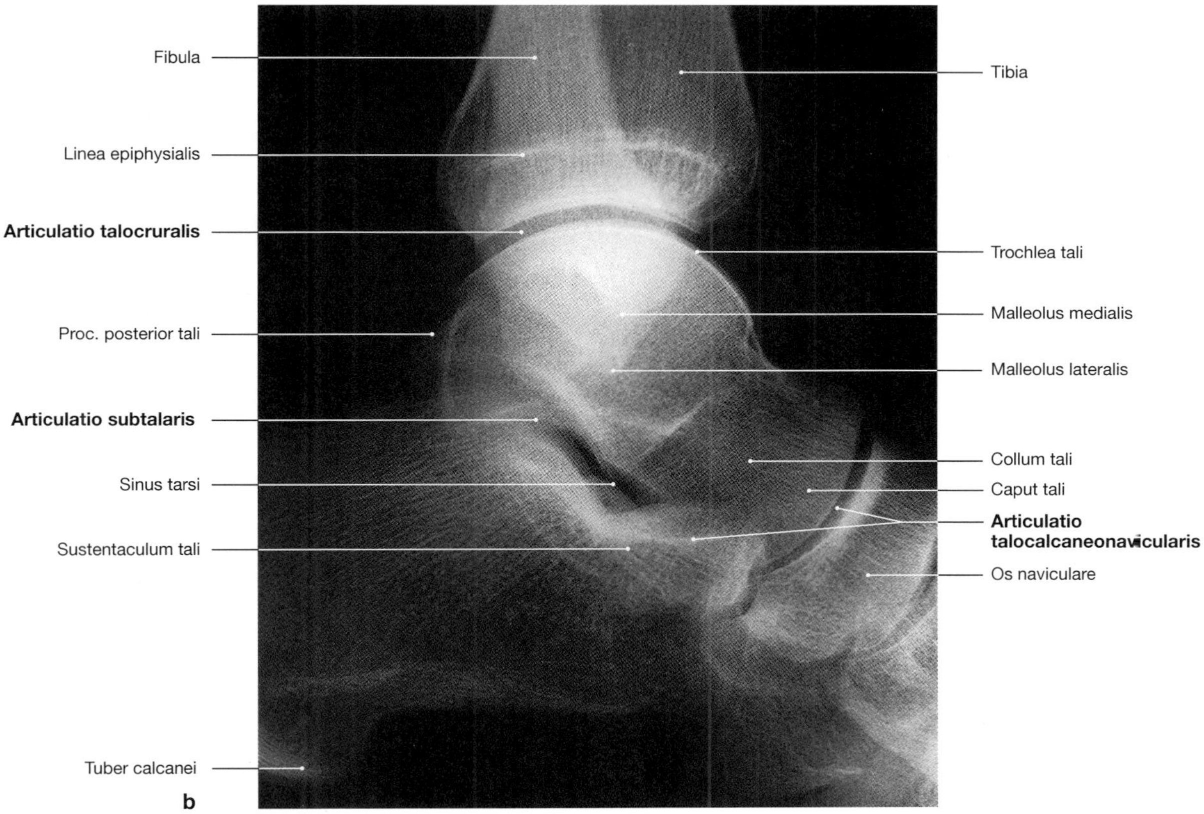


**Abb. 4.92a und b Oberes und unteres Sprunggelenk, Articulationes talocruralis und talocalcaneonavicularis, rechts.** [S700-T902]

**a** Röntgenaufnahme im anteroposterioren (ap) Strahlengang.
**b** Röntgenaufnahme im lateralen Strahlengang.

## Fußgelenke

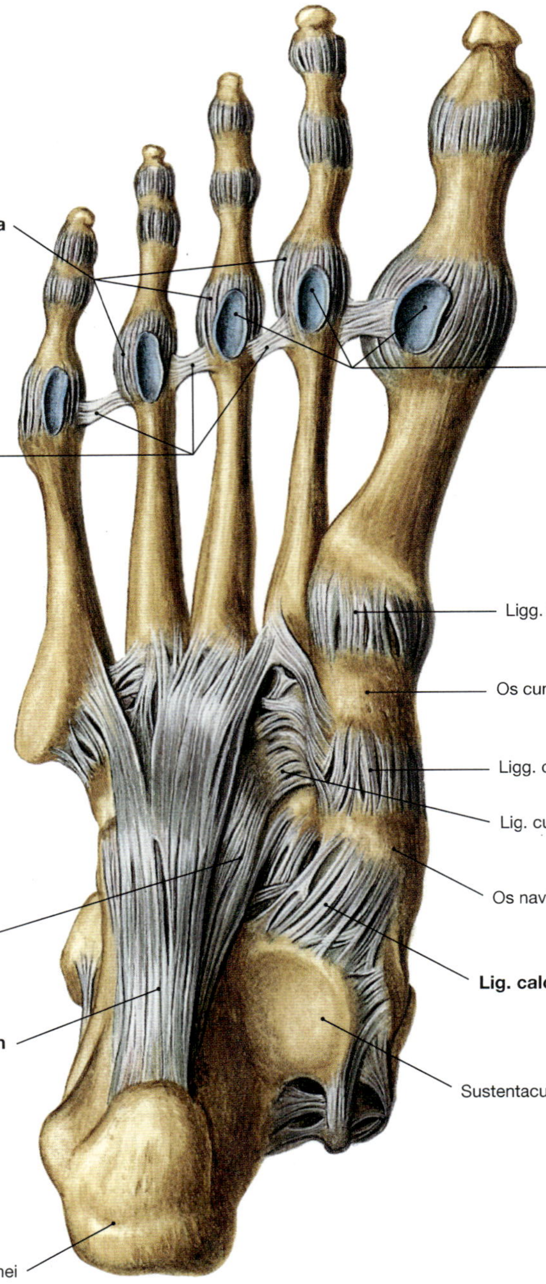


**Abb. 4.93 Gelenke des Fußes, Articulationes pedis, rechts, mit Bändern;** Ansicht von plantar. [S700]

Die übrigen Gelenke der Fußwurzel (Tarsus) und des Mittelfußes (Metatarsus) sind **Amphiarthrosen,** die in Bezug auf die Beweglichkeit der individuellen Gelenke von untergeordneter Bedeutung sind. Zusammen erweitern sie aber den Bewegungsumfang des unteren Sprunggelenks und verbinden den Fuß zu einer federnden Platte. Im Bereich der Fußwurzel sind 2 Gelenklinien hervorzuheben, die zur Supination und Pronation des Fußes beitragen. Die **CHOPART-Gelenklinie** (Articulatio tarsi transversa) setzt sich aus der Articulatio talonavicularis und der Articulatio calcaneocuboidea zusammen (→ Abb. 4.36). Die **LISFRANC-Gelenklinie** (Articulationes tarsometatarsales) dient als Verbindung zum Mittelfuß (→ Abb. 4.36). Diese Gelenklinien haben als Amputationslinien klinische Bedeutung. Daneben artikulieren die Fußwurzelknochen in verschiedenen Einzelgelenken. Die Mittelfußknochen sind proximal durch die **Articulationes intermetatarsales** und distal durch das **Lig. metatarsale transversum profundum** verbunden. Die Gelenke von Vor- und Mittelfuß sind durch straffe plantare, dorsale und interossäre Bandzüge miteinander verbunden. Das CHOPART-Gelenk wird dorsal besonders durch das **Lig. bifurcatum** stabilisiert, das sich in 2 Faserzüge (Lig. calcaneonaviculare und Lig. calcaneocuboideum) aufspaltet (→ Abb. 4.90a). Ihm liegt plantar das **Lig. calcaneocuboideum plantare** gegenüber. Neben dem Pfannenband dient das **Lig. plantare longum** der Aufrechterhaltung des Fußgewölbes. Es liegt oberflächlicher als die übrigen plantaren Bänder und zieht vom Calcaneus zum Os cuboideum und zu den Ossa metatarsi II–IV. Die **Zehen**gelenke kann man in **Grundgelenke** (Articulationes metatarsophalangeae) sowie **Mittel- und Endgelenke** (Articulationes interphalangeae proximales und distales) untergliedern. Alle Zehengelenke sind durch straffe Seitenbänder (Ligg. collateralia) und unten durch die Ligg. plantaria in ihrer Beweglichkeit eingeschränkt.

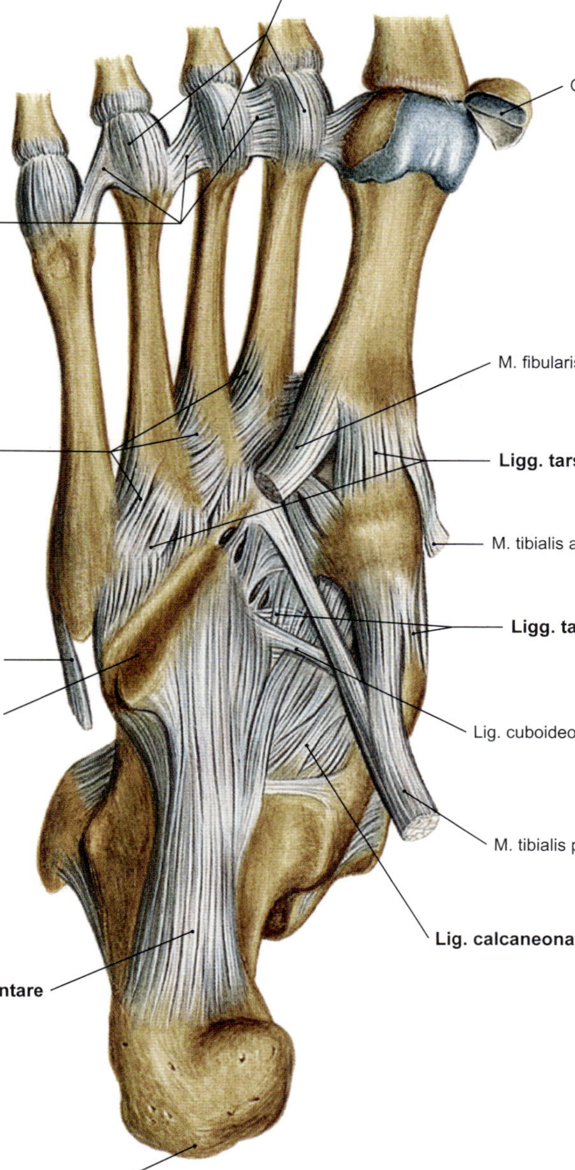


**Abb. 4.94 Gelenke des Fußes, Articulationes pedis, rechts, mit Bändern;** Ansicht von plantar; nach Entfernung des Lig. plantare longum. [S700]

## Klinik

Eine sehr häufige Fehlstellung im Großzehengrundgelenk ist der **Hallux valgus,** bei dem der Kopf des ersten Mittelfußknochens nach medial abweicht und sichtbar vorspringt, während die Großzehe (Hallux) stark nach lateral adduziert ist (→ Abbildung). Dies kann zu starken Schmerzen im Grundgelenk und zur Bildung von Druckstellen führen. Diese erfordern oft eine operative Korrektur. Neue Therapieansätze versuchen, adduzierend wirkende Muskeln (M. adductor hallucis) durch Injektion von Botulinumtoxin zu lähmen, um die Fehlstellung zu beheben. Bei **Hammerzehen** sind Mittel- oder Endgelenke in Beugestellung fixiert. Bei **Krallenzehen** ist zusätzlich das Grundgelenk überstreckt, wobei sich die Grundphalanx sogar über den Mittelfußknochen schiebt.
[M614]

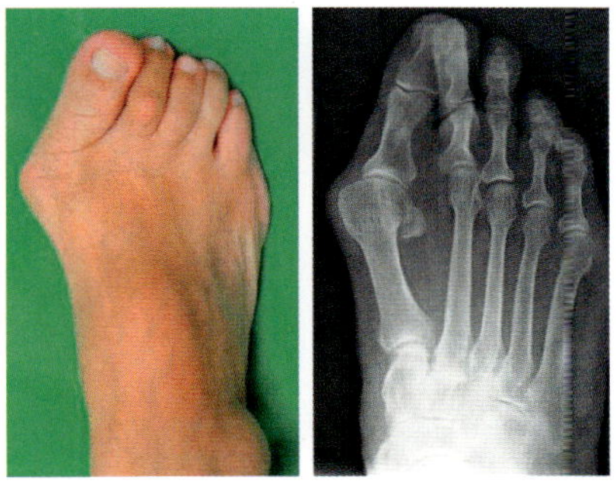

## Fußgewölbe

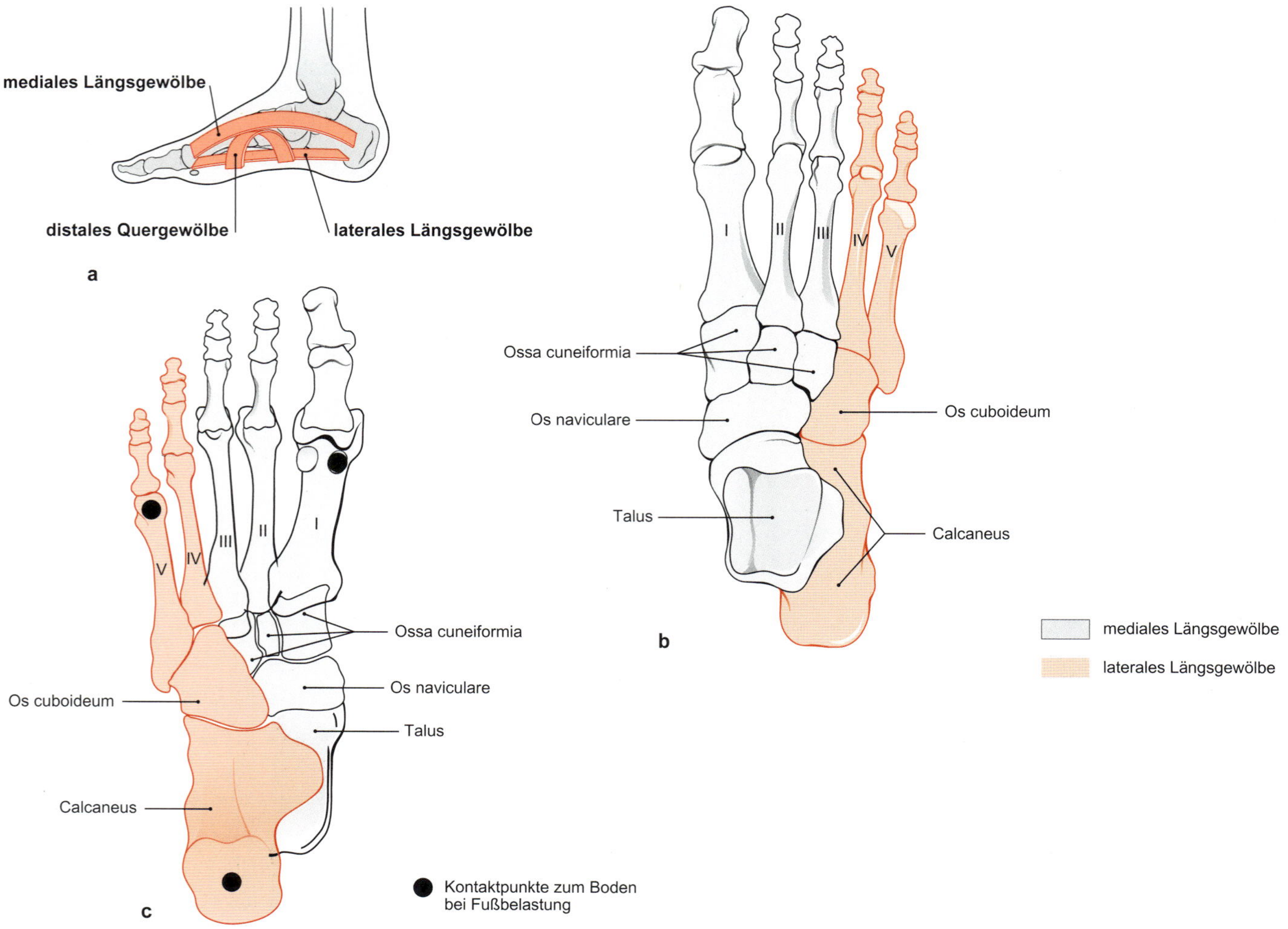


**Abb. 4.95a–c Knochen des Fußgewölbes, rechts;** Schemazeichnung. [S700-L126]
**a** Ansicht von medial.
**b** Ansicht von dorsal.
**c** Ansicht von plantar.
Beim Stand wird die Gewichtskraft des Körpers über einen **medialen und einen lateralen Strang** weitergeleitet. Der mediale Strang besteht aus den ersten 3 Fußstrahlen und zieht sich über das Os naviculare, die Ossa cuneiformia und die Ossa metatarsi I–III zu den ersten 3 Zehen. Der 4. und der 5. Fußstrahl bilden den lateralen Strang, der sich über den Calcaneus, das Os cuboideum und die Ossa metatarsi IV und V zu den beiden äußeren Zehen erstreckt. Durch die Form und Verspannung der Knochen von Fußwurzel und Mittelfuß bilden sich das **Längsgewölbe** und das **Quergewölbe** des Fußes. Aufgrund dieser Konstruktion hat der Fuß nur an 3 Punkten Kontakt zum Boden: an den Köpfen der Mittelfußknochen I und V und am Tuber calcanei.

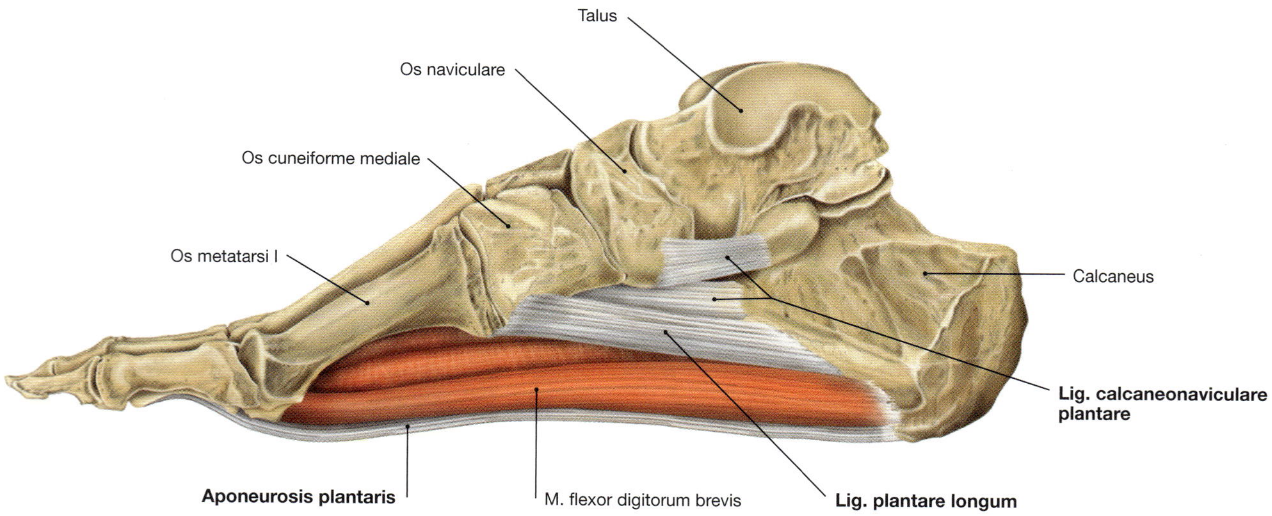


**Abb. 4.96 Verspannung des Längsgewölbes des Fußes, rechts;** Ansicht von medial. [S700-L280]
Die **Bänder** des Fußes verspannen **passiv** das Längsgewölbe. Die Bandsysteme lassen sich in 3 übereinandergelagerte Etagen gliedern:

- Obere Etage: Pfannenband (Lig. calcaneonaviculare plantare)
- Mittlere Etage: Lig. plantare longum
- Untere Etage: Plantaraponeurose (Aponeurosis plantaris)

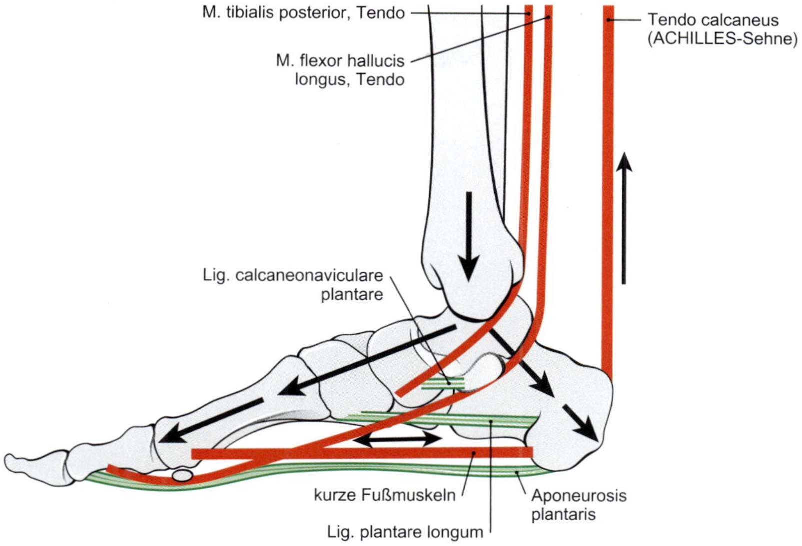


**Abb. 4.97 Längsgewölbe des Fußes, rechts;** schematische Darstellung, Ansicht von medial. [S702-L126]/[B500-M282]
Während die Köpfchen aller Mittelfußknochen in der Plantarebene liegen, lagern sich Ossa cuneiformia, Os naviculare und Talus nach hinten zunehmend über die lateralen Skelettanteile, sodass der Talus über dem Calcaneus zu liegen kommt. Nach medial öffnet sich dadurch das **Längsgewölbe.** Dieses wird **aktiv** durch die Sehnen der **tiefen Wadenmuskeln** (M. flexor hallucis longus, M. flexor digitorum longus, M. tibialis posterior) und durch die **kurzen Muskeln** der Fußsohle unterstützt. Dieser Stützapparat wirkt nach dem Prinzip der **Zuggurtung** der Belastung durch das Körpergewicht entgegen.

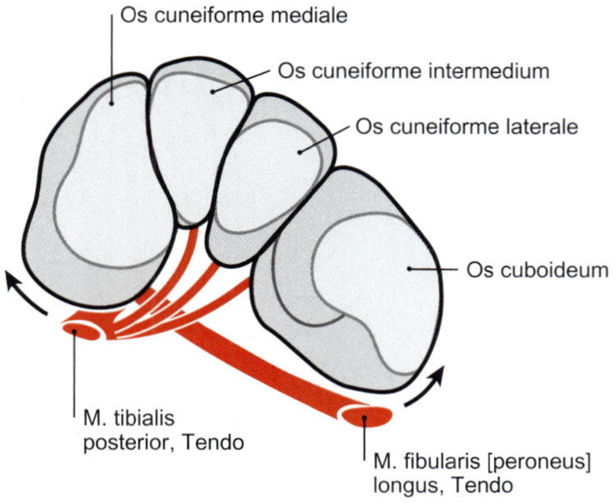


**Abb. 4.98 Quergewölbe des Fußes, rechts;** schematische Darstellung, Ansicht von dorsal. [S702-L126]
Der keilförmige Querschnitt der Keilbeine und der Basen der Mittelfußknochen führt zur Bildung des **Quergewölbes,** das **passiv** durch die **Bänder** des Fußes stabilisiert wird. Dieses wird **aktiv** vor allem durch die Sehnen des **M. tibialis posterior** und **M. fibularis longus** sowie den **M. adductor hallucis** verspannt.

## Klinik

Fehlstellungen der Füße sind sehr häufig. Sowohl zu stark (Pes cavus) als auch zu schwach ausgeprägte Fußgewölbe (Pes planus) können zu einer übermäßigen Pro- oder Supination des Fußes führen und damit die Biomechanik des ganzen Beins verändern (→ Abb. a, → Abb. b). Die häufigste angeborene Fehlbildung der Extremitäten ist der **angeborene Klumpfuß,** bei dem der Fuß in Plantarflexion und Supination fixiert ist. Diese Stellung scheint auf eine mangelnde Rückbildung dieser Fußstellung zurückzugehen, die intrauterin physiologisch ist (→ Abb. 3.3). Insgesamt viel häufiger sind jedoch angeborene Fehlstellungen aufgrund des Versagens des Zuggurtungssystems. Beim **erworbenen Plattfuß (Knick-Senk-Spreizfuß)** knickt der Fuß nach medial ein, da sich der Talus absenkt. Dadurch weichen die Mittelfußköpfchen auseinander, sodass auch die Mittelfußknochen II–IV Kontakt zum Boden bekommen, was zu schmerzhaften Druckstellen führen kann.
[S701-L126]

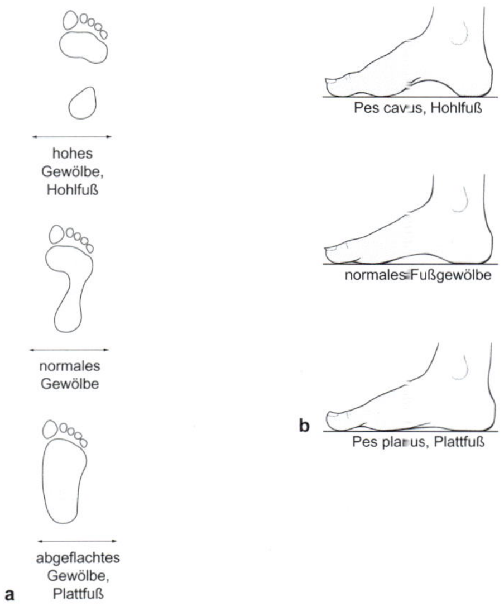

## Bewegung der Sprunggelenke und der übrigen Fußgelenke

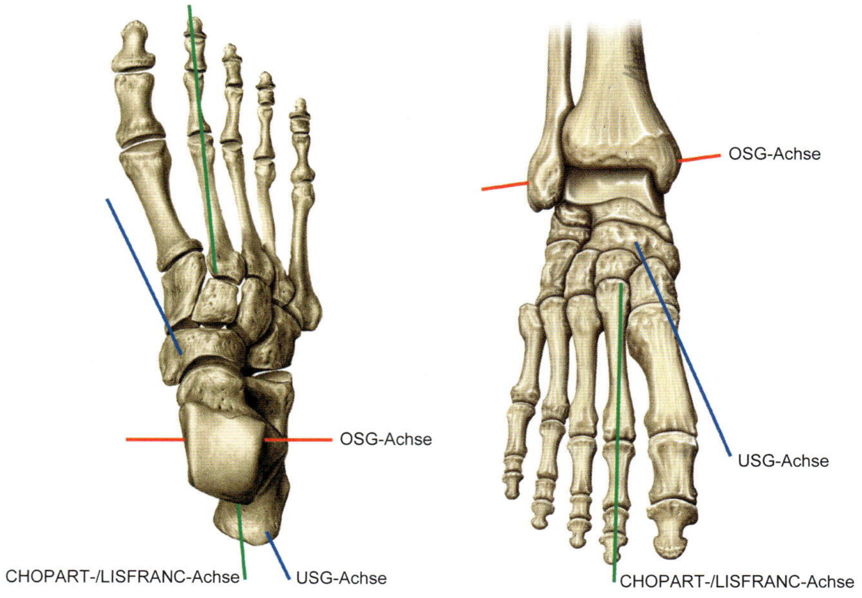


**Abb. 4.99a und b Achsen der Sprunggelenke sowie von CHOPART- und LISFRANC-Gelenk.** Rot: Achse des oberen Sprunggelenks, blau: Achse des unteren Sprunggelenks, grün: Achse von CHOPART- und LISFRANC-Gelenk.
**a** Ansicht von kranial. [S700]
**b** Ansicht von ventral. [S701-L127]

Das **obere Sprunggelenk** (OSG) ist ein klassisches **Scharniergelenk** (Ginglymus). Die Achse des oberen Sprunggelenks verläuft transversal durch die Malleolengabel. Das **untere Sprunggelenk** (USG) dagegen ist ein **atypisches Radgelenk** (Articulatio trochoidea), für das eine vereinfachte Achse definiert wurde. Diese tritt medial oben in den Hals des Talus ein und lateral hinten am Calcaneus aus. Die gemeinsame Achse von **CHOPART- und LISFRANC-Gelenk** folgt dem 2. Zehenstrahl. Während das LISFRANC-Gelenk noch als typische Amphiarthrose aufgefasst wird, ist der Bewegungsumgang des CHOPART-Gelenks bereits größer, sodass es wie ein Radgelenk funktioniert.

### Struktur und Funktion

**CHOPART- und LISFRANC-Gelenk** sowie die übrigen Gelenke von Fußwurzel und Mittelfuß ergänzen den Bewegungsumfang des unteren Sprunggelenks, in dem sie als **straffe Drehgelenke** den Vorfuß verwringen, sodass mit Pronation und Supination die gesamte Fußfläche gekippt werden kann. Die Bewegungsumfänge der einzelnen Zehengelenke sind für die Funktion des Fußes weitgehend unerheblich, da die Zehen beim Gehen und Stehen als Ganzes fixiert oder gebeugt und gestreckt werden.

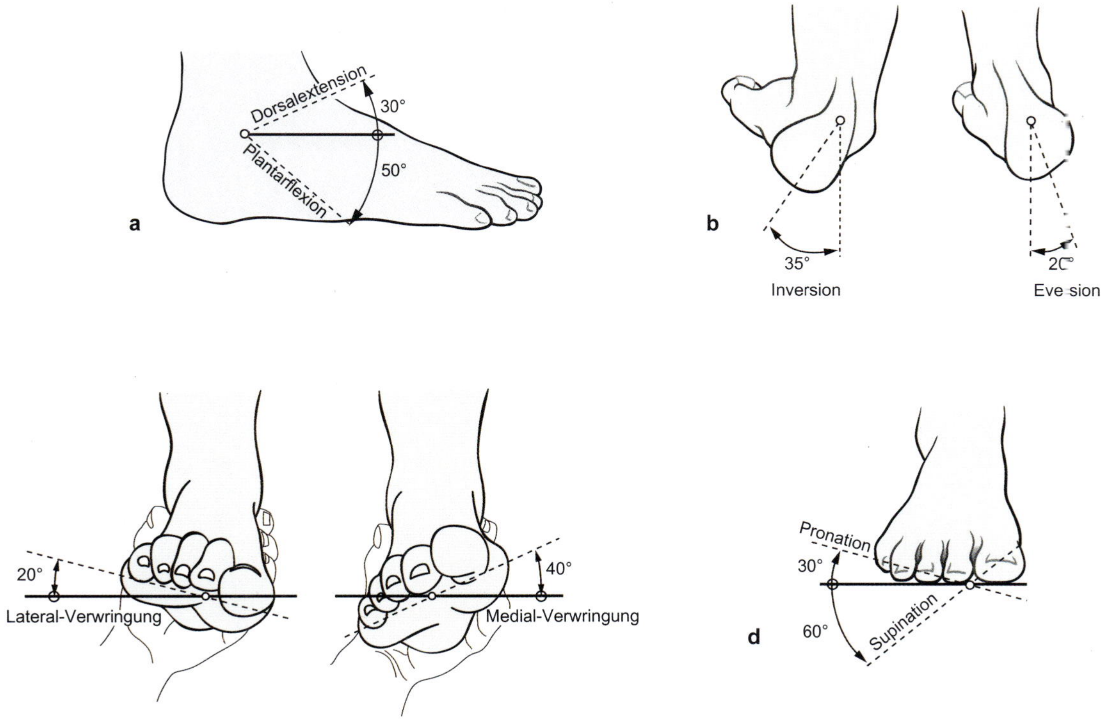


**Abb. 4.100a–d Bewegungsumfang von oberem und unterem Sprunggelenk sowie CHOPART- und LISFRANC-Gelenken.**
**a** Im oberen Sprunggelenk finden die Hebung des Fußes **(Dorsalextension)** und die Senkung **(Plantarflexion)** statt. [S700-L126]/[G1070]
**b** Im unteren Sprunggelenk finden **Inversion** (Bewegung des Rückfußes nach medial) und **Eversion** (Bewegung des Rückfußes nach lateral) statt. [S700-L126]/[B500-M282/L132]
**c** Diese Bewegungen des Rückfußes werden durch die Vorfußverwringung in den übrigen Fußgelenken (CHOPART- und LISFRANC-Gelenklinie) ergänzt. [S700-L303]
**d** Auch die **Supination** (Hebung des medialen Fußrandes) und die **Pronation** (Hebung des lateralen Fußrandes) unterstützen den Bewegungsumfang. [S700-L126]/[G1070]

**Bewegungsumfang:**
- OSG: Dorsalextension–Plantarflexion: 30°–0°–50°
- USG: Eversion–Inversion: 20°–0°–35°
- CHOPART/LISFRANC-Gelenken: Lateralverwringung–Medialverwringung: 20°–0°–40°
- USG und CHOPART/LISFRANC-Gelenke: Pronation–Supination: 30°–0°–60°

## Bewegung der Sprunggelenke und der übrigen Fußgelenke

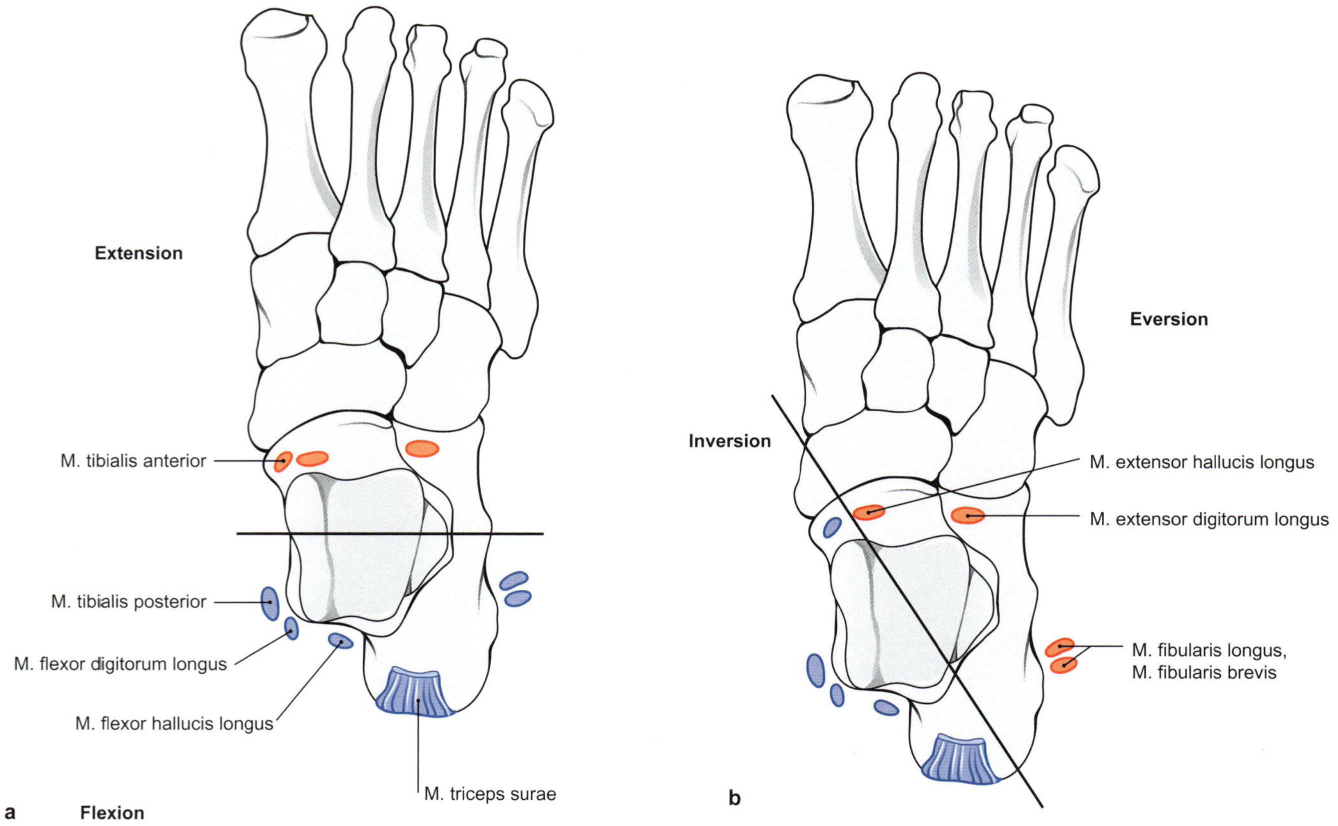


**Abb. 4.101a und b Wirkung der Muskeln des Unterschenkels auf die Sprunggelenke;** schematische Ansicht von dorsal. [S702-L126]/[B500]
**a** Verlauf der Endsehnen zur Achse des oberen Sprunggelenks.
**b** Verlauf der Endsehnen zur Achse des unteren Sprunggelenks.
Alle Muskeln, ceren Endsehne ventral der Flexions-/Extensionsachse des oberen Sprunggelenks verläuft, sind **Dorsalextensoren** (rot). Muskeln, deren Sehne dorsal dieser Achse verläuft, sind **Plantarflexoren** (blau). Muskeln, die medial der Achse des unteren Sprunggelenks verlaufen, sind **Supinatoren** (heben den medialen Fußrand, blau). Alle Muskeln, deren Endsehne lateral der Achse verläuft, fungieren als **Pronatoren** (heben den lateralen Fußrand, rot). Daher wirken die Muskeln der vorderen Muskelgruppe als Dorsalextensoren und mit Ausnahme des M. tibialis anterior als Pronatoren. Die Wadenmuskeln sind alle Plantarflektoren und kräftige Supinatoren. Die Fibularisgruppe dient vor allem der Pronation, unterstützt aber auch die Plantarflexion.

| Die wichtigsten Muskeln für die Bewegungen der Sprung- und Fußgelenke | |
|---|---|
| **Bewegung** | **Muskeln** |
| **Dorsalextension** | M. tibialis anterior |
| **Plantarflexion** | M. triceps surae |
| **Pronation** | M. fibularis longus |
| **Supination** | M. triceps surae |

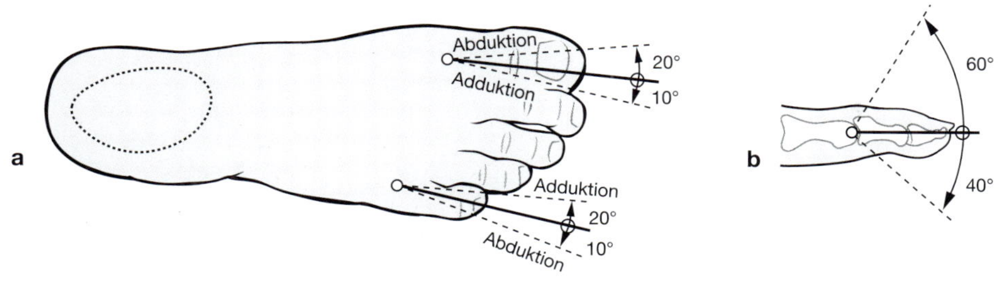


**Abb. 4.102a und b Bewegungsumfang der Zehengelenke.**
**a** Die Zehengrundgelenke sind Kugelgelenke, die allerdings durch den straffen Bandapparat auf 2 Freiheitsgrade eingeschränkt werden (Rotation ist nicht möglich). [S700-L126]/[G1070]
**b** Die Mittel- und Endgelenke der Zehen sind Scharniergelenke, die nur eine geringfügige Beugung zulassen. [S700-L126]/[B500-M282]

Wichtiger als die aktive Bewegung der Zehen ist ihr passiver Widerstand beim Abrollen des Fußes beim Gehen.

**Bewegungsumfang der Zehengrundgelenke:**
- Dorsalextension–Plantarflexion: 60°–0°–40°
- Adduktion–Abduktion: 20°–0°–10° (Adduktion ist dabei die Bewegung zur Mittellinie des Fußes hin!)

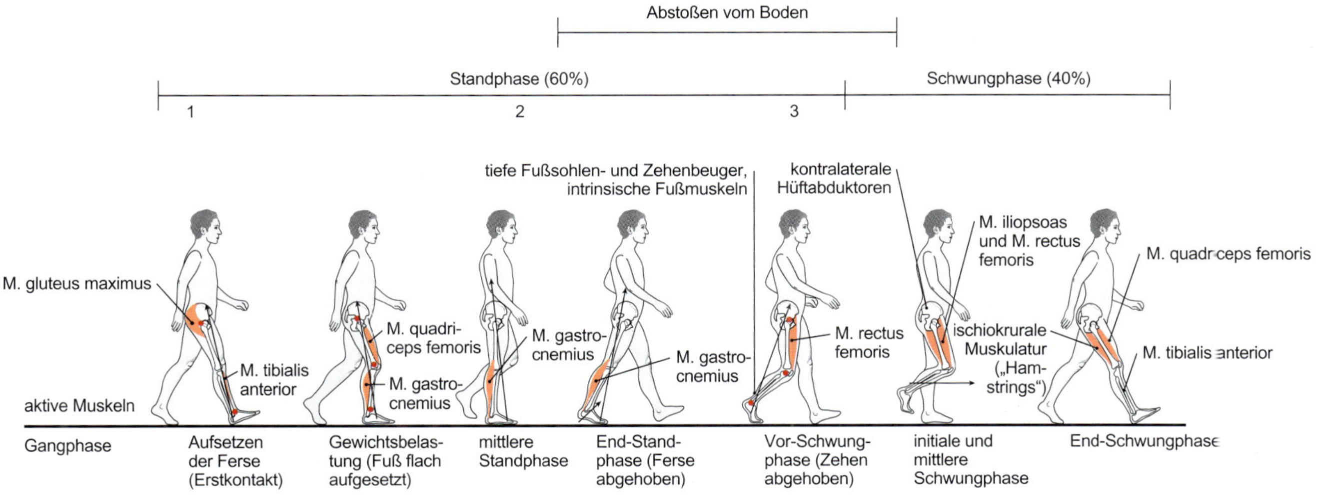


**Abb. 4.103 Abläufe beim Gehen.** [S701-L126]
Der Gang setzt sich aus einer **Standphase** und einer **Schwungphase** zusammen. In der Standphase folgen initialer Zweibeinstand (1), Einbeinstand (2) und terminaler Zweibeinstand (3) aufeinander. Dabei kommt es zu einer Abfolge aus Dorsalflexion, kombiniert mit Pronation beim Auftreten mit der Ferse, und dann Plantarflexion mit Supination beim Abstoßen vom Untergrund mit den Zehen. Mit zunehmender Geschwindigkeit des Gehens verkürzen sich die einzelnen Phasen. Beim Rennen entfallen die Phasen, in der beide Füße gleichzeitig Kontakt zum Untergrund haben.

## Faszien des Beins

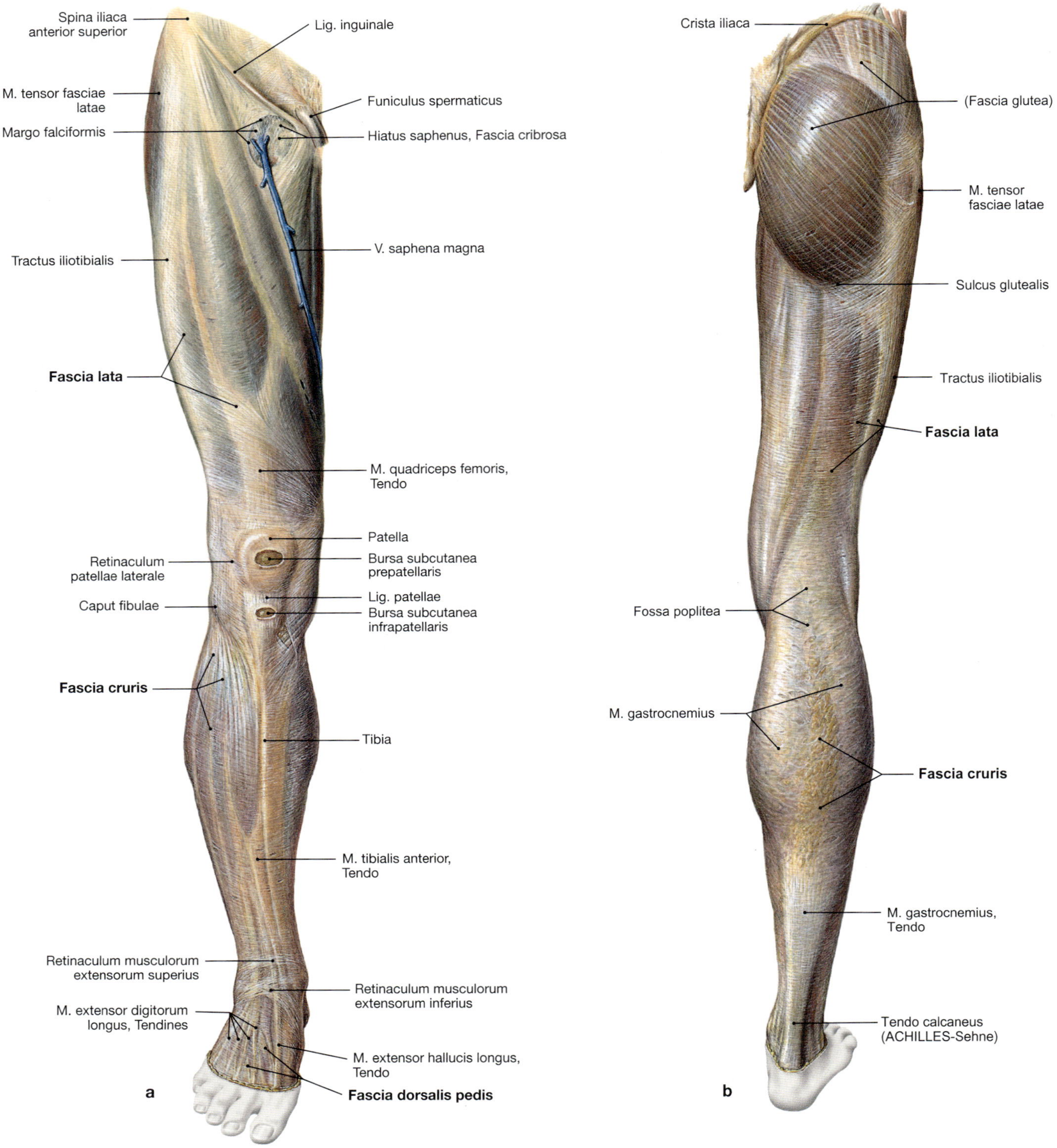


**Abb. 4.104a und b Faszie des Oberschenkels, Fascia lata, des Unterschenkels, Fascia cruris, und des Fußrückens, Fascia dorsalis pedis, rechts.** [S700]

**a** Ansicht von ventral.
**b** Ansicht von dorsal.

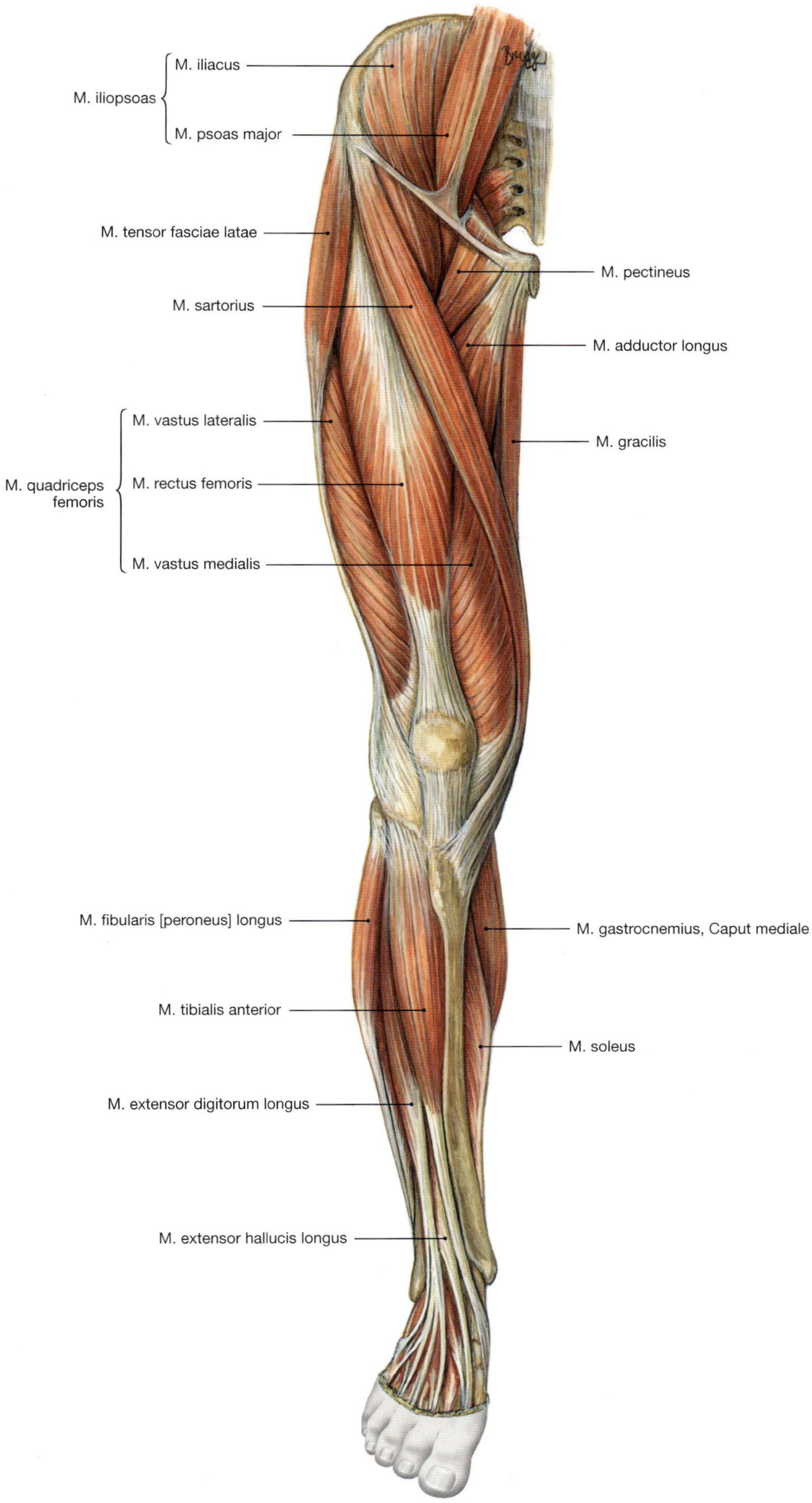


**Abb. 4.105 Ventrale Muskeln von Hüfte und Bein, rechts;** Ansicht von ventral. [S700]

→T 44, T 46, T 47, T 50

## Hüft- und Beinmuskeln

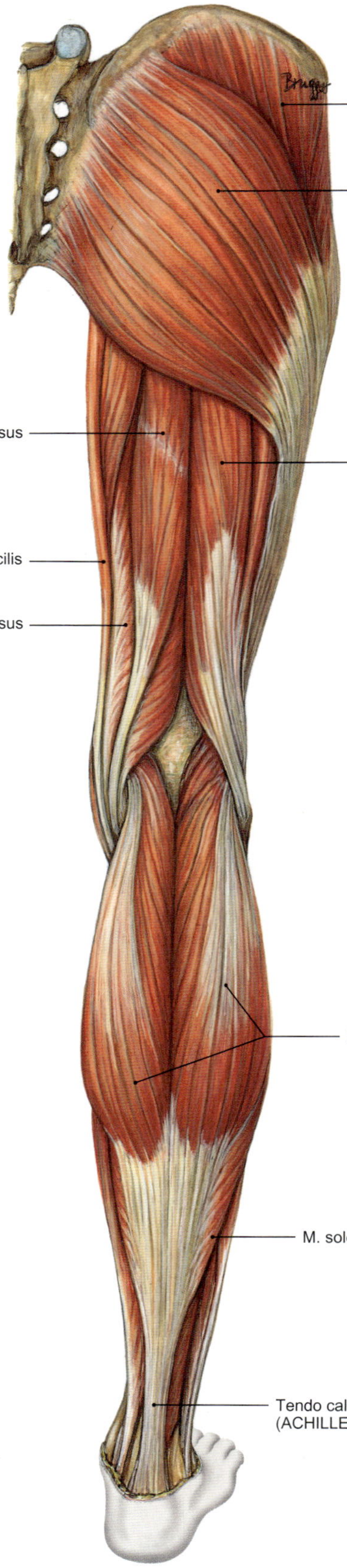


**Abb. 4.106 Dorsale Muskeln von Hüfte und Bein, rechts;** Ansicht von dorsal. [S700]

→ T 45, T 49, T 52

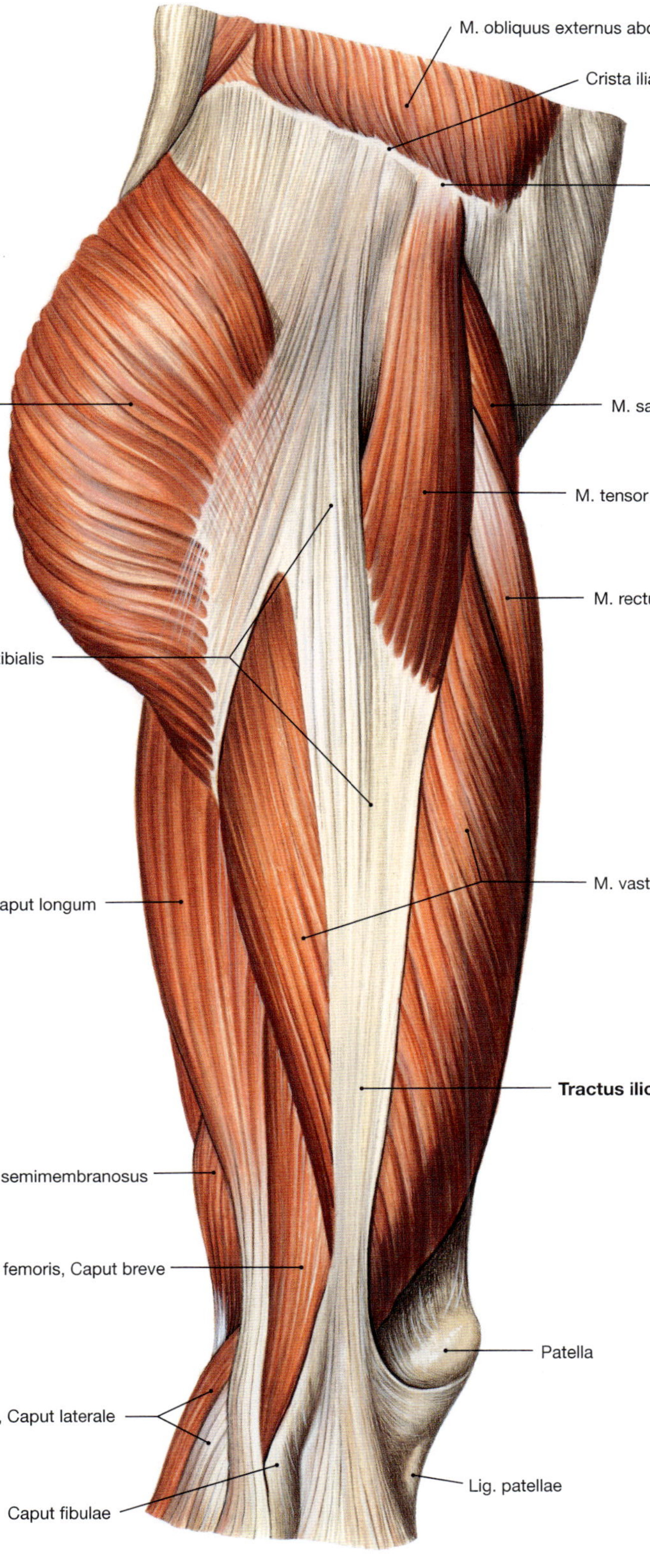


**Abb. 4.107 Muskeln von Hüfte und Oberschenkel, rechts;** Ansicht von lateral. [S700]
Der **Tractus iliotibialis** ist eine Verstärkung der Oberschenkelfaszie (Fascia lata) und verspannt Hüftbein und Tibia miteinander. Er gleicht die medial durch das Körpergewicht auf den Oberschenke knochen einwirkende Belastung aus. Dieses Prinzip wird als **Zuggurtung** bezeichnet.

→ T 45

## Hüft- und Oberschenkelmuskeln

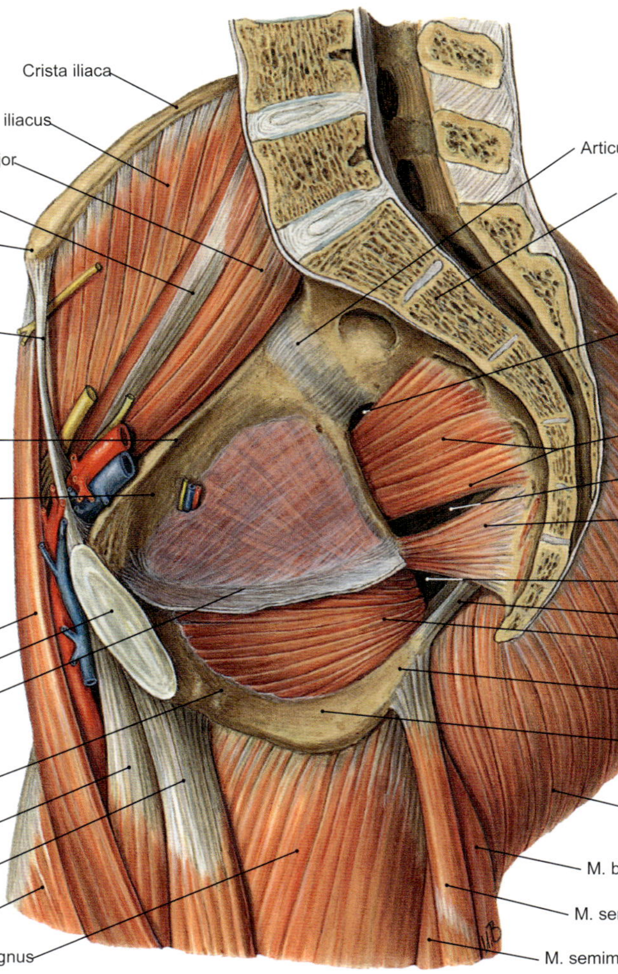


**Abb. 4.108 Muskeln von Hüfte und Oberschenkel, rechts;** Ansicht von medial. [S700]

→ T 44–T 48

## Struktur und Funktion

Da der M. psoas major an der Lendenwirbelsäule entspringt, beeinflusst seine Kontraktion auch die Krümmung der Lendenwirbelsäule (→ Abb. a, → Abb. b). Eine **Verkürzung und Unflexibilität des Psoas** kann durch lange sitzende Tätigkeiten hervorgerufen werden und eine verstärkte Krümmung (Hyperlordosierung) der LWS und damit Schmerzen im unteren Rücken verursachen (→ Abb. b). Die Schmerzen treten besonders bei Aktivitäten auf, bei denen das Hüftgelenk überstreckt und der Muskel gedehnt wird.
[S701-L231]

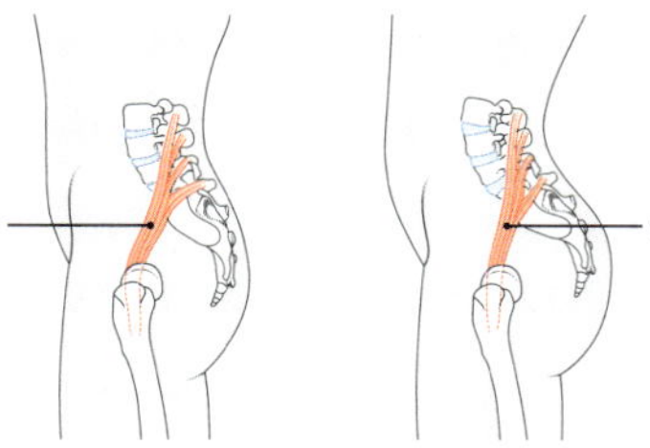


## Klinik

Die dorsalen Hüftmuskeln stabilisieren das Hüftgelenk bei Änderungen von Bewegungsrichtungen und beim Springen. Eine Schwäche der Gluteus-Muskeln führt zu einer **Hüftinstabilität,** die bei Belastungen eine **Adduktionsbeanspruchung im Knie** (Valgus-Belastung) nach sich zieht (→ Abbildung), wodurch oft das vordere Kreuzband in Mitleidenschaft gezogen wird.
[S701-L231]

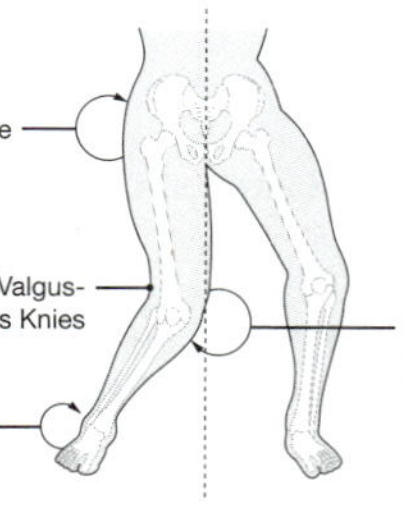

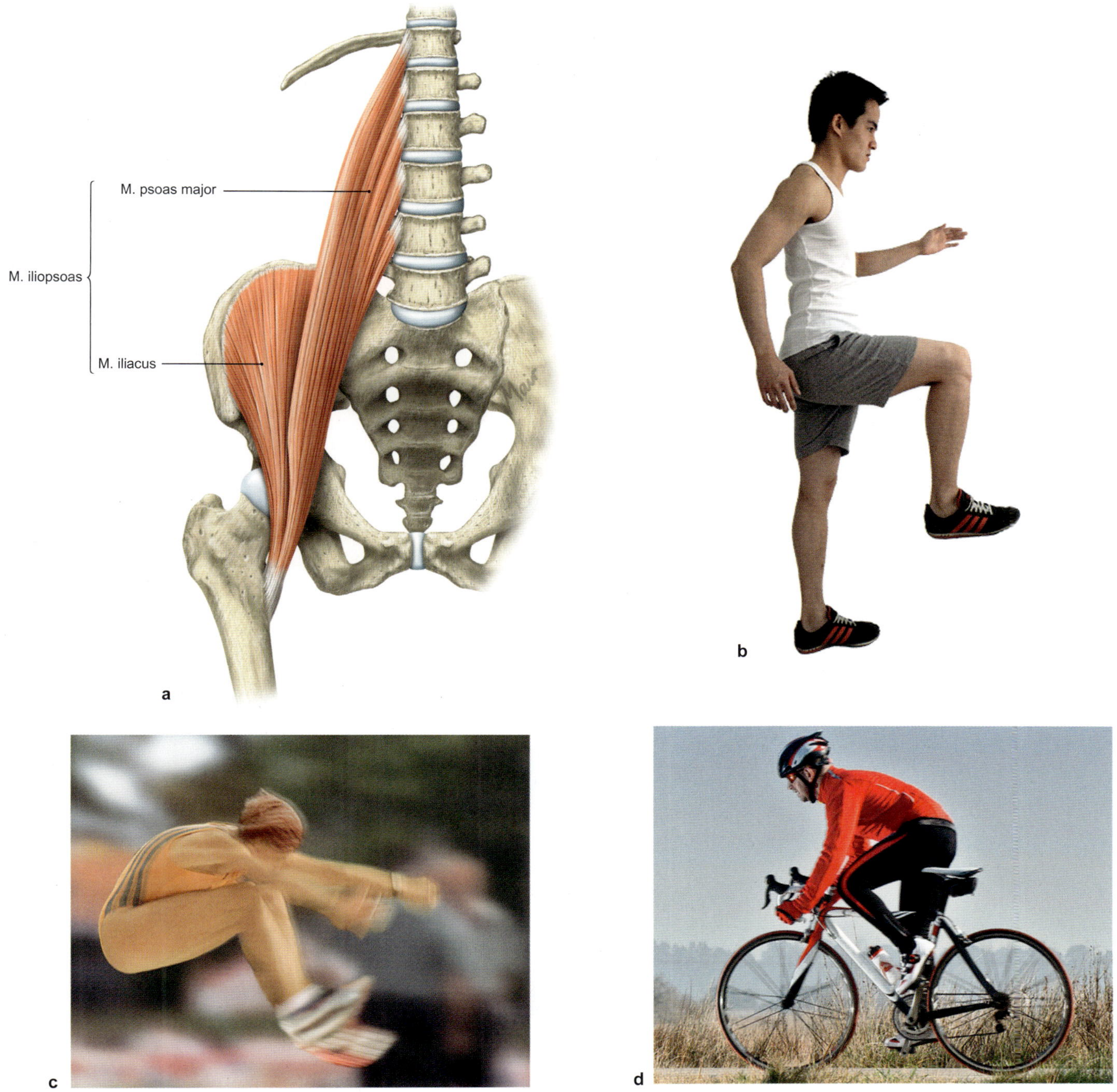


**Abb. 4.109a–d Ventrale Muskeln der Hüfte, rechts;** Ansicht von ventral.
Die Muskeln von Hüfte und Oberschenkel sind für das Aufrichten und den sicheren Stand ebenso von zentraler Bedeutung wie für das Gehen.
**a** Der **M. iliopsoas** ist der **wichtigste Beuger** im Hüftgelenk. Er setzt sich aus dem M. psoas major und dem M. iliacus zusammen, die durch unterschiedliche Ursprünge 2 getrennte Muskeln darstellen, aber durch den gemeinsamen Ansatz am Trochanter minor zu einer funktionellen Einheit zusammengefasst sind. Beide Muskeln sind auch unterschiedlich innerviert: Der M. psoas major wird überwiegend von direkten Muskelästen aus dem Plexus lumbalis, der in den Muskel eingebettet ist, innerviert. Der M. ilacus wird dagegen vom N. femoralis innerviert.
**b–d** Der M. iliopsoas ermöglicht eine kraftvolle Beugung in der Hüfte (b) und wird daher besonders bei sportlichen Aktivitäten wie Weitsprung oder Radsport trainiert (c, d). a [S700-L127], b [S701-L271], c, d [J787]

→T 44

## Klinik

Die unterschiedliche Innervation der beiden Abschnitte des M. iliopsoas kann relevant werden, wenn der Muskel aufgrund einer **Spastik** durch Injektion von Botulinumtoxin ausgeschaltet werden soll. Durch seine permanente Anspannung ist die Hüfte maximal gebeugt, sodass ein Stehen auf dem Bein unmöglich ist. Zunächst würde man in den gut unter dem Leistenband erreichbaren ansatznahen Muskelteil injizieren, der allerdings überwiegend Muskelfasern vom M. iliacus enthält. Wenn dies nicht ausreicht, um die Hüftbeugung ausreichend zu verringern, muss der M. psoas major injiziert werden. Bei schlanken Personen und Kindern ist dies zwar durch die Bauchdecke möglich, kann aber zu einer Verletzung des Darms führen. Alternativ kann dorsal neben der Lendenwirbelsäule durch die Rückenmuskulatur eingestochen werden.

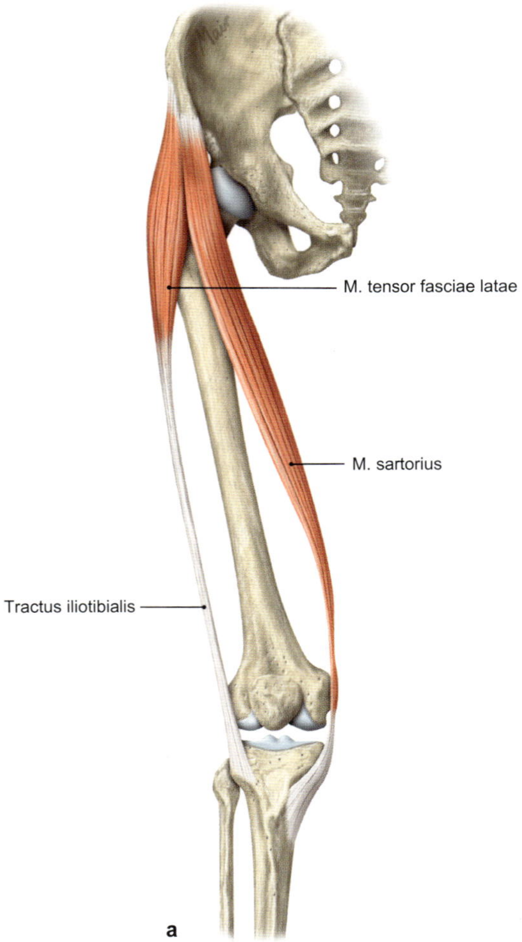


a

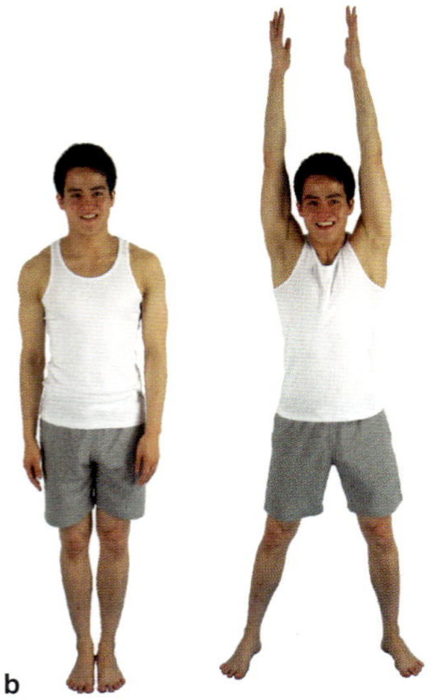

b

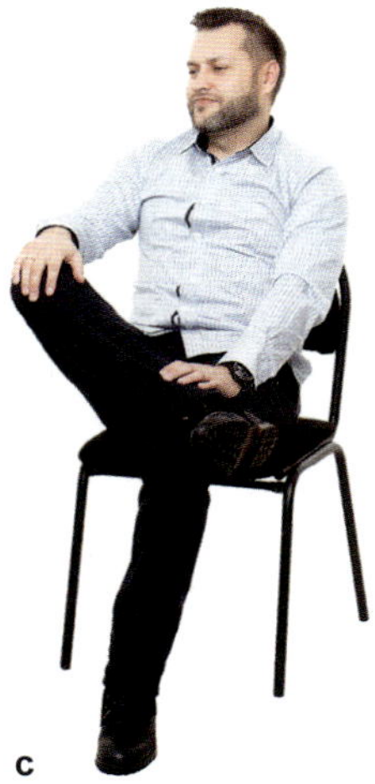

c

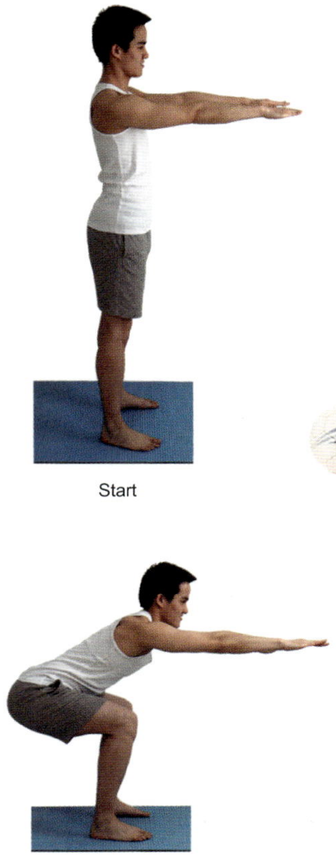


e

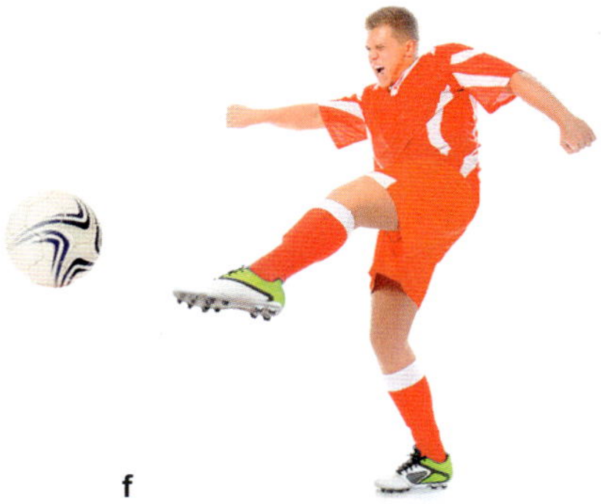

f

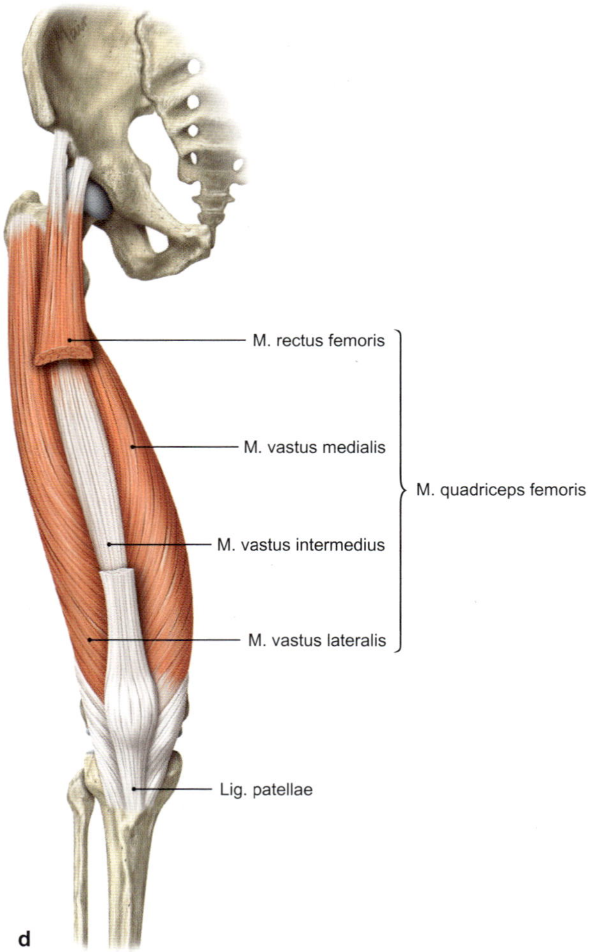


d

**Abb. 4.110a–f Ventrale Muskeln von Hüfte und Oberschenkel, rechts;** Ansicht von ventral. [L127]
**a–c** Der **M. tensor fasciae latae** (a) entspringt an der Spina iliaca anterior superior und setzt über den Tractus iliotibialis an der Tibia an. So schützt er durch **Zuggurtung** den Oberschenkelknochen vor Frakturen. Nach seiner Innervation wird der M. tensor fasciae latae auch zur Gruppe der dorsolateralen Hüftmuskeln gerechnet. Er ist ein kräftiger Beuger in der Hüfte und wird daher auch als „Sprinter-Muskel" bezeichnet. Durch seinen Ansatz am Tractus iliotibialis kann er eine Hüftabduktion bei gestrecktem Knie unterstützen („Hampelmann", b). Der **M. sartorius** (a) beugt in Hüfte und Knie beim Übereinanderschlagen der Beine („Schneidersitz", c). a [S700-L127], b [S701-L271], c [J787]
**d–f** Der mehrteilige **M. quadriceps femoris** (d) ist der einzige Strecker des Kniegelenks. Er ist für das Aufrichten des Körpers aus der Hocke essenziell. Da der M. rectus femoris zusätzlich in der Hüfte beugt, kann der Quadriceps bei Kniebeugen (e) oder kraftvollen Trittbewegungen (f) eingesetzt werden. d [S700-L127], e [S701-L271], f [J787]

→ T 45, T 47

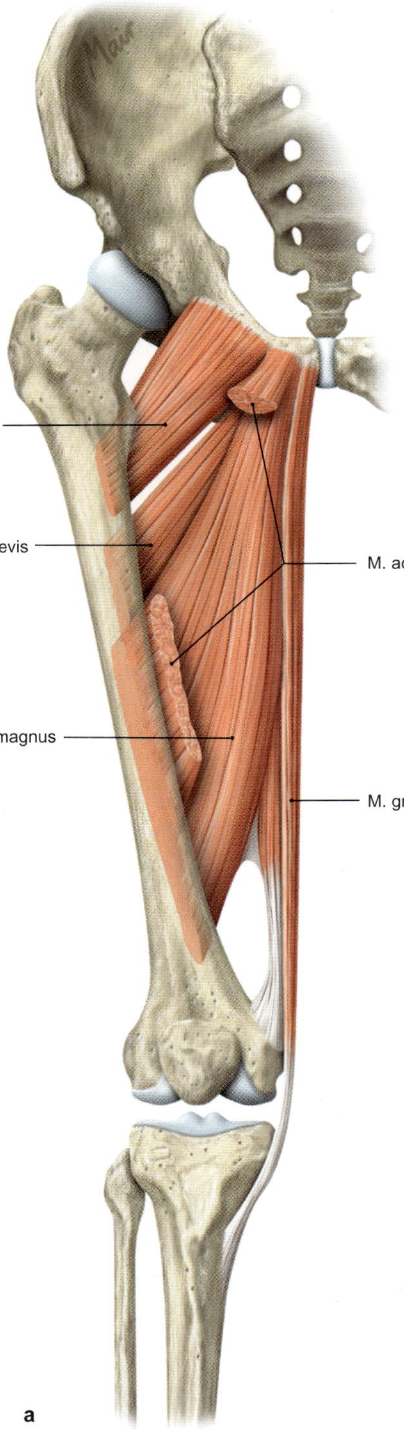


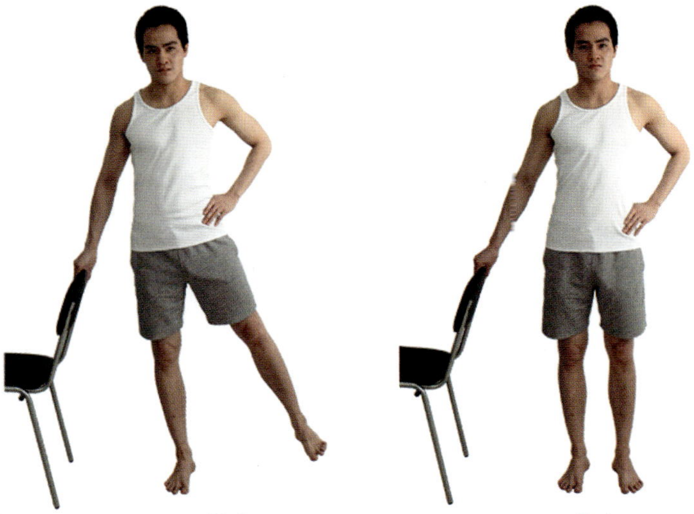


**Abb. 4.111a und b Mediale Muskeln von Hüfte und Oberschenkel, rechts;** Ansicht von ventral.
**a** Die **Adduktorengruppe** (Mm. adductores) liegt medial am Oberschenkel. [S700-L127]
**b** Die Adduktioren sind die wichtigsten adduzierenden Muskeln im Hüftgelenk. Sie stabilisieren die Hüfte beim Gehen und Stehen und verhindern z. B. auf glattem Untergrund, dass das Standbein nach lateral wegrutscht. Ein Ausfall führt daher zu einer deutlichen Gangunsicherheit. [S701-L271]

→ T 48

## Hüft- und Oberschenkelmuskeln

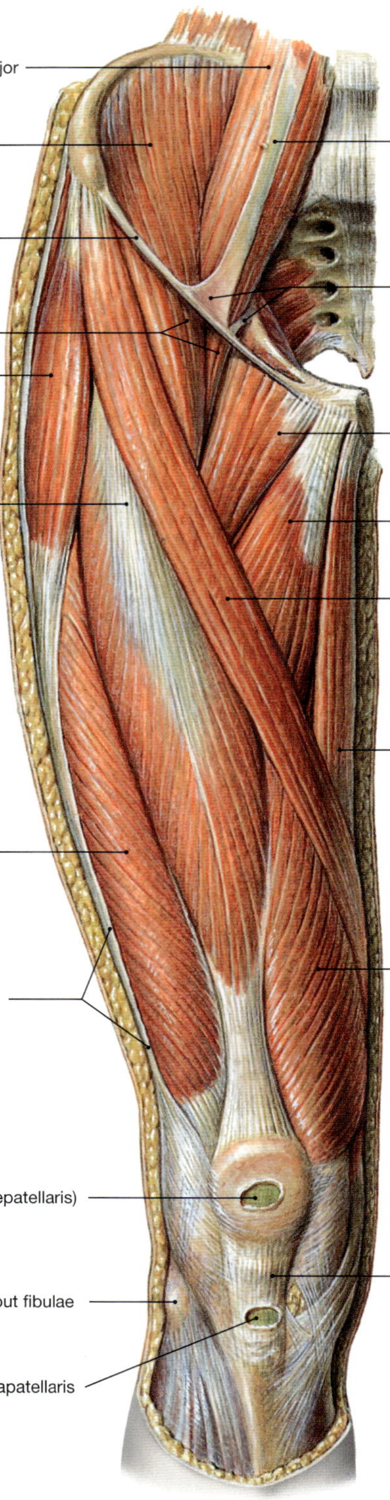


**Abb. 4.112 Ventrale Muskeln von Oberschenkel und Hüfte und mediale Muskeln des Oberschenkels, rechts;** Ansicht von ventral; nach Entfernung der Fascia lata ventral des Tractus iliotibialis. [S700]

Der **M. iliopsoas** besteht aus 2 verschiedenen Muskelteilen, die innen an der Lendenwirbelsäule (M. psoas major) und in der Fossa iliaca (M. iliacus) entspringen. Unterhalb des Leistenbandes verläuft am Oberschenkel nur ein kurzer Abschnitt der beiden Muskelteile bis zum gemeinsamen Ansatz am Trochanter minor.

Der **M. sartorius** überquert in einer eigenen Abspaltung der Fascia lata den Oberschenkel nach medial und setzt hinter der Beugeachse des Kniegelenks an der medialen Fläche der Tibia an. Daher beugt er sowohl in der Hüfte als auch im Knie.

Die Muskeln der medial gelegenen **Adduktorengruppe** liegen in mehreren Schichten übereinander, sodass oberflächlich nur M. pectineus, M. adductor longus und M. gracilis sichtbar sind. Die 4 Köpfe des **M. quadriceps femoris** (M. rectus femoris, Mm. vasti lateralis, medialis und intermedius) liegen distal und lateral des M. sartorius. In ihre gemeinsame Ansatzsehne ist die Patella als Sesambein eingelagert, bevor die Fasern sich als Lig. patellae zur Tuberositas tibiae fortsetzen. Am weitesten lateral an der Hüfte liegt der **M. tensor fasciae latae,** der in den Tractus iliotibialis einstrahlt. Der gemeinsame Ansatz der Mm. sartorius, gracilis und semitendinosus unterhalb des medialen Tibiakondylus wird auch als „Pes anserinus superficialis" bezeichnet.

→ T 44, T 47, T 48

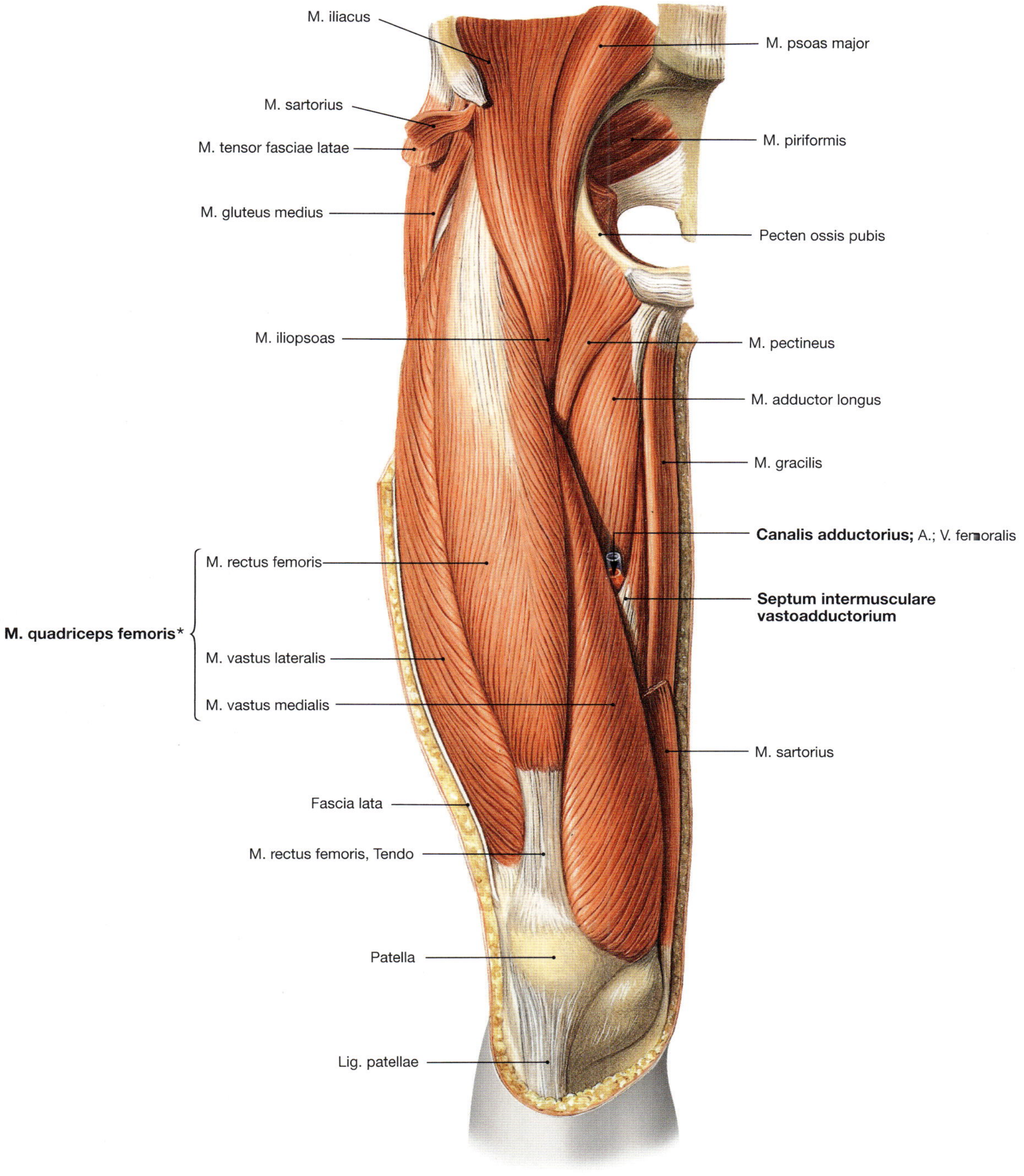


**Abb. 4.113 Ventrale Muskeln von Oberschenkel und Hüfte und mediale Muskeln des Oberschenkels, rechts;** Ansicht von ventral; nach Abtragung der Fascia lata sowie der Mm. sartorius und tensor fasciae latae. [S700]
Nach Entfernung des M. sartorius wird der Eingang in den **Adduktorenkanal** (Canalis adductorius) sichtbar, der dorsal vom M. adductor longus begrenzt wird. Der Kanal wird vom Septum intermusculare vastoadductorium, das die Faszien des M. vastus medialis sowie der Mm. adductores longus und magnus verbindet, überdacht.
Die 4 Köpfe des **M. quadriceps femoris** (M. rectus femoris, Mm. vasti lateralis, medialis und intermedius) liegen lateral des Adduktorenkanals.
* Der 4. Kopf des M. quadriceps femoris, der M. vastus intermedius, liegt unter dem M. rectus femoris.

→ T 44, T 47, T 48

## Klinik

Ist bei einer **Spastik** oder **Dystonie** durch dauerhafte Kontraktion des M. iliopsoas das Hüftgelenk in Beugestellung fixiert, ist das aufrechte Stehen unmöglich. Therapeutisch wird durch Injektion von Botulinumtoxin die motorische Innervation des Muskels durch synaptische Blockade gehemmt, um den Muskel zu erschlaffen. Der Verlauf des Muskels macht verständlich, dass bei Injektion unter dem Leistenband nur ein kleiner Teil des Muskels erreicht werden kann, sodass bei unzureichendem Effekt eine zusätzliche Injektion in den lumbalen Abschnitt des M. psoas major notwendig werden kann.

## Hüft- und Oberschenkelmuskeln

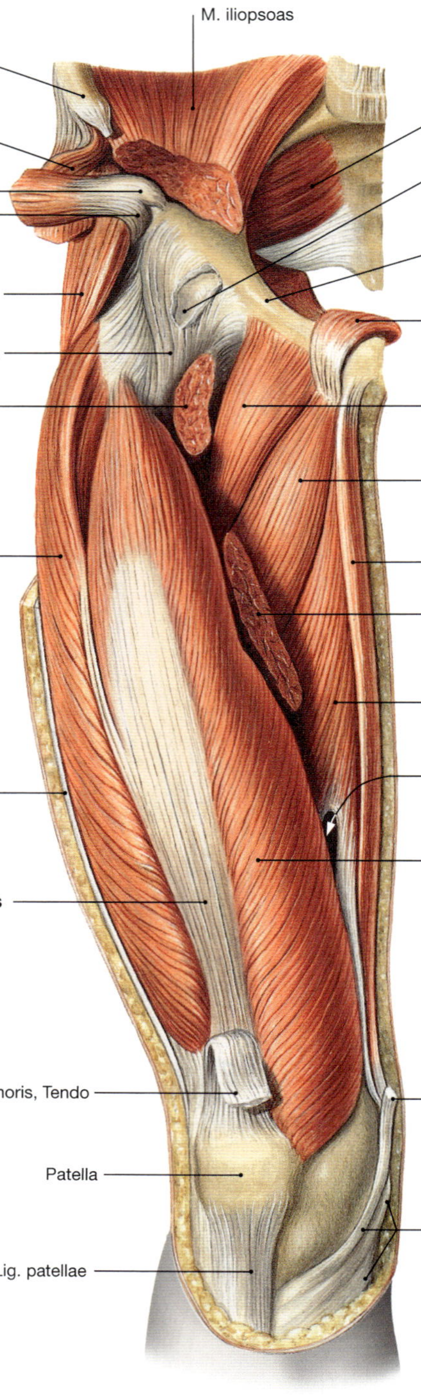


**Abb. 4.114 Ventrale Muskeln von Oberschenkel und Hüfte und tiefe mediale Muskeln des Oberschenkels, rechts;** Ansicht von ventral; nach Abtragung der Fascia lata, der Mm. sartorius, rectus femoris und adductor longus sowie teilweiser Entfernung des M. iliopsoas im Gelenkbereich. [S700]
M. rectus femoris und ein Teil des M. adductor longus sind nach lateral bzw. oben weggeklappt. Nach Entfernung des M. rectus femoris wird der **M. vastus intermedius** des M. quadriceps femoris sichtbar. Die Resektion von M. sartorius und M. adductor longus lässt die tiefen Adduktoren, **M. adductor brevis** und Teile des **M. adductor magnus,** erkennen.

*gemeinsamer Ansatz der Mm. sartorius, gracilis und semitendinosus

→ T 47, T 48

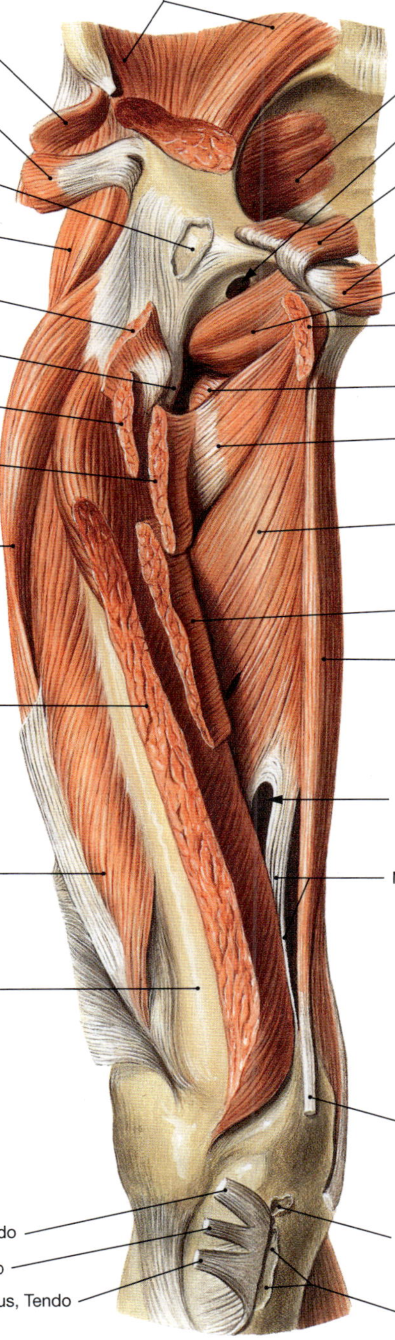


**Abb. 4.115 Ventrale Muskeln von Oberschenkel und Hüfte und tiefe mediale Muskeln des Oberschenkels, rechts;** Ansicht von ventral; nach weitgehender Abtragung der oberflächlichen und einiger tiefer gelegener Muskeln. [S700]

Wenn man neben den oberflächlichen Adduktoren auch den M. adductor brevis zur Seite klappt, wird der **M. adductor magnus** sichtbar, dessen oberer Anteil auch als M. adductor minimus bezeichnet wird. Der M. adductor magnus bildet mit seiner Ansatzsehne den **Adduktorenschlitz** (Hiatus adductorius), durch den die Blutgefäße des Oberschenkels (A./V. femoralis) nach dorsal in die Kniekehle gelangen. Proximal wird nach Resektion von M. pectineus und M. adductor brevis der Ansatz des M. iliopsoas am Trochanter minor erkennbar. Außerdem wird der **Canalis obturatorius** als Öffnung in der Membrana obturatoria freigelegt, der eine Gefäß-Nerven-Straße zwischen kleinem Becken und Oberschenkel bildet. Kaudal von diesem liegen annähernd horizontal verlaufend der **M. obturatorius externus** und dahinter der **M. quadratus femoris,** die beide zur pelvitrochantären Gruppe der dorsalen Hüftmuskeln gerechnet werden (→ Abb. 4.116). Da diese beiden Muskeln im Präparierkurs oft nicht dargestellt werden, ist ihr Verlauf schwer vorstellbar.

→ T 44–T 47

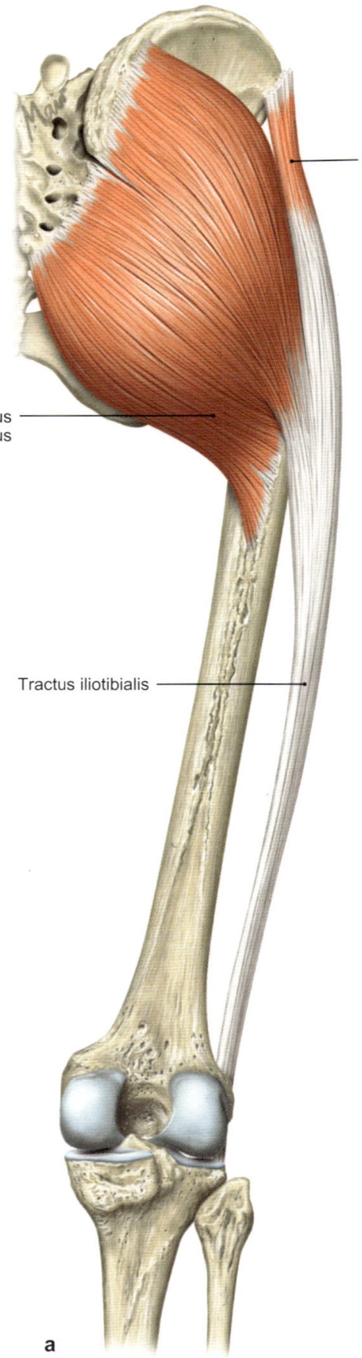


a

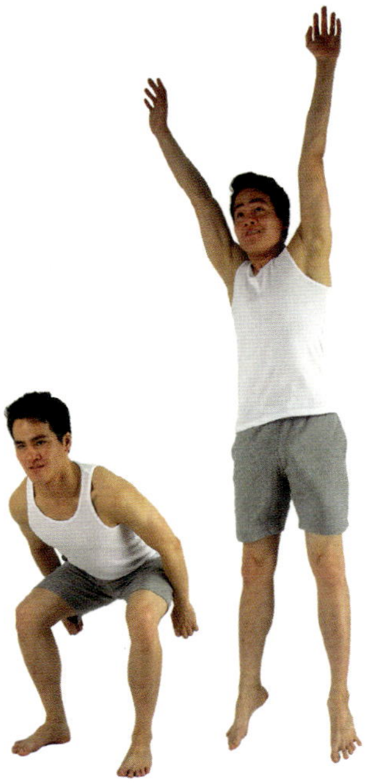

b

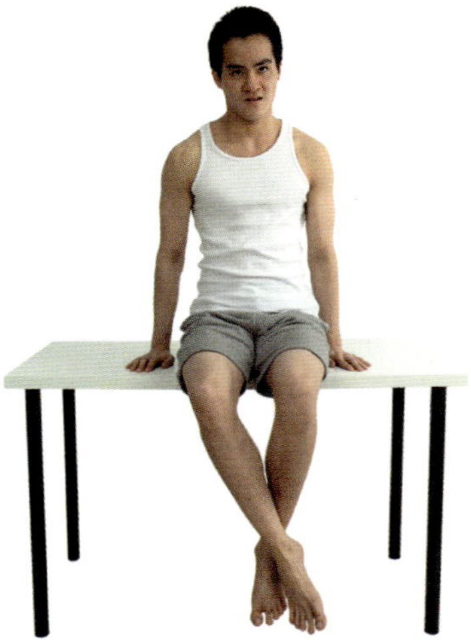

c

Hüfte, Außenrotation (rechtes Bein)

**Abb. 4.116a–c Dorsale Muskeln der Hüfte, M. gluteus maximus, rechts;** Ansicht von dorsal.
**a** Die dorsalen Muskeln der Hüfte können in eine dorsolaterale und eine pelvitrochantäre Gruppe eingeteilt werden. Zur **dorsolateralen Gruppe** zählen die Mm. glutei maximus, medius und minimus. Entsprechend seiner Innervation kann auch der **M. tensor fasciae latae** zu dieser Gruppe gerechnet werden. [S700-L127]
**b** Der **M. gluteus maximus** ist der wichtigste **Strecker** der Hüfte. Der Muskel ist für das Aufrichten aus der Hocke ebenso wichtig wie für das Treppensteigen. Auch eine Sprungbewegung ist ohne den Muskel nicht möglich. [S701-L271]
**c** Der M. gluteus maximus ist auch der stärkste **Außenrotator** im Hüftgelenk. [S701-L271]

→ T 45

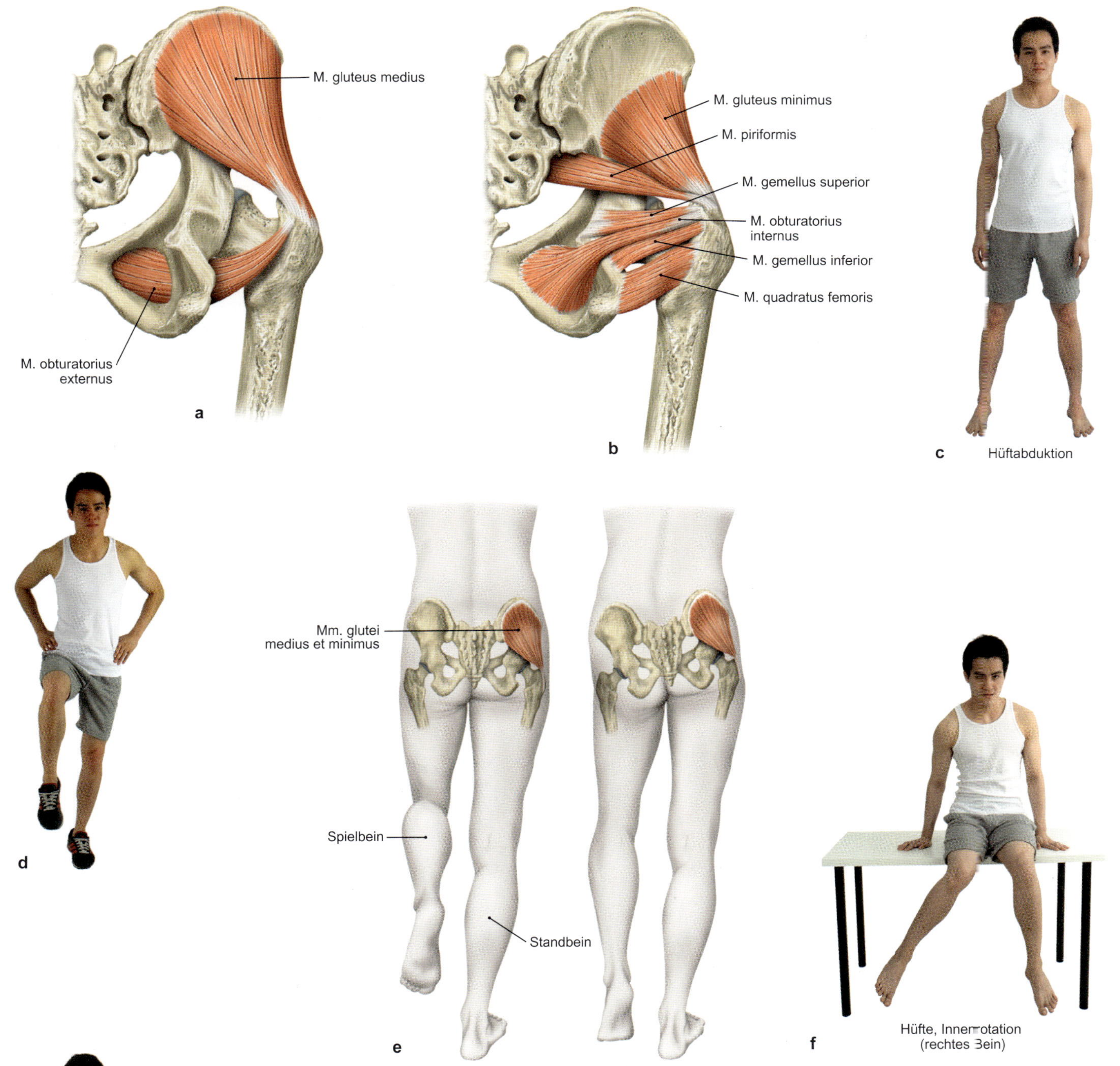


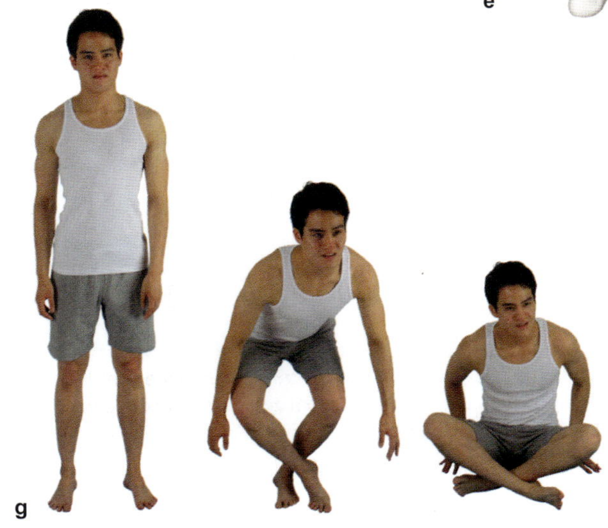


**Abb. 4.117a–g Dorsale Muskeln der Hüfte, M. gluteus medius und M. gluteus minimus, rechts;** Ansicht von dorsal.

**a, b** Zu den **kleinen Gluteus-Muskeln** fasst man M. gluteus medius und M. gluteus minimus wegen ihres gleichen Ansatzes und der identischen Funktion zusammen. Der M. gluteus medius überdeckt den tief gelegenen M. gluteus minimus völlig. Kaudal des M. gluteus minimus liegen in der Tiefe auch die Muskeln der medialen oder **pelvitrochantäre Gruppe** der Hüftmuskeln, zu denen M. piriformis, M. obturatorius internus, Mm. gemelli superior und inferior und M. quadratus femoris zusammengefasst werden. [S700-L127]

**c–f** Die kleinen Gluteus-Muskeln sind die wichtigsten **Abduktoren** im Hüftgelenk (c). Sie stabilisieren beim Stehen und Gehen die Hüfte und verhindern beim Stehen auf einem Bein (d) das Abkippen der Hüfte zur Gegenseite. Dieses Abkippen, das man als **TRENDELENBURG-Zeichen** bezeichnet, wird oft durch eine Läsion des N. gluteus superior hervorgerufen (e). Auch wenn die Bewegung nicht so bedeutsam ist, sind die M. gluteus medius und M. gluteus minimus zusätzlich auch die wichtigsten **Innenrotatoren** (f) der Hüfte. c, d, f [S701-L271], e [S700-L127]

**g** Die Muskeln der pelvitrochantären Gruppe werden durch direkte Muskeläste aus dem Plexus sacralis innerviert und unterstützen die **Außenrotation** der Hüfte, die man für den „Schneidersitz" benötigt. Auch der M. obturatorius externus zählt funktionell zu dieser Gruppe (a), obwohl er vom N. obturatorius innerviert wird und von seiner Abstammung her ein Adduktor ist. [S701-L271]

→ T 45, T 46

## Oberschenkelmuskeln

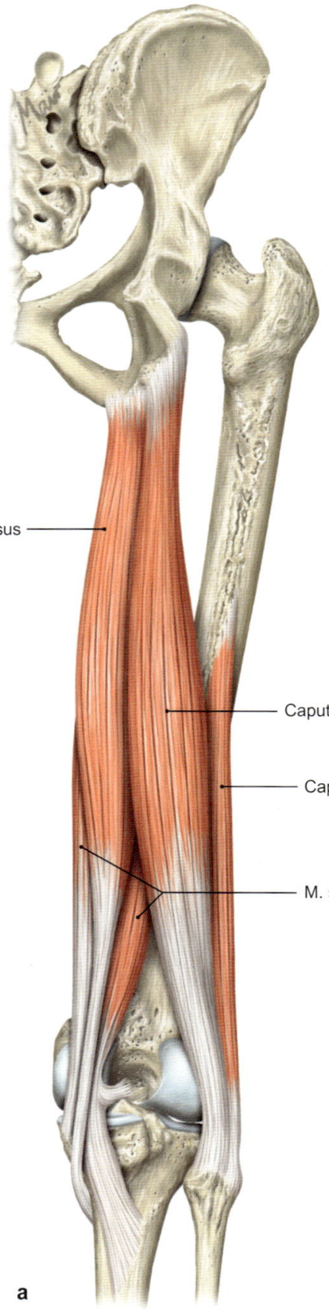


a

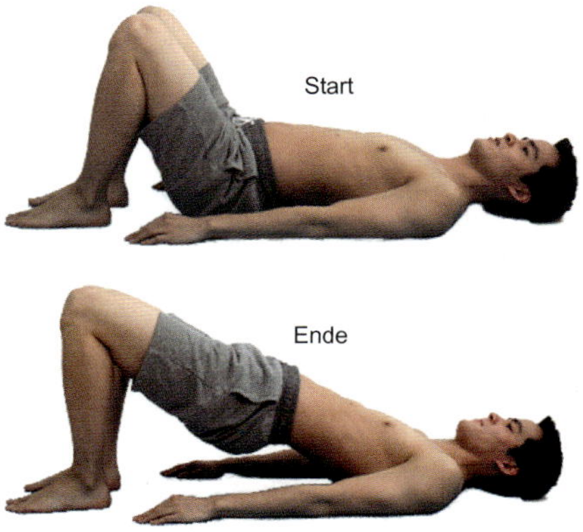


b

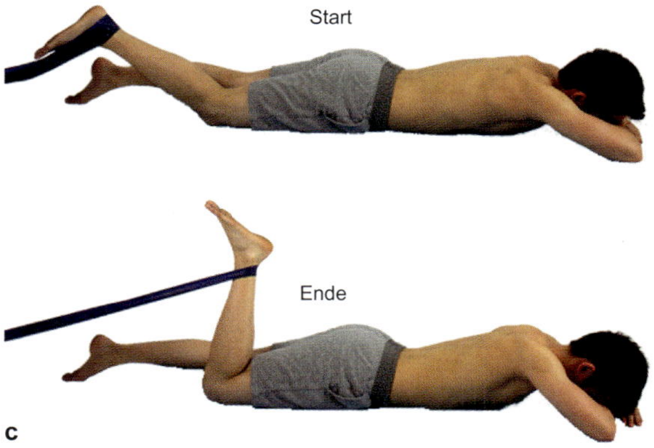


c

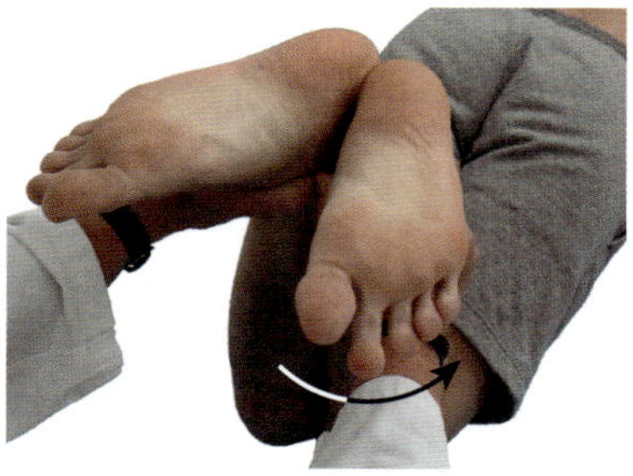

d

**Abb. 4.118a–d Dorsale (ischiokrurale) Muskeln des Oberschenkels, rechts;** Ansicht von dorsal.

**a–c** Die dorsalen **(ischiokruralen) Muskeln** haben ihre Bezeichnung, da sie auf der Rückseite des Oberschenkels am Tuber ischiadicum entspringen und an den beiden Unterschenkelknochen ansetzen (a). Daher sind die Muskeln zweigelenkig und strecken im Hüftgelenk (b), während sie im Knie die stärksten Beuger darstellen (c).

**d** Daneben dient der lateral verlaufende **M. biceps femoris** in Hüfte und Kniegelenk der **Außenrotation,** während die medial gelegenen **M. semitendinosus** und **M. semimembranosus innenrotieren.**

a [S700-L127], b–d [S701-L271]

→ T 49

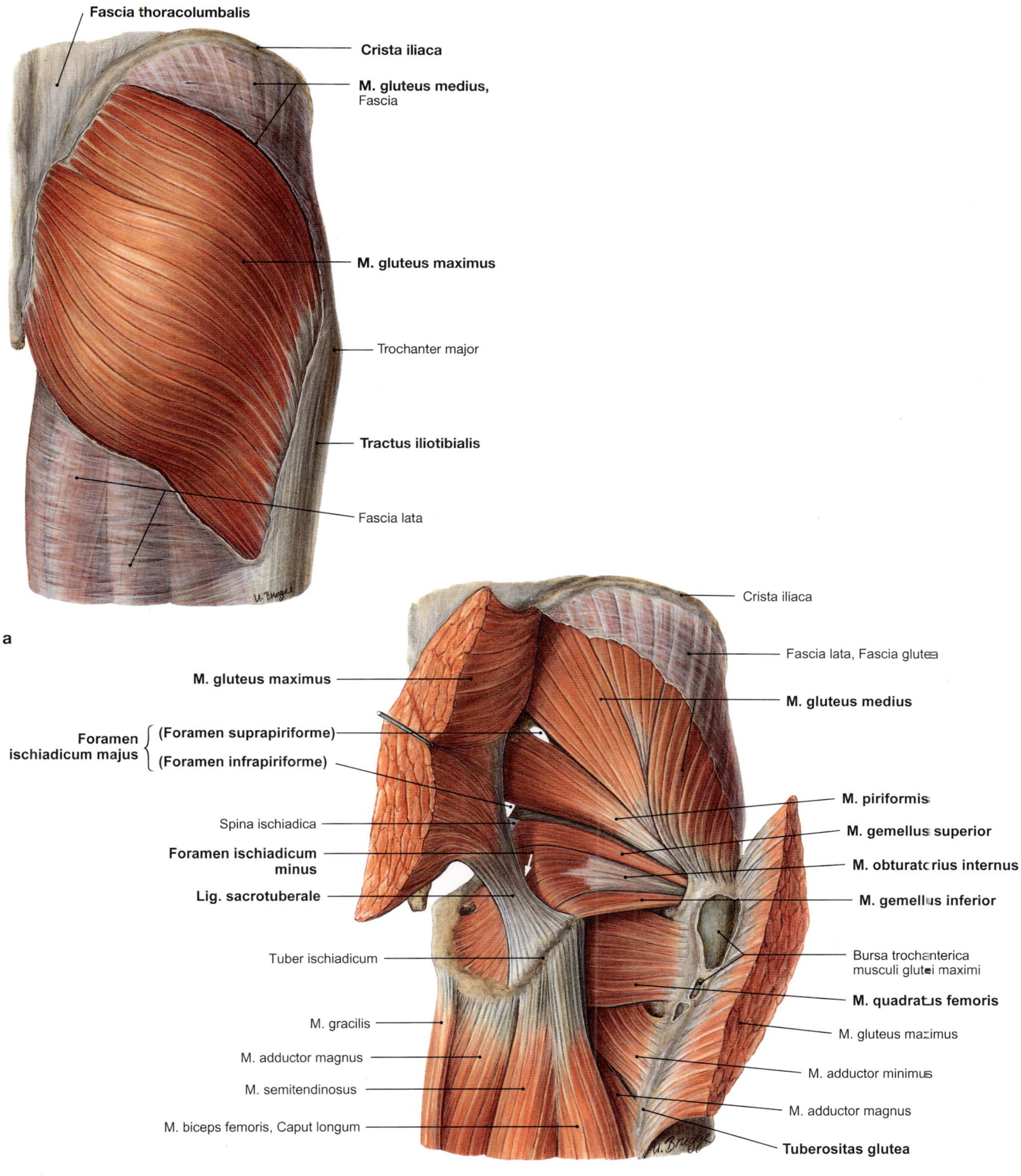


**Abb. 4.119a und b Dorsale Muskeln von Hüfte und Oberschenkel, rechts;** Ansicht von dorsal. [S700]

**a** Nach Spaltung der Fascia lata. Die Abbildung zeigt die oberflächlichen Ursprünge und Ansätze des **M. gluteus maximus.** Der Muskel entspringt oberflächlich von der Rückseite des Kreuzbeins, dem Darmbeinkamm und der Fascia thoracolumbalis. Seine Muskelfasern verlaufen schräg, während der unter dem M. gluteus maximus gelegene M. gluteus medius nahezu vertikal verläuft. Der M. gluteus maximus setzt oberflächlich an der Fascia lata und am Tractus iliotibialis an.

**b** Nach Durchtrennung des M. gluteus maximus. Die Abbildung zeigt die tiefen Ursprünge und Ansätze des **M. gluteus maximus.** Tiefer Ursprung des Muskels ist das Lig. sacrotuberale, tiefer Ansatz die Tuberositas glutea des Femurs. Wenn der M. gluteus maximus gespalten oder zur Seite geklappt wird, werden darunter die übrigen Teile des vertikal verlaufenden **M. gluteus medius** und die **pelvitrochantären Muskeln** sichtbar.

Der **M. piriformis** unterteilt das Foramen ischiadicum majus in die **Foramina supra-** und **infrapiriforme,** die wichtige Austrittsstellen für Leitungsbahnen aus dem Becken darstellen. Zu beachten ist, dass der Anteil des **M. obturatorius internus** zwischen dem Umlenkpunkt (Hypomochlion) in der Incisura ischiadica minor und dem Ansatz in der Fossa trochanterica häufig sehnig ausgebildet ist.

→ T 45, T 46, T 49

## Hüft- und Oberschenkelmuskeln

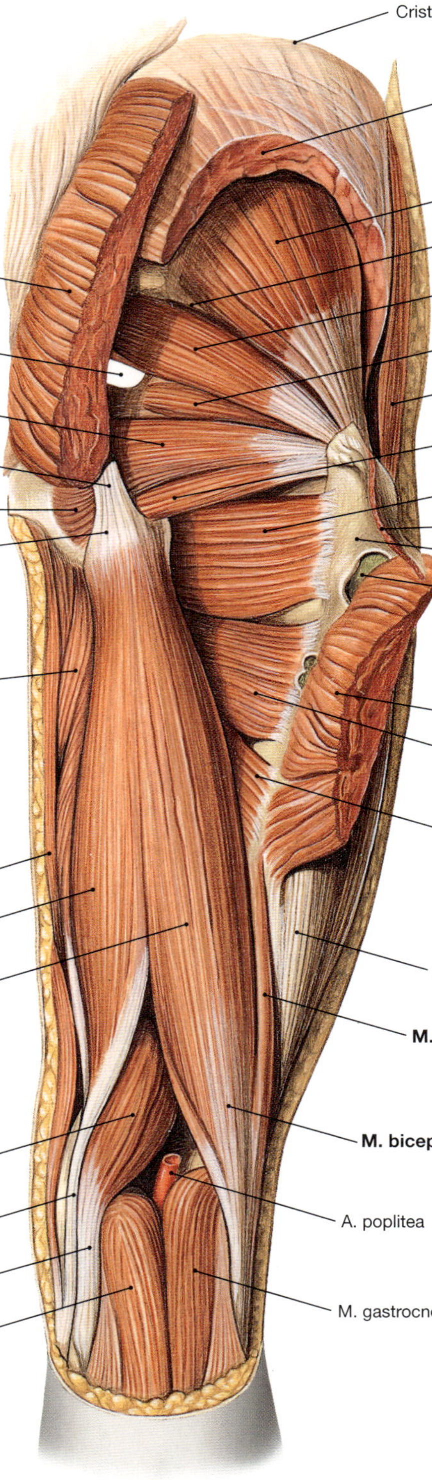


**Abb. 4.120 Dorsale Muskeln von Oberschenkel und Hüfte, rechts;** Ansicht von dorsal; nach teilweiser Entfernung der Mm. glutei maximus und medius. [S700]
Wird zusätzlich zum M. gluteus maximus auch der M. gluteus medius durchtrennt, wird der **M. gluteus minimus** sichtbar. Dieser wird zusammen mit dem M. gluteus medius unter dem Begriff **kleine Gluteus-Muskeln** zusammengefasst. Beide Muskeln dienen der Abduktion in der Hüfte und der Stabilisierung des Beckens beim Stehen auf einem Bein.

Auf der Dorsalseite des Oberschenkels sind die **ischiokruralen Muskeln** präpariert, die vom Tuber ischiadicum zu den Unterschenkelknochen ziehen. Medial liegen der **M. semitendinosus** (wegen seiner langen Ansatzsehne so genannt) und darunter der **M. semimembranosus** (wegen der platten Ursprungssehne); lateral der **M. biceps femoris**, dessen Caput longum ebenfalls vom Tuber ischiadicum entspringt, während das Caput breve distal am Femur (Labium laterale der Linea aspera) seinen Ursprung hat.

→ T 45, T 49

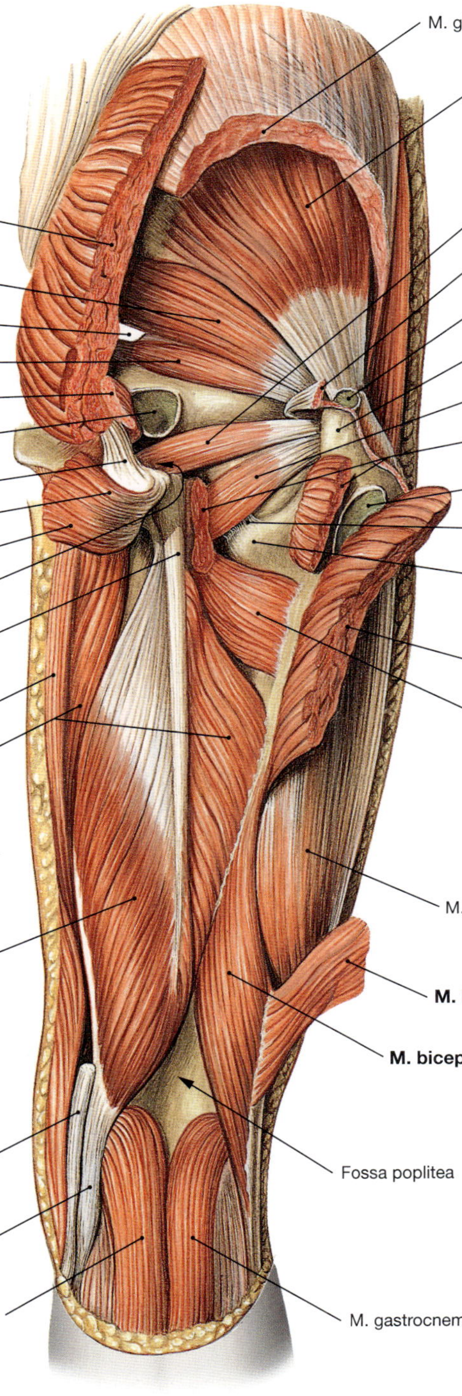


**Abb. 4.121 Tiefe dorsale Muskeln von Oberschenkel und Hüfte, rechts;** Ansicht von dorsal; nach weitgehender Entfernung der oberflächlichen glutealen und ischiokruralen Muskeln. [S700]

Wenn der M. quadratus femoris gespalten wird, kommt der darunter gelegene **M. obturatorius externus** zum Vorschein, dessen Verlauf oft schwer vorstellbar ist. Die Entfernung des langen Kopfes des M. biceps femoris gibt die tiefen Anteile der Adduktorengruppe frei. Der **M. adductor magnus** besteht aus 2 funktionell unterschiedlichen Muskelteilen, die auch eine unterschiedliche Innervation aufweisen. Sein Hauptteil entspringt am unteren Schambeinast (dieser Abschnitt wird gelegentlich als **M. adductor minimus** bezeichnet und am Sitzbeinast. Der hintere Teil dagegen entspringt am Tuber ischiadicum und ist nach seiner Funktion und Innervation den ischiokruralen Muskeln zuzurechnen.

→ T 45, T 46, T 48, T 49

## Muskeln im Bereich des Kniegelenks

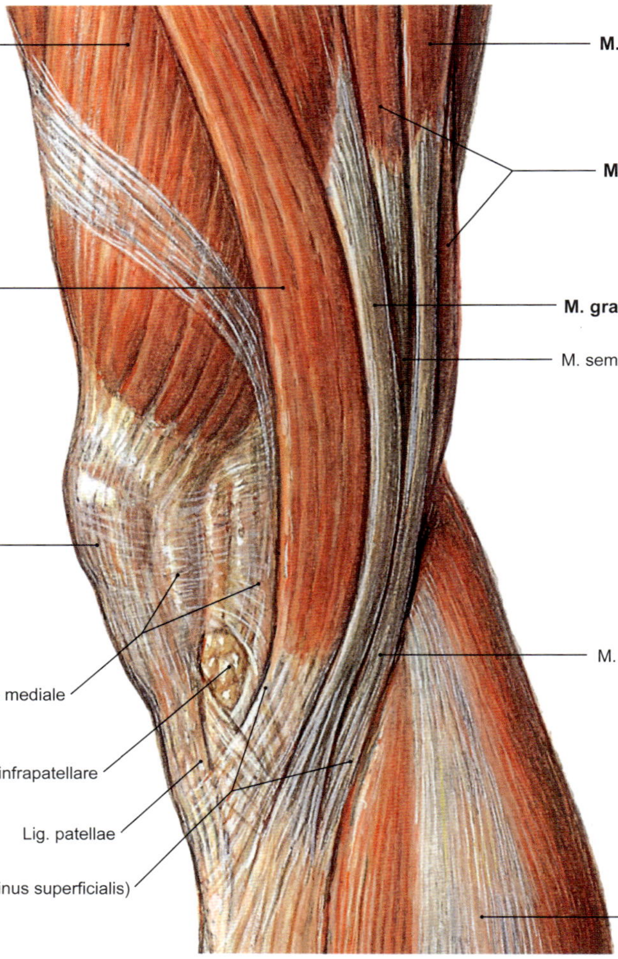


a

**Abb. 4.122a Muskeln im Bereich des Kniegelenks, links,** Ansicht von medial. [S700]
Der gemeinsame Ansatz der Mm. sartorius, gracilis und semitendinosus unterhalb des medialen Tibiakondylus wird auch als „Pes anserinus superficialis" bezeichnet. Der in der Tiefe gelegene Ansatz des M. semimembranosus wird auch „Pes anserinus profundus" genannt.

→ T 47–T 49

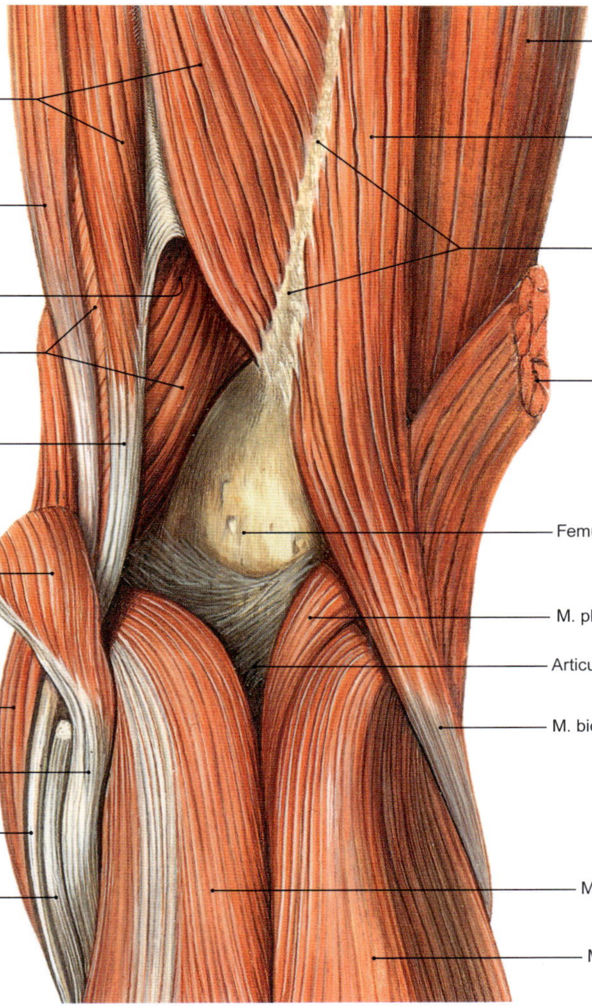


b

**Abb. 4.122b Muskeln im Bereich des Kniegelenks, rechts,** Ansicht von dorsal. [S700]
Der gemeinsame Ansatz der Mm. sartorius, gracilis und semitendinosus unterhalb des medialen Tibiakondylus wird auch als „Pes anserinus superficialis" bezeichnet. Der in der Tiefe gelegene Ansatz des M. semimembranosus wird auch „Pes anserinus profundus" genannt.

→ T 47–T 49

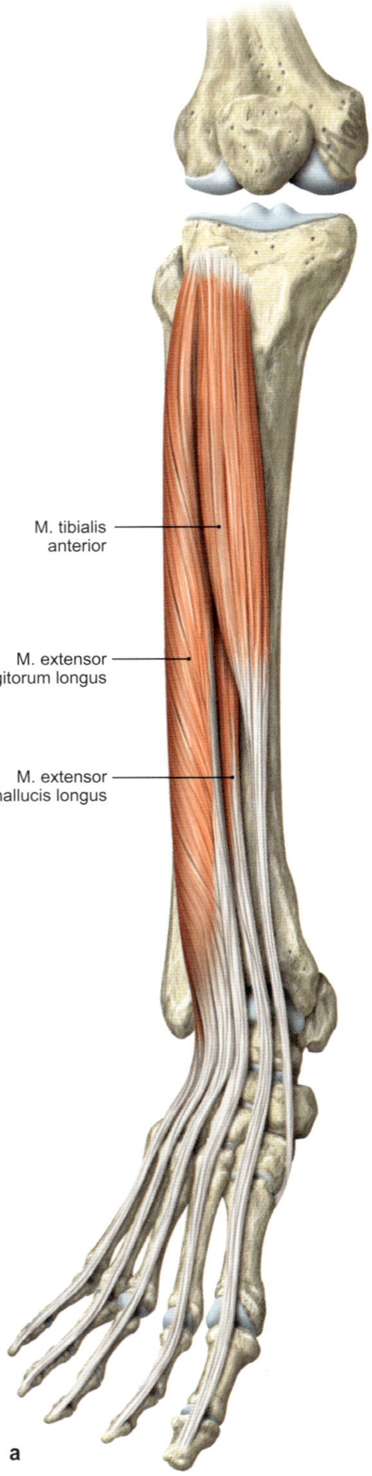


a

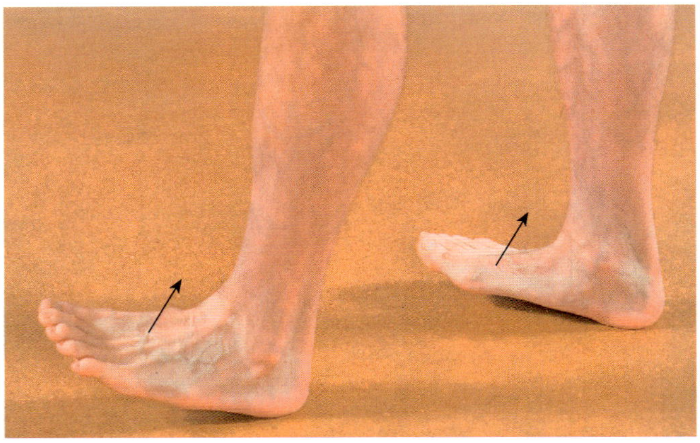

b

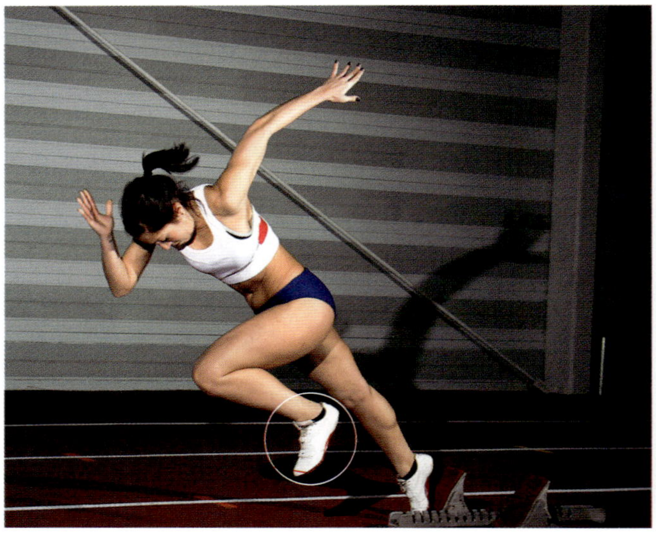

c

**Abb. 4.123a–c Streckmuskeln des Unterschenkels, rechts.**
**a, b** Ansicht von ventral. Am Unterschenkel gibt es 3 Muskelgruppen. Für das Verständnis ihrer Funktion ist ihre Lage relativ zu den Bewegungsachsen der Sprunggelenke wichtig (→ Abb. 4.101). Alle Muskeln, die **vor** der transversalen Achse des oberen Sprunggelenks verlaufen, sind **Extensoren** (a). Aus dieser Gruppe ist der **M. tibialis anterior** der wichtigste Strecker im oberen Sprunggelenk, während der **M. extensor digitorum longus** und der **M. extensor hallucis longus** zusätzlich die Zehengelenke strecken (b). Die Muskeln, deren Sehnen **medial** der schräg von medial oben nach lateral unten verlaufenden Achse des unteren Sprunggelenks gelegen sind, heben als **Supinatoren** den medialen Fußrand. Daher ist der M. tibialis anterior zusätzlich ein schwacher Supinator. Dagegen heben die **lateral** gelegenen M. extensor digitorum longus und M. extensor hallucis longus den lateralen Fußrand und unterstützen damit die **Pronation** des Fußes. a [S700-L127], b [E563]
**c** Die Streckung im oberen Sprunggelenk und der Zehengelenke benötigt man, um in der Schwungphase des Beins beim Gehen oder Rennen die Fußspitze anzuheben. [J787]

→ T 50

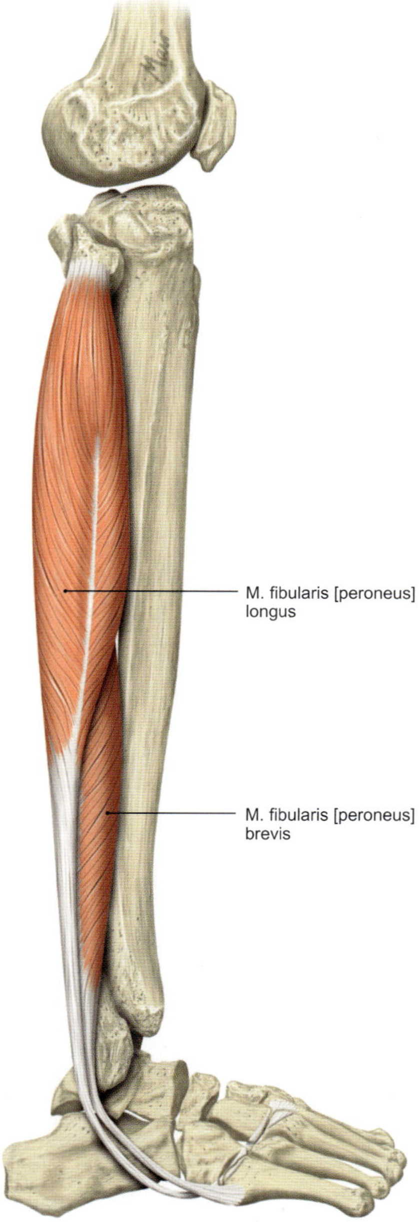


a

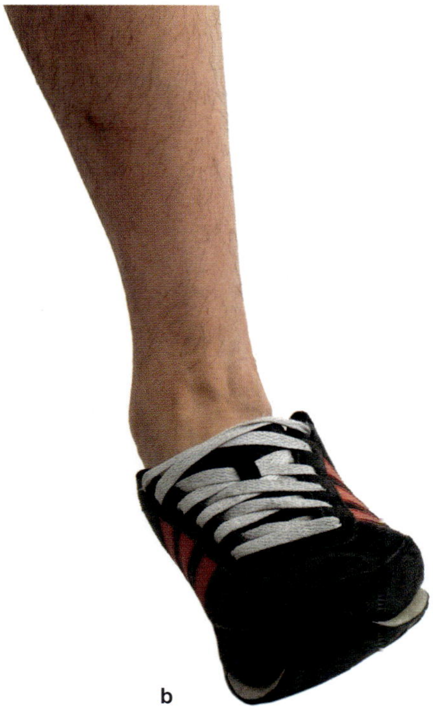

b

**Abb. 4.124a und b Laterale Muskeln des Unterschenkels, Fibularis-Gruppe, rechts.**
**a** Ansicht von lateral. Die lateralen (fibularen) Muskeln des Unterschenkels, bestehend aus den **M. fibularis longus** und **M. fibularis brevis,** sind die wichtigsten Pronatoren des Fußes. Sie wirken im oberen Sprunggelenk aufgrund ihres Verlaufs hinter der Flexions-Extensions-Achse zusätzlich als Plantarflexoren. [S700-L127]
**b** Pronation des Fußes als wichtige Funktion der Fibularisgruppe. [S701-L271]

→T 51

## Unterschenkelmuskeln

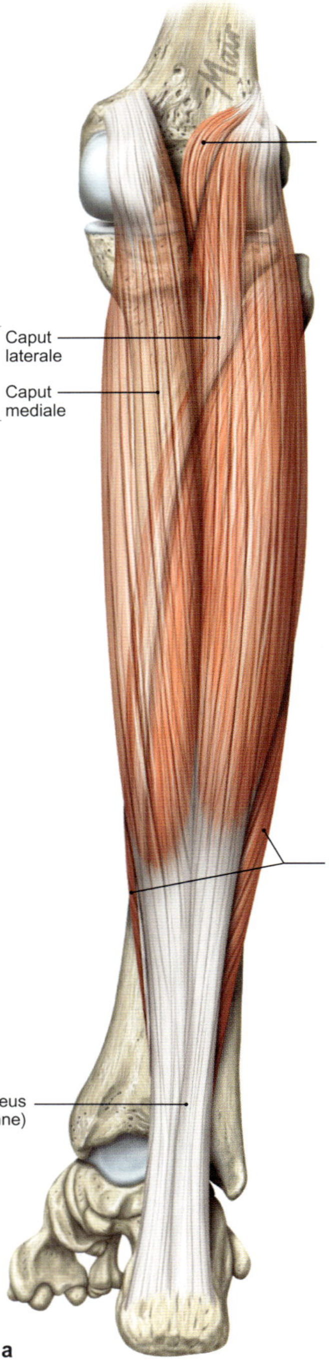


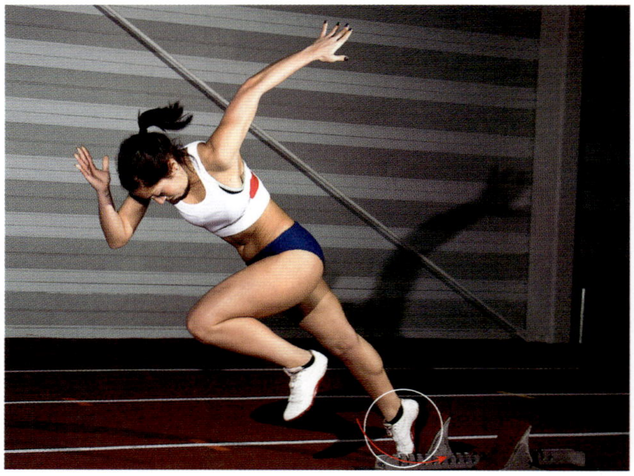


**Abb. 4.125a und b Oberflächliche Wadenmuskeln, rechts.**
**a** Ansicht von dorsal. Alle Muskeln, die **hinter** der transversalen Achse des oberen Sprunggelenks verlaufen, wirken als **Flexoren.** Dazu zählen die oberflächlichen und tiefen Wadenmuskeln. Der **M. triceps surae** der dorsalen oberflächlichen Muskeln besteht aus dem zweiköpfigen **M. gastrocnemius** und dem daruntergelegenen **M. soleus.** Da der M. triceps surae im Unterschied zum M. soleus an den Femurcondylen entspringt und damit zweigelenkig ist, unterstützt er auch die Beugung im Kniegelenk. Der M. triceps surae ist der **stärkste Beuger** im oberen Sprunggelenk und außerdem der **stärkste Supinator** des Fußes. Dagegen ist der **M. plantaris** unbedeutend und beugt nur leicht im Knie. [S700-L127]
**b** Die Plantarflexion des Fußes benötigt man für ein kräftiges Abstoßen des Fußes vom Untergrund beim Gehen und Rennen. [J787]

→ T 52

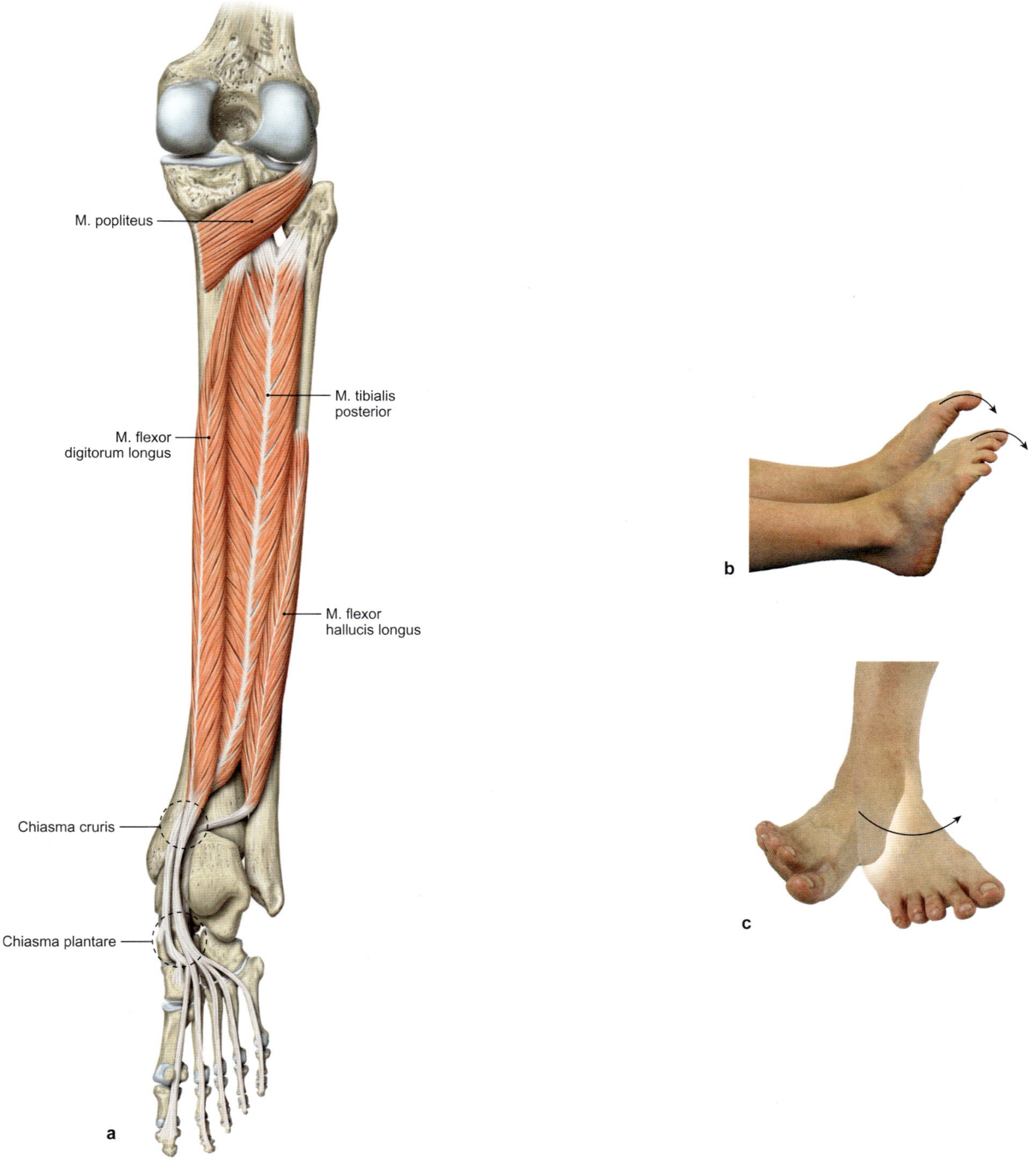


**Abb. 4.126a–c Tiefe Wadenmuskeln, rechts.**
**a** Ansicht von dorsal. Die dorsalen tiefen Wadenmuskeln entsprechen weitgehend den Streckern auf der Vorderseite (→ Abb. 4.123), haben aber eine andere Abfolge von medial nach lateral. Die Sehne des M. flexor digitorum longus überkreuzt oberhalb des Innenknöchels die Sehne des M. tibialis posterior **(Chiasma cruris)** und an der Fußsohle die Sehne des M. flexor hallucis longus **(Chiasma plantare).** Eine Sonderstellung nimmt der **M. popliteus** ein, der ein wichtiger Stabilisator des Kniegelenks ist. Er leitet die Beugebewegung des Kniegelenks ein, indem er eine **Innenrotation des Knies** bewirkt. [S700-L127]

**b, c** Aufgrund ihres Verlaufs relativ zu den Achsen der Sprunggelenke wirken alle Muskeln dieser Gruppe als Flexoren (b) und unterstützen die Supination (c). Der **M. flexor digitorum longus** und der **M. flexor hallucis longus** beugen zusätzlich die Zehengelenke (b). In der Mitte zwischen den beiden Muskeln liegt der **M. tibialis posterior,** der ein starker Supinator ist (c). [S701-L271]

→ T 53

## Unterschenkelmuskeln

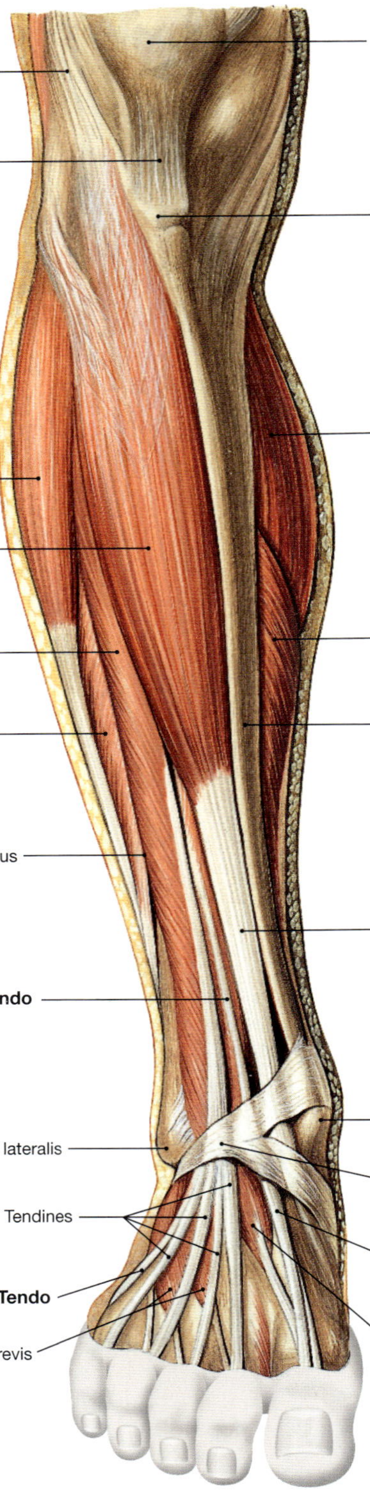


**Abb. 4.127 Ventrale und laterale Muskeln des Unterschenkels und des Fußes, rechts;** Ansicht von ventral. [S700]

Der **M. tibialis anterior** der Extensorengruppe erstreckt sich tastbar nahe der Schienbeinkante. Da seine Ansatzsehne medial der Achse des unteren Sprunggelenks verläuft, ist er im Unterschied zu den übrigen Streckern ein (wenn auch schwacher) Supinator. Der **M. extensor digitorum longus** entspringt proximal an Tibia und Fibula, während der **M. extensor hallucis longus** zwischen den beiden anderen Streckern am distalen Unterschenkel gelegen ist. Gelegentlich weist der M. extensor digitorum longus eine Abspaltung mit einem Ansatz am Os metatarsi V auf, die etwas verwirrend als **M. fibularis tertius** bezeichnet wird. Distal werden die Sehnen durch das **Retinaculum musculorum extensorum** geführt, das eine Verstärkung der Unterschenkelfaszie darstellt. Die Retinacula des Fußes dienen als Haltebänder und verhindern das Abheben der Sehnen von den Knochen bei der Streckung des Fußes. Die beiden Muskeln der Fibularis-Gruppe (**Mm. fibulares longus** und **brevis**) bilden die laterale Gruppe und entspringen proximal und distal von der Fibula. Klinisch werden diese Muskeln weiterhin mit ihrem alten Namen als Peroneus-Muskeln (Fibula, griech.: perone) bezeichnet.

→ T 50, T 51

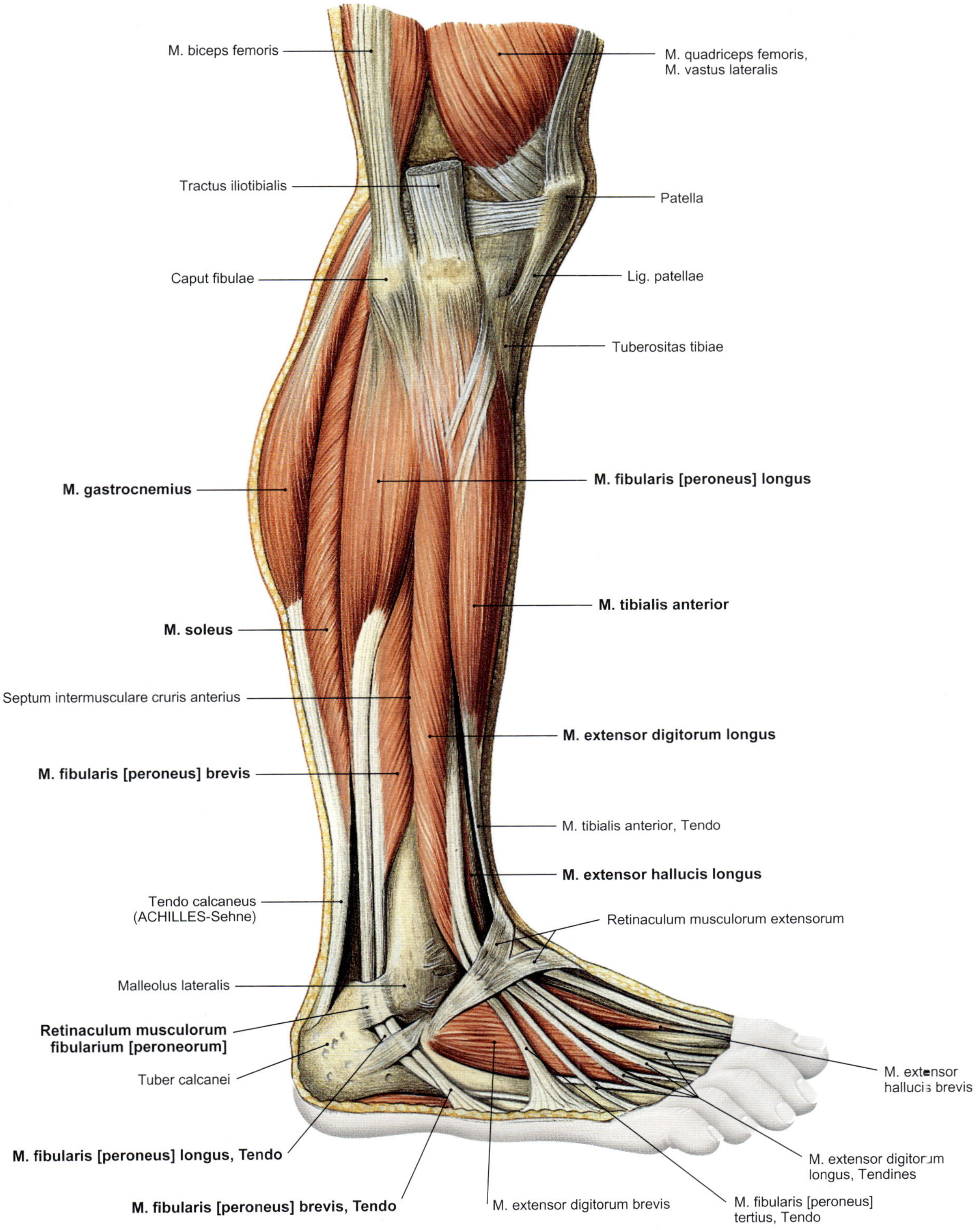


**Abb. 4.128 Muskeln des Unterschenkels und des Fußes, rechts;** Ansicht von lateral. [S700]

Bei der Ansicht von lateral sind alle 3 Gruppen der Unterschenkelmuskeln sichtbar. Hinter den vorne gelegenen Extensoren schließen sich lateral die Fibularis-Muskeln an, dorsal liegen die Flexoren. Da die tiefen Flexoren der Rückseite den Unterschenkelknochen direkt aufliegen, sind nur die oberflächlichen Muskeln (M. triceps surae), bestehend aus **M. gastrocnemius** und darunter **M. soleus,** zu sehen. Die Ansatzsehnen der Fibularis-Gruppe werden durch die **Retinacula musculorum fibularium** geführt. Während der M. fibularis brevis am Os metatarsi V ansetzt, zieht die Sehne des M. fibularis longus unter der Fußsohle zum Os metatarsi I und zum Os cuneiforme mediale und unterstützt somit aktiv das Fußgewölbe. Zu beachten ist, dass der **M. extensor hallucis longus** distal zwischen dem M. tibialis anterior und dem M. extensor digitorum longus zu finden ist.

→ T 50–T 52, T 54

## Unterschenkelmuskeln

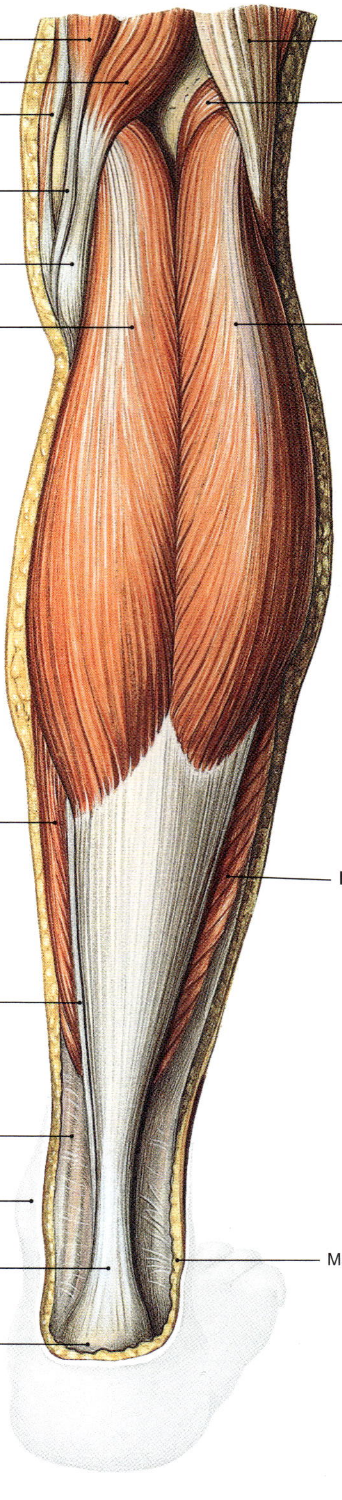


**Abb. 4.129 Oberflächliche Schicht der dorsalen Muskeln des Unterschenkels, rechts;** Ansicht von dorsal. [S700]
Die oberflächliche Flexorengruppe besteht aus dem **M. triceps surae** und dem **M. plantaris.** Der kräftige M. triceps surae setzt sich aus dem zweiköpfigen **M. gastrocnemius** und dem daruntergelegenen **M. soleus** zusammen. Alle oberflächlichen dorsalen Muskeln setzen über die **ACHILLES-Sehne** (Tendo calcaneus) am Fersenbein an. Der M. triceps surae ist der stärkste Beuger im oberen Sprunggelenk und noch vor dem M. tibialis posterior der stärkste Supinator des Fußes. Wenn er ausfällt (Bandscheibenvorfall mit Schädigung des Rückenmarksegments S1 oder Läsion des N. tibialis), ist der Zehenstand unmöglich!

→ T 52

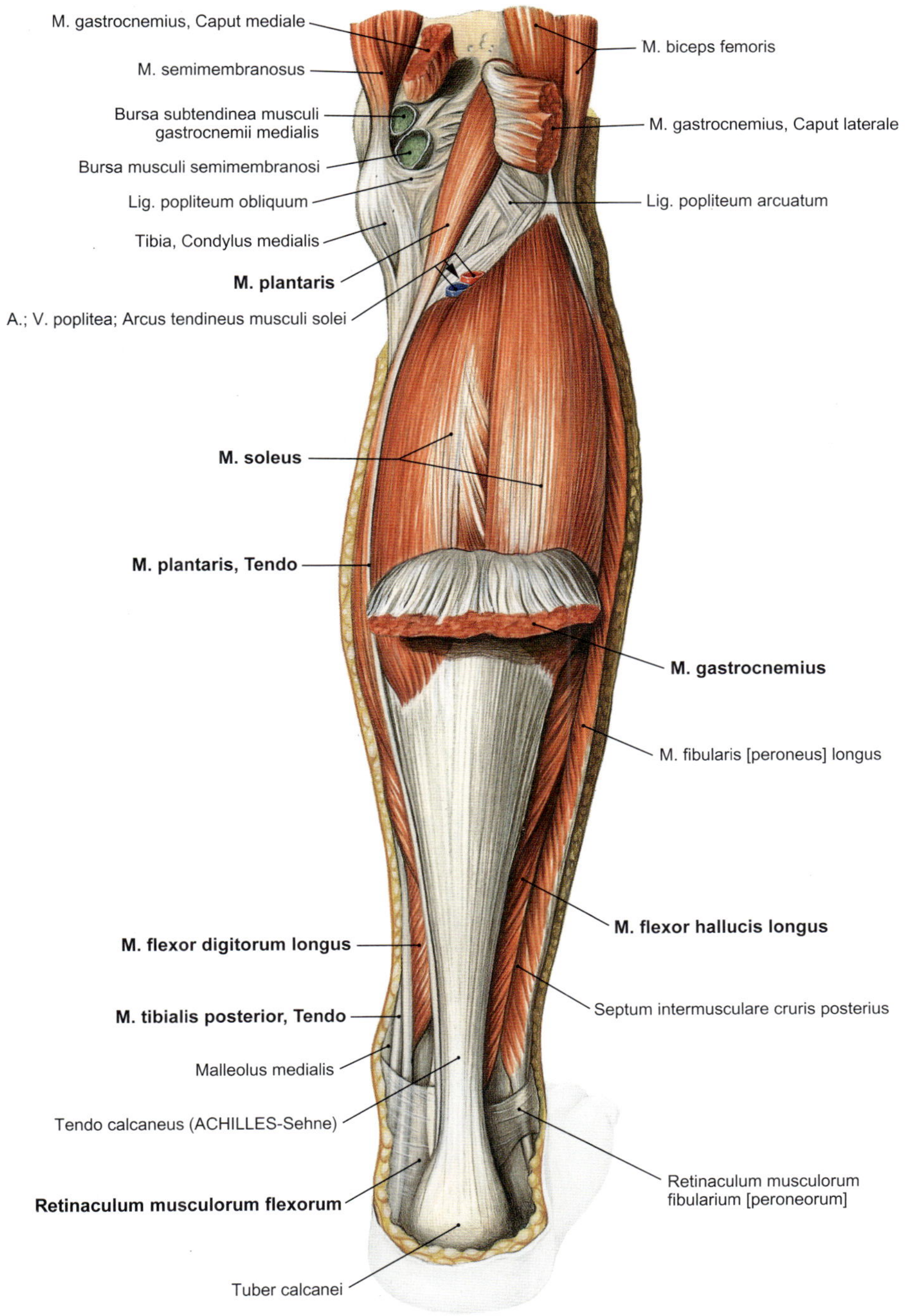


**Abb. 4.130 Oberflächliche Schicht der dorsalen Muskeln des Unterschenkels, rechts;** Ansicht von dorsal; nach Durchtrennen der Ursprünge des M. gastrocnemius. [S700]
Nach Herunterklappen des **M. gastrocnemius** wird dann unter dem **M. soleus** proximal der **M. plantaris** sichtbar. Da die Muskelbäuche der tiefen Beuger weiter distal liegen, sind diese nach Entfernung der Fascia cruris beidseits der ACHILLES-Sehne auffindbar. Ihre Ansatzsehnen werden am medialen Knöchel durch das **Retinaculum musculorum flexorum** geführt.

→T 53

## Klinik

**Rupturen der ACHILLES-Sehne** treten besonders bei plötzlichen Belastungen auf, wenn der Muskel bei Dorsalflexion des Fußes gedehnt ist und dann stark angespannt wird. Die Diagnose wird meist sonographisch oder magnetresonanztomographisch gesichert, wenn körperlich aktive Patienten operativ versorgt werden sollen. [G729]

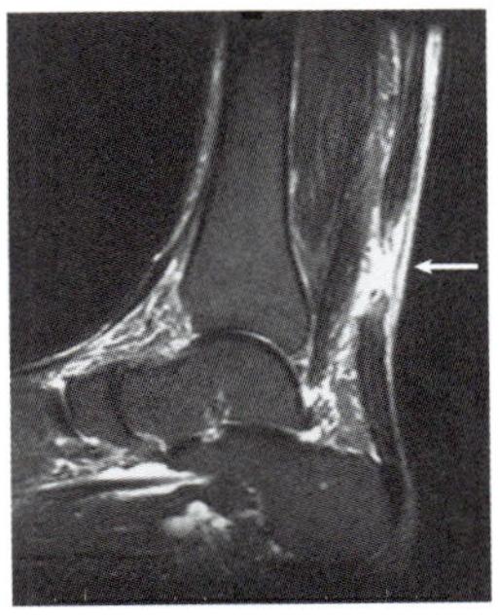

## Unterschenkelmuskeln

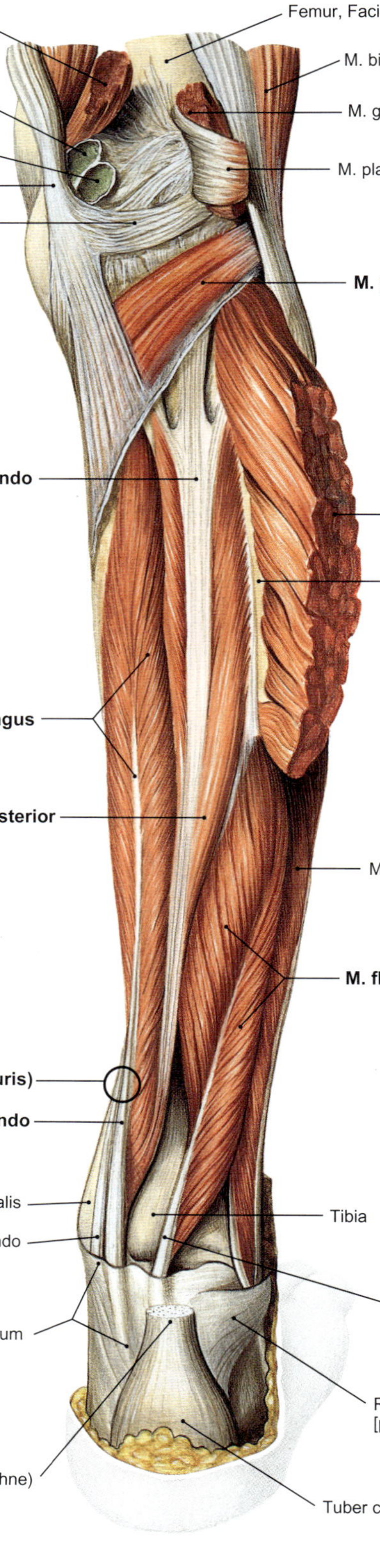


**Abb. 4.131 Tiefe Schicht der dorsalen Muskeln des Unterschenkels, rechts;** Ansicht von dorsal; nach Absetzen der oberflächlichen Beuger. [S700]

Nach Entfernung der oberflächlichen Beuger werden die tiefen Muskeln sichtbar. Der **M. tibialis posterior** liegt zwischen den beiden Beugemuskeln für die Zehen. Am weitesten medial entspringt der **M. flexor digitorum longus** und dann folgen nach lateral der **M. tibialis posterior** und weiter distal der **M. flexor hallucis longus.** Ihre Sehnen laufen am medialen Knöchel zusammen, wo sie durch das **Retinaculum musculorum flexorum** überspannt werden. In diesem Verlauf überkreuzt der M. flexor digitorum longus den M. tibialis posterior **(Chiasma cruris).**

Proximal liegt der **M. popliteus,** der vom Condylus lateralis und vom Hinterhorn des Meniscus lateralis entspringt. Er zieht zur Rückseite der proximalen Tibia und wirkt dadurch als ein relativ starker **Innenrotator.** Die Hauptfunktion des M. popliteus besteht daher in einer **aktiven Stabilisierung** des Knies gegen zu ausgeprägte Außenrotation.

→ T 53

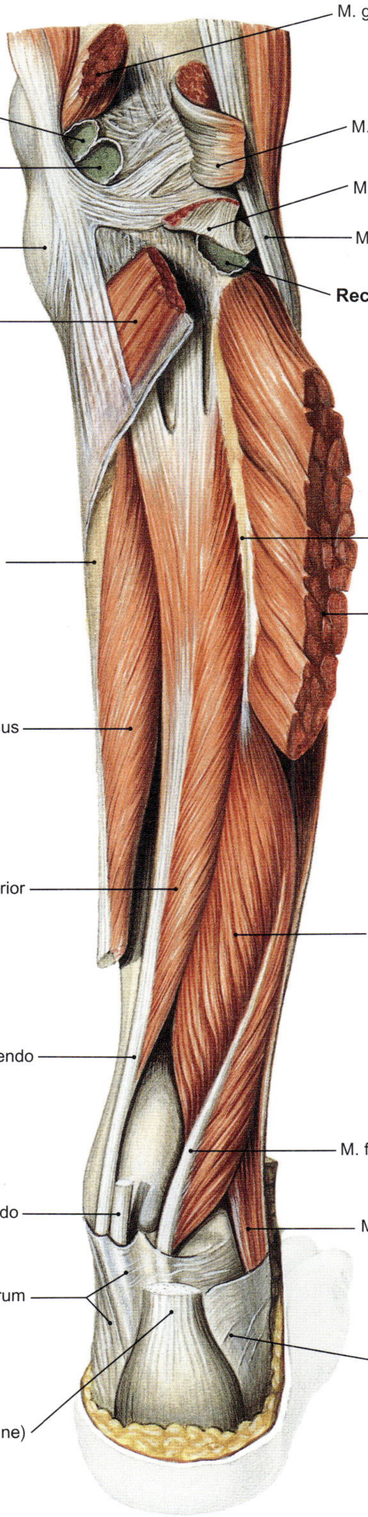


**Abb. 4.132 Tiefe Schicht der dorsalen Muskeln des Unterschenkels, rechts;** Ansicht von dorsal; nach Absetzen der oberflächlichen Beuger und nach Spaltung des M. popliteus. [S700]
Nach Durchtrennung des M. popliteus wird die Bursa subpoplitea sichtbar, die meist mit der Kniegelenkhöhle kommuniziert und daher auch als **Recessus subpopliteus** bezeichnet wird. Weitere Schleimbeutel sind unter den Ansatz- und Ursprungssehnen der dorsalen Muskeln zu finden (**Bursa musculi semimembranosi** und **Bursae subtendineae musculorum gastrocnemii medialis und lateralis**). Auch diese können mit der Gelenkhöhle kommunizieren (→ Abb. 4.57).

→ T 53

## Sehnenscheiden des Fußes

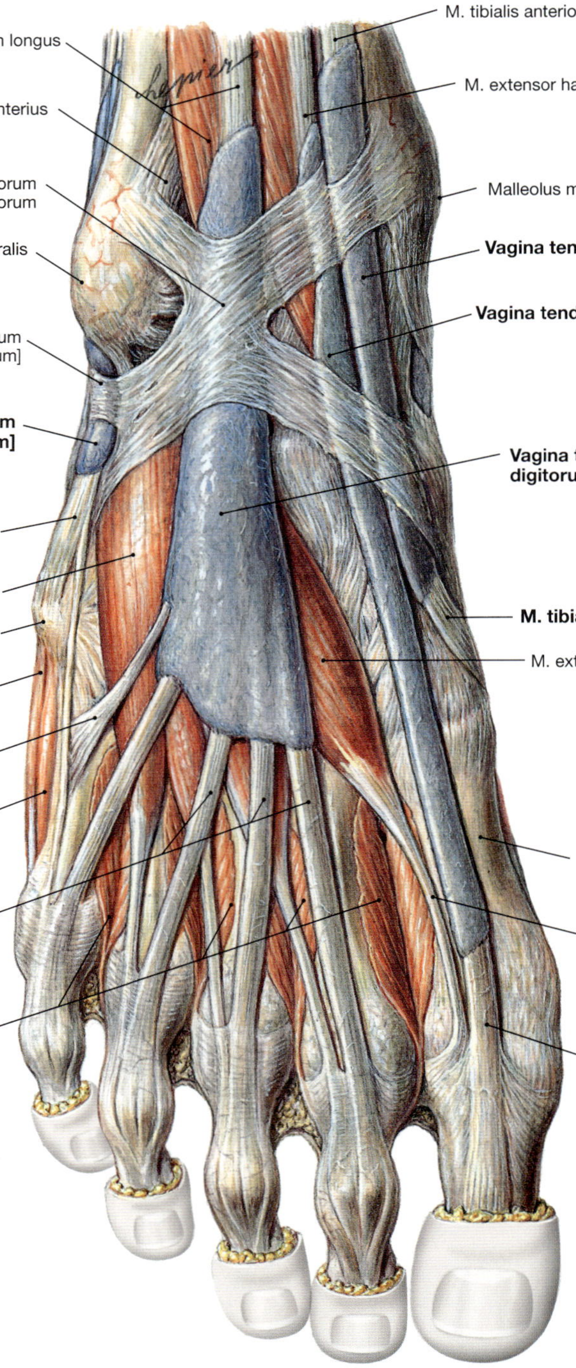


**Abb. 4.133 Sehnenscheiden, Vaginae tendinum, des Fußes, rechts;** Ansicht von dorsal, in Bezug auf das Dorsum pedis. [S700]
Die Fascia cruris ist bis auf das Retinaculum musculorum extensorum entfernt worden. Die **Retinacula** des Fußes dienen als Haltebänder und verhindern das Abheben der Sehnen bei der Muskelkontraktion.

Jeder Streckmuskel besitzt eine eigene Sehnenscheide (Vagina tendinis), die alle Ansatzsehnen des jeweiligen Muskels als Führungsröhre umfasst und zusätzlich als Gleitlager dient. Dagegen sind die Sehnen von M. fibularis longus und M. fibularis brevis von einer gemeinsamen Sehnenscheide umhüllt.

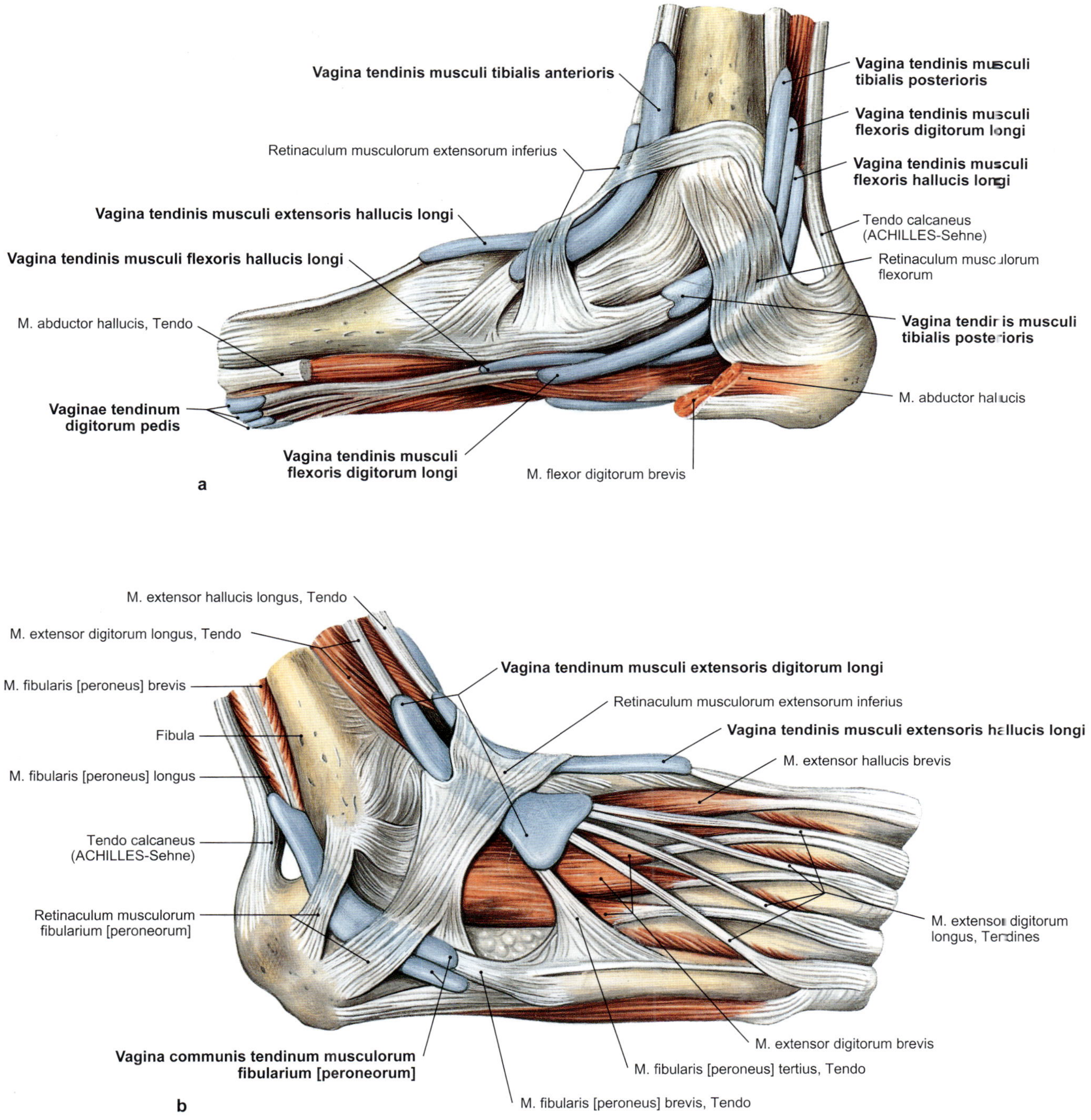


**Abb. 4.134a und b Sehnenscheiden, Vaginae tendinum, des Fußes, rechts.** [S700]
**a** Ansicht von medial.
**b** Ansicht von lateral.

Die Sehnenscheiden umgeben die Ansatzsehnen aller 3 Gruppen der Unterschenkelmuskeln besonders dort, wo diese durch die Retinacula am Knochen fixiert sind. Das Retinaculum musculorum flexorum bildet den **Malleolenkanal** am Innenknöchel, durch den auch Leitungsbahnen (N. tibialis; A./V. tibialis posterior) zur Fußsohle ziehen.

## Fußmuskeln

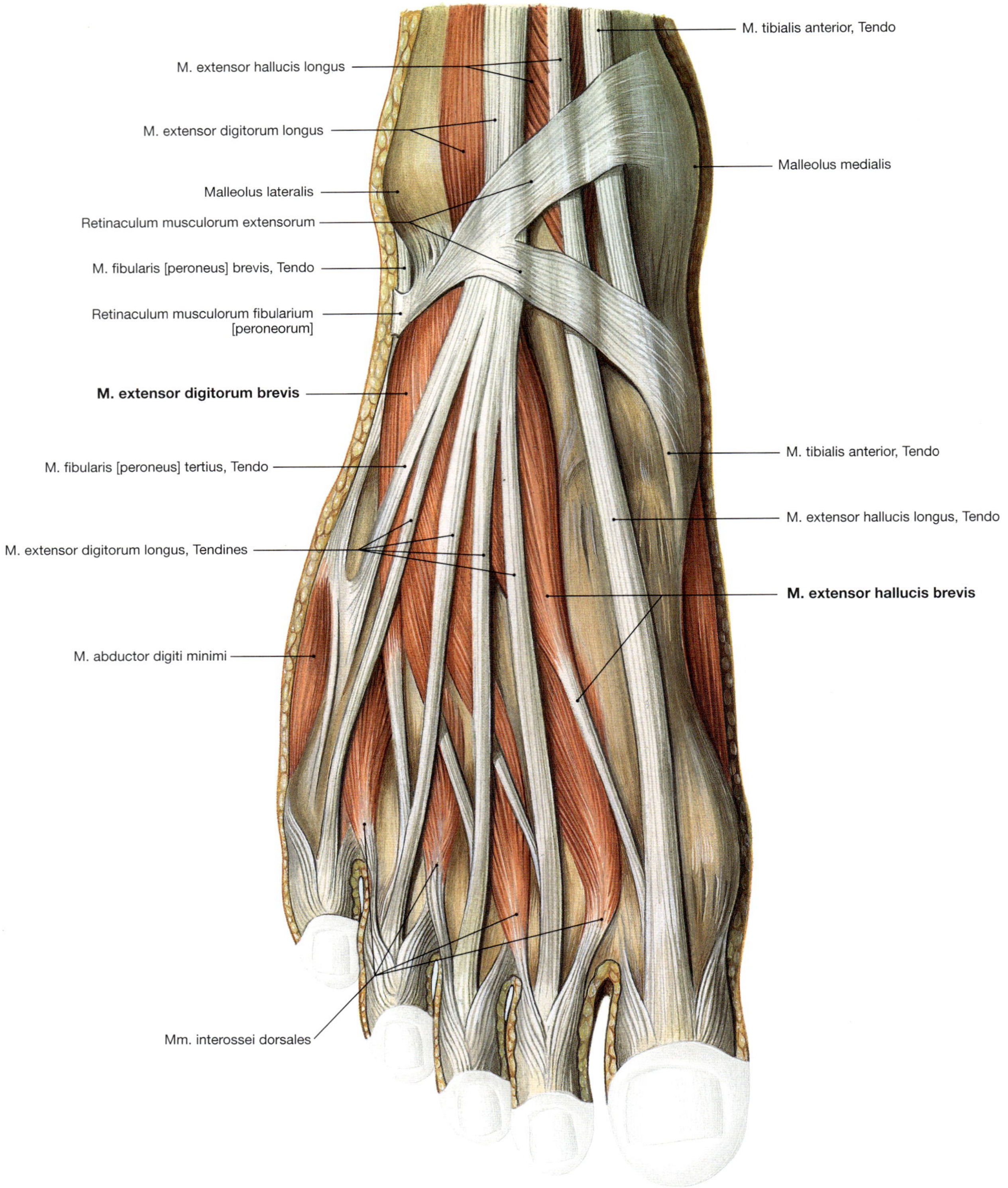


**Abb. 4.135 Muskeln des Fußrückens, rechts;** Ansicht von dorsal. [S700]
Unter den Ansatzsehnen der langen Zehenstrecker, deren Muskelbäuche am ventralen Unterschenkel liegen, gibt es auch 2 kurze Strecker. Der **M. extensor digitorum brevis** und der **M. extensor hallucis brevis** entspringen auf der Dorsalseite des Calcaneus und strahlen mit ihren Ansatzsehnen von lateral in die Sehnen der langen Strecker und zusätzlich in die Dorsalaponeurose ein. Daher beteiligen sie sich an der Streckung der Zehen und des Großzehengrundgelenks. Die ebenfalls sichtbaren Mm. interossei dorsales werden zu den Muskeln der Fußsohle gerechnet (→ Abb. 4.140, → Abb. 4.141).

→T 54

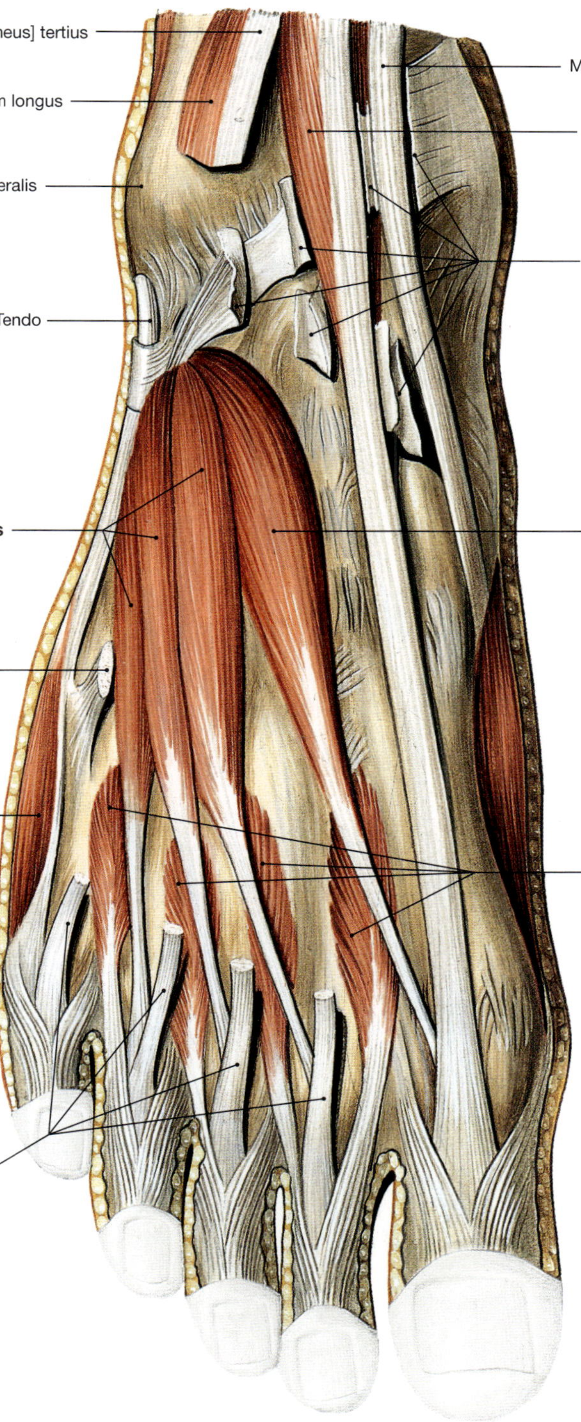


**Abb. 4.136 Muskeln des Fußrückens, rechts;** Ansicht von dorsal. [S700]

Das Retinaculum musculorum extensorum wurde gespalten und die Sehne des M. extensor digitorum longus teilweise entfernt. Dadurch werden die Muskeln des Fußrückens sichtbar. Dazu gehören die kurzen Streckmuskeln der Zehen **(M. extensor digitorum brevis)** und der Großzehe **(M. extensor hallucis brevis).** Die Muskeln entspringen auf der Dorsalseite des Calcaneus und ziehen zur Dorsalaponeurose der 2.–4. Zehe bzw. zur Dorsalseite der Grundphalanx der Großzehe.

→ T 50, T 54, T 56

## Fußmuskeln

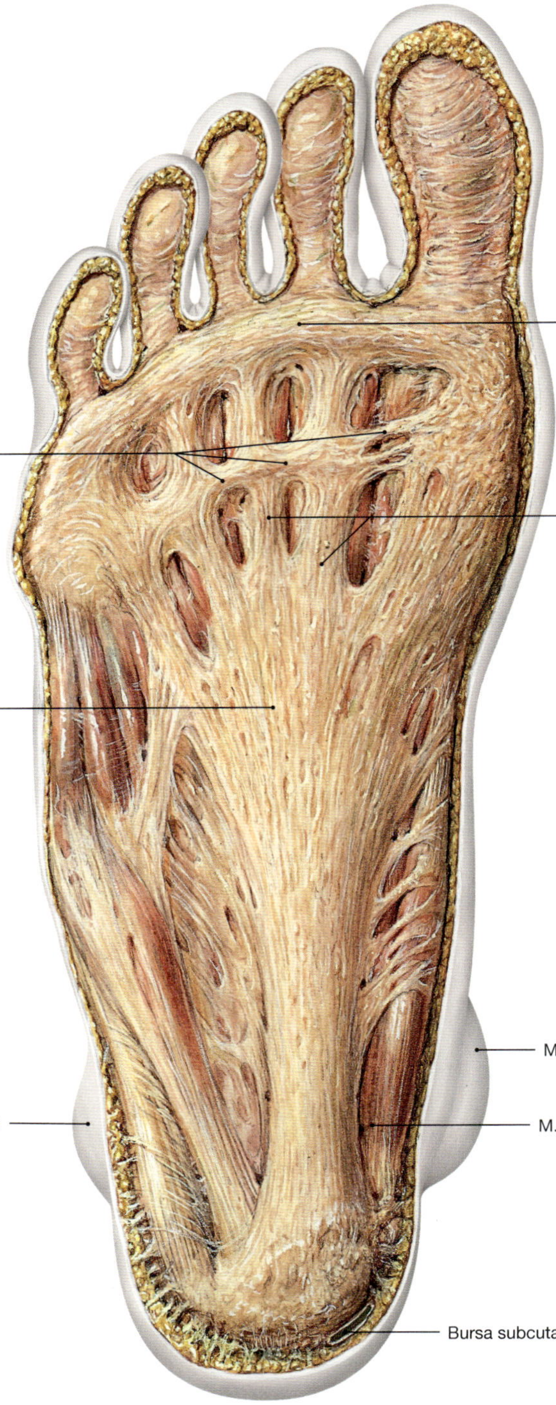


**Abb. 4.137 Plantaraponeurose, Aponeurosis plantaris, des Fußes, rechts;** Ansicht von plantar. [S700]
Die Plantaraponeurose ist eine Platte aus straffem Bindegewebe, die einen starken mittleren und zwei schwächere seitliche Anteile aufweist. Ihre **Fasciculi longitudinales** ziehen vom Tuber calcanei zu den Bändern der Zehengrundgelenke. Über den Ossa metatarsi sind sie durch Querzüge **(Fasciculi transversi)** verbunden. Die quer verlaufenden Verbindungen über den Basen der Zehengrundphalangen werden zusammen als **Lig. metatarsale transversum superficiale** bezeichnet. Von der Plantaraponeurose ziehen 2 Septen zu den Knochen und bilden dadurch an der Fußsohle 3 Muskellogen.

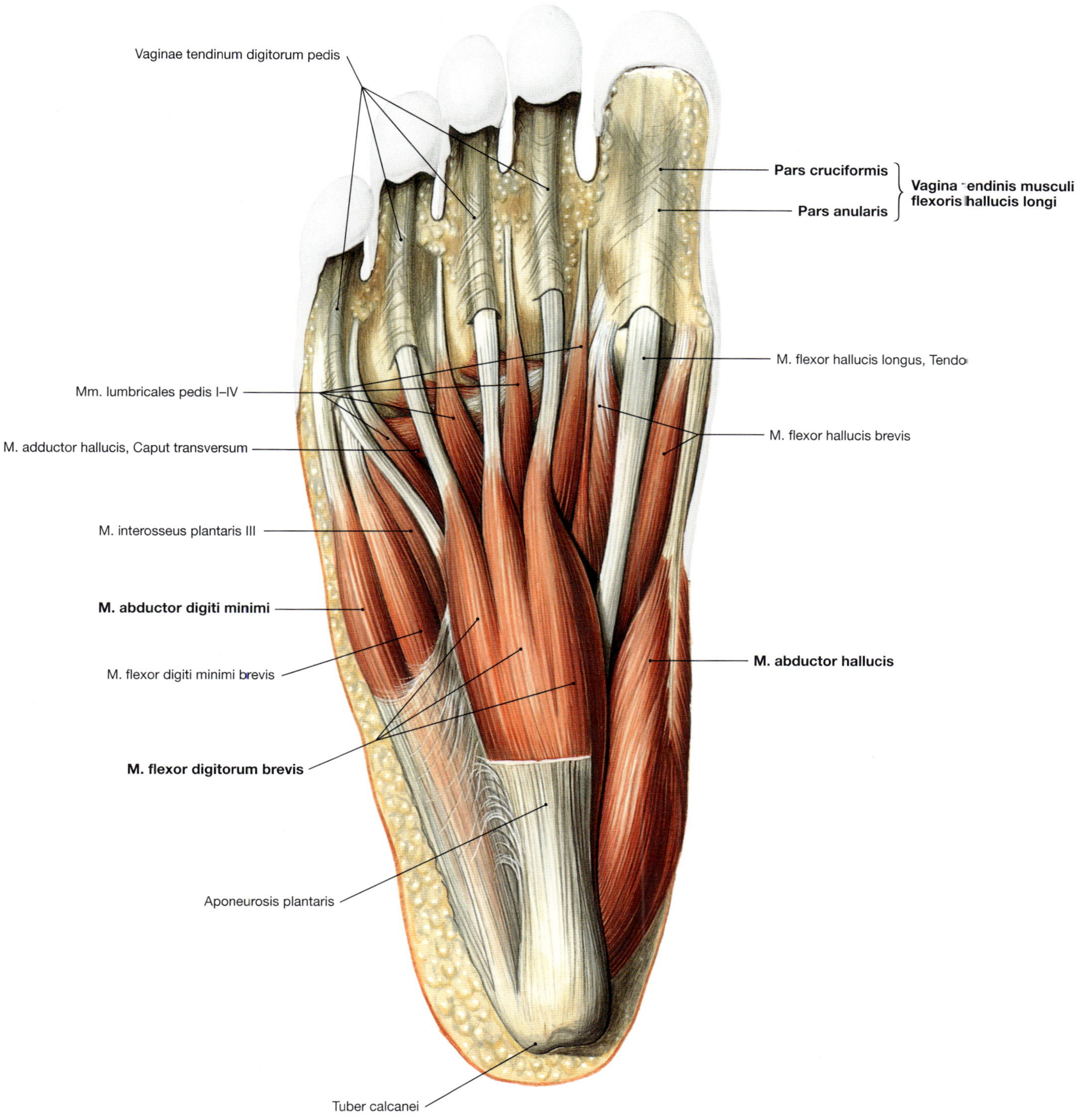


**Abb. 4.138 Oberflächliche Schicht der Muskeln der Fußsohle, rechts;** Ansicht von plantar; nach Abtragung der Plantaraponeurose. [S700]

Anders als an der Hand dienen die Muskeln der Fußsohle nicht so sehr der differenzierten Bewegung einzelner Zehen als vielmehr der **aktiven Verspannung des Fußgewölbes** und sind eher als funktionelle Einheit zu sehen. Die Muskeln der Fußsohle unterstützen den Bandapparat, der eine passive Stabilisierung bewirkt. Durch Septen, die von der Plantaraponeurose zu den Knochen des Fußskeletts ziehen, werden die Muskeln in **3 Logen** (Großzehenloge, mittlere Loge, Kleinzehenloge) untergliedert. Diese Logen sind aber nicht deutlich voneinander getrennt, sodass es bei der Präparation sinnvoller ist, sich die Muskeln in **4 Schichten** vorzustellen.

Zu den Muskeln der **oberflächlichen Schicht** zählen **M. abductor hallucis, M. flexor digitorum brevis** und **M. abductor digiti minimi.** Die Ansatzsehnen des M. flexor digitorum brevis werden von den Sehnen des langen Zehenbeugers durchbohrt. Im Bereich der Zehen besitzen die Sehnen der Beugemuskeln eigene Sehnenscheiden (Vaginae tendinum), die nicht mit denen der Fußwurzel in Verbindung stehen. Diese enthalten Verstärkungsbänder, die teilweise die Sehnen röhrenförmig umgeben (Pars anularis) und dazwischen sich kreuzende Faserzüge (Pars cruciformis) aufweisen.

→ T 54–T 57

## Fußmuskeln

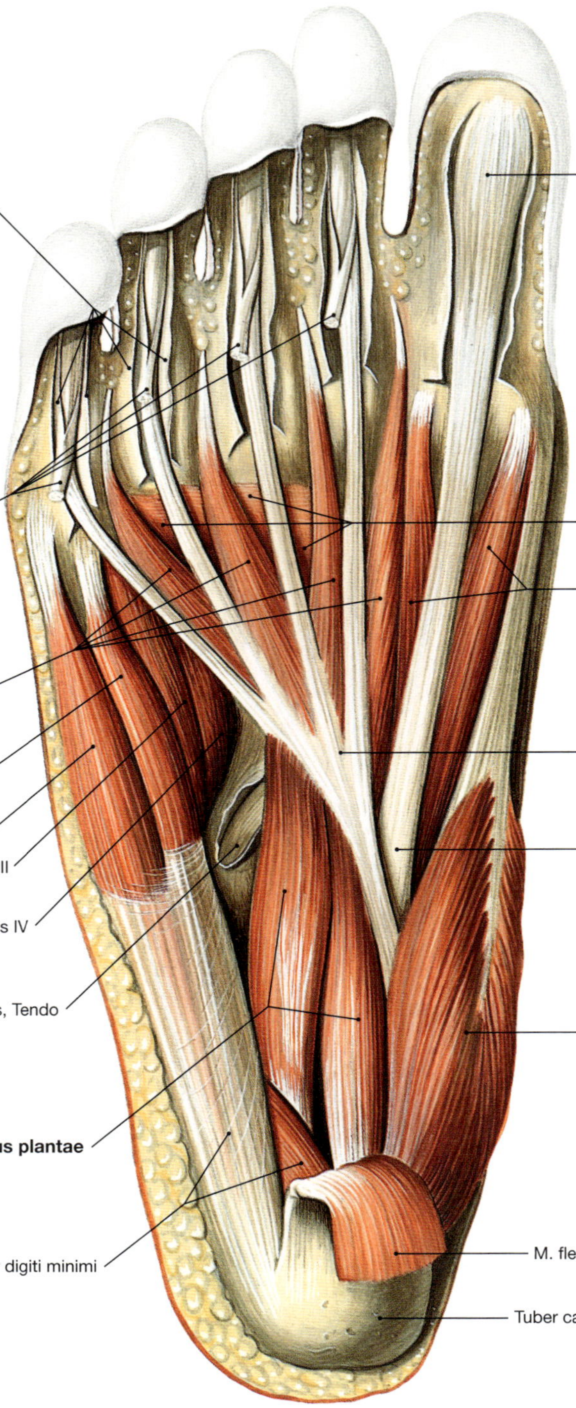


**Abb. 4.139 Mittlere Schicht der Muskeln der Fußsohle, rechts;** Ansicht von plantar; nach Durchtrennung des M. flexor digitorum brevis. [S700]

Die Muskeln liegen in 4 Schichten übereinander. Nach Entfernung des M. flexor digitorum brevis werden die Muskeln und Ansatzsehnen der 2. Schicht sichtbar. Hier verlaufen die **Sehnen** der langen Beugemuskeln (**M. flexor hallucis longus** und **M. flexor digitorum longus**) und 2 Muskeln der mittleren Muskelloge. An der Sehne des M. flexor digitorum longus setzt der **M. quadratus plantae** an, der den langen Zehenbeuger in seiner Wirkung unterstützt und somit als akzessorischer Zehenbeuger wirkt. Die Sehne wird zusätzlich von den 4 **Mm. lumbricales** als Ursprung genutzt, die von medial an den Grundphalangen der Zehen (II–V) ansetzen.

→ T 55–T 57

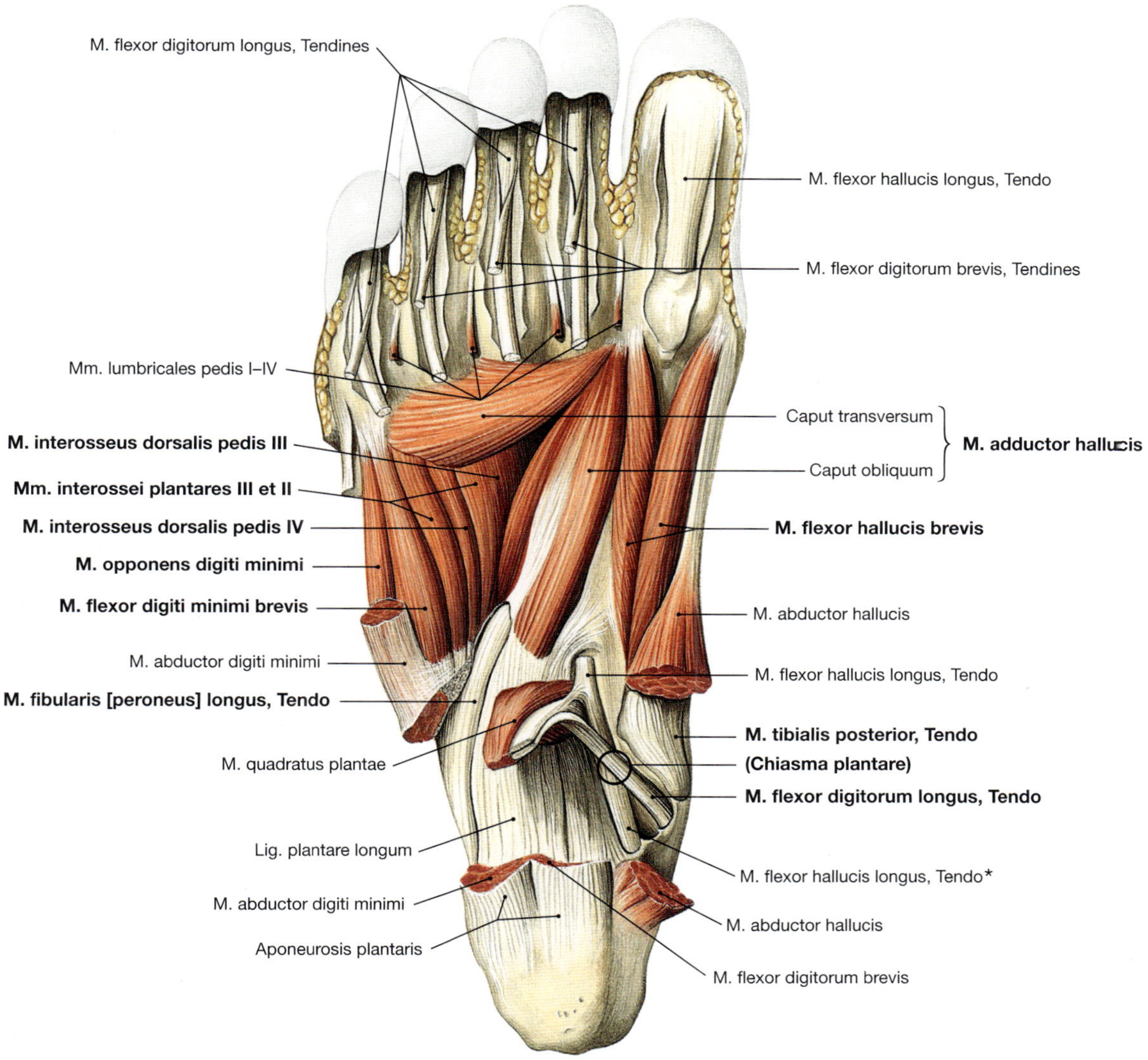


**Abb. 4.140 Tiefe und tiefste Schicht der Muskeln der Fußsohle, rechts;** Ansicht von plantar; nach Entfernung der beiden oberflächlichen Muskelschichten und der langen Beugesehnen. [S700]
In der **tiefen (3.) Schicht** liegen in der Großzehenloge der **M. flexor hallucis brevis** und der **M. adductor hallucis** sowie in der Kleinzehenloge der **M. flexor digiti minimi brevis** und der nicht immer vorhandene (inkonstante) **M. opponens digiti minimi.**

In der **tiefsten (4.) Schicht** liegen die 3 Mm. **interossei plantares** und die 4 **Mm. interossei dorsales** sowie die **Sehnen des M. tibialis posterior** und des **M. fibularis longus.**

* Die Kreuzung der Sehne des M. flexor digitorum longus über die Sehne des M. flexor hallucis longus wird auch als Chiasma plantare bezeichnet.

→ T 53, T 55–T 57

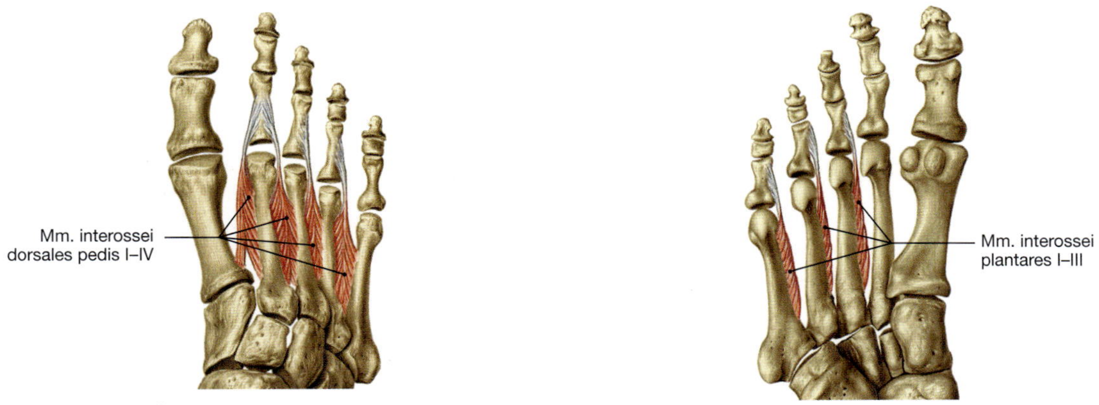


a b

**Abb. 4.141a und b Mm. interossei dorsales und plantares des Fußes, rechts.** [S700]
**a Mm. interossei dorsales;** Ansicht von dorsal. Die 4 Mm. interossei dorsales (I–IV) sind zweiköpfig und entspringen an den einander zugewandten Seiten der Basen der Ossa metatarsi I–V. Sie setzen an den Grundphalangen der 2.–4. Zehe an, wobei die Muskeln I und II medial und lateral zur 2. Zehe ziehen, während die Muskeln III und IV lateral an der 3. und 4. Zehe verlaufen. Daher können die Muskeln neben der Beugung im Grundgelenk die **Zehen II–IV** nach lateral **abduzieren** und die **2. Zehe** zusätzlich **adduzieren**.
**b Mm. interossei plantares;** Ansicht von plantar. Die 3 Mm. interossei plantares (I–III) sind einköpfig und entspringen an der Plantarseite der Ossa metatarsi III–V. Ihr Ansatz liegt auf der Medialseite der jeweiligen Zehen. Zusätzlich zur Beugung im Grundgelenk **adduzieren** sie daher die Zehen.

→ T 56

## Plexus lumbosacralis

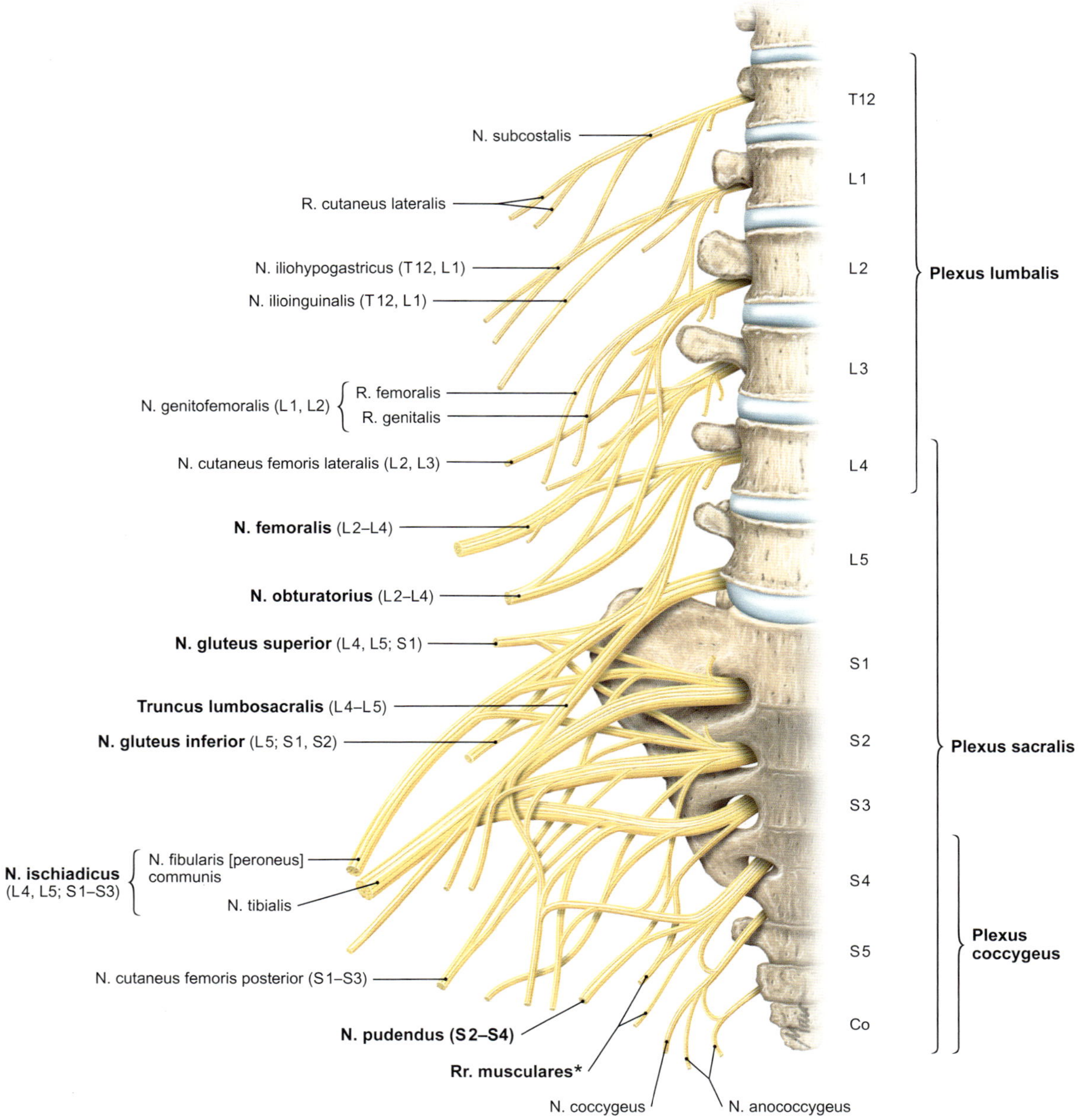


**Abb. 4.142 Beingeflecht, Plexus lumbosacralis (T12–S5, Co1):** segmentaler Aufbau der Nerven, rechts; Ansicht von ventral. [S700-L127]

Die untere Extremität wird vom Plexus lumbosacralis innerviert. Dieser wird von den Rr. anteriores der Spinalnerven gebildet, die den lumbalen, sakralen und kokzygealen Abschnitten des Rückenmarks entspringen und sich zum **Plexus lumbalis** (T12–L4) und zum **Plexus sacralis** (L4–S5, Co1) vereinigen. Die Segmente S4–Co1 werden auch als Plexus coccygeus bezeichnet. Die beiden Plexus werden durch den **Truncus lumbosacralis** miteinander verbunden, der Nervenfasern der Rückenmarksegmente L4, L5 vom Plexus lumbalis in das kleine Becken führt. Die funktionell wichtigsten Nerven des Plexus lumbalis sind der N. femoralis und der N. obturatorius.

Der **N. femoralis** innerviert motorisch die ventrale Gruppe der Hüft- und Oberschenkelmuskeln (Beuger im Hüftgelenk und Strecker im Knie) und sensorisch die Vorderseite des Oberschenkels sowie Vorder- und Innenseite des Unterschenkels. Der **N. obturatorius** versorgt motorisch die Adduktorengruppe und sensorisch den medialen Oberschenkel. Der stärkste und längste Ast des Plexus sacralis ist der **N. ischiadicus.** Mit seinen beiden Stämmen (N. tibialis und N. fibularis communis) innerviert er motorisch die ischiokruralen Muskeln (Strecker in der Hüfte und Beuger im Knie) sowie die gesamte Muskulatur von Unterschenkel und Fuß. Sensorisch vermittelt er Empfindungen von Wade und Fuß. Die **Nn. glutei superior und inferior** versorgen die Glutealmuskeln, welche die wesentlichen Strecker, Rotatoren und Abduktoren der Hüfte darstellen. Der **N. pudendus** innerviert die Muskeln der Dammregion und sensorisch das äußere Genitale. Die Muskeln des Beckenbodens werden durch direkte Muskeläste (*) aktiviert.

→ T 42

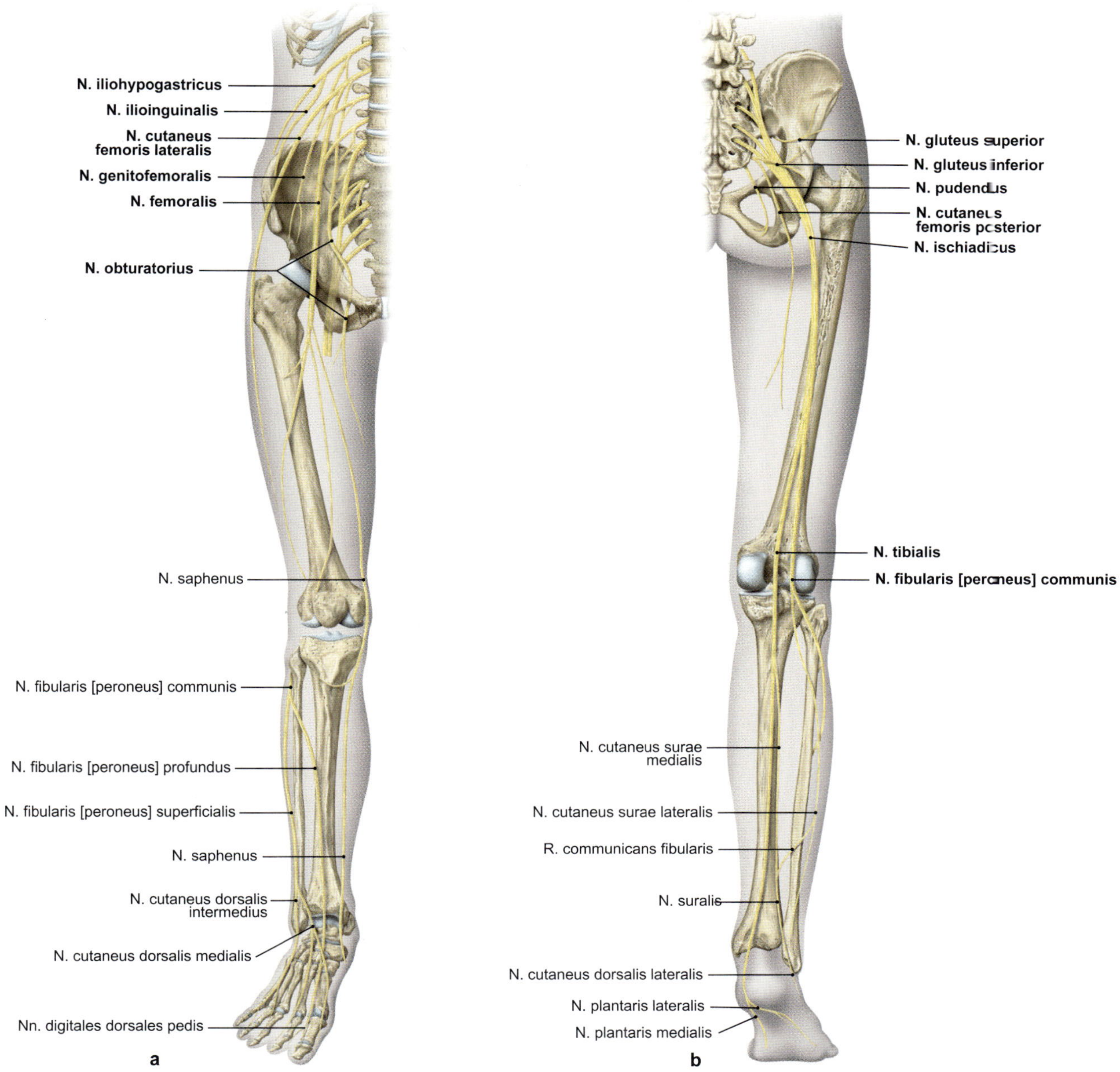


**Abb. 4.143a und b Beingeflecht, Plexus lumbosacralis (T12–S5, Co1): Nerven des Beins, rechts.** [S700-L127]
**a** Ansicht von ventral.
**b** Ansicht von dorsal.

Die Nerven des **Plexus lumbalis** (T12–L4) verlaufen ventral des Hüftgelenks und versorgen den unteren Teil der seitlichen und vorderen Bauchwand sowie die Vorderseite des Oberschenkels. Die Äste des **Plexus sacralis** liegen dorsal des Hüftgelenks. Sie innervieren die Rückseite des Oberschenkels sowie überwiegend den Unterschenkel und den gesamten Fuß.

| Plexus lumbalis (T12–L4) |
|---|
| • Muskeläste für M. iliopsoas und M. quadratus lumborum (T12–L4) |
| • N. iliohypogastricus (T12, L1) |
| • N. ilioinguinalis (T12, L1) |
| • N. genitofemoralis (L1, L2) |
| • N. cutaneus femoris lateralis (L2, L3) |
| • N. femoralis (L2–L4) |
| • N. obturatorius (L2–L4) |

| Plexus sacralis (L4–S5, Co1) |
|---|
| • Muskeläste für pelvitrochantäre Hüftmuskeln (M. obturatorius internus, Mm. gemelli superior und inferior, M. quadratus femoris, M. piriformis; L4–S2) |
| • N. gluteus superior (L4–S1) |
| • N. gluteus inferior (L5–S2) |
| • N. ischiadicus (L4–S3) |
| • N. cutaneus femoris posterior (S1–S3) |
| • Hautäste für Haut über Sitzbeinhöcker (N. cutaneus perforans, S2, S3) und Steißbein (N. anococcygeus, S5–Co1) |
| • N. pudendus (S2–S4) |
| • Nn. splanchnici pelvici (präganglionäre parasympathische Fasern; S2–S4) |
| • Muskeläste für den Beckenboden (M. levator ani und M. ischiococcygeus, S3, S4) |

## Innervation der Haut



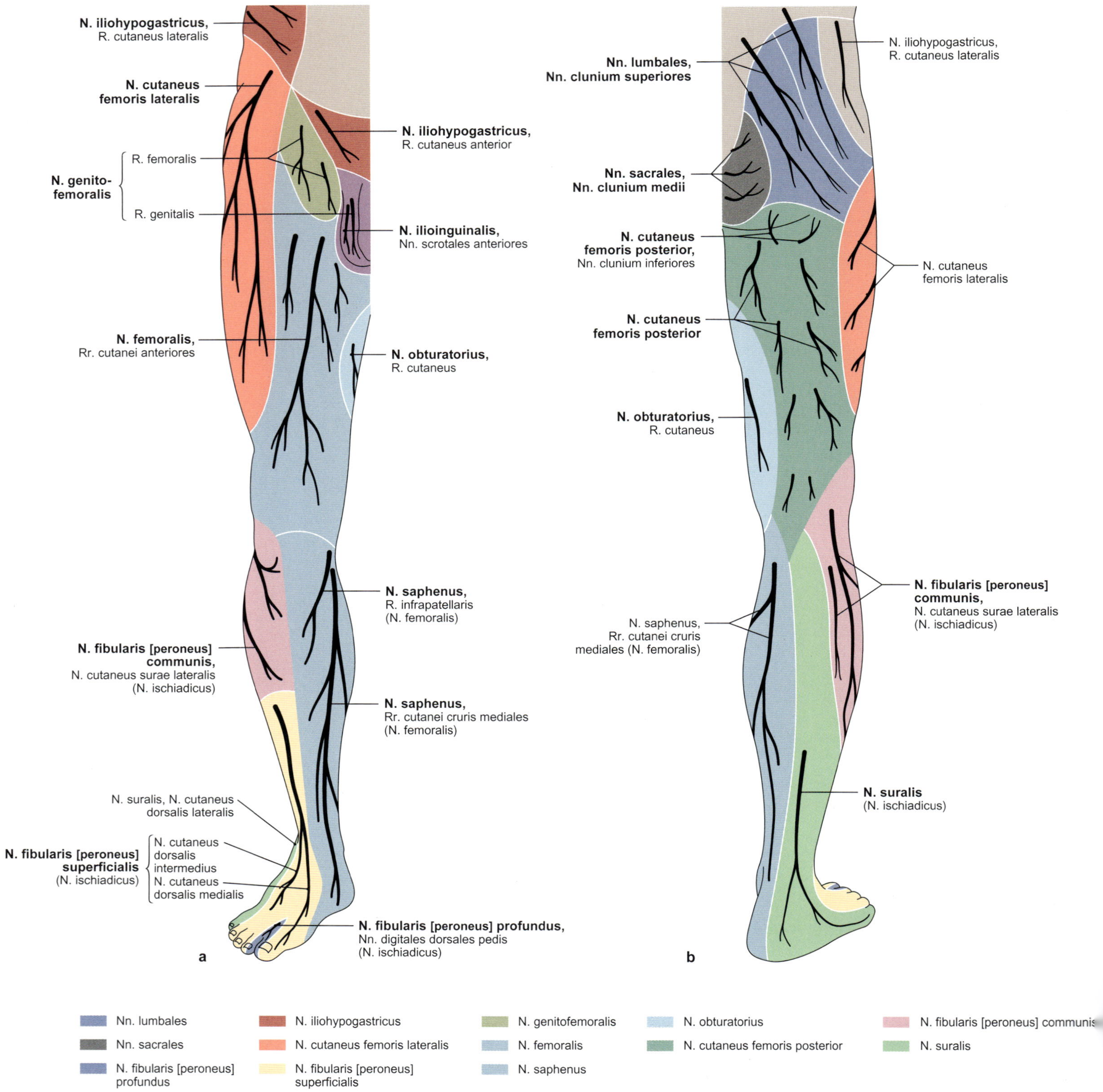


**Abb. 4.144a und b Hautnerven der unteren Extremität, rechts.** [S700-L127]
**a** Ansicht von ventral.
**b** Ansicht von dorsal.
An der sensorischen Innervation der **Leistenregion** und der **Vorderseite** des Beins beteiligen sich **alle Nerven** des **Plexus lumbalis.** Die Außenseite des Unterschenkels und der Fußrücken werden durch Äste des Plexus sacralis innerviert. Die **Glutealregion** wird von **Rr. posteriores** aus lumbalen (Nn. clunium superiores) und sakralen (Nn. clunium medii) Spinalnerven innerviert, die Rückseite des gesamten Beins und die Fußsohle werden von Ästen des Plexus sacralis innerviert.

### Klinik

Der Verlauf der Nerven aus Plexus lumbalis und Plexus sacralis hat Auswirkungen auf das **Ausstrahlungsmuster von Schmerzen,** die im Bereich des Plexus ausgelöst werden. Wenn der **Plexus lumbalis** durch eine Einblutung (Hämatom) oder einen Tumor komprimiert wird, strahlen die Schmerzen typischerweise auf die **Vorderseite** des Oberschenkels aus. Bei Kompression des **Plexus sacralis** strahlen die Schmerzen auf die **Rückseite** des Beins **(Ischialgie)** und oft bis in den Unterschenkel aus.

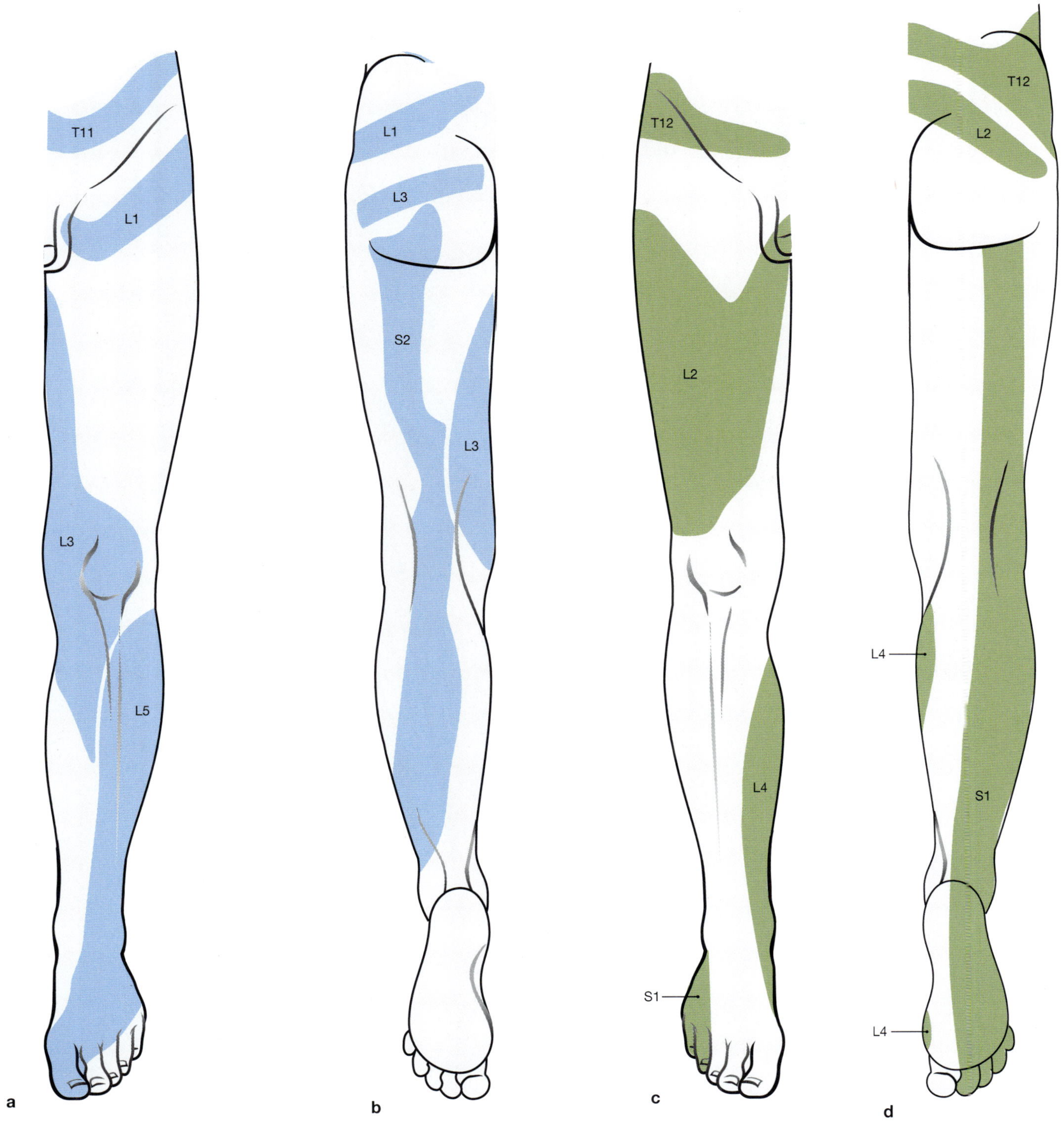


**Abb. 4.145a–d Segmentale Hautinnervation (Dermatome) der unteren Extremität, rechts.** [S700-L126]/[F1067-001]
**a** Ansicht von ventral, Dermatome T11, L1, L3, L5.
**b** Ansicht von dorsal, Dermatome L1, L3, S2.
**c** Ansicht von ventral, Dermatome T12, L2, L4, S1.
**d** Ansicht von dorsal, Dermatome T12, L2, L4, S1.
Bestimmte Hautgebiete werden von einem einzelnen Rückenmarksegment sensorisch innerviert. Diese Hautwurzelfelder werden als Dermatome bezeichnet. Da die einzelnen Hautnerven des Beins Nervenfasern aus mehreren Rückenmarksegmenten enthalten, stimmen die Grenzen der Dermatome nicht mit den Versorgungsgebieten der Hautnerven überein (→ Abb. 4.144). Im Unterschied zum Rumpf, an dem die Dermatome gürtelförmig angeordnet sind, verlaufen sie auf der **Vorderseite des Beins schräg** von lateral oben nach medial unten und auf der **Rückseite** nahezu longitudinal (s. a. Entwicklung, → Abb. 3.5).

## Klinik

Der Verlauf der Dermatomgrenzen ist bei der **Diagnostik der sehr häufig auftretenden Bandscheibenvorfälle** von großer Bedeutung. Bandscheibenvorfälle betreffen überwiegend die untere Lumbalwirbelsäule und können dabei die Nervenwurzeln von L4–S1 schädigen. Während die Nervenfasern aus dem Segment **L4** den **medialen Fußrand** innervieren, werden die **Großzehe** und die **zweite Zehe vom Segment L5 aus versorgt.** Die gesamte Lateralseite des Fußes einschließlich der **Kleinzehe** wird aus **S1** sensorisch innerviert.

## Plexus lumbalis

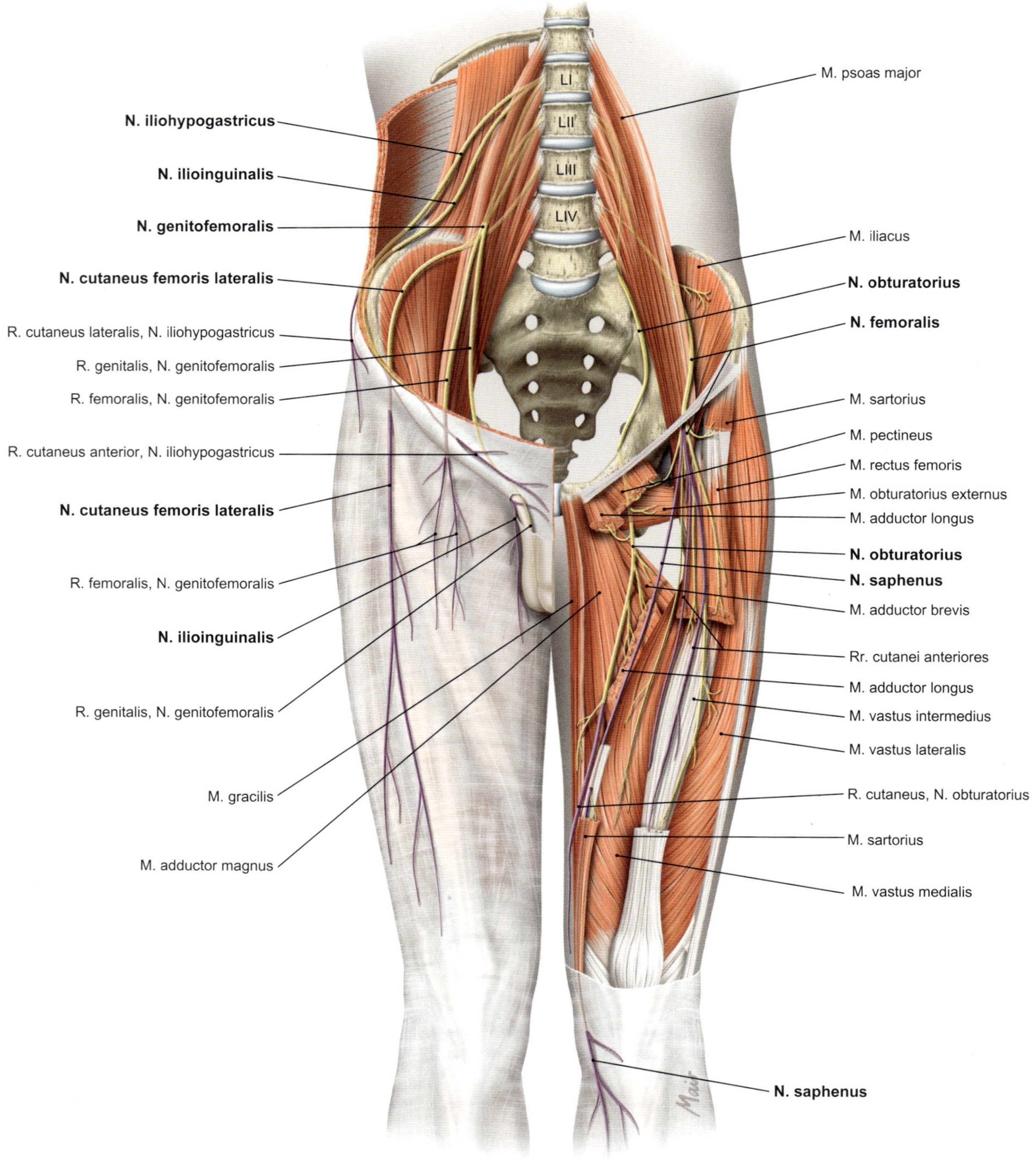


**Abb. 4.146 Verlauf und Versorgungsgebiete der Nerven des Plexus lumbalis (T12–L4);** Ansicht von ventral. Hautäste sind violett gefärbt. [S700-L127]

Der **N. iliohypogastricus** und der **N. ilioinguinalis** (etwas weiter kaudal) verlaufen hinter der Niere über den M. quadratus lumborum und dann zwischen M. transversus abdominis und M. obliquus internus abdominis nach vorne. Beide innervieren die unteren Anteile dieser Bauchmuskeln. Daneben innerviert der N. iliohypogastricus sensorisch die Haut oberhalb des Leistenbandes, während der N. ilioinguinalis die vorderen Anteile des äußeren Genitales versorgt. Der **N. genitofemoralis** durchbohrt den M. psoas major, unterkreuzt den Ureter und teilt sich in einen lateralen **R. femoralis,** der durch die Lacuna vasorum zieht und sensorisch die Haut unter dem Leistenband innerviert, während der mediale **R. genitalis** durch den Leistenkanal zum Scrotum gelangt. Der R. genitalis innerviert sensorisch die vorderen Anteile des äußeren Genitales und beim Mann den M. cremaster. Der **N. cutaneus femoris lateralis** zieht lateral durch die Lacuna musculorum und innerviert sensorisch die Außenseite des Oberschenkels. Der **N. femoralis** zieht medial durch die Lacuna musculorum, wo er sich fächerförmig aufzweigt. Seine Rr. cutanei anteriores innervieren die Haut auf der Oberschenkelvorderseite. Die Rr. musculares innervieren die vordere Muskelgruppe der Hüfte (M. iliopsoas) und des Oberschenkels (M. sartorius und M. quadriceps femoris) sowie anteilig den M. pectineus. Sein Endast ist der **N. saphenus,** der in den Adduktorenkanal (→ Abb. 4.173) zieht und diesen an der medialen Seite des Kniegelenks durch das Septum intermusculare vastoadductorium wieder verlässt, um die mediale und die vordere Seite des Unterschenkels sensorisch zu innervieren. Der **N. obturatorius** verläuft zunächst medial des M. psoas major und tritt dann durch den Canalis obturatorius (→ Abb. 4.173) zur Innenseite des Oberschenkels. Er gibt hier einen Muskelast zum M. obturatorius externus ab und teilt sich in einen R. anterior und in einen R. posterior (vor und hinter dem M. adductor brevis gelegen), die die Muskeln der Adduktorengruppe innervieren. Der R. anterior endet mit einem Hautast für die mediale Seite des Oberschenkels, wohingegen der R. posterior auch die Kniegelenkkapsel innerviert.

→T 42

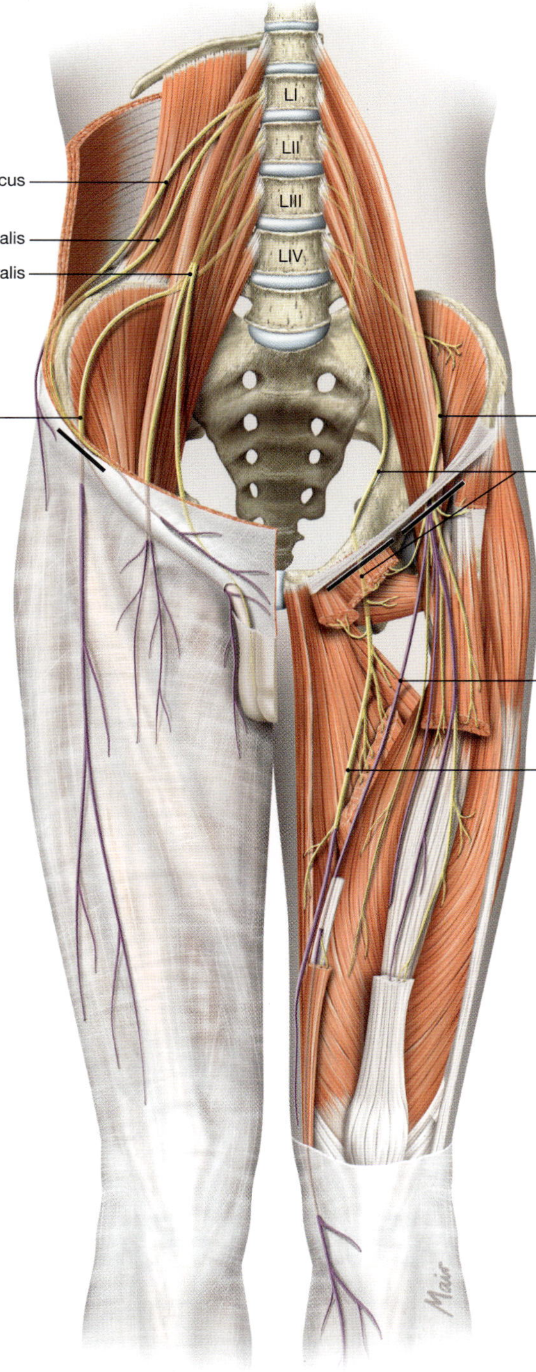


**Abb. 4.147 Läsionen der Nerven des Plexus lumbalis;** Ansicht von ventral. Hautäste sind violett gefärbt. Häufige Läsionsorte sind durch schwarze Balken markiert. [S700-L127]

→ T 42

## Klinik

**Läsionen** von **N. iliohypogastricus, N. ilioinguinalis** und **N. genitofemoralis** sind aufgrund der geschützten Lage selten. Wegen ihrer engen Beziehung zur Niere und zum Ureter können jedoch Erkrankungen der Niere (Nierenbeckenentzündung, Pyelonephritis oder abgehende Nierensteine) zur **Ausstrahlung von Schmerzen** in die Leistenregion und bis in das äußere Genitale führen.
Bei Operationen mit vorderem Zugang zum Hüftgelenk oder durch Einklemmung unter dem Leistenband durch zu enge Hosen kann der **N. cutaneus femoris lateralis** geschädigt werden. Dies kann zum Verlust der Sensorik und zu Schmerzen an der Außenseite des Oberschenkels führen **(Meralgia paraesthetica).**
Der **N. femoralis** wird am häufigsten in der Leistenbeuge, und zwar bei Operationen oder diagnostischen Eingriffen (Herzkatheter), verletzt. Neben einer Störung der Hüftbeugung fällt die Streckung des Knies komplett aus, wodurch das Treppensteigen unmöglich gemacht wird. Der Patellarsehnenreflex erlischt und die Sensorik am vorderen Ober- und medialen Unterschenkel ist aufgehoben.
Der **N. obturatorius** ist bei seinem Durchtritt durch den Canalis obturatorius gefährdet. Neben Beckenbrüchen können hier auch Verlagerungen von Baucheingeweiden (Hernien) oder ausgedehnte Ovarialkarzinome die Ursache von Läsionen sein. Durch den Ausfall der Adduktoren wird das Stehen unsicher und der Schenkelschluss und das Übereinanderschlagen der Beine werden unmöglich. Die Sensorik am medialen Oberschenkel kann beeinträchtigt sein. Auch können Reizerscheinungen auftreten, die Kniegelenkerkrankungen vortäuschen **(ROMBERG-Kniephänomen).**

## Plexus sacralis

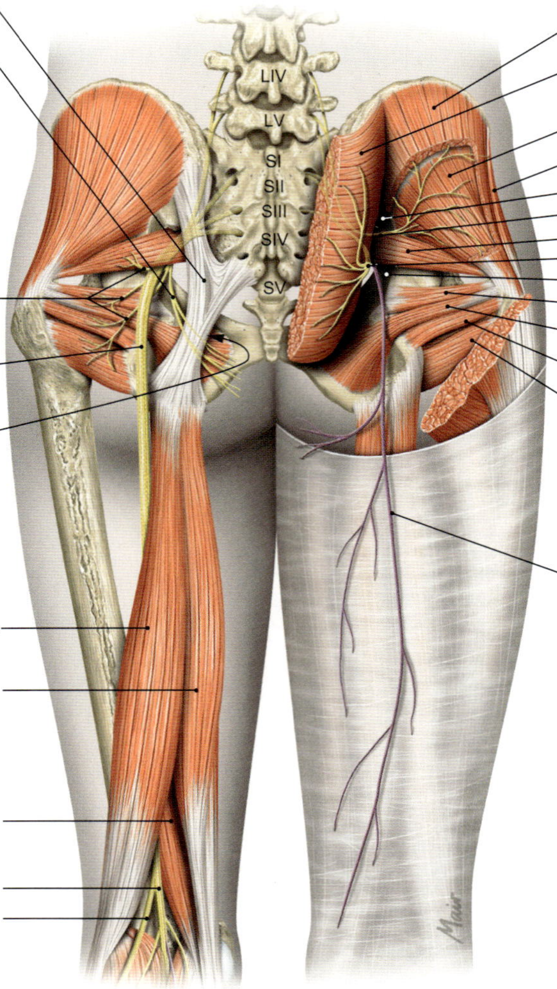


**Abb. 4.148 Verlauf und Versorgungsgebiete der Nerven des Plexus sacralis (L4–S5, Co1).** Ansicht von dorsal. Hautäste sind violett gefärbt. [S700-L127]

Der **N. gluteus superior** tritt durch das Foramen suprapiriforme aus dem Becken aus und innerviert motorisch die kleinen Gluteus-Muskeln (wichtigste Abduktoren und Innenrotatoren des Hüftgelenks) sowie den M. tensor fasciae latae. Der **N. gluteus inferior** tritt durch das Foramen infrapiriforme aus und innerviert mit dem M. gluteus maximus den kräftigsten Strecker und Außenrotator im Hüftgelenk.

Der **N. ischiadicus** ist der stärkste Nerv des menschlichen Körpers. Er besteht aus 2 Stämmen (N. tibialis und N. fibularis communis), die nur durch die Bindegewebehülle (Epineurium) für eine variable Verlaufsstrecke zu einem Nerv verbunden werden. Der N. ischiadicus tritt durch das Foramen infrapiriforme aus dem Becken aus und zieht dann unter dem M. biceps femoris bis in die Kniekehle.

Meist trennen sich **N. tibialis** und **N. fibularis communis** am Übergang zum distalen Drittel des Oberschenkels. Gelegentlich (in etwa 12 % der Fälle) entspringen sie bereits getrennt aus dem Becken (hohe Teilung), wobei der N. fibularis communis durch den M. piriformis tritt. Am Oberschenkel innerviert der N.-tibialis-Anteil die ischiokruralen Muskeln und den hinteren Kopf des M. adductor magnus. Der N.-fibularis-Anteil innerviert am Oberschenkel nur das Caput breve des M. biceps femoris. Mit diesen beiden Stämmen versorgt der N. ischiadicus motorisch alle Unterschenkel- und Fußmuskeln sowie sensorisch den ganzen Unterschenkel (außer medial, hier N. saphenus aus N. femoralis) und den Fuß mit Ausnahme des medialen Fußrandes.

Der **N. cutaneus femoris posterior** gibt nach seinem Austritt aus dem Foramen infrapiriforme zunächst die sensorischen Nn. clunium inferiores für die untere Gesäßhaut ab. Dann verläuft er bis ungefähr zur Oberschenkelmitte subfaszial und versorgt sensorisch die Rückseite des Oberschenkels.

Der **N. pudendus** hat einen relativ komplizierten Verlauf. Nach Austritt aus dem Foramen infrapiriforme schlingt er sich mit seinen gleichnamigen Blutgefäßen um die Spina ischiadica herum und zieht durch das Foramen ischiadicum minus nach medial in die Fossa ischioanalis. Hier liegt er lateral in einer Faszienduplikatur des M. obturatorius internus (ALCOCK-Kanal). Der N. pudendus innerviert den äußeren Schließmuskel des Analkanals (M. sphincter ani externus) sowie die gesamte Dammmuskulatur und sensorisch die hinteren Abschnitte des äußeren Genitales (Penis/Clitoris).

Die Muskeläste für die pelvitrochantären Muskeln treten ebenfalls aus dem Foramen infrapiriforme aus, während die Muskeläste für den Beckenboden und die parasympathischen Nn. splanchnici pelvici das kleine Becken nicht verlassen. Die kleinen Hautäste durchbohren das Lig. sacrotuberale (N. cutaneus perforans) oder den M. ischiococcygeus (N. anococcygeus) und sind unbedeutend.

→ T 42

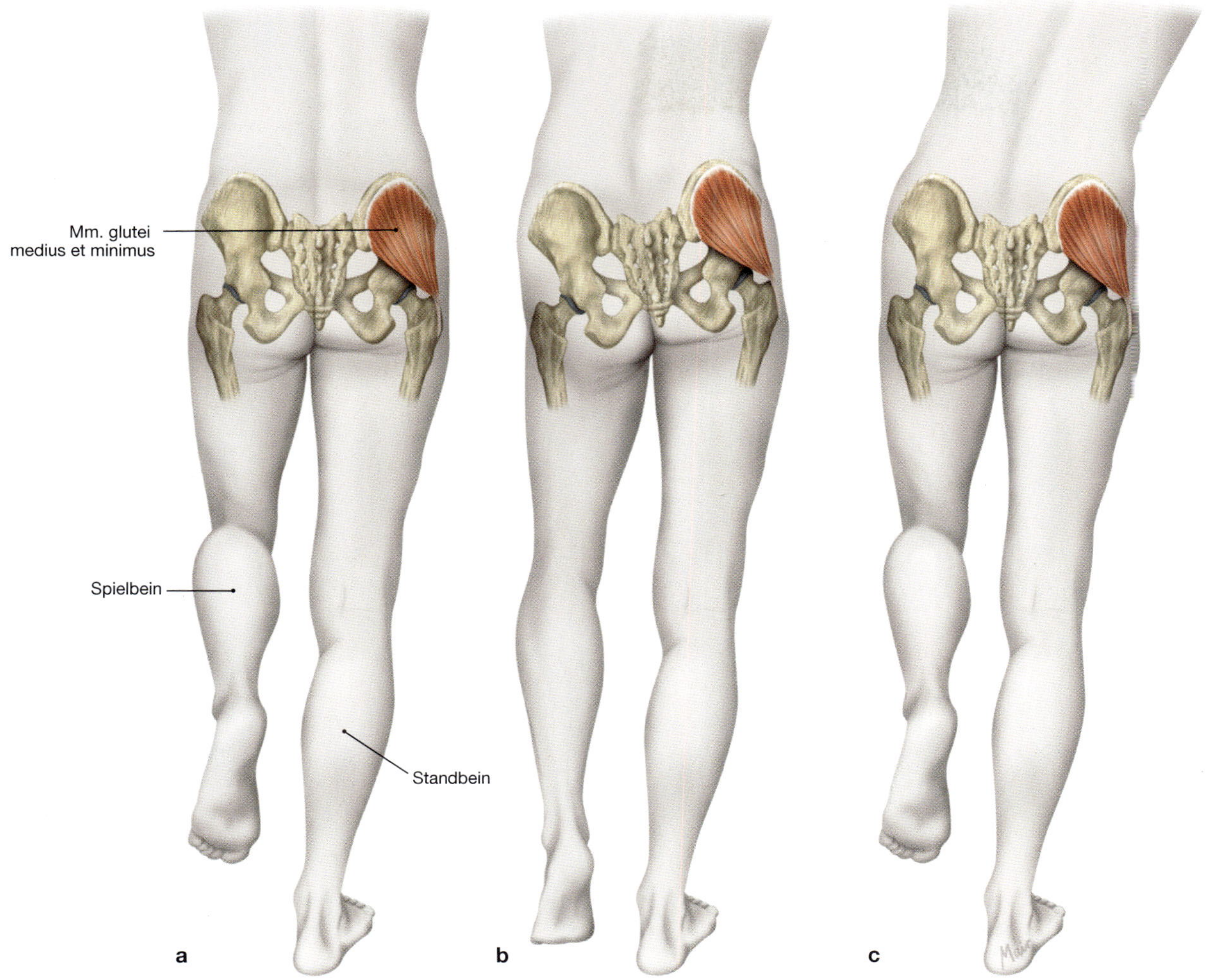


**Abb. 4.152a–c TRENDELENBURG-Zeichen und DUCHENNE-Hinken bei Ausfall der kleinen Gluteus-Muskeln auf der rechten Seite.** [S700-L127]/[G1060-001]
**a** Die Gluteus-Muskeln können das gleichseitige Bein abduzieren, wenn das Körpergewicht auf dem anderen Bein ruht. Beim Einbeinstand auf der gleichen Seite des Muskels dienen die Muskeln der Stabilisierung des Beckens und verhindern ein Absinken des Beckens zur Gegenseite (Spielbeinseite).
**b** Bei funktioneller Insuffizienz der kleinen Gluteus-Muskeln, z. B. bei Hüftdysplasie oder Läsion des N. gluteus superior, sinkt beim Einbeinstand auf der Seite der Läsion das Bein zur gesunden Seite ab **(TRENDELENBURG-Zeichen).**
**c** Das Becken der gesunden Seite wird beim Laufen durch Verlagerung des Oberkörpers auf die kranke Seite angehoben **(DUCHENNE-Hinken).**

## Klinik

**Läsionen der Nerven des Plexus sacralis** – Teil 2 (Teil 1 unter → Abb. 4.149)
Aufgrund seines geschützten Verlaufs sind Läsionen des **N. pudendus** selten, die durch Ausfall der Dammmuskulatur und der Schließmuskeln von Harnblase und Rectum zu **Inkontinenz** und aufgrund des Verlusts der Sensorik des äußeren Genitales zu **Störungen der Sexualfunktion** führen können. Bei der Geburt kann der Verlust der Sensorik der Dammregion und des äußeren Genitales sogar erwünscht sein und gezielt – um die Schmerzen zu reduzieren – durch einen **Pudendus-Block** herbeigeführt werden. Dabei wird transvaginal die Spina ischiadica getastet und der N. pudendus durch Injektion eines Lokalanästhetikums 1 cm lateral und kranial der Spina vor seinem Eintritt in den ALCOCK-Kanal komplett betäubt. Dieser Eingriff hat aufgrund der Periduralanästhesie, bei der die Lokalanästhetika in den Epiduralraum des unteren Rückenmarks injiziert werden, an Bedeutung verloren.
Bei **falscher intramuskulärer Injektion** in die Glutealregion können die Leitungsbahnen, die aus den Foramina supra- und infrapiriforme austreten, verletzt werden. Neben den Blutgefäßen kann dies die Nn. glutei superior und inferior, den N. cutaneus femoris posterior und den N. ischiadicus betreffen. Bei der glutealen Injektion nach v. HOCHSTETTER wird eine Injektion in den M. gluteus medius durchgeführt (→ Abb. 4.151). Bei Läsion des **N. gluteus superior** fallen die kleinen Gluteus-Muskeln (wichtigste Abduktoren und Innenrotatoren der Hüfte) sowie der M. tensor fasciae latae aus. Bei Funktionsverlust der kleinen Gluteus-Muskeln wird das Stehen auf dem Bein der kranken Seite unmöglich, weil das Becken zur gesunden Seite absinkt **(TRENDELENBURG-Zeichen).** Bei Schädigung des **N. gluteus inferior** fällt mit dem M. gluteus maximus der kräftigste Strecker des Hüftgelenks aus. Bei normalem Gang kann dies durch die ischiokruralen Muskeln weitgehend kompensiert werden. Treppensteigen, Springen und schnelles Laufen sind jedoch kaum mehr möglich. Bei Läsion des **N. cutaneus femoris posterior** ist die Sensorik auf der Rückseite des Oberschenkels beeinträchtigt.

## N. tibialis

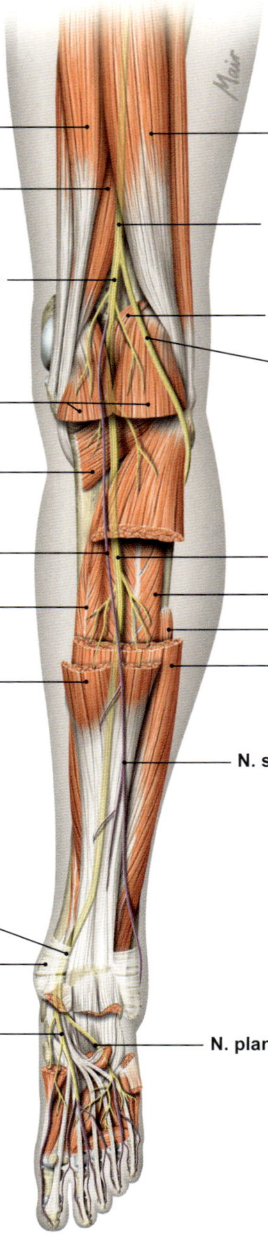


**Abb. 4.153 N. tibialis: sensorische Innervation durch Hautäste (violett) und motorische Innervation durch Muskeläste, rechts;** Ansicht von dorsal. [S700-L127]

Der **N. ischiadicus** teilt sich meist am Übergang vom mittleren zum distalen Drittel des Oberschenkels in den medial gelegenen **N. tibialis** und in den lateral gelegenen **N. fibularis communis.** Der N.-tibialis-Anteil innerviert die dorsalen Muskeln des Oberschenkels (ischiokrurale Muskeln und dorsaler Teil des M. adductor magnus). Der N. tibialis setzt die Verlaufsrichtung des N. ischiadicus durch die Kniekehle fort, tritt zwischen den Köpfen des M. gastrocnemius unter dem Sehnenbogen des M. soleus **(Arcus tendineus musculi solei)** hindurch und verläuft zusammen mit A. und V. tibialis posterior zwischen oberflächlichen und tiefen Beugern zum Innenknöchel. In der Kniekehle gibt er den **N. cutaneus surae medialis** für die mediale Wade ab, der sich an der distalen Wade als **N. suralis** und am lateralen Fußrand als **N. cutaneus dorsalis lateralis** fortsetzt, wobei er meist einen Verbindungsast aus dem N. fibularis communis erhält. Bei seinem Durchtritt unter dem Retinaculum musculorum flexorum **(Malleolenkanal/Tarsaltunnel)** teilt sich der N. tibialis in seine beiden Endäste (**Nn. plantares medialis** und **lateralis**) für die Innervation der Fußsohle. Der N. tibialis innerviert damit alle Beugemuskeln der Wade und alle Muskeln der Fußsohle sowie sensorisch die mittlere Wade und nach Bildung des N. suralis die untere Wade und den lateralen Fußrand.

### Klinik

**Läsionen des N. tibialis** sind selten, können aber bei Verletzungen des Kniegelenks oder durch Kompression im **Malleolenkanal/Tarsaltunnel** bei Tibiafraktur oder Sprunggelenkverletzungen **(hinteres Tarsaltunnelsyndrom)** auftreten. Beim Tarsaltunnelsyndrom kommt es zu brennenden Schmerzen an der Fußsohle und zu einem Ausfall der Fußsohlenmuskeln. Beugen, Adduzieren und Spreizen der Zehen sind nicht möglich. Durch Ausfall der Mm. interossei und Mm. lumbricales kommt es zum **Krallenfuß.** Bei Läsion im Kniebereich fällt zusätzlich die gesamte Beugemuskulatur des Unterschenkels aus (ACHILLES-Sehnen-Reflex negativ). Die Plantarflexion ist stark eingeschränkt und wird nur noch geringfügig durch die Fibularis-Gruppe ermöglicht. Daraus resultieren eine **Pronationsstellung** des Fußes sowie ein **Hackenfuß,** bei dem der Fuß in Dorsalflexionsstellung gerät. Das Stehen auf den Zehenspitzen ist nicht möglich.

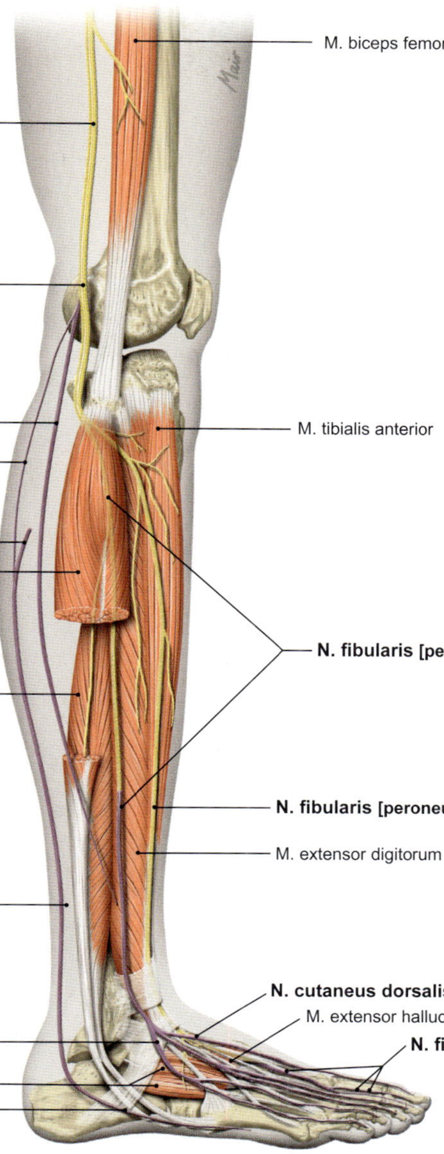


**Abb. 4.154 N. fibularis communis: sensorische Innervation durch Hautäste (violett) und motorische Innervation durch Muskeläste, rechts;** Ansicht von lateral. [S700-L127]

Nach Teilung des **N. ischiadicus** am Übergang zum distalen Drittel des Oberschenkels zieht der **N. fibularis communis** durch die Kniekehle und um das Fibulaköpfchen in die Fibularis-Loge, wo er sich in seine beiden Endäste (Nn. fibulares superficialis und profundus) aufspaltet. Der N. fibularis communis innerviert am Oberschenkel nur das Caput breve des M. biceps femoris. Vor der Teilung in die Endäste gibt der N. fibularis communis meist einen **N. cutaneus surae lateralis** für die Haut der lateralen Wade sowie einen Verbindungsast zum N. cutaneus surae medialis ab.

Der **N. fibularis superficialis** setzt den Verlauf in der Fibularis-Loge fort und innerviert die Fibularis-Muskeln, bevor er am distalen Unterschenkel die Faszie durchbohrt und sich in die beiden sensorischen Endäste (**Nn. cutanei dorsales medialis** und **intermedius**) für den Fußrücken teilt.

Der **N. fibularis profundus** tritt in die Extensorenloge über und verläuft mit der A. tibialis anterior zum Fußrücken. Auf diesem Weg innerviert er die Extensoren des Unterschenkels und des Fußrückens und mit seinem sensorischen Endast den ersten Zwischenzehenraum.

## Klinik

Die **Läsion des N. fibularis communis** ist die häufigste Nervenläsion der unteren Extremität. Sie kann durch proximale Fibulafrakturen, zu enge Skischuhe oder durch Übereinanderschlagen der Beine verursacht werden. Durch Ausfall der Streckmuskeln kommt es zum Herabhängen der Zehenspitzen **(Fußheberschwäche mit Spitzfußstellung).** Zum Ausgleich wird der Unterschenkel durch Beugung im Knie stärker angehoben **(Steppergang)** oder durch eine Kreiselbewegung nach vorne geführt. Durch Ausfall der fibularen Muskeln gelangt der Fuß in **Supinationsstellung.** Die Sensorik ist an der lateralen Wade und auf dem Fußrücken aufgehoben.

Der **N. fibularis profundus** kann beim Kompartmentsyndrom, bei dem nach einem Trauma die Streckmuskeln anschwellen **(Tibialis-anterior-Syndrom)** und den Nerv sowie die begleitenden Blutgefäße komprimieren, geschädigt werden. In diesem Fall muss die Faszie des Unterschenkels gespalten werden. Der Ausfall des N. fibularis profundus geht ebenfalls mit Spitzfußstellung und Steppergang einher. Allerdings ist die Sensorik nur im ersten Zwischenzehenraum aufgehoben! Beim **vorderen Tarsaltunnelsyndrom** werden die sensorischen Endäste unter dem Retinaculum musculorum extensorum komprimiert, sodass es zu Gefühlsstörungen im ersten Zwischenzehenraum kommt.

Seltener sind isolierte Läsionen des **N. fibularis superficialis** (z. B. bei Trauma der Fibularis-Muskeln), bei denen durch Ausfall der Fibularis-Muskeln der Fuß in **Supinationsstellung** gerät. Hier ist die Sensorik des Fußrückens aufgehoben und nur noch im ersten Zwischenzehenraum intakt.

## Arterien von Becken und Oberschenkel

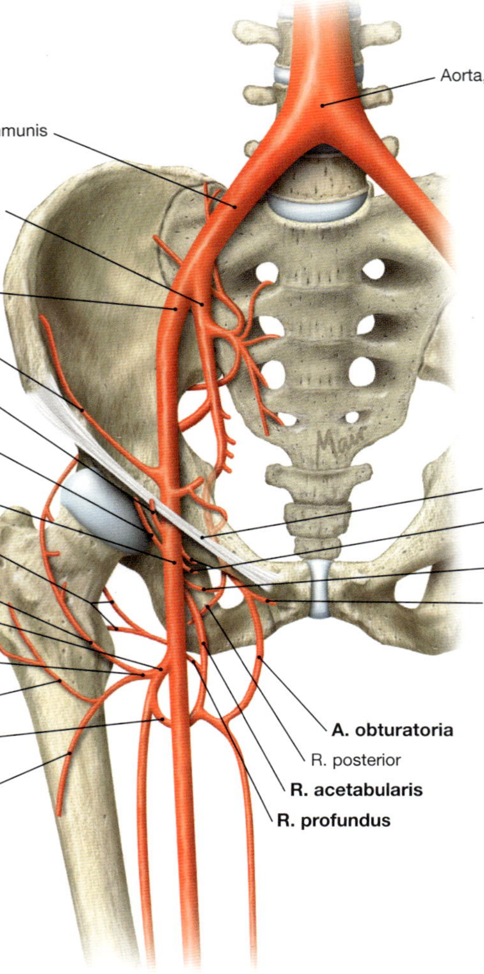


| Arterien der unteren Extremität |
|---|
| **Äste der A. iliaca externa:**<br>• A. epigastrica inferior<br>– A. cremasterica/A. ligamenti teretis uteri<br>– R. pubicus (Anastomose mit A. obturatoria)<br>• A. circumflexa ilium profunda |
| **Äste der A. femoralis:**<br>• A. epigastrica superficialis<br>• A. circumflexa ilium superficialis<br>• Aa. pudendae externae<br>• A. profunda femoris<br>– A. circumflexa femoris medialis<br>– A. circumflexa femoris lateralis<br>– Aa. perforantes (meist drei)<br>• A. descendens genus |
| **Äste der A. poplitea:**<br>• A. superior medialis genus<br>• A. superior lateralis genus<br>• A. media genus<br>• Aa. surales<br>• A. inferior medialis genus<br>• A. inferior lateralis genus |
| **Äste der A. tibialis anterior:**<br>• A. recurrens tibialis posterior<br>• A. recurrens tibialis anterior<br>• A. malleolaris anterior medialis<br>• A. malleolaris anterior lateralis<br>• A. dorsalis pedis<br>– A. tarsalis lateralis<br>– Aa. tarsales mediales<br>– A. arcuata (Aa. metatarsales dorsales → Aa. digitales dorsales; A. plantaris profunda → Arcus plantaris profundus) |
| **Äste der A. tibialis posterior:**<br>• A. fibularis<br>– R. perforans<br>– R. communicans<br>– Rr. malleolares laterales<br>– Rr. calcanei<br>– A. nutricia fibulae und A. nutricia tibiae<br>• Rr. malleolares mediales<br>• Rr. calcanei<br>• A. plantaris medialis<br>– R. superficialis<br>– R. profundus (→ Arcus plantaris profundus)<br>• A. plantaris lateralis (→ Arcus plantaris profundus mit Aa. metatarsales plantares → Aa. digitales plantares) |

**Abb. 4.155 Arterien von Becken und Oberschenkel, rechts;** Ansicht von ventral. [S700-L127]
Die **A. iliaca communis** teilt sich vor dem Sakroiliakalgelenk in die A. iliaca externa und A. iliaca interna. **Die A. iliaca externa** gibt die A. epigastrica inferior und die A. circumflexa ilium profunda zur vorderen Rumpfwand ab und tritt dann unter dem Leistenband hindurch. Danach dient sie als **A. femoralis** der Versorgung des Beins, wobei der gesamte Oberschenkel einschließlich des Hüftkopfes aus ihrem stärksten Ast, der **A. profunda femoris**, versorgt wird, deren proximale Äste (Aa. circumflexae femoris medialis und lateralis) sich um den Schenkelhals herumwinden. Auch die **A. iliaca interna** beteiligt sich an der Versorgung von Oberschenkel und Gesäßregion (→ Abb. 4.158): Die **Aa. gluteae superior und inferior** treten dorsal durch die Abschnitte des Foramen ischiadicum majus aus und anastomosieren dort mit den Ästen der A. profunda femoris. Die **A. obturatoria** dagegen tritt nach ventral durch den Canalis obturatorius zur Medialseite des vorderen Oberschenkels. Über einen R. pubicus anastomosiert sie in sehr variabler Ausprägung mit einem gleichnamigen Ast aus der A. epigastrica inferior. Bei stark ausgebildeter Gefäßverbindung verwendet man hierfür den Begriff **Corona mortis**, weil es früher bei Eingriffen in der Leiste zu teilweise lebensgefährlichen Blutungen kam.

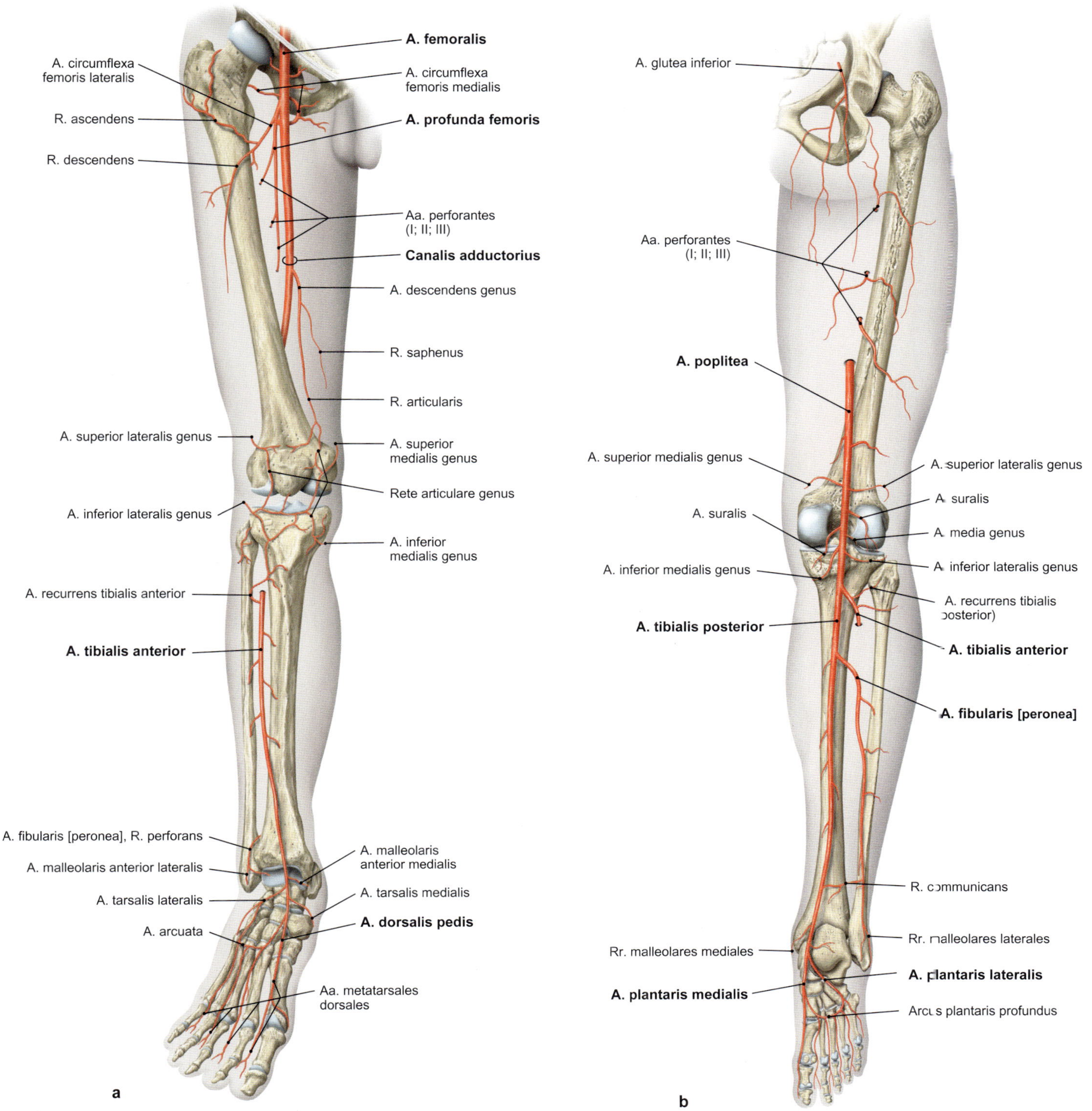


**Abb. 4.156a und b Arterien des Beins, rechts.** [S700-L127]
**a** Ansicht von ventral.
**b** Ansicht von dorsal.
Die **A. iliaca externa** geht vor dem Sakroiliakalgelenk aus der A. iliaca communis hervor. Sie setzt sich unter dem Leistenband in der Lacuna vasorum als **A. femoralis** fort, die nach dem Durchtritt durch den Adduktorenkanal als **A. poplitea** (Versorgungsgefäß des Kniegelenks) bezeichnet wird. Diese tritt unter dem Sehnenbogen des M. soleus zwischen die oberflächlichen und tiefen Beuger des Unterschenkels und teilt sich in die **A. tibialis posterior,** die ihre Verlaufsrichtung fortsetzt, und in die **A. tibialis anterior,** die durch die Membrana interossea cruris nach vorne in die Extensorenloge gelangt. Sie geht auf dem Fußrücken in die **A. dorsalis pedis** über. Die A. tibialis posterior gibt als großes Gefäß die **A. fibularis** ab, die zum Außenknöchel zieht, und verläuft selbst zum Malleolenkanal/Tarsaltunnel am Innenknöchel, durch den sie auf die Fußsohle gelangt, wo sie sich in ihre Endäste (**Aa. plantares medialis** und **lateralis**) teilt.

## Klinik

Bei einer vollständigen körperlichen Untersuchung werden die **Pulse** der A. femoralis (in der Leistenbeuge), der A. poplitea (in der Kniekehle), der A. dorsalis pedis (auf dem Fußrücken lateral der Sehne des M. extensor hallucis longus) und der A. tibialis posterior (hinter dem Innenknöchel) getastet, um Verschlüsse der Gefäße durch **Arteriosklerose** oder verschleppte Blutgerinnsel **(Emboli)** ausschließen zu können.

## Arterien des Oberschenkels

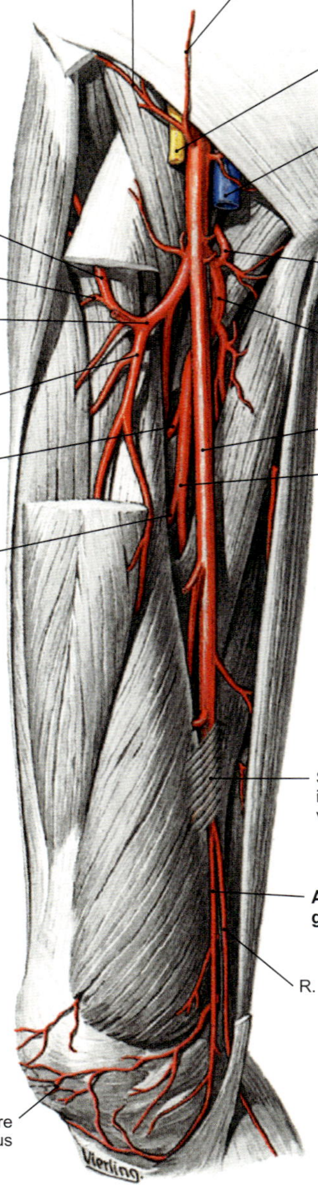


**Abb. 4.157 Äste der A. femoralis, rechts;** Ansicht von ventral nach Entfernung des M. sartorius und Spaltung des M. rectus femoris. [G1066-O1109]

Die **A. femoralis** verläuft zwischen N. femoralis (lateral) und V. femoralis (medial) und hat 5 Äste:

- Die **A. epigastrica superficialis** versorgt als dünnes Gefäß epifaszial die untere Bauchwand.
- Die **A. circumflexa ilium superficialis** verläuft epifaszial entlang des Leistenbands nach lateral.
- Die **Aa. pudendae externae** versorgen die äußeren Geschlechtsorgane (Rr. labiales/scrotales anteriores).
- Die **A. profunda femoris** ist der stärkste Ast und geht nach medial ab.
- Die **A. descendens genus** entspringt im Adduktorenkanal und versorgt das Kniegelenk und die Haut der Knieregion.

Die **A. profunda femoris** ist das Hauptversorgungsgefäß des Hüftgelenks und des Oberschenkels. Die übrigen Äste der A. femoralis dagegen sind an der Versorgung des Oberschenkels nicht beteiligt. Die A. profunda femoris versorgt mit ihren Ästen **(Aa. circumflexae femoris medialis** und **lateralis, Aa. perforantes)** den Oberschenkelknochen mit Schenkelhals und -kopf sowie alle ventralen und dorsalen Muskelgruppen des Oberschenkels und anteilig der Gesäßregion. Die Äste können auch direkt aus der A. femoralis abgehen.

### Klinik

Die A. femoralis wird zur **Linksherzkatheteruntersuchung** punktiert, bei der der Katheter bis in die linke Herzkammer vorgeschoben wird, um das Auswurfvolumen des Ventrikels und den Zustand der Herzkranzgefäße zu beurteilen.

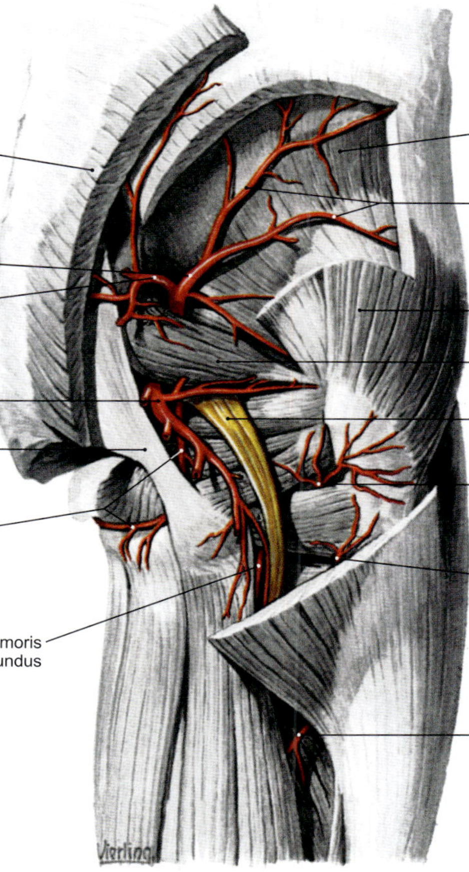


**Abb. 4.158 Arterien der Glutealregion, rechts;** Ansicht von dorsal nach weitgehender Entfernung der Mm. glutei maximus und medius. [G1066-O1109]

Die Glutealregion und der dorsale Oberschenkel werden von parietalen Ästen der **A. iliaca interna** (→ Abb. 7.15) sowie der **A. profunda femoris** versorgt.

Dorsale parietale Äste der A. iliaca interna:

- Die **A. glutea superior** tritt durch das Foramen suprapiriforme aus dem Becken aus und versorgt die Glutealmuskeln. Sie verläuft zwischen Mm. glutei medius et minimus nach lateral.
- Die **A. glutea inferior** zieht nach Austritt aus dem Foramen infrapiriforme zum M. gluteus maximus.

Äste der **A. profunda femoris:**

- **A. circumflexa femoris medialis:** Ihr R. profundus versorgt die hinteren Anteile der Adduktoren, die ischiokruralen Muskeln und den Femurkopf.
- **A. circumflexa femoris lateralis:** Der R. ascendens zieht zu den Glutealmuskeln und zum Schenkelhals. Er anastomosiert mit der A. circumflexa femoris medialis und den Aa. gluteae superior und inferior.
- **Aa. perforantes** (typischerweise drei): Sie durchbohren die Adduktoren und die ischiokruralen Muskeln.

Die Äste der A. iliaca interna (einschließlich der A. obturatoria) bilden Anastomosen untereinander und mit der A. profunda femoris, sodass Kollateralkreisläufe entstehen können.

## Klinik

In verschiedenen Abschnitten des Beins bilden die Arterien durch Anastomosen **Kollateralkreisläufe** aus. Die Verbindungen der A. profunda femoris zu Ästen der A. iliaca interna sind sehr variabel, ermöglichen aber in Notfallsituationen ein Abbinden der A. femoralis proximal der A. profunda femoris.

## Arterien der Kniekehle und des dorsalen Unterschenkels



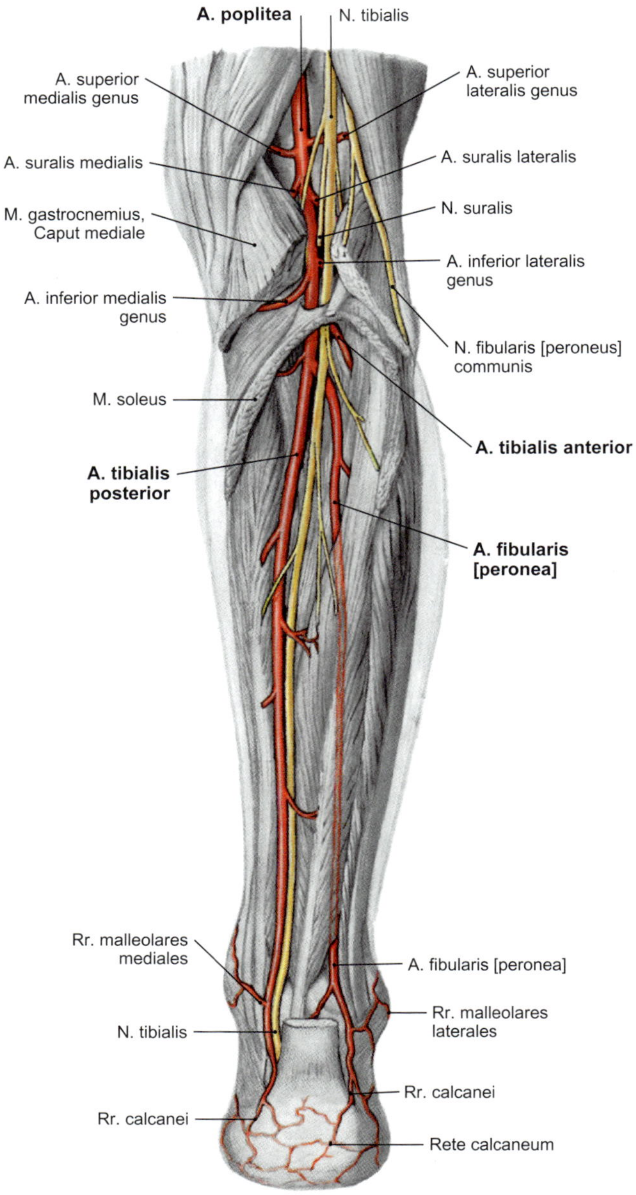


**Abb. 4.159 Äste der A. poplitea und A. tibialis posterior, rechts;** Ansicht von dorsal nach Entfernung der oberflächlichen Wadenmuskeln. [B500]

Nach dem Durchtritt durch den Hiatus adductorius setzt sich die A. femoralis in der Kniekehle als **A. poplitea** fort. Sie gibt verschiedene Äste ab und bildet mit diesen ein Gefäßnetz vor dem Kniegelenk (Rete articulare genus):

- **Aa. superior medialis und lateralis genus** um den medialen/lateralen Femurkondylus
- **A. media genus** zum Kniegelenk
- **Aa. inferior medialis und lateralis genus** um die proximale Tibia/das Fibulaköpfchen
- **Aa. surales** zu den Wadenmuskeln

**Endäste:**

- **A. tibialis anterior:** Sie tritt durch die Membrana interossea cruris (→ Abb. 4.160).
- **A. tibialis posterior:** Sie setzt den Verlauf der A. poplitea fort und gibt folgende Äste ab, bevor sie durch den Malleolenkanal/Tarsaltunnel zur Fußsohle gelangt:
  - **A. fibularis:** Der stärkste Ast steigt entlang der Dorsalseite der Fibula ab und versorgt mit **Rr. malleolares laterales** den Außenknöchel und mit **Rr. calcanei** die Lateralseite der Ferse.
  - **Rr. malleolares mediales** und **Rr. calcanei** ernähren Innenknöchel und Medialseite der Ferse.

### Klinik

Im Unterschied zu den **Kollateralkreisläufen** in der Glutealregion reichen die Verbindungen des **Rete articulare genus** am Knie, das von den Recurrensarterien des Unterschenkels und der dritten Perforansarterie der A. profunda femoris gespeist wird, bei einer Unterbrechung der A. poplitea nicht aus, um den Unterschenkel zu versorgen. Der **Arterienring um die Knöchel** ist dagegen wiederum in der Regel so gut ausgebildet, dass bei Verschluss einer der beiden Aa. tibiales oder der A. fibularis die Versorgung des Fußes nicht akut gefährdet ist.

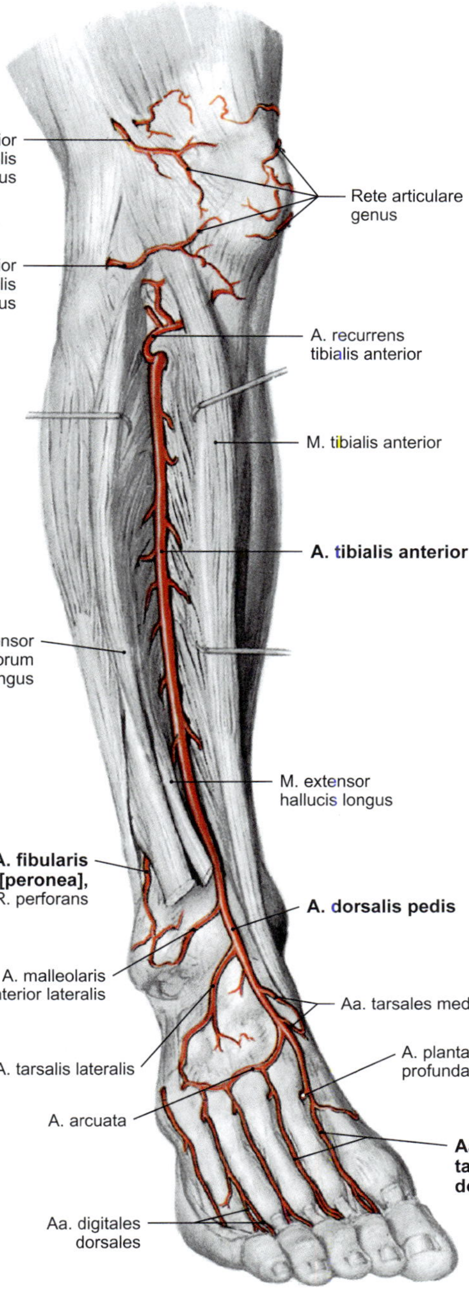


**Abb. 4.160 Äste der A. tibialis anterior und A. dorsalis pedis, rechts;** Ansicht von ventral nach Spreizung der Streckmuskeln des Unterschenkels und Absetzen der Ansatzsehnen der Mm. extensores digitorum longus und hallucis longus. [B500]

Die **A. tibialis anterior** durchbohrt die Membrana interossea cruris und steigt in der Extensorenloge ab, bevor sie sich auf dem Fußrücken als A. dorsalis pedis fortsetzt. Sie hat 4 Äste:

- **A. recurrens tibialis anterior** und **A. recurrens tibialis posterior:** Die Gefäße verlaufen vor und nach dem Durchtritt durch die Membrana interossea zum Kniegelenk zurück.
- **A. malleolaris anterior medialis** und **A. malleolaris anterior lateralis:** Die Arterien vervollständigen mit den Ästen der A. tibialis posterior und A. fibularis das Gefäßnetz auf dem Innen- und Außenknöchel.

Die **A. dorsalis pedis** hat ebenfalls 4 Äste:

- **A. tarsalis medialis** und **A. tarsalis lateralis** zum medialen und lateralen Fußrand
- **A. arcuata:** Sie verläuft bogenförmig nach lateral und gibt Aa. metatarsales dorsales ab, die sich als Aa. digitales dorsales auf die Zehen erstrecken.
- **A. plantaris profunda:** Das Gefäß verbindet sich mit dem Arcus plantaris profundus der Fußsohle.

## Klinik

Aufgrund der guten Blutversorgung der **Tibia** (durch Vasa nutricia) können in Notfallsituationen, wenn kein peripherer Zugang gefunden werden kann, über einen **intraossären Zugang** große Mengen Flüssigkeit infundiert werden. Die Kanülierung erfolgt hier medial der Tuberositas tibiae im Condylus medialis tibiae.

## Arterien der Fußsohle

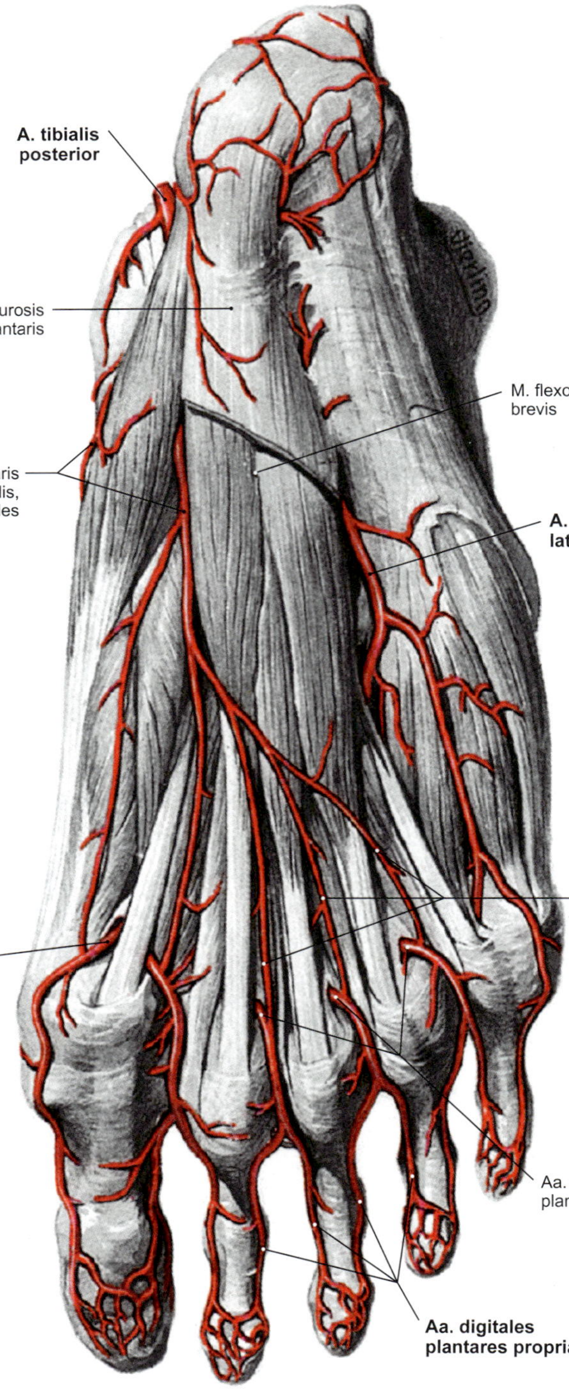


**Abb. 4.161 Oberflächliche Arterien der Fußsohle, rechts;** Ansicht von plantar nach Entfernung der Plantaraponeurose. [G1066-O1109]

Nach Durchtritt durch den Malleolenkanal/Tarsaltunnel teilt sich die **A. tibialis posterior** in der Fußsohle in ihre beiden Endäste:

- **A. plantaris medialis:** Sie verläuft medial des M. flexor digitorum brevis.
- **A. plantaris lateralis:** Das Gefäß zieht unter dem M. flexor digitorum brevis nach lateral. Beide Gefäße bilden zusammen den Arcus plantaris profundus (→ Abb. 4.162).

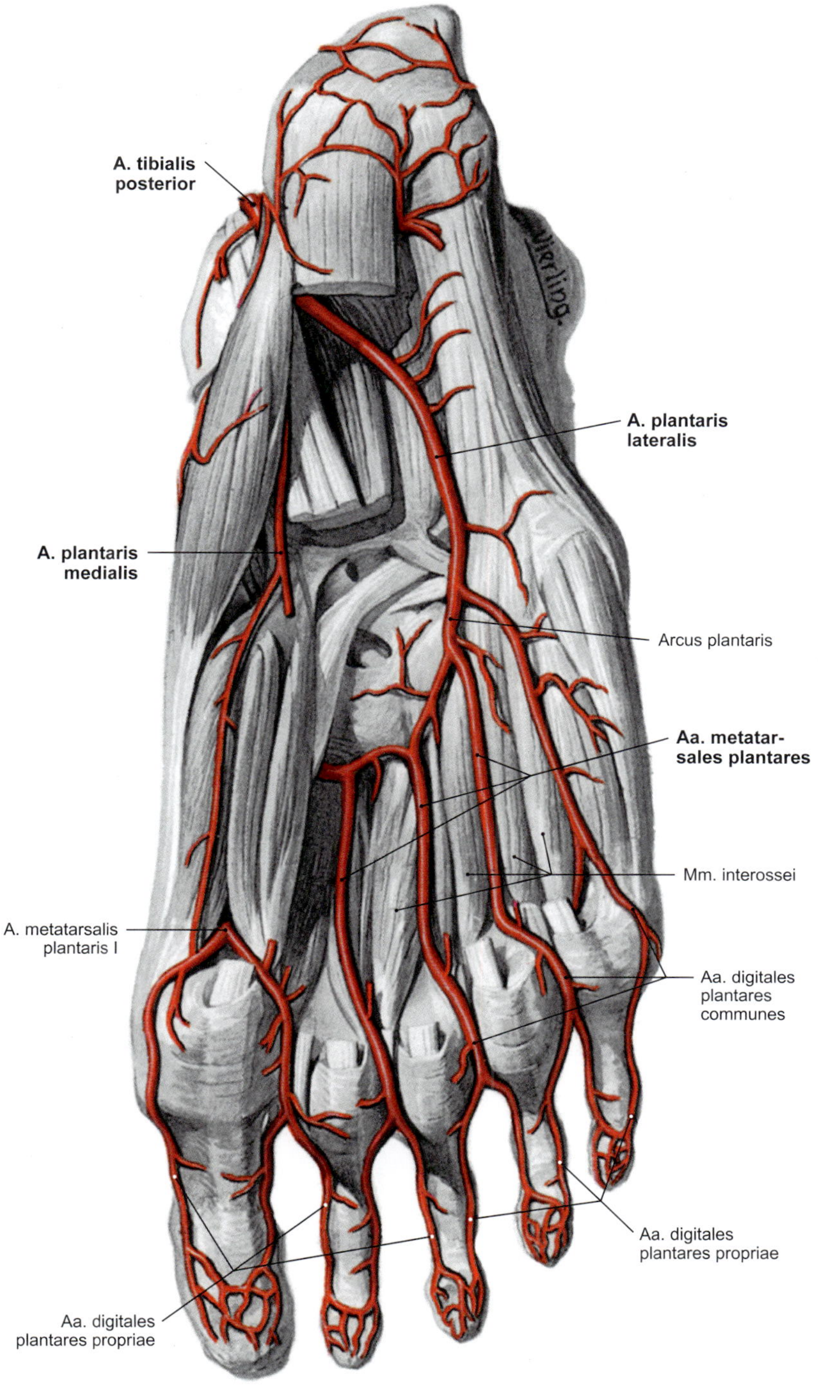


**Abb. 4.162 Tiefe Arterien der Fußsohle, rechts;** Ansicht von plantar nach Entfernung der Plantaraponeurose, des M. flexor digitorum brevis sowie der Sehnen der Mm. flexores digitorum longus und hallucis longus. [G1066-O1109]

Die A. plantaris lateralis bildet den Arterienbogen der Fußsohle **(Arcus plantaris profundus),** wobei dieser von einem tiefen Ast der A. plantaris medialis vervollständigt wird. Er gibt die Aa. metatarsales plantares ab, die mit Aa. digitales plantares communes und Aa. digitales plantares propriae die Unterseite der Zehen versorgen.

## Venen des Beins

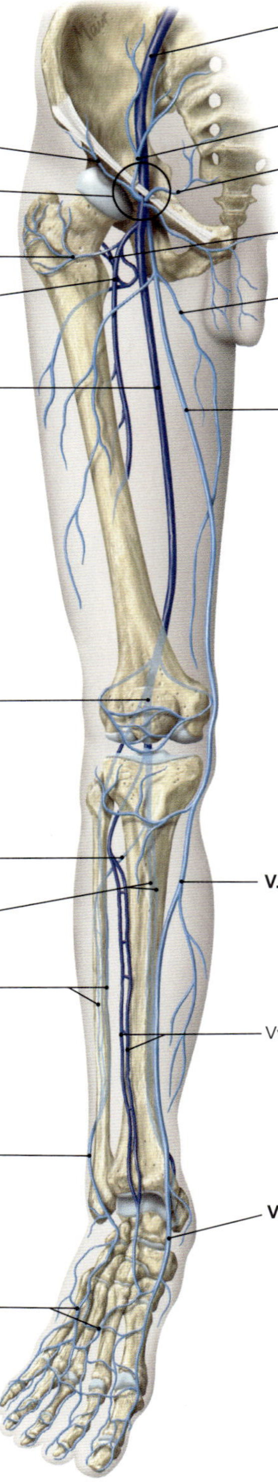


**Abb. 4.163 Venen des Beins, rechts;** Ansicht von ventral. [S700-L127]
Die Gefäße des **tiefen Venensystems** (dunkelblau) **begleiten** die entsprechenden **Arterien.** Am Unterschenkel verlaufen typischerweise 2 Venen gemeinsam mit der jeweiligen Arterie, während in der Kniekehle und am Oberschenkel nur eine begleitende Vene vorhanden ist. Das **oberflächliche Venensystem** (hellblau) des Beins besteht aus **2 Hauptstämmen,** die das Blut vom Fußrücken und von der Fußsohle an den Fußrändern sammeln.
Am medialen Fußrand entspringt die **V. saphena magna vor** dem Innenknöchel und zieht an der Innenseite von Unter- und Oberschenkel zum Hiatus saphenus (→ Abb. 4.176). Dort nimmt sie im sog. **Venenstern** verschiedene Venen der Leistenregion (s. u.) auf und mündet in der Tiefe in die V. femoralis.
Auf der Rückseite beginnt die **V. saphena parva** am lateralen Fußrand **hinter** dem Außenknöchel und zieht über die Mitte der Wade in die Kniekehle, wo sie in die V. poplitea mündet. V. saphena magna und V. saphena parva sind durch variable Äste miteinander verbunden.
**Zuflüsse der V. saphena magna im Bereich des Venensterns:**
- V. epigastrica superficialis
- V. circumflexa ilium superficialis
- V. saphena accessoria (inkonstant und variabel)
- Vv. pudendae externae

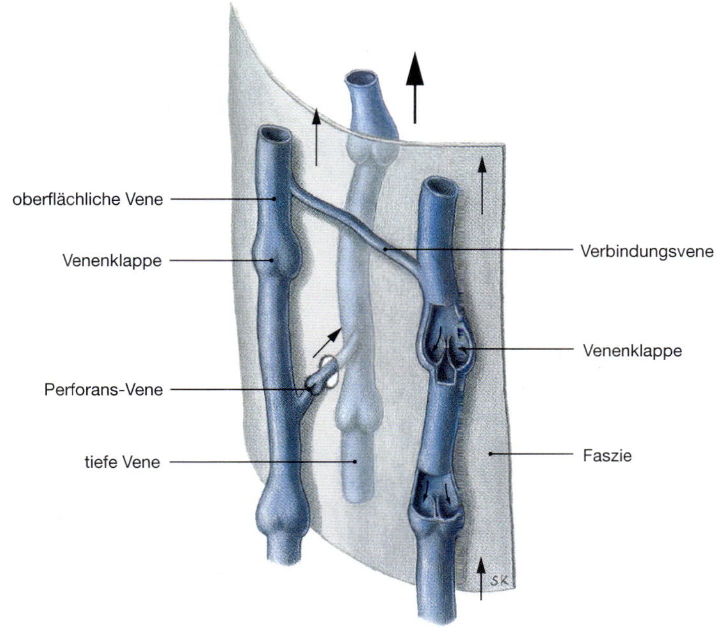


**Abb. 4.164 Oberflächliche und tiefe Beinvenen mit Venenklappen: Gliederungsprinzip.** [S700-L238]

An den Extremitäten gibt es ein **oberflächliches** epifasziales **Venensystem** und daneben ein **tiefes System,** das subfaszial in Begleitung der entsprechenden Arterien verläuft. Beide Systeme sind durch Verbindungsgefäße **(Vv. perforantes)** miteinander verbunden. Durch **Venenklappen** wird der Blutfluss von den oberflächlichen in die tiefen Beinvenen gelenkt, sodass der überwiegende Teil des Blutes (85 %) durch die tiefen Beinvenen in Richtung zum Herzen zurückfließt. Von den zahlreichen Perforans-Venen sind 3 Gruppen von besonderer klinischer Bedeutung:

- DODD-Venen: Innenseite des Oberschenkels im mittleren Drittel
- BOYD-Venen: Innenseite des proximalen Unterschenkels (unterhalb des Knies)
- COCKETT-Venen: Innenseite des distalen Unterschenkels

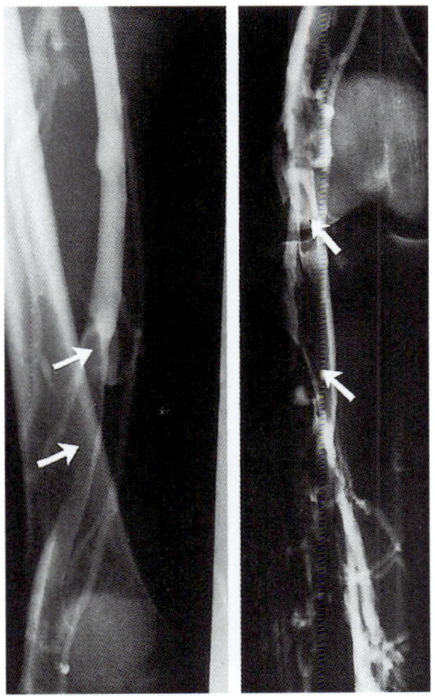

**Abb. 4.165 Akute Beinvenenthrombose mit dickem Thrombuszapfen (Pfeile) in der V. femoralis.** [R236]

## Klinik

Da das Blut überwiegend über die tiefen Beinvenen in Richtung zum Herzen fließt, besteht bei einer **Thrombose der tiefen Beinvenen** die Gefahr, dass abgelöste Blutgerinnsel in die Lunge verschleppt werden und zu einer potenziell tödlichen **Lungenembolie** führen. Eine Entzündung der oberflächlichen Venen **(Thrombophlebitis),** z. B. bei längerer Bettlägerigkeit, ist dagegen meist harmlos.
Die V. femoralis wird in der Klinik als Zugang für eine **Rechtsherzkatheteruntersuchung** genutzt, bei welcher der Katheter bis in die rechte Herzkammer vorgeschoben werden kann. Die oberflächlichen Venen können dagegen bei **Bypass-Operationen** genutzt werden, um verschlossene Abschnitte der Herzkranzgefäße zu überbrücken.
Die Erweiterung der oberflächlichen Venen **(Varikose)** mit Ausbildung von Krampfadern **(Varizen)** ist häufig. Diese entstehen meist auf dem Boden einer an sich harmlosen Bindegewebeschwäche mit Insuffizienz der Venenklappen, können aber auch Folge einer Verlegung der tiefen Beinvenen nach einer Thrombose sein. Diese Unterscheidung ist wichtig, weil nur bei offenen tiefen Beinvenen eine operative Entfernung der Varizen **(Varizenstripping)** erfolgen darf.
[E288]

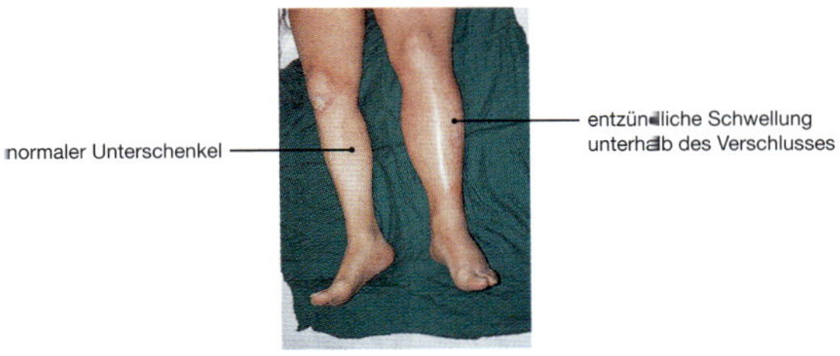

## Lymphgefäße des Beins

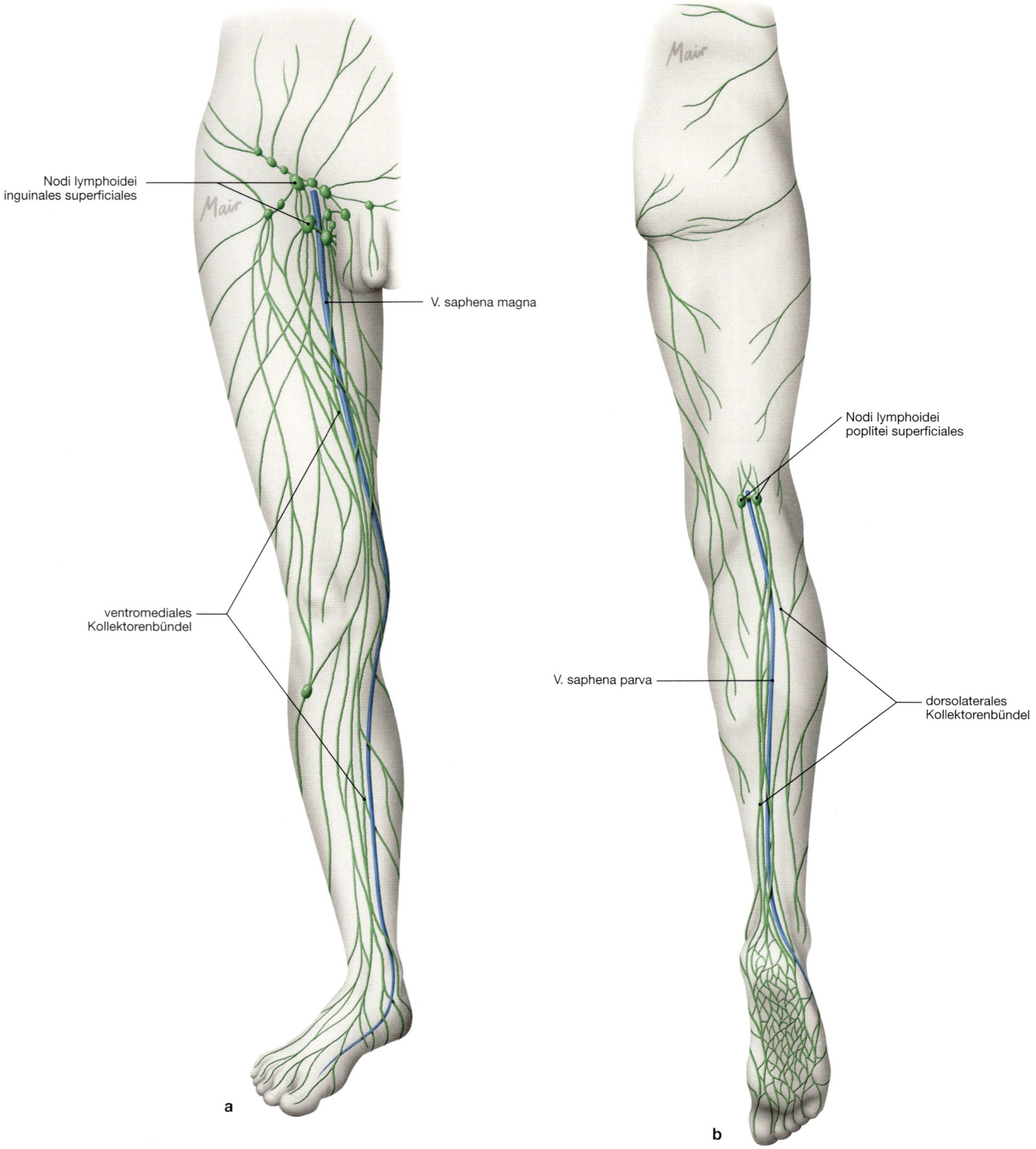


**Abb. 4.166a und b Oberflächliche Lymphbahnen des Beins, rechts.** [S700-L127]
**a** Ansicht von ventral.
**b** Ansicht von dorsal.
Am Bein gibt es entlang der Venen ein oberflächliches und ein tiefes System von Lymphbahnen **(Kollektorenbündel),** in die an bestimmten Stellen Lymphknoten eingeschaltet sind. Oberflächlich zieht ein **ventromediales Bündel** entlang der V. saphena magna, das den Hauptabfluss der unteren Extremität darstellt und in die oberflächlichen Leistenlymphknoten **(Nodi lymphoidei inguinales superficiales)** drainiert (→ Abb. 4.172). Das schwächere **dorsolaterale Bündel** drainiert nur den lateralen Fußrand. Es verläuft entlang der V. saphena parva und mündet in die Lymphknoten der Kniekehle (**Nodi lymphoidei poplitei superficiales** und **profundi**) und zieht von dort weiter in die tiefen Leistenlymphknoten **(Nodi lymphoidei inguinales profundi).** Die tiefen Kollektoren drainieren direkt in die tiefen Lymphknoten der Kniekehle und der Leiste.
Während der Blutabfluss aus dem Bein hauptsächlich über das tiefe Venensystem erfolgt, wird der Hauptteil der Lymphe durch die oberflächlichen Kollektoren drainiert.

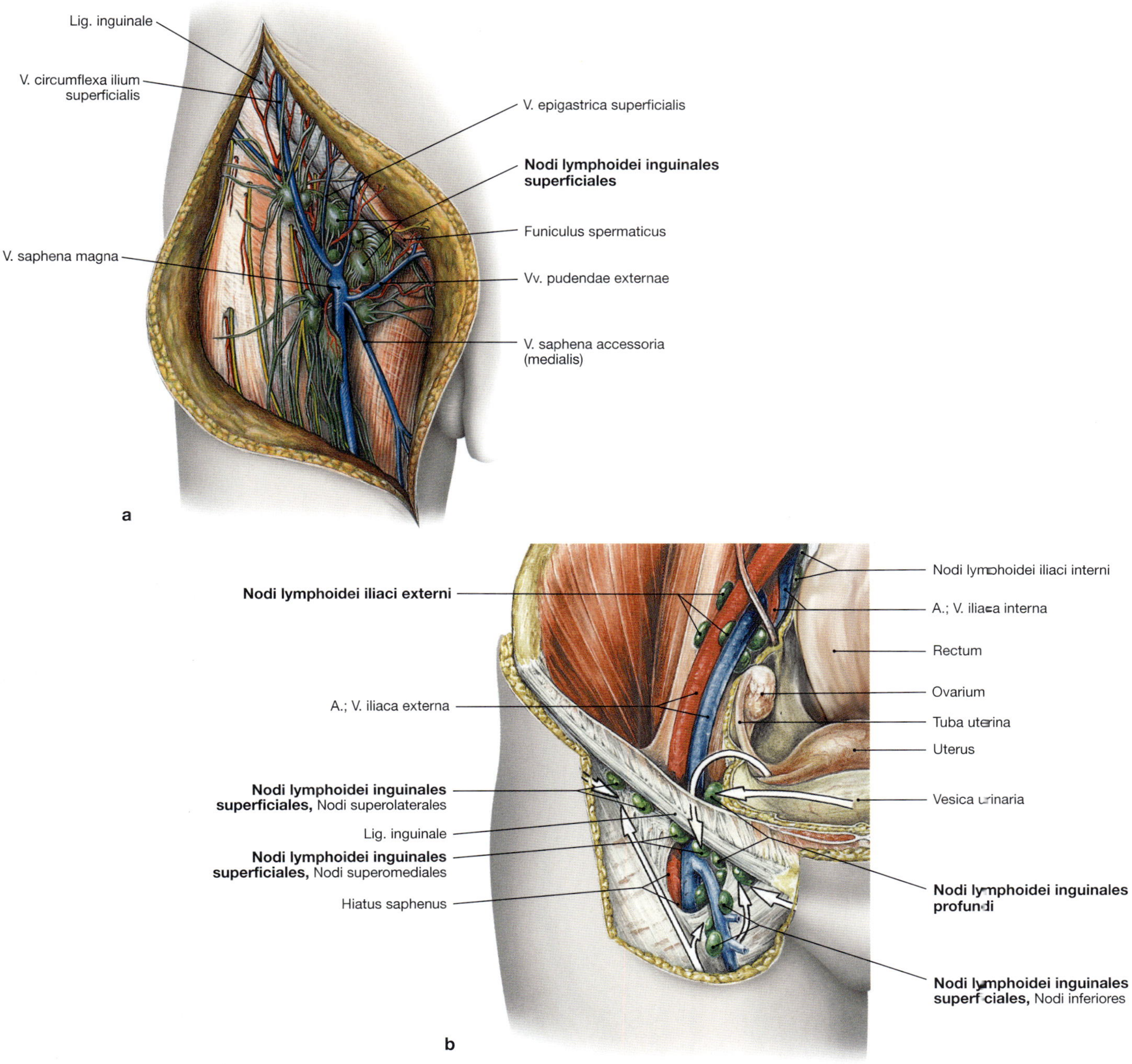


**Abb. 4.167a und b Oberflächliche Lymphknoten der Leistenregion, Regio inguinalis, rechts;** Ansicht von ventral. [S700]
**a** Lymphknoten der Regio inguinalis.
**b** Einzugsgebiete der Regio inguinalis.

In der Leiste liegen auf der Körperfaszie 4–25 oberflächliche Leistenlymphknoten **(Nodi lymphoidei inguinales superficiales),** von denen die Lymphe in die 1–3 medial der V. femoralis gelegenen tiefen Leistenlymphknoten **(Nodi lymphoidei inguinales profundi)** und von dort in die Nodi lymphoidei iliaci externi im Becken geleitet wird. Die oberflächlichen Leistenlymphknoten bilden einen **vertikalen Zug** um die V. saphena magna und einen **horizontalen Zug** unterhalb des Leistenbandes.

Die Leistenlymphknoten sind nicht nur die regionären Lymphknoten für den größten Teil des **Beins,** sondern nehmen zudem die Lymphe aus den unteren Quadranten von **Bauchwand** und **Rücken,** der **Dammregion** einschließlich dem **äußeren Genitale** auf. Auch aus den **unteren Abschnitten des Analkanals** und der **Vagina** sowie über einzelne Lymphbahnen aus dem **Uterus** und den angrenzenden Tuben (entlang des Lig. teres uteri) gelangt Lymphe in die Leistenlymphknoten.

## Klinik

Das **Abtasten der Lymphknoten** gehört zu einer vollständigen klinischen Untersuchung. Die Leistenlymphknoten stellen für den Großteil des Beins die regionären Lymphknoten dar. Nur für den lateralen Fußrand und die Wade bilden die meist nicht tastbaren Lymphknoten in der Kniekehle die erste Lymphknotenstation. Auch aus allen o.g. übrigen Einzugsgebieten und damit auch aus Analkanal und inneren weiblichen Geschlechtsorganen können daher Metastasen in die Leistenregion verschleppt werden. Beim Mann dagegen fließt nur die Lymphe des äußeren Genitales (Penis und Scrotum) in die Leistenlymphknoten, während die Lymphe aus dem im Scrotum gelegenen Hoden über den Samenstrang in die lumbalen Lymphknoten drainiert wird.

## Gefäße und Nerven von Leistenregion und Oberschenkel

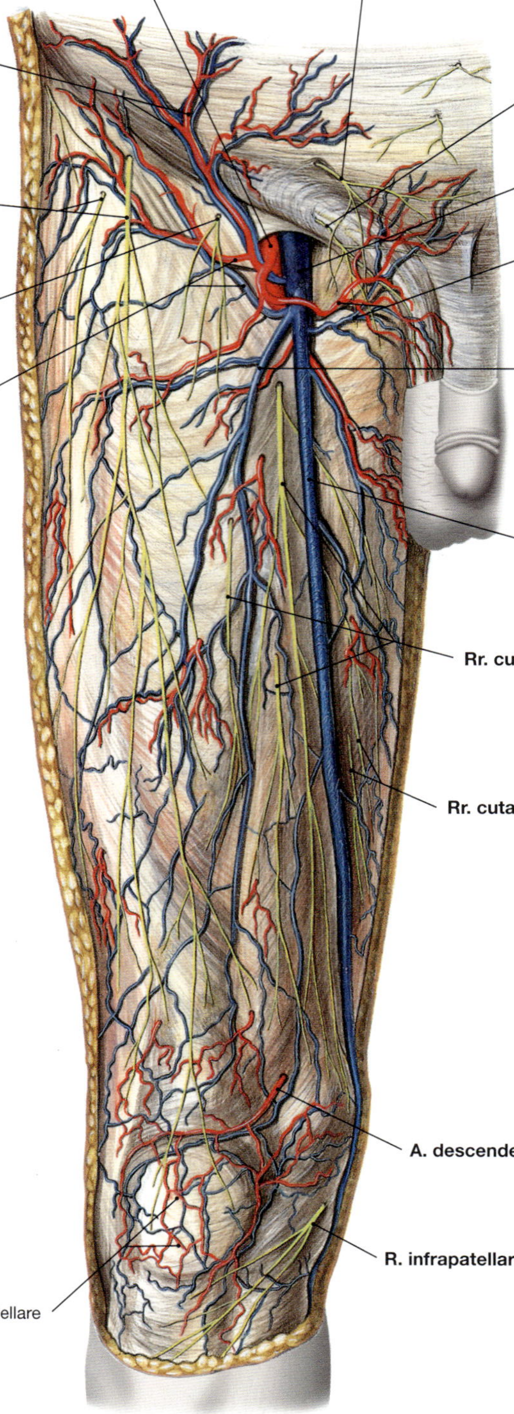


**Abb. 4.168 Epifasziale Gefäße und Nerven von Leistenregion, Regio inguinalis, Oberschenkel, Regio femoris anterior, und Knie, Regio genus anterior, rechts;** Ansicht von ventral. [S700]

Bei der Präparation dieser Region ist besonders der Verlauf der Hautnerven und der epifaszialen Venen zu beachten. Oberhalb des Leistenbandes tritt der **N. ilioinguinalis** aus dem Leistenkanal. Knapp kranial davon liegt der **R. cutaneus anterior** des **N. iliohypogastricus.** Die **V. saphena magna** steigt auf der Innenseite des Oberschenkels auf und mündet im Hiatus saphenus in die V. femoralis. An ihrer Mündung nimmt sie verschiedene Venen der Leistenregion auf, was als **Venenstern** bezeichnet wird (→ Abb. 4.161). Diese Venen begleiten meist dünne Arterienäste aus der A. femoralis. Lateral der A. femoralis tritt der **R. femoralis** des **N. genitofemoralis** durch die Lacuna vasorum. Der **N. cutaneus femoris lateralis** tritt medial der Spina iliaca anterior superior durch die Lacuna musculorum und innerviert mit seinen Ästen die Außenseite des Oberschenkels. Die **Rr. cutanei anteriores** aus dem **N. femoralis** durchbrechen an verschiedenen Stellen die Faszie und innervieren die Vorderseite des Oberschenkels. Medial der V. saphena magna versorgen kleine **Hautnerven aus dem N. obturatorius** ein variables Gebiet auf der Innenseite des Oberschenkels. Medial unterhalb des Knies durchsetzt der **R. infrapatellaris** aus dem **N. saphenus** die Faszie. Knapp oberhalb der Kniescheibe zieht die dünne A. descendens genus zum Rete patellare.

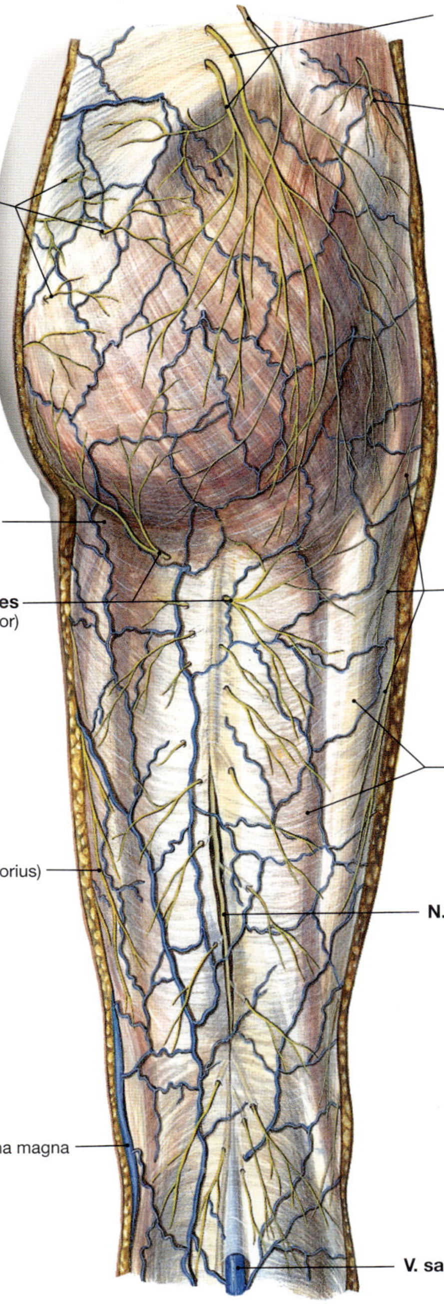


**Abb. 4.169 Epifasziale Gefäße und Nerven von Gesäßregion, Regio glutealis, Oberschenkel, Regio femoris posterior, und Kniekehle, Fossa poplitea, rechts;** Ansicht von dorsal. [S700]
Auf der Rückseite des Oberschenkels liegen keine wichtigen epifaszialen Venen. Die V. saphena parva des Unterschenkels mündet in der Kniekehle in die subfaszial gelegene V. poplitea. Die Glutealregion wird von 3 Gruppen von Hautnerven sensorisch versorgt. Die **Nn. clunium superiores** (Rr. posteriores aus L1–L3) treten lateral der autochthonen Rückenmuskeln über den Darmbeinkamm. Die **Nn. clunium medii** (Rr. posteriores aus S1–S3) durchsetzen den M. gluteus maximus an seinem Ursprung auf der Rückseite des Kreuzbeins. Die **Nn. clunium inferiores** dagegen sind Äste aus dem N. cutaneus femoris posterior, die sich um den kaudalen Rand des M. gluteus maximus nach oben wenden. Der **N. cutaneus femoris posterior** selbst steigt in der Mitte des Oberschenkels ab, auf dessen halber Höhe er meist die Faszie durchbohrt, um die Rückseite des Oberschenkels sensorisch zu versorgen.

## Gefäße und Nerven des Unterschenkels

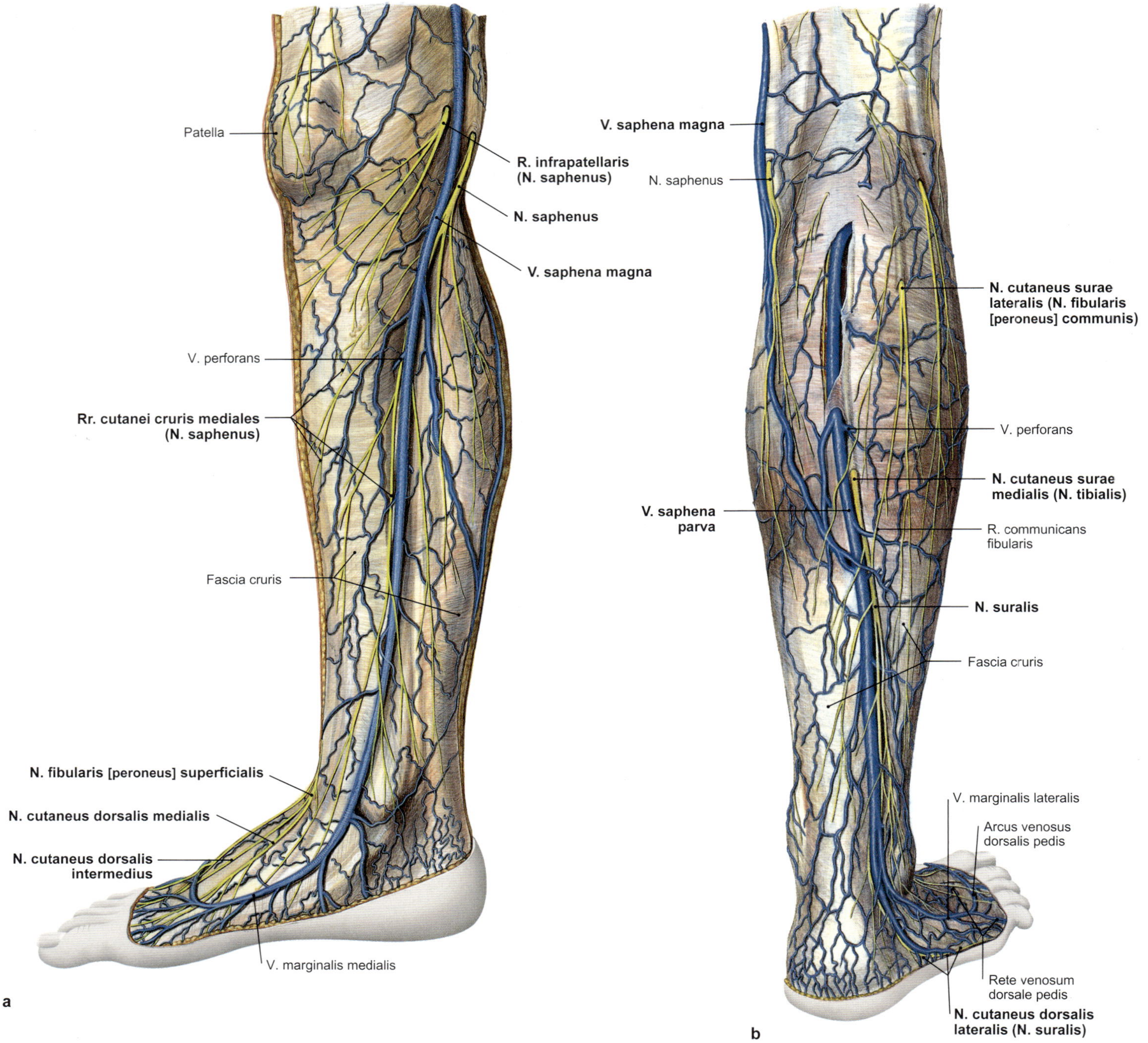


**Abb. 4.170a und b Epifasziale Venen und Nerven von Unterschenkel, Regio cruris, und Fuß, Regio pedis, rechts.** [S700]
**a** Ansicht von medial. Die **V. saphena magna** entspringt am medialen Fußrand vor dem Innenknöchel und steigt auf der Innenseite von Unter- und Oberschenkel auf. Auf der medialen Seite des Knies durchbohrt der **N. saphenus** die Faszie. Sein Hauptstamm legt sich von dorsal der V. saphena magna an und verläuft an dieser entlang nach distal, wobei er sich in seine sensorischen **Rr. cutanei cruris mediales** aufzweigt, mit denen er Vorder- und Medialfläche des Unterschenkels bis hin zum medialen Fußrand sensorisch innerviert. Der **R. infrapatellaris** des N. saphenus tritt ventral der V. saphena magna durch die Faszie und zieht zur Haut unterhalb der Patella. Auf der Außenseite des Unterschenkels tritt im distalen Drittel der **N. fibularis superficialis** durch die Faszie und teilt sich in seine beiden Endäste (**Nn. cutanei dorsales medialis** und **intermedius**), die sich auf dem Fußrücken fortsetzen.
**b** Ansicht von dorsolateral. Auf der Rückseite des Unterschenkels geht die **V. saphena parva** aus den epifaszialen Venen des lateralen Fußrandes hervor, steigt hinter dem Außenknöchel auf der Rückseite des Unterschenkels auf und durchbohrt in der Kniekehle die Faszie, um in die V. poplitea zu münden. Mit ihr zusammen verläuft der **N. cutaneus surae medialis** aus dem N. tibialis, der sich im distalen Drittel des Unterschenkels als **N. suralis** nach distal fortsetzt. Meist erhält dieser einen Verbindungsast aus dem **N. cutaneus surae lateralis** oder direkt aus dem N. fibularis communis. Der Endast des N. suralis innerviert als **N. cutaneus dorsalis lateralis** den Außenrand des Fußrückens.

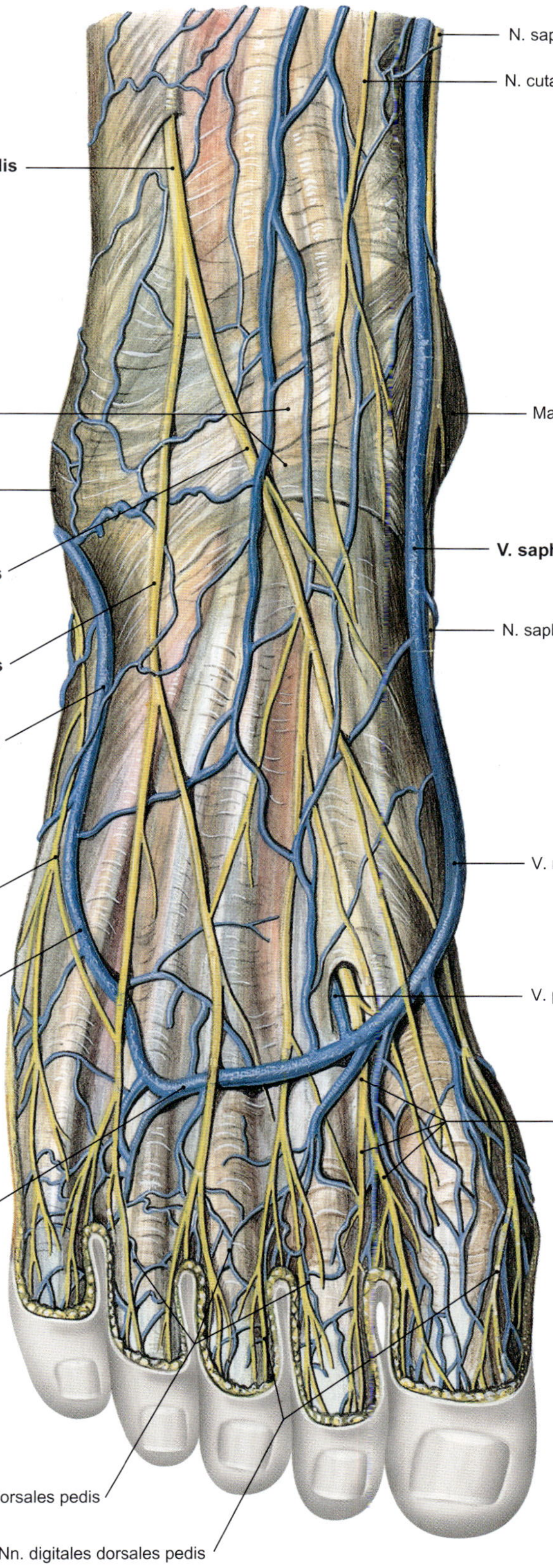


**Abb. 4.171 Epifasziale Venen und Nerven des Fußrückens, Dorsum pedis, rechts;** Ansicht von dorsal in Bezug auf das Dorsum pedis. [S700]

Die **V. saphena magna** geht am medialen Fußrand aus den epifaszialen Venen des Fußrückens hervor und ist damit eine Fortsetzung des Arcus venosus dorsalis. Die schwächere **V. saphena parva** entsteht am lateralen Fußrand. Am distalen Ende des Unterschenkels tritt auf der Außenseite der **N. fibularis superficialis** durch die Faszie und teilt sich meist erst nach seinem Austritt in die **Nn. cutanei dorsales medialis** und **intermedius,** die den Fußrücken und die Zehen sensorisch innervieren. Der laterale Fußrand wird durch den **N. cutaneus dorsalis lateralis** aus dem N. suralis innerviert. Nur der erste Zwischenzehenraum wird sensorisch durch die Endäste des **N. fibularis profundus** innerviert, die hier die Faszie durchdringen.

## Gefäße und Nerven des Oberschenkels

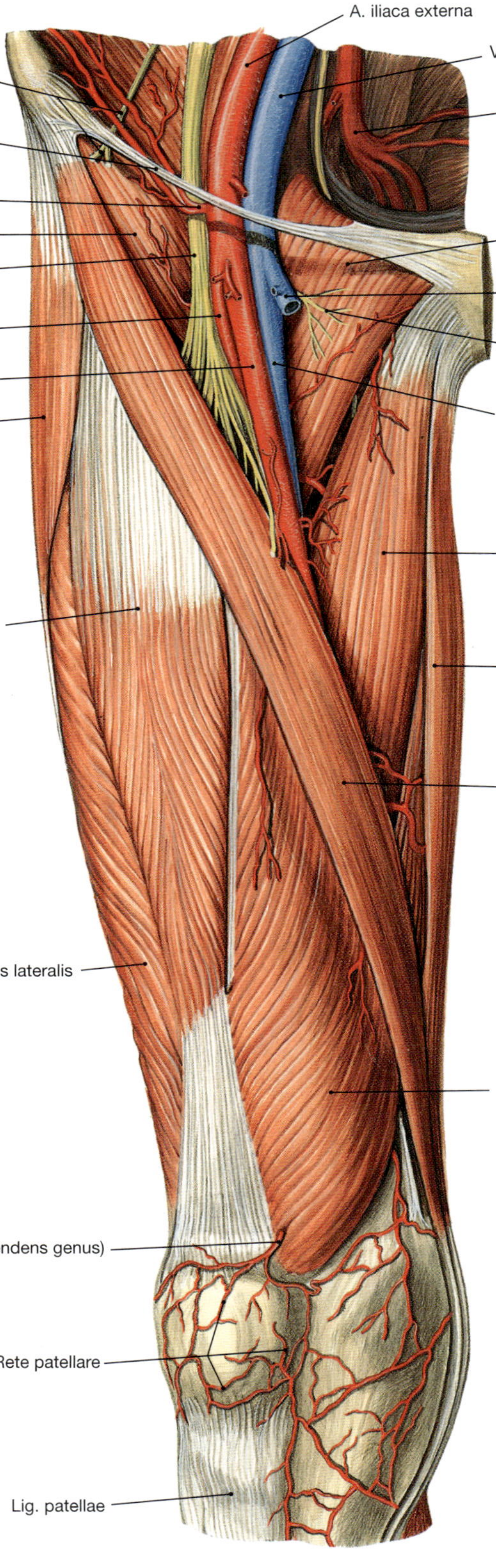


**Abb. 4.172 Gefäße und Nerven des Oberschenkels, Regio femoris anterior, rechts;** Ansicht von ventral. [S700]
Nach Abtragung der Fascia lata lassen sich die einzelnen Muskeln abgrenzen und die subfaszialen Gefäße und Nerven im Schenkeldreieck **(Trigonum femorale)** darstellen. Das Schenkeldreieck wird proximal durch das Leistenband **(Lig. inguinale),** medial durch den M. adductor longus und lateral durch den M. sartorius begrenzt.
Unter dem Leistenband treten von medial nach lateral V. femoralis, A. femoralis und N. femoralis hindurch. In die **V. femoralis** mündet die **V. saphena magna.** Die **A. femoralis** gibt neben verschiedenen kleinen Arterien für die Leistenregion 3–6 cm unterhalb des Leistenbandes die **A. profunda femoris** ab. Der **N. femoralis** verzweigt sich in der Fossa iliopectinea fächerförmig, wobei er neben dem **N. saphenus,** der unter dem M. sartorius die Verlaufsrichtung des N. femoralis fortsetzt, verschiedene **Rr. musculares** für die ventrale Muskelgruppe des Oberschenkels und den M. pectineus sowie die sensorischen **Rr. cutanei anteriores** zur Haut der Oberschenkelvorderseite abgibt. Medial der Spina iliaca anterior superior tritt der **N. cutaneus femoris lateralis** unter dem Leistenband in die Lacuna musculorum.

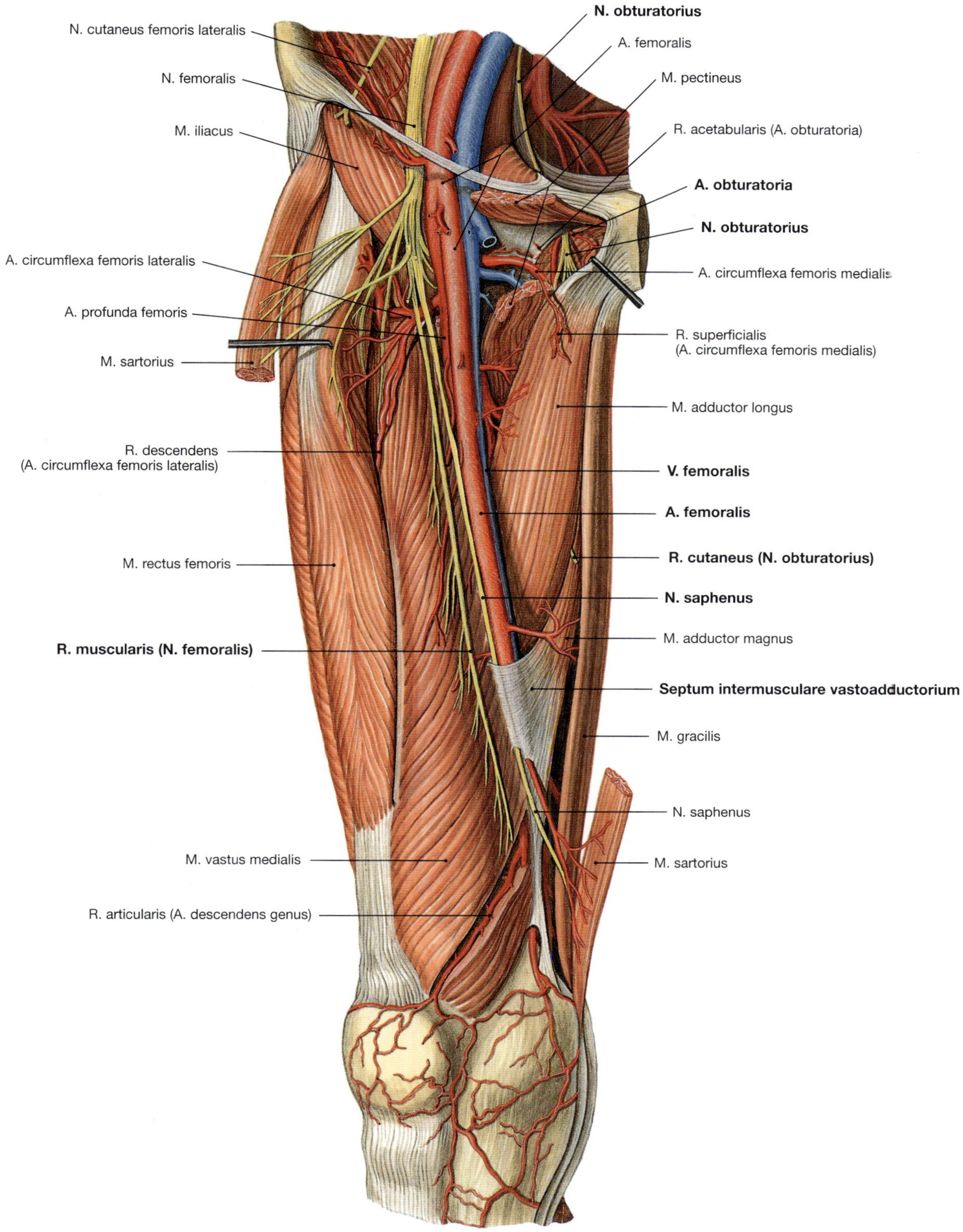


**Abb. 4.173 Gefäße und Nerven des Oberschenkels, Regio femoris anterior, rechts,** Ansicht von ventral; nach teilweiser Entfernung des M. sartorius und Durchtrennung des M. pectineus. [S700]
**A. und V. femoralis** und der **N. saphenus** können bis zu ihrem Eintritt in den Adduktorenkanal **(Canalis adductorius)** verfolgt werden. Der Eingang in den Adduktorenkanal wird von den Mm. vastus medialis und adductor longus sowie vom **Septum intermusculare vastoadductorium** gebildet, das sich zwischen ihnen und dem M. adductor magnus ausspannt. Durch die Spaltung des M. pectineus wird der Ausgang des **Canalis obturatorius** sichtbar, durch den der **N. obturatorius** sowie **A. und V. obturatoria** das Becken verlassen.

## Klinik

Durch Verletzungen des ZNS und nach Schlaganfällen kann es zu einer **Spastik** kommen. Dabei kann der Muskeltonus der vom N. obturatorius innervierten Adduktoren so hoch sein, dass die Beine nicht gespreizt werden können und damit Gehen und Stehen nicht möglich sind. Man kann dann die verschiedenen Muskeln durch Botulinuminjektion zum Erschlaffen bringen. Dabei wird die Signalübertragung an den motorischen Endplatten blockiert. Manchmal ist es jedoch effektiver, den **N. obturatorius durch Phenolinjektion** irreversibel zu schädigen. Dazu wird jeweils wenige Zentimeter lateral der Schambeinfuge und unterhalb des Leistenbandes eingestochen, um den N. obturatorius an seinem Austritt aus dem Canalis obturatorius zu umspritzen.

## Gefäße und Nerven des Oberschenkels

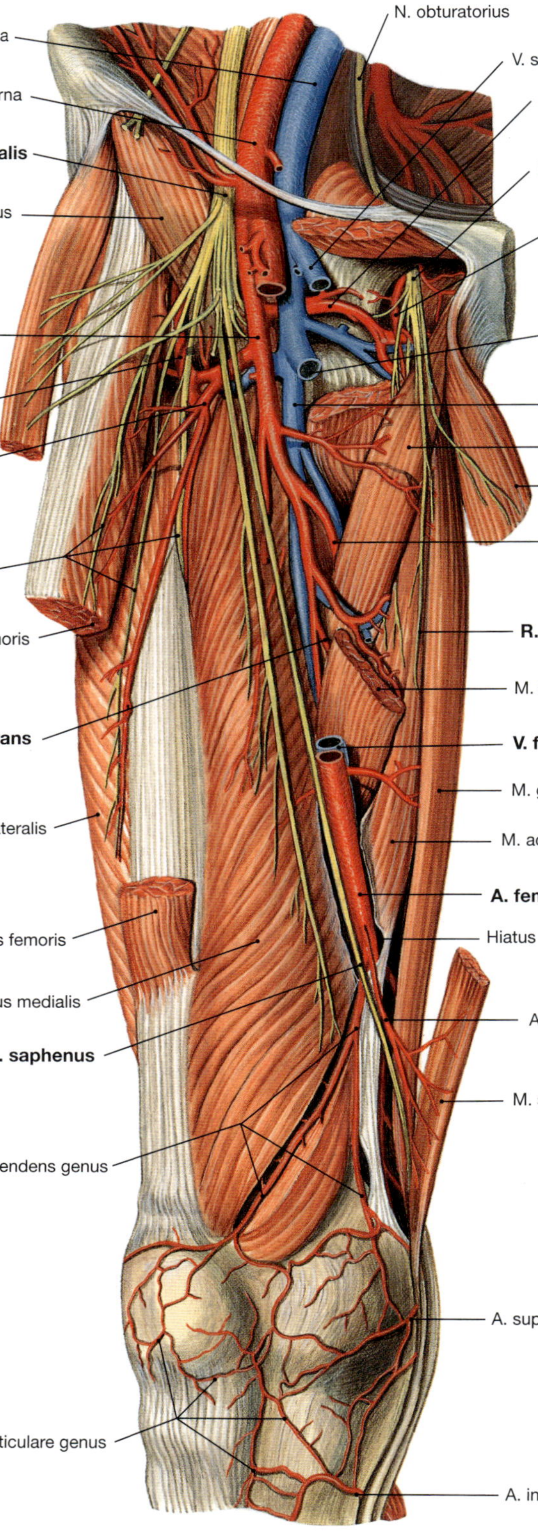


**Abb. 4.174 Gefäße und Nerven des Oberschenkels, Regio femoris anterior, rechts;** Ansicht von ventral; nach teilweiser Entfernung des M. sartorius und des M. rectus femoris sowie nach Durchtrennung des M. pectineus und M. adductor longus. Der Adduktorenkanal ist weitgehend eröffnet. [S700]

Hier lässt sich die **A. profunda femoris** mit ihren Ästen verfolgen. Sie entspringt 3–6 cm unterhalb des Leistenbandes und ist das Hauptversorgungsgefäß für Oberschenkel und Femurkopf (→ Abb. 4.52, → Abb. 4.157). Sie gibt die **Aa. circumflexae femoris medialis** und **lateralis** ab, die gelegentlich auch selbstständig aus der A. femoralis entspringen können. Die A. circumflexa femoris medialis versorgt mit einem tiefen Ast den Schenkelhals und den Femurkopf sowie die Adduktoren und die proximalen Anteile der ischiokruralen Muskeln. Sie anastomosiert auch mit der **A. obturatoria,** die sich an der Versorgung der Adduktoren und der Hüftpfanne beteiligt. Die A. circumflexa femoris lateralis versorgt mit einem aufsteigenden R. ascendens die lateralen Hüftmuskeln und mit dem absteigenden R. descendens die vorderen Oberschenkelmuskeln. Der Hauptstamm der A. profunda femoris steigt ab und gibt meist 3 **Aa. perforantes** ab, die auf die Rückseite des Oberschenkels übertreten und die tiefen Adduktoren und die ischiokruralen Muskeln versorgen.

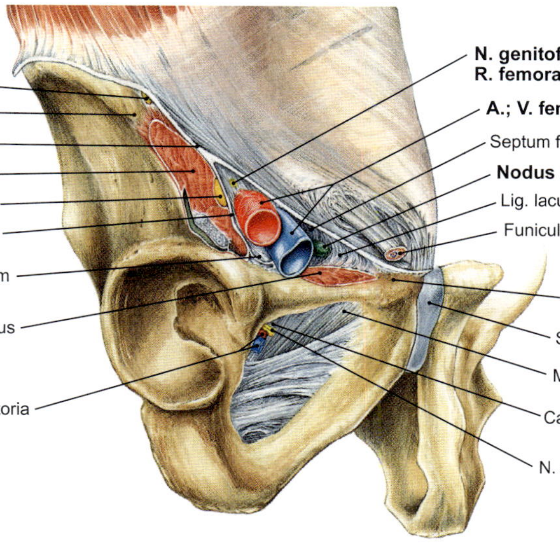


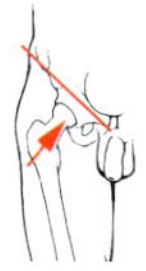

**Abb. 4.175 Lacunae musculorum und vasorum, rechts;** schräger Schnitt auf Höhe des Leistenbands; Ansicht von ventral. [S700]
Der Raum zwischen Os coxae und **Lig. inguinale** (Fossa iliopectinea) wird durch den **Arcus iliopectineus,** der das Leistenband mit dem Beckenknochen verbindet, in die lateral gelegene Lacuna musculorum und in die medial gelegene Lacuna vasorum geteilt. Die Lacuna musculorum wird durch den **M. iliopsoas** nahezu komplett ausgefüllt. Auf diesem liegen ganz lateral an der Spina iliaca anterior superior der **N. cutaneus femoris lateralis** und medial der **N. femoralis.** In der Lacuna vasorum liegen von lateral nach medial der **R. femoralis** des **N. genitofemoralis,** die **A. femoralis,** die **V. femoralis** und ganz medial die tiefen Leistenlymphknoten **(Nodi lymphoidei inguinales profundi).**

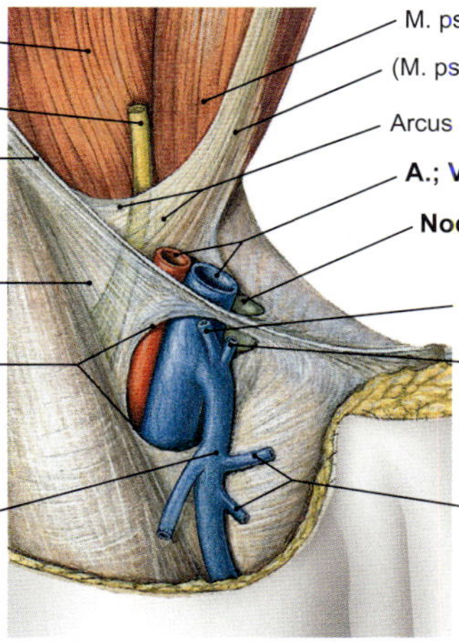


**Abb. 4.176 Hiatus saphenus und Lacuna vasorum, rechts;** Ansicht von ventral; nach Entfernung der vorderen Bauchwand, der Fascia iliaca und des Bauchinhalts. [S700]

Der Hiatus saphenus ist eine Aussparung der Fascia lata, durch die die V. saphena magna vor ihrer Einmündung in die V. femoralis hindurchtritt. Ganz medial in der Lacuna vasorum liegen die tiefen Leistenlymphknoten **(Nodi lymphoidei inguinales profundi)**.

## Klinik

Die **Topographie der Fossa iliopectinea** ist bei diagnostischen und therapeutischen Eingriffen von großer Bedeutung. Von medial (**in**nen) nach lateral sind die großen Leitungsbahnen in der Reihenfolge: **V.** femoralis, **A.** femoralis und **N.** femoralis **(iVAN)** angeordnet. Da man den Puls der A. femoralis gut tasten kann, würde man ca. 1 cm medial davon einstechen, wenn man über die V. femoralis einen Katheter bis in die rechte Herzkammer einbringen will. Lateral der Arterie, die man z. B. neben einer Linksherzkatheteruntersuchung auch zur Bestimmung der arteriellen Blutgase punktiert, verläuft der N. femoralis, der bei diesen Eingriffen geschädigt werden kann.
Ganz medial liegen die tiefen Leistenlymphknoten. Hier würde sich ein Anulus femoralis als Durchtrittsstelle aus dem Becken ausbilden, wenn eine **Schenkelhernie (Femoralhernie)** auftritt. Diese Hernien sind selten und treten im Unterschied zu Leistenbrüchen häufiger bei Frauen auf.

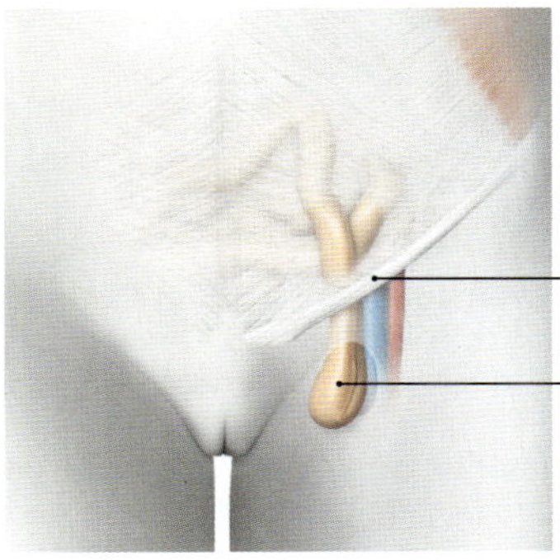


[S701-L275]

## Gefäße und Nerven von Gesäßregion und Oberschenkel

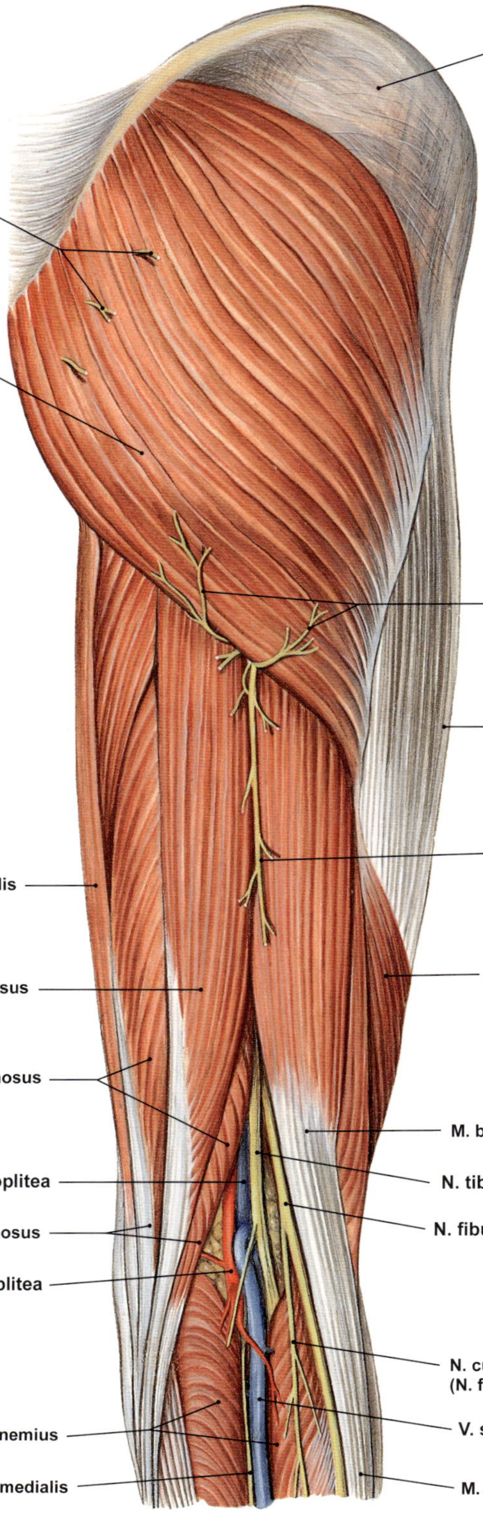


**Abb. 4.177 Gefäße und Nerven von Gesäßregion, Regio glutealis, Oberschenkel, Regio femoris posterior, und Kniekehle, Fossa poplitea, rechts,** Ansicht von dorsal; nach Entfernung der Fascia lata. [S700]

Der **N. cutaneus femoris posterior** versorgt die Rückseite des Oberschenkels sensorisch. Er tritt am Unterrand des M. gluteus maximus in die Rinne zwischen M. biceps femoris und M. semitendinosus ein und verläuft bis ungefähr zur Mitte des Oberschenkels unterhalb der Faszie, was bei der Präparation zu beachten ist. Am distalen Oberschenkel weichen die beiden Muskeln auseinander und begrenzen die Kniekehle **(Fossa poplitea).** In diese treten A. und V. poplitea als Fortsetzung von A. und V. femoralis nach dem Austritt aus dem Adduktorenkanal ein und schließen sich den Endästen des N. ischiadicus (N. tibialis und N. fibularis communis) an. In der Kniekehle verlaufen am weitesten lateral und oberflächlich der **N. fibularis communis** und nach medial in die Tiefe **N. tibialis, V. poplitea** und **A. poplitea (NVA).** Die V. saphena parva steigt in der Mittellinie des Unterschenkels auf und mündet in der Kniekehle in die V. poplitea.

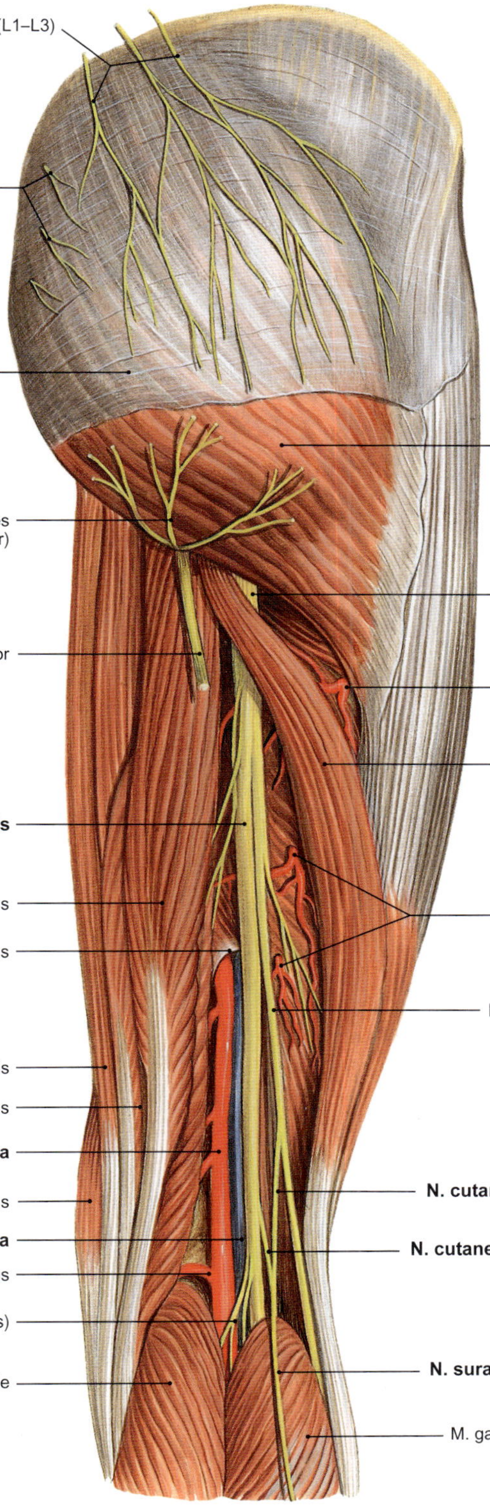


**Abb. 4.178 Gefäße und Nerven von Gesäßregion, Regio glutealis, Oberschenkel, Regio femoris posterior, und Kniekehle, Fossa poplitea, rechts;** Ansicht von dorsal; nach Entfernung der Fascia lata und nach Verlagerung des Caput longum des M. biceps femoris nach lateral. [S700]

Der Leitmuskel für den **N. ischiadicus** ist der M. biceps femoris, unter dem er am Oberschenkel absteigt. Meist am Übergang zum distalen Drittel (hier deutlich höher) teilt sich der N. ischiadicus in seine beiden Endäste, von denen der **N. tibialis** die Verlaufsrichtung fortsetzt, während sich der **N. fibularis communis** nach lateral wendet, um sich unterhalb der Kniekehle um das Fibulaköpfchen zu schlingen und in die Fibularis-Loge einzutreten. Meist im Bereich der Kniekehle gibt der N. tibialis den **N. cutaneus surae medialis** und der N. fibularis communis den **N. cutaneus surae lateralis** für die sensorische Innervation der Wade ab. Der N. cutaneus surae medialis bildet den **N. suralis,** meist nachdem er vom N. cutaneus surae lateralis einen Verbindungsast erhalten hat. Am Oberschenkel treten die **Aa. perforantes** aus der A. profunda femoris lateral des N. ischiadicus durch den M. adductor magnus, um die ischiokruralen Muskeln zu versorgen.

## Gefäße und Nerven von Gesäßregion und Oberschenkel

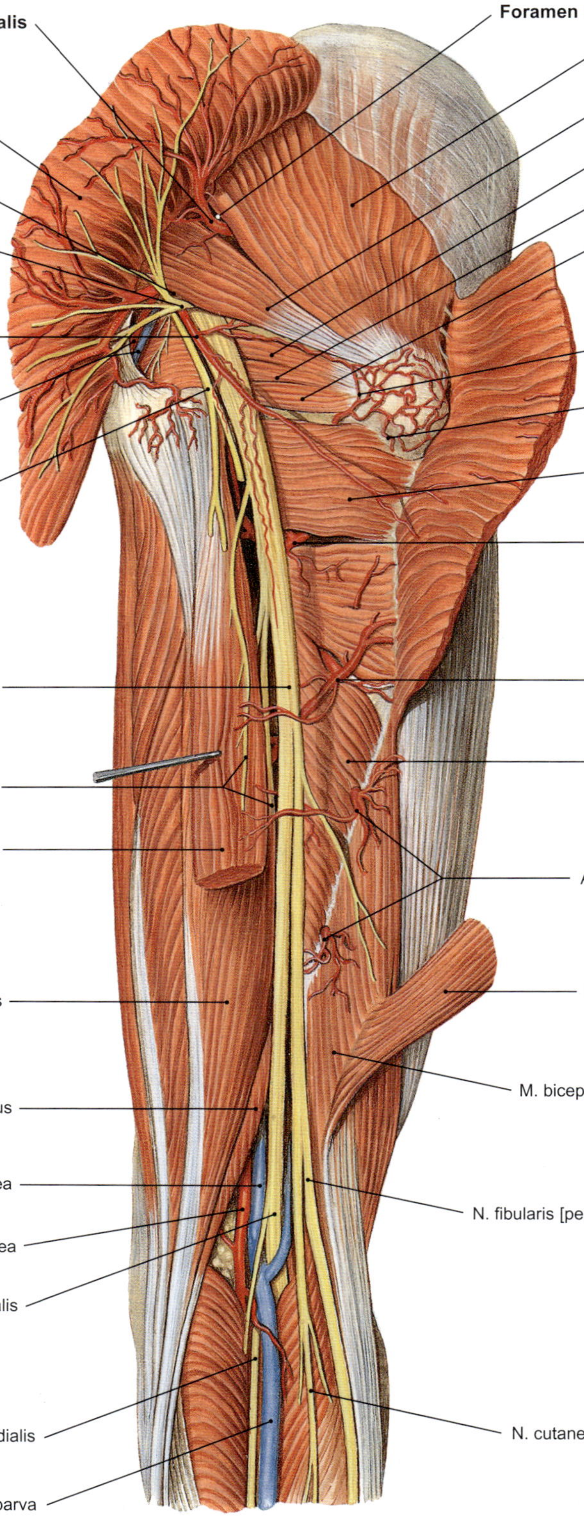


**Abb. 4.179 Gefäße und Nerven von Gesäßregion, Regio glutealis, Oberschenkel, Regio femoris posterior, und Kniekehle, Fossa poplitea, rechts;** Ansicht von dorsal; nach Durchtrennung des M. gluteus maximus und des Caput longum des M. biceps femoris. [S700]
Der **N. ischiadicus** zieht gemeinsam mit dem **N. cutaneus femoris posterior** und dem **N. gluteus inferior** sowie **A.** und **V. glutea inferior** durch das Foramen infrapiriforme. Sie werden von **N. pudendus** sowie **A. und V. pudenda interna** begleitet, winden sich aber gleich um das Lig. sacrospinale, um unter dem Lig. sacrotuberale durch das Foramen ischiadicum minus in die Fossa ischioanalis einzutreten. Der N. gluteus inferior innerviert den M. gluteus maximus. Der **N. gluteus superior** zieht mit **A.** und **V. glutea superior** durch das Foramen suprapiriforme, bleibt aber mit den tiefen Ästen der Blutgefäße in der Schicht unter dem M. gluteus medius, den er innerviert.

### Klinik

Die Topographie der Glutealregion macht verständlich, warum eine **intramuskuläre Injektion** nicht in den M. gluteus maximus, sondern in den **M. gluteus medius** erfolgen muss, da es sonst neben Blutungen auch zu einer Schädigung der Nerven kommen kann, die für die Bewegung der Hüfte (Nn. glutei superior und inferior) und des Beins (N. ischiadicus) wichtig sind.

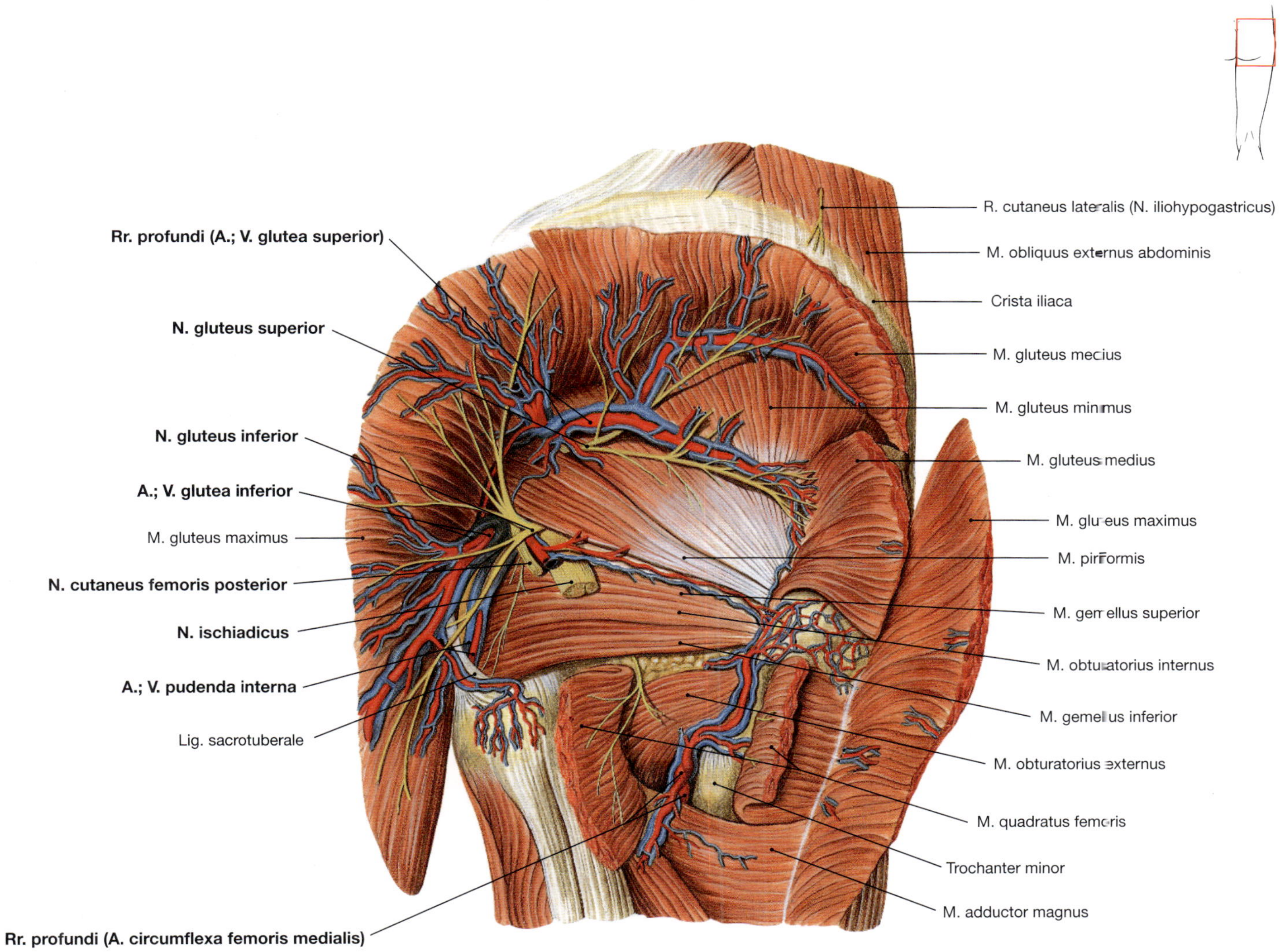


**Abb. 4.180 Gefäße und Nerven von Gesäßregion, Regio glutealis, und Oberschenkel, Regio femoris posterior, rechts;** Ansicht von dorsal; nach Durchtrennung und teilweiser Ablösung der Mm. glutei maximus und medius bzw. nach Entfernung des N. ischiadicus nach seinem Durchtritt durch das Foramen infrapiriforme. [S700]
Nach Durchtrennung des M. gluteus medius wird der **N. gluteus superior** sichtbar, der zusammen mit **A.** und **V. glutea superior** durch das Foramen suprapiriforme und dann zwischen M. gluteus medius und dem darunterliegenden M. gluteus minimus nach lateral bis zum M. tensor fasciae latae zieht, die er alle innerviert. An verschiedenen Stellen treten Äste der **A. circumflexa femoris medialis** zwischen den pelvitrochantären Hüftmuskeln hindurch. Die tiefen Äste dieser Arterie überqueren die Muskeln und gehen mit den Glutealarterien Anastomosen ein.

## Klinik

Die Topographie der Gesäßregion ist besonders bei **Operationen am Hüftgelenk** mit dorsalem Zugang von Bedeutung. Um die A. circumflexa femoris medialis als wichtigstes versorgendes Blutgefäß des Hüftkopfs nicht zu verletzen, sollten die pelvitrochantären Muskeln (besonders M. quadratus femoris und M. obturatorius externus) möglichst nicht durchtrennt werden.

## Gefäße und Nerven der Kniekehle

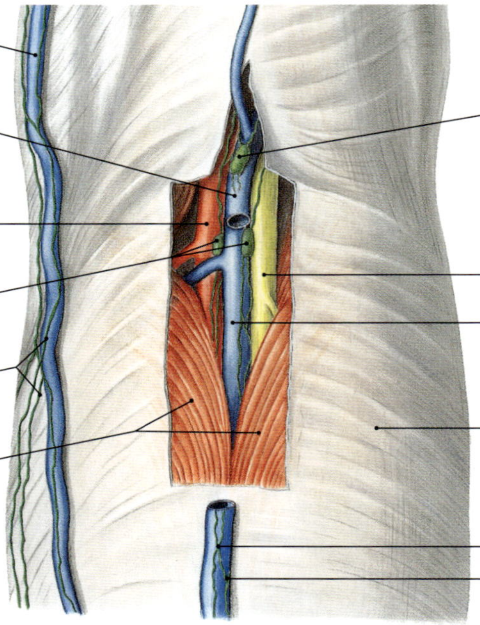


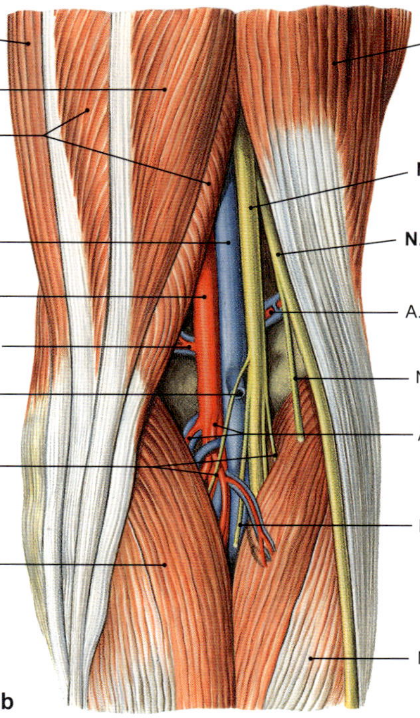


**Abb. 4.181a und b Gefäße und Nerven der Kniekehle, Fossa poplitea, rechts;** Ansicht von dorsal. [S700]
**a** Ansicht nach teilweiser Abtragung der Faszie.
**b** Ansicht nach vollständiger Abtragung der Faszie.
In der Kniekehle verlaufen am weitesten lateral und oberflächlich der **N. fibularis communis** und nach medial in die Tiefe **N. tibialis, V. poplitea** und **A. poplitea (NVA).** Die **V. saphena parva** steigt in der Mittellinie des Unterschenkels auf und mündet in der Kniekehle in die V. poplitea. Mit der V. saphena parva verläuft das **dorsolaterale Kollektorenbündel** der Lymphbahnen, während zusammen mit der **V. saphena magna** das stärkere **ventromediale Kollektorenbündel** aufsteigt. Die erste Lymphknotenstation für das dorsolaterale Bündel besteht aus den **Nodi lymphoidei poplitei superficiales** und **profundi** (→ Abb. 4.166).

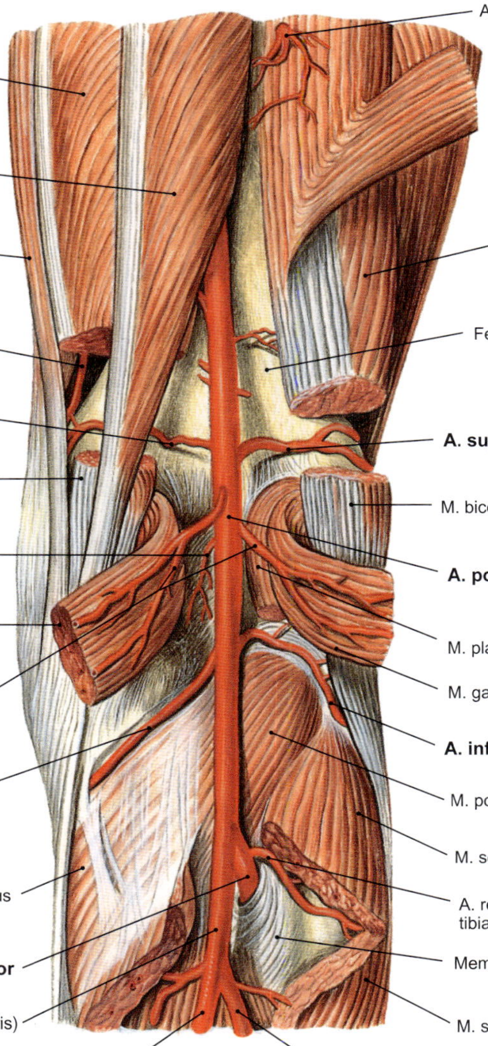


**Abb. 4.182 Arterien der Kniekehle, Fossa poplitea, rechts;** Ansicht von dorsal; nach teilweiser Entfernung der bedeckenden Muskeln. [S700]

Die **A. poplitea** ist das versorgende Gefäß des Kniegelenks. Sie bildet mit ihren Ästen oberhalb (Aa. superior medialis und lateralis genus) und unterhalb (Aa. inferiores medialis und lateralis genus) des Gelenkspalts Gefäßkränze, die auf der Vorderseite das Rete articulare genus speisen. Auf Höhe des Gelenks geht die A. media genus zum Kniegelenk ab. Die Aa. surales versorgen die Wadenmuskulatur. Unterhalb der Kniekehle tritt die A. poplitea zwischen den beiden Köpfen des M. gastrocnemius hindurch und teilt sich unter dem Sehnenbogen des M. soleus in ihre Endäste. Die **A. tibialis posterior** setzt die Verlaufsrichtung fort, während die **A. tibialis anterior** durch die Membrana interossea cruris nach vorne in die Extensorenloge übertritt.

## Klinik

Der Abschnitt der A. poplitea zwischen dem Abgang der A. tibialis anterior und dem Ursprung der A. fibularis aus der A. tibialis posterior wird von den Klinikern auch als **Truncus tibiofibularis** bezeichnet.

## Gefäße und Lymphgefäße des Unterschenkels

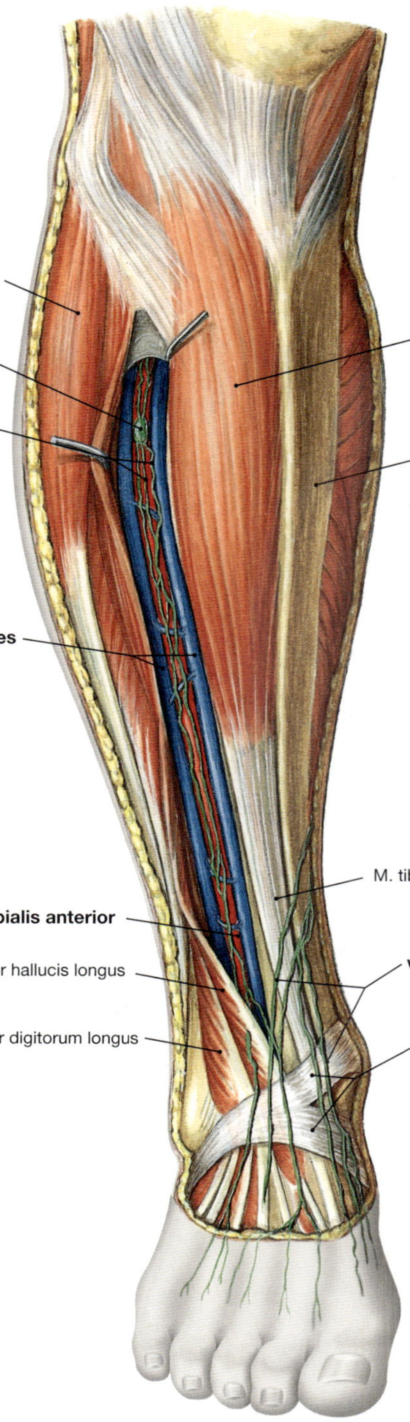


**Abb. 4.183 Gefäße und Lymphgefäße des Unterschenkels, Regio cruris anterior, rechts;** Ansicht von ventral; nach Spreizung der Streckmuskeln. [S700]
Die Abbildung zeigt Abschnitte der oberflächlichen und tiefen Lymphbahnen: Die **oberflächlichen Lymphbahnen** schließen sich als ventromediales Kollektorenbündel am medialen Fußrand der V. saphena magna an, während das dorsolaterale Bündel auf der Außenseite mit der V. saphena parva verläuft. Die **tiefen Lymphbahnen** verlaufen mit den tiefen Venen und Arterien in den 3 Muskellogen, wie hier für die Streckerloge gezeigt wird.

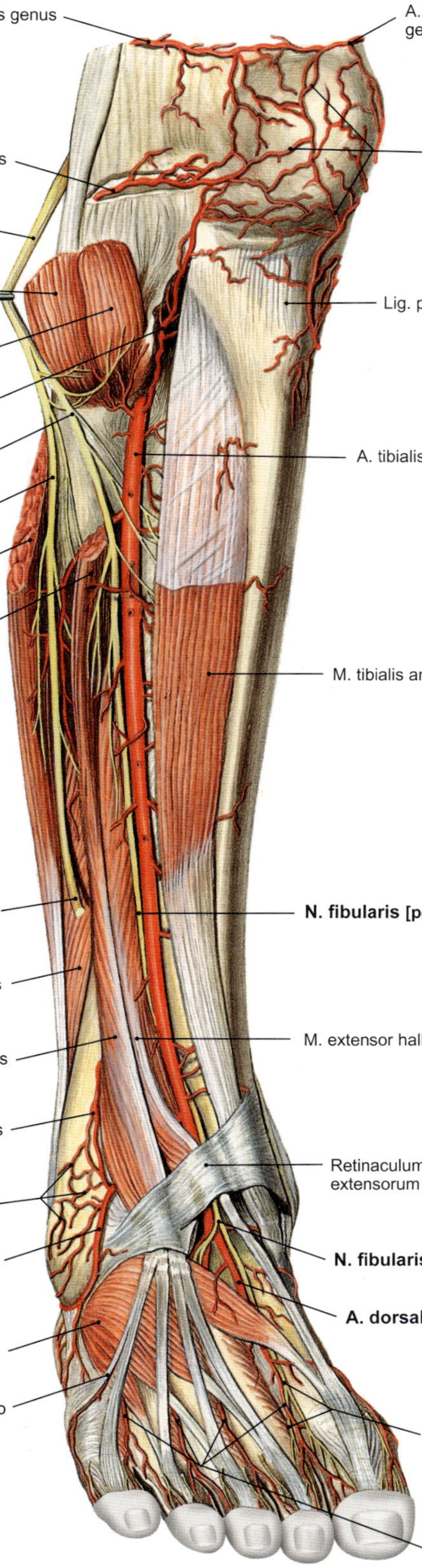


**Abb. 4.184 Gefäße und Nerven des Unterschenkels, Regio cruris anterior, rechts;** Ansicht von ventral; nach Abtragung der Fascia cruris und nach Durchtrennung der Mm. extensor digitorum longus und fibularis longus. [S700]

Die **A. tibialis anterior** steigt in der Extensorenloge zwischen M. extensor digitorum longus und M. tibialis anterior ab und setzt sich auf dem Fußrücken als **A. dorsalis pedis** fort. Nachdem sie auf der Rückseite des Unterschenkels die **A. recurrens tibialis posterior** abgegeben hat, geht aus ihr nach Durchtritt durch die Membrana interossea cruris die **A. recurrens tibialis anterior** ab. An den Knöcheln gibt sie die **Aa. malleolares anteriores medialis und lateralis** zu den Knöchelgefäßnetzen ab, die bei Verschluss einer der Unterschenkelarterien einen suffizienten Umgehungskreislauf darstellen können.

Der **N. fibularis communis** windet sich lateral um das Fibulaköpfchen und tritt in die Fibularis-Loge ein. Hier teilt er sich in seine Äste, von denen der **N. fibularis superficialis** in der Fibularis-Loge absteigt, die beiden fibularen Muskeln innerviert und im distalen Drittel des Unterschenkels die Fascia cruris durchbohrt. Der **N. fibularis profundus** dagegen tritt in die Extensorenloge über, wo er sich der A. tibialis anterior anschließt. Er innerviert alle Strecker des Unterschenkels und des Fußrückens motorisch und mit seinen sensorischen Endästen den ersten Zwischenzehenraum.

## Klinik

Der **N. fibularis communis** kann **am Fibulaköpfchen geschädigt** werden (proximale Fibulafrakturen, Gipsverbände, übereinandergeschlagene Beine). Durch Ausfall der Streckmuskeln kommt es zum Herabhängen der Zehenspitzen (**Spitzfußstellung,** Klinikkasten unter → Abb. 4.154). Dies ist die häufigste Nervenverletzung der unteren Extremität!

## Gefäße und Nerven von Kniekehle und Unterschenkel

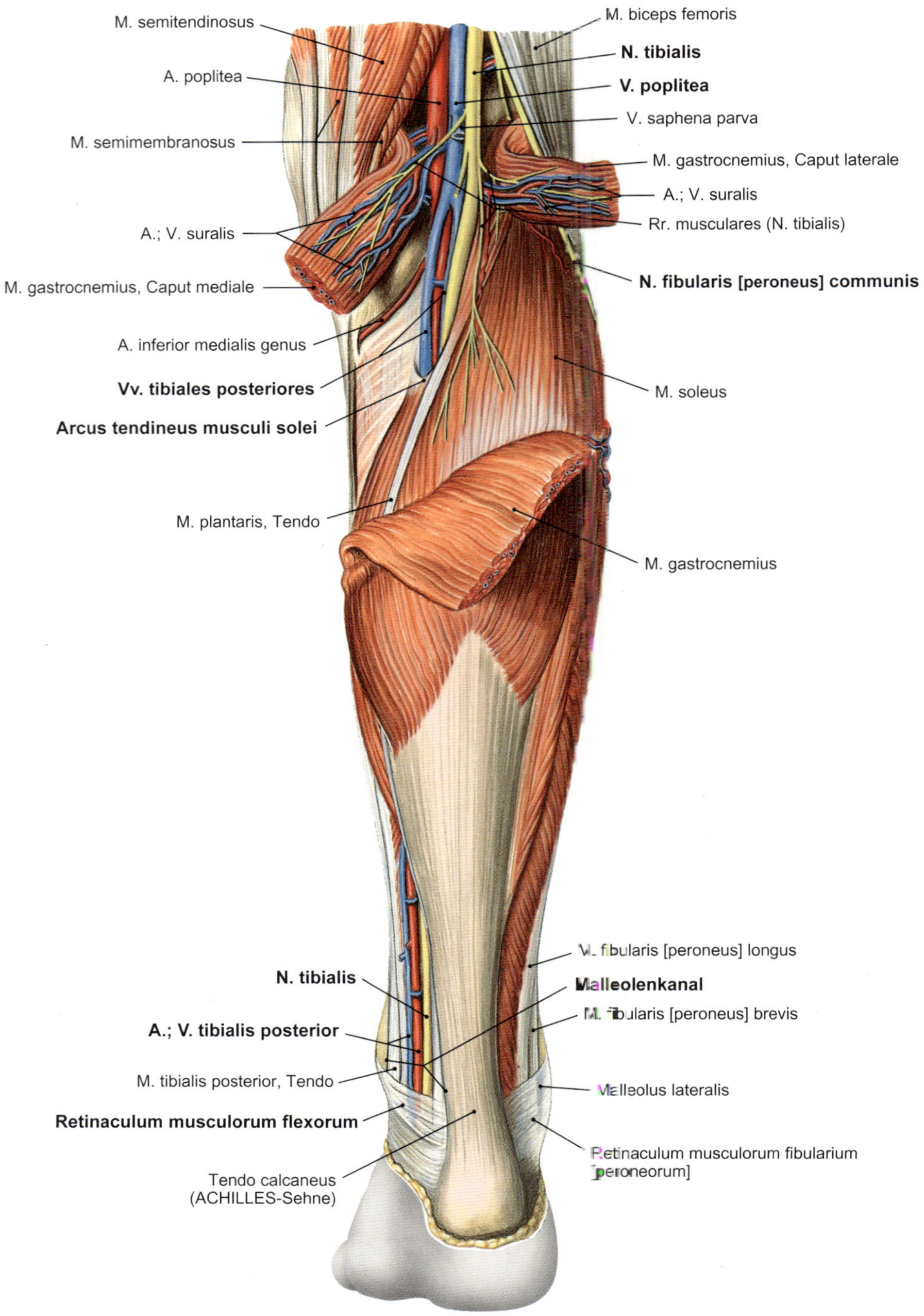


**Abb. 4.185 Gefäße und Nerven von Kniekehle, Fossa poplitea, und Unterschenkel, Regio cruris posterior, rechts;** Ansicht von dorsal; nach Abtragung der Fascia cruris und nach Durchtrennung des M. gastrocnemius. [S700]
Die **A. tibialis posterior** verläuft mit ihren beiden Begleitvenen und dem **N. tibialis** unter dem Sehnenbogen des M. soleus (Arcus tendineus musculi solei) hindurch und steigt in der Schicht zwischen den oberflächlichen und den tiefen Beugern des Unterschenkels zum medialen Knöchel und dann durch den **Malleolenkanal/Tarsaltunnel** unter dem Retinaculum musculorum flexorum hindurch zur Fußsohle ab.

### Klinik

Der **N. tibialis** kann im **Malleolenkanal/Tarsaltunnel** komprimiert werden (**hinteres Tarsaltunnelsyndrom,** Klinikkasten unter → Abb. 4.154). Dabei kommt es zu brennenden Schmerzen an der Fußsohle und zu einem Ausfall der Fußsohlenmuskeln. Beugen, Adduzieren und Spreizen der Zehen ist dann nicht möglich. Durch Ausfall der Mm. interossei und der Mm. lumbricales kommt es zum **Krallenfuß.**

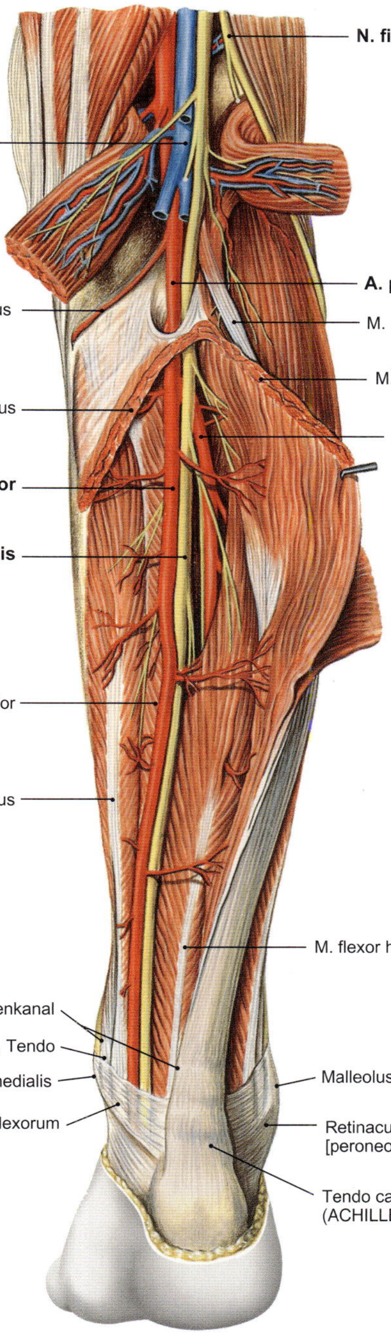


**Abb. 4.186 Gefäße und Nerven von Kniekehle, Fossa poplitea, und Unterschenkel, Regio cruris posterior, rechts;** Ansicht von dorsal; nach Durchtrennung der Mm. gastrocnemius und soleus. [S700]

Die **A. tibialis posterior** gibt kurz nach dem Durchtritt unter dem Sehnenbogen des M. soleus die A. fibularis als ihren wichtigsten Ast ab, der zum Außenknöchel zieht.

## Gefäße und Nerven des Unterschenkels



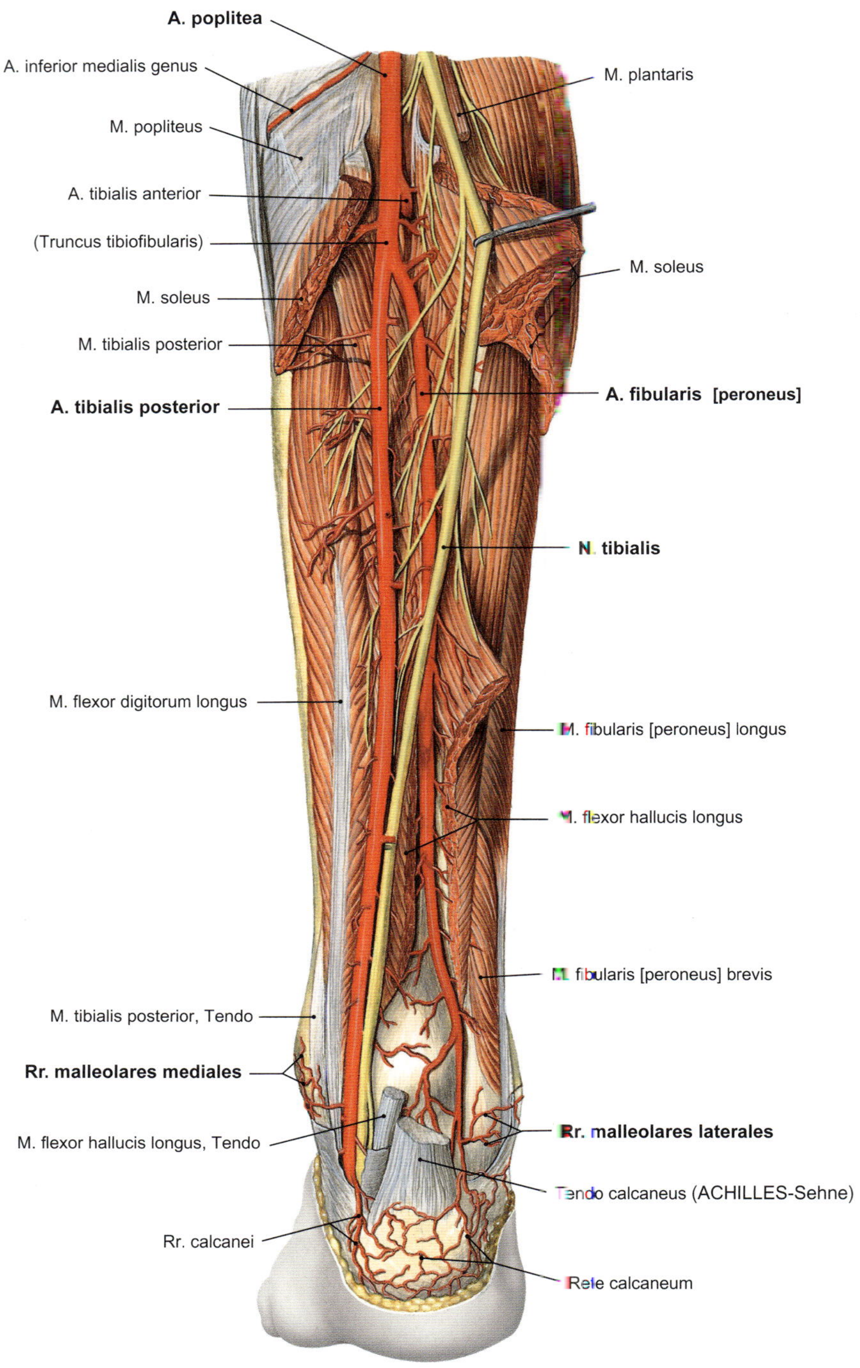


**Abb. 4.187 Gefäße und Nerven des Unterschenkels, Regio cruris posterior, rechts;** Ansicht von dorsal; nach Abtragung der Fascia cruris und nach Durchtrennung der Mm. gastrocnemius, soleus und flexor hallucis longus. [S700]

Die **A. tibialis posterior** zieht zusammen mit dem **N. tibialis** zwischen den oberflächlichen und tiefen Beugern des Unterschenkels zum medialen Knöchel und dann durch den **Malleolenkanal/Tarsaltunnel** unter dem Retinaculum musculorum flexorum hindurch zur Fußsohle. Sie gibt die **Rr. malleolares mediales** zum Innenknöchel ab.

Die **A. fibularis** durchsetzt auf ihrem Weg zum Außenknöchel den M. flexor hallucis longus und verläuft damit in der tiefsten Schicht direkt auf der Membrana interossea cruris. Ihre **Rr. malleolares laterales** vervollständigen mit den Ästen aus den Aa. tibiales anterior und posterior den Gefäßkranz um die Knöchel, der bei Verschluss eines Gefäßes für eine Kollateralversorgung ausreicht.

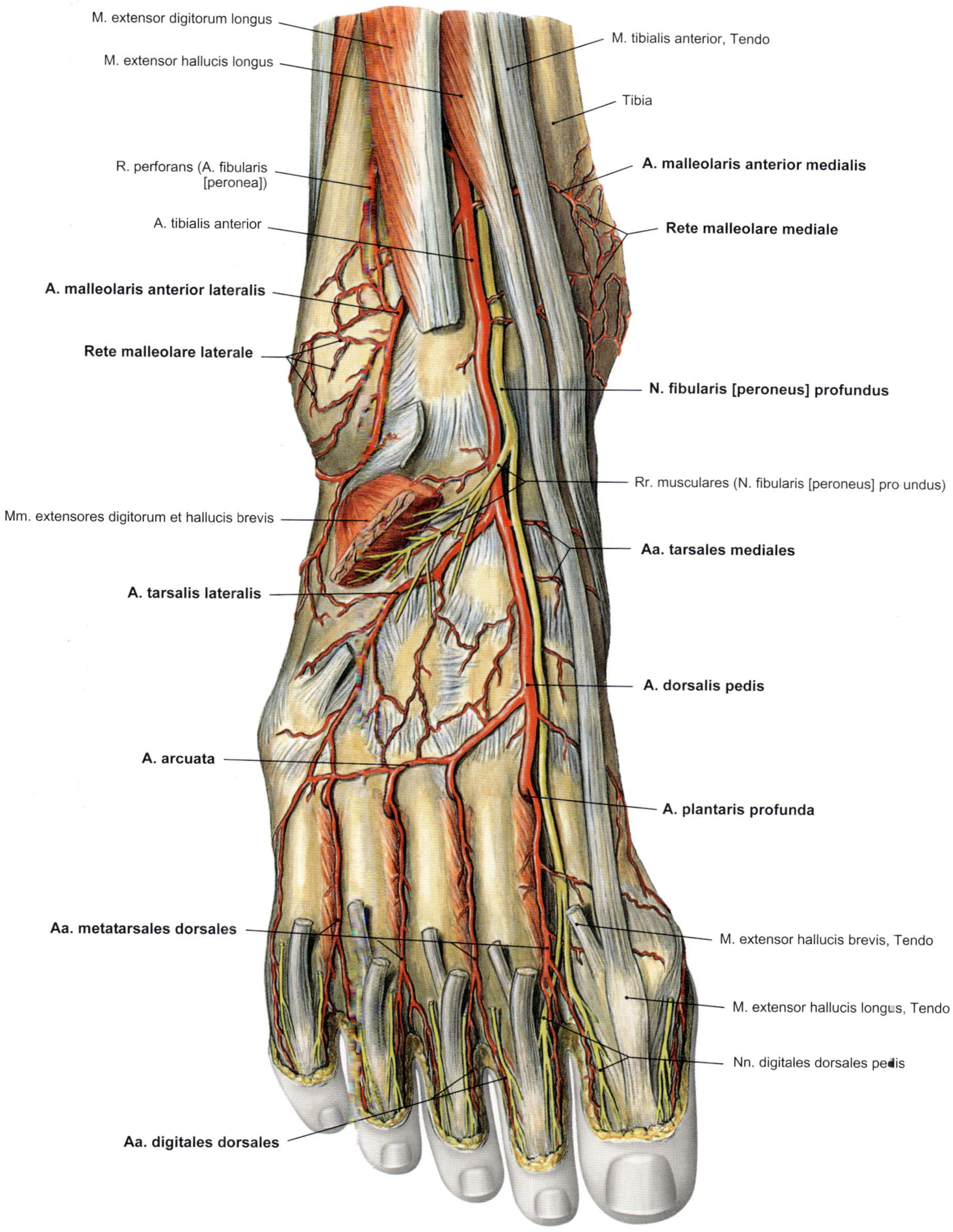


**Abb. 4.188 Gefäße und Nerven des Fußrückens, Dorsum pedis, rechts;** Ansicht von dorsal in Bezug auf das Dorsum pedis nach Abtragung der Sehnen des M. extensor digitorum longus sowie der kurzen Zehenstrecker. [S700]

Die **A. tibialis anterior** setzt sich auf dem Fußrücken als **A. dorsalis pedis** fort. Sie wird vom **N. fibularis profundus** begleitet, der sich nach Innervation der Strecker des Unterschenkels und des Fußrückens in seine sensorischen Endäste aufzweigt, die den ersten Zwischenzehenraum versorgen. Im Bereich des Knöchels gibt die A. tibialis anterior die **Aa. malleolares anteriores medialis** und **lateralis** zu den Knöchelgefäßnetzen (Rete malleolare mediale und Rete malleolare laterale) ab. Die **A. dorsalis pedis** entsendet mehrere dünne Aa. tarsales mediales und eine A. tarsalis lateralis zur Fußwurzel und geht dann in die A. arcuata über, die auf ihrem bogenförmigen Verlauf zum lateralen Fußrand die Aa. metatarsales dorsales abgibt. Aus diesen gehen die Aa. digitales dorsales zur Versorgung der Zehen ab. Die A. plantaris profunda beteiligt sich an der Durchblutung der Fußsohle, indem sie den Arcus plantaris profundus speist.

## Gefäße und Nerven der Fußsohle

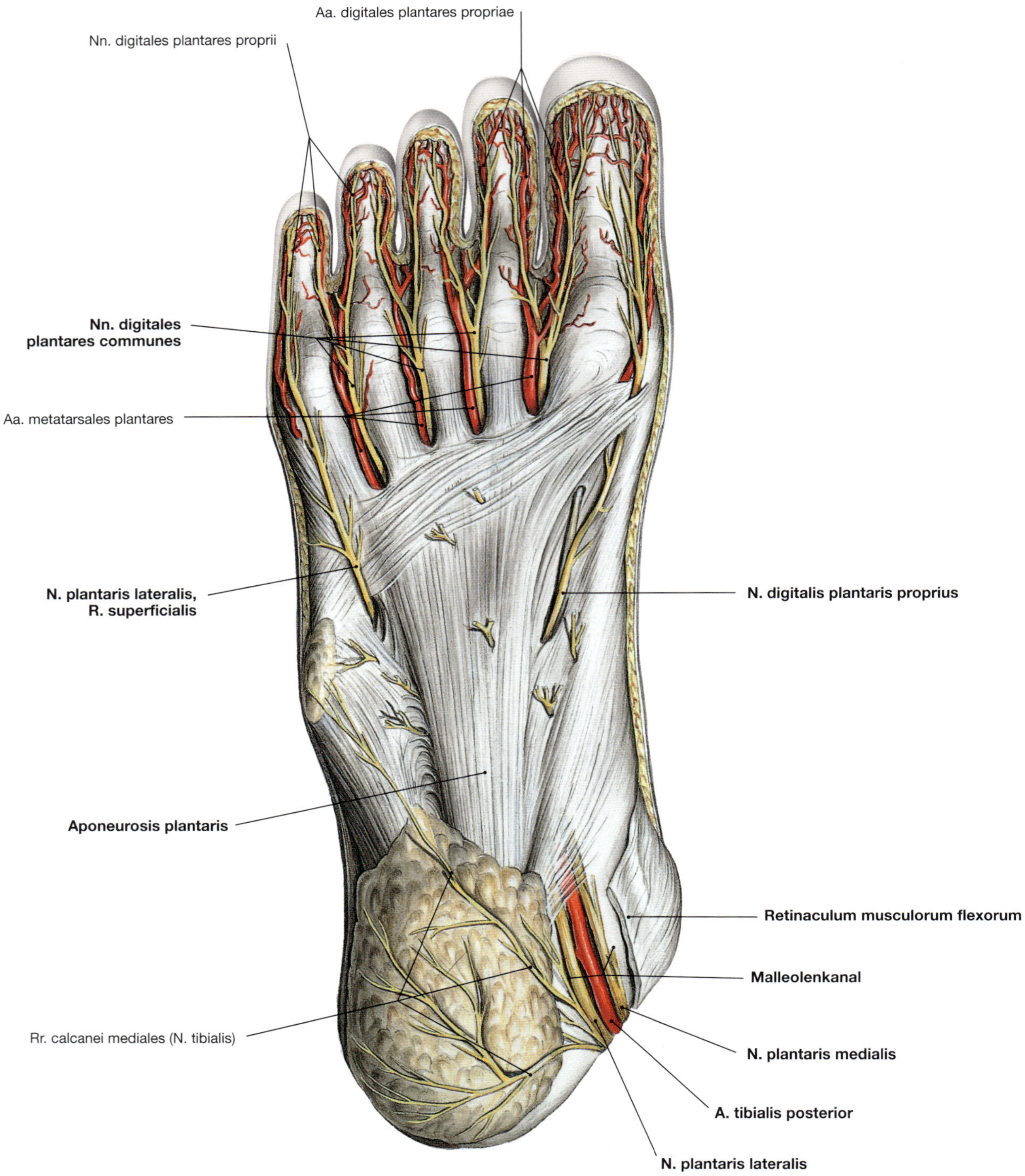


**Abb. 4.189 Oberflächliche Schicht der Arterien und Nerven der Fußsohle, Planta pedis, rechts;** Ansicht von plantar. [S700]

Der **N. tibialis** teilt sich bereits am Innenknöchel bei seinem Verlauf durch den **Malleolenkanal/Tarsaltunnel** unter dem Retinaculum musculorum flexorum in seine beiden Endäste (**Nn. plantares medialis** und **lateralis**), die sich in verschiedene Nn. digitales plantares aufzweigen. Der N. plantaris lateralis spaltet sich entsprechend dem N. ulnaris an der Hand in einen R. superficialis und in einen R. profundus. Der N. plantaris medialis gibt am medialen Fußrand zusätzlich einen **N. digitalis plantaris proprius** ab. Diese sensorischen Äste treten zwischen den Längszügen der Plantaraponeurose (Aponeurosis plantaris) hindurch. Die A. tibialis posterior teilt sich erst auf der Fußsohle.

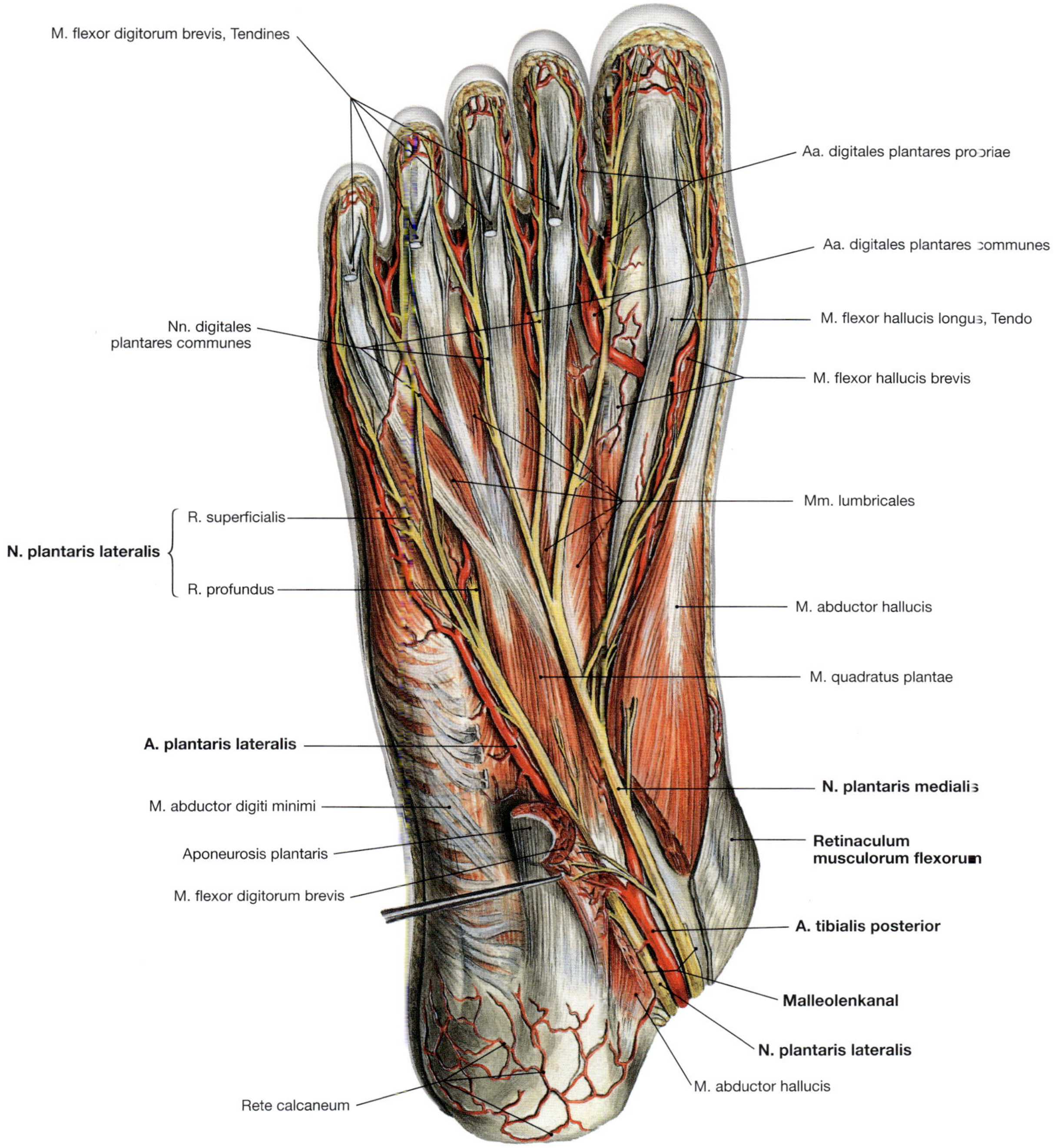


**Abb. 4.190 Mittlere Schicht der Arterien und Nerven der Fußsohle, Planta, rechts;** Ansicht von plantar. [S700]
Der M. flexor digitorum brevis und der M. abductor hallucis wurden gespalten, um die Gefäß-Nerven-Straße des Malleolenkanals/Tarsaltunnels darzustellen.

**Die Nn. plantares medialis** und **lateralis** werden von den gleichnamigen Gefäßen aus der A. tibialis posterior begleitet. Die Gefäße ziehen unter dem M. flexor digitorum brevis in der mittleren Schicht der Leitungsbahnen zu den Zehen. Auf diesem Weg geben die Nerven ihre Muskeläste für die kurzen Muskeln der Fußsohle ab.

## Gefäße und Nerven der Fußsohle

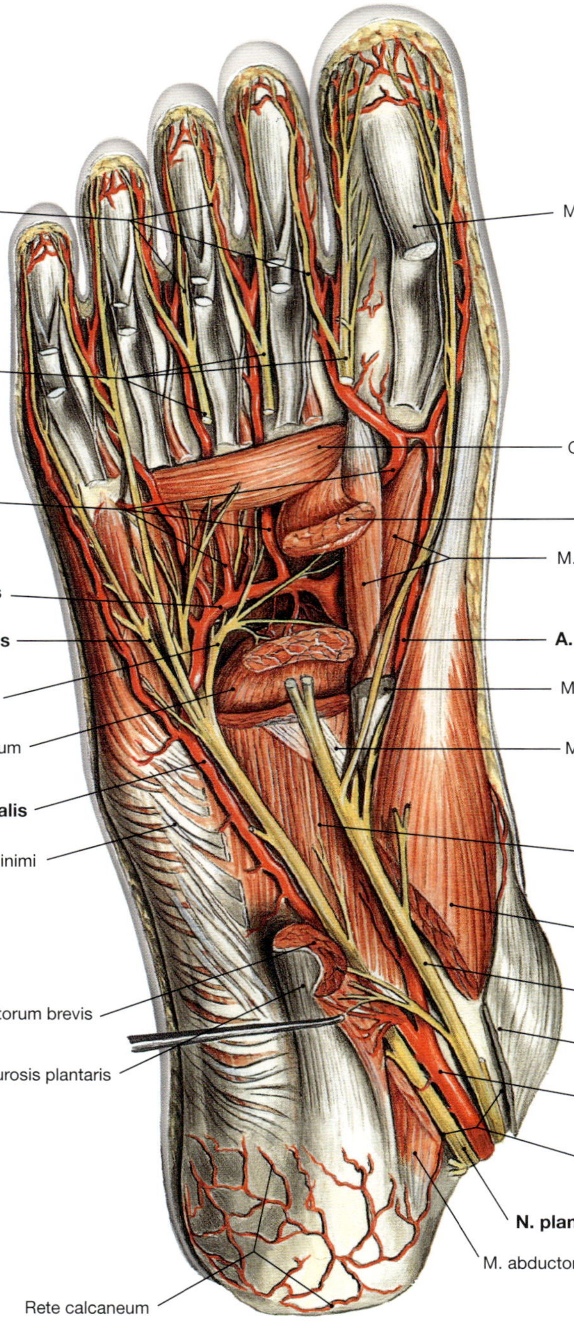


**Abb. 4.191 Tiefe Schicht der Arterien und Nerven der Fußsohle, Planta, rechts;** Ansicht von plantar. [S700]
Der M. flexor digitorum brevis und der M. abductor hallucis wurden gespalten, um die Gefäß-Nerven-Straße des **Malleolenkanals/Tarsaltunnels** darzustellen. Zusätzlich wurde das Caput obliquum des M. adductor hallucis durchtrennt, um den tiefen Hohlfußbogen **(Arcus plantaris profundus)** und den **R. profundus des N. plantaris lateralis** verfolgen zu können.

Der Arcus plantaris profundus ist eine Fortsetzung der A. plantaris lateralis und erhält Zufluss aus dem R. profundus der A. plantaris medialis und der A. plantaris profunda, die ihrerseits aus der A. dorsalis pedis stammt. Zusammen mit dem R. profundus des N. plantaris lateralis verläuft er bogenförmig auf den Mm. interossei der Fußsohle in der tiefen Schicht der Leitungsbahnen.

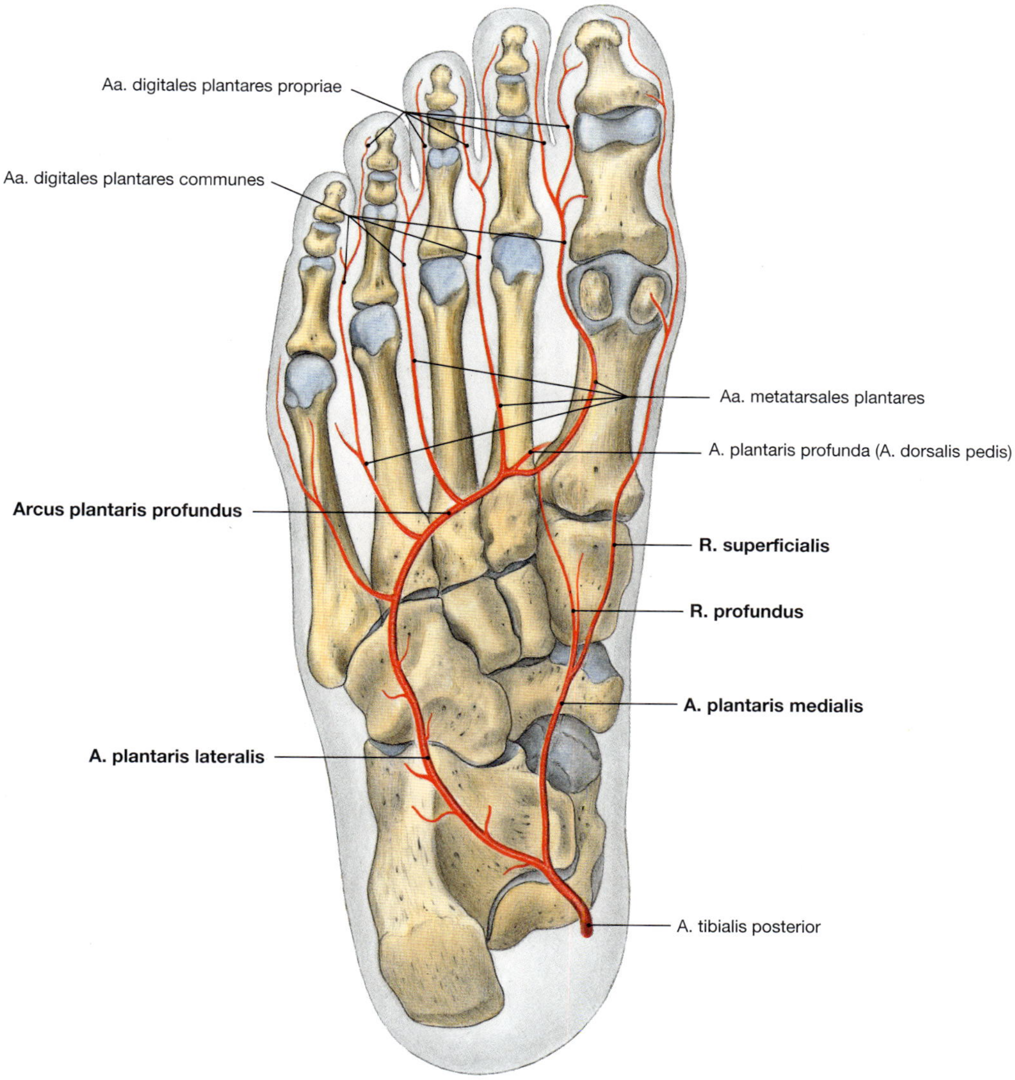


**Abb. 4.192 Arterien der Fußsohle, Planta, rechts;** Ansicht von plantar. [S700]
Die Fußsohle wird von den Endästen der A. tibialis posterior mit Blut versorgt. Die **A. plantaris medialis** bildet einen **R. superficialis** zum medialen Fußrand und einen **R. profundus,** der sich mit dem **Arcus plantaris profundus** verbindet. Dieser Gefäßbogen ist eine direkte Fortsetzung der **A. plantaris lateralis.**

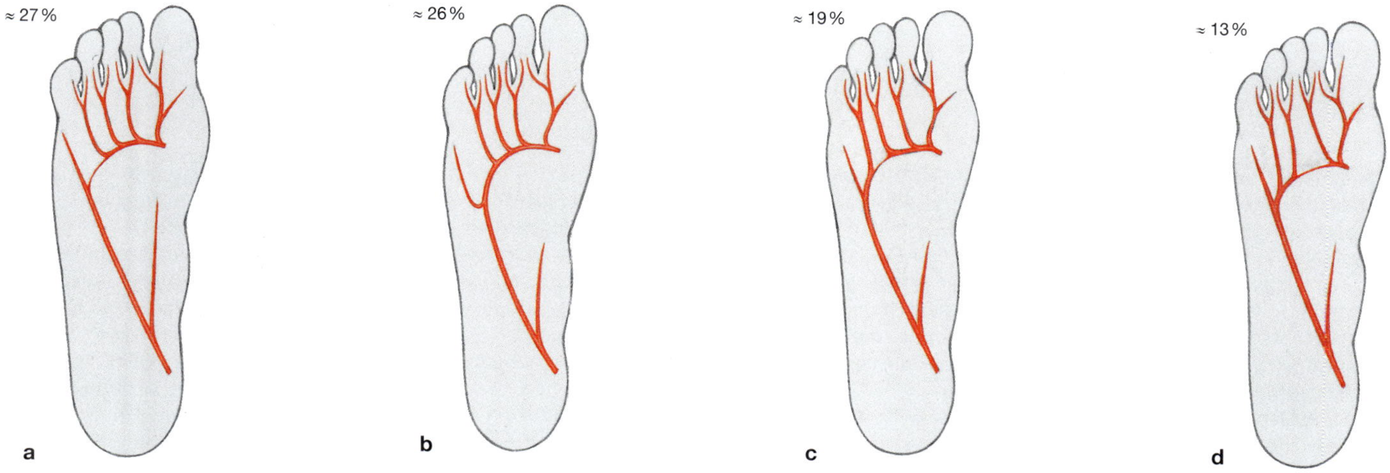


**Abb. 4.193a–d Varietäten der arteriellen Zehenversorgung, rechts;** Ansicht von plantar. [S700]
**a** Der Arcus plantaris profundus kann sein Blut überwiegend aus der A. dorsalis pedis des Fußrückens über die A. plantaris profunda erhalten.
**b** Etwa gleich häufig ist die Blutversorgung des Arcus plantaris profundus über die A. tibialis posterior.
**c, d** Alternativ können auch beide Stromgebiete zusammen an der Versorgung der Zehenstrahlen beteiligt sein.

## Hüftgelenk, Schrägschnitt



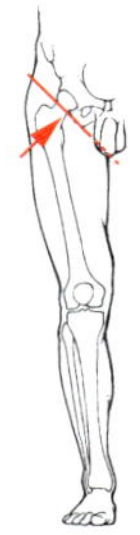

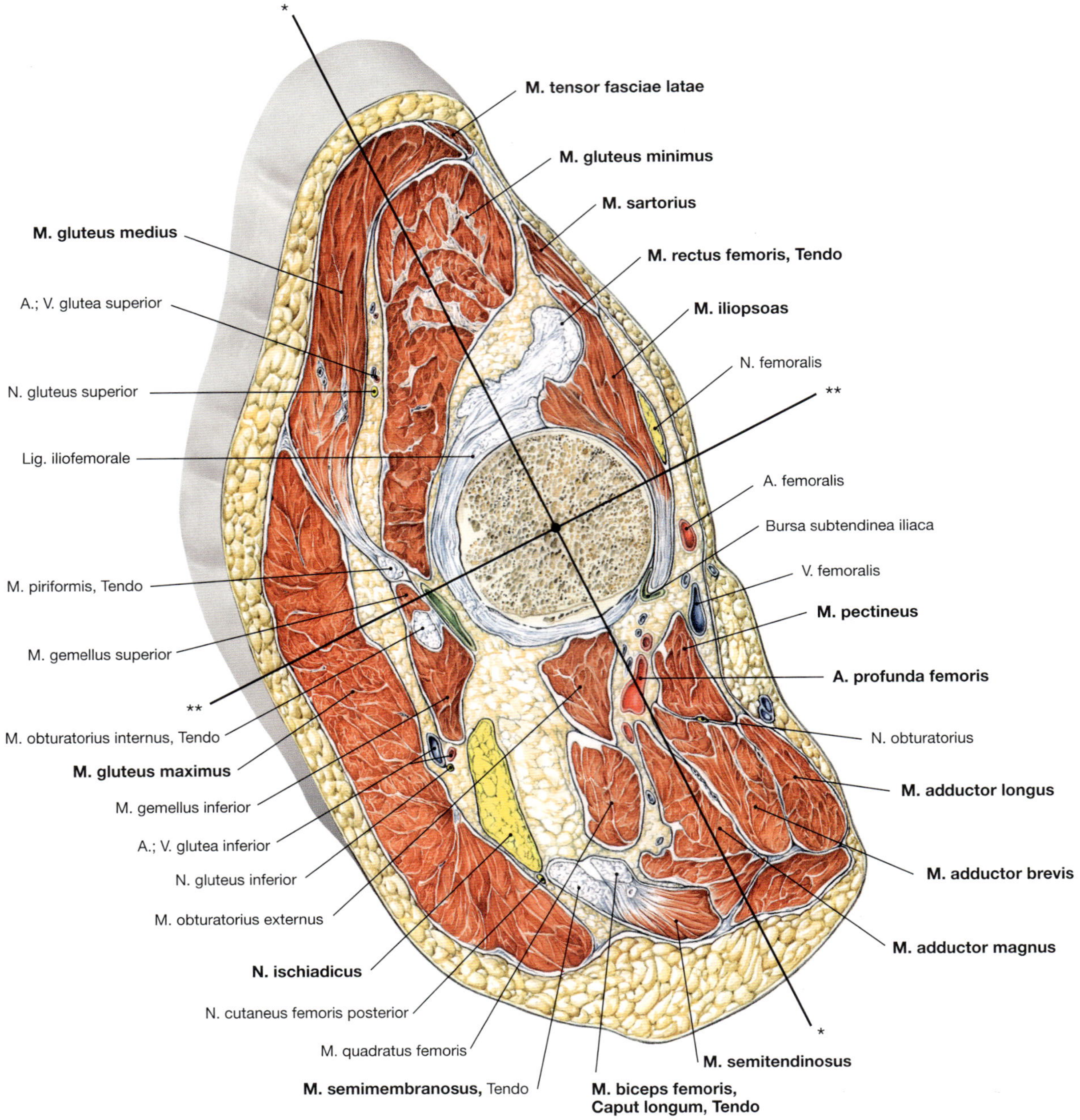


**Abb. 4.194 Oberschenkel, Femur, schräger Schnitt durch das Hüftgelenk, rechts;** Ansicht von distal mit Darstellung der Bewegungsachsen des Hüftgelenks. [S700]

Der schräge Schnitt durch das Femur in Höhe des Hüftkopfs zeigt die Lage der einzelnen Muskelgruppen relativ zum Gelenkkopf und zu den Bewegungsachsen. Der **M. gluteus maximus** liegt dorsal des Hüftgelenks, während die kleinen Gluteus-Muskeln **(Mm. glutei medius und minimus)** teilweise ventral der Longitudinal- und Transversalachse des Hüftgelenks verlaufen. Diese Lage erklärt, warum der M. gluteus maximus ein Außenrotator und Strecker der Hüfte ist, während die kleinen Gluteus-Muskeln auch beugen können und die stärksten Innenrotatoren der Hüfte darstellen. Der **M. iliopsoas** liegt vor der Transversalachse und ist der wichtigste Beuger im Hüftgelenk. Unterstützt wird er in dieser Funktion von der **vorderen Gruppe der Oberschenkelmuskeln** (M. sartorius, M. rectus femoris), vom M. tensor fasciae latae sowie von den oberflächlichen **Adduktoren** (Mm. adductores longus und brevis, M. pectineus, Hauptteil des M. adductor magnus). Der dorsale Teil des M. adductor magnus liegt dagegen bereits hinter der Transversalachse und streckt zusammen mit den ischiokruralen Muskeln, zu denen er funktionell und auch nach seiner Innervation zählt.

Querschnitte durch die Extremitäten sind gut geeignet, die Lage der Leitungsbahnen in verschiedenen Kompartimenten oder Schichten nachzuvollziehen. Der **N. ischiadicus** liegt nach seinem Austritt aus dem kleinen Becken zunächst unter dem M. gluteus maximus. Auf der Vorderseite wird die **A. profunda femoris** vom M. pectineus bedeckt.

* transversale Bewegungsachse des Hüftgelenks
** sagittale Bewegungsachse des Hüftgelenks

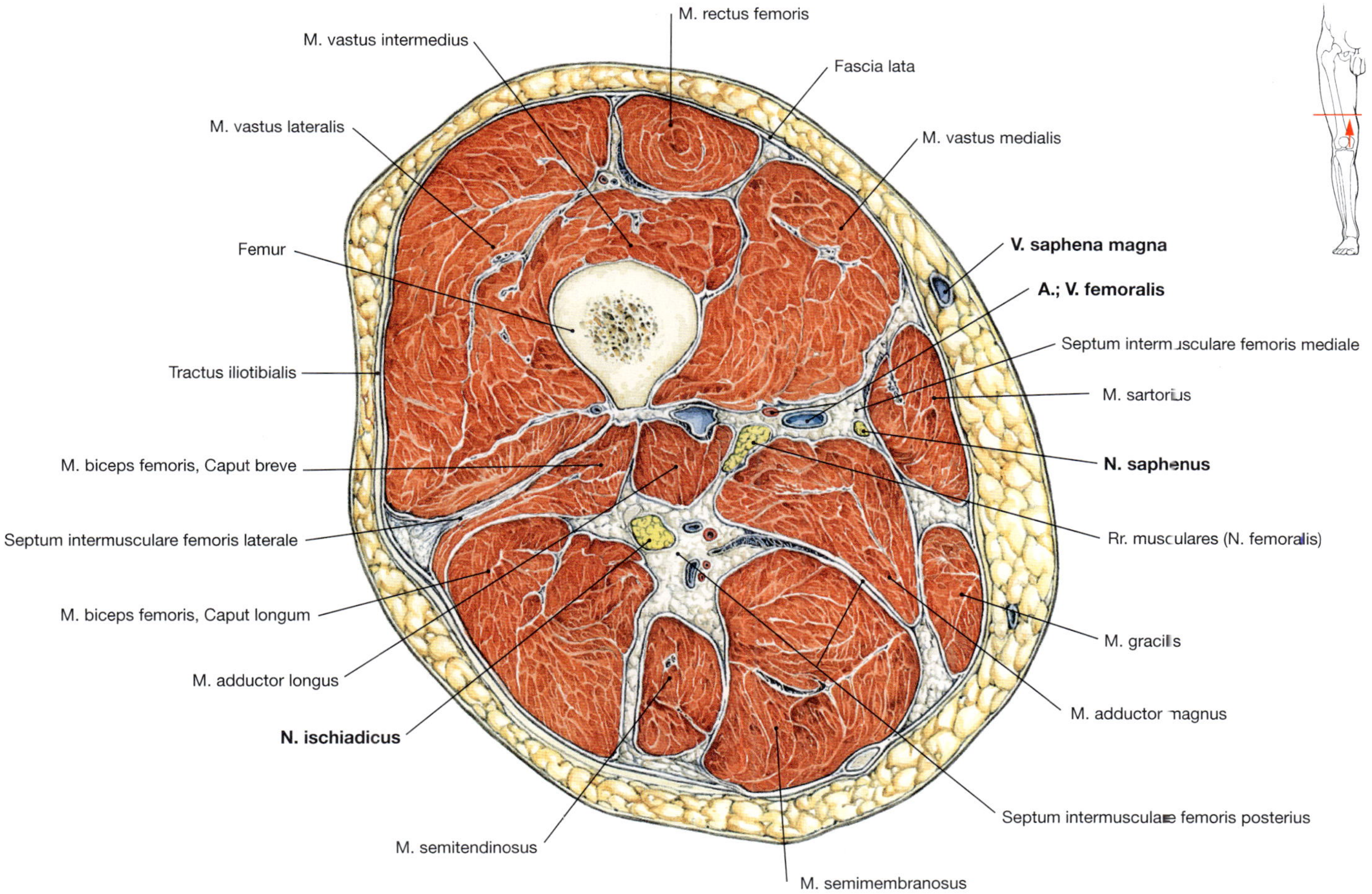


**Abb. 4.195 Oberschenkel, Femur, rechts;** Transversalschnitt durch die Mitte des Oberschenkels; Ansicht von distal. [S700]
Dieser Querschnitt lässt die **3 Muskelgruppen des Oberschenkels** erkennen. Die vordere Gruppe umfasst neben dem M. quadriceps femoris den M. sartorius. Medial liegen die Adduktoren und dorsal die ischiokruralen Muskeln.

Die **V. saphena magna** verläuft epifaszial im subkutanen Fett auf der Medialseite des Oberschenkels. **A. und V. femoralis** verlaufen zusammen mit dem **N. saphenus** durch den Adduktorenkanal (Canalis adductorius) des M. quadriceps. Der Adduktorenkanal wird dorsal durch die Mm. adductores longus und magnus begrenzt, medial durch den M. vastus medialis und ventral vom M. sartorius bedeckt. Der **N. ischiadicus** liegt dorsal unter seinem Leitmuskel, dem M. biceps femoris.

## Unterschenkel, Transversalschnitt

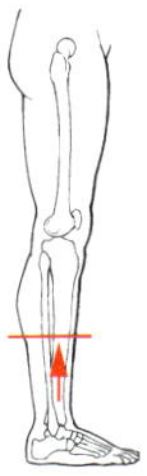

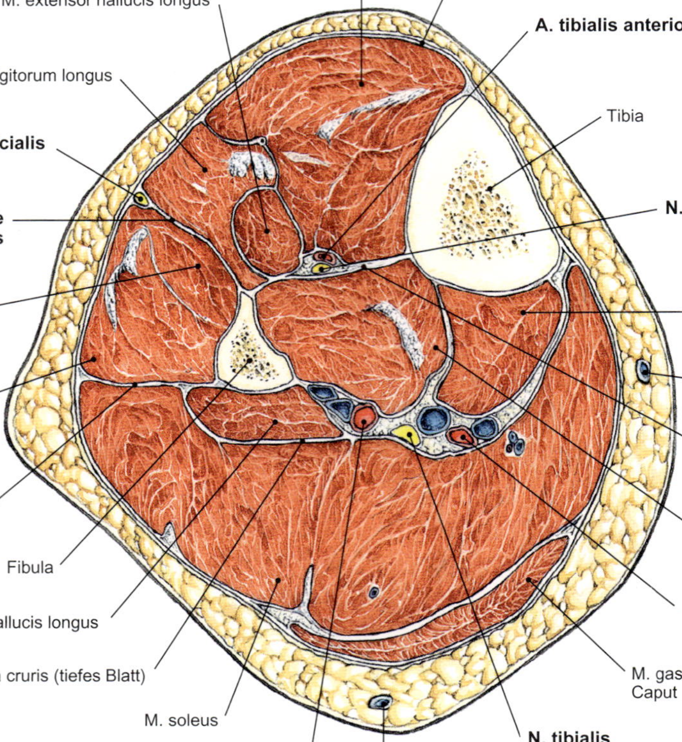


**Abb. 4.196 Unterschenkel, Crus, rechts;** Transversalschnitt durch die Mitte des Unterschenkels, Ansicht von distal. [S700]
Die Fascia cruris bildet zusammen mit den Bindegewebesepten, die zu den Knochen des Unterschenkels ziehen, **osteofibröse Röhren (Kompartimente).** In diesen Kompartimenten verlaufen die einzelnen Leitungsbahnen zwischen den Muskelbäuchen der einzelnen Muskelgruppen.
Die höchste klinische Relevanz hat das vordere Kompartiment (Streckerloge), in dem der N. fibularis profundus zusammen mit der A. tibialis anterior verläuft.

### Klinik

Am häufigsten kommt es zum **Kompressionssyndrom (Kompartmentsyndrom)** im vorderen Kompartiment (Streckerloge), seltener im lateralen Kompartiment (Fibularis-Loge).

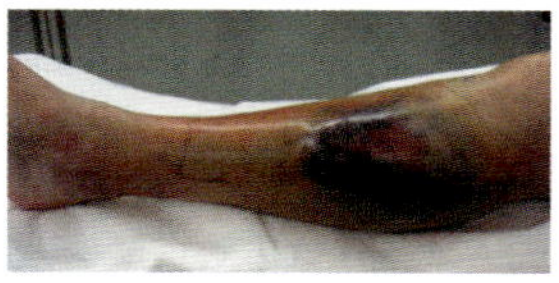

a

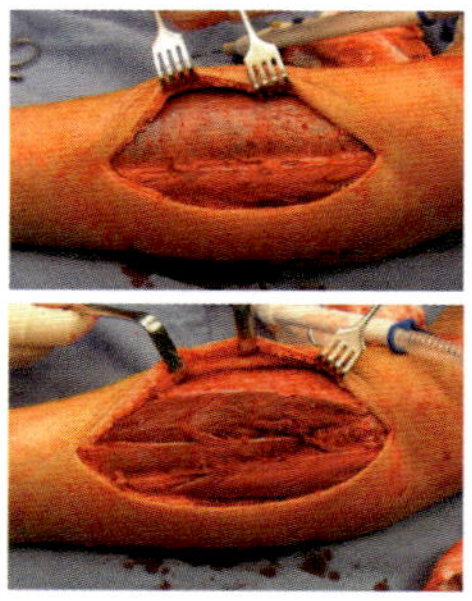

b

**a** Bei posttraumatischer Schwellung der Streckmuskeln oder nach langen Fußmärschen können die Muskeln die versorgenden Gefäße und Nerven komprimieren und schädigen. Neben Schmerzen kann es zum Pulsdefizit der A. dorsalis pedis kommen, die aus der A. tibialis anterior hervorgeht. Meist führt dies aber zu einer Läsion des N. fibularis profundus (Klinikkasten unter → Abb. 4.154) mit Streckdefizit des Fußes im oberen Sprunggelenk und Verlust der Sensorik im ersten Zwischenzehenraum. [E993]
**b** Die Therapie besteht in einer notfallmäßigen Spaltung der Faszie, die allerdings eine langfristige Ruhigstellung des offenen Unterschenkels erfordert. Zur Diagnosesicherung wird daher der Druck in den Kompartimenten durch eine Drucksonde gemessen. [E475]

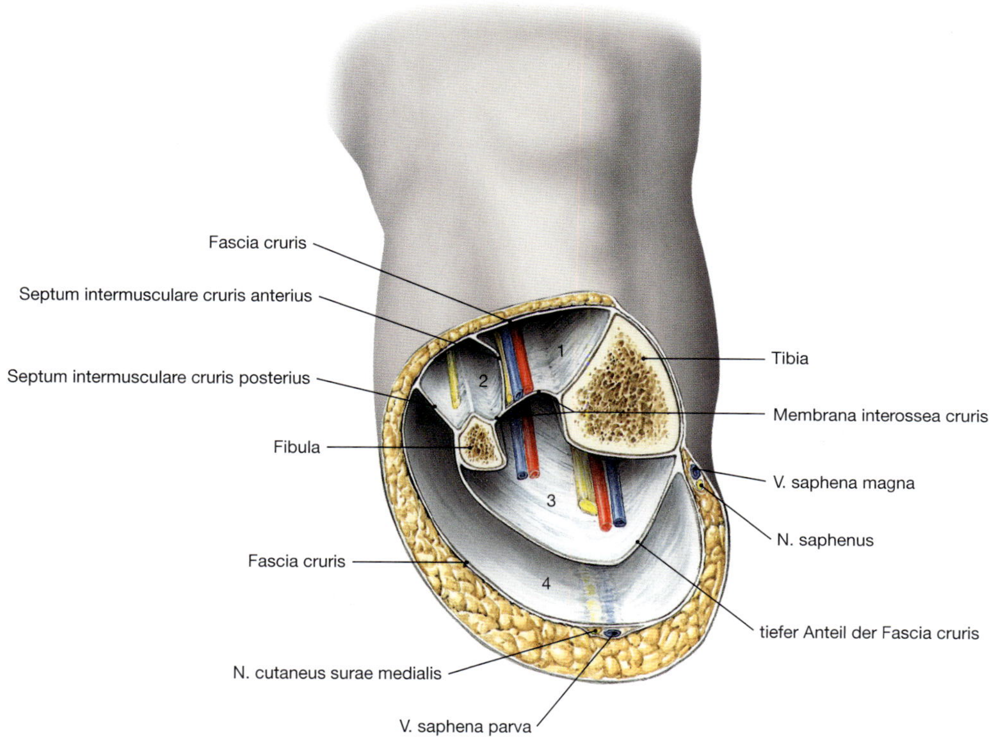


**1 Vorderes Kompartiment (Streckerloge):**
A.; V. tibialis anterior
N. fibularis profundus
M. tibialis anterior
M. extensor digitorum longus
M. extensor hallucis longus
M. fibularis [peroneus] tertius

**2 Laterales Kompartiment (Fibularisloge):**
N. fibularis superficialis
M. fibularis [peroneus] longus
M. fibularis [peroneus] brevis

**3 Hinteres (tiefes) Kompartiment (Beugerloge):**
A.; V. tibialis posterior
A.; V. fibularis
N. tibialis
M. flexor digitorum longus
M. tibialis posterior
M. flexor hallucis longus

**4 Hinteres (oberflächliches) Kompartiment:**
M. triceps surae
M. plantaris

**Abb. 4.197 Unterschenkel, Crus, rechts; Transversalschnitt durch die Mitte des Unterschenkels mit Darstellung der osteofibrösen Röhren (Kompartimente);** Ansicht von distal. [S700]

Die Fascia cruris ist durch straffe Bindegewebesepten mit den Knochen des Unterschenkels verbunden. Dadurch werden osteofibröse Röhren voneinander abgegrenzt, die als **Kompartimente** bezeichnet werden. In ihnen verlaufen die Leitungsbahnen zwischen den Muskelbäuchen der einzelnen Muskelgruppen. Das Septum intermusculare anterius teilt die Streckerloge vorne von der lateralen Fibularis-Loge ab, die ihrerseits durch das Septum intermusculare posterius von den oberflächlichen Beugern getrennt ist. Diese sind durch ein tiefes Blatt der Fascia cruris von den tiefen Beugern separiert, die nach vorne an die Membrana interossea cruris angrenzen. Im **vorderen Kompartiment** (Streckerloge) verläuft der N. fibularis profundus zusammen mit der A. tibialis anterior und den Vv. tibiales anteriores. Im **lateralen Kompartiment** (Fibularis-Loge) liegt der N. fibularis superficialis. Im **tiefen hinteren Kompartiment** (Beugerloge) sind der N. tibialis zusammen mit der A. tibialis posterior und den Vv. tibiales posteriores und, bedeckt vom M. flexor hallucis longus, die A. und V. fibularis zwischen den Muskeln eingebettet. Epifaszial verlaufen auf der Medialseite des Unterschenkels die V. saphena magna und dorsal die V. saphena parva.

# Beispielfragen aus der Prüfung

*Damit Sie überprüfen können, ob Sie die Inhalte dieses Kapitels verinnerlicht haben, werden hier exemplarisch Fragen aus einer mündlichen Anatomieprüfung aufgelistet.*

**Bitte zeigen Sie am Skelett die Abschnitte und wichtigsten Strukturen am Femur:**

- Welche Muskeln nutzen Trochanter major und minor als Ansatz?
- Welche Auswirkung hat die Krümmung der Femurkondylen auf den Ablauf der Beugebewegung im Kniegelenk und die Stabilisierung durch die Kollateralbänder?

**Bitte erläutern Sie den Aufbau des Kniegelenks an einem Gelenkmodell:**

- Welche Skelettelemente artikulieren miteinander?
- Welche Bänder stabilisieren das Gelenk und durch welche klinischen Tests können sie untersucht werden?
- Um welche Gelenktypen handelt es sich im Einzelnen?
- Welche Bewegungen können in welchem Umfang ausgeführt werden?
- Wie verlaufen die Bewegungsachsen?
- Welche Muskeln sind für die einzelnen Bewegungen wichtig?

**Bitte zeigen Sie die Gruppen der Unterschenkelmuskeln:**

- Wie liegen die Muskeln in Bezug auf die Gelenkachsen der Sprunggelenke und wie ergibt sich daraus ihre Funktion?
- Erläutern Sie den Verlauf des M. triceps surae mit Ursprung und Ansatz.
- Wie ist er innerviert und welche Bewegungen sind bei seinem Ausfall beeinträchtigt?

**Bitte zeigen Sie den N. fibularis communis und erläutern Sie seinen Verlauf am Präparat.**

- Bitte erläutern Sie sein Innervationsgebiet.
- Wo wird er am häufigsten geschädigt?
- Wie sieht das klinische Bild bei einer Schädigung im Bereich des Fibulaköpfchens aus, z. B. bei einer hohen Fraktur der Fibula?

**Welche Pulse können Sie an den Arterien der unteren Extremität bei einer klinischen Untersuchung tasten?**

- Bitte zeigen Sie die Gefäßabgänge der A. femoralis und erläutern Sie deren Versorgungsgebiete.

**Wie ist das venöse System am Bein organisiert?**

- Wo können Sie als Ärztin/Arzt einen Herzkatheter einbringen?

**Bitte erläutern Sie die Lymphdrainage am Bein:**

- Wie sind die Lymphknoten in der Leiste organisiert?
- Welche Körperregionen drainieren sie?

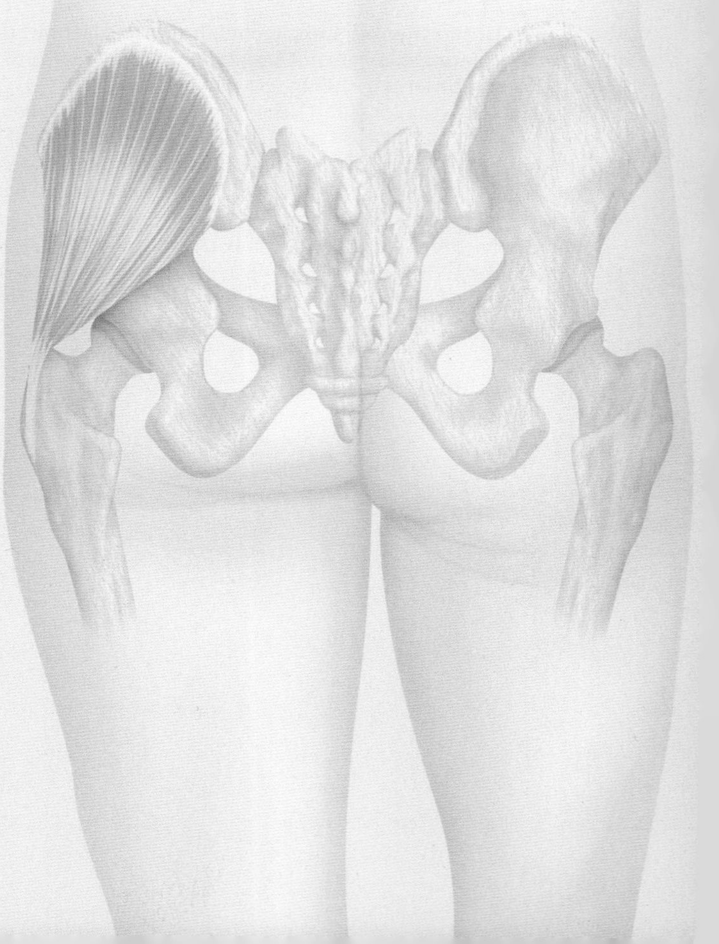

# Anhang

# Erläuterungen zum Glossar

**Abkürzungen:**

| | |
|---|---|
| f | femininum |
| m | masculinum |
| n | neutrum |
| (Pl) | Plural |
| P.p.a. | Partizip Präsens aktiv |
| P.p.p. | Partizip Präsens passiv |
| Adj. | Adjektiv |
| Dim. | Diminutiv (Verkleinerungsform) |
| Komp. | Komparativ |
| Sup. | Superlativ |
| (ahd) | althochdeutsch |
| (altind) | altindisch |
| (altiran) | altiranisch |
| (altnord) | altnordisch |
| (arab) | arabisch |
| (etrusk) | etruskisch |
| (got) | gotisch |
| (gr) | griechisch |
| (idg) | indogermanisch |
| (l) | lateinisch |
| (lit) | litauisch |
| (mhd) | mittelhochdeutsch |

**Allgemeine, d.h. nicht fachspezifische Vorsilben (Präfixe):**

| | |
|---|---|
| a- (gr) | (verneinendes Präfix) |
| a-, ab-, abs- (l) | von, von...her |
| ac-, ad-, af- (l) | zu, zu...hin, an, bei, heran |
| amphi- (gr) | ringsum, herum, zu beiden Seiten |
| ana- (gr) | auf, hinauf |
| ante- (l) | vor, vorher |
| anti- (l) | gegen |
| apo- (gr) | von...weg, von...her, voran, gleich nach |
| bi- (l) | zweifach |
| circum- (l) | rundum, um...herum |
| co-, col-, con-, com- (l) | mit, zusammen |
| de- (l) | weg, von, herab |
| dia- (gr) | durch, hindurch, auseinander |
| di-, dis- (gr) | zwei |
| e-, ex- (l) | aus, heraus |
| en- (gr) | innen, drin, hinein |
| endo- (gr) | innen, drinnen |
| ep-, epi- (gr) | auf, drauf, über |
| hemi- (gr) | halb |
| hyper- (gr) | über, darüber, oberhalb |
| hypo- (gr) | darunter, unter, unterhalb |
| infra- (l) | unterhalb von, unten, gering |
| in-, im- (l) | hinein |
| inter- (l) | zwischen |
| intra-, intro- (l) | innerhalb von |
| meso- (gr) | mittlere, zwischen; Mitte |
| meta- (gr) | nach, hinter |
| ob-, op- (l) | entgegen, gegenüber |
| par-, para- (gr) | neben, bei |
| per- (l) | durch, hindurch, ganz, völlig |
| peri- (gr) | um, herum, ringsum |
| post- (l) | nach, hinter, hinten |
| prae-, pre- (l) | vor, vorne, wegen, vor...her |
| pro- (l) | vorne hin, voran, für |
| pro-, pros- (gr) | vorwärts, vorne |
| quadri- (l) | vier(fach) |
| re- (l) | hinten, wieder |
| retro- (l) | zurück, dahinter |
| semi- (gr) | halb |
| sub- (l) | unter, unterhalb |
| super- (l) | über, nach oben |
| supra- (l) | oberhalb, über, darüber |
| syn-, sym- (gr) | mit, zusammen |
| tri-, tris- (l) | drei(fach) |

**Allgemeine, d.h. nicht fachspezifische Nachsilben (Suffixe):**

-aris, -e (l), -alis, -e (l), -eus, -a, -um (l): -isch, -ig Herkunft oder Zugehörigkeit ausdrückend)
-ideus, -a, -um (l): -förmig, -artig (Ähnlichkeit ausdrückend)
-icus, -a, -um (l), -ivus, -a, -um (l): (betreffend)
-osus, -a, -um (l): (reich an etwas)
-ulus, -a, -um (l): (Verkleinerungsform)

# Glossar anatomischer Begriffe

**Abdomen, -inis** n *(l)* = Bauch, Unterleib.– abdere (l): wegtun, verbergen.

**abducens, -entis** *(l)* = wegführend.– P.p.a. von abducere (l): wegführen, wegziehen.

**Abductor, -oris** m *(l)* = der Abzieher, Wegführer.

**aberrans** *(l)* = abirrend.– P.p.a. von aberrare (l): abirren, sich irren, abkommen.

**accessorius, -a, -um** *(l)* = hinzukommend, zusätzlich.– accedere (l): dazugeben, dazutreten; cedere (l): treten, gehen, zuteil werden.

**Acetabulum, -i** n *(l)* = Hüftgelenkspfanne; urspr. das Essigschälchen.

**Achilles, -is** m *(l)* = Achilleus: griechischer Held vor Troja; wurde von Paris durch einen von Apoll gelenkten Pfeil an der Ferse tödlich verwundet.

**acromialis, -e** *(l)* = zur Schulterhöhe gehörend.– Adj. zu Acromion, -ii n *(l)*.

**Acromion, -ii** n *(l)* = Akrómion *(gr)*: Schulterhöhe, Schulterspitze.– akros *(gr)*: das Äußerste; ṓmos *(gr)*: die Schulter, die höchstgelegene Stelle an der Schulter.

**acusticus, -a, -um** *(l)* = das Hören betreffend.– akoúein *(gr)*: hören.

**Adductor, -oris** m *(l)* = Heranführer, Hinzuziehender.– adducere *(l)*: heranführen, hinzuziehen; ducere *(l)*: führen, ziehen.

**Adhesio, -onis** f *(l)* = Anhaften.– adhaerere *(l)*: an etwas hängen, festhängen, angrenzen, anhaften.

**adiposus, -a, -um** *(l)* = fettreich, fetthaltig.– Adeps, -ipis m u. f *(l)*: weiches Fett.

**Aditus, -us** m *(l)* = Zugang, Eingang.– adire *(l)*: hinzugehen, herangehen.

**Adminiculum, -i** n *(l)* = Stütze, Beihilfe.– Minae, -arum f *(l)*: die Zinnen, die Mauern.

**Aequator [Equator], -oris** m *(l)* = größter Breitenkreis, Äquator.

**afferens, -entis** *(l)* = herbeitragend.– P.p.a. von afferre (ad-ferre) *(l)*: herbeitragen, herbeibringen, herantragen.

**affixus, -a, -um** *(l)* = angeheftet, befestigt.– P.p.p. von affigere (ad-figere) *(l)*: anheften.

**Agger, -eris** m *(l)* = Wall, Damm.– aggerere (adgerere) *(l)*: aufdämmen, vermehren.

**aggregatus, -a, -um** *(l)* = zusammengeschart, nahe beieinanderliegend.– P.p.p. von aggregare (ad-gregare) *(l)*: zusammenscharen, beigesellen.

**Ala, -ae** f *(l)* = 1. der Flügel a) als Bewegungsorgan, b) als Ruder der Segelschiffe, c) als Flanken der Legionen; 2. die Achsel: als Reproduktion der Ala (Flügel) des Vogels.

**albicans** *(l)* = weiß schimmernd.– P.p.a. von albicare *(l)*: weiß sein, schimmern.

**albugineus, -a, -um** *(l)* = weiß schimmernd.– Adj. zu Albugo, Tunica albuginea: derbe, weiße Bindegewebshülle.

**Albugo, -inis** f *(l)* = weißer Fleck.– albus *(l)*: weiß.

**albus, -a, -um** *(l)* = weiß, weißglänzend.– Alphós *(gr)*: weißer Ausschlag (Hautausschlag).

**Allantois** f *(gr)* = wurstähnliche Haut, Harnsack.– Állas *(gr)*: Wurst.

**Alveolus, -i** m *(l)* = kleine Mulde, Bienenzelle.

**ambiguus, -a, -um** *(l)* = sich nach zwei Seiten neigend.– ambigere *(l)*: nach zwei Seiten treiben, schwanken.

**Amnion, -ii** n oder **Amnios, -ii** m *(l)* = Schafhaut.– Ámnos *(gr)*: Schaf.

**Amphiarthrosis, -is** f *(l)* = ringsum bebändertes Gelenk.– amphi *(gr)*: ringsum, herum, zu beiden Seiten; Arthron *(gr)*: Glied, Gelenk.

**Ampulla, -ae** f *(l)* = Gefäß aus Ton/Glas mit engem Hals und blasig aufgetriebenem Bauch; kolbenförmige Verdickung.– Amphora, -ae f *(l)*: zweihenkeliger Krug mit engem Hals; Amphoreús *(gr)*: zweihenkeliges Gefäß; nach Hyrtl von Ampha, -ae f *(l)* (Griff) und Bulla, -ae f *(l)* (Blase).

**amygdaloideus, -a, -um** *(l)* = mandelähnlich, zu etwas Mandelähnlichem gehörend.– Amýgdale *(gr)*: Mandel.

**analis, -e** *(l)* = zum After gehörend.– Adj. zu Anus.

**Anastomosis, -is** f *(l)* = Vereinigung oder Verbindung zweier Kanäle.– anastomóein *(gr)*: eine Mündung herstellen, öffnen, eröffnen.

**Anatomia, -ae** f *(l)* = die Kunst des Zergliederns.– anatemnein *(gr)*: zerschneiden, zergliedern.

**anconeus, -a, -um** *(l)* = zum Ellenbogen gehörig.– Ankōn *(gr)*: der gebogene Arm, Ellenbogen.

**Angiologia, -ae** f *(l)* = Gefäßlehre.– Angeion *(gr)*: (Blut-)Gefäß; Logos *(gr)*: Wort, Sprache, Lehre.

**Ansa, -ae** f *(l)* = Öse, Schlinge, Henkel.– Hánia oder Ansia *(gr)*: Zügel, der dem Zugvieh durch die Nase gezogene Zügel.

**ante** *(l)* = 1. Präp.: vor, voran, voraus; 2. Adv.: vorne, vorwärts, vorher.

**Angulus, -i** m *(l)* = Winkel, Ecke.– Etym. unsicher; ankylos *(gr)*: krumm.

**Antebrachium, -ii** n *(l)* = Unterarm, Vorderarm.– **Brachium, -ii** n *(l)*: Arm.

**anterior, -ius** *(l)* = vorderer.– Komp. zu ante *(l)*: vor, vorn gelegen.

**Anthelix, -icis** f *(l)* = Gegenwindung.– antí *(gr)*: gegen; Hélix *(gr)*: Windung.

**Antitragus, -i** m *(l)* = kleiner Höcker gegenüber dem Tragus.– Trágos *(gr)*: Bock.

**Antrum, -i** n *(l)* = Grotte, Höhlung, Höhle.– Ántron *(gr)*: Höhle.

**Anulus, -i** m *(l)* = kleiner Ring.

**Anus, -i** m *(l)* = Kreis, Ring, After(ring).

**Aorta, -ae** f *(l)* = Hauptschlagader.– aéirein *(gr)*: etwas in die Höhe heben, um es zu tragen.

**Apertura, -ae** f *(l)* = Öffnung, Loch.– aperire *(l)*: öffnen, erschließen, aufdecken.

**Apex, -icis** m *(l)* = äußerste Spitze.

**apicalis, -e** *(l)* = zur Spitze gehörend.– Adj. zu Apex.

**Aponeurosis, -is** f *(l)* = flächenhafte, platte Sehne.– neuróein *(gr)*: die Sehne anspannen.

**Appendix, -icis** f *(l)* = Anhang, Anhängsel, Zugabe.– pendere: hängen, schweben.

**Aqu(a)eductus, -us** m *(l)* = Wasserleitung.– Aqua, -ae f *(l)*: Wasser; Ductus, -us m *(l)*: Zug, Leitung.

**Arachnoidea, -ae** f *(l)* = Spinnwebenhaut.– Aráchne *(gr)*: Spinne.

**Arbor, -oris** f *(l)* = Baum.

**arcuatus, -a, -um** u. **arcualis, -e** *(l)* = bogenförmig gekrümmt.– Adj. zu Arcus.

**Arcus, -us** m *(l)* = Bogen, Kreisbogen.

**Area, -ae** f *(l)* = Bezirk, freie Fläche, Stelle.

**Areola, -ae** f *(l)*: Dim. zu Area.

**Arteria, -ae** f *(l)* = Schlagader, Arterie.– von Áer *(gr)*: Luft u. táreein *(gr)*: enthalten, bewahren.

**Articulatio, -onis** f *(l)* = Gelenk.– Articulus, -i m *(l)*: Fingerglied, Knoten; Dim. zu Artus, -us m *(l)*: Gelenk, Glied; artýein *(gr)*: zusammenfügen, gliedern; Arthron *(gr)*: Glied, Verbindung.

**arytenoideus, -a, -um** *(l)* = dem Schnabel einer Gießkanne ähnlich.– Arytaina *(gr)*: Gießbecken, Gießkanne.

**ascendens** *(l)* = aufsteigend.– P.p.a. von ascendere *(l)*: aufsteigen, sich erheben, emporsteigen.

**asper, -era, -erum** *(l)* = rau, uneben.

**Atlas, -antis** m *(l)* = 1. Halswirbel.– Atlas: griechischer Heros, der die Säulen des Himmels trug.– tlas: P.p.a. von tlenai *(gr)*: tragen; der starke Träger.

**atrioventricularis, -e** *(l)* = zum Vorhof und zur Kammer gehörig.– Atrium, -ii n *(l)*: Vorhof, Vorraum; Ventriculus, -i m *(l)*: Dim. zu Venter: Hohlraum, 1. Magen, 2. Herzkammer, 3. Hirnkammer; ventricularis, -e *(l)*: Adj. zu Ventriculus.

**Atrium, -ii** n *(l)* = Vorhof, Halle.– etrusk. Ursprungs; Atarr *(etrusk)*: befestigtes Gebäude.

**auditivus, -a, -um** *(l)* = das Hören betreffend.– audire: hören.

**Auricula, -ae** f *(l)* = „kleines Ohr". 1. Ohrmuschel, 2. Herzohr.– Dim. zu Auris.

**Auris, -is** f *(l)* = Ohr.– Ous *(gr)*: Ohr.

**autonomicus, -a, -um** *(l)* = unabhängig.– autónomos *(gr)*: selbständig, autonom.

**Avis, -is** f *(l)* = Vogel, Vorbedeutung.

**axillaris, -e** *(l)* = zur Achselhöhle gehörig.– Adj. zu Axilla, -ae f *(l)*: die Achselhöhle; Dim. zu Ala.

**Axis, -is** m *(l)* = 1. Achse, 2. zweiter Halswirbel; er gibt die ruhende Achse an, um welche sich der 1. Halswirbel dreht.– Áxon *(gr)*: Wagenachse, Himmelsachse.

**azygos, -on** *(gr)* = unpaar, nicht gepaart, nicht verbunden.

**basalis, -e** u. **basilaris, -e** *(l)* = zur Basis gehörend, an der Basis liegend.– Adj. zu Basis.

**basilicus, -a, -um** *(l)* = königlich.– basilikos *(gr)*: königlich; *(arab)*: innen.– Basileus *(gr)*: König.

**Basis, -eos** f *(gr)* = Grundfläche, Untergrund, Grundlage, „Basis".

**biceps, -itis** m *(l)* = zweiköpfig.– Caput, -itis n *(l)*: der Kopf.

**Bifurcatio, -onis** f *(l)* = Gabelung.– Furca, -ae f *(l)*: Gabel.

**bilifer, -fera, -ferum** *(l)* = Galle leitend.– Bilis, -is f *(l)*: Galle; ferre (l): tragen, führen.

**biliosus, -a, -um** *(l)* = reich an Galle.

**bipartitus, -a, -um** *(l)* = zweigeteilt.– Pars, -tis f *(l)*: Teil.

**Brachium, -ii** n *(l)* = Arm, Zweig, Stiel.– Brachion *(gr)*: Oberarm, Arm.

**Bregma, -atis** n *(l)* = Vereinigungsstelle von Kranz- und Pfeilnaht.– Brégma *(gr)*: Vorderkopf.

**brevis, -e** *(l)* = kurz, klein, schmal.– brachýs *(gr)*: kurz.

**bronchialis, -e** *(l)* = zum Bronchus gehörend.– Adj. zu Bronchus.

**Bronchus, -i** m *(l)* = Hauptast der Luftröhre.– Bronchós *(gr)*: Luftröhre, Kehle.

**Bucca, -ae** f *(l)* = Wange, Backe, Mund.– byktäs *(gr)*: heulend (vom Wind); bu *(idg)*: aufblasen, schwellen.

**Buccinator (richtig: Bucinator), -oris** m *(l)* = Hornbläser.– Bucina, -ae f *(l)* = Hirten- und Waldhorn; Bykánä *(gr)*: Horn, Trompete; Bos, bovis m *(l)*: das Rind; canere *(l)*: singen.

**buccopharyngeus, -a, -um** *(l)* = von der Wange zum Pharynx verlaufend.

**bulbospongiosus, -a -um** *(l)* = zum schwammigen Schwellkörper gehörend.

**bulbourethralis, -e** *(l)* = zum Schwellkörper und zur Harnröhre gehörig.

**Bulbus, -i** m *(l)* = zwiebel- oder knollenförmige Anschwellung bzw. Verdickung.– Bólbos *(gr):* Anschwellung.

**Bulla, -ae** f *(l)* = Blase, Kapsel, Knospe.

**Bursa, -ae** f *(l)* = Beutel, Tasche, „Börse".– Býrsa *(gr):* abgezogene Haut, Fell, Schlauch.

**Caecum, -i** n *(l)* = das Blinde.– caecus, -a, -um *(l):* blind, dunkel; Kaikias *(gr):* Nordostwind als der dunkle; kaikos *(idg):* blind, einäugig.

**caeruleus, -a, -um** *(l)* = blau, bläulich.– Caelum, -i n *(l):* Himmel.

**Calamus, -i** m *(l)* = Rohr, Schreibfeder, Halm, Stängel.– Kálamos *(gr):* Rohr, Halm.

**Calcaneus, -i** m, auch Calcaneum, -i n *(l)* = Fersenbein.– Calx, -cis f *(l):* Ferse, Fuß; calcare *(l):* mit Füßen treten, stoßen.

**calcaneus, -a, -um** *(l)* = zum Calcaneus gehörig.– Adj. zu Calcaneus.

**Calcar, -aris** n *(l)* = Sporn (z. B. des Hahns).– calcare *(l):* treten, betreten, mit Füßen treten.

**callosus, -a, -um** *(l)* = schwielig, dickkantig.– Callum, -i n *(l):* Schwiele, Schwarte.

**Calvaria, -ae** f *(l)* = Hirnschale, Schädel, Schädeldach.– Calva, -ae f *(l):* Hirnschale.– calvus, -a, -um *(l):* kahl, haarlos.

**Calyx** (richtig: **Calix), -icis** f *(l)* = Kelch, Blumenkelch, Knospe.– Kályx *(gr):* Becher, Trinkbecher.

**Camera, -ae** f *(l)* = Kammer, Gewölbe.– Kamara *(gr):* Gewölbe.

**Canaliculus, -i** m oder Canalicula, -ae f *(l):* Dim. zu Canalis; urspr.: Kánna *(gr):* Rohr.

**canalis, -e** *(l)* = röhrenförmig.– Adj. zu Canna, -ae f *(l):* die Röhre, der Kanal; ebenso

**Canalis, -is** m u. f *(l)* = Röhre, Kanal, Rinne.

**caninus, -a,** -um *(l)* = zum Hunde gehörig.– Canis, -is m u. f. *(l):* Hund.

**capitalis, -e** u. **capitatus, -a, -um** *(l):* Adj. zu Caput.

**Capitulum, -i** n *(l)* = Köpfchen.– Dim. zu Caput.

**Capsula, -ae** f *(l)* = kleine Kapsel.– Dim. zu Capsa, -ae f *(l):* Kapsel (für die Bücherrollen); capere *(l):* fassen, packen; Kápsa *(gr):* die Kapsel; káptein *(gr):* fassen, greifen.

**Caput, -itis** n *(l)* = Kopf, Haupt, Hauptsache.– Kephalé *(gr):* Kopf.

**Cardia, -ae** f *(l)* = Magenmund, Öffnung.– Kardía *(gr):* 1. Herz, 2. Magenmund.

**Carina, -ae** f *(l)* = Kiel; vorspringende Leiste.– Káronon *(gr):* Nuss, Nussbaum.

**Carotis, -idis** f *(l)* = Kopfschlagader.– Kar(a) *(gr):* Kopf; Karos *(gr):* Schwindel; karoein *(gr):* betäuben.

**Carpus, -i** m *(l)* = Handgelenk, Handwurzel, urspr.: Abgepflücktes, Frucht.– carpere (l): pflücken, ernten; karpízesthai *(gr):* ernten; Karpós *(gr):* Stelle, durch welche die Hand mit dem Vorderarm beweglich zusammenhängt.

**Cartilago, -inis** f *(l)* = Knorpel am menschlichen und tierischen Körper sowie an Pflanzen.

**Caruncula, -ae** f *(l)* = Fleischwärzchen, warzenförmige Erhebung.– Dim. zu Caro, carnis f *(l):* das Fleisch; Kréas *(gr):* Fleisch.

**Cauda, -ae** f *(l)* = Schwanz, Schweif; anat.: allgemein Endabschnitt (von allen Organen).

**caudalis, -e** *(l)* = zum Schwanz (nach unten) weisend.– Adj. zu Cauda.

**caudatus, -a, -um** *(l)* = geschwänzt.

**Caverna, -ae** f *(l)* = Höhle, Kaverne.– vgl. Cavum.

**cavernosus, -a, -um** *(l)* = höhlenreich.– Adj. zu Caverna. Corpus cavernosum penis: Penisschwellkörper.

**Cavitas, -atis** f *(l)* = Höhlung.

**Cavum, -i** n, auch Cavus, -i m *(l)* = Hohlraum, Höhlung, Loch.– kóilos *(gr):* hohl.

**centralis, -e** *(l)* = im Mittelpunkt liegend, in der Mitte befindlich.– Adj. zu Centrum, -i n *(l):* Mittelpunkt.

**cephalicus, -a, -um** *(l)* = den Kopf betreffend.

**cerato-** *(l)* = anat. in Zusammensetzungen für das große Zungenbeinhorn und für das untere Horn des Schildknorpels gebrauchte Bezeichnung.– Kéras *(gr):* Horn, Bogen, Geweih.

**ceratopharyngeus, -a, -um** *(l)* = vom Zungenbein zum Pharynx ziehend.

**Cerebellum, -i** n *(l)* = kleines Gehirn, Kleinhirn.– Dim. zu Cerebrum.

**Cerebrum, -i** n *(l)* = Gehirn, Großhirn.– Von Karára und Kára *(gr):* Kopf.

**Cervix, -icis** f *(l)* = Hals, Nacken.– Kerbikárion *(gr):* Kopfbänder, Kopfhalter.

**Chiasma, -atis** n *(l)* = Zeichen eines schiefen Kreuzes ähnlich dem des griechischen Buchstabens Chi: X.– chiazein *(gr):* spalten, ritzen.

**Choana, -ae** f *(l)* = hintere Nasenöffnung.– Choáne *(gr):* Trichter, Schmelzgrube, Schmelztiegel.

**choledochus, -a, -um** *(l)* = galleführend.– Chole *(gr):* Galle; déchesthai *(gr):* aufnehmen, enthalten.

**chondro-** *(gr)*: Vorsilbe, von Chondros *(gr):* Knorpel, Korn, Graupe.

**chondropharyngeus, -a, -um** *(l)* = vom Zungenbein zum Pharynx ziehend; siehe chondro- u. pharyngeus.

**Chorda, -ae** f *(l)* = Darmsaite; anat.: Strang, Saite.– Chórde *(gr):* Darm.

**Choroidea, -ae** f *(l)* = Aderhaut des Auges.– Chórion *(gr):* Haut; -eidés *(gr):* ähnlich; Corium, -i n *(l):* Haut.

**Chylus, -i** m *(l)* = Darmlymphe.– Chylos *(gr):* Saft, Brühe, Feuchtigkeit.

**ciliaris, -e** *(l)* = zum Augenlid, zu den Wimpern gehörend, wimpernähnlich.

**Cilium, -ii** n *(l)* = Wimper; urspr. Augenlid.

**cinereus, -a, -um** *(l)* = aschgrau.– Adj. zu Cinis, -eris m *(l):* Asche, Totenasche; Konis *(gr):* Staub.

**Cingulum, -i** n *(l)* = Gürtel.– Kinklís *(gr):* Gitter, Umfriedung; cingere *(l):* gürten.

**Circulus, -i** m *(l)* = Kreis.– Dim. zu Circus, -i m *(l):* Kreis, Ring; Kirkos *(gr):* Ring, Kreis.

**Circumferentia, -ae** f *(l)* = Umkreis, Umfang.– circum *(l):* Adv. von Circus: im Kreis; Vorsilbe für: ringsumher, ringsum; ferentia von ferre *(l)* u. pherein *(gr):* tragen, bringen.

**circumflexus, -a, -um** *(l)* = umgebogen.– als Subst. (Wölbung) oder als P.p.p. von circumflectere *(l):* umbiegen, umfahren.

**Cisterna, -ae** f *(l)* = Zisterne, unterirdischer Behälter für Ansammlung des Regenwassers.– Cista, -ae f *(l):* die Kiste; Kístä *(gr):* Korb, Kiste.

**Claustrum, -i** n *(l)* = Schloß, Riegel, Schranke.– claúdere *(l):* schließen, zumachen; kleíein *(gr):* absperren.

**Clavicula, -ae** f *(l)* = Schlüsselchen; anat.: Schlüsselbein.– Dim. von Clavis, -is f *(l):* der Schlüssel. Kleis *(gr):* Riegel, hakenförmige Öse, Ruderrolle, Schlüsselbein; kleíein *(gr):* verschließen mit einem Riegel, Balken.

**clinoideus, -a, -um** *(l)* = lagerähnlich, bettlägerig.– klinoeides *(gr):* lagerähnlich; Klínä: Lager, Bett, Sofa; -eidés: ähnlich, -förmig.

**Clitoris, -idis** f *(l)* = Kitzler.– Kleitoris *(gr):* Kitzler.

**Clivus, -i** m *(l)* = Hügel, Abhang.– clivis *(l):* ansteigend, abschüssig, geneigt; klinein *(gr):* neigen, beugen.

**Clunis, -is** m *(l)* = Hinterbacke.– Clunes, -ium (Pl): Gesäß; Klónis *(gr):* Steißbein.

**coccygeus, -a, -um** *(l)* = zum Steißbein gehörend.– Adj. zu Coccyx, -igis m *(l):* der Kuckuck.

**Cochlea, -ae** f *(l)* = Schnecke mit gewundener Schale, Wendeltreppe.– Kochlías *(gr):* Schnecke; Cochlear, -aris m *(l);* Löffel.

**cochlearis, -e** *(l)* = zur Schnecke gehörend.– Adj. zu Cochlea.

**coeliacus, -a, -um** *(l)* = zur Bauchhöhle gehörend.– Koilia *(gr):* Höhle, jede Höhle im menschlichen Leib, Bauchhöhle, Unterleib; koilíakos *(gr):* Adj. zu Koilia.

**colicus, -a, -um** *(l)*: Adj. zu Colon.

**collateralis, -e** *(l)* = seitlich, zusammen auf einer Seite.– lateralis, -e *(l):* Adj. zu Latus, -eris n *(l):* Seite, Flanke.

**Colliculus, -i** m *(l)* = kleiner Hügel.– Dim. zu Collis.

**Collis, -is** m *(l)* = Anhöhe, Hügel.– Kolonós *(gr):* Hügel, Gipfel, Spitze.

**Collum, -i** n oder Collus, -i m *(l)* = Hals von Menschen und Tieren.– Kýklos *(gr)* u. Colxs *(got):* Kreis, Hals.

**Colon, -i** n *(l)* = Hauptteil des Dickdarms: der Grimmdarm. Vielleicht von cholázesthai *(gr):* winden, krümmen (Kolikschmerz) oder von kohlýein *(gr):* zurückhalten, wehren.

**Columna, -ae** f *(l)* = kleine Säule, Fuß, Zäpfchen.– Kylindros *(gr):* Rundholz, Walze.

**comitans, -antis** *(l)* = begleitend.– P.p.a. von comitare *(l):* begleiten; Comes, -itis, m u. f *(l):* Begleiter; ire *(l):* gehen.

**Commissura, -ae** f *(l)* = Verbindung.– committere *(l):* zusammenfügen, vereinigen, verbinden.

**communicans:** P.p.a. von communicare *(l):* verbinden.

**communis, -e** *(l)* = gemeinsam, mitleistend, mitpflichtend.– Adj. zu Commune, -is n *(l):* gemeinsames Gut, Gemeingut; co-, com- *(l):* mit, zusammen; Moenia, -ium n *(l):* Leistungen, Pflichten.

**Compages, -is** f *(l)* = Zusammenfügung, Gefüge.– compingere *(l)*: zusammenfügen. Compages thoracis: Brustkorb.

**Concha, -ae** f *(l)* = Muschel, Höhle.– Kónche *(gr):* Muschel, Schnecke.

**Condylus, -i** m *(l)* = Gelenkhöcker, Gelenkkopf.– Kondylos *(gr):* Fingerknöchel, Gelenkkopf; kondos *(gr):* rundlich.

**condyloideus, -a, -um** *(l)* = einem Höcker ähnlich.

**condylaris, -e** *(l)* = höckerig.

**Confluens, -entis** m *(l)* = Zusammenfluss.– confluere *(l):* zusammenfließen, zusammenkommen.

**conicus, -a, -um** *(l)* = kegelförmig, konisch.– Adj. zu Conus.

**Coniotomia, -ae** f *(l)* = Querschnitt durch das Lig. cricothyroideum medianum zwischen Schild- u. Ringknorpel in den Conus laryngis hinein.

**Conjugatio, -onis** m u. Conjugata, -ae f *(l)* = Verbindung.– conjugare = conjungere *(l):* verbinden, zusammenhängen; con- *(l):* zusammen, mit; jugare *(l):* jochen, paaren.

**conjunctivus, -a, -um** *(l)* = der Verbindung dienend.– conjungere *(l):* verbinden, vereinigen.

**connexus, -a, -um** *(l)* = verbunden, verknüpft.– P.p.p. von connectere *(l):* verbinden; con- *(l):* zusammen, mit; nectere *(l):* knüpfen, binden, fassen.

**conoideus, -a, -um** *(l)* = kegelförmig.– konoides *(gr):* kegelähnlich; Kónos: Keil; -eidés: ähnlich.

**Constrictor, -oris** m *(l)* = Zusammenzieher.– constringere *(l):* zusammenziehen, zusammenschnüren.

**contortus, -a, -um** *(l)* = gewunden, schwungvoll, kräftig.– P.p.p. von contorquere *(l):* winden, herumdrehen, schwingen, herumwenden.

**Conus, -i** m *(l)* = Kegel, Konus.– Kónos *(gr):* Kegel.

**Cor, cordis** n *(l)* = Herz als Organ und als Gemüt; anat.: Herz.– Kár *(idg):* Herz, Gemüt.

**coracobrachialis, -e** *(l)* = zum Rabenschnabelfortsatz und zum Arm gehörend.

**coracoideus, -a, -um** *(l)* = rabenschnabelähnlich.– Korax *(gr):* Rabe;-eidés *(gr):* ähnlich.

**Corium,-i** n *(l)* = Haut, Lederhaut, dicke Haut.– Chórion *(gr):* Haut, Leder, besonders die Haut der Eingeweide.

**Cornea** (ergänze Membrana ...) = Hornhaut des Auges.– Cornu,-us n *(l):* Horn.

**corniculatus,-a,-um** *(l)* = mit einem Hörnchen versehen.– Corniculus,-i m *(l):* Hörnchen, Dim. zu Cornu.

**Corona,-ae** f *(l)* = Kranz, Krone, Haken.– Koróne *(gr):* 1. Krähe; 2. Bezeichnung für verschiedene gekrümmte und gerundete Gegenstände; 3. Haken am Ende des Bogens, an welchem die Bogensehne mittels eines Ringes eingehängt wird.

**Corpus,-oris** n *(l)* = Körper, Leib, Rumpf.

**Corrugator,-oris** m *(l)* = Runzeler.– corrugare *(l):* runzelig machen, zusammenrümpfen; cor-, con- *(l):* zusammen, mit; Ruga,-ae f *(l):* Hautfalte.

**Cortex,-icis** m *(l)* = Rinde, Baumrinde, Schale, Kork.

**Costa,-ae** f *(l)* = Rippe.

**costalis,-e** *(l)* = zur Rippe gehörend, die Rippe betreffend.– Adj. zu Costa.

**costodiaphragmaticus, -a, -um** *(l)* = von der Rippe zum Zwerchfell ziehend.

**costomediastinalis,-e** *(l)* = von der Rippe zum Mittelfell ziehend.

**Coxa,-ae** f *(l)* = Hüfte; eigentl. Schenkelbein.– Káksa *(altind):* Achselgrube.

**cranialis, -e** *(l)* = kopfwärts, zum Schädel gehörend oder weisend.– Adj. zu Cranium.

**Cranium, -ii** n *(l)* = Schädel, knöcherner Schädel.– Kránion *(gr):* Schädel, Hirnschale, eigentl.: Helm.

**crassus,-a,-um** *(l)* = dick, fett, stark.–Vielleicht von: krátos *(gr):* stark, hart.

**Cremaster, -eris** m *(l)* = Aufhänger.– kremánnymi *(gr):* aufhängen, schweben lassen.

**crenatus,-a,-um** *(l)* = gekerbt.– Crena,-ae f *(l):* Kerbe, Spalte, Einschnitt.

**cribrosus, -a, -um** *(l)* = siebartig, reich an Sieben.– Cribrum, -i m *(l):* Sieb; cernere *(l)* u. krínein *(gr):* unterscheiden, scheiden, sich entscheiden.

**cricoarytenoideus, -a, -um** *(l)* = vom Ringknorpel zum Gießbeckenknorpel verlaufend; siehe cricoideus u. arytenoideus.

**cricoideus, -a, -um** *(l)* = ringförmig.– Kríkos *(gr):* Ring.

**cricopharyngeus, -a, -um** *(l)* = vom Ringknorpel zum Pharynx verlaufend; siehe cricoideus u. pharyngeus.

**cricothyroideus,-a,-um** *(l)* = vom Ringknorpel zum Schildknorpel verlaufend.

**cricotrachealis, -e** *(l)* = vom Ringknorpel zur Trachea verlaufend; siehe cricoideus u. trachealis.

**Crista,-ae** f *(l)* = Leiste, Kante, Kamm auf dem Helm, eigentl.: Federbusch auf dem Kamm.

**cruciatus,-a,-um** *(l)* = gekreuzt; 1. gemartert; 2. anat.: gekreuzt im Sinne des X.– P.p.p. von cruciare *(l):* kreuzigen, martern; Crux, crucis f *(l):* Kreuz sowohl in Form eines T als auch X (meist T), Marterholz.

**cruciformis, -e** = kreuzähnlich, kreuzförmig.– Crux, crucis f *(l):* Kreuz; Forma,-ae f *(l):* Form.

**Crus, cruris** n *(l)* = 1. Unterschenkel, Bein; 2. Gebilde, die nach Form und Anordnung mit Schenkeln verglichen werden.

**Cubitus, -i** m *(l)* oder Cubitum,-i n *(l)* = Ellenbogen, Ellenbogengelenk, Unterarm.– cubare *(l):* liegen; Kybiton *(gr):* Ellenbogen, Schale, Schüssel, daraus Cubus, -i m *(l):* Kubus, Würfel (Kubik); Kybos *(gr):* Höhlung vor der Hüfte beim Vieh, Wirbelknochen, Würfel, eigentl.: Auge auf dem Würfel.

**cuboideus,-a,-um** *(l)* = würfelförmig.

**Culmen,-inis** n *(l)* = Gipfel, Spitze, der höchste Punkt.– Columna,-ae f *(l):* Säule.

**Cumulus, -i** m *(l)* = Hügel, Masse, Gipfel, Schwall.– cumulare *(l):* anhäufen, zunehmen, wachsen; Kýma *(gr):* Wall; Kymelos *(idg):* Anschwellung, Zuwachs.

**cuneiformis,-e** *(l)* = keilförmig.– Cuneus,-i m *(l):* Keil, keilförmige Anordnung; Forma,-ae f *(l):* Form.

**Cuneus,-i** m *(l)* = Keil, keilförmige Anordnung.

**Cupula,-ae** f *(l)* = Kuppel.– Dim. zu Cupa,-ae f *(l):* die Tonne, das Grab; Kýpae *(gr):* Grube, Gewölbe, Dach in Form einer Halbkugel, Kuppe.

**Curvatura, -ae** f *(l)* = Krümmung, Biegung.– curvare *(l):* krümmen, biegen, beugen; korónos *(gr):* gekrümmt; kýrtos *(gr):* krumm.

**Cuspis, -idis** f *(l)* = Spitze, Spieß, Stachel; anat.: Zipfel, Segel.

**cutaneus,-a,-um**: Adj. zu Cutis.

**Cutis,-is** f *(l)* = Haut, Hülle, Oberfläche.– Kýtos *(gr):* Hülle, Haut, Gefäß, Urne; Skýtos *(gr):* Haut, Leder; vgl. Corium.

**Cymba, -ae** f *(l)* = anat.: nachenartige Vertiefung an der Ohrmuschel.– Kymbe *(gr):* Nachen.

**cysticus, -a, -um** *(l)* = zur Blase gehörend.– Adj. zu Cystis,-is f *(l):* Blase, Gallen-, Harnblase; Kýstis *(gr):* Harnblase.

**dartos** *(gr)* = anat.: in Tunica dartos: Fleischhaut des Hodensacks.– dartós *(gr):* abgehäutet, und zwar abgehäutete Haut; dárein *(gr):* abhäuten, schinden.

**deciduus, -a, -um** *(l)* = abfallend, hinfällig.– decidere *(l):* abfallen, wegfallen.

**Declive, -is** n *(l)* = Abhang.– declivis,-e *(l):* abschüssig; de *(l):* ab, herab; Clivus,-i m *(l):* Hügel, Lehne; clinare *(l)* u. klínein *(gr):* lehnen, sich neigen.

**Decussatio,-ionis** *(l)* = Kreuzung.– decussare *(l):* in die Form eines X bringen.

**decussatus, -a, -um** *(l)* = X-geformt.– P.p.p. von decussare *(l)*.

**deferens, -entis** *(l)* = herabtragend, herabführend.– P.p.a. von deferre *(l):* herabtragen, herabführen, abführen, wegtragen.

**deltoideopectoralis,-e** *(l)* = zum M. deltoideus und M. pectoralis gehörend.

**deltoideus, -a, -um** *(l)* = deltaförmig.– Délta *(gr):* dreieckiger griech. Buchstabe.

**Dens, dentis** m *(l)* = Zahn, Zinke.– Odoús *(gr):* Zahn, Zinke.

**dentalis,-e** *(l)* = zum Zahn gehörend.– Adj. zu Dens.

**dentatus,-a,-um** *(l)* = mit Zähnen versehen.

**denticulatus,-a,-um** *(l)* = mit Zähnchen bzw. Zacken versehen.– Denticulus: Zähnchen, Zacke; Dim. zu Dens.

**Dentinum,-i** n *(l)* = Zahnbein.– Dens, dentis m *(l):* der Zahn; Dentinum ist Substantiv. Adj. dentinus,-a,-um *(l):* zum Zahn gehörig.

**depellatus,-a,-um** *(l)* = hinabgetrieben, weggeführt.– P.p.p. von depellare *(l):* hinabtreiben, weg-, fortleiten; de- *(l):* weg, von, herab; pellere *(l):* treiben.

**Depressor, -oris** m *(l)* = Herabdrücker.– deprimere *(l):* herabdrücken.

**descendens,-entis** *(l)* = herabsteigend.– P.p.a. von descendere *(l):* herabsteigen, herabgehen, sich herablassen.

**dexter, -tra, -trum** *(l)* = rechts, günstig, (der, die, das) Rechte.– dexios *(gr):* rechts, günstig.

**diagonalis,-e** *(l)* u. Diagonalis,-is f *(l)* = schräg und die Schräge; diá- *(gr):* durch, hindurch; Gõnia *(gr):* Winkel, Ecke.

**Diameter, -tri** f *(l)* = Durchmesser.– diá- *(gr):* durch, hindurch; Metron *(gr):* Maß.

**Diaphragma,-atis** n *(l)* = Scheidewand, Grenzwand, Zwerchfell.– diaphrássein *(gr):* durch eine Scheidewand trennen; phrássein: abtrennen, umzäunen.

**Diaphysis,-is** f *(l)* = Diaphyse, Mittelstück des Röhrenknochens.– diaphýsthai *(gr):* dazwischenwachsen, durchwachsen, auseinander wachsen.

**Diarthrosis,-is** f *(l)* = freie Gelenkverbindung.– Diárthrosis *(gr):* das Zerlegen in Glieder; Árthron *(gr):* Gelenk, Glied.

**Diencephalon, -i** n *(l)* = Zwischenhirn.– diá- *(gr):* durch, zwischen; Enképhalos *(gr):* das, was im Kopf ist (Gehirn).

**Digastricus, -i** m *(l)* = der Zweibäuchige.– Gastár *(gr):* Bauch, Magen.

**digitalis,-e** *(l)* = zum Finger gehörend.– Adj. zu Digitus.

**Digitatio, -onis** f *(l)* = finger-, (klauen)artige Bildung.– Digitus,-i m *(l):* Finger, zehenförmige Eindrücke.

**digitatus, -a, -um** u. **digitus, -a, -um** = mit fingerartigen Gebilden versehen.– Adj. zu Digitus.

**Digitus,-i** m *(l)* = Finger, Zehe.– Dáktylos *(gr):* Finger, Zehe.

**Dilatator [Dilator], -oris** m *(l)* = Erweiterer, Auseinanderzieher.– dilatare *(l):* erweitern, ausbreiten, ausdehnen.

**Diploe,-oes** f *(l)* = Diploë.– Diplóä *(gr):* Doppelteil, das zwischen den Tafeln Liegende.

**diploicus,-a,-um** *(l)* = zur Diploë gehörend.– Adj. zu Diploë.

**Discus,-i** m *(l)* = (Wurf-) Scheibe.– Diskos *(gr):* Scheibe, Wurfscheibe.

**distalis,-e** *(l)* = distal, weiter vom Rumpf entfernt liegend; Gegensatz zu proximal.– di- *(l):* auseinander; stare *(l):* stehen.

**Diverticulum, -i** n *(l)* = Seitenweg, Abzweigung, Herberge, Divertikel; anat.: Ausstülpung umschriebener Wandteile eines Hohlorgans.– divertere *(l):* abwenden, vom Weg gehen, einkehren.

**dorsalis, -e** *(l)* = 1. zum Rücken gehörend; 2. dorsal, zum Rücken hin, rückenwärts.– Adj. zu Dorsum.

**Dorsum, -i** n *(l)* = Rücken, Bergrücken.– De(i)rás *(gr):* Anhöhe, Hügel.

**Ductus, -us** m *(l)* = Führung, Leitung; anat.: Gang, Kanal.– deuco *(idg)* u. ducere *(l):* führen, leiten, ziehen.

**Duodenum, -i** n *(l)* = das Zwölffache; anat.: Zwölffingerdarm.– duodenus *(l):* zwölffach; duodeni *(l):* je zwölf; dodekadáktylon *(gr):* zwölf Finger.

**durus,-a,-um** *(l)* = hart, derb.– Drýs *(gr):* Eiche.

**efferens, -entis** *(l)* = herausführend, abführend.– P.p.a. von efferre *(l):* herausführen, emporsteigen, hervorbringen, abführen.

**ejaculatorius, -a, -um** *(l)* = dem Herausschleudern dienend.– eiaculári *(l):* herausschleudern, auswerfen; eicere *(l):* herauswerfen; vgl.: Ejakulat.

**elasticus, -a, -um** *(l)* = elastisch im Sinne reversibler Dehnbarkeit.– elaúnein *(gr):* treiben, in die Länge ziehen.

**emboliformis, -e** *(l)* = pfropfenförmig.– Émbolos *(gr):* Pfropf; Forma, -ae f *(l):* Gestalt, Form.

**Eminentia, -ae** f *(l)* = Erhöhung, das Hervorragende.– eminere *(l):* hervor-, herausragen; Mons,-tis m *(l):* Berg.

**Emissarium, -ii** n *(l)* = Abflusskanal, Abzugsgraben.– mittere *(l):* schicken, senden.

**enamelum, -i** n *(l)* = Zahnschmelz.– Enamel *(engl):* Schmelz; willkürliche moderne Wortschöpfung über altfranzösisch: esmail und althochdeutsch: smelzen.

**encephalicus,-a,-um:** Adj. zu Encephalon.

**Encephalon,-i** n *(l)* = Gehirn, was im Kopf ist.– Kephalé *(gr):* Kopf.

**Endocardium, -ii** n *(l)* = Herzinnenhaut, Endokard.– Kardía *(gr):* Herz.

**Endolympha, -ae** f *(l)* = Flüssigkeit innerhalb des häutigen Labyrinths.– Lympha: Quellwasser, klare Flüssigkeit.

**Endometrium, ii** n *(l)* = Schleimhaut der Gebärmutter.– Mắtra *(gr):* Gebärmutter.

**endothoracicus, -a, -um** *(l)* = innerhalb des Brustkorbs gelegen.– Thórax *(gr):* Brustharnisch.

**entericus, -a, -um** *(l)* = zu den Eingeweiden gehörend.– Énteron *(gr):* Darm, Eingeweide.

**Ependyma, -atis** n *(l)* = gliöse Auskleidung der Binnenräume des Zentralnervensystems.– Epéndyma *(gr):* Oberkleid, Überzug; endýein *(gr):* bekleiden.

**Epicardium, -ii** n *(l)* = dem Herz aufliegendes, viszerales, seröses Blatt des Herzbeutels.– Kardía *(gr):* Herz.

**Epicondylus, -i** m *(l)* = der auf dem Condylus liegende Fortsatz.– Kondylos *(gr):* Knorren, Condylus.

**epicranius, -a, -um** *(l)* = auf dem Schädel befindlich.– Kraníon *(gr):* Kopf, Schädel.

**Epidermis, -idis** f *(l)* = Oberhaut, epithelialer Anteil der Haut.– Dérma *(gr):* Haut.

**Epididymis, -idis** f *(l)* = Nebenhoden.– Dídymoi *(gr):* Zwillinge, Hoden.

**epiduralis, -e** *(l)* = auf der Dura mater liegend.

**Epigastrium, -i** n *(l)* = Magengrube.– Gastắr *(gr):* Magen.

**epigastricus, -a, -um** *(l)* = auf dem Magen befindlich, zur Bauchwand gehörend.– gastricus *(l):* Adj. zu Gaster.

**epiglotticus, -a, -um** *(l)*: zum Kehldeckel gehörend.– Adj. zu Epiglottis.

**Epiglottis, -idis** f *(l)* = Kehldeckel.– Glṓtta *(gr):* Stimmapparat, Sprache.

**Epipharynx, -yngis** f *(l)* = Nasenrachen.

**Epiphysis, -eos** f *(l)* = 1. Gelenkende des Röhrenknochens; 2. Zirbeldrüse.– Epiphýsis *(gr):* Zuwachs, Ansatz; epiphýomai *(gr):* auf etwas wachsen, anwachsen; phýein: wachsen lassen.

**epiploicus, -a, -um** *(l)* = zum großen Netz gehörend.– Epiplóon *(gr):* das darauf Schwimmende; pleéin *(gr):* schwimmen, segeln.

**episcleralis, -e** *(l)* = auf der Sclera liegend.– Skléra *(gr):* feste Hülle des Augapfels; skléros *(gr):* hart.

**Epistropheus, -ei** m *(l)* = 2. Halswirbel, jetzt Axis.– Epistrópheus *(gr):* Umdreher; stréphein *(gr):* wenden.

**Epithalamus, -i** m *(l)* = auf dem Thalamus liegender Gehirnabschnitt.– Thálamos *(gr):* Schlafgemach, Hohlraum.

**epitympanicus, -a, -um** *(l)* = auf der Paukenhöhle befindlich.– Týmpanon *(gr)*: Handpauke, Tamburin.

**Eponychium, -ii** n *(l)* = am hinteren Nagelrand liegender Epithelstreifen.– Ónyx *(gr):* Nagel, Nagelbett, Kralle, Klaue.

**Epoophóron, -i** n *(l)* = Nebeneierstock.– ōophóros *(gr):* Eier tragend; Ṓón *(gr)*: Ei; phérein *(gr):* tragen, bringen.

**equinus, -a, -um** *(l)* = zum Pferde gehörend.– Equus, -i m *(l):* Pferd; Híppos *(gr):* Pferd.

**Erector, -oris** m *(l)* = Aufrichter (Erektion).– erigere *(l):* aufrichten; regere *(l):* lenken, richten (regieren).

**ethmoidalis, -e** *(l)* = siebähnlich, siebartig.– Éthmos *(gr):* Sieb, Seihetuch.

**Excavatio, -onis** f *(l)* = Aushöhlung.– excavare *(l):* aushöhlen.

**excretorius, -a, -um** *(l)* = der Ausscheidung dienend.– excernere *(l):* ausscheiden, aussondern, absondern.

**Extensor, -oris** m *(l)* = Strecker, Ausspanner.– extendere *(l):* ausstrecken, ausspannen;– tendere *(l):* spannen, strecken, ziehen; teínein *(gr):* spannen, strecken, ziehen.

**externus, -a, -um** *(l)* = äußere, äußerlich.– exter *(l):* außerhalb, außen.

**Extremitas, -atis** f *(l)* = äußerster Punkt, Ende.– extremus, -a, -um *(l):* später, äußerstes Ende, Gliedmaße (extrem).

**facialis, -e** *(l):* Adj. zu Facies.

**Facies, -ei** f *(l)* = Gestalt, Körperbau, Figur, Aussehen, Erscheinung, Gesicht.– facere *(l):* tun, machen, bewirken, hervorbringen.

**falciformis, -e** *(l)* = sichelförmig.– Adj. zu Falx.

**Falx, falcis** f *(l)* = Sichel.– Zánklon *(gr):* Sichel.

**Fascia, -ae** f *(l)* = Binde, Band.– Fascis, -is m *(l):* Bündel, Rutenbündel; Phákelos *(gr):* Bündel.

**Fasciculus, -i** m *(l):* Dim. zu Fascia.

**fasciolaris, -e** *(l)* = zum Band gehörend, bandähnlich.– Adj. zu Fasciola, -ae f *(l):* kleine Binde, Bändchen; Dim. zu Fascia.

**Fastigium, -i** n *(l)* = Giebel, Steigung, Erhebung.– fastigo *(l)* u. farstigo *(idg):* aufsteigen lassen.

**Fauces, faucium** f *(l)* = Schlund, Kehle.

**felleus, -a, -um** *(l)* = gallig.– Adj. zu Fel, Fellis n *(l):* Galle.

**femoralis, -e** *(l):* Adj. zu Femur.

**Femur, -oris** n *(l)* = Oberschenkel, Oberschenkelbein.

**Fenestra, -ae** f *(l)* = Fenster, Öffnung, Loch.– phanerós *(gr):* hell, klar, sichtbar, vor allen Augen sichtbar.

**ferrugíneus, -a, -um** *(l)* = schwarz, schwärzlich, dunkel, rostfarbig.– Ferrúgo, -inis f *(l):* Eisenrost, rostbraune Farbe; Ferrum *(l):* Eisen; Aerugo, -inis f *(l):* Grünspan.

**Fetus, -us** m *(l)* = Leibesfrucht, Gebären, Zeugung, Brut, Frucht.– féo *(l):* trächtig sein, ergiebig sein.

**Fibra, -ae** f *(l)* = Faser (Pflanzen-, Wurzelfaser).

**fibrinus, -a, -um** *(l):* Adj. zu Fiber, -bri m *(l):* Biber (Fibrin).

**Fibrocartilago, -inis** m *(l)* = Faserknorpel.

**fibrosus, -a, -um** *(l)* = faserig, fibrös.– Adj. zu Fibra.

**Fibula, -ae** f *(l)* = Spange, Klammer, Schnalle, Wadenbein.– fibulare *(l):* heften; Fibulatio: Verbolzung.

**filiformis, -e** *(l)* = fadenförmig.– Adj. zu Filum: Faden und Forma, -ae f *(l):* Gestalt, Form.

**Filum, -i** n *(l)* = Faden, Saite.

**Fimbria, -ae** f *(l)* = Franse, Haargekräusel.– evtl.: Fibra.

**fimbriatus, -a, -um** *(l):* Adj. zu Fimbria.

**Fissura, -ae** f *(l)* = Spalte, Ritze, Fissur.– findere *(l):* spalten.

**flaccidus, -a, -um** *(l)* = schlaff, welk, mit herabhängenden Ohren, schlapp.– bláx *(gr):* schlaff.

**Flexor, -oris** m *(l)* = Beuger.– flectere *(l):* beugen, biegen.

**Flexura, -ae** f *(l)* = Biegung, Flexur, Krümmung.– flectere *(l):* beugen, biegen, krümmen.

**Flocculus, -i** m *(l)* = (kleine) Flocke.– Dim. zu Floccus, -i m *(l):* Flocke; phlázo *(gr):* zerreißen.

**Flumen, -inis** n *(l)* = Fluss, Strömung, Fluten.– fluere *(l):* fließen, strömen.

**foliatus, -a, -um** *(l)* = mit Blättern versehen, blattähnlich.– Adj. zu Folium, -ii n *(l):* Blatt, Folie; Phýllon *(gr):* Blatt, Laub.

**Folliculus, -i** m *(l)* = kleiner Schlauch, Beutel, Ledersack, Bläschen, Knötchen, Follikel.– Dim. zu Follis, -is m *(l):* Blasebalg; Thýllis *(gr):* Blasebalg.

**Fonticulus, -i** m *(l)* = kleine Quelle.– Dim. zu Fons, fontis m *(l):* Quelle; fundere *(l):* gießen, strömen.

**Foramen, -inis** n *(l)* = Loch, gebohrte Öffnung.– forare *(l):* durchbohren, graben.

**Forceps, -ipis** m u. f *(l)* = Zange, Feuerzange.– Formus *(idg)* u. Thérmes *(gr):* Feuerzange.

**Formatio, -onis** f *(l)* = Bildung; Gestaltung, Formation.– formare *(l):* bilden, gestalten, formen.– anat.: Formatio reticularis.

**Fornix, -icis** m *(l)* = Bogen, Gewölbe, Wölbung.– fórnikos *(idg):* ofenartig gewölbt; Fornus *(idg):* Ofen, Kuppelform des Ofens.

**Fossa, -ae** f *(l)* = Graben, Abzugsgraben, Kanal.– fodere *(l):* stechen, graben, stochern.

**Fossula, -ae** f *(l):* Dim. zu Fossa.

**Fovea, -ae** f *(l)* = (rundliche) Grube, Fallgrube für Wild.

**Frenulum, -i** n *(l)* = kleiner Zügel; Bändchen.– Dim. zu Frenum, -i n *(l):* Zaum, Zügel; frénom *(idg):* das, womit man einhält.

**Frons, frontis** m *(l)* = Stirn, Stirnseite, Vorderseite, Front.– bhront *(idg):* hervorstehen.

**frontalis, -e** *(l)* = 1. zur Stirn gehörig; 2. stirnwärts, frontal.– Adj. zu Frons.

**fundiformis, e** *(l)* = schleuderförmig.– Adj. zu Funda, -ae f *(l):* Schleuder, Schleuderriemen; Forma, -ae f *(l):* Form, Gestalt.

**Fundus, -i** m *(l)* = Boden, Grund (Fundament).– Pythmắn *(gr):* Basis von Körperteilen; Pýndax *(gr):* Grund, Gefäßboden.

**fungiformis, -e** *(l)* = pilzförmig.– Adj. zu Fungus, -i m *(l):* Pilz u. Forma, -ae f *(l):* Gestalt, Aussehen; Spóngos oder Sphóngos *(gr):* Schwamm, Pilz.

**Funiculus, -i** m *(l)* = kleiner Strang.– Dim. zu Funis, -is m *(l):* Seil, Tau, Strick; Dhumis *(idg)* u. Thómis *(gr):* Strick, Schnur, Bogensehne.

**Galea, -ae** f *(l)* = (lederner) Helm, Haube.– Galéä *(gr):* die aus dem Wieselfell gemachte Sturmhaube.

**Gallus, -i** m *(l)* = Hahn.

**Ganglion, -ii** n (l) = 1. Überbein; 2. anat.: Nervenknoten.– Ganglíon *(gr):* Überbein, Nervenknoten.

**Gaster, gastris** f *(l)* = Bauch; anat.: Magen.– Gastắr *(gr):* Magen, Bauch, Unterleib.

**gastricus, -a, -um** *(l)* = mit dem Magen in Verbindung stehend.– Adj. zu Gaster.

**gastrocnemius, -a, -um** *(l)* = zur Wade gehörig.– Gastroknắmion *(gr):* Wadenmuskel; Gastắr *(gr):* Bauch; Knemä *(gr):* Wade.

**gelatinosus, -a, -um** *(l)* = gallertig.– Gelatina; Gallerte; gelare *(l):* gefrieren; Gelu, -us n *(l)* u. Gelandrón *(gr):* Eis, Frost, Erstarrung.

**Gemellus, -i** m u. **gemellus, -a, -um** *(l)* = Zwillingsbruder; doppelt.– Dim. zu Geminus: Zwilling, zweifach; geminare *(l):* verdoppeln; Etym. unsicher.

**Geniculum, -i** n *(l)* = 1. kleines Knie; 2. Knoten.– Dim. zu Genu.

**genioglossus, -a, -um** *(l)* = vom Kinn zur Zunge verlaufend.– Géneion *(gr):* Kinn u. Glṓssa *(gr):* Zunge, Sprache.

**geniohyoideus, -a, -um** *(l)* = vom Kinn zum Zungenbein verlaufend.– Géneion *(gr):* Kinn; hyoeidés *(gr):* ypsilonförmig; anat.: zum Zungenbein gehörend.

**genitalis, -e** *(l)* = zur Zeugung gehörig; anat.: in Zusammensetzungen: genito- = zu den Geschlechtsorganen gehörend.– gignere *(l)* u. gígnomai *(gr):* erzeugen, zeugen, hervorbringen.

**genitofemoralis, -e** *(l)* = von den Geschlechtsteilen zum Oberschenkel verlaufend.

**Genu, genus** n *(l)* = Knie.– Góny *(gr):* Knie.

**Gingiva, -ae** f *(l)* = Zahnfleisch.– Geng *(idg):* Beule, Buckel u. (Sal)iva: Suff.

**Glabella, -ae** f *(l)* = 1. der unbehaarte Raum zwischen den behaarten Augenbrauen über der Nasenwurzel, 2. Stirnglatze.

**Glandula, -ae** f *(l)* = kleine Eichel; anat.: Drüse.– Dim. zu Glans, glandis f *(l):* Eichel, eichelähnliche Früchte.

**Glia, -ae** f *(l)* = Kitt.– Glía *(gr):* Leim, Kitt.

**Globus, -i** m *(l)* = Ball, Kugel, Klumpen.– Gleba, -ae f *(l):* Erdscholle; globosus, -a, -um *(l):* kugelförmig, kugelrund.

**Glomus, -eris** n *(l)* = Knäuel.– glomerare *(l):* zu einem Knäuel zusammenrollen, ballen; Gláma *(gr):* Augenbutter.

**Glomerulus, -i** m u. **Glomerulum, -i** n *(l)* = kleines Knäuel.– Dim. zu Glomus.

**glossoepiglotticus, -a, -um** *(l)* = von der Zunge zum Kehldeckel verlaufend.

**glossopharyngeus, -a, -um** *(l)* = von der Zunge zum Pharynx verlaufend.

**glossus, -a, -um** *(l)* = zur Zunge gehörend.– Glõssa *(gr):* Zunge.

**gluteus, -a, -um** *(l)* = zum Gesäß gehörig.– Gloutós *(gr):* Gesäß, Hinterbacke.

**gracilis, -e** *(l)* = schlank, dünn, zart *(grazil)*.– sicher nicht von Gratia, -ae f *(l):* Anmut.

**Granulatio, -onis** f *(l)* = Körnelung, Granulation.

**Granulum, -i** n *(l)* = Körnchen.– Dim. zu Granum, -i n *(l):* Korn, Kern, Granulat.

**griseus, -a, -um** *(l)* = grau.– gris *(franz):* grau; greis *(mhd):* grau.

**Gubernaculum, -i** n *(l)* = Steuerruder, Lenkung, Leitung.– gubernare *(l):* steuern, lenken; kybernáein *(gr):* steuern.

**gustatorius, -a, -um** *(l)* = dem Schmecken dienend.– gustare *(l):* schmecken; geúein *(gr)* u. geúsein *(idg):* kosten lassen.

**Gyrus, -i** m *(l)* = Windung.– Gýros *(gr):* Krümmung, Kreis, Windung.

**Habenula, -ae** f *(l)* = kleiner Zügel.– Dim. zu Habena, -ae f *(l):* Zügel, Halter; habere *(l):* halten.

**Hallux, -ucis** m *(l)* = Großzehe.

**hamatus, -a, -um** *(l)* = 1. mit Haken versehen; 2. hakenförmig gekrümmt.– Adj. zu Hamus, -i m *(l):* Haken, Angelhaken.

**Hamulus, -i** m *(l)* = kleiner Haken, Häkchen.– Dim. zu Hamus, -i m *(l):* Haken.

**Haustrum, -i** n *(l)* = Schöpfrad, Eimer; Ausbuchtung.– haurire *(l):* schöpfen.

**helicinus, -a, -um** *(l)* = gewunden, geschraubt.– Adj. zu Helix, -icis f *(l):* Spirale, Windung, Schnecke.

**Helicotrema, -atis** n *(l)* = Schneckenloch; Verbindung zwischen Scala vestibuli und Scala tympani.– Hélix *(gr):* Schnecke; Tréma *(gr):* Loch.

**hemiazygos, -on** *(gr)* = der halben Vena azygos entsprechend.– hemí- *(gr):* halb; azygos *(gr):* unpaar.

**Hemispherium, -i** n *(l)* = Halbkugel, Hemisphäre.– Hemisphairion *(gr):* Halbkugel; hemí- *(gr):* halb; Sphaíra *(gr):* Kugel.

**hemorrhoidalis, -e** *(l)* = zur Hämorrhoide gehörig.– Haimorrhoídes *(gr):* Gefäße, in denen Blut fließt; Haíma *(gr):* das Blut; rhéein *(gr):* fließen.

**Hepar, -atis** n *(l)* = Leber.– Hẽpar *(gr):* Leber.

**hepaticus, -a, -um** *(l)* = zur Leber gehörend.– Adj. zu Hepar.

**Hernia, -ae** f *(l)* = Leibschaden, Bruch, Eingeweidebruch.– Enterokḗlä *(gr):* Darmbruch, Eingeweidebruch; Énteron *(gr):* Darm, Eingeweide; Kälís *(gr):* Fleck, Schandfleck.

**Hiatus, -us** m *(l)* = klaffende Öffnung.– hiare *(l):* klaffen, offenstehen; chásko *(gr):* gähnen, klaffen.

**Hilus, -i** m *(l)* = Eintrittsstelle, Tor.– Wahrscheinlich von Hilum, -i n *(l):* Faser, Fädchen.

**Hippocampus, -i** m *(l)* = Fabeltier der griechischen Mythologie (mit Pferdevorderleib und geringeltem Fischschwanz).– Híppos *(gr):* Pferd; kámptein *(gr):* biegen.

**Hirci, -orum** *(Pl)* m *(l)* = Achselhaare– Hircus, -i m *(l):* Bock (wegen des spezifischen Geruchs des Achselschweißes).

**horizontalis, -e** *(l)* = horizontal, waagerecht.– Adj. zu Horizon *(gr):* Gesichtskreis, Horizont; horízo *(gr):* die Grenze bestimmen, begrenzen.

**Humerus, -i** m *(l)* = Oberarmbein, Knochen des Oberarms, Oberarm, Schulter.– Ómos *(gr):* Schulter, Bergrücken; vgl. Brachium: der ganze Arm.

**hyaloideus, -a, -um** *(l)* = glasartig, zu etwas Glasartigem gehörend.– Hýalos *(gr):* Glas; -eidés *(gr):* ähnlich.

**Hymen, -enis** n *(l)* = Haut, dünne Haut; anat.: Jungfernhäutchen.– Hýmen *(gr):* Haut, Häutchen, Band.

**hyo-** Vorsilbe *(gr)* = anat. in Zusammensetzungen: zum Zungenbein gehörig.– Hŷs *(gr):* Schwein.

**hyoepiglotticus, -a, -um** *(l)* = vom Zungenbein zum Kehldeckel verlaufend.

**hyoideus, -a, -um** *(l)* = ypsilonförmig, zum Zungenbein gehörig.

**hyothyroideus, -a, -um** *(l)* = vom Zungenbein zur Schilddrüse verlaufend.

**Hypochondrium, -ii** n *(l)* = das unter dem Brustknorpel Befindliche.– hypó- *(gr)* u. sub- *(l):* unter, darunter, unterhalb; Chóndros *(gr):* Knorpel.– Hypochonder: schwermütiger, eingebildeter Kranker.

**hypochondriacus, -a, -um** *(l)* = zum Hypochondrium gehörig.– Adj. zu Hypochondrium.

**Hypogastrium, -i** *(l)* = das unter dem Magen Gelegene.– Gastḗr *(gr)* = Magen.

**hypogastricus, -a, -um** *(l)* = unterhalb des Magens gelegen, zum Unterbauch gehörend.– hypó- *(gr):* unter; Gastḗr *(gr):* Magen, Bauch, Unterleib.

**hypoglossus, -a, -um** *(l)* = unter der Zunge liegend.– Glõssa *(gr):* Zunge.

**Hyponychium, -i** n *(l)* = Nagelbett.– Ónyx *(gr):* Nagel.

**Hypopharynx, -yngis** f *(l)* = der hinter dem Kehlkopf gelegene Schlundanteil, die Pars laryngea pharyngis.– Phárynx *(gr):* Rachen, Schlund; vgl. auch Epipharynx.

**Hypophysis, -eos** f *(l)* = Hirnanhangsdrüse, Hypophyse.– phyein *(gr):* wachsen; Hypophysis *(gr):* Anhängsel an der Unterseite.

**Hypothalamus, -i** m *(l)* = unterhalb des Thalamus gelegener Teil des Diencephalon.– hypó- *(gr):* unter; Thálamos *(gr):* Schlafgemach, Hohlraum.

**Hypothenar, -aris** m *(l)* = unterhalb der Handfläche, Kleinfingerballen.– Thénar *(gr):* Handfläche.

**ileocaecalis, -e** *(l)* = vom Krummdarm zum Blinddarm verlaufend.

**Ileum, -ei** n *(l)* = Krummdarm.– Ileus = Darmverschlingung.– eileõ *(gr):* winden, krümmen.

**Ilia, ilium** *(Pl)* n *(l)* = Weiche, Unterleib, Eingeweide.– Ilii = Ilia = Ilei *(Nom. Pl)* = die breiten Knochen der Bauchweichen.– Íxys *(gr):* Wechen, Gegend über den Hüften.

**iliacus, -a, -um** *(l)* = zur Weiche, zum Darmbein gehörend.– Adj. zu Ilia.

**Impressio, -onis** f *(l)* = Eindruck, Abdruck, Einstellung.– in- *(l):* hinein; primere *(l):* drücken, pressen.

**imus, -a, -um** *(l)* = unterster, letzter.

**incisivus, -a, -um** *(l)* = zum Schneiden geeignet, zu den Schneidezähnen gehörend.

**Incisura, -ae** f *(l)* = Einschnitt, Abschnitt.– incidere *(l):* einschneiden; in- *(l):* hinein; caedere *(l):* schneiden, graben, meißeln.

**Inclinatio, -onis** f *(l)* = Neigung, Biegung, Zuneigung.– inclinere *(l):* neigen, beugen, hinwenden, hinneigen; klínein *(gr):* neigen, wenden, beugen.

**Incus, -udis** f *(l)* = Amboss, das vom Hammer = Malleus getroffene Gehörknöchelchen.– incudere *(l):* hineinschlagen, hämmern, boxen.

**Index, -icis** m *(l)* = Angeber, Anzeiger, Verräter; anat.: Zeigefinger.– indicare *(l):* anzeigen, melden; vgl.: Indikator.

**Indusium, -ii** n *(l)* = obere Tunika, Schleier.– induere *(l):* anziehen, anlegen.

**inferior, -ius** *(l)* = niedriger, tiefer gelegen, geringer, schwächer.– infra *(l):* unten, unterhalb.

**Infundibulum, -i** n *(l)* = Trichter.– infundere *(l):* hineingießen, hineinschütten.

**Inguen, -inis** m *(l)* = Leistengegend, Schamgegend; eigentl.: die Stelle, wo der Zweig am Stamm sitzt.– inquinare *(l):* besudeln; unguere *(l):* beschmieren.

**inguinalis, -e** *(l):* Adj. zu Inguen.

**Inscriptio, -onis** f *(l)* = Aufschrift, Überschrift; anat.: Einzeichnung figürlich gemeint).– inscribere *(l):* auf etwas schreiben, betiteln, bezeichnen.

**Insertio, -onis** f *(l)* = Anzeige, Ansatz, Ansatzstelle eines Muskels.

**Insula -ae** f *(l)* = Insel, Eiland.

**Integumentum, -i** n *(l)* = Decke, Hülle.– intégere *(l):* bedecken; anat.: Integumentum commune: die aus drei Schichten bestehende äußere Haut.

**internus, -a, -um** *(l)* = innere, innen befindlich.– inter: zwischen.

**Intersectio, -onis** f *(l)* = Einschnitt; anat.: Zwischensehne.– intersecare *(l):* ein-, durchschneiden. Intersectiones tendineae: Unterbrechungen des Muskelgewebes (Zwischensehnen).

**Intestinum, -i** n *(l)* = Darmkanal, Eingeweide.– intus *(l):* innen, inwendig, innerlich; Énteron *(gr):* das Innere, Eingeweide.

**intimus, -a, -um** *(l)* = der Innerste, innerst.– Sup. zu inter.

**Intumescentia, -ae** f *(l)* = Anschwellung.– intumescere *(l):* anschwellen; Tumor, -oris m *(l):* Geschwulst; Týlä *(gr):* Schwiele, Wulst.

**iridicus, -a, -um** *(l):* Adj. zu Iris.

**Iris, -idis** f *(l)* = Regenbogenhaut des Auges.– Íris *(gr):* Regenbogen; von Íris: Göttin des Regenbogens.

**ischiadicus, -a, -um** *(l)* = zum Sitzbein gehörig.– Adj. zu Ischium, -i n: Gesäß, Sitzhöcker, Sitzbein; Íschion *(gr):* Gesäß, Sitzbein, Hinterbacke; Íschias *(gr):* Hüftschmerz.

**ischioanalis, -e** *(l)* = vom Sitzbein zum After verlaufend.

**ischiocavernosus, -a, -um** *(l)* = vom Sitzbein zum Schwellkörper verlaufend.

**Ischium, -ii** n *(l)* = Gesäß, Hüftgelenk.– Íschion *(gr):* Gesäß, Pfanne des Hüftgelenks, Hinterbacke, Sitzhöcker, Sitzbein.

**Isthmus, -i** m *(l)* = enge Stelle, enge Verbindung zwischen zwei Räumen.– Isthmós *(gr):* Landenge, Isthmus, schmale Verbindung.

**jejunalis, -e** *(l)* = zum Jejunum gehörig; Adj. zu Jejunum.

**Jejunum, -i** n *(l)* = Leerdarm.– Substant. Adj. von jejunus, -a, -um: nüchtern, leer, hungrig.– Nẽstis *(gr):* Leerdarm.

**jugularis, -e** *(l)* = zur Drosselgrube gehörend.– Adj. zu Jugulum.

**Jugulum, -i** n *(l)* = 1 Grube oberhalb des Schlüsselbeins; 2. Schlüsselbein, verglichen mit einem kleinen Joch; 3. vordere Halsgegend, Kehle.– Dim. zu Jugum, -i n *(l):* Joch; jugulare *(l):* 1. erstechen (Gefäße); 2. erdrosseln (Luftröhre); Zýgon *(gr):* Joch.

**Junctura, -ae** f *(l)* Verbindung.– jungere *(l):* verbinden.

**Labium, -ii** n *(l)* oder Labrum, -i n *(l)* = 1. Lippe; 2. glatter, umgebogener Rand eines Gefäßes.– lambo *(l)*: lecken, berühren; láptō *(gr)*: lecken.

**Labyrinthus, -i** m *(l)* = großes Bauwerk mit vielen verschlungenen Gängen, Ohrlabyrinth.– Labýrinthos *(gr)*: Labyrinth; Etym. unsicher.

**lacer, -era, -erum** *(l)* = zerrissen, zerfetzt.– Lákis *(gr)*: Felsen, Zipfel; lakízō *(gr)*: zerreißen; lacerare *(l)*: zerreißen.

**lacinatus, -a, -um** *(l)* = in Zipfel auslaufend.– Lacinia, -ae f *(l)*: Zipfel, Fetzen; siehe lacer.

**lacrimalis, -e** *(l)* = zu den Tränenorganen gehörend.– Adj. zu Lacrima.

**lactifer, -fera, -ferum** *(l)* = milchführend.– Lac, lactis n *(l)*: Milch; ferre *(l)*: tragen; Glágos *(gr)*: Milch.

**Lacuna, -ae** f *(l)* = Lücke, Loch; speziell eine mit Wasser gefüllte Vertiefung.

**Lacus, -us** m *(l)* = See, Lache.– Lákkos *(gr)*: See, Loch, Grube, Teich.

**lambdoideus, -a, -um** oder **lambdoides, -is** *(l)* = lambdaähnlich.– Lambda: 11. Buchstabe des griech. Alphabets.

**Lamella, -ae** f *(l)*: Dim. zu Lamina.

**Lamina, -ae** f *(l)* = Platte, Schicht, Scheibe; Lamelle.

**Lanugo, -inis** f *(l)* = Wolle, Wollhaar, Flaum.– Lana, -ae f *(l)*: Wolle; Lâ̄nos *(gr)* u. Vlana *(idg)*: Wolle.

**Laryngotomia, -ae** f *(l)* = Eröffnung des Kehlkopfs durch Schnitt.– Lárynx *(gr)*: Kehlkopf; témnein *(gr)*: schneiden, aufschneiden.

**Larynx, -yngis** f *(l)* = Kehlkopf.– Lárynx *(gr)*: Kehlkopf.

**lateralis, -e** *(l)* = seitlich.– Adj. zu: Latus.

**latissimus, -a, -um** *(l)* = der breiteste.– Sup. zu latus, -a, -um.

**latus, -a, -um** *(l)* = breit.– Adj. zu Latus.

**Latus, -eris** n *(l)* = Seite, Breite, Brust.

**Lemniscus, -i** m *(l)* = Schleife; anat.: Faserzüge im Gehirn.– Lâ̄mnískos *(gr)*: Band.

**Lens, lentis** f *(l)* = Linse.

**lenticularis, -e** *(l)*: Adj. zu Lens.

**lentiformis, -e** = linsenförmig.– Lens, lentis f *(l)*: Linse; Forma, -ae f *(l)*: Gestalt, Form.

**Leptomeninx, -ingis** f *(l)* = weiche, zarte Hirnhaut; zusammenfassender Begriff für Arachnoidea mater und Pia mater.– leptós *(gr)*: zart; Méninx *(gr)*: Hirnhaut.

**Levator, -oris** m *(l)* = Heber.– levare *(l)*: heben.

**liber, -era, -erum** *(l)* = frei, ungebunden, offen.– liberare *(l)*: befreien.

**Lien, lienis** m *(l)* = Milz.

**ligamentosus, -a, -um** = bänderreich; anat.: bandartig.– Adj. zu Ligamentum.

**Ligamentum, -i** n *(l)* = Band, Binde; anat.: 1. bandartige Struktur; 2. häutige Verbindung zweier Gelenke.– ligare *(l)*: binden.

**Limbus, -i** m *(l)* = Saum, Besatzstreifen, Rand.

**Limen, -inis** n *(l)* = Schwelle, Grenzwall.– Leímen *(idg)*: Querholz.

**limitans, -antis** *(l)* = begrenzend.– P.p.a. von limitare *(l)*: begrenzen; Limes, -itis m *(l)*: Grenzrain.

**Linea, -ae** f *(l)* = 1. Linie, Richtschnur; 2. Strich; 3. anat.: Knochenleiste.– Linus oder Linum, -i n *(l)*: Lein, Flachs, später: leinener Faden, Schnur.

**Lingua, -ae** f *(l)* = Zunge, Sprache.– lingere *(l)* u. leíchein *(gr)*: lecken, schmecken.

**Lingula, -ae** f *(l)* = Zünglein, zungenähnliches Gebilde.– Dim. zu Lingua.

**Liquor, -oris** m *(l)* = Flüssigkeit, flüssiger Zustand.– liquere *(l)* = flüssig, klar sein.

**lobaris, -e** *(l)* = zum Lappen gehörend.– Adj. zu Lobus.

**lobularis, -e** *(l)* = zum Läppchen gehörend.– Adj. zu Lobulus.

**Lobulus, -i** m *(l)* = Läppchen.– Dim. zu Lobus.

**Lobus, -i** m *(l)* = Lappen, Hülse, Schote.– Lóbos *(gr)*: Lappen.

**Locus, -i** m *(l)* = Ort, Platz, Stelle.– locare *(l)* = setzen, legen, stellen.

**longitudinalis, -e** *(l)* = längsgerichtet.– Longitudo, -inis f *(l)*: Länge.

**longus, -a, -um** *(l)* = lang, weit.– Lónchä *(gr)*: Lanze; laggs *(got)*: lang. longissimus: Superlativ zu longus.

**lucidus, -a, -um** *(l)* = hell, glänzend, leuchtend.– lucere *(l)*: leuchten; Leukos *(gr)*: Licht, Helle.

**lumbalis, -e** *(l)* = zur Lende gehörig.– Adj. zu Lumbus *(l)*: Lende; Psóas *(gr)*, Lentin *(ahd)*: Lende.

**lunatus, -a, -um** *(l)* = mondförmig.– Adj. zu Luna, -ae f *(l)*: Mond; lucere *(l)*: leuchten; Lux *(l)*: Licht.

**Lunula, -ae** f *(l)* = kleiner Mond.– Dim. zu Luna, -ae f *(l)*: Mond; Luc-sna *(idg)*: Mond, Mondschein.

**luteus, -a, -um** *(l)* = gelb.– Lutum, -i n *(l)*: Lehm, Kot; luo bzw. polluere (l): verschmutzen.

**Lympha, -ae** f *(l)* = Quellnymphe, klares Wasser; anat.: Lymphe.– Lýmphä *(gr)*: Wassergöttin, Wasser.

**lymphaticus, -a, -um** *(l)* = zur Lymphe gehörend.– Adj. zu Lympha.

**Macula, -ae** f *(l)* = Fleck, Makel.– maculare *(l)*: beflecken, besudeln.

**maculosus, -a, -um** = reich an Flecken, buntgefleckt, besudelt.– Adj. zu Macula.

**magnus, -a, -um** *(l)* = groß, gewaltig, stark.– mégas *(gr)*: groß, gewaltig.

**maior, -oris** = größer, stärker.– Komp. zu magnus.

**Mala, -ae** f *(l)* = Wange, Kinnbacken, eigentl.: Oberkiefer.

**malaris, -e:** Adj. zu Mala.

**mallearis, -e** *(l)* = zum Hammer gehörend.– Adj. zu Malleus, -ei m *(l)*: Hammer.

**malleolaris, -e** *(l)* = zum kleinen Hammer gehörend, zum Knöchel gehörend.– Adj. zu Malleolus.

**Malleolus, -i** m *(l)* = 1. kleiner Hammer; 2. Brandpfeil, Ähnlichkeit mit einem rundköpfigen Hammer, Knöchel.– Dim. zu Malleus, -ei m *(l)*: 1. Hammer; 2. Gehörknöchelchen.

**Mamilla, -ae** f *(l)* = Brustwarze, Mamille.– Dim. zu Mamma.

**mamillothalamicus, -a, -um** *(l)* = zum Corpus mamillare u. zum Thalamus gehörend.– mamillaris, -e *(l)*: brustwarzenähnlich; Thalamus, -i m *(l)*: Sehhügel.

**Mamma, -ae** f *(l)* = 1. Mutter, Amme; 2. Mutterbrust, Euter, Zitze; 3. anat.: weibliche Brust(-drüse).– mammare *(l)*: säugen, saugen; mammáein *(gr)*: nach der Mutterbrust verlangen.

**Mandibula, -ae** f oder **Mandibulum, -i** n *(l)* = Unterkiefer, Kinnlade als Kauwerkzeug.– mandere *(l)*: kauen.

**Manubrium, -i** n *(l)* = Griff, Stiel, Henkel; der mit der Hand zu fassende Griff, Handgriff.– Manus, -us f *(l)*: Hand.

**Manus, -us** f *(l)* = Hand, eigentl. Arm.

**Margo, -inis** m *(l)* = Rand, Einfassung.– Marka *(got)* u. *(ahd)*: Grenze, Mark.

**masculinus, -a, -um** *(l)* = männlich, groß.–

**Mas, maris** m *(l)*: Mann, männlich.

**Massa, -ae** f *(l)* = Masse, Klumpen.– Máza *(gr)*: Teig, Brei aus Gerstenmehl.

**Masseter, -eris** m *(l)* = anat.: der Kaumuskel.– Massetắr *(gr)*: der Kauende; mássein *(gr)*: kauen, kneten.

**masticatorius, -a, -um** *(l)* = dem Kauen dienend.– masticare *(l)*: kauen; Mastix, -icis f *(l)*: wohlriechendes Harz vom Mastixbaum, das zum Kauen benutzt wurde; Mastichắ *(gr)*: Mastixbaum.

**mastoideus, -a, -um** *(l)* = brustwarzenähnlich.– Mastós *(gr)*: Mutterbrust, Brustwarze, Anhöhe, Hügel; -eidés: ähnlich.

**Mater, -tris** f *(l)* = Mutter, anat.: ernährende u. umschützende Umhüllung.– Mắtär *(gr)* u. Muoter *(ahd)*: Mutter; nach ali al abbas *(arab)*: die beiden Hüllen, die als Mutter des Gehirns bezeichnet wurden: 1. die dickere als Dura mater, die harte Hirnhaut; 2. die dünne als Pia mater, die weiche Hirnhaut.

**Matrix, -icis** f *(l)* = Mutterboden, Matrix.– Mater, -tris f *(l)*: Mutter; eigentl. Gebärmutter.

**Maxilla, -ae** f *(l)* = Oberkiefer.– Dim. zu Mala.

**maximus, -a, -um** *(l)* = größte.– Superlativ zu magnus.

**Meatus, -us** m *(l)* = Gang, Durchgang.– meare *(l)*: gehen, ziehen, fließen.

**medialis, -e** *(l)* = in der Mitte befindlich, zur Mitte gehörig; anat.: medial, zur Mitte hin; Gegensatz zu lateral.– Mésos *(gr)*: mittlerer, Mitte.

**medianus, -a, -um** *(l)* = in der Mitte befindlich, zur Mitte gehörig.– Mésos *(gr)*: mittlerer, Mitte.

**Mediastinum, -i** n *(l)* = Mittelfell, Raum zwischen rechter und linker Lunge, eigentl. zwei senkrecht stehende Platten (Pleura), welche die Brusthöhle in eine re. u. li. Hälfte teilen und das Herz zwischen sich enthalten.

**medius, -a, -um** *(l)* = in der Mitte befindlich, zur Mitte gehörig, dazwischenliegend.– Mésos *(gr)*: mittlerer, Mitte.

**Medulla, -ae** f *(l)* = Mark, Innerstes.– Wohl von medius abzuleiten.

**Membrana, -ae** f *(l)* = zarte Haut, Häutchen.– Substantiviertes Adj. von Membrum, -i n *(l)*: 1. das fleischige Körperglied; 2. Glied, Teil, Extremität.

**meningeus, -a, -um** *(l)* = zur Hirnhaut gehörig.– Adj. zu Meninx.

**Meninx, -ingis** f *(l)* = Hirnhaut.– Mâ̄ninx *(gr)*: Haut.

**Meniscus, -i** m *(l)* = Halbmond; anat.: Zwischenknorpel.– Menískos *(gr)*: kleiner Mond; Dim. zu Meís *(gr)*: runde Bedeckung über Statuen, gebogenes Schirmdach, Monat, Mond. Meniscus articularis: halbmondförmige Gelenkzwischenscheibe.

**mentalis, -e** *(l)* = zum Kinn gehörend.– Adj. zu Mentum.

**Mentum, -i** n *(l)* = Kinn, Kinnbart, hervorragende Ecke.– prominere *(l)*: hervorragen.

**Mesencephalon, -i** n *(l)* = Mittelhirn.– Mésos *(gr)*: Mitte; Enképhalos *(gr)*: das, was im Kopf ist (Gehirn).

**Mesenterium, -ii** n *(l)* = Dünndarmgekröse.– Mesenterion *(gr)*: mittleres Eingeweide; Mésos *(gr)*: Mitte; Énteron *(gr)*: Eingeweide.

**Mesopharynx, -yngis** f *(l)* = Mundrachen.

**Metacarpus, -i** m *(l)* = Mittelhand, Zwischenhand.– meta- *(gr)*: nach, hinter, zwischen, inmitten; Karpós *(gr)*: Hand.

**metatarsalis, -e** *(l)* = zum Mittelfuß gehörend.– Adj. zu Metatarsus.

**Metatarsus, -i** m *(l)* = Mittelfuß, Fußwurzel.

**Metencephalon, -i** n *(l)* = Hinterhirn.

**minor, minus** (Gen.:-oris) *(l)* = kleiner, geringer.– Komp. zu parvus *(l)*: klein, gering.

**mitralis, -e** *(l)* = einer Mitra ähnlich.– Adj. zu Mitra, -ae f *(l)*: Kopfbinde, Turban; Mítra *(gr)*: Leibbinde, Hauptbinde.

**Modiolus, -i** m *(l)* = die im Innern ausgehöhlte Schneckenachse.– Dim. zu Modius: Hohlkörper, Radnabe, Zylinder, Scheffel.

**molaris, -e** *(l)* = zum Mahlen gehörend; dem Mahlen dienend.– Adj. zu Mola, -ae f *(l)*: Mühlstein, Mühle; molare *(l)* u. mýllein *(gr)*: mahlen.

**mollis, -e** *(l)* = weich, lind, sanft; vgl. mollig.– moldvis *(idg)*: weich; molliri *(l)*: weich machen, zähmen.

**Mons, montis** m *(l)* = Berg, Fels.– men *(idg):* emporragen.

**motorius, -a, -um** *(l)* = anat.: zur Bewegung gehörend, der Bewegung dienend.– movere *(l)* = bewegen, in Bewegung setzen.

**mucosus, -a, -um** *(l)* = schleimig, mukös.– Adj. zu Mucus, -i m oder Muccus, -i m *(l):* Schleim, Rotz; mýssein *(gr):* schneuzen.

**multifidus, -a, -um** *(l)* = vielfach gespalten.– multus, -a, -um *(l):* viel u. findere *(l):* spalten.

**muscularis, -e** *(l)* = zum Muskel gehörend.– Adj. zu Musculus.

**musculocutaneus, -a, -um** *(l)* = zum Muskel und zur Haut gehörend.

**musculotubarius, -a, -um** *(l)* = zum Musculus tensor tympani und zur Ohrtrompete gehörend.

**Musculus, -i** m *(l)* = kleine Maus, Mäuschen, Muskel.– Dim. zu Mus, muris m *(l)* u. Mýs *(gr):* Maus.

**Myelencephalon, -i** n *(l)* = Markhirn, verlängertes Mark; Bezeichnung für Medulla oblongata.– Myelós *(gr):* Mark, Rückenmark.

**myentericus, -a, -um** *(l)* = zur Darmmuskulatur gehörend.– Mýs *(gr):* Maus, Muskel; enterikós *(gr):* zu den Eingeweiden gehörend.

**mylohyoideus, -a, -um** *(l)* = vom Unterkiefer zum Zungenbein verlaufend.– Mýlos *(gr):* Mahlstein, Backenzahn.

**mylopharyngeus, -a, -um** *(l)* = vom Unterkiefer zum Pharynx verlaufend.– Mýlos *(gr):* Mahlstein; Phárynx *(gr):* Rachen.

**myo-** *(gr)* = anat. in Zusammensetzungen: Muskel-.– Mýs *(gr):* Maus, Muskel.

**Myocardium, -ii** n *(l)* = Herzmuskulatur.

**Myologia, -ae** f *(l)* = Muskellehre.– myo- *(gr):* Muskel-; Lógos (gr): Wort, Sprache, Lehre.

**Myometrium, -ii** n *(l)* = Gebärmuttermuskulatur.– myo- *(gr):* Muskel- u. Mátra *(gr):* Gebärmutter.

**Naris, -is** f *(l)* = Nasenloch.

**nasalis, -e** *(l)* = zur Nase gehörend.– Adj. zu Nasus.

**Nasus, -i** m *(l)* = äußere Nase.– Nasos *(idg)* u. Naris *(l):* Nasenloch.

**navicularis, -e** *(l)* = kahnförmig, schiffförmig.– Adj. zu Navicula, -ae f *(l):* kleines Schiff; Dim. zu Navis, -is f (l): Schiff.

**neonatus, -a, -um** *(l)* = neugeboren.– néos *(gr):* neu; nasci *(l):* geboren werden, entstehen.

**nervosus, -a, -um** *(l)* = nervenreich, zum Nerven gehörig; früher: sehnig, kraftvoll.– Adj. zu Nervus.

**Nervus, -i** m *(l)* = Nerv; früher für alles weißliche Faserige: Sehne, Band, Flechse verwendet.– Neûron *(gr):* Sehne, Band, Nerv.

**Nidus, -i** m *(l)* = Nest, Wohnsitz, Ursprung.– Nidos *(idg):* Ruheplatz.

**niger, -gra, -grum** *(l)* = schwarz, dunkel.

**Nodulus, -i** m *(l)* = kleiner Knoten.– Dim. zu Nodus.

**Nodus, -i** m *(l)* = Knoten, Gelenk, Knorren, Verbindung.– nodere *(l):* in einen Knoten knüpfen; Nódes *(idg):* großes Netz.

**Norma, -ae** f *(l)* = Winkelmaß.

**Nucha, -ae** f *(l)* = Nacken.– Nugrah *(arab):* Nacken, Nackengrube.

**Nucleus, -i** m *(l)* = Nuß, kleiner Kern; 1. Zellkern; 2. Anhäufung von Nervenzellen im ZNS.– Dim. zu Nux, nucis f *(l):* Nuß, Kern.

**nutricius [nutritius], -a, -um** *(l)* = ernährend, aufziehend.– nutrire *(l):* säugen, nähren, aufziehen.

**Obex, -icis** m *(l)* = Riegel, Querbalken, Damm.– obicere *(l):* entgegenwerfen, entgegentreten.

**obliquus, -a, -um** *(l)* = schräg, tief, seitwärts gerichtet.– ob-, op- *(l):* entgegen, gegen, hin; Limen, -inis n (l): Schwelle.

**oblongatus, -a, -um** *(l)* = verlängert.

**oblongus, -a, -um** *(l)* = länglich.

**obturatorius, -a, -um** *(l)* = dem Verstopfen dienend.– obturare *(l):* verstopfen.

**obturatus, -a, -um** *(l)* = verstopft. P.p.p. zu obturare *(l):* verstopfen.

**obtusus, -a, -um** *(l)* = stumpf, schwach.– P.p.p. zu obtúndere *(l):* stumpf machen, stumpf werden.

**occipitalis, -e** *(l)* = zum Hinterhaupt gehörig.– Adj. zu Occiput.

**Occiput, -itis** n *(l)* = Hinterhaupt.– ob- *(l):* entgegen, gegenüber; Caput, -itis n *(l):* Haupt, Kopf.

**octavus, -a, -um** *(l)* = der (die, das) achte (Hirnnerv).– ógodes *(idg):* der Achte.

**oculomotorius, -a, -um** *(l)* = die Augenbewegung betreffend.

**Oculus, -i** m *(l)* = Auge.– Wahrscheinlich Dim. zu Ocus *(idg),* Okje *(idg)* u. Óktallos oder Ophthalmós *(gr):* Auge, Augenhöhle.

**Oesophagus, -i** m *(l)* = Speiseröhre.– oíso *(gr):* Futur zu phérein: tragen, transportieren; phageîn *(gr):* essen, verdauen.

**Olecranon, -i** n *(l)* = (Haken-)Fortsatz der Elle, Ellenbogen.– Olékranon *(gr):* Ellenbogenkopf; Olenä/olän *(gr):* Ellenbogen, Unterarm; Kranon *(gr):* Kopf.

**olfactorius, -a, -um** *(l)* = dem Riechen dienend.– ólfacere *(l):* riechen, wittern; olere *(l)* u. ozein *(gr):* riechen.

**Oliva, -ae** f *(l)* = Olive.– Elaía *(gr):* Olive, Ölbaum.

**Omentum, -i** n *(l)* = Netzhaut um die Eingeweide, Fette; Eingeweidenetz.

**omentalis, -e** *(l)* = zum großen Netz gehörig.– Adj. zu Omentum.

**omoclavicularis, -e** *(l)* = von der Schulter zur Clavicula ziehend.– Ômos *(gr):* Schulter; Clavicula: Schlüsselbein.

**omohyoideus, -a, -um** *(l)* = von der Schulter zum Zungenbein ziehend.– Ômos *(gr):* Schulter.

**omphaloentericus, -a, -um** *(l)* = zum Dottergang gehörig.– Omphalós *(gr):* Nabel; Énteron *(gr):* Därme, Eingeweide.

**oóphorus, -a, -um** *(l)* = eitragend.– Ōón *(gr):* Ei; phérein *(gr):* tragen, bringen.

**Operculum, -i** n *(l)* = Deckel; anat.: die die Insula bedeckenden Gehirnlappenteile.– operire *(l):* bedecken, verhüllen, zudecken.

**opercularis, -e** *(l):* Adj. zu Operculum.

**ophthalmicus, -a, -um** *(l)* = zum Auge gehörig.– Ophthalmós *(gr):* Auge.

**opponens, -entis** *(l)* = gegenüberstehend, gegenüberstellend.– P.p.a. von opponere *(l):* entgegenstellen, entgegensetzen; ob-, op- *(l):* entgegen, gegenüber; ponere *(l):* legen, setzen, stellen.

**opticus, -a, -um** *(l)* = das Sehen betreffend.– Ópsis *(gr):* Sehen.

**Ora, -ae** f *(l)* = Rand, Saum, Küste.– Mit Os, oris n *(l):* Mund verwandt.

**orbicularis, -e** *(l)* = kreisförmig.– Adj. zu Orbiculus, -i m *(l):* kleiner Kreis; Dim. zu Orbis, -is m *(l):* Kreis.

**Orbita, -ae** f *(l)* = Augenhöhle; eigentl.: Kreisbahn, Wagengleis, Rad, Kreisfurche.

**Orificium, -ii** n *(l)* = Öffnung, eigentl.: etwas, das das Aussehen des Mundes hat.– Os, oris n *(l):* der Mund; Facies, -ei f *(l):* Gestalt, Aussehen.

**Os, oris** n *(l)* = Mund, Eingang, Mündung.– ah, asan, ayam *(altind):* Mund, Öffnung.

**Os, ossis** n *(l)* = Knochen, Bein, Gebein.– Ostéon oder Óstion *(gr):* Bein, Knochen.

**Osteologia, -ae** f *(l)* = Knochenlehre.– Ostéon *(gr):* Knochen; Lógos *(gr):* Wort, Lehre.

**Ostium, -ii** n *(l)* = Mündung, Eingang, Tür.– Os, oris n *(l):* der Mund.

**oticus, -a, -um** *(l)* = zum Ohr gehörend.– Oús, otós *(gr):* Ohr.

**ovalis, -e** *(l)* = eiförmig, oval.– Adj. zu Ovum.

**Ovarium, -ii** n *(l)* = Eierstock.– Substant. Adj. zu Ovum.

**Ovum, -i** n *(l)* = Ei.– Ōón *(gr):* Ei.

**Pachymeninx, -ingis** f *(l)* = derbe, faserreiche Hirnhaut.– pachýs *(gr):* dick, derb; Māninx *(gr):* Hirnhaut.

**palatinus, -a, -um:** *(l)* = zum Gaumen gehörend.– Adj. zu Palatum.

**Palato-** *(l)* = vom Gaumen entspringend.

**Palatum, -i** n *(l)* = Gaumen.– Pala *(idg):* Wölbung.

**pallidus, -a, -um** *(l)* = blass, bleich.– pallére *(l):* blass sein, fahl sein; poliós *(gr):* grau.

**Pallium, -ii** n *(l)* = Hülle, Mantel; anat.: Hirnmantel.– Palla, -ae f *(l):* das mantelartige Gewand römischer Frauen.

**Palma, -ae** f *(l)* = Handfläche.– Pálamä *(gr):* flache Hand, Hohlhand.

**palmaris, -e** *(l)* = zur Handfläche gehörend.– Adj. zu Palma.

**palmatus, -a, -um** *(l)* = palmenzweigähnlich.– Palma, -ae f *(l):* flache Hand, Palme; Pálamä *(gr):* flache Hand, Hohlhand.

**Palpebra, -ae** f *(l)* = Augenlid.– palpitare *(l):* zucken (wegen des Lidschlags) oder palpari *(l):* streicheln (das Lid streichelt sanft über den Augapfel).

**pampiniformis, -e** *(l)* = rankenförmig.– Pampinus, -i m *(l):* die Weinranke; Forma, -ae f *(l):* Gestalt, Form.

**Pancreas, -atis** f *(l)* = Bauchspeicheldrüse.– pân *(gr):* alles, ganz; Kréas *(gr):* Fleisch, Drüsensubstanz.

**Panniculus, -i** m *(l)* = Haut, Schicht.– Dim. zu Pannus, -i m *(l):* Kleid, Tuch, Lappen; Pânos *(gr):* Zeug, Tuch.

**Papilla, -ae** f *(l)* = warzenförmige Erhebung, Papille (der Haut, Niere und Zunge), urspr. nur Brustwarze.– Papula, -ae f *(l):* Blatter, Bläschen.

**Paradidymis, -idis** f *(l)* = neben dem Hoden liegendes rudimentäres Organ (Urnierenrest), anat.: beiderseits blind endende Kanälchen oberhalb des Nebenhodenkopfs vor dem Samenstrang.– pará *(gr):* neben; Dídymoi *(gr):* Zwillinge, Hoden.

**Parametrium, -i** n *(l)* = Bereich neben der Gebärmutter.– Mátra *(gr):* Gebärmutter.

**parasympathicus, -a -um** *(l)* = der Pars sympathica des autonomen oder vegetativen Nervensystems entgegenwirkend.

**Parenchyma, -atis** n *(l)* = organspezifisches Gewebe.– Parénchyma *(gr):* das daneben Hineingegossene; chéein *(gr):* gießen.

**Paries, -etis** m *(l)* = Wand.– Etym. unsicher.

**parietalis, -e** *(l)* = parietal, seitwärts; anat.: zum Os parietale (Scheitelbein) gehörend.– Adj. zu Paries.

**Paroóphoron** *(gr)* = medial vom Eierstock liegendes rudimentäres Organ (Urnierenrest).

**parotideus, -a, -um** *(l)* = zur Ohrspeicheldrüse gehörend.– Adj. zu Parotis.

**Parotis, -idis** f *(l)* = Anschwellung neben dem Ohr (urspr. Mumps); Glandula parotidea = Ohrspeicheldrüse.– Oús *(gr):* Ohr.

**Pars, partis** f *(l)* = Teil, Anteil, Stück, Körperteil, Seite.– partiri *(l):* teilen.

**parvus, -a, -um** *(l)* = klein.– pauros *(gr):* klein, gering, wenig.

**Patella, -ae** f *(l)* = Schale, Opferschale; anat.: Kniescheibe.– Dim. zu Patera, -ae f *(l):* flache Schale; patere *(l):* offenstehen.

**Pecten, pectinis** m *(l)* = Kamm, Grat.– pectare *(l)* u. pékein *(gr):* kämmen.

**pectinatus, -a, -um** u. **pectineus, -a, -um** *(l):* Adj. zu Pecten.

**pectoralis, -e** = zur Brust gehörig.– Adj. zu Pectus.

**Pectus, -oris** n *(l)* = Brust, Herz, Sinn.– Paksa *(altind):* Flügel, Achsel.

**Pedunculus, -i** m u. **Pediculus, -i** m *(l)* = Füßchen, Stiel.– Dim. zu Pes, pedis m *(l):* Fuß.

**pellucidus, -a, -um** *(l)* = durchsichtig.– perlucere *(l):* hervorschimmern, durchsichtig sein; per- *(l):* völlig, hindurch; lucere *(l):* scheinen, leuchten.

**pelvinus, -a, -um** *(l):* Adj. zu Pelvis.

**Pelvis, ís** f *(l)* = Becken, Schüssel.– Pellís *(gr):* Schüssel, Becken; Pélla *(gr)* u. Palavi *(altind):* Geschirr.

**Penis, -is** m *(l)* = Schwanz, männliches Glied.– Pés *(gr):* männl. Glied.

**perforans, -tis** *(l)* = durchbohrend.– P.p.a. von perforare *(l):* durchbohren; per- *(l):* durch, hindurch; forare *(l):* bohren, graben.

**perforatus, -a, -um** *(l)* = durchbohrt.– P.p.p. von perforare *(l):* durchbohren.

**Pericardium, -ii** n *(l)* = Herzbeutel.

**Perilympha, -ae** f *(l)* = die das häutige Gehörlabyrinth umgebende Flüssigkeit.– perí- *(gr):* um, herum; Lympha *(l):* Quellwasser.

**Perimetrium, -ii** n *(l)* = Bauchfellüberzug der Gebärmutter.– Mḗtra *(gr):* Gebärmutter.

**perinealis, -e** *(l):* Adj. zu Perinéum.

**Perinéum, -i** n *(l)* = Damm, Mittelfleisch, Gegend zwischen After und Scheide bzw. Hodensack.– Vielleicht von perinéin *(gr):* anhäufen, aufschichten.

**Periodontium, -ii** n *(l)* = Wurzelhaut des Zahnes.– Odoús, odóntos *(gr):* Zahn.

**Periorbita, -ae** f *(l)* = das die Augenhöhle auskleidende Periost.

**Periorchium, -ii** n *(l)* = parietales Peritonealblatt des Hodens.– Órchis *(gr):* Hoden.

**Periosteum, -i** n *(l)* = Knochenhaut, Periost.– Os, ossis m *(l):* Knochen.

**Peritoneum, -ii** n *(l)* = Bauchfell.– Peritonáion *(gr):* die über die Därme gespannte Haut; teínein *(gr):* spannen.

**permanens, -entis** *(l)* = bleibend, verbleibend.– P.p.a. von permanere *(l):* bleiben, verbleiben, fortdauern.

**peroneus, -a, -um** u. peronealis, -e *(l)* = zum Wadenbein gehörend, auf der Seite des Wadenbeins gelegen.– Pero, -onis m *(l):* Stiefel aus rohem Leder; Perónä *(gr):* Spange, Stachel.

**perpendicularis, -e** *(l)* = senkrecht, lotrecht.– Perpendiculum, -i n *(l):* Richtblei, Lot; perpendere *(l):* genau abwägen.

**Pes, pedis** m *(l)* = Fuß, Bein.– Poús *(gr):* Fuß, Bein.

**Petiolus, -i** m *(l)* = Stiel, Füßchen.– Dim. zu Pes; statt Pediolus später Petiolus.

**petrosus, -a, -um** *(l)* = felsig, steinig.– Pétra *(gr):* Fels, Stein.

**petrotympanicus, -a, -um** *(l)* = vom Felsenbein zur Paukenhöhle ziehend.

**Phalanx, -angis** f *(l)* = Walze, Stamm, Ballen, Schlachtreihe; anat.: Phalanx, Finger-, Zehenglied.– Phálanx *(gr):* 1. Rundholz, Balken; 2. Finger-, Zehenglied; 3. Schlachtreihe.

**pharyngeus, -a, -um** *(l)* = zum Rachen gehörend.– Adj. zu Pharynx.

**Pharynx, -ngis** m u. f *(l)* = Rachen, Schlund.– Phárynx *(gr):* Rachen, Kehle, Schlund.

**Philtrum, -i** n *(l)* = Nasen-Lippen-Rinne.– Phíltron *(gr):* Liebeszauber, Liebestrunk.

**phrenicus, -a, -um** *(l)* = zum Zwerchfell gehörend.– Phrenes, -um f *(l):* Zwerchfell; Phrẽn *(gr):* Zwerchfell, Sitz des Gemüts.

**Pigmentum, -i** n *(l)* = Farbstoff; Schminke.– pingere *(l):* malen; poíkilos *(gr):* bunt.

**Pilus, -i** m *(l)* = einzelnes Haar.– Pĩlos *(gr):* Filz.

**pinealis, -e** (l) = zum Fichtenzapfen gehörend, fichtenzapfenähnlich.– Pinus, -us f *(l)* und picsmus *(idg):* Fichte.

**piriformis, -e** *(l)* = birnenförmig.– Pirum, -i n *(l):* Birne; Forma, -ae f *(l):* Form, Gestalt.

**pisiformis, -e** *(l)* = erbsenförmig.– Pisum, -i n *(l)* u. Píson *(gr):* Erbse; Forma, -ae f *(l):* Form, Gestalt.

**pituitarius, -a, -um** *(l)* = schleimig.– Pituita, -ae f *(l):* der Schleim.– Glandula pituitaria.

**pius, -a, -um** *(l)* = fromm, zart.– Pia mater: weiche Hirnhaut.

**Placenta, -ae** f *(l)* = Mutterkuchen, Nachgeburt, Plazenta.– Plakoûs *(gr):* Kuchen, eigentl.: mit Fläche versehen.

**Planta pedis** *(l)* = Fußsohle.– Planta, -ae f *(l):* Fußfläche; Pes, pedis m *(l):* Fuß; Plátos *(gr):* Breite; platýs *(gr):* breit, weit.

**Planum, -i** n *(l)* = Fläche, Ebene.– placére *(l):* ebnen, glätten; planare *(l):* platzieren, planieren.

**planus, -a, -um** *(l)* = flach, eben, plan.

**Platysma, -atis** n *(l)* = Platte, ausgebreiteter Körper; anat.: großflächiger Hautmuskel am Hals.– platýs *(gr):* breit, weit.

**Pleura, -ae** f *(l)* = Seite, Rippe; anat.: Rippenfell, Brustfell.– Pleurá *(gr):* die Seite eines Gegenstands.

**Plexus, -us** m *(l)* = Geflecht.– plectere *(l)* u. plékein *(gr):* flechten.

**Plica, -ae** f *(l)* = Falte, alle Faltenbildungen.– plicare *(l):* falten; plékein *(gr):* flechten, schlingen oder ptýssein *(gr):* falten.

**Pollex, -icis** m *(l)* = Daumen.– pollere *(l):* vermögen, ausrichten.

**Pons, pontis** m *(l)* = Brücke, Steg.– Paíos *(gr):* Pfad.

**pontinus, -a, -um** = zur Brücke gehörig.– Adj. zu Pons.

**Poples, -itis** m *(l)* = Kniekehle, Kniebeuge.

**popliteus, -a, -um** *(l):* Adj. zu Poples.

**Porta, -ae** f *(l)* = Pforte, Tür, Eingang.– Póros *(gr):* Durchgang; peírein *(gr):* durchdringen.

**Portio, -ionis** f *(l)* = Teil, Abschnitt, Anteil, Portion.– Pars *(l)* u. Époron *(gr):* zugemessener Anteil.

**Porus, -i** m *(l)* = Gang, Kanal, Röhre; anat.: Öffnung eines Gangs.– Póros *(gr):* Öffnung, Weg, Durchgang; peírein *(gr):* durchdringen.

**postcentralis, -e** *(l)* = anat.: hinter der Zentralfurche des Gehirns liegend.

**posterior, -ius** *(l)* = hinterer, späterer, folgender.– Komp. zu post *(l):* hinten, hernach.

**posterolateralis, -e** *(l)* = weiter hinten seitlich.

**praecentralis [precentralis], -e** *(l)* = vor der Zentralfurche des Gehirns gelegen.

**Praeputium [Preputium], -i** n *(l)* = Vorhaut.– Pósthion *(gr)* als Dim. zu Pósthä *(gr):* männliches Glied oder prae- *(l):* vorne u. putare *(l):* beschneiden, ins Reine bringen.

**Princeps, -ipis** m *(l)* = Erster, Wichtigster.– aus primi-ceps: die erste Stelle einnehmend; primus *(l):* Erster; capere (l): nehmen.

**principalis, -e** *(l)* = ursprünglich, Erster.– Adj. zu Princeps.

**procerus, -a, -um** *(l)* = hoch, schlank, gestreckt, lang.– crescere *(l):* wachsen, entstehen.

**Processus, -us** m *(l)* = Fortschritt, Fortgang; anat.: Fortsatz.– procedere *(l):* vorgehen, hervortreten, vorrücken; cedere *(l):* weichen, gehen.

**profundus, -a, -um** *(l)* = tief, bodenlos.– siehe pro- *(l)* u. Fundus, -i m *(l):* in der Nähe des Bodens, in der Tiefe.

**Prominentia, -ae** f *(l)* = Vorsprung, Erhebung, Prominenz.– prominere *(l):* hervorspringen, hervorragen; minere *(l):* ragen, drohen.

**Promontorium, -i** n *(l)* = Vorgebirge, Vorwölbung.

**Pronator, -oris** m *(l)* = Neiger; anat.: Muskeln, die bei Drehung des Unterarms die Handfläche nach unten bzw. dorsal richten.– pronare *(l):* vornüberneigen.

**Pronephros, -i** m *(l)* = Vorniere, die zuerst gebildete Niere.– Néphros *(gr):* Niere.

**pronus, -a, -um** u. **pronatus, -a, -um** = abschüssig, vornüber geneigt.– Adj. zu Pronator.

**proprius, -a, -um** *(l)* = beständig, dauernd, eigen, wesentlich.

**Prosencephalon, -i** n *(l)* = Vorderhirn.– Enképhalos *(gr):* Gehirn.

**Prostata, -ae** f *(l)* = Vorsteherdrüse.– Prostátäs *(gr):* Vordermann, Beschützer, Vorsteher.

**prostaticus, -a, -um** *(l):* Adj. zu Prostata.

**Protuberantia, -ae** f *(l)* = Arten von Hervorragungen u. Erhabenheiten, Protuberanz.– protuberare *(l):* hervorragen.

**proximalis, -e** *(l)* = anat.: näher zum Rumpf gelegen, rumpfwärts, proximal.– proximus, -a, -um *(l):* nächster; Sup. zu prope *(l):* nahe, bei.

**Psoas, psoae** m *(l)* = Lende.– Psóa *(gr):* Lende, Lendengegend, Lendenfleisch.

**pterygoideus, -a, -um** *(l)* = flügelförmig.– Pteryx *(gr):* Flügel: -eidés *(gr):* ähnlich in Gestalt, Form.

**pudendus, -a, -um** *(l)* = zur Scham gehörend, schimpflich, schändlich.– pudére *(l):* sich schämen.

**Pulmo, -onis** m *(l)* = Lunge.– Pleumon, Pneumon *(gr):* die Lunge.

**pulmonalis, -e** *(l):* Adj. zu Pulmo.

**Pulpa, -ae** f *(l)* = Weichheit; anat.: weiche Substanz, Mark, Parenchym.

**Pulvinar, -aris** n *(l)* = Kissen, Polster.

**Pupilla, -ae** f *(l)* = Pupille, Augenstern, Sehloch.– Dim. zu Pupa, -ae f *(l):* Mädchen, Puppe; eigentl.: das verkleinerte Spiegelbild, das man im Auge eines anderen sieht.

**Putamen, -inis** n *(l)* = Schale; anat.: äußerer Teil des Nucleus lentiformis = Linsenkern.– putare *(l):* beschneiden, ins Reine bringen, ordnen.

**Pýelos** *(gr)* = Trog, Mulde, Wanne; anat.: Nierenbecken.

**pyloricus, -a, -um** *(l):* Adj. zu Pylorus.

**Pylorus, -i** m *(l)* = Pförtner, Magenausgang; anat.: Übergang zwischen Magen u. Dünndarm.– Pylōrós *(gr):* Pförtner, Torhüter.

**pyramidalis, -e** *(l):* Adj. zu Pyramis.

**Pyramis, -idis** f *(l)* = Pyramide; anat.: pyramidenähnl. Gebilde.– Pyramís *(gr):* Pyramide.

**quadrangularis, -e** *(l)* = vierwinklig, viereckig.– quattuor *(l):* vier; Angulus, -i m *(l):* Winkel.

**quadratus, -a, -um** *(l)* = viereckig.– quadrare *(l):* rechteckig machen.

**quadriceps, -cipitis** *(l)* = vierköpfig.

**radialis, -e** *(l)* = zur Speiche (Unterarmknochen) gehörig.– Adj. zu Radius.

**Radiatio, -onis** f *(l)* = Ausstrahlung.– Radius, -ii m *(l):* Strahl, Lichtstrahlung.

**radicularis, -e** *(l)* = zur Wurzel gehörend.– Adj. zu Radicula, -ae f *(l):* kleine Wurzel.

**Radius, -ii** m *(l)* = Radspeiche, Halbmesser des Kreises, Sonnenstrahl; anat.: Unterarmknochen: Speiche.

**Radix, -icis** f *(l)* = Wurzel.– Radix *(gr):* Zweig, Rute, Wurzel.

**Ramus, -i** m *(l)* = Ast, Zweig.

**Raphe, -es** f *(l)* = Naht, Hautnaht.– Raphä́ *(gr):* Naht, Kleidernaht; ráptō *(gr):* zusammennähen.

**Recessus, -us** m *(l)* = Zurückgehen, Einbiegung, Vertiefung, Winkel, Nische.– recedere *(l):* zurückweichen; re-: zurück; cedere: weichen, gehen.

**Rectum, -i** n *(l)* = Enddarm, Mastdarm.– rectus *(l):* gerade.

**rectus, -a, -um** *(l)* = gerade.– regere *(l):* richten, lenken.

**recurrens,-entis** *(l)* = zurücklaufend, kreisend.– P.p.a. von recurrere *(l)*: zurücklaufen, zurückkommen, kreisen.

**Regio, -onis** f *(l)* = Gegend, Lage, Richtung.– regere *(l)*: lenken, richten, regieren; orégō *(gr)*: recken, sich recken.

**Ren, renis** m *(l)* = Niere.

**renalis,-e** *(l)*: Adj. zu Ren.

**respiratorius, -a, -um** *(l)* = der Atmung dienend.– respirare *(l)*: atmen.

**Rete, retis** n *(l)* = Netz, Fischnetz.– ére *(idg)* u. rarus,-a,-um *(l)*: dünn, locker, undicht.

**Retina** (ergänze tunica) *(l)* = die Netzhaut des Auges.– evtl.: retinere *(l)*: zurückhalten; oder: Rete, retis n *(l)*: Netz; retinus *(l)*: netzartig.

**Retinaculum, -i** n *(l)* = Halter, Klammer, Seil, das zum Halten dienende Band; anat.: 1. Werkzeug zum Aufheben und Festhalten von Weichteilen; 2. fibröse Gebilde, welche andere festhalten, damit sie nicht aus der Lage abweichen.– retinere *(l)*: zurückhalten, festhalten.

**retroperitonealis,-e** *(l)* = hinter dem Bauchfell gelegen.

**Rhinencephalon, -i** n *(l)* = Riechhirn.– Rhís *(gr)*: Nase; Enképhalos *(gr)*: das, was im Kopf ist (Gehirn).

**Rhombencephalon,-i** n *(l)* = Rautenhirn; nach der Rautengrube benannt.– Rhómbos *(gr)*: Raute; Enképhalos *(gr)*: das, was im Kopf ist (Gehirn).

**rhomboideus, -a, -um** *(l)* = rautenähnlich.– Rhómbos *(gr)*: kreisförmiger Körper, Kreisel, später: Raute;-eidés *(gr)*: ähnlich.

**Rima, -ae** f *(l)* = Spalte, Riss, Strich, Ritze.– Rícoma *(idg)*: Riss; ereíkein *(gr)*: aufreißen.

**risorius, -a, -um** *(l)* = zum Lachen dienend.– ridere *(l)*: lachen, grinsen; Risor,-oris m *(l)*: Lacher, Spötter.

**rostralis,-e** *(l)* = zum vorderen Körperende hin gelegen.

**Rostrum, -i** n *(l)* = Schnabel, Rüssel.– rodere *(l)*: nagen, verzehren.

**Rotator,-oris** m *(l)* = der (Herum-)Dreher; vgl. Rotation.– rotare *(l)*: herumdrehen, rotieren; Rota,-ae f *(l)*: Rad, Wagenrad.

**rotundus,-a,-um** *(l)* = rund, kugelrund.– Rota, -ae f *(l)*: Rad; siehe Rotator.

**ruber,-bra,-brum** *(l)* = rot.– erythrós *(gr)*: rot; rubére *(l)*: rot sein.

**Ruga, -ae** f *(l)* = Runzel, Hautfalte, Falte.– rúksas *(altind)*: rau; rysós *(gr)*: runzelig.

**Saccus,-i** m *(l)* = Sack, Tasche.– Sák(k)os *(gr)*: Sack.

**sacer, sacra, sacrum** *(l)* = heilig.– Sacrum,-i n *(l)*: Heiligtum.– Os sacrum: Kreuzbein.

**sacralis, e** *(l)* = zum Kreuzbein gehörig.– Adj. zu Sacrum.

**sagittalis,-e** *(l)* = in Pfeilrichtung, sagittal, von ventral nach dorsal.– Adj. zu Sagitta,-ae f *(l)*: Pfeil.

**salivatorius, -a, -um** *(l)* = zum Speichel gehörig.– Saliva,-ae f *(l)*: Speichel, Schleim.

**Salpinx,-ingis** f *(l)* = Trompete; anat.: 1. Eileiter (Tuba uterina [Salpinx]); 2. Ohrtrompete (Tuba auditiva).– Salpinx *(gr)*: Trompete.

**saphenus, -a, -um** *(l)* = verborgen.– al safin *(arab)*: verborgen, der Verbergende; nicht von saphḗs *(gr)*: deutlich, sichtbar.

**sartorius, -a, -um** *(l)* = zum Schneidern dienlich.– Sartor,-oris m *(l)*: Schneider; sarcire *(l)*: ausbessern.

**Scala, -ae** f *(l)* = Treppe, Stufe.– Scalae, -arum *(Pl)*: Treppe, Leiter, Stiege; scand-sla *(idg)*: steigen.

**scalenus, -a, -um** *(l)* = schief, ungleichseitig, dreieckig.– skalänós *(gr)*: ungerade, schief.

**Scapha,-ae** f *(l)* = Nachen; anat.: die zwischen Helix und Anthelix liegende Furche der Ohrmuschel.– Skáphä *(gr)*: ausgehöhlter Körper, Kahn, Boot.

**scaphoideus, -a, -um** *(l)* = kahnförmig.– Skáphä *(gr)*: ausgehöhltes, muldenartiges Gefäß, Wanne, Boot; skáptō *(gr)*: graben.

**Scapula, -ae** f *(l)* = Schulterblatt, Schulter, Rücken.– Kápetos *(gr)*: Grube, Graben.

**Sclera** (ergänze tunica oculi) *(l)* = harte oder feste Augenhaut.– sklärós *(gr)*: hart, derb.

**scriptorius, -a, -um** *(l)* = zum Schreiben dienend.– scribere *(l)*: schreiben, zeichnen.

**scrotalis,-e** *(l)*: Adj. zu Scrotum.

**Scrotum,-i** n *(l)* = Sack, Hodensack.– skrýdda *(altnord)*: geschrumpfte Haut.

**secundarius,-a,-um** *(l)* = der (die, das) Zweite.– secundus, -a, -um *(l)*: der (die, das) Zweite, Folgende; sequi *(l)*: folgen, nachfolgen, nachsetzen.

**segmentalis,-e** *(l)*: Adj. zu Segmentum.

**Segmentum, -i** n *(l)* = Abschnitt, Teilbereich, Segment.– secare *(l)*: schneiden, teilen.

**Sella,-ae** f *(l)* = Sattel, Stuhl, Sessel.– sedere *(l)*: sitzen, setzen; Hélla *(gr)*: Sitz.

**Semicanalis,-is** m *(l)* = Halbkanal, Rinne.

**semicircularis,-e** *(l)* = halbkreisförmig.

**semilunaris, -e** *(l)* = halbmondförmig.– semi- *(l)*: halb; Luna,-ae f *(l)*: Mond.

**semimembranosus,-a,-um** *(l)* = halbhäutig.

**seminalis, -e** *(l)* = zum Samen gehörig.– Adj. zu Semen,-inis n *(l)*: Same, Stamm; se, saen *(idg)* u. serere *(l)*: säen, pflanzen.

**semiovalis,-e** *(l)* = halbeiförmig.

**semispinalis,-e** *(l)* = zur Hälfte zum Dorn(fortsatz der Wirbel) gehörend; Bezeichnung für Muskeln, die von den Querfortsätzen der Wirbel zu Dornfortsätzen anderer Wirbel ziehen.

**semitendinosus,-a,-um** *(l)* = halbsehnig.

**septalis,-e** *(l)*: Adj. zu Septum.

**Septum, -i** n *(l)* = Scheidewand, eigentl. Umzäunung, Einfriedung.– saepire *(l)*: umzäunen, umhegen, einfrieden.

**serratus, -a, -um** *(l)* = gezähnt, gesägt.– P.p.p. von serrare *(l)*: sägen; Serra,-ae f *(l)*: Säge.

**sesamoideus, -a, -um** *(l)* = sesamkornähnlich.– Sásamon *(gr)*: Schotenfrucht der aus Ägypten und Arabien stammenden Sesampflanze.

**sigmoideus, -a, -um** *(l)* = sigmaähnlich.– Sígma *(gr)*: halbmondförmiges Gebilde.

**simplex, -icis** *(l)* = einfach, unvermischt, einzeln.– sém *(idg)*: eins.

**sinister,-tra,-trum** *(l)* = links, ungünstig.

**sinuatrialis, -e** *(l)* = zum Sinus venarum cavarum u. zum Vorhof des Herzens gehörend.

**Sinus, -us** m *(l)* = Busen, Vertiefung, Bucht, Biegung, Krümmung.– sinuáre *(l)*: krümmen, bogenförmig machen.

**soleus,-a,-um** *(l)* = seezungenähnlich, schollenähnlich.– Solea,-ae f *(l)*: Seezunge, Scholle; urspr.: Sandale, Sohle.

**solitarius, -a, -um** *(l)* = alleinstehend, abgesondert, einsam.– solus,-a,-um *(l)*: allein.

**Spatium,-ii** n *(l)* = Zwischenraum, Raum, Bahn, Rennbahn.– Spádion, Stadion *(gr)*: Rennbahn.

**spermaticus, -a, -um** *(l)* = zum Samen gehörig.– Adj. zu Spérma *(gr)*: Same, Keim; speírein *(gr)*: aussäen, ausstreuen.

**sphenoidalis, -e** *(l)* = keilförmig.– Sphḗn *(gr)*: Keil.

**Sphincter, -eris** m *(l)* = Schnürer, Schnürmuskel.– sphingein *(gr)*: zusammenschnüren, würgen, zusammenziehen; Sphinx: zusammenschnürende Todesdämonin.

**Spina,-ae** f *(l)* = Dorn, Rückgrat, Wirbelsäule.

**spinalis, -e** u. **spinosus, -a, -um** *(l)*: Adj. zu Spina.

**spinocostalis,-e** *(l)* = vom Rückgrat zur Rippe verlaufend.

**spiralis,-e** *(l)* = gewunden.– Adj. zu Spira,-ae f *(l)*: Windung, Spirale; Speîra *(gr)*: Windung.

**splanchnicus,-a,-um** *(l)* = zu den Eingeweiden gehörend.– Splánchnon *(gr)*: Eingeweide.

**Splanchnologia,-ae** f *(l)* = Eingeweidelehre.– Splánchnon *(gr)*: Eingeweide; Lógos *(gr)*: Wort, Sprache, Lehre.

**Splen,-enis** m *(l)* = Milz.– Splḗn *(gr)*: Milz.

**Splenium, -ii** n *(l)* = Wulst, Bausch, Schönheitspflästerchen.– Splenion *(gr)*: Wundverband, Pflasterstreifen, Kompresse.

**splenius, -ia, -ium** *(l)* = pflasterförmig, bauschig.

**spongiosus,-a,-um** *(l)* = schwammig, porös.– Spongiá *(gr)*: Schwamm.

**Squama,-ae** f *(l)* = Schuppe (des Fisches, der Schlange).– squaleo *(l)*: schuppig, rau sein.

**squamosus,-a,-um** *(l)*: Adj. zu Squama.

**stapedius,-a,-um** *(l)*: Adj. zu Stapes.

**Stapes,-edis** m *(l)* = Steigbügel, das kleinste der drei Gehörknöchelchen.

**stellatus,-a,-um** *(l)* = sternförmig.– Stella,-ae f *(l)*: Stern, Gestirn; Astḗr *(gr)*: Stern.

**sternalis,-e** *(l)*: Adj. zu Sternum.

**sternoclavicularis, -e** *(l)* = vom Brust- zum Schlüsselbein verlaufend.

**sternocleidomastoideus,-a,-um** *(l)* = Brustbein und Schlüsselbein mit dem Warzenfortsatz verbindend.– Sternum,-i n *(l)*: Brustbein; Kleís *(gr)*: Riegel, Schlüssel, Schlüsselbein; mastoideus *(l)*: brustwarzenähnlich.

**sternocostalis,-e** *(l)* = vom Brustbein zur Rippe verlaufend.

**sternohyoideus,-a,-um** *(l)* = vom Brust- zum Zungenbein verlaufend.

**sternothyroideus,-a,-um** *(l)* = vom Brustbein zur Schilddrüse ziehend.

**Sternum,-i** n *(l)* = Brustbein.– sternere *(l)*: ausbreiten, glätten; Stérnon *(gr)*: Brust, Brustbein.

**Stratum,-i** n *(l)* = Zone, Decke, Ausgebreitetes, Schicht.– sternere *(l)* u. stó nymi *(gr)*: ausbreiten, bedecken.

**Stria,-ae** f *(l)* = Streifen, Furche.

**striatus,-a,-um** *(l)* = gestreift.– Adj. zu Stria.

**styloglossus,-a,-um** *(l)* = vom Griffelfortsatz zur Zunge verlaufend.

**stylohyoideus,-a,-um** *(l)* = vom Griffelfortsatz zum Zungenbein verlaufend.

**styloideus,-a,-um** *(l)* = griffelförmig.– Stŷlos *(gr)*: Griffel, Stiel.

**stylomastoideus, -a, -um** *(l)* = vom Griffel- zum Warzenfortsatz verlaufend.

**stylopharyngeus,-a,-um** *(l)* = vom Griffelfortsatz zum Rachen verlaufend.

**subcutaneus,-a,-um** *(l)* = unter der Haut gelegen.

**submucosus,-a,-um** *(l)* = unter der Schleimhaut gelegen.

**Substantia,-ae** f *(l)* = Wesen, Beschaffenheit; anat.: Substanz, stoffliche Grundlage.– substare *(l)*: darunter sein, existieren, standhalten.

**Sulcus,-i** m *(l)* = Furche, Einschnitt.– Holkós *(gr)*: Zug, Zügel, gezogene Furche; hélkō *(gr)*: ziehen.

**Supercilium,-ii** n *(l)* = Augenbraue, das über dem Augenlid Befindliche.

**superficialis,-e** *(l)* = an der Oberfläche liegend, oberflächlich.– Facies,-ei f *(l)*: äußere Gestalt.

**superior,-ius** *(l)* = oberer, höher, weiter oben gelegen.– Komp. zu super.

**Supinator, -oris** m *(l)* = Aufwärtsdreher.– supinare *(l)*: rücklings beugen, nach oben drehen; durch Drehung des Unterarms wird die Handfläche nach oben bzw. vorne gerichtet; hýptios *(gr)*: zurückgelehnt, rücklings.

**supremus,-a,-um** *(l)* = der Oberste, Äußerste, Höchste.– Sup. zu super.

**suralis,-e** *(l)* = zum Wadenbein gehörig.– Adj. zu Sura,-ae f *(l)*: Wade, Unterschenkel.

**suspensorius,-a,-um** *(l)* = zum Aufhängen dienend.– suspéndere *(l)* aufhängen, emporheben.

**Sustentaculum, -i** n *(l)* = Stütze, Hilfe, Unterstützung.– sustenare *(l)*: unterstützen, aufrechthalten, stützen, helfen.

**Sutura, -ae** f *(l)* = Naht, chirurg. Naht, Nahtverbindung zweier Schädelknochen, Wundnaht.

**sympathicus, -a, -um** *(l)* = sympathisch; anat.: sympathischer Teil des autonomen oder vegetativen Nervensystems.– Páthōs *(gr)*: Leiden, Empfindung.

**Symphysis, -eos** u. **-is** f *(l)* = Knochenverbindung durch Faserknorpel, vgl. Junctura cartilaginea.– symphýein *(gr)*: zusammenwachsen, vereinigen.

**Synarthrosis, -eos** u. **-is** f *(l)* = Knochenfuge.– Árthron *(gr)*: Gelenk.

**Synchondrosis, -eos** u. **-is** *(l)* = knorpelige Knochenverbindung.– Chóndros *(gr)*: der Knorpel.

**Syndesmosis, -eos** u. **-is** *(l)* = bindegewebige Knochenverbindung.– Desmós *(gr)*: Band, Verbindung.

**Synostosis, -eos** u. **-is** *(l)* = knöcherne Verbindung zweier Knochen.– Ostéon *(gr)*: Knochen.

**Synovia, -ae** f *(l)* = Gelenkschmiere.

**Taenia, -ae** f *(l)* = Streifen, schmales Band, Binde.– Tainía *(gr)*: Band, Binde; teínein *(gr)*: drehen, spannen, strecken.

**talaris, -e** *(l)*: Adj. zu Talus.

**talocalcaneonavicularis, -e** *(l)* = vom Sprung- u. Fersenbein zum Kahnbein verlaufend.

**talocruralis, -e** *(l)* = vom Sprungbein zum Unterschenkel ziehend.

**talonavicularis, -e** *(l)* = vom Sprung- zum Kahnbein verlaufend.

**Talus, -i** m *(l)* = Sprungbein; urspr.: der Würfel.

**Tapetum, -i** n *(l)* = Teppich, Vorhang.– Tapes, -itis m *(l)* u. Tápäs *(altiran)*: Teppich.

**tarseus, -a, -um** *(l)*: Adj. zu Tarsus.

**tarsometatarsalis, -e** *(l)* = von der Fußwurzel zum Mittelfuß verlaufend.

**Tarsus, -i** m *(l)* = 1. Fußwurzel; 2. Lidplatte.– Tarsós *(gr)*: flach ausgebreiteter Gegenstand.

**tectorius, -a, -um** *(l)* = dem Bedecken dienend; zum Decken.– Adj. zu Tectum.

**Tectum, -i** n *(l)* = Dach.– tegere *(l)* u. stégein *(gr)*: decken; Tégos *(gr)*: Dach; Stégä *(gr)*: Haus, Dach; Decchin *(ahd)*: Decke.

**Tegmen, -inis** n u. **Tegmentum, -i** n *(l)* = Decke, Haube, Dach.– tegere *(l)*: bedecken u. stégein *(gr)*: decken, bedecken, verbergen.

**tegmentalis, -e** *(l)*: Adj. zu Tegmentum.

**Tela, -ae** f *(l)* = Gewebe, Gewebeschicht.– téxere *(l)*: weben, flechten; Téxla *(idg)*: Gewebe.

**Telencephalon, -i** n *(l)* = Endhirn.– Télos *(gr)*: Ende; Enképhalos *(gr)*: das, was im Kopf ist (Gehirn).

**temporalis, -e** *(l)*: Adj. zu Tempus.

**Tempus, -oris** n *(l)* = Schläfe; Zeit.

**tendineus, -a, -um** *(l)*: Adj. zu Tendo.

**Tendo, -inis** m *(l)* = Sehne.– téndere *(l)* u. teínein *(gr)*: ziehen, spannen, strecken.

**Tensor, -oris** m *(l)* = Spanner, Strecker.– téndere *(l)* u. teínein *(gr)*: strecken, ziehen, spannen.

**Tentorium, -i** n *(l)* = Zelt.– téndere *(l)*: spannen, straff anziehen, zelten, lagern.

**tenuis, -e** *(l)* = dünn, fein.– téndere *(l)*: spannen, auseinanderziehen; tánus *(altind)* u. dúnni *(ahd)*: dünn, ausgedehnt.

**teres, -etis** *(l)* = rund, gedreht, länglich rund.– terere *(l)*: reiben, zerreiben; teírō u. tríbō *(gr)*: reiben, zerreiben.

**terminalis, -e** *(l)* = zur Grenze gehörig, die Grenze bzw. das Ende bezeichnend; vgl. Termin.– terminare *(l)*: begrenzen, abgrenzen, bestimmen.

**testicularis, -e** *(l)*: Adj. zu Testis.

**Testis, -is** m *(l)* = anat.: Hoden.

**thalamicus, -a, -um** *(l)*: Adj. zu Thalamus.

**Thalamus, -i** m *(l)* = anat.: sog. Sehhügel.– Thálamos *(gr)*: Gemach, Höhle, Schlafgemach.

**Theca, -ae** f *(l)* = Kapsel, Hülle, Kuppel.– Thḗkä *(gr)* = Behälter.

**Thenar, -aris** n *(l)* = Daumenballen.– Thénar *(gr)*: Handfläche, flache Hand, auch Vertiefung; theínō *(gr)*: schlagen.

**thoracicus, -a, -um** *(l)*: Adj. zu Thorax.

**thoracoacromialis, -e** *(l)* = vom Brustkorb zur Schulterhöhe verlaufend.

**thoracolumbalis, -e** *(l)* = vom Brustkorb zur Lende ziehend.

**Thorax, -acis** m *(l)* = Brustkorb.– Thṓrax *(gr)*: Brustkorb, Brustharnisch, Rüstung, die Brust und Bauch bedeckt.

**thymicus, -a, -um** *(l)*: Adj. zu Thymus.

**Thymus, -i** m *(l)* = Thymusdrüse, Bries.– Thymós *(gr)*: Leben, Lebenskraft, Gemüt, Mut, Herz, Geist, Verstand.

**thyroarytenoideus, -a, -um** *(l)* = von der Schilddrüse zu den Gießbeckenknorpeln verlaufend.

**thyroepiglotticus, -a, -um** *(l)* = von der Schilddrüse zum Kehldeckel verlaufend.

**thyrohyoideus, -a, -um** *(l)* = von der Schilddrüse zum Zungenbein verlaufend.

**thyroideus, -a, -um** *(l)* = schildförmig.– thyreoídes *(gr)*: schildähnlich; Thyreós *(gr)*: der lange, viereckige türähnliche Schild.

**thyropharyngeus, -a, -um** *(l)* = von der Schilddrüse zum Pharynx verlaufend.

**Tibia, -ae** f *(l)* = Pfeife, Flöte; anat.: Schienbein.

**tibialis, -e** *(l)*: Adj. zu Tibia.

**Tonsilla, -ae** f *(l)* = Mandel im Halse.– Dim. zu Toles, -ium f *(l)*: Kropf am Halse; tónsles *(idg)*: dehnen, ausdehnen.

**Torus, -i** m *(l)* = Wulst, Polster; ein Teilstrick, aus deren mehreren das Tau zusammengedreht wird.

**Trabecula, -ae** f *(l)* = Bälkchen.– Dim. zu Trabs, -is f *(l)*: der Balken.

**Trachea, -ae** f *(l)* = Luftröhre.– trachýs *(gr)*: rau.

**tracheobronchialis, -e** *(l)* = zur Luftröhre u. ihren (Haupt-)Ästen gehörig.

**Tractus, -us** m *(l)* = Verlauf, Strang, Bahn; vgl. Traktor.– trahere *(l)*: ziehen, schleifen, schleppen.

**Tragus, -i** m *(l)* = anat. die vor der Öffnung des äußeren Gehörgangs liegende Erhebung.– Trágos *(gr)*: Bock, Ziegenbock, vgl. Tragi: Ohrhaare.

**transversus, -a, -um** *(l)* = querverlaufend, querliegend.– transvertere *(l)*: wenden, sich wenden, hinwenden, von einem zum anderen wenden, hinüberwenden.

**trapezius, -a, -um** *(l)* = trapezförmig, tischförmig.– Trápeza *(gr)*: Tisch, Speise, Tafel.

**triangularis, -e** *(l)* = dreieckig.– tres, tri- *(l)*: drei; angularis, -e *(l)*: winkelig, eckig.

**Triceps, -itis** m *(l)* = dreiköpfig.– tres, tri- *(l)*: drei; Caput, -itis n *(l)*: Kopf.

**tricuspidalis, -e** *(l)* = mit drei Spitzen oder Zipfeln versehen.– tres, tri- *(l)*: drei; Cuspis, -idis f *(l)*: Spitze, Zipfel; anat.: Klappensegel einer Segelklappe.

**trigeminus, -a, -um** *(l)* = dreifach; anat.: aus drei Teilen bestehend.– tres, tri- *(l)*: drei; geminus *(l)*: doppelt, Zwilling.

**Trigonum, -i** n *(l)* = Dreieck.– tres, tri- *(l)*: drei; Gōnía *(gr)*: Winkel, Ecke.

**Tripus, -odis** m *(l)* = Dreifuß.– tres, tri- *(l)*: drei; Poús *(gr)*: Fuß.

**triquetrus, -a, -um** *(l)* = dreieckig.– tres, tri- *(l)*: drei; quartus bzw. quadrus *(l)*: eckig, eigentl.: viereckig.

**triticeus, -a, -um** *(l)* = weizenkornähnlich.– Adj. zu Triticum, -i n *(l)*: Weizen.

**Trochanter, -eris** m *(l)* = Rollhügel.– Trochus, -i m *(l)*: Rad; Tróchos *(gr)*: Lauf, Umlauf; trochazo *(gr)*: laufen, rennen, sich im Kreise drehen.

**Trochlea, -ae f** *(l)* = Rolle, Winde.– Trochilía *(gr)*: Rolle, Walze, Winde.

**Truncus, -i** m *(l)* = Stamm, Stock, Rumpf eines Menschen.– truncáre *(l)*: verstümmeln, der Glieder berauben.

**Tuba, -ae** f *(l)* = Trompete, Tuba.

**tubarius, -a, -um** *(l)*: Adj. zu Tuba.

**Tuber, -eris** n *(l)* = Höcker, Knorren, Beule.– tumére *(l)*: anschwellen.

**Tuberculum, -i** n *(l)*: Dim. zu Tuber.

**Tuberositas, -atis** f *(l)* = Vorsprung, Rauigkeit am Knochen.

**Tunica, -ae** f *(l)* = Hemd, Unterkleid, Tunica, Haut, Hülle; anat.: Gewebeschicht.

**turcicus, -a, -um** *(neulat)* = türkisch.– Sella turcica: Türkensattel.

**tympanicus, -a, -um** *(l)* = zum Trommelfell (Membrana tympanica) oder zur Paukenhöhle (Cavitas tympani) gehörend.– Adj. zu Tympanum.

**Tympanum, -i** n *(l)* = Trommel, Handpauke.– Týmpanon *(gr)*: Handpauke, Tamburin.

**Ulna, -ae** f *(l)* = Elle, einer der Unterarmknochen.– Ōlénä *(gr)*: ganzer Arm, Elle als Maß, Unterarm.

**umbilicalis, -e** *(l)*: Adj. zu Umbilicus.

**Umbilicus, -i** m *(l)* = Nabel, Mittelpunkt.– Omphalós *(gr)*: Nabel, nabelähnliche Erhöhung, Mittelpunkt.

**Umbo, -onis** m *(l)* = Buckel, Nabel.– Umbalus *(idg)* u. Omphalós *(gr)*: Nabel, Mittelpunkt.

**uncinatus, -a, -um** *(l)*: Adj. zu Uncus.

**Uncus, -i** m *(l)* = Haken, Klammer.– Ónkos *(gr)*: Haken, Widerhaken.

**unguicularis, -e** *(l)*: Adj. zu Unguis (auch unguliformis = hufeisenförmig).

**Unguis, -is** m *(l)* = Nagel, Kralle.– Onyx *(gr)*: Kralle, Klaue, Fingernagel.

**Urachus, -i** m *(l)* = Harngang, Verbindung zwischen Blase und Allantois.– Oûron *(gr)*: Harn; chéein *(gr)*: gießen oder échein *(gr)*: enthalten.

**Ureter, -eris** m *(l)* = Harnleiter.– ouréein *(gr)*: Harn lassen.

**Urethra, -ae** f *(l)* = Harnröhre.– Ouréthra *(gr)*: Harnröhre.

**urethralis, -e** *(l)*: Adj. zu Urethra.

**urinarius, -a, -um** *(l)* = zum Harn gehörend.– Adj. zu Urina, -ae f *(l)*: Harn.

**urogenitalis, -e** *(l)* = die Harn- und Geschlechtsorgane betreffend.– Oûron *(gr)*: Harn, Urin; genitalis *(l)*: die Geschlechtsorgane betreffend; genere u. gignere *(l)*: zeugen, erzeugen.

**uterinus, -a, -um** *(l)* = zur Gebärmutter gehörend.– Adj. zu Uterus.

**Uterus, -i** m *(l)* = Gebärmutter, Unterleib.– Udáram *(altind)*: Bauch.

**Utriculus, -i** m *(l)* = kleiner Schlauch; anat. z. B. Teil des häutigen Labyrinths.– Dim. zu Uter, utris m *(l)* = Schlauch; Hydría *(gr)*: Wasserkrug.

**Uvula, -ae** f *(l)* = Zäpfchen.– Dim. zu Uva, -ae f *(l)*: Traube; Ů́ga *(lit)*: Beere.

**Vagina, -ae** f *(l)* = Scheide des Schwertes, Hülle; anat.: weibl. Scheide.

**vagus, -a, -um** *(l)* = umherschweifend, ungenau, vage.

**vallatus, -a, -um** *(l)* = von einem Wall umgeben.– Adj. zu Vallum, -i n *(l)*: Wall; vallare *(l)*: umwallen, verschanzen.

**Vallecula, -ae** f *(l)* = kleines Tal; anat.: 1. Einsenkung zwischen Zunge u. Kehldeckel, 2. Einsenkungen am Gehirn.– Dim. zu Vallis, -is f *(l)*: das Tal.

**Valvula, -ae** f *(l)* = kleine Klappe.– Dim. zu Valva, -ae f *(l)*: Klappe, im Plural Türflügel, Doppeltür.

**Vas, vasis** n *(l)* = Gefäß, Gerät.

**vascularis, -e** *(l)* = zum Gefäß gehörend.– Adj. zu Vasculum, -i n *(l):* kleines Gefäß;– Dim. zu Vas.

**vastus, -a, -um** *(l)* = groß, weit, gewaltig, plump.– vastare *(l):* verwüsten.

**Velum, -i** n *(l)* = Segel, Tuch, Hülle.– velare *(l):* verbergen, verhüllen.

**Vena, -ae** f *(l)* = Blutader, Vene; Blutgefäß, das Blut zum Herzen hinführt.

**Venter, -tris** m *(l)* = Bauch, Magen, Leib, Wanst.

**ventralis, -e** *(l)* = 1. zum Bauch gehörend; 2. bauchwärts liegend, ventral (Gegensatz zu dorsalis).– Adj. zu Venter.

**Ventriculus, -i** m *(l)* = kleiner Magen; anat.: 1. Magen, 2. Herzkammer, 3. Hirnkammer, 4. als Ventriculus laryngis: seitliche Aussackung des Kehlkopfraumes.– Dim. zu Venter.

**vermiformis, -e** *(l)* = wurmförmig.– Vermis, -is f *(l):* Wurm; Forma, -ae f *(l):* Gestalt, Form.

**Vermis, -is** f *(l)* = Wurm; anat.: mittlerer Abschnitt des Kleinhirns.

**Vertebra, -ae** f *(l)* = Wirbel; urspr.: Gelenk.– vertere *(l):* drehen, wirbeln, sich im Kreise drehen.

**verticalis, -e** *(l)* = vertikal, senkrecht, scheitelrecht.– Vertex, -icis f *(l):* Scheitel, Wirbel, Haarwirbel des Hauptes; vertere *(l):* drehen, kreisen.

**Vesica, -ae** *(l)* = Blase.– vesicare *(l):* Blasen werfen.

**vesicalis, -e** *(l):* Adj. zu Vesica.

**Vesicula, -ae** f *(l)* = Bläschen.– Dim. zu Vesica.

**vestibularis, -e** *(l)* = zum Vorhof des knöchernen Labyrinths gehörend.– Adj. zu Vestibulum.

**vestibulocochlearis, -e** *(l)* = zum Gleichgewichts- und Hörorgan gehörend.

**Vestibulum, -i** n *(l)* = Vorhof, Vorplatz, Vorraum, Eingang.

**Vibrissae, -arum** *(Pl)* f *(l)* = Schnurrhaare; anat.: Haare im Vestibulum nasi.– vibrare *(l):* zittern, schnurren.

**villosus, -a, -um** *(l)* = zottenreich, zottig.– Adj. zu Villus.

**Villus, -i** m *(l)* = Zotte, zottiges Haar.– Vellus, -eris n *(l):* Wolle, Vlies; vellere (l): zupfen, rupfen.

**Vinculum, -i** n *(l)* = Band, Fessel.– vincire *(l):* binden, fesseln.

**visceralis, -e** *(l)* = zu den Eingeweiden gehörend.– Adj. zu Viscera: Eingeweide.

**Viscus, -eris** (meist im Plural: Viscera) n *(l)* = Eingeweide, die edlen Eingeweide, das Innerste.

**vitreus, -a, -um** *(l)* = gläsern, glasartig.– Adj. zu Vitrum, -i n *(l):* Glas.

**vocalis, -e** *(l)* = tönend, zur Stimme gehörend.– Adj. zu Vox, vocis f *(l):* Stimme, Ton, Laut; Vac *(altind):* Stimme, Sprache; vocare *(l):* rufen, nennen.

**Vomer, -eris** m *(l)* = Pflugscharbein.

**vomeronasalis, -e** *(l)* = vom Pflugscharbein zur Nase verlaufend.

**Vulva, -ae** f *(l)* = 1. Hülle, 2. Gebärmutter; anat.: äußeres weibliches Genitale.– Volva, -ae f *(l):* die Gebärmutter eines zum ersten Mal trächtigen Schweins; volvere *(l):* wälzen, rollen; letzteres bezieht sich auf die Eihäute.

**xiphoideus, -a, -um** *(l)* = schwertförmig.– Xíphos *(gr):* Schwert.

**Zona, -ae** f *(l)* = Gürtel, Zone.– Zṓnä *(gr):* Gürtel, der das Untergewand am Leibe festhält, Zone.

**Zonula, -ae** *(l)* = kleiner Gürtel.– Dim. zu Zona.

**zygomaticus, -a, -um** *(l)* = zum Jochbogen gehörig.– Adj. zu Zygón *(gr):* Joch, Jochbein.

Seitenzahlen sind **fett** ausgezeichnet, wenn auch die entsprechenden Einträge in der Abbildung fett ausgezeichnet sind.

## A

## C

## E

# F

## H

## L

## M

## O

## Q



## R

## S

## T

# GESCHICHTE DES CHINESISCHEN REICHES
# III

# GESCHICHTE DES CHINESISCHEN REICHES

## EINE DARSTELLUNG SEINER ENTSTEHUNG, SEINES WESENS UND SEINER ENTWICKLUNG BIS ZUR NEUESTEN ZEIT

VON

O. FRANKE

III. BAND

ANMERKUNGEN, ERGÄNZUNGEN UND BERICHTIGUNGEN ZU BAND I UND II
SACH- UND NAMEN-VERZEICHNIS

VERLAG VON WALTER DE GRUYTER & Co.
VORMALS G. J. GÖSCHEN'SCHE VERLAGSHANDLUNG — J. GUTTENTAG, VERLAGSBUCHHANDLUNG — GEORG REIMER — KARL J. TRÜBNER — VEIT & COMP.
BERLIN 1937 LEIPZIG

Archiv-Nr. 33 04 37

DRUCK VON J. J. AUGUSTIN IN GLÜCKSTADT

Printed in Germany

## Vorbemerkung.

In dem vorliegenden dritten Bande lege ich nunmehr das Quellenmaterial vor, auf dem die Darstellung im ersten und zweiten beruht. Des weiteren habe ich mich bemüht, für die dabei aufgetretenen Einzelfragen möglichst den heutigen Stand der Forschung darzulegen und meine Stellung dazu anzugeben.

Das Sachverzeichnis ist von Herrn Dr. St. Balázs und von meinem Sohne, Dr. Wolfgang Franke, das Namenverzeichnis des ersten Bandes von Fräulein Dorothea Horn, das des zweiten und dritten von meiner Frau angefertigt worden. Allen Mitarbeitern sage ich auch an dieser Stelle herzlichen Dank für ihre Hilfe, ganz besonders meiner Frau, deren unermüdlicher Geduld außer dem Verzeichnis auch die Herstellung eines druckfähigen Manuskripts des Gesamtwerkes zu danken ist.

Ob und wie weit ich das letztere werde fortsetzen können, hängt bei meinem hohen Alter nicht mehr allein von meinem Willen ab.

Berlin, den 26. April 1937 O. Franke.

# Inhaltsverzeichnis des dritten Bandes.

# Anmerkungen und Ergänzungen zum ersten Bande.

## Erster Teil.

### 1. Kapitel.

(Die großen Zahlen bedeuten die Seiten, die kleinen die Zeilen).

**1,** 25. Die Theorie von der geographischen Einheit Chinas ist ausgesprochen von Reclus in der *Nouvelle Géographie Universelle* VII, 254f.

**2,** 28. Eine große Zahl von photographischen Aufnahmen vom Ts'in ling 秦嶺 und seinen Übergängen findet man im VI. Bande der *Wissenschaftlichen Ergebnisse der Expedition Filchner nach China und Tibet.* 1903--1905.

**3,** 10. Der Name sinisches System stammt von dem amerikanischen Geographen Raphael Pumpelly.

**3,** 33. Den ersten Versuch einer Beschreibung des südlichen China hat Richthofen unternommen in seinen *Lettres to the Shanghai General Chamber of Commerce* S. 40ff. Einer eingehenden Untersuchung, die zu der Scheidung in ein südwestliches und südöstliches China führte, ist dann der nach Richthofens Tode von Ernst Tiessen herausgegebene ganze dritte Band seines *China* gewidmet. Einen kurzen Überblick über die umfangreiche Darstellung hat Max Friederichsen in der Geographischen Zeitschrift Bd. XXI S. 394ff. *(Süd-China nach Ferd. von Richthofen)* gegeben. — In seinen *Lettres* hatte Richthofen für das gesamte Bergsystem des südöstlichen China den Namen Nan schan, d. h. „Süd-Berge" als bequeme Bezeichnung gefunden. Diese Wahl war nicht glücklich, weil der Name längst für einen Teil des Kun-lun Systems (s. I, 2 u. 20) verwendet ist und daher leicht irreführen konnte. Er hat ihn denn auch später wieder fallen lassen, und im dritten Bande von *China* erscheint er nicht mehr.

**4,** 21. Die Auffassung des unteren Huang-ho-Gebietes als Schuttkegel bei Richthofen, *China* II, 23f.

**4,** 39. Vergl. zu der Bildung der Großen Ebene Ernst Tiessen, *China, das Reich der achtzehn Provinzen* S. 391ff.

**5,** 15. Aurel Stein sah Löß-Ablagerungen von mehreren hundert Fuß Dicke auf dem westlichen Kun-lun südlich von Khotān in einer Höhe von 12—13000 Fuß (= 3650 bis 3900 m). S. *Innermost Asia: its Geography as a Factor in History* (in The Geographical Journal 1925 S. 377ff.) S. 391. Der Geograph H. Schmitthenner, der China in jüngster Zeit bereist hat, gibt die obere Grenze des Löß mit 2300 m an, was mir nach meinen eigenen Beobachtungen in den südlichen Randgebirgen der Mongolei als zu gering erscheint. Die großen Mächtigkeiten, an die man früher glaubte, beruhen nach Sch. (Forschungen und Fortschritte 4. Jahrg., 1928, S. 25) „auf einer falschen Konstruktion und darauf, daß man einen unter dem Löß lagernden roten Ton von pliozänem Alter für Löß hielt."

5, 35. Der Löß und die von ihm bedeckten Gebiete sind zuerst von Richthofen durchforscht worden. S. *China* I, 56ff. Die Richthofensche Theorie von der Entstehung der Löß-Decke gilt bei den Geologen heute für überholt. Der Löß soll vielmehr eine Ablagerung von Gletschern der Eiszeit sein und zu dem alten Moränen-Schutt gehören, „verwehter Schlamm der von den Vergletscherungen entströmten trüben Wasser." (A. Penck, *Herkunft und Ablagerung des Löß*, in Forschungen und Fortschritte 1933, S. 205f.).

5,38. Über die Umwandlung des nördlichen China in seine heutige Gestalt s. *China* I, 83f.

6,2. Zur Kapillarität des Löß vergl. *China* I, 70f.

6,17. Nach den neueren Forschungsergebnissen ist auch der Lauf des Huang ho beträchtlich länger als die abendländische Erdkunde bis dahin angenommen. Albert Herrmann, *DerHwang-ho* (in Zeitschrift der Gesellschaft für Erdkunde zu Berlin Jahrg. 1916 Nr. 2), glaubte, seine Länge nach den Forschungen von Filchner und Tafel auf rund 5000 km gegenüber den bisher veranschlagten 3760 oder 4500 km schätzen zu können. Tafel selbst gibt aber (*Meine Tibetreise* II, 290) 4470 km, und Herrmann hat (nach Köhler, *Der Hwang-ho* — s. unten — S. 45) seine Schätzung wieder auf 4100 km ermäßigt. Hinsichtlich des Namens ist Herrmann (*Der Hwang-ho* S. 6) auf den sonderbaren Gedanken verfallen, daß die Farbe gelb in dem „universistischen Denken" der Chinesen „der Erde entsprechen soll, welche die Mitte des Weltalls einnimmt", und daß deshalb vielleicht „der Chinese die Grundfarbe gelb auf denjenigen Fluß übertragen habe, der durch die Mitte des ihm bekannten Erdkreises strömt". Für diese auf Mißverständnissen (vergl. I, 61f.) beruhende Annahme bedarf es wirklich nicht erst „eines gründlichen Studiums der einschlägigen Literatur", wie Herrmann wünscht: die Chinesen haben niemals einen anderen Grund für den Namen angegeben als die Farbe des Wassers. Es ist auch ganz willkürlich von H., zu behaupten, der Name Huang ho „habe sich erst während der Sung-Dynastie eingebürgert" und ließe sich zum ersten Male in dem gegen Ende des 10. Jahrh. entstandenen *T'ai-p'ing huan yü ki* 太平寰宇記 nachweisen. In Wirklichkeit kommt er schon in den Annalen der Früheren Han-Dynastie vor, die im ersten Jahrh. n. Chr. verfaßt sind. Und zwar erscheint er hier bereits in der Eidesformel, die Kao tsu (202—197 v. Chr.) seine Lehensträger sprechen ließ: „Solange nicht der Huang ho zu einem Gürtel zusammenschrumpft usw." (Kap. 16 fol. 1 v°). Vielleicht ist es nicht ohne Bedeutung, daß Ssĕ-ma Ts'ien, der etwa 180 Jahre früher schrieb, bei Erwähnung derselben Formel (*Schi ki* Kap. 18 fol. 1 r$^0$) nur Ho sagt. In der Zwischenzeit könnte also der Name aufgekommen sein. Eine umfassende Arbeit über den Huang ho, in der nicht bloß der Strom selbst, sein Talnetz, seine Wasserverhältnisse, die Entwicklungsgeschichte des Strombettes u. a., sondern auch der Bau und die Eigenschaften des Stromraumes, Geologie, Klima usw. behandelt werden, ist 1929 von Dr. Günther Köhler unter dem Titel *Der Hwang-ho, Eine Physiographie* als Ergänzungsheft 203 zu Petermanns Mitteilungen veröffentlicht worden. Leider haben die abwegigen Ideen über den Namen auch hier (S. 45) Aufnahme gefunden.

6, 23. Über die Frage der Quellen und des obersten Laufes des Matschu wird ausführlich gehandelt von F. Grenard, der die wissenschaftlichen Ergebnisse der Reisen von Dutreuil de Rhin bearbeitet hat, in *Mission scientifique dans la Haute Asie* III, 202ff. Über die chinesischen Versuche, die Quellen des Huang ho zu finden, s. Plath, *Die Völker der Mandschurey* II, 835f. Dazu Tafel, *Meine Tibetreise* II, 20. Tafel hat sich besonders um die Erforschung des Huang-ho-Laufes verdient gemacht. Eine genaue Darstellung des Stromlaufes bringt der erste Teil (China) des großen Kartenwerkes *Dr. Albert Tafels Reise in China und Tibet 1905—1908*, der 31 Blätter mit Aufnahmen in einem Maßstabe von 1:200000 zählt und von der Gesellschaft für Erdkunde zu Berlin 1912 herausgegeben ist.

6,34. Heute heißt der Amni matschin bei den Chinesen der „Große Tsi-schi schan" 積石山, das Gebirge zwischen Kueï-tê 貴德 und Ho 河 der „Kleine Tsi-schi schan". Der Name Tsi-schi schan kommt bereits im *Yü kung* 禹貢, einem der ältesten Teile des *Schu king* (s. I, 65), bei der Darstellung der Arbeiten des sagenhaften Kaisers Yü vor, und die konfuzianische Orthodoxie hat ihn in fast selbstverständlicher Art auf den „Großen Tsi-schi schan" bezogen. In der großen amtlichen Reichsgeographie der letzten Dynastie, dem *Ta T'sing yi t'ung tschi* 大清一統志, Kap. 198 fol. 3 r$^0$ heißt es: „Der Tsi-schi schan, bei dem nach dem *Yü kung* der Strom (Huang ho) reguliert wurde, befand sich außerhalb der Grenzen. Zur T'ang-Zeit, als man die Grenzstädte besiedelte, wurde die »Armee von Tsi-schi« aufgestellt, und diesen Namen übertrug man damals zuerst auf das T'ang-schu-Gebirge 唐述山 (das mit dem „Kleinen Tsi-schi schan" identisch sein soll), aber die Leute der T'ang-Zeit waren (über den wirklichen Tatbestand) nicht im Irrtum, erst die Leute der Yuan-Zeit haben den Kleinen Tsi-schi schan zum Tsi-schi schan des *Yü kung* der Hia-Zeit gemacht". Der Bericht über die Erforschung des Oberlaufes des Huang ho, die im Jahre 1280 auf Befehl Kublai Khans vorgenommen war, enthält in der Tat die Angabe, daß der Tsi-schi schan, der 4 bis 5 Tagereisen von Kuei-tê und 5 Tagereisen von Ho tschou entfernt sei, der Tsi schi des *Yü kung* sei. S. *Yuan schi* Kap. 63 fol. 29 v$^0$. Über die im Jahre 677 erfolgte Aufstellung der Tsi-schi-Armee in den tibetischen Grenzgebieten des heutigen Kan-su s. *T'ang schu* Kap. 40 fol. 16r$^0$. Daß die Leute der T'ang-Zeit den Tsi-schi schan des *Yü kung* anderswo als in Kan-su gesehen hätten, geht aus den T'ang-Annalen jedenfalls nicht hervor; in den Erläuterungen der geographischen Kapitel dort wird sogar der Name Tsi-schi schan ausdrücklich von dem Gebirge in jener Gegend gebraucht (a. a. O. fol. 13 v⁰).

**7, 15.** Der bis dahin unbekannte nördliche Teil des Huang ho zwischen den Provinzen Schan-si und Schen-si ist eingehend von Tafel im I. Bande seines Werkes S. 46ff. geschildert und durch zahlreiche Abbildungen erläutert worden.

**7, 44.** Über das Salzbecken von Kie 解 und das Fruchtland von P'u-tschou 蒲州 am Huang ho berichtet Richthofen in *Letters* usw. S. 92f.

**8, 11.** Weitere Angaben über das Becken des Lo ho 洛河 und über das Lung-mên 龍門 s. bei Richthofen, *China* II, 505 und Chavannes, *Le défilé de Long-men* im Journal Asiatique 1902$^{II}$ S. 133ff.

**8, 32.** Über die Bezeichnungen des Huang ho s. L. Richard, *Géographie de l'Empire de Chine* S. 33.

**9, 16.** Die eigentlich letzte Quelle des Yang-tsĕ ist noch nicht mit Sicherheit festgestellt worden. Prschewalski (*Reisen in der Mongolei und Tibet* S. 439ff.), Rockhill (*Diary of a Journey through Mongolia* S. 217ff.) und Dutreuil de Rhin (*Mission scientifique* III, 198f.) sind ihr nahe gewesen, stimmen aber in ihren Angaben nicht völlig überein. Die Entfernung von den Quellen des Huang ho gibt das *Ta Ts'ing yi t'ung tschi* Kap. 413 fol. 5 r⁰ auf „über 360 *li*" an.

**9, 30.** Über die Namen und den Fluß selbst in dieser Gegend Näheres bei William Gill, *The River of the Golden Sand* (Ausgabe von Baber) S. 44, 80, 194, 218. Gill dehnt den Namen auf den Fluß aus bis zu der Stadt Fou 涪 (unterhalb Tschung-k'ing), Yule in seiner Einleitung zu Gills Buch (S. 67 und 82) nur bis zur Stadt Sü-tschou (Suifu) 叙州.

**10, 2.** Der Min kiang 岷江 ist ein mächtiger Strom, der schon bei seinem Eintritt in die Ebene von Tsch'êng-tu 成都 an 250 m breit ist und von da bis zu seiner Mündung eine große Schiffahrtstraße bildet. Er ist es auch, der durch seine Zerteilung bei der Stadt Kuan hien 灌縣 die Bewässerung der Ebene von Tsch'êng-tu ermöglicht und so das berühmte Korn- und Fruchtparadies geschaffen hat. Diese Eigenart des majestätischen Stromes ist es wohl gewesen, die bei den Chinesen die Anschauung verursacht und erhalten hat, daß er der Hauptfluß, das wilde Bergwasser Kin-scha kiang 金沙江 aber nur ein Nebenfluß von ihm sei. Das *Ta Ts'ing yi t'ung tschi* Kap. 292 fol. 5r⁰ und Kap. 413 fol. 5r⁰) beschreibt den Min kiang als den einheitlichen Strom vom Kukunor-Gebiet an bis zur Mündung in das Chinesische Meer, den Kin-scha kiang aber lediglich als einen Arm davon. Ja sogar der Name Ta kiang („der große Kiang") ist dem Min kiang beigelegt worden, und zwar ursprünglich und vornehmlich in seinem oberen Teile, von der Stadt Mou 茂 bis zu der Stadt P'êng-schan 彭山. Offenbar soll die Bezeichnung die Verehrung andeuten, die man für den Wasserspender der Fluren in dem gesegneten Becken von Tsch'êng-tu hegte. „Seit der Han-Zeit", so sagt das *Yi t'ung tschi* Kap. 292 fol. 5r⁰, „hat man alle von Li Ping 李冰 (dem angeblichen Wasserbaumeister, der im 4. oder 3. Jahrh. v. Chr. das Bewässerungsystem der Ebene von Tsch'êng-tu begann) gegrabenen Kanäle, die das Gebiet von Tsch'êng-tu durchströmen, als Ta kiang 大江 bezeichnet". Das *Yi t'ung tschi* führt zwar den Min kiang und den Ta kiang als getrennte Flüsse auf und nennt noch eine große Zahl anderer Namen dafür, es deutet aber selbst an, daß in dem Flußgewirr jenes Gebietes sehr schwer zu bestimmen sei, welcher Name jedem einzelnen Arme zuzusprechen sei. Man vergl. auch die Arbeiten von Joshua Vale, *Irrigation of the Ch'êng tu Plain* (Journ. of the China Branch Royal Asiatic Society Bd. XXXIII, — 1900/01 —, Teil 2, S. 22ff. und Bd. XXXVI — 1905 — S. 36ff. mit Planzeichnung), sowie Richthofen, *China* III (ed. Tiessen), 229ff., wo auch (S. 233) die sonstige Literatur angegeben ist. Einen kurzen Abriß der Geschichte des Systems nach chinesischen Quellen, aber in unkritischer Form gibt T. Torrance *(The Origin and History of the Irrigation Work of the Chengtu Plain)* in Bd. LV (1924) des Journ. North China Br. R. A. S., S. 60ff. Eine Karte des Systems findet sich in dem Atlas von Richthofen, Abt. II. Vergl. auch Börschmann, *Die Baukunst und religiöse Kultur der Chinesen* II, 155ff. In der ganzen späteren geographischen Literatur ist der Kiang oder Ta kiang der Yang-tsě mit dem Min kiang als seinem Oberlauf. Doch ist diese Annahme auch von chinesischer Seite nicht unwidersprochen geblieben. Sü Hung-tsu 徐宏祖, ein Geograph der Ming-Zeit, hat in seinem Werke über die Quellen des Yang-tsě, *Su kiang ki yuan* 溯江記源, deutlich ausgesprochen, daß „der Kin-scha kiang die richtige Quelle des Ta kiang sei (金沙江爲大江之正源)." Der Kin-scha hätte von seiner Quelle bis zur Stadt Sü-tschou 7000 *li* (etwa 4000 km, was wohl überschätzt sein dürfte) zurückgelegt, das sei das drei- bis vierfache der Länge des Min kiang von seiner Quelle an, und die Wassermasse sei ebenfalls das Mehrfache von der des Min kiang. „Die Leute haben sich aber an die Worte des *Yü kung*, daß Yü vom Min schan ab dem Kiang nachging (oder dem Kiang einen Weg eröffnete: *Yü kung* II, 9, vergl. auch Richthofen, *China* I, 325f.), gehalten und nicht gewagt, sich in einer hiervon abweichenden Art zu äußern. Indessen ist beim Min schan, wo Yü mit dem Öffnen des Kiang begann, so wenig die Quelle des Kiang wie beim Tsi-schi, wo er dem Ho den Weg öffnete, die Quelle des Ho ist (s. *Yü kung* II, 7)".

**10, 7.** Eingehende Untersuchungen über die Schiffbarkeit des Yang-tsě bis Sü-tschou hat der Jesuitenpater S. Chevalier angestellt und ihre Ergebnisse in seiner Abhandlung *La Navigation à vapeur sur le haut Yang-tse* niedergelegt. Vergl. besonders S. 2. Ein im Jahre 1895 in Schanghai erschienenes Kartenwerk von 13 Teilen mit dem Titel *Map of the Yangtse-Kiang* von R. A. de Villard gibt ein Bild des Stromes vom Quellgebiet bis zur Mündung mit den Namen in chinesischer Schrift.

**11, 11.** Die „Silber-Insel" hat ihren Namen von Europäern erhalten als Gegenstück zu der etwas weiter oberhalb gelegenen, jetzt durch Versandung mit dem Ufer verbundenen „Gold-Insel", chinesisch Kin schan 金山; im

Chinesischen heißt sie Tsiao schan 焦 山 oder Fou-yü schan (浮 玉 山) d. h. „schwimmender Edelstein". Der erste der beiden Namen, „der versengte Berg", ist bisher nicht erklärt. Wenn er mit einem Einsiedler Namens Tsiao Sien 焦 先 in Verbindung gebracht wird, der dort gewohnt haben solle (z. B, im *Yi t'ung tschi* Kap. 62 fol. 2r⁰, das statt 先 irrtümlicherweise 光 liest, sowie in dem Wörterbuch *Ts'ĕ yuan* 辭 源), so dürfte das kaum berechtigt sein. Tsiao Sien's Geschichte wird ausführlich im *San kuo tschi (Weī tschi*, Kap. 11 fol. 29 v⁰ff.) erzählt. Er soll am Ende des 2. und am Anfang des 3. Jahrhunderts n. Chr. gelebt haben und aus Ho-tung (Schan-si) stammen. Als die Kämpfe der verschiedenen aufrührerischen Horden, die den Sturz der Han-Dynastie begleiteten, auch seine Heimat bedrohten, sei er entflohen und habe sich schließlich, indem er auch seine Familie im Stiche ließ, auf „einer Insel im Flusse" (於 河 渚 間) versteckt. Dort lebte er als Einsiedler in einer Hütte, ohne mit irgend einem Menschen auch nur Zwiegespräche zu halten, bis an sein Lebensende und galt als rätselhafter Heiliger. Das *Kao schi tschuan* 高 士 傳 (3. Jahrh. n. Chr., Kap. 下, fol. 16r⁰f.) sagt indessen, er sei eine rätselhafte Persönlichkeit unbekannter Herkunft gewesen und habe „am Ufer des Flusses" (於 河 之 湄) seine Hütte gehabt. Es kann sich aber hier sowohl nach der Ausdrucksweise wie nach dem ganzen Schauplatz der Ereignisse nur um eine Insel des Ho, d. h. des Huang ho handeln.

**11,** 18. Eine sehr übersichtliche Schilderung dieses letzten Teiles vom Unterlauf des Yang-tsĕ, sowie des Deltagebiets, findet sich bei Richthofen, *Schantung und seine Eingangspforte Kiautschou* S. 7ff. Auch Tiessen, *China* etc. S. 351ff. hat eine eingehende Darstellung.

**12,**6. Eine Schilderung der Seemauer an der Hang-tschou-Bucht durch einen englischen Pionier-Offizier findet sich im Journ. North-China Br. R. A. S. von 1864 Nr. I, S. 166ff. (Edwards, *Extracts from a Report upon the Present Condition of the Sea-wall at the Head of Hang-chow-Bay.)*

Eine sachgemäße Beschreibung der Flutwelle dort und der großen Sicherungsbauten mit Illustrationen hat dann der englische Seeoffizier Moore im Journ. China Br. R. A. S. Bd. XXIII (1888), S. 185ff. gegeben. *(The Bore of the Tsien-tang kiang. Hang-chau Bay.)* Eine Zusammenstellung aller Nachrichten findet man bei G. T. Moule, *The Hang chow Bore* in New China Review Bd. III, S. 289ff., wo auch die sonstige Literatur angegeben ist, sowie bei seinem Bruder A. C. Moule, *The Bore on the Ch'ien-t'ang River in China* (in T'oung Pao, Bd. XXII, S. 135ff.) S. 184ff. Die zuletzt genannte Arbeit ist insofern besonders wertvoll, als sie sich eingehend mit den chinesischen Nachrichten über die Flutwelle beschäftigt. Diese Nachrichten gehen bis in das 2. Jahrhundert v. Chr. zurück und enthalten auch durchaus sachgemäße Erklärungen der beobachteten Erscheinungen. In den Erläuterungen zu den geographischen Kapiteln der T'ang-Annalen *(T'ang schu* Kap. 41, fol 8r⁰ u. v⁰) werden einige interessante Angaben über das Alter der Dammbauten bei Hang-tschou gemacht. Danach wurde bereits im Jahre 666 von der Küste ab landeinwärts bis westlich von der Stadt Hang-tschou 杭 州

ein Damm erbaut, „um Schutz gegen die Gefahren des Wassers zu gewähren“, und 791 wurde er verstärkt und erweitert. Bei Hai-ning 海寧, also östlich von Hang-tschou, scheint der Damm sogar noch älter zu sein, wenigstens berichtet die gleiche Quelle, daß er in einer Länge von 124 *li* (etwa 70 km) im Jahre 713 wieder errichtet worden sei.

**12, 37.** Die Frage der drei Kiang ist zuerst von Edkins behandelt worden im Journ. North-China Br. R. A. S. 1860, S. 77ff. *(On the Ancient Mouths of the Yangtsï Kiang)*. Er ist hinsichtlich der Ausflüsse aus dem T'ai-hu annähernd zu den gleichen Ergebnissen gelangt wie sie im Texte dargestellt sind. Legge verliert sich bei der Erörterung der betr. *Schu-king*-Stellen *(Chinese Classics* III, 109f. und 136) ergebnislos in das Gewirr späterer chinesischer Kommentare, die die Frage nur verdunkelt haben. Richthofen, *China* I, 332ff., stellte auf Grund eigenen Studiums der Landschaft den Sachverhalt wieder her, und der Missionar Albert Tschepe *(Die drei Kiang des Chouking*, in den Mittlg. des Sem. f. Oriental. Spr., Jahrg. VIII — 1905 — Ostasiat. Studien, S. 139ff.) bestätigte ihn im wichtigsten Punkte, d. h. in der Frage der Abzweigung bei Wu-hu, 蕪湖, an der Hand der älteren Texte, neben dem *Schu king* besonders der Han-Annalen *(Ts'ien Han schu*, Kap. 28a, fol. 8r⁰, 37r⁰ und 38r⁰). In neuerer Zeit (1922) hat H. von Heidenstam in einer Abhandlung *The Growth of the Yangtze Delta* (in Journ. North-China Br. R. A. S., Bd. LIII, S. 21ff.) die Frage nochmals untersucht, ohne indessen wesentlich Neues beizubringen. Er meint skeptisch, daß man den ältesten chinesischen Nachrichten keinen anderen Wert beimessen solle als die Angabe der Tatsache, „daß der Yang-tsĕ verschiedene, mindestens drei, wahrscheinlich aber mehr Mündungen gehabt habe“ (S. 30). Daß der Ts'ien-t'ang-Fluß 錢塘江 ein Arm des Yang-tsĕ gewesen sei, hält er nicht für wahrscheinlich, weil „ein Durchlaß vom Yang-tsĕ westlich vom T'ai-hu 太湖 zum Ts'ien-t'ang gegenwärtig nicht vorhanden sei“ (S. 29).

**13, 13.** Das *Schu king* kennt nur 4 heilige Berge *(yo* 岳), ohne ihre Namen zu nennen. Die Überlieferung legt sie nach Schan-tung (der T'ai schan 泰山 im Osten), nach Schen-si (der Hua schan 華山 im Westen, zum östlichsten Ts'in-ling gehörig), nach Schan-si (der Hêng schan 恆山 im Norden, unweit des Wu-t'ai schan 五臺山) und nach Hu-nan (der Hêng schan 衡山 im Süden, am linken Ufer des Siang kiang 湘江). Der letztere kann, wie auch Legge schon zu der betreffenden *Schu-king*-Stelle *(Chin. Cl.* III, 35) mit Recht bemerkt, nicht so weit südlich gesucht werden. Das *Ör-ya* 爾雅, ein altes Glossar, das der frühen Tschou-Zeit zugeschrieben wird (Kap. 7 fol. 8v⁰), nennt bereits fünf Berge, und zwar bezeichnenderweise nach den beiden großen Strömen: südlich des Ho der Hua, westlich des Ho der Yo 嶽 (vermutlich in Schen-si oder Kan-su), östlich des Ho der T'ai, nördlich des Ho der Hêng 恆, südlich des Kiang der Hêng 衡. Anstatt des Hua schan als Mittelgipfel nennen die späteren Aufzählungen den Sung schan 嵩山 in Ho-nan östlich davon. Die vier heiligen Ströme *(tu* 瀆) erscheinen im *Schu king* noch nicht. Das *Ör-ya* (Kap. 7 fol. 11r⁰) dagegen nennt als solche den Kiang 江, den

Ho 河, den Huai 淮 und den Tsi 濟. Auch das *Li ki* (Couvreur, *Li Ki*, I, 289) kennt sie und stellt sie im Opfer-Ritual neben die fünf Berge (vergl. II, 318f.); die letzteren gelten darin als die drei höchsten Würdenträger *(san kung* 三公), die vier Ströme als Lehensfürsten, d. h. wohl im Range unter ihnen stehend. Indessen gehört dieser Kultus bestimmter Ströme offenbar erst einer verhältnismäßig späten Zeit, vielleicht erst der Han-Dynastie an, und eine Bemerkung der Herausgeber des *T'u schu tsi tsch'êng* 圖書集成 (山川典 Kap. 199, 外編 2) sagt ausdrücklich: „In und vor der Zeit der drei Dynastien werden keine Namen der vier Ströme genannt, von der Han- und T'ang-Zeit ab aber erscheinen ihre Bezeichnungen immer wieder". Sie werden entweder im Opferritual als Seitenstück zu den Berggipfeln behandelt, oder es wird ihnen bei gegebener Veranlassung besonders geopfert. Der Ritus hängt zusammen mit der zur Han-Zeit erfolgten Erweiterung des kosmologischen *yin*- und -*yang*-Systems: die vier *tu* mit gerader d. h. weiblicher Zahl waren das *yin* 陰-Element, sie waren unten und gehörten der Erde *(yin)* an, die fünf *yo* mit ungerader, d. h. männlicher Zahl das *yang* 陽-Element, sie waren oben und gehörten zum Himmel *(yang)*. Immerhin kann es keinem Zweifel unterliegen, daß schon für die Verfasser des *Schu king* der Kiang, der Ho, der Huai und der Tsi die vier Hauptströme des Reiches waren, schon deshalb, weil sie, wie auch das *Ör-ya* (a. a. O.) hervorhebt, „in's Meer mündeten".

**13,** 38. Den Tsi ho 濟河 beschreibt das *Schu king*, 禹貢 II, 10. Über seinen mutmaßlichen Lauf s. Näheres bei Richthofen, *China* I, 334ff., und Tiessen, *China* S. 263 und 277.

**14,** 23. Der Name des Flusses bei Hang-tschou ist allerdings Ts'ien-t'ang kiang, von dem alten Stadtnamen Ts'ien-t'ang, der sich bis heute in dem einen Stadtbezirk von Hang-tschou erhalten hat, aber bis dahin heißt er Tschê kiang 浙江, angeblich „der gekrümmte *(tschê* 折) Fluß", weil „in dem Strome die Flut sich hinauf und hinunter stürzt und dabei sich biegt und krümmt" *(Yi t'ung tschi*, Kap. 216 fol. 6v⁰), und die amtliche Geographie kennt nur dies als den Hauptnamen. In neuerer Zeit scheint sich, unter dem Einfluß des abendländischen Verkehrs, der Name Ts'ien-t'ang kiang auch den Fluß weiter aufwärts zu verbreiten.

**15,** 22. Den Mittellauf des Si kiang 西江 und sein Verhältnis zum Yü kiang 鬱江 hat Hirth nach chinesischen Karten beschrieben in China Review Bd. III, S. 46ff. Danach ist der Name Si kiang nur für den Strom von Wu-tschou 梧州 abwärts im Gebrauch.

**15,** 31. Nähere Angaben über den Min-Fluß 閩江 von Fu-kien hat L. Richard, *Géographie de l'Empire de Chine* S. 215f.

**15,** 43. Émile Rocher, *La Province chinoise du Yün-nan* II, 263 gibt dem Lan-ts'ang kiang 瀾滄江 auch den Namen Kiu-lung kiang 九龍江. Das *Yi t'ung tschi*, das den Fluß Kap. 382 fol. 2v⁰ beschreibt, kennt diese Bezeichnung nicht.

**17,** 21. Eine sehr anschauliche Beschreibung der chinesischen Küste gibt

Richthofen in *Schantung* S. 242ff., auch *China* II, 30f. Über den Handel der Araber mit China s. Näheres II, 550ff.

**17, 33.** Über die sehr fruchtbare Halbinsel Leï-tschou 雷州, die auf unseren Karten immer als durchweg gebirgig gezeichnet ist, hat Hirth nähere Angaben gemacht in *Chinesische Studien* S. 139ff. und S. 129, Anm. 1.

**17, 42.** Über die Theorie von den ostasiatischen Zerrungsbögen vor der „formzerbrochenen" Küste s. Haushofer, *Geopolitik des Pazifischen Ozeans* S. 158ff., ferner Richthofen, *Die morphologische Stellung von Formosa und den Riukiu-Inseln* in den Sitzungsberichten der Königl. Preuß. Akad. d. Wissensch., Physik.-mathemat. Klasse vom 31. Juli 1902, S. 2.

**18, 21.** Eine Schilderung der östlichen Mongolei habe ich auf Grund eigener Reisen in einer Abhandlung *Über die wirtschaftliche Lage und Bedeutung der östlichen Mongolei und westlichen Mandschurei* gegeben *(Ostasiatische Neubildungen* S. 236ff.). Über chinesische Kolonisation in der Mongolei während der neuesten Zeit vergl. meine Angaben in *Die Großmächte in Ostasien von 1894 bis 1914* S. 373f.

**19, 4.** Eine Beschreibung der mandschurischen Landschaften vor der Erschließung vom Ende des 19. Jahrhunderts an findet sich in dem Reisewerk von H. E. M. James, *The Long White Mountain* (1888) S. 222ff., 271ff. und 308f.

**20, 6.** Der Name Gobi, mongolisch *gobi gačir* = „wüstes Sand- und Steinland" (Schmidt, *Mongolisch-Deutsch-Russisches Wörterbuch* S. 202b), gehört unzweifelhaft zu uigurisch *qobi* = „leer, wüst" (W. Radloff, *Versuch eines Wörterbuchs der Türk-Dialekte* II, 659), das merkwürdigerweise gern mit einem anderen bekannten Namen verbunden wird, nämlich *qipčaq*, von dem Radloff a. a. O. II, 843 sagt: „Die Bedeutung dieses Wortes ist nicht deutlich, es tritt immer in Verbindung mit dem Eigenschaftswort *qobi* „leer, wüst" auf und hat gewiß eine ähnliche Bedeutung". Während *qipčaq* zum Namen eines Volkes geworden ist, hat *qobi* eine geographische Bedeutung erhalten. Vergl. auch die Bemerkungen von Pelliot in T'oung Pao Bd. XXVII, S. 281 Anm. 1.

**20, 15.** Das Wort *K'i-lien* 祁連 soll nach chinesischen Angaben (z. B. Yen Schi-ku zu *Ts'ien Han schu* Kap. 55 fol. 8r⁰) ein hunnisch-türkisches Wort sein und *t'ien* (Himmel) bedeuten. K'i-lien schan sei also „Himmelsgebirge", vergl. dazu meine *Beiträge aus chinesischen Quellen zur Kenntnis der Türk-Völker und Skythen Zentralasiens* (Abhandlg. d. Königl. Pr. Akad. d. Wiss. 1904 Anhang) S. 14. Da nun in verschiedenen Büchern (z. B. *T'ang schu* Kap. 40 fol. 18r⁰) und Inschriften (s. Chavannes, *Documents sur les Tou-kiue occidentaux* S. 18) der hunnische Name für Himmelsgebirge auch Schi (Schê)-lo-man schan 折羅漫山 oder 時羅漫山 heißt (z. B. im *T'ang schu* a. a. O.: „Schi-lo-man schan heißt auch T'ien schan 天山 „Himmelsgebirge"), und dieser Name offenbar das türkische Wort *kiloman* für Himmel wiedergeben soll, so hat man, wohl mit Recht, in dem Namen K'i-lien nur eine andere Schreibart des Namens gesehen. Wir haben dann aber zwischen zwei K'i-lien schan zu unterscheiden: einem in Kan-su und einem im Norden davon am östlichen Ende des Himmelsgebirges oder T'ien schan bei Hami (vergl. auch Richthofen, *China* I, 482), wie auch die T'ang-Annalen ausdrücklich sagen, daß der Schi-lo-man schan bei I-wu 伊吾 (Hami) ist. Aurel Stein bezeichnet auf seinen Karten die vegetationslosen Höhenzüge in der Wüste zwischen dem Tal des Su-lo-Flusses 蘇勒 und dem nördlichen K'i-lien schan als Peï schan, „Nordgebirge", im Gegensatz zum Nan schan, „Südgebirge". Der Name ist in der chinesischen Literatur für diese Wüstenhöhen nicht gebräuchlich, Nan schan als Bezeichnung für das Gebirgsystem im Süden des Tarim-Beckens steht hier vielmehr dem im Norden dieses Beckens, also dem T'ien schan gegenüber. Der Name des südlichen K'i-lien schan dürfte von den Hiung-nu herstammen, aus einer Zeit, wo sie ihre Sitze in Kan-su hatten, das nördliche Gebirge dieses Namens ist dann ebenfalls lange Zeit ihr Hauptstützpunkt gewesen.

20, 26. Diese berühmten Straßen nach Innerasien näher zu beschreiben, wird später Gelegenheit sein. Ich bin in meinen Angaben den Feststellungen von Aurel Stein gefolgt, der das ganze Gebiet geographisch und archäologisch gründlich durchforscht hat. Die Ergebnisse seiner Untersuchungen sind niedergelegt in seinen Werken *Ancient Khotan* (1907) und *Serindia* (1921). Eine knappe und klare Übersicht, auch über den Ausgang aus Kan-su, gibt sein Vortrag *Innermost Asia: its Geography as a Factor in History* (The Geographical Journal 1925, S. 377ff.). Der Name des Flusses Su-lo ho bei Stein, Su-lê ho bei Bretschneider *(Map of China and the Surrounding Regions)*, Su-leï ho bei Herrmann *(Die alten Seidenstraßen zwischen China und Syrien)* wird nach dem *Yi t'ung tschi* (Kap. 213 fol. 2r⁰) auch 蘇賴河 Su-lai ho geschrieben. Der amtliche Name ist Nan-tsi-tuan schui 南籍端水, auf den europäischen Karten ist gewöhnlich der mongolische Name Bulungir gol angegeben.

21, 10. Der Huang ho engt sich bei Lan-tschou auf eine Breite von 250 m ein und zeigt, wie Tafel bei seiner Reise festgestellt hat, „nirgends weiter auf- und abwärts gleichermaßen günstige Bedingungen zum Übersetzen". Im Winter ist der Fluß zugefroren, und die Eisdecke trägt jeden Verkehr, auch den mit schweren Lastkarren. Im Sommer führt eine Schiffbrücke aus Pappelholz-Booten hinüber, wie sie vermutlich schon im Altertum üblich war. Im Jahre 1911 ist sie durch eine eiserne Brücke ersetzt worden. Tafel, *Meine Tibetreise* I, 147f. Eine Beschreibung der angeblich aus dem Jahre 1385 stammenden Schiffbrücke s. in *Wissenschaftliche Ergebnisse der Expedition Filchner nach China und Tibet 1903—1905* II, 5ff.; ebenda unter Nr. 1101 eine Abbildung der Brücke. Nach demselben Werke sollen sich westlich und östlich der Stadt Lan-tschou auch mehrere Furten durch den Huang ho befinden.

21, 19. Huc und Gabet, die das Ordos-Land im Jahre 1845 bereisten, fanden es ihren Beschreibungen nach noch als unbebaute Steppe, bemerkten aber doch schon Anfänge chinesischer Siedelungen *(Souvenirs d'un voyage dans la Tartarie, le Thibet et la Chine* I, 266ff.). Tafel, der 1905 dort war, traf wesentlich veränderte Verhältnisse an: der chinesische und auch mongolische Ackerbau schien große Teile des Landes in Besitz genommen zu haben (a. a. O. I, 97ff.).

21, 42. Das Land Tangut reichte in der älteren Zeit weit mehr nach Osten und schloß die ganze Provinz Kan-su ein.

22, 14. Die Straße von Ta-li 大 理 nach Bhamo ist beschrieben worden von E. Colborne Baber, der sie 1875/76 gereist ist. (*Notes on the Route by Mr. Grosvenor's Mission through Western Yünnan, from Tali-fu to Têng-yueh* in Parliamentary Report, China Nr. 3, 1878, wieder abgedruckt in *Travels and Researches in Western China* von E. C. Baber, S. 154ff., Royal Geographical Society, Supplementary Papers, Bd. I, Teil 1). Er gibt auch eine genaue Karte des Reiseweges. Eine kürzere Beschreibung findet sich bei E. Rocher, *La province chinoise du Yünnan*, S. 267ff., und eine Aufzählung der einzelnen Stationen der Strecke T'êng-yüe-Bhamo bei Camille Sainson, *Nan-Tschao Ye-che* S. 67.

Der Fluß, der bei Baber Taping genannt ist (auf der Bretschneiderschen Karte Tai ping), hat, wie er hervorhebt, eine ganze Reihe von Namen. Die amtliche Bezeichnung ist Ta ying kiang 大 盈 江 oder auch Ta kün kiang 大 軍 江 (*Yi t'ung tschi*, Kap. 380, fol. 3v⁰).

22, 32. Über die Straßen von Yün-nan und Kuang-si nach Annam (Tongking) findet sich Näheres bei Rocher, a. a. O. II, 272f., nach chinesischen Quellen bei G. Devéria, *Histoire des Relations de la Chine avec l'Annam-Viêtnam du XVIe au XIXe siècle* S. 77ff., und bei Henri Fontanier, *Une Mission chinoise en Annam* (T'oung Pao, Ser. II, Bd. IV, S. 129ff. Auch in Devérias Werk *La Frontière Sino-annamite* (S. 15 u. 51ff.) finden sich darüber nähere Angaben nach chinesischen Quellen.

23, 22. Ich entnehme die Zahl für den Flächeninhalt des chinesischen Reiches ohne die Außengebiete der Arbeit von H. Wagner und A. Supan, *Die Bevölkerung der Erde*, VIII. Übersicht (Ergänzungsheft Nr. 101 zu Petermanns Mitteilungen von 1891).

24, 11. Eine Würdigung von T'ung kuan 潼 關 und seiner politischen Bedeutung hat der englische Botaniker Reginald Farrer, der 1914 auf der Straße dort über Si-ngan, durch das Weï-Tal nach Kan-su reiste, in seinem Werke *On the Eaves of the World* I, 59 gegeben. Die Meinung, daß „die Macht, die T'ung kuan hat, das ganze Mittelreich hat, Turkistan und Tibet besitzt und Macht über Leben und Tod in der Kaiserstadt und den Küstenprovinzen hält", ist allerdings übertrieben.

24, 23. Erst nach dem Druck des 1. Bandes erscheint der Aufsatz von Walter Fuchs, *Von Sian nach Ch'engtu* in Mitt. d. Sem. f. Or. Spr., Jahrg. XXXVI, S. 113ff. Der Verf. ist im Sommer 1932 auf der großen Straße aus dem Weï-Tal nach Ssĕ-tsch'uan gereist und hat von der berühmten „Pfeiler-Straße", *tschan tao* 棧 道 nicht einen einzigen Pfeiler mehr gesehen, sondern nur noch hin und wieder einige Löcher, in denen die Pfeiler oder Pfähle geruht hatten. An die Stelle der alten Straße ist längst ein gut gangbarer, meist sogar bequemer fester Weg getreten (vergl. unten die Anm. zu I, 186, 35). Einen Paß T'ien-tscha ling gibt es nach Fuchs S. 124f. tatsächlich nicht. Der Name scheint durch einen Irrtum Richthofens in die geographische Literatur gekommen zu sein. Der Paß, den er meint, heißt Ta san ling 大散嶺. Etwas südlich von diesem Paß liegt ein gut bebautes Hochtal, das den Namen Tsien-tsch'a p'ing 煎茶 (ich nehme an, daß 荼 bei Fuchs verschrieben ist) 坪 „Teebereitungsgrund" hat. Ich zweifle nicht, daß Richthofen hier die Namen mißverstanden hat.

**25, 10.** Näheres über die Becken von T'ai-yuan 太原 und Ta-t'ung 大同 bei Richthofen, *China* II, 359ff. u. 428ff.

**25, 44.** Eine ausführliche Beschreibung des „Roten Beckens" gibt Richthofen in seinen *Lettres* S. 115ff. und *China* III, 180ff.

**27, 28.** Eine etwas andere Erklärung für die Wahl Pekings als Reichshauptstadt hat Richthofen, *China* II, 272f. gegeben. Ich vermag aber hier dem großen Geographen nicht ganz zu folgen.

**28, 2.** Die Anordnung der Provinzen s. *China* II, 271f.

**29, 2.** Die wissenschaftliche Meteorologie und Klimatologie in China befinden sich — was bei der Größe des Gebiets nicht Wunder nehmen kann — noch in den Anfängen. Die ersten und eingehendsten Beobachtungen sind in den Arbeiten von H. Fritsche niedergelegt, namentlich in der Abhandlung *Über das Klima Ostasiens, insbesondere des Amur-Landes, Chinas und Japans*, in L. von Schrenck's *Reisen und Forschungen im Amur-Lande* IV, 375ff. Die allgemeinen ursächlichen Zusammenhänge in der Klima-Bildung Ostasiens hat Richthofen, *China* II, 31ff. gegeben. Weiteres Material enthalten die Veröffentlichungen der meteorologischen Stationen von Sikawei bei Shanghai und von Hongkong. Eine geschichtliche Studie sind die *Recherches sur la température ancienne de la Chine* von Ed. Biot in Journal Asiatique, 3. Serie, Bd. X (1840) S. 530ff. Biot kommt durch Vergleich der chinesischen Verzeichnisse der Dürren und Überschwemmungen zu dem Ergebnis, daß sich die Temperaturen Chinas seit dem Altertum nicht verändert haben, daß insbesondere die starken Gegensätze zwischen der Sommerhitze und Winterkälte immer bestanden haben. — Sonstige Literatur bei Tiessen, *China* S. 396.

**30, 10.** Die Reis-Region reicht im Osten über den Yang-tsĕ bis gegen den Huai-Fluß, schließt also das südliche Ngan-hui mit ein.

**30, 27.** Über Bodenbeschaffenheit und Feldbau in China fehlen Einzeluntersuchungen in größerem Maße. Einige ältere Arbeiten haben sich mit unzulänglichen Mitteln, aber doch nicht ohne Erfolg an das schwierige Gebiet herangewagt. Karl von Scherzer, *Fachmännische Berichte über die österreichisch-ungarische Expedition nach Siam, China und Japan* (1872), enthält im Anhang S. 42ff. eine Abhandlung von S. Syrski, *Landwirtschaft, Wasserproduktion und die wichtigsten zu diesen in näherer Beziehung stehenden mineralischen Erzeugnisse in China*. Sie ist sehr reichhaltig und behandelt außer der Bodenkultur auch Viehzucht, Seidengewinnung, Bienenzucht, Fischerei und sogar Verkehrsverhältnisse, hat auch Abbildungen der wichtigsten Geräte. Joseph Grunzel hat im Globus, Bd. LIV (1888) S. 161ff., 193ff. und 252f. Aufsätze über *Landwirtschaft in China* veröffentlicht, die sowohl die geschichtliche Entwicklung, wie die gegenwärtige Organisation behandeln. Sie enthalten natürlich viel Schiefes und Mißverstandenes. Sehr wertvoll ist die Zusammenstellung *Tenure of Land in China and the Condition of the Rural Population* im Journ. Ch. Br. R. A. S. Bd. XXIII, S. 59ff., die Ergebnisse einer Umfrage von 1888. Einige Bemerkungen über Klima und Boden finden sich in dem Aufsatze *Agriculture of China* in Chinese Repository, Bd. III, S. 122f. Einen Versuch, die Landwirtschaft in China, Korea und Japan systematisch darzustellen, bildet das Buch von F. H. King, *Farmers of Forty Centuries*, doch ist über die Bodenarten darin nichts gesagt. Über die Theorie von der Selbstdüngung des Löß s. Richthofen, *China* I, 69ff. Reichhaltiger und zum Teil auf eigenen fachmännischen Beobachtungen und Versuchen des Verfassers beruhend ist das Werk von W. Wagner, *Die chinesische Landwirtschaft;* es berücksichtigt allerdings in erster Linie nur die Verhältnisse in Nord-China, oder eigentlich nur in Schan-tung, da dem Verfasser die Provinzen des Südens und Westens nicht bekannt waren (vergl. aber auch die eingehende Besprechung von K. A. Wittvogel, *Voraussetzungen und Grundelemente der chinesischen Landwirtschaft*, im Archiv für Sozialwissenschaft und Sozialpolitik Bd. 61, S. 566ff., wo auch nachdrücklich auf die Beziehungen zwischen Landwirtschaft und ethnischen Verhältnissen nebst Staatsbildung hingewiesen wird.)

Ähnlich, aber gründlicher, mehr ins Einzelne gehend und auf umfassenderen Untersuchungen an Ort und Stelle beruhend ist ein von der landwirtschaftlichen Abteilung der Universität in Nanking zusammengestelltes, von John Lossing Buck unter dem Titel *Chinese Farm Economy* 1930 herausgegebenes Werk. Es hat die Verhältnisse von 2866 Bauernwirtschaften verschiedener Größe in den Provinzen Tschi-li (jetzt Ho-peï), Ho-nan, Schan-si, Ngan-hui, Kiang-su, Tschê-kiang und Fu-kien, im wesentlichen in Nord- und Ost-Mittel-China untersucht und die Ergebnisse in zahlreichen statistischen Tabellen zusammengestellt. Das Buch stellt den ersten Versuch dar, durch Einzelbefragungen und Feststellungen in einem größeren Gebiete die Art der landwirtschaftlichen Betriebe, vor allem aber die wirtschaftliche Lage der Bauern und die sehr verwickelten Eigentums- und Pachtverhältnisse methodisch zu erfassen. Die Zustände weichen in den verschiedenen Landesteilen natürlich stark voneinander ab, und das Bild, das man erhält, ist deshalb noch längst nicht vollständig, aber es geht doch erheblich über das hinaus, was man 1888 in Erfahrung bringen konnte.

Die Chinesen selbst haben seit langem eine gute Literatur über ihre Landwirtschaft. In neuerer Zeit sind auch von den im Abendlande studierenden einige Arbeiten auf dem Gebiete erschienen. So die Dissertation (Frankfurt) von Wen Hsien Liu, *Die Verteilungsverhältnisse des ländlichen Grund*

*und Bodens und dessen Betriebsweise in China* (1919). Die Arbeit bringt einige geschichtliche Angaben, einige über Besitz- und Rechtsverhältnisse und schließlich auch einige über die Feldfrüchte, Geräte u. ä. Das Ganze ist dürftig, vieles schief und unrichtig. Umfangreicher ist die Arbeit von Mabel Ping-Hua Lee, *The Economic History of China, with Special Reference to Agriculture*, gleichfalls eine Dissertation (New York 1921). Der Inhalt rechtfertigt den pompösen Titel nicht. Das Ganze ist rein historisch, ohne jede selbständige Kritik, auf Grund einer chinesischen Enzyklopädie, die ungenannt bleibt. Die Übersetzungen aus dieser, sofern sie richtig sind, könnten teilweise als nützliches Material für eine wissenschaftliche Untersuchung Verwendung finden. Über die wirklichen landwirtschaftlichen Verhältnisse, Bodenbeschaffenheit, Klima, Früchte, Ertrag u. dergl. bietet das Werk an Eigenem nichts.

Seit dem Altertum pflegen die Chinesen die zur Nahrung (und Kleidung) dienenden Kulturpflanzen als *wu ku* 五穀 („die fünf Kulturpflanzen") zu bezeichnen, unter denen aber, vermutlich nach den verschiedenen Landschaften, verschiedene Gewächse verstanden werden: entweder *tao* 稻 (Reis), *mai* 麥 (Weizen und Gerste), *tsi* 稷 (Rispenhirse), *schu* 黍 (Hirse mit klebrigem Samen) und *schu* 菽 (Soja-Bohne); oder statt *tao* (Reis) *ma* 麻 (Hanf), statt *schu* (Soja-Bohne) *tou* 豆 (kleine Bohnen und Erbsen) u. a. Daneben finden sich auch die Ausdrücke „sechs *ku*", „neun *ku*", „hundert *ku*" (schon im *Schu king)* und „tausend *ku*". Näheres bei Bretschneider, *Botanicon Sinicum* II, 137ff. Roggen kommt in China, wenn überhaupt, sehr selten vor, vielleicht in einigen Teilen von Ssĕ-tsch'uan, Kan-su und Schen-si, sicher in der nördlichen Mandschurei, wo er von Sibirien eingeführt ist. (S. Laufer, *Rye in the Far East*, in T'oung Pao Bd. XXXI, S. 237ff.). Ihre Haustiere bezeichnen die Chinesen als die *leo tsch'u* 六畜 („die sechs Haustiere"), d. h. Pferd, Rind, Schaf, Huhn, Hund und Schwein, von denen aber der Hund nicht planmäßig gezüchtet wird.

**31, 5.** In einemAufsatze *Die ehemalige Waldverbreitung in China auf Grund der Verbreitung von Waldtieren* (Zeitschr. d. Ges. f. Erdkunde zu Berlin 1933, S. 101ff.) kommt R. Mell zu folgenden Ergebnissen: Eine zusammenhängende große Waldzone erstreckte sich von der Grenze von Tongking über das heutige Süd- und Südost-China (Kuang-tung, Kuang-si, Fu-kien, Tschê-kiang) bis zur Yang-tsĕ-Mündung. Sie reichte küstenwärts weiter bis Schan-tung, Tschi-li und, die natürlichen Steppen (Löß-Gebiete) ausgenommen, bis zur Mandschurei, Korea und dem Amur-Gebiet. Und: „Es läßt sich annehmen, daß ausgedehnte Wälder, die selbst Tieren wie Elefanten die Existenz ermöglichten, sich 1000 v. Chr. noch in Süd-Schan-tung, um 1000 n. Chr. noch in Süd- und Südwest-China fanden".

## 2. Kapitel.

**32,** 19. Ich gebrauche absichtlich den verschwommenen Ausdruck „tartarisch-tungusisch“, weil ich keinen genaueren weiß für jene Völker unbestimmbarer Rasse, die östlich von den Türk-Stämmen der Hiung-nu in den Gebieten der östlichen Mongolei und den mandschurisch-koreanischen Grenzlanden, von den Randgebirgen der Provinz Ho-peï und der Liaotung-Halbinsel an bis in das Stromgebiet des Amur wohnten, wanderten und kämpften.

**32,** 25. Wenn Freiherr von Richthofen in seinem Vortrage *Über die Ursachen der Gleichförmigkeit des chinesischen Rassentypus und seiner örtlichen Schwankungen* in der Sitzung der Berliner Gesellschaft für Anthropologie, Ethnologie und Urgeschichte vom 25. Januar 1873 (S. 37ff. der „Verhandlungen“) von einer dunklen Hautfarbe der Bewohner von Schantung, Schan-si und Tschi-li spricht, „die man kaum noch gelb oder mittelfarbig nennen kann und in vielen Fällen als vollkommen schwärzlich bezeichnen muß“, so hat er sich dazu offenbar durch den Anblick der Bauern und Lastträger in den genannten Gegenden bestimmen lassen, die im Sommer mit nacktem Oberkörper arbeiten und von der im Norden besonders scharf brennenden Sonne erstaunlich dunkel gefärbt sind. In den Städten und unter den wohlhabenderen Klassen wird man diese „vollkommen schwärzlichen“ Typen nicht antreffen.

**33,** 20. E. Baelz hat seine auf langjährigen Beobachtungen beruhenden Theorien über die Rassen Ostasiens dargelegt in einem Vortrage *Die Ostasiaten und ihr Zusammenhang mit anderen Rassen*, der am 10. Mai 1909 in der Anthropologischen Gesellschaft in Wien gehalten wurde, aber nicht gedruckt zu sein scheint (vergl. Mitteilungen der Gesellschaft Bd. XXXIX, 1909, S. 18). Von der somatisch-anthropologischen und der geschichtlichen Seite zugleich greift das Buch des Chinesen Chi Li, *The Formation of the Chinese people* (Cambridge, Ver. St. 1928) das Problem an, indem es nach abendländischen Methoden die körperlichen Eigenschaften der verschiedenen Völker des Reiches, ihre Wanderungen und Mischungen untersucht. Mit der Frage der „eigentlichen Chinesen“, d. h. der kulturschaffenden Schicht macht es sich der Verfasser etwas leicht, indem er eine „Wir-Gruppe“ *(We-group)* und eine „Ihr-Gruppe“ *(You-group)* annimmt, d. h. „die Zivilisatoren“, die „von den chinesischen Historikern als von ihrer Art angesehen werden“, und die „Barbaren“ (S. 5). „In China proper there are some inhabitants, who have been associated with the making of Chinese history from the very beginning and who acknowledge their association with it. There are others who do not, for instance the Miao tsĕ and the Manchus“ (S. 7). Eine politische Grenze zwischen beiden erkennt er durchaus nicht überall an. Kennzeichnend für die erste Gruppe und ihre Verbreitung sei das Erbauen von Mauern, das in der Großen Mauer seinen Höhepunkt erreicht habe (S. 57). Außerdem ist ihm die Verbreitung der Familiennamen ein Führer bei der Verfolgung der Gruppen. Überraschend wie die Methode des Verfassers ist, verdient sie doch Beachtung. Das Buch ist reich an neuen und erwägenswerten Gedanken.

**34,** 13. Die Theorie von der südchinesischen und hinterindischen Urheimat der Chinesen hat der Jesuit L. Wieger in seinen *Textes historiques* S. 16 aufgestellt und danach Alfred Forke im Jahre 1925 näher zu begründen versucht in seinem Buche *Der Ursprung der Chinesen auf Grund ihrer alten Bilderschrift.* Er will aus der Art der ältesten Schriftzeichen ersehen, daß die Chinesen schon „in vorhistorischer Zeit keine Nomaden, sondern Ackerbauer" waren (S. 5) und daß ihre ursprünglichen Wohnsitze angezeigt werden durch ihre Kenntnis von wilden Tieren, „deren Verbreitungsgebiet der warme Süden, und zwar vor allem Indochina und die südlichen und südwestlichen chinesischen Grenzprovinzen waren" (S. 26; vergl. dazu oben die Anm. zu **31,** 5). Wieger hat dann seine Auffassung in dem Buche *La Chine à travers les âges* wieder geändert, indem er den Verband der chinesischen Urstämme aus dem Nordwesten einwandern läßt (vergl. unten Anm. zu **39,** 40).

**34,** 25. A. Conrady teilt in seiner Studie *Eine indochinesische Causativ-Denominativ-Bildung* die indochinesische Sprachfamilie in eine westliche, tibeto-birmanische Gruppe mit dem Tibetischen, dem Nepalesisch-Assamesischen und dem Birmanischen nebst seinen näheren Verwandten, und in eine östliche, siamesisch-chinesische Gruppe mit dem Siamesischen und Chinesischen. Hinsichtlich des Annamitischen vermutet E. Kuhn in seinen *Beiträgen zur Sprachenkunde Hinterindiens* (Sitzungsber. d. Königl. Bayr. Akad. d. W., philos.-philol. u. hist. Kl. 1889 Bd. I) S. 219, daß „es dem Kreise der übrigen Sprachen (Hinterindiens) ursprünglich fremd war und seine Übereinstimmung mit ihnen auf spätere Beeinflussung zurückzuführen ist", und Conrady (S. IV der Vorrede) hält den Ausschluß des Annamitischen für endgiltig.

**34,** 33. Über die mongolisierten tungusischen Stämme im Hailar-Gebiet der nordwestlichen Mandschurei vergl. meine *Ostasiatischen Neubildungen* S. 239. R. und K. Torii (s. I, 41 ff.), *Populations Primitives de la Mongolie Orientale* S. 65 ff. geben nähere Nachrichten über sie.

**35,** 29. Über die Lo-lo 玀玀 ist bereits eine ganze Literatur entstanden. Namentlich haben sich die katholischen Missionare von Yün-nan um ihre Erforschung große Verdienste erworben, vor allem die Patres Vial und Liétard, die auch der Sprache ihre Aufmerksamkeit zugewendet haben. Das kleine Buch von Vial, *Les Lolos, histoire, religion, moeurs, langues, écriture*, in der Sammlung „Études Sino-orientales", gab zum ersten Male (1898) bekannt, daß die Lo-lo eine Literatur besitzen und daß sie ihrer Überlieferung zufolge von Tibet eingewandert sind. Liétard stellte in den Abhandlungen *Essai de dictionnaire Lo-lo Français* und *Notions de Grammaire Lo-lo* im XII. Bande der T'oung Pao (1911) seine Untersuchungen über einen Dialekt der Lo-lo in Yün-nan methodisch zusammen. Sehr gründliche Auskunft im allgemeinen gibt dann besonders das letzte Buch von Alfred

Liétard, *Les Lo-lo-p'o* (1913), das ebenfalls eine eingehende Untersuchung der Sprache enthält. Kurze Vokabulare der Lo-lo-Sprache sowie der benachbarten Mo-so (s. Anm. zu **36**, 33) und der Si-fan (s. Anm. zu **37**, 14) im nördlichen Ssĕ-tsch'uan hat auch der französische Beamte von Indochina Charles Eudes Bonin auf einer Reise gesammelt und in der T'oung Pao Ser. II, Bd. IV, S. 117ff. veröffentlicht. Vergl. auch die Schilderungen des Missionars M. Valtat, *Dans les derniers recoins de la Chine inconnue* in „Les Missions Catholiques" Jahrg. 1915, S. 202ff. u. 214ff., sowie die Abhandlung von H. Mueller, *Beiträge zur Ethnographie der Lo-lo* im Baessler-Archiv von 1913 S. 38ff., wo nach der Sammlung des Konsuls Weiß im Berliner Museum für Völkerkunde Abbildungen von Lo-lo nach chinesischen Zeichnungen sowie von Kleidern, Gebrauchsgegenständen u. a. gegeben werden. Über die Lo-lo von Süd-Yün-nan s. G. Devéria, *La frontière Sino-Annamite*, S. 122ff. u. 138ff. Sonstige Nachrichten über die Lo-lo sind zusammengestellt von H. Cordier *(Les Lolos)* in T'oung Pao Ser. II, Bd. VIII, S. 597ff. Der Name Lo-lo findet sich auch als Lo-kuo 玀猓 oder, umgestellt, als Kuo-lo angegeben (z. B. bei Sainson, *Nan-tchao ye che*, S. 165ff.). Bonifacy, *Etude sur les langues parlées par les populations de la haute Rivière Claire* (in Bull. de l'Éc. fr. d'Extr. Or., Bd. V) S. 307 Anm. sieht in Lo-kuo eine Umschreibung des annamitischen La-qua, eines Volkstammes, den derselbe Forscher für einen von den Lo-lo vollkommen verschiedenen erklärt, und zwar in sprachlicher wie in ethnischer Hinsicht *(Étude sur les coutumes et la langue des Lo-lo et des La-qua du Haut Tonkin* ebenda. Bd. VIII, S. 531ff.). Die Umstellung in Kuo-lo und die Gleichsetzung mit den Lo-lo würde danach auf einem Irrtum der chinesischen Darstellung beruhen. Sicheres über die Herkunft dieses Namens ist indessen bis heute nicht bekannt. Alle Reisenden stimmen darin überein, daß das Volk selbst sich niemals als Lo-lo bezeichnet und den Namen sogar vielfach als kränkend empfindet. Die verschiedenen Stämme und Gruppen nennen sich mit verschiedenen lokalen Namen, wie Na-pu, Na-su, No-su, Na-ssĕ, Ko, Ngi-su, Ngi, A-schi u. a. Ein einheitlicher Name ist nicht festzustellen. Der chinesische Professor Ching-chi Young in Kanton, der in einem Aufsatze *L'Écriture et les Manuscrits Lolos* (in Orient et Occident Bd. I, 1935, Heft 11, S. 1ff.) auch die Namen behandelt, vermutet in Na (=schwarz) -su (= Leute) eine Übersetzung des chinesischen Ausdrucks *heĭ yi* 黑夷 „schwarze Barbaren", was nicht sehr wahrscheinlich klingt.

**35**, 32. Die Man 蠻 und die Miao tsĕ 苗子, auch San Miao 三苗 genannt, werden bereits in den ältesten Teilen des *Schu king (Yü kung* und *Schun tien)* wiederholt erwähnt (vergl. unten Anm. zu **50**, 18), die ersteren allerdings in ganz allgemeinem Sinne als Wilde, die, in der Theorie des entstehenden Kultur-Staates, am weitesten entfernt sind vom Mittelpunkte, die letzteren als besonders bösartige Feinde. Fr. Jäger hat vor kurzem in einem Aufsatz *Die Bedeutung der ethnischen Bezeichnungen „Yao" und „Man"* (in: Oriental. Lit.-Ztg. 1933, Sp. 223ff.) den Namen Man aus dem Yao-

Worte *mun* oder *mien* erklärt, mit dem sich die Yao tsĕ (s. Anm. zu **36,**24) selbst bezeichnen und mit dem das Wort *hmong* zusammenhängt, das die Miao tsĕ zur Selbstbezeichnung gebrauchen. Beide bedeuten einfach „Menschen". Die Chinesen hätten sich dann den Namen angeeignet, als sie mit den südlichen Völkern bekannt wurden. Man mit Miao lautlich zusammenzubringen ist freilich schwer möglich.

**36,** 3. Die Nachrichten über Miao tsĕ in Tschê-kiang sind D. J. Macgowan zu danken, der sie dem *Tschê-kiang t'ung tschi* 浙江通志, dem *Kinhua fu tschi* 金華府志 und dem *Tsch'u-tschou fu tschi* 處州府志 entnahm und im Journ. N. Ch. Br. R. A. S. 1869/70, S. 123ff. veröffentlichte. Danach fanden die Kämpfe mit den Miao tsĕ Jahre hindurch vor und nach der Thronbesteigung des ersten Ming-Kaisers statt und endeten im Jahre 1368.

Die Literatur über die Miao tsĕ ist noch reicher als die über die Lo-lo, namentlich an chinesischen Werken, wo allerdings beide ganz durcheinander geraten. Lange Zeit hindurch waren in China eine große Zahl illustrierter handschriftlicher Beschreibungen der Miao tsĕ (d. h. in diesem Falle der im Südwesten wohnenden Stämme ohne Rücksicht auf ihre ethnische Zugehörigkeit) im Handel, die mehrfach von Europäern bearbeitet sind. Die Texte weichen nur unwesentlich voneinander ab und gehen offenbar sämtlich auf ein Original zurück, das im ganzen 82 Stämme behandelt. Zuerst hat C. F. Neumann in seinem Werke *Asiatische Studien* (1837) I. Teil, S. 43ff. nach einem nicht näher kenntlich gemachten „Originale" eine fast vollständige Übersetzung gegeben, dann ein Anonymus im Chinese Repository, Bd. XIV (1845), S. 105ff. eine kürzere (41 Stämme) unter dem Titel *Notices of the Miao Tsz', or Aboriginal Tribes Inhabiting Various Highlands in the Southern and Western Provinces of China Proper*, ferner E. C. Bridgman eine vollständige von allen 82 Schilderungen im Journ. N. Ch. Br. R. A. S. von 1859 S. 257ff. *(Sketches of the Miao-Tsze)*, C. M. H. Playfair wieder eine abgekürzte (42 Stämme) in China Review Bd. V (1876) S. 92ff. *(The Miaotzu of Kweichou and Yunnan from Chinese Descriptions)* und endlich A. R. Colquhoun in seinem Werke *Across Chrysê* (1883) II, 363ff. wieder eine vollständige (82 Stämme). Nach mehreren ihm vorliegenden Exemplaren der Beschreibung hat danach F. Jaeger eine Anzahl von Bildern der „Miao tsĕ" veröffentlicht in Ostasiat. Zeitschr., Bd. V (1917), S. 266ff. *(Über chinesische Miaotsĕ-Albums)*. Woher die chinesischen Texte stammen, und wer ihr Verfasser ist, weiß man nicht; die Angabe von Playfair (a. a. O. S. 92), daß es sich „zweifellos um das Werk gebildeter Chinesen handele, die in den betreffenden Provinzen gereist seien," ist willkürlich, ebenso die bei Colquhon (a. a. O. S. 363), daß die Beschreibung aus der Zeit um 1730 stamme. Wenn die verschiedenen Bearbeitungen voneinander abweichen, so dürfte der Grund mehr bei den Übersetzern liegen als in einer Verschiedenheit der Texte. Die letzteren bieten volkskundlich manches Interessante, ethnologisch sind sie wertlos. Nach anderen chinesischen Quellen hat Edkins eine Geschichte und Beschreibung der Miao tsĕ zu geben versucht in zwei Abhandlungen: *The Miau Tsi Tribes: Their History, Their Manners and Customs*, in Chinese Recorder, Bd. III, S. 33ff. und 74ff. Da er aber die Miao tsĕ ohne weiteres mit den Man des Südens im Altertum gleichstellt, so kann die Richtigkeit seiner Angaben nur bedingungsweise gelten. Ein Verzeichnis aller eingeborenen Stämme der Provinz Yün-nan ist in dem von C. Sainson übersetzten chinesischen Werke *Nan-tschao ye schi* 南詔野史 (1904) auf S. 163ff. enthalten. Darin wird auch (S. 187f.) das Volk der Miao tsĕ erwähnt und dabei bemerkt, daß es neun Zweige davon gebe (das erinnert an die *kiu ku Miao* 九股苗, die „Miao der neun Zweige" der chinesischen Beschreibung) und die meisten in Kueï-tschou wohnten. Zweifellos gehören aber auch von den übrigen Stämmen noch eine Anzahl zu den Miao tsĕ. Da die Chinesen diesen ihnen fremden Völkern im allgemeinen ohne ethnologisches Verständnis gegenüber stehen, so sind alle ihre Nachrichten entsprechend zu bewerten. Neues Material über die eingeborenen Völker des Südwestens und Westens hat die französische Mission d'Ollone (1906—1909) gesammelt und in mehreren Werken veröffentlicht. (*Les derniers Barbares*, 1911, *Langues des peuples non chinois de la Chine*, 1912, und *Écritures des peuples non chinois de la Chine*, 1912.) Ein sehr wichtiges Werk über die Miao tsĕ scheint nach den Anzeigen das mir leider nicht zugängliche Buch des Japaners Torii Ryūzō 烏居龍藏 mit dem Titel *Byōzoku chōsa hōkoku* 苗族調査報告 „Bericht über eine Untersuchung über die Miao-Stämme" zu sein. Über die Man, Lo-lo und Miao tsĕ im nördlichen Tongking haben die französischen Offiziere Lunet de Lajonquière (*Ethnographie des territoires militaires* 1904, wovon sich ein sehr ausführlicher Auszug im Bull. Éc. fr. d'Extr. Or., Bd. V, S. 199ff. findet) und Bonifacy (*Études sur les langues parlées par les populations de la haute Rivière Claire*, in Bull. Éc. fr. d'Extr. Or., Bd. V, S. 306ff., und *Étude sur les Tay de la Rivière Claire au Tonkin et dans la Chine méridionale*, in T'oung Pao, Ser. II, Bd. VIII, S. 77ff.) eingehendere Studien veröffentlicht. In neuester Zeit (1924) ist in dem Buche des Missionars F. M. Savina, *Histoire des Miao*, eine umfangreiche Darstellung des gesamten Volkstums der Miao tsĕ, ihrer Geschichte, Sprache und Kultur, allerdings in wenig kritischer Weise, gegeben worden. Der Verfasser glaubt die einheimische Überlieferung nicht bezweifeln zu dürfen, daß die Miao von Norden her eingewandert seien und daß sie sich „zur Zeit Huang-tis" am Unterlauf des Huang ho niedergelassen hätten. Er nimmt an, daß ihre früheren Wohnsitze in der Gegend zwischen dem Weißen Meere und der Bering-Straße gewesen seien (S. 117ff.). Nicht zum wenigsten auf die Angaben Savinas gestützt, hat dann Wilhelm Koppers in einem Aufsatz *Tungusen und Miao* (Mitt. d. Anthropol. Ges. in Wien, Bd. LX, S. 306ff.) die Hypothese aufgestellt, daß die Miao tsĕ nach Süden abgedrängte Tungusen seien. S. M. Shirokogoroff, der sich neuerdings besonders eingehend mit Rasse und Herkunft der nordchinesischen Völker beschäftigt hat, vermutet, daß die eigentliche Heimat der Tungusen, die inzwischen weit nach Norden, durch die Mandschurei in die Amur-

Länder und nach Ost-Sibirien gewandert seien, „weiter südwärts von der Mandschurei, d. h. im gegenwärtigen China, irgendwo in dem Becken des Huang ho und Yang-tsĕ“ gesucht werden müsse. Die Tungusen seien durch die von Westen kommenden höher kultivierten Stämme („Urchinesen“) zum Teil assimiliert, zum Teil aber zu dieser Wanderung gezwungen worden, und dabei hätten „einige von den eingeborenen Gruppen durch die chinesische Wanderung südwärts gedrängt sein können“ *(Northern Tungus Migrations in the Far East* in Journ. N. Ch., Br. R. A. S., Bd. LVII von 1926, S. 123ff., und *Anthropology of Northern China*, S. 104 u. 112). Diese Gruppen will Koppers in den Miao tsĕ wiederfinden. Ohne zu Shirokogoroffs Vermutungen hier Stellung nehmen zu wollen, kann ich nicht finden, daß die von Koppers angegebenen Gründe (Kleidung und gewisse körperliche und ethnische Merkmale) für eine solche These ausreichen. Auch Shirokogoroff sagt nicht, daß die nach Süden abgedrängten „Gruppen“ Tungusen gewesen seien.

**36,** 10. Die Insel Hai-nan 海南 ist mehrfach bereist worden, und über die Li oder Loi 黎 gibt es eine ganze Reihe von Arbeiten. Unter anderen: B. C. Henry, *Ling-nam or Interior Views of Southern China;* den Li von Hai-nan sind die Kapitel 20 bis 24 gewidmet; R. Swinhoe, *The Aborigines of Hai-nan,* in Journ. N. Ch. Br. R. A. S. 1871-72, S. 25ff.; E. H. Parker, *The Li-Aborigines of K'iung-shan,* in China Review Bd. XIX, S. 383ff., erklärt die Sprache der Li für verwandt mit dem Siamesischen und Annamitischen, was allerdings bei der verschiedenen Zugehörigkeit dieser beiden nicht gut möglich ist. Ein umfangreicheres Wörterverzeichnis hat Carl C. Jeremiassen gesammelt: *Loi Aborigines of Hainan and their Speech,* ebenda Bd. XX, S. 296ff. Angaben wirtschaftlicher, kultureller und politischer Art gibt Frank P. Gilman, *The Aborigines of Hainan,* ebenda Bd. XXV, S. 247ff. Geschichtliche Nachrichten nach chinesischen Quellen finden sich bei F. Hirth, *Die Insel Hainan nach Chao Ju-kua* (in Bastian-Festschrift 1896, S. 483ff.) und bei Hirth und Rockhill, *Chau Ju-kua,* S. 175ff. Danach begannen die Beziehungen der Chinesen zu der Insel im 1. Jahrhundert v. Chr. Eine Zusammenstellung aller bisherigen Nachrichten, ergänzt durch zahlreiche Einzelbeobachtungen jeglicher Art, gibt Walter Strzoda, *Die Li auf Hainan und ihre Beziehungen zum asiatischen Kontinent,* in: Ztschr. f. Ethn. 1911, S. 193ff. Endlich liegen noch kurze, aber inhaltreiche Berichte von H. Stübel vor, der die Insel 1931 bereist hat. In einem Vortrage über *Ergebnisse einer ethnographischen Excursion nach der Insel Hainan* (Tung-chi Medizinische Monatsschrift, 1932, S. 237ff.) und einem *Vorläufigen Bericht über eine ethnologische Excursion nach der Insel Hainan* (Jubiläumsband 1933 der Deutsch. Ges. f. Natur- u. Völkerkunde. Ostasiens) macht er sehr wertvolle Angaben über die Bevölkerung und ihre sozialen Verhältnisse. Danach leben auf der Insel neben den Li noch zwei andere nicht-chinesische Völker, die Limkao 臨高 und die Damtschu 儋州, die Stübel als wahrscheinlich zur Familie der Thai-Völker gehörend ansieht, zumal in der Sprache der

Limkao die Wortstellung der der siamesischen Sprache gleicht. Ferner aber wohnen in den Gebieten der Li außer diesen selbst noch zwei von ihnen „ganz verschiedene“ Volkstämme, die Ki 岐 und die Ha 侼. Über die rassische Zugehörigkeit dieser drei äußert sich Stübel nicht. Neben diesen „Ureinwohnern“(?) leben auf der Insel auch zugewanderte(?) Miao tsě, T'anka 堂客 (ein Thai-Stamm), Hakka 客家 und Chinesen, darunter muhammedanische Kolonien (vergl. auch die folgende Anmerkung).

**36,** 24. Das Gebiet der Yao tsě 猺子 ist von dem deutschen Missionar F. W. Leuschner besucht und beschrieben worden *(Die Yau-tse in Süd-China* in Mittlg. d. Deutsch. Ges. f. Nat.- u. Völkerkde. Ostasiens, Bd. XIII, S. 237ff.). Auch das von S. Knak aus Leuschners Nachlaß herausgegebene Buch *Von den Ureinwohnern Chinas* handelt von den Yao tsě in Kuang-tung. Darin wird erzählt, daß viele von dem Volke „eine fast weiße Hautfarbe, wagerecht stehende Augen, eine hohe, etwas gekrümmte Nase, graubraune oder graue Augen“, also „einen starken Einschlag arischen Blutes hätten,“ daß „dagegen die, deren Vorfahren sich mit Chinesen vermischt hätten, äußerlich den Chinesen sehr ähnlich sähen“ (S. 46f.), eine kennzeichnende Darstellung des chinesischen Aufsaugungsvorganges. Leuschner berichtet auch, daß die Yao tsě behaupteten, „sie seien vom Westen her gekommen und hätten sich in den Tälern des Huang ho eine zweite Heimat gegründet“. Darauf seien sie, von den Chinesen verdrängt, über See nach Hai-nan und Kuang-tung gekommen (S. 44). Im Jahre 1929 erschien der Bericht einer chinesischen Expedition, die von der Regierung in das Gebiet der Yao tsě in den Grenzbezirken von Nordwest-Kuang-si gegen Kueï-tschou ausgesandt war und von F. Jäger und Schang Tsch'êng-tsu 商承祖 geleitet wurde. Der Bericht hat den Titel *Kuang-si Ling-yün Yao jen tiao tsch'a pao kao* 廣西淩雲猺人調查報告. Die Expedition hatte den Bezirk von Ling-yün zwischen dem Hung schui 紅水 und dem Yü kiang (s. I, 14), dicht an der Grenze von Kueï-tschou, zum Mittelpunkt ihrer Untersuchungen gemacht. Auch dort erzählten die Yao tsě, daß ihre Stämme teils vom Südosten aus den Gegenden zwischen der Küste bei Lien-tschou 廉州 und den südlichen Nebenflüssen des Yü kiang eingewandert seien, teils aus dem Norden von Kuang-tung, von wo sie, „der Jagd obliegend, an den Grenzen von Hu-nan, Kueï-tschou und Kuang-si entlang gezogen seien“, noch andere „hätten, da die Zahl der Menschen täglich größer, das Land immer enger geworden sei, in Schiffen das große Meer überquert und seien dann allmählich nach Nordwesten in ihre jetzigen Wohnsitze gewandert“ (S. 33). Das könnte ebenfalls auf die Insel Hai-nan und den Golf von Tongking deuten. Den Namen Yao tsě hat Jäger in dem Aufsatze *Die Bedeutung der ethnischen Bezeichnungen „Yao“ und „Man“* (Orient. Lit. Ztg. 1933 Sp. 223ff.) anders erklärt. Er meint, 猺 ist nur eine Variante des gleichlautenden 傜 oder 徭 „Frondienst“, Yao tsě bedeutet also einfach „Frondienst-Leute“. Sie wären von den Chinesen so genannt worden, als sie nach der Unterwerfung zu Frondiensten und Steuern herangezogen wurden. Manche

Stämme von ihnen seien Mo-yao 莫傜 d. h. „nicht Frondienst leistende“ genannt worden. Ihren bekannten Gewohnheiten getreu, hätten dann die Chinesen zum Zeichen ihrer Verachtung das Klassenzeichen 亻 oder 彳 durch 犭 „Hund“ ersetzt. D'Ollone macht einige Angaben über die Yao tsĕ von Yünnan und Kueï-tschou in *Les derniers barbares*, S. 159f.

**36,** 33. Die Literatur über die Mo-so 麼些 oder 麼步 ist zusammengestellt von Cordier, *Les Mo-sos* in T'oung Pao, Ser. II, Bd. IX, S. 663ff. Ein neueres Werk ist das von J. Bacot, *Les Mo-so* (1913). Einen Abriß aus der Geschichte der Mo-so hat E. Chavannes auf Grund einer von Bacot mitgebrachten chinesischen Chronik gegeben in *Documents historiques et géographiques relatifs à Li-kiang* in T'oung Pao, Bd. XIII, S. 565ff.

**37,** 14. In der Lebensbeschreibung Hüan-tsangs heißt es, daß, „in Liang-tschou in Kan-su die Kaufleute aus den Grenzländern der Si-fan 西番 beständig kommen und gehen“ (St. Julien, *Histoire de la vie de Hiouen-Thsang*, S. 15). In den Sung-Annalen (*Sung schi*, Kap. 485 fol. 8v$^0$) ist von einem Angriff des ersten Fürsten von Hia 夏 gegen Si-fan die Rede, wobei Si-liang fu 西凉府, d. h. die Gegend des heutigen Liang-tschou erobert wurde. Ebenso wird in den Yuan-Annalen (*Yuan schi*, Kap. 6 fol. 15v$^0$) von einem Angriff der Mongolen zur Zeit Kublai Khans berichtet, ohne daß man erfährt, was unter dem Namen verstanden wird. Wiederholt wird dieser dann in dem Kapitel der Yuan-Annalen über Buddhismus (*Yuan schi*, Kap. 202) erwähnt. Der durch seine hartnäckigen Kämpfe gegen Kublai Khan bekannte Kaidu begann an den Grenzen von Si-fan eine neue Empörung (fol. 3r$^0$). Bald danach wird von buddhistischen Sūtras in der Schrift der Si-fan (fol. 4v$^0$) und von buddhistischen Mönchen aus Si-fan (fol. 6r$^0$) gesprochen. Die Ming-Annalen endlich nennen als „Militär-Stationen“ für die Gebiete der Si-fan die Orte Si-ning, Ho tschou, T'ao-tschou, Min tschou, sämtlich in Kan-su (*Ming schi*, Kap. 330 fol. 1r$^0$), so daß sich also ihre Wohnsitze nach Norden hin durch das ganze östliche Kukunor-Gebiet erstreckt haben müssen. Aus alledem geht hervor, daß unter dem Ausdruck Si-fan früher ein viel größeres Gebiet verstanden worden sein muß als heute, ja es ist wahrscheinlich, daß er das bezeichnete, was seine Bedeutung („westliche Barbaren“) besagt, d. h. daß er eine ganz allgemeine Bezeichnung war für das östliche Tibet und das Kukunor-Gebiet, wo sich einst im 10. Jahrhundert das Reich Si Hia bildete, dessen Schrift offenbar von den Yuan-Annalen gemeint ist. Vermutlich liegt darin auch einer jener Gewaltakte der Chinesen vor, wie wir sie in so vielen von ihnen umgedeuteten Fremdnamen beobachten können. Für gewöhnlich wird in den chinesischen historischen und geographischen Werken das Volk, das an den nordwestlichen und westlichen Grenzen saß, in den alten Zeiten als K'iang 羌 (Näheres über die K'iang der alten Zeit s. meine *Beiträge aus chinesischen Quellen zur Kenntnis der Türkvölker und Skythen Zentralasiens*, S. 25f.), dann auch als Tang-hiang 党項 bezeichnet. Von der T'ang-Zeit (7. Jahrhundert) ab kommt der Name T'u-fan 吐番 auf, aber in der engeren Bedeutung der Tibeter, ohne daß jedoch die anderen Namen verschwinden. In T'u-fan hat man die Umschreibung eines tibetischen Ausdrucks sehen wollen, dessen zweiter Bestandteil *bod* sein sollte, womit die Tibeter sich selbst bezeichnen (Bretschneider, *Mediaeval Researches*, II, 22f.). In der Tat hat auch das Zeichen 番, das mit 蕃 oft vertauscht wird, nach dem K'ang-hi-Wörterbuch die Aussprache *po*, aber ohne konsonantischen Auslaut, so daß es für eine Wiedergabe des Lautes *bod* nicht ohne weiteres verwendet werden kann. Ganz unklar bleibt der erste Bestandteil, den man in willkürlicher Weise mit einem tibetischen *stod* oder *mt'o* („das hohe" oder „obere") hat gleichsetzen wollen (S. Grünwedel, *Der Lamaismus* in „Kultur der Gegenwart", Teil I, Abt. 3, S. 160). Ein solcher Name ist indessen nirgends belegt, und den Ausdruck T'u-fan oder T'u-po mit unserem Tibet zusammenbringen zu wollen, stößt, so nahe der Gedanke liegt, auf vorläufig nicht zu überwindende Schwierigkeiten. Die Frage harrt noch der Aufklärung (vergl. die Auseinandersetzungen von Laufer in T'oung Pao Bd. XV, S. 86f. und 95f. und Pelliot ebenda Bd. XVI, S. 18ff. Weitere Erklärungen des Namens durch die Chinesen s. Anm. zu **II, 184,** 26 und zu **II, 372,** 43. Jedenfalls werden wir in T'u-fan einen Fremdnamen zu sehen haben, und nicht ohne Absicht ist von den Chinesen für seine Umschreibung ein Zeichen verwendet worden, das die Bedeutung „Fremdling", „Barbar" hat. Der fremde Laut ist dann völlig vergessen und in dem Namen Si-fan das Wort *fan* lediglich als chinesisches Wort behandelt. Die Jesuiten-Missionare des 18. Jahrhunderts hatten durchaus Recht, wenn sie die Si-fan mit den T'u-fan gleichsetzten, wie es in der Abhandlung über *Des peuples nommez Si fan ou Tou fan* in Du Haldes *Description Géographique etc. de l'Empire de la Chine* I, 49ff. oder in den *Mémoires concernant etc. les Chinois* XIV, 127 geschieht. Ganz unverständlich ist es, wenn Giles in *Biographical Dictionary* Nr. 952 die T'u-fan zu „Turfans" macht. Turfan ist der Name einer Stadt im östlichen Turkistan. Ein anderer Name in den chinesischen Annalen ist das erwähnte Tang-hiang, das heute völlig verschwunden ist, das aber noch der Pater Gaubil in der unrichtigen Form 黨項 in seinem *Abrégé de l'histoire chinoise de la grande dynastie Tang* (in *Mém. conc. les Chinois* XVI) S. 366 als Bezeichnung angibt für „den besten Teil des Landes, das heute Si-fan genannt wird", d. h. „das Land zwischen Tibet, der Provinz Ssĕ-tsch'uan und dem Kukunor-Gebiet". Heute bezieht sich der Name Si-fan nur noch auf das sogenannte Kin-tschu'an 金川-Gebiet, d. h. auf das Bergland an den beiden Flüssen Ta kin tsch'uan 大金川 und Siao kin tsch'uan, die bei Rumi dschanggu, nördlich von Ta-tsien-lu 打箭爐, den Ta tu ho 大渡河 bilden, ja nach Rosthorn sogar nur auf „gewisse Stämme im Verwaltungsbezirk von Sung-p'an" 松潘 (s. I, 22), während sonst der übliche Name Man-kia 蠻家 oder Man tsĕ ist. Nach einer Angabe Rosthorns in seinem Vortrage auf dem internationalen Orientalisten-Kongreß in Genf 1894: *On Some Border Tribes of Eastern Tibet* (Actes, Teil IV, Sektion VII, S. 49ff.) besteht wenigstens ein Teil dieser Si-fan aus Mongolen, die mit Kublai Khan ins Land gekommen sind. Das Land ist wiederholt von Reisenden besucht und beschrieben worden, unter anderen von Gill *(The River of Golden Sand,* S. 127ff.), von Rosthorn *(Eine Reise im westlichen China* in Mitteilungen der K. K. Geograph. Gesellsch. in Wien, 1895, S. 285ff., dazu Richthofen, *China* III, 133ff.), ferner von Tafel im XV. Abschnitt seines Werkes *Meine Tibetreise* (II, 212ff.) u. a. Nach dem chinesischen Kriegswerke *P'ing ting liang Kin-tsch'uan fang lio* (s. unten Anm. zu **50,** 28) hat E. Haenisch im 9. Bande von Sven Hedins großem Werke *Southern Tibet* eine Darstellung mit dem Titel *Das Goldstromland im chinesisch-tibetischen Grenzgebiete* gegeben, die auch einige lehrreiche chinesische Kartenskizzen enthält. Von den Bewohnern sagt Haenisch (S. 71), „sie sind sicher keine reine tibetische Rasse, sondern gehen in weitem Maße auf die Urbevölkerungschicht zurück, möchten also vielleicht zu den Lolos und auch zu den Wildstämmen der Yünnan-Provinz Beziehungen aufweisen". Andererseits ist dann in neuerer Zeit der Name Si-fan auch wieder von den Chinesen zur Bezeichnung von Tibet im allgemeinen gebraucht worden.

**37,** 17. Die Lao 獠 und Ts'uan 爨 werden von den Chinesen als zwei getrennte Volksgruppen angesehen. Die Lao sitzen im nördlichen Tongking und in Yün-nan, die Ts'uan (ein heute vergessener Name) hauptsächlich in Yün-nan und Ssĕ-tsch'uan und werden jetzt von den Chinesen im wesentlichen mit Man und Lolo gleichgesetzt. Vergl. die Angaben darüber bei Pelliot, *Deux Itinéraires de Chine en Inde à la fin du VIII$^e$ siècle* (in Bull. Éc. fr. d'Extr. Or., Bd. IV) S. 136f. und bei Bonifacy, *Étude sur les langues parlées par les populations de la haute Rivière* Claire (ebenda Bd. V) S. 307. Im *Tien hi* 滇繫, einem aus dem Jahre 1807 stammenden Werke über die Provinz Yün-nan, behandelt ein Kapitel mit dem Titel *Schu I* 屬夷 die eingeborenen Stämme der Provinz. Es ist in das Französische übersetzt worden von G. Soulié und Tschang Yi-tsch'u 張翼樞 *(Les Barbares soumis du Yunnan* in Bull. Éc. fr. d'Extr. Or., Bd. VIII, S. 149ff. u. 333ff.). Wie alle derartigen chinesischen Werke bringt es zwar ethnologisch wenig Brauchbares, aber es gibt immerhin eine ausführliche Übersicht über die zahlreichen Stämme, auch nach ihren Wohnsitzen. Bonifacy hat den Angaben durch seine erklärenden Anmerkungen zu einem größeren Werte verholfen.

**37,** 26. Über die Schreibung des Namens der Thai äußert sich Maspero im Bull. Éc. fr. d'Extr. Or., Bd. XI, S. 153, Anm. 1. Danach sei der Anlaut ursprünglich ein stimmhaftes d gewesen; die südlichen Dialekte (Siamesisch und Laos) hätten dies in ein aspiriertes stimmloses t' oder th verwandelt, die nördlichen (Schan und tonkinesische Idiome) in ein nicht aspiriertes stimmloses t. Beide Schreibarten th oder t wären hiernach also zulässig.

**37,** 33. Eine ganz kurze Übersicht über die Sprachenfrage gibt Conrady, *China,* in *Ullsteins Weltgeschichte, Geschichte des Orients* S. 467f. Er bezieht den Namen Thai d. h. die „Freien" auf die Siamesen, während L. und Chr. Scherman, *Im Stromgebiet des Irawaddy,* S. 40 berichten, daß die Schan sich so bezeichnen.

**37,** 44. Bonifacy hat seine ethnographischen Beobachtungen über die Völker von Tongking, Annam und den Grenzgebieten niedergelegt in einem Vortrage *Les groupes ethniques de la Rivière Claire*, abgedruckt in der Revue Indo-chinoise, 1904, Bd. I., S. 813ff. und Bd. II., S. 1ff. Vergl. auch *Étude* etc. S. 306, Anm. 1.

**38,** 35. Über die Huai I 淮夷 s. die Angaben im *Tso tschuan* zu 昭公 27. Jahr und 僖公 13. Jahr.

**38,** 42. Eine Übersicht über die fremden Völker im Altertum hat Plath nach den kanonischen Schriften gegeben in seiner Abhandlung *Die fremden barbarischen Stämme im alten China* (Sitzungsber. d. philos.-philol. u. hist. Cl. der K. Bayrischen Akad. d. Wissensch. 1874, S. 450ff.); eine neuere Zusammenstellung nach kritischer Methode ist G. Haloun zu danken, der sie seiner Arbeit *Contribution to the History of Clan Settlement in Ancient China* (Asia Major Bd. I, S. 76ff.) auf S. 84ff. eingefügt hat, eine andere, noch genauere Henri Maspero in der wichtigen Abhandlung *Les origines de la civilisation Chinoise* (in Annales de Géographie Bd. XXXV von 1926, S. 135ff.) S. 138ff., mit einer Kartenskizze. Die Nachrichten des *Tsch'un-ts'iu* und *Tso tschuan* über den Gegenstand sind übersichtlich zusammengestellt von Legge, *Chinese Classics* V, *Prolegomena* S. 122ff.

**39,** 2. Nach dem *Yü kung* (I, 62) lag südlich von den Ketten des T'sin-ling und vom Hua schan, dem „Westgipfel" des alten Reiches, die Provinz Liang tschou 梁州, und hier kam man zu den fremden Stämmen in irgend welche nicht erkennbaren Beziehungen. Der Ausdruck *tsi* 績 dort (I, 66) ist leider ebenso unklar wie der Name der Stämme Ho Yi Ti 和夷底 und könnte auch anders verstanden werden als die Kommentare und Übersetzer es tun.

**39,** 40. Wieger ist in seinem späteren Werke *La Chine à travers les âges* (1919) von seiner früheren Ansicht über die Herkunft der Chinesen (s. oben Anm. zu **34,** 13) wieder abgekommen und sieht die ursprünglichen Chinesen in einem Hia 夏 genannten Sippenverbande, von dem er als „nahezu sicher" annimmt, daß er, von Nordwesten kommend, dem Weï 渭-Flusse (I, 7), dann dem Süd-Ufer des Huang ho bis zum Huai 淮-Flusse (I, 13) gefolgt sei. Aber abgesehen davon, daß der Weg vom Weï-Tal durch die schmalen und tiefen Lößschluchten auf der Südseite des Huang ho nach Ho-nan hinüber (s. I, 24), wenigstens in seinem Zustande in geschichtlichen Zeiten, keineswegs einladend zum Vordringen war, und abgesehen auch davon, daß ein erkennbarer Anfang chinesischer Geschichte sich vielmehr im Süden von Schan-si, am unteren Fên ho 汾河 (I, 7) abspielt, ist auch die Bedeutung von Hia keineswegs sicher. Im *Schu king* ist Hia der Name des von Schun an den nachmaligen Kaiser Yü verliehenen Lehensgebietes und wird von den chinesischen Kommentatoren in die Gegend des heutigen Yü (禹) hien südöstlich von der Stadt Ho-nan verlegt. Im *Schun tien* 舜典, einem der ersten Kapitel des *Schu king*, sagt (Abschnitt 20) Schun: „Die Man und die I bedrängen Hia"; es ist nicht zu ersehen, ob damit das eben erwähnte Gebiet oder das Land der Chinesen überhaupt gemeint ist. Die chinesischen Kommentatoren erklären es als „das glänzende und große Land", aber das K'ang-hi-Wörterbuch kennt die Bedeutung nicht. Es ist hiernach höchst zweifelhaft, ob Hia als chinesisches Wort oder als (verkürzte) Wiedergabe eines Namens anzusehen ist.

40, 40. Eine Zusammenstellung aller Theorien über den Ursprung der Chinesen von Athanasius Kircher im 17. Jahrhundert an bis C. J. Ball im 20. Jahrhundert hat Cordier im ersten Kapitel seiner *Histoire Générale de la Chine* (S. 1ff.) gegeben. Man kann die Fülle der Phantasie, die sich hier auftut, heute nicht ohne ein Lächeln betrachten, desgleichen allerdings auch nicht das Bestreben, diese Erzeugnisse einstiger Verschrobenheiten der Vergessenheit zu entreißen. — In neuester Zeit haben besonders Conrady (*China* in *Ullsteins Weltgeschichte* S. 479ff.) und seine Schule mit Leidenschaft die Bodenständigkeit der Chinesen verteidigt, während Rosthorn, *Geschichte Chinas* (1923) S. 8ff. für die Einwanderung eintritt, eine Ansicht, der sich, wie er sagt, „alle neueren Historiker angeschlossen haben". Auch René Grousset sprach in seiner *Histoire de l'Asie*, II, 168ff. (1922) von den Chinesen als einem erobernden Volke für sich, das aus Turkistan, und zwar der heutigen „Kaschgarei", nach Osten abgewandert sei; er hat dann aber in der neuen Bearbeitung, *Histoire de l'Extrême-Orient*, S. 176 die Ansicht wieder fallen lassen. Was Maspero anlangt, so läßt er vorsichtigerweise (a. a. O. S. 144) die Möglichkeit offen, daß die Chinesen im Osten d. h. in der Großen Ebene am Gelben Flusse in einer weit älteren Zeit eingewandert sein könnten, wenn auch die Wahrscheinlichkeit dafür sehr gering sei; sie seien dann aber als Kulturvolk viel älter als das Volk im Westen am Weï-Fluß. Ich kann Masperos Theorie heute nicht mehr für haltbar ansehen. Die schwedischen Ausgrabungen in Kan-su und am Gelben Flusse (s. I, 42ff.) lassen keinen Zweifel mehr daran, daß die Elemente einer höheren Kultur vom Nordwesten in China eingeströmt sind. Maspero wird der Bedeutung dieser Funde bei weitem nicht gerecht, wenn er meint, wie er beiläufig in einer Anmerkung erklärt, „sie bewiesen lediglich das Vorhandensein von Handelsbeziehungen durch Mittelasien in einer sehr alten Zeit." Auch ist nicht zu verstehen, warum dieser eine Zweig der großen Völkergruppe im Gegensatz zu allen anderen ganz aus sich heraus ein so eigenartiges Kultursystem geschaffen haben sollte, daß er dann völlig den Zusammenhang mit seinen benachbarten Verwandten vergaß und sie als Barbaren ansah. — In seinem inzwischen erschienenen großen Werke *La Chine antique* (als Bd. IV der *Histoire du monde)* kommt Maspero (S. 20f.) auf seine Hypothese zurück und verlegt die Wiege der völlig autochthonen chinesischen Kultur in „die Große Ebene des Nord-Ostens, zwischen das Meer und die steil abfallende Gebirgswand, die das Hochland von Schan-si begrenzt". Unter solchen Umständen ist es zu verstehen, wenn Maspero meine Auffassung von der Bedeutung des Namens Ta-hia (s. Anm. zu I, 47, 16) autoritativ ablehnt, sie paßt eben nicht zu seinen Hypothesen. Auf etwa dem gleichen Standpunkte wie unsere

Darlegungen steht dagegen P. Pelliot in seiner Einleitung zu dem Werke *Jades archaïques de Chine* S. 8ff., wo er *migrations d'idées ou d'objets* im hohen Altertum als nicht bezweifelbar ansieht, ohne aber deswegen eine Einwanderung schon als bewiesen anzunehmen.

**42,** 12. Auf die Binsen-Keramik des hohen Altertums weist eine Stelle im *Sin yü* 新語 des Lu Kia 陸賈 (s. I, 76). Es heißt dort (Kap. 1 fol. 2v⁰ Ausgabe in den *Han Weï ts'ung schu*): (Zur Zeit Yü's) „spaltete man Binsen, brannte und formte (den Ton in dem Geflecht) und machte auf diese Weise Gefäße" 分苞燒殖以備器械.

**42,** 29. Toriis hier in Betracht kommende Ergebnisse sind niedergelegt in den Arbeiten *Populations Primitives de la Mongolie Orientale* (im Journal of the College of Science, Imperial University of Tōkyō Bd. XXXVI Art. 4, 1914) und *Populations Préhistoriques de la Mandschourie Méridionale* (ebenda Art. 8, 1915). Untersuchungen über Steingeräte in China und über die Frage, ob überhaupt für China eine Steinzeit anzunehmen ist, finden sich auch bei Laufer, *Jade, A Study in Chinese Archaeology and Religion* S. 29ff. Laufer kommt zu der Überzeugung, daß alle Steingeräte, die man in China bisher gefunden hat, der neolithischen Periode angehören, daß aber von der älteren Steinzeit noch keine Spur festgestellt sei (S. 54). Das trifft heute nicht mehr zu. Die französischen Geologen E. Licent und P. Teilhard de Chardin haben im Jahre 1923 im Süden des Ordos-Gebietes (s. I, 2), und zwar bei Ning-hia 寧夏 im Westen, am Schara ussu (chin. Wu ting ho 無定河) im Süden und bei Yü lin 榆林 im Osten unter der Löß-Decke, die dort eine Mächtigkeit von 150 m erreicht, reiche Funde von Tier-Knochen (Rhinozeros, Mammut, Höhlenbär, Bison, Antilope u. a.) und menschlichen Steinwerkzeugen gefunden. (*Le Paléolithique de la Chine* in L'Anthropologie Bd. XXXV, 1925, S. 201ff.). Damit ist die Besiedelung des nördlichen Kan-su und Schen-si im Palaeolithikum, vielleicht während der Löß-Bildung erwiesen; ob eine Verbindung der dortigen Paläolithiker mit ihren nächsten bisher bekannten Nachbarn am Oberlauf des Jenissei anzunehmen ist, bleibt noch festzustellen.

**44,** 1. Die Hypothese von den beiden nach den verschiedenen Stilen der Gefäßmalereien bestimmten Kulturkreisen, des Donau-Balkanländischen von Tripolje-Cucuteni, und des Transkaspisch-Iranischen von Anau-Susa, hat Hubert Schmidt aufgestellt (*Praehistorisches aus Ostasien* S. 3ff.). Vergl. auch die folgende Anm.

**44,** 17. Die Berichte über seine Entdeckungen hat Andersson niedergelegt in folgenden Abhandlungen: *Arkeologiska Studier i Kina* (Ymer 1922 Nr. 1 und 1923 S. 189ff.; von der letzteren ist eine verkürzte deutsche Übersetzung von Dr. L. Franz in Bd. LIV der Mitteilungen der Anthropologischen Gesellschaft in Wien, S. 60ff. erschienen); *The Cave Deposit at Sha kuo t'un in Fengtien* (Geological Survey of China, Series D vol. 1 fasc. 1); *An Early Chinese Culture* (Bulletin of the Geological Survey of China 1923 Nr. 5); *Arkeologiska Fynd i Provinsen Kansu* (Ymer 1924 Nr. 1); *Preliminary*

*Report on Archaeological Research in Kansu* (Memories of the Geological Survey of China 1925, Series A Nr. 5). Die bemalten Tongefäße sind besonders behandelt worden von T. J. Arne, *Painted Stone Age Pottery from the Province of Honan, China* (Geological Survey of China Series D vol. 1 fasc. 2). Über die Funde im T'ao 洮-Tale in Kan-su berichtet Andersson in einem Aufsatze im Svenska Dagbladet vom 16. Mai 1926, über die bei Tschên-fan 鎮番 in derselben Zeitung vom 13. Juni 1926. Einen kurzen Auszug aus den Arbeiten mit kritischen Betrachtungen hat Bernhard Karlgren in der Zeitschrift „Litteris" Bd. I (1924) S. 142ff. gegeben. Reiches Material mit sehr weitgehenden Schlußfolgerungen hat Hubert Schmidt zusammengestellt in seiner Arbeit *Praehistorisches aus Ostasien* (Zeitschrift für Ethnologie 1924, Heft 5 u. 6). Der Datierung Anderssons und Arnes (3500 bis 1700 v. Chr.) und der jedes Anhaltspunktes entbehrenden Gruppierung in Zeiträume von je 300 Jahren tritt auch O. Menghin entgegen in seiner Abhandlung *Zur Steinzeit Ostasiens* (Festschrift für P. W. Schmidt S. 908ff.). Er schließt aus der bandkeramischen Dekoration der Yang-schao 仰韶-Funde, die schon eine reiche Eigenentwicklung zeige, daß diese Funde nicht vor 1800 v. Chr. datiert werden könnten. Er will dann weiter „das Ende jener prähistorischen Kulturen etwa mit dem Ende der Schang-Dynastie in Parallele setzen" (S. 926). Für diese Annahme besteht aber ebenso wenig ein zureichender Grund wie für die von Andersson, und die Behauptung Menghins, „ein archäologischer Grund, die chinesische Bronzezeit etwa vor 800 v. Chr. zu datieren, fehle vollkommen" (S. 927), ist leicht zu widerlegen. (Vgl. Anm. zu I, **77**, 38.)

**45,** 15. B. Laufer hat in seinem Buche *Jade* S. 24f. die Vermutung ausgesprochen, daß die Chinesen „wahrscheinlich seit Jahrtausenden mit Jade in ihrem Lande bekannt gewesen seien". Er glaubt dann, nachweisen zu können, daß Lagerstätten von Jade in Schen-si, Ho-nan, Hu-nan, Ssĕ-tsch'uan und Kan-su vorhanden gewesen seien oder noch vorhanden sein könnten. Auch ein chinesischer Archäologe, K. C. Wong, behauptet in einem Aufsatze *Ancient Beads Unearthed* (in China Journal of Science and Arts Bd. III, S. 583ff.), daß „der Gebrauch von Jade in China vor viertausend Jahren begann", wie durch die in Schan-tung und Ho-nan gefundenen Perlen aus alten Diademen der Könige und Fürsten dargetan würde, die aus der Tschou- und Vor-Tschou-Zeit stammten und an Ort und Stelle hergestellt seien. Er beruft sich dabei auf einen mir nicht zugänglichen Aufsatz *Chinese Jade and its Antiquity* und ferner auf das *Yüe tsüe schu* 越絕書 (ein Werk unbekannter Herkunft, das vielleicht aus der Zeit der Späteren Han stammt und in der Form von Fragen und Antworten das Wirken des Königs Kou-tsien 勾踐 — s. I, 176ff. — behandelt), in dem an einer nicht näher bezeichneten Stelle gesagt sein soll, daß „der Kaiser Huang ti Jade benutzte" und daß „Jade ein göttlicher Gegenstand sei." Pelliot hat aus Kan-su selbst das dortige „Jade" mitgebracht und in Paris untersuchen lassen. Geologen haben dort festgestellt, daß es sich nicht um Nephrit, sondern um Serpentin handelt. (S. T'oung Pao Bd. XIV, S. 258ff.). Es liegt nahe, anzunehmen, daß auch der in den übrigen Gebieten gefundene Stein kein Nephrit war, weil der letztere heute dort nirgends vorkommt. Das in den chinesischen Quellenwerken dafür gebrauchte Wort *yü* 玉 ist ein Ausdruck von ganz allgemeiner Bedeutung und braucht durchaus nicht immer den Nephrit zu bezeichnen. Die Argumente von K. C. Wong beweisen nichts. Die in Ho-nan gefundenen Perlen deuten eher auf die frühe Verbindung mit Turkistan als auf das Vorkommen von Nephrit in der Nähe des Fundortes. Ob der uns erhaltene Text des *Yüe tsüe schu* wirklich aus der Han-Zeit stammt, ist keineswegs sicher; aber auch wenn es der Fall sein sollte, wird man der Meinung des chinesischen Archäologen nicht zustimmen können: „Da die Han nicht weit entfernt waren von der Zeit Huang tis (2½ Jahrtausende!), so können die Angaben nicht völlig grundlos sein".

Was die Etymologie des Namens „Jade" für den Nephrit anlangt, so wird er allgemein von dem spanischen *piedra de hijada*, d. h. „Nierenstein" hergeleitet, weil der Stein angeblich Nierenbeschwerden heilen sollte. Das türkische *yada*, mongolisch *jada*, das man damit in Verbindung gebracht hat, hat nichts damit zu tun, es bezeichnet den Bezoar. Der Nephrit („Nierenstein" von νεφρός) heißt *qāš* im türkischen. Näheres bei Laufer, *Jade* S. 22 Anm. 2 und in den Bemerkungen von Pelliot in T'oung Pao Bd. XIII S. 436ff. und Bd. XXVII S. 299.

**46, 11.** Näheres über die drei Kulturströme bei O. Menghin, a. a. O. S. 934ff.

**46, 17.** Der anatomische Vorbericht über die Knochen von Scha-kuo t'un findet sich bei Andersson, *The Cave-Deposit at Sha kuo t'un in Fengtien* S. 33f. u. 38ff.

**47, 16.** Die Frage eines alten Tocharer-Volkes in China ist heute noch umstritten. Ich habe in meiner Abhandlung *Das alte Ta-hia der Chinesen* (in der Festschrift für Friedrich Hirth — Ostasiat. Zeitschr. — S. 117ff.) die chinesischen Nachrichten zusammengestellt und den Nachweis zu erbringen versucht, daß das Handelsvolk der Tocharer noch im 12. Jahrh. v. Chr. am Südost-Rande der Gobi und in Kan-su gewohnt habe, und daß sein Name mit Vorstellungen der Chinesen verbunden gewesen sei, die weit über dieses Datum hinaus bis in die Urzeit zurückreichten. Voraussetzung dabei war, daß die Bezeichnung Ta-hia 大夏 in der Tat dem Namen Tochara entspräche. Die alte Aussprache der beiden Schriftzeichen wird allerdings als T'âi-γa phonetisch wiedergegeben, aber unsere Kenntnis der „alten" Aussprache geht im allgemeinen nicht über das 6. Jahrhundert n. Chr. hinaus, wir werden also durch solche Rekonstruktionen in unserem Falle nicht allzu weit geführt. Nach den Untersuchungen von W. Simon, *Zur Rekonstruktion der altchinesischen Endkonsonanten* (Mitt. d. Sem. f. Or. Spr. Jahrg. XXX S. 147ff.) spricht sprachwissenschaftlich manches dafür, daß das Wort *hia* einst mit einem Guttural auslautete, der, namentlich als Reibelaut, sehr gut ein fremdes r wiedergeben könnte. Simon sieht (S. 167) hierin „eine neue Stütze für die Gleichung 大夏 = Tochara". Man sollte auch nicht übersehen, daß im *Schi king* (大雅 II, 9, 4) 大 auf 愒 *k'i*, 泄 *i*, 厲 *li* und 敗 *pi* (heute *pai)* reimt, also *ti* gesprochen sein muß, wie denn auch das K'ang-hi-Wörterbuch unter Anführung dieser Stelle des *Schi king* ausdrücklich diese Aussprache (徒 *t(u)* + 計 *(k)i* angibt. Das *Schuo wên* bezeichnet die alte Aussprache auch als *t'at* (他 *t'(a)* + 達 *(t)*at). Simon bemerkt zu dem Zeichen 大, daß man eher ein auf γ auslautendes Zeichen erwarten sollte, daß aber „vermutlich unter Hintansetzung der phonetischen Genauigkeit 大 gewählt wurde, weil das Binom so chinesischer wirkte". In jedem Falle bleibt zu beachten, daß die Chinesen der späteren Zeit die beiden Schriftzeichen wieder zur Umschreibung des Namen Tochara in Baktrien verwendet haben. In einer besonderen Schrift *Seit wann kannten die Chinesen die Tocharer oder Indogermanen überhaupt?* hat G. Haloun unter Beibringung zahlreicher Stellen aus der chinesischen Literatur nachzuweisen gesucht, daß Ta-hia nichts mit einem fremden Namen zu tun habe, sondern eine rein chinesische Bezeichnung für ein Gebiet in Schan-si sei. Seine Darlegungen, die ganz im Banne viel späterer chinesischer Auffassungen stehen, haben mich nicht überzeugen können, dagegen scheinen mir die Anderssonschen Funde meine Hypothese eher zu bestätigen. Der bekannte, im Jahre 1927 leider so tragisch geendete chinesische Archäologe Wang Kuo-weï 王國維 hat sich in einer Abhandlung über „die Westlichen Hu" *(Si Hu k'ao* 西胡考, in der Sammlung seiner Aufsätze *Kuan t'ang tsi lin* 觀堂集林 Kap. 13. fol. 14v⁰ff.) fol. 17v⁰ff. ebenfalls zu der gleichen Auffassung bekannt wie ich. Auch er zweifelt nicht, daß „der Name Tu-ho-lo 覩貨邏 (= Tochara) aus Ta-hia entstanden ist, und daß Ta-hia ursprünglich ein alter Staat im Osten war", der „innerhalb (d. h. südlich) der Gobi östlich vom Kun-lun (d. h. den Bergketten des westlichen Kan-su s. I, 2f.) lag." Was A. Herrmann in seiner Arbeit *Die Westländer in der chinesischen Kartographie* (in Bd. VIII von Sven Hedin, *Southern Tibet)* auf S. 169 über Ta-hia zu sagen weiß, lohnt nicht der Widerlegung. Er ist als Geograph von der Vorstellung beherrscht, daß allen chinesischen geschichtlich-geographischen Werken vom *Yü kung* (!) an Karten einer „Reichsgeographie" zu Grunde gelegen haben müssen, und diese Vorstellung führt ihn in die wunderlichsten Verirrungen. So sind ihm alle Zitate aus chinesischen Werken, die ich über die Ta-hia zusammengestellt habe, „lediglich rhetorische Wendungen; und diese müssen geradezu aus Karten der chinesischen Oikumene herausgelesen sein, wo der Name Ta-hsia am Ende der Welt im fernsten Westen oder Nordwesten eingetragen war!" — Menghin hat seine Untersuchungen über die Tocharer als Träger der vom Nordwesten nach Kan-su und dem Huang ho gelangten ostbandkeramischen Kultur außer in seiner Arbeit *Zur Steinzeit Ostasiens* (S. 940) auch in einer zweiten Abhandlung, *Die ethnische Stellung der ostbandkeramischen Kulturen. Tocharer und Hettiter* (in der Hruschewsky-Festschrift Kiew 1928) veröffentlicht. S. besonders S. 18ff.

**47,** 30. Hubert Schmidts Angaben über die Steinmesser finden sich in *Prähistorisches aus Ostasien,* S. 9.

**47,** 39. R. Torii (s. oben Anm. zu **42,** 29) hat seine Ansichten über die Herkunft der Tung Hu dargelegt in dem Werke *Populations Primitives de la Mongolie Orientale* S. 87 u. 93.

**48,** 18. Chi Li (s. oben Anm. zu **33,** 20) nennt das Stammvolk im Norden „die Abkömmlinge des Gelben Kaisers" (der Ausdruck ist nicht sehr glücklich gewählt) und erklärt diese für die älteste „Wir-Gruppe", die sich durch die Aufnahme der Hiung-nu, der K'iang, der Tungusen und der Mongolen ständig vergrößert habe. Bei ihrer Ausbreitung südlich vom Yang-tsĕ seien dann auch noch die Schan, die Mon-Khmer u. a. hinzugekommen. (*The Formation of the Chinese Prople* S. 274f.).

**48,** 28. Eine sehr lehrreiche Zusammenstellung mit Abbildungen von den verschiedenen landwirtschaftlichen Geräten, wie sie in Europa, dem vorderen Orient und dem Fernen Osten, teilweise auch in Nord-Afrika im Gebrauch waren und sind, hat Paul Leser in seiner Arbeit *Westöstliche Landwirtschaft* (Festschrift für P. W. Schmidt, S. 416ff.) gegeben. Aber der Verfasser selbst ist vorsichtig genug, aus den vielfachen Übereinstimmungen keine weiteren Schlüsse auf etwaige Kulturbeziehungen zu wagen.

**48,** 38. Die chinesische Erklärung, daß die Steinzeitfunde von einem Barbaren-Volk herstammen müßten, ist schon sowohl von Andersson (*An Early Chinese Culture* S. 11f. u. 30), wie von Karlgren (Litteris a. o. O. S. 148f.) als unhaltbar zurückgewiesen worden.

**49,** 7. Eine Beschreibung der Gegend zwischen P'ing-yang 平陽 und P'u-tschou 蒲州 mit ihrem fruchtbaren Ackerlande findet sich bei Richthofen, *Tagebücher aus China* II, 184ff.

**50,** 18. Die Austreibung der San Miao durch Schun wird im *Schu king* (舜典 12 u. 27) berichtet. (Die erste Stelle wird allerdings für einen späteren Zusatz gehalten, vergl. Chavannes, *Les Mémoires historiques de Se-ma Ts'ien* I, 67 Anm. 1). Ssĕ-ma Ts'ien hat die Nachricht übernommen und gibt noch weitere Andeutungen, wie die Ti, die Man, die Jung und die I durch Verbannte zivilisiert wurden. *Mém. hist.* I, 67f. u. 88. Die Sitze der San Miao sollen nach Angabe späterer Kommentatoren im heutigen Hu-peï und Hu-nan gewesen sein, während das Gebirge San Wei, wohin die San Miao vertrieben worden sein sollen, in Kan-su gesucht wird. Diese geographischen Angaben müssen mit allem Vorbehalt aufgenommen werden. Daß man die Bezeichnung San Miao als einheitlichen Namen auffassen soll, scheint mir durch nichts begründet, es liegt näher *san* als Zahlwort zu nehmen in der Bedeutung „die verschiedenen" Stämme der Miao.

**50,** 28. Die chinesischen Titel der großen amtlichen Darstellungen von den Kämpfen gegen die aufständisch gewordenen Eingeborenen lauten *K'in ting p'ing ting Kin-tsch'uan fang-lio* 欽定平定金川方略 von 1748, *K'in ting p'ing ting liang Kin-tsch'uan fang-lio* 兩金川方略 von 1781, *K'in ting T'ai-wan ki-lio* 臺灣紀略 von 1788 und *K'in ting p'ing ting*

*Kueĭ-tschou Miao feĭ ki-lio* 貴州苗匪紀略; das letztere umfaßt die Kämpfe von 1855 bis 1881. Bei ihrem Gebrauch darf nie vergessen werden, daß sie in erster Linie der Verherrlichung der Dynastie zu dienen hatten.

**50, 33.** Im Chinese Repository Bd. XIV, S. 115ff. findet sich, aus dem Chinesischen übersetzt, ein *Essay on the justice of the dealings with the Miâu tsz' or Aborigines who dwell on the borders of the provinces.* Der Verfasser, ein Chinese, klagt bitter über die grausame und ungerechte Behandlung der Eingeborenen durch die Chinesen. Die Beamten erlauben sich Erpressungen jeder Art; im Falle von Widerstand werden die Häuser der Unglücklichen zerstört, die Bewohner getötet, oder, soweit sie Frauen und Kinder sind, als Sklaven verschleppt. Er empfiehlt dringend eine mildere und verständnisvollere Behandlung. Dem Beispiel der Beamten pflegen die chinesischen Händler dann nichts nachzugeben. So erklärt sich der leidenschaftliche Haß der Verdrängten gegen die Chinesen, wie er bei jedem Anlaß hervorbricht, und wie man ihn früher besonders in Formosa, in Yün-nan, in Ssĕ-tsch'uan und 1911/12 in der Mongolei beobachten konnte.

**51, 24.** Zu dem chinesischen Kolonisationsprozeß bildet, freilich in viel kleinerem Maßstabe, die Kolonisation der Deutschen unter den Slawenvölkern zwischen Elbe und Oder, d. h. den Obodriten, Wilzen, Sorben und Wenden unter den Karolingern, den sächsischen und fränkischen Kaisern und weiter bis zur Mitte des 13. Jahrhunderts in der Tat ein Seitenstück von erstaunlicher Ähnlichkeit. Bis zum 10. Jahrhundert, d. h. dem Auftreten der askanischen Grafen, leben Deutsche und Slawen in meist freundlicher, zuweilen auch feindlicher Berührung, immer aber in gegenseitiger Achtung neben und miteinander in Mecklenburg, der Altmark, Brandenburg und der Lausitz. Zwischenheiraten, auch unter den Fürsten, und Warenaustausch im Handelsverkehr fördern eine gegenseitige Durchdringung. Erst nachdem die Sachsen endgiltig zum Christentum bekehrt und damit für die westeuropäische Kultur gewonnen sind, beginnt das Verhältnis ein anderes zu werden: Kulturdünkel und religiöse Unduldsamkeit gegenüber den „Barbaren“ und „Heiden“ ziehen allmählich einen Graben zwischen der „höheren“ und der „tieferen Rasse“, unter den sächsischen Kaisern werden die Wenden, Sorben und Wilzen tributpflichtig, ein ständiger Kleinkrieg mit viel Grausamkeit setzt ein, die Deutschen kolonisieren das dünn bevölkerte Land, legen die Moore trocken, siedeln sich an, vertreiben die Slawen und siedeln sie um. Dabei erfolgt aber auch weitere Blutmischung durch Heiraten, deutsche Sprache und deutsches Recht gewinnen immer mehr Boden, und von 1250 ab setzt ein ruhiger Verschmelzungsprozeß ein. Aber Reste wendischer Nationalität bleiben in allen Landesteilen, namentlich als sogenannte „Kietze“ (meist Fischerdörfer) noch lange bestehen und wendische Sprachinseln haben sich bis auf den heutigen Tag erhalten. Ausführliches hierüber gibt B. Guttmann, *Die Germanisierung der Slawen in der Mark* in „Forschungen zur Brandenburgischen und Preußischen Geschichte“ Bd. IX, S. 395ff.

**52,** 2. Über die La-qua vergl. das oben Anm. zu **35,** 29 Gesagte.

**53,** 26. Den Vergleich der Volkskunde und der Mythen bei den indochinesischen Völkern von Tongking und Süd-China mit den ältesten Bestandteilen des *Schi king* und *Schu king* haben sich besonders die beiden französischen Gelehrten M. Granet und Henri Maspero angelegen sein lassen. Der erstere hat an der Hand der von Bonifacy (s. oben Anm. zu **36,** 3) und Beauvais (*Notes sur les coutumes des indigènes de la région de Long-tscheou* in Bull. Éc. fr. d'Extr. Or. Bd. VII, S. 265ff. In den hier geschilderten Sitten steckt aber offenbar viel von späterem chinesischem Einfluß, was bei der dem Verkehr sehr stark ausgesetzten Gegend von Lung-tschou nicht verwunderlich ist. Man vergleiche aber die Schilderung der Wechselgesänge der jungen Leute im Frühling zur Zeit der „Paarung" S. 277 Anm. 1) geschilderten Volksitten gewisse Lieder des *Schi king* auf ihre natürliche und noch nicht verkünstelte Bedeutung hin untersucht in der Abhandlung *Coutumes matrimoniales de la Chine antique* in T'oung Pao, Bd. XIII (1912) S. 517ff., sowie in dem Buche *Fêtes et chansons anciennes de la Chine* (1919). Auch in seinem Werke *La religion des Chinois* S. 10ff. kommt er darauf zurück. Wir besitzen ferner aus dem 17. Jahrhundert eine chinesische Schilderung dieser eigenartigen Frühlingsfeste mit Wechselgesängen bei einem Thai-Stamme in Yün-nan von einem Chinesen, der selbst ein Mädchen dieses Stammes geheiratet hatte. Sein Werk ist in französischer Übersetzung veröffentlicht worden von T'ang Tsai-fu 唐在復 unter dem Titel *Le mariage chez une tribu aborigène du sud-est du Yun-nan* in T'oung Pao, Ser. II, Bd. VI, (1905) S. 572ff. Die Schilderung der Liebesfeste findet sich S. 596ff. Der Verfasser verweist dabei auch auf das *Tschou-li*, das im XIII. Buch S. 44 (Biot, *Le Tscheou-li* I, 307) die nämlichen Feste innerhalb der staatlichen Ordnung der Chinesen aufführt. T'ang Tsai-fu (S. 598) hebt mit Recht diese Übereinstimmung der Sitten der Miao tsĕ des 17. Jahrhunderts mit denen des alten China als höchst bedeutungsvoll hervor. Die Kommentatoren des *Tschou-li* im 18. Jahrhundert sind über die Stelle so entrüstet gewesen, daß sie sie für eine Fälschung erklärt haben. Das ist um so weniger gerechtfertigt, als wir die gleiche Angabe wie im *Tschou-li* auch im „Kalender der Hia" 夏小正 unter dem 2. Monat finden. Es heißt dort: „Man läßt dann die Mädchen und Jünglinge sich in weitem Umfange befriedigen", d. h. „indem man sie befriedigt, läßt man sie sich beruhigen; es ist die Zeit, wo die Bekappten (die zwanzigjährigen jungen Männer, die eben die Männerkappe erhalten haben) sich ihre Frauen holen". Und der Kommentator Pi Yuan 畢沅 im 18. Jahrhundert weist dabei auf die Bestimmung des *Tschou-li* hin, wonach sich „im zweiten Frühlingsmonat Jünglinge und Mädchen vereinigen" (Ausgabe im *King hün t'ang ts'ung schu* 經訓堂叢書 fol. 4v⁰). Vom *Schi king* kommen vor allem die Liebeslieder in der ersten Abteilung, den *Kuo fêng* 國風, in Betracht, besonders in den Gruppen von *Tschou-nan* 周南, *Schao-nan* 召南, *Peï* 邶 und *Tschêng* 鄭 (Legge *Chin. Cl.* IV, 1ff., 20ff., 38ff. und 124ff.). Maspero hat nach persönlichen Erzählungen von Eingeborenen der Thai-Stämme im einzelnen die ursprünglichen Formen der Erzählungen von den alten „Kaisern“ im *Schu king* festzustellen gesucht und dabei wahrscheinlich gemacht, daß diese Erzählungen nichts anderes sind als Legenden, die teilweise mythologischer Herkunft sind, teilweise aus den Ahnentempeln der großen Familien stammen, teilweise auch lokalen religiösen Vorstellungskreisen angehören. Seine Untersuchungen führen den Titel *Légendes mythologiques dans le Chou king* (Journal Asiatique 1924$^{I}$, S. 1ff.). Zweifelhaft ist mir seine Erklärung der dunklen *Schu-king*-Stelle (呂 刑 6) über den Abbruch der Verbindung zwischen Himmel und Erde durch den sehr primitiven Mythus bei den Thai. Im *Kuo yü* 國 語, *Tsch'u yü* 楚 語 下 fol. 1r$^{0}$ff. wird dem König Tschao 昭 von Tsch'u (514—488) von seinem Minister Kuan Yi-fu 觀 射 父 als Erklärung für den Abbruch gegeben, daß das Volk sich mehr um Beschwörungen der Geister des Himmels gekümmert habe als um seine Arbeiten und daß dies eine Frage „der Verwirrung der Tugend durch die neun (Stämme ?) der Li“ und dann der „drei (Stämme der) Miao“ gewesen sei. Wieger, *Histoire des croyances religieuses et des opinions philosophiques en Chine.* S. 15 macht sich die Erklärung zu eigen, und ich selbst habe darin eine legendäre Verkleidung für die Tatsache gesehen, daß der Geisterkult vom Staate als sein Vorrecht an sich gezogen wurde (Chantepie de la Saussaye, *Lehrbuch der Religionsgeschichte* I, 202). Ich möchte auch heute noch bei dieser Erklärung als der wahrscheinlicheren bleiben. Vergl. auch Legge, *Chin. Cl.* III, 593f. — Die Sage von T'ai-t'ai 臺 駘, dem Lokal-Yü 禹 von Schan-si, findet sich im *Tso tschuan* zu 昭 公 1. Jahr (Legge, *Chin. Cl.* V, 580), aber in der völlig politisierten Gestalt und ist in demselben Wortlaut von Ssĕ-ma Ts'ien übernommen worden; s. Chavannes, *Mém. hist.* IV, 478f.

**53,** 42. Die Sage von den zehn Sonnen wird von Maspero a. a. O. S. 26 nur flüchtig berührt, dagegen hat Ed. Erkes sie in einem Aufsatze *Chinesisch-Amerikanische Mythenquellen* (T'oung Pao, Bd. XXIV, S. 32ff.) ausführlich erörtert. Dazu ist noch *Lun-hêng* 論 衡 Kap. 11 fol. 11r$^{0}$ff. zu setzen, wo Wang Tsch'ung 王 充 sich redlich bemüht, nachzuweisen, daß es keine zehn Sonnen geben könne. Er bemerkt dabei, daß „nach allgemeinem Sprachgebrauch“ die zehn „Himmelstämme“ des Sechzigerzyklus (s. I, 97f.) Sonnen genannt würden. Vergl. Forke, *Lun-hêng* I, 272. Auch für andere Mythen im Umkreise des Stillen Ozeans bringt Erkes interessantes Material bei. Zu seinen Schlüssen im einzelnen über einen südchinesischen und einen nordchinesischen Kulturkreis, über einen Kampf zweier Kulte, dem der Chinesen und dem eines „ketzerischen, mutterrechtlichen südchinesischen Sonnendienstes“ (a. a. O. S. 42) vermag ich mich allerdings nicht zu bekennen. — Das *Schan hai king* ist hier nach der Ausgabe des *King hün t'ang ts'ung schu*, *Huai-nan tsĕ* nach der in den *Tsĕ schu po tschung* 子 書 百 重 zitiert.

**54,** 9. Die Geschichte der Seidengewinnung verliert sich ebenso im Dunkel wie die des Ackerbaus. Das *Yü kung* und die Lieder des *Schi king* sprechen schon von ihr als von etwas seit jeher Bestehendem und verlegen den Ursprung natürlich nach dem Norden in die Zeit der großen „Kaiser" der Urzeit und der frühesten Tschou-Herrschaft, aber das beweist wenig für die Wirklichkeit. Eine Anzahl geschichtlicher Angaben über den Maulbeerbaum in China findet sich in Bretschneiders *Botanicon Sinicum* Teil II, Nr. 499. Als die Chinesen im 2. Jahrhundert v. Chr. die südlichsten Gebiete, Kuang-tung, Kuang-si, Tongking und die nördlichen Teile von Annam eroberten und kolonisierten (s. I, 244f.), fanden sie dort Maulbeerbaumzucht und Seidengewinnung vor, die von den Frauen betrieben wurde, während den Männern der Ackerbau oblag. Die Beschreibung dieser Länder in den Han-Annalen (*Tsʻien Han schu* Kap. 28b, fol. 39v⁰) hebt dies besonders hervor, während von den Gebieten nördlich davon bis zum Yang-tsĕ nichts derartiges berichtet wird. Die Seide, die die Chinesen herstellten, ehe sie mit dem Süden in Berührung kamen, wird in erster Linie ein Erzeugnis des „Eichenspinners" gewesen sein, der von den Blättern der *Quercus castaneofolia* lebt.

54, 20. Das chinesische Dach und seine Form sind ausführlich behandelt worden von Ernst Börschmann, *Chinesische Architektur* I, 24ff. Er hebt dabei mit Recht hervor, daß die Aufbiegung des Daches nicht mit der Erinnerung an den Zeltbau aus einer Nomaden-Zeit in Verbindung gebracht werden könne, wie früher öfter geschehen, schon deshalb nicht, weil sie im Norden viel zu spät aufträte, sondern daß die Vorbilder aus dem Gebiete der Baukunst stammen müßten. Wenn er allerdings erst die Tʻang-Zeit als Beginn der Aufbiegung im Norden ansetzen will, so halte ich das für zu spät. Schon die Grabbeigaben der Han-Zeit in Form von Häusern aus Ton, die in Schen-si gefunden sind, zeigen die Anfänge der Dachschwingung. Vergl. Laufer, *Chinese Pottery of the Han Dynasty*, Taf. VI. Ähnlich meint A. von Lecoq, *Von Land und Leuten in Ost-Turkistan*, S. 68 Anm., daß die chinesischen Dächer „mit den in Süd-Asien gebräuchlichen Strohdächern in Beziehung zu bringen seien". „Diese Dächer sind an den Enden in die Höhe gebunden in einer Art, die ihnen eine unverkennbare Ähnlichkeit mit der chinesischen Dachform verleiht.

55, 12. Beispiele für die Umpflanzung von Bevölkerungen besiegter oder schwacher Staaten finden sich im *Tschʻun-tsʻiu* 莊公 1. Jahr (693 v. Chr.), wo vom östlichen Schan-tung große Umsiedlungen erfolgen, ebenso im 3. Jahre (691) von Nord-Schan-tung und Ho-nan, ferner *Tso tschuan* zu 閔公 2. Jahr (660) und zu 僖公 31. Jahr (629) von Süd-Tschi-li und Ho-nan. Das *Kung-yang tschuan* erklärt allerdings den Ausdruck *tsʻien* 遷 „umsiedeln" an diesen Stellen insofern etwas anders, als es darin eine Verschleierung für „die Umsiedlung des Fürsten", d. h. die Wegnahme seines Landes sieht. Indessen schließt das die Wegführung der Bevölkerung nicht aus, und die Angaben des *Tso tschuan* zu *Min kung* 2. Jahr lassen keine Zweifel darüber. In diesem Falle erfolgen die Umsiedlungen infolge der Einbrüche durch Ti-Völker.

**55,** 36. Die Angaben über Schi huang-tis Umsiedlungen finden sich im *Schi ki* Kap. 6, die offenbar tendenziös zugespitzte Schilderung der Kolonisierung im Süden und Norden auf fol. 20v⁰ff.; vergl. auch Chavannes, *Mém. hist.* II, 84ff., 106, 112, 137, 167f., H. Maspero, *Études d'histoire d'Annam* in Bull. Éc. fr. d'Extr. Or., Bd. XVI, S. 55 u. Bd. XVIII, S. 1ff. und A. v. Rosthorn, *Die Ausbreitung der chinesischen Macht in südwestlicher Richtung*, S. 29.

**56,** 5. Die genauesten Untersuchungen über die Hakka *Ko kia* 客家 = „Fremde" hat E. J. Eitel gemacht und das Ergebnis in folgenden Aufsätzen veröffentlicht: *Ethnographical Sketches of the Hak-ka Chinese*, in Notes and Queries on China and Japan, Bd. I, S. 49ff., 65ff., 81ff., 97ff., 113f., 129ff., 145f. und 161ff.; Bd. II, S. 145ff. und 167ff., Bd. III, S. 1ff., wo Volkscharakter, Sitten, Literatur, Volkslieder und Religion (sie soll erheblich altertümlicher sein als die der übrigen Chinesen, und das buddhistische Element fast ganz fehlen) behandelt werden; ferner: *An Outline History of the Hakkas* in China Review Bd. II, S. 160ff. Ein kurzer Auszug aus den *Ethnographical Sketches* findet sich in China Review Bd. XX, S. 263ff. Die Sprache der Hakka soll nach Eitel ein Mittelglied zwischen dem Kantonesischen und dem nördlichen *kuan-hua* sein, eine Behauptung, die nicht unwidersprochen geblieben ist. Eitel schätzt die Zahl der Hakka auf 4 Millionen in Kuang-tung von den 12 Millionen der ganzen Provinz. Auch Richard, *Géographie de l'Empire de Chine* S. 206, meint, sie bildeten ein Drittel der Bevölkerung. Für die Behauptung ihrer Abstammung von chinesischen Soldaten (aus welcher Zeit ?) und Frauen der I-Stämme (S. 197) bringt Richard einen Beweis nicht bei. In neuerer Zeit (1905) ist von dem Missionar D. Maciver ein Wörterbuch der Hakka-Sprache *(An English-Chinese Dictionary in the Vernacular of the Hakka People in the Canton Province)* herausgegeben worden. Die Hauptarbeit an diesem Wörterbuch ist von deutschen Missionaren der Baseler Mission geleistet worden. Von dieser Seite ist auch durch J. H. Vömel eine eingehende Darstellung der Hakka-Sprache mit dem Titel *Der Hakkadialekt* in der T'oung Pao, Bd. XIV (1913) S. 597ff. veröffentlicht worden. Der Verfasser macht auch genauere Angaben über das Verbreitungsgebiet der Hakka und bringt eine Zusammenstellung der Literatur über die ganze Frage.

**56,** 39. Klaproth hat seine Bemerkungen über die Einheitlichkeit der Chinesen in seinem Werke *Asia polyglotta* (1823) S. 356 gemacht, Wieger die seinen in *La Chine à travers les âges*, S. 9. Über Richthofen s. oben Anm. zu **32,** 25.

**58,** 6. Auf die interessante Stelle bei Ssĕ-ma Ts'ien über die Unterschiede zwischen dem Norden und dem Süden hat schon A. von Rosthorn, allerdings in ganz allgemeiner Form, hingewiesen: *Religion und Wirtschaft in China* (in *Erinnerungsgabe für Max Weber: Die Hauptprobleme der Soziologie* II, 221ff.) S. 232.

**59,** 7. Einen Versuch kleinen Maßstabes, die Kultur eines einzelnen Landesteils auszusondern und in ihrer Eigenart darzustellen, hat B. Laufer unternommen in der Abhandlung *Zur kulturhistorischen Stellung der chinesischen Provinz Schansi* im Anthropos Bd. V (1910) S. 181ff. Auch die Arbeiten von W. Grube, *Zur Pekinger Volkskunde* (Veröffentlichungen aus d. Königl. Mus. f. Völkerk. Bd. VII) und von Georg W. Stenz, *Beiträge zur Volkskunde Süd-Schantungs* (Veröffentlichungen des städt. Mus. f. Völkerkunde zu Leipzig, Heft 1) sind solche Versuche, aber sie gehen allzusehr ins einzelne und bleiben auf gar zu kleine Räume beschränkt.

59, 41. Ich bin auf die Bevölkerungszahl Chinas nicht eingegangen, weil mir alle Bemühungen darum zur Zeit als zwecklos erscheinen. Vierhundert Millionen, die heute gewöhnlich genannt werden, ist eine Modezahl, die gar keine Bedeutung hat. Wie die zahlreichen, bis in das 18. Jahrhundert zurückgehenden Arbeiten zeigen, hat die Frage von jeher das lebhafte Interesse der Abendländer erregt, trotzdem ist das bisher vorliegende Material weder zuverlässig noch vollständig; was von den Chinesen dazu angegeben wird, ist meist wertlos. Der russische Gelehrte J. Sacharoff von der ehemaligen russischen Mission in Peking hat es nach einem ähnlichen mißglückten Versuche Ed. Biots von 1836 in einer *Historischen Übersicht der Bevölkerungs-Verhältnisse Chinas* (in *Arbeiten der Kaiserlich Russischen Gesandtschaft zu Peking* II, 127ff.) unternommen, die Vermehrung und die Abnahme der Bevölkerung im Laufe der Geschichte festzustellen, und hat auf Grund einheimischer Quellen zwei Listen aufgestellt für die Zeit von 2 n. Chr. bis 1578 und von 1749 bis 1842, wo die letzte für ihn erreichbare amtliche Zählung stattgefunden hatte. Im Jahre 1888 teilte Sacharoffs Landsmann, P. S. Popoff, in einem Vortrage, *Movement of the Population in China*, in der Peking Oriental Society die Ergebnisse seiner langjährigen Bemühungen mit, durch die es ihm gelungen war, die Listen amtlicher Zählungen von 1879 und 1882 zu erlangen, die allerdings nicht vollständig waren. Sie gaben die Zahlen für jede einzelne Provinz und zeigten eine Abnahme von fast 31 Millionen gegen 1842. An den Vortrag schloß sich eine lebhafte Erörterung mehrerer berufener Sachkenner, und einer von ihnen, John Dudgeon, hat später, im Jahre 1895, in einer besonderen Abhandlung *On the Population of China* seine Bemerkungen weiter ausgeführt und ihnen den Bericht des Volksministeriums *(hu pu* 戶 部) über eine Zählung von 1886 zu Grunde gelegt. Die Zahlen für die achtzehn Provinzen schwanken in den amtlichen Angaben zwischen 326 und 414 Millionen (rund). Die entscheidende Frage bei allen Erörterungen war natürlich, in wie weit die Zahlenangaben der Chinesen, die bis in die Einer-Stellen gehen, Vertrauen verdienen. Die Meinung ging teilweise auf ein *non liquet* hinaus, „weil man die Unmöglichkeit nicht beweisen könne“ (Dudgeon), teilweise wurden die Zahlen im Hinblick auf die vielfach groteske Art, wie und warum die Zählungen vorgenommen waren, als „eitel Täuschung“ (Jordan) gekennzeichnet. Bürgschaft für die Richtigkeit wurde von Allen abgelehnt. Es kann keinem Zweifel unterliegen, daß die Ergebnisse der Zählungen der älteren Zeit, da diese ganz bestimmten nicht statistischen Zwecken, meist Steuer-Umlagen oder Nothilfeleistungen, dienen sollten, völlig unzuverlässig sind. Die wissenschaftlichste und gründlichste Untersuchung, die bisher auf dem Gebiete angestellt worden ist, dürfte die in der oben erwähnten Arbeit von H. Wagner und A. Supan, *Die Bevölkerung der Erde* (s. oben Anm. zu **23,** 22) enthaltene sein. Das Ergebnis, zu dem die Verfasser kommen, ist 348250000 für das eigentliche China; die für die Mandschurei, die Mongolei, Tibet und Turkistan gegebenen Zahlen sind natürlich längst überholt (S. 105ff.). Mit großer Sorgsamkeit ist alles Material hier herangezogen, aber wenn die einzelnen Teile unsicher sind, kann das Ganze nicht sicherer sein. W. W. Rockhill schätzt in seiner Arbeit *Inquiry into the Population of China* (Smithonian Miscellaneous Collections Bd. 47 — 1904 — S. 303ff.) auf Grund der weit übertriebenen statistischen Zahlen der chinesischen Regierung die Bevölkerung der achtzehn Provinzen nach Abzug von $^1/_3$— ½ auf 275 Millionen höchstens. Dagegen gibt er auf Grund einer amtlichen Zählung von 1910 die Zahl für die „achtzehn Provinzen", die Mandschurei, Turkistan und die tibetischen Grenzgebiete von Ssĕ-tsch'uan und Yün-nan insgesamt auf 316817750 an, wovon 14706416 auf die Gebiete außerhalb der „achtzehn Provinzen" entfallen. Dazu kommen noch etwa 9000000 Kinder unter sechs Jahren. Die Mongolei soll danach 1800000, Tibet 2000000 Einwohner zählen. Die Gesamtzahl würde also rund 330 Millionen sein. *(The 1910 Census of the Population of China* in T'oung Pao Bd. XIII, S. 117ff.). Ein anderes Ergebnis entnimmt das *China Year Book* von 1916 (S. 3) dem Zensus von 1910: es gibt als Gesamtzahl 438425000 einschließlich 17 Millionen für die Mandschurei.

## 3. Kapitel.

**62,** 12. Über die vier (fünf) heiligen Berge, *ssĕ yo* 四岳 oder 嶽, die schon in den ältesten Teilen des *Schu king* erwähnt werden, s. oben Anm. zu **13,** 13. Natürlich beweisen die Namen, die zum Teil einer viel späteren Zeit ihre Berühmtheit verdanken, nichts für das, was man sich im hohen Altertum unter den heiligen Bergen dachte.

**62,** 32. Chavannes' Annahme, daß in Ts'in (im Westen) bereits 770 v. Chr. die Theorie von den „fünf Kaisern" bekannt gewesen sei *(Mém. hist.* II, 15 Anm. 2), ruht auf ganz unsicheren Grundlagen. Er beruft sich dabei auf eine Stelle im *Schi ki* Kap. 28 fol. 3r⁰, wonach der Fürst Siang 襄 von Ts'in (s. I, 144 u. 155) dem „weißen Kaiser" geopfert habe. Dieser „weiße Kaiser", so bemerkt Chavannes, entspreche dem Westen in der Theorie der „fünf Elemente". (Vergl. auch *Mém. hist.* II, 16 Anm. 3). Das ist kein ausreichender Beweis. Andere Nachrichten lassen auf ein anderes System in Ts'in schließen. Kao tsu, der Gründer der Han-Dynastie, erfährt auf seine Frage nach den *ti* 帝 in Ts'in, daß es dort vier gegeben habe, einen weißen, einen grünen, einen gelben und einen roten je nach der Himmelsrichtung; darauf vervollständigte er die Zahl wieder durch Hinzufügung eines schwarzen für den Norden, wodurch der gelbe wieder in die Mitte kam (s. I, 284). Dazu kommt die merkwürdige Stelle bei Ssĕ-ma Ts'ien Kap. 27 fol. 39r⁰: „Nachdem Ts'in die drei Tsin (I, 180), Yen und Tai (Lehenstaaten im Norden) einverleibt (d. h. das Einheitsreich geschaffen) hatte, bildete das, was südlich vom (Huang)ho und vom (Hua 華-)Berge (südlich vom Weï-Fluß, etwa 35 km von seiner Mündung in den Huang ho) war, das Mittelreich. Das Mittelreich war innerhalb der vier Meere. Das dann im Südosten liegende Land war die Yang-Seite..., das im Nordwesten liegende... (das Land der Fremdvölker, der Hu, Yüe-tschi u. a.) war die Yin-Seite". Léopold de Saussure (I, 79ff.) hat in T'oung Pao Bd. XIV, S. 424 dieser Stelle die Deutung gegeben, daß die Ts'in das alte System der kosmischen Fünfteilung (vergl. I, 119) beseitigen und ein neues der Zweiteilung (Land der Zivilisation im Süden, Barbarenland im Norden des Huang ho) an seine Stelle setzen wollten, um damit anzuzeigen, daß alle Lehens-Verhältnisse aufgehoben seien. Daher seien auch die vier Farben mit Ausschließung von Schwarz an die Stelle der fünf der Tschou getreten. Die Erklärung ist einleuchtend, und ich wüßte keine bessere zu geben. Die Neuregelung würde bereits ein Loslösen von der kosmologischen Grundanschauung der Tschou bedeuten und hätte bei einer längeren Dauer der Ts'in-Dynastie tiefgehende Folgen für das chinesische Weltbild haben müssen. Wie die Dinge sich entwickelten, blieb sie aber ohne Einfluß, und die Han-Zeit ist nicht bloß zu dem alten System zurückgekehrt, sondern hat es auch voll Eifer bis zum Grotesken weitergebildet. Die *ti* aber müssen in Ts'in, wenn ihre Zahl dort vier betrug, eine etwas andere Bedeutung gehabt haben als im Tschou-Staate und können schwerlich mit den fünf „Elementen" in Verbindung gewesen sein.

**63,** 14. Die Vorstellung, daß „die Kaiserliche Macht dem Osten entstammt", findet sich in den Erklärungen zum 51. Hexagramm *tschên* 震 des *Yi king*. Es heißt in dem Kapitel *Schuo kua* 說卦 (fol. 16r⁰ der Ausgabe in den *Schi san king tschu schu:* 帝出乎震 und: „*tschên* bedeutet den Osten" 震東方也. Vergl. auch die Bemerkungen von Legge in *Sacred Books of the East* XVI, 51f. Leider fehlt uns noch jede Möglichkeit, festzustellen, aus welcher Zeit die Erklärungen des *Schuo kua* stammen.

**64,** 23. Darstellungen von Fu-hi 伏羲 und Nü-kua 女媧 mit halben Schlangenkörpern finden sich auf den Wänden der berühmten Grabkammer von Wu-liang ts'ĕ 武梁祠 in Schan-tung aus der Han-Zeit. Sie sind wiedergegeben in Chavannes' Tafelwerk *Mission Archéologique dans la Chine Septentrionale* Tafel XLIV oben rechts und Tafel LX unten. Auf der ersteren finden sich auch Yao und Schun, beide bereits in kultivierter Menschengestalt mit der Zeremonienkappe auf dem Haupt. Vergl. auch die Erklärungen Chavannes' dazu in dem Textband I, 32.

**64,** 30. Der chinesischen Theorie von den „fünf Elementen" und ihrer Stellung in der Astronomie und Kosmologie ist sehr gründlich Léopold de Saussure nachgegangen in seinen *Origines de l'astronomie chinoise*

(s. I, 79ff.), Teil B in T'oung Pao Ser. II, Bd. X, S. 255ff. Seine damit verbundenen Darlegungen über die „fünf Kaiser" (S. 267ff.) hat er in T'oung Pao Bd. XI, S. 291f. richtig gestellt. Mit Recht sieht er in dem Kultus der *wu ti* 五帝 eine Verbindung der Lehre von den „fünf Elementen" mit dem Ahnendienst. Wenn Chavannes, *Le cycle turc des douze animaux* (in T'oung Pao, Ser. II, Bd. VII, S. 51ff.) S. 96f. unter Berufung auf Ssĕ-ma Ts'ien meint, die Theorie von den „fünf Elementen" sei nicht in China entstanden, sondern im Staate Ts'in, einem „Barbarenlande", und erst von Tsou Yen 騶衍 im 3. Jahrhundert v. Chr. außerhalb davon verkündet worden, so halte ich das für verfehlt. Die *wu hing* 五行 („fünf Elemente"), die unzweifelhaft auf gemeinasiatische Grund-Vorstellungen zurückgehen, werden bereits in den echten und ältesten Teilen des *Schu king* (甘誓 3) erwähnt. Allerdings findet ihr Alter in China eine Grenze in der Tatsache, daß das Metall dazu gehört, dieses aber den Chinesen kaum vor der Mitte des 3. Jahrtausends v. Chr. bekannt geworden ist. Aber wenn die Lehre erst im 3. Jahrhundert v. Chr. nach China gebracht wäre, so hätte sie eine wesentlich andere Form haben müssen, ähnlich der, die sie in jener Zeit bereits bei Chaldäern, Indern und Iraniern angenommen hatte. (Vergl. Franz Boll, *Sternglaube und Sterndeutung* S. 50 und *Nachträge* S. 127f.). Die von Chavannes angeführten Stellen bei Ssĕ-ma Ts'ien sind auch zweifellos anders zu verstehen. Der Historiker sagt nicht, daß Tsou Yen die Lehre von den *wu hing* eingeführt habe, sondern daß dieser „allein in dem Kreislauf der *wu tê* 五德 bewandert gewesen sei" (Kap. 26 fol. 4r⁰), und wenn der Kommentar dabei bemerkt, *wu tê* bedeute *wu hing*, so ist das ungenau. Die *wu tê* sind nicht die „fünf Elemente" selbst, auch nicht ein älterer Name für diese in ihrem kosmischen Sinne, wie Schindler in Asia Major Bd. II, S. 371 meint, sondern die Kräfte oder Wirkungen der „fünf Elemente". Und diesen Begriff scheint allerdings erst Tsou Yen systematisch entwickelt zu haben. „Seit der Zeit der Fürsten Weï 威 und Süan 宣 von Ts'i (4. Jahrhundert v. Chr.)," heißt es im *Schi ki* Kap. 28 fol. 10r⁰, „erörterten die Schüler des Meisters Tsou (Yen) die Lehre vom Kreislauf der auf- und niedergehenden (終始) fünf Kräfte (五德之運)"; und in der Bibliographie der Han-Annalen (Kap. 30 fol. 22v⁰) findet sich auch das (jetzt nicht mehr vorhandene) Werk *Wu tê tschung schi* 五德終始 in 56 Abschnitten von Tsou Yen aufgeführt. Schi huang-ti aber, so berichtet Ssĕ-ma Ts'ien (*Schi ki* Kap. 6. fol. 11r⁰), „betonte die Lehre vom Auf- und Niedergang der fünf Kräfte (in den Han-Annalen heißt es: „er wandte sie auf sich an"): im Hinblick darauf, daß die Tschou die Kraft des Elementes Feuer gehabt hatten, erwählten die Ts'in an Stelle der Kraft der Tschou das Element, dem die letzteren nicht gewachsen gewesen waren, das war der Beginn der Kraft des Elementes Wasser" (das Feuer wird vom Wasser ausgelöscht). So wäre es kein anderer als Schi huang-ti selbst gewesen, der die neue Lehre von den „fünf Kräften" erst recht bedeutungsvoll gemacht hätte, indem nun auch die Schang-Dynastie die vom Feuer (der Tschou) zerstörte Kraft des Elementes Metall, die Hia-Dynastie die vom Metall besiegte Kraft des Holzes erhielt, und so weiter hinauf bis zur Kraft Erde von Huang ti. So ist jedenfalls die Darstellung im *Ts'ien Han schu* (a. a. O. fol. 8v⁰). Alles Weitere in der Lehre von den „fünf Elementen" hat sich dann während der Han-Zeit und später hieran angeschlossen. Wir können also in der Entwicklung der Lehre von den „fünf Elementen" folgende Phasen unterscheiden: der älteste Bestand zeigt die *wu hing* in engster Verbindung mit den vier Jahreszeiten, die Erde als Träger des Ganzen, die vier übrigen Stoffe als wesentliche Erscheinungsformen der Jahreszeiten ohne Rücksicht auf die ihnen innewohnenden Kräfte: das neusprossende Holz des Frühlings, das Feuer der Hitze des Sommers, das Metall (Messer oder Sichel) als totbringendes Werkzeug des Herbstes und das Wasser des feuchten und dunklen Winters. Man braucht diese ältesten „Grundstoffe" nicht gerade als „konkrete Stoffe in ihrer volkswirtschaftlichen Bedeutung" zu nehmen, wie Schindler, a. a. O. S. 370 will und wie es später z. B. in der apokryphen *Schu-king*-Stelle 大禹謨 7, zuweilen geschieht, wo die *wu hing* dann gleichbedeutend mit *wu ts'ai* 五材 werden, denn dann würde die Erklärung in der Rede von Kan (s. I, 88), daß der Fürst von Hu „die fünf Elemente verachtet", ganz sinnlos werden, vielmehr sind es nur „Grundstoffe" im Sinne von Gegenständen oder Trägern geheimnisvoller, rastlos „wandernder" Kräfte. Diese Kräfte hat dann Tsou Yen als die *wu tê* abstrahiert und als ewigen Kreislauf von Leben und Tod zur Hauptsache gemacht. Unter Schi huang-ti sind sie „politisiert", d. h. auf die einander ablösenden Dynastien angewendet worden, und zur Han-Zeit hat man das System in spekulativer Weise umgedeutet, erweitert und die Farben, Geschmacksempfindungen, Töne u. a., sowie die „fünf Kaiser" und die fünf Planeten (Jupiter = Holz, Mars = Feuer, Venus = Metall, Merkur = Wasser, Saturn = Erde) damit verknüpft. Der abendländische Ausdruck „Elemente" für *hing* ist nicht gut gewählt, aber leider so eingebürgert, daß man ihn kaum wieder los werden wird. „Gebrauchstoffe" dafür zu sagen, wie Schindler a. a. O. vorschlägt, ist, wie sich aus dem Gesagten ergibt, nicht angängig. Das K'ang-hi-Wörterbuch gibt (unter 行) die allein richtige Definition: „die *wu hing* bewegen sich im Kreislauf im All, ohne jemals zur Ruhe zu kommen, daher ihr Name" (die wandernden). Dem gegenüber fällt auch die Erklärung von Pan Ku 班固 in seinem *Pai hu t'ung* 白虎通 (1. Jahrhundert n. Chr. s. unten Anm. zu I, 68, 10) Kap. 2 fol. 1r⁰ (Ausg. in d. *Han Weï ts'ung schu* 漢魏叢書) nicht in's Gewicht: „*hing* bedeutet aus- und einatmen des Himmels" 天行氣之義.

Eine von der unsrigen etwas abweichende zusammenhängende Darstellung der Lehre von den „fünf Elementen" ganz nach der chinesischen Überlieferung gibt Forke im Appendix 1 zu seinem *Lun-hêng* II *(The Theory of the Five Elements and the Classification based thereon)*, sowie in *The World-Conception of the Chinese*, Buch IV. Die neuen Theorien der Han-Zeit von dem gegenseitigen Verhältnis der „Elemente", aber mit Huang ti

(Erde) in der Mitte, legt eingehend Pan Ku im *Pai hu t'ung*, Kap. 2 dar; die ältere Form stellt das *Li ki* dar in dem Kapitel *Yüe ling* 月令, das dem *Lü schi tsch'un-ts'iu* 呂氏春秋 (3. Jahrhundert v. Chr. s. I, 226) entnommen ist. Die in unserem Text angegebene zweite Reihenfolge der „Elemente" für die Dynastien entspricht dem späteren System im *K'ung tsĕ kia yü* 孔子家語 (s. II, 266). Die Bezeichnung der „fünf Kaiser" als „Götter" der „fünf Elemente" findet sich dort Kap. 6 fol. 1r⁰. Im *Ku kin tschu* 古今注, einem Werke, dessen Titel dem 4. Jahrhundert n. Chr. angehört, dessen heutiger Text aber wohl einer erheblich späteren Zeit entstammt, wird der wirklichen kosmischen Bedeutung der *san huang* 三皇 und *wu ti* und zwei weiteren „geschichtlichen" Begriffsbezeichnungen ein ganz unverhüllter Ausdruck gegeben. Es heißt dort (Kap. 下 fol. 6v⁰): „Tsch'êng Ya 程雅 fragte Tung Tschung-schu 董仲舒: was bedeuten die seit Alters gebrauchten Bezeichnungen *san huang* und *wu ti?* Dieser antwortete: die *san huang* sind die drei *ts'ai* 才 (d. h. Himmel, Erde, Mensch), die *wu ti* sind die fünf *tsch'ang* 常 („Beständige" d. h. die fünf Elemente), die drei *wang* 王 (die drei Dynastien Hia, Schang und Tschou) sind die drei *ming* 明 („Strahlende" d. h. Sonne, Mond, Sterne) und die fünf *pa* 霸 (= Präsidialfürsten — s. I, 160ff.) die fünf *yo* (= heilige Berge)."

**65,** 6. Die chinesische Bezeichnung für das, was ich „das Beamtentum" Yaos genannt habe, ist im *Schu king*, 堯典 2, und im *Schi ki* (Kap. 1 fol. 11r⁰), das sie daraus entnommen hat, *po sing* 百姓, „die hundert Sippen", ein nicht völlig gesicherter Ausdruck. Siehe Näheres darüber unten Anm. zu **71,** 8.

**65,** 7. Über Hi 羲 und Ho 和 hat Maspero interessante Untersuchungen angestellt in Journal Asiat. 1924^I, S. 2ff. Danach sind die Namen durch Zerlegung von Hi-ho entstanden, der Bezeichnung der Mutter der Sonne, die seit alten Zeiten in den kosmischen Mythologien der indochinesischen Völker eine wichtige Rolle spielt.

**65,** 20. Die Absicht Yaos bei der Berufung Schuns zur Thronfolge, an dessen Taten zu erkennen, ob er auch der göttlichen Berufung würdig sei, hat Ssĕ-ma Ts'ien (*Schi ki* Kap. 1 fol. 16r⁰) anscheinend von sich aus erklärend hinzugefügt; im *Schu king* finden sich die Worte nicht.

**65,** 43. Hier, im *Yü kung* II, 15 (Legge, *Chin. Cl.* III, 141), findet sich zum ersten Male der Ausdruck *tschung pang* 中邦 für „Mittelstaat"; Ssĕ-ma Ts'ien, der den Text übernommen hat, gibt dafür das gewöhnlichere *tschung kuo* 中國. Die Stelle ist von den Kommentatoren und den Übersetzern verschieden aufgefaßt worden. Die kaiserliche Ausgabe des *Schu king* von 1730 zieht den Ausdruck zu den vorhergehenden Worten: „Yü bestimmte den Tribut für den Mittelstaat", und Legge schließt sich dem an. Auch das *Peï wên yün fu* 佩文韻府 unter 中邦 nimmt die Stelle in diesem Sinne. Chavannes (*Mém. hist.* I, 146) verbindet die Worte mit dem folgenden und übersetzt wie ich. Dabei bleibt aber fraglich, was dieser so wichtig gewordene Ausdruck „Mittelstaat" bedeuten soll. Einer der besten Kommentatoren des *Yü kung*, Hu Weï 胡渭 aus der Zeit K'ang-hi, bezieht ihn auf die drei ersten der fünf Gebiete, während Tschêng Hüan 鄭玄 (2. Jahrh. n. Chr. s. II, 265) die ganzen „neun Provinzen", also das gesamte Reichsgebiet darunter verstanden wissen will. Chavannes schließt sich dem an, und das K'ang-hi-Wörterbuch gibt ebenfalls diese Bedeutung. Trotzdem bezweifle ich die Richtigkeit jeder der beiden Deutungen für diese Stelle des *Schu king;* die erstere ist willkürlich, bei der zweiten bleibt in dem Weltbilde der frühen Zeit kein Gegensatz zu dem „Mittelstaat" oder „Innenstaat", also kein „Außenstaat" übrig. „Mittelstaat" kann in dem Schema des *Yü kung* nur das königliche Gebiet in der Mitte bezeichnen, das von den vier Außengebieten umgeben ist. Allerdings hat die Bedeutung sich später erweitert: Konfuzius versteht im *Tsch'un-ts'iu* unter 中國 die Staaten rein „chinesischen" Ursprungs, während die anderen als „Barbaren"-Staaten, Yi Ti 夷狄, bezeichnet werden. Im *Schi ki* (Kap. 31 fol. 9v⁰) werden die *tschung kuo* als die „höher stehenden Staaten" 上國 bezeichnet, ein Ausdruck, der von Granet, *Danses et Légendes de la Chine Ancienne* S. 73 Anm. 1 mißverstanden wird, wenn er erklärt: „tschong kouo ou chang kouo désigne les seigneuries anciennement confédérées et doit être traduit soit par seigneuries confédérées, soit par confédération chinoise". Eine solche Bedeutung hat *tschung kuo* niemals gehabt. Es entspricht vielmehr immer der Vorstellung der Chinesen, daß die Mitte des irdischen Universums der Brennpunkt der Kultur ist, die dort gelegenen Gebiete die höher stehenden, die „außen" gelegenen aber die tiefer stehenden, halb oder garnicht zivilisierten sind. Wenn Granet bei seiner „confédération" etwa an die Zeit der „Kampfstaaten" denken sollte, wo die „Innen-Staaten" sich zu Bündnissen gegen die großen „Außenstaaten" Ts'in und Tsch'u zusammenschlossen (s. I, 193), so darf man nicht vergessen, daß an diesen Bündnissen in der Regel einer der beiden „Außenstaaten" gegen den anderen teilnahm. Die chinesisch-mandschurische Erklärung von 中國 = 中興之國 „der Lehenstaat, der sich aus der Mitte der übrigen zur Hegemonie im Reiche erhoben hat", die E. Haenisch mitteilt (Asia Major Bd. V, S. 228), halte ich für ganz verfehlt. Der Begriff des „Mittelstaates" nimmt, wie wir sehen werden, durchweg Teil an dem Schicksal des chinesischen Staatsgedankens.

66, 6. Das Schema der fünf konzentrischen Quadrate ist angegeben im zweiten Teile des *Yü kung* und daraus von Ssĕ-ma Ts'ien in das *Schi ki* (Kap. 2 fol. 17v⁰f.) übernommen. Der von Ssĕ-ma hinzugefügte einleitende Satz 令天子之國以外五百里甸服 ist von Chavannes (*Mém. hist.* I, 146) übersetzt worden: „Il établit pour le royaume du Fils du ciel et pour ceux qui lui sont extérieurs la règle suivante (folgen dann die fünf Gebiete)". Ich halte diese Auffassung nicht für richtig. 國 bedeutet hier unzweifelhaft die Residenz, die Hauptstadt des Himmelssohnes, so daß zu übersetzen ist: „fünf hundert (Quadrat-)*li* außerhalb der Residenz des Himmelssohnes bilden das Kaiserliche Eigengebiet". Auch K'ung Ngan-kuo bemerkt erklärend zu der Stelle: „Das vom Himmelssohn regierte Gebiet erstreckt sich von der ‚Kaiserstadt' (王城) bis fünfhundert *li*". Der Ausdruck *kuo* für Residenz, Regierungsitz des Herrschers ist in der älteren Sprache nichts ungewöhnliches. So heißt es *Kung-yang tschuan* zu 桓公 11. Jahr: 鄭國處于留 „die Residenz von Tschêng war in Liu".

**66, 42.** Während Ssĕ-ma Ts'ien den Sieg über Hu 扈 dem K'i 啓 zuschreibt, sprechen Tschuang tsĕ 莊子 und Liu Hiang 劉向 von Yü als dem Sieger und noch Andere von Siang 相. Vergl. darüber Legge, *Chin. Cl.* III, 152. Diese Zweifel sind von geringem Belang, sie unterstreichen eher noch die historische Wichtigkeit des Ereignisses. Worauf Chavannes, *Mém. hist.* I, 163 Anm. 6 die Angabe gründet, der besiegte Fürst von Hu habe denselben „Familiennamen" Ssĕ 姒 gehabt wie die Hia, weiß ich nicht, die Kommentare sagen, soweit ich sehe, nichts Derartiges. Wenn es bei Ssĕ-ma Ts'ien Kap. 2 fol. 25v⁰ heißt, „die Nachkommen von Yü hätten sich nach ihren Staaten benannt", so daß es unter anderen auch einen Hu schi 扈氏 gegeben habe, so entnehme ich dem nichts Anderes, als daß einer der Nachkommen des Yü nach der Vernichtung der eingeborenen Häuptlingsfamilie in Hu als Herrscher eingesetzt wurde.

**67, 41.** Das Urteil Ssĕ-ma Ts'iens über die Thronfolge im Reiche der Schang 商 (*Schi ki* Kap. 3 fol. 8r⁰) und ihre Folgen mag durch die späteren Ereignisse in der Tschou-Zeit (s. I, 152) nicht unbeeinflußt geblieben sein.

**68, 10.** Das *Pai hu t'ung* verdankt seine Entstehung einem im Jahre 79 n. Chr. von dem Kaiser Tschang 章 an die konfuzianischen Gelehrten gerichteten Aufrufe, gemeinsam in der Halle *Pai hu kuan* 白虎觀 die Auslegung der kanonischen Texte zu erörtern und festzustellen. Mit der Verarbeitung des Materials wurde dann Pan Ku beauftragt. Der überlieferte Text scheint aber nicht vollständig zu sein, auch ist die Echtheit stellenweise zweifelhaft. — Über die Namengebung nach den Geburtstagen heißt es dort Kap. 3 fol. 36v⁰f. (Ausgabe der *Han Weĭ ts'ung schu*): „Warum entnahmen die Yin 殷 (= Schang, s. I, 90) dem Geburtstage den Namen? — (Das Wesen der) Yin war die Ursprünglichkeit, darum trafen sie die Einrichtung, dem Geburtstage den Namen zu entnehmen. So werden im *Schu king* (君奭 7) die Kaiser T'ai Kia 太甲 und Wu Ting 武丁 genannt. — Aber, was nun die Minister und das Volk betrifft, warum haben die auch das Recht, dem Geburtstage den Namen zu entnehmen? — Deren (Namengebung) war nicht beschränkt, denn im *Schu king* (ebenda) werden als Minister der Yin ein Wu Hien 巫咸 (ohne zykl. Zeichen) und ein Tsu Ki 祖己 (mit zykl. Zeichen) genannt. — Wie kann man dann wissen, daß die Lehensfürsten nicht nach dem Vorbilde der Kaiser dem Geburtstage den Namen entnahmen? — Der T'ai wang 太王 (Großvater des Wên wang 文王 von der Tschou-Familie) hatte den Namen Tan fu 亶父, der Ki wang 季王 (Vater des Wên wang) den Namen Li 歷 (also keine zyklischen Zeichen!), beide aber waren Lehensfürsten unter den Yin. — Das *Yi king* nennt aber den Kaiser Yi 乙 und meint damit den Tsch'êng T'ang 成湯. Kaiser Yi hieß also der Enkel in der sechsten Generation (vom Fürsten Weĭ 微 ab), der noch unter den Hia geboren war, wie kommt es denn, daß hier die zyklischen Zeichen zur Namengebung gebraucht werden? — Die Nachfolger des Kaisers T'ang haben das System der Benennung der Söhne und Enkel (des Fürsten Weï nachträglich) geändert. Im *Lun-yü* (XX, 3) heißt es: »Ich, das kleine Kind Li 履« (wobei T'ang der Sprecher ist), der Name T'angs war also Li. — Warum hat man denn nicht die Zeichen der zyklischen Zwölfer-Reihe verwendet? (sondern die der Zehner-Reihe?). — Die Zeichen der Zehnerreihe bilden den Stamm und die der Zwölferreihe die Zweige. Der Stamm ist das Wurzelhafte, das Wurzelhafte aber ist die Ursprünglichkeit, darum hat man die Zeichen der Zehner-Reihe zur Namengebung verwendet". Ganz schlüssig ist zwar der Beweis aus dem *Schu king* nicht, es erscheint auch sonderbar, daß nur die Kaiser, die Minister und das Volk die zyklischen Zeichen als Namen verwendet haben sollen, nicht aber die Lehensfürsten. (Die posthumen Namen der späteren Lehensfürsten von Ts'i 齊 zur Tschou-Zeit sind ebenfalls den Zeichen der zyklischen Zehner-Reihe entnommen. S. Chavannes, *Mém. hist.* I, 175 Anm. 6 und IV, 41). Indessen ist die Erklärung, daß das zyklische Zeichen des Geburtstages den Namen habe liefern müssen, durchaus einleuchtend, auffallend bleibt dabei, daß mit den Schang die Sitte für die Kaisernamen wieder verschwindet.

**68,** 32. Das Wort *k'ü* 墟 ist nicht eindeutig. Nach dem *Schuo wên* bedeutet es einen „großen Hügel", nach dem K'ang-hi-Wörterbuch auch eine „alte Stadt" (in Trümmern?); in diesem Falle würde an die alte verlassene Wohnstätte von T'ang 湯 zu denken sein. Nach den Bambusbüchern (unter P'an Kêng 盤庚) fand die Übersiedelung nach Yin im 14. Jahre der Regierung P'an Kêngs statt, im 15. die Erbauung der Stadt (殷邑). Dabei wird nicht klar, ob Yin der Name war, den die Landschaft schon trug, oder ob P'an Kêng ihn ihr verlieh. Yin bedeutet ursprünglich „preisen", „Gedeihen", „gerade".

**69,** 10. Die Schriftstücke in der Sammlung des *Schu king* sind sehr ungleichen Alters. Ein Teil soll von einem Gelehrten Namens Fu Schêng 伏勝 während der Bücherverfolgung zur Ts'in-Zeit aufbewahrt und bei Beginn der Han-Dynastie im Anfang des 2. Jahrhunderts v. Chr. wieder ans Licht gebracht sein, der Rest besteht zumeist aus Fälschungen vom Ende des 3. oder Anfang des 4. Jahrhunderts n. Chr. (s. Anm. zu I, **290,** 10 und II, 270f.) Wie der Text beschaffen war, der Konfuzius bei seiner angeblichen Bearbeitung vorgelegen hat, wissen wir nicht. Die Frage des *Schu king* ist eingehend behandelt worden von Chavannes in der Einleitung zu seinen *Mémoires historiques* I, CXIIIff., die der Fälschungen von Pelliot in *Le Chou king en caractères anciens* (in Mémoires concernant l'Asie Orientale Bd. II, S. 123ff.).

**69,** 25. Der Text der Bambusbücher, *Tschu schu ki nien* 竹書紀年, ist herausgegeben und übersetzt von Legge in den *Prolegomena* zum *Schu king* (*Chin. Cl.* III, 108ff.) Der Kaiserliche Katalog (*Ssĕ k'u ts'üan schu tsung mu* 四庫全書總目) Kap. 47 fol. 1v°ff. hält den heutigen Text des Werkes nicht für den ursprünglichen, da er eine große Zahl von Stellen, die sich in Werken nach der Zeit der Auffindung zitiert finden, nicht mehr enthalte. Außerdem zitiere er mehrere Stellen aus Teilen des *Schu king,* die erst später (im 3. Jahrhundert n. Chr.) ans Licht gekommen seien. Chavannes hat dann eine sehr eingehende Untersuchung über die Herkunft und die Bedeutung des Werkes im Anhang I des 5. Bandes der *Mém. hist.* unternommen *(De l'authenticité des „Annales écrites sur bambou").* Er kommt zu dem Schlusse, daß die Echtheit doch unbestreitbar sei und daß auch der Text, von gewissen Zweifeln der chinesischen Herausgeber hinsichtlich der Zugehörigkeit mancher Täfelchen abgesehen, uns im ganzen unverfälscht erhalten sei. Wesentlich anders hat sich Pelliot geäußert. Er meint *(Le Chou king en charactères anciens et le Chang chou che wen* S. 128 Anm.), der heutige Text des *Tschu schu ki nien* sei eine Fälschung vom Ende des 3. Jahrhunderts n. Chr. oder gar erst der Ming-Zeit (14. Jahrhundert), schon weil er, wie bemerkt, Stellen enthalte, die aus den um die Mitte des 3. Jahrhunderts n. Chr. hergestellten Teilen des *Schu king* entlehnt seien. Und T'oung Pao Bd. XXII, S. 364 erklärt er, das heutige *Tschu schu* „habe ganz den Anschein einer willkürlichen Rekonstruktion aus der Zeit nach der Sung-Dynastie". Dies Urteil scheint doch etwas summarisch. An der Auffindung im Jahre 280/81 ist kaum zu zweifeln. Vielleicht ist auch der ursprüngliche Text verloren gegangen. Aber wie manches andere Werk der chinesischen Literatur kann auch dieses aus Zitaten des ersten Textes wieder zusammengesetzt sein, allerdings unter willkürlicher Ausfüllung der Lücken durch den Bearbeiter. Auch den später hergestellten Abschnitten des *Schu king* könnten alte und echte Textstellen beigemischt worden sein, so daß die Entlehnung, wenn sie nicht umgekehrt gewesen sein kann, noch kein vollgültiger Beweis für die Fälschung zu sein braucht. Vor allem ist nicht einzusehen, warum ein Fälscher sich nicht der zu seiner Zeit bereits „orthodox" gewordenen Chronologie bedient, sondern eine andere eingeführt haben sollte, die nach Chavannes' Untersuchungen alles Vertrauen verdient, da sie sich stark der von Ssĕ-ma Ts'ien annähert. Vergl. auch die Bemerkungen von Arthur Morley in The New China Review Bd. II, S. 298ff. *(The Chronology of the Bamboo Annals),* der Chavannes' Standpunkt teilt. Allerdings fällt die Auffindung der Bambusbücher in Sün-hien 浚 in eine Zeit, wo die Fälschung der kanonischen Texte besonders in Blüte stand (s. II, 271 f.), man wird deshalb von vornherein zum Mißtrauen geneigt sein, aber die Auffindung überhaupt abzulehnen, würde ich bis zur Beibringung stärkerer Beweise doch Bedenken tragen.

**71,** 8. Das *Schi ki* (Kap. 1 fol. 29v°) behauptet, daß „von Huang ti bis Schun und Yü alle (Herrscher) den gleichen Sippennamen (同 姓) hatten und sich nur durch die Bezeichnungen ihrer Herrschaftsgebiete (國) unterschieden, wodurch ihre glänzenden Eigenschaften offenbar gemacht wurden". Ssĕ-ma Ts'ien führt — anders läßt sich die Bemerkung kaum verstehen — die Sippenverfassung erst auf die Hia-Herrschaft zurück. Das macht die Erklärung des Ausdrucks *po sing* 百 姓 nicht leichter, denn dieser findet sich auch noch an anderen echten Stellen des *Schu king* (z. B. 酒 誥 10, 君 奭 9)

in einer Bedeutung, die unzweifelhaft einen Unterschied von dem gewöhnlichen Volke erkennen läßt. Die Kommentatoren, und zwar von K'ung Ngan-kuo 孔安國 (2. Jahrhundert v. Chr.) bis K'ung Ying-ta 孔穎達 (7. Jahrhundert n. Chr.), sind einmütig in der Erklärung, daß die *po sing* Würdenträger sind, sie werden geradezu den *po kuan* 百官, dem Beamtentum gleichgesetzt; Spätere haben die Bewohner des Kaiserlichen Sondergebiets, oder auch die Verwandtschaft der Würdenträger darin sehen wollen. (Vgl. Legge, *Chin. Cl.* III, 17.) Zu der letzteren Vermutung würde die Stelle im *Li ki* (Couvreur I, 591) passen: „Innerhalb des Schatzkammertores verkündete (der Herrscher gewisse Bestimmungen) den hundert Beamten *(po kuan)* und in dem Haupttempel verkündete er (sie) den hundert Sippen *(po sing)*." Man würde sich hiernach unter den *po sing* eine Art bevorrechtigter Adel- oder Herrenschicht vorzustellen haben, deren Ursprung, wenn man ihn nicht auf Einwanderung zurückführen will, dunkel bleibt. Im Gegensatz dazu steht das *li min* 黎民, nach den einheimischen Wörterbüchern entweder „das schwarze Volk", wofür Ssĕ-ma Ts'ien zufolge (Kap. 6 fol. 12v⁰) von Ts'in schi huang-ti im 3. Jahrhundert v. Chr. der sehr auffallende Ausdruck *k'ien schou* 黔首 eingeführt sein soll, oder „die Volksmenge". Im *Schi king* (小雅 I, 6, 5) erscheinen beide Ausdrücke nebeneinander: 群黎百姓, wobei die beiden ersten Zeichen von Tschêng Hüan durch 衆 „die Massen", *po sing* aber durch 百官族姓, „die verschiedenen Sippen-Zweige der Würdenträger" erklärt werden, während Tschu Hi 朱熹 (12. Jahrhundert). ganz vom Standpunkt seiner Zeit, beide Ausdrücke als einen in dem Sinne: alle Familien des Volkes, nimmt. — Abendländische Erklärer sind der Frage mehrfach nachgegangen. E. H. Parker, *Comparative Chinese Family Law* (in China Review Bd. VIII, S. 67ff.), S. 97f. weist auf das Verhältnis von *sing* 姓 zu dem später gleichbedeutend gebrauchten *schi* 氏 hin und kommt zu dem Ergebnis, daß *schi* „Einzelfamilie", *gens*, ursprünglich eine Unterabteilung von *sing* „Sippe", „Stamm", *tribus* gewesen sei, was durch die Darlegungen im K'ang-hi-Wörterbuch (unter 氏) bestätigt wird. Auf die soziale Stellung der *sing* geht Parker nicht ein. Dagegen meint G. Jamieson, *Translations from the General Code of Laws of the Chinese Empire* (in China Review Bd. X, S. 77ff.), S. 89ff., daß die *sing* zuerst nur auf Fürsten und deren Nachkommen oder auf vornehme Familien beschränkt gewesen seien, wobei aber *sing* nicht lediglich in der Bedeutung „Familien-Name" genommen werden darf. Ähnlich sind die Schlüsse, zu denen C. de Harlez, *Le nom des premiers Chinois et les prétendues tribus Bak* (s. unten) (in T'oung Pao Bd. VI, S. 369ff.) kommt. Er hält ebenfalls die *sing* für „eine Art von Adelsklasse" (S. 379), deren Mitglieder allein ein Recht auf einen besonderen Familiennamen und auf einen Ahnentempel hatten, im Gegensatz zu den *li min*, die de Harlez allerdings als „das Volk Li" erklären will. Vermutlich sind aber die *sing*, worauf schon die I, 70 erwähnte Stelle aus dem *Schu king* deutet, Lehensträger und deren Familien gewesen, die dann den Namen ihrer Lehen als Bezeichnung ihres Stammes zu übernehmen pflegten. So faßt auch Ku Yen-wu 顧炎武 (17. Jahrhundert) in seinem *Ji tschi lu* 日知錄 (Kap. 23 fol. 1r°ff.) den Sachverhalt auf, indem er in den *sing* alte Fürstengeschlechter sieht, von denen es noch zur Tsch'un-ts'iu-Zeit nicht mehr als 22 gegeben habe. Die *schi* dagegen seien Familien, die mit den Fürsten verwandt oder Inhaber hoher Würden gewesen seien und ihre Namen von diesem Verwandtschaftsverhältnis (z. B. Kung-sun 公孫 u. a.), oder von der Würde (z. B. Ssĕ-ma 司馬 u. a.) oder von dem damit verbundenen Landgebiet (z. B. Tschao 趙 u. a.) entlehnt hätten. Das wird bestätigt durch folgende Angabe im *Tso tschuan* (zu 隱公 8. Jahr): „Der Herzog fragte Tschung-tschung 衆仲 nach den Sippennamen *(tsu* 族*)*. Tschung-tschung erwiderte: Wenn der Himmelssohn die Tugendhaftigkeit (einzelner Persönlichkeiten oder Familien) offensichtlich machen will, so verleiht er Geschlechtsnamen (Adelsnamen, *sing)* nach dem Orte der Herkunft, gibt Land zu Lehen, und danach erhalten die Familien *(schi)* ihre Namen... Wenn eine Beamtenstellung Generationen hindurch in verdienstvoller Weise innegehabt ist, so wird der Beamtentitel zum Sippennamen. Ebenso ist es mit Landbezirken, die verwaltet worden sind." Wenn Ku Yen-wu meint, die *sing* leiteten sich von den „fünf Kaisern" (s. I, 61ff.) her, so ist das natürlich Phantasie. (Vergl. auch Chavannes, *Mém. hist.* I, 3 Anm. 3). Erich Schmitt, *Die Grundlagen der chinesischen Ehe* S. 28 bestreitet mit Recht, ebenso wie Jamieson a. a. O. S. 96, daß man aus der Schreibung 姓 auf ein Matriarchat im alten China schließen dürfe. Alle diese mit 女 *nü* = „Frau" zusammengesetzten Zeichen sind viel jüngeren Datums und beweisen nichts für die Urzeit. L. C. Arlington in The New China Review Bd. I, S. 441f. und Bd. II, S. 306ff. endlich meint, der Ausdruck *po sing* habe nur die Beamtenklasse des Volkes bezeichnet, während *min* 民 die Masse gewesen wäre. *Li min* aber sei das Ackerbau treibende Volk genannt worden, weil die Beschäftigung mit dem Ackerbau für die Chinesen weit kennzeichnender gegenüber ihren barbarischen Nachbarn gewesen sei als das schwarze Haar. Da wir über die Entstehung des Ackerbaus in China nichts wissen, steht die Erklärung in der Luft. Ganz andere Wege geht Maspero in seiner mehrfach erwähnten Abhandlung *Légendes mythologiques dans le Chou king* S. 81ff. Er weist darauf hin, daß die adligen Sippen in einer bestimmten Gegend fast immer ihre Abstammung auf einen lokalen Heros zurückgeführt hätten, z. B. auf Yü, auf Hou-tsi 后稷 u. a., und zwar hätten manche Zweige derselben Sippe ihren Stammbaum an verschiedene Heroen geknüpft, je nachdem sie in dieser oder jener Gegend gesessen hätten. Dabei sei zu beachten, daß die Sippennamen zwar ein oder auch mehrere regionale Zentren gehabt hätten, daß man aber keinen davon in einer Gegend als den einzigen mit Ausschluß aller anderen fände, für keinen ließe sich ein ihm allein zugehöriges Gebiet abgrenzen. Daraus folgert Maspero, daß die Sippe niemals eine territoriale Einheit, sondern immer nur eine religiöse gewesen sei. Gewiß finde man Lehensgebiete im Besitze von Angehörigen jener Sippen, aber dann sei das Gebiet eben Eigentum jener einzelnen Angehörigen, nicht das ihrer Sippe. Sippe und Staat seien zwei völlig getrennte Begriffe. Diese Beweisführung läßt freilich die Frage der Entstehung der Sippe ganz unberührt, und für den, der sie anerkennen will, bleibt nur noch die Einwanderung als Lösung. Von einer solchen Einwanderung, und zwar einer gewaltsamen Eroberung durch die Chinesen geht denn auch A. von Rosthorn in seinem Aufsatz *Religion und Wirtschaft in China* (S. 222) aus, indem er meint, daß „der Grund und Boden unter die (erobernden) Familien gleichmäßig verteilt wurde..., daß die Eroberer in zahlreiche Stämme und Clans gespalten, daß ihre Militärverbände zugleich Sippenverbände waren... und daß später an die Stelle der Sippenordnung und in gradliniger Fortsetzung derselben die Feudalherrschaft trat; daß die Stammesordnung allmählich der territorialen Gliederung Platz machte". So ansprechend diese Darstellung ist, eine Unterlage dafür ist leider nicht vorhanden. Aber wenn man auch auf die früher vermutete und dann von den Sinologen bestrittene Einwanderung heute mit besseren Gründen zurückkommen zu können glaubt, so wird man sich doch schwerlich wieder zu Terrien de Lacouperies Hypothesen bekennen, der in den *po sing* (alte Aussprache *bak sing)* mittelasiatische Stämme mit dem Namen Bak sehen wollte. *(Western Origin of the Early Chinese Civilization*, zuerst in Babylonian and Oriental Record von 1893 veröffentlicht.)

In seiner *Geschichte Chinas* sagt Rosthorn weiter: „In den alten Urkunden wird zwischen den *po hsing* (den Clans der Chinesen) und den *li min* (aborigines) streng unterschieden. Die letzteren hatten keinen Anteil am nationalen Kult und waren anderen Strafgesetzen unterworfen." Darauf deutet in der Tat die Angabe im *Li ki* (Couvreur I, 53): „Die Riten reichen nicht hinab bis zu dem gemeinen Volke (庶 人), die Strafen reichen nicht hinauf bis zu den Würdenträgern (大 夫)", und Hu Shih 胡 適, *The Development of the Logical Method in Ancient China* S. 46f., verweist auf diese Stelle, sowie auf die Darlegungen bei Sün tsĕ 荀 子 im 10. Kapitel und meint, daß noch zur Zeit des Konfuzius die Gesellschaft in die bevorrechtigte Klasse der „Gentlemen" (君 子) und die nicht bevorrechtigte der „kleinen Leute" (小 人) gegliedert gewesen sei. Nur auf diese letzteren seien die Gesetze anwendbar gewesen, während die ersteren den *li*, den Riten, einer Art Ehrenordnung, unterstanden hätten. Die Teilung entspringe einem Grundsatz, der kennzeichnend für das Feudalwesen sei. Es liegt nahe, darin ein Überbleibsel von der Stellung der Herrenschicht in der ältesten Zeit zu sehen, doch dürfte sich der Maßstab für die Zugehörigkeit schon damals insofern verschoben haben, als nicht mehr der Geburtsadel allein die letztere ermöglichte. Die Frage wird uns im Text noch weiter beschäftigen. — Für eine Verbindung des Ausdruckes *k'ien schou* mit dem entsprechenden babylonischen besteht keine Wahrscheinlichkeit, geschweige denn ein Beweis. Chavannes, *Mém. hist.* II, 133 Anm. 2, hat sich um eine Erklärung bemüht, aber sicher ist davon auch nichts.

**73, 24.** Haloun stellt in einer Abhandlung, *Die Rekonstruktion der chinesischen Urgeschichte durch die Chinesen* (Japanisch-Deutsche Zeitschrift für Wissenschaft und Technik 3. Jahrgang, 1925, S. 243ff.), die Theorie auf, daß die „Hochwissenschaftliche Rekonstruktion der Urzeit" in das 4. und 3. Jahrhundert v. Chr. zu setzen sei, und daß erst „die zweite chinesische Kultur" (d. h. „die große Geschichtschreibung der Sung-Zeit", also des 11. Jahrhundert n. Chr.) eine „Darstellung der Frühgeschichte Chinas mit Anspruch auf kanonische Geltung geschaffen habe". Während „die erste chinesische Kultur" den Inhalt des Bildes gegeben habe, sei „an der zweiten Schöpfung der Geist das Bedeutende, aus dem sie hervorgegangen sei." Ich vermag mich dieser Formulierung nicht ohne Einschränkung anzuschließen, wie aus meinen Darlegungen im Text hervorgeht. Dagegen stimme ich mit Haloun hinsichtlich der „Auswertung der Verhältnisse bei den Naturvölkern für die Rekonstruktion der Urgeschichte" überein. Die Voraussage, daß „schwerlich je der Archaeologie in China eine ähnliche Rolle zufallen werde wie im vorderen Orient oder in Ägypten", erscheint schon angesichts der Funde von Torii und Andersson etwas voreilig.

**75, 23.** Anscheinend wird zur Bezeichnung eines Menschenopfers in Konfuzius' *Tsch'un-ts'iu* das Wort *yung* 用 „verwenden" gebraucht. 成公 17. Jahr (574 v. Chr.) heißt es dort: „Im 9. Monat am Tage *sin-tschou* 辛丑 wurde das Vorstadtopfer dargebracht unter Verwendung (eines Menschen)". Während einige Erklärer ruhig diesen Sachverhalt zugeben, meint das *Kung-yang tschuan*, das ominöse Wort solle andeuten, daß das Opfer zu unrechter Zeit dargebracht sei, eine Erklärung die wenig einleuchtend ist. Und zwar ist sie dies besonders im Hinblick auf die Stelle 僖公 19. Jahr (640 v. Chr.) wo es heißt: „(Im 6. Monat) am Tage *ki-yu* 己酉 ergriff der Beherrscher von Tschu(lou) 邾婁 den Fürsten von Tsêng 鄫 und verwendete ihn (als Opfer)". Das *Tso tschuan* und sein Erklärer können hier nicht anders, als die Opferung des Fürsten zuzugestehen, und zwar erfolgte sie ebenfalls am Altar des Gottes des Erdbodens, aber Kung-yang meint, der Ausdruck *yung* bedeute hier, daß man den Fürsten am Altar des Gottes des Erdbodens „mit der Nase aufstieß, damit sein Blut flösse." Also nur noch eine symbolische Handlung für einen Ritus, den man zur Zeit der Entstehung des Textes für einen Greuel ansah. — Daß das Wort *yung* tatsächlich die Bedeutung „opfern" gehabt hat, zeigt auch die I, 75 angeführte Stelle aus *Li ki* (Couvreur) I, 209. Ausführlich über die rituelle Bedeutung der Opfer von Kriegsgefangenen und des Abschneidens ihrer Ohren verbreitet sich Marcel Granet im ersten Kapitel des ersten Teiles seines Werkes *Danses et légendes de la Chine ancienne* (S. 109ff.).

**75, 42.** Die Angaben in der älteren Literatur, aus denen sich trotz ihrer späteren Verkleidung Schlüsse auf das Kulturleben in der chinesischen Urzeit und im hohen Altertum ziehen lassen, sind zusammengestellt von Conrady in Pflug-Hartungs Weltgeschichte S. 483ff., ferner von Marcel Granet in seinen Werken *Fêtes et Chansons de la Chine ancienne* und *Danses* *et légendes* etc. Das Männerhaus ist behandelt worden von M. Quistorp, *Männergesellschaft und Altersklassen im alten China* in Mitteilungen des Sem. f. Orient. Spr. Bd. XVIII (1915) S. 1ff. Von Schamanen *(wu)* handelt De Groot in seinem *Religious System of China* I, 40ff. und VI, 1187ff., sowie Schindler in *Das Priestertum im alten China* (1919) S. 13ff. L. C. Hopkins, The *Shaman or Wu* in The New China Review Bd. II (1920) S. 423ff, untersucht das Schriftzeichen für *wu* 巫 von der graphischen Seite und kommt zu dem Ergebnis, daß es von dem Zeichen *ling* 靈 „Zauberkraft" nicht zu trennen ist und auch die Zeichen *wu* 無 „nicht haben" und 舞 „tanzen" dazu gehören. Totemismus will De Groot, a. a. O. IV, 271 für das alte China nicht gelten lassen. Die Tatsache, daß gewisse alte Sippennamen, die in der chinesischen Literatur von der tierischen Abstammung des Stammvaters hergeleitet werden, Tiere oder Pflanzen bezeichnen, will er umgekehrt als Entstehungsursache für die Sagen ansehen. Über Menschenopfer, Kannibalismus und lebende Grabbeigaben hat Erkes Material gesammelt in dem Aufsatz *Menschenopfer und Kannibalismus im alten China* in Der Erdball Jahrgang 1 (1926), S. 1ff. Ssĕ-ma Ts'ien berichtet *(Mém. hist.* II, 22), daß beim Tode des Fürsten 武 Wu von Ts'in 秦 i. J. 678 sechsundsechzig Personen ihm in das Grab folgen mußten und daß dies das erste Mal gewesen sei, daß man den Brauch geübt habe. Bei der Beerdigung des Fürsten Mu 穆 im Jahr 621 wären sogar 177 Personen mitbegraben worden (a. a. O. S. 45), bis man dann im Jahr 384 die Sitte abgeschafft habe (S. 58). Man weiß freilich nicht, wie weit hier die Erzählung durch den Haß gegen das Haus Ts'in beeinflußt ist, und wenn Ssĕ-ma Ts'ien (S. 45) die Weisen bemerken läßt, „die Kaiser des Altertums" hätten im Gegensatz zu dieser Grausamkeit der Fürsten bei ihrem Tode dafür Sorge getragen, daß die tüchtigen Leute den Nachkommen erhalten geblieben wären, so darf man solche Angaben nicht falsch bewerten. Eine eingehende Erörterung des Brauches mit weiteren Beispielen hat Granet, *Danses et légendes* S. 217ff. Seiner Auffassung, daß der im Text erwähnten *Li-ki*-Stelle zufolge der Brauch im Gegensatz zu den Anschauungen des Altertums gestanden habe, vermag ich nicht zuzustimmen.

76, 17. Biot in seiner Abhandlung *Recherches sur les moeurs des anciens Chinois d'après le Chi-king* (im Journ. Asiat. 1843$^{II}$, S. 307ff. und 430ff.) stellte sich auf den Standpunkt, daß Menschenopfer bei Begräbnissen von Fürsten eine im 7. Jahrhundert von „tartarischen" Völkern nach China verpflanzte Sitte sei (S. 443), und Legge, *Chin. Cl.* IV, *Prolegomena* S. 141 will ebenfalls einen „barbarischen" Brauch darin sehen.

76, 42. Wir werden uns mit Lu Kia 陸賈, dem berühmten Staatsmanne der frühesten Han-Zeit, noch genauer beschäftigen müssen (s. I, 272ff.). Ich zweifle nicht, daß in dem uns erhaltenen Texte seines Werkes *Sin yü* 新語, entgegen der Meinung chinesischer Kritiker, echte Teile aufbewahrt sind, wenn auch seine heutige Form als Ganzes vermutlich erst dem 5. oder 6. Jahrhundert n. Chr. angehört. Ich zitiere nach der Ausgabe in den *Han Weï ts'ung schu.*

**77, 38.** Um die Würdigung und Entzifferung der in Ho-nan gefundenen Knochen- und Schalen-Inschriften haben sich zuerst besonders verdient gemacht Frank H. Chalfant, der in seinem Werke *Early Chinese Writing* (in *Memoirs of the Carnegie Museum* Bd. IV, Nr. 1, 1906) im 4. Teile zuerst die Aufmerksamkeit auf die Funde lenkte, dann aber vor allem der chinesische Archäologe Lo Tschên-yü 羅振玉, der in seinen beiden großen Werken *Yin Schang tschêng pu wên tsĕ k'ao* 殷商貞卜文字考 (1910) „Untersuchungen über Schriftzeichen der Orakel-Inschriften von der Yin-(Schang) Dynastie" und *Yin k'ü schu k'i* 殷墟書契 (1914), „Schriftstücke von den Trümmer-Stätten der Yin-Dynastie" (zwei Teile und ein Nachtrag) die erste Erklärung unternahm. Die Entzifferung eines großen Teiles gab dann Schang Tsch'êng-tsu, 商承祚, ein Schüler Lo Tschên-yüs, der unter dem Titel *Yin k'ü wên tsĕ leï pien* 殷墟文字類編 (1923) „Wörtersammlungen zu den Schriftstücken von den Trümmerstätten der Yin-Dynastie" eine wertvolle Ergänzung zu den Arbeiten seines Lehrers lieferte. Ferner sind zu nennen L. C. Hopkins, der in einer Reihe von Abhandlungen im Journal of the Royal Asiatic Society von 1911 ab auf Grund von Lo Tschên-yü's Deutungen weitere Untersuchungen anstellte, und Anna Bernhardi, die in ihrer Arbeit *Frühgeschichtliche Orakelknochen aus China* (Baeßler-Archiv Bd. IV, 1913, S. 14ff.) die im Berliner Museum für Völkerkunde vorhandenen Stücke bearbeitete. Mitteilungen über die Auffindung der Knochen und ihren Verbleib macht Samuel Couling in dem Aufsatze *The Oracle Bones from Honan* in Journal N. Ch. Br. R. A. S. Bd. XLV (1914), S. 65ff. Ein späteres Werk von Lo Tschên-yü, *Yin k'ü ku k'i wu t'u lu* 殷墟古器物圖錄 (1916) bringt die Darstellung der übrigen gefundenen Gegenstände aus Knochen, Elfenbein und Bronze. Eine weitere Sammlung von Elfenbein-Stücken, ornamentierten Knochen und weißen Tonscherben, tauchte dann in Japan auf und ist von Kōsaku Hamada *(Engraved Ivory and Pottery Found in the Site of the Yin Capital* in den *Memoirs of the Research Department of the Tōyō Bunko* Nr. 1, S. 40ff.) beschrieben worden. Die Stücke ähneln allerdings denen aus der Sammlung Lo Tschên-yüs und werden auch von den ungenannten Verkäufern dem gleichen Fundorte zugeschrieben, aber ein wirklicher Beweis für die Richtigkeit der Angabe liegt hier noch nicht vor. Erst eine im Herbst 1928 und im Frühjahr 1929 von dem „nationalen Forschungsinstitut für Geschichte und Philologie (Academia Sinica)" in Peiping ausgesandte, aus mehreren abendländisch geschulten chinesischen Gelehrten bestehende Expedition hat genaue Mitteilungen über die Fundstätten gemacht und weitere planmäßige Grabungen dort und anderswo veranstaltet. Der Hauptort liegt in und bei dem Dorfe Siao-tun 小屯 5 *li* westlich von der Stadt Ngan-yang hien 安陽 (früher Tschang-tê fu 彰德府), auf dem Südufer des Yuan ho 洹河, eines schmalen und seichten Wasserlaufes in breitem sandigem Bette, der in den Weï ho 衛河 mündet, der seinerseits in den Kaiserkanal (s. I, 13) fließt. Schon nach den ersten vorläufigen Berichten, die unter dem Titel *Ngan-*

*yang fa küe pao kao* 安陽發掘報告, *Preliminary Reports of Excavations at Anyang*, in Peiping und Schanghai von 1929 bis 1933 erschienen sind, haben die Grabungen eine reiche Ausbeute ergeben an Schildkrötenschalen (zum Teil ganz erhaltene) mit vielen Schriftzeichen, Knochen, beschrifteten und unbeschrifteten Gegenständen aus Nephrit (?), Bronze und Eisen, sowie an Tongefäßen und Scherben; auch die obere Hälfte eines menschlichen Skeletts (soweit es die undeutliche Photographie erkennen läßt), das aber jüngeren Datums zu sein scheint, ist aufgefunden worden. Die ausgegrabenen Urnen und Dreifüße zeigen geometrische Strich- und Matten-Muster und stellen sich mit den entsprechenden Anderssonschen Funden (s. I, 42f.) in Parallele. Auf den dargestellten Scherben erkennt man das bekannte Mäander-Muster und das bekannte stilisierte Tier-Ornament des Altertums. Von ganz besonderer Bedeutung sind die der Schang-Zeit angehörigen hochwertigen Bronzen, ihre Ornamentik und ihre Inschriften. Wir erhalten damit ganz andere Möglichkeiten für die Bewertung der Kulturhöhe unter der Schang-Dynastie. Eine Würdigung namentlich der geschichtlichen Bedeutung dieser Bronzen unternimmt H. G. Creel in einem Aufsatz *On the Origins of the Manufacture and Decoration of Bronze in the Shang Period* (Monumenta Serica Bd. I, S. 39ff.). Er kommt zu dem Ergebnis, daß die Bronze-Technik den Chinesen vom Westen übermittelt, daß sie aber von ihnen zur Schang-Zeit zu hoher Vollendung entwickelt wurde, und zwar sowohl hinsichtlich des Materials wie der Formen und der Ornamentik. Die beiden letzteren scheinen, rein „chinesisch" zu sein; ob und wie aber diese hohe Kunst von den Nachkommen jener Neolithiker hervorgebracht wurde, deren einfache Kultur-Erzeugnisse denen der Völker des äußersten Nordostens sehr ähnlich sind (s. I, 42), bleibt noch eine ungelöste Frage. Creel findet sogar gewisse Eigentümlichkeiten der verfeinerten Bronze-Ornamentik wieder in der Kunst der Indianer von der amerikanischen Nordwest-Küste. Die Ausgrabungen der Academia Sinica werden noch fortgesetzt. (Vergl. oben Anm. zu S. **42**, 29, **44**, 1 u. **44**, 17). Die Erwähnungen der Herrscher der Schang-Dynastie auf den Knochen stellte Hopkins zusammen in den Aufsätzen: *The Sovereigns of the Schang-Dynasty* B. C. 1766—1154 in J. R. A. S. 1917 S. 69ff., *The Royal Genealogies on the Honan Relics and the Record of the Shang Dynasty* in der Hirth-Festschrift der Asia Major S. 194ff. und *The Honan Relics: a New Investigator and some Results* in J. R. A. S. 1921 S. 29ff. Der letztere ist die Wiedergabe der scharfsinnigen, vielleicht allzu scharfsinnigen und deshalb wohl nicht immer haltbaren Untersuchungen des chinesischen Gelehrten Wang Kuo-weï 王國維. In seinen Untersuchungen, die den Titel *Ku schi sin tschêng* 古史新證 „Neue Zeugnisse zur alten Geschichte" führen, glaubt dieser (in Kap. 3 fol. 3v°ff.), die Namen der Vorfahren des ersten Schang-Herrschers T'ang 湯 oder T'ai yi 太乙 bis zu dem mythischen Herrscher K'u 嚳 (s. I, 61) hinauf, den er K'ueï 夒 nennt, auf den Knochen feststellen zu können. K'u gilt als Vater des Sie 契, des Stammvaters der Schang, dessen Name auf den Knochen nicht erscheint. Dagegen sollen noch weitere sieben Namen nachweisbar sein, die der Reihe nach auf T'ang hinab führen, allerdings nicht immer in derselben Form, wie Ssĕ-ma Ts'ien (*Mém. hist.* I, 175f.) sie angibt. Danach würden also alle diese Ahnen geschichtliche Persönlichkeiten gewesen sein, und selbst wenn wir von dem ältesten der von Wang Kuo-weï identifizierten Vorfahren, dem mythischen K'u oder K'ueï, absehen und mit dem zweiten bei ihm erscheinenden, dem T'u 土 oder Siang-t'u 相土, dem Enkel des Sie, der von Schun ein Lehen erhielt, den Ausgang nehmen, so würden wir hier bis in das 3. Jahrtausend, jedenfalls bis in den Anfang der Hia-Zeit hinan festen Boden gewinnen. Hopkins sieht in der Tat auch den Beweis für die Geschichtlichkeit dieser Persönlichkeiten als geführt an. Ich vermag diesen Optimismus nicht zu teilen. Selbst wenn Wang Kuo-weïs Identifikationen richtig sein sollten, was keineswegs sicher ist, so würde damit für die geschichtliche Wahrheit wenig gewonnen sein. Es würde nur beweisen, daß die in China bis in die Neuzeit geübte Sitte, für die Herrscher-Häuser eine lange und ruhmvolle Ahnenreihe mit übernatürlichem Ursprung zu konstruieren (s. unten), schon im hohen Altertum bestanden hat. Die Überlieferung läßt die Mutter des genannten Sie durch das Verschlucken eines Vogeleis schwanger werden; die Tatsache läßt schon erkennen, daß es sich um eine spätere Zusammenstellung fiktiver Namen handelt.

Ergänzungen und zum Teil Verbesserungen zu den bisherigen Erklärungen der Knochen-Inschriften lieferte Tchang Fong 張鳳, *Recherches sur les os du Honan* (1925). Weitere Angaben findet man auch in meiner Abhandlung *Der Ursprung der chinesischen Geschichtschreibung* (in Sitzungsber. d. Preuß. Akad. d. Wissensch. 1925 Phil. hist. Kl. S. 276ff.) auf S. 278f. u. 286ff.

78, 25. Die Angaben Ssĕ-ma Ts'iens über die Orakel finden sich *Schi ki* Kap. 128 fol. 1r°f.

78, 42. K'ung Ngan-kuo (s. II, 266) bemerkt zu der Angabe des *Schu king* über die Verleihung von Sippen-Namen, daß „der Himmelssohn die Familien-Namen nach dem Geburtsorte verlieh." In Wirklichkeit wird es nicht immer der Kaiser gewesen sein, auf den die Namengebung zurückging, sondern die Familie wird sich eben selbst nach dem Lande bezeichnet haben, das sie besaß. Vergl. die Bemerkungen dazu von Legge, *Chin. Cl.* III, 143. In neuerer Zeit sind umgekehrt wieder Sippen-Namen auf Landschaften übergegangen, die von den Familien besiedelt wurden.

79, 13. L. de Saussure hat der Geschichte und dem System der chinesischen Astronomie seine ganze Lebensarbeit gewidmet und in einer großen Zahl von Abhandlungen dargestellt. Vor allem sind die in der T'oung Pao veröffentlichten zu nennen: *Le texte astronomique du Yao-tien* (Ser. II, Bd. VIII, S. 301ff.); *Les origines de l'astronomie chinoise* (Bd. X, S. 121ff. u. 255ff., Bd. XI, S. 221ff., 457ff. u. 583ff., Bd. XII, S. 347ff., Bd. XIV, S. 387ff., Bd. XV, S. 645ff., Bd. XX, S. 86ff., Bd. XXI, S. 251ff.); ferner *L'astronomie chinoise dans l'antiquité* in Revue générale des Sciences von 1907 und *Le système astronomique des Chinois* in Archives des sciences physiques et naturelles von 1919. Die in der T'oung Pao veröffentlichten Arbeiten hat die Familie des im Jahre 1926 verstorbenen Gelehrten auf photographischem Wege vervielfältigen und, in einem fast 600 Seiten starken Bande mit dem Titel *Les Origines de l'Astronomie Chinoise* vereint, veröffentlichen lassen. Den Schlüssen de Saussure's, der übrigens selbst seine Ansichten wiederholt geändert hat, soweit sie sich auf die älteste chinesische Geschichte beziehen, wird der Sinologe nicht immer zustimmen können. — Für den Vergleich des Herrschers mit dem Polarstern sind besonders wichtig T'oung Pao Bd. X, S. 262 u. 273f., Bd. XX, S. 86f.

De Saussure wie Gaubil nehmen an, daß die bei Ssĕ-ma Ts'ien (*Mém. hist.* III, 339f., 343 u. 467) *t'ien yi* 天一 und *t'ai yi* 太一 d. h. „der höchste Eine" genannten Sterne nördlich vom Großen Bären im 27. und 23. Jahrhundert v. Chr. polar waren und als Bezeichnung des Kaisers gebraucht wurden. De Saussure bringt auch den Namen des ersten Kaisers der Schang-Dynastie T'ien-yi 天乙 oder, wie die Knochen-Inschriften lesen, Ta (od. T'ai) yi 大乙 (s. oben) damit in Verbindung. Das Zeichen 乙 wird auch für 一 „eins" gebraucht.

**79,** 37. Die Sage von den Söhnen des Kao-sin 高辛 findet sich *Mém. hist.* IV, 476f. und *Tso tschuan* 昭公 1. Jahr. Ich habe die Stelle in meiner Abhandlung *Das alte Ta-hia der Chinesen* S. 118 behandelt. Der Satz des *Schu king* über „sieben Regierungsabteilungen" (*tschêng* 政, Legge, *Chin. Cl.* III, 33) wird verschieden erklärt. Ssĕ-ma Ts'ien (*Mém. hist.* I, 58 und III, 341) nimmt die „Abteilungen" zugleich als die sieben Sterne des Großen Bären, andere verstehen darunter Sonne, Mond und die fünf Planeten Merkur, Venus, Mars, Jupiter und Saturn. Die Art, wie Yü seinen „Großen Plan" vom Himmel erhielt, hat die spätere Zeit genau festgestellt. „Der (Huang)ho gab heraus die Zeichnungen (*Ho t'u* 河圖), der Lo(-Fluß) das Buch (*Lo schu* 洛書), und die Heiligen nahmen sie als Vorschrift", heißt es im *Yi king* (Kap. 7 fol. 8r⁰, vergl. Legge *The Yi king* S. 374), und aus den „Zeichnungen" formte Fu-hi 伏羲 die Trigramme des *Yi king*, aus dem „Buche" Yü die neun Teile des *Hung fan* 洪範, so lehrte K'ung Ngan-kuo (2. Jahrhundert v. Chr.) in seinem Kommentar zum *Hung fan*, und zwar war es „eine göttliche Schildkröte, die (auf ihrem Rücken) Schriftzeichen trug und herauskam. Die Schriftzeichen waren auf ihrem Rücken in Gruppen bis zu neun angeordnet". (*Schu king* Kap. 12 fol. 8r⁰). Die Weisheit der T'ang-Zeit hat dann genau festgestellt, wie die einzelnen Gruppen auf dem Tiere verteilt waren, und Zeichnungen davon gemacht. Eine solche ist wiedergegeben bei Legge, *Chin. Cl.* III, 321.

**80,** 42. L. de Saussures letzte Theorien von den Beziehungen der astronomischen Systeme Asiens zu einander sind vor allem dargestellt in den Abhandlungen: *Le zodiaque lunaire asiatique et le système astronomique des Chinois* in Archives des sciences physiques et naturelles 1919, S. 105ff., *Origine babylonienne de l'astronomie chinoise*, ebenda 1923, S. 1ff. und *Le système cosmologique sino-iranien* in Journal Asiatique 1923$^{I}$, S. 235ff. Der letzte Schluß findet sich in dieser Abhandlung auf S. 297.

84, 15. Biot hat seine Ansichten über das *Yü kung* niedergelegt in einer Abhandlung *Sur le chapitre Yu-koung du Chou-king et sur la géographie de la Chine ancienne* in Journal Asiatique 1842$^{II}$, S. 152ff. Der angeführte Satz findet sich auf S. 172. Richthofen hat das ganze VIII. Kapitel im 1. Bande seines Werkes *China* dem *Yü kung* gewidmet. Hier ist auch die weitere Literatur angegeben. Der im Text erwähnte Satz steht auf S. 300; das Urteil über die fünf Reichsquadrate auf S. 278ff. Chavannes' Beurteilung findet sich *Mém. hist.* I, 102 Anm. Von A. Herrmann's wunderlicher Kartenmanie ist schon früher (s. oben Anm. zu S. 47, 16) die Rede gewesen. Er behandelt das *Yü kung* auf S. 112ff. seines Werkes. Die „Reichsgeographie", die Richthofen darin erkannt hat, genügt ihm nicht; er findet, daß dem *Yü kung* „eine Übersichtskarte von ganz Alt-China" zu Grunde gelegen hat, und daß diese wieder aus neun „Spezialkarten" der Provinzen vereinigt war. Ja er weiß sogar, daß die „Übersichtskarte" quadratisch oder rechteckig und auf einer Stein- oder Bronzeplatte dargestellt war, während „für die neun Provinzkarten Holztafeln genügt haben dürften!"

86, 12. Die Entstehungsgeschichte der neun Dreifüße findet sich *Tso tschuan* 宣公 3. Jahr. Wenn Couvreur, *Tch'ouen ts'iou et Tso tchuan* I, 576 übersetzt: Der Kaiser Yü ließ aus dem gelieferten Metall Dreifüße gießen, so ist das nicht zutreffend. Von „Kaiser Yü" ist in dem Text nicht die Rede. Das *Tschou schu* ist angeführt nach dem Texte in der großen Sammlung *Sü Huang Ts'ing king kie* (s. Anm. zu I, 94, 12). Die angeführte Stelle findet sich in Abschn. 36 fol. 5r$^0$ a. Die Annahme, daß die Dreifüße „Landkarten" getragen hätten, scheint eher europäischen als chinesischen Ursprungs zu sein. Biot (in der eben erwähnten Abhandlung S. 175) hat das chinesische Wort *t'u* 圖 im Text des *Tso tschuan* durch „cartes ou représentations des neuf tcheou" wiedergegeben, und damit dürfte die abendländische Vorstellung ihren Anfang genommen haben, aber offenbar gehören die Worte 圖 物 ebenso zusammen wie die folgenden 貢 金. Schon Chavannes hat (Bull. Éc. fr. d'Extr. Or. Bd. III, S. 236) auf den Irrtum von den „Karten" hingewiesen und auf Grund von Ssĕ-ma Ts'iens Angaben wahrscheinlich gemacht, daß das Zeichen 圖 überhaupt zu verwerfen und somit auch nicht einmal von Zeichnungen die Rede ist. Die chinesische Altertumsforschung hat später nach den Angaben des *Yü kung* eine Karte entworfen, die den Titel *Yü tsi t'u* 禹跡圖 „Karte von den Spuren des Yü" trug und in Stein geschnitten wurde. Ein Original davon aus dem Jahre 1137 wird noch jetzt in der Stadt Si-ngan aufbewahrt, indessen ist ein früheres Stück schon für das Jahr 1100 nachweisbar, und es ist nicht unmöglich, daß es noch ältere gegeben hat. Näheres darüber bei Chavannes, *Les deux plus anciens spécimens de la cartographie chinoise* in Bull. Éc. fr. d'Extr. Or. Bd. III (1903) S. 214ff. Auf dieser Karte reicht das Reich Yüs sogar bis zur Küste der Provinz Kuangtung hinunter! — Über die Bronze-Vasen mit Urkunden darauf vergl. *Ursprung der chinesischen Geschichtschreibung* S. 289 Anm.

87, 7. Der Tod von Schun auf Ming-t'iao 鳴條 ist in den Bambusbüchern Kap. 2 am Ende verzeichnet. Die Angabe über die Belehnung Yüs mit Hia 夏 tritt erst in der späteren Zeit auf, anscheinend nicht vor der Tsin-Zeit (3. Jahrhundert n. Chr. vergl. Legge, *Chin. Cl.* III, 92). Über die von den Chinesen allgemein angenommene Identifikation von Hia mit dem Orte Yü 禹 in Ho-nan s. Chavannes *Mém. hist.* I, 93 Anm. 5. — Lediglich nach der literarischen Überlieferung hat A. Wedemeyer versucht, die ältere chinesische Geschichte und die Entstehung des Reiches zu rekonstruieren in der Abhandlung *Schauplätze und Vorgänge der chinesischen Geschichte gegen Ausgang des dritten und im zweiten Jahrtausend vor Christus* in der Festschrift Hirth der Asia Major S. 456ff. Ich halte den von W. eingeschlagenen Weg nicht für gangbar, zumal er „von einer grundsätzlichen kritischen Stellungnahme gegenüber den einzelnen Quellen trotz methodischer Bedenken absieht" (S. 456). Der Verfasser rechnet mit den viel später „politisierten" Mythen und Legenden von Yao, Schun und Yü wie mit geschichtlichen Tatsachen. Er kommt übrigens dabei auch zu der Auffassung, daß „man für die Zeit des Yao und die des Yü die Reichsmitte in Hia (Ming-tʻiao) ansetzen wird" (S. 543). Hinsichtlich der Residenz der Hia schwanken die Angaben — was nicht wundernehmen kann — recht erheblich. Die einen suchen sie im heutigen Têng-fêng 登封 hien, südöstlich der Stadt Ho-nan, andere nordöstlich vom heutigen Pʻing-lu 平陸 hien im südwestlichen Schan-si, noch andere gar in Tʻai-yuan 太原 hien im nördlichen Schan-si. Vergl. zu der Frage Chavannes, *Mém. hist.* I, 243 Anm. 2, IV, 3 Anm. 2 und 250 Anm. Wie wir später sehen werden, hielt man im Anfang der Tschou-Zeit die Gegend am Unterlauf des Lo-Flusses (s. I, 7f.) für die Wohnsitze der Hia 夏. Das Lehen, das die Nachkommen der Hia von den Schang erhielten und das vielleicht als ihr Stammland galt, wird leider nicht näher bezeichnet; die Tschou verliehen ihnen die Landschaft Kʻi 杞 (südöstlich von Kʻai-fêng in Ho-nan), vermutlich nachdem sie das von Wu wang ausdrücklich als „Wohnsitz der Hia" bezeichnete Gebiet am Lo-Fluß für die neue Hauptstadt mit Beschlag belegt hatten. Dann käme also noch ein weiterer Ort für den alten Sitz der Hia in Frage. Diese Unsicherheit erhöht sicherlich nicht das Vertrauen in die Angaben über die älteste Geschichte.

**88**, 24. Über das von der Papstkirche beanspruchte Lehensrecht s. Albert Hauck, *Kirchengeschichte Deutschlands* IV, 716, wo auch die Quellen angegeben sind.

**89**, 24. Über den Ausdruck „die hundert Sippen" 百姓 s. oben Anm. zu **71**, 8.

**89**, 29. Der Ausdruck des Textes im *Schu king* (湯誥 4) 上天神后 ist allerdings nicht eindeutig und wird von Legge, *Chin. Cl.* III, 187 durch „the spiritual Sovereign in the high heavens" wiedergegeben.

**91**, 4. Zahlreiche Abbildungen und Beschreibungen von Dreifüßen und Vasen angeblich aus der Schang-Zeit mit Inschriften finden sich in den großen archäologischen Katalogwerken *Kʻao ku tʻu* 考古圖 (11. u. 16. Jahrhundert) verschiedentlich, *Po ku t'u lu* 博古圖錄 (12., 16. u. 17. Jahrh.) Kap. 1, 6, 8—10, 14, 15, 19, und *Si ts'ing ku kien* 西清古鑑 (18. Jahrhundert) Kap. 1, 8, 12, 13, 15, 23, 26. Dazu s. die Untersuchungen von M. R. Petrucci, *L'épigraphie des bronces rituels de la Chine ancienne,* in Journ. Asiat. 1916^I, S. 5ff. Eine chronologische Ordnung in die archaischen Bronzen zu bringen, vor allem nach ihren Inschriften, hat B. Karlgren unternommen in der Abhandlung *Yin and Chou in Chinese Bronzes* (in Bull. of the Museum of Far Eastern Antiquities Nr. 8 (1935). Über die in neuester Zeit in Nord-Ho-nan und anderswo aufgefundenen Bronzen und sonstige Kunstgegenstände s. Näheres oben Anm. zu **77**, 38. Die Ornamentik ist überall fast ganz von den Motiven des *t'ao-t'ie* 饕餮 und den Mäander-Bändern beherrscht. Das *t'ao-t'ie* im besonderen hat Anlaß zu zahlreichen, zum Teil sehr gewagten Hypothesen gegeben. In seinem *Bilderatlas zur Kunst- und Kulturgeschichte Mittel-Asiens* erwähnt A. von Lecoq auf S. 29 auch ein in Vorder-Asien, in Turkistan und in Indien als Ornament vorkommendes mehr oder weniger stilisiertes menschliches Gesicht und leitet es „überall" aus dem Gorgoneion der hellenistischen Spätantike her. In Fig. 211 gibt er ein solches in Indien angetroffenes, dort *kīrtimukha* genanntes Gesicht wieder und stellt in Fig. 212 mit der Unterschrift „*Kīrtimukha* in China" ein *t'ao-t'ie* daneben, das er also ebenfalls auf das Gorgoneion zurückführt. Das ist, von allem anderen abgesehen, schon chronologisch unmöglich. Das *t'ao-t'ie* erscheint, wie wir sehen, als Ornament in China schon in der Schang-Zeit, also in einer Periode, wo an Hellenismus und Spätantike noch nicht zu denken ist. Ebenso unhaltbar ist es, wenn A. von Rosthorn, *Altchinesische Bronzen* (in Wiener Beiträge zur Kunst und Kultur Asiens Bd. I, S. 11ff.) S. 19 das *t'ao-t'ie* mit dem Haupte der Medusa vergleicht, weil beide „durch den bloßen Anblick abschreckend wirken sollen". Ein solcher Vergleich legt dem *t'ao-t'ie* eine Bedeutung bei, die sich zwar auf Erklärungen eines späteren Literatentums berufen kann, aber schon an sich ganz unwahrscheinlich ist und in der alten Literatur nicht die geringste Stütze findet. Auch die von Kōsaku Hamada a. a. O. S. 48 geäußerte Ansicht, daß das *t'ao-t'ie* nichts anderes sei als das Ornament einer menschlichen Maske, wie es bei altertümlichen oder barbarischen Völkern ganz gebräuchlich sei, mag Manches für sich haben, hängt aber ganz in der Luft. Nicht viel wahrscheinlicher ist die von Boroffka in einem Vortrage über *Skythische Kunst* (Mitteilungen der Gesellschaft für Ostasiatische Kunst Jahrgang III Nr. 2 S. 5) geäußerte Meinung, „der *T'ao-t'ie*-Maske liege das Motiv des archaisch-griechischen Löwenkopfes zu Grunde, das selbst aus Vorderasien stammt, dann Eingang in die einheimische Produktion zuerst des pontischen Skythien findet und in verschiedenen Varianten nach Sibirien wandert, wo es große Verbreitung hat". Die Sicherheit, mit der dieser Meinung Ausdruck gegeben wird, ist jedenfalls nicht berechtigt. Das hohe Alter des *t'ao-t'ie* in China spricht eben auch gegen diese Übertragung. Ob das *t'ao-t'ie* chinesischen Ursprungs ist, oder woher es sonst etwa stammt, läßt sich mit Sicherheit nicht sagen. Der ältesten chinesischen Literatur ist der Name unbekannt, mit dem was die spätere darüber sagt, ist nichts anzufangen. Mit dem 8. Jahrhundert v. Chr. scheint es als Ornament wieder zu verschwinden. Das *Tso tschuan* berichtet unter 文公 18. Jahr (609 v. Chr.), vielleicht nach einer alten Sage, daß die Kaiser Huang ti 黃帝, Schao-hao 少昊, Tschuan-hü 顓頊 (s. I, 61) und der Minister Huang tis, Tsin-yün 縉雲, je einen Abkömmling hatten, der sich durch schlechte Charaktereigenschaften auszeichnete und deshalb einen Beinamen im Volke erhielt. Die vier Übeltäter wurden dann durch Schun verbannt (vgl. *Schu king* 舜典 12). Der Nachkomme Tsin-yüns wurde *t'ao-t'ie* d. h. „Vielfraß" genannt, weil er „gierig auf trinken und essen war und Reichtümer und Schätze zusammenraffte". Das K'ang-hi-Wörterbuch sagt unter 饕 dazu: „die Beinamen der vier Übeltäter werden im *Schan-hai king* 山海經 als Namen von schädlichen Tieren erwähnt und sind deshalb auf die vier Personen übertragen worden". Das *Lü schi tsch'un-ts'iu* 呂氏春秋 (3. Jahrh. v. Chr.) aber bemerkt (Kap. 16 fol. 2r⁰, Ausgabe in den *Tsĕ schu po tschung* 子書百種): „Auf den Dreifüßen der Tschou (und der Schang, s. oben) waren *t'ao-t'ie* angebracht; sie haben nur einen Kopf und keinen Körper". Der chinesische Kopf soll also nicht, wie das Gorgoneion, ein Menschenantlitz zeigen. H. G. Creel macht in seinem Aufsatze *On the Origins of the Manufacture and Decoration of Bronze in the Shang Period* S. 57 ff. darauf aufmerksam, daß die Darstellungen des Kopfes viel zu mannigfaltig seien, als daß sie auf einen bestimmten Tier-Typus bezogen werden könnten. Am meisten in die Augen falle die Ähnlichkeit mit einem Stier oder einem Widder, und diese beiden Tiere spielten auch die wichtigste Rolle in den Opfern der Schang-Zeit, was ihre ständige Verwendung als Motive in der Ornamentik der Kultgefäße erklärlich mache. Das *t'ao-t'ie* könne also nicht als Darstellung eines bestimmten Tieres aufgefaßt werden, sondern bezeichne vielmehr die Stilisierung, durch die verschiedene Tierformen der künstlichen Ornamentik angepaßt würden. Eine solche Erklärung macht sich jedenfalls mit Recht frei von moralisierenden Deutungen späterer Literatur. Aber gelöst wird damit die Frage natürlich auch noch nicht. Eine ganz andere und sehr erwägenswerte Erklärung versucht Max Loehr in seinem Aufsatz *Beiträge zur Chronologie der älteren chinesischen Bronzen* (Ostasiat. Zeitschrift 1936, S. 3 ff.). Er verwirft die sämtlichen auf Namen wie *t'ao-t'ie* oder Drache oder Donnerwolke „naiv bauenden Symboltheorien" chinesischer und westlicher Deuter und leitet diese „Tier-" Maske aus den alten Linien-Ornamenten her, indem die in den Linien-Verbänden angebrachten gewölbten Buckel zu einem Augenpaar wurden, die Linien und Spiralen sich später zu Hörnern, Maul, Zähnen, Nüstern und Ohren verwandelten bis zum endgültigen Schema des *t'ao-t'ie*. Ebenso löste sich dieses später wieder in Linien-Ornamente auf. So „kam diese ‚Tier'-Maske aus abstrakten, unbestimmten Anfängen, wurde allmählich zu dem drohenden, fest geformten tierhaften Gesicht, verlor sich wieder ins Ornamentale und verging, als seine Zeit gekommen war" (S. 24). Dieser „Tierstil" sei ein rein chinesisches Erzeugnis archaischer Art und habe mit fremden Einflüssen wie dem skythischen Tierstil nichts zu tun. Alle symbolischen Deutungen seien spätere literarische Erfindungen und beruhten auf einem Mißverstehen der archaischen Formen.

**91,** 26. Über die πόλις der Griechen in ihrer ältesten Form vergl. Pohlenz, *Staatsgedanke und Staatslehre der Griechen*, S. 5f. Max Weber hat in seinen Abhandlungen *Die Wirtschaftsethik der Weltreligionen*, I. *Konfuzianismus und Taoismus* (Erschienen zuerst im Jafféschen Archiv für Sozialwissenschaft Bd. 41—46; wieder abgedruckt in seinen *Gesammelten Aufsätzen zur Religionssoziologie* I, 276ff.) die Behauptung aufgestellt, daß „China schon in einer für uns vorhistorischen Zeit ein Land der großen ummauerten Städte war" (S. 276) und daß „zuerst die Palisade oder Mauer da war, dann die oft im Verhältnis zum ummauerten Areal unzulängliche Bevölkerung, eventuell zwangsweise, herangeholt wurde" (S. 294). Nun wirbeln freilich bei Weber die Zustände und Begebenheiten der verschiedenen Jahrtausende bunt durcheinander, so daß man nicht weiß, welche Zeit er für dieses „Heranholen" der Bevölkerung im Auge hat, aber in einer für uns vorhistorischen hat dies ganz bestimmt nicht stattgefunden. Die erste derartige Massenansiedlung, von der wir Kunde haben, wurde, wie wir später sehen werden, von den Gründern des Tschou-Reiches im 11. Jahrhundert v. Chr. mit dem unbotmäßigen Volke der Yin (oder Schang) nach seiner letzten Empörung vorgenommen: man brachte es in die neue Stadtanlage am Lo-Fluß, aber in die wohl offene „Unterstadt" *hia tu* 下都, außerhalb der befestigten „Kaiserstadt", *wang tsch'êng* 王城, damit man es dort unter Aufsicht habe (s. I, 113 u. 115). Indessen von „großen ummauerten Städten" in „vorhistorischer" Zeit kann keine Rede sein, denn dann hätte man nicht mit dem Regierungsitze so oft herumziehen können, wie es noch die Schang-Herrscher getan haben. A. von Rosthorn, der in seinem erwähnten Aufsatze *Religion und Wirtschaft in China* die Weberschen Auffassungen kritisiert, stimmt ihm darin bei, daß „die Gründung der Städte in die vorhistorische Zeit zurückreicht" (S. 221); trotzdem meint er, daß „der Ahnentempel ursprünglich kein Gebäude, sondern ein Altar, eine Tenne oder ein Zeltboden war, wo den Ahnen geopfert wurde" (S. 222). Von diesen beiden Annahmen schließt die eine die andere aus: in einer ummauerten Stadt hat man keine Tenne und keinen Zeltboden mehr für die Unterbringung der Ahnentafeln (oder Bilder ?) benutzt, die Vasen und Dreifüße der Schang-Zeit widersprechen dem gleichfalls, und selbst damals mögen wohl leicht mit Wall und Graben befestigte Plätze vorhanden gewesen sein, aber keine Städte in unserem Sinne. Ein Ahnentempel ist immer noch leichter zu verlegen als eine Stadt. Wenn Weber meint, daß die chinesische Stadt „keine Polis im antiken Sinne war, und keine Gemeinde mit eigenen politischen Sonderrechten" (S. 291), und ähnlich Rosthorn sagt, daß die chinesische Stadt sich nicht „als ein politisches Gebilde, losgelöst vom Lande oder selbst im Gegensatz zu diesem stehend, entwickelt habe, etwa wie die *polis* der Antike“ (S. 223), so ist das hinsichtlich der chinesischen Stadt durchaus richtig, aber man sieht wieder nicht, an welche Zeit bei der Kennzeichnung der *polis* gedacht ist. Auf die *polis* der ältesten Periode, trifft sie, wie wir gesehen haben, jedenfalls nicht zu. Diese war ebenso wenig wie die chinesische Stadt ein politisches Sondergebilde, „losgelöst vom Lande“, und ob sie es später war, mag dahingestellt bleiben.

**92,** 11. Ta-ki 妲己 und der Untergang der Yin-Herrschaft sind der Gegenstand des sehr volkstümlichen Romans *Fêng schên yen yi* 封神演義, der, von unbekannter Herkunft, im Jahre 1695 zuerst gedruckt wurde und unter dem Titel *Metamorphosen der Götter* von W. Grube etwa zur Hälfte (46 von 100 Kapiteln) ins Deutsche übersetzt worden ist.

**92,** 32. Der Text des *Schi ki* (Kap. 4 fol. 11r$^{0}$) ist bei Chavannes (*Mém. hist* I, 235) in mißverständlicher Weise wiedergegeben: 修社 bedeutet hier nicht: „réparer (l'autel du) dieu de la terre“, was sich auf den Altar der Yin beziehen müßte, sondern „den Altar (der neuen Herrschaft der Tschou) errichten.“

**93,** 18. Die Quellen für die hier erwähnten Vorgänge beim Ende der Schang sind hauptsächlich die ersten Abschnitte in den „Büchern von Tschou“ des *Schu king* und das 4. Kapitel des *Schi ki*, daneben auch das *Tschou schu* (s. Anm. zu I, **94,** 12) Abschn. 35 u. 36. Legge, *Chin. Cl.* III, 302 und danach A. von Rosthorn, *Die Ausbreitung der chinesischen Macht in südwestlicher Richtung* S. 22f. haben sich bemüht, die Wohnsitze der acht mit Wu wang 武王 verbündeten Stämme aus dem Westen im einzelnen nachzuweisen. Sie suchen sie „größten Teils im modernen Ssĕ-tsch'uan und im Norden von Hu-peï“, und zwar in dem weit ausgedehnten Gebiete, das zwischen dem heutigen Siang-yang 襄陽 in Hu-peï im Osten und „dem Knie des Ta-tu ho 大渡河“ im äußersten Westen von Ssĕ-tsch'uan, sowie dem „westlichen Yün-nan“ liegt. Beide Verfasser haben wohl daran getan, diesen Feststellungen später chinesischer Quellen mit Zurückhaltung — freilich nicht mit genügender — zu begegnen. Mir scheinen sie wertlos. Die Unzugänglichkeit der Bergketten im Süden des Weï-Tales machen es unwahrscheinlich, daß die Hilfsvölker aus anderen Gegenden als dem nördlichen Hu-peï oder den Grenzgebieten von Ssĕ-tsch'uan und Kan-su gekommen sind.

# Zweiter Teil.

## 1. Kapitel.

**94,** 12. Das *Tschou schu*, eine Sammlung von geschichtlichen und ethisch-staatsphilosophischen Aufzeichnungen, wird nicht selten als *Ki tschung Tschou schu* 汲冢周書 „die Urkunden der Tschou aus dem Grabe von Ki“ (s. I, 69) oder auch als *Yi* 逸 *Tschou schu* „die verlorenen Urkunden der Tschou“ bezeichnet. Beide Namen sind unberechtigt, worauf auch die chinesischen Herausgeber der späteren Zeit hingewiesen haben. Das *Tschou schu* wird bereits in den Literatur-Verzeichnissen der Früheren Han-Annalen erwähnt, das Grab von Ki wurde erst am Ende des 3. Jahrhunderts n. Chr. gefunden, es liegt also keine Veranlassung vor, dem Werke diese Herkunft zuzuschreiben. „Verloren“ kann man das *Tschou schu* höchstens insofern nennen, als es unvollständig erhalten ist. Die letztere Bezeichnung entstammt dem *Schuo wên*, die erstere findet sich erst in dem Literatur-Verzeichnis der Sui-Annalen. Nach den Angaben der Herausgeber soll die Sammlung ursprünglich aus 71 Abteilungen bestanden haben, erhalten sind 59 und eine Art Vorwort, zusammen also 60. Aber der Text weist zahlreiche Lücken auf und ist schon deshalb vielfach schwer oder überhaupt nicht verständlich, macht jedoch einen durchaus altertümlichen Eindruck. Ssĕ-ma Ts'ien hat dem Werke mehrfach längere Stellen, aber in abweichender Form entnommen, einiges scheint sich auch im *Li ki*, aber gleichfalls mit erheblichen Varianten wiederzufinden. Das läßt vermuten, daß der Text uns auch trotz seiner Altertümlichkeit nicht in der ursprünglichen Form überliefert ist. Manche Stellen sind zweifellos eingeschoben. (Auf eine Stelle, die nicht älter sein kann als vom Ende des 2. Jahrhunderts v. Chr., macht Haloun aufmerksam in seinem Buche *Seit wann kannten die Chinesen die Tocharer* etc. S. 115). Die Geschichte des *Tschou schu* ist offenbar eine recht verwickelte und harrt noch der verdienten Untersuchung. Die erhaltenen Teile sind in die Sammlung der *Han Weï ts'ung schu* aufgenommen und dort von dem Bearbeiter Kiang Schi-tsch'ang 姜士昌 (um 1600) mit einer Einleitung versehen. Eine neuere Ausgabe, ebenfalls mit einer kritisch untersuchenden Vorrede, ist von Tschu Yu-ts'êng 朱右曾 1846 besorgt worden; sie findet sich in den Ergänzungen *(Sü* 續*)* der Sammlung *Huang Ts'ing king kie* 皇清經解 (Kap. 1028—1038 der Ausgabe von 1888, Kap. 151 der von 1889). Einige weitere Angaben über das Werk haben Chavannes, *Mém. hist.* V, 457 Anm. 1 und Schindler, *Das Priestertum im alten China* S. 86.

**94,** 25. Die Einteilung des *Tsch'un-ts'iu* 春 秋 in die drei Fürsten-Generationen zu Lebzeiten des Konfuzius, vier, die dem Weisen unmittelbar voraufgingen, und fünf, die noch weiter zurückliegen, ist im *Tsch'un-ts'iu fan lu* 春 秋 繁 露 Abschn. 1 fol. 3v⁰ (der Hang-tschou-Ausgabe) dargestellt. Danach soll auch die Darstellungsart entsprechend verschieden sein.

**95,** 20. Das Verhältnis von *Tso tschuan* 左 傳 und *Kuo-yü* zum *Tsch'un-ts'iu*, die Bedeutung des letzteren und die Entstehung der ersteren habe ich eingehend behandelt im 1. Teil der *Studien zur Geschichte des konfuzianischen Dogmas und der chinesischen Staatsreligion.* B. Karlgren glaubt in seinen auf linguistischer Grundlage beruhenden Untersuchungen *On the Authenticity and Nature of the Tso chuan* festgestellt zu haben, daß das *Tso tschuan* ein durchweg echter Text und wahrscheinlich zwischen 468 und 300 v. Chr. entstanden sein müsse. Das nämliche gelte von dem *Kuo-yü*, das eine dem *Tso tschuan* verwandte (aber nicht gleiche) grammatische Eigenart aufweise. (Vergl. meine Besprechung von Karlgrens Werk in der Deutschen Lit. Ztg. 1927 Sp. 1498ff.). Zwei umfangreiche neue Untersuchungen der ganzen Fragengruppe haben seitdem den Gegenstand etwas weiter geklärt. H. Maspero, *La composition et la date du Tso tchouan* (in *Mélanges chinois et bouddhistiques*, publiés par l'Institut Belge des Hautes Études Chinoises Bd. I, 1932, S. 137ff.), und Sokichi Tsuda 津 田 左 右 吉, *Saden no shisō-teki kenkyū* 左 傳 の 思 想 史 的 研 究 (Ser. A Bd. XXII der *Tōyō Bunko Ronsō* 東 洋 文 庫 論 叢). Beide Verfasser kommen zu wesentlich verschiedenen Ergebnissen. Maspero meint, das *Tso tschuan* sei am Ende des 3. Jahrhunderts v. Chr. aus zwei verschiedenen Werken zusammengesetzt worden, die unabhängig von einander an der Wende des 4. und 3. Jahrhunderts entstanden seien. Das eine sei eine Chronik gewesen, die besonders die Kämpfe zwischen Ts'in und Tsch'u dargestellt und mit dem *Tsch'un-ts'iu* nichts zu tun gehabt habe, das andere ein Kommentar zum *Tsch'un-ts'iu* von einer bestimmten konfuzianischen Schule. Die Chronik sei bei der Verschmelzung zerschnitten und zwischen die einzelnen Teile des Kommentars in chronologischer Folge nach dem Kalender von Lu eingeschoben. Das so entstandene Werk sei dann wieder in Vergessenheit geraten, aber um die Mitte des 2. Jahrhunderts v. Chr. wieder aufgefunden und von Liu Hin (s. unten) nach einem Text in alten Schriftzeichen veröffentlicht worden. (In seiner Besprechung von Karlgrens vorhin erwähntem Werke, Journ. Asiat. 1928$^{I}$, S. 159ff. hatte Maspero bereits die gleichen Hypothesen aufgestellt.) Ganz anders Tsuda. Er hat zunächst alles Material gesammelt, das er in der älteren Literatur über das *Tso tschuan* auffinden konnte, und dann festgestellt, wo die Berichte und Erzählungen des Werkes sich auch anderswo finden, welche Form sie dort haben und welche Stellung die Form der Erzählungen innerhalb der Entwicklung des konfuzianischen Dogmas einnimmt. So kommt er zu dem Schlusse, daß das *Tso tschuan* am Ende der Früheren Han-Dynastie etwa im letzten Viertel des 1. Jahrhunderts v. Chr. entstanden sei, aber weder einem einzelnen Verfasser noch einem einzelnen Zeitabschnitte angehöre. Das Werk sei dann von Yin Hien 尹咸, Ti Fang-tsin 翟方進, Liu Hin 劉歆 u. a. zu seiner heutigen Gestalt umgewandelt worden (vergl. *Studien* S. 60). — Masperos wie Tsudas Hypothesen haben viel Wahrscheinliches und berühren sich auch hinsichtlich der Entstehung des *Tso tschuan*. Dagegen läßt der erstere die Frage nach Liu Hins Wirksamkeit dabei unerörtert; da er aber, ebenso wie Karlgren, diesen Mann im Widerspruch zu allem, was uns über ihn berichtet ist und was uns seine Taten selbst sagen, für eine makellose Persönlichkeit hält (s. Anm. zu I, **309**, 41), so muß er in ihm auch den gewissenhaften Herausgeber eines „echten" *Tso tschuan* sehen. Im einzelnen zeigen Masperos Darlegungen starke Willkürlichkeiten, K'ang Yu-weïs Untersuchungen beurteilt er falsch, auf die Unmöglichkeiten im Text des *Tso tschuan* geht er nicht ein. Tsuda hat seinen Rahmen weiter gespannt und kommt daher auch zu sichereren Ergebnissen. Das letzte Wort in der *T. t.*-Frage ist noch nicht gesprochen, diese ist unlösbar verbunden mit der Frage der Fälschungen und Einschiebungen im *Schi ki* nach Ssĕ-ma Ts'iens Tode (vergl. *Studien* S. 42f. u. 70). Zur Sache vergl. auch Fritz Jäger, *Zur Geschichte des Tso-tschuan* in Orient. Lit. Ztg. 1926 Sp. 917ff., ferner I, 309, Anm. zu I, **250**, 30 und zu I, **309**, 41.

**96**, 8. Die Frage der „Echtheit" oder „Unechtheit" des *Tschou-li* 周禮 oder des *Tschou kuan* 周官, „die Ämter der Tschou", wie der Name ursprünglich gelautet zu haben scheint, ist oft und mit verschiedenen Ergebnissen erörtert worden. Biot, der Übersetzer (1851), hält es „nicht für unwahrscheinlich", daß Tschou kung (der Herzog von Tschou) der Verfasser war *(Le Tcheou-li* I, Einleitung S. IX). De Harlez (1894) kommt zu dem Schlusse, daß „viele Dinge darin wahr, aber viele auch falsch und Phantasie sind, und daß man diese in einen bereits vorhandenen Text eingeschmuggelt hat" (T'oung Pao Ser. I, Bd. V, S. 113); Chavannes (1903) erklärt das Ganze für „eine nachträglich konstruierte Utopie, die zur Zeit des Ursurpators Wang Mang (19—22 n. Chr. s. I, 378) abgefaßt sei" (Bull. Éc. fr. d'Extr. Or. Bd. III, S. 237); L. de Saussure (1910) hält das Werk wegen der kosmischen Anschauung, die es durchdringt, für ein Erzeugnis der ersten Tschou-Zeit und daher „die Hypothese, daß das *Tschou-li* vom Herzog von Tschou selbst verfaßt sei, für nicht unwahrscheinlich" (T'oung Pao Bd. XI, S. 258ff.); Laufer (1912) glaubt mit Rücksicht auf die archäologischen Funde von Kultusgegenständen der Tschou-Zeit, daß das Werk zwar erst zur Han-Zeit zusammengestellt sei, daß es aber „die besondere Kultur der Tschou-Zeit in einer so vollständigen und systematischen Art widerspiegele, daß es nur in jener Periode geschrieben worden sein könne" *(Jade* S. 16). Dem gegenüber könnten andere archäologische Fundstücke, vor allem Kultgegenstände aus Nephrit, auf das Gegenteil deuten. In der von Pelliot beschriebenen Sammlung Loo befindet sich eine beträchtliche Anzahl von alten Stücken, die weder dem *Tschou-li* noch dem *Li ki* bekannt sind, während andererseits von den in diesen Werken beschriebenen Stücken kaum eins sich unter den Funden befindet. *(Jades archaïques de Chine* S. 26). Schindler (1919), der Laufers Ausführungen anscheinend mißverstanden hat, will auch nicht zugeben, daß der Text zur Han-Zeit seine neue Formulierung erhalten hat, hält es vielmehr „für wahrscheinlich, daß die Grundelemente des *Chou-li* noch in der Schang-Kultur lagen und daß diese von Chou-kung mit Hilfe von Yin-Gelehrten der Chou-Kultur angepaßt wurden". *(Das Priestertum im alten China* S. 80). Weitere Erörterungen finden sich noch bei Schindler angegeben. Mir scheint, daß sich die Lösung der Frage zwanglos aus den Dingen selbst ergibt, wie denn ja auch über gewisse alte Bestandteile des *Tschou-li* weitgehende Übereinstimmung herrscht, und die archäologischen Funde manches als alt erkennen lassen. Literaturwerke können stellenweise sehr alt sein, auch wenn sie erst spät ihre ausführliche schriftliche Form erhalten haben. B. Karlgren, *The Early History of the Chou li and Tso chuan Texts* (Bulletin Nr. 3 des Museums of Far Eastern Antiquities in Stockholm S. 1ff.) rennt mit großem Eifer offene Türen ein, wenn er beweist, daß weder das *Tschou-li* noch das *Tso tschuan* gewissermaßen aus dem Nichts von Liu Hin oder sonst jemand zusammengebraut *(concocted)* sein könne. Das hat niemals jemand, wenigstens kein Europäer, behauptet. Die Frage ist nur, wie weit die Tätigkeit der „Redakteure" der Han-Zeit an den vorhandenen alten Texten ging, und darauf kann leider auch K. keine Antwort geben.

**96,** 25. Eine Bemerkung bei Ssĕ-ma Ts'ien (Kap. 121 fol. 9vo) deutet an, daß zu seiner Zeit nur Kao T'ang 高堂 aus Lu noch imstande gewesen sei, das *Schi li* 士禮 herzusagen, also es wohl auf mündlichem Wege erhalten habe. Mit dem *Schi li* kann nur das *I-li* 儀禮 oder wenigstens ein Teil davon gemeint sein. Wann aber der Text seine heutige Form erhalten hat, bleibt dunkel. Kia Kung-yên 賈公彥 (um 650 n. Chr.), der Herausgeber des *I-li*, meint in seiner Vorrede, daß das *Tschou-li* und das *I-li* von Tschou kung „geschrieben" (書) seien, und zwar „stelle das *Tschou-li* die Zweige, das *I-li* den Stamm dar". Man sieht, wie die spätere Scholastik aus einer vermutlichen Urheberschaft des Inhalts eine Verfasserschaft des Textes gemacht hat.

**96,** 38. Das *Schi ki* 史紀 von Ssĕ-ma Ts'ien 司馬遷, sowie die sämtlichen anderen amtlichen Annalenwerke werden von mir nach der Ausgabe zitiert, die der Kaiser K'ien-lung herstellen ließ. Die Sammlung bestand aus den bis dahin „kanonisierten" 21 Annalen der verschiedenen Dynastien, dazu kamen die damals beendeten Annalen der Ming-Dynastie, sowie die ältere Fassung der T'ang-Annalen *(Kiu T'ang schu* 舊唐書); diese alle wurden im Jahre 1747 mit Kaiserlichem Edikt der Öffentlichkeit übergeben. Im Jahre 1775 wurden dann auch noch die älteren Annalen der „fünf Dynastien" *(Kiu wu tai schi* 舊五代史) hinzugefügt, so daß nunmehr die gesamten „vierundzwanzig Geschichtswerke" 二十四史 *Ör schi ssĕ schi* oder *Nien* 念 *ssĕ schi* beisammen waren. Von dieser „auf Kaiserlichen Befehl veranstalteten" Ausgabe sind 1884 und 1888 in Schanghai Neudrucke in kleinerem Format erschienen, der erstere auf lithographischem Wege, der letztere mit beweglichen Metalltypen hergestellt. Ich zitiere nach der Ausgabe von 1884. Weiteres über die Annalen findet man bei Wylie, *Notes on Chinese Literature* S. 12ff. und T'oung Pao Bd. XVII S. 135f. Die Annalen der letzten, der Ts'ing-Dynastie waren bereits veröffentlicht, sind aber von der republikanischen Regierung aus unbekannten Gründen wieder eingezogen. Es befinden sich jedoch mehrere Exemplare davon in Deutschland.

98, 1. Eine sehr ansprechende Erklärung der zyklischen Zeichen hat zuerst Chavannes unternommen in *Le calendrier des Yin* (Journ. Asiat. 1890^II S. 463ff.) S. 493. Sie ist dann erweitert worden von L. de Saussure in *Les origines* etc. (T'oung Pao Bd. XI, S. 222ff. und 457ff.). Der letztere will, daß die Zwölferreihe ihren Ursprung in der Zwölf-Teilung des Mondjahres habe, und deshalb auch zunächst das Mondjahr bezeichnet haben müsse (S. 458). Dem würden allerdings die chinesischen Angaben widersprechen. Chavannes hat später (1898) seine Anschauungen geändert, indem er auf Grund der anscheinend nicht chinesischen Bezeichnungen für die Glieder der Zehner- und Zwölferreihe, die neben den chinesischen in Gebrauch sind, die Herkunft der Zehner-Reihe als unbekannt und unerklärlich *(l'origine reste obscur)* bezeichnete, die Zwölfer-Reihe aber mit dem zwölfjährigen Jupiter-Zyklus verband *(Mém. hist.* III, 652ff.). Auch Forke im Appendix II zu seinem *Lun-hêng* II, *The Cycle of the Twelve Animals* S. 481, erklärt ohne Quellenangabe, daß „jedes Jahr (des Jupiter-Zyklus) mit einem Zeichen der Zwölfer-Reihe benannt wurde, das den Teil des Horizonts bezeichnete, in dem der Planet sich während des Jahres befand. L. de Saussure *(Le cycle de Jupiter* in T'oung Pao Ser. II, Bd. IX, S. 455ff.) bestreitet Chavannes' Schlüsse; er weist zwar den Jupiter-Zyklus auch dem hohen Altertum zu, und zwar der Zeit vor dem astronomischen System des 24. Jahrhunderts v. Chr., läßt aber die Zwölfer-Reihe des Sechziger-Zyklus ganz unabhängig davon entstehen und meint, daß ihre Übertragung von den zwölf Monaten auf den Jupiter-Zyklus sich erst zur Tschou-Zeit vollzogen habe (a. a. O. S. 471). In einem Briefe an Oldenberg vom Jahre 1909 steht Chavannes wieder auf einem ganz anderen Standpunkte: er glaubt, daß der Gebrauch des Jupiter-Zyklus für die Chronologie „frühestens gegen das 9. Jahrhundert v. Chr., vielleicht sogar erst im 8. Jahrhundert" aufgekommen sei. (Oldenberg, *Nakṣatra und Sieou* in Nachrichten der Göttinger Gesellschaft der Wissenschaften, Phil. hist. Klasse von 1909, S. 566). Der Beweis dafür ist ganz unzureichend. L. de Saussure konnte mit Recht darauf hinweisen, daß es ausgeschlossen sei, daß die Chinesen eine Zeitrechnung angenommen haben sollten, von der sie sehr bald merken mußten, daß sie falsch war, weil die Umlaufszeit des Jupiter gar nicht volle zwölf Jahre beträgt, die Jahreszeiten sich also gegenüber der üblichen zyklischen Zählung der Monde stark verschieben mußten. Der Jupiter-Zyklus konnte für chronologische Zwecke nur Verwendung finden, wenn man, ohne Rücksicht auf die wirkliche Stellung des Gestirns, immer zwölf tropische Jahre darauf rechnete, für deren Tage und Monate man aber längst eine andere Rechnung und andere Bezeichnungen hatte, eine Rechnung, bei der man an andere Vorgänge am Himmel und auf der Erde anknüpfte. Vergl. *Les origines* usw. in T'oung Pao Bd. XIV, S. 394 ff. Es ist unrichtig, wenn Maspero, *La Chine antique* S. 617 Anm. 2 behauptet, „L. de Saussure habe klar bewiesen, daß der Jupiter-Zyklus gegen 375 v. Chr. in China eingeführt sei", und in seiner neuen Arbeit *L'astronomie Chinoise avant les Han* (T'oung Pao Bd. XXVI S. 267 ff.) S. 269, wieder unter Berufung auf de Saussure, noch schärfer sagt, daß „die Kenntnis vom synodischen Umlauf des Jupiter in China etwa auf die Zeit von 380 v. Chr. zurückgeht". Nichts derartiges hat de Saussure bewiesen oder beweisen wollen. „Le cycle de Jupiter date de la haute antiquité", sagt er T'oung Pao Bd. IX, S. 471, nur die chronologische Verwendung beginnt später, aber de S. erklärt ausdrücklich (ebenda Bd. XV, S. 648): „la connaissance de la période jovienne et la constitution d'un cycle chronologique n'ont, en effet, aucun lien nécessaire entre elles." „Wenn sich dann ein solcher Zyklus", meint de S. weiter, „im 4. Jahrhundert bilden konnte, so geschah das wahrscheinlich nicht in Folge von fortgeschrittenen astronomischen Kenntnissen, sondern infolge der Verbreitung gewisser Vorstellungen und der Veröffentlichung gewisser Bücher, die im Publikum den Brauch der Jupiter-Jahres-Bezeichnung bewirkten." Auch Oldenberg bestreitet, wie mir scheint mit Unrecht, das hohe Alter des Jupiter-Zyklus in China, dagegen ist ihm darin beizustimmen, daß es an jedem Beweise, auch an jeder Wahrscheinlichkeit dafür fehlt, daß der den Indern ebenfalls bekannte Jupiter-Zyklus mit dem chinesischen in Verbindung gebracht werden, oder das vedische Monat-System von China aus beeinflußt sein könnte.

98, 7. Die Untersuchungen L. de Saussures und Biots über das *Yao tien* finden sich in der Abhandlung *Le texte astronomique du Yao-tien* (T'oung Pao Sér. II, Bd. VIII, S. 301 ff.)

98, 22. Die chinesische Überlieferung erzählt, daß „Huang ti 黃帝 seinem Minister Ta-nao 大撓 befahl, die Natur der fünf Elemente zu erforschen und die Stellung des Großen Bären auszudeuten, und danach die sechzig zyklischen Doppelzeichen (甲子) zusammenzustellen." So sagt der Text im *T'ung-kien ts'ien pien* 通鑑前編 *(wai ki* 外紀 Kap. 1 fol. 24 r$^{c}$ Ausgabe von 1707) aus der 2. Hälfte des 11. Jahrhunderts n. Chr. Erheblich älter ist diese Überlieferung natürlich, ob sie aber sehr weit oder überhaupt in die vorchristliche Zeit hineinreicht, ist zweifelhaft. Chavannes, *Mém. hist.* I, 32 Anm. 2 meint, sie würde schon vom *Schi pên* 世本 (s. I, 69) berichtet, aber leider fehlt eine nähere Angabe. Ssĕ-ma Ts'ien erwähnt nichts davon, und sein Kommentator Tschang Schou-tsie 張守節 aus der ersten Hälfte des 8. Jahrhunderts (Kap. 1 fol. 5v$^{0}$) führt sie zwar an, aber keineswegs auf Grund des *Schi pên*. Das *Lü schi tsch'un-ts'iu* aus dem 3. Jahrhundert v. Chr. sagt, daß Ta-nao der Berater Huang tis gewesen sei (Kap. 4 fol. 18v$^{0}$, Ausgabe in den „23 Philosophen"), aber von einer

Zusammenstellung des Zyklus verrät es nichts. Erst die Annalen der Späteren Han-Dynastie berichten, daß „Ta-nao den Zyklus bildete" (Kap. 11 fol. 1 r⁰). Der Kommentator Liu Tschao 劉昭 der Liang-Zeit (6. Jahrhundert n. Chr.) aber setzt erklärend den nämlichen Text dazu, der sich im *T'ung-kien ts'ien pien* wiederfindet, und der von ihm dem *Yüe ling tschang kü* 月令章句 entnommen ist, einem Werke, das auf Ts'ai Yung 蔡邕 zurückgeführt wird, einen Astrologen, der im Ausgange der Han-Zeit, in der 2. Hälfte des 2. Jahrhunderts n. Chr. lebte (*Giles*, *Biogr. Dict.* Nr. 1986; vergl. I, 412). Das *Yüe ling tschang kü* ist niemals vollendet worden, da sein Verfasser vorher im Kerker starb, und das, was davon vorhanden war, ging ebenfalls als zusammenhängender Text verloren. Tsang Yung 臧庸 (s. Giles a. a. O. Nr. 1990) hat mit vieler Mühe gesammelt, was er an Zitaten aus dem von ihm hochgeschätzten Werke in der Literatur finden konnte, und zu Anfang des Jahres 1800 als ein kleines Büchlein von zwei Kapiteln herausgegeben. Die von Liu Tschao angeführte Stelle findet sich dort Kap. 1 fol. 1 v⁰f. (Ausgabe von 1884) und lautet folgendermaßen: „Ta-nao erforschte die Natur der fünf Elemente und deutete die Hinweise der verschiedenen Stellungen des Großen Bären aus (占斗綱所建). So stellte er zuerst die Reihe *kia yi* 甲乙 zusammen und benannte damit die Tage, diese (Reihe) hieß die (Himmel-)Stämme; ebenso stellte er die Reihe *tsĕ tsch'ou* 子丑 zusammen und benannte damit auch die Tage (so liest der Text, auch in den Han-Annalen, aber vielleicht ist dafür 月 Monate zu setzen, was in einer anderweitigen Anführung der Stelle steht) diese (Reihe) hieß die (Erd-)Zweige. Die Stämme und Zweige ergänzten einander und bildeten so den Sechziger-Zyklus". In der Tat werden die Glieder beider Reihen auch mit den fünf „Elementen" verbunden, die zehn „Himmelstämme" außerdem mit den fünf Himmelsrichtungen (einschließlich der Mitte) und die zwölf „Erdzweige" mit den zwölf Monaten. Es kann kaum einem Zweifel unterliegen, daß Fan Ye 范曄 (5. Jahrhundert), der Verfasser des *Hou Han schu* 後漢書, seine Angabe über Ta-nao dem *Yüe ling tschang kü* entnommen hat, und daß Ts'ai Yung, wenn nicht der Erfinder, so jedenfalls die älteste bis jetzt erreichbare Quelle der Legende ist. Es ist notwendig, immer wieder darauf hinzuweisen, wie verhältnismäßig jung solche Überlieferungen sind. Die Han-Zeit ist in ihrer Schöpfung besonders fruchtbar gewesen. Daß die Zeichen des Sechziger-Zyklus ursprünglich nur für die Zählung der Tage gebraucht wurden, scheint sicher, dagegen ist es durchaus strittig, zu welcher Zeit ihre Verwendung als Jahresbezeichnung begann. Die chinesischen Quellenangaben, die Legge, *Prolegomena* zum *Schu king* S. 82f. dafür beibringt, daß dies erst im Anfang des 1. Jahrhunderts n. Chr. geschah, werden von anderen widerlegt. S. Havret und Chambeau, *Mélanges sur la chronologie chinoise* S. 2 Anm. 1. Warum die chinesische Zeitrechnung mit dem Sechziger-Zyklus teilweise von dem Jahre 2697, teilweise von 2637 zu zählen begonnen hat, ist nicht ersichtlich. Die längst allgemein und jetzt ausschließlich übliche Zählung rechnet, wie jeder chinesische Kalender zeigt, die Gegenwart (seit 1924) zum 77. Zyklus, beginnt also mit dem Jahre 2637. Dem haben sich auch die Verfasser der Europäischen Zeittabellen angeschlossen, so Mayers in *The Chinese Reader's Manual* S. 362 und C. Arendt, *Synchronistische Regententabellen* S. 159; dagegen rechnen die Jesuiten jetzt mit dem 78. Zyklus, beginnen also mit dem Jahre 2697, so Peter Hoang, *A Notice of the Chinese Calendar* S. 11 und die Patres Havret und Chambeau, a. a. O. S. 6. Über Herkunft und Alter des zwölfteiligen Tierzyklus gehen die Meinungen weit auseinander. Chavannes hat in einer Abhandlung *Le cycle des douze animaux* (T'oung Pao Ser. II, Bd. VII, S. 51 ff.) sich bemüht zu zeigen, daß er von den Türken erfunden und den Chinesen im Anfang der christlichen Zeitrechnung übermittelt worden sei. L. de Saussure legt in seinen *Origines de l'astronomie chinoise* Abschnitt 5 (T'oung Pao Bd. XI, S. 583 ff.) dar, daß der Zyklus durchaus chinesisch sei, daß er ursprünglich aus 6 zahmen und 6 wilden Tieren bestand, und daß beide Reihen dem astronomisch-kosmologischen Symbolismus der Chinesen des hohen Altertums angehören. Durch eine unvollkommene Reform sei er in Verwirrung gebracht, von den Barbaren-Völkern aber übernommen worden; dann sei er in China zur Tschou-Zeit in Vergessenheit geraten, bis ihn der Einfluß der Türk-Völker zur Han-Zeit wieder zu Ehren gebracht habe. Auch Forke, *Lun-hêng* a. a. O. tritt der Chavannes'schen Hypothese entgegen und hält es für viel wahrscheinlicher, daß die Türken den Tier-Zyklus von den Chinesen entlehnt haben. Es ist unmöglich, an dieser Stelle auf die Frage näher einzugehen.

**99, 7.** Zu dem Beginn der Einführung der *miao hao* 廟號 und *schi hao* 謚號 vergl. die Bemerkungen von Chavannes, *Mém. hist.* I, 189 Anm. 3 und 222 Anm. 1. Die scharfe Unterscheidung, die Ch. zwischen beiden machen will, ist nicht durchzuführen. Oft ist das *schi hao* zugleich *miao hao*, oft bilden beide auch zusammen den vollständigen Tempelnamen für den Ahnendienst.

**99, 12.** Nähere Angaben über das System der *nien hao* 年號 findet man in der Einleitung zu den *Synchronismes chinois* (Variétés Sinologiques Nr. 24) des Paters Tschang.

**99, 41.** Die Sonnenfinsternis von Tschung-k'ang 中康 wird in dem Kapitel 胤征 des *Schu king* (Legge, *Chin. Cl.* III, 165) und im 3. Teil der „Bambus-Bücher" (Legge, *Proleg.* zum *Schu-king* S. 119) erwähnt. Wenn Legge die Echtheit des *Schu-king*-Textes dadurch sicher gestellt glaubt, daß die Stelle im *Tso tschuan* 昭公 17. Jahr zitiert wird, so würde das allein noch keine zuverlässige Stütze sein, denn auch das *Tso tschuan* ist, wie bemerkt, nicht unverdächtig. Über die Sonnenfinsternis selbst ist eine ganze Literatur in China wie im Abendlande entstanden. Nähere Angaben hierüber bei Legge, *Proleg.* zum *Schu king* S. 86 f. und S. 167; Ideler, *Über die Zeitrechnung der Chinesen* S. 322 ff.; G. Schlegel und F. Kühnert, *Die Schuking-Finsternis;* Havret und Chambeau, *Melanges* etc S. 45 Anm. 1 und S. 153. An der zuletzt genannten Stelle (Anm. 1) wird auch auf das später erschienene Werk von Hoang, *Catalogue des éclipses de soleil et de lune d'après les livres chinois*, verwiesen. Tatsächlich findet sich dort nichts über die Sonnenfinsternis, vielmehr hat der (inzwischen verstorbene) Pater Hoang sich in dem lateinischen Manuskript seiner *Introductio ad concordantiam chronologiae neomenicae* darüber geäußert, allerdings, wie der Herausgeber des *Catalogue* (S. III der Vorrede Anm. 2) sagt, ohne etwas Neues hinzuzufügen. Eine Zusammenstellung aller berechneten Jahre hat Hirth, *Ancient History of China* S. 330 gegeben.

**100,** 7. Die Sonnenfinsternis von 775 ist nach bisheriger Annahme diejenige, die *Schi king*, 小雅 IV, 9 (Legge, *Chin. Cl.* IV, 320) und im 5. Teil der „Bambus-Bücher" (Legge, a. a. O. III *Proleg.* S. 157) erwähnt wird. Das abendländische Datum ist nach dem julianischen Kalender der 6. September 775 v. Chr. oder 776 bürgerlichen Stils. S. Th. von Oppolzer, *Canon der Finsternisse* (in Denkschriften der Kaiserl. Akad. d. Wissenschaften zu Wien Mathematisch-naturwissenschaftliche Klasse 52. Bd. 1887) S. 42 Nr. 1013 und Hoang, *Catalogue* S. 1. Über die Auslegung des Liedes *Siao ya* IV, 9 (十月之交) sind die Chinesen seit Alters zwiespältiger Meinung gewesen. Das Lied klagt über die Willkürherrschaft der Minister, vor allem des allmächtigen Huang-fu 皇父, und spielt auf den Einfluß „der schönen Gemahlin" *(yen ts'i* 豔妻) an. Mao Tsch'ang 毛萇, der älteste Überlieferer des *Schi-king*-Textes, bezog das Lied auf den zügellosen König Yu 幽 und seine berüchtigte Geliebte Pao-ssĕ 褒姒 (s. I, 153f. u. Anm. zu I, **154,** 15.) Über Huang-fu ist sonst nichts bekannt, vermutlich ist der Name („Majestätischer Vater") frei erfunden, wie es auch die Namen der übrigen in dem Liede genannten Würdenträger sind, die der Dichter ebenso wenig mit ihrem wirklichen Namen zu bezeichnen wagte wie „die schöne Gemahlin". Tschêng Hüan 鄭玄 aber, der Kommentator des Textes im 2. Jahrhundert n. Chr., bezog das Lied auf den tyrannischen König Li 厲, der 100 Jahre früher regierte als Yu. Die Sonnenfinsternis, die das Lied als übles Zeichen der Zeit erwähnt, müßte dann also im 9. Jahrhundert stattgefunden haben. Maos Ansicht ist bisher die allgemein gültige gewesen, zumal hier die europäischen Berechnungen mit den chinesischen Angaben sich decken. Wang Kuo-weï 王國維 hat nun vor kurzem in seinem Vorworte zu einem Werke über die Daten im *Schi king*, *Schi nien pu hui tsien* 詩年譜會箋, (in Wangs Gesammelten Aufsätzen *Kuan t'ang tsi lin* Kap. 19 fol. 24 v°ff.) die Auffassung Tschêngs als die wahrscheinlichere hinzustellen versucht. Er weist auf eine zur Zeit *t'ung-tschi* 同治 (1862—1874) in Schen-si aufgefundene Kultvase *(tui* 敦) hin, die eine Inschrift trägt, die seines Erachtens der Ansicht Tschêngs ein Übergewicht über die von Mao verleiht. Die Inschrift besagt, daß „Han Huang-fu 函皇父 für Tschou Yün 周娟 Schalen, Becher, Vasen, Dreifüße, Kannen u. a. hat herstellen lassen. Möge Tschou Yün (und ihr — oder sein? — Geschlecht) die Geräte durch zehntausend Jahre in der Reihe der Söhne und Enkel in Gebrauch behalten". Tschou Yün, so meint der Erklärer, ist eine Haremsdame von Tschou. Han Huang-fu ist ihr Vater, der seiner Tochter bei ihrem Eintritt in das Haus Tschou die Brautgeschenke (*ying k'i* 媵器) besorgt hat. Han ist der Name seines Lehens oder seiner Familie, Yün der Sippen-Name. Nun haben die Gemahlinnen (*hou* 后) des Königs Yu aber die Sippen-Namen Kiang 姜 oder Ssĕ 姒, aber nicht Yün, also kann Huang-fu auch nicht ein Minister dieses Königs gewesen sein. Ferner liest der Text des *Schi king* aus Lu in dem Liede statt 豔妻 *yen ts'i* 閻妻 *yen ts'i*, diese Schriftzeichen für *yen* sind beide Wiedergaben des Lautes, den auf der Vase das Zeichen 媍 *yün* angibt, wie er in Han gesprochen wurde. Also muß sich das Lied, da es auf König Yu nicht bezogen werden kann, auf König Li als dessen Gegenstück beziehen. — Mir scheinen diese Gründe für einen solchen Schluß nicht entfernt auszureichen. Selbst angenommen, daß alles andere zutreffend sei, was keineswegs sicher ist, wer will es feststellen, ob unter den Haremsdamen von Yu wang oder Li wang eine Namens Yün oder Yen war? Und warum soll nicht Huang-fu, wenn ein Würdenträger unter Li wang so hieß, nicht auch unter Yu wang der Name eines Günstlings gewesen sein? Vor allem aber bleibt noch nachzuweisen, ob auch unter Li wang eine Sonnenfinsternis stattfand, und zwar an einem Tage *sin-mao* 辛卯, wie es das Lied verlangt, und wie es unter Yu wang der Fall war. Pelliot in T'oung Pao Bd. XXVI, S. 149 ist weniger geneigt als ich, Wang Kuo-weïs These abzulehnen, aber er geht entschieden zu weit, wenn er in New York in einer Sitzung der Gesellschaft zur Förderung der chinesischen Studien am 1. Dezember 1928 erklärt: „Wir wissen jetzt, daß das Datum des 6. September 776 keinerlei Wert besitzt.“ (Bulletin Nr. 10 American Council of Learned Societies, S. 44). Das durch europäische astronomische Berechnungen gesicherte Datum bleibt in seinem Werte bestehen. In jüngster Zeit hat Willy Hartner, *Das Datum der Shih-ching-Finsternis* in T'oung Pao Bd. XXXI, S. 188ff. „mit Hilfe astronomischer Berechnungen und vergleichender historischer Betrachtungen“ festgestellt, daß die Sonnenfinsternis von 775 im Gebiet des alten China (am Unterlauf des Gelben Flusses) nicht sichtbar gewesen sei, sondern daß die Finsternis vom 30. November — julian. Stils — 734 v. Chr. die im *Schi king* erwähnte gewesen sein müsse. Man muß die Entscheidung hierüber den Astronomen überlassen.

**101, 12.** Auch für das chronologisch so wichtige Jahr 841 gibt es nach Ssĕ-ma Ts'iens Bemerkung in seiner zweiten Tabelle (Kap. 14 fol. 4r⁰) eine andere Meinung, die auf das Jahr 842 hinauskommen würde.

**101, 33.** Einige von den Fehlern oder wenigstens Unwahrscheinlichkeiten in Ssĕ-ma Ts'iens Chronologie sind erörtert bei Chavannes, *Mém. hist.* I, CLXXXIX Anm. 1, bei Havret und Chambeau, *Mélanges* etc. S. 151 Anm. 1, ferner *Mém. hist.* I, 299 Anm. 2 und 303 Anm. 1; vergl. auch S. CXCV Anm. H. Maspero hat in seiner Untersuchung über *La chronologie des rois de Ts'i au IVe siècle avant notre ère* (T'oung Pao Bd. XXV, S. 367ff.) erhebliche Abweichungen der Regierungsdaten in den beiden Herrscherhäusern von Ts'i bei Ssĕ-ma Ts'ien auf der einen und in den „Bambusbüchern“ auf der anderen Seite festgestellt. Dabei hat er glaubhaft gemacht, daß die der letzteren die richtigen sein müssen.

**102,** 17. Die Berechnungen Liu Hiangs und Liu Hins 劉歆 sind dem 21. Kapitel des *Ts'ien Han schu* 前漢書 2. Teil fol. 21v⁰—26v⁰ entnommen.

**102,** 35. Es ist bezeichnend, daß der spätere Kommentar zu den „Bambusbüchern" die Jahre der Hia-Herrscher irrtümlich auf 471, die der Schang-Herrscher auf 496 zusammenrechnet.

**102,** 38. H. Maspero, *La Chine antique* S. 37 verwirft zunächst summarisch sowohl die Chronologie der „Bambusbücher" wie jede andere Chronologie hinsichtlich dieses Zeitalters als „ohne jeden Wert", kommt dann aber durch Zurückrechnung in der Fürstenreihe von Sung 宋, dem Sitz der Nachkommen der Yin oder Schang (s. I, 114), um acht Generationen, von dem Herzog Tai 戴 mit dem gesicherten Datum 799—766 v. Chr. anfangend, ebenfalls auf „das 12. bis 11. Jahrhundert v. Chr." als die Zeit des Endes der Schang-Dynastie, d. h. also dasselbe Datum, das sich aus den „Bambusbüchern" ergibt.

**102,** 44. Über Abweichungen der Chronologie der „Bambusbücher" von der Ssĕ-ma Ts'iens s. Beispiele oben in Anm. zu **101,** 33; vergl. auch den schon früher erwähnten Aufsatz von Morley, *The Chronology of the Bamboo Annals* in The New China Review Bd. II.

**103,** 12. Über das *Tsĕ tschi t'ung-kien* 資治通鑑 und seine Erweiterungen s. Näheres Anm. zu I, **268,** 35.

**103,** 17. In seiner letzten Arbeit, *La chronologie chinoise et l'avènement des Tscheou*, von der bis jetzt erst ein Teil veröffentlicht ist (T'oung Pao Bd. XXIII, S. 287 ff.), hat L. de Saussure auch versucht, die chronologischen Fragen zu klären, vor allem den Wert und die Richtigkeit der Systeme in den „Bambusbüchern", bei Ssĕ-ma Ts'ien, in den Han-Annalen (Pan Ku, Liu Hiang und Liu Hin) und im *T'ung-kien kang-mu* 通鑑綱目, sowie ihr Verhältnis zueinander. Er erklärt zunächst die ganze Rechnung von Pan Ku, sowohl hinsichtlich ihrer astronomischen Daten, wie ihrer Liste der Fürsten von Lu 魯 für eine unrichtige und bewußt fälschende. Die Chronologie der „Bambusbücher" sei die bis zur Han-Zeit schriftlich und mündlich allein überlieferte gewesen und habe sich gestützt auf die genau geführten Annalen der Fürstenhäuser. Sie sei erst in Verwirrung gebracht worden durch Pan Ku, indem dieser der Schang-Dynastie eine längere Regierungszeit zugeschrieben habe, um seine astronomischen Berechnungen stimmen zu machen, und aus demselben Grunde den Beginn der Tschou-Dynastie auf das Jahr 1122 habe hinaufrücken müssen, während bis dahin das Jahr 1050 das anerkannte gewesen sei. Übrigens könne aus astronomischen Rücksichten auch dieses nicht für genau gehalten werden, in Frage komme (soweit sich dies aus dem Bruchstück der Arbeit ersehen läßt) das Jahr 1065 (S. 320), jedenfalls aber eine Zeit, die weit näher dem Jahre 1050 liege, als dem Jahre 1122.

Eine ganz neue Chronologie hat A. Herrmann in einem besonderen Abschnitte seiner Arbeit über *Die Westländer in der chinesischen Kartographie* im 8. Bande von Sven Hedins *Southern Tibet* S. 154ff. *(Berichtigung der Zeittafeln zur ältesten Geschichte)* aufstellen zu können geglaubt. Zur Kennzeichnung dieser „Berichtigung" würde es bereits genügen, daß H. nicht bloß für Yü und die Herrscher der Hia-Dynastie Jahreszahlen konstruiert, sondern sogar noch eine neue Dynastie entdeckt, die vor den Hia regierte, und die er die „T'ao-t'ang-Dynastie" nennt. Er vertraut sich dann in der Hauptsache der Chronologie Pan Kus an, setzt aber versehentlich eine falsche Zahl ein (529 Jahre statt 629 für die Schang-Dynastie) und da diese Chronologie mit der der Bambusbücher nicht übereinstimmt, so nimmt er in den letzteren eine „Kürzung" an (warum eine solche vorgenommen wird, bleibt rätselhaft), die in einer (hypothetischen) „Urfassung" nicht vorhanden gewesen sei. Diese „Kürzung" habe sich auch über die ersten Jahrhunderte der Tschou-Dynastie erstreckt. Mit Hülfe von astronomischen Daten, die den Rechnungen des Engländers Russel in Peking *(Discussion of Astronomical Records in Ancient Chinese Books* in Journal of the Peking Oriental Society Bd. II, S. 187ff.) entnommen sind, wird festgestellt, daß auch das von Pan Ku angegebene Datum des Regierungsantritts der Tschou, das Jahr 1122, nicht stimme, sondern 1110 das richtige sei; und daß die Chronologie der „Bambusbücher" mit ihrem Jahre 1050 demgegenüber eine Kürzung von „genau einem Zyklus von 60 Jahren" aufweist. Für die berühmte Sonnenfinsternis des *Schu king* wählt H. das Jahr 2136; aus nicht recht erkennbaren Gründen (anscheinend handelt es sich um die ganz allgemeine Angabe von *Mêng tsĕ* VII, 2, 38, der Zeitperioden von je 500 Jahren nennt) hat er für den Beginn der Hia-Dynastie das Jahr 2190 festgesetzt. Um beide Daten miteinander in Einklang zu bringen, nimmt er einen Zwischenraum von „etwa 50 Jahren" an: 2136 + 50 = 2186, rund 2190. Die „Bambusbücher" geben zwar nur 33 Jahre von Yü's Regierungsanfang bis zur Sonnenfinsternis, die gewöhnliche Chronologie zählt 40 Jahre, aber man kann „eine gewisse Verkürzung in der überlieferten Chronologie in Betracht ziehen". Beweis: Ein Abzug von rund 50 Jahren von 2190 ergibt das erwartete Jahr 2136 v. Chr.! Eine weitere „Bestätigung" hat H. dann noch in der bekannten Bronze-Inschrift betr. Landschenkung an die Familie San 散 gefunden die Chalfant irrigerweise dem Kaiser Wu von der Tschou-Dynastie zugeschrieben hat (vergl. *Early Chinese Writing* S. 20ff.), während die chinesischen Archäologen sie der Schang-Dynastie zuweisen, tatsächlich aber jede Möglichkeit einer Datierung fehlt (vergl. darüber Bull. Éc. fr. d'Extr. Or. Bd. VIII, S. 266). Mit diesem ganz willkürlichen Datum operiert H. wie mit einer feststehenden Zahl. Es mutet unter solchen Umständen seltsam an, wenn H. allen Ernstes versichert, er habe an Stelle des bisher als erstes sicheres Datum angenommenen Jahres 841 das Jahr 1173 v. Chr. einsetzen können und durch seine Untersuchung „ein weites Feld wirklicher Geschichte erschlossen" (S. 164). Ich glaube nicht, daß er mit seiner neuen Chronologie viel Gläubige finden wird.

**104, 3.** Die Herleitung von Herrscherfamilien aus einem übernatürlichen Zeugungsakt ist auch in China ein seit dem Altertum bis in die Neuzeit angewandtes Mittel gewesen, um der Dynastie einen mystischen Glanz zu verleihen, besonders wohl dann, wenn von den Vorfahren allzu wenig Rühmliches zu melden war. So weist E. Hauer darauf hin, wie selbst noch die letzte chinesische Dynastie der Ts'ing in China in dem Werke *Man-tschou yuan liu k'ao* 滿洲源流考 die Herkunft ihres (fingierten) Stammvaters aus einer übernatürlichen Empfängnis (durch eine Frucht) herleitet, während in Wirklichkeit der sehr kurze Stammbaum bei einem Häuptling endigt, der in chinesische Dienste trat und dessen Enkel wegen Räubereien hingerichtet wurde. *Das mandschurische Kaiserhaus* (in Mittlg. d. Sem. f. Orient. Spr. Jahrg. XXIX, Ostasiat. Studien S. 6 und 11ff.). Vergl. auch oben S. 54.

**104, 30.** Der Name Tschou-yuan 周原 läßt sich nur bis auf Sü Kuang 徐廣 (um 400 n. Chr.) zurückführen, der nach P'ei Yin 裴駰 (5. Jahrh.) zu *Schi ki* Kap. 4 fol. 3v$^0$ angibt, daß „Tschou-yuan südlich von dem Berge K'i schan 岐山 gelegen habe". Ebenso sagt Tschang Schou-tsie (8. Jahrh. n. Chr.) zu *Schi ki* Kap. 4 fol. 1 r$^0$: „Von Tschou-yuan, wo der T'ai wang 太王 seinen Sitz hatte, leitet sich der Name Tschou 周 her". Noch Huang-fu Mi 皇甫謐 (3. Jahrh. n. Chr.) erklärt nach P'ei Yin zu *Schi ki* Kap. 4 fol. 3v$^0$: „Die Stadt (des T'ai wang) lag in der Landschaft Tschou, davon wurde beim Dynastiewechsel die Beziehung Tschou genommen."

**104, 41.** Die wichtige Angabe Ssĕ-ma Ts'iens über die Stadtgründung des Tan-fu 亶父 wird leider unsicher durch das Wort *pien* 貶. Die Bedeutung ist nach dem K'ang-hi-Wörterbuch „schädigen" *(sun* 損), „vermindern" *(kien* 減) oder (selten) „fallen" *(tschui* 墜). Man könnte also zweifeln, ob an ein „Fallenlassen" der Sitten der Barbaren, oder an ein allmähliches Sichabwenden, eine „Verringerung" mit Bezug auf die eigene Person des Fürsten zu denken ist oder an eine Milderung der Sitten der bei dem Fürsten wohnenden Barbaren durch seinen Einfluß, zumal vorher gesagt ist, daß auch die Bewohner der benachbarten Staaten sich den Tschou unterwarfen.

**105, 5.** Die türkische Herkunft der Tschou ist nur von Conrady „mehr als vermutet" worden *(Geschichte* S. 532); Hirth *(Ancient History of China* S. 66f.) nimmt auf Grund einer vermeintlichen türkischen Bezeichnung für den Dolch der Tschou nur an, daß die letzteren zu ihren Nachbarn, den Vorfahren der Hiung-nu, „in gewissen Beziehungen gestanden haben". Auch die Annahme Conradys von einer Verbindung der Tschou mit den Tibetern (a. a. O.) ist durch nichts begründet. Sie scheint auf einer Verwechslung des alten Sippennamens Kiang 姜, den auch die Tschou trugen, mit dem alten tangutischen Stammesnamen K'iang 羌 zu beruhen. Der Name Kiang soll seinen Ursprung von einem kleinen Flusse haben, der durch den heutigen Bezirk K'i schan 岐山 im südwestlichen Schen-si fließt, heute K'i schui 岐水 heißt und in den Weï mündet (Chavannes, *Mém. hist.* I, 13, Anm. 1). G. Haloun, *Contributions to the History of Clan Settlement in Ancient China* (Asia Major Bd. I, S. 587ff.) S. 600ff. hat sich viel Mühe gemacht, um eine Genealogie der Tschou aufzubauen. Er wandelt das Hintereinander in der Ahnenreihe der Überlieferung in ein Nebeneinander, indem er den Hou-tsi 后稷 und dessen angebliche Nachkommen Pu-tschu 不窋, Herzog Liu 劉 (den Enkel Pu-tschus) und Tan-fu als vier Häuptlinge und Heroen von vier verschiedenen Stämmen ansieht, deren Gebiete zusammen das Land der Tschou bildeten. Ich halte es nicht für angängig, einmal die ja sicher erst viel später konstruierte Stammesgeschichte als eine ernsthafte geschichtliche Grundlage zu nehmen, sie dann aber wieder in willkürlicher Weise zu zerschneiden und umzugruppieren. Alles, was wir im *Schi king*, *Schu king* oder gar bei *Mêng tsĕ*, im *Tso tschuan* u. a. über die Vorgeschichte der Tschou finden, kann auf geschichtliche Würdigung keinen Anspruch erheben. — Nicht mehr ernst nehmen kann man vollends Thos. W. Kingsmills ausschweifende Phantasie über den Ursprung der Tschou, die er in den Aufsätzen *The Mythical Origin of the Chou Dynasty* (in Journ. North-China, Br. R. A. S. Bd. VII, S. 137 ff.) und *The Legend of Wen wang* (ebenda Bd. VIII, S. 23 ff.) vorträgt. Er bringt den Namen Tschou, der zu diesem Zwecke in „Djow" umgewandelt wird, mit Zeus, Jupiter, Tuisco in Verbindung und erklärt die ganze Stammesgeschichte für einen Sonnenmythos. Wên wang aber ist ihm der griechische Μην Ϝαναξ, der germanische Mannus usw.!

**105, 20.** Konfuzius rühmt *(Lun-yü* VIII, 1) den T'ai po 太伯, weil er „dreimal auf das Reich verzichtete". Hing Ping 邢昺, ein Erklärer des *Lun-yü* (10. und 11. Jahrh.), müht sich auf spitzfindige Art, den dreimaligen Verzicht nachzuweisen. Man wird gut tun, sich hier Tschu Hi anzuschließen, der annimmt, dreimal bedeute einfach „in bestimmter Weise".

**105, 38.** Die Äußerung Mêng tsĕ's über Schun und Wên wang als „Männer von den I 夷" findet sich IV, 2, 1. Legge *(Chin. Cl.* II, 192 und IV, 2) ist darüber so betroffen, daß er, ganz in den Vorstellungen der Überlieferung befangen, übersetzen zu müssen meint: „ein Mann aus der Nähe der wilden Stämme".

**107, 19.** Huang-fu Mi berichtet nach Tschang Schou-tsie zu *Schi ki* Kap. 4 fol. 6v°, daß es „zur Zeit der Hia, der Schang und der Tschou (was sehr auffallend ist) einen Staat Tsch'ung 崇 gegeben und daß dieser zwischen den Orten Fêng 豐 und Hao 鎬 gelegen habe". Das könnte sich nur auf ein sehr eingeschränktes Gebiet beziehen, das dann auch nach der Vernichtung der Herrschaft des Fürsten Hu 虎 durch Wên wang noch seinen Namen behalten haben müßte. Welche große Bedeutung die Eroberung des Landes für die Tschou hatte, sieht man aus den Festgesängen des *Schi king*, die dieses Ereignis ganz besonders preisen. In dem großen Gesange 大雅 I, 7 wird die Erstürmung der Stadt geschildert, nach deren Fall „in den vier Himmelsrichtungen niemand mehr Widerstand leistete". Aus dem Gesange 大雅 I, 10 aber geht hervor, daß Wên wang keine neue Stadt gründete, sondern die alte des vernichteten Staates wieder aufbaute und danach dorthin übersiedelte. Der Text lautet: „er brach ein in Tsch'ung und richtete seine Hauptstadt in Fêng ein". Tschêng Hüan (2. Jahrh. n. Chr.) erklärt dazu: „er richtete seine Hauptstadt ein bedeutet: „er verlegte seine Hauptstadt nach Fêng, um so dem Auftrage des Himmels zu entsprechen", d. h. „nachdem ihn der Himmel zum Zentralherrscher berufen, muß er auch des Zentralherrschers Sitz aufrichten", wie K'ung Ying-ta 孔穎達 (6. und 7. Jahrh. n. Chr.) erläutert. Tschu Hi 朱熹 (12. Jahrhundert) hat sich diese Erklärung zu eigen gemacht und fügt hinzu, daß „Fêng Land des Staates Tsch'ung war" und daß „Wên wang bei Anlage der Wälle von Fêng den alten Wallgräben als Grenzen folgte". Ssĕ-ma Ts'ien hat die Stelle aus dem *Schi king* übernommen, und wenn Chavannes *Mém. hist.* I, 221 übersetzt: „er erbaute die Stadt Fêng", so ist dies hiernach nicht zutreffend. Der Name Fêng, d. h. „die Fruchtbare", „die Gedeihende", ist nach dem *Schi king* (a. a. O. I, 10,5) von dem östlich der Stadt fließenden Fêng-Fluß genommen, der auch 灃 geschrieben wird.

**107,** 25. Nach dem *Schui king tschu* 水經注 Kap. 19 fol. 4r⁰ soll einmal der See Hao nördlich von dem späteren (künstlichen) See Kun-ming 昆明 südwestlich von der Stadt Tsch'ang-ngan 長安 (Si-ngan 西安) gewesen sein; andererseits soll aber der Kaiser Wu ti von der Han-Dynastie (s. I, 340f.), seinen künstlichen See Kun-ming eben an dieser Stelle, wo einst die Stadt Hao gewesen war, haben graben lassen. Und das Tsch'ang-ngan tschi 長安志 Kap. 3 fol. 1 r⁰ sagt, daß zur Han-Zeit die Stadt Hao das Gelände des Sees Kun-ming südwestlich von dem See Hao gewesen sei. Es ist wohl anzunehmen, daß der See Kun-ming einfach eine Vergrößerung des Sees Hao war. Forke, der Tsch'ang-ngan im Jahre 1892 besucht hat, berichtet, daß weder von dem See Hao noch von dem Kun-ming heute noch etwas zu sehen ist (*Von Peking nach Ch'ang-an und Lo-yang*, in Mittlg. d. Sem. f. Orient. Spr., Jahrg. I, S. 108).

**108,** 4. Die Nachrichten über die Herzöge von Tschou 周公 und von Schao 召公 vor dem Sturze der Schang sind ganz unsicher. Kung-yang zu 隱公 5. Jahr erwähnt in seiner Erklärung des Titels *kung* 公, daß „östlich von Schan 陝 der Herzog von Tschou, westlich von Schan der Herzog von Schao geherrscht habe". Und Ssĕ-ma Ts'ien (Kap. 34 fol. 1 v⁰) bringt in der Lebensbeschreibung von Schao kung die gleiche Angabe in folgender Fassung: „Zur Zeit Tsch'êng wangs 成王 gehörte der Herzog von Schao zu den drei kung. Westlich von Schan herrschte der Herzog von Schao, östlich von Schan herrschte der Herzog von Tschou". Diese Nachricht hat den Chinesen Anlaß zu vielfachen Erörterungen gegeben. Ssĕ-ma Tschêng 司馬貞, ein anderer Kommentator des Schi ki, (a. a. O. fol. 1 r⁰) weist darauf hin, daß Schao eine Landschaft innerhalb des unmittelbaren Herrschaftsgebietes der Tschou, also wohl im südlichen Schan-si oder nördlichen Ho-nan gewesen sei (Legge, *Chin. Cl.* III, 420 gibt an, vermutlich auf Grund eines Kommentators zum *Schu king*, daß es dem heutigen Yuan-k'ü 垣曲 in Schan-si am Nordufer des Huang ho entsprochen habe), dessen Einkünfte der Prinz Schi 奭 genossen und nach dem er den Titel „Herzog von Schao" erhalten habe. Dann aber fährt er fort: „Als Wên wang den Auftrag (des Himmels) erhielt, nahm er das Gebiet von Schao mit der alten Stätte der Tschou am (Berge) K'i (in Schen-si) und teilte es unter die beiden *kung*". Es ist schwer, aus diesen widerstreitenden Angaben den wirklichen Sachverhalt herauszufinden. Schan lag im nordwestlichen Ho-nan, im Huang-ho-Tal halbwegs zwischen T'ung kuan und Ho-nan hien und mag dem heutigen Schan hien entsprechen. Trifft die Nachricht von Kung-yang und Ssĕ-ma Ts'ien zu, so könnte die Zuteilung an die beiden Herzöge erst nach dem Sturze der Schang durch Wu wang erfolgt sein, was ja Ssĕ-ma Ts'ien auch ausdrücklich sagt. Dann könnte es sich allerdings nicht um eine Belehnung, sondern nur um eine Ernennung der beiden zu „Gaugrafen" oder „Inspektoren" (*fang po* 方 伯 s. I, 129) der Lehensfürsten gehandelt haben. Sonderbar erscheint in diesem Falle die Wahl des Ortes Schan als Teilungspunkt. Das *Pai hu t'ung* (Kap 1 fol. 30r⁰) will dies damit erklären, daß Schan „die Mitte des Reiches", 國 中 gewesen sei. Das trifft aber auf die Zeit Tsch'êng wangs bestimmt nicht mehr zu, und man fühlt sich fast versucht, das Zeichen 陝 als verschrieben für 陜 *hia*, d. h. „Paß-Enge", anzunehmen. Dann würden die Länder östlich und westlich von dem Passe von T'ung kuan (s. I, 7) verstanden werden müssen, was eine sehr viel natürlichere Teilung ergäbe. Die Angabe, daß bereits Wên wang die Verteilung vorgenommen habe, aber nur die des alten Stammlandes in Schen-si, und zwar zu der Zeit, als er „den Auftrag des Himmels erhielt", d. h. den Regierungsitz nach Fêng im Südosten verlegte, hat, obwohl sie später ist, manches Wahrscheinliche. Dann würde es sich um eine wirkliche Belehnung der beiden Herzöge handeln, die ja trotzdem den Titel *fang po* hätten führen können. Daß die Landschaften Tschou-nan und Schao-nan, die gewissen Liedergruppen des *Schi king* den Namen gegeben haben und die doch wohl den Gebieten der beiden Herzöge gleichzusetzen sind, im Süden „nicht allzuweit über das Becken von Han-tschung hinausgereicht" haben sollen, wie Conrady nach Asia Major, Bd. III, S. 519 meint, halte ich trotz der Ergebnisse der Siedlungsgeschichte für ausgeschlossen. Schon die geographischen Verhältnisse (Ketten des Ts'in ling!) machen eine solche Ausdehnung unmöglich.

**109,** 4. Auf die Bedeutung des Ausdrucks „höchster Herrscher" usw., *huang t'ien schang ti* 昊 天 上 帝, sowie über die verschiedenen Lesarten im *Tschou schu* (Kap. 4 fol. 3r⁰) und bei Ssĕ-ma Ts'ien (Kap. 4 fol. 11v⁰) kann an dieser Stelle nicht näher eingegangen werden. Es wird später noch darüber zu reden sein. Vergl. auch Chavannes, *Mém. hist.* I, 236, Anm. 6. — Über die Symbolik der Kultgegenstände bei dem Opfer am Altar des Gottes des Erdbodens war man vermutlich auch zur Han-Zeit schon nicht mehr unterrichtet. Wenn P'ei Yin (zu *Schi ki* a. a. O.) erklärt, daß man mit dem „klaren Wasser", 明 水, das in der Nacht (wohl als Tau) gesammelt war und vom Monde herrühren sollte, „den reinen Odem des *Yin*- und des *Yang*-Elements erlangen wollte", so ist das spätere Weisheit. Auch über die Verwendung der Stoffe (布, 玆 und 采) wissen wir nichts.

**111,** 11. Weitere Quellenstellen über die Lehensfürsten als Schutzposten

(輔 oder 藩) des Kaiserlichen Hauses findet man bei Conrady, *Die chinesischen Handschriften- und sonstige Kleinfunde Sven Hedins in Lou lan* S. 54. C'.s Ansicht über die Belehnung als „Rechtsvertrag" (ebenda S. 53ff.) scheint mir unhaltbar. Über das Wesen und die Form der Belehnung findet sich Näheres in meiner Abhandlung *Zur Beurteilung des chinesischen Lehenswesens* (Sitzungsber. d. Preuß. Ak. d. Wissensch., 1927, S. 359ff.), namentlich S. 365 bis 369.

**112,** 39. Der wichtige und sehr interessante Bericht des *Tschou schu* über die Ansprache des Wu wang an seinen Bruder Tan 旦, den „Herzog von Tschou", der den 44. Abschnitt bildet, ist leider in so verderbter Form überliefert, daß ganze Teile unverständlich sind und auch der Rest große Schwierigkeiten bietet. Tschu Yu-ts'êng (s. oben Anm. zu **94**,12) hat durch eine Reihe von Konjekturen den Text zu verbessern und eine zusammenhängende Erklärung zu geben versucht. Ich habe mich in meiner Wiedergabe an diese Erklärung gehalten. Ssĕ-ma Ts'ien, der den Bericht des *Tschou schu* übernommen hat (Kap. 4 fol. 13 r⁰ff.), ist zwar leichter verständlich, hat aber den größeren Teil davon fortgelassen. Neuerdings ist der 44. Abschnitt von Bruno Schindler im „Jubiläums-Band" 1933 der Deutschen Ges. f. Natur- u. Völkerkd. Ostas. „nach Interpretation von A. Conrady" übersetzt und erklärt worden. Ich kann die eingehenden philologischen Untersuchungen hier nicht erörtern, bin aber außerstande, mich der Übersetzung, die mir zum Teil sinnwidrig erscheint, in ihren Einzelheiten anzuschließen.

**113,** 26. Die Geschichte von dem Gebet des Herzogs von Tschou für seinen erkrankten Bruder wird auch von Ssĕ-ma Ts'ien (Kap. 33 fol. 1v⁰ff.) nach dem *Schu king* erzählt. Für die folgenden Vorgänge ist dieses Kapitel des *Schi ki* neben dem vierten die Hauptquelle.

**116,** 19. Über die Lage der Gräber des Tschou kung und der ersten Tschou-Herrscher sind sich die chinesischen Nachrichten im großen Ganzen einig. *Mêng tsĕ* (IV, 2, I, 2) sagt, daß Wên wang in Pi-ying 畢郢 gestorben sei, und sein Kommentator aus dem 2. Jahrhundert n. Chr. verlegt diesen Ort „in die Nähe von Fêng und Hao". Ssĕ-ma Ts'ien berichtet, daß der Tschou kung, als er im Sterben lag, gewünscht habe, in Tsch'êng-tschou 成周 beerdigt zu werden, daß ihn aber der Kaiser Tsch'êng 成 in Pi 畢, „als zu Wên wang gehörig", habe beisetzen lassen (Kap. 33 fol. 6r⁰). Und das *Kua ti tschi* 括地志, ein großes geographisches Werk aus dem 7. Jahrh. n. Chr., von dem nur einige spärliche Reste als Zitate in anderen Werken erhalten sind, die Sun Sing-yen 孫星衍 gesammelt und im Jahre 1797 herausgegeben hat, bemerkt dazu, daß Pi 13 *li* nördlich von Hien-yang 咸陽 (nordwestlich von Si-ngan) sei. Nicht ganz übereinstimmt damit die weitere Angabe Ssĕ-ma Ts'iens (Kap. 4 fol. 40r⁰), daß „der Tschou kung in Pi beerdigt worden sei und daß Pi südöstlich von Hao läge". Hao lag aber südwestlich von Si-ngan (s. I, 107). Die französischen Reisenden Segalen, Gilbert de Voisins und Lartigue haben die angeblichen Grabhügel der Kaiser Wên wang, Wu wang, Tsch'êng wang und dessen Nachfolgers K'ang wang 康王,

sowie des Tschou kung im Jahre 1914 besucht und im Journ. Asiat. 1916^I^, S. 401 ff. beschrieben.

**116, 31.** Über die bedeutungsvolle Stadtgründung der Tschou, die wir in der Tat als den sichtbaren Beginn des chinesischen Groß-Staates ansehen können, herrschen in abendländischen Werken noch ungenaue Vorstellungen, einschließlich meiner eigenen in *Studien zur Geschichte des konfuzianischen Dogmas* S. 229 Anm.; auch die Angaben von Chavannes, *Mém. hist.* I, 248 Anm. 2 sind nur halb richtig. Am klarsten hat die Sachlage der scharfsinnige und äußerst kritische Gelehrte des 17. Jahrhunderts, Mao K'i-ling 毛奇齡, in seinem Kommentar zum *Tsch'un-ts'iu* (春秋毛氏傳 im *Huang Ts'ing king kie* Kap. 120—155) dargestellt, unter 昭公 22. Jahr bei dem Satze: „Im Herbst (520 v. Chr.) drangen die Grafen von Liu 劉 und von Schan 單 mit dem Kaiser Mêng 猛 (einem Bruder des Kaisers King 敬, der aber getötet wurde, ehe er noch zur Regierung gelangte) in die Kaiserstadt (王城)". Dazu führt Mao folgendes aus: „Die Kaiserstadt, das ist Kia-ju 郟鄏. Hierher hatte Wu wang die neun Dreifüße gebracht, und nach dem Plane des Herzogs von Tschou sollte dies die Hauptstadt sein. Die Stelle liegt im (damaligen) Ho-nan fu 河南府. Wenn ferner in der Schrift (d. h. im *Tsch'un-ts'iu*) verzeichnet ist: des Kaisers Majestät begab sich nach Tsch'êng-tschou (昭公 26. Jahr, d. h. 516 v. Chr.), so ist dies die untere Hauptstadt (下都). Hierher sollte nach dem Plane des Herzogs von Tschou das unbotmäßige Volk der Yin umgesiedelt werden. Diese Stelle liegt im (damaligen), Lo-yang 洛陽. Seitdem der Kaiser P'ing 平 wang (770 v. Chr.) nach dem Osten übergesiedelt war, haben die nächsten zwölf Herrscher bis zum Kaiser King 景 (544 v. Chr.) sämtlich in der Kaiserstadt, aber niemals in Tsch'êng-tschou residiert. Als aber unter dem Kaiser King 敬 (519 v. Chr.) die Unruhen des Prinzen Tschao 朝 (eines Bruders des Kaisers, der ihm den Thron streitig machte) ausbrachen, hielten die Anhänger des letzteren vielfach die Kaiserstadt besetzt, und der Kaiser siedelte deshalb nach Tsch'êng-tschou über. Das ist das Tsch'êng-tschou, von dem die Schrift (das *Tsch'un-ts'iu)* unter dem 26. Jahre (Tschao kungs) spricht. Zu jener Zeit lag die Kaiserstadt westlich von Tsch'êng-tschou (genauer südwestlich), der Kaiser King und der Prinz Tschao regierten gleichzeitig und nannten sich beide Kaiser. So sagt denn auch Tsch'ang Hung 萇弘 (ein Minister unter Kaiser King 敬) aus Anlaß des stattgehabten Erdbebens zu dem Herzog Wên 文 von Liu 劉: der westliche Kaiser ist das Opfer des Erdbebens geworden, der östliche Kaiser wird also sicher den Sieg davontragen (s. *Tso tschuan* zu 昭公 23. Jahr). Auch hier wird also nur von zwei Kaisern gesprochen, aber es ist nirgends angedeutet, daß die Kaiserstadt etwa das westliche Tschou und Tsch'êng-tschou das östliche Tschou wäre. Erst als im 2. Jahre des Kaisers Hien wang 顯王 (367 v. Chr.) Han 韓 und Tschao 趙 Tschou in zwei Staaten teilten, die Tung Tschou und Si Tschou genannt wurden, kommen zuerst die Bezeichnungen östliches und westliches für die beiden Tschou auf (diese Nachricht haben nur die Annalen von Tschao — *Schi ki* Kap. 43 fol. 16r⁰ —, die Annalen von Tschou wissen nichts davon, ebenso nicht die von Han). Was also vor der *Tsch'un-ts'iu*-Periode (d. h. vor 722 v. Chr.) westliches Tschou genannt wird, ist Fêng und Hao, was östliches Tschou genannt wird, Kia-ju. Was nach Beginn der ,,Periode der kämpfenden Staaten" (d. h. von 468 v. Chr. ab) westliches Tschou genannt wird, ist die Kaiserstadt (Kia-ju), was östliches Tschou genannt wird, ist Tsch'êng-tschou". Diese Übersicht führt uns bereits tief in die Geschichte der Tschou-Dynastie hinein, die uns später beschäftigen wird. Nicht bewiesen ist aber die Auffassung, daß Tschou kung die beiden Städte zu verschiedenen Zwecken gegründet habe. Das *Schu king* weiß nichts von einer Stadt Kia-ju, auch Ssĕ-ma Ts'ien spricht in den beiden Kapiteln, in denen die Gründung geschildert wird, dem 4. und dem 23., nur von Tsch'êng-tschou Lo yi. 洛邑 d. h. ,,Tschêng-tschou (und ?) der Stadt am Lo" (Kap. 33 fol. 4r⁰); daß beides als eine Einheit aufgefaßt wurde, geht aus der weiteren Angabe hervor, daß der Herzog von Schao den Plan für die Anlage der ,,Stadt am Lo" entwarf, und daß Tsch'êng wang das Volk der Yin dorthin umsiedelte (Kap. 4 fol. 16r⁰). Diese Siedlung aber war unzweifelhaft Tsch'êng-tschou. An einer dritten Stelle (Kap. 40 fol. 8v⁰) sagt der Geschichtschreiber allerdings, daß ,,Tsch'êng wang einst in Kia-ju die Dreifüße aufstellte", aber diese Angabe ist, wie oben bemerkt, dem *Tso tschuan* 宣公 3. Jahr entnommen. Nach dem *Ta Ts'ing yi t'ung tschi* (Kap. 163 fol. 1r⁰) ist die Stelle der alten Stadt Tsch'êng-tschou 30 *li* nordöstlich vom heutigen Lo-yang hien und die des ,,alten Lo yi oder der Kaiserstadt" (also hier Kia-ju) fünf *li* westlich von Lo-yang hien, die beiden Städte müßten danach an 20 Klm. von einander entfernt gewesen sein, so daß von einer Einheit in gewöhnlichem Sinne schwer gesprochen werden kann. Eine Lösung der Schwierigkeit könnte in einer Beschreibung der Stadt-Anlage gefunden werden, die das *Tschou schu* im 48. Abschnitt gibt. Es heißt dort: ,,(Der Herzog von Tschou) baute die große Stadt Tsch'êng-tschou in der Mitte des Reiches. Die Stadt maß im Geviert 1720 *tschang*, die Stadtflur im Geviert 70 *li*. Im Süden stieß sie an den Lo-Fluß, im Norden legte sie sich an den Berg Kia 郟. Sie bildete den großen Verkehrsmittelpunkt des Reiches". Nach Tschu Yu-ts'êng sind 192 *tschang* ein *li*, der Umkreis der Stadt wäre also 9 *li* oder etwa 5 Klm. gewesen. Von dem Berge Kia hat die ,,Kaiserstadt" Kia-ju den Namen. Das *Kua ti tschi* bemerkt unter Berufung auf ein anderes ebenfalls verlorenes Werk zu dem Namen (Kap. 6 fol. 12r⁰), daß Kia der Name eines Berges und Ju ein Stadtname sei. In der Tat kommt das Zeichen Ju 鄏 auch nur in diesem Namen vor und hat somit keine Bedeutung. Der Berg Kia ist nach dem *Ta Ts'ing yi t'ung tschi* Kap. 162 fol. 3r⁰ der heutige Berg Peï mang schan 北邙山 nordöstlich von Ho-nan hien. Wenn man nun bedenkt, daß das ganze Außengelände der östlich von Kia-ju gelegenen Stadt Tsch'êng-tschou etwa 45 Klm. im Umkreis gemessen haben soll, so läßt sich annehmen, daß das zwischen den beiden befestigten Städten liegende Gebiet das Siedlungsland des Yin-

Volkes gewesen ist, die gesamte weiträumige Anlage also doch eine politische Einheit bilden sollte und gebildet hat. Was den, wohl nur scheinbaren, Widerspruch zwischen der Angabe des *Tschou schu* und des *Tso tschuan* hinsichtlich des Ortes anlangt, wo Wu wang die neun Dreifüße habe aufstellen lassen, so ist über das San-wu 三 巫 des *Tschou schu* nichts bekannt, und da die Aufstellung in Kia-ju viel wahrscheinlicher ist, so müßte man annehmen, daß San-wu ein anderer Landschaftsname der gleichen Gegend gewesen sei, wenn man sich nicht der von Tschu Yu-ts'êng mit Zustimmung vermerkten Erklärung anschließen will, daß der Text des *Tschou schu* auch hier wieder verderbt ist. Das *Schi ki* (Kap. 4 fol. 12r$^{0}$) liest statt 九 鼎 三 巫 in dem gleichen Zusammenhang 九 鼎 寶 (oder 保) 玉 d. h. „die neun Dreifüße und kostbaren Edelsteine", und dies oder etwas ähnliches mag auch im *Tschou schu* gestanden haben. Unsicher ist die Lesart in jedem Falle. Die Namen Si Tschou und Tung Tschou „West-Tschou" und „Ost-Tschou" können nicht vor der Übersiedlung von P'ing wang 平 王 von Hao nach der Stadt am Lo im 8. Jahrhundert gebraucht worden sein, und die Übertragung dieser Namen auf die Städte Kia-ju und Tsch'êng-tschou ergibt sich von selbst für die Zeit, wo in jeder von beiden ein Herrscher saß, der selbständig war. Das war aber nicht, wie Mao K'i-ling meint, erst unter Hien wang im 4. Jahrhundert v. Chr. der Fall, sondern früher. Wie Ssĕ-ma Ts'ien berichtet (Kap. 4 fol. 31v$^{0}$), hatte schon der Kaiser K'ao 考 im Jahre 441 seinem Bruder, dem Herzog Huan 桓, das Gebiet von Kia-ju, allerdings unter dem Namen Ho-nan 河 南 d. h. „Südseite des Huang ho", der hier zum ersten Male erscheint, zu Lehen gegeben, während er selbst in Tsch'êng-tschou residierte. Der Enkel dieses Bruders aber, der Herzog Hui 惠, verlieh seinem ältesten Sohne — ein Zeichen der Machtlosigkeit des Kaisers — den Titel „Herzog von West-Tschou" und seinem jüngeren Sohne im Jahre 376 ein Gebiet wenig östlich von Tsch'êng-tschou mit dem Titel „Herzog von Ost-Tschou". Ssĕ-ma Tschêng, der Kommentator des *Schi ki* aus dem 8. Jahrhundert, fügt hinzu, daß es von da ab ein östliches und ein westliches Tschou gegeben habe. Wenn Konfuzius im *Lun-yü* XVII, 5 von einem „östlichen Tschou" spricht, so ist dabei an etwas ganz anderes zu denken (vergl. meine *Studien* etc. a. a. O.), oder sollten zur Zeit der Abfassung des *Lun-yü* bereits die Bezeichnungen Ost- und West-Tschou üblich gewesen und so in den Text hinein gewirkt haben? Dann könnte das *Lun-yü* jedenfalls nicht vor der Mitte des 4. Jahrhunderts niedergeschrieben sein. Was endlich den Namen Tsung Tschou 宗 周 d. h. „das verehrungswürdige Tschou" oder „das Tschou der Vorväter" betrifft, so ist dies eine alte Ehrenbezeichnung — sie kommt wiederholt bereits in den echten und unechten Teilen des *Schu king* vor —, die eigentlich der Residenz im Weï-Becken gebührte, in späterer Zeit aber auch auf die am Lo-Fluß angewendet wurde.

Am Schlusse seiner Darlegungen über die Geschichte der Bezeichnungen Ost- und West-Tschou zieht Mao K'i-ling noch eine Folgerung vor.

literaturgeschichtlicher Bedeutung. Im *Kung-yang tschuan* heißt es bei der vorhin erwähnten Stelle unter 昭公 22. Jahr: „Was soll ‚Kaiserstadt' bedeuten? — Das westliche Tschou. — Warum heißt es: sie drangen ein? — Das ist ein Ausdruck für gewaltsam besetzen." Dazu bemerkt Mao: „Törichterweise heißt es bei Kung-yang: die Kaiserstadt, das ist das westliche Tschou. Und: warum heißt es: sie drangen ein? das bedeutet gewaltsame Besetzung. Genau betrachtet, soll das bedeuten: Tsch'êng-tschou war das Gebiet der ursprünglichen Hauptstadt, wo die Tschou, als sie nach Osten übergesiedelt waren, lange residierten. Der Kaiser Mêng 猛 (Persönl. Name des Kaisers Tao 悼) aber wollte die Kaiserstadt mit Gewalt besetzen und zur Hauptstadt machen. Darum schreibt das *Tsch'un-ts'iu* nicht westliches Tschou, sondern Kaiserstadt, weil es fürchtet, es könnte sonst zwei Hauptstädte angeben. In Wahrheit ist es völlig verworren, anzunehmen, daß seit der Übersiedlung des Kaisers P'ing wang nach Osten die Kaiser in Tsch'êng-tschou residiert hätten und die Kaiserstadt gewaltsam als Residenz besetzt worden wäre. Zu jener Zeit (im Jahre 516 v. Chr.) gab es ferner noch gar nicht die Bezeichnungen östliches und westliches Tschou. Als Huan von Tschou in der Kaiserstadt residierte (von 441 ab, s. oben) wurde er immer als Herzog Huan von Ho-nan bezeichnet, nicht aber als Herzog von West-Tschou. Der Ausdruck westliches Tschou kommt erst auf von der Zeit an, wo Han und Tschao den Staat teilten, und wenn Kung-yang ihn anwendet, dann muß man annehmen, daß Kung-yang ein Mann war, der nach der Zeit der kriegführenden Staaten (also nach 255 v. Chr.) lebte. Er hat sich an die Annahme gewöhnt, als ob vor dem Kaiser Nan wang 赧王 (314—256) alle Kaiser in Tsch'êng-tschou residiert hätten, und gedankenloserweise meint er, die im *Tsch'un-ts'iu* erwähnten Kaiser hätten sämtlich Tsch'êng-tschou zur Kaiserlichen Residenz gemacht, und endlich weiß er nicht, daß die Ausdrücke östliches und westliches (Tschou) erst am Ende der Zeit der kriegführenden Staaten aufgekommen sind. Die Bezeichnung der Kaiserstadt als westliches Tschou und die Behauptung, die Kaiserstadt sei gewaltsam besetztes Gebiet gewesen, das sind Dinge, die von Leuten der Ts'in- und Han-Zeit ausgesprochen worden sind. Sollten nicht Kung-yang und Ku-liang eben auch Leute der Ts'in- und Han-Zeit gewesen sein? Ist es unter solchen Umständen angängig, daß derartige Leute über richtiges und falsches im Texte der *Tsch'un-ts'iu* streiten wollen?" Mao berührt hier eine wichtige Frage in der Geschichte des *Tsch'un-ts'iu*. Nach der Überlieferung haben Kung-yang 公羊 und Ku-liang 穀梁 — wer immer sich unter diesen Namen verbergen mag, — in der zweiten Hälfte des 5. Jahrhunderts v. Chr. gelebt, und Mao's Argumente sind nicht ausreichend, um diese Überlieferung zu erschüttern.

**119, 4.** Vergl. zu der Dreiheit von Himmel, Erde, Mensch die Stelle im *Tschung yung* 中庸 22: Nur wer die höchste Vollkommenheit besitzt, vermag sein eigenes Sein ganz zu entwickeln und dadurch das aller anderen Menschen und Dinge. „So kann er Himmel und Erde helfen, zu bilden und zu nähren, und dadurch mit Himmel und Erde eine Dreiheit werden."

**119,** 22. Auf die Ausgestaltung des göttlichen Regiments nach dem Vorbild des irdischen Hofhalts in den alten Monarchien hat auch Ed. Meyer, *Ursprung und Anfänge des Christentums* II, 98 bei Besprechung der jüdischen Götteranschauung hingewiesen. Besonders anschaulich zeigt sich danach diese Übertragung auf den Votivtafeln in Babylonien, und zwar seit den ältesten Zeiten.

**119,** 34. Eine weitere Ausführung dieser Darlegungen über den kosmischen Staatsbegriff der Chinesen habe ich in der Abhandlung *Der kosmische Gedanke in Philosophie und Staat der Chinesen* (in Vorträge der Bibliothek Warburg V, 1ff.) gegeben.

**120,** 8. In viel späterer Zeit, nachweislich zum ersten Male im Jahre 436 n. Chr., ist auch die Bezeichnung *t'ien tschu* 天主 „Himmelsherr" oder „Götterherr" auf den chinesischen Kaiser angewandt worden. Der Ausdruck gehört, in einem anderen Sinne, schon dem chinesischen Altertum an (er findet sich im *Schi ki*, vergl. *Mém. hist.* III, 432f.) und ist dann von den Buddhisten namentlich für den Gott Indra übernommen worden. Als Titel des Kaisers ist er denn auch anscheinend nur von Fremdvölkern unter buddhistischem Einfluß gebraucht. Vgl. H. Havret, *T'ien-tschou, Seigneur du Ciel* (Var. Sinol. Nr. 19) S. 18f.

**120,** 13. Die Gliederung der geordneten menschlichen Gesamtheit ist 天下國家 Weltreich, Staaten, Familien, so z. B. *Tschung yung* 9. Aber nach der chinesischen Erklärung sind dabei nicht die sämtlichen Familien der Völker des Reiches oder auch nur eines Staates gemeint, sondern seltsamerweise nur die Familien der Bevorrechtigten. Tschêng Hüan (2. Jahrhundert n. Chr.) bemerkt zu dem Ausdruck im *Tschung yung:* „*t'ien-hia* (das Reich) bezieht sich auf den Himmelssohn, *kuo* (die Staaten) auf die Lehensfürsten, *kia* (Familien) auf die Minister und Würdenträger". Häufiger erscheint die Bezeichnung in der kürzeren Form *kuo kia*, so schon in den echten Teilen des *Schu king*, z. B. 立政 20 und 文侯之命 2. Zu der letzteren Stelle erklärt K'ung Ngan-kuo: „Die Staaten (einschließlich des Mittelstaates) und die Familien der Minister und Würdenträger". Es handelt sich offenbar nur um die Geschlechter, die im Besitze von Landlehen waren, wozu auch die der Würdenträger zählten. Die Gliederung müßte demnach eigentlich genauer lauten: Reich, Staaten, Familienlehen. Auch diese Einschränkung läßt wieder auf das Vorhandensein einer Herrenschicht im Altertum schließen, während das Volk überhaupt nicht mitgezählt wird. (Vergl. auch Anm. zu I, **130,** 6.) In der späteren Zeit hat der Ausdruck *kuo kia* schlechthin die Bedeutung „Regierung" erhalten und in der modernen Sprache bezeichnet er nach dem Wörterbuche *Ts'ě yuan* die Gesamtheit der drei Teile des Staatsbegriffs: Staatsgebiet, Staatsvolk und unbeschränkte Selbstbestimmung.

**120,** 43. Die Predigt Innozenz' III. enthält noch mehr Sätze, die stark an die Stellung des chinesischen Kaisers erinnern. Sie ist der zweite von seinen *Sermones de diversis, In consecratione pontificis maximi* (in J. P. Migne, *Patrologiae cursus completus* Bd. 217, Sp. 650ff.), z. B. Sp. 657: „Mihi namque dicitur in Propheta (Jerem. I, 10): Constitui te super gentes et regna, ut evellas et destruas et disperdas et dissipes et aedifices et plantes“ und Sp. 658: „Inter Deum et hominem medius constitutus, citra Deum, sed ultra hominem, minor Deo, sed major homine, qui de omnibus judicat et a nemine judicatur“.

122, 2. Über die *pax Romana* und die Worte des Probus s. Harald Fuchs, *Augustin und der antike Friedensgedanke* S. 190ff.

122, 6. Der Eine, *yi jen* 一 人, ist eine Bezeichnung für den Kaiser, sie entspricht dem *t'ai yi* 太 一, dem „großen Einen“, für den Polarstern.

124, 31. Über Hesiod und Solon s. Werner Jaeger, *Solons Eunomie* (in Sitzungsber. Preuß. Ak. d. W. 1926 Phil. hist. Kl. S. 69ff.) Die Fragmente Anaximanders sind mitgeteilt in Hermann Diels, *Die Fragmente der Vorsokratiker* (4. Aufl.) S. 14f., vergl. auch Werner Jaeger, *Die griechische Staatsethik im Zeitalter des Platon,* Festrede zum 18. Januar 1924 S. 5, und Max Pohlenz, *Staatsgedanke und Staatslehre der Griechen* S. 22. Die Gleichstellung von Anaximanders ἄπειρον mit Lao tsës *tao* hat auch Th. Bönner in *Vergleichende und kritisierende Darstellung der chinesischen Philosophie* S. 54 ausgesprochen, einer der sehr wenigen richtigen Gedanken in einem Chaos wirrer Phantastereien.

124, 37. Über Platon und den Wandel im griechischen Staatsbegriff s. Pohlenz a. a. O. Abschnitt IV u. VII, Jaeger, *Die griechische Staatsethik* S. 5ff.

125, 5. Über die Lehren der Stoiker und die angeführten Worte von Philon von Alexandria und von Cicero vergl. *Der kosmische Gedanke* usw. S. 40f.

125, 32. Mit der Idee des römischen Imperiums, im besonderen mit Wesen und Geschichte des Kaisertums beschäftigt sich eingehend Ludwig Hahn, *Das Kaisertum* (Heft VI der Sammlung *Das Erbe der Alten).* Auch das Papsttum als Fortsetzung des römischen Weltreichs wird darin (S. 97ff.) behandelt. Das Wesen der römischen Kirche als „Rechtsanstalt“, die „sich unter der Hand an die Stelle des römischen Weltreichs geschoben hat“, untersucht Ad. Harnack, *Das Wesen des Christentums* S. 153ff. Die Kirche ist auf diese Weise zu einem Weltstaate geworden, der „sich mit dem Himmelreiche identifiziert“ (S. 159). Ihr Herrscher ist der *Vicarius dei*, der *Imperator coelestis* und führt den Titel „Seine Heiligkeit“, genau wie der chinesische Kaiser als „Himmelssohn“ und „Himmelsherrscher“ *(t'ien wang)* 天 王 „der Heilige“ *(schêng jen* 聖 人) heißt. Wir werden noch Gelegenheit haben, auf andere Paralellen zwischen chinesischen und römisch-katholischen Einrichtungen hinzuweisen. Über den wesentlich anderen Charakter des Sultanats im islamischen Weltstaate und seine spätere Verbindung mit dem Kalifat findet man Näheres bei C. H. Becker, *Der türkische Staats-*

*gedanke*, und bei R. Tschudi, *Das Chalifat*. Auch hier wird zwar (im 12. Jahrhundert) der Herrscher „der Schatten Gottes auf seiner Erde und sein Stellvertreter in seiner Schöpfung" (Tschudi S. 15), „der Kalif Allahs" und „der Imam der Gemeinde" (Becker S. 11) genannt, aber diese Vorstellung keimt erst auf in Folge der Durchsetzung der Kalifenkultur mit persischen Anschauungen, und Becker (*Islam-Studien* I, 19) vermutet hier sogar chinesische Einflüsse durch Inner-Asien. Zu der religiösen Weltherrschaftsidee im Zarismus vergl. Karl Holl, *Die religiösen Grundlagen der russischen Kultur* (in Max Serings *Aufsätze und Vorträge im Auftrage der Vereinigung für staatswissenschaftliche Fortbildung*). Über die Auffassung der Engländer von ihrer Weltherrschaft, sowie über deren fiktives und wirkliches Wesen s. die Darstellung von Völker, *Die religiöse Wurzel des englischen Imperialismus*, wo auch die übrige Literatur angegeben ist. Das neue deutsche Kaisertum hat den Gedanken einer Weltherrschaft im Gegensatz zu dem alten stets ausdrücklich abgelehnt. Wenn Cordier in seiner *Histoire générale de la Chine*, I, 36f. von dem Weltherrschaftsgedanken der Chinesen sagt, daß diese „notion d'hégémonie ne paraît pas avoir complètement disparu de l'humanité, si nous en jugeons par les théories civilisatrices d'un peuple moderne qui a cherché à asservir l'Europe, voire le monde, non seulement à sa brutale domination, mais aussi à sa soi-disant ‚kultur'", so kennzeichnet das die geistige Höhe, auf der dieses Werk und sein Verfasser stehen. Wenn das letzte Wort nicht wäre, so würde jeder, der von der Geschichte ein wenig mehr weiß als Cordier, natürlich auf England oder Frankreich schließen. Der „Sonnenkönig" war weder der erste noch der letzte Monarch, der in Frankreich den berufenen Führer der Christenheit und Beherrscher der Welt sah. Der Dominikaner Jordanus, ein Franzose, der im 14. Jahrhundert Indien bereiste, ruft in seinen *Mirabilia* voll Verachtung für diese heidnischen Länder aus: „Credo insuper quod rex Franciae posset totum mundum sibi subjicere et fidei christianae, sine aliquo alio eum invante". Cordier, der Herausgeber und Übersetzer der *Mirabilia*, hat es für zweckmäßig gehalten, bei seiner französischen Wiedergabe (*Les Merveilles de l'Asie* S. 97) das *sibi* und *et* auszulassen! (Je crois par dessus tout que le Roi de France peut soumettre tout le monde à la foi chrétienne, sans être aidé par aucun autre.) Aber er versichert Jordanus, den *Francais zélé*, gerade wegen dieses Wortes seines besonderen Interesses (S. 9). Ernster als Cordier ist der französische Kunsthistoriker Victor Basch zu nehmen, der in seinem Buche *Les doctrines politiques des philosophes classiques de l'Allemagne: Leibniz-Kant-Fichte-Hegel* darlegt, wie sich das deutsche Wesen zusammensetzt aus einem „kosmopolitischen Rationalismus", den unsere großen klassischen Dichter vertreten, und einem „barbare pangermanisme, impérialiste et militariste prussien", der die Welt erobern und die Universalmonarchie gründen will, also das bekannte „Weimar und Potsdam". Man sieht, wie unfähig die Franzosen sind, den deutschen Geist zu begreifen, und mit welcher Blindheit sie an die Geschichte herantreten.

**127, 34.** Der Ausdruck „Ministerium des Winters“, *tung kuan* 冬官, findet sich im *Tschou-li* nicht, weil der ganze dieses Ministerium behandelnde Abschnitt verloren gegangen ist. Man hat ihn ersetzt durch ein Werk unbekannter Herkunft, das den Titel *K'ao kung ki* 考工記 „Untersuchung über die (öffentlichen) Arbeiten“ führt. Der Präsident dieses Ministeriums soll nach den Kommentatoren die Bezeichnung *ssĕ k'ung* 司空 gehabt haben, die ja bereits im *Schu king* (舜典 17) vorkommt. Das würde in der Tat auch den Namen der anderen Ministerpräsidenten im *Tschou-li* und im *Schu king* entsprechen, nämlich: *ssĕ tu* 司徒 für den des Ministeriums der Erde, *ssĕ ma* 司馬 für den des Ministeriums des Sommers und *ssĕ k'ou* 司寇 für den des Ministeriums des Herbstes, während für die Präsidenten der Ministerien des Himmels und des Frühlings die Bezeichnungen *chung tsai* 冢宰, „der höchste Minister“, und *tsung po* 宗伯 angegeben werden; die sämtlichen Titel haben sich bis in die Neuzeit hinein erhalten.

**129, 41.** Wenn man *Mêng tsĕ* V, 2, II, 3 und 4, sowie *Tschou-li* XXI, 2 in Betracht zieht, bekommt man eine Vorstellung davon, wie verworren die Anschauungen über die Einrichtungen des Tschou-Staates schon früh bei den Chinesen waren. *Mêng tsĕ* spricht einmal von den fünf Graden als vom Kaiser, den *kung* 公, den *hou* 侯, den *po* 伯 und den *tsĕ* 子 mit *nan* 男 (die letzteren zwei zusammen genommen), dann wie der vom Kaiser, von den *kung* mit *hou*, den *po* und den *tsĕ* mit *nan* als vier Klassen, das *Tschou-li* von den *kung*, den *hou* mit *po* und den *tsĕ* mit *nan* als drei Klassen. — Auch die Frage der beiden *po* 伯 oder „Gaugrafen“ und ihr Verhältnis zu den drei *kung* 公 hat die Kommentatoren zu endlosen Erörterungen veranlaßt, aus denen man nur ihre eigene Unsicherheit zu erkennen vermag. Zu den Angaben des *Tschou-li* und *Li ki* gesellen sich die des *Kung-yang tschuan* (隱公 5. Jahr) gelegentlich der Feststellung, daß der Kaiser beim Ahnenopfer 8 Reihen von Tänzern verwendete, den *kung* aber nur 6 und den *hou* 4 zustanden. „Was soll heißen: den *kung* und den *hou?* — Der Himmelssohn hatte drei *kung*: sie führten den Titel *kung;* die Nachkommen früherer Dynastien führten ebenfalls den Titel *kung;* von den übrigen (Fürsten) führten die von großen Staaten den Titel *hou,* die von kleinen Staaten die Titel *po, tsĕ* oder *nan.* — Was bedeutet das: der Himmelssohn hatte drei kung? — Es waren die Berater des Himmelssohnes. — Warum hatte der Himmelssohn drei Berater? — Das Gebiet östlich von Schan (in Ho-nan) beaufsichtigte der Tschou kung, das westlich davon der Schao kung (vergl. oben Anm. zu **108, 4**), ein Berater aber verblieb im Palaste“. Die ohnehin nicht miteinander zu vereinigenden Angaben des *Li ki* im *K'ü li* 曲禮 und im *Wang tschi* 王制 werden noch widerspruchsvoller durch den Zusatz an der ersteren Stelle, wo es heißt, daß die fünf *kuan* 五官 die fünf bekannten Minister des Krieges, der öffentlichen Arbeiten usw. seien, und dann fortgefahren wird: 五官至貢曰享, was jeder Unvoreingenommene übersetzen wird: die Ablieferung des Tributes durch die fünf *kuan* heißt Darbringung, um so mehr, wenn dann weiter gesagt wird, daß die Vorgesetzten der fünf *kuan* Gaugrafen (*po* 伯) heißen. Hiernach könnten die fünf *kuan* nur die Lehensfürsten der fünf Klassen sein, und Couvreur wie Legge, die beiden Übersetzer des *Li ki*, ebenso wie manche chinesische Erklärer nehmen denn auch diese Deutung an oder stellen sie wenigstens als möglich hin, indessen ist eine solche Bedeutung von *kuan* nirgends belegt. Nach dem *Kung-yang tschuan* müßte der Titel *kung* außer den drei unmittelbaren Beratern des Kaisers nur ganz wenigen Lehensfürsten, nämlich den Nachkommen der Schang-Dynastie im Staate Sung (vergl. I, 138) zugekommen sein; die Nachkommen der Hia sollen angeblich in dem kleinen Staate K'i (杞 in Ho-nan) gelebt haben, sie führten aber die Titel *hou* oder *po* oder *tsĕ*, und Kia Kung-yen 賈公彥 (8. Jahrhundert), ein Kommentator des *Tschou-li*, erklärt dies (Kap. 21 fol. 25v⁰) damit, daß „die Fürsten von K'i kein *tao* mehr gehabt und die Sitten der I-Barbaren angenommen hätten, daß sie deshalb im Range herabgesetzt worden wären und den Titel *kung* nicht mehr hätten führen dürfen". Die Angaben des *Kung-yang tschuan* scheinen tatsächlich nur mit Rücksicht auf die Zeit des Tschou kung und Schao kung gemacht zu sein, wo diese beiden Großen in Wirklichkeit die Stellung der „Gaugrafen" *(po)* mit der von „Beratern" des Monarchen *(kung)* vereinigten. In der späteren Zeit hört man wenig von der Einrichtung, und dann in einem anderen Sinne. Was Kia Kung-yen (Kap. 5 fol. 27r⁰) sonst noch zu sagen weiß über die *po* unter Yao, Schun und den Schang-Kaisern, lohnt nicht der Wiedergabe. Wenn Biot, *Le Tcheou-li* II, 2 Anm. 1 von der Einrichtung der „Oberherzöge" 上公 „après les deux premiers souverains de la dynastie Tcheou" spricht, so hat er den Text des Kommentators mißverstanden: 二王之後 heißt hier „die Nachkommen der beiden (ersten) Dynastien". Ebenso bezeichnet an der erwähnten Stelle im *Kung-yang tschuan* das Wort 陝 Schan nicht Schen-si, wie Biot I, 431 Anm. 4 meint, sondern den Ort Schan tschou (heute Schan hien) in Ho-nan. Es trägt nicht zur Vereinfachung bei, daß im Chinesischen auch hier wieder die nämlichen Ausdrücke in ganz verschiedenen Bedeutungen gebraucht werden: 公 *kung* = 1. Klasse der Lehensfürsten und Berater des Kaisers, 侯 *hou* = 2. Klasse der Lehensfürsten und 諸侯 *tschu hou* Lehensfürst überhaupt, 伯 *po* 3. Klasse der Lehensfürsten und „Gaugraf" d. h. Überwacher der Lehensfürsten.

**130, 6.** Die Einleitungsformel im *Tschou-li* wird auch von den Kommentaren verschieden gedeutet. Am zweifelhaftesten ist das Wort *kuo* 國, das zweimal vorkommt, offenbar in verschiedenem Sinne. Das erste Mal erklären es die Kommentare der Mehrzahl nach als „Hauptstadt" und beziehen den Satz auf die Gründung der neuen Hauptstadt am Lo-Fluß, das zweitemal als „Raum innerhalb der Mauern oder Wälle", 城中. Ich kann mich nur der Meinung derer anschließen, die annehmen, daß mit dem ersten *kuo* die Staaten des Reiches gemeint sind; auch Biot faßt es so auf. — Wir begegnen sonst im *Tschou-li* dem Ausdruck *kuo kia* 國家 (d. h. „Staatswohnung") für Hauptstadt, (z. B. Kap. 21 fol. 25v⁰), der erklärt wird durch 國之所居: „der Ort, wo der Staat (d. h. die Regierung oder der Fürst) seinen Sitz hat" (vergl. auch oben Anm. zu **120,** 13). Wenn man der Ansicht der Kommentare beitritt, verliert die Formel ihre allgemeine Bedeutung und kann, ebenso wie die Angabe über die beiden *po* (s. die vorige Anmerkung), nur auf die Zeit des Tschou kung bezogen werden.

**130,** 15. Über die heiligen Berge und Ströme s. Näheres oben Anm. zu **13,** 13.

**130,** 23. Eine Beschreibung des T'ai schan 泰山 und des ihm benachbarten Liang fu 梁父, sowie eine Geschichte seines Kultes haben A. T'chepe, *Der T'ai schan und seine Kultstätten*, E. Chavannes, *Le T'ai chan* und A. C. Moule, *T'ai shan* (in J. N. Ch. Br. R. A. S. Bd. XLIII S. 1ff.) gegeben.

**130,** 35. Über die fürstlichen Archivare und ihre Chroniken s. Näheres in meiner Abhandlung *Der Ursprung der chinesischen Geschichtschreibung* (Sb. der Preuß. Ak. d. W. 1925, phil. hist. Kl. S. 276ff.) S. 282ff.

**131,** 5. Zuweilen läßt sich auch die Scheidung zwischen den beiden Lehens-Gruppen in den älteren Texten erkennen. So heißt es *Tschung yung* XX, 12: „Durch die Güte gegen die Fernwohnenden werden (die Völker der) vier Himmelsrichtungen zur Unterwerfung veranlaßt, durch liebevolle Behandlung der Lehensfürsten wird das Reich zur Ehrfurcht (vor dem Zentralherrscher) gestimmt". Tschêng Hüan aber erklärt den Ausdruck „Fernwohnende", *yuan jen* 遠人, richtig durch „Lehensfürsten der Grenz- oder Barbarenstaaten".

**131,** 41. Von europäischen Beschreibungen der Tschou-Verfassung sind noch immer die ausführlichsten die von Biot, *Mémoire sur la constitution politique de la Chine au XII^e siècle avant notre ère* in den Mémoires présentés par divers savants à l'Académie des Inscriptions et Belles-lettres Serie I Bd. 2 (1852), S. 1ff. und die von Plath, *Über die Verfassung und Verwaltung Chinas unter den drei ersten Dynastien* in den Abhandlungen d. Königl. Bayr. Akad. d. W. 1865, I. Cl. X, Abt. 2, S. 453ff. Beide Gelehrte standen freilich noch viel zu sehr im Banne der Überlieferung, als daß sie die chinesischen Angaben mit hinreichender Kritik hätten verwerten können. Auch war ihnen der kosmische Charakter des alten chinesischen Staates noch nicht erkennbar.

## 2. Kapitel.

**135,** 4. Die ältesten Namen für die Hiung-nu 匈奴 habe ich in der Abhandlung *Beiträge aus chinesischen Quellen zur Kenntnis der Türkvölker und Skythen Zentralasiens* (Anhang zu d. Abhandlungen d. Königl. Preuß. Ak. d. W. von 1904) S. 4f. zusammengestellt. Vergl. dazu auch De Groot, *Chinesische Urkunden zur Geschichte Asiens* I, 1f. Die Gleichheit der Wörter Hunnen und Hiung-nu hat Hirth noch besonders nachgewiesen in dem Aufsatz *Über Wolga-Hunnen und Hiung-nu* (Sitzungsber. der philos.-philol. und der histor. Cl. d. Königl. Bayr. Ak. d. W. 1899 Bd. II, S. 245ff.). Auf sehr viel breiterer Grundlage hat dann Kálmán Némäti, *The Historic-Geographical Proofs of the Hiung-nu = Hun Identity* (in Asiatic Quarterly Review 1910, S. 352 ff.) das Problem behandelt. Er will in den Hunnen die Vereinigung von zwei verschiedenen Völkern sehen, von denen das eine seine Abstammung im Mannesstamme *(paternal stock)* von den Hiung-nu an den Grenzen Chinas herleite, das andere von Weibern *(maternal stock)*, die nach der *Historia miscella* des Landolfus Sagax von den Goten aus ihrer Mitte verjagt und dann von den *Fauni ficarii* (den „Waldmenschen“) d. h. von den Hunnen begattet worden seien. Das so entstandene wilde, „nur wenig menschenähnliche Geschlecht“ habe sich dann auf das Land der Goten gestürzt. Mit den Türken hätten die Hiung-nu nichts zu tun, da der chinesische Name T'u-küe für Türken erst im 5. Jahrhundert n. Chr. erscheine. — Dieses Argument ist ebenso wertlos für die Beurteilung der Hiung-nu wie die Angabe des Landolfus.

**135,** 9. Die Angaben über die Abstammung der Hiung-nu von den Hia finden sich im *Schi ki* Kap. 110 fol. 1r°f.

**135,** 26. Die Verse von den Hien-yün 玁狁 finden sich im *Schi king* 小雅 I, 7. Die Übersetzung ist von Viktor von Strauß. Der Kommentator Tschêng Hüan sagt, die Hien-yün sind die Hiung-nu der Han-Zeit. Vermutlich stecken auch in dem älteren Namen ähnliche Laute wie in dem späteren. Eine leider recht unkritische Zusammenstellung der Hunnen-Einbrüche in Nord-China von der Urzeit bis zur Mitte des 8. Jahrhunderts v. Chr. hat A. Tschepe gemacht in dem Aufsatze *Das Eingreifen der westlichen Nomaden in Chinas älteste Geschichte* (in Mittlg. d. Sem. f. Orient. Spr. Jahrg. XIV, 1911, S. 108 ff.).

**136,** 37. Das Lehen der „Nachkommen des Huang ti“ wird Tschu 祝 genannt und soll unweit der heutigen Stadt Yü-tsch'êng 禹城 hien nordwestlich von Tsi-nan 濟南 gelegen haben, dagegen verlegt es das *Tso tschuan* (zu 定公 10. Jahr) nach Ansicht der Kommentatoren in die Nähe von Lai-wu 萊蕪 hien in Mittel-Schan-tung. Der „Nachkomme des Yao“ soll in Ki 薊 gesessen haben, das die Einen in dem heutigen Ki hien nordöstlich von Peï-p'ing 北平 (Peking), die Anderen in Peï-p'ing selbst suchen. Nach der Angabe des Tschang Schou-tsie (8. Jahrhundert n. Chr.) zu *Schi ki* Kap. 4 fol. 13r° ist das kleine Ki in dem größeren Yen 燕 aufgegangen, und der Name damit verschwunden. — Nach anderen Quellen werden die Lehensträger von Tschu und Ki miteinander vertauscht. Vergl. Chavannes, *Mém. hist.* I, 239 Anm. 2.

**138,** 27. Ich bin bei der Darstellung von der Neuverteilung der Lehen nach dem Aufstande der Brüder des Tschou kung im wesentlichen den Angaben des *Tso tschuan* (zu 襄公 29. Jahr u. 定公 4. Jahr) und seinen Erklärungen gefolgt, die ausführlicher sind als die Ssĕ-ma Ts'iens. Ganz klar ist der Hergang aber nicht. Der Kommentator des *Tso tschuan*, Tu yü 杜預 (3. Jahrhundert n. Chr.), sagt zu *Siang kung* 29. Jahr, daß Wu wang das unmittelbare Herrschaftsgebiet der Yin in drei *kien* 監 d. h. „Inspektionen“ geteilt habe, und K'ung Ying-ta (6. und 7. Jahrhundert n. Chr.) fügt hinzu, daß der Fürst von Kuan 管 das Gebiet von Yung 鄘, der Fürst von Ts'ai 蔡 das von Weï 衛 zur Verwaltung *(yin* 尹) erhalten habe, während Ssĕ-ma Ts'ien von dieser Dreiteilung nichts weiß und nur berichtet, die Fürsten von Kuan und von Ts'ai seien beauftragt worden, dem Wu-kêng 武庚 in seiner Regierung „Beistand zu leisten" *(siang* 相, Kap. 35 fol. 2r⁰). Erst nach dem Aufstande sei das Gebiet der Yin in der Weise geteilt worden, daß der Staat Sung 宋 daraus gebildet und dem Fürsten K'i 啓 von Weï 微, einem ehemaligen Minister der Yin, übergeben, der Rest aber als der Staat Weï 衛 das Lehen der Fürsten von K'ang 康 geworden sei. Es ist jedenfalls nicht ohne Interesse, zu beobachten, wie bereits unter den Tschou unzuverlässigen Lehensfürsten ein Königlicher Vertreter zur Überwachung beigegeben wurde, was später unter den Han zum System wurde. — Das Schriftzeichen für den Staat des Tsai 載, des jüngsten Bruders des Wu wang, 冉 (auch auf verschiedene andere Weisen geschrieben) wird für gewöhnlich *Jan* gesprochen, soll aber nach Ssĕ-ma Tschêng hier die Aussprache *Nan* haben. Chavannes, *Mém. hist.* IV, 153 Anm. 5, meint, das Gebiet habe in dem Bezirk von K'ai-fêng 開 封 in Ho-nan gelegen. Das Schwanken in Aussprache und Schreibung des Namens deutet eher darauf hin, daß es sich dabei um „Barbarenland", vielleicht im Süden, gehandelt hat.

**138, 37.** Über die Lage von T'ang 唐 (= Tsin 晉), das schon Yao als Lehen gehabt und das ihm den Namen T'ang [ti] Yao 唐 [帝] 堯 gegeben haben soll, sind die Ansichten der späteren Kommentatoren nicht ganz einig. Weitaus die meisten verlegen es in den Süden des Beckens von P'ing-yang 平 陽, in die Nähe der heutigen Stadt Yi-tsch'êng 翼 城, doch wird es sich vermutlich auch weiter nach Westen erstreckt haben, jedenfalls ist die Hauptstadt von Tsin im 7. Jahrhundert auf dem anderen Ufer des Fên ho 汾 河, nördlich vom heutigen Kiang hien 絳. Wenn Tschang Schou-tsie (zu *Schi ki* Kap. 1 fol. 10v⁰) eine Angabe anführt, wonach T'ang im Gebiet von T'ai-yuan 太 原, also auf der fruchtbaren Hochebene des Nordens (s. I, 25), gelegen haben soll, so ist das nicht unmöglich, mangelt aber jedes Beweises. Tschang spricht auch von dem Tsin-Fluß 晉 水 im Süden des Hêng schan 恒 山, während das *Kua ti tschi* Kap. 3 fol. 13v⁰ erklärt, „der Fluß von P'ing-yang habe auch den Namen Tsin schui, womit nur der Fên ho gemeint sein könnte, zumal der alte Name von P'ing-yang Tsin tschou 晉 州 ist. Die alte Stadt dort soll nach der gleichen Stelle Yao selbst angelegt haben. — Eine Geschichte des Staates Tsin hat A. Tschepe nach den chinesischen Quellen zusammengestellt unter dem Titel *Histoire du royaume de Tsin* (Nr. 30 der Variétés Sinologiques). Er verlegt (S. 14 Anm. 1) die alte Hauptstadt nach dem Norden von dem heutigen T'ai-yuan.

**139, 15.** Über den Verbleib der Fürsten von Tsch'êng 成 hat Ssĕ-ma Ts'ien nichts feststellen können (Kap. 35 fol. 6r⁰). Ein Staat Tsch'êng 郕 erscheint als ein unbedeutendes Gemeinwesen im *Tsch'un-ts'iu* dreimal: 隱 公 5. Jahr (= 718 v. Chr.) wird er von einem Heere des Staates Weï 衛 (im nördlichen

Ho-nan, um die Stadt Weï-hui 衛輝 herum) zeitweilig besetzt; 莊公 8. Jahr (= 686 v. Chr.) unterwirft er sich nach einer Belagerung seiner Hauptstadt dem Staate Ts'i 齊, und 文公 12. Jahr (= 615) flieht der Fürst von Tsch'êng nach dem Tode seines Vaters nach Lu 魯. Bei Kung-yang wird der Name aber nicht 郕, sondern 盛 geschrieben, mit Ausnahme der zweiten Stelle, wo 成 steht, und zwar, „um zu verschleiern, daß ein Fürstengeschlecht einem anderen, der gleichen Sippe angehörenden (die Fürsten von Ts'i und Tsch'êng stammten von zwei leiblichen Brüdern Wu wangs ab) den Untergang bereitet". 成 schreibt aber auch Ssĕ-ma Ts'ien. Ob das von letzterem erwähnte Lehen mit dem Staate Tsch'êng des *Tsch'un-ts'iu* gleichbedeutend ist, scheint nicht ganz sicher, obwohl Legge, *Chin. Cl.* V, 19 und Chavannes, *Mém. hist.* IV, 153 Anm. 2 es annehmen. Tu Yü bemerkt zu der ersten Stelle nur, daß „es südwestlich von Kang-fu hien 剛父 in Tung-p'ing 東平 (nordwestlich von der heutigen Stadt Yen-tschou 兗州 in West-Schantung) einen Ort Namens Tsch'êng-hiang 郕鄉 gebe". Die Geographie des *Hou Han schu* (Kap. 31 fol. 5r⁰) spricht bei der Darstellung von West-Schan-tung schon von dem dort liegenden „ursprünglichen Staate Tsch'êng" 成本國, und das *Kua ti tschi* (Kap. 5 fol. 23v⁰) behauptet, daß 91 *li* östlich von Pu tschou 濮州 (d. h. zwischen dem heutigen Bett des Huang ho und dem Kaiserkanal in West-Schan-tung) „der Lehen-Staat der Fürsten von Tsch'êng der Han-Zeit" 漢成伯國 gelegen habe. „Die Nachkommen des belehnten Bruders des Wu wang seien nach dem Süden von Tsch'êng (成之陽) übergesiedelt, darum habe die Gegend zur Han-Zeit den Namen Tsch'êng-yang geführt". Diese Nachrichten verraten keine große Sicherheit und es ist jedenfalls auffallend, daß das kleine Gebiet in Schan-tung einen Einfall in den großen Staat Weï in Ho-nan unternehmen konnte, als dort Unruhen ausbrachen, wie das *Tso tschuan* zu 隱公 5. Jahr meldet.

**139,** 40. Die Quelle für die Herkunft des Namens Yen 燕 von einem Berge Yen „60 *li* südöstlich von Yü-yang 漁陽" (= dem heutigen Gebiet von Ki 薊 hien) ist das *Kua ti tschi* (Kap. 4 fol. 15 v⁰).

**140,** 38. Chavannes, der seine Aufmerksamkeit auch der Frage nach der Rassezugehörigkeit der Wu 吳 und ihrer Nachbarn, der Yüe 越 (s. I, 141 f.), zugewendet hat (s. *Mém. hist.* IV, 418 Anm. 1), kommt ebenfalls zu dem unbezweifelbaren Ergebnis, daß beide Völker den Chinesen des Huang-ho-Beckens rassefremd waren, aber auch selbst wieder verschiedenen Rassen angehörten. Wenn er dann allerdings von einer „alten Überlieferung" spricht (a. a. O. S. 1, Anm. 2), die das Volk von Wu mit den Japanern in Verbindung bringt, so werden dafür stärkere Beweise nötig sein als die Angabe der Liang-Annalen, eines Werkes des 7. Jahrhunderts n. Chr. (s. II, 3), daß „die Wo 倭 (Japaner) sagten, sie seien Nachkommen des T'ai po 太伯. Solche absonderlichen Behauptungen der Völker finden sich öfters, aber sie besagen nichts.

**141,** 7. Wenn Chavannes, a. a. O. S. 1 Anm. 2 und S. 3 Anm. 3 meint, eine „künstliche Genealogie" verbinde die Fürsten von Wu mit dem Hause der Tschou, und die ganze Abstammungsgeschichte sei eine Legende, so halte ich das nicht für gerechtfertigt. Gewiß tragen die Nachfolger des T'ai po und Tschung-yung 仲雍 „barbarische" Namen, aber die können von ihnen ebensogut angenommen sein wie einst der von T'ai po. Auch Tschepe, der die Geschichte von Wu (*Histoire du royaume de Ou*, Nr. 10 der Variétés Sinologiques) geschrieben hat, kommt in seiner kritischen Untersuchung (S. 8ff.) zu dem Ergebnis, daß T'ai po eine geschichtliche Persönlichkeit und ein Oheim des Wu wang war.

**141,** 13. Die Geschichte der Gründung des Staates Wu wird im *Schi ki* (Kap. 31 fol. 1r⁰ff.) und im *Wu Yüe tsch'un-ts'iu* 吳越春秋 von Tschao Ye 趙曄 (1. Jahrh. n. Chr.) Kap. 1 fol. 3v⁰ff. (der Ausgabe in den *Han Weï ts'ung schu*) übereinstimmend erzählt, in letzterem ausführlicher, aber wohl anekdotisch ausgeschmückt. Über den Namen Kou-wu 句吳 gehen die Ansichten auseinander. Ssĕ-ma Ts'ien und Tschao Ye behaupten beide, es sei der Name gewesen, den sich der T'ai po beigelegt habe. Dasselbe bestätigen die Han-Annalen in ihren geographischen Darstellungen (*Ts'ien Han schu* Kap. 28 b fol. 37r⁰), und der Kommentator Yen Schi-ku 顏師古 (7. Jahrh. n. Chr.) fügt hinzu, daß Kou-wu „Laute der Barbarensprache wiedergeben". Dagegen zitiert P'ei Yin (5. Jahrh. n. Chr.), der älteste Kommentator des *Schi ki*, a. a. O. fol. 2r⁰, einen sonst nicht bekannten Sung Tschung 宋忠, nach dem Kou-wu der Name der Gegend gewesen sei, wo der T'ai po sich zuerst niedergelassen habe. Und Ssĕ-ma Tschêng (8. Jahrhundert, a. a. O.) wieder bemerkt, daß der Name Wu erst von dem T'ai po (al. Kou-wu) seinen Ursprung genommen habe, also vorher nicht vorhanden gewesen sein könne. Es heiße ja auch (im *Schi ki*), daß der T'ai po „zu den Man von King 荊" (oder Yüe) gegangen sei. King aber sei der alte Name von Tsch'u 楚, und Yüe bezeichne ebenso wie Man die südlichen Barbaren. Jedenfalls können wir mit Sicherheit annehmen, daß Wu eine Abkürzung eines Fremdnamens Kou-wu ist. In den chinesischen Landschaftsnamen steckt zweifellos viel fremdes Sprachgut. Was die Namen King und Tsch'u anlangt, so behauptet Tschang Schou-tsie zweimal (*Schi ki* Kap. 4 fol. 4 v⁰ und Kap. 6 fol. 9r⁰), daß Tsch'u als persönlicher Name des Königs Tschuang-siang 莊襄 unter den Ts'in tabu gewesen und daher King dafür gesagt worden sei. Wenn demgegenüber die Angabe Ssĕ-ma Tschêngs zutrifft, daß „King der alte Name von Tsch'u gewesen ist", so kann es sich unter den Ts'in nur um eine Erneuerung der alten Bezeichnung gehandelt haben, was natürlich der tabu-Tatsache nicht widerspricht. — Der Name T'ai po, d. h. „der erhabene Älteste" ist dem Staatsgründer natürlich erst später, sei es durch Wu wang bei der Belehnung, sei es durch einen der folgenden Fürsten von Wu als dem Ahnherrn beigelegt worden.

**141,** 25. Daß der Name Yüe eine Abkürzung von einem einheimischen Yü-yüe 於越 sei, behauptet, wohl mit Recht, Yen Schi-ku zu *Ts'ien Han schu* Kap. 28b fol. 37r⁰ (vergl. die vorige Anm.), und Tschang Schou-tsie zu *Schi ki* Kap. 41 fol. 1v⁰ meint, Yü-yüe sei der Beiname des belehnten Abkömmlings des Hia-Herrschers gewesen. Im *Tsch'un-ts'iu* kommt der Name Yü-yüe wiederholt vor (zuerst 昭公 32. Jahr = 510 v. Chr.), und Kung-yang zu 定公 5. Jahr meint, Konfuzius habe den chinesischen Namen Yüe angewendet, wenn er habe andeuten wollen, daß ein gesitteter Verkehr des Landes mit dem Mittelreiche habe stattfinden können, und den barbarischen Namen Yü-yüe, wenn er das Gegenteil gemeint habe. Schon Chavannes, *Mém. hist.* IV, 418, Anm. 1 und 558f. hat die Zugehörigkeit der Yüe zu den Annamiten sehr wahrscheinlich gemacht, wobei er auch darauf hinwies, daß die Annamiten in den Inschriften von Tschampa Yavanas(!) genannt würden, daß die alte Aussprache von 越 *vat* gewesen sei, wie aus Umschreibungen wie 越闍 = *vajra* u. a. hervorgehe und daß somit die Yü-yüe die Yavana-Annamiten gewesen seien. L. Aurousseau stützt die Annahme weiter in seiner Arbeit *La première conquête Chinoise des pays Annamites* (Bull. Éc. fr. d'Extr. Or. Bd. XXIII, S. 137ff.) S. 245ff. Die wenigen erreichbaren Angaben über den Staat Yüe hat Tschepe im Anhang IV zu seiner *Histoire du royaume de Tch'ou* (Nr. 22 der Var. Sinol.) gesammelt.

**142,** 11. Eine Stammesverwandtschaft der Yüe mit den Tsch'u nimmt Aurousseau, a. a. O. S. 261ff. an auf Grund der Angabe des *Schi pên* 世本 (s. I, 69), daß beide den Sippennamen Mi 芈, „also gemeinsame Ahnen" gehabt hätten. Er folgert dann weiter, daß die ältesten Sitze der Yüe, also auch der Annamiten in Hu-peï und Hu-nan gewesen seien und daß die Yüe von dort zur Meeresküste gezogen seien und ihr eigenes Reich gegründet hätten. Verjagt von ihren eigenen Verwandten, den Tsch'u, seien sie schließlich in die südlichsten Gebiete abgezogen. Für eine solche Hypothese reicht aber das erwähnte Argument bei weitem nicht aus.

**142,** 15. *King* 荆 oder *tsch'u* 楚 — beide bedeuten dasselbe — sind nach Bretschneider, *Botanicon Sinicum* II, Nr. 521 *Vitex*, die in mehreren Arten als Strauch oder Baum in großen Mengen überall in den chinesischen Berglandschaften wächst. Wenn die europäischen Wörterbücher meist den *king* als „dornig" bezeichnen, so beruht das, wie Bretschneider nachweist, auf einem Mißverständnis. Keine *Vitex* hat Dornen. Wenn es richtig ist, daß der Strauch oder Baum von dem Lande seinen Namen erhalten habe, — was sehr wahrscheinlich ist, da beide Bezeichnungen auch Namen desselben Gebietes sind —, so hätten wir in King und Tsch'u sinisierte einheimische Stammesnamen zu sehen.

**142,** 23. Die Bestimmung des alten Tan-yang 丹陽 in King ist bei den Chinesen nicht einheitlich. Das *Kua ti tschi* Kap. 7 fol. 5v°f. sagt, „der Staat des Fürsten Hiung-yi 熊繹 von Tsch'u (der von Tsch'êng wang als Lehnsherr aufgenommen wurde) habe bei der alten Stadt Tsĕ-kueï 秭歸 4 *li* südöstlich von Pa-tung 巴東 bei Kueï tschou 歸州 seinen Anfang genommen". Das *Yü ti tschi* 輿地志 aber gebe an, daß „die Stadt Tan-yang östlich von Tsĕ-kueï hien liege, und daß hier Hiung-yi zuerst belehnt worden sei". Das große historisch-geographische Werk des 17. Jahrhunderts, *Tu schi fang yü ki yao* 讀史方輿紀要, kennt zwei Tan-yang in Hu-peï: das eine westlich von der heutigen Stadt Tschi-kiang hien 枝江 (östlich von I-tsch'ang 宜昌, Kap. 78 fol. 23r⁰), das andere 7 *li* südöstlich von Tsĕ-kueï hien (früher Kueï tschou), und in diesem letzteren habe der Fürst Hiung-yi bei seiner Belehnung gewohnt (Kap. 78 fol. 35r⁰). P'ei Yin dagegen, zu *Schi ki* Kap. 40 fol. 3r⁰, zitiert seinen kommentierenden Vorgänger Sü Kuang 徐廣 (um 400 n. Chr.), der angibt, das Tan-yang des Hiung-yi habe in Tschi-kiang hien gelegen, und Tschang Schou-tsie zitiert eine andere Quelle, die der gleichen Meinung ist. Es muß uns die Feststellung genügen, daß die älteren uns bekannten Sitze des King- oder Tsch'u-Volkes am mittleren Yang tsĕ kurz vor dem Eintritt des Stromes in die Ebene von Wu-tsch'ang lagen.

**142, 34.** Von der Sage, daß Yü-hiung 鬻熊 der Lehrer des Wên wang gewesen sei, hatte auch Ssĕ-ma Ts'ien Kunde, wie die I, 159 aus *Schi ki* Kap. 40 fol. 5r⁰ mitgeteilte Erklärung eines späteren Fürsten von Tsch'u beweist. Auch bei *Lie tsĕ* wird Yü-hiung als ein Weiser wiederholt erwähnt (z. B. 天瑞 fol. 4v⁰, Ausg. in den *Tsĕ schu po tschung* u. a.).

**143, 12.** Auch von Tsch'u hat Tschepe die Nachrichten als *Histoire du royaume de Tch'ou* (Nr. 22 der Var. Sinol.) zusammengestellt. Über den Namen Tsch'u bemerkt Tschepe S. 1 und 34, daß man ihn zuerst im Jahre 659 förmlich angenommen habe, obwohl er lange vorher in Gebrauch gewesen sei. Er stützt sich dabei auf *Tsch'un-ts'iu* 僖公 1. Jahr (= 659 v. Chr.), wo die Bezeichnung Tsch'u zum ersten Male statt des bisherigen King erscheint (z. B. 莊公 10. Jahr = 684 v. Chr. und 28. Jahr = 666 v. Chr.). Warum Konfuzius den neuen Namen mit Widerstreben und nur mit Rücksicht auf „die Wichtigkeit, die diese Wilden erlangt hatten", angewendet haben soll, wie Tschepe meint, vermag ich nicht zu sehen. Ssĕ-ma Ts'ien braucht den Namen Tsch'u gleich von Anfang an und läßt den Hiung-yi bei den Man von Tsch'u belehnt werden (Kap. 40 fol. 3r⁰). Auch Kung-yang, der sich die Gelegenheit zu einer solchen Deutung gewiß nicht hätte entgehen lassen, sagt nichts davon, daß Tsch'u eine ehrenvollere Bezeichnung als King gewesen sei, obwohl er unter 僖公 8. Jahr andeutet, daß der Herzog von Lu eine Prinzessin von Tsch'u zur Frau genommen habe, eine solche Verbindung mit einem Barbarenvolke aber als unwürdig zu brandmarken sei. Es bleibt ganz ungewiß, wann und warum der Name King (King Man heißt nicht „King of the wild south" wie Legge, *Chin. Cl.* V, 86 angibt, sondern „die Man von King", entsprechend den „Man von Tsch'u) gegen Tsch'u vertauscht ist.

**144, 10.** Die Angabe bei Ssĕ-ma Ts'ien (Kap. 5 fol. 2v⁰) über Mêng Tsêng 孟增 gibt zu Zweifeln Anlaß. Es heißt im Text: 是爲宅臯狼 „er war es, der in Kao-lang seinen Sitz hatte". Es ist auffallend, daß diese Tatsache so scharf hervorgehoben wird, ebenso auffallend, daß Mêng Tsêng nunmehr Kao-lang genannt wird, denn es heißt gleich danach: „Kao-lang zeugte den Hêng-fu 衡父". Die Geographie der Han-Annalen (*Ts'ien Han schu* Kap. 28 b fol. 6r⁰ und *Hou Han schu*, Kap. 33 fol. 11v⁰) nennen einen Ort Kao-lang in dem Bezirk Si-ho kün 西河郡, der 1200 *li* nördlich von Lo-yang, also im Norden der Provinz Schan-si gelegen habe, und das bekannte geographische Wörterbuch *Li tai ti li tschi yün pien* 歷代地理志韻編 (1837) Kap. 8 b fol. 14r⁰ behauptet, Kao-lang habe nordwestlich von Yung-ning 永寧 (dem heutigen Li-schi hien 離石), also im nordwestlichen Schan-si gelegen. Das ist alles, was wir darüber wissen. Wenn diese Identifikation richtig ist, erscheint die Verwendung des Mêng Tsêng in jener Gegend sehr sonderbar; offenbar sollte er auch hier dem Grenzschutz dienen und da der Name des Ortes auf den Mann übergegangen wäre, müßte man schon auf eine Art Belehnung schließen. Die Familie stammte aber zweifelsohne aus Kan-su, war dort vor Tsch'êng wang heimisch und erscheint auch nach ihm wieder in der „westlichen Grenzmark". Die letztere, Si tsch'ui 西垂 genannt, lag nach Tschang Schou-tsie zu *Schi ki* Kap. 28 fol. 3r⁰ 90 *li* südwestlich von der Stadt Ts'in tschou 秦州 in dem Bezirk Lung-si kün 隴西郡 der Han, ebenso nach *Kua ti tschi* Kap. 8 fol. 1r⁰, wo darauf hingewiesen wird, daß hier das erste wirkliche Lehen der Ying 嬴 lag (die Familie wurde erst im 8. Jahrhundert von den Tschou unter die anerkannten Lehensfürsten aufgenommen) und daß der Ort dem Unterbezirk Si hien 西 in Lung-si entsprochen habe. Die Angabe über Kao-lang verdient hiernach kein unbedingtes Vertrauen.

**144,** 29. Die „Sublehen", *fu yung* 附庸 genannt, waren nach Mêng tsĕ V, II, 2, 4 *(Chin. Cl.* II, 250) Gebiete von weniger als 50 *li* im Geviert. Ihre Inhaber hatten keinen Zutritt zum Kaiser und galten nicht als volle Lehensfürsten, sondern waren einem Lehensfürsten zugeteilt *(fu)*. — Nach dem Text bei Ssĕ-ma Ts'ien (Kap. 5 fol 4v⁰), den ich etwas anders verstehe als Chavannes *(Mém. hist.* II, 11), muß das Gebiet schon vorher im Besitze der Sippe gewesen sein. Es heißt dort: 朕其分土爲附庸邑之秦 „Ich (der Kaiser) werde sein Teilgebiet zu dem Sublehen-Gebiet Ts'in machen".

**144,** 35. Der Titel „Großwürdenträger der westlichen Grenzmark", 西垂大夫 *(Schi ki* Kap. 5 fol. 5r⁰) ist ungewöhnlich und sieht wie ein Kompromiß aus, um die Ernennung zum Fürsten zu vermeiden.

**144,** 40. Die Geschichte von Ts'in hat Tschepe in *Histoire du royaume de Ts'in* (Nr. 27 der Var. Sinol.) behandelt.

**145,** 33. Der Südwesten ist den Tschou wegen seiner Unzugänglichkeit noch lange unbekannt geblieben. Die Herkunft der Westvölker, die Wu wang verbündet waren (s. oben Anm. zu **93,** 18), ist ganz zweifelhaft. Eine Gesandtschaft aus Schu 蜀 (das Becken von Tsch'êng-tu 成都 in Ssĕ-tsch'uan), mit Geschenken an den Hof der Tschou, die in den Bambus-Büchern unter dem Jahre 859 erwähnt wird (s. Legge, *Chin. Cl.* III, 153), dürfte die älteste beglaubigte Verbindung mit Ssĕ-tsch'uan sein. Die Nachricht ebendort unter dem zweiten Herrscher der Hia, dem Sohne des großen Yü, daß ein Beamter nach „Pa 巴 (östlich von Tsch'êng-tu, im „Roten Becken" — s. I, 25 f. — am Kia-ling-Fluß 嘉陵江) geschickt sei, um Anklagen zu untersuchen" (Legge, *Chin. Cl.* III, 118), entzieht sich, wie alles zu jener Zeit, der historischen Kritik. Die Angabe, die Rosthorn, *Die Ausbreitung der chinesischen*

*Macht in südwestlicher Richtung* S. 23, dem *Hua yang kuo tschi* 華陽國志, einem Werke des 4. Jahrhunderts n. Chr. oder später (vergl. Anm. zu II, 60, 10), entnimmt, daß Wu wang in Pa ein Mitglied seiner Sippe als Lehensfürsten eingesetzt habe, ist ganz unglaubwürdig und durch nichts belegt.

146, 14. Das „Zugesellen" eines Menschen, insbesondere eines Herrschers, zu Gott ist ein wichtiger Begriff des chinesischen Staatsrituals geblieben bis in unsere Tage. Der Ausdruck wird zwar schon mit Bezug auf Zeiten vor den Tschou gebraucht, aber seine wirkliche hierokratische Bedeutung hat er erst durch den Tschou kung erhalten. Näheres darüber in meinem *Kêng tschi t'u* S. 8 u. S. 12f., *Studien zur Geschichte des konfuzianischen Dogmas* S. 223 Anm. 3 u. S. 265 Anm. 1 und Bertholet und Lehmann, *Lehrbuch der Religionsgeschichte* I, 200. — Das Stadtflur-Opfer, *kiao* 郊, so genannt, weil es außerhalb der Stadt, in der südlichen Stadtflur (später auch in der nördlichen) stattfand, war ein uraltes Opfer an die kosmischen Gottheiten des Himmels und der Erde oder wie immer man sie bezeichnen mag. Näheres *Kêng tschi t'u* a. a. O., *Studien* usw. a. a. O., sowie Chavannes, *Mém. hist.* III, 419, Anm. 3. — Die Verse des *Schi king* finden sich 大雅 III, 1 (*Chin. Cl.* IV, 428). *Tschung-yung* XVIII, 3 führt auch auf den Tschou kung den in der ganzen chinesischen Geschichte geübten Brauch zurück, daß der Begründer einer neuen Dynastie seinen Ahnen nachträglich den Kaiser-Rang verleiht und daß ihnen nach dem Ritus der Kaiser geopfert wird.

146, 33. Im *Schi ki* Kap. 33 fol. 6r⁰ heißt es: „Nachdem das Reich nunmehr befriedet war, (zeigte es sich, daß) die Ämterverfassung der Tschou noch nicht in der richtigen Ordnung war. Der Tschou kung verfaßte deshalb das (Kapitel des *Schu king* mit dem Titel) *Tschou kuan* („die Ämter der Tschou"), um den hundert Sippen (*po sing* s. I, 70f.), damit zu nützen. Die hundert Sippen waren darüber erfreut". Das Kapitel *Tschou kuan* im heutigen *Schu king* ist eine spätere Fälschung. Es müßte sich also, wenn die Angabe richtig ist, um ein anderes Werk handeln, das nicht erhalten ist. Jedenfalls würde aber die neue Ordnung nur die Herrenschicht berührt haben, und das tut allerdings auch der erhaltene falsche Text.

148, 7. Das *Mu t'ien tsĕ tschuan* 穆天子傳 ist übersetzt von E. J. Eitel in China Review Bd. XVII, S. 223ff. u. 247ff. und neuerdings von Cheng Tek'un(?) im Journ. North-China Br. R. A. S. Bd. LXIV, S. 124ff. u. Bd. LXV, S. 128ff. (keine Verbesserung!). Der Bericht hat natürlich seit langem das größte Aufsehen erregt. Chavannes hat in einem besonderen Anhange zu seinem großen Werke, *Mém. hist.* V, 483ff., den Nachweis führen zu können geglaubt, daß er sich in Wirklichkeit nicht auf den König Mu im 10. Jahrhundert v. Chr. beziehe, sondern auf den Fürsten Mu von Ts'in im 7. Jahrhundert v. Chr. Der hier zu Unrecht geführte Titel *t'ien tsĕ* habe die Chinesen veranlaßt, die Reise dem König zuzuschreiben. Andere Erklärungsversuche sind bei Chavannes a. a. O. II, 6, Anm. 1 erwähnt. Die Hypothese einer Verwechslung der beiden Mu ist mit Recht von L. de Saussure in T'oung

Pao Bd. XX, S. 19ff. als unmöglich bestritten worden. Auch Pelliot (T'oung Pao, Bd. XX, S. 31 Anm.) hat sie abgelehnt. De Saussure hat sich auch sonst mit dem Werke beschäftigt in den Abhandlungen *Le voyage du roi Mou au Turkestan oriental* im Journ. Asiat. 1920$^{II}$, S. 151ff. und *La relation des voyages du roi Mou au X$^{e}$ siècle avant J. C.* ebenda, 1921$^{I}$, S. 247ff. Er sieht darin die Tages-Aufzeichnungen *(ephémérides)* eines Chronisten über drei Reisen des Königs, von denen jedesmal der Anfang fehlt. Für eine Feststellung der geographischen Namen bezeichnet er sich als nicht zuständig. Mit Ausnahme einiger eingeschobener Stellen hält er das Werk für echt. In einem weiteren Aufsatze, *The Calendar of the Muh T'ien tsze chuen*, in The New China Review, Bd. II, (1920), S. 513ff., untersucht De Saussure die Reihenfolge der zyklischen Zeichen, die sich über eine Reihe von Jahren hinziehen. Wenn er dabei auf die Zählung *(numérotation)* der Tage hinweist, die durch einen Abschreiber in willkürlicher Weise in den Text gebracht sei, so ist zu bemerken, daß die chinesischen Texte, soweit ich sie kenne, diese Zählung überhaupt nicht enthalten. Sie findet sich in Eitels Übersetzung und scheint von diesem selbst zu stammen.. Das Argument, das De Saussure für die Echtheit des Textes beibringt, daß das *Mu t'ien tsĕ tschuan* im *Tso tschuan* erwähnt würde, einem Werke, das dem Jahre 530 v. Chr. entstamme, ist hinfällig; daß das *Tso tschuan* nicht dem 6. Jahrhundert v. Chr. angehört, wird heute wohl allseitig zugegeben (s. oben Anm. zu **95,** 20). Eine kritische Untersuchung des in jedem Falle sehr anziehenden Textes und der darin enthaltenen Namen fehlt bisher. Von den letzteren ist einer allerdings seit langer Zeit Gegenstand eingehender Erörterungen gewesen, nämlich Si-wang-mu 西王母 d. h. „Mutter des Westherrschers" oder „westliche Herrscher-Mutter". Eine schon 1853 ausgesprochene Vermutung, daß es sich hier um die „Königin von Saba" handele, wurde unabhängig davon 1904 von Forke *(Mu Wang und die Königin von Saba* in den Mittlg. d. Sem. f. Orient. Spr. Jahrg. VII, S. 117ff.) wiederholt. Die sehr gewagte Identifikation fand allseitige Ablehnung (vergl. die Kritik von Huber im Bull. Éc. fr. d'Extr. Or. Bd. IV, S. 1131ff. und von Pelliot, ebenda Bd. VI, S. 417). Giles, *Adversaria Sinica* Nr. 1, S. 1ff. *(Who was Si Wang mu?)* sah in dem Namen die Hera oder Juno, und diese gewiß nicht weniger überraschende Erklärung fand Unterstützung in einer anonymen Besprechung von R. K. W. im Journ. North-China Br. R. A. S. Bd. XLIII, S. 87ff., wo auf „den beständigen Verkehr zwischen China und den östlichen griechischen Besitzungen bei Beginn der Han-Dynastie" hingewiesen wurde. Chavannes, a. a. O. V, 480ff. hielt die Si-wang-mu für ein „Volk oder einen Fürsten, der mit dem Namen seines Volkes bezeichnet wurde", eine Ansicht, die auch von späteren chinesischen Kritikern geteilt wird. Eifrig, aber mit unzulänglichen Argumenten, polemisieren Erkes und Schindler auf Grund von Mitteilungen Conradys gegen diese Annahme. Beide sind der Überzeugung, daß Si-wang-mu eine weibliche Person sei. Erkes (Ostasiat. Ztschr. Jahrg. V, S. 71,

Anm. 260) hält sie für „das Oberhaupt eines mutterrechtlich regierten Volkes im Westen". Sein Grund für diese Auffassung, daß „die alten Chinesen fremde Laute fast niemals willkürlich umschrieben, sondern mit der Transkription stets auch den Sinn des Fremdwortes wiederzugeben suchten", ist sachlich ganz unzutreffend. Solche Umschreibungen, die zugleich Übersetzungen sind, kommen vor, aber sie sind vielmehr Ausnahmen als die Regel. Umgekehrt bemächtigt sich die Erfindungsgabe späterer Büchergelehrsamkeit oder auch die Volksphantasie öfters der Fremdnamen und deutet sie chinesisch. Es wäre nicht unmöglich, daß das auch bei Si-wang-mu der Fall gewesen wäre, der Ausdruck würde dann nur das gleiche Schicksal gehabt haben wie Ta-hia 大夏 (= Tochara s. oben Anm. zu **47,** 16), das als „das große Hia", oder Ta-ts'in 大秦 (= Ktesiphon, s. Anm. zu I, **400,** 22), das als „das große Ts'in „verstanden wurde. So beweisen auch die Erklärungen der Bedeutung von Si-wang-mu nichts, die Schindler (Ostasiat. Ztschr. Jahrg. VI, S. 214, Anm. 3) der späteren Literatur entnimmt. Diese Literatur, namentlich die taoistische, hat die Si-wang-mu zu einer Feenkönigin im fernen Westen gemacht und mit zahllosen Legenden ausgeschmückt, die volkskundlich interessant, aber geschichtlich wertlos sind. Masperos Meinung, es handle sich um die Göttin der Krankheiten, die im westlichen Teile der Welt wohne *(La Chine antique* S. 58) scheint auch unter diesen Einflüssen zu stehen. Eine endgiltige Erklärung auch dieses sonderbaren, aber sehr alten Namens ist bisher nicht gegeben worden.

**148,** 13. Auf die Übereinstimmung zwischen den Sterndeutungen der Chinesen und Babylonier haben Edkins *(Babylonian Origin of Chinese Astronomy and Astrology)* in China Review Bd. XIV, S. 94 im Jahre 1885 und Bezold *(Ssĕ-ma Ts'ien und die babylonische Astrologie)* in Ostasiat. Ztschr. Jahrg. VIII, S. 42ff. im Jahre 1920 hingewiesen.

**149,** 9. Der Ausdruck *kung-ho* 共和 hat sich in prägnanter Bedeutung bis in die Gegenwart erhalten. Die Japaner haben ihn als Bezeichnung für „Republik" — *kyōwa* — gewählt, und die Chinesen entlehnten ihn von dort wieder, als sie die Monarchie beseitigten, ersetzten ihn allerdings bald durch den ihnen besser zusagenden *min tschu kuo* 民主國 „Volksherrschaft-Staat".

**151,** 6. Wie scharf angeblich Konfuzius zwischen den „Innen-" und „Außenstaaten" unterschieden hat, geht aus der interessanten Angabe des *Kung-yang tschuan* zu *Tsch'un-ts'iu* 成公 15. Jahr hervor: „Das *Tsch'un-ts'iu* sieht den eigenen Staat (Lu) als drinnen an, die chinesischen Staaten als draußen (im Verhältnis beider), aber die chinesischen Staaten als drinnen und die Barbaren-Staaten als draußen (im Verhältnis dieser beiden)." Näheres hierüber findet sich in meinen *Studien zur Geschichte des konfuzianischen Dogmas* S. 287f. Diese drei konzentrischen Kreise erinnern an die staatsrechtliche Dreiheit im Reich Alexanders des Großen, für den sein Heimatstaat Makedonien der innerste Kreis war, während die griechischen Staaten des korinthischen Bundes den nächsten und die eroberten Staaten

Asiens den äußersten Kreis bildeten. Aber ungleich dem Zentralherrscher des chinesischen Reiches, der den unwandelbaren Mittelpunkt des ganzen bildete, war Alexander in Makedonien „Volks- und Heerkönig", im korinthischen Bunde der Hegemon, in Asien der absolute König. Es kann kaum einem Zweifel unterliegen, daß der große Herrscher wohl gewünscht hätte, diese Ungleichheit zu beseitigen und seinem Weltreiche nach Wesen und Form die Einheit zu geben, die in Asien auch auf ihn ihren Zauber ausgeübt hatte, aber solche Wünsche scheiterten damals noch an der Stärke griechischer Freiheitsvorstellungen. Vergl. Ulrich Wilcken, *Alexander der Große* S. 229ff.

**152,** 12. Die Chinesen sind der Meinung, die Eunuchen seien erst von den Tschou eingeführt (vergl. P. Hoang, *Mélanges sur l'administration*, Var. Sinol. Nr. 21, S. 10 Anm. 1), es seien aber, fügen sie entschuldigend hinzu, nur wenige gewesen (vergl. Biot, *Le Tscheou-li* I, 9—11, 16, u. 148ff., wo eine recht stattliche Reihe aufgeführt wird). Sie finden sich auch in den Lehenstaaten in einflußreichen Stellungen (vergl. *Tso tschuan* 僖公, 24. Jahr), nicht bloß als Diener unterster Gattung, wie in späteren Zeiten angegeben wird. Es ist auch sehr zweifelhaft, ob sie nicht schon in der Zeit vor den Tschou verwendet worden sind, nur fehlen uns die Nachrichten darüber (vergl. die richtigen Bemerkungen darüber im *Ts'ê fu yuan kueī* 册府元龜, Kap. 665 fol. 1v⁰).

**153,** 26. Über die Ereignisse in Tsin vom Jahre 718 herrscht keine Einheitlichkeit in den Quellen. Meine Angaben über die Haltung des Königs sind dem *Tso tschuan* 隱公 5. Jahr (= 718) entnommen, wo es heißt: „Der Graf Tschuang 莊 von K'ü-wu 曲沃 (der Usurpator), gestützt auf Mannschaften aus Tschêng 鄭 und Hing 邢, griff I 翼 (die Hauptstadt von Tsin) an. Der König entsandte Würdenträger aus den Familien Yin 尹 und Wu 武 (zwei öfters erwähnte vornehme Familien am Hofe der Tschou), um ihm zu helfen. Der Marquis von I entfloh nach Sui 隨". Dann verzeichnet dasselbe Jahr: „(Der Fürst von) K'ü-wu empörte sich gegen den König. Im Herbst beauftragte dieser den Herzog von Kuo 虢, K'ü-wu anzugreifen, man setzte den Marquis Ngai 哀 (den Sohn des Marquis von Ngo) in I (als Fürsten) ein." Der Marquis von I ist der nachher Marquis (von) Ngo 鄂侯 genannte Sohn (nach *Tso tschuan* 桓公 2. Jahr der jüngere Bruder) des ermordeten Fürsten von Tsin und sein legitimer Nachfolger. Nach *Tso tschuan*, 隱公 6. Jahr wurde er im folgenden Jahre (717) von den Vornehmen der Hauptstadt I aus Sui abgeholt und nach Ngo geführt; man habe ihm daher den Namen Marquis (von) Ngo gegeben (so wenigstens verstehe ich mit Legge, *Chin. Cl.* V, 21, den Text, entgegen Couvreur, *Tsch'ouen Ts'iou* I, 37, dessen Übersetzung zu den Tatsachen im Widerspruch steht). Da im Jahre 718 bereits der neue Marquis (Ngai) eingesetzt war, nahm man wohl an, daß der Vater bei seiner Rückkehr das Jahr darauf neue Unruhen hervorrufen würde, und ließ ihn deshalb anscheinend in Ngo, wo er sein Leben beschlossen hat. Vergl. die Bemerkungen bei Tschepe, *Histoire du royaume de Tsin*, S. 19.

Ssĕ-ma Ts'ien, der hier überhaupt starke Abweichungen zeigt, weiß von einer Unterstützung des Usurpators durch den König nichts, aber seine Angaben sind sachlich unmöglich. Er berichtet Kap. 39 fol. 3v⁰, daß der Angriff auf I durch den Grafen Tschuang erst nach dem Tode des Marquis Ngo im 6. Jahre von dessen Regierung (d. h. im Jahre 718) stattgefunden und der König P'ing 平 Truppen zu Hilfe gesandt habe. Der König P'ing starb aber nach Ssĕ-ma Ts'ien schon im Jahre 720, er kann also nicht im Jahre 718 Truppen gesandt haben. Das *Tso tschuan* nennt den König nicht mit Namen, so daß für das Jahr 718 der König Huan 桓 anzunehmen ist. Chavannes scheint sich des Widerspruchs zwischen *Mém. hist.* I, 286 und IV, 254f. nicht bewußt geworden zu sein. Gleichfalls nach Ssĕ-ma Ts'ien starb der Marquis Ngo im Jahre 718, dagegen läßt ihn das *Tso tschuan* im Jahre 717 aus Sui abgeholt werden. Die Nachrichten leiden also hier an bedenklicher Unsicherheit.

**154,** 15. Die Geschichte von Pao-ssĕ 褒姒, d. h. Ssĕ aus Pao und Yu wangs Verblendung ist in der chinesischen Literatur ein beliebter Stoff für romanhafte Bearbeitung geworden. Besonders berühmt ist die Darstellung in der großen Sammlung halbgeschichtlicher Erzählungen *Tung Tschou lie kuo tschi* 東周列國志 d. h. „Darstellungen von den Einzelstaaten aus der Zeit der östlichen Tschou", die der Ming-Zeit entstammt. Danach sind drei europäische Bearbeitungen verfaßt worden: H. Kopsch, *Pao-sze The Cleopatra of China* in China Review Bd. IV (1875/76) S. 104ff. und 227ff. (Der Untertitel A Story of the seventh Century beruht auf einem Irrtum), K. Arendt, *Das schöne Mädchen von Pao* in Mittlg. d. Deutsch. Gesellsch. f. Natur- und Völkerkunde Ostasiens Bd. II, 1876, Beilage I, und R. W. Hurst, *The Downfall of the Emperor Yu wang* in China Review Bd. XX (1892/93) S. 371ff.

**154,** 42. Hui (od. Hi) wang 攜王 war von dem Herzog von Kuo 虢, einem Günstling des Kaisers Yu wang, eingesetzt worden. Nach den „Bambusbüchern" wurde im 4. Jahre des Königs P'ing wang 平王 (767) Kuo von den Truppen des Fürstentums Tschêng 鄭 vernichtet; es ist anzunehmen, daß spätestens damals auch der Neben-König verschwand.

**155,** 25. Ssĕ-ma Ts'ien (Kap. 5 fol. 6r⁰) gibt für die Vertreibung der Hunnen aus dem Weï-Becken das 16. Jahr des Herzogs Wên 文 (= 750), die „Bambusbücher" haben das 18. Jahr des Königs P'ing wang (= 753).

**155,** 31. Über den *Schu-king*-Abschnitt vergl. Anm. zu **I, 166,** 3.

**156,** 1. Der Jesuitenpater Gaubil erzählt in seinem *Traité de la chronologie chinoise* (herausgegeben von De Sacy 1814) S. 42 u. 188, daß der Fürst Siang 襄 von Ts'in die Belehnung durch den König P'ing in einer Inschrift auf einer großen Vase habe verewigen lassen, in der dem König P'ing der Titel „Himmelskönig" *(roi céleste,* im Chinesischen *t'ien wang* 天王*)* beigelegt worden sei — was Gaubil anscheinend als ungewöhnlich aufgefallen ist. Diese Vase sei zur Zeit des Kaisers T'ai tsung 太宗 von der Sung-Dynastie (976—997) in Schen-si aufgefunden. Leider hat Gaubil keine Andeutung darüber gemacht, woher er diese höchst interessante Tatsache entnommen hat. Die großen Kataloge der kaiserlichen Sammlungen wissen nichts von einer solchen Vase.

**156,** 9. Über die Lage der vom Herzog Wên gegründeten neuen Hauptstadt herrscht Unsicherheit. Chavannes, *Mém. hist.* II, 16 Anm. 1 erklärt, es habe sich um den heutigen Ort Ts'in tsch'êng 秦城 „Stadt der Ts'in" in dem Verwaltungsbezirk Lung 隴, nordwestlich von Fêng-siang 鳳翔 gehandelt. Das ist auch die Ansicht des *Ta Ts'ing yi t'ung tschi*, Kap. 184 fol. 2r⁰, wo es unter Ts'in tsch'êng heißt, daß hier der Herzog Wên im vierten Jahre seiner Regierung die Hauptstadt angelegt habe. Nach dem *Yuan-ho kün hien t'u tschi* 元和郡縣圖志, dem bekannten geographischen Werke des 9. Jahrhunderts (s. Näheres Bull. Éc. fr. d'Extr. Or. Bd. III, S. 245 u. 716 f. und Bd. X, S. 547) Kap. 2 fol 20v⁰ (Ausgabe in den *Ki'-fu ts'ung schu* 畿輔叢書) soll Ts'in tsch'êng 14 km (25 *li*) südöstlich von Lung gelegen haben, nach dem *Lung-tschou tschi* 隴州志 2 km südlich davon. Anders aber das *Kua ti tschi*. Es verlegt (Kap. 2 fol. 26r⁰) die Hauptstadt des Herzogs Wên an die Stelle der alten Stadt Meï 郿 und diese 9 km nordöstlich von der Stadt gleichen Namens der Han- und T'ang-Zeit, die nordöstlich von der heutigen Stadt Meï am Weï-Fluß lag. Diese Angabe des *Kua ti tschi* ist mit der Bemerkung, daß Wên „zum Zusammenflusse des K'ien 汧 und des Weï (汧渭之會) gekommen sei", nicht zu vereinen, denn der K'ien mündet östlich der heutigen Stadt Pao-ki 寶雞, südwestlich von Fêng-siang in den Weï ho. Das *Yuan-ho kün hien t'u tschi* kommt mit sich selbst in Widerspruch, indem es Kap. 2 fol. 20 v⁰ unter Lung tschou darauf hinweist, daß „hier zwischen K'ien und Weï (汧渭之間) der König Hiao 孝 den Feï tsĕ 非子 mit der Wartung der Pferde beauftragt habe" (s. I, 144 u. *Mém. hist.* II, 10), und Kap. 39 fol. 1r⁰ unter Ts'in tschou 秦州 (am oberen Weï) dasselbe sagt und hinzugefügt, daß „ in dieser Gegend zuerst der Hauptort (*yi* 邑) der Ts'in war." Das im Anfang des 19. Jahrhunderts entstandene und 1933 neu herausgegebene große geographische Werk *Fang yü k'ao tschêng kao* 方輿考證稿 sagt Kap. 35 fol. 2v⁰ unter Lung tschou nur: „Hier war der Hauptort K'ien 汧邑 der Ts'in. Das könnte sich auch darauf beziehen, daß schon der Fürst Siang von Ts'in im Jahre 776 seine Hauptstadt in die Gegend von Lung verlegte, und zwar, nach dem *Kua ti tschi* Kap. 3 fol. 1r⁰, 2 km südlich der heutigen Stadt K'ien-yang 汧陽 südöstlich von Lung. Die Frage muß also offen bleiben.

**156,** 15. Zu dem Urteile der Chinesen über die Ts'in vergl. die Äußerungen von Tschu Hi bei Tschepe, *Histoire du royaume de Ts'in* S. 5f.

**156,** 30. Die Herleitung des Namens „China" von Ts'in ist schon von Martin Martini im 17. Jahrhundert (s. Richthofen, *China* I, 504) ausgesprochen und von Joseph Hager 1806 (s. Havret, *La stèle Chrétienne de Si-ngan-fou* II, 370) wiederholt worden. Man hat sie später bestritten, aber Pelliot hat sie allen Einwendungen gegenüber in seinen verschiedenen Darlegungen (Bull. Éc. fr. d'Extr. Or. Bd. IV, S. 143 ff., T'oung Pao Bd. XIII, S. 727 ff. und Bd. XIV, S. 427 ff.) mit so starken Beweisgründen gestützt, daß es schwer sein dürfte, etwas Wahrscheinlicheres an ihre Stelle zu setzen. Wenn H. Jacobi in seiner Abhandlung *Kultur-, Sprach- und Litteraturhistorisches aus dem Kauṭilīya* (Sitzungsber. d. Königl. Preuß. Akad. d. W. 1911 S. 954ff.) auf die Tatsache hinweist, daß in diesem angeblich etwa dem Jahre 300 v. Chr. angehörenden Werke der Name Cīna vorkäme, und daraus den Schluß zieht, daß damit „die Herleitung des Wortes China von der Dynastie der Thsin (247 v. Chr.) endgiltig beseitigt sei", (S. 960) so entnehme ich dieser Tatsache gerade das Gegenteil. Das Reich Ts'in in Schen-si und Kan-su, an den Grenzen der außerchinesischen Welt, muß Jahrhunderte hindurch, bevor es zum Kaiserreich wurde, mindestens seit der ersten Hälfte des 4. Jahrhunderts (s. I, 182ff.), in Mittelasien bekannt gewesen sein. Es ist ein Irrtum, wenn B. Laufer (in T'oung Pao Bd. XIII, S. 725) meint, „Ts'in sei zu jener Zeit ein kleines Fürstentum ohne Bedeutung gewesen". Die Geschichte des Landes lehrt das Gegenteil. In den langen und erbitterten Kämpfen Ts'ins mit den hunnischen Reitervölkern haben die letzteren auch sicherlich seinen Namen durch die Länder Innerasiens getragen. Außerdem aber führte jede Verbindung mit den Kulturgebieten des Westens — und eine solche Verbindung muß wegen der nachweisbaren astrologischen, kosmologischen und sonstigen Entlehnungen für die Mitte der Tschou-Zeit und später als wahrscheinlich angenommen werden (vergl. *Der kosmische Gedanke in Philosophie und Staat der Chinesen* S. 8f. und Conrady, *Indischer Einfluß in China im 4. Jahrhundert v. Chr.* in Zeitschr. d. Deutsch. Morgenl. Ges. Bd. LX, S. 335ff.) — durch den Staat Ts'in oder ging von ihm aus. Daß die Bezeichnung „Leute von Ts'in" für Chinesen auch noch lange nach der Ts'in-Dynastie in Innerasien im Gebrauch war, läßt sich öfter in den Quellen beobachten. So berichtet das *Schi ki*, Kap. 123, fol. 17v$^0$, daß bei dem Kriege der Chinesen gegen Ta-yuan 大宛 (Ferghana) zur Han-Zeit im Jahre 102 v. Chr. (s. I, 349) dem chinesischen Oberbefehlshaber gemeldet wurde, daß sich in der belagerten Hauptstadt „Leute von Ts'in (秦人) befänden, die Brunnen zu graben verständen". Und im *Ts'ien Han schu*, Kap. 94a fol. 30r$^0$, liest man, daß im Jahre 83 v. Chr. in der Residenz des Khagans der Hunnen (vergl. Anm. zu I, **348**, 10) beschlossen wurde, „Brunnen zu graben, Befestigungen anzulegen und Getreidespeicher zu bauen und sie Leuten von Ts'in zur Bewachung anzuvertrauen". Dazu macht Yen Schi-ku 顏師古, der Kommentator der Han-Annalen aus dem 7. Jahrhundert, die Bemerkung, es handle sich hier um „Leute, die zur Ts'in-Zeit zu den Hiung-nu entflohen seien. Ihre Söhne und Enkel hätten dann die Bezeichnung *Ts'in jen* weiter geführt". Das ist natürlich eine ganz willkürliche Behauptung. — Vergl. auch das später über die Unterredung des Königs Śilāditya von Kānyakubja mit dem Pilger Hüan-tsang Gesagte (Anm. zu II, **377**, 43).

**158**, 5. Eine Übersicht über die Kämpfe der Staaten und Staatengruppen im Tschou-Reiche vom 8. Jahrhundert ab, gibt Maspero im Buch III und IV von *La Chine antique*. Wir werden uns kürzer fassen müssen und haben auch von anderen Gesichtspunkten auszugehen.

**159, 23.** Die Lage der Hauptstadt des Fürsten Ning 寧 von Tsʻin kennen wir aus den Angaben des *Kua ti tschi* Kap. 2 fol. 26 v⁰. Von dem Fürsten Wu 武 befindet sich die angebliche Grabstätte, ein kleiner Erdhügel, in der Südost-Ecke des ummauerten Stadtgebiets von Fêng-siang 鳳翔. Sie ist im Jahre 1914 von der französischen archäologischen Expedition Segalen, Gilbert de Voisins und Lartigue besucht worden und im Journal Asiatique 1916$^{I}$, S. 406 beschrieben.

**160, 14.** B. Guttmann, *Die Germanisierung der Slawen in der Mark* S. 455 sagt, daß die slawischen Grundherren ihr Land von den Markgrafen von Brandenburg ebenso zu Lehen hielten wie die deutschen, und fährt dann fort: „Hatte der wendische Ritterstand sein Gut unter demselben Titel inne wie der deutsche, war er rechtlich und sozial nicht von ihm verschieden, dann ist es kein Wunder, daß beide bald verschmolzen und zwar vollständig. Die oberste Klasse der unterworfenen Bevölkerung wurde in die Verfassung aufgenommen und gleichzeitig germanisiert, indem man sie der deutschen Ritterschaft gleichstellte. Was mit einer nicht sehr zahlreichen .... Bevölkerungschicht durchführbar war, das konnte nicht auf die Masse des Volkes angewandt werden. Diese blieb slawisch“.

**160, 36.** Über den Beginn des staatlichen Salz-Monopols in Tsʻi, das sich in China bis zur Gegenwart erhalten hat, s. Näheres bei Hirth, *Notes on the Early History of the Salt Monopoly in China* (Journ. China Br. R. A. S. Bd. XXII, S. 53ff.) S. 55ff.

**161, 44.** Der die katholische Kirche beherrschende Grundgedanke von der gleichmäßigen Gottgesetztheit des *sacerdotium* und des *regnum* beginnt schon im 5. Jahrhundert den Vorrang des ersteren vor dem letzteren zu entwickeln (vergl. die berühmten Erklärungen des Papstes Gelasius 492—496 bei Ernst Bernheim, *Mittelalterliche Zeitanschauungen in ihrem Einfluß auf Politik und Geschichtschreibung* I, 150f.). Unter Gregor VII. (1073—1085), Innozenz III. (1198—1216) und Bonifatius VIII. (1294—1303) wächst er sich dann aus zu der Auffassung von der Kirche als einer Weltmonarchie, der alle Fürsten unterstehen und von der Könige und Kaiser zur Rechenschaft gezogen werden können, und in dieser Form deckt er sich ganz mit dem chinesischen Universalismus. Nur wurde der katholische Universalismus dem fertigen, aber wesensverschiedenen römischen Weltreiche aufgepfropft, der chinesische dagegen schuf sich seinen eigenen Staat nach seiner Art: der chinesische Weltkirchenstaat war wurzelecht, die katholische Kirche ein Pfropfreis auf fremdem Stamme. Die von Honorius von Augsburg im 11. Jahrhundert neu geformte Legende von der sagenhaften „Schenkung Konstantins“ erzählte, daß der von Papst Silvester I. zum Christentum bekehrte Konstantin „dem römischen Pontifex die Krone des Reiches aufgesetzt und nach seinem kaiserlichen Machtwillen bestimmt habe, daß hinfort niemand ohne die apostolische Zustimmung das römische Reich erlangen könne“ (s. A. J. Carlyle, *The Theories of the Relation of the Empire and the Papacy from the 10th Century to the 12th*, Bd. IV von *A History of the Mediae-*

*val Political Theory in the West*, S. 290f, und die Verlautbarung Innozenz' IV. *Eger, cui levia* von 1245 bei Mirbt, *Quellen zur Geschichte des Papsttums und des römischen Katholizismus* 358, 8ff.). Der Papst war somit nachträglich zum Rechtsnachfolger des römischen Weltherrschers erklärt worden. Entsprechend der Umformung der „Schenkung Konstantins", die von einer angeblichen Überweisung „der Stadt Rom und der Provinzen Italiens", d. h. des Westreiches an den Papst (Mirbt, 228, Carlyle, S. 283f.) von Honorius schließlich zu einer Abgabe der politischen Macht über das gesamte römische Weltreich erweitert wurde, ist auch die Theorie von den zwei Schwertern immer mehr zu Gunsten der päpstlichen Weltherrschaft umgedeutet worden. Bischof Wazo von Lüttich hatte 1045 erklärt: „meminisse debemus, quod nos qui episcopi dicimur, gladium in ordinatione quod est secularis potentiae non accipimus "(Mirbt 137, 6—7). Noch Petrus Damiani schreibt vor 1072: „inter regnum et sacerdotium propria cuiusque distinguuntur officia, ut et rex armis utatur saeculi et sacerdos accingatur gladio spiritus, qui est verbum Dei" (Mirbt, 145, 36—37; vergl. auch Carlyle S. 258 über ähnliche Äußerungen des Kardinals Deusdedit um 1097). Bonifatius VIII. aber legt in seiner berühmten Bulle *Unam sanctam* von 1302 (die überhaupt die Gleichheit der Charakterzüge von katholischer Weltkirche und chinesischem Universalstaat besonders deutlich aufweist) die Bibel in folgender Weise aus: „In hac eiusque (d. h. des Papstes als des Nachfolgers Petri) potestate duos esse gladios, spiritualem videlicet et temporalem evangelicis dictis instruimur. Nam dicentibus apostolis: *Ecce gladii duo hic* (Lucas XXII, 38), in ecclesia scilicet, cum apostoli loquerentur, non respondit Dominus, nimis esse, sed satis. Certe qui in potestate Petri temporalem gladium esse negat, male verbum attendit Domini proferentis: *Converte gladium tuum in vaginam* (Joh. XVIII, 11). Uterque ergo est in potestate ecclesiae, spiritualis scilicet gladius et materialis" (Mirbt 210, 38—43, Carlyle, S. 333f.). Eine derartige Beweisführung hat die chinesische Staatstheorie niemals nötig gehabt, sie ging von der ungeteilten und weltlichen Macht aus, in die Bonifatius und seine Vorgänger mit ihrer Casuistik erst hingelangen wollten. Aber der König Hi wang 僖王 mußte den weltlichen Teil abgeben, und die Mandatsformel, deren sich später (632) König Siang wang 襄王 bedient (s. I, 166), erinnert an die Erklärung des Honorius über das weltliche Schwert, dessen „das Königtum sich bedient, um die in Übeltaten Verharrenden zu bestrafen" (Carlyle, 293). Harnack hat in seinem 1902 erschienenen Buche *Das Wesen des Christentums* auf S. 154ff. das Wesen der katholischen Weltkirche in vortrefflicher Weise dargestellt. Nachdem das weströmische Reich im 5. Jahrhundert zugrunde gegangen war, „schob sich die römische Kirche an die Stelle des römischen Weltreiches, in ihr lebte dieses Reich tatsächlich fort" (S. 157). So ist „die römische Kirche das durch das Evangelium geweihte römische Reich", „der Papst, der sich König nennt und Pontifex maximus, ist der Nachfolger Cäsars". „Dieser Kirche ist es ebenso wesentlich, Regierungsgewalt auszuüben, wie das Evangelium zu verkünden"

(S. 158), denn „die römische Kirche ist das Reich Gottes, und die Kirche muß wie ein irdischer Staat regieren“ (S. 159). In dem Aufsatze *Christus praesens — Vicarius Christi* (Sitzungsber. d. Preuß. Akad. d. Wissensch., Phil.-hist. Kl. 1927, S. 415ff.) formuliert Harnack auf S. 444 die Stellung des Papstes noch einmal folgendermaßen: „Der Vikariat des Papstes geht auf zwei ganz verschiedene Wurzeln zurück, die sich miteinander verschlungen haben: auf den Primat des Petrus, der bis zur Höhe universaler Menschheitsleitung entwickelt worden ist, und auf die antike und zugleich alttestamentliche Idee, daß der Weltherrscher der Vikar Gottes auf Erden ist. Der (bis dahin nur dem Kaiser zustehende!) Titel *vicarius dei (vel Christi)* für den Papst hat sich definitiv erst aus dem siegreichen Kampf des Papstes mit dem Kaiser ergeben.“ Wenn es dann aber in einer Anmerkung dazu heißt: „Der Titel bezeichnet also den Untergang des Gedankens einer weltlichen Universalmonarchie auf abendländisch-katholischem Boden,“ so könnte dieser Satz mißverstanden werden; „die Umbildung des Papsttums zu einer primär weltlichen Macht war vollzogen“ (A. Hauck, *Kirchengeschichte Deutschlands* IV, 717), der Gedanke einer Universalmonarchie, auch einer weltlichen, ist eben an das Papsttum übergegangen.

**162,** 22. Die Herkunft des Wortes *pa* 霸 ist dunkel. Die älteste Sprache kennt es nicht. Daß es aber mit *po* 伯 identisch war, zeigt das *Tso tschuan* zu 成 公 2. Jahr (588 v. Chr.), wo ein Minister von Tsʿi dem siegreich eingedrungenen Heerführer von Tsin sagt: „Die Herrschaft der vier rechtmäßigen Herrscher (四 王 之 王 也) bestand darin, daß sie (dem Volke) die Tugend einpflanzten und seine gemeinsamen Wünsche befriedigten. Die Gewaltausübung der fünf Gewalthaber (五 伯 之 霸 也) bestand darin, daß sie mit Eifer Schutz ausübten und so den Befehlen des Herrschers dienten“, ebenso *Tso tschuan* zu 昭 公 9. Jahr (532 v. Chr.), wo ein Würdenträger von Tsin über die „Präsidialwürde des Fürsten Wên“ als 文 之 伯 也 spricht. Kʿung Ying-ta sagt denn auch mit Recht, daß man hiernach „das Zeichen 伯 oder 霸 schreiben könne“. Tschêng Hüan wagt die Etymologie: „霸 *pa* ist = 把 *pa* ‚nehmen‘, das bedeutet also: die Regierung und geistige Führung des Zentralherrschers an sich nehmen“ (vergl. auch Legge, *Chin. Cl.* II, 72). Das zeigt, wie unerfreulich die Einrichtung der Präsidialfürsten später erschien, und die Annahme hat viel für sich, daß der Titel ursprünglich das alte klassische 伯 war, daß man aber, um den Ausdruck nicht zu profanieren, eine besondere Schreibung, 霸, dafür einführte. Natürlich handelt es sich auch bei den „fünf *pa*“ nur wieder um ein Anpassen an die kosmische Symbolik der Fünfteilung (s. I, 62f.) Auf die geschichtliche Belanglosigkeit der künstlich hergestellten „fünf *pa*“ weist auch Maspero, *La Chine antique* S. 281, Anm. 1 hin, während Conrady, *Weltgeschichte* S. 538 und auch Granet, *Danses et légendes* I, 72ff. sie ernst nehmen. Die Zusammenstellung ist schon deswegen unmöglich, weil dann zeitweilig zwei, ja selbst drei Präsidalfürsten gleichzeitig vorhanden gewesen wären. Dagegen hat Tsin die Präsidialwürde bis in das fünfte Jahrhundert hinein behalten, und wenn der

Ausdruck *wu pa* in *Tso tschuan* 成公 2. Jahr einem Sprecher vom Jahre 588 in den Mund gelegt wird, so konnte er natürlich damals keine Berechtigung haben. Tu Yü, der Kommentator des *Tso tschuan*, hat ihm denn auch an dieser Stelle eine andere Bedeutung beigelegt, indem er darunter „die fünf *po* der drei Dynastien“ verstanden wissen will, nämlich: den Rebellen Kun-wu 昆吾 von der Hia-Dynastie (s. *Mém. hist.* I, 180), die Fürsten von Ta P'êng 大彭 und Schi-weï 豕韋 (zwei alte Lehenstaaten, die vom Kaiser Wu-ting vernichtet wurden, s. „Bambusbücher“ unter Wu-ting 武丁) von der Schang-Dynastie, Huan 桓 von Ts'i und Wên 文 von Tsin von der Tschou-Dynastie. Natürlich kommt auch dieser Zusammenstellung kein höherer Wert zu als der anderen, höchstens, daß sie als weiteres Zeichen der Wertschätzung der *pa* dienen kann. Auf das Alter und die Echtheit des *Tso tschuan* wirft die Angabe über die *wu pa* kein vorteilhaftes Licht. Man findet indessen auch eine mildere Beurteilung der *pa*, z. B. bei Tung Tschung-schu (s. meine *Studien* etc., S. 257) und bei den Kaisern der Han-Dynastie (s. I, 370).

**162,** 31. Über das Wesen des τύραννος und seinen Unterschied gegenüber dem βασιλεύς heißt es bei Isokrates, Περὶ εἰρήνης 177b: „Denn die Aufgabe der Regierenden ist es, die Regierten durch ihre eigenen Mühen glücklicher zu machen, für die Tyrannen aber ist es Brauch geworden, durch die Leiden und Mühsale der Anderen Wohlbehagen für sich selbst zu bereiten“. Und bei Plato, Πολιτικός 276: „Nun haben wir früher irgendwo unbedachter als nötig den Fehler begangen, den König (βασιλεύς) und den Tyrannen auf eine Stufe zu stellen, während sie doch einander ganz ungleich sind, und ebenso die Art der Herrschaft der beiden verschieden ist.... Indem wir also die Herrschaft über vergewaltigte Untertanen als Tyrannen-Regiment, das freiwillige Hirtentum über freiwillige Zweifüßler aber als Staatskunst bezeichnen, sollten wir da nicht auch den, der diese Kunst und Fürsorge besitzt, den wahrhaften König und Staatsmann nennen?“

**163,** 15. Die Quelle für diese ungereimte und kaum glaubliche Angabe ist das *Tso tschuan* 僖公 4. Jahr, von wo sie in das *Schi ki (Mém. hist.* IV, 53) und das *T'ung-kien kang-mu (Ts'ien pien* Kap. 11 fol. 20r⁰) übergegangen ist.

**166,** 3. Das Investitur-Zeremoniell scheint nach den übereinstimmenden Angaben im *Tso tschuan*, im *Li ki* und in der Dreifuß-Inschrift ganz feststehend gewesen zu sein. Die Inschrift ist übersetzt und erklärt von Petrucci im Journ. Asiat. 1916 I, S. 56ff. Das (echte) Kapitel 文侯之命 *Wên hou tschi ming* des *Schu king*, das nach Ansicht der älteren Kommentatoren auf den Fürsten Wên von Tsin zu beziehen ist, der dem König P'ing wang um 770 v. Chr. in seiner Not half (s. I, 154f.), soll einer späteren Auffassung zufolge den Fürsten Wên im Auge haben, von dem hier die Rede ist. Auch Ssĕ-ma Ts'ien hat sich *(Schi ki*, Kap. 39 fol. 23v⁰) diese letztere Auslegung zu eigen gemacht. Vergl. Legge's Bemerkungen dazu *Chin. Cl.* III, 616.

**166,** 20. Ssĕ-ma Ts'ien (Kap. 4 fol. 29v⁰) sagt von der Anwesenheit des Königs auf der Bundesversammlung von 632, sicherlich dem wirklichen

Sachverhalt entsprechend: „Der Herzog Wên von Tsin lud den König Siang 襄 vor (召). Der König Siang traf ihn in Ho-yang 河 陽 und Tsien-tʻu 踐 土". Ho-yang lag an der Stelle der heutigen Stadt Mêng 孟 auf dem nördlichen Ufer des Huang ho südöstlich von Huai-kʻing 懷 慶; nach dem gelehrten Kommentator Kia Kʻueï 賈 逵 (1. Jahrhundert n. Chr.), zitiert im *Schi ki* a. a. O., war es dagegen identisch mit Wên 溫 von Tsin, müßte also etwas weiter östlich als Mêng gelegen haben. Tsien-tʻu war auf dem südlichen Ufer bei Yung-tsê 滎 澤, westlich von Kʻai-fêng. Beide Orte waren mithin nicht weit voneinander entfernt, doch ist nicht ersichtlich, warum zwei Zusammentreffen stattfanden, und zwar nach *Tschʻun-tsʻiu* 僖 公 28. Jahr das von Tsien-tʻu im Sommer (5. Monat) und das von Ho-yang im Winter. Das *Tso tschuan* berichtet dann dazu, daß man in Tsien-tʻu einen Palast für den König (王 宮) baute, wo die Feierlichkeiten stattfanden. Wenn Tschepe, *Histoire du royaume de Tsin* S. 87 meint, der König habe, als er von dem großen Siege über Tschʻu gehört, „selbst kommen wollen, um den Herzog Wên zu beglückwünschen", so widerspricht das der Angabe im *Schi ki*. Ssĕ-ma Tsʻien bemerkt auch zu dieser Angabe: „Die Schrift verschleiert (den Tatbestand) und sagt: der göttliche Zentralherrscher hielt in Ho-yang eine Jagd ab." Mit der „Schrift" ist das *Tschʻun-tsʻiu* gemeint, in dem Konfuzius in der Tat diese Form gebraucht hat, um auf seine Weise die Mißbilligung eines solchen Verfahrens dem König gegenüber anzudeuten. Auch in der Eintragung unter demselben Jahre: „der Herzog (von Lu) ging zur Audienz am Aufenthaltsorte des Zentralherrschers (王 所)" hat Konfuzius, so meint Kung-yang, noch einmal die Mißbilligung aussprechen wollen. Es heißt im *Kung-yang tschuan:* „Warum sagt er (Konfuzius) nicht: der Herzog begab sich zur Hauptstadt? — Der Himmelssohn war dort an Ort und Stelle. — Wenn der Himmelssohn dort an Ort und Stelle war, warum sagt er dann nicht: der Himmelssohn war dort an Ort und Stelle? — Er kann nicht zugeben, daß man den Himmelssohn kommen läßt." Vergl. dazu auch meine *Studien* usw. S. 178 und 257. Eine etwas andere Lesart gibt Ssĕ-ma Tsʻien von dem Vorgange in seiner Geschichte von Tsin (Kap. 39 fol. 24r⁰ u. v⁰). Es heißt dort: „Im Winter versammelte der Fürst von Tsin die Lehensfürsten in Wên 溫 und wollte sie zur Audienz am Königshofe der Tschou führen. Aber seine Macht reichte dazu nicht aus, und er fürchtete, sie würden aufsässig werden. So sandte er einen Boten ab, um dem König Siang von Tschou zu sagen, daß er in Ho-yang eine Jagd abhalten möge. Am Tage *jen-schên* 壬 申 führte er dann die Fürsten zur Audienz beim Kaiser in Tsien-tʻu." Es ist nicht unmöglich, daß hier die Beweggründe richtig angegeben sind, jedenfalls haben wir keinen Anlaß, an der Loyalität des Fürsten von Tsin zu zweifeln.

167, 11. Ho-si 河 西 zur Han-Zeit umfaßte die vier Gouvernements (*kün* 郡) Kin-tschʻêng 金 城 (Lan-tschou und Liang-tschou oder Wu-weï 武 威), Tschang-ye 張 夜 (Kan-tschou), Tsiu-tsʻüan 酒 泉 (Su-tschou) und Tun-huang 敦 煌. Mit der Ausdehnung des Reiches nach Westen verschob sich auch der Begriff „Westen des Huang ho.“ Vergl. meine *Beiträge aus chines. Quellen zur Kenntnis der Türkvölker u. Skythen Zentralasiens* S. 84f. und T'oung Pao Ser. II Bd. VII, S. 258 Anm. 2.

**168, 14.** Die Vorgänge von 597, d. h. der Kampf von Tsch'u gegen Tschêng 鄭, das Hilfs-Unternehmen von Tsin und sein schlimmer Ausgang werden sehr breit im *Tso tschuan* zu 宣 公 12. Jahr geschildert. Als das Heer von Tsin eintraf, hatten Tsch'u und Tschêng bereits Frieden geschlossen. Unter den Generalen herrschte Meinungsverschiedenheit. Die einen sagten, man solle nicht gegen einen Staat wie Tsch'u einen unnötigen Kampf führen, die anderen aber erklärten, das ohnehin im Schwinden begriffene Ansehen von Tsin mache es notwendig, Tsch'u zu züchtigen, ein Rückzug würde die Stellung von Tsin als Präsidialmacht vernichten. Diese Ansicht behielt die Oberhand, es kam zum Kampf, und das Ende war eine furchtbare Niederlage des Heeres von Tsin, dessen blutige Verluste noch dadurch um ein gewaltiges vermehrt wurden, daß die in wilder Flucht dem Huang ho zueilenden Scharen beim Kampf um die Boote in Massen ertranken. Die Äußerungen der zum Rückzug ratenden Generale über Tsch'u geben ein Bild von der vortrefflichen Verfassung und dem hohen Ansehen dieses Staates. Einen Staat, heißt es dort, „der in seiner Verwaltung eine von der Tugend geleitete Justiz hat und in der Beobachtung der Ordnungen keine Wandelbarkeit kennt, soll man nicht zum Feinde haben.“ Und weiter: „In früheren Jahren ist (der König von Tsch'u) in Tsch'ên 陳 eingedrungen und jetzt in Tschêng, aber sein Volk ist dadurch nicht in große Not versetzt worden, und der Fürst hat keinen Haß und keine Unzufriedenheit erregt, so wohlgeordnet war die Verwaltung. Wenn in Tsch'u die Truppen aufgestellt wurden, erlitten Händler und Ackerbauer, Arbeiter und Kaufleute keinen Schaden an ihren Berufen.“ Und: „Wenn der Fürst (von Tsch'u) Beamte ernennt, so wählt er die von seiner Sippe unter seinen Verwandten, die von fremder Sippe unter den Altbewährten, aber bei seinen Ernennungen läßt er die Tugend nicht aus den Augen, bei seinen Gunsterweisungen nicht das Verdienst, den Alten zeigt er besondere Güte, den Fremden gewährt er Gaben und Vergünstigungen. Edle und Gemeine haben die besondere Kleidung ihrer Art, die Vornehmen haben bestimmte Auszeichnungen, die Geringen sind voll Achtung vor den Rangklassen, die Ordnungen werden nicht beiseite gesetzt.“ Aber gerade um dieses hohen Kulturstandes willen glaubten die Generale von Tsin die Stellung ihres Präsidialstaates durchsetzen zu sollen. — Über die Gegenüberstellung des Königs Tschuang 莊 von Tsch'u als des wahren Kulturmenschen und des Fürsten von Tsin als des eigentlichen „Barbaren“ bei Konfuzius s. meine *Studien* S. 276ff.; vergl. auch dort S. 289f.

**169, 18.** Tschepe, *Histoire du royaume de Ou* S. 22f. gibt an, daß die Fürsten von Tsin und Wu im Jahre 581 (nach der Chronologie des *Tsch'un-ts'iu* 582) in P'u 蒲 in Tsin ein Bündnis gegen Tsch'u schlossen und daß alle Fürsten dort versammelt gewesen seien, um Maßregeln gegen Tsch'u zu beraten. Als seine Quelle nennt er das *T'ung-kien kang-mu*. Weder die Annalen von Tsin, noch die von Wu, noch das *Tsch'un-ts'iu* (成公 9. Jahr) wissen aber etwas von der Anwesenheit Wus auf der Versammlung von P'u. Wu erscheint zum ersten Male auf der Versammlung von Tschung-li 鍾離 im Jahre 576, und das *Tso tschuan* (成公 15. Jahr) bemerkt dazu auch ausdrücklich, daß hier zum ersten Male „der Verkehr mit Wu eröffnet wurde."

**169,** 33. Das *Schi ki* Kap. 39 fol. 31r⁰ bemerkt: „Damals (588) wurden in Tsin zum ersten Male die sechs Würdenträger (*leo k'ing* 六卿) eingesetzt". *Leo k'ing* heißen im *Tschou-li* ursprünglich die sechs Minister des Himmelssohnes (s. I, 127f.). Für Tsin hat der Ausdruck insofern noch eine besondere Bedeutung erhalten, als die sechs hohen Stellungen in den sechs vornehmsten und mächtigsten Familien des Landes von da ab erblich wurden; es sind dies die Familien: Fan 范, Tschung-hang 中行, Tschi 知 (von der Groß-Familie Sün 荀), Tschao 趙, Han 韓 und Weï 魏, die später noch eine so große Bedeutung erlangen sollten. Diese Familien werden deshalb auch kurzweg als die *leo k'ing* bezeichnet, wie es z. B. *Schi ki* Kap. 15 fol. 1v⁰ heißt: „Die sechs *k'ing* rissen in Tsin die Macht an sich", womit eben jene Familien gemeint sind. Das *Tso tschuan* erwähnt unter demselben Jahre 588 = 成公 3. Jahr, daß Tsin „sechs Heeresabteilungen (*leo kün* 六軍) aufstellte, daß an der Spitze einer jeden ein Mitglied der sechs Familien stand und daß diese sechs zu *k'ing* ernannt wurden. Dem *Tschou-li* (Biot II, 142) zufolge kamen sechs Heeresabteilungen (jede zu 12500 Mann) nur dem Zentralherrscher zu, ein großer Staat durfte drei haben, ein mittlerer zwei, ein kleiner eine. (Man beachte auch hier wieder die Dreiteilung der Lehensfürsten statt der üblichen fünf, vergl. I, 128f.).

**170,** 17. Von einem Versuche, die befestigten Städte der drei vornehmen Adelsfamilien von Lu zu schleifen, und von der Mitwirkung des Konfuzius dabei findet sich eine Angabe im *Tsch'un-ts'iu* 定公 12. Jahr und dem *Tso tschuan* dazu. Vgl. Legge, *Chin. Cl.* V, 781.

**171,** 36. Die Beschreibung des Friedenskongresses von Sung 宋 aus dem Jahre 546 v. Chr. ist einer der interessantesten Teile des *Tso tschuan*. Mag sie von dem Verfasser des letzteren ganz oder zum Teil in einer späteren Zeit frei erfunden sein — es ist auffallend, daß Ssĕ-ma Ts'ien das wichtige Ereignis mit keinem Worte erwähnt, daß weder Kung-yang noch Ku-liang eine Bemerkung zu den Eintragungen des *Tsch'un-ts'iu* machen und daß die Vorgänge außer im *Tso tschuan* nur noch in dem demselben Verfasser zugeschriebenen *Kuo-yü* Kap. 14 fol. 7r⁰ff., hier viel kürzer, behandelt werden —, der Bericht war jedenfalls zur Han-Zeit vorhanden und enthält Gedanken und Aussprüche, wie wir sie im 20. Jahrhundert, zur Zeit des Völkerbundes, von neuem verbreitet sehen. Der Gegenstand ist in drei englischen Zeitschriften bearbeitet worden: im Chinese Recorder von 1911 der mir leider nicht zugänglich ist, in der New China Review Bd. I (1919) S. 356ff. von Rev. G. G. Warren (*The First League of Nations*) und im Journ. of the North-China Br. R. A. S. Bd. LVII von 1926 S. 50ff. von Dr. Evan Morgan

*(A League of Nations in Ancient China).* Warren hat es für nötig befunden, bei dem naheliegenden Vergleich mit den Vorgängen unmittelbar nach dem großen Kriege, neben den üblichen Ausfällen gegen die „Hunnen" und ihre in der englischen Phantasie entstandenen Taten, auch seiner Überzeugung von den segensreichen Folgen des Werkes von Versailles Ausdruck zu geben. Morgan schließt mit dem Wunsche, daß „in Europa bessere Einsicht herrschen möchte als in China." Die letzten siebzehn Jahre sind ein guter Kommentar zu dieser Überzeugung und lassen wenig Hoffnung für die Erfüllung des Wunsches! — Eine frei erweiterte Darstellung nach dem *Tso tschuan* hat H. Doré in der Zeitschrift des Jesuiten-Ordens „Études", 1918 S. 77ff. unter dem Titel *Le Congrès de la paix en Chine* gegeben. Merkwürdigerweise hat er die gewiß nicht unwichtige Rede des Ministers Tsĕ-han 子罕 von Sung fortgelassen. Er schließt seine Schilderung mit den Worten: „Voilà, en quelques lignes, l'histoire de la soeur aînée de l'Assemblée de la Haye". — Unsere verkürzte Darstellung lehnt sich eng an den Text des *Tso tschuan* an. In diesem findet sich eine Bemerkung, die kennzeichnend ist für die Ansprüche, die der Verfasser des *Tso tschuan* hinsichtlich der Autorität seines Werkes erhebt. In Sung fand zu Ehren des Vertreters der Präsidialmacht Tsin ein formelles Staatsbankett statt, und die Darstellung bemerkt dazu plötzlich: „Tschung-ni (d. h. Konfuzius) hat veranlaßt *(schi* 使), daß diese Feierlichkeit vermerkt würde wegen der zahlreichen Reden, die dabei gehalten wurden." K'ung Ying-ta schreibt dazu: „diese Bemerkung ist sehr allgemein *(lio* 畧), und ihr Sinn schwer zu verstehen. Bei diesem Mahle wurden von den Teilnehmern zahlreiche Reden gehalten, die von den Zeitgenossen als Muster angesehen und aufgezeichnet wurden. Tschung-ni, der diese Dinge vor sich sah (sie geschahen zur Zeit seiner frühen Jugend) und die Reden gut fand, veranlaßte seine Schüler, sie zu vermerken. Das Zeremoniell bei dem Bankett zu Ehren von Tschao Mêng 趙孟 (dem Vertreter von Tsin) in Sung sollte ein Vorbild für die Nachwelt sein." Es ist erstaunlich, daß bei solcher Wertschätzung durch Konfuzius sich von diesem Bankett weder im *Tsch'un-ts'iu*, noch in dessen eigentlichen Kommentaren eine Andeutung findet. Das Ganze gehört zu den Dingen, die den Leser des *Tso tschuan* stutzig machen müssen. Couvreur liest in seiner Ausgabe des *Tso tschuan schi* 是 statt 使: danach müßte Konfuzius selbst den entsprechenden Vermerk gemacht haben, wodurch die Sache nicht einleuchtender wird. Mir ist auch keine Ausgabe bekannt, die diese Lesart hat.

**174,** 8. Über den Ausgang des Streites von 482 zwischen Tsin und Wu um die Präsidialwürde sagen die Annalen von Wu im *Schi ki* (Kap. 31 fol. 18v⁰f.), „man habe dem Herzog Ting 定 von Tsin den Vorrang gelassen", dagegen behaupten die Tsin- (Kap. 39 fol. 35v⁰) und die Ts'in-Annalen (Kap. 5 fol. 19v⁰), „schließlich habe man Wu den Vortritt (beim Eidbund-Opfer) gegeben." Das *Tso tschuan*, 哀公 13. Jahr, schildert, wie nach einer langen Auseinandersetzung, in der die Wu-Leute als I d. h. als Barbaren bezeichnet werden, Tsin den Vorrang erhalten habe. Dagegen erklärt Kung-yang zu derselben Stelle, „Wu habe den Vorsitz bei der Versammlung gehabt"; wenn aber im Text des *Tsch'un-ts'iu* zuerst Tsin und dann Tsch'u genannt werde, so solle damit angedeutet werden, daß „man Barbaren nicht einräumen könne, über einen Staat des Mittelreiches den Vorsitz zu haben". Auch Ku-liang nennt Wu einen Staat, „der die Riten von Lu und die Machtbefugnisse von Tsin nachahme", aber doch „ein Barbaren-Staat sei, dessen Bewohner sich die Haare abschnitten und den Körper bemalten". Im *Kuo-yü* endlich (Kap. 19 fol. 8v°f.) heißt es am Ende der Reden: „Der Herzog von Wu nahm zuerst das Blut beim Eidbund, und der Fürst von Tsin kam nach ihm". Die Chinesen haben eine Lösung dieser Widersprüche auf ihre Weise zu finden gesucht, vergl. dazu Legge, *Chin. Cl.* V, 833.

**175,** 19. Die Gründung der Hauptstadt Su-tschou 蘇州, durch Ho-lü 闔廬 oder richtiger durch seinen Kanzler Wu Tsĕ-sü 伍子胥 ist genau beschrieben im *Su-tschou fu tschi* 蘇州府志. Eine englische Wiedergabe hat Florence Rush Nance in ihrer Abhandlung *Mylady Soo in History and Legend* (in The China Journal 1931 S. 119ff. und 166ff.).

**176,** 15. Die sonderbare Geschichte von den drei Reihen todgeweihter Männer in der Schlacht zwischen Wu und Yüe ist nicht recht verständlich, weil der chinesische Ausdruck 死士 bei Ssĕ-ma Ts'ien Kap. 31 fol. 15r° u. Kap. 41 fol. 1v° ganz verschieden erklärt wird. Die einen verstehen darunter 死罪人 d. h. „Leute, die der Todesstrafe verfallen sind", also Verbrecher, andere „Leute, die empfangene Wohltaten mit ihrem Tode vergelten wollen." Im *Tso tschuan* 定公 14. Jahr steht dafür 罪人 „Verbrecher", während die 死士 dort Krieger sind, die vor jenen Selbstmördern mit Einsetzung ihres Lebens die Reihen des Heeres von Wu (vergeblich) zu durchbrechen versuchen. Tu Yü erklärt denn auch den Ausdruck durch 敢死之士 „Krieger, die zu sterben den Mut haben". Noch andere lesen für 死 *tan* 亶 und halten den Ausdruck für einen Namen.

**176,** 20. Die angeblichen Gräber der Könige von Wu bei Su-tschou, Wu-si 無錫 und Kiang-yin 江陰 sind im Jahre 1917 von Victor Segalen aufgesucht und in dem Aufsatz *Le tombeau du fils du roi de Wou* (Bull. Éc. fr. d'Extr. Or. Bd. XXII, S. 41ff.) beschrieben worden. Mit Ausnahme des einen Tumulus 15 km OSO von Kiang-yin, der „dem Sohne des Königs von Wu" zugeschrieben wird, hält Segalen die Gräber sämtlich für „legendär". Ob dieser Sohn freilich ein Sohn des Ho-lü gewesen ist, wie S. annimmt, ist keineswegs sicher. Jedenfalls ist aber die Erinnerung an das alte Wu und seine Fürsten in der Gegend noch durchaus lebendig. (Vergl. die folgende Anmerkung.)

**177,** 10. Der Missionar Hampden C. Du Bose weist in seiner Beschreibung von Su-tschou *(Soochow the Capital of Kiangsu or A Guide to Soochow* S. 2) auf die Volkstümlichkeit des Wu Tsĕ-sü in der Gegend hin und meint, „König Ho-lü sei nur bei den Literaten bekannt, Wu Tsĕ-sü aber beim Volke".

**177,** 31. Die Kämpfe zwischen Wu und Yüe sind reich an dramatischen

Szenen und werden auch in den Quellen — außer Ssĕ-ma Ts'ien und dem *Tso tschuan* auch das *Kuo-yü* Kap. 19 und 20 und das *Wu Yüe tsch'un-ts'iu* 吳越春秋, ein Werk aus der zweiten Hälfte des 1. nachchristlichen Jahrhunderts, Kap. 3 (2. Hälfte), 5 und 6 — sehr ausführlich und mit ungewöhnlicher Lebhaftigkeit behandelt. Man merkt aber, wie der heroische Stoff liebevoll ausgeschmückt worden ist, so daß man nicht mehr mit Sicherheit erkennen kann, was wirklich geschichtlich und was epische Dichtung ist. Das gilt namentlich von den Reden der vier Hauptthelden: Fu-tsch'ai 夫差, Wu Tsĕ-sü 伍子胥, Kou-tsien 句踐 und Fan Li 范蠡. Ich bin im allgemeinen der Darstellung bei Ssĕ-ma Ts'ien Kap. 31 und 41 gefolgt.

**178,** 31. Über die Zahl der von Konfuzius im *Tsch'un-ts'iu* verzeichneten Fürstenmorde schwanken die Angaben der Chinesen. Das Schlußkapitel des *Schi ki* fol. 10 r⁰ gibt die Zahl 36, Tung Tschung-schu 董仲舒 (2. Jahrhundert v. Chr. s. I, 297ff) im *Tsch'un-ts'iu fan lu*, Abschn. 王道, 32, Liu Hiang (1. Jahrhundert v. Chr.) in einem Bericht an den Thron (zitiert im Kommentar des *Hou Han schu* Kap. 67 fol. 13v⁰) 36, das *Tung kuan Han ki* 東觀漢記 (Das Werk entstammt dem 2. Jahrhundert n. Chr., ist aber nur in Bruchstücken erhalten, vergl. T'oung Pao Ser. II, Bd. VII, S. 213 Anm. 6 und XIX, 402 Anm. 350) und das *Hou Han schu* a. a. O. 32. Der Kommentar des letzteren erklärt aber die Zahl 36 für die richtige, da sie mit dem *Tsch'un-ts'iu* selbst übereinstimme.

**180,** 12. Die Geschichte von dem Kampfe zwischen den vier übrig gebliebenen Adelsfamilien von Tsin und seinem Ende wird außer im *Schi ki* Kap. 43 fol. 12r⁰ff. ausführlicher im *Tschan kuo t'sê* 戰國策, Kap. 6 der Ausgabe des Wu Schi-tao 吳師道 und Kap. 18 der Ausgabe des Yao Hung 姚宏 (vergl. auch Kap. 6 fol. 2v⁰f., wo der König von Ts'in auf die Vorgänge hinweist) erzählt. Die Angabe, daß der erbitterte Tschao Siang-tsĕ 趙襄子 aus dem Schädel des Tschi Po 智伯 ein Trinkgefäß habe machen lassen, findet sich bei Ssĕ-ma Ts'ien nicht, dagegen im *Tschan kuo ts'ê* (a. a. O. fol. 7r⁰ der erstgenannten und fol. 5r⁰ der anderen Ausgabe) und in verschiedenen anderen Werken der Ts'in- und Han-Zeit, so bei *Huai-nan tsĕ* 淮南子, im *Lü schi tsch'un-ts'iu*, im *Schuo yuan* 說苑 u. a., vergl. darüber Chavannes, *Mém. hist.* V, 50 Anm. Chavannes weist mit Recht darauf hin, daß eine solche Handlung auf Sitten der barbarischen Nord-Völker in Schan-si zurückzuführen sei; nur scheint es mir unzutreffend, anzunehmen, die Tsin-Fürsten seien von diesen Völkern beeinflußt worden, ich halte es für wahrscheinlicher, daß, wenn nicht sie selbst, jedenfalls ihre Völker zu den „Barbaren" gehörten. — Wenn Tschepe, *Histoire du royaume de Tsin* S. 431 angibt, der Sieger habe aus dem Schädel „un vase de nuit" machen lassen, so wird das von keiner Quelle bestätigt.

**181,** 32. Die Familie T'ien 田 stammte ab von dem Prinzen Wan King-tschung 完敬仲, einem Sohne des ermordeten Fürsten Li 厲 von Tsch'ên 陳, der in Folge von Thronstreitigkeiten in Tsch'ên im Jahre 672 nach Ts'i entfloh und dort freundliche Aufnahme fand. Er legte seinen Familiennamen Tsch'ên 陳 ab und nahm den ähnlich klingenden T'ien an. S. Chavannes, *Mém. hist.* IV, 172ff. und V, 226ff., sowie *Tso tschuan* 莊公 22. Jahr.

**184,** 19. Die Angaben über Weï Yang 衛鞅 oder Schang 商 Yang sind seiner Lebensbeschreibung in Kap. 68 des *Schi ki* und dem unter dem Namen von *Schang tsĕ* 商子 erhaltenen Werke (Abschn. 6) entnommen. Das letztere stammt nicht von Schang Yang selbst, gibt aber sein ganzes System gut wieder. Die Tätigkeit Schang Yangs in Ts'in und sein ganzes Lehrsystem sind dargestellt worden von A. Forke, *Schang Yang, der eiserne Kanzler, ein Vorläufer Nietzsches*, in der Ostasiat. Zeitschr.: Neue Folge 1. Jahrgang (1924) S. 249ff., eingehender aber noch und kritischer in dem Werke von J. J. L. Duyvendak, *The Book of Lord Shang*, das eine Übersetzung des ganzen *Schang tsĕ* mit Textgeschichte u. a. bringt. — Die bedeutungsvolle Einführung des freien Grundeigentums in China wird zwar allgemein dem Schang Yang zugeschrieben (s. Chen Huan-chang, *The Economic Principles of Confucius and His School* S. 506, Forke, *Geschichte der alten chinesischen Philosophie* S. 452, Maspero, *La Chine antique* S. 381), doch läßt sich derartiges aus den chinesischen Texten nicht herauslesen. Der Ausdruck 爲田開阡陌封疆 im *Schi ki*, Kap. 5 fol. 23r⁰ und Kap. 68 fol. 5r⁰ ist nicht klar und hat auch den Chinesen Veranlassung zu langen Erörterungen gegeben. Im *Ts'ien Han schu*, Kap. 99 中 fol. 23v⁰ heißt es: 滅廬井而置阡陌, und ähnlich schreibt das *T'ung tien* 通典 von Tu Yu 杜佑, ein Werk vom Ende des 8. oder Anfang des 9. Jahrhunderts (s. Anm. zu II, **3,** 39), Kap. 1 fol. 2v⁰: 廢井田制阡陌任其所耕不限多少 „man schaffte das Haus- und Neunfelder-System (der Tschou, s. I, 131f.) ab und führte die Zwischenpfade (zwischen den Feldern) ein. In der Größe (der Landflächen), die die Einzelnen beackerten, wurde keine Beschränkung festgesetzt". Ehrlicherweise setzt der Verfasser dann hinzu: „Nach einigen Jahren war der Staat wohlhabend und das Heer stark, so daß im Reiche kein Widerstand mehr vorhanden war". Hier wird also das Wort 開 als = 置 oder 制 „einführen" verstanden. Das *T'ung-kien kang-mu*, Kap. 1 顯王 19. Jahr sagt: 秦始廢井田開阡陌 „Ts'in beseitigte zuerst das *tsing*-System und schaffte die Zwischenpfade (zwischen den Feldern) ab". Hier soll das Wort 開 „abschaffen" bedeuten, wie die orthodoxe Auslegung es will. Tschu Hi (*Ts'üan schu*, Kap. 61 fol. 12v⁰f.) äußert sich auf die Frage eines seiner Anhänger ausführlicher darüber. Er sagt: „*Ts'ien mo* 阡陌 bedeutet einfach soviel wie *tsing t'ien* 井田 (was sehr fraglich ist), *mo* (allein) aber (d. h. die längs und quer laufenden kleinen Wassergräben mit Pfaden am Rande, die schachbrettartig die einzelnen Ackerstücke von einander abgrenzen sollten) bedeutet einfach die Grenzen (die von den alten Herrschern eingerichtet sind) in der Besorgnis, daß die Leute sich untereinander das Land streitig machen könnten. Außerhalb der *ts'ien mo* war unbebautes Land (空地). Schang Yang aber hat dieses System abgeschafft (*k'ai* 開) und zerstört. Wo immer sich die Möglichkeit bot, ein Feld anzulegen, da wurde das Land bearbeitet und ein Feld daraus gemacht.

Man hielt sich also nicht mehr an irgend welche feste Ordnung. Das Zeichen 開 ist deshalb (in der Stelle des *Schi ki)* nicht das 開 von 開 創 d. h. neu einrichten, sondern das von 開 闢 d. h. beiseite setzen, abschaffen". Chen Huan-chang a. a. O. hat diese Erklärung übernommen. Natürlich ist auch diese Auslegung des ursprünglichen Textes wieder ganz willkürlich; man könnte es aber dabei bewenden lassen, soweit das *tsing*-System im Staate Ts'in überhaupt bestanden hat, was mindestens für die westlichen Gebiete, die den Jung-Völkern abgenommen waren, als ausgeschlossen gelten muß. Jedenfalls ist es sehr einleuchtend, daß Schang Yang ein so törichtes und veraltetes System, das höchstens einmal in ganz kleinen Verhältnissen zeitweilig möglich gewesen sein mag, beseitigte, wo es noch bestand. Der Ausdruck im *Schi ki* könnte also bedeuten: „Man legte die Felder an, indem man das Schachbrett-System abschaffte und feste Grenzen (um die Grundstücke) zog", oder aber: „indem man Gräben und Pfade zog usw." Das letztere ist das viel Wahrscheinlichere. Eine richtige Darstellung des Vorganges hat Ch. Piton in China Review Bd. XIII, S. 111ff. gegeben. Die Auffassungen der späteren Sinologen sind geteilt; die einen nehmen *k'ai* im Sinne des *T'ung tien*, die anderen in dem des *T'ung-kien kang-mu*. Eine Zusammenstellung davon gibt Duyvendak a. a. O. S. 18 Anm. 3, der sich selbst den letzteren anschließt.

Die Worte *fêng kiang* erklärt Chang Schou-tsie durch: 界 上 記 封 d. h. „die Grenzen wurden von den Behörden gezogen und eingetragen", was zweifellos richtig ist. Ob aber das Eigentum an den Grundstücken ein freies und privates wurde, losgelöst vom Obereigentum der Krone, darüber läßt sich eine Entscheidung hieraus nicht gewinnen. Duyvendak, a. a. O. S. 45 führt „a speech" von Tung Tschung-schu an, in dem es heißt: (Unter den Ts'in) „erwarben die Leute das Recht, Land zu verkaufen und zu kaufen", aber leider gibt er seine Quelle dafür nicht an. Statt der 31 Bezirke gibt Ssĕ-ma Ts'ien in Kap. 5 fol. 23r⁰ die Zahl 41. Die erstere wird in anderen Werken, so im *T'ung-kien kang-mu* a. a. O. als die richtige genannt. Das Gesamtreich der Ts'in hatte später 36 größere Bezirke (s. I, 230).

**185, 19.** Diese bedeutungsvollen Vorgänge der Jahre 344 bis 342 sind leider in den Quellen mit solcher Wortkargheit angegeben, daß nicht einmal mit Sicherheit zu erkennen ist, ob der Herzog selbst oder der Prinz als sein Vertreter oder die ganze Fürstenversammlung zur Audienz ging. Im *Schi ki*, Kap. 5 fol. 23r⁰ heißt es einfach: 朝 天 子, aber wer das Subjekt des Satzes ist, bleibt zweifelhaft.

**186, 26.** Das Datum für den immerhin nicht unwichtigen Vorgang, daß sich entweder nach dem Beispiel der bespöttelten „Barbaren"-Fürsten nunmehr auch die der „Innen-Staaten" den gleichen Titel *(wang)* beilegen wie der Zentralherrscher oder umgekehrt, ist unsicher und hängt mit dem chronologischen Zwiespalt zwischen dem *Schi ki* und den „Bambusbüchern" hinsichtlich des Fürsten von Weï 魏 zusammen. Nach dem *Schi ki* (Kap. 44 fol. 9v⁰) regierte der Fürst Hui 惠 von Weï 36 Jahre (d. h. von 370 bis 335), dann folgte der Fürst Siang 襄 von 334 bis 319 und danach der Fürst Ngai 哀 von 318 bis 296. Die „Bambusbücher" dagegen sagen, daß Fürst Hui nach 36jähriger Regierung „seine Jahreszählung änderte und das folgende Jahr (334) wieder als das erste bezeichnete." Erst im 2. Jahre des Königs Schên-tsin 愼靚 d. h. 319, sei er gestorben, darauf sei „der gegenwärtige König" gefolgt; im 20. Jahre dieses „gegenwärtigen Königs" (d. h. 299) schließen die „Bambusbücher" ab. Ob nun dieser letztere der König Siang oder der König Ngai war, ist auch unter den Chinesen immer eine Streitfrage gewesen, und wir sind nicht in der Lage, sie mit Sicherheit zu entscheiden. Schwer erklärlich bleibt aber dieser Zwiespalt aus so später und Ssĕ-ma Ts'ien so naheliegender Zeit (vergl. dazu auch die Ausführungen von Chavannes, *Mém. hist.* V, 158f. Anm. 4 und 461ff.). Die Haupt-Annalen der Tschou (*Schi ki*, Kap. 4 fol. 33r⁰) berichten, daß im 44. Jahre des Tschou-Königs Hien 顯, d. h. 325, „der König Hui von Ts'in sich König nannte, und daß danach alle Fürsten Könige wurden", wozu noch der Kommentator Ssĕ-ma Tschêng bemerkt, daß „damit Han, Weï, Ts'i und Tschao gemeint seien". Die Ts'in-Annalen ihrerseits (a. a. O. Kap. 5 fol. 25r⁰) verschweigen diese Rangerhöhung des Fürsten von Ts'in, sagen aber, daß im 13. Jahre im 4. Monat am Tage *mou-wu* 戊午 (d. h. am 4. März 325) der Fürst von Weï den Titel König angenommen, daß (der Fürst von) Han dies ebenfalls getan habe und daß der Fürst von Ts'in mit seinem vierzehnten Regierungsjahre, d.h. 324, eine neue Zählung begonnen und dies Jahr als „Anfangsjahr" 元年 bezeichnet habe. In den Annalen der übrigen Staaten finden wir folgende Angaben. Weï-Annalen (a. a. O. Kap. 44 fol. 9v⁰): „der König Siang kam im ersten Jahre seiner Regierung (d. h. nach Ssĕ-ma Ts'ien 334, nach den „Bambusbüchern" 318) mit dem Fürsten in Sü-tschou 徐州 (in Nordwest-Kiang-su) zusammen, sie bezeichneten sich gegenseitig als „König". Han-Annalen (a. a. O. Kap. 45 fol. 4r⁰): „im 11. Jahre (des Fürsten Süan-hui 宣惠 d. h. 322) wurde der Titel Fürst (*kün* 君) in König umgewandelt". Tschao-Annalen (a. a. O. Kap. 43 fol. 18r⁰): „im 8. Jahre (des Fürsten Wu Ling 武靈 d. h. 318) legten sich (die Fürsten von) fünf Staaten gegenseitig den Königstitel bei. Nur Tschao lehnte ihn ab, indem es erklärte: wenn die Sache nicht vorhanden ist, sollte man da den Mut haben, den Namen dafür einzusetzen?" Sung-Annalen (a. a. O. Kap. 38 fol. 16r⁰): „im 11. Jahre seiner Regierung nahm der Fürst Yen 偃 (d. h. 318) den Titel König an." Yen-Annalen (a. a. O. Kap. 34 fol. 4v⁰): „im 10. Jahre seiner Regierung nahm der Fürst I 易 (d. h. 323) den Titel König an". Ts'i-Annalen (a. a. O. Kap. 46 fol. 11r⁰): „damals (d. h. etwa im 26. Jahre des Fürsten Weï 威 = 353) war Ts'i am mächtigsten unter den Fürsten; (der Fürst) legte sich selbst den Titel König bei, um dem ganzen Reiche zu gebieten", und weiter (fol. 12v⁰): „im folgenden Jahre (d. h. im 9. Jahre des Fürsten Süan 宣 = 334 nach Ssĕ-ma Ts'ien, der den Fürsten Weï im 36. Jahre seiner Regierung, also 343, sterben läßt, 324 nach den Tabellen, die seine Regierung bis 333 währen lassen) kam der Fürst mit dem König Siang von

Weï in Sü-tschou zusammen. Sie bezeichneten sich gegenseitig als König.“ Dazu kommt schließlich, daß die „Bambusbücher“ unter dem 24. Jahre des Tschou-Königs Hien (d. h. 335) die Fürstenversammlung von Sü-tschou verzeichnen. — Es ist nicht leicht, aus diesen widerstreitenden Angaben das Richtige herauszufinden. Ohne Widerspruch ist die Tatsache, daß der Herzog Hui von Ts'in im Jahre 325 sich den Königstitel beilegte. Um die Bedeutung dieses Ereignisses hervorzuheben, führte er eine neue Jahreszählung ein und bezeichnete das folgende Jahr, 324, mit dem Namen, der nach der Ansicht späterer Dogmatiker ursprünglich nur dem 1. Regierungsjahre des Zentralherrschers zukommen sollte, nämlich *yuan nien* 元年 (s. meine *Studien* etc. S. 188, 235 u. 301 Anm. 1). Damit würde also Ts'in ein neues Vorrecht des Himmelssohnes an sich genommen haben. Zweifelhaft ist nun aber, ob dieses Beispiel weiter auf die anderen Fürsten gewirkt hat, oder ob im Gegenteil diese vorangegangen sind. Die „Bambusbücher“, die Weï-Annalen und die Ts'i-Annalen berichten, daß 334 oder 335 die Versammlung von Sü-tschou stattgefunden und daß man sich dort gegenseitig den Königstitel zugesprochen habe. Und zwar soll nach den „Bambusbüchern“ der Fürst Hui von Weï in seinem 36. Jahre (335) dieser Versammlung beigewohnt und danach das folgende Jahr als das erste seinerRegierung, aber als 一年, nicht als 元年 bezeichnet haben. Die Weï-Annalen behaupten dagegen, es sei der Fürst Siang gewesen, der die Versammlung in seinem ersten Jahre besucht habe, und hier liegt der unlösbare Widerspruch mit den „Bambusbüchern“, die den „gegenwärtigen König“, wie immer er geheißen haben mag, unmittelbar auf den Fürsten Hui im Jahre 318 folgen lassen. Hat die Versammlung schon 334 oder 335 stattgefunden, so würde Ts'in nicht den ersten Anstoß zu der Usurpation der königlichen religiösen Vorrechte gegeben haben, aber damit ist die Angabe der Tschou-Annalen nicht zu vereinigen, daß „danach“ 其後 (d. h. nach Ts'ins Annahme des Königstitels) die übrigen den Titel annahmen. Die Ts'in-Annalen nennen das Jahr 325, in dem Weï und Han sich die Würde beilegten, die Annalen von Han dagegen 322, die von Tschao 318, die von Sung ebenfalls 318, wenigstens für ihren Fürsten, die von Yen 323 für den ihrigen und, ganz abweichend, die von Ts'i schon die Zeit um 353. An sich am wahrscheinlichsten ist es, daß Ts'in mit dem Vorgehen den Anfang gemacht hat und daß die Innen-Staaten unentschlossen und zögernd nachgefolgt sind. Ts'i mag allerdings in seinem starken Machtgefühl, durch das es immer ausgezeichnet gewesen ist, schon vorher den Anstoß gegeben haben, jedenfalls Überraschung konnte das Vorgehen des Fürsten Hui von Ts'in nach allem, was geschehen, nicht mehr hervorrufen. Die Versammlung von Sü-tschou würde man eher geneigt sein in das Jahr 318 zu verlegen, wie es nach den Tschao-Annalen anzunehmen und nach den Weï-Annalen möglich ist, als in das Jahr 334 oder 335, denn hier wurde allen Zweifeln ein Ende gemacht, und die Fürsten nannten sich mit Ausnahme dessen von Tschao alle „König“. Es hängt eben alles davon ab, wann die Regierung des Fürsten Hui von Weï wirklich zu

Ende ging und wer sein Nachfolger war. Die Angabe der „Bambusbücher“, daß der Fürst Hui von Weï im Jahre 334 eine neue Jahreszählung einführte, und die gleiche der Tsʻin-Annalen von dem Fürsten Hui von Tsʻin vom Jahre 324 legen den Gedanken an eine Verwechslung nahe, und die Vermutung, daß hier die Quelle aller Verwirrung liegt. Die letztere wird noch verstärkt dadurch, daß die Regierungszeit des Fürsten Süan von Tsʻi in den verschiedenen Quellen um 10 Jahre schwankt.

**186, 35.** Die „Pfeiler-Straße“, *tschan tao* 棧道, die von Pao-ki hien 寶雞 über Fêng hien 鳳 und den Paß der fünf Riesen 五丁關 führte, ist schon von Marco Polo und anderen frühen Reisenden (s. Yule, *The Book of Ser Marco Polo* ed. Cordier II, 32), in neuerer Zeit von Richthofen (*Tagebücher aus China* II, 229ff.) und von Walter Fuchs (s. oben Anm. zu **24,** 23) beschrieben worden. Sie ist heute als solche nicht mehr vorhanden. Benutzt ist der Übergang im Laufe der Geschichte oft für militärische Einbrüche. Noch die mongolischen Heerführer sind hier bei ihren Kriegen gegen China im 13. Jahrhundert wiederholt entlanggezogen. Der Name *tschan tao* ist sehr alt, er findet sich schon im *Schi ki*, Kap. 55 fol. 5r⁰, wo geschildert wird, wie die „Pfeiler-Straße“ auf Befehl von Liu Pang 劉邦, als er „König von Han“ war (im Jahre 206 v. Chr. s. I, 260f.), abgebrannt wurde. Wenn Martin Martini (17. Jahrhundert) Liu Pang als Erbauer der Straße angibt, so ist dies, wie man sieht, ein Irrtum. Nach Richthofen (S. 271) wird in Ssĕ-tschʻuan selbst der Bau dem Liu Peï 劉備, dem Gründer der Schu-Han-Dynastie (3. Jahrhundert n. Chr. s. II, 7ff.) zugeschrieben. Es kann sich dabei aber nur um die Wiederherstellung der ganz verfallenen Pfeilerbauten gehandelt haben. Die Sage von den fünf Gold ausscheidenden Rindern und den fünf Riesen wird im *Hua yang kuo tschi* 華陽國志 (s. folgende Anm.) 蜀志 fol. 2v⁰ff. erzählt; Tschang Schou-tsie hat sie dann der erwähnten Stelle im *Schi ki* beigefügt.

**187, 24.** Die Begebenheiten in den Gebieten von Ssĕ-tschʻuan seit Bekanntwerden des Landes sind übersichtlich dargestellt im *Hua yang kuo tschi*, einem Werke des 4. Jahrhunderts n. Chr., das in den *Han Weï tsʻung schu* erhalten ist, (vergl. Anm. zu II, **60,** 10). Die Geschichte von Pa und Schu, auch die spätere, wird in den drei ersten Kapiteln erzählt. Unsere Angaben entstammen vornehmlich dem Kapitel *Schu tschi*. Die weit ausschauende Erklärung von König Huis Heerführer findet sich dort fol. 4v⁰; vergl. auch Rosthorn, *Die Ausbreitung der chinesischen Macht in südwestlicher Richtung* S. 28ff.

**188, 37.** Die Namen der Könige von Yüe müssen der einheimischen Sprache entnommen sein: Kou-tsien, Wu-kʻiang 無彊, dessen Vorgänger Wu-tschuan 無顓 oder Tʻan-schu-mao 菼蠋卯, bei Ssĕ-ma Tsʻien Tschi-hou 之侯 genannt, u. a. sind Fremdnamen, die in der bekannten spöttischen Weise von den Chinesen wiedergegeben sind: „Kraftlos“, „Respektlos“ u. a.

**189, 43.** Kulturelle und wohl auch politische Beziehungen zwischen Yen und Liao-tung im 4. und 3. Jahrhundert v. Chr. glauben neuerdings die japanischen Archäologen der Universitäten Kyōto und Tōkyō durch ihre Ausgrabungen in Mu-yang tsch'êng 牧羊城 auf der äußersten Landspitze südwestlich von Port Arthur im Jahre 1928 nachgewiesen zu haben. Sie fanden dort in Gräbern der genannten Zeit unter anderem die sehr merkwürdigen topfartigen Särge aus Ton, in denen wahrscheinlich Kinder beigesetzt waren. (Die von den Verfassern herangezogene Stelle aus *Li ki* — Couvreur I, 165 — handelt von einem Steinsarge — 石椁 —, in den der eigentliche Sarg eingelassen wurde und zu dessen Herstellung mehr als drei Jahre gebraucht wurden, also etwas völlig anderes). Solche Särge von der gleichen Technik sind 1927 von chinesischen Archäologen im Bezirk Yi hien 易 südwestlich von Peking ausgegraben. Auch gegenüber von Mu-yang tsch'êng, bei Fu-schan hien 福山 an der Küste von Schan-tung, haben sich Bruchstücke von Tonwaren gleicher Art aus der Han-Zeit gefunden. Für bestimmte Schlüsse hinsichtlich der Verbindung reicht aber das von den Japanern veröffentlichte Material nicht aus. S. *Mu-yang-ch'êng, Han and Pre-Han Sites at the Foot of Mount Lao-t'ieh in South Manchuria* (2. Band der *Archaeologia Orientalis*, einer Sammlung archäologischer Arbeiten, die von der Tōa-kokugaku-kwai 東亞考古學會 — The Far-Eastern Archaeological Society — in Tōkyō und Kyōto veröffentlicht wird), herausgegeben von Yoshito Harada 原田淑人, S. 25f. u. App. II, Tafel LVII—LX.

**190, 38.** Die Mauer von Yen muß ziemlich genau da gewesen sein, wo heute der östliche Teil des inneren Zweiges der „Großen Mauer" (der natürlich aus einer viel späteren Zeit stammt) sich befindet, und dann auch weiterhin denselben Lauf nach Osten genommen haben, den die heutige Mauer nimmt. Sie hatte wahrscheinlich an dem tief eingeschnittenen Tale des Hun ho 渾河 am Ostabhang des Siao Wu-t'ai schan 小五臺山 ihren Anfang, lief dann nach Nordosten auf dem Kamme der Vorberge vom Steilabfall des mongolischen Hochplateaus über die Höhe des bekannten Nan-k'ou 南口-Passes weiter über den Paß Ku peï k'ou 古北口 bis in die Nähe der Meeresküste, bog nach Nordosten um und folgte der Linie, die von den auf unseren Karten eingezeichneten, aber schon längst nicht mehr vorhandenen sogenannten „Palisaden" gebildet wird. Westlich der heutigen Stadt Kin-tschou 錦州 muß sie aber diese Linie verlassen und nördlich vom Golf von Liao-tung 遼東 nach Osten bis zum Liao-Fluß oder auch ein Stück darüber hinaus gelaufen sein.

**191, 30.** Die Ummauerung der Stadt Tsch'êng-tschou durch die Fürsten hat auch Konfuzius im *Tsch'un-ts'iu* 昭公 32. Jahr (510) verzeichnet. Die Verhandlungen und Betrachtungen der Fürsten dabei sind im *Tso tschuan* dazu und im *Kuo-yü*, Kap. 3 fol. 19r°ff. anschaulich geschildert.

**192, 6.** Über die verschiedene Auffassung der Bezeichnungen Ost- und West-Tschou ist bereits oben in der Anmerkung zu **116, 31** das Nötige gesagt worden. Das Jahr 426, d. h. das 15. Jahr des Königs K'ao 考, sein Todesjahr, als der Anfang der Teilung des Königstaates ist dem *T'ung-kien* *kang-mu ts'ien pien* 考王 15. Jahr entnommen. Dort wird auch angegeben, daß, wenn der Herzog Hui von Ho-nan dem Lehen seines Sohnes den Namen Ost-Tschou gegeben habe, der seines eigenen West-Tschou gewesen sein müsse.

**192,** 31. Den Titel Kaiser hatte Ts'in dem König von Ts'i angeboten, ohne daß die Beweggründe erkennbar werden. Tschepe, *Histoire du royaume de Ts'in* S. 169 meint, der König Tschao-siang habe Furcht vor Ts'i gehabt, und um keine Schwierigkeiten mit ihm zu bekommen, wenn er selbst den Kaisertitel annähme, habe er Ts'i den Vorschlag gemacht, das gleiche zu tun. Das hat bei der damaligen Machtstellung von Ts'in wenig Wahrscheinlichkeit. Der König von Ts'i besprach die Frage mit seinem Minister Su Tai 蘇代 (s. Giles, *Biogr. Dict.* Nr. 1787), einem der bekannten reisenden politischen Ratgeber. Dieser riet ihm, das Anerbieten anzunehmen, aber zunächst keinen Gebrauch davon zu machen, sondern zu sehen, wie man im Reiche die Führung des Titels durch Ts'in aufnehmen würde, und danach weiter zu verfahren. So wurde die Führung des Kaisertitels von beiden Mächten aufgegeben. Näheres bei Chavannes, *Mém. hist.* V, 266ff.

**194,** 4. Die Systeme der „Längs- und Quer"-Bündnisse, *tsung-hêng* 從 oder 縱 橫 oder 衡, spielen in der Geschichte der „Kampfstaaten" eine sehr wichtige Rolle. Der Ausdruck wird von den Kommentatoren verschieden erklärt (Chavannes a. a. O. I, 317 Anm. 1 hat ihre Angaben gesammelt), ich glaube, daß er zunächst nichts anderes bedeuten soll, als was ich im Text angegeben habe. Die oft gehörte Erklärung, daß das System *tsung* den Föderalismus, *hêng* den Imperialismus darstelle, scheint mir erst von den letzten Ergebnissen, d. h. vom Triumph der Macht Ts'ins, auf die frühere Zeit zurückübertragen zu sein. Zwei gute Beispiele für die Umwerbung der Innenstaaten für den Süd-Nord-Bund oder den West-Ost-Bund finden sich (neben vielen anderen) im *Tschan kuo ts'ê* (Ausgabe des Yao Hung 姚宏, 12. Jahrh., von 1869), Kap. 26 fol. 1v°ff. Su Ts'in 蘇秦 (der Bruder des eben genannten Su Tai) bemüht sich, den „Längs-Bund" für Tsch'u zustande zu bringen (合從) und Han dafür zu gewinnen; Tschang Yi 張儀, der Minister von Ts'in, will den „Quer-Bund" für Ts'in ins Leben rufen (連橫, beides sind die ständigen Bezeichnungen im *Tschan kuo ts'ê)* und stellt Han den Beitritt als das richtigste verlockend dar. Das Wirken der berühmtesten Träger der Staatsweisheit in jener Periode der „Kampfstaaten" von Weï Yang an, besonders auch der Brüder Su, Tschang Yis und mehrerer anderer ist übersichtlich geschildert worden von Ch. Piton, *The Six Great Chancellors of Ts'in*, in China Review Bd. XIII, S. 102ff., 127ff., 255ff. (dazu auch der Aufsatz S. 305ff.), sowie kürzer von W. A. P. Martin in seinem Vortrage *Diplomacy in Ancient China* (Journal of the Peking Oriental Society Bd. II, S. 241ff.). Über Kueï ku tsĕ 鬼谷子, den gemeinsamen Lehrer der beiden konkurrierenden Politiker Su Ts'in und Tschang Yi, sowie die ganze Schule s. Näheres bei Forke, *Geschichte der alten chinesischen Philosophie* S. 482ff., wo auch die weitere Literatur angegeben ist. Eine besondere Arbeit hat Chung Se Kimm dem Meister gewidmet: *Kuei-kuh-tze, Der Philosoph vom Teufelstal*, in Asia Major Bd. IV, S. 108ff.; sie enthält auch eine Übersetzung des ihm zugeschriebenen Werkes.

**196,** 5. Im *Tschan kuo ts'ê*, Kap. 9 fol. 6v⁰ ff. wird ausführlich erzählt, daß der König Wu-ling 武靈 sich im Hinblick auf die großen Gefahren, die seinen Staat nicht nur von Ts'in, Han, und Yen, sondern besonders auch von den Stämmen der Hunnen (den Wald-Hunnen 林胡, den Lou-fan 樓煩 und den Tung Hu 東胡) im Norden und Nordosten bedrohten, zu ganz neuen Maßnahmen entschlossen habe. In langen Unterredungen mit seinem vertrauten Minister Fei Yi 肥義 und dem Prinzen Tsch'êng 成 legte der König seine Beweggründe dar, warum er es für unumgänglich gehalten habe, an seinem Hofe die Kleidung und bei seinem Heere die Ausrüstung der Hunnen einzuführen. Es sei dies im Interesse des Staates durchaus notwendig, da man sich auf diese Weise den natürlichen Verhältnissen des Landes und seiner Bewohner weit besser anpassen könne. Es folgen dann auch Erörterungen der Frage, ob die Sitten der Alten wirklich verändert werden dürften, und der König äußerte dabei Ansichten, die ihn fast als einen Anhänger des Schang Yang und der Rechtschule (s. I, 214ff.) erscheinen lassen. Unter Überwindung starker Widerstände setzte er seinen Willen durch, und offenbar hat er auch mit der neuen Lebensführung große Erfolge errungen. Das Ganze ist ein Zeichen dafür, daß die Kultur der „Mittelstaaten" nicht so hoch oder die der Jung und Ti nicht so tief stand wie die chinesischen Geschichtschreiber glauben machen wollen. Die Kleidung der Hunnen und ihr Einfluß auf die der Chinesen seit der bedeutungsvollen Reform des Königs von Tschao ist von Wang Kuo-weï in einer ungemein interessanten Studie, *Hu fu k'ao* 胡服考, untersucht worden, die das 18. Kapitel des *Kuan t'ang tsi lin* bildet und voll von neuen und überraschenden Ergebnissen ist. Mit den Kleidungstücken haben die Chinesen auch vielfach die fremden Namen übernommen, die in völlig entstellter Form bis jetzt in der Sprache weiter leben, wie denn auch die Spuren der Kleiderreform dauernd geblieben sind. Einen kritischen Auszug aus Wang Kuo-weïs Arbeit mit vielen Ergänzungen hat Pelliot gegeben in T'oung Pao Bd. XXVI, S. 137ff. (offenbar hat P. eine andere Ausgabe der Sammlung vorgelegen als mir). Über die Umgestaltung der chinesischen Bewaffnung zur Han-Zeit hat Laufer, *Chinese Clay Figures* S. 201ff. Material gesammelt. Er ist der Meinung, daß die neuen Lehren der militärischen Taktik und damit auch die neue Bewaffnung von Iran ausgegangen und durch „die türkischen Stämme" über Innerasien den Chinesen vermittelt sind. (S. 217.) Die Vorgänge erinnern an ein ähnliches Verhalten der Römer gegen die „Barbaren"-Völker. Sie haben den Germanen ihren Holz- und Erdbau bei der Anlage von Grenzwällen und Lagerbefestigungen nachgeahmt, ihre Waffen denen italischer Völker angeglichen u. a. m. (Vergl. hierzu C. Schuchardt, *Die Römer als Nachahmer im Landwehr- und Lagerbau* in Sitzungsber. Preuß. Akad. d. W. 1931, S. 608ff.). Sallust, *Cat.*

51,37 f. läßt Caesar sagen: „Majores nostri, patres conscripti, neque consili neque audaciae unquam eguere; neque illis superbia obstabat, quominus aliena instituta, si modo proba erant, imitarentur: arma atque tela militaria ab Samnitibus, insignia magistratuum ab Tuscis pleraque sumpserunt; postremo, quod ubique apud socios aut hostes idoneum videbatur, cum summo studio domi exsequebantur imitari quam invidere bonis malebant". Auch die Chinesen haben diesen Grundsatz mehr befolgt als sie wahr haben wollen.

Der Verlauf der „Großen Mauer" von Tschao ist mit einiger Sicherheit zu bestimmen. Das Gebiet von Tai 代, wo sie begann, lag im nordwestlichen Ho-peï um Süan-hua 宣化 herum und zog sich vermutlich bis in die Gegend von Ta-t'ung 大同 hinüber. Yin schan 陰山 heißt heute das Gebirge nördlich von Kueï-hua tsch'êng 歸化城, das sich im Norden des Huang ho bis in das Land der Urat-Mongolen hinzieht. Es soll noch im 18. Jahrhundert mit Wäldern bedeckt gewesen sein, enthält viele gute Weideplätze und war von jeher ein besonders beliebtes und viel umkämpftes Gebiet der Hiung-nu. (Vergl. die Schilderung des Pater Gaubil bei Chavannes, *Mém. hist.* II, 137 Anm. 1). Die Lage von Kao k'üe 高闕 ist ganz unsicher. Das *Schi ki tschêng yi* 史記正義 (8. Jahrh.) zu *Schi ki*, Kap. 110 fol. 6r⁰ bemerkt unter Berufung auf die Geographie der T'ang-Zeit, daß „nördlich von Lin-jung hien 臨戎 in So-fang 朔方 sich eine Bergkette befindet, die steiler ist als die ‚Lange Mauer.' Dort inmitten der Berge ragen zwei spitze Gipfel auf, die überall steil abfallen. Der Volksmund der Gegend nennt sie *kao k'üe*" d. h. die „Hochtürme". So-fang ist der Name einer Mark der Han-Zeit, die das nordwestliche Ordos-Land bis südwärts nach Ning-hia umschloß. Lin-jung hien muß am Huang ho gelegen haben, da wo dieser von Westen nach Osten fließt, etwa südlich vom Lande der Urat. Hier, auf der Nordseite des Stromes, wo die Berge nahe an ihn herantreten, muß Kao-k'üe gewesen sein, nach dem *Schui king tschu* 水經注, Kap. 3 fol. 3r⁰f. ein Engpaß, wo „seit Alters bis jetzt immer eine wichtige Feste zum Schutz der Grenze war". Dieses sehr zuverlässige Werk des 6. Jahrhunderts hebt auch hervor, daß hier am Fuße der Berge noch die Mauer von Tschao vorhanden sei. Über den Ostteil der Mauer macht das *Kua ti tschi*, Kap. 3 fol. 19v⁰ wichtige Angaben. Hier heißt es: „die Große Mauer des Königs Wu-ling (von Tschao) war im Norden von Schan-yang hien 善陽 in So tschou 朔州" und: „das Gebirge Yin schan ist im Norden von So tschou; außerhalb der Grenzsperre wohnen die T'u-küe" (Türken s. II, 231). So tschou ist südlich von der Stadt So-p'ing 朔平 im nördlichen Schan-si, wenig außerhalb des inneren Zweiges der heutigen „Großen Mauer", und das Schan-yang der T'ang ist das alte Ma-yi 馬邑 der Ts'in, das wenig östlich von So tschou lag. Hiernach müßte man annehmen, daß entweder der Bezirk So tschou sich zur T'ang-Zeit nördlich bis Kueï-hua tsch'êng erstreckt, oder aber, daß damals auch das Bergland südlich von der letzteren Stadt den Namen Yin schan gehabt habe. Trifft das erstere zu, so muß die Mauer gleich in nordwestlicher Richtung weit außerhalb des äußeren (älteren) Zweiges der heutigen Großen Mauer verlaufen sein, um dann, die Mauer von Weï überflügelnd, an den Ketten des Yin schan entlang zu führen und an dessen westlichem Ende auf den Fluß zu stoßen. Im anderen Falle würde sie zunächst das Bergland von Ta-t'ung und So-p'ing durchzogen haben, wo auch heute noch der äußere Zweig sich befindet, und dann scharf nach Nordwesten umgebogen sein. Der östlichste Teil der Mauer von Tschao scheint in der gleichen Gegend gewesen zu sein, durch die heute noch der innere Zweig der Mauer läuft; sie wird in dem östlichen Teile des heutigen Bezirkes von Yü 蔚 in der neuen Provinz Tsch'ahar 察哈爾 am West-Abhange des Siao Wu-t'ai schan angesetzt haben, wo heute noch alte Reste vorhanden sind. Dann würde zwischen dem Ostende der Mauer von Tschao und dem Westende der Mauer von Yen (s. I, 190) nur ein kurzer Zwischenraum gewesen sein, der durch das Massiv des Siao Wu-t'ai schan ausgefüllt wurde. Die vorhin erwähnten Bemerkungen der Kommentatoren zum *Schi ki* haben Anlaß zu Mißverständnissen gegeben. De Groot, der sich in seinem Werke *Chinesische Urkunden zur Geschichte Asiens* I, 34 auch mit der Frage der Mauer beschäftigt, nimmt So-fang als das heutige Ning-hia und sucht nun Kao-k'üe im Alaschan-Gebirge, so daß also die Mauer von Tschao sich am ganzen Ordos-Lande entlang oder durch das Land hindurch gezogen haben müßte. Er meint dann, wohl die Unmöglichkeit eines solchen Verlaufs einsehend, daß „die Strecke, die dann weiter vom Huang ho durch Ordos nach Kao-k'üe läuft, gewiß der durch Ts'in erbaute Teil war, den der Text soeben erwähnte". Dabei übersieht er aber, daß die Mauer von Ts'in erst 30 Jahre später gebaut wurde, und zwar durch viel weiter südlich liegendes Gebiet. O. F. von Möllendorff, der in seiner Abhandlung *Die Große Mauer von China* (Zeitschrift d. Deutschen Morgenl. Ges. Bd. XXXV (1881), S. 75ff. die Entstehungsgeschichte der „Großen Mauer" gründlich untersucht hat, kommt ungefähr zu dem gleichen Ergebnis hinsichtlich der Mauer von Tschao wie wir. Er hat im Jahre 1879 nordöstlich von der Stadt Yü in Tsch'ahar „auf einem Kamme von 2100 m Meereshöhe einen Wall von 15 Fuß Breite und durchschnittlich 4 Fuß Höhe aus losen Steinen und Blöcken gefunden; er war bis über die nächsten Bergkuppen auf beiden Seiten zu verfolgen und machte den Eindruck überaus hohen Alters" (S. 90); v. M. ist geneigt, darin die alte Mauer von Tschao zu erkennen. Ich selbst habe das Bergland des nördlichen Schan-si ebenfalls durchreist und bin auf zahlreiche Mauerzüge aus verschiedenen Zeiten gestoßen, möchte aber keinem von ihnen ein so hohes Alter zutrauen. Die Gegend ist oft befestigt worden, weil hier eine besonders beliebte Einbruchstelle der Hiung-nu war. — Den Namen der Mark Yün-tschung 雲中 will De Groot, *Chinesische Urkunden zur Geschichte Asiens* I, 43 Hun-tschung lesen und als „Zentrum, Kerngebiet der Hun" deuten, eine lautlich und sachlich unmögliche Etymologie. Wo die Mark Yen mên 雁門 war, ist nicht genau festzustellen; auch heute noch führt ein Tor der Großen Mauer bei der Stadt Tai 代 diesen Namen, ob er aber die Lage des alten Bezirks bedeutet, muß eine offne Frage bleiben. — Ssĕ-ma Ts'ien erwähnt Kap. 43 fol. 17v⁰, daß bereits im Jahre 333 der Vater des Königs Wu-ling eine „Lange Mauer" erbaut habe, aber über ihre Lage ist nichts festzustellen; die einen behaupten, sie habe im Norden von Yü in Tsch'ahar (s. oben) in die Gegend nordwestlich von T'ai-yuan geführt, andere suchen sie im Süden des Landes, in der Gegend von Kuang-p'ing 廣平 an der Grenze von Ho-peï.

**197, 17.** Der Bericht Ssĕ-ma Ts'iens über das Ende der Tschou ist merkwürdigerweise mehrfach mißverstanden worden. Im Text steht 周君王赧卒. Das kann heißen: „Der Fürst von Tschou und der König Nan starben". P'ei Yin gibt eine ältere Erklärung wieder, wonach „Herzog Wu 武 von West-Tschou" der posthume Name (des Königs Nan?) gewesen sei. Ssĕ-ma Tschêng bestreitet dies mit Recht, er sagt: „Der Herzog Wu von West Tschou war der älteste Sohn des Herzogs Hui 惠, und der hier genannte Fürst von Tschou war eben der Herzog Wu von West-Tschou". Dann aber fährt er irrigerweise fort: „Zu jener Zeit starben der Herzog Wu und der König zusammen, daher die Verbindung im Ausdruck". Dieser Auffassung hat sich auch Chavannes angeschlossen und entsprechend übersetzt (*Mém. hist.* I, 317). Tschang Schou-tsie endlich gibt folgendes wieder: „Nan bedeutet den höchsten Grad der Scham. Er soll die Verachtung ausdrücken für den feigen Schwächling, der bald im Osten, bald im Westen Anlehnung sucht; das genügt, um schamhaft zu erröten, daher die Bezeichnung Nan (赧, d. h. „schamhaft erröten"). Das Buch *Ti wang schi ki* 帝王世紀 sagt: der Ausdruck (*wang*) ist Täuschung. Wenn (der Fürst) auch die Stellung des Himmelssohnes hat, so besagt doch die Bezeichnung (*Nan*), daß er von den Lehensfürsten als Sklave gedrückt wird und mit den gewöhnlichen Leuten auf einer Stufe steht". Diese Erklärung ist die richtige. Der letzte König der Tschou mit dem wenig ehrenvollen posthumen Tempelnamen „Nan" (s. I, 98f.) hatte, wie wir früher (s. I, 192) sahen, seinen Sitz wieder nach West-Tschou verlegt. Wenn also gesagt wird, daß der Fürst (*kün*) von West-Tschou entfloh usw., so kann dies nur der König Nan gewesen sein. Es wäre nicht zu verstehen, daß der König von Ts'in sich mit der Unterwerfung des Herzogs von West-Tschou, d. h. des Herzogs von Ho-nan (s. I, 191) begnügt haben sollte. Außerdem aber ist Ssĕ-ma Tschêng bei seiner Erklärung entgangen, daß der Herzog von West-Tschou, wenn er zusammen mit dem König Nan starb, nicht nach Tan-hu 憚狐 umgesiedelt werden konnte. Die Worte *Tschou kün wang Nan* bedeuten also nur eine Person, eben den König Nan, der von Ssĕ-ma Ts'ien, vielleicht verächtlich, als „Fürst von Tschou" bezeichnet wird. Ssĕ-ma Kuang (*Tsĕ tschi t'ung-kien* 資治通鑑, Kap. 5, Nan wang 59. Jahr) sagt auch richtig: „Der König entfloh nach Ts'in", und am Schlusse seines Berichtes: „in diesem Jahre starb der König Nan". Von einem „Fürsten von Tschou" ist nicht die Rede. Der Herzog von West-Tschou, vermutlich Wu, der älteste Sohn des Herzogs Hui, während der jüngere Herzog von Ost-Tschou war, wurde nach Tan-hu verbannt. Im *Schi ki*, Kap. 4 fol. 38v⁰f. heißt es über die Ereignisse: „Ts'in nahm den Ort

Fu-schu 負黍 im Bezirk Yang-tsch'êng 陽城 (in Süd-Schan-si) in Han 韓. West-Tschou geriet in Furcht, es wendete sich gegen Ts'in und schloß mit den Fürsten einen „Längs“-Bund. Mit einem tapferen Heere des Reiches rückte man von I-k'üe 伊闕 (südwestlich der Stadt Ho-nan) aus, griff Ts'in an und veranlaßte so, daß es keine Verbindung mit Yang-tsch'êng hatte. König Tschao von Ts'in ergrimmte darüber; er entsandte den General Kiu 摎, um West-Tschou anzugreifen. Der Herrscher von West-Tschou entfloh nach Ts'in usw.“ Und ferner Kap. 5 fol. 32r⁰: „Der General Kiu griff Han an. Er nahm den Ort Fu-schu im Bezirk Yang-tschêng und schlug 40000 Köpfe ab. Er griff Tschao an, nahm über 20 Bezirke und schlug 90000 Gefangenen die Köpfe ab. Der Zentralherrscher geriet in Furcht, er wendete sich gegen Ts'in und schloß mit den Fürsten einen ‚Längs'-Bund“ usw.

Ganz im Stil des orthodoxen Konfuzianismus stellt Tschu Hi (12. Jahrhundert) in seiner Bearbeitung von Ssĕ-ma Kuangs Werk die Sache dar (*T'ung-kien kang-mu* Nan wang 59. Jahr): „Ts'in griff Han und Tschao an. Der Zentralherrscher befahl den Fürsten, es zu bestrafen. Darauf brachen die Horden von Ts'in räuberisch in das Land. Der Zentralherrscher begab sich nach Ts'in und bot sein gesamtes Gebiet an. Dann kehrte er zurück und starb“. Das *Tsĕ tschi t'ung-kien kang-mu fa ming* 發明 (s. I, 277) gibt die Gründe für diese Darstellungsart ganz im Stile des *Kung-yang tschuan* zur Terminologie des *Tsch'un-ts'iu*. Zunächst wird an den Satz erinnert: „Der Himmel hat nicht zwei Sonnen, das Volk nicht zwei Zentralherrscher“ (s. I, 119), dann heißt es weiter: „wenn auch das Haus der Tschou klein geworden war, es blieb Herrscher, und wenn auch die Fürsten groß geworden waren, sie blieben Untertanen“. Darauf wird der Werdegang von Ts'in aus seinen kleinen und niedrigen Anfängen heraus bis zu seiner Eroberung der gesamten Macht dargestellt. Schließlich wird die Frage aufgeworfen, warum der Text im *T'ung-kien kang-mu* die neue Fassung erhalten hat, die von der der älteren Geschichtschreiber abweicht. Die Antwort ist: „Für die Begriffe Stark und Schwach gibt es keine bestimmte Form, aber für die Begriffe Herrscher und Untertan gibt es eine bestimmte Rangordnung. Daß Tschou Ts'in keinen Widerstand leisten konnte, war eine Machtfrage, aber daß Ts'in nicht vor Tschou den Vorrang haben durfte, ist eine Rangordnungsfrage. Nan hatte nicht die Schlechtigkeit von Kie (s. I, 67) und von Tschou-sin (s. I, 68f.), und Ts'in hatte nicht die Tugend von T'ang und von Wu. — Wie kann man aber sagen, daß der Himmelssohn an die Fürsten herantrat? — Das ist in dem Worte angedeutet: er geriet in Furcht. — Und wie kann man sagen, daß der Zentralherrscher den Befehl gab, den Schuldigen zu bestrafen? — Das ist mit dem Worte angedeutet: er wendete sich gegen ihn“. Das Ganze soll dann dazu dienen, „zehntausend Geschlechtern die Scheidung zwischen Herrscher und Untertan vor Augen zu stellen“. Die Methode des Konfuzius, Begebenheiten der Vergangenheit ohne Rücksicht auf die geschichtliche Wahrheit zu Beweisen ethischer Dogmen umzugestalten, war also zur Sung-Zeit noch nicht vergessen. Der Tod des Königs Nan braucht kein gewaltsamer gewesen zu sein; er hatte 59 Jahre regiert, muß also im Greisenalter gestanden haben.

**197,** 26. Wang Tsch'ung im *Lun-hêng* (Kap. 8 fol. 7r⁰) hält die Geschichte von dem Versinken der Dreifüße der Tschou im Flusse Ssĕ 泗 für unglaubwürdig. Er meint, „verbrecherische Leute hätten die Dreifüße eingeschmolzen, um andere Gegenstände daraus zu machen". Es ist auch schwer einzusehen, wie die Dreifüße auf dem Transport vom Lo-Fluß nach Hien-yang nach Schan-tung gekommen sein sollen.

**198,** 14. In den Annalen von Schi huang-ti (*Schi ki*, Kap. 6 fol. 2v⁰) werden Han 韓, Weï 魏, Tschao 趙, Weï 衛 (das ältere) und Tsch'u 楚 als die fünf von 241 ab gegen Ts'in verbündeten Staaten genannt, ebenso im *Tsĕ tschi t'ung-kien*, Kap. 6, Schi huang-ti 6. Jahr. Dagegen nennen die Annalen von Ts'i (a. a. O. Kap. 46 fol. 18v⁰) statt des älteren Weï vielmehr Yen, ebenso die von Tschao (a. a. O. Kap. 43 fol. 37 v⁰). Diese Vereinigung ist jedenfalls viel wahrscheinlicher, obwohl Yen kurz vorher noch mit Tschao in Feindschaft gewesen sein soll (*Schi ki*, Kap. 34 fol. 9r⁰).

**200,** 12. Über das Alter der Schrift in China vergl. meine Bemerkungen in *Der Ursprung der chinesischen Geschichtschreibung* (Sitzungsber. d. Preuß. Akad. d. W. Philos.-hist. Kl. 1925, S. 276ff.) S. 287f. S. auch I, 69 und Anm. zu I, **235,** 14. In einer scharfsinnigen und gedankenreichen Abhandlung *On the Nature of Chinese Ideography* (T'oung Pao Bd. XXXII — 1936 — S. 85ff.) hat Herrlee Glessner Creel dargetan, daß die älteste chinesische Schrift eine reine Bilderschrift (*pictographic and ideographic*) war, und daß das phonetische Element erst allmählich sich hinzugesellt hat. Während der ganzen folgenden Entwicklung bis zum heutigen Tage habe sich auch der chinesische Genius immer dagegen gewehrt, den phonetischen Charakter in der Schrift die Oberhand gewinnen zu lassen. Hiernach müßte man allerdings annehmen, daß die Schrift in ihren früheren Stadien ganz oder fast ganz ohne Rücksicht auf die Sprache gebildet und entwickelt worden sei. Für die Frage des Alters lassen sich zwar Schlüsse hieraus nicht ziehen (auch Creel tut dies nicht), aber mein Urteil, daß mit solcher Schrift im hohen Altertum keine größeren Texte hergestellt werden konnten, wird dadurch noch bestärkt. Sie kann nur für gewisse stehende Formeln hingereicht haben (das beweisen auch die ältesten Bronze-Inschriften) und das Geheimnis einiger weniger Personen gewesen sein. Vergl. Anm. zu I, **240,** 2.

**200,** 31. Über Verbindungen Chinas mit Innerasien um 600 v. Chr. vergl. *Der kosmische Gedanke in Philosophie und Staat der Chinesen* S. 10f. Hinsichtlich der Entlehnung babylonischer Sterndeutungsmethoden sind wir leider ganz auf Vermutungen angewiesen. Daß eine solche stattgefunden haben muß, zeigt der Aufsatz von Bezold, *Ssĕ-ma Ts'ien und die babylonische Astrologie* (Ostasiat. Ztschr. Bd. VIII, S. 42ff.) zur Genüge. Wenn der Wiener Archäologe V. Christian in einem Aufsatze *Die Beziehungen der altmesopotamischen Kunst zum Osten* (Wiener Beiträge zur Kunst und Kultur

Asiens Bd. I, S. 41ff.) meint, für die Übertragung westlicher Elemente nach dem Osten zwischen ca. 650 u. 100 v. Chr. komme die Zeit der Achämeniden, Alexanders des Großen und seiner unmittelbaren Nachfolger als besonders geeignete Periode in Betracht, weil diese Epochen „unter stärkstem mesopotamischem Einfluß standen und nachhaltigst auf Innerasien und damit indirekt auch auf den Osten einwirkten" (S. 61), so ist damit nichts gewonnen, diese Epochen füllen eben die ganze in Betracht kommende Zeit aus. Dagegen ist es ein unrichtiger Schluß, wenn die Tatsache, daß die von Bezold festgestellten Übereinstimmungen sich bei Ssĕ-ma Ts'ien finden, als ein Beweis für die „Abhängigkeit der chinesischen Astrologie um 100 v. Chr. von der assyrischen" genommen und daraus gefolgert wird, daß „man an verhältnismäßig junge Entlehnungen denken müsse". Ssĕ-ma Ts'ien schildert den Stand der Astrologie, wie er sicher Jahrhunderte vor ihm bestanden hat, und welches die wahrscheinlichste Zeit der Übertragung war, kann nicht bloß von der innerasiatischen Seite her entschieden werden. Es bleibt festzustellen, wann die Verhältnisse in China dafür am günstigsten waren, und dafür liegt der Schlüssel in der Geschichte von Ts'in, dem vermittelnden Staate.

**202, 3.** Es ist ganz abwegig, wenn M. Granet, *Danses et légendes de la Chine ancienne* S. 66 meint, „alle Schulen, indem sie in Folge der Lockerung *(fléchissement)* der Lehensordnung aufhörten, einem bestimmten Lehenstaate zuzugehören, seien in den Zustand der Wanderung übergegangen".

**202, 23.** Der Rat des Mêng tsĕ an den König von Ts'i, Yen anzugreifen, weil die Gelegenheit dafür gegeben sei, scheint den späteren Bearbeitern seiner Aussprüche peinlich gewesen zu sein, jedenfalls legen sie dem Weisen eine höchst spitzfindige Casuistik in den Mund, mit der er sich von der Verantwortung für sein Tun frei machen soll. S. *Mêng tsĕ* II, 2, 8.

**202, 33.** Es ist nicht unsere Aufgabe, auf die einzelnen Philosophen-Schulen der Tschou-Zeit einzugehen; man findet Näheres darüber, auch über die weitere Literatur, bei Forke, *Geschichte der alten chinesischen Philosophie*, die ausschließlich die Tschou-Zeit behandelt. Wir haben uns nur mit den Lehren zu beschäftigen, die von Bedeutung für die Entwicklung des Staates gewesen sind. Unsere Auffassungen werden sich allerdings nicht immer mit denen in dem genannten Werke decken.

**204, 15.** Die älteste und einzige Lebensbeschreibung des Konfuzius ist die im 47. Kapitel des *Schi ki* gegebene, und auch deren Zuverlässigkeit ist Zweifeln offen. Einmal ist das Quellenmaterial, das Ssĕ-ma Ts'ien zur Verfügung stand, nicht durchweg glaubwürdig, und dann steht der große Geschichtschreiber auch offensichtlich unter dem Einfluß der stark erregten Stimmung seiner Zeit, die neben dem Abscheu über die Greuel der nahen Vergangenheit große Zukunfts-Hoffnungen an den aufblühenden Konfuzianismus knüpfte und bereits begann, den Meister über Menschliches hinaus zu stilisieren. Vergl. die kritischen Bemerkungen Chavannes' zu seiner Übersetzung des Kapitels in *Mém. hist.* V, 436ff. Näheres über das Leben und Werk des Konfuzius, sowie die weitere Literatur bei Forke, a. a. O. S. 99ff. Wir müssen uns hier natürlich aller Einzeluntersuchungen enthalten.

**206,** 22. Wenn Forke S. 268 meint, „durch sein Wirken oder seine Tugend wird *tao* vorbildlich für die Menschheit und gilt daher als das höchste Prinzip der Sittlichkeit", so sind hier *tao* und *tê* schon im Sinne der Konfuzianer, nicht mehr im Sinne Lao tsĕs genommen.

**206,** 27. Niemand hat den Unterschied zwischen dem *tao* des Lao tsĕ und dem des Konfuzius deutlicher ausgesprochen als Han Yü 韓愈, der große Ketzerrichter des 8. und 9. Jahrhunderts (S. Giles, *Biogr. Dict.* Nr. 632 und II, 490). In seiner berühmten Abhandlung *Yuan tao* 原道 „Ergründung des *tao*" heißt es: „Allumfassende Liebe heißt *jen* 仁, bei der praktischen Übung dieser Liebe das Angemessene tun heißt *yi* 義, fortschreiten von diesem Ausgangspunkte (dem Ziel des Lebens) zu heißt *tao*, in sich selbst die Kraft finden und nicht sie von außen erwarten heißt *tê*. *Jen* und *yi* sind feststehende (absolute) Begriffe, *tao* und *tê* sind leere Schalen (in die ein relativer Inhalt gefüllt wird), daher gibt es ein *tao* des „Edlen" und ein *tao* des „Unbedeutenden", ein *tê* des Unheils und ein *tê* des Segens (d. h. schlechte und gute Eigenschaften). Wenn Lao tsĕ das *jen* und das *yi* verkleinert, so zerstört er es damit nicht, sein Blickfeld ist eben klein. Wer in einem Brunnen sitzt und den Himmel betrachtet, sagt: der Himmel ist klein, aber darum ist der Himmel nicht wirklich klein. Jener (Lao tsĕ) meint, daß einzelne gütige Taten *jen* sind, einzelne Kleinigkeiten *yi*, und von seinem kleinen Standpunkte aus hat er Recht. Was er *tao* nennt, das ist das *tao*, das er als *tao* ansieht, aber nicht das, was ich *tao* nenne; was er *tê* nennt, das ist das *tê*, das er als *tê* ansieht, aber nicht das, was ich *tê* nenne. Was ich *tao-tê* nenne, das ist ein Ausdruck für die Verbindung von *jen* und *yi* und ein der ganzen Welt gemeinsamer Ausdruck. Was aber Lao tsĕ *tao-tê* nennt, das ist ein Ausdruck für die Beseitigung von *jen* und *yi* und der besondere Ausdruck eines einzelnen Menschen" (*Ku wên yuan kien*, Kap. 35 fol. 3v⁰).

**206,** 33. Ich habe die Stelle aus *Tao-tê king* 18: 智惠出有大僞 abweichend von allen Übersetzern wiedergegeben. Das Wort *weī* 僞 heißt hier nicht „Lüge" oder „Heuchelei", sondern ist zweifellos in dem Sinne zu nehmen, in dem es Sün tsĕ 荀子 (s. I, 219f.) in dem berühmten Abschnitt 23 seines Werkes „Über die Schlechtigkeit der ursprünglichen Natur", 性惡, versteht: „die menschliche Natur ist böse; das Gute daran ist künstlich" d.h., wie er nachher erklärt, erst durch Erziehung zur Sitte künstlich hervorgerufen: 人之性惡,其善者僞也 das heißt: 聖人化性而起僞、僞起於性而生禮義 „indem die Heiligen die ursprüngliche Natur wandelten, bewirkten sie etwas Künstliches, und indem das Künstliche in der ursprünglichen Natur aufkam, erzeugte es die Sitte und die Gerechtigkeit" (fol. 7v⁰). Der Kommentar verweist hierbei mit gutem Recht auf die obige Stelle im *Tao-tê king*.

**209,** 23. Die Auslegungskünste der Konfuzianer bei vielen Liedern des *Schi king* hat Granet im 1. Teile seines Buches *Fêtes et chansons anciennes de la Chine* dargelegt.

**209,** 43. Das Wesen und die Bedeutung von Konfuzius' literarischer Sammeltätigkeit ist zuerst richtig gewürdigt worden von E. Faber in seiner Abhandlung *The Historical Characteristics of Taoism* (China Review Bd. XIII — 1884/85 — S. 231 ff.). Auch er ist der Überzeugung, daß die von Konfuzius überlieferten Schriften des Altertums ursprünglich ganz anders ausgesehen haben, daß sie „keine zuverlässigen geschichtlichen Urkunden sind, sondern in nicht mißzuverstehender Weise den Stempel von Konfuzius und seiner Partei tragen" und daß insbesondere „alle theoretischen, d. h. entgegenstehenden und abweichenden Lehren, ja selbst die leichtesten Anspielungen darauf, soweit wie irgend möglich, von ihm ausgemerzt worden sind" (S. 239). Über Konfuzius' Verhältnis zum *Yi king* s. Näheres Anm. zu I, **308,** 13.

Die Anschauungen von K'ang Yu-weï 康有爲 und seinen Schülern sind in zahlreichen Schriften niedergelegt, ich nenne besonders die Aufsätze von K'ang im 19. Kap. des *King schi wên sin pien* 經世文新編 fol. 3r° ff. Die konfuzianische „Bibel" wird genau beschrieben bei Chen Huan-chang, *The Economic Principles of Confucius and his School* I, 23 ff. Sehr entschieden tritt diesen Ansichten die neueste Richtung entgegen, wie sie in der Arbeit von Fêng Yu-lan 馮友蘭, *K'ung tsĕ tsai tschung kuo li schi tschung tschi ti weï* 孔子在中國歷史中之地位 in *Yen king hüo pao* 燕京學報 (The Yenching Journal) 1927, S. 233 ff. zum Ausdruck kommt. Es ist hier noch nicht der Ort, auf den Inhalt näher einzugehen, es genügt, zu sagen, daß sie Konfuzius als den chinesischen Sokrates ansieht, der vielleicht nie etwas geschrieben habe, dessen Einfluß auf die geschichtliche Entwicklung aber ebenso groß gewesen sei wie der des Griechen auf die des Westens.

**210,** 23. Über die kosmische Zahl 72 bei den Herrschern, die das Himmelsopfer auf dem T'ai-schan dargebracht haben, vergl. Chavannes, *Le T'ai-chan* S. 17. Übrigens gibt Ssĕ-ma Ts'ien Kap. 67 fol. 1r° für die Schüler des Konfuzius auch die Zahl 77 an, die sich nach einer Bemerkung Ssĕ-ma Tschêngs auch in einer verlorenen älteren Fassung des *Kia yü* 家語 gefunden haben soll, wo heute ebenfalls 72 genannt werden. Vergl. T'oung Pao Bd. XIX, S. 421.

**210,**29. Das Wort *ju* 儒 wird im *Fa yen* 法言, einem Werke aus dem Beginn der christlichen Zeitrechnung, Abschnitt 君子, folgendermaßen erklärt: „Wer Himmel, Erde und Menschen (d. h. das Verhältnis des Menschen zum All) versteht, heißt *ju*. Wer Himmel und Erde, aber nicht die Menschen versteht, heißt *ki* 伎 („d. h., ‚klug", „geschickt")." Und im *Tschou-li* (Biot I, 33) werden die *ju* unter den neun Volks-Ordnern *(liang* 兩) aufgezählt: „Die *ju* gewinnen das Volk durch den rechten Weg *(tao)*". Beide Erklärungen stammen aber aus der Han-Zeit, können also mit Rücksicht auf die Konfuzianer zurecht gemacht sein. Mêng tsĕ gebraucht die Bezeichnung im Gegensatz zu anderen Schulen (VII, 2, 26), so daß sich auch hier eine Erklärung nicht gewinnen läßt. Vergl. auch die Bemerkungen Chavannes', *Mém. hist.* V, 307 Anm. 2 dazu. In seinem Werke *Ju hüo kai lun* 儒學概論

(zuerst chinesisch 1928, dann japanisch 1930 und deutsch 1934 erschienen) hat der japanische Sinologe Kitamura Sawakichi 北村澤吉 die Bedeutung des Wortes ausführlich erörtert. Er geht vom *Schuo wên* aus und kommt auf Grund der Kommentare hierzu, sowie zum *Yi king*, zum *Ku-liang tschuan*, *Kung-yang tschuan* und *Li ki*, ferner des Wörterbuchs *Kuang-ya* 廣雅 und des *Tschou-li* zu dem Ergebnis, daß „*ju* die Bedeutung hat von ruhig und weich, nachgiebig, zögernd, durchdringend und durchsetzend, erreichend, handelnd ohne Leichtfertigkeit und ohne Hast. Positiv ausgedrückt: Ernst und Treue im Handeln, nicht eher aufhörend, als bis das Ziel erreicht ist" (S. 3 der deutschen Ausgabe). Weiter zurück, in die Vor-Tschou-Zeit, greift Hu Schi 胡適, der vor kurzem der Frage im „Bulletin" der Academia Sinica (Histor. philolog. Abteilung) IV, Nr. 3 (1935) eine scharfsinnige Studie, *Ju schuo* 儒說, gewidmet hat. Er zeigt darin, daß die *ju* ursprünglich Astrologen und Wahrsager unter der Schang-Dynastie waren, daß der Name dann von den Tschou übernommen wurde, daß aber seine Träger nicht mehr die hohe Stellung eingenommen hätten wie vorher, sondern daß sie als Reste eines untergegangenen Volkes sich hätten demütig und nachgiebig *(ju)* verhalten müssen und daß erst Konfuzius, selbst ein Schang-Mann und Verehrer der Schang-Kultur, der Bezeichnung einen neuen und verfeinerten Inhalt gegeben habe. Danach hätte das Wort *ju* allerdings zur Schang-Zeit, wenn es damals vorhanden war, eine andere Bedeutung haben müssen als später. Hu Schis Abhandlung ist ins Deutsche übersetzt von Wolfgang Franke in Sinica-Sonderausgabe 1935, S. 141ff.

**210,** 43. Das auf Yen Ying 晏嬰 seinem Inhalte nach zurückgeführte Werk hat den Titel *Yen tsĕ tsch'un-ts'iu* 晏子春秋; es ist natürlich viel später erst aufgezeichnet worden, wir haben aber keine Veranlassung, einem beträchtlichen Teil davon die Echtheit abzuerkennen, im besonderen auch nicht den Aussprüchen über Konfuzius, die sich im 8. Kapitel finden. Das Werk und sein Verfasser sind eingehend gewürdigt von A. Forke, *Yen Ying, Staatsmann und Philosoph, und das Yen-tsĕ tsch'un-tch'iu* im Hirth Anniversary Volume der Asia Major S. 101ff. Auch Maspero, *La Chine antique*, S. 586 Anm. hat einige Bemerkungen über die Entstehung des heutigen Textes.

**213,** 29. Über Yang Tschu und seine Lehre findet sich Näheres bei Forke, *Gesch. d. alten Phil.* S. 356ff.

**214,** 18. Die Reden und Gespräche des Mo ti 墨翟, von seinen Schülern gesammelt, sind uns in dem *Mo tsĕ* 墨子 betitelten Werke erhalten. Der Text ist leider vielfach verderbt und verstümmelt, nicht zum wenigsten in dem angeführten Kapitel 39 von Buch 9 (unsere Stelle findet sich dort fol. 6r° der Ausgabe in den „dreiundzwanzig Philosophen"). Das Werk ist von Forke unter dem Titel *Mê Ti, des Sozialethikers, und seiner Schüler philosophische Werke* (Beiband zum Jahrg. XXIII/XXV der Mittlg. d. Sem. f. Orient. Spr.) übersetzt worden.

**215,** 1. Granet hat keine richtige Vorstellung von dem Geistesleben am

Ausgange der Tschou-Zeit, wenn er (*Danses et légendes* S. 66 Anm. 2) zwar richtig meint, daß „man den Beginn der Spaltung des chinesischen Denkens in zwei große Strömungen in die Zeit der wandernden und spezialisierten Schulen verlegen müsse“, dann aber fortfährt: „Diese beiden Strömungen gerieten erst im Anfang der kaiserlichen Ära(?) in einen deutlichen Gegensatz zueinander. Es gingen dann die konfuzianische und die taoistische Schule daraus hervor“. Er übersieht, wie die meisten Anderen, die große Bedeutung der Rechtschule. Diese bildete die eine große Strömung, die bald in einen scharfen Gegensatz zu der konfuzianischen geriet. Sie war, wie ihre Geschichte zeigt, nicht ohne einen gewissen Zusammenhang mit dem alten Taoismus, aber das war die konfuzianische auch nicht.

**215,** 3. Hu Schi ist in seinem 中國哲學史大綱 I, 360f. der Meinung, daß der Name *fa kia* 法家, der erst in den wissenschaftlichen Kategorien der Han-Zeit erscheint, zu eng gefaßt sei. Er entspreche der Rechtswissenschaft 法理學 und Staatswissenschaft 法治學 des Altertums, zu der die Lehre des Konfuzius von den rechten Bezeichnungen, 正名, die des Lao tsĕ vom natürlichen Weltgesetze, 天道, und die des Mo ti 墨翟 von dem Begriff des Gesetzes den Grund gelegt hätten. Der Schule der älteren Meister wie Kuan Tschung 管仲, Schang Yang und Schen Pu-hai 申不害 legt er deshalb auch den Namen staatswissenschaftliche Schule, 政治家, bei.

**215,** 28. Näheres über Kuan Tschung und die anderen Vertreter der Rechtschule bei Forke, *Alte Phil.* S. 67ff., 92ff., 441ff. Einige Angaben über das heutige Werk *Kuan tsĕ* bei Maspero, *La Chine antique* S. 585. Ich kann dem nicht beipflichten, daß es sich dabei nur um eine „utopie administrative“ handeln soll. Hu Schi a. a. O. erklärt es für eine Fälschung des 3. Jahrhunderts, der dann in späterer Zeit noch alle möglichen Bestandteile hinzugesetzt seien, die mit dem eigentlichen Inhalt nichts zu tun haben. Das gesamte Lehrsystem der *fa kia* ist dargestellt in dem Werke *Sien Ts‘in tschêng tschi ssĕ siang schi* 先秦政治思想史 von Liang K‘i-tsch‘ao 梁啓超、前論, Kap. 7 und 本論 Kap. 13—16. Eine französische Übersetzung dieser Teile von Escarra und Germain trägt den Titel *La Conception de la loi et les théories des légistes des Ts‘in*, eine englische des ganzen Werkes (allerdings mit starken Kürzungen) von Tsch‘ên Li-t‘ing 陳立廷 den (unrichtigen) Titel *History of Chinese Political Thought during the Early Tsin Period.* Hier finden sich die Teile betr. Geschichte und Lehren der *fa kia* auf S. 113ff. und 161f.

**218,** 23. Die radikale und sehr schwach begründete Behauptung Hu Schis in seinem eben erwähnten Werke S. 365, daß nur ein bis zwei Zehntel des Textes von *Han Feï tsĕ* 韓非子 als echt anzusehen sei, hat schon Forke, a. a. O. S. 464, zurückgewiesen, ebenso Maspero, a. a. O. S. 522 Anm. Das von letzterem S. 521 Anm. 1 ausgesprochene summarische Urteil, die Schriften der Rechtschule *Schên tsĕ*, 愼子, *Schang tsĕ* 商子 u. a. „seien Fälschungen aus der Zeit der Sechs Dynastien“ (3. bis Ende des 6. Jahrh. n. Chr.) wird dem Sachverhalt nicht gerecht.

**218,** 25. Ich habe bereits erwähnt, daß ich Forkes Auffassungen von

Lao tsěs *tao* als „dem Grundprinzip der Moral“ (S. 465) nicht beipflichten kann (vergl. oben Anm. zu **206,** 22). Auch Han Feï tsě hat solche Auffassung nicht, entgegen von F.'s Annahme. Wenn es bei Han Feï tsě heißt: 道是非之紀也 (Kap. 1 Abschn. 5 fol. 8v⁰), so bedeutet das nicht, „daß *tao* ist die Richtschnur für recht und unrecht“ wie F., übersetzt, sondern „für richtig und falsch“, und weiter: (明君) 治紀以知善敗之端 (ebenda) bedeutet: „(der erleuchtete Herrscher) legt jene Richtschnur an und erkennt damit die Merkmale vom Nützlichen und Schädlichen“ nicht: „was gut und böse ist“ (S. 472).

**219,** 28. Für „konfuzianische Helden“ steht im Text *ju hie* 儒俠. Hu Schi, *The Development of the Logical Method in Ancient China,* S. 183 gibt den Ausdruck wieder durch „scholars and cavaliers“, Forke (S. 481) durch „Gelehrte und fahrende Ritter“. *Yu hie* 游俠 sind in der Tat eine Art von „fahrenden Rittern“, wie sie aus der Han-Zeit bekannt sind, tapfere Kämpfer und rohe Gewaltmenschen, die um der Ehre oder des Gewinnes willen ihre Händel ausfochten. Ich halte es für ausgeschlossen, daß das hier gemeint ist. Die *hie* im Sinne der beiden genannten Übersetzer sind gerade das, was der Staat in Zeiten der Gefahr brauchen kann und was auch Han Feï tsě nicht verwirft. *Yu hie* hat es auch zur Zeit des letzteren noch nicht gegeben, denn die Persönlichkeiten, die Ssĕ-ma Ts'ien in seinem 游俠列傳 überschriebenen Kapitel 124 aufführt, gehören alle der Han-Zeit an. *Ju hie* 儒俠 bei Han Feï tsě ist als ein Begriff zu nehmen, das zeigt sich noch deutlicher an einer anderen Stelle desselben Kapitels 19 auf fol. 10r⁰ f., wo von den *ju hie* gesagt wird, daß sie „die Mühen des Kriegsdienstes nicht auf sich nähmen, aber in Ehren glänzten“ und daher ebensogut wie Statuen zu erachten seien; *hie* hat hier eine spöttische Bedeutung, etwa „Maulhelden“, und gemeint sind die herumziehenden Rhetoren der konfuzianischen Schule. Daran ändert auch der Anfangsatz des 124. Kapitels bei Ssĕ-ma Ts'ien nichts.

**220,** 25. Sehr eingehend dargestellt sind Sün tsěs 荀子 Lehre und Bedeutung für den Konfuzianismus in dem Werke von Homer H. Dubs, *Hsüntze, The Moulder of Ancient Confucianism.* (Ich kann allerdings diese Bezeichnung Sün tsěs nicht als zutreffend anerkennen.) Auch eine englische Übersetzung der wichtigsten Teile von Sün tsěs Werk ist von dem Genannten geliefert worden unter dem Titel *The Works of Hsüntze.*

**221,** 12. Über die Verurteilung geschriebener Gesetze durch die Konfuzianer s. *Tso tschuan* 昭公 6. Jahr. Vergl. auch W. Vogel, *Die historischen Grundlagen des chinesischen Strafrechts* (in Ztschr. f. vergleich. Rechtswissensch. Bd. XL, S. 37ff.) S. 106ff.

**221,** 18. Die spärlichen Reste von den gesammelten Reden und Aussprüchen des Schên Tao 愼到, die uns heute unter dem Titel *Schên tsě* vorliegen, sind erst zur Ming-Zeit wieder zusammengebracht worden. Es ist nicht viel über ein Zehntel von dem, was zur Han-Zeit vorhanden war. Das Bruchstück ist in der Sammlung *Tsě schu po tschung* enthalten. Später ist noch eine Anzahl von Aussprüchen hinzugekommen, die als Zitate in verschiedenen Werken gefunden worden sind. Das Ganze ist dann von Ts'ien Hi-tso 錢熙祚 in seine große Sammlung *Schou schan ko ts'ung schu* 守山閣叢書 von 1844 aufgenommen. Während ich sonst die Philosophen nach dem *Tsĕ schu po tschung* zitiert habe, beziehen sich die Angaben von *Schên tsĕ* auf den Text in der zuletzt genannten Sammlung.

222, 34. Wir haben hier keine Werturteile über die beiden Systeme abzugeben. Eine Engländerin, Florence Ayscough, fragt in einem Aufsatz, *Notes on the Symbolism of the Purple Forbidden City* (Journ. North-China Br. R.A.S. Bd. LII, 1921, S. 51ff.) nach dem Hinweise auf das konfuzianische System, das nicht „the Man of Force", sondern „the Man of Virtue" verherrliche, auf S. 77: „China, ruled on the principles of accord and harmony, has existed, in the realm of authentic history since about the year 2000 B. C. Germany, the most perfect example of Rule by Force which the world has seen, has lasted — how long?" Wodurch ist Britanniens Weltreich zusammengebracht worden? Das konfuzianische China hat letzthin auf die Frage eine sehr deutliche Antwort gegeben!

# Dritter Teil.

## 1. Kapitel.

**225,** 27. Der erste unter den abendländischen Sinologen, der, frei von dem unbewußten Zwange der Überlieferung, die Bedeutung des Werkes der Ts'in-Herrscher erkannte und würdigte, war Conrady, *China* S. 548f. Auch Rosthorn, *Geschichte Chinas* S. 46ff., macht einen Versuch, vertraut sich aber doch wieder den Angaben der konfuzianischen Gegner an. Daß Cordier, *Histoire Générale de la Chine* I, 213, das Verständnis für die Frage fehlt, ist nicht überraschend. Ein modernes chinesisches Geschichtswerk in der neuen Umgangsprache, das den Versuch einer kritischen Darstellung zeigt, das im Jahre 1920 erschienene *Pai hua pên kuo schi* 白話本國史 von Lü Ssĕ-mien 呂思勉, wird im 1. Kapitel des 2. Abschnitts dem Werke Schi huang-tis wenigstens teilweise gerecht. Weiter geht T'ang Liang-li 湯良禮 in seinem Werke *The Foundation of Modern China* von 1928. Er widmet Schi huang-ti und Sun Yat-sen im Eingang eine besondere Huldigung als „den beiden Schöpfern des neuen China". Und von dem großen Kaiser sagt er: „Bilderstürmer und Tyrann, ist sein Andenken von den konfuzianischen Gelehrten beschimpft und herabgewürdigt worden. Aber sein staatsmännisches Werk hat alle Zeiten überdauert". In seinem späteren Werke *The New Social Order in China* (1936), dessen erstes Kapitel den ähnlichen Titel *The Foundations of Modern China* führt, fehlt aber diese Stelle.

**226,** 10. Die Geschichte von König Tschêngs 政 Herkunft wird von Ssĕ-ma Ts'ien in Lü Pu-weïs 呂不韋 Lebensbeschreibung (Kap. 85 fol. 3v$^{0}$f.) erzählt. Danach habe Lü gewußt, daß das Mädchen schwanger war, als der Prinz sie von ihm erbat. „Lü Pu-weï", so fährt er fort, „wurde zornig, bedachte aber, daß er bereits um Tsĕ-tsch'us 子楚 willen, sein Hauswesen ruiniert habe (durch seine großen Aufwendungen), und wollte deshalb einen großen Fischzug machen. So schenkte er ihm das Mädchen (in der Annahme, daß er danach der Vater des künftigen Fürsten werden würde). Diese verheimlichte ihre Schwangerschaft; nachdem aber die große Frist verstrichen war (至大期時), gebar sie ihren Sohn Tschêng 政". Ist die Geschichte schon an sich höchst unwahrscheinlich, da sie ein größeres Maß von Harmlosigkeit bei dem Prinzen voraussetzt, als man bei ihm erwarten kann, so wird sie unmöglich durch die Erklärung des Ausdruckes 大期 seitens der Kommentatoren, wonach damit eine Frist von zwölf Monaten gemeint sein soll. Wir können getrost die Erzählung als einen boshaften Klatsch ansehen, den das konfuzianische Literatentum ersonnen hat. Das *Tsĕ tschi t'ung-kien* hat es, um die Sache glaubhafter zu machen, für notwendig gehalten, den Text von Ssĕ-ma Ts'ien wieder zu verbessern. Es erzählt (unter Nan wang 58. Jahr) folgende Geschichte: „Lü Pu-weï suchte unter den schönen Mädchen von Han-tan 邯鄲 die schönste aus und lebte mit ihr zusammen. Als er wußte, daß sie schwanger war, ließ er sie den Prinzen bei einem Trinkgelage sehen, und der Prinz bat, sie ihm zu schenken. Lü Pu-weï stellte sich (佯), als ob er zornig wäre, schenkte sie ihm aber. Nach einem Jahr der Schwangerschaft gebar sie ihren Sohn Tschêng." Also ein wohl berechneter Plan von Lü Pu-weï! Man sieht hier wieder, wie sich die Berichte mit der Zeit vervollständigen. Eine Lebensbeschreibung Lü Pu-weïs, verbunden mit einer Untersuchung der Vorgänge vor Schi huang-tis Geburt, hat Ch. Piton in China Review Bd. XIII, S. 365ff. gegeben.

226, 33. Das *Lü schi tsch'un-ts'iu* 呂氏春秋, das uns erhalten ist, hat einen sehr bunten geschichtlichen und kulturgeschichtlichen Inhalt und ist bei dem Mangel an Literatur aus jener Zeit eine Quelle von bedeutendem Wert, so weit seine Echtheit unbezweifelbar ist. Auch Ssĕ-ma Ts'ien hat ein Werk dieses Namens gekannt. Vergl. *Mém. hist.* I, CLXVIf. und meine *Studien* usw. S. 43; auch über die Bedeutung des Ausdrucks *tsch'un-ts'iu* ist dort das nötige gesagt. Das *Lü schi tsch'un-ts'iu* ist von R. Wilhelm ins Deutsche übertragen worden. Die Auslobung Lü Pu-weïs ist bei Ssĕ-ma Ts'ien Kap. 85 fol. 5r°f. erzählt.

227, 43. Die sonstigen neuen Ausdrücke für die Amtsprache des Hofes sind *tschên* 朕 für „ich" oder „Wir", vom Kaiser gebraucht, und *tschi* 制 für wichtigere, *tschao* 詔 für weniger wichtige Erlasse des Kaisers. Der Ausdruck *tschên* ist dunkel in seiner Bedeutung. Die einheimischen Wörterbücher geben nur an, daß das Wort vordem von jedermann für den Begriff „ich" gebraucht werden konnte, daß es dann aber durch Schi huang-ti dem kaiserlichen Gebrauch vorbehalten wurde. Daneben wird noch die Bedeutung *tschao* 兆 „ungewöhnliche Erscheinung" vermerkt. Es ist aber sehr zweifelhaft, ob beide Bedeutungen zusammengehören. Was Chavannes, *Mém. hist.* II, 127 Anm. 1 mitteilt, macht die Sache nicht klarer. Alle drei Ausdrücke, *tschên, tschi* und *tschao,* sind dem Amtstil bis zur neuesten Zeit erhalten geblieben.

228, 42. Die Südgrenze von Schi huang-tis Reich ist in einer sehr eingehenden Untersuchung aller zur Verfügung stehenden Quellen von *Léonard Aurousseau (La première conquête chinoise des pays annamites* in Bull. Éc. fr. d'Extr. Or. Bd. XXIII, S. 137ff.), soweit wie möglich, festgestellt worden. Dabei muß natürlich unterschieden werden zwischen der Grenze vor der großen Eroberung und Besetzung von 214 (s. I, 244f.) und nachher. Im Jahre 221, d. h. bei der Gründung des Gesamtreiches, lag die Grenze etwa an den west-östlich ziehenden Bergketten, die den Rand des „sinischen Systems" (s. I, 3) bilden, d. h. in einem Berggürtel, der sich ungefähr von Tschung-k'ing am Yang-tsĕ südlich vom Tung-ting- und P'o-yang-See (s. I, 10) nach Osten erstreckt und im nördlichen oder mittleren Tschêkiang das Meer erreicht. Die südlichen Hälften der heutigen Provinzen

Tschê-kiang, Kiang-si, Hu-nan und Kueï-tschou, sowie natürlich alles das, was noch weiter südlich lag, gehörte also damals noch nicht zum Reiche. Durch den großen kolonialen Vorstoß von 214 wurden diese Grenzen um ein gewaltiges Stück nach Süden verschoben. — „Die nach Norden sich öffnenden Tore", von denen Ssĕ-ma Ts'ien spricht, oder Ji-nan 日 南, wie der Name sonst lautet, bezeichnet natürlich schon jene spätere Grenze. Zur Han-Zeit ist Ji-nan einer von drei Verwaltungsbezirken in Tongking und dem nordöstlichen Annam, jedenfalls nicht südlicher als Tourane. Aber die Bedeutung ist sicherlich nicht immer dieselbe gewesen. Vielfach hat man geglaubt, von dem Namen das Wort „China" herleiten zu sollen. Eine solche Verbindung ist schon deshalb unmöglich, weil die alte Aussprache von 日 einen auslautenden Dental hatte, der Ausdruck konnte also niemals das indische *cīna* ergeben. Vergl. Pelliot, *Deux itinéraires de Chine en Inde* (Bull. Éc. fr. d'Extr. Or. Bd. IV, S. 131 ff.) S. 143 ff. und oben Anm. zu **156**, 30. Die Bedeutungsgleichheit von Ji-nan und den „nach Norden sich öffnenden Toren" weist Chavannes nach in *Mém. hist.* II, 136 Anm. 2.

**230**, 4. Die Namen der sechsunddreißig Provinzen sind aufgezählt bei Chavannes, *Mém. hist.* II, 132 Anm. 1 und bei Wieger, *Textes historiques* S. 256, wo noch vier weitere, angeblich später hinzugekommene (S. 261) angegeben werden.

**230**, 34. Der Ursprung des Zensorats liegt unzweifelhaft in den Einrichtungen Schi huang-tis; ob etwa der Ts'in-Staat das Amt schon früher gekannt hat, wissen wir nicht. Aber die Bemühungen der Konfuzianer, es im Tschou-Staate zu entdecken, scheitern sämtlich. Tschêng Hüan macht zu dem Amte des *siao tsai* 小 宰 im *Tschou-li* Kap. 3 fol. 12r°, eines Beamten, dem die Ordnung im Palaste oblag und der die Einzelnen für Bestrafungen oder Belohnungen vorzuschlagen hatte, die gewagte Bemerkung: es lagen ihm also die Untersuchungen ob „wie heute den Zensoren". Für „Zensoren" gebraucht Tschêng den Ausdruck *yü schi* 御 史. Nun werden im *Tschou-li* (Kap. 27 fol. 24v°) auch *yü schi* erwähnt, aber hier handelt es sich um Archivare *(schi)*, die die schriftliche Abfassung der Regierungsverordnungen zu besorgen haben. (Vergl. meine Abhandlung *Der Ursprung der chinesischen Geschichtschreibung* S. 283 f.). Also weder der *siao tsai* noch der *yü schi* der Tschou haben trotz der Übereinstimmung des letzteren Titels mit dem des Zensors gleiche oder ähnliche Obliegenheiten wie dieser. Noch weniger erfolgreich ist ein anderer Versuch. In der Lebensbeschreibung des Ministers Tschang Ts'ang 張 蒼 vom Anfang der Han-Zeit, der auch noch unter den Ts'in gedient hatte, heißt es *Schi ki*, Kap. 96 fol. 1r°: „Tschang war zur Zeit der Ts'in *yü schi* gewesen und hatte die Schriftstücke der Sekretäre aus allen Teilen des Reiches (柱 下 方 書) unter sich". Die Stelle wird verschieden erklärt. P'eï Yin nimmt 方 in dem Sinne von *pan* 版 = Holztafel zum schreiben und meint, Tschang habe die Vorkommnisse auf den Tafeln aufzeichnen (書) lassen. Er fügt aber hinzu, daß andere den Ausdruck 方 書 als 四 方 文 書 „Schriftstücke aus allen Teilen des Reiches" auffaßten. Ssĕ-ma Tschêng sagt, *fang schu* seien viereckige Holztafeln (方板), auf denen die unbedeutenderen Vorkommnisse aufgezeichnet wurden, weist aber gleichfalls auf die andere Auffassung hin, nach der die betr. Beamten die Verzeichnisse, Dokumente, Listen und Register des Reiches hätten kennen und die Register der Provinzen überwachen müssen". Diese Erklärung von 方書 = 四方文書 erscheint mir als die wahrscheinlichere. Nun sagen aber beide Kommentatoren weiter, 柱下史 seienBeamte, die unter den Ts'in wie unter den Tschou vorhanden gewesen und als gleichbedeutend mit den *yü schi* anzusehen seien. Sie hätten ihren Namen davon, daß sie „beständig zum Dienst (des Herrschers) hätten unter den Pfeilern (柱) der Thronhalle stehen müssen". Ssĕ-ma Tschêng weist dann darauf hin, daß auch „Lao tsĕ ein *tschu hia schi* der Tschou gewesen sei." In Wirklichkeit heißt es in der Lebensbeschreibung des Lao tsĕ (*Schi ki*, Kap. 63 fol. 1v⁰): „er war Archivar (史) unter den Tschou, der die Archiv-Sammlungen zu verwalten hatte". Ssĕ-ma Tschêng aber bemerkt dazu, diese Amtsbezeichnung „sei dasselbe wie *tschu hia schi*". Daß Tschang Ts'ang unter den Ts'in als *tschu hia schi* eine Stellung hatte, die tatsächlich die eines Ober-Inspektors, d. h. eines Vorgesetzten der *kien yü schi* 監御史 war, die über die Verwaltung in den Provinzen zu berichten hatten, ist sehr wohl möglich, aber nirgends, weder im *Tschou-li*, noch im *Li ki*, noch im *Schu king*, noch in einem anderen der älteren Werke findet sich eine Angabe, wonach es *tschu hia schi* unter den Tschou gegeben habe. Ssĕ-ma Tschêngs Gleichsetzung ist eine durch nichts begründete Willkürlichkeit. Die Einrichtung eines Zensorats war im Tschou-Reiche gänzlich unbekannt, sie verdankt erst Schi huang-ti ihre Entstehung, daran wird alle Kasuistik der konfuzianischen Geschichtserklärer nichts ändern.

**231, 18.** Chavannes hat in einem Anhange zum 2. Bande der *Mém. hist.* nach den Han-Annalen eine Zusammenstellung der Behörden des Han-(und damit des Ts'in-)Staates gegeben.

**231, 43.** Zu den Untergebenen des *tien schu kuo* 典屬國 gehören auch die als *kiu i ling* 九譯令 bezeichneten Dolmetscher. Chavannes a. a. O. S. 523 nimmt das wörtlich und meint, man sähe daraus, daß das Kollegium der Dolmetscher unter der Früheren Han-Dynastie nicht weniger als neun verschiedene Sprachen gekannt habe: der Ausdruck *kiu i* („neunmal übersetzt") bedeutet lediglich, daß ein Staat von China so weit entfernt ist, daß die Sprache seiner Angehörigen auf der Reise neunmal übersetzt werden muß, ehe diese nach China gelangten. Wenn also die *kiu yi ling* überhaupt Dolmetscher sind (sie heißen sonst *i kuan* 譯官), so bedeutet der Titel nur „Dolmetscher für die Sprachen ferner Länder". Man kann auch die Zahl neun in ihrem kosmischen Sinne nehmen (s. I, 84f.), dann würde der Ausdruck bedeuten: Übersetzer (der Sprachen) des Erdkreises.

**232, 16.** Ob die drei Beamten der Bezirke (*hiang* 鄉), die *Ts'ien Han schu*, Kap. 96a fol. 17r⁰ genannt werden, schon dem Ts'in-Staate angehörten, ist mir zweifelhaft: der *san lao* 三老, ein Ausdruck, unter dem wohl ursprünglich ein Kollegium von den „drei Ältesten“ zu verstehen ist, die zusammen mit den „fünf Erfahrensten“ *(wu kêng* 五 更) nach *Li ki* I, 491 (Couvreur) eine besondere Stellung in den ländlichen Gemeinden einnahmen (vergl. auch Chavannes, *Mém. hist.* II, 363 Anm. 1), könnte schon in den Staaten der Tschou vorhanden gewesen sein, die Angabe aber, daß er für Belehrung sorgen soll, paßt sicher nicht auf die Verfassung der Ts'in; der *schi fu* 嗇 夫 kommt auch in einem zweifelhaften Teile des *Schu king* (胤 征 4) vor, was nicht dafür spricht, daß er ein Beamter der Ts'in war; *yu kiao* 游 徼 bedeutet „patrouillieren“, und diese Bezeichnung gibt zu keinen Zweifeln Anlaß.

**233,** 11. Eine Straßenbreite von 50 Schritten *(pu* 步) und Seitenwälle von 30 Fuß *(tsch'i* 尺) würden kaum glaubliche Größenverhältnisse ergeben. Wenn man, wie die Angabe *Schi ki*, Kap. 6 fol. 11v⁰ über die Breite der Wagen verlangt, 6 Fuß auf einen Schritt rechnet und den Fuß der Ts'in-Zeit auch nur zu 17,3 cm annimmt, wie Hirth, T'oung Pao 1896 Bd. VII, S. 505 glaubt feststellen zu können, so würde die Gesamtbreite rund 52 m betragen haben und für die Wälle eine Breite von je 5,25 m. Bringt man diese Breite auf jeder Seite in Abzug, so würden für die eigentliche Straße noch immer 41½ m bleiben, was für chinesische Verhältnisse unerhört wäre.

**234,** 11. Abbildungen von Packen beschrifteter Stäbchen mit Verschnürung nach den Funden von Sir A. Stein finden sich in dessen Aufsatze *Notes on Ancient Chinese Documents, Discovered along the Han Frontier Wall in the Desert of Tunhuang* (New China Review Bd. III, S. 245ff.) S. 252.

**234,** 16. Klarheit über die Technik des Schreibens und über das Schreibgerät im chinesischen Altertum hat erst die Untersuchung von Chavannes gebracht in der Abhandlung *Les livres chinois avant l'invention du papier* (Journ. Asiat. 1905$^{I}$, S. 5ff.). Auf S. 68f. findet man dort die Angaben aus Tuan Yü-ts'ais (段 玉 裁, 18. und 19. Jahrhundert) Kommentar zum *Schuo wên* über den angeblichen Gebrauch der Seide für Schreibzwecke im Altertum, d. h. vor der Ts'in-Zeit.

**234,** 41. Die sechs Arten der Schriftzeichen bis zur Han-Zeit erscheinen zuerst in dem Literaturbericht der Han-Annalen *(Ts'ien Han schu*, Kap. 30 fol. 14v⁰) und in dem Nachwort zum *Schuo wên* von Hü Schên 許 慎 aus dem Anfang des 2. Jahrhunderts n. Chr., Kap. 49 fol. 11v⁰f. Auf die hier (fol. 7v⁰f.) gleichfalls erwähnten in der Sache nicht viel verschiedenen acht Arten von Schriftzeichen, die angeblich zur Ts'in-Zeit üblich gewesen sein sollen, braucht nicht näher eingegangen zu werden.

**235,** 14. Reichliches Material über die Geschichte der chinesischen Schrift findet sich in B. Schindlers Abhandlungen *Die Entwicklung der Schrift aus ihren Grundelementen* (in Ostasiat. Zeitschrift Bd. III, S. 451ff.) und *Die äußere Gestaltung der chinesischen Schrift* (ebenda Bd. VI, S. 62ff.). Die erstere gibt auch auf Seite 452ff. die sonstige Literatur, die zweite auf Seite 67ff. eine Übersicht über die chinesischen Schriftformen bis zur ausgehenden Tschou-Zeit mit Abbildungen der archaischen Schrift und der „großen Siegelschrift“. Die Ergebnisse neuerer Epigraphik und der Ho-nan-Funde hat

L. C. Hopkins berücksichtigt in seinem Aufsatze *Chinese Writing in the Chou-Dynasty* im Journ. R. A. S. 1911 S. 1011 ff. Er spricht dabei (S. 1019 ff.) die sehr erwägenswerte Vermutung aus, daß der „Ober-Archivar Tschou 籀" eine durch ein Mißverständnis erzeugte spätere Erfindung sei und das Wort *tschou*, das unterschiedslos mit *tschou* (oder *yu*) 繇 für „Orakel" gebraucht werde, ebenfalls „Orakel" bedeute, *tschou wên* 籀文 also nicht die Schrift eines Mannes Tschou, sondern „Orakelschrift" sei. Das Wort *tschuan* 篆 für „Siegelschrift" will Hopkins (S. 1021 f.) durch „sich schlängelnd" (*curving, sinuous*) wiedergeben, womit wir nichts gewinnen, zumal diese Bezeichnung auf diese Schrift nicht mehr als auf das *ku wên* 古文 paßt. Die übliche Übersetzung „Siegelschrift" ist allerdings auch durch nichts berechtigt. Eine etwas andere Erklärung für die Umwandlung des *ku wên* in das *ta tschuan* gibt Karlgren, *Philology and Ancient China* S. 28. Er meint, daß die Einführung des *ta tschuan* 大篆 als einer Normalschrift ein Versuch gewesen sei, die schon damals immer stärker von einander abweichenden Schriftzeichen zu vereinheitlichen, also ein gleicher Schritt wie der später von Schi huang-ti mit besserem Erfolge unternommene. Im Banne der einheimischen Überlieferung steht Wiegers Abriß der Geschichte der chinesischen Schrift in seinem Werke *Caractères chinois*. Er nimmt „mit allen chinesischen Autoren" an, daß man bereits „vor dem 22. Jahrhundert" schrieb! Seine Schrift-Etymologien sind oft ebenso fragwürdiger Art wie die der Chinesen. Die chinesische Literatur über die Schriftarten der Tschou- und Ts'in-Zeit ist sehr umfangreich. Besonders wichtige Werke sind das *Leo t'ung schu* 六通書 von 1661/62, ein nach Tönen geordnetes Wörterbuch, das für die modernsten Zeichen die Wiedergabe in den alten Schriftarten hat, meist in *ku wên* und in Siegelschrift; ferner das *Tschuan tsĕ hui* 篆字彙 von 1691, ein ganz ähnliches Wörterbuch, nach den 214 Klassenhäuptern geordnet, das für jedes moderne Zeichen die verschiedenen Formen der Siegelschrift angibt; dann das *Kuang kin schi yün fu* 廣金石韻府 von 1857, die erweiterte Ausgabe eines älteren Werkes, ebenfalls nach Tönen geordnet; es verwendet vor allem die durch die Inschriften beglaubigten Zeichen. Alles an Reichhaltigkeit und Gründlichkeit weit überragend aber ist das neue nach Inhalt und Ausstattung großartige japanische Werk *Ku tschou pien (Kochū-hen)* 古籀篇 von Takada Chūshū 高田忠周, das 1918 beendet ist. Zusammen mit seinen 4 Anhängen ist es ein gewaltiger Thesaurus der chinesischen Schriftentwicklung von den ersten Bildern der Schang-Zeit an. Vergl. auch oben Anm. zu **200,** 12.

**235,** 32. Daß etwa schon vor der Tschou-Zeit mehrere Schriftsysteme in Gebrauch gewesen seien, die unabhängig von einander entstanden wären, ist nach alle dem, was wir bisher über das chinesische Altertum wissen, ausgeschlossen. Wenn Schindler, *Die äußere Gestaltung* usw. S. 71 sagt: „Auch die Chou, die ja aller Wahrscheinlichkeit nach türkischer Herkunft waren, müssen eine eigene Schrift besessen haben", so ist das eine sehr gewagte Behauptung.

**236,** 20. B. Guttmann sagt in seiner wiederholt erwähnten Abhandlung S. 449 von den Wenden, die weder über eine Literatur, noch über einen festen religiösen Kult verfügten: „Den Wenden an der Elbe und Oder war durch einen jahrhundertelangen ungeheuren Druck von außen ihre staatliche Weiterbildung unmöglich gemacht worden; ihr Gottesdienst war in lokalen Kulten verkümmert; das geistige Niveau ihrer Besieger hatte sich seit Beginn des Kampfes beständig gehoben, das ihrige war gesunken. So war ihre Sprache auch nicht fähig, die hereinbrechende Masse neuer Vorstellungen zu bewältigen. Die moderne Forschung hat erkannt, daß die wendische Sprache, wie sie in verschiedenen Mundarten noch heute in den Lausitzen lebt, von Grund auf germanisiert ist, nicht sowohl wegen der überaus großen Menge unentbehrlicher deutscher Fremdwörter, als weil das ganze geistige Element darin, vor allem die Syntax, durch und durch germanisch geworden ist. Diese Sprache ist nichts als Deutsch mit slavischen Worten". Die Lebenskraft der einheimischen Sprachen in China ist eine geringere gewesen.

**236,** 35. Nur durch die Verbindung der Kultursprache des Zentralvolkes mit den Sprachen der anderen Völker und die Aufsaugung der letzteren während der Schang- und Tschou-Zeit sowie später in den unabhängigen Nord- und Süd-Staaten (s. IV. Teil 3. Kapitel) ist die Entstehung der chinesischen Dialekte zu erklären. In einer Abhandlung über *Die Sprache des alten Ch'u* (T'oung Pao Bd. XXVII, S. 1ff.) hat Ed. Erkes den Versuch gemacht, Reste der Tsch'u-Sprache im Chinesischen aufzufinden. Er kommt gleichfalls zu dem Ergebnis, daß in Tsch'u eine „vom Chinesischen verschiedene und dem Chinesen (d. h. Nord-„Chinesen") unverständliche Sprache" gesprochen wurde, die aber auch indochinesisch gewesen sei. Um weitere Spuren aufzufinden, würde man, scheint mir, die Mundarten in den Gebieten des mittleren Yang-tsĕ durchforschen müssen. — Dagegen läuft es der geschichtlichen Entwicklung zuwider, wenn Schindler a. a. O. S. 69 meint: „Möglicherweise liegt schon in dem ältesten Sammelnamen für die Schriftform, dem *ku wên*, eine Verschmelzung der Dialekte unter den Dynastien, wenn nicht schon von früher her, vor". H. Hackmann in seiner *Chinesischen Philosophie* S. 187 übersetzt die Stelle aus *Mêng tsĕ:* „der Barbar des Südens mit der Neuntöterstimme" und fügt in Anm. 339 hinzu, daß „Menzius hinweisen will auf das anderen Angepaßte, Verführende in der Redeweise" des Betreffenden. Damit scheint mir etwas zu viel herausgelesen zu werden. Mêng tsĕ gebraucht allerdings das Wort *küe* 鴃, was vermutlich gleichbedeutend mit *po-lao* 伯勞 „der Würger" oder „Neuntöter" ist, und der Würger ahmt die Stimmen der Singvögel nach, aber Mêng tsĕ wird schwerlich etwas anderes im Auge gehabt haben als die Unvollkommenheit (von seinem Literatenstandpunkte aus) und Unverständlichkeit der fremden Sprache. Das *Ts'ĕ yuan* sagt mit Recht unter 鴃舌: „es ist ein Vergleich mit der Unverständlichkeit des Vogelgezwitschers". Ich selbst erinnere mich des Ausspruches meines chinesischen Lehrers vor vielen Jahren: „Die Barbaren (auch Europäer) haben keine eigentliche Sprache, sondern zwitschern wie die Vögel" (鳥 鳴).

**237, 20.** Näheres über die Entstehung der verschiedenen Schriftarten aus der lateinischen Urform bei B. Bretholz, *Lateinische Paläographie* (in *Grundriß der Geschichtswissenschaft* Bd. I, Abt. 1) S. 40ff.

**238, 16.** Lo Tschên-yü 羅振玉 ist durch das Studium der Orakelknochen und Schildkrötenschalen zu einem etwas anderen Schlusse über die verschiedenen alten Schriftsysteme gekommen; danach würden sie zur Tschou-Zeit nebeneinander bestanden haben, was nichts Unwahrscheinliches hat. Siehe *Ursprung der chinesischen Geschichtschreibung* S. 288 Anm. 2.

**238, 20.** Die Angabe über die Erfindung des *li schu* 隸書 durch Tsch'êng Miao 程邈 ist dem *Schuo wên* nur durch Umstellung einiger Zeichen zu entnehmen; auch die chinesischen Kommentatoren haben diese Konjektur für unbedingt notwendig erklärt, sofern man nicht eine offenbare Unrichtigkeit im Text annehmen will. Der letztere lautet: 三曰篆書卽小篆秦始皇帝使下杜人程邈所作也四曰佐書卽秦隸書. In dieser Form ist der Text sachlich unmöglich, auch steht er mit dem früher vom *Schuo wên* selbst über die „Siegelschrift" Gesagten im Widerspruch. Setzt man dagegen die mit 秦 beginnenden dreizehn Zeichen (bis 也) hinter die Worte 隸書, so ist alles in Ordnung. Karlgren, *Philology and Ancient China* S. 29 meint, das neue *siao tschuan* sei „später die Grundlage aller nachfolgenden Schriftarten in China" geworden, und das *li schu* sei nur das Ergebnis einer abgeänderten „technischen Wiedergabe" des *siao tschuan* mit Hilfe des neu erfundenen Haarpinsels. Ich glaube nicht, daß dies den wirklichen Verhältnissen gerecht wird. Der Abstand des *li schu* vom *siao tschuan* ist doch erheblich größer, und nur das erstere, nicht das letztere konnte zur Grundlage des *k'iai schu* 楷書, der modernen Schrift, werden.

**238, 36.** Die Einleitung zum *Tschuan tsĕ hui* (s. oben Anm. zu **235,14**) behauptet, abweichend von allen sonstigen Nachrichten, daß Tsch'êng Miao gleich das *k'iai schu*, also die heutige Schrift, geschaffen habe. Es heißt dort: „Zur Han-Zeit und später schrieb man mit der von Tsch'êng Miao geschaffenen Normalschrift *(k'iai schu)* flüchtig, abgekürzt und nach Bequemlichkeit, und die Kenntnis der Siegelschrift ging verloren". Allgemein wird die Schaffung einem gewissen Wang Ts'ĕ-tschung 王次仲 zugeschrieben, über den aber sonst nichts bekannt ist; nicht einmal über die Zeit, der er angehört, ist man sich einig. Die Tsin-Annalen, die in der Lebensbeschreibung des Gelehrten und Schreibkünstlers Weï Hêng 衛恆 (4. Jahrhundert n. Chr.) eine Übersicht über Geschichte und Wesen der chinesischen Schrift geben, berichten (晉書 Kap. 36 fol. 10v°), daß „Wang Ts'ĕ-tschung aus Schang-ku 上谷 (in Nord-Ho-peï, Gegend des heutigen Huai-lai hien 懷來) zuerst die *k'iai*-Schrift geschaffen habe", und da in unmittelbarem Anschluß daran von einem Schreibkünstler aus der Zeit des Kaisers Ling ti 靈帝 von der Späteren Han-Dynastie (168—184) gesprochen wird, so muß Wang Ts'ĕ-tschung auch um diese Zeit gelebt haben. Das

Glossar *Ts'ĕ yuan* spricht denn auch unter *k'iai schu* von „Wang Ts'ĕ-tschung von der Späteren Han-Dynastie". Dagegen erzählt das biographische Wörterbuch *Tschung kuo jen ming ta ts'ĕ tien* 中國人名大辭典 von dem Manne sehr sonderbare Dinge: er habe zur Ts'in-Zeit gelebt und die Siegelschrift wegen ihrer Unhandlichkeit „in das *li schu* umgewandelt. Schi huang-ti, der damals das Reich befriedet hatte, berief ihn zu sich, er kam aber nicht. Darauf forderte er ihn abermals auf zu kommen. Wang Ts'ĕ-tschung verwandelte sich jedoch in einen großen Vogel, schüttelte seine Schwingen und flog davon". Eine Quelle hierfür gibt das Wörterbuch leider nicht an. Mayers wiederum in *The Chinese Reader's Manual* Nr. 796 und Giles, *Biogr. Dict.* Nr. 2174 haben die Angabe, daß die Schaffung des *k'iai schu* dem berühmten Schreibkünstler Wang Hi-tschi 王羲之 (321—379) zugeschrieben würde. Diese widersprechenden Angaben zeigen, daß über den Ursprung der heutigen Schrift nichts Sicheres bekannt ist.

**239,** 10. Es ist natürlich ein Anachronismus, wenn Wieger, *Caractères chinois* S. 7 sagt, daß „Mêng T'ien 蒙恬 Pinsel, Tusche und Papier erfand oder vervollkommnete". Das Papier ist mehr als 300 Jahre nach Mêng T'ien erfunden worden.

**240,** 2. Hopkins, *Chinese Writing* S. 1022, will in den Veränderungen der Siegelschrift gegenüber den archaischen Zeichen den Beweis dafür sehen, daß sie bereits mit einem „Borstenpinsel" *(writing brush)* geschrieben sei, doch nimmt er die Erfindung des modernen Haarpinsels *(hair-pencil)* ebenfalls für die Ts'in-Zeit an. Abgesehen davon, daß das Vorhandensein eines solchen uralten *brush* von keiner chinesischen Quelle behauptet wird, kann ich auch nicht finden, daß das Aussehen der „Siegelschrift" ein solches Schreibgerät voraussetzen sollte. Nicht sehr viel anders steht es vielleicht mit den Berichten über die Knochen-Inschriften der Funde von Ngan-yang in Ho-nan. Einer der chinesischen Archäologen, Tung Tso-pin 董作賓, beschreibt in der Festschrift für Ts'ai Yuan-p'eï, 慶祝蔡元培先生六十五歲論文集 (Academia Sinica) Teil I, 1933, mehrere Inschriften auf Knochen der Schang-Zeit, die nicht mit dem Griffel eingeritzt, sondern mit dem Pinsel geschrieben seien. Sowohl Tung wie auch europäische Sinologen (W. Eberhard in Ostasiat. Zeitschr. 1933 S. 212, W. Perceval Yetts in Journ. R. A. S. 1935 S. 469f. und H. G. Creel in Journ. Amer. Orient. Soc. Bd. 56 — 1936 — S. 335; vergl. auch Pelliot in T'oung Pao Bd. XXVII, S. 374f.), haben daraus den Schluß gezogen, daß die seitherige Überlieferung, Mêng T'ien sei der Erfinder des Haarpinsels gewesen, „endgültig aufgegeben werden müsse", zumal auch auf der neolithischen Keramik von Yang-schao (s. I, 42) Bemalung mit dem Pinsel klar ersichtlich sei. Auch wenn man annehmen will, daß die Verwendung des Haarpinsels in einer so frühen Zeit derartig über jeden Zweifel erhaben sei wie es hier dargestellt ist, so bleibt doch die Tatsache bestehen, daß im 3. Jahrhundert v. Chr. eine wesentliche Verbesserung der Schrift eingetreten ist und daß hierfür ein verbessertes Schreibgerät (Pinsel) nötig war. Auch Yetts nimmt denn ebenso wie Hopkins an, daß zur Ts'in-Zeit der verbesserte, d. h. der eigentliche Haarpinsel erfunden sei. Die richtige Darstellung des Verhältnisses von dem unverändert *pi* 筆 genannten Schreibgerät in der Vor-Ts'in-Zeit zu dem der Ts'in-Zeit gibt Chavannes, *Les livres chinois* usw. S. 65ff. — Was den Namen *pi* 筆 selbst, alte Aussprache *piet*, anlangt, so sagt das *Schuo wên*, Kap. 8 fol. 57r⁰, daß „dies die Bezeichnung in Ts'in (für das Schreibgerät) sei". Ferner: „In Tsch'u heißt es *yü* 聿 (alte Aussprache *iüet)*, in Wu *pu-lü* 不律 (alte Aussprache *piəu-liuet)*, in Yen *fu* 弗 (alte Aussprache *piuət)*". Ich kann Pelliot (T'oung Pao Bd. XXVII, S. 376) nur zustimmen, daß alle diese Formen lediglich dialektisch verschiedene Wiedergaben desselben Wortes sind, das Schreibgerät bezeichnet. Woher das Wort stammt, wie alt es in den einzelnen Landschaften ist und welche Art von Schreibgerät es bezeichnet, darüber lernen wir aus dem *Schuo wên* und seinen Kommentaren nichts. Ganz unbewiesen ist vollends Creels weitere These, daß „Bücher und sogar Briefe keineswegs ungewöhnlich sogar vor der Tschou-Zeit waren". Wenn er als Beweis dafür anführt, daß auf den Orakel-Knochen der Schang häufig das Zeichen 册 *ts'ê* erscheine, das „Buch" bedeute und sich „offenbar auf Briefe beziehe, die von einem Orte zum andern gesandt wurden", so ist das eine gar zu schwach gestützte Vermutung. Über die Tatsache, daß für solche umfangreichen Schriftstücke weder das geeignete Schreibgerät noch vermutlich eine ausreichende Zahl von Schriftzeichen vorhanden und daß anscheinend schon zur späten Tschou-Zeit von all dem vermeintlichen Reichtum keine Spur mehr übrig war, kann man nicht so leicht hinweggehen wie Creel es tut. Die, gewiß verständliche, Begeisterung für die Bronzen der Schang- und frühen Tschou-Zeit darf nicht dazu verleiten, wieder Hypothesen-Gebäude ohne festen Untergrund zu errichten.

**240, 11.** Über eine spätere, offenbar durch Textfälschung zustande gekommene Nachricht, daß Schi huang-ti mit den Waffen auch die alten Bronze-Vasen der Tschou habe einschmelzen lassen, s. Näheres T'oung Pao Bd. XXVII, S. 370ff., wo Pelliot die Legende als unhaltbar widerlegt.

**240, 28.** Kia Yi 賈誼 (s. Giles, *Biogr. Dict.* Nr. 321), einer der beamteten konfuzianischen Gelehrten der frühen Han-Zeit, der in jugendlichem Alter starb, ist der Verfasser des *Sin schu* 新書, einer Sammlung von Aufsätzen. Die beiden ersten (in manchen Ausgaben sind sie in drei geteilt) führen den Titel *Kuo Ts'in* 過秦 und erörtern das Wesen der Ts'in-Herrschaft und die Ursachen ihres Unterganges. Der Verfasser steht noch viel zu sehr unter dem Eindruck des Schreckens der eben vergangenen schlimmen Zeit vor Gründung der Han-Dynastie, als daß er dem großen Herrscher Gerechtigkeit widerfahren lassen könnte. Ich vermag Chavannes' Begeisterung für die Aufsätze Kia Yi's *(Mém. hist.* I, CLVIIIff.) nicht ganz zu teilen; es sind die ältesten literarischen Kompositionen ihrer Art aus der konfuzianischen Schule, die auf uns gekommen sind, ein Typus, der sich später außerordentlich stark entwickelt hat: vorzügliche Kunstprosa mit eleganten Figuren und

Parallelismen, aber weit mehr bestimmt, den künstlerischen Stil des Verfassers zu zeigen als die geschichtliche Wahrheit aufzudecken. Die Aufsätze über die Ts'in sind fast ganz in das 6. Kapitel des *Schi ki* übergegangen, allerdings wohl nicht durch Ssĕ-ma Ts'ien, sondern durch einen der Interpolatoren. Man weiß leider nicht, wo bei der Beurteilung Schi huang-tis und seines Staates im 6. Kapitel des *Schi ki* Ssĕ-ma Ts'iens Ansichten enden und die seiner Vervollständiger beginnen. Die von uns aus dem *Sin schu* angeführten Sätze finden sich dort Kap. 1 fol. 3v⁰ f.

**241,** 22. Der Text bei Ssĕ-ma Ts'ien über den Bau der großen Straße und der „Großen Mauer" ist sowohl in Kap. 6 wie Kap. 110 zweifellos verderbt. Es ist seltsam, daß den Übersetzern der Stelle aus dem Kap. 110: 因邊山險塹谿谷可繕者治之起臨洮至遼東萬餘里 (Wylie, *History of the Heung-noo in their Relations with China* in Journal of the Anthropological Institute Bd. III, S. 401 ff., der den gleichlautenden Text in *Ts'ien Han schu*, Kap. 94a übersetzt hat, und De Groot, *Chinesische Urkunden zur Geschichte Asiens* I, 39) nicht aufgefallen ist, daß das wichtige Subjekt des Satzes, nämlich *tsch'ang tsch'êng* 長城, fehlt. Wylie, der ganz ungenau übersetzt hat, fügt stillschweigend die Worte *defensive works* hinzu, ebenso De Groot „die Grenzbefestigung". Der letztere bezieht dann aber die Worte von 因 bis 之 auf die Straße, während die Worte nur in Verbindung mit der Befestigungslinie, die über Berge und durch Schluchten läuft, Sinn haben. Für die Straße durch Schen-si gab der Charakter der Löß-Landschaft trotz seines Schluchtenreichtums kaum Veranlassung zu so schwierigen Erdarbeiten (vergl. I, 5). Das *T'ung-kien kang-mu* (unter Schi huang-ti 33. Jahr), das die angegebenen Stellen des *Schi ki* ebenfalls benutzt, hat denn auch die Worte *tschu tsch'ang tsch'êng* 築長城 „man baute eine lange Mauer" hinzugesetzt und bemerkt dazu, daß sich die Mauer den Formen der Landschaft anpaßte und schwierige Stellen und Sperren benutzte". Wenn es dann in Kap. 6 des *Schi ki* fol. 23r⁰ doch wieder mit Bezug auf die Straße heißt: 塹山堙谷 „man durchbohrte Berge und sperrte Schluchten", so kann sich dies nur auf die weichen Löß-Schluchten und ihre Wände beziehen. — Der Name Yün-yang 雲陽 bezeichnete zur Ts'in-Zeit den heutigen Bezirk Schun-hua hien 淳化 nördlich von Hien-yang, war aber nach *Kua ti tschi* Kap. 3 fol. 9v⁰ auch der Name eines alten Sommerpalastes 80 *li* nordwestlich von der Stadt Yün-yang. Die Han haben ihm später den bekannteren Namen *Kan ts'üan kung* 甘泉宮 gegeben. Die Länge der großen Nord-Süd-Straße wird auf 1800 *li* angegeben.

**242,** 40. An wissenschaftlichen Werken über die „Große Mauer" und ihre Geschichte haben wir außer den russischen Arbeiten des Paters Hyacinth nur noch die früher erwähnte Abhandlung von O. F. von Möllendorff, *Die Große Mauer von China* von 1881, die das Schicksal der Mauer bis in die Neuzeit verfolgt, und eine Schilderung von Conrady in Wassiljews *Die Erschließung Chinas* S. 164 ff., die „den Stammbaum der Großen Mauer noch über die seßhafte Zeit hinaus in die Nomadenperiode fortsetzen möchte" und die Mauer als *limes* von der ursprünglichen Hecke und dem Wall mit Hecke herleiten will. Im Jahre 1708 ist die Mauer von den Jesuiten Bouvet, Régis und Jartoux in ihrer ganzen Ausdehnung von Schan-hai kuan (18. Juni) über Kalgan, Ssĕ hai k'ou (?), wo der innere Tschi-li—Schan-si—Zweig einmündet, Yü-lin, Ning-hia, Liang-tschou, Kan-tschou bis Kia-yü huan (16. Oktober) auf Wunsch des Kaisers K'ang-hi bereist worden, damit eine Karte davon angefertigt würde. Leider ist diese Reise nicht ausgewertet worden. Wir haben nur die astronomischen Ortsbestimmungen und einige Entfernungsangaben, die sich in dem handschriftlichen Nachlaß des im Jahre 1759 in Peking verstorbenen Jesuitenpaters Gaubil in einer Jesuitenschule in Paris vorgefunden haben. Sie sind von Cordier in der T'oung Pao Bd. XVI, S. 529ff. veröffentlicht worden. Was aus der Karte geworden ist, wissen wir nicht. Das Buch von W. E. Geil, *The Great Wall of China* ist eine Reisebeschreibung mit einem bunten Durcheinander von Plaudereien über alle möglichen Gegenstände; es ist wissenschaftlich wertlos. Dasselbe gilt von der Arbeit von L. Newton Hayes, *The Great Wall of China* im Journ. North China Br. R. A. S. Bd. LIX, S. 59ff.; sie kennt nur „die Große Mauer von Schi huang-ti" und berichtet Anekdoten, die der Verfasser sich hat von Chinesen erzählen lassen, die nicht mehr wußten als er selbst. Eine genaue bautechnische und orographische Aufnahme der Mauer steht noch aus; ihre Erbauung mit gebrannten Ziegeln und Mörtel auf kaum zugänglichen Bergkämmen wird manches technische Problem zu lösen geben. — Die Karte von 1043 ist veröffentlicht und beschrieben worden von Chavannes in seiner Abhandlung *Les deux plus anciens spécimens de la cartographie chinoise* (Bull. Éc. fr. d'Extr. Or. Bd. III, S. 214ff.). Sie trägt den Titel *Hua Yi t'u* 華夷圖 „Karte von China und den Barbarenländern". Auf der Karte findet sich auch eine kurze Beschreibung des Verlaufs der Mauern von Tschao, Yen und Ts'in; Chavannes hat sie übersetzt und ausführlich erläutert, ohne aber Neues bringen zu können. Daß die Grenzmauer Schi huang-tis „genau der Zeichnung auf der Karte entsprechen sollte", wie Chavannes S. 222 meint, glaube ich nicht, abgesehen davon, daß die Zeichnung viel zu roh ist, als daß man überhaupt einen Vergleich im Einzelnen ziehen könnte. Eine Zusammenstellung der Angaben Ssĕ-ma Ts'iens über die verschiedenen Wallbauten der Zeit vor Schi huang-ti findet sich in der Abhandlung Chavannes' auf S. 221f. in der Anmerkung 4.

**243,** 6. Die Hypothese über Verursachung der Hunnen-Einbrüche in Europa durch Errichtung der „Großen Mauer" von China findet sich bei Möllendorff S. 99 angedeutet, dann bei Conrady, *China* S. 549 und *Die Erschließung Chinas* S. 171 ebenso bei Haushofer, *Grenzen in ihrer geographischen und politischen Bedeutung* S. 140ff.

**244,** 5. Das Lied vom Elend des Volkes wegen der Arbeiten an der Mauer wird vom *Schui king tschu* 水經注, Kap. 3 fol. 6v⁰ zitiert.

**245,** 23. Mit Schi huang-tis Vorstoß nach dem äußersten Süden und insbesondere mit der Identifikation der drei von ihm angelegten Marken mit befestigten Sitzen der Kolonialbehörden hat sich H. Maspero in seinen *Études d'histoire d'Annam* (Bull. de l'Éc. fr. d'Extr. Or. Bd. XVI, S. 1ff.) beschäftigt. Er kommt zu den gleichen Ergebnissen wie wir, insonderheit hat er aus dem Texte festgestellt, daß das umstrittene Siang 象 nur im südlichen Kuang-si gewesen sein kann (S. 49ff.). Dagegen glaubt L. Aurousseau in seiner bereits erwähnten Arbeit, *La première conquête chinoise des pays annamites*, S. 153ff. daran festhalten zu müssen, daß Siang einen großen Teil des heutigen Annam, d. h. das gesamte Küstengebiet bis zum Kap Varella, also fast bis zum heutigen Cochinchina umschlossen habe. Mir scheint es kaum glaublich, daß das für die ältere Zeit zutreffen könnte. Natürlich haben die Namen später größere Gebiete umfaßt als zu Anfang, wo wir vielleicht nur befestigte Plätze darunter zu verstehen haben, aber für das 3. Jahrhundert v. Chr. läßt sich eine solche Ausdehnung der chinesischen Verwaltungsbezirke kaum annehmen. Der Ausdruck *wu ling* 五嶺 bedeutet eigentlich „fünf Bergübergänge", und zwar ganz bestimmte, die über die nördlichen Ketten des „sinischen Systems", im wesentlichen aus den heutigen Provinzen Kiang-si und Hu-nan nach Kuang-tung und Kuang-si hinüberführen, dann aber, als weiter gehender geographischer Name, die Gebiete, die durch die fünf Übergänge erreicht werden („die fünf Straßen oder Bezirke — *lu* 路 —, die zu den Übergängen hinführen". *Ts'ĕ yuan)*. Aurousseau hat die Lage der fünf Übergänge genau bestimmen zu können geglaubt. Sie sollen nach ihm (S. 142ff.) sämtlich zwischen dem oberen Siang 湘- und dem oberen Kan 贛-Fluß (I, 10) liegen, und zwar wäre der bekannte Meï-ling 梅嶺-Paß (I, 26) der östlichste, und eine Bergstraße unmittelbar nördlich von der Stadt Hing-ngan 興安 (am Siang-Fluß im nördlichsten Kuang-si) der westlichste gewesen. Indessen herrscht in der chinesischen geographischen Literatur durchaus keine Einmütigkeit hinsichtlich der Namen und der Lage. Wenn es im *T'ung-kien*, Kap. 7 fol. 4v$^{0}$ wörtlich heißt: „Sie (die Kolonisten) hielten die fünf Bergübergänge besetzt und wohnten mit den Yüe-Völkern durcheinander", so erklärt es sich leicht, wie der Name Wu-ling seine allgemeinere Bedeutung erlangen konnte. Den Eroberungszug des Ts'in-Heeres nach dem Süden hat Aurousseau ebenfalls genau beschrieben (S. 233ff.). Das Kolonisationswerk muß sich natürlich über eine lange Reihe von Jahren erstreckt haben. Der Name des Jen Ngao 任囂 ist von Maspero abweichend 壬, der von Sün-tschou („Sin-tschou") 尋州 statt 潯州 geschrieben.

**246,** 7. Der Bericht von der Eroberung Tschuang K'iaos 莊蹻 findet sich im *Hua yang kuo tschi* (s. oben Anm. zu **187,** 24), Kap. 南中志 fol. 1r$^{0}$, auch C. Sainson, *Nan-tschao ye che* S. 27 erwähnt ihn nach seiner Quelle (s. oben Anm. zu **35,** 32).

**247,** 22. K'ung Fu 孔鮒 gilt als der Verfasser des *K'ung ts'ung tsĕ* 孔叢子, einer Sammlung von Erzählungen über Konfuzius und seine Nachkommen, Unterhaltungen mit seinen Schülern u. ä. Das Werk ist in der Sammlung

*Han Weī ts'ung schu* enthalten, ob und in wie weit es aber dem alten Original entspricht, ist höchst zweifelhaft. (Vergl. Anm. zu II, **266,** 17). Die Legende hat sich auch dieses von Schi huang-ti so geehrten Nachkommen des Konfuzius sofort bemächtigt. Das *K'üe-li tschi* 闕里志, Kap. 3 fol. 2r⁰, sowie das Vorwort zu dem heute vorhandenen *K'ung ts'ung tsĕ*, das ein gewisser Li Lien 李燫 anscheinend im Jahre 1577 geschrieben hat, wissen zu erzählen, daß K'ung Fu, als er von Li Ssĕs „Antrag auf Verbrennung der Bücher" gehört habe, die in seinem Hause aufbewahrten Schriften seines Ahnherrn mit seinem Schüler in eine Mauer des Gebäudes eingemauert habe, um sie vor dem Untergange zu retten. Dann habe er in aller Zurückgezogenheit am heiligen Berge Sung schan in Ho-nan (s. oben Anm. zu **13,** 13) sein Leben beschlossen und das *K'ung ts'ung tsĕ* verfaßt. Das *K'üe-li tschi* kennt sogar die Titel der eingemauerten Bücher, es sind das *Kia-yü*, das *Lun-yü*, das *Schang schu* und das *Hiao king*. Die Titel kennzeichnen den Wert der Geschichte.

**249,** 26. Der Tod der 460 Literaten wird bei Ssĕ-ma Ts'ien Kap. 6 fol. 25r⁰ lediglich mit den Worten berichtet: 皆阬之, ebenso im *Tsĕ tschi t'ung-kien* unter dem 35. Jahre Schi huang-tis. Das Wort 阬, auch 坑 *k'êng* bedeutet „Grube" oder „Falle", der Ausdruck besagt also: „er ließ sie alle in die Grube bringen" oder, wie das K'ang-hi-Wörterbuch sagt, *hien* 陷 d. h. „in Gruben fallen lassen" (z. B. wilde Tiere), dann allgemein „vernichten". Es ist zuerst De Mailla, der Verarbeiter des *T'ung-kien kang-mu*, gewesen, der daraus die Vorstellung vom Lebendigbegraben gestaltet hat. Er gibt die obigen drei Worte durch folgendes frei erfundenes Gemälde wieder: „Ils furent condamnés à être enterrés tout vifs dans de grandes fossés, creusées exprès où on les laissa mourir cruellement" *(Hist. gén. de la Chine* II, 402). Legge, obwohl er selbst sagt *(Chin. Cl.* I, *Prolegomena* 6 Anm. 24), De Mailla habe sich aus dem chinesischen Berichte über die Bücherverbrennung „eine Geschichte seiner eigenen Erfindung zurechtgemacht", hat sich offenbar doch durch diese Geschichte beeinflussen lassen, wenn er die fraglichen Worte übersetzt (S. 9): „they were all buried alive in pits". Andere abendländische Darsteller haben die so entstandene Legende weiter verbreitet (z. B. P. G. von Möllendorf in China Review Bd. XVII, S. 298 f., H. A. Giles ebenda S. 354). Ch. Piton ist in seiner noch zu erwähnenden Darstellung (s. unten Anm. zu I, **255,** 42) auf noch einen anderen Ausweg verfallen (China Review Bd. XI, S. 184 Anm.). In dem Berichte des *Schi ki* (Kap. 7 fol. 12 v⁰) über die nächtliche Massakrierung der 200000 Soldaten des Ts'in-Heeres durch Truppen Hiang Yüs 項羽 (s. I, 258) heißt es ebenfalls 擊阬秦卒 „sie griffen die Soldaten von Ts'in an und brachten sie zu Tode". Daß diese 200000 Menschen nicht lebendig begraben werden konnten, leuchtet auch dem Verfasser ein, er nimmt deshalb an, daß die Soldaten, nachdem sie getötet waren, in die Löß-Schluchten geworfen wurden, die „einen so sonderbaren Charakterzug im topographischen Bilde der nördlichen Provinzen bilden" (vergl. I, 5 u. 7). Das ist an sich nicht unwahrscheinlich, da in der Tat die

Gegend um Sin-ngan 新安, wo jene Metzelei stattfand, voller Löß-Schluchten ist, aber daraus folgt nicht, daß, wie Piton ganz willkürlich meint, die Opfer, deren Tötung durch *k'êng* bezeichnet wird, „were either burried therein (in den Schluchten) alive, as was probably the case with the literati (in Hien-yang)". An zwei anderen Stellen des *Schi ki* (Kap. 7 fol. 5r⁰ und Kap. 8 fol. 11v⁰), wo von der Eroberung der Stadt Siang-tsch'êng 襄城 in Ho-nan durch Hiang Yü berichtet wird, findet sich der Ausdruck abermals: „Die ganze Bevölkerung", heißt es, „ließ er umbringen" (阬之). Hier kann weder von Löß-Schluchten, noch von lebendigbegraben die Rede sein. Die Han-Annalen *(Ts'ien Han schu*, Kap. 31 fol. 10v⁰) bringen den gleichen Bericht über Siang-tsch'êng, und Yen Schi-ku 顏師古, der Kommentator der Annalen (7. Jahrhundert), erklärt den Ausdruck *k'êng* durch die Worte: „Man warf *(hien* 陷 s. oben) sie in Gruben oder Schluchten *(k'êng)* und tötete sie alle". Bei Wang Tsch'ung 王充, der im 1. Jahrhundert n. Chr. schrieb, heißt es einmal *(Lun-hêng*, Abschnitt *Ming yi* 命義): „Der Heerführer von Ts'in, Po K'i, brachte die Soldaten von Tschao, nachdem sie sich unterworfen hatten, unterhalb von Tsch'ang-p'ing zu Tode *(k'êng)*, eine Masse von 400000 Menschen kam hier auf einmal um (死, s. *Mém. hist.* II, 91)," und dann: „es war Schicksalsbestimmung, daß die Leute durch Zerquetschung sterben sollten (壓死), darum wurden sie bei Tsch'ang-p'ing versammelt". Hier hat *k'êng* offenbar die Bedeutung eines besonderen Todes durch Erstickung oder Zerquetschung in Gruben. Ähnlich heißt es im *Sui schu*, Kap. 35 fol. 35v⁰, wo kurz über die Verfolgung der buddhistischen Mönche unter T'ai-wu ti von der nördlichen Weï-Dynastie (s. II, 203) im Jahre 446 berichtet wird: „Die Beamten erhielten Befehl, sie alle (in Gruben ?) umbringen zu lassen, 坑殺之". In Wahrheit hat also *k'êng* niemals die Bedeutung „lebendig begraben", und keins der einheimischen Wörterbücher, die sogar die Stelle von der Tötung der Literaten besonders anführen, legt sie ihm bei. Chavannes, *Mém. hist.* II, 119 Anm. 2 und 181 Anm. 2, hat bereits darauf hingewiesen und Legges Übersetzung abgelehnt. Trotzdem hat Tschepe in seiner *Histoire du royaume de Ts'in* S. 300ff. es für richtig gehalten, auf Grund unverbürgter Erzählungen konfuzianischer Literaten, die zuerst um die Mitte des ersten nachchristlichen Jahrhunderts auftauchen, sowie mündlicher Mitteilungen aus seiner eigenen Lebenszeit, einen Schauerroman aufzubauen, der den von De Mailla noch weit in den Schatten stellt. Dabei ist das bedenklichste, daß er den Anschein erweckt, als habe Ssĕ-ma Ts'ien diese Dinge berichtet, und daß er die Kühnheit hat, nicht nur zu behaupten, „alle anderen Geschichtschreiber" erzählen dieselben Scheußlichkeiten, sondern sogar noch hinzuzufügen, das K'ang-hi-Wörterbuch gebe dem Worte *k'êng* ausdrücklich die Bedeutung des Lebendigbegrabens! Nach dem Gesagten ist es klar, daß man im Altertum Feinde oder sonstige Massen tötete, indem man sie in Gruben warf. Aber der Ausdruck hat dann die allgemeine Bedeutung „umbringen" („in die Grube bringen") angenommen, was auch die Wörterbücher bestätigen. Ich glaube nicht, daß Ssĕ-ma Ts'ien ihn immer noch in dem alten, wörtlichen Sinne verstanden wissen wollte.

**250,** 30. Die Bedeutung der Bücherverbrennung unter Schi huang-ti hat zwar schon Legge, *Chin. Cl.* I, *Prolegomena* S. 6ff., im Anschluß an die Übersetzung des Berichts im *Schi ki* auf ihr richtiges Maß zurückzuführen versucht, wenn auch nicht eben in überzeugender Art, aber eine wirkliche Klarstellung der Frage hat erst A. von Rosthorn in seiner Abhandlung *The Burning of the Books* im Journal of the Peking Oriental Society Bd. IV, (1898), S. 1ff., unternommen. Auch er weist auf die Geringfügigkeit des vorhandenen literarischen Materials hin und macht auf die höchst bezeichnende Tatsache aufmerksam, daß von den durch das Edikt nicht betroffenen Werken über Heilkunde, Wahrsagekunst und Landbau keins aus jener Zeit auf uns gekommen ist, daß aber die Schriften, gegen die sich der Bannfluch in erster Linie richtete, sämtlich, soweit wir wissen, teils vollständig, teils in Bruchstücken, heute noch vorhanden sind. Auch Rosthorn kommt zu dem Ergebnis, daß die Herrschaft Schi huang-tis im ganzen segensreich auch für die geistige Entwicklung Chinas gewesen ist. Auch die neuere chinesische Kritik ist hinsichtlich der Bücherverbrennung zu ganz anderen Ergebnissen gekommen als die orthodoxe Wissenschaft. Am schärfsten sind diese Ergebnisse von K'ang Yu-weï 康有爲 in seinem im Jahre 1891 erschienenen berühmten Werke *Sin hüo weï king k'ao* 新學僞經考 gefaßt worden. Er beginnt gleich das erste Kapitel mit folgender grundlegender Feststellung: „Die späteren Geschlechter haben die Schuld an dem Verluste und der Lückenhaftigkeit der sechs kanonischen Bücher der Bücherverbrennung durch die Ts'in zugeschrieben. Ts'in Schi huang-ti habe dadurch die ganze Strafe des Himmels auf sich gezogen. Aber diese Leute bedenken nicht, daß das nur verlogene Reden von Liu Hin 劉歆 (s. I, 309) sind. Hätte Liu Hin bei seinen Fälschungen der kanonischen Schriften nicht erklärt, daß diese Schriften verstümmelt und lückenhaft wären, so hätte er keine Möglichkeit gehabt, seine Fälschungen einzuschmuggeln."

**251,** 19. Der Todestag Schi huang-tis läßt sich nicht genau feststellen. Ssĕ-ma Ts'ien (Kap. 6 fol. 28v⁰) gibt den Tag 丙寅 im 7. Monat des 37. Jahres der Regierung des Kaisers. Dieser Monat entspricht der Zeit vom 18. Juli bis 15. August 210; aber ein Tag mit dem Zeichen 丙寅 ist in diesem Abschnitt nicht enthalten, da der erste Tag des 7. Monats die Zeichen 丙子 hatte. Also irgend ein Fehler muß hier vorliegen.

**251,** 26. Die Inschriften der Ts'in-Herrscher, auch die von Schi huang-ti, sind von Chavannes gesammelt und im Journal Asiatique 1893$^{I}$ S. 473ff. *(Les inscriptions des Ts'in)* übersetzt worden, darunter auch die sechs großen Inschriften, die Schi huang-ti auf seinen Reisen zur Verherrlichung seiner Taten aufstellen ließ und von denen Ssĕ-ma Ts'ien fünf im Wortlaut mitteilt (auch die sechste ist anderweitig überliefert). Außerdem hat er Übersetzungen von diesen fünf im Texte des 2. Bandes der *Mém. hist.* und von den übrigen im Appendix III des Bandes gegeben. Die älteste Inschrift in diesen Sammlungen, die insgesamt acht Stücke enthalten, ist ein Opfergebet des Königs von Tsʻin, das den „Herrscher im erhabenen Himmel" anruft, um Klage zu führen über die Untreue und Feindschaft von Tschʻu. Sie entstammt vermutlich der zweiten Hälfte des 4. Jahrhunderts v. Chr. Es ist bereits früher darauf hingewiesen worden (s. oben Anm. zu **156,** 1), daß noch eine ältere neunte Inschrift von dem Jesuitenpater Gaubil erwähnt wird, die dem Jahre 770 v. Chr. oder der Zeit unmittelbar danach angehören müßte, daß diese Inschrift aber bisher nicht auffindbar gewesen ist. Dagegen gibt es eine andere ältere Inschrift der Tsʻin, die Chavannes nicht mit aufgeführt hat. Sie findet sich auf einer reich verzierten Bronze-Glocke und ist in dem Katalogwerke *Kʻao ku tʻu* 考古圖 vom Ende des 11 .Jahrhunderts, Kap. 7 fol., 9r⁰ff. wiedergegeben. Die Inschrift besteht aus 134 Zeichen, wie die Abbildungen ergeben, oder 139, wie die Beschreibung angibt. Sie ist von den chinesischen Archäologen noch nicht völlig entziffert worden. Der Verfasser, Herzog von Tsʻin, rühmt darin (soweit der Inhalt verständlich ist) die Taten seiner Vorfahren beim Aufbau des Staates und preist dankbar ihre Tugend, die dem Enkel Schutz gewährt. Er sagt dabei, daß „zwölf Herzöge *(kung)* des Himmels Auftrag erhalten und den Staat regiert hätten usw." Welche zwölf Herzöge sind hier gemeint? Geht man von der Belehnung des Feï tsĕ 非子, des eigentlichen Stammvaters, mit der Landschaft Tsʻin (s. I, 144) aus, so endet die Reihe mit dem Herzog Süan 宣 (675—664) (vergl. die Tabelle bei Chavannes, *Mém. hist.* III, 42); nimmt man dagegen die Belehnung des Fürsten Siang 襄 in Schen-si, durch die erst das Geschlecht der Tsʻin zu selbständigen Fürsten wurde, als Ausgangspunkt, so reicht sie bis zum Herzog Huan 桓 (603—577), oder beginnt man bereits bei Tschuang 莊, dem Vater von Siang, der zuerst den Titel „Herzog" führte *(Schi ki*, Kap. 5 fol. 5r⁰), so kommt man bis zum Herzog Kung 共 (608—604). Da man als den Verfasser der Inschrift den dreizehnten Fürsten annehmen muß, so würde es im ersten Falle der Herzog Tschʻêng 成 (663—660), im zweiten der Herzog King 景 (576—537), im dritten der Herzog Huan sein. Die Inschrift würde also aus der Zeit zwischen 663 und 537 stammen müssen. Die Frage hat natürlich auch die chinesischen Archäologen beschäftigt, ist aber auch von ihnen nicht entschieden worden. Der andere große Katalog der Sung-Zeit, das *Tsi ku lu* 集古錄, meint, man müsse die Entscheidung „den Gelehrten mit viel Wissen und starkem Gedächtnis" überlassen. Ob die hierbei vorausgesetzte Echtheit der Inschrift unbestreitbar ist, muß natürlich eine offene Frage bleiben.

**252,** 25. Nach *Schi ki*, Kap. 28 fol. 10v⁰f. blühten die magischen Künste besonders in Tsʻi und Yen (Schan-tung), wo die Schule des Tsou Yen mit ihren zahlreichen Anhängern ihren Sitz hatte (vgl. I, 286f. u. oben Anm. zu **64,** 30).

**253,** 16. Die Beschreibung und Abbildungen von Schi huang-tis Grab finden sich in dem *Premier exposé des résultats archéologiques obtenus dans la Chine occidentale par la mission* Victor Segalen, Gilbert de Voisins *et* Jean Lartigue im Journal Asiatique 1916^I, S. 407ff. Vergl. auch oben Anm. zu **116,** 19.

**253,** 23. Das Eunuchentum des Tschao Kao 趙高 erscheint in etwas zweifelhaftem Lichte, wenn später im *Schi ki*, Kap. 6 fol. 35v⁰ von seinem Schwiegersohn *(sü* 壻) gesprochen wird. Ssĕ-ma Ts'ien sagt auch nirgends, daß er Eunuch war.

**255,** 42. Ch. Piton hat von den Vorgängen, die zum Sturze der Ts'in-Herrschaft und zur Gründung der Han-Dynastie führten, eine eingehende Darstellung unter dem Titel *The Fall of the Ts'in Dynasty and the Rise of that of Han* in China Review Bd. XI (1882/83) S. 102ff., 179ff. u. 217ff. gegeben. Der Verfasser steht ganz in den üblichen Anschauungen der konfuzianischen Geschichtschreibung und geht deshalb mit seiner Kritik für gewöhnlich in die Irre.

**257,** 5. Homer H. Dubs macht es in einem Aufsatze *The Name and Ancestry of Han Kao-tsu* (T'oung Pao Bd. XXXII S. 59ff.) sehr wahrscheinlich, daß der Vorname Lius 劉, der der Sohn eines einfachen Bauern war, ursprünglich nicht Pang 邦, sondern Ki 季 („der Jüngste") war. Der Vater wird seine Söhne einfach mit den üblichen Reihen-Namen Po 伯 („der Älteste"), Tschung 仲 („der Zweite"), Schu 叔 („der Dritte") und Ki („der Jüngste") bezeichnet haben. Liu Pangs ältester Bruder hieß in der Tat Liu Po. Nach seiner Thronbesteigung wird Liu das wenig würdige Ki abgelegt und dafür das weit vornehmere Pang, d. h. „der Staat" als Vornamen angenommen haben. Andererseits sind auch weder das *Schi ki* noch die Han-Annalen wegen der späteren Stellung des Liu Pang in der Lage, seinen persönlichen Namen (Pang) zu nennen, sondern sie bezeichnen ihn als Liu Ki 季. Was über seine Herkunft und Kindheit in den Quellen erzählt wird, sind die üblichen Mythen von übernatürlicher Herkunft usw., wie wir sie bei jedem Stammvater einer Dynastie finden. In Wirklichkeit wissen wir nichts darüber.

**259,** 30. Der Kommentator zum *Tsĕ tschi t'ung-kien* aus dem 13. Jahrhundert macht zu dem Erlaß Schi huang-tis betr. die Bücherverbrennung (unter dem 34. Jahre) die Bemerkung, daß durch Hiang Yü alle von den *po schi* 博士 (s. I, 246f.) verwahrten Literaturwerke vernichtet worden seien. Dann knüpft er daran die Worte: „Darum beschuldigen die späteren Gelehrten den Siao Ho 蕭何, daß er an dem Tage, wo er die Literaturwerke der Ts'in an sich nahm, nicht alle an sich genommen habe." Ch. Piton erzählt in seiner erwähnten Darstellung (a. a. O. S. 219), daß Hiang Yü „dug out the remains of the First Sovereign", und Tschepe, der in seiner *Histoire du royaume de Ts'in* S. 386 die oben angeführte Stelle aus dem 7. Kap. des *Schi ki* wiedergibt, fügt die Worte hinzu: „On déterra le cadavre de Che-hoang-ti". Tatsächlich haben weder das *Schi ki* noch die Annalen in ihren Berichten eine solche Angabe, wohl aber wirft später Liu Pang, als er dem Hiang Yü in der Unterredung bei Tsch'êng-kao 成皐 (s. I, 264) seine Schandtaten vorhält, ihm unter anderem vor, „er habe das Grab des Schi huang-ti aufgraben lassen" 掘始皇帝冢 (*Schi ki*, Kap. 8 fol. 25r⁰). Dieser Satz ist dann auch in das *T'ung-kien kang-mu* (楚義帝西楚霸王漢王 1. Jahr) und seine Bearbeitungen übergegangen, die Piton und Tschepe vorgelegen haben.

259, 41. Im Text steht 假立, die Übersetzung Chavannes' „provisoirement" (*Mém. hist.* II, 284) ist nicht zutreffend.

## 2. Kapitel.

268, 22. Die K'ien-lung-Ausgabe des *Hou Han schu* enthält am Schlusse einen Bericht des Direktors des Geheimen Staatsarchivs Yü Tsing 余靖 über die im Jahre 1034 angeordnete Nachprüfung der Quellenwerke und Vorläufer dieser Annalen, aus dem hervorgeht, daß nach Fan Ye 范曄, der 445 starb, noch beträchtliche Ergänzungen zu dem Werke hinzugefügt worden sind und daß Yü Tsing zusammen mit einem Akademiker Namens Wang Schu 王洙 den Text des Ganzen endgiltig redigiert hat. Der Bericht ist übersetzt von Chavannes in T'oung Pao Ser. II Bd. VII S. 211ff.

268, 35. Mit dem *Tsĕ tschi t'ung-kien* 資治通鑑, dem *T'ung-kien kang-mu* 通鑑綱目 und der ganzen dazugehörigen Literatur einschließlich der sieben Kommentarwerke habe ich mich eingehend beschäftigt in der Abhandlung *Das Tsĕ tschi t'ung-kien und das T'ung-kien kang-mu, ihr Wesen, ihr Verhältnis zueinander und ihr Quellenwert* (Sitzungsber. d. Preuß. Akad. d. Wissensch., 1930, S. 103ff.). Dort sind alle näheren Angaben zu finden. Das *(Tsĕ tschi) T'ung-kien* überragt an Klarheit, Gründlichkeit und Zuverlässigkeit bei weitem alle chinesischen Geschichtswerke. Es ist neuerdings auch von R. des Rotours in seinem *Traité des Examens* S. 74ff., eingehend gewürdigt worden. Das *(T'ung-kien) Kang-mu* fällt demgegenüber völlig ab. Das letztere ist französisch bearbeitet worden von Moriac de Mailla, *Histoire générale de la Chine*. Muß schon, wie wir des öfteren gesehen haben, der chinesische Text mit Kritik benutzt werden, so erfordern die Schilderungen des französischen Werkes noch erheblich mehr. Es sind zum großen Teil Phantasien des Übersetzers.

270, 28. Woher der so berühmt gewordene Name Tsch'ang-ngan 長安 stammt, ist von den chinesischen Historikern oft, aber ohne sicheres Ergebnis erörtert worden. Nach *Schi ki*, Kap. 43 fol. 32r⁰ führte ein Prinz aus der Fürstenfamilie von Tschao in den sechziger Jahren des 3. Jahrhunderts v. Chr. den Titel „Fürst von Tsch'ang-ngan"; in Kap. 6 fol. 3v⁰ wird der General Tsch'êng-kiao 成蟜, ein Bruder Schi huang-tis, mit dem gleichen Titel bezeichnet, nach Kap. 8 fol. 11r⁰ wurde Hiang Yü im Jahre 207 von dem neuen König von Tsch'u (s. I, 257) zum „Marquis (侯) von Tsch'ang-ngan "ernannt, und nach Kap. 93 fol. 5r⁰ der engere Landsmann Kao tsus, Lu Wan 盧綰, mit dem nämlichen Titel bedacht. Ssĕ-ma Ts'ien fügt an der letzten Stelle hinzu: „Tsch'ang-ngan ist das ehemalige Hien-yang". Das kann natürlich nicht wörtlich genommen werden, wie denn auch Tschang

Schou-tsie daran erinnert, daß Hien-yang nördlich, Tsch'ang-ngan aber südlich des Weï gelegen habe; es kann nur heißen, daß, was Hien-yang einst für Ts'in, Tsch'ang-ngan nun für die Han war, daß der Titel also eine hohe Ehrung bedeutete. Hier bezog sich mithin der Name zweifellos auf die neue Hauptstadt. Dagegen bemerkt Tschang Schou-tsie zu der ersten Stelle mit Recht, daß der Name Tsch'ang-ngan, d. h. „ewiger Friede" lediglich wegen seiner guten Bedeutung gewählt sei (長安君者以長安善故名也), und nicht anders wird es sich mit der zweiten und dritten Stelle verhalten. Auch das *Kua ti tschi* macht dieselben Erwägungen geltend. Es sagt (Kap. 2 fol. 3r⁰f.): „Der Name Tsch'ang-ngan, der in den Geschichtswerken erscheint, ist alt. Er kommt zuerst bei der Belehnung Lu Wans vor und stammt daher, daß Hiang Yü den Ort nicht zerstört hatte. Er hat nicht seinen Ursprung erst in der Han-Zeit. Allerdings weiß man nichts Näheres über die Lage (des Ortes). Als Kao ti im 5. Jahre seiner Regierung (als 1. Jahr gilt das Jahr 206 v. Chr.) innerhalb der Pässe zu residieren begann, nannte er diesen Bezirk Tsch'ang-ngan. Wenn Ssĕ-ma Ts'ien meint: Tsch'ang-ngan ist das ehemalige Hien-yang, so sagt er dies eben nur in Anlehnung an den zu seiner Zeit geltenden Namen (der Hauptstadt), er will nicht sagen, daß, als Lu Wan belehnt wurde, Hien-yang als Tsch'ang-ngan bezeichnet worden sei. Auch in Tschao kommt nach dem *Schi ki* der Titel Fürst von Tsch'ang-ngan vor, es ist aber dabei nicht erwähnt, ob man in Tschao dies als einen glückbedeutenden Namen gewählt, oder ob es ein Ortsname gewesen sei." Das um 1070 erschienene *Tsch'ang-ngan tschi* bemerkt, aber ohne eine Quelle anzuführen (Kap. 12 fol. 1r⁰): „Tsch'ang-ngan hien ist ursprünglich ein alter Bezirk der Han und ein Ortsname aus der Ts'in-Zeit". Wahrscheinlich ist es jedenfalls, daß der Name ursprünglich wegen seiner anmutenden Bedeutung beliebt für schmückende Titel war (die Fürsten- und Adelstitel bezogen sich damals nicht immer auf Landgebiete) und dann ebenfalls wegen dieser Bedeutung von Kao tsu seiner neuen Hauptstadt beigelegt und erst dadurch zum Ortsnamen wurde. Forke, *Von Peking nach Ch'ang-an und Lo-yang* S. 111ff. sagt, daß die Stadt Tsch'ang-ngan an einem Orte erbaut worden sei, „wo ein Lustschloß der Ch'in sich befand". Die alte Stadt, von der heute nur noch ein Erdwall mit den Einschnitten für die Tore übrig ist, ist, wie F. feststellte, 8 *li* (5 km) nordwestlich vom heutigen Si-ngan entfernt. Vom Weï-yang kung 未央宮 und den übrigen großen Palastgründen und Kultstätten der Han-Kaiser in und bei Tsch'ang-ngan gibt Forke eine eingehendere Beschreibung nach chinesischen Quellen.

271, 35. Über das legendenhafte Ende von Tschang Liang 張良 s. Näheres bei Giles, *Biogr. Dict.* Nr. 88. In dem gebirgigen Grenzgebiet von Schen-si und Ssĕ-tsch'uan, zwischen Fêng hien 鳳 und Liu-pa 留壩 an der großen Straße aus dem Weï-Tal nach Ssĕ-tsch'uan (s. I, 24), liegt, eine schöne Anlage mit Höfen und Gärten und heute noch gut erhalten, „wie ein Märchenschloß", Tschang Liangs Ahnentempel. S. Walter Fuchs in Mittl. d. Sem. f. Or. Spr. Jahrg. XXXVI, S. 127.

**272,** 26. Der Name 麗食其 wird nach einer Glosse Tschang Schou-tsies zu *Schi ki*, Kap. 97 fol. 1r⁰ wie 歷異幾, d. h. Li I-ki ausgesprochen. Seine Lebensbeschreibung, sowie diejenige des oft mit ihm zusammen genannten Lu Kia 陸賈 finden sich in dem eben erwähnten Kapitel des *Schi ki*.

**274,** 5. Das *Sin yü* 新語 des Lu Kia kann allerdings wohl mit dem überlieferten Werk dieses Namens nicht ohne weiteres gleichgesetzt werden, doch enthält das letztere sicher viele echte Teile, vielleicht sogar mehr, als ich selbst angenommen habe (s. I, 76). Inzwischen hat sich Annemarie von Gabain in einer besonderen Untersuchung (*Ein Fürstenspiegel: Das Sin-yü des Lu Kia*, in Mittlg. d. Sem. f. Or. Spr. Jahrg. XXXIII, S. 1ff.) mit dem *Sin yü* beschäftigt und ist unter Widerlegung der Einwände des Kaiserlichen Katalogs (Kap. 91 fol. 9v⁰ff.), der das Werk summarisch für eine schon vor der T'ang-Zeit vorgenommene Fälschung erklärt, zu dem Ergebnis gekommen, daß „wir keinen triftigen Grund haben, die Originalität unseres heutigen Textes zu bezweifeln" (S. 17), daß aber viele Stellen infolge von Beschädigungen der Handschriften und durch Nachlässigkeiten der Abschreiber verderbt worden sind. Unmittelbar danach hat auch Hu Schi 胡適, der bekannte Literaturhistoriker, in einem kurzen Artikel des Bulletin of the National Library of Peiping Bd. IV, S. 1ff. die Angaben des Kaiserlichen Katalogs als flüchtig und unzutreffend nachgewiesen und im Gegensatz zu seinen eigenen früheren Zweifeln das *Sin yü* für echt erklärt. — Überragende Gedanken enthält der in mehreren Ausgaben überlieferte Text nicht, und man ist überrascht, daß er auf einen Mann wie Kao tsu großen Eindruck gemacht haben soll. Die Darstellung, die Forke *Lun-hêng* I, 84 Anm. von Lu Kias Verhalten zu Kao tsu gibt, entspricht nicht ganz dem Sachverhalt.

**277,** 23. Wenn Biot in seinem *Essai sur l'histoire de l'instruction publique en Chine* S. 95 erklärt, Kao tsu habe durch den Erlaß von 196 die Beschwerden der Konfuzianer beruhigen wollen, daß sie in der Verwaltung zugunsten der Militärs zurückgesetzt würden, so ist das eine Konstruktion des geistvollen Verfassers, die sich aus den Quellen nicht herleiten läßt.

**277,** 31. Wang Tsch'ung gebraucht hier einen wenig klaren Ausdruck. Er sagt von Kao tsu 粗納采. *Na ts'ai* bedeutet im *I li* bei dem Eheschließungs-Ritual (Kap. 4 im Anfang) die Verlobungsgeschenke übersenden, und der Kommentar erklärt dazu: „es ist der Ritus, einen Boten zur Überreichung (納 der Geschenke) abzusenden, damit darunter ausgewählt (采擇) werde." Hiernach kann der Ausdruck bei Wang Tsch'ung nur bedeuten: er wählte im allgemeinen (粗) daraus aus". Forke, *Lun-hêng* II, 236 übersetzt: „made but a moderate use of the work".

**278,** 39. Die Instruktion Karls V. von 1548, eine Art letztwilliger Verfügung an seinen Sohn Philipp, ist abgedruckt in den *Papiers d'état du Cardinal de Granvelle (Collection de documents inédits sur l'histoire de France)* III, 267ff. Insbesondere s. die S. 311 und 316.

**281,** 29. Der Tod des Königs Ngai 哀 von Ts'i ist von Ssĕ-ma Ts'ien in Kap. 52 fol. 5v⁰ verzeichnet.

**283,** 25. Wang Tsch'ung erzählt (*Lun-hêng*, Kap. 19 fol. 10r⁰), daß Kia Yi „zuerst am Hofe Wên tis darauf hingewiesen habe, daß die Han als Farbe gelb voranstellen und als Zahl die fünf bezeichnen müßten", und er fügt hinzu: „Kia Yi war ein Beamter, der mit Weisheit angefüllt war, und wenn er sagt, daß die Farbe gelb und die Zahl die fünf sei, dann ist festgestellt, daß es sich um die Wirkung des Elements Erde handelt". Man weiß bei Wang Tsch'ung nicht immer, ob er ironisch oder ernst ist.

**283,** 35. Kung-sun Tsch'êns 公孫臣 beantragte Kalenderreform bestand in einer Verlegung der Schaltmonate. In der Ts'in-Zeit und im Anfang der Han-Zeit zählten die Chinesen eine Gruppe von 76 Jahren als ein *pu* 蔀 und je 19 Jahre darin als ein *tschang* 章. Um die Zeitunterschiede der Mondjahre mit der (scheinbaren) Sonnenbahn auszugleichen, schob man in einzelne Jahre Schaltmonate ein, und zwar in 7 Jahre eines jeden *tschang*. Die Schaltmonate fielen an das Ende des Jahres; das Jahr begann unter den Ts'in und im Anfang der Han (bis 104 v. Chr.) mit dem Monat *hai* 亥, dem 12. astronomischen (dem letzten vor der Wintersonnenwende), oder dem 10. „bürgerlichen" d. h. dem Monat *yin* 寅, der danach der Monat des amtlichen Jahresanfangs war. Die Schaltmonate wurden also nach dem 9. Monat eingeschoben. Welche Jahre die Schaltmonate erhielten, ist eine verwickelte Frage, die wir hier nicht erörtern können. Es genügt, zu sagen, daß nach der bisherigen Rechnung das Jahr 161 ein Schaltjahr gewesen sein würde und daß es nach der Bestimmung von 163 nunmehr das Jahr 162 wurde. Näheres über die ganze Frage der Schaltjahre bei Chavannes, *La chronologie chinoise de l'an 238 à l'an 87 avant J. C. in* T'oung Pao Bd. VII, S. 1ff., dazu eine *Note rectificative* ebenda S. 509ff.; Havret, *La chronologie des Han*, ebenda Bd. VIII, S. 378ff. und Chavannes, *Nouvelle Note sur la chronologie chinoise de l'an 238 à l'an 87 avant J. C.* in Journ. Asiat. 1897$^{II}$, S. 539ff. Die eigentliche Kalenderreform der Han ist erst später, im Jahre 104, erfolgt (s. I. 315f). Hinsichtlich des Datums von Kung-sun Tsch'êns Auftreten widerspricht sich das *Schi ki* selbst. Kap. 10 fol. 14r⁰f. wird es unter dem 14. Jahre Wên tis, d. h. 166 aufgeführt, das Erscheinen des gelben Drachen unter dem 15. Jahre d. h. 165; Kap. 28 fol. 18v⁰ heißt es dagegen, daß der Drache drei Jahre nach dem Überreichen von Kung-sun Tsch'êns Anträgen erschienen sei, also 163.

**283,** 43. Es liegt im Wesen der chinesischen Sprache, daß Einzahl oder Mehrzahl dem Substantivum nicht ohne weiteres anzusehen sind. Der Ausdruck 上帝 kann deshalb ebensowohl als „der Herrscher in der Höhe" (und für das Altertum ist immer die Einzahl anzunehmen) wie als „die Herrscher in der Höhe" gedeutet werden. In dem Erlaß des Kaisers heißt es aber nach dem *Schi ki* (Kap. 10 fol. 14v⁰): 上帝諸神, das kann nach dem ganzen Zusammenhange nur bedeuten: die *schang-ti*-Götter; auch Chavannes (*Mém. hist.* II, 480) übersetzt daher richtig „les Empereurs d'en haut". In der Erklärung der Minister heißt es dagegen nur 上帝, das ist offenbar beabsichtigt zweideutig: beziehen können sich ihre Bemerkungen nur auf den Herrscher in der Höhe, aber der Monarch mag auch die Mehrzahl heraushören.

Wenn Chavannes hier ebenfalls mit dem Pluralis übersetzt, so scheint mir das nicht richtig.

**284,** 26. Das Wort „fünf" ist versehentlich in den Text gekommen, es ist zu streichen.

**285,** 21. Die Verurteilung der kultischen Verbindung von *schang ti* und *wu ti* 五帝 findet sich im *T'ung-kien kang-mu schu fa* 通鑑綱目書法 (s. die oben Anm. zu 268, 35 genannte Akademie-Schrift S. 134) unter Wên ti 15. Jahr 4. Monat. — Eine Erklärung über die Bedeutung der *wu ti* und über die Geschichte ihres Kultes gibt Wieger, *Histoire des croyances religieuses* etc. S. 92 nach dem Kommentar zu einer nicht näher bezeichneten *Tschou-li*-Stelle(?). Sie ist nicht frei von Willkürlichkeiten.

**286,** 8. Der Tadel von Wên tis Jahreszählung wird vom *Schu fa*, gerade weil sie als schlechtes Beispiel gewirkt habe, unter Wên ti, „späteres 1. Jahr" ausgesprochen.

**286,** 16. Der schon erwähnte Dammbruch des Huang ho und seine Vereinigung mit dem zum Stromgebiet des Huai gehörigen Ssĕ-Flusse 泗 deuten auf eine der großen Bettverlegungen des Huang ho zu jener Zeit (s. I, 8). Offenbar hat hier ein Durchbruch des Flusses nach Süden stattgefunden. Es ist eine starke Leistung von Sin-yuan P'ing 新垣平, dem Kaiser vorzureden, der im Ssĕ versunkene Dreifuß sei stromaufwärts in den Huang ho hinein und dort weiter bis nach Schan-si gewandert. Chinesisch-amerikanische Grabungen in dem alten Fên-yin 汾陰 im Jahre 1930 haben es wahrscheinlich gemacht, daß unmittelbar südlich von der Stadt Wan-ts'üan hien 萬泉, östlich von Jung-ho hien 榮河, ein altes Heiligtum der Erdgöttin war, der auch die Han-Kaiser opferten (s. II, 431). Hier könnte auch die Geschichte von dem Dreifuß einen Anknüpfungspunkt gefunden haben; s. Carl Whiting Bishop, *The Worship of Earth in Ancient China* (Journ. North-China Br. R. A. S. Bd. LXIV, S. 24ff.) S. 42f.

**287,** 22. Die Angaben über die Neupythagoräer, ihre Lehren und ihre Ausbreitung entnehme ich der Arbeit von Max Wellmann, *Die Φυσικά des Bolos Demokritos und der Magier Anaxilaos aus Larissa* (in Abhdlg. d. Preuß. Akad. d. W. 1928, Phil. hist. Kl. Nr. 7) S. 4f. Die Geschichte des Magiertums, *fang schi* 方士 — ein rein chinesischer Name — in China liegt noch ganz im Dunkeln. Eine inhaltvolle Abhandlung von Giuseppe Messina, *Der Ursprung der Magier und die zarathuštrische Religion*, regt zu zahlreichen Analogien an. Die west- und mittelasiatische Magie geht auf Zoroaster als ihren Urheber zurück, aber durch die Berührung mit den Babyloniern hat die persische Magie viele chaldäische Elemente der Astrologie und Zauberei in sich aufgenommen, und zu diesem Gemenge kam dann noch der ägyptisch-jüdische Volksaberglaube, besonders durch den Einfluß von Bolos-Demokritos um 200 v. Chr. Von der Lehre Zoroasters ist natürlich in dieser späteren Magie nicht mehr viel übrig geblieben. Ebenso rühmt sich das chinesische Magiertum des Lao tsĕ als seines Urhebers, aber durch seine Verbindung mit der Zauberei, der Astrologie und alten volkstümlichen Vorstellungen ist es zu einem phantastischen Gemisch geworden, das von Lao tsĕ und seinem *tao* nur den Namen behalten hat. Daß auch westasiatische Elemente darin stecken, ist nur zu vermuten, eine Verbindung nachweisen läßt sich bis jetzt nicht.

**290,** 10. Die Erzählung von der Bücherauffindung im Hause des Konfuzius findet sich in den Han-Annalen an drei Stellen: Kap. 30 fol. 4v⁰, wo sie dem König Kung 共 von Lu zugeschrieben und an das Ende der Zeit vom Kaiser Wu ti (140—87) verlegt wird; Kap. 36 fol. 36r⁰, wo der Name des Königs 恭 Kung geschrieben und eine Zeit nicht angegeben ist; Kap. 53 fol. 4r⁰, wo der Name ebenfalls 恭 ist und mitgeteilt wird, daß der König Kung von Kaiser King ti im 3. Jahre seiner Regierung (154) eingesetzt sei und 28 Jahre, also bis 127, gelebt habe. Wang Tsch'ung ist sich ebensowenig einig. *Lun-hêng*, Kap. 20 fol. 4v⁰ sagt er, der König Kung 恭 von Lu sei „von seinem älteren Bruder, dem Kaiser Wu ti, eingesetzt" und habe dann die Bücher gefunden; Kap. 28 fol. 1v⁰ verlegt er die Auffindung unter König Kung 共 in die „Zeit des Kaisers King ti"; Kap. 29 fol. 1r⁰ heißt es dagegen wieder, der König Kung habe „zur Zeit des Kaisers Wu ti "die Bücher gefunden. Wenn man schon an der verschiedenen Namenschreibung keinen Anstoß nehmen will, da die beiden Zeichen 共 und 恭 nach K'ang-hi „im Altertum unterschiedslos gebraucht wurden", so macht die Unsicherheit in der Zeitangabe einen ungünstigen Eindruck. Durch die ganz verschiedenen, zum Teil offenbar falschen Angaben darüber, welche Bücher gefunden wurden, wird dieser Eindruck verstärkt, und die geheimnisvolle Musik tut ein Übriges. Das Ganze erweckt den dringenden Verdacht, daß die Geschichte, von der Ssĕ-ma Ts'ien noch nichts weiß, zu den zahllosen literarischen Fälschungen der Han-Zeit gehört, über die noch mehr zu sagen sein wird. Es lohnt unter solchen Umständen nicht, sich mit dem angeblichen Funde näher zu beschäftigen, es sei denn, um die recht brüchigen Grundlagen der konfuzianischen Überlieferung von der Entstehung ihres Kanons zu schildern. Vergl. auch den Hinweis Chavannes' (*Mém. hist.* I, CXVIff.) auf die Schwierigkeiten, sowie die Bemerkungen Pelliots dazu in den *Mémoires concernant l'Asie orientale* II, 129f., ferner meine Ausführungen in *Studien* etc. S. 74f. — Wang Tsch'ung weiß auch (*Lun-hêng*, Kap. 28 fol. 1v⁰) von einem Mädchen zu berichten, das zur Zeit des Kaisers Süan 宣 ti in Ho-nan in einem alten Hause Teile vom *Yi king*, *Li ki* und *Schu king* gefunden habe. — Nicht viel vertrauenerweckender als die Geschichte von der Auffindung der Bücher im Hause des Konfuzius ist die von der Überlieferung gewisser Teile des *Schu king*, wie sie im *Schi ki* und im *Ts'ien Han schu* berichtet wird. Fu Schêng 伏 生 oder 勝, einer der beamteten Gelehrten (*po schi*) der Ts'in, zur Zeit Wen tis über 90 Jahre alt, ist der Held der Geschichte. Seine Lebensbeschreibung findet sich im *Schi ki*, Kap. 121 fol. 8r⁰ff. und in wörtlicher Übereinstimmung im *Han schu*, Kap. 88 fol. 11v⁰f. Danach war außer ihm im Reiche niemand, der sich auf das *Schu king* verstanden hätte. Man habe ihn nach der Hauptstadt eingeladen; da er aber nicht mehr gehen konnte, hätte man den Staatsmann Tsch'ao Ts'o 鼂 oder 朝 錯 (s. Giles, *Biogr. Dict.* Nr. 204 und nächste Anm.) zu ihm gesandt, um sich von ihm das *Schu king* übermitteln zu lassen (s. I, 307). Fu Schêng haben nämlich zur Zeit der Bücherverbrennung das *Schu king* in einer Mauer versteckt. Als er es nach der Befriedung des Reiches durch die Han wieder herausgeholt habe, seien nur noch Teile davon vorhanden gewesen. (Über die einzelnen Teile findet man eine eingehende Untersuchung bei Chavannes, *Mém. hist.* I, CXVff.). Die Lebensbeschreibung des Tsch'ao Ts'o im *Schi ki*, Kap. 101 fol. 7r⁰ff. und im *Han schu*, Kap. 49, fol. 7r⁰ff. erzählen, auch in wörtlicher Übereinstimmung, die gleiche Geschichte; hier wird von einem Verstecken in der Mauer nichts erwähnt, Tschang Schou-tsie führt aber dazu folgende Mitteilung aus einer Vorrede zum *Ku wên Schang schu* von Weï Hung 衛 宏 (1. Jahrhundert n. Chr.) an: „Tsch'ao Ts'o begab sich hin (zu Fu Schêng) und studierte das *Schu king*. Da dieser über 90 Jahre alt war, so konnte er nicht mehr ordentlich sprechen, und was er sprach, konnte man nicht verstehen. Er ließ deshalb durch seine Tochter seine belehrenden Worte an Tsch'ao Ts'o übermitteln. Nun stammte aber Fu Schêng aus Ts'i, und sein Dialekt war verschieden von dem von Ying-tsch'uan 潁 川 (in An-hui, der Heimat Tsch'ao Ts'os), so daß dieser zwei bis drei Zehntel nicht verstand. Er erfaßte nur den allgemeinen Sinn, das war alles." Zurückgekehrt, fügt der Bericht hier noch hinzu, habe Tsch'ao Ts'o dann dem Kaiser das Gelernte erklärt. Hier muß also angenommen werden, daß Fu Schêng den Text des *Schu king* in seinem Gedächtnis aufbewahrt und mündlich überliefert haben muß. — Die ganze Sache klingt sehr sonderbar, umsomehr, als aus den weiteren Berichten über diesen für die Textgeschichte des *Schu king* so wichtigen Vorgang der Name des Tsch'ao Ts'o völlig verschwindet. Der letztere als ein Anhänger der Rechtschule dürfte auch kaum die geeignete Persönlichkeit für diesen Auftrag gewesen sein. Man sieht wieder, wie schlecht es bei solchen widersprechenden Berichten um die kanonische Überlieferung bestellt ist. Es würde zu weit führen, wenn wir hier auf die Frage näher eingehen wollten. Man findet eine genauere Untersuchung dieser textgeschichtlichen Bedenklichkeiten in Pelliots Abhandlung *Le Chou King en caractères anciens et le Chang chou che wen* in den Mém. conc. l'Asie orient. Bd. II, S. 123ff., besonders S. 131 Anm. 2. Auch K'ang Yu-weï 康 有 爲 hat in seinem *Sin hüo weï king k'ao* von 1891 Kap. 2 fol. 10r⁰ diese Geschichte von Fu Schêng für eine glatte Fälschung erklärt.

**291, 11.** Der Erlaß Wên tis von 178 ist aus Anlaß einer Sonnenfinsternis erfolgt, die den Kaiser zu den üblichen Selbstanklagen und zu dem Suchen nach rücksichtslosen Kritikern veranlaßte. Er ist mitgeteilt im *Schi ki*, Kap. 10 fol. 8v⁰f. Der von 165 findet sich in der Lebensbeschreibung des vorhin erwähnten und später so berühmt gewordenen Tsch'ao Ts'o im *Ts'ien Han schu*, Kap. 49 fol. 16v⁰ff. Tsch'ao Ts'o selbst war einer der im Volke für den Staatsdienst Ausgesuchten, aber kein Konfuzianer, sondern ein Anhänger der Lehren des Schên Tao (s. I, 215) und des Schang Yang (s. I, 183ff.), also der Rechtschule. King tis Erlaß von 142 ist in seinen Annalen *Ts'ien Han schu*, Kap. 5 fol. 9v⁰f. enthalten.

**293,** 6. Das *Wên hien t'ung k'ao* 文獻通考, Kap. 265 fol. 11v⁰, sagt, daß „King ti im mittleren 5. Jahre seiner Regierung (145) angeordnet habe, die Lehensfürsten und Könige sollten nicht mehr Staaten regieren, der Kaiser habe sie vielmehr als Beamte eingesetzt". Ich weiß zwar nicht, aus welcher Quelle der Verfasser, Ma Tuan-lin 馬端臨, diese Nachricht geschöpft hat, aber den wirklichen Zustand stellt er zweifellos richtig dar. Die Verfasser des *T'u schu tsi tsch'êng*, 銓衡典 Kap. 115 fol. 19r⁰, machen in einer Anmerkung die gleiche Angabe: Die alten Ordnungen über die Einsetzung der Lehensfürsten in den Grenzgebieten (藩封) seien zur Han-Zeit verfallen gewesen. „Im allgemeinen gab es wohl noch die Bezeichnung einer Landbelehnung, aber nicht mehr die Wirklichkeit einer Staatsgründung".

**293,** 38. Das Wirken und Ende Tschu-fu Yens 主父偃 ist in Kap. 112 des *Schi ki* geschildert. Er muß danach ein durch seine harte Jugend verbitterter Mann gewesen sein, der sich, als er in der Macht war, an Allen zu rächen versuchte, von denen er schlecht behandelt zu sein glaubte.

**294,** 28. Ein Lehensgebiet (im alten Sinne) verleihen heißt *fêng kien* 封建. Die Belehnung war natürlich immer (wenigstens in den „Innen"-Staaten, s. I, 135f.) mit einem Adelstitel, *küo* 爵, verbunden, weil der Belehnte in die Rangklasse der Feudal-Aristokratie eingereiht wurde. Die Verleihung eines Adelstitels, *fêng küo* 封爵, allein kam im alten Staate nicht vor. Wenn in den späteren Zeiten, wo die Belehnung mit Land längst abgeschafft war, doch noch von *fêng kien* gesprochen wird, so ist das ungenau. Ma Tuan-lin überschreibt in seinem *Wên hien t'ung k'ao* die Kapitel über das Lehenswesen richtig mit *fêng kien*. Die erste Fortsetzung des Werkes *(Sü* 續 *w. h. t. k.)* von 1586 behält die Überschrift auch für die Zeiten nach 1225, dem Enddatum des Hauptwerkes, bei, spricht dann aber bald von *fêng kien* und bald von *fêng küo*. Die zweite Fortsetzung *(Huang tsch'ao t'ung k'ao* 皇朝通考*)* von 1761 übernimmt den Titel, aber nur in der Überschrift, im Text spricht sie nur von *fêng küo*. Die Vorrede gibt als Grund dafür an, daß „man sich einerseits an Ma Tuan-lins Kapitel-Überschriften halten, andrerseits aber auch der Wirklichkeit Rechnung tragen müsse." Wenn aber die Verfasser dabei die Erklärung geben: „Einen Adelsrang geben heißt *fêng*, Land zuteilen heißt *kien*", so ist das nicht zutreffend. *Fêng* ist ein sehr altes Zeichen und bedeutet „mit Land belehnen" (s. Näheres darüber in meiner Abhandlung *Zur Beurteilung des chinesischen Lehenswesens*, Sitzungsber. d. Preuß. Ak. d. Wissensch. 1927, S. 359ff., 365f., wozu noch nachzutragen ist, daß das Zeichen 封 ursprünglich Erde mit Pflanze darüber darstellt. S. Conrady in Stenz, *Beiträge zur Volkskunde Süd-Schantungs* S. 12, Wieger, *Caractères chinois* S. 79, und *Ku tschou pien* — s. oben Anm. zu **235,** 14 — Kap. 10 fol. 17r⁰f. und Kap. 20 fol. 4r⁰f. unter 邦); *kien* heißt „errichten", nämlich einen Staat, also *fêng kien* ist, ganz im alten Sinne: belehnen mit Land zur Errichtung eines Staates.

**296,** 15. Giles, *Biogr. Dict.* Nr. 503, gibt für die Lebenszeit K'ü Yuans 屈原 die Daten 332 bis 295 v. Chr. Beide sind höchst wahrscheinlich unrichtig, die Zeit muß ausgedehnt werden, vielleicht auf 343 bis 277, wenn man den Untersuchungen des chinesischen Archäologen Tsou Han-hün 鄒漢勛 (erste Hälfte des 19. Jahrhunderts) folgen will. Vergl. T'oung Pao Bd. XXV, S. 69ff. Sehr eingehend mit K'ü Yuan, seinem Leben und seinen Werken hat sich Franz Biallas in seiner Arbeit *K'üh Yüans Fahrt in die Ferne (Yüan-yu)* in Asia Major Bd. IV, S. 50ff. und Bd. VII, S. 179ff. beschäftigt. Er läßt die Frage des Geburtsjahres offen und nimmt für den Tod die Zeit um 290 an (S. 53 Anm. 1 u. S. 64 Anm. 2). Maspero, *La Chine antique* S. 600, erklärt K'ü Yuan kurzer Hand für einen „Barbaren", für den „das Chinesische nicht die Muttersprache war". Das ist wieder eine sehr summarische Behauptung, mit der sich die vermeintliche „Ungeschicklichkeit im Ausdruck" bei K'ü Yuan ganz bestimmt nicht erklären läßt.

**297,** 15. Der wichtige Antrag Weï Wans 衛綰 wird in den Han-Annalen Kap. 6 fol. 1v° verzeichnet. Weï Wan muß ihn unmittelbar vor seinem Tode gestellt haben. Nach seiner Lebensbeschreibung (*Schi ki*, Kap. 103 fol. 6r°) starb er, nachdem er, in Ungnade gefallen, sich aus dem Dienst zurückgezogen hatte, noch in demselben Jahre 140 oder unmittelbar danach. Es ist auffallend, daß das *T'ung-kien kang-mu* (建元 1. Jahr) nur den Antrag verzeichnet, den Namen Weï Wans aber verschweigt.

**298,** 9. Tung Tschung-schus 董仲舒 Lehrsystem ist nach seinem allerdings nur in ungeordneten Bruchstücken überlieferten Hauptwerke, dem *Tsch'un-ts'iu fan lu* 春秋繁露, in meinen *Studien* etc. S. 169ff. eingehend dargestellt. In demselben Buche ist auch sein Lebenslauf und seine Bedeutung für die Geschichte des konfuzianischen Dogmas und der chinesischen Staatsreligion erörtert. Über die heimtückische Anschuldigung Tschu-fu Yens findet sich das Nähere dort S. 92.

**298,** 24. Das letzte Kapitel der Kaiser-Annalen im *Schi ki*, das Kap. 12, ist als solches vermutlich nie geschrieben worden. Der heutige Text ist nur die wörtliche Wiederholung eines Teiles des 28. Kapitels über die Geschichte des Himmelsopfers. Vergl. die Bemerkungen von Chavannes, *Mém. hist* II, 511 Anm.

**300,** 21. Die drei Erlasse von Wu ti und die drei Denkschriften von Tung Tschung-schu sind berühmte Stücke der älteren chinesischen Literatur und auch in europäischen Arbeiten mehrfach behandelt worden. Sie finden sich zuerst in der Lebensbeschreibung Tung Tschung-schus in den Han-Annalen, Kap. 56 fol. 1r°ff. und sind dann in mehrere chinesische Sammelwerke aufgenommen worden. Wortgetreu übersetzt und eingehend besprochen sind die sechs Schriftstücke von W. Seufert, *Urkunden zur staatlichen Neuordnung unter der Han-Dynastie* in Mitt. d. Sem. f. Orient. Spr. Jahrg. XXIII—XXV S. 1ff., wo auch die weiteren bibliographischen Angaben zu finden sind. Vergl. auch meine *Studien* etc. S. 93ff. Seufert (S. 7) kommt zu dem Ergebnis, daß die Erlasse und die Antworten darauf nicht, wie man nach den Han-Annalen annehmen sollte, unmittelbar hintereinander im Jahre 140 verfaßt, sondern daß der erste Erlaß und die erste Denkschrift von den beiden anderen etwa durch ein Jahrzehnt getrennt sind. Die ersteren fallen nach ihm etwa in das Jahr 136, die letzteren ungefähr in das Jahr 125 v. Chr. Unbedingt sicher ist zwar S.'s Beweisführung nicht — es könnte z. B. zweifelhaft scheinen, ob die Aktion des Kaisers schon vor dem Tode der Kaiserin Tou 竇 unternommen werden konnte —, aber daß die Erlasse alle aus dem Anfange von Wu tis Regierungszeit stammen, wie mehrfach, auch von mir selbst, früher irrtümlich angenommen ist, muß allerdings auf Grund des Inhalts als ausgeschlossen gelten. Schon zur Zeit der Abfassung der Han-Annalen wußte man offenbar nichts Genaueres mehr über die Zeit der Entstehung der Schriftstücke.

**301,** 34. Der Ausdruck *t'ai hüo* 太學 ist unklar und hat weitere Unklarheiten hervorgerufen. Im *Hou Han schu*, Kap. 1a fol. 26r⁰ heißt es ausdrücklich: „Im fünften Jahre *kien-wu* 建武 (29 n. Chr.) wurde zum ersten Male ein *t'ai hüo* errichtet", 初起太學, und der Kommentar gibt an, wo das *t'ai hüo* lag, es muß also ein Gebäude gewesen sein, eine Art „Akademie". Vordem kann mithin kein solches Gebäude vorhanden gewesen sein. Dagegen berichtet das *Ts'ien Han schu*, Kap. 8 fol. 6r⁰, daß der Kaiser Süan 宣 im 2. Jahre *pên-schi* 本始 (72 v. Chr.) in einem Erlasse neue posthume Ehren für seinen Urgroßvater Wu ti verfügte und dabei dessen Taten rühmte. Unter diesen nannte er: 建太學修郊祀 „er schuf das *t'ai hüo* und richtete das Stadtflur-Opfer ein". Hier kann mit *t'ai hüo* nur jenes System der Auswahl, Ausbildung und Beförderung der *po schi ti tsĕ* 博士弟子 gemeint sein, es kann also kein Gebäude bedeuten. Auch in Tung Tschungschus zweiter Denkschrift, wo der Ausdruck *t'ai hüo* erscheint, wird man an das System und nicht an das Gebäude zu denken haben. Vergl. meine Bemerkungen dazu in *Studien* etc. S. 102f. Anm. Man sieht dort, daß auch die Chinesen keine volle Klarheit über den Inhalt des Begriffes haben gewinnen können. Biot, *Essai sur l'histoire de l'instruction publique en Chine* S. 97 und 145f., übersetzt *t'ai hüo* immer durch *grand collège* und meint, daß die Gründung von 29 n. Chr. nichts anderes gewesen sei als nur eine Wiederholung der von 124 v. Chr. Nach den chinesischen Texten läßt sich das nicht aufrecht erhalten. Die Darstellung, die Wieger, *Textes historiques* S. 466 gibt, mißversteht das System gänzlich. S. von Fries, *Abriß der Geschichte Chinas* S. 85, sagt von Wu ti, daß er ein *ta hüo yuan* 大學院 gründete, und spricht von einer „umfangreichen Bibliothek" u.ä. Aber von Fries schöpft aus einer Quelle des 18. Jahrhunderts, die alten Texte kennen solche Ausdrucksweise nicht.

**302,** 3. Noch immer die beste und ausführlichste Geschichte des chinesischen Prüfungsystems ist das Werk von Édouard Biot, *Essai sur l'histoire de l'instruction publique en Chine et de la corporation des lettrés* von 1847. Sehr dürftig ist die Arbeit von Chi Chu, *Das Prüfungssystem in China* in Sinica VI. Jahrg. (1931), S. 108ff. Sie ist allerdings nur die Verkürzung eines chinesischen Aufsatzes in der Zeitschrift *Tung fang tsa tschi* 東方雜誌 von 1927, der mir zur Zeit nicht zugänglich ist. Darstellungen einzelner Perioden werden später erwähnt werden.

**303,** 19. Eine Beschreibung von Wên Wongs 文翁 Schulsystem in Ssĕtsch'uan findet sich in seiner Lebensbeschreibung im *Ts'ien Han schu*, Kap. 89 fol. 2v⁰ff.

**304,** 33. Die Bedeutung des *pi-yung* 辟雍 oder | 廱 oder | 雝, wobei für 辟 auch 璧 geschrieben wird, als Männerhaus mit seiner Geschichte und seinen verschiedenen Zwecken ist untersucht worden von M. Quistorp, *Männergesellschaft und Altersklassen im alten China* (in den Mittlg. d. Sem. f. Orient. Spr., Jahrg. XVIII S. 1ff.) Was er dabei aus dem *Tschou-li* und *Li ki* für das Altertum herleitet, ist insofern anfechtbar, als diese Dinge meistens erst Erzeugnisse der Han-Zeit mit ihrem bewußten Mißverständnis des Altertums sind. Ich zweifle nicht, daß das Wort *pi-yung* nicht chinesisch ist, darauf deutet schon die Unsicherheit in der Schreibung. Über die Bedeutung der verschiedenen Namen wie *ming t'ang* 明堂, *ling t'ai* 靈臺 und noch andere haben die Chinesen viel hin und her gestritten. *Ming t'ang* war nach *Li ki* 12 (Couvreur I, 725ff.) eine Raumgruppe des Palastes, wo die Lehensfürsten in Audienz empfangen wurden, „die Halle *(t'ang)*, in der die Rangverhältnisse der Lehensfürsten deutlich *(ming)* gemacht wurden". Außerdem fanden anscheinend dort die großen Ahnenopfer des Kaisers statt; nach *Hiao king* 9 soll Tschou kung einst „im *ming t'ang* dem Wên wang geopfert haben, wobei er ihn dem Herrscher in der Höhe zugesellte" (s. I, 146), und der Kommentator fügt hinzu, daß „das *ming t'ang* der Palast sei, wo der Himmelssohn seine Regierung verkünde (布政)", also eine Stätte der Erleuchtung oder Belehrung für das Weltreich. Eine eingehende Untersuchung über die Bauart des *ming t'ang* sowie über sein Verhältnis zum *pi-yung* und zum Ahnentempel, *tsung miao* 宗廟, hat Wang Kuo-weï angestellt. (Die Abhandlung ist übersetzt von J. Hefter in Ostasiat. Zeitschr. 1931, S. 17ff. u. 70ff.) Er kommt zu dem Ergebnis, daß die Form der drei Kultbauten die Bauart aller größeren Gebäude (Amtsgebäude, Paläste, Lehranstalten, Tempel) im hohen Altertum (3. Jahrtausend v. Chr.) war. Dagegen ist es auch Wang nicht gelungen, die inneren Beziehungen der drei Bauten untereinander festzustellen. Manche nähmen an, daß *ming t'ang* und *pi-yung* gleichbedeutend seien, jedenfalls stimme die Bauart beider völlig überein. *Ling t'ai* war eine Terrasse, von der aus die atmosphärischen Vorgänge, der „Lebensodem" (氣), die Geister des Kosmos beobachtet wurden. Tschêng Hüan erklärt zu *Schi king*, 大雅 8: „*Ling t'ai* ist der Ort, wo die Anzeichen der atmosphärischen Dünste beobachtet, die schlimmen und guten Vorzeichen des Weltodems erforscht werden". Die Wörterbücher weisen aber mit Recht darauf hin, daß die Bedeutung der Namen im Laufe der Zeit stark gewechselt hätte. Vergl. auch Biot, a. a. O. S. 118ff. Ma Tuan-lin mag Recht haben, wenn er *(Wên hien t'ung k'ao*, Kap. 40 fol. 6v⁰f.) meint, „alle diese Namen seien wohl verschieden, aber die Sache sei die gleiche". Jeder Name hebe nur den einen Zweck oder die eine Eigenschaft der Anstalt besonders hervor. Daß das von Wang Mang errichtete *pi-yung* in Tsch'ang-ngan gleichzeitig eine Akademie *(t'ai hüo)* sein sollte, ist auch Ma Tuan-lin nicht zweifelhaft, schon deshalb nicht, weil das *Si Han hui yao* 西漢會要 sowohl von dem einen wie von dem anderen sage, es sei 7 *li* nordwestlich von Tsch'ang-ngan gewesen. Erst in Lo-yang wurde dann das *t'ai hüo* gesondert gebaut. — Die Errichtung des *pi-yung* in Tsch'ang-ngan wird vom *T'ung-kien kang-mu*, 元始 4. Jahr, in das Jahr 4 n. Chr. verlegt; die Han-Annalen (Kap. 99a fol. 23r⁰) sagen nur, daß es im Jahre 3 n. Chr. von Wang Mang beantragt (奏) worden sei. An der Ausführung ist natürlich nicht zu zweifeln. Was im *Li ki* von dem Schul- und Prüfungsystem des Altertums erzählt wird, namentlich in den Kapiteln *Wang tschi* 王制 (Couvreur I, 297ff.) und *Hüo ki* 學記 (ders. II, 28ff.) ist ein Erzeugnis der Han-Zeit, zum Teil vielleicht noch später entstanden. Es überträgt Theorien und Entwürfe dieser Perioden als tatsächliche Zustände auf ein sagenhaftes Altertum. Ich glaube nicht, daß zur Tschou-Zeit von irgend einem wirklichen Schul- oder Prüfungsystem die Rede sein kann.

**305,** 19. A. Tschepe, *Heiligtümer des Konfuzianismus* S. 8 meint, wegen der Ehrungen gewisser Nachkommen des Konfuzius unter den ersten Kaisern der Han-Dynastie „könne man auch annehmen, daß Konfuzius einen eigentlichen Tempel hatte, wo ihm auf Befehl des Kaisers von Staats wegen öffentliche Opfer dargebracht wurden". Eine solche Annahme würde der Entwicklung weit vorauseilen, von einem derartigen Kult kann in dieser frühen Zeit keine Rede sein.

**305,** 39. Zu der Lehre von den *san t'ung* 三統 s. das Nähere in meinen *Studien* etc. S. 231ff.

**306,** 33. Die Tätigkeit des K'uang Hêng 匡衡 und des Meï Fu 梅福 (Giles, *Biogr. Dict.* Nr. 1011 u. 1507) wegen der Belehnung der konfuzianischen Familie ist in der Lebensbeschreibung des letzteren *(Ts'ien Han schu*, Kap. 67 fol. 12r⁰ff.) geschildert. Von dem Hauptbericht Meï Fus ist eine französische Übersetzung in Du Halde, *Description etc. de l'empire de la Chine* II, 551f. gegeben. Der Erlaß Tsch'êng tis steht ebenda, Kap. 10 fol. 16r⁰. Die Stelle im *Ku-liang tschuan*, auf die sich Meï Fu als Zeugnis für Konfuzius' Abstammung beruft, findet sich dort 僖公 25. Jahr (635 v. Chr.). Dort wird die Hinrichtung eines Würdenträgers in Sung durch den Fürsten verzeichnet, aber der Name nicht genannt. Ku-liang meint, der Hingerichtete sei ein Ahnherr des Konfuzius gewesen und daher würde sein Name verschwiegen! Das Zitat aus dem *Kung-yang tschuan* steht dort unter 昭公 31. Jahr (511 v. Chr.).

**307,** 11. Das *K'üe-li tschi* 闕里志, Kap. 3 fol. 28v⁰ gibt an, der erste Grabtempel des Konfuzius sei im 17. Jahre des Herzogs Ngai 哀 (478. v. Chr.), also unmittelbar nach dem Tode des Weisen erbaut. In dem von mir benutzten Exemplar des *Yen-tschou fu tschi* 兗州府志 ist leider der Text des

Kapitels, in dem der Bau des Tempels von 153 n. Chr. verzeichnet ist, völlig zerstört. Ich entnehme die Angabe dem *T'u schu tsi tsch'êng*.

308, 13. Es konnte natürlich nicht unsere Aufgabe sein, hier näher auf die Entstehungsgeschichte des konfuzianischen Kanons, d. h. der früheren *leo yi* 六藝 oder *leo king* 六經 und der späteren *wu king* 五經, einzugehen. Man findet Untersuchungen darüber in den *Prolegomena* der einzelnen Bände von Legges *Chinese Classics*, eine Übersicht hat Grube, *Geschichte der chinesischen Literatur* S. 29ff., eine kürzere Wilhelm, *Geschichte der chinesischen Kultur* S. 180ff. (Die Angabe Wilhelms, es seien dreizehn klassische Schriften im Laufe der Han-Zeit als Kanon aufgestellt worden, ist nicht zutreffend.) Mit dem *Schu king* insbesondere beschäftigen sich Chavannes in der Einleitung zu seinen *Mém. hist.* I, CXIIIff. und Pelliot in der Abhandlung *Le Chou king en caractères anciens et le Chang chou che wen*. Man ersieht daraus, daß von dem heute erhaltenen Texte des *Schu king* nicht viel mehr als die Hälfte als alt und echt gelten kann, der Rest aber im 4. Jahrhundert n. Chr., vielleicht zum Teil noch später hinzugekommen ist. Noch übler steht es mit dem *Yi king*, das dem Wên wang, dem Tschou kung und Konfuzius zugeschrieben wird. Mêng tsĕ weiß nichts von ihm, und Konfuzius selbst, trotz seiner angeblichen engen Beziehungen zu dem Werke, vermutlich auch nichts. Nur einmal wird das *Yi king* im *Lun-yü* erwähnt, und die Stelle ist sehr zweifelhaft. Es ist der bekannte Satz VII, 16: ,,Wenn mir noch einige Jahre gewährt würden, so würde ich fünfzig Jahre das *Yi* studieren und dann würde ich ohne große Fehler sein". Der Satz gibt keinen einleuchtenden Sinn, und der Wortlaut ist deshalb von der chinesischen Kritik schon lange für verderbt erklärt worden. In dem kritischen Werke von Ti Hao 翟灝 (zweite Hälfte des 18. Jahrhunderts), *Ssĕ schu k'ao i* 四書考異 (im *Huang Ts'ing king kie*, Kap. 449—484), sind die Kapitel 451 bis 470 dem *Lun-yü* gewidmet, und in Kap. 457 fol. 6r°ff. wird die erwähnte Stelle behandelt unter Anführung aller Bedenken, die dagegen erhoben worden sind. Dabei zitiert Ti Hao auch das *Lun-yü schi wên* 論語釋文 von Lu Yuan-lang 陸元朗 (besser bekannt unter seinem Beinamen Tê-ming 德明, gestorben um 627), das folgende wichtige Angabe macht: 魯讀易爲亦, d. h. (der Text von) Lu liest statt 易 *(Yi king)* 亦 *yi* (,,auch"). Dann würde der Satz lauten: ,,Wenn mir noch einige Jahre gewährt würden, dann würde ich nach fünfzigjährigem Studium auch ohne große Fehler sein". Ich halte diese Lesart für durchaus wahrscheinlich. Wenn Konfuzius eine so hohe Meinung vom *Yi king* gehabt hätte, wie es nach der üblichen Lesart der Fall sein müßte, so wäre es nicht zu begreifen, daß er es nicht ein einziges Mal zitiert haben sollte. Vielleicht war das *Yi* zu seiner Zeit ein Wahrsagebuch, für das weder er noch Mêng tsĕ Interesse hatte. Die Texte oder wenigstens die ,,Appendices" würden dann den Diagrammen erst in späterer Zeit angefügt worden sein. Zu dem gleichen Ergebnis hinsichtlich des Verhältnisses von Konfuzius zum *Yi king* kommt Homer H. Dubs in seinem Aufsatze *Did Confucius study the ,,Book of*

*Changes*" ? (T'oung Pao Bd. XXV, S. 84ff.). Er hält die ganze Stelle im *Lun-yü* für eine Fälschung und gelangt aus inneren Gründen zu der Überzeugung, daß Konfuzius niemals mit dem Buche etwas zu tun gehabt haben könne. Auch ein moderner chinesischer Gelehrter, Li King-tschi 李鏡池, vertritt in dem von Ku Kie-kang 顧頡剛 herausgegebenen Sammelwerk *Ku schi pien* 古史辨 (III, 95ff.) dieselbe Auffassung. Er weist darauf hin, daß das Gerede über die engen Beziehungen des Konfuzius zum *Yi king* erst am Ende der Früheren Han-Dynastie plötzlich seinen Anfang genommen habe, und zwar sei es „der im Betrügen so wohl bewanderte Liu Hin", der es in die Welt gesetzt habe, „Die Sache sei höchst verdächtig". — Die einst von Terrien de Lacouperie und De Harlez aufgestellte Hypothese, daß das *Yi king* ein altes Wörterbuch sei, ist in neuerer Zeit von A. Conrady *(Yih-king-Studien* in Asia Major Bd. VII, S. 411ff.) wieder aufgenommen worden. Mit Aufwendung von viel Scharfsinn und Phantasie bemüht sich Conrady, nachzuweisen, daß die Hexagramme eine alte Lokalschrift des westlichen China im Lande der K'iang zur Tschou-Zeit seien, während die Namen der Hexagramme eine „Transkription der Strichzeichen" darstellten und die dem Wên wang zugeschriebenen Erklärungen (s. I, 106) die Bedeutung angäben. Der Text sei dann durch die Einschreibung zahlreicher „Orakelphrasen" entstellt und schließlich als ein Orakelbuch angesehen worden. Ich weiß nicht, ob Conradys geistreiche Spekulationen mehr Gläubige finden werden als die seiner Vorgänger.

**309,** 41. Wie Liu Hin mit dem von ihm aufgefundenen *Tso tschuan* umging, habe ich in *Studien* etc. S. 59ff. dargelegt. K'ang Yu-weï hat in seinem *Sin hüo weï king k'ao* die Tätigkeit Liu Hins einer besonders scharfen Kritik unterzogen. Im übrigen s. oben Anm. zu **95,** 20 und zu **250,** 30. — Eine andere Meinung über das *Tso tschuan* und besonders über Liu Hin vertreten, wie bereits bemerkt (Anm. zu I, **95,** 20), B. Karlgren und H. Maspero. In seiner späteren Arbeit, *The Early History of the Chou li and Tso chuan Texts*, unternimmt Karlgren dann noch einen besonderen Versuch zur Ehrenrettung Liu Hins. Dr. W. Eberhard hat in seinen *Beiträgen zur Astronomie der Han-Zeit* II (in Sitzungsber. Pr. Ak. d. Wissensch. 1933, S. 937ff.) durch Nachrechnung der chronologischen Daten den endgiltigen Beweis erbracht, daß Liu Hin eine Anzahl von Stellen des *Tso tschuan* zu politischen Zwecken gefälscht hat (S. 956ff.). Bei anderen Stellen ist eine Fälschung sehr wahrscheinlich, aber noch nicht beweisbar. Wenn die Übersetzer von Eberhards *Beiträgen* III (in Harvard Journal of Asiatic Studies Bd. I, 1936, S. 196 Anm. 3) unter Berufung auf Maspero und zwei moderne chinesische Historiker, deren Äußerungen mir hier nicht zugänglich sind, von „utter baselessness" der Anschuldigungen gegen Liu Hin reden, so muß dazu bemerkt werden, daß dessen Zeitgenossen wesentlich anderer Ansicht waren. Es sei nur auf folgende Stellen des *Ts'ien Han schu,* Ausgabe von Wang Sien-k'ien 王先謙 hingewiesen: Kap. 99a fol. 37r$^{0}$, letzte Zeile, 99b fol. 1v$^{0}$, Zeile 5 und 6 und 99c fol. 24 v$^{0}$, Zeile 1. Man ersieht hieraus, wie Liu Hin zu Wang Mang 王莽,

dem Todfeinde seiner Familie, stand und wie seine literarische Tätigkeit eingeschätzt wurde. Aber vielleicht wird auch Wang Mangs Unschuld demnächst „bewiesen“ werden! Vergl. I, 386.

**310,** 44. Die Angabe, daß unter Wu ti die Sammlungen des *Li ki* und des *I-li* entstanden seien, darf nicht so verstanden werden, als ob die beiden uns vorliegenden Werke mit diesen Titeln damals verfaßt worden seien. Höchst wahrscheinlich gab es zur Han-Zeit eine ganze Reihe von Schriften über einzelne Ritual-Gruppen, von denen einige schon in der Zeit vor der Han-Dynastie oder in ihrem Anfang, andere unter Wu ti und wieder andere am Ende der Früheren Han und zur Zeit der Späteren zusammengestellt sein mögen. Aus diesen kleineren Schriften war schon am Ende der Früheren Han-Zeit eine sehr umfangreiche Sammlung, *Li ki*, gebildet worden, und aus dieser ging dann im letzten vorchristlichen oder gar ersten nachchristlichen Jahrhundert durch Auswahl das heutige Werk dieses Namens, sowie das sogenannte *Ta Tai li ki*, das „Li ki des Älteren Tai“ (Tai Tê 戴德), mit verschiedenen Ergänzungen hervor (vergl. I, 63). Die ganze Frage ist eingehend untersucht worden von Sokichi Tsuda, *On the Dates when the Li-chi* and the *Ta-Tai Li-chi were Edited*, in Memoirs of the Research Department of the Tōyō Bunko, Nr. 6 S. 77 ff. Die Geschichte des *I-li* ist dunkel. Zwei Fassungen stammen von dem Älteren und dem Jüngeren (*Siao* 小) Tai (Tai Schêng 戴聖) aus der ersten Hälfte des 1. Jahrhunderts v. Chr., und eine von Liu Hiang 劉向 aus ungefähr der gleichen Zeit. Aber ihre Ausgaben gehen auf erheblich ältere Texte, vielleicht aus der Zeit Wu tis, zurück (vergl. I, 96).

**311,** 22. Hu Schis Aufsatz *The Establishment of Confucianism as a State Religion during the Han Dynasty* ist im Journ. of the North-China Branch R. A. S. Bd. LX, S. 20 ff., erschienen. Er übersieht das politische Moment bei Wu tis Förderung des Konfuzianismus (Frage des Lehenswesens, des bevorrechtigten Adels u. ä.) gänzlich und weiß keine anderen Gründe für diese Förderung anzugeben, als daß Kao tsu mit Hilfe der konfuzianischen Kenntnis der geschichtlichen Überlieferung und der höfischen Etiquette die Unwissenheit und schlechten Manieren seiner Umgebung habe abstellen, Wu ti die allgemeine Bildung und Kenntnis der alten Schriften fördern wollen. Mir scheint diese Erklärung ganz unzulänglich.

**312,** 40. Die Geschichte von dem Magier Schao Wong 少翁 wird im *Schi ki*, Kap. 28 fol. 23r°f. erzählt. Über seine vermeintlichen Schattenspielkünste mit „kunstvoll aus Papier (!) oder Leder geschnittenen Figuren“ s. Näheres bei Grube, Krebs und Laufer, *Chinesische Schattenspiele*, Einleitung S. VIII f.

**314,** 44. Mit der Entstehung der *nien hao* 年號 haben sich die Chinesen mehrfach beschäftigt, ohne aber zu einer einmütigen Ansicht zu gelangen. Chavannes hat Einiges darüber mitgeteilt in seiner ersten Übersetzung des 28. Kapitels des *Schi ki*, *Traité sur les sacrifices Fong et Chan de Se ma Tsʻien* (im Journal of the Peking Oriental Society Bd. III, S. 1 ff.) S. 56 Anm. Er ist dann noch einmal darauf zurückgekommen in der Einleitung zu den *Mém. hist.* I, C. Eine eingehende Darstellung hat der Pater Tchang in seinen *Synchronismes chinois* S. III ff. gegeben. Wenn es in den *Mélanges sur la chronologie chinoise* von Havret, Chambeau und Hoang auf S. 134 heißt, Wu ti habe „en montant sur le trône" die Devise *kien-yuan* 建 元 angenommen, so ist das sehr unwahrscheinlich. Die Verfasser weisen übrigens in einer Anmerkung selbst auf die abweichenden Ansichten hierüber hin. — Die Stelle aus dem Kommentarwerke des *T'ung-kien kang-mu (Kang-mu k'ao yi)* findet sich im *Tsĕ tschi t'ung-kien* 元 鼎 1. Jahr.

**315,** 3. Das *Tsĕ tschi ..... fa ming* 發 明 (s. I, 277) zu 元 狩 1. Jahr hat scharfen Tadel für das Benennungsystem Wên tis, King tis und Wu tis (vergl. oben Anm. zu **286,** 8). „*Yuan* schreibt man, wenn ein Fürst den Thron besteigt", heißt es dort, „das haben die konfuzianischen Gelehrten der *Tsch'un-ts'iu*(-Wissenschaft) ausführlich erörtert. Es gibt danach keine Bezeichnung *kien* 建 („errichten") für den Anfang einer Regierungszeit *(ki yuan* 紀 元*)*. Erst seitdem Sin-yuan P'ing den Kaiser Wên ti mit seiner Rückkehr der Sonne zur Mittagshöhe betrog, gibt es den Ausdruck *hou-yuan* 後 元 („späterer Anfang", auch Wu tis letzte Devise heißt so). King ti folgte dem Beispiel. Nach 7 Jahren änderte er (den Namen seiner Regierungszeit) in *tschung-yuan* 中 元 („mittlerer Anfang") und nach 6 Jahren abermals in *hou-yuan*. Unter Wu ti gab es eine Bezeichnung *kien-yuan* 建 元 („errichteter Anfang"), das geht ganz an dem vorbei, was die Alten unter *yuan* als Bezeichnung für die Zeit der Thronbesteigung verstanden. Und dann ein Komet: ein solcher erstreckt sich über den ganzen Himmel, das ist ganz offenbar eine unheilverkündende widernatürliche Erscheinung, aber damals benannte man im Gegenteil die Zeit *yuan-kuang* 元 光 („Glanz des Anfangs") danach. Weiter macht man es bei einem so unbedeutenden Vorgange wie dem Fang eines Tieres ebenso und ändert die Zeitbenennung. Das ist dann danach noch so oft geschehen, daß man die Fälle nicht alle erwähnen kann. Es heißt daher (im *T'ung-kien*): ‚Man fing an, die Regierungszeit nach glückbedeutenden Zeichen des Himmels zu benennen.' Das soll kein Lob sein, sondern als eine Verirrung getadelt werden, es wird abgelehnt. Ein Tier ist ein geringfügiges Ding, wie kann man das ein glückbedeutendes Zeichen des Himmels nennen?"

**315,** 19. Das oft zitierte Wort des *Schu king (Yao tien* 3): 敬 授 人 時, d. h. „in Ehrfurcht der Menschheit die Zeiten verkünden", bildet die kanonische Grundlage für das vom chinesischen Kaiser ausschließlich beanspruchte Recht auf Festsetzung und Verkündigung des Kalenders, eine der feierlichsten religiös-kultischen Handlungen des Himmelssohnes. S. Näheres darüber in meinem *Kêng tschi t'u* S. 54 und bei Hoang, *A Notice of the Chinese Calendar* S. 4ff.

**316,** 6. Die Berechnungen des Têng P'ing 鄧 平 für seinen *t'ai-tsch'u*-Kalender (太 初 曆) sind auch bereits den Kommentatoren der Sung-Zeit nicht mehr verständlich gewesen, das zeigen ihre ratlosen Erörterungen zu *T'ung-kien kang-mu* 太 初 1. Jahr. Vergl. auch die Bemerkungen von Chavannes, *Mém. hist.* I, XXIV und XCVIII Anm., wo die Bedeutung der Kalenderreform noch weiter gewürdigt wird. Die Verfasser der *Mélanges sur la chronologie chinoise* geben auf S. 135ff. eine sehr klare Übersicht über die verschiedenen Kalender des chinesischen Altertums, natürlich ohne sich auf die dunklen Berechnungsmethoden einzulassen.

**317,** 7. Die Frage nach dem Mißverhältnis zwischen der Person und der „geschichtlichen Bedeutung" des Konfuzius hat auch Grube, *Geschichte der chinesischen Literatur* S. 24ff. gestellt, aber nicht eben befriedigend beantwortet, da er die politische Entwicklung völlig beiseite läßt. Die Bemerkung von Dr. Faber in China Review Bd. XIII, S. 238: „It is a mere fiction of the modern Chinese to believe that their government is Confucian. The politics of Confucius himself never transcended feudalism", ist zutreffend, wenn man „Confucian" in dem Sinne nimmt: von Konfuzius selbst geschaffen. Auch hat Faber die geschichtliche Wahrheit früher erkannt (1884/85) als die meisten Anderen, wenn er weiter sagt: „The state government of modern China is bureaucratic, a complicated system (machine) of officials. That is the yet lasting great work, not of their worshipped Saint and Sage Confucius, but, according to Chinese views, of that most detested of monsters, She Hwang-ti".

**319,** 24. In der Auffassung der Stellung Konstantins und seiner Nachfolger zum Christentum und seiner Kirche sind sich die Historiker einig. Harnack, in seiner Abhandlung *Kirche und Staat bis zur Gründung der Staatskirche* (in „Kultur der Gegenwart" Teil I, 1. Hälfte) S. 28ff., führt aus, wie „das Wesen der Kirche Konstantin seine Politik aufzwang": um ihrer immer wachsenden Bedeutung willen mußte die christliche Kirchenorganisation dem Staate eingefügt werden. Ed. Schwartz, in *Kaiser Konstantin und die christliche Kirche* S. 70ff. und 94f., betont, daß „die Realität des Christentums damals die Kirche und das treibende Element in den Entschlüssen Konstantins die Weltherrschaft war", daß der Kaiser aber des Glaubens war, „im Bunde mit der Kirche zum Siege und zur Alleinherrschaft geführt zu werden". Ernst Stein weist in seiner *Geschichte des spätrömischen Reiches* I, 147 darauf hin, wie es für den Kaiser Konstantin „ein verlockender Gedanke war, durch die Vereinigung von Staat und Kirche den ganzen moralischen und wirtschaftlichen Einfluß der klerikalen Organisation in den Dienst des Staates zu stellen". Erich Caspar endlich kommt in *Geschichte des Papsttums* I, 107 zu dem Schluß: „Konstantins d. Gr. staatsmännischer Blick erkannte von vornherein die über das ganze Reich hin gespannte Organisation der Kirche als wirksamste Klammer und sichersten Halt für die von ihm erstrebte neue Reichseinheit." Die Analogie mit Kaiser Wu ti und der Bedeutung des Konfuzianertums bei dem Kampfe um die neue Staatsform ist in die Augen springend.

**319,** 39. Der in dem Machtstreben der Papst-Kirche liegende tiefste Grund für den Untergang des deutschen Kaisertums ist dargelegt in einer Skizze von Albert Brackmann, *Die politische Wirkung der cluniazensischen Bewegung*, in der Historischen Zeitschr. 1928, S. 34ff.

## 3. Kapitel.

**321,** 19. Das Kapitel 95 des *Ts'ien Han schu*, das die Geschichte der südwestlichen Gebiete behandelt, liest 開蜀故徼, was sinnlos ist. Die neue Ausgabe der Han-Annalen von Wang Sien-k'ien 王先謙 hat das richtige 關 für 開 eingesetzt.

**321,** 26. Daß sich Ye-lang 夜郎 bis zum Tung-ting-See in Hu-nan erstreckt haben sollte, wie Maspero, *Études d'histoire d'Annam* (Bull. de l'Éc. fr. d'Extr. Or. Bd. XVIII, Heft 3, S. 1ff.,) S. 2 auf Grund der Provinzial-Einteilung der Han annimmt, ist sehr unwahrscheinlich. Es würde in dem Falle bis in die Gebiete des Staates Tsch'u hineingereicht haben. Die Provinzen der Han werden sich nicht immer an die Grenzen der eroberten Staaten gehalten haben.

**322,** 10. Min Yüe 閩越 oder, wie die Han-Annalen (Kap. 95 fol. 16v⁰) schreiben, 閩粵, war nur ein anderer Name für Tung 東 Yüe, wie P'ei Yin zu *Schi ki*, Kap. 114 fol. 1r⁰ ausdrücklich angibt. Min ist ebenso wie Yüe ein vorchinesischer Name. Nähere Angaben über die einzelnen Teile der Yüe-Völker und über die zu ihnen gehörenden Ou 甌 finden sich in der wiederholt erwähnten Arbeit von Aurousseau, *La première conquête Chinoise des pays Annamites* (s. oben Anm. zu **141,** 25) S. 234 u. 245ff.

**323,** 31. Die Lage der drei unter Wu ti eingerichteten Provinzen Kiao-tschi 交趾, Kiu-tschên 九眞 und Ji-nan 日南, die erste in Tongking, die beiden anderen in Annam, ist näher angegeben bei G. Devéria, *Histoire des relations de la Chine avec l'Annam-Viẹtnam du XVIᵉ au XIXᵉ siècle* S. 1 Anm. 2. Die Ableitung von Cochin aus Kiu-tschên ist mir sehr zweifelhaft.

**324,** 28. Die Ergebnisse der japanischen Ausgrabungen nordöstlich von Pi-tsĕ wo 貔子窩, dicht bei dem Flusse Pi-liu ho 碧流河 (die Waebersche Karte des nordöstlichen China liest Pi-li ho) an der Südküste von Liao-tung sind niedergelegt in dem von Kōsaku Hamada 濱田耕作 herausgegebenen 1. Bande der *Archaeologia Orientalis*, (s. oben Anm. zu **189,** 43). Er hat den Titel *P'i-tzu wo, Prehistoric Sites by the River Pi-liu-ho, South Manchuria.* Eine der gefundenen Münzen soll das Zeichen 明 tragen (auf der Abbildung, Taf. LVII nicht zu erkennen), die Verfasser wollen darin den Namen Ming yi 明邑 für eine Stadt des Reiches Tschao 趙 aus der späteren Tschou-Zeit (s. I, 180f.) sehen. Das scheint mir kein ausreichender Beweis für eine Datierung. Die bunt und ganz unchinesisch bemalten Tongefäße sind sehr auffallend. Es hat vieles für sich, wenn die Verfasser vermuten, daß eine Station des alten chinesischen Küstenhandels aus der Zeit vor Wu ti dort in Liao-tung vorhanden gewesen sei.

**324,** 35. Der Name Tung Hu 東胡 ist vielfach als Wiedergabe von „Tunguse" aufgefaßt worden; ich selbst habe früher (*Beitr. aus chines. Quellen z. Kenntnis d. Türk-Völker u. Skythen Zentral-Asiens* S. 8) eine solche Identität für wahrscheinlich erklärt. Wenn aber De Groot, *Chinesische Urkunden zur Geschichte Asiens* I, 23 sagt: „Bekanntlich ist aus Tung-hu unser

‚Tunguse' entstanden", so ist das etwas gar zu apodiktisch. Schon Parker, *A Thousand Years of the Tartars* (1895) S. 117f. hatte Zweifel erhoben, ob „eine unmittelbare etymologische Verbindung" zwischen den beiden Worten bestände. Er wies darauf hin, daß *tungus* im Türkischen „Schwein" bedeute und daß die türkischen Hiung-nu den chinesischen Ausdruck Tung Hu, d. h. „Östliche Hu" (s. unten Anm. zu I, **349,** 6) als „Schweinevolk" umgedeutet und auf ihre Nachbarn im Osten angewendet haben könnten. Ähnlicher Ansicht ist Shiratori, *Sur l'origine des Hiong-nou* in Journ. Asiat. 1923 I, S. 71ff. Auch er meint (S. 80), daß die Bezeichnung Tunguse von den Türken den Tung Hu gegeben sei, daß aber beide Namen nichts miteinander gemein hätten. Sehr eingehend haben R. Torii und seine Gattin Kimiko Torii in den bereits erwähnten (s. oben Anm. zu **42,** 29) *Études archéologiques et ethnologiques* die Frage behandelt. Sie haben durch Untersuchung der über die östliche Mongolei und westliche Mandschurei verstreuten Ruinen (es handelt sich zumeist um Erdwälle) und durch Ausgrabung von zahlreichen Gerätestücken aus Stein, Knochen, Eisen und Bronze, von Tonscherben, einzelnen Glaswaren und Münzen aus ganz verschiedenen Zeiten festgestellt, daß sich die Wohnsitze der Tung Hu über die ganzen weiten Gebiete von Süan-hua 宣化 nordwestlich von Peï-p'ing über Dolonor zum Schira muren oder Liao-Fluß (s. I, 41) und zu beiden Seiten des Hing-an-Gebirges bis zur Höhe des Chalcha-Flusses erstreckt haben müssen, also über das Bergland des Jehol-Gebietes im Norden der Provinz Ho-peï (s. I, 3 u. 13f.) bis in die südliche Mandschurei hinein zu den kleinen koreanischen Staaten hin und nach Norden durch das ganze mongolisch-mandschurische Grenzgebiet bis zu den großen Steppenseen Bui nor und Dalai nor. Dabei muß es sich natürlich um eine ganze Anzahl verschiedener Stämme gehandelt haben, wie ja auch heute noch diese Gebiete von mehreren mongolischen Völkerschaften bewohnt sind, die gleicher Rasse sind und Dialekte derselben Sprache sprechen. Die beiden Verfasser ziehen zwar hieraus keine ausdrücklichen Schlüsse hinsichtlich der Etymologie Tung Hu und „Tungusen", scheinen aber der Ansicht Shiratoris beizupflichten, und in der Tat zeigt es sich durch die Untersuchungen Toriis, daß die von den Chinesen Tung Hu genannten Völker mit den von uns als Tungusen bezeichneten, die in der nördlichen Mandschurei und Sibirien wohnen, trotz gewisser kultureller Übereinstimmungen kaum identisch sein können, wie noch Parker, a. a. O. annahm. Wenn der Name Tungusen auf türkisch *tungus (tonguz)* zurückgehen würde, so würde er insofern wenig auf die Tung Hu passen, als diese, im Gegensatz zu den Sibiriern, keine Schweine gezüchtet haben. Davon abgesehen, ist *tonguz*, wie Pelliot (T'oung Pao Bd. XXVIII, S. 170) angibt, erst ein späterer Ausdruck für „Schwein", der alte Name ist *layžin*. Außerdem bliebe noch festzustellen, wann der Name Tungusen zuerst auftritt, falls man ihn auch nur lautlich mit Tung Hu zusammenbringen will. Ob die Schan Jung, d. h. „Berg-Jung" des Altertums (s. I, 38), die Tung Hu, Wu-huan 烏丸 und Sien-pi 鮮卑 der Han-

und darauf folgenden Zeit, sowie die späteren K'i-tan 契丹 und die heutigen Mongolen-Stämme dort identisch sind, muß freilich ebenso dahingestellt bleiben wie die Frage des Rasseverhältnisses zwischen den Tung Hu und den Völkern von Nord-Korea und Liao-tung. Die Hypothesen Shirokogoroffs über die Herkunft der Tungusen aus den Gebieten des nördlichen oder gar mittleren China und über die Veranlassung zu ihrer Wanderung nach Norden sind früher erwähnt worden (s. oben Anm. zu **36**, 3). In seinem späteren Werke *Social Organisation of the Northern Tungus* (1929) hat Shirokogoroff einige allgemeine Gesichtspunkte zur Beurteilung der Tungusen festgestellt. Er nimmt zwar zwei große, sprachlich wie anthropologisch und ethnographisch scharf zu trennende Völkerteile, die nördlichen und die südlichen Tungusen, an, glaubt aber den Ursprung beider gemeinsam auf „gewisse pro- (wohl proto-?) tungusische Gruppen" zurückführen zu können. In beiden Fällen gibt es wieder verschiedene Gruppen, die mehr oder minder erhebliche Unterschiede in Sprache und Körperformen aufweisen. Sprachlich hält er die Tungusen für eine Familie für sich, sie hätten in dieser Hinsicht weder mit den Japanern und Koreanern, noch mit den Giljaken, Kamtschadalen und Tschuktschen, noch auch mit den Altaiern eine Verbindung. Die nördlichen Tungusen sitzen heute in den Tälern der drei großen Ströme Jenisseï, Lena und Amur und im Osten bis Kamtschatka; die südlichen, von denen die wichtigsten die Mandschus sind, dürften zu einem großen Teil im Chinesentum aufgegangen sein, ihre Sitze werden sich deshalb außerhalb der Mandschurei auch kaum noch feststellen lassen. Auf die alte Zeit lassen aber diese Zustände von heute bei der Unstetigkeit der tungusischen Stämme keine sicheren Rückschlüsse zu. — Wenn Pelliot nach einer Mitteilung von W. W. Barthold, *Der heutige Stand und die nächsten Aufgaben der geschichtlichen Erforschung der Türkvölker* (Ztschr. d. Deutsch. Morgenl. Ges. Neue Folge Bd. VIII, S. 121ff.) S. 124 in einem bisher nicht veröffentlichten Vortrage gesagt haben soll, daß die Sien-pi nach Ausweis eines Glossars (in *Nan Ts'i schu*, Kap. 57 fol. 3r° ?) Türken gewesen seien (in gleichem Sinne sprechen sich auch Pelliots Angaben in T'oung Pao Bd. XX, S. 328 Anm. 3 u. Bd. XXVII, S. 195 Anm. 1 aus), so wird man die Begründung dieser Deutung abzuwarten haben. Ein paar türkische Titel oder dergleichen in ihrer Sprache, die sehr wohl den türkischen Hiung-nu entlehnt sein können, reichen dafür nicht aus. Barthold schießt also weit über das Ziel hinaus, wenn er in seinen *Zwölf Vorlesungen über die Geschichte der Türken Mittelasiens* (deutsch bearbeitet von Th. Menzel in Die Welt des Islams Bd. XIV — 1932) S. 25 aus dem Dutzend Wörtern „ein Wörterbuch der Sien-pi-Sprache" macht, „das keinen Zweifel daran läßt, daß diese Sprache Türkisch ist", und dann meint: „Infolgedessen besteht kein Zweifel, daß die Sienpi Türken waren". Nichts deutet sonst darauf hin, daß die Sien-pi Türken waren, vielmehr werden sie und die Wu-huan bei den Chinesen immer als Tung Hu und Feinde der Türken geschildert. Es würde also stärkerer Beweise bedürfen, um das Gegenteil glaubhaft zu machen. Was James R.

Ware, *An Ordeal among the T'o-pa Wei* (in T'oung Pao Bd. XXXII, S. 205ff.) S. 208 über das Gießen von Statuen bei den Weï (Sien-pi) berichtet, sagt nichts für ihre türkische Herkunft. Allerdings haben die Chinesen in ihren Annalen eine hoffnungslose Verwirrung hinsichtlich der Sien-pi und ihrer Stammeszugehörigkeit angerichtet. Im allgemeinen werden sie als ursprüngliche Tung Hu, im Osten von den Hiung-nu sitzend, und als deren schlimmste Feinde beschrieben. Das Geschlecht der T'o-pa 托 (später auch 拓 geschrieben) 跋, alte Aussprache vielleicht T'ak-bat, das später die nördliche Weï-魏 Dynastie lieferte, wird in der Vorrede zum *Weï schu* (s. II, 3) als zu den Sien-pi gehörend angesehen, dagegen bezeichnet das *Nan Ts'i schu* (s. II, 3), Kap. 57 fol. 1r⁰ die Weï oder, wie es sich ausdrückt, die Weï-lu 魏虜 „Weï-Sklaven" (wohl um den Hiung-nu ein Seitenstück zu geben), „die den Sippennamen T'o-pa führen", als „zur Rasse der Hiung-nu gehörig". Vermutlich werden sich die Sien-pi bei ihrem Vordringen nach Westen mit den Hiung-nu vielfach verschmolzen haben. Natürlich muß sich das auch in der Sprache ausgewirkt haben, aber einen Schluß auf die Rasse kann man daraus nicht ziehen. Pelliot, der selbst sehr unsicher in seinen Angaben ist, meint (T'oung Pao Bd. XX, S. 328 Anm. 3), daß die Weï bestimmt keine Tungusen gewesen seien, aber „auch keine Mongolen gewesen zu sein scheinen". Ich weiß nicht, worauf sich diese Bestimmtheit gründet, und mit dem Ausdruck „Mongolen" ist nichts anzufangen. Von den Sien-pi aber sind die Weï nicht zu trennen. Vergl. auch das in Anm. zu I, **328,** 25 Gesagte.

**324,** 41. Über die Namen Peï schui (oder Pai schui) 浿水 herrscht in den Quellen Unklarheit. Sie hat ihren Grund in dem offenbaren Bedeutungswandel des Namens. Im *Schi ki*, Kap. 115 fol. 1v⁰ heißt es, daß „die Han den alten Grenzwall wiederherstellten, der dann bis zum Peï schui die Grenze bildete". Nachdem der Kaiserliche Gesandte im Jahre 109 v. Chr. den koreanischen Würdenträger, der ihm auf dem Rückwege das Geleit gab, „an der Grenze in der Nähe des Peï schui" meuchlings hatte umbringen lassen (s. I, 325), „überschritt er den Strom und flüchtete schleunigst hinter den Grenzwall" (a. a. O. fol. 2r⁰). Das *Ts'ien Han schu* (Kap. 95 fol. 19v⁰ und 20r⁰) hat dieselben Angaben. Hiernach kann nicht der mindeste Zweifel sein, daß mit dem Peï schui der Yalu, der große Grenzstrom von Korea, gemeint ist. Andererseits wird vom *Schi ki* (a. a. O. fol. 2v⁰) und vom *Ts'ien Han schu* (a. a. O. fol. 20v⁰) berichtet, daß bei den Kämpfen der Chinesen gegen Yu-k'ü 右渠 (s. I, 325) von Tschao-sien 朝鮮 der chinesische Flottenbefehlshaber zuerst vor der Hauptstadt Wang-hien 王險 anlangte, aber von dort vertrieben wurde und daß dann der eine der Generale „die Armee von Tschao-sien westlich vom Peï schui angriff". Ferner heißt es an den gleichen Stellen fol. 3r⁰ und fol. 20r⁰, daß dem Kaiserlichen Abgesandten darauf von Yu-k'ü die Unterwerfung zugesagt wurde und daß sein Sohn diese überbringen sollte. Der Prinz fürchtete aber Verrat von den chinesischen Würdenträgern und „überschritt deshalb den Peï schui nicht", sondern kehrte wieder (in die Stadt) zurück. Wang-hien lag, wie die japanischen Archäologen durch ihre Ausgrabungen festgestellt haben (s. Anm. zu I, **327**, 44), am Süd-Ufer des Dai-tong kang 大同江, des koreanischen Flusses, der südlich von Pyöng-yang 平壤 vorbeifließt und unterhalb des heutigen Huang-ju 黃州 in's Meer mündet. Hier kann also mit dem Peï schui nur der Dai-tong kang gemeint sein. Es liegt offenbar eine Verwechslung der beiden Flüsse vor, die sich nur durch die Unkenntnis der chinesischen Geschichtschreiber und ihrer Kommentatoren erklären läßt. Wie ungenau sie über die geographischen Verhältnisse unterrichtet waren, geht auch aus der Bemerkung des gewöhnlich Tsch'ên Tsan 臣瓚 genannten unbekannten Glossisten der Han-Annalen aus dem 3. oder 4. Jahrhundert im *Schi ki so yin* (zu Kap. 115 fol. 1v⁰) hervor, daß Wang-hien „in der Provinz Lo-lang 樂浪 östlich vom Peï schui gelegen habe". Und Yen Schi-ku zu *Ts'ien Han schu*, Kap. 28b fol. 10v⁰ bestätigt diese Angabe ausdrücklich als richtig. Durch die japanischen Ausgrabungen wissen wir, daß die Stadt südlich davon lag, sich also auch nicht mit der Stadt Pyöng-yang deckte, wie von den Chinesen immer angegeben wird. Auch die Angabe des *Schi ki tschêng yi* (8. Jahrh.) zu Kap. 115 fol. 1v⁰ verrät völlige Unklarheit: „Der Peï schui entspringt in Liao-tung außerhalb des Grenzwalles, er fließt nach Südwesten nach Lo-lang hien, dann nach Westen zum Meere". Der erste Teil paßt auf den Yalu, der zweite auf den Dai-tong kang. Das moderne *Ta Ts'ing yi t'ung tschi*, Kap. 421 fol. 6r⁰ trägt denn auch kein Bedenken, zu erklären, „der alte Name des Dai-tong kang sei Peï schui", gleichzeitig aber die obige damit unvereinbare Stelle über den alten Grenzwall anzuführen. Es ist ein rühmliches Zeugnis für die Genauigkeit des neuen Glossars *Ts'ĕ yuan*, daß es die doppelte Bedeutung von Peï schui erkannt hat. Allerdings ganz entspricht es nicht den Tatsachen, wie wir gesehen haben, wenn es meint, daß zur Han- und Weï-Zeit der Yalu, zur Sui- und T'ang-Zeit aber der Dai-tong kang darunter zu verstehen sei. Auch die nachfolgenden Bemerkungen über Lo-lang, das dem heutigen Wiju 義州 am Yalu entsprechen sollte, sind nicht richtig. Die Verfasser des Werkes über die japanischen Ausgrabungen haben auf S. 14f. die Verwechslungen und Unrichtigkeiten der chinesischen Historiker gleichfalls ausführlich behandelt.

**326**, 28. Die Stelle, wo einst Wan-tu 丸都, die Hauptstadt des alten Staates Kao-kou-li 高句麗, lag, am mittleren Yalu 126⁰ 20′ ö. L. und 41⁰ 5′ n. B., ist von Chavannes im Mai 1907 besucht worden. Sie ist südlich von der heutigen Bezirkstadt T'ung-hua hien 通化, die etwa 250 km östlich von Mukden liegt, und wird heute von dem Orte T'ung kou 通溝 eingenommen, einem kleinen Weiler, der aber 1902 zu einer Bezirkstadt, Tsi-ngan hien 輯安, erklärt ist. Chavannes fand noch Reste eines alten Steinwalles und mehrere große Gräber von Fürsten mit mächtigen Aufbauten, sowie die gewaltige Steintafel mit einer Inschrift aus dem Anfang des 5. Jahrhunderts n. Chr. (nach 414) zum Ruhme eines kriegerischen Königs des Landes, die bereits früher von Courant (Journ. Asiat. 1898 I, S. 210ff.) und von japanischen Archäologen bearbeitet worden ist. Chavannes konnte keine

Grabungen vornehmen, hat aber eine Anzahl Photographien mitgebracht. Sein Bericht ist veröffentlicht in T'oung Pao Ser. II Bd. IX, S. 236ff. (*Les monuments de l'ancien royaume Coréen de Kao-keou-li*). Für den Namen Kao-kou-li kommt später das verkürzte Kao-li, korean. Ko-rye, auf, das dann in „Korea" weiter lebt.

**326, 40.** Daß die Wo 倭 die Japaner sind, ist unbezweifelbar. Der Name wird aber über die Han-Zeit schwerlich hinausreichen, er findet sich nachweisbar zuerst im *Ts'ien Han schu*, und zwar in der Beschreibung der Außengebiete von Yen (Kap. 28b fol. 31v⁰), wo es heißt, daß „in dem Meere von Lo-lang die Wo jen wohnten, die sich in über hundert Staaten teilten und zu bestimmten Terminen Tribut brächten." Wenn im *Lun-hêng* (Forke I, 505) angegeben wird, daß die Wo zur Tschou-Zeit wohlriechende Pflanzen dargeboten hätten, so besagt das nichts. Die Herkunft des Namens, dessen alte Aussprache *Wa* war, ist dunkel. Ich vermute, daß auch hier ein einheimisches Wort zugrunde liegt, und daß die Chinesen es ihrer Gewohnheit nach durch ein Schriftzeichen mit möglichst verächtlicher Bedeutung (*wo* = „gleißnerisch"; die Bedeutung „Zwerg" die durch Williams' Wörterbuch aufgebracht ist, beruht auf einer Verwechslung mit dem Zeichen 矮 und ist unzutreffend) wiedergaben (Vergl. II, 386). Auch die Annahme von W. G. Aston, *Early Japanese History* (in Bd. XVI, Teil I der Transactions of the Asiatic Society of Japan) S. 41f., daß Wa oder Wani der Name eines herrschenden Stammes von Japan gewesen sei, hat manches für sich. Das würde dann auch den volleren Namen Wa-nu 倭奴 d. h. „Sklaven von Wa" erklären, der oft daneben gebraucht wird, wenn man *nu* nicht einfach als chinesische Zutat nehmen will wie in dem Namen Hiung-nu. (Daß Wa-nu — oder Wo-nu — erst nach dem 10. Jahrhundert vorkommen soll, wie Pelliot in T'oung Pao Bd. XXV, S. 443 meint, ist ein Irrtum. Schon *Hou Han schu*, Kap. 115 fol. 13r⁰ ist vom „Lande der Wo-nu" die Rede). Mit dem Namen Ainu, von dem Andere gesprochen haben (z. B. Bälz, *Menschenrassen Ost-Asiens mit specieller Rücksicht auf Japan*, in Zeitschr. f. Ethnologie Bd. XXXIII, S. 179f.), kann Wo-nu schon aus lautlichen Gründen nichts zu tun haben, ganz abgesehen davon, daß die Chinesen von diesem Volke erst im 7. Jahrhundert n. Chr. die erste Kenntnis erhalten haben (vergl. Laufer, *Chinese Clay Figures* S. 267 Anm. 1; daran ändert auch die Angabe des *Schan-hai king* nichts, die Erkes in Ostasiat. Zeitschr. Bd. V, S. 76 Anm. 230 erwähnt. S. unten). Was in den Han-Annalen von den Wo erzählt wird, kann sich niemals auf die Ainus beziehen. Wo, für das später das weniger anstößige 和 mit gleicher oder ähnlicher Aussprache eingeführt wurde, soll, so wird von den Japanern gern angenommen, Yamato wiedergeben, weil 大和 später Yamato bedeutet, d. h. jenen alten Landschaftsnamen, der ursprünglich die Gegend von Nara, dann die ganze Hauptinsel Hondō bezeichnet haben, nach Anderen aber zuerst auf die Insel Kyūshū angewendet sein soll, weil dort das von dem chinesischen Kaiser verliehene goldene Siegel (s. I, 327) gefunden sei, auf dem der Name Wo-nu erscheint. Dieses angeblich im Jahre 1784 im Norden der Insel gefundene, in Ullsteins *Weltgeschichte*, „Geschichte des Orients" S. 582 von Nachod in natürlicher Größe abgebildete Siegel trägt die Inschrift 漢倭奴國王 d. h. „König des Wo-nu-Landes im (Reich der) Han". Die Japanologen halten dieses Siegel, das sich jetzt im Besitz des Marquis Kuroda befindet, für das gleiche, das Kaiser Kuang-wu ti dem Japaner-Fürsten verliehen hat. (S. Nachod, a. a. O. und *Geschichte von Japan* I, 190, wo der Name nach früherer Art „Ido" gelesen wird, ferner A. Wedemeyer, *Japanische Frühgeschichte* S. 174 Anm. 401[b]). Ein Anonymus, R. K. W., im Journ. North-China Br. R. A. S. Bd. XLIII, S. 89, sowie Cl. E. Maitre in Bull. Éc. fr. d'Extr. Or. Bd. VI, S. 440 wollen in Wo oder Wa und Nu zwei Namen von Ländern oder Völkern sehen, und diese Auffassung wird neuerdings nach Wedemeyer a. a. O. S. 173f. Anm. 399 und 401 von dem Japaner Yoshida Tōgo ebenfalls vertreten, der den Ausdruck „Land Nu der Wa" für den Namen eines Kleinstaates Nu oder Na in der Gegend des heutigen Fukuoka im nördlichen Kyūshū erklärt. Jenseits alles Zweifels scheint mir aber diese Annahme nicht zu sein. Andererseits ist schwer zu erkennen, welche Brücke lautlich von Wo oder Wo-nu zu Yamato hinüberführen könnte, ganz abgesehen davon, daß Ursprung und Bedeutung dieses japanischen Namens völlig dunkel sind (Nachod, a. a. O. S. 98f.). Im *Hou Han schu*, Kap. 115 fol. 12v⁰ heißt es, daß die Wo über dreißig Staaten hätten, deren Herrscher sich alle König nennten; „der große Wo-König aber wohnt im Staate Ya-ma-t'ai 邪馬臺", womit nur das ältere Yamadai und heutige Yamato im Süden des mittleren Japan gemeint sein kann, wenngleich Pelliot im Bull. Éc. fr. d'Extr. Or. Bd. IX, S. 594 Anm. sagt, daß „die meisten modernen japanischen Historiker die Identifikation ablehnen." Es ist aber ausgeschlossen, daß beide Namen hier dieselben Laute wiedergeben sollen. (Giles, *Adversaria Sinica* S. 119, liest durch falsche Abteilung des Textes aus dieser Stelle heraus, daß der König des „Zwerglandes" „in Lo-lang in Yamato" residierte. Es heißt dort: „Yamato ist von der Grenze von Lo-lang 12000 *li* entfernt", während Giles unbegreiflicherweise von" China i. e. from Ch'êng-tu, the capital in Ssŭ-ch'uan" rechnet!) Wenn Conrady nach der Angabe von Erkes, Ostasiat. Zeitschr. Bd. V, S. 68 Anm. 230 auf Grund des *Schan-hai king* vermutet, die Japaner seien aus der südlichen Mandschurei gekommen, und Erkes meint, die Wo hätten auf dem Festlande gewohnt, so könnte sich das nur auf eine viel frühere Zeit beziehen, über die wir nichts wissen. Das Fabelbuch *Schan-hai king* kann als Geschichtsquelle keinen großen Wert beanspruchen. Das *Hou Han schu*, Kap. 115 fol. 12r⁰ sagt ausdrücklich: „Wo liegt im Südosten von Han 韓, inmitten des großen Meeres, die Leute wohnen an den Hängen der bergigen Inseln". Wohl aber mögen sie die Inseln in der engen Straße von Korea bis Kyūshū mit bewohnt und mit den Leuten von Han in regem Verkehr gestanden haben. Es ist dies vermutlich das erste Mal, daß die Japaner in den Gesichtskreis der Chinesen treten, nach dem *Hou Han schu* a. a. O. sollen sie auch im Jahre 57 n. Chr. eine Tributgesandtschaft an den Kaiserlichen Hof geschickt haben. Was Tschepe, *Japans Beziehungen zu China* S. 6ff. über eine Verbindung zwischen China und Japan vor der Han-Zeit erzählt, ist Fabel. Die Bedeutung dieser ältesten chinesischen Nachrichten über die Japaner ist eingehend untersucht worden von Wedemeyer in dem eben erwähnten Werke S. 169ff. Dort werden auch die 12000 *li* unter Zugrundelegung der viel kleineren koreanisch-japanischen Wegemaße auf ihre wahre Bedeutung zurückgeführt (S. 192f.).

**327,** 8. Das 95. Kapitel des *Ts'ien Han schu*, das die Eroberungen der Han im Süden und im Nordosten behandelt, ist von Pfizmaier verarbeitet worden in seiner Abhandlung *Die Eroberung der beiden Yüe und des Landes Tschao-sien durch Han* (Sitzungsber. d. phil. hist. Kl. der Wiener Akad. d. Wiss. Bd. XLVI, S. 481ff.). Die Kämpfe der Chinesen in der südl. Mandschurei und im nördlichen Korea sind dargestellt von Hervey de Saint-Denys in seiner *Ethnographie des peuples étrangers à la Chine*, Bd. *Orientaux* S. 1ff. Das Werk ist nur eine Übersetzung aus dem *Wên hien t'ung k'ao* des 13. Jahrhunderts, und diese späten Schilderungen enthalten zahlreiche Irrtümer und Unrichtigkeiten. — Die Arbeit von E. H. Parker, *On Race Struggles in Corea* (Transactions of the Asiatic Society of Japan Bd. XVIII, Teil 2 S. 157ff.) behandelt den gleichen Gegenstand, geht aber auf die ältesten erreichbaren Quellen zurück, die auch unserer Übersicht zugrunde liegen. Einiges über die alte Geschichte Koreas, besonders über sein Verhältnis zu Japan findet sich in der Arbeit von M. Courant, *La Corée jusqu'au IX*[e] *siècle* (T'oung Pao Bd. IX, S. 1ff.).

Pek-tschyeï, chinesisch Pai-tsi 百濟, führt seinen Ursprung bis auf das Jahr 194 v. Chr. zurück, d. h. auf die Zeit, wo Weï Man 衛滿 in Tschao-sien seine Herrschaft aufrichtete. Es folgt dann eine Reihe legendärer Könige, bis im Jahre 18 v. Chr. Kao Wên-tsu 高温祚 aus dem Lande einen Staat macht; er soll der Sohn jenes Kao Tschu-mêng 高朱蒙 gewesen sein, der im Jahre 37 v. Chr. in Kao-kou-li zur Herrschaft gelangt sein soll. Wie viel an diesen Persönlichkeiten und Vorgängen geschichtlich ist, können wir nicht feststellen. Der Name Pai-tsi d. h. „die hundert Helfenden" oder „d. h. Herübergekommenen" wird von den „zehn Männern" hergeleitet, „die mit einander handelten und danach ihre Gemeinschaft Schi tsi 十濟 nannten. Als dann später das Volk („die hundert Geschlechter") freudig sich anschloß, änderte man den Namen in Pai-tsi." (Nach dem *Tschao-sien schi lüo* 朝鮮史略 in *T'u schu tsi tsch'êng* 圖書集成, Kap. 30 fol. 1r°.) Natürlich beweist diese Etymologie nichts anderes als die Phantasie ihrer Erfinder. — Auch die Gründung von Silla, chinesisch Sin-lo 新羅, verliert sich in Legenden der koreanischen Überlieferung (nach derselben Quelle, *T. s. t. t.* a. a. O. Kap. 28 fol. 1r°), nach denen ein Mann Namens P'o Ho-kü-schi 朴赫居世 im Jahre 57 v. Chr. den Staat aus sechs Dörfern oder sechs Stämmen von Tschao-sien zusammengesetzt habe. Er habe ursprünglich Sü-lo-fa 徐羅伐 geheißen, wofür dann Sin-lo oder Ssĕ-lo 斯羅 eingesetzt sei. Der bekannte Gelehrte und Staatsmann der Sung-Zeit Tsch'êng Ta-tsch'ang 程大昌 hat in seiner 1180 erschienenen Sammlung von archäologischen und kulturgeschichtlichen Notizen, dem *Yen fan lu* 演繁露, in dem Namen von Sin-lo die Erklärung für die Bezeichnung eines alten chinesischen Messing- oder Bronzebeckens zu finden geglaubt, das in der Literatur öfters erwähnt wird und noch zu seiner Zeit im Gebrauch war. Z. B. wird es im *Kin schi* 金史, Kap. 42 fol. 10r⁰, 11r⁰ und 12v⁰ unter den Gegenständen aufgeführt, die vor hohen Beamten, wenn sie ausgehen, vorangetragen werden. Es heißt *ssĕ-lo* 斯羅 oder *t'ung* 銅 *ssĕ-lo*, oft auch 鍶鑼 geschrieben. Dieser Name, sagt Tsch'êng Ta-tsch'ang (Kap. 10 fol. 4v⁰ der Ausgabe im *Hüo tsing t'ao yuan* 學津討原), ist unverständlich, er kann nur auf eine Art erklärt werden. Das Becken, das schon im Altertum in China im Gebrauch war und auch für musikalische Zwecke durch schlagen verwendet wurde, war ursprünglich aus Ton; wann es zuerst aus Kupfer gemacht wurde, weiß man nicht. Nach einem (heute nicht mehr vorhandenen) Reiseberichte eines sonst nicht bekannten Tschang Liao 張 (Kap. 10 fol. 12r⁰ 章 geschr.) 僚, der um 950 in amtlichem Auftrage nach Korea gereist war und seine Beobachtungen unter dem Titel *Hai wai schi tsch'êng kuang ki* 海外使程廣記 niedergeschrieben hatte (so berichtet das Katalogwerk *Tschi tschai schu lu kie t'i* 直齋書錄解題 von Tsch'ên Tschên-sun 陳振孫 aus der Mitte des 13. Jahrhunderts, s. Haguenauer im Bulletin de la Maison Franco-Japonaise Bd. III, Heft 2 S. 17 Anm. 4), gab es in Sin-lo sehr viel Kupfer, und da der Name auch Ssĕ-lo geschrieben wird, so muß als sicher angenommen werden (meint Tsch'êng), daß die Bezeichnung des aus Kupfer, später auch aus Messing oder Zinn hergestellten Beckens daher stammt, wie ja auch sonst Gefäße oder Musik-Instrumente oder Nahrungsmittel nach dem Orte ihrer Herstellung oder der Herkunft ihres Materials benannt werden. (Vergl. „China" = Porzellan.)

**327, 44.** Die archäologischen Forschungen in Lo-lang sind im Auftrage des japanischen Generalgouvernements von Korea in den Jahren 1909 bis 1913 u. von 1921 bis 1926 von Sekino Tei 關野貞, Yatsui Seiichi 谷井濟一, Kuriyama Shunichi 栗山俊一, Oba Tsunekichi 小場恒吉, Ogawa Keichi 小川敬吉 und Nomori Ken 野守健 ausgeführt worden. Die Ergebnisse liegen vor in dem großen Werke *Rakurōgun jidai no iseki* 樂浪郡時代の遺蹟, das aus zwei großen Tafelbänden und einem Textbande besteht. Von den „Wiener Beiträgen zur Kunst- und Kulturgeschichte Asiens" ist der VII. Band (1932) ganz diesen Ausgrabungen von Lo-lang gewidmet. Ein einleitender Aufsatz von Alexander Slawik, *Die chinesischen Präfekturen (Kün) in Korea zur Han-, Weï- und Tsin-Zeit*, gibt eine knappe Übersicht über Entstehung und Verfall der chinesischen Herrschaft im Norden der Halbinsel während der älteren Zeit bis zum Anfang des 4. Jahrhunderts, sowie eine Darstellung der Wirtschafts- und Kulturverhältnisse in den Kolonien. Die anderen Arbeiten behandeln die japanischen Funde und ihre kunstgeschichtliche Bedeutung.

**328, 16.** Die Beschreibung der Lackschalen von Lo-lang findet sich auf S. 383 ff. des Textbandes von dem eben genannten japanischen Werke. Man könnte an sich annehmen, daß die Lackschalen mit ihren Datierungen erst in einer erheblich späteren Zeit nach Korea gelangt wären. Dem widerspricht aber die Tatsache, daß unter den Funden des Erdwalles von Lo-lang auch Siegelabdrücke sind, die die Zeichen 樂浪太守章 *Lo-lang t'ai schou tschang* d. h. Gouverneur von Lo-lang tragen (Abb. Nr. 7—10 des 1. Tafelbandes). Einen Gouverneur von Lo-lang aber hat es nur zur Han-Zeit gegeben.

**328,** 25. Die ausführlichste und beste Beschreibung der Wu-huan und Sien-pi findet sich in einem *Weï schu* 魏書 genannten Werke, aber nicht in dem ebenso betitelten Annalenwerke, sondern in einem anderen, seit langem verlorenen, das nach *Tsin schu* 晉書 (s. II, 2), Kap. 39 fol. 1r⁰ von Wang Tsch'ên 王沈, einem gelehrten Beamten im Tsin-Reiche, der im Jahre 266 starb (a. a. O. fol. 3v⁰), unter Mitwirkung von Sün K'ai 荀顗, einem hohen Würdenträger (a. a. O. fol. 8r⁰ff.), und von Yuan Tsi 阮籍, einem durch seine Zügellosigkeit auffällig gewordenen Sonderlinge (*San kuo tschi* 三國志 — s. II, 2 —, Kap. 21 fol. 7v⁰ f.), verfaßt worden ist und das nach der Bibliographie des *Sui schu* 隋書 (s. II, 308), Kap. 33 fol. 2 r⁰ 48 Kapitel zählte. Die Beschreibung wird im Kommentar zum *San kuo tschi*, Kap. 30 fol. 2r⁰ ff. und fol. 5r⁰ ff. zitiert. Sie ist zum Teil auch in das *Hou Han schu* (Kap. 120 fol. 1r⁰ ff.) übergegangen. Über die Frage der ethnischen Zugehörigkeit der Sien-pi und Wu-huan s. oben Anm. zu **324,** 35.

Der chinesische Historiker Fang Tschuang-yu 方壯猷 hat neuerlich sich ebenfalls mit der Frage beschäftigt und dem Namen Sien-pi und anderen aus deren Sprache bekannten Wörtern eine Untersuchung, *Sien-pi yü yen k'ao* 鮮卑語言考, (im Yenching Journal of Chinese Studies 1930 Heft 8, S. 1429 ff.) gewidmet. Er stellt zunächst für den Namen Sien-pi außer der gewöhnlichen noch folgende Schreibungen fest: 西卑、師比、私鈚、犀毗、胥紕. Er schließt daraus, daß die alte Aussprache von 鮮 *ša oder sai* gewesen sein müsse, und weist im Anschluß daran auf eine Angabe von Tschang Yen 張晏 (3. Jahrhundert?) hin, die in Yuan Yuans 阮元 *Tsi ku tschai tschung ting yi k'i k'uan tschi* 積古齋鐘鼎彝器款識 (Wylie, *Notes* S. 116) zitiert wird: 鮮卑郭洛帶瑞獸名 „*sien-pi-kuo-lo-tai* ist der Name eines glückbringenden Tieres". Fang Tschuang-yu will nun *sien-pi* mit mandschurisch *sabi* = „ein glückliches Vorzeichen" und *kuo-lo* mit *gurugu* „Tiere" (mongolisch *guruksu*) im allgemeinen zusammenbringen (das *tai* in dem Namen läßt er bei Seite) und erinnert auch an den mandschurischen Namen *sabitun* und *sabitu* für das Einhorn, das „glückbringende Tier". So nimmt er etwa Sabi als Namen des Volkes an. Wir können hier auf die Frage nicht näher eingehen, nur sei bemerkt, daß der Satz Tschang Yens auch anders gedeutet werden kann: „Bei den Sien-pi ist *kuo-lo-tai* der Name eines glückbringenden Tieres". Fang hat 18 Sien-pi-Wörter zusammengestellt, davon findet er 15 im Mongolischen wieder, 11 in tungusischen Sprachen, 7 in türkischen, 8 im Mongolischen und Türkischen,

3 in allen drei Sprachen. Meist handelt es sich um Titel, Farben u. ä., Wörter, die alle leicht entlehnt werden. Er schließt daraus, daß die Sienpi-Sprache ein Gemisch aus Mongolisch (?) und Tungusisch sei. Bewiesen ist auch mit diesem geringen und ganz unsicheren Material nichts. Vergl. auch das in Anm. zu II, **184,** 26 über T'o-pa gesagte.

**328,** 32. Die chinesischen Geschichtswerke nach der Han-Zeit berichten zwar noch über Vorgänge in Nord-Korea, auch einzelne Tributgesandtschaften werden erwähnt, aber von einer Verwaltung durch einen der Teilstaaten oder gar von einer Beherrschung ist nicht mehr die Rede. An die Stelle der chinesischen setzte sich die der großen benachbarten tartarischen Völker, über die später Näheres zu sagen sein wird.

**329,** 4. Über das dem chinesischen Namen Mao-tun 冒頓 zu Grunde liegende türkische Original sind zahlreiche Vermutungen (Moduk, Makdur, Bakdur, Meghder u. a.) ausgesprochen worden (vergl. Hirth, *Die Ahnentafel Attilas nach Johannes von Thuróczin* Bull. de l'Acad. Imp. des sc. de St. Pétersbourg, Ser. V Bd. XIII, S. 239ff., De Groot, *Chinesische Urkunden zur Geschichte Asiens* I, 51, Franke, *Beiträge aus chinesischen Quellen zur Geschichte der Türkvölker und Skythen Zentralasiens* S. 10 Anm. 3). Aber alle diese Konstruktionen, einschließlich meiner eigenen, sind unsicher. Wenn der Name im Mandschurischen Mete umschrieben wird, worauf hingewiesen ist, so besagt das nichts (Asia Major Bd. IV, S. 385). Der Titel *Schan-yü* 單于 ist ebenfalls noch nicht erklärt. Die Aussprache *schan* schreiben die chinesischen Glossare vor. De Groot, a.a.O. will *Tan-hu* umschreiben und das türkische Wort *tanrü* = „Gottheit" darin sehen. W. Radloff in der Einleitung zu seiner Ausgabe des alttürkischen Werkes *Kudatku Bilik* I, LXXXI Anm. liest *tan-yü* und sieht darin das türkische *tängri* von *tängri oglu* (so!), d. h. „Himmelssohn", also eine Übersetzung des chinesischen Titels (s. die Anm. zu I, **329,** 35). Shiratori, *Sur l'origine des Hiong-nou* (Journ. Asiat. 1923 I, S. 71ff.) und *A Study on the Titles Kaghan and Katun* (Memoirs of the Research Department of the Tōyō Bunko, Nr. I, S. 8ff.) hält, nachdem er es vorher mit mongolischen *(činggis, suniya-χu)*, mandschurischen *(saniyambi)* und türkischen *(sun)* Etymologien versucht hat, schließlich *schan-yü* für rein chinesisch mit der Bedeutung „groß", wofür sich jedenfalls anführen läßt, daß der Text des *Ts'ien Han schu*, Kap. 94 fol. 7r⁰ sagt: „*schan-yü* ist ein Ausdruck für weit und groß". Neuerdings ist die ganze Frage noch einmal sehr gründlich und mit viel Scharfsinn von dem eben genannten Fang Tschuang-yu in einer Abhandlung „Untersuchungen über die Fürstentitel der Hiung-nu" (匈奴王號考, im Yenching Journal of Chinese Studies 1930 Heft 8, S. 1417ff.) aufgenommen worden. Er weist auf die beiden Angaben im *Ts'ien Han schu* (Kap. 96b fol. 26r⁰) und im *T'ung tien* (Kap. 195 fol. 4v⁰) hin, wo berichtet wird, daß Wang Mang 王莽, der Usurpator im Anfang des 1. Jahrhunderts n. Chr. (s. I, 382), als er die Gunst des Schan-yü gewinnen wollte, den Namen *Hiung-nu* in *Kung-nu* 恭奴 („die respektvollen Knechte") und *Schan-yü* 單于 in *Schan-yü* 善于 („der gute Yü") umgewandelt habe und daß er dann, als die Hunnen ihre Einbrüche wie bisher fortsetzten, wieder die Veränderung in *Hung-nu* 降奴 („der alte Laut von 降 war nach dem K'ang-hi-Wörterbuch 洪 *hung*, „die unterworfenen Knechte") und *Fu-yü* 服于 („der zum Gehorsam gebrachte Yü") vorgenommen habe. Aus diesen Umwandlungen schließt Fang, daß der Name *Schan-yü* aus zwei Wörtern bestand, von denen das erste abänderungsfähig war, das zweite nicht, und er vermutet, daß *yü* ein ursprünglicher Fürstentitel der Hiung-nu gewesen sei mit der Bedeutung des chinesischen *wang* 王 oder *ti* 帝, *schan* aber erst später angefügt sei. *Schan* 單 bedeute nach dem *Schuo wên* „groß", ebenso wie das chinesische *huang* 皇 „herrlich", „groß" bedeute. *Schan-yü* sei also genau dasselbe, wie *huang-ti*, d. h. „großer Herrscher". Und zwar sei es von Wichtigkeit, daß der Titel im *Schi ki* und in den Han-Annalen erst von dem Hunnenfürsten Mao-tun (s. I, 328f.) und seinem Vater T'ou-man 頭曼 ab vorkomme, vorher also offenbar nicht vorhanden gewesen sei. Mao-tun, der große Eroberer und Begründer des mächtigen Hunnenreiches, starb im Jahre 174 v. Chr., muß also ein Zeitgenosse von Schi huang-ti gewesen sein, der bis 210 v. Chr. regierte. T'ou-man wie Mao-tun haben mit den Heerführern von T'sin im Kampfe gelegen und müssen vom Aufstiege dieses Staates Kenntnis gehabt haben. Als sich nun der große Eroberer im Süden den Titel *huang-ti* beilegte, so führt Fang weiter aus, machte dies auf die Völker des Nordens einen starken Eindruck. T'ou-man, der vermutlich im Jahre 221 v. Chr. noch lebte, wird nicht den Mut gehabt haben, die gleiche Bezeichnung zu führen wie der große Herrscher im Süden, aber Mao-tun sah den Sturz des großen Reiches und im Hinblick auf die inneren Zustände in China auf der einen Seite, auf seine gewaltigen Eroberungen auf der anderen wird er es für angezeigt gehalten haben, nunmehr den gleichen Titel anzunehmen, der dem *huang-ti* entsprach, nämlich *schan-yü*. T'ou-man würde dann die Ehrenbezeichnung durch den Sohn als posthumen Titel erhalten haben. Es bleibt nun aber die Frage zu lösen: wie bezeichneten sich die Hiung-nu-Fürsten vor Mao-tun, und was ist das Wort *yü?* Fang gelangt vermittelst einer Reihe beachtenswerter Argumente zu dem Schluß, daß *yü*, alte Aussprache *khö* oder *gü* (vergl. *jiu* oder *χiu* bei Karlgren), wie sich schon aus 于闐 = Kusthana ergebe, eine Wiedergabe desselben Wortes sein müsse wie die sonst vorkommenden Ausdrücke *han* 汗, *kan* 干, *ka* 加 u. a. und daß dieses Wort die Bedeutung des chinesischen *wang* 王 „Fürst", „Herrscher" habe. Gewiß lassen sich gegen Fang Tschuang-yus Ausführungen eine Reihe gewichtiger Bedenken erheben, aber der Weg, den er zeigt, hat viel Einleuchtendes. Sicher ist jedenfalls, daß der Titel *schan-yü* um 200 v. Chr. bei den Hiung-nu aufkommt, daß er sich während der nächsten sechs Jahrhunderte zu allen Völkern des Nordens verbreitet und daß er dann, vom Beginn des 5. Jahrhunderts ab, vor dem Titel Khagan, Khan zurücktritt, der von den Jou-juan 蠕蠕 (Avaren s. Anm. zu II, 184, 26) und T'u-küe 突厥 verbreitet wird, und schließlich ganz verschwindet (vgl. Anm. zu I, **348,** 10 u. II, **85,** 24).

**329,** 18. Der chinesische Name Yüe-tschi 月氏, auch 月支 geschrieben, ist die Wiedergabe eines fremden Namens, den man in zahlreichen Formen wieder herzustellen versucht hat (vergl. meine *Beiträge* etc. S. 21 ff., De Groot, *Urkunden* etc., I, 47 und F. W. K. Müller, *Toχrī und Kuišan* in Sitzungsber. d. Königl. Preuß. Akad. d. Wiss. 1918, S. 566 ff.). Sehr bedeutsam ist der von Sieg in uigurischen Kolophonen entdeckte Name Ārśi für das Reich der Tocharer (*Ein einheimischer Name für Toχrī*, Sitzungsber. etc. 1918, S. 564 f.). Bei den engen Beziehungen von Yüe-tschi und Tochara (die Chinesen haben nach *Hou Han schu*, Kap. 118 fol. 11 v⁰ den alten Namen Yüe-tschi für das später als Tocharer, Kuṣān oder Indoskythen bezeichnete Volk beibehalten) könnte Ārśi sehr wohl das Original von Yüe-tschi sein (vergl. meine Besprechung in Ostasiat. Ztschr. Jahrg. VI, S. 83 ff.). Es gehört nicht zu unserer Aufgabe, die sehr bedeutsamen Wanderungen, Eroberungen und weiteren Schicksale der Yüe-tschi zu verfolgen, die anderwärts mehrfach beschrieben sind. Näheres darüber in meinen *Beiträgen* etc. Zu dem Volke der Tocharer vergl. auch oben Anm. zu **47,** 16.

**329,** 35. Der volle Titel des Khans oder Khagans der Hiung-nu lautete nach *Ts'ien Han schu*, Kap. 94 a fol. 7r⁰ 撐犁孤塗單于 *tsch'êng-li ku-t'u schan-yü; tsch'êng-li* soll „Himmel", *ku-t'u* „Sohn" bedeuten. *Tsch'êng-li* legt, weit eher als *tan-yü*, das türkische *tängri* („Himmel") nahe, *ku-t'u* ist nicht sicher erklärt. Shiratori, a. a. O. will ein tungusisches Wort *gutó* („Sohn") darin sehen. Wylie, der das 94. Kapitel der Han-Annalen übersetzt hat (*History of the Hung-noo in their Relations with China* in Journ. of the Anthropological Institute Bd. III, S. 401 ff.), will in dem *tsch'êng-li ku-t'u* ein uigurisches *Tängre uchul*, richtiger *tängri ogul* erkennen, und F. W. K. Müller, *Uigurische Glossen* (Ostasiat. Ztschr., Festschr. Hirth S. 310 ff.) meint, *ku-t'u* gebe uigurisches *qut* „Majestät" wieder, wie in dem späteren *Idiqut* = „heilige Majestät" (vergl. meine Abhandlung *Eine chinesische Tempelinschrift* aus *Idikutšahri bei Turfan*, Abhandl. d. Königl. Preuß. Akad. d. Wiss. 1907, S. 37, und F. W. K. Müller, *Uigurica* ebenda 1908, S. 56), *tängri qut* sei also „himmlische" oder „göttliche Majestät". Über den Titel Khagan und Khan, bevor er zu den Hiung-nu kam, wird später mehr zu sagen sein. (Vergl. auch Anm. zu II, **464,** 16).

**329,** 40. Daß die Chinesen in den Hiung-nu lediglich die Nachkommen der Jung 戎 und Ti 狄 des Altertums sahen, zeigt unter anderem die Rede eines Generals des Usurpators Wang Mang (s. I, 375 ff.), in der er von einem Feldzug gegen die Hunnen abrät und die mit folgenden Worten beginnt: „Ich habe gehört, daß die Hiung-nu von Alters her ein Schrecken gewesen sind. Aber ich habe nicht gehört, daß die Generationen des hohen Altertums durchaus darauf bestanden hätten, sie zu bekämpfen. Von den späteren Geschlechtern haben die drei Dynastien Tschou, Ts'in und Han sie bekämpft. Aber keine von ihnen verfolgte dabei eine Politik ersten Ranges; die der Tschou war zweiten, die der Han dritten Ranges, die Ts'in hatten überhaupt keine. Zur Zeit des Königs Süan von Tschou brachen die Hien-yün ein und gelangten bis zur Nordseite des King 涇-Flusses (vergl. I, 143), darauf erhielten die Heerführer Befehl, sie zu bekämpfen, aber nachdem sie bis zur Grenze vorgedrungen waren, kehrten sie um. Man betrachtete die Einfälle der Jung und Ti wie Mückenstiche: man jagte die Mücken fort, das war alles" (*Ts'ien Han schu*, Kap. 94b fol. 23r⁰). Auch Ssĕ-ma Ts'ien und die Verfasser der Han-Annalen gehen in ihrer Geschichte der Hiung-nu (*Schi ki*, Kap. 110 und *Ts'ien Han schu*, Kap. 94a) von dieser Gleichsetzung als etwas Selbstverständlichem aus. Wang Kuo-weï hat in der Abhandlung *Kueï fang Kun Yi Hien-yün k'ao* 鬼方昆夷玁狁考, (*Kuan t'ang tsi lin*, Kap. 13 fol. 1r⁰ff.) den Namen für die Reiternomaden des Nordens und Nordwestens eine eingehende Untersuchung gewidmet. Auch er nimmt als selbstverständlich an, daß jene Völker vom hohen Altertum ab die gleichen gewesen seien, daß die Chinesen sie aber in verschiedenen Zeitaltern mit verschiedenen Namen benannt hätten. Die Bezeichnungen Jung und Ti hält er für rein chinesisch, während die anderen, wie Hün-yü 獯鬻 (schon bei Mêng tsĕ I, 2, III,1, vergl. I, 104) oder Hien-yün 玁狁 oder Hiung-nu oder Hu, zu denen er noch Kueï(-fang) 鬼 (方) aus dem *Yi king* und Kun(-yi) 混 (夷) aus dem *Schi king* stellt, einen einheimischen Namen wiedergeben sollen. Auf diese weitgehenden Gleichsetzungen kann hier nicht näher eingegangen werden.

**330,** 9. Chavannes, *Mém. hist.* I, LXV, führt die Einteilung der *t'u-ki* 屠耆 oder *hien wang* 賢王 und der sonstigen Würdenträger der Hiung-nu in „linke" und „rechte", d. h. östliche und westliche als einen Beweis dafür an, daß die Hiung-nu Türken sein müßten, weil die Türken die Ausdrücke *sol* „links" und *ong* „rechts" dazu verwendeten, um den Osten und den Westen zu bezeichnen. Dieser Beweis würde nicht durchschlagend sein, denn, wie L. de Saussure, *Les origines de l'astronomie chinoise* (T'oung Pao Bd. XXI, S. 281), mit Recht betont, auch bei den Chinesen entspricht links dem Osten und rechts dem Westen, weil der Himmelssohn mit dem Gesicht nach Süden sitzt und danach die Himmelsrichtungen benennt. Ob freilich die kosmische Anschauung der Türk-Völker durch ihre lange Berührung mit der chinesischen Kultur entstanden ist, wie de Saussure weiter annimmt, ist eine andere Frage.

**331,** 16. Eine klare Darstellung des sozialen Lebens der Hirtenvölker gibt Radloff, *Kudatku Bilik* I, LIff. Er findet, daß die Berichte der westlichen Autoren über die Sitten der Hunnen mit denen der Chinesen „vollkommen übereinstimmen" (S. LXXf.), was allerdings nicht zutrifft, und erkennt diese Sitten auch bei den heutigen türkischen Nomaden (wohl richtiger Hirten) wieder. In seinem Werke *Aus Sibirien* I, 511ff. schildert Radloff dann das Leben und die Lebensbedingungen der Nomaden bei den Kirgisen als ein typisches Beispiel. Dabei hebt er auch die Stamm- und Hordenbildung hervor und bemerkt, daß die Verwandten der Khagane den Adel bilden im Gegensatz zu den *chara sök* „den schwarzen Geschlechtern", d. h. dem gemeinen Volk. Aus eigenen Beobachtungen in der Mongolei kann ich Radloffs Angaben im allgemeinen bestätigen. Natürlich haben heute die völlig veränderten Verhältnisse das frühere räuberische Verhalten der wandernden

Viehzüchter gegenüber den seßhaften Nachbarvölkern am Rande der Steppen, ebenso wie die Wanderungen in dem früheren Ausmaße unmöglich gemacht.

Die Beziehungen zwischen dem „skythischen" und „sarmatischen" Tierstil von Süd-Rußland und den Tierornamenten der Tschou- und Han-Zeit in China sind untersucht worden von M. Rostovtzeff in den Arbeiten *Iranians and Greeks in South Russia* (1922), S. 197ff.; *L'art Gréco-Sarmate et l'art Chinois de l'époque des Han* in Aréthuse April 1924, S. 81ff.; *L'art Chinois de l'époque des Han* in Revue des arts Asiatiques Oktober 1924, S. 11ff. und *The Animal Style in South Russia and China*, (1929); der Inhalt des letzteren Werkes geht auf eine nicht veröffentlichte Arbeit in russischer Sprache von 1921 zurück mit zahlreichen Abbildungen der meist in der Eremitage in Petersburg befindlichen Tierdarstellungen auf Gürtelschnallen u. a. Geräten. (Auch in Stockholm ist jetzt eine reichhaltige Sammlung solcher Darstellungen der Kleinkunst zu sehen.) R. meint, daß auch das alte Tierornament der Tschou-Zeit (vergl. oben Anm. zu **91,** 4) nicht in China erfunden sein könne, sondern daß es ein Lieblings-Motiv der babylonisch-assyrischen Kunst gewesen sei, die es ihrerseits von der sumerischen geerbt habe. Und da die ältere skythische Kunst in Süd-Rußland denselben Stil aufweise, so müßten beide auf eine gemeinsame Quelle zurückgehen. Die Chinesen hätten ihre Entlehnungen auf ihre eigene Art weiter entwickelt, die Skythen die ihrigen in enger Verbindung mit persischer und griechischer Kunst. Die spätere skythische Kunst ist von russischen Archäologen durch Grabungen auf einem großen Gräberfelde in dem Gebirge am Nordrande der mittleren Mongolei, etwa 100 km nördlich von Urga, neu entdeckt und als Bindeglied zwischen der auf griechischen Kulturelementen beruhenden Kunst Süd-Rußlands und der von Persien, Mesopotamien und China erkannt worden. Diese Grabungen wurden durch Zufallsfunde i. J. 1912 veranlaßt, durch den Krieg unterbrochen und von 1924 ab wieder aufgenommen. Namentlich sind es die Arbeiten von Rostovtzeffs Schüler Borovka, sowie die reiche Ausbeute der Expedition Koslov von 1924/25 gewesen, die eine erste genauere Kenntnis dieses durch ganz Inner-Asien hindurchgehenden, von den Hiung-nu-Völkern getragenen Kulturgürtels erschlossen haben. Die von der Expedition Koslov ausgegrabenen Funde bestehen aus griechischen wie aus chinesischen Geweben und Stickereien aus Wolle und Seide, Filzteppichen von bodenständiger Technik, chinesischen Lackschalen, Gold- und Bronze-Gegenständen u. a. Die eingewebten Muster zeigen rein griechische Ornamente, dazwischen persische Motive und besonders viele Tierornamente; die zahlreichen Seidenstücke sind chinesischer Herkunft. Vorläufige Mitteilungen, Beschreibungen und Abbildungen finden sich in dem Buche von Borovka, *Scythian Art*, wo auch die weitere Literatur angegeben ist, sowie in dem Aufsatze von Perceval Yetts, *Discoveries of the Koslov Expedition* im Burlington Magazine vom April 1926. Eine ausführliche Bearbeitung der Funde steht noch aus. Diese spätere „skythische" Kunst hat nun zweifellos die chinesische zur Han-Zeit auf das stärkste beeinflußt. Als Vermittler nimmt Rostovtzeff hier die iranischen Sarmaten, die Nachfolger der Skythen, an. Sarmatische Stämme seien zwischen den Hiung-nu gewesen und hätten den Chinesen nicht bloß das iranische Militärwesen mit Ausrüstung und Taktik gebracht, sondern auch die Ornamentik auf den Waffen, deren Brauch, den Toten Grabbeigaben aus Ton mitzugeben (?) u.a.

Zweifellos stehen den Rostovtzeffschen Hypothesen, soweit die Tschou- (oder gar die Schang-)Zeit in Frage kommt, noch gewichtige Bedenken entgegen (vor allem die Zeitfrage, Datierung der ältesten chinesischen Ornamente, Deutung ihres Sinnes u. a.), immerhin können sie die größte Aufmerksamkeit der Sinologen beanspruchen, nachdem das Dogma von der absoluten Bodenständigkeit der chinesischen Kultur gefallen ist. Willkürlich ist aber R.'s Annahme (*Iranians* usw. S. 199f.), daß die sarmatischen Stämme unter den Hiung-nu die Träger einer höheren Kultur (der iranischen) gewesen seien, die Hunnen aber keine eigene Kultur gehabt hätten. Mit solchen Behauptungen sollte man vorsichtig sein, so lange man nicht angibt, was unter Hunnen zu verstehen ist. Als kulturlos oder kulturarm würde man höchstens die von Osten vordrängenden Völker, also die Wu-huan und Sien-pi oder andere tungusische Stämme ansehen können.

**333,** 29 Der erste Bericht Tsch'ao Ts'os 鼂錯 ist, allerdings wenig genau, ins Englische übersetzt von Giles, *Gems of Chinese Literature. Prose* S. 68ff.

**333,** 40. Eine Geschichte und Beschreibung der Militär-Kolonien hat Édouard Biot nach dem *Wên hien t'ung k'ao*, dem *Yü hai* 玉海, einer Enzyklopädie des 14. Jahrhunderts, und dem *Ta Ts'ing hui tien* 大清會典 gegeben in seinem *Mémoire sur les colonies militaires et agricoles des Chinois* im Journ. Asiat. 1850 Heft 6. Er beginnt mit der Han-Zeit, läßt also das Werk Schi huang-tis bei Seite. Vergl. auch meine *Rechtsverhältnisse am Grundeigentum in China*, S. 24ff., wo ich denselben Fehler begangen habe.

**334,** 1. Die russische Kolonisierung Sibiriens durch die Kosaken ist dargestellt in dem Buche von Vladimir, *Russia on the Pacific* Kap. 2, namentlich S. 28f.

**335,** 19. Lung tsch'êng 蘢城, in den Han-Annalen 龍 | geschrieben, wird zuerst im *Schi ki*, Kap. 110 fol. 10r° erwähnt, wo von den Hiung-nu erzählt wird: „Im ersten Monat jedes Jahres halten die Stammeshäupter an der Opferstätte des Hoflagers des Schan-yü die kleine Versammlung ab und im fünften Monat in Lung tsch'êng (d. h. in der Festung Lung?) die große Versammlung. Sie opfern dann ihren Ahnen sowie den Göttern des Himmels und der Erde." Ob man sich unter Lung tsch'êng einen Wall vorzustellen hat, wie De Groot, *Chines. Urkunden* I, 59 will, oder, was mir wahrscheinlicher ist, eine umwallte Opfer- und Beratung-Stätte, läßt sich aus den Texten nicht ersehen. Daß Lung nichts mit Drachen zu tun hat, wie chinesische Erklärer des 5. Jahrhunderts meinen, sondern einen einheimischen Namen wiedergibt, hat schon De Groot mit Recht hervorgehoben.

Wo diese Opferstätte lag, ist eine nicht unwichtige, aber mit Sicherheit nicht zu beantwortende Frage. Einen gewissen Anhalt gibt eine Stelle in der Lebensbeschreibung des Feldherrn Li Ling 李陵 (s. I, 350f.) im Kap. 54 des *Ts'ien Han schu*, wo fol. 10v⁰f. berichtet wird, daß Li bei seinem verhängnisvollen Zuge gegen die Hiung-nu von dem Fort Kü-yen 居延, nach *Kua ti tschi*, Kap. 8 fol. 5v⁰ 1530 *li* nordöstlich vom heutigen Kan-tschou, also sehr weit in die Steppengebiete vorgeschoben, ausrückte, 30 Tage nach Norden zog und dann an dem Gebirge Sün-ki 浚稽 Halt machte. Nachdem er hier durch die Übermacht der Hiung-nu zum Rückzuge gezwungen war, gelangte er, südwärts weichend, „nach mehreren Tagen" in ein Gebirgstal, dann, unter weiteren Kämpfen südöstlich ziehend und „der Straße von der alten Festung Lung tsch'êng folgend, nach vier bis fünf Tagen an einen großen, inmitten von Schilf gelegenen See". Das Gebirge Sün-ki sucht De Groot, a. a. O. S. 153, zwischen dem 45. und 47. Breitengrade, südlich der Dolon-chara-Kette (südwestlich von Urga; man könnte, scheint mir, an den Arzy bogdo denken), und den Schilfsee glaubt er (S. 167) in dem Steppensee Ulan nor zu finden, in den der Fluß Ongin mündet. Dann könnte die Versammlungsstätte von Lung an dem letzteren Flusse stromaufwärts gelegen haben. Vielleicht entspricht Lung (alte Aussprache *liong*) sogar der ersten Silbe des Namens Ongin, zumal im Texte der Han-Annalen (a. a. O. fol. 10v⁰) von einem „Flusse Lung-lê 龍勒 südlich des Gebirges Sün-ki" die Rede ist. 勒 könnte leicht verschrieben sein für 勤 *k'in*, und Liong-k'in wäre dann die Wiedergabe des Namens Ongin. Lung tsch'êng wäre mithin in der Gegend zu suchen, wo noch heute der Ort Ongin auf den Karten steht, d. h. nicht weit von der Stelle, wo der Fluß aus den Bergen heraustritt. Sind diese Identifikationen zutreffend, dann müßte das Hoflager des Schan-yü mit hoher Wahrscheinlichkeit an der Stätte der altberühmten Mongolenresidenz Karakorum am oberen Orkhon oder in der Nähe davon gelegen haben, denn Li Ling rühmte sich vor seinem Auszuge, den Han-Annalen (a. a. O. fol. 10r⁰) zufolge, daß er „mit 5000 Mann Fußtruppen zum Hoflager des Schan-yü durchdringen wolle", das Gebirge Sün-ki muß also auf dem Wege dorthin gewesen sein. Rosthorn, der die Lage von Lung tsch'êng in seinem Aufsatze *Die Hochburg von Zentralasien* (Festschrift Hirth in Asia Major S. 286ff.) S. 288ff. ebenfalls untersucht, kommt zu dem gleichen Ergebnis. Er versteht unter der „Hochburg" das von Gebirgen umschlossene Gebiet des oberen Orkhon und seines Quellflusses, des Tamir, weil „alle Geschlechter, welche in Zentralasien große Reiche begründet haben, die Hunnen, die Toba, die Joujan, die Türken, die Sieyen-t'o, die Uiguren und die Mongolen nach einander ihre Residenz in dieser Region aufgeschlagen haben" (S. 287).

**336, 19.** Die chinesischen Darstellungen der Hunnenkriege in der Zeit der Früheren Han im *Schi ki* und den Han-Annalen sind übersetzt von De Groot, *Chines. Urkunden* etc. I, von Kap. III ab. Eine umfangreiche Darstellung, meist auf Grund des *T'ung-kien kang-mu* und des *Wên hien t'ung k'ao* hat

Deguignes in seinem großen, 1756 zu Paris erschienenen Werke, *Histoire Générale des Huns, des Turcs, des Mongols et des autres Tartares occidentaux* im 1. Kapitel des 2. Bandes von S. 21 ab gegeben. Vorher verfolgt er die Geschichte der Hunnen zurück bis zur Sündflut!

**338,** 1. K'ang-kü 康居 darf für die Han-Zeit nicht, wie es gewöhnlich geschieht, ohne weiteres mit Sogdiana (Samarkand) gleichgesetzt werden, das südlich vom Syr darja lag. Kurakichi Shiratori bringt in seiner Abhandlung *A Study on Su-t'ê* (粟特), *or Sogdiana* (Memoirs of the Research Department of the Tōyō Bunko No. 2, S. 81 ff.) den Namen etymologisch mit den türkischen Stammesnamen Kängäres und Kenger zusammen (S. 85).

**338,** 18. Die Jahresdaten für die Reise Tschang K'iens 張騫 nach dem Westen sind den chinesischen Quellen nicht unmittelbar zu entnehmen, können aber mit einiger Sicherheit erschlossen werden. Im 123. Kapitel des *Schi ki*, wo sich der erste Bericht Tschang K'iens findet, heißt es fol. 2v⁰, daß, nachdem Tschang über ein Jahr als Gefangener bei den Hiung-nu gewesen war, „der Schan-yü starb, und der linke *ku-li* (?) 谷蠡-Fürst den Thronerben angriff, sich selbst zum Schan-yü machte und im Staate Unruhen hervorrief. Da entfloh Tschang K'ien mit seiner hunnischen (Hu) Frau und (seinem Begleiter) Kan-fu 甘父 und kehrte nach Han zurück." Kap. 110 des *Schi ki* aber sagt auf fol. 21r⁰ von dem Zuge des Weï Ts'ing 衛青: „Dies war im 2. Jahre *yuan-scho* 元朔 (= 127 v. Chr.). Im Winter danach starb der Schan-yü der Hiung-nu, Kün-tsch'ên 軍臣, und der jüngere Bruder des Schan-yü Kün-tsch'ên, der linke *ku-li* (?)-Fürst I-tschi-ye 伊稚斜, machte sich selbst zum Schan-yü." Der Ausdruck „im Winter danach" ist unklar. Es kann bedeuten: nach den mit Weï Ts'ings Zuge verbundenen Ereignissen, dann wäre die Zeit vom 28. Oktober 127 bis 23. Januar 126 gemeint, oder aber nach dem Ende des 2. Jahres *yuan-scho*, dann handelte es sich um den Winter des 3. Jahres, d. h. um die Zeit vom 16. November 126 bis zum 11. Februar 125. Das letztere ist das wahrscheinlichere, und das *T'ung-kien kang-mu* verzeichnet auch unter dem 3. Jahre im Winter die genannten dynastischen Ereignisse bei den Hiung-nu und die Ernennung Tschang K'iens zum Großwürdenträger beim Palast-Ministerium, die bei seiner Rückkehr erfolgte. Wir haben also diese Rückkehr für das Ende des Jahres 126 oder den Anfang 125 anzunehmen. Nach *Schi ki*, Kap. 123 fol. 3r⁰ soll die Rückkehr 13 Jahre nach der Abreise erfolgt sein, die letztere muß also im Jahre 138 oder spätestens Anfang 137 stattgefunden haben. Die Angabe von Wieger, *Textes historiques* S. 495, daß Tschang K'ien im Jahre 126 seine Reise angetreten und im Jahre 122 beendet hätte, sowie die von Forke, *Lun-hêng* I, 254 Anm. 6, daß er im Jahre 122 ausgereist sei, sind natürlich unmöglich (vergl. Anm. zu I, **340,** 28).

**338,** 30. Das 123. Kapitel des *Schi ki*, das den Bericht Tschang K'iens enthält, ist neuerdings übersetzt (die erste Übersetzung stammt von Brosset, *Relations du pays de Ta ouan* im Nouveau Journal Asiatique 1828, S. 418 ff.) von Hirth, *The Story of Chang K'ien, Chinas Pionier in Western Asia*, im

Journal of the American Oriental Society Bd. XXXVII, S. 89ff. und dann von De Groot, *Chines. Urk.* usw. II, 9ff. Pelliot glaubt (T'oung Pao Bd. XXVI, S. 178 Anm. 1), daß das 123. Kapitel des *Schi ki* der Lebensbeschreibung Tschang K'iens im 61. Kapitel der Han-Annalen entnommen sei, nicht umgekehrt, wie man annehme, und daß ein Fälscher es in das *Schi ki* eingeschoben habe. Die Lebensbeschreibung selbst aber fuße zum Teil auf einem historischen Roman des 1. nachchristlichen Jahrhunderts, der die Legenden über Tschang K'ien verarbeitet habe. Die Beweise für diese sensationelle Hypothese behält Pelliot sich für später vor.

**339,** 16. Das Zeichen 宛 in dem Namen 大 宛 ist nach dem *Schi ki so yin* (zu *Schi ki*, Kap. 123 fol. 1r⁰) *yuan*, nicht *wan* zu sprechen. Ob der Laut *ta* zum Namen gehört oder ein Beiwort („groß") ist, läßt sich nicht entscheiden, so lange man nicht das der chinesischen Form zugrunde liegende Original kennt. Die Tatsache, daß in den chinesischen Quellen daneben ein Siao 小 Wan erscheint, beweist nichts, da es sich hier um eine Art der Volksetymologie handeln kann. Hirth, *Fremde Einflüsse in der chinesischen Kunst* S. 24f., will den Namen mit Τουριούαν bei Strabo, nach dem es eine Satrapie Baktriens gewesen sein soll, zusammenbringen; *Chavannes* (T'oung Pao Ser. II Bd. VI, S. 555 Anm. 4) gibt es für eine spätere Zeit durch Ura töpe wieder, eine russische Festung westlich vom Ferghana-Becken. Damit ist nichts gewonnen.

**339,** 29. Ich habe mich bei der Übersetzung dieser schwierigen Stelle weder Hirth noch De Groot ganz anschließen können.

**339,** 41. Bei den „Bambus-Stöcken" aus Ssĕ-tsch'uan handelt es sich vermutlich um die bekannten sehr harten viereckigen Bambus, die dort in Fülle wachsen, aber in Indien nicht vorhanden sind. Auffallend bleibt es freilich immer, daß diese Stöcke, die, soweit mir bekannt, selten über 3 cm stark werden, die lange und schwierige Reise gelohnt haben. Näheres darüber bei Laufer, *Sino-Iranica* S. 535ff.

**340,** 28. Das *T'ung-kien kang-mu* macht unter 元 狩 1. Jahr (122 v. Chr.) in seiner gewöhnlichen ungenauen Art eine Angabe, die irreführend ist und offenbar die oben in Anm. zu **338,** 18 am Schlusse erwähnten Irrtümer verursacht hat. Es heißt dort: „Man schickte den Fürsten von Po-wang, Tschang K'ien, als Gesandten nach den Westländern, dabei kam man zum ersten Male in Verbindung mit dem Staate Tien 滇." Zunächst muß bemerkt werden, daß Tschang K'ien nach *Schi ki*, Kap. 123 fol. 9r⁰ im 6. Jahre 元 朔 (123 v. Chr.) wegen seiner Verdienste den Titel „Fürst von Po-wang" 博 望 侯 erhalten hatte und „im folgenden Jahre", d. h. 122, mit Li Kuang 李 廣 wieder gegen die Hunnen gezogen war (nach *Ts'ien Han schu*, Kap. 6 fol. 13v⁰ soll es das 2. Jahr 元 狩, d. h. 121, gewesen sein), daß er also nicht um dieselbe Zeit bei den Gesandtschaften im Südwesten sein konnte. Der Text im *Schi ki* (a. a. O. fol. 8v⁰) sagt auch ausdrücklich: „(Der Kaiser) befahl Tschang K'ien, von Kien-wei 犍 為 in Schu Gesandtschaften auf vier Straßen zugleich auszusenden." Die Angabe des *T'ung-kien kang-mu* ist also in diesem Punkte unrichtig. Wenn nun auch die Absicht bestanden haben sollte, die Gesandtschaften gleich bis in „die Westländer" (d. h. hier Indien oder Baktrien, vergl. Anm. zu I, **345,** 8) vordringen zu lassen, was sehr unwahrscheinlich ist, so hätte in der Angabe wenigstens angedeutet werden müssen, auf welchem Wege dies geschehen sollte, damit der Schluß des Satzes überhaupt verständlich wurde. Es ist aber sehr zweifelhaft, ob überhaupt das Jahr 122 für die Gesandtschaften anzunehmen ist, wie das *Kang-mu* ganz willkürlich behauptet. Die Quellen geben keinen Zeitpunkt an; da aber Tschang K'ien bereits 126 oder 125 zurückgekehrt war, er aber nicht erst vier Jahre wird haben verstreichen lassen, bis er seinen Bericht erstattete, so wird das Jahr 124 oder 123 mindestens wahrscheinlicher sein. Man sieht wieder, mit welcher Vorsicht das *T'ung-kien kang-mu* benutzt werden muß.

**341,** 33. Über die Entstehung des Parther-Reiches und den Verlust der Selbständigkeit Baktriens gibt nähere Auskunft A. von Gutschmid, *Geschichte Irans und seiner Nachbarländer* S. 31ff., 49ff. und 58ff.

**342,** 23. Leider ist die Chronologie hier sehr unsicher, und wir sind nicht im Stande, das Todesjahr des berühmten Entdeckers der westlichen Welt anzugeben. Die Angaben der Quellen sind nicht mit einander zu vereinigen. Im 123. Kap. des *Schi ki* wird erzählt, daß Tschang K'ien nach seiner Rückkehr von den Wu-sun 烏孫 zum *ta hing ling* 大行令, d. h. Minister für die unterworfenen Völker ernannt wurde und „etwas über ein Jahr danach starb" (fol. 11r⁰). Dann wird weiter geschildert, wie die Gesandtschaften der Chinesen später (?) durch das Gebiet der Wu-sun reisten, sowie daß die Wu-sun Pferde als Geschenk an den Kaiserhof schickten und um eine Prinzessin für ihren Fürsten baten. Darauf heißt es: „Damals errichtete man zuerst die Provinz Tsiu-ts'üan 酒泉 (in Kan-su)". Nach *Ts'ien Han schu*, Kap. 6 fol. 13v⁰ fand die Errichtung dieser Provinz im 2. Jahre 元狩 (= 121) statt. (Der Kommentar zu Kap. 28b fol. 3v⁰ spricht wieder vom 1. Jahre 太初 = 104.) Nach diesem Zusammenhange hätte Tschang damals bereits tot sein müssen. Im Jahre 123 war aber Tschang „Fürst von Po-wang" geworden und im Jahre 122 (oder 121) hatte er den General Li Kuang gegen die Hunnen begleitet (s. oben Anm. zu **340,** 28), man sieht also nicht, wo für die Mission zu den Wu-sun die Zeit übrig bleiben soll. Schließlich wird in den Beamtenlisten der Han-Annalen (Kap. 19b fol. 22v⁰f.) verzeichnet, daß die Ernennung Tschang K'iens zum Minister (*ta hing ling*) im 2. Jahre 元鼎 (= 115) erfolgt und daß dieser im 3. Jahre (= 114) gestorben sei. Unzweifelhaft liegen hier Irrtümer in den Texten vor. — Die Angaben von Giles, *Biogr. Dict.* No. 29 sind unrichtig und beruhen ebenfalls auf der falschen Datierung im *T'ung-kien kang-mu*.

**342,** 42. Tsiu ts'üan bedeutet „Weinquelle". Yen Schi-ku zu *Ts'ien Han schu*, Kap. 28b fol. 3v⁰ teilt auf Grund einer „Aufzeichnung über alte Sitten" mit, daß „sich am Fuße der Stadtmauer dort eine gold(-helle) Quelle befände, deren Wasser wie Wein schmecke". Nach Tomaschek,

*Kritik der ältesten Nachrichten über den skythischen Norden*, I (Sitzungsber. der Wiener Akad. d. Wiss., Philos-histor. Kl. Bd. 116 — 1888 — S. 715ff.), S. 743 ist in dem Itinerar für Maïs Titianns bei Marinus der Name durch griech. Δρωσάχη wiedergegeben, das wieder eine Umschreibung von iranisch *draśa* = Wein + *kha* = Quelle, sanskr. *drākṣa* + *khā*, also einer Übersetzung des chinesischen Namens ist. Der Name Tsiu-ts'üan soll sich übrigens als Stadtname schon zur Tschou-Zeit finden.

**343,** 10. Die goldene Statue des Ho K'ü-ping 霍去病 ist oft von Chinesen wie von europäischen Sinologen zum Gegenstande von Erörterungen gemacht worden, ohne daß man zu einer endgiltigen Klarstellung ihrer Bedeutung gekommen wäre. Näheres findet man bei Chavannes, *Mém. hist.* I, LXVII, Franke, *Beiträge* usw. S. 91, *Zur Frage der Einführung des Buddhismus in China* (in Mittlg. d. Sem. f. Orient. Spr., Jahrg. XIII) S.6; Pelliot in Bull. d'Éc. fr. d'Extr. Or. Bd. VI, S. 392 Anm. 3. Dort ist auch die weitere Literatur über die Frage angegeben.

**343,** 40. Das Grab des Ho K'ü-ping ist im Jahre 1914 von den französischen Reisenden Segalen, Gilbert De Voisins und Lartigue besucht und danach beschrieben und abgebildet worden in *Premier exposé des résultats archéologiques dans la Chine occidentale* (in Journ. Asiat. 1915 I, S. 467ff.), S. 471ff., ferner von Segalen im Journ. North-China Br. R. A. S. Bd. XLVIII, S. 153ff. *(Recent Discoveries in Ancient Chinese Sculpture.)* Die dortige Angabe, daß Ho mit 24 Jahren gestorben sei, ist unmöglich. Endlich hat auch Lartigue noch eine Beschreibung von den an der Grabstätte befindlichen riesigen Granitblöcken gegeben, die zu Tiergestalten zurechtgehauen sind, in *Artibus Asiae* 1927, S. 85ff. *(Au tombeau de Houo K'iu-ping)*. Eine eingehende Darstellung des Ganzen findet sich in dem inzwischen erscheinenden Hauptwerke *Mission archéologique en Chine* I, 33ff., dazu die Tafeln II u. III der ersten Mappe. Danach muß es sich um eine Grabanlage von ungeheuren Ausmaßen und von einer ganz ungewöhnlichen Art gehandelt haben, ein Beweis für den Ruhm des jungen Helden.

**345,** 8. Es würde weit über unsere Aufgabe hinausgehen, wollten wir uns mit den Berichten der chinesischen Quellen über die „Westlande" — *Si yü* 西域 — d. h. die Länder Mittel- und West-Asiens einschließlich Indiens oder gar mit der Erklärung der zahlreichen geographischen Fremdnamen in chinesischem Gewande beschäftigen. Es können hier nur einige der wichtigsten Bezeichnungen mit ihren Bedeutungen erwähnt werden, so weit sich die letzteren mit mehr oder weniger Sicherheit vermuten lassen. Dabei muß jedoch folgende allgemeine Bemerkung gemacht werden. Bei aller rühmenswerten Zuverlässigkeit der chinesischen Berichte im allgemeinen wäre es unbillig, zu erwarten, daß in ihnen, namentlich in den älteren, also vor allem in denen der Han-Zeit, sämtliche Namen und Beschreibungen der entlegenen Länder in jeder Einzelheit unbezweifelbar richtig sein müßten. Vieles von dem Gemeldeten beruht auf Hörensagen und muß deshalb Mißverständnisse enthalten, schon wegen der außerordentlichen Schwierigkeit der sprachlichen Verständigung. Das trifft nicht zum wenigsten auf die fremden Namen zu. Die Eigenart der chinesischen Sprache und besonders der chinesischen Schrift bringt es mit sich, daß die Wiedergabe der fremden Laute diese Namen oft kaum noch erkennen läßt. Dabei sollte niemals vergessen werden, daß wir nicht mehr festzustellen vermögen, in welcher Sprache der fremde Name den Chinesen mitgeteilt und in welchen zahlreichen, ganz verschiedenen heimischen Dialekten er von den letzteren aufgezeichnet wurde. Leute aus verschiedenen Landesteilen des großen China werden immer denselben Namen ganz verschieden hören und demgemäß verschieden schreiben. So erklären sich die vielen starken Abweichungen von Namen offenbar gleicher Länder oder Städte. Und ferner: auch in den westlichen Kulturkreisen haben die Staaten nicht immer Namen getragen, die das gesamte Gebiet innerhalb ihrer Grenzen deckten, soweit die letzteren überhaupt festgelegt waren; oftmals handelt es sich um den Namen einer Landschaft, wie der Staat eine ganze Reihe umfaßte, andererseits griff ein Landschaftsname über die Staatsgrenzen hinaus. Nicht selten war der Name der Hauptstadt viel bekannter als der des Staates oder des Landes, oder stand der Name der Dynastie für den des beherrschten Gebiets. So vernahm der Chinese oftmals den Namen der Hauptstadt, schrieb ihn nieder so wie er ihn gehört zu haben glaubte und behandelte ihn zugleich als Landesnamen; ebenso verfuhr er mit Namen regierender Geschlechter oder mit Landschaftsnamen ganz lokaler Art. Wer sich mit der historischen Geographie der fremden Länder in chinesischen Texten beschäftigt, wird Beispiele hierfür in Fülle finden. Dazu kommt, daß die Bedeutung der Namen nicht selten gewechselt hat. In den verschiedenen Zeitabschnitten hat man, je nachdem die Kenntnis genauer wurde oder verblaßte, unter dem gleichen Namen ganz verschiedene Länder oder Landschaften verstanden. Ein besonders lehrreiches Beispiel hierfür ist Ta-ts'in 大秦, das lautlich Ktesiphon ist, dann aber das parthische und schließlich das oströmische Reich bezeichnet (s. Anm. zu I, **400.** 22). Endlich darf man nicht in der chinesischen Wiedergabe fremder Namen, wenigstens während der älteren Zeit, ein phonetisches System als Grundlage voraussetzen: erst nachdem sie durch den Buddhismus die Kenntnis fremder Lautschrift und flektierender Sprachen erlangt hatten, haben die Chinesen Umschreibungen fremder Worte nach bestimmten Regeln durchgeführt und auch dann noch unter zahlreichen Durchbrechungen der letzteren. Man wird hiernach nicht erstaunt sein dürfen, wenn derselbe geographische Name zu verschiedenen Zeiten und in verschiedenen Berichten verschiedene Bedeutung hat, mancher Widerspruch klärt sich hierdurch auf, mancher Gelehrtenstreit wird dadurch gegenstandslos. In jedem Falle sollte man zunächst versuchen, für einen chinesischen Namen das Original der fremden Sprache zu finden und alsdann seine Bedeutung unter Berücksichtigung der erwähnten Umstände verstehen. (Vergl. meine Abhandlung *Grundsätzliches zur Wiedergabe fremder*

*Länder- und Ortsnamen im Chinesischen* in Sitz.-Ber. Preuß. Ak. d. W. 1934, S. 244ff.) So braucht auch das oben erwähnte Li-kan 黎軒 (auch Li-hien | 軒 oder Li-kien | 鞬 geschrieben) nicht bloß die Stadt Seleukia, deren Name lautlich wiedergegeben ist, zu bedeuten, sondern kann auch die babylonische Satrapie des parthischen Reiches bezeichnen.

T'iao-tschi 條支, über das die Ansichten sehr geteilt sind, ohne daß sich eine Entscheidung gewinnen ließe, könnte lautlich Antiochia wiedergeben (Chavannes in T'oung Pao Ser. II Bd. VIII, S. 176 Anm. 3 möchte das persische Wort „Desht" für Desht Misan darin sehen), und zwar entweder den Namen der von Seleukos Nikator (312—280 v. Chr.) in der fruchtbaren Talebene des Orontes in Nord-Syrien gegründeten Großstadt, oder den der von Antiochus IV. Epiphanes (175—164 v. Chr.) an der Tigris-Mündung wiederhergestellten Gründung Alexanders, aber die chinesischen Berichte darüber beziehen sich offenbar entweder auf das ganze untere Tigris-Gebiet oder gar das ganze Seleukiden-Reich. — Über die west-östlichen Beziehungen, insbesondere den Handel zur Han-Zeit, unterrichten am bequemsten Hirth, *China and the Roman Orient;* Ders., *Zur Geschichte des antiken Orienthandels* (in *Chinesische Studien* S. 1ff.); H. Nissen, *Der Verkehr zwischen China und dem römischen Reiche* (Jahrb. d. Vereins v. Altertumsfreunden im Rheinlande Heft XCV, S. 1ff.) und A. Herrmann, *Die alten Seidenstraßen zwischen China und Syrien,* wo auch die weitere Literatur angegeben ist.

**346,** 17. Das einheimische Original des chinesischen Namen Lou-lan 樓蘭 hat sich in den von Aurel Stein am Lop nor ausgegrabenen Textbruchstücken in Kharoṣṭhī-Schrift angefunden. Hier erscheint, und zwar in wenigstens vier Stücken, der Name Kroraina oder Kroraiṃna oder Krorayina für das Land am Lop nor. (S. *Kharoṣṭhī Inscriptions discovered by Sir Aurel Stein in Chinese Turkestan and edited by A. M. Boyer, E. J. Rapson and E. Senart* No. 678 und 706, sowie A. Stein, *Serindia* I, 414ff. und Tafel XXXI u. XXXVIII). Danach muß Lou-lan einem einheimischen Krorain entsprechen. Von der Form Kroraiṃna meint Stein (*Serindia* I, 415 Anm. 6), daß sie nur eine Schriftvariante von Kroraina sei; der Anusvāra (ṃ) finde sich in zentralasiatischen Texten oft vor einem Nasal eingeschoben.

**347,** 1. Die drei Straßen, die von Tun-huang und den Toren des Grenzwalls durch das Tarim-Becken nach Westen führten, sind bei Stein, *Ruins of Desert Cathay* I, 512ff. eingehend beschrieben. Die südliche verlief südlich vom Lop nor über Tscharklik, die mittlere nördlich vom Lop nor über Kurla und Kutscha, die nördliche über Turfan und Kurla, wo sie mit der mittleren zusammentraf. Lou-lan am Lop nor beherrschte sie also alle drei.

**347,** 5. Über chinesische Seide im altindischen Handel s. H. Jacobi, *Über die Echtheit des Kauṭilīya* (Sitz. Ber. d. Königl. Preuß. Akad. d. Wiss. 1912) S. 961 und meine Abhandlung *Das alte Ta-hia der Chinesen* (Ostas. Zeitschr. Festschrift Hirth) S. 127f. Auch Strabo berichtet, daß Nearchos, der Admiral Alexanders des Großen, die Seide in Indien kennen gelernt habe. (Nach H. Nissen, a. a. a. O. S. 8.)

**347,** 9. Über das Wort Seres für die Chinesen s. Näheres bei Laufer, *Sino-Iranica* S. 537ff. Natürlich kann in keinem Falle die Rede davon sein, daß *ser* aus dem chinesischen *ssĕ* 絲 mit dem darangefügten „gewöhnlichen Affix *ör*" (eine ganz moderne, auf einen kleinen Teil des äußersten Nordostens beschränkte dialektische „Koseform") entstanden sei, wie Nissen S. 8 auf Grund von Klaproth annimmt. Dagegen ist durch die neuen scharfsinnigen Untersuchungen von Simon (*Zur Rekonstruktion der altchinesischen Endkonsonanten* in Mittlg. d. Sem. f. Or. Spr. Bd. XXX, S. 147ff.) ein alter gutturaler Auslaut für das Wort *ssĕ*, der, wie das koreanische *sil*, mandschurisch *sirge* („Seide") zeigt, nach r hingeklungen haben muß (a. a. O. S. 166), wahrscheinlich gemacht. Dadurch verstärkt sich natürlich auch wieder die Möglichkeit, daß die *Seres* und *ssĕ* zusammengehören.

**347,** 31. Die alten Befestigungen, Wälle, Mauern und Wachttürme bei Tun-huang 敦煌 und dem ehemaligen Yü mên 玉門 sind von Aurel Stein genau durchforscht und beschrieben worden. S. *Ruins of Desert Cathay* II, Kap. 54—63 (S. 44—158). Stein stellte fest daß die Wälle aus gestampftem Lehm und Faschinen von Tamarisken-Zweigen in umschichtigen Lagen hergestellt waren und ebenso die Wachttürme und Bastionen, doch fanden sich hier zur Festhaltung des Materials auch zahlreiche Holzpfähle senkrecht eingebettet, manche Türme bestanden auch aus solidem Mauerwerk von Luftziegeln. Die Wälle waren zum Teil ein gutes Stück in die Wüste vorgeschoben, sie reichten also weit über das heutige westliche Ende der Großen Mauer bei Kia-yü kuan 嘉峪關 hinaus. Das Tor Yü mên glaubt Stein nordwestlich von Tun-huang auf einem Hügel am Su-lo ho 蘇勒河 kurz vor seiner Einmündung in den Sumpfsee Khara nor festgestellt zu haben (S. 112ff.). Sowohl von den Befestigungen selbst, wie von den dabei und darin gefundenen Gebrauchsgegenständen, meistens aus Holz, seltener aus Ton, sind in dem genannten Werke sehr gute Abbildungen gegeben. Daß es sich um die Wälle der Han-Zeit handelt, kann nach den datierten beschrifteten Holztafeln und Papierstücken, die Stein gleichfalls gefunden hat, keinem Zweifel unterliegen. Die letzteren sind bearbeitet von Chavannes, *Les documents chinois découverts par Aurel Stein dans les sables du Turkestan Oriental.* Sie geben ein anschauliches Bild von dem Leben der chinesischen Garnisonen in den entlegenen Grenzgebieten und umfassen die Zeit vom Anfange des letzten vorchristlichen bis zur Mitte des zweiten nachchristlichen Jahrhunderts; daneben finden sich auch Dokumente aus einer viel späteren Zeit. Die Papierstücke des 2. Jahrh. n. Chr. sind die ältesten bisher bekannten Erzeugnisse ihrer Art (vergl. Anm. zu II, **115,** 6). Die Stätte der chinesischen Siedlung und Garnison in Lou-lan am Lopnor hat Sven Hedin durchsucht. Die dort gefundenen Reste von Papier- und Holzschriftstücken, sowie Münzen, Waffen, Geräte aus Bronze, Eisen, Stein und Glasfluß, Gewebe und Geflecht sind bearbeitet von Conrady, *Die chinesischen*

*Handschriften- und sonstigen Kleinfunde Sven Hedins in Lou-lan.* Sehr reichhaltig ist dieses Material nicht. Datiert ist sehr wenig, danach gehört es dem 3. Jahrhundert n. Chr. an, und zwar der Nach-Han-Zeit. Mit viel Phantasie hat aber der Herausgeber ein bewegtes Bild von dem Leben in der Garnison nach den Schriftfetzen zu zeichnen gesucht.

**347,** 44. Eine Übersetzung des Gedichtes der Si-kün 細君 haben u. a. A. Forke in *Blüten chinesischer Dichtung* S. 10 und Edkins, *On the Poets of China during the Period of the Contending States and the Han-Dynasty* (Journ. of the Peking Or. Soc. Bd. III) S. 228f. gegeben.

**348,** 10. Wenn hier und im Folgenden öfter von dem „Hunnen-Khan" die Rede ist (vergl. auch oben Anm. zu **156,** 30), so ist das, streng genommen, ein Anachronismus. Der Titel „Khan" kommt erst erheblich später auf (s. Anm. zu II, **85,** 24)und ist auch nicht hunnischer, d. h. türkischer, sondern anderer Herkunft. Der Titel der Hunnenfürsten war Schan-yü (s. oben Anm. zu **329,** 4); er wird auch später noch neben „Khan" (Khagan) verwendet.

**349,** 6. Wang Kuo-weï hat sich in einer seiner Abhandlungen auch mit dem Namen Hu 胡 eingehender beschäftigt *(Kuan t'ang tsi lin,* Kap. 13 fol. 14v°ff.). Während er ihn für die ältere Zeit, d. h. das 4. Jahrhundert (vergl. oben Anm. zu **329,** 40) den Umschreibungen des Namens für die Hunnen beifügt, hebt er hervor, daß „die Han-Leute die (Bevölkerung der) Staaten von Si-yü als ‚Westliche Hu' *Si Hu* bezeichnen, um sie von den Hiung-nu und den ‚Östlichen Hu' *Tung Hu* (vergl. oben Anm. zu **324,** 35) zu unterscheiden". Das mag sachlich zutreffen, aber tatsächlich findet sich die Bezeichnung *Si Hu* äußerst selten, durchweg wird einfach der Ausdruck Hu für die Bewohner der Staaten Inner- und sogar West-Asiens summarisch gebraucht.

**350,** 37. Der Rückzug des Li Ling 李陵 mit seinen Heldentaten scheint in einer Stein-Inschrift bei Hami verherrlicht gewesen zu sein, die am Ende des 10. Jahrhunderts noch dort war. Vergl. Chavannes, *Mém. hist.* I, XXXVIIff., wo ebenfalls eine Schilderung des Rückzuges gegeben wird, ebenso De Groot, *Urkunden* I, 166ff. — Wir besitzen noch einen Brief des Li Ling den er aus dem Hunnenlande an seinen Freund Su Wu 蘇武 (s. Giles, *Biogr. Dict.* No. 1792) richtete, als ihn dieser zur Rückkehr zu bewegen suchte. Der Brief, ein beredtes Zeugnis für die Tragik des tapferen Heerführers, ist ein berühmtes literarisches Denkmal der Han-Zeit. Er ist übersetzt von Grube in seiner *Geschichte der chinesischen Literatur* S. 213ff.

**351,** 36. Eine Schilderung der infolge der kaiserlichen Hexenfurcht entstandenen entsetzlichen Zustände in der Hauptstadt gibt De Groot in *The Religious System of China* V, 828ff. Sie scheinen, wenn auch zuweilen gemäßigt, von 92 bis zum Tode des Kaisers im Jahre 87 geherrscht zu haben.

**352,** 2. Wang Kuo-weï (a. a. O. Kap. 11 fol. 1r°ff.) hat von Ssĕ-ma Ts'ien eine chronologisch genau eingeteilte Lebensbeschreibung gegeben. Er setzt seine Geburt in das Jahr 145 und vermutet, daß er im Alter von 60 Jahren (nach chinesischer Rechnung, die das Jahr der Empfängnis mitzählt, nach unserer also von 59 Jahren) im Jahre 86 gestorben sei, fügt aber hinzu, daß die Frage nicht bestimmt zu entscheiden sei. Jedenfalls hat Ssĕ-ma Ts'ien den posthumen Namen des Kaisers Wu ti bereits gekannt.

**353, 6.** Das geographische Lageverhältnis von Lou-lan (Krorain) und Schan-schan 鄯善 ist viel erörtert, aber bisher nicht sicher bestimmt worden. Am meisten verdient gemacht um die Erforschung des wichtigsten Staates am Lop nor durch Untersuchung seiner Ruinenstätten haben sich Sven Hedin (*Im Herzen von Asien* I, 316ff. und II, 91ff.) und Aurel Stein (*Serindia* I, Kap. IX, in dem auch die ganze Geschichte des Staates gegeben wird). Chavannes hatte vorher angenommen, daß vor der Tat des Fu Kie-tsĕ 傅介子 im Jahre 77 „die Hauptstadt von Lou-lan auf der Straße von Hami nach Turfan gelegen habe" (T'oung Pao Ser. II Bd. VI, S. 532f.). Conrady (*Kleinfunde in Lou-lan* S. 148f.) u. Herrmann (*Lou-lan* S. 101), die Bearbeiter von Hedins Material, sind dem offenbaren Irrtum Chavannes' nicht beigetreten, sondern haben die Lage „der alten Königsresidenz von Lou-lan" offengelassen, dagegen spricht Conrady von drei verschiedenen Lou-lan (ähnlich wie Chavannes, a. a. O., S. 570 Anm. 3), und Herrmann meint, die alte Hauptstadt habe am nördlichsten Arme des Tarim, 20 bis 30 km nördlich von der von Hedin aufgefundenen Ruinenstätte gelegen. Diese letztere sei eine angeblich um 260 n. Chr. angelegte chinesische Militärkolonie gewesen (S. 59 und 94ff.). Im Jahre 77 sei die neue Hauptstadt „vom Nordfluß des Tarim über den Südfluß bis an den Rand des Gebirges, von der Mittelstraße nach der Südstraße verlegt worden" (S. 89). Aurel Stein ist zu wesentlich anderen Ergebnissen gelangt. Er ist der Meinung, daß die chinesische Militärkolonie der späteren Zeit die Straße nördlich vom Lop nor zu bewachen gehabt und deshalb dort gelegen und den alten Namen Lou-lan behalten habe. Das sei aber kein Beweis, daß auch die alte Hauptstadt dort gewesen sein müsse; da jene Stelle von besonderer strategischer Wichtigkeit gewesen sei, würden die Chinesen auch die Hauptstadt sicherlich dort gelassen haben, wenn sie dort gelegen gewesen wäre. Sie sei aber eben vermutlich immer südlich vom Lop nor gewesen, im Jahre 77 also auch nicht verlegt worden (S. 343f.). Steins Ansichten haben mindestens ebenso viel für sich wie die der anderen Forscher, und zur Zeit ist die Frage jedenfalls nicht zu lösen. — Die Militärkolonie, deren Gründung sich an die Ereignisse von 77 anschloß, war in I-sün 伊循, das Stein im heutigen Tscharklik südlich vom Lop nor wiederfindet, während er die im *Ts'ien Han schu*, Kap. 96a fol. 3v⁰ angegebene Hauptstadt Yü-ni 扜泥 oder, wie eine Glosse von Yen Schi-ku will, Yu-ni (一十胡) in dem östlich davon gelegenen Miran sieht (Herrmann hält Yü-ni für Tscharklik und I-sün für Miran, was nach den chinesischen Quellen unmöglich ist, vergl. Chavannes a. a. O. S. 537, 567 und 569; Stein, *Ruins of Desert Cathay* I, 449). Die spätere Garnisonstadt war, wie bemerkt, nördlich vom Lop nor. Wann diese angelegt wurde, ist noch nicht mit Sicherheit zu entscheiden. Vermutlich stammt sie aus der Zeit des berühmten Organisators von Turkistan, Pan

Yung 班勇, der um 120 n. Chr. auch eine neue Garnison für das Lopnor-Gebiet verlangte (s. I, 402f.), möglicherweise auch aus der Zeit um 222, wo wieder einmal neue Militärgouverneure für Turkistan eingesetzt wurden (s. II, 28). Herrmann benutzt eine dem 6. Jahrhundert entstammende anekdotenhafte Geschichte aus dem *Schui king tschu* 水經注, Kap. 2 fol. 5v⁰, die Chavannes, a. a. O. S. 567ff. übersetzt hat, um für das Jahr 260 ein gewaltiges militärisch-wirtschaftliches Kolonisationswerk der Chinesen am Lop nor zu konstruieren (*Lou-lan* S. 59f. und 95f.). Schon die chinesischen Herausgeber des *Schui king* haben die ganze Geschichte als höchst verdächtig bezeichnet, worauf auch Chavannes hinweist, und tatsächlich trägt sie den Stempel der Legende an der Stirn. Die Historiker wissen nichts von den Großtaten und der Militärkolonie des Helden So Man 索勱, und wenn man bedenkt, daß um 260 die Kämpfe der drei Staaten Weï, Schu und Wu um die Oberherrschaft im Reiche auf dem Höhepunkte waren und die Gründung der Tsin-Dynastie sich anbahnte (s. II, 13ff.), dann erscheinen solche Unternehmungen in Turkistan wenig glaublich.

Der Name Schan-schan ist völlig dunkel, chinesisch ist er offenbar nicht, aber das zugrunde liegende Original auch unbekannt.

**353, 12.** Die Tat des Fu Kie-tsĕ ist ausführlich geschildert in seiner Lebensbeschreibung in Kap. 70 der Han-Annalen, kürzer in der Geschichte von Schan-schan in Kap. 96a fol. 5v⁰f. Das *T.-k. k.-m. schu fa* (eins der sieben Kommentarwerke, s. oben Anm. zu 268, 35) sagt unter 元鳳 4. Jahr zu dem Ausdruck „hinterlistig ermorden" (誘殺) des Haupttextes: „Der König von Lou-lan hatte doch Gesandte der Han getötet, warum heißt es trotzdem: hinterlistig ermorden? — Lou-lan hatte für seine Schuld Verzeihung erbeten und sich unterworfen; wenn dann China doch noch solche banditenhaften Anschläge bei den Barbaren ausführt, so muß man sich schämen, darum heißt es: hinterlistig ermorden". Und ähnlich das *Fa ming:* „Dinge wie hinterlistige Ermordungen werden im *Tsch'un-ts'iu* auf das schärfste gerügt. Meint man denn, daß die Han, wenn sie derartige banditenhafte Anschläge ausführen, die Staaten untertänig machen können? Die Eintragung: man schickte einen Gesandten ab, der den König An-kueï von Lou-lan hinterlistig ermorden sollte, ist eine starke Brandmarkung". In den Han-Annalen, Kap. 7 fol. 9r⁰ wird der Name des Königs An-kueï 安歸 geschrieben, ebenso in der Lebensbeschreibung (Kap. 70 fol. 2v⁰), Kap. 96a fol. 6r⁰ dagegen Tsch'ang-kueï 嘗歸.

**355, 1.** Die chinesischen Quellenstellen über die Unterwerfung der K'iang 羌 sind zusammengestellt von De Groot, *Urkunden* II, Kap. XX.

**355, 20.** Die Texte schreiben den Namen des Turfan-Gebietes zuerst (*Schi ki)* 姑師 Ku-schi, dann (Han-Annalen) 車師, was Kü-schi auszusprechen ist. Auf die sogdische Herkunft wenigstens des gebildeten Teiles der Bevölkerung lassen die bei Turfan aufgefundenen sogdischen (persischen) Sprachdenkmäler und Fresken schließen. Vergl. meine Abhandlung *Eine* *chinesische Tempelinschrift aus Idikutšahri bei Turfan* (Abhdlg. d. Königl. Preuß. Akad. d. W. 1907), S. 30 Anm.

**356,** 8. Den Zug der Hunnen nach dem Westen und deren weitere Schicksale hat Hirth behandelt in der Abhandlung *Über Wolga-Hunnen und Hiung-nu* (Sitz.-Ber. d. Kgl. Bayr. Ak. d. W. Philos. histor. Kl. Bd. II, S. 245ff.), S. 269ff.

**356,** 42. Über das fernere Schicksal des von dem Schan-yü Tschi-tschi Ku-tu-hou 郅支骨都侯 gegründeten Westreiches erfahren wir aus den chinesischen Quellen nichts. Ob sich das Volk etwa wieder mit dem Ostreich des Hu-han-ye 呼韓邪 vereinigt hat und so ebenfalls den Han botmäßig geworden oder ob es in den benachbarten Kirgisen aufgegangen ist, läßt sich somit nicht angeben.

**357,** 12. Chi Li weist in seinem Buche *The Formation of the Chinese People* wiederholt und nachdrücklich auf den rassebildenden Einstrom der nordischen Völker in die besiedelten Gebiete Chinas hin. Er nimmt mit Recht die Hiung-nu und K'iang, ebenso wie die Sien-pi und andere Stämme der Tung Hu als wichtige Bestandteile des heutigen chinesischen Mischvolkes an (S. 273ff.). Er faßt aber den Zeitraum dafür zu eng, wenn er (S. 265ff.) den Anfang erst in das 4. Jahrhundert n. Chr., d. h. in die Zeit der Gründung fremder Staaten auf chinesischem Boden (s. II, 3. Kapitel) verlegt.

## 4. Kapitel.

**359,** 40. Es würde natürlich viel zu weit führen, wollten wir hier auch nur einen Überblick über Behörden und Ämter des Han-Staates geben, die im Laufe der Jahrhunderte entstanden, geändert, abgeschafft und wieder eingeführt wurden, wobei die Namen und Dienstbereiche oftmals wechselten. Viele von ihnen scheinen auch in den letzteren einander zu decken oder wenigstens zu überschneiden, und bei einer großen Zahl können wir heute überhaupt keine Anschauung mehr von ihrer Tätigkeit gewinnen. Die Kapitel 19a und 19b der Han-Annalen geben eine Darstellung dieses vielfach verzweigten Beamten-Organismus mit Listen der einzelnen Ämter. Ihnen und dem großen Werke über das Beamtentum unter den einzelnen Dynastien, *Li tai tschi kuan piao* 歷代職官表, von 1783 sind unsere Angaben entnommen.

**361,** 36. Die Geschichte des Zensorats, namentlich in ihren Anfängen, ist sehr verwickelter Art, und die chinesischen Quellen sind nichts weniger als klar darüber. Die Angaben sind, wenig übersichtlich, zusammengestellt im *Li tai* etc., Kap. 18a und b. Ein Versuch, das Zensorat in seiner geschichtlichen Entwicklung bis zum Ende des 19. Jahrhunderts darzustellen, ist, im wesentlichen auf Grund eines modernen chinesischen Werkes von Kao Yi-han 高一涵, *Tschung kuo yü schi tschi tu ti yen ko* 中國御史制度的沿革, in einer Dissertation von Hans Wist, *Das chinesische Zensorat,* gemacht worden.

**362, 29.** Chavannes hat sich die Mühe gemacht, nach den geographischen Kapiteln der Han-Annalen (28a und b) die Anzahl der *kün* 郡 und *kuo* 國 für die Zeit am Ende der Regierung Wu tis zu berechnen. Es sind danach 108 einzeln nach Namen und Lage aufgezählte (*Mém. hist.* II, Append. II). Wieger, *Textes historiques* S. 332ff. zählt 75 auf.

**364, 33.** Die verschiedenen Erklärungen des Titels *wu ki hiao weï* (nicht *hiao yü*, wie von anderer Seite fälschlich angegeben wird) 戊己校尉 sind zusammengestellt in *Li tai* etc., Kap. 70 fol. 18r⁰. Das *Han kuan yi* 漢官儀 (in *Hou Han schu*, Kap. 118 fol. 1r⁰) meint, „*wu-ki* bedeute das Mittelstück, das die vier Himmelsrichtungen regiere und schützend decke, auch lege sein Träger Bewässerungskanäle an und streue den Samen (des Kornes) aus zur Abwendung alles Übels". Yen Schi-ku (zu *Ts'ien Han schu*, Kap. 19a fol. 14r⁰) behauptet, „die übrigen Gruppen der zyklischen Reihe hätten alle ihre bestimmten Plätze inne (?), nur die Gruppe *wu-ki* überbringe (als Abgesandter des Kaisers) die Regierungsbefehle, und da auch der *hiao weï* keinen dauernden Wohnort habe, so habe man ihm den Namen *wu-ki* gegeben." Noch andere Erklärer wollen, daß „*wu-ki* in der Reihe das feste Moment sei, so wohne der *wu-ki* in der Mitte und bilde den festen Mittelpunkt." Man sieht, wie die Chinesen sich aus ihrer kosmischen Mystik selbst nicht mehr herausfinden können. Das *Hou Han schu* a. a. O. spricht auch von zwei *hiao weï*, einem *wu h. w.* und einem *ki h. w.*, was ebenfalls auf Unklarheit der Vorstellungen schließen läßt. Auch Chavannes, *Documents sur les Tou-kiue occidentaux* S. 101 Anm. 3 und T'oung Pao Ser. II Bd. VII, S. 154 Anm. 2, hat eine Zusammenstellung der Erklärungen und fügt „als wahrscheinlichste" die hinzu, daß *wu-ki*, das Element Erde, das Metall hervorbringe und das Wasser besiege, d. h. Metall sei das Element des Westens, wo die Staaten Turkistans lägen, Wasser das Element des Nordens, wo die Hiung-nu wohnten. Der *wu-ki hiao weï* aber sollte die Staaten des Westens befrieden und die Hiung-nu vernichten. Später hat er allerdings die Erklärung zu Gunsten der des *Han kuan yi* aufgegeben.

**365, 10.** Die Rang- und Einkommenverhältnisse der Beamten zur Han-Zeit sind wenig übersichtlich dargestellt in *Hou Han schu*, Kap. 34 bis 38. Eine kurze Liste hat Chavannes gegeben in *Mém. hist.* II, 527ff.

**365, 43.** Die Angaben von Plinius über den Handel mit Asien finden sich im 12. Buche seiner *Naturalis Historia*. Er führt hier eine ganze Anzahl von Luxuswaren, namentlich Gewürze, Medikamente, Gewänder und Edelsteine an und ruft dabei zornig aus (XII, 18 (41) ed. Detlefsen): minimaque computatione miliens centena milia sestertium annis omnibus India et Seres et paeninsula illa (Arabia) imperio nostro adimunt. tanti nobis deliciae et feminae constant. quota enim portio ex illis ad deos quaeso iam vel ad inferos pertinet? (Eine Anspielung auf die eingerissene Üppigkeit bei den Leichenfeiern, wo zu Ehren der Toten die teuersten Stoffe in Massen verbrannt wurden, während man den Göttern nur kleine Mengen davon opferte.) Sechzehn römische Kupfermünzen mit den Namen der Kaiser Tiberius

(14—37) und folgenden bis Aurelian (270—275) wurden im Anfang des vorigen Jahrhunderts bei der Stadt Ling-schi hien 靈石 in Schan-si, am Südrande des Beckens von T'ai-yuan gefunden. Sie sind beschrieben von S. W. Bushell im Journ. of the Peking Oriental Society, Bd. I, S. 17ff. *(Ancient Roman Coins from Shansi)*. Dort werden auch noch andere ähnliche Funde erwähnt. — Auf die chinesischen Tongeräte in römischen Gräbern der Rheinprovinz hat B. Laufer hingewiesen in einem Aufsatz *Chinesische Altertümer in der römischen Epoche der Rheinlande* (in Globus, Bd. LXXXVIII, S. 45ff.).

**366,** 20. Die Angaben in unserem Texte bedürfen einer Berichtigung und Ergänzung. Das *Tsĕ tschi t'ung-kien*, 元朔 6. Jahr 6. Monat, sagt folgendes: 詔令民得買爵及贖禁錮免臧罪置賞官名曰武功爵 „die Bevölkerung wurde durch Kaiserlichen Erlaß aufgefordert, Adelstitel zu kaufen und den Ausschluß von der Bekleidung staatlicher Ämter (mit Geld) abzulösen, sowie Befreiung oder Verminderung von Strafen (zu erstehen). Man richtete auch Beamtenstellen ein, die zur Belohnung verliehen wurden (?). Der Name dafür war Adelstitel für militärische Verdienste." Die Stelle findet sich in wörtlicher Übereinstimmung in *Ts'ien Han schu*, Kap. 24b fol. 7v°, nur daß vor dem 置 noch ein 請 eingeschoben ist, und mit einigen kleinen Abweichungen im *Schi ki*, Kap. 30 fol. 5r°. Der Text ist nicht durchweg eindeutig. Der Ausdruck 禁錮 bedeutet nach dem *Ts'ĕ yuan* strafweisen Ausschluß von der Fähigkeit zur Bekleidung staatlicher Ämter, doch bin ich von der Richtigkeit der Erklärung nicht völlig überzeugt. Vergl. auch die Bemerkungen von Chavannes in *Mém. hist.* II, 502 Anm. 2. Die Deutung von Ch. halte ich nicht für richtig. Was 臧罪 bedeuten soll, weiß ich nicht. Das *Schi ki* liest 減罪 dafür, d. h. „Verminderung oder Herabsetzung der Strafen", ebenso *Ts'ien Han schu*, Kap. 6 fol. 11v°, wo derselbe Erlaß in etwas veränderter Form erwähnt und in Verbindung mit einem großen Siege über die Hunnen gebracht wird. An dieser letzteren Stelle ist noch eine andere Angabe hinzugefügt, durch die das Ganze nicht klarer wird. Es heißt dort: 受爵賞而欲移賣者無所流貤, d. h. nach der Erklärung des Kommentars: „Diejenigen, die Adelstitel zur Belohnung erhalten haben und sie weiter zu verkaufen wünschen, haben keine Möglichkeit, ihren Wert kennen zu lernen." Auch das ist wenig einleuchtend. Ich möchte mich eher der Auffassung Couvreurs *(Dict.* unter 貤) anschliessen und übersetzen: „Das Weiterverkaufen usw. ist eine Sitte, die nicht fortgesetzt werden darf." Der Satz gehört noch mit zu dem Erlaß. Auch die Wendung 置賞官 ist nicht klar. Jedenfalls geht aus den Angaben soviel hervor, daß durch den Erlaß von 123 v. Chr. der Ämterkauf und das Loskaufen von Strafen amtlich genehmigt wurde; und das *T'ung-kien* (a. a. O.) leitet mit Recht von diesen Verordnungen den Verfall der amtlichen Sauberkeit her.

Die sehr interessante Denkschrift Tsch'ao Ts'os über Titelverkauf zur Förderung des Ackerbaus findet sich in dem Kapitel über Volkswirtschaft in den Han-Annalen (Kap. 24a fol. 10r°ff.).

**367, 13.** Die Darstellung des Tschou kung mit dem Kaiserkinde Tsch'êng wang auf dem Arm mag schon früh in den Legenden von Konfuzius eine Rolle gespielt haben. Sie findet sich in dem heutigen Texte des *K'ung tsě kia yü* (Kap. 3, Abschnitt 11). Dieser Text gehört freilich erst dem 3. Jahrhundert n. Chr. an, enthält aber vermutlich manches ältere Überlieferungsgut (vergl. Wylie, *Notes* S. 66). Es heißt dort: „Konfuzius besah das *ming t'ang* (s. oben Anm. zu **304,** 33) und betrachtete die Wände an den vier Toren. Da waren Abbildungen von Kie und Schou (s. I, 89 und 92), die den Ausdruck des Guten und des Bösen zeigten und Mahnungen für Gedeihen und Verderben darboten. Ferner war da eine Zeichnung von Tschou kung, der dem Tsch'êng wang zur Seite stand. Er hatte den König auf dem Arm, im Rücken den Wandschirm mit den Äxten darauf (Sinnbilder der königlichen Würde), das Gesicht nach Süden gekehrt und so den Lehensfürsten Audienz erteilend."

**367, 24.** Der Tod der Kou-yi 鉤弋, deren Familienname Tschao 趙 war, wird in den Han-Annalen in ihrer Lebensbeschreibung (Kap. 97a fol. 16v⁰) wie folgt beschrieben: „Die Favoritin Kou-yi war im Gefolge des Kaisers nach dem Palast Kan-ts'üan 甘泉 („die süßen Quellen", etwa 50 km nordwestlich von Tsch'ang-ngan) gekommen. Sie ließ sich dort etwas zu Schulden kommen, zog sich die kaiserliche Ungnade zu und starb aus Kummer". Das *Tsě tschi t'ung-kien,* unter 後元 1. Jahr, ist deutlicher. Danach soll Wu ti die Kou-yi zornig angefahren haben. Sie habe ihn flehentlich angesehen, worauf er ihr zugerufen habe: du darfst nicht länger leben. Er habe Befehl gegeben, sie in das Palastgefängnis abzuführen, wo sie habe Selbstmord begehen müssen. Kurz danach habe der Kaiser seine Umgebung gefragt, was man „draußen" von ihm sage. Man antwortete, daß man nicht verstehe, warum in dem Augenblicke, wo der Sohn zum Thronerben ernannt sei, seine Mutter beseitigt würde. Der Kaiser erklärte darauf: „Ihr Dummköpfe versteht das nicht. Blickt hin auf das Altertum: der Umsturz im Staate kam immer daher, daß der Herrscher zu klein und die Mutter zu groß war. Wenn die Weiber herrschen und selbständig sind, so werden sie hochfahrend und anmaßend, zügellos und rebellisch, sie folgen ihren eigenen Lüsten, und niemand vermag sie im Zaume zu halten. Habt ihr nicht von der Kaiserin Lü (s. I, 279ff.) gehört? Darum mußte die Mutter vorher beseitigt werden." Wenn man bedenkt, daß die kurze Meldung der Han-Annalen über den Tod „aus Kummer" unmittelbar auf den Satz über „die Vorsorge bei Zeiten" folgt, so kann kein Zweifel sein, daß die amtliche Chronik in leichter Verhüllung das Gleiche besagt. Das *Tsě tschi . . . . fa ming* hält mit seinem Urteil nicht zurück: „Wenn man den Sohn zum Thronerben machen will, vorher dessen Mutter ermorden, das ist denn doch wohl nicht der Weg des Heiligen, Unheil abzuwehren. Zu anderen Zeiten pflegten die T'o-pa (das tungusische Herrscherhaus der nördlichen Weï-Dynastie) dieses Verfahren anzuwenden (s. Anm. zu II, **188,** 40 und **218,** 27), aber das waren Barbaren. Hier handelt auch das Mittelreich wie die Barbaren!

Daher schreibt (das *T'ung-kien kang-mu*): er ermordete sie, um die Tat zu rügen." (Nach *Weï schu*, Kap. 13 fol. $4r^0$ bestand in der Tat in Weï „der alte Brauch, daß, wenn im hinteren Palaste ein Sohn geboren wurde, der künftig Thronfolger sein sollte, seine Mutter Selbstmord begehen mußte." Auch sonst begegnen wir diesem Brauch, der aber nur selten befolgt wurde.) Die Staatsraison Wu tis kannte keine Bedenken und Hindernisse. Die unglückliche Kou-yi mußte für die Sünden ihrer Vorgängerinnen und — Nachfolgerinnen büßen.

**368,** 2. Die Deutung der Angabe des *T.-k. kang-mu* über die Kinderehe des Kaisers Tschao ti 昭 帝 findet sich im *Fa ming* unter 始 元 4. Jahr.

**370,** 15. Die Verschwörung der Familie Ho 霍 und ihr Ende wird berichtet in den Lebensbeschreibungen des Ho Kuang 霍 光 (*Ts'ien Han schu*, Kap. 68 fol. $16v^0$ ff.) und der Kaiserin Ho (ebenda Kap. 97a fol. $25r^0$ f.). Die Gesamtgeschichte von Ho kuang und seiner Sippe ist dargestellt nach dem *Ts'ien Han schu* von Arvid Jongchell in *Ho Kuang och Hans tid* (1930).

**370,** 39. Der Text liest 本 以 霸 王 道 雜 之, das heißt genau: „(die Han) vereinigen in ihrer Art die Systeme des Gewaltherrschers und des (rechten) Königs." Das *T'ai p'ing yü lan*, das in Kap. 89 fol. $23v^0$ die Stelle anführt, hat hinter 雜 ein 理 eingefügt, wodurch der Satz noch klarer wird.

**371,** 25. Über den Text des *Yi king* nach der Fassung von Liang-k'iu 梁 丘 ist mir nichts Näheres bekannt. Ein Liang-k'iu wird als Kommentator eines taoistischen Werkes mystischen Inhalts und unbekannter Herkunft genannt. S. Wylie, *Notes* S. 177. Über die beiden Schulen von Hia-hou Schêng 夏 侯 勝 und Hia-hou Kien 建, die als „große" *(ta)* und „kleine" *(siao)* unterschieden werden, s. Legge, *Chin. Cl.* III, *Prolegomena*, S. 20f. Über Ku-liang 穀 梁 und seine Deutung des *Tsch'un-ts'iu* s. meine *Studien* etc., S. 80ff.

**372,** 3. Nach *Ts'ien Han schu*, Kap. 8 fol. $25v^0$ starb Süan ti 宣 帝 am Tage 甲 戌 des 12. Monats im 1. Jahre 黃 龍, d. h. am 8. Januar 48 v. Chr., nicht 49 wie in den Geschichtsbüchern gewöhnlich angegeben wird.

**372,** 13. Über Kung Yü 貢 禹 vergl. Giles, *Biogr. Dict.* No. 1037. Sein sehr interessanter Bericht über die Zustände am Hofe und bei den gefürsteten Familien findet sich in seiner Lebensbeschreibung *Ts'ien Han schu*, Kap. 72 fol. $11r^0$ ff.

**373,** 22. Die Anträge Kung Yüs, Weï Hüan-tsch'êngs 韋 玄 成 u. a. wegen der Einschränkung des Ahnendienstes und die Kaiserlichen Edikte darauf, umfangreiche, aber kulturgeschichtlich sehr interessante Schriftstücke, finden sich in Kung Yüs Lebensbeschreibung sowie, und zwar hier ausführlicher, in der von Weï Hüan-tsch'êng, Kap. 73 fol. $5v^0$ ff.

Die Rüge von Yuan tis Verhalten wird erklärt im *Schu fa* und *Fa ming* zu 建 昭 5. Jahr, die Bemerkung des *Tsĕ tschi t'ung-kien* steht unter dem gleichen Jahre. Auch die Gräber der Han-Kaiser im Weï-Tale wollen die französischen Reisenden Segalen usw. wiedergefunden haben (vergl. oben Anm. zu **116,** 19 und **253,** 16).

**373,** 39. Zu Wang Ho 王賀 vergl. Giles, a. a. O. No. 2171. Die Lebensbeschreibung der Wang Tschêng-kün 王政君, die gewöhnlich als Yuan hou 元后 „Kaiserin Yuan“ bezeichnet wird, ist als die einer ausgestoßenen Verbrecherin zusammen mit der ihres Neffen Wang Mang 王莽 (s. I, 375ff.) an den Schluß der Annalen gesetzt, sie füllt das ganze Kapitel 98, während die des letzteren gar drei Kapitel (99a bis c) beansprucht. — „Die Sauberkeit nicht pflegen“ ist die Übersetzung von 不修廉隅, wörtlich: „er säuberte nicht die Winkel und Ecken“, ein ungewöhnlicher Ausdruck für „Gewissenhaftigkeit“ und „Tugend“, der auf eine Wendung im *Li ki*, XXXVIII, 16 zurückgeht. Von Wang Kin 王禁 ist sonst wenig bekannt.

**375,** 27. Wenn De Groot, *Chinesische Urkunden* usw. I, 268, von der Lebensbeschreibung Wang Mangs sagt, „sie sei zu den inhaltreichsten, beststilisierten historischen Büchern zu rechnen, die Asien aufzuweisen hat“, so erscheint mir das als übertrieben, aber ein äußerst wichtiges Werk ist sie in der Tat. Der Text ist leider reich an ungewöhnlichen Wendungen, was das Verständnis oft erschwert. Der Verfasser bemüht sich auch, streng sachlich zu sein, trotzdem erwecken die zuweilen kaum glaublichen Vorgänge hier und da den Verdacht einer gewissen Tendenz. Unserer Darstellung liegt zwar die Lebensbeschreibung in erster Linie zugrunde, aber sie ist insofern nicht ohne Vorsicht benutzt worden, als die Lebensbeschreibungen der anderen handelnden Personen nach Bedarf hinzugezogen sind. Die Lebensbeschreibung Wang Mangs in den Han-Annalen ist behandelt worden in der Dissertation von Hans O. H. Stange, *Leben, Persönlichkeit und Werk Wang Mang's*.

**376,** 32. Die Han-Annalen melden nicht, daß Wang Mang den Kaiser P'ing ti 平帝 vergiftet habe, wohl aber verkündeten es die Verschwörer im Jahre 6 n. Chr. im Reiche (*Ts'ien Han schu*, Kap. 99a fol. 36v⁰). Auch Yen Schi-ku zu Kap. 12 fol. 9v⁰ bemerkt, daß nach einem älteren Werke P'ing ti wegen des Schicksals, das Wang Mang seiner Mutter bereitet habe (er hatte sie nebst ihrer ganzen Familie, weil sie auf seiten seines Sohnes gestanden hatte, umbringen lassen), dem letzteren übelgesinnt gewesen und deshalb von diesem vergiftet worden sei. Das *Kang-mu* (unter 元始, 5. Jahr, 12. Monat) entscheidet lapidar: „Der Ngan-Han kung 安漢公 (Wang) Mang ermordete den Kaiser“.

**378,** 6. Der Titel *kuo schi* 國師, der später besonders buddhistischen Würdenträgern verliehen wird, entstammt hiernach der Han-Zeit, vielleicht ist er von Liu Hin selbst vorgeschlagen. Er geht also im Alter noch höher hinauf als Pelliot in seinem Aufsatze *Les kouo che ou Maîtres du royaume dans le Bouddhisme chinois* (T'oung Pao Bd. XII, S. 671ff.) zuerst angenommen hatte. Pelliot hat sich dann unter Bezugnahme auf unsere Stelle selbst berichtigt (T'oung Pao Bd. XIX, S. 397). Daß der Titel „représente simplement le sanscrit *purohita* (Hauspriester eines Fürsten)“ wie Bull. de l'Éc. fr. d'Extr. Or. Bd. XIII, Heft VII, S. 75 von Maspero angegeben wird, mag für eine spätere Zeit zutreffen, aber aus Indien entlehnt ist er deshalb nicht.

**378, 14.** Über die Fälschungen an den kanonischen Schriften ist bereits früher (s. oben Anm. zu **308, 13**) das Nähere gesagt. Zu dem *Schi king* des Mao Tsch'ang 毛萇 vergl. Legge, *Prolegomena* zum *Schi king* S. 10ff.

**379, 36.** Das Edikt über die Wiedereinführung der Landordnung der Tschou, sowie über das Verbot des Land- und Sklaven-Handels findet sich in den Han-Annalen, Kap. 99b fol. 9v⁰ff.

**380, 1.** In dem Anhange zu dem im Jahre 1749 verfaßten großen archäologischen Werke *Si ts'ing ku kien* 西清古鑑, der von den Münzen handelt (*Ts'ien lu* 錢錄), wird der Anfang der Münzprägung natürlich in das hohe Altertum, in die Zeit von Fu-hi (s. I, 63f.) verlegt. Ob die in Kap. 2 dargestellten runden Münzen, sowie solche in Messerform aus der Tschou-Zeit als echt anzusehen sind, mag dahingestellt bleiben.

**380, 17.** Kia Yis Denkschrift ist in seiner Sammlung *Sin schu* 新書, Kap. 4 fol. 11v⁰ff. überliefert. Die angegebenen Sätze finden sich auf fol. 12v⁰. Auch in den Han-Annalen, Kap. 24b fol. 3v⁰ ist der Text, aber in etwas veränderter Form, wiedergegeben.

**380, 40.** Eine Übersicht über die noch sehr der Klärung bedürftige Geschichte des chinesischen Münzwesens im Altertum geben Kap. 30 des *Schi ki* und Kap. 24b der Han-Annalen. Chavannes hat in seiner Übersetzung (*Mém. hist.* III, 538ff.) nützliche Erklärungen dazu gegeben. Eine Zusammenstellung einiger Angaben mit Abbildungen nach den Sammlungen des Britischen Museums in London bringt H. B. Morse, *Currency in China*, in Journ. North-China Br. R. A. S. Bd. XXXVIII, S. 1ff. Wenn er dabei meint (S. 2), daß „die Münzprägung erst im Jahre 135 v. Chr. ein Regierungsvorrecht geworden sei", so ist das nicht genau. Nach den Han-Annalen, Kap. 24b fol. 3v⁰ wurde es der Bevölkerung noch im Jahre 175 v. Chr. ausdrücklich gestattet, nach Belieben Münzen zu prägen, und erst im Jahre 115 erging unter Wu ti die Anordnung, daß „es hinfort allen Provinzen und Lehensgebieten verboten sei, Münzen zu prägen, und daß nur die drei Beamten von Schang-lin 上林 (dem Kaiserlichen Palast bei Tsch'ang-ngan, die drei Beamten sind der *kün schu* 均輸, Vorsteher des Ausgleichsamts, der *tschung kuan* 鍾官 und der *pien t'ung* 辯銅, offenbar die Vorsteher der Kaiserlichen Münze, vergl. Chavannes, *Mém. hist.* II, 523) dazu ermächtigt seien. Nur das von den drei Beamten ausgegebene Geld dürfe umlaufen (*Schi ki*, Kap. 30 fol. 13v⁰, *Ts'ien Han schu*, Kap. 24b fol. 14r⁰f.). Auch das von Hu Schi, *Wang Mang, the Socialist Emperor of Nineteen Centuries ago* (in Journ. North-China Br. R. A. S. Bd. LIX, S. 218ff.), angegebene Jahr 118 v. Chr. ist also nicht das richtige. Über die Verwendung von Kauri-Muscheln in China haben wir bisher nur die dürftigen Angaben von Klaproth, *Notice sur l'usage des cauries en Chine* (in Nouveau Journ. Asiat. Bd. XIII — 1834 — S. 146ff.), der die Erklärungen des Zeichens 貝 *pei*, angeblich eine Bezeichnung für die Muscheltiere, aus dem K'ang-hi-Wörterbuche übersetzt und einige weitere Bemerkungen aus den Han-Annalen u. a. hinzugefügt hat, sowie die von Hirth in Oskar Schneiders *Muschelgeld-Studien* (bearb. von Ribbe)

S. 103ff. Der Gegenstand verdiente eine eingehendere Bearbeitung. Abbildungen von den durch Wang Mang eingeführten neuen Münzen finden sich u. a. bei Fr. Schjöth, *The Currency of the Far East*, und zwar die während der Regentschaft eingeführten unter Nr. 116 bis 119 und die kleineren Kupfermünzen von 1 *schu* 銖 ab unter Nr. 139 bis 142[b]: Eine andere, größere Münze zu 50 *schu* stellt Nr. 120 dar, letztere auch bei Richard Schlösser, *Chinas Münzen als Kunstwerke* (Ostasiat. Ztschr. XII. Jahrg., S. 283ff.) unter Nr. 48. Die drei *schu*- und fünf *schu*-Münzen der Han bei Schjöth Nr. 103 und 114 bis 115, bei Schlösser Nr. 47.

**381, 9.** Das in Peï-p'ing aufgefundene und von den chinesischen Archäologen dem Wang Mang zugeschriebene Normalmaß *(kia liang* 嘉量) ist u. a. beschrieben worden von Liu Fu 劉復 in der Zeitschrift *Fu jen hüo tschi* 輔仁學誌 Bd. I (1929), Anhang S. 1ff., wo sich auch eine gute Abbildung findet. Die Beschreibung, die in den Han-Annalen, Kap. 21a fol. 10r⁰ von dem Gefäß gegeben wird, stimmt in der Tat genau zu dem aufgefundenen, auch die entzifferten Inschriften lassen kaum einen Zweifel. Das Gefäß befindet sich jetzt im Museum zu Peï-p'ing. Eine sehr eingehende Untersuchung der in den Inschriften des aufgefundenen Normalmaßes gegebenen Hohl- und Längenmaße hat auch Yen Hi-schên 顏希深 im Yenching Journ. of Chinese Studies Bd. VIII (1930), S. 1493ff. angestellt. Einen Nachtrag zu der Bestimmung des Verhältnisses der Gewichtsmaße Wang Mangs zum metrischen System hat Liu Fu dann im „Bulletin" der Academia Sinica Bd. III, S. 507f. veröffentlicht.

**381, 34.** Wang Mangs volkswirtschaftliche Reformen, insbesondere die Einrichtung der sechs Monopole oder *leo kuan* 六筦 und der Ausgleichsämter oder *wu kün* 五均 sind beschrieben in den Han-Annalen, Kap. 24b fol. 22r⁰ff. und Kap. 99b fol. 15r⁰f. Eine kurze Übersicht hat auch Hu Schi in dem erwähnten Aufsatze S. 226ff. gegeben.

**382, 9.** Der Text des Ediktes von Diokletian *De pretiis rerum venalium* mit eingehenden Erläuterungen ist herausgegeben von Th. Mommsen und H. Blümner, *Der Maximaltarif des Diocletian*; dazu sind wichtige Ergänzungen gekommen durch Karl Bücher, *Die Diokletianische Taxordnung vom Jahre 301* (in Ztschr. f. d. ges. Staatswissensch. Bd. 50, S. 189ff.). Eine Schilderung der ganzen damaligen politischen und wirtschaftlichen Lage in Rom gibt M. Rostovtzeff, *The Social and Economic History of the Roman Empire* S. 453ff.

**382, 15.** Wie in den Han-Annalen, Kap. 99b fol. 23v⁰ berichtet wird, hielt ein mutiger Ministerialbeamter namens K'ü Po 區博 Wang Mang die Unmöglichkeit seiner archaisierenden Landpolitik mit folgenden Worten vor: „Wenn auch das Neunfelder-System eine Methode der heiligen Herrscher gewesen sein mag, so ist es doch seit langem beseitigt. Die Regierungsweise der Tschou verfiel, und das Volk folgte ihnen nicht mehr, die Ts'in aber wußten sich den Neigungen des Volkes anzupassen und vermochten ihm große Vorteile zu sichern. Daher beseitigten sie das Neunfelder-System und führten das System der Zwischenpfade ein (s. I, 131f. und oben Anm. zu **184,** 19) usw." Solche unkonfuzianisch-ketzerischen Gedanken waren also noch immer vorhanden.

**385,** 31. Über diese wohl auch nur für Wang Mang von seiner Literatenumgebung zurechtgemachte irrige Darstellung eines westlichen und östlichen Tschou am Anfang der Dynastie ist das Nähere oben in Anm. zu **116,** 31 gesagt. Das Edikt Wang Mangs, das die beiden Hauptstädte schuf, verfügte auch eine Wiedereinführung des Lehenswesens ganz nach dem angeblichen Muster des Tschou-Reiches. Das letztere mit genauesten Angaben der Lehen, ihren Umfang, ihre Städte und ihre Bevölkerung war von Liu Hin und seinen Gehilfen für ihren Herrn aufgebaut worden. Das Edikt findet sich in Kap. 99b fol. 22r° ff. der Han-Annalen.

**386,** 41. Hu Schi hat sich in dem vorhin erwähnten Aufsatz (s. oben Anm. zu **380,** 40) mit Wang Mang und seinem Wirken, allerdings nur in ganz skizzenhafter Weise, beschäftigt. Leider ist er dabei dem Problem — ein solches ist Wang Mang und seine Zeit — in seiner großen Bedeutung, namentlich für die Geschichte des konfuzianischen Kanons und des Literatentums nicht gerecht geworden. Die angeführten Sätze finden sich auf S. 221 und 230.

## 5. Kapitel.

**389,** 8. In europäischen Werken wird für die Eroberung von Tsch'êng-tu das Jahr 37 n. Chr. angegeben (z. B. v. Fries, *Abriß der Geschichte Chinas* S. 97; Giles, *Biogr. Dict.* Nr. 2330). Nach *Hou Han schu*, Kap. 1b fol. 8r° war das Datum 建武 12. Jahr 11. Monat Tag 戊寅, das ist der 18. Dezember 36.

**391,** 28. Die Zustände in Tongking und Nord-Annam zur Zeit Kuang-wu tis sowie den Zug des Ma Yuan 馬援 hat H. Maspero eingehend auf Grund auch anderer, zumeist späterer Quellen zu schildern unternommen in *Études d'histoire d'Annam* V, *L'expédition de Ma Yuan* (Bull. Éc. fr. d'Extr. Or. Bd. XVIII, Heft 3 S. 11ff.). Die Frage der angeblich von Ma Yuan gegossenen Bronzepauken ist seit langem und oftmals Gegenstand wissenschaftlicher Untersuchungen gewesen. Zuerst ausführlich beschrieben und hinsichtlich ihrer Ornamentik untersucht wurden die Pauken nach vorhandenen Stücken von Franz Heger in seinem Werke *Alte Metalltrommeln aus Südost-Asien* (1902). Vorher schon, im Jahre 1890, hatte Hirth in dem Aufsatz *Über hinterindische Bronzetrommeln* (T'oung Pao Ser. I Bd. I, S. 137ff.) die Aufmerksamkeit auf die Pauken und ihre angebliche Herkunft gelenkt und war danach noch einmal ausführlicher darauf zurückgekommen in der Abhandlung *Die Insel Hainan nach Chao Ju-kua* (in der Festschrift für Adolf Bastian 1896), S. 10ff. des Sonderabdrucks. Dazu äußerte sich De Groot mit scharfer Kritik in der Arbeit *Die antiken Bronzepauken im Ostindischen Archipel und auf dem Festlande von Süd-Ostasien* (in den Mittlg. d. Sem. f. Orient. Spr. Jahrg. IV, 1901, Ostasiat. Studien S. 76ff), besonders S. 110ff, worauf dann Hirth mit sehr eingehenden Darlegungen unter dem Titel *Chinesiche Ansichten über Bronzetrommeln* (ebenda Jahrg. VII, 1904, Ostasiat. Studien S. 1ff) antwortete. Hirth hatte die Ansicht vertreten, daß die Bronzepauken von Ma Yuan als „Erzeugnisse chinesischen Gewerbefleißes" bei den Man-Völkern, d. h. in Südwest-China, in Tongking und Annam eingeführt seien. De Groot wies demgegenüber darauf hin, daß die Pauken im ganzen Ostindischen (Malayischen) Archipel, in Hinterindien und in den Süd-Provinzen Chinas verbreitet seien und daß von einer Einführung oder gar Erfindung durch Ma Yuan keine Rede sein könne. Hirth zog sich dann auf die Tatsache zurück, daß er nur die Ansichten chinesischer Archäologen wiedergegeben habe. Woher und wann aber die Pauken zuerst eingeführt seien, blieb schließlich für beide eine offene Frage. Neues Material brachten dann einige französische Arbeiten, ohne indessen das eigentliche Problem seiner Lösung näher zu führen. H. Parmentier, *Anciens tambours de bronze* (Bull. Éc. fr. d'Extr. Or. Bd. XVIII — 1918 — S. 1ff.), und Victor Goloubew, *L'âge du bronze au Tonkin et dans le Nord-Annam* (ebenda Bd. XXIX — 1929 — S. 1ff.) beschrieben einige Pauken, die in französischem Besitz in Indo-China sind, gingen auch ebenso wie Heger auf die Deutung der Ornamente ein, wußten aber über die Herkunft außer Vermutungen und Hypothesen nichts auszusagen (wenn Parmentier S. 3 von Ma Yuan als einem „général légendaire des Han" spricht, so geht das zu weit: Ma Yuan ist eine durchaus geschichtliche Persönlichkeit) und konnten nur feststellen, daß das Verbreitungsgebiet der Pauken ein außerordentlich großes sei — sie finden sich im ganzen Südost-Asien von Kuang-tung, Kuang-si, Kueï-tschou und Birma bis zu den eingeborenen Völkern der Sunda-Inseln. Goloubew ist der Meinung, daß die Bronzepauken Umwandlungen der älteren Holzpauken darstellen und daß diese Umwandlungen in Indonesien von den Chinesen gelehrt worden seien. Auch die Ornamentik zeige dort offensichtlich chinesische Einflüsse. Er hatte schon vorher in einem kürzeren Aufsatze, *Les tambours magiques en Mongolie* (ebenda Bd. XXIII — 1923 — S. 407ff.), an die Holztrommeln der mongolischen Zauberer erinnert, die der russische Reisende G. Potanin im Jahre 1883 beschrieben hatte. Diese Trommeln sind noch heute im Gebrauch und werden von den Schamanen für ihre magischen Zwecke (Geisterbeschwörungen u. a.) verwendet. Die von Potanin beschriebenen Stücke stammten meist aus dem Altai-Gebiet und dem Nordwesten der Mongolei, doch sollen sie sich auch in Dolonor (südöstliche Mongolei) und im Amur-Tale finden, während sie in Tibet durch den Bronze-Gong ersetzt wären. (Das würde erst noch zu beweisen sein, Goloubews Hinweis auf eine Abbildung bei Waddell, *The Buddhism of Tibet* S. 62 ist nicht stichhaltig, es ist sehr zweifelhaft, ob mit dem dort dargestellten „Charm" ein Gong gemeint ist.) Hiernach würde sich der Verwendungsbereich der Pauken gar bis nach Inner- und Nordost-Asien erstrecken, wenn man, wie Goloubew tut, die Pauken des Südens und die Trommeln des Nordens als „zu derselben Familie gehörend" betrachten will, was mir nichts weniger als sicher scheint. Die Folgerungen aus allen bisherigen Untersuchungen hat dann M. Perceval Yetts im 2. Bande seines großen Werkes *The George Eumorfopoulos Collection Catalogue* (1930) S. 17ff. gezogen. Er geht davon aus, daß die Pauken über ein ungeheures Gebiet verbreitet seien, das von der Mongolei bis nach Neu-Guinea reiche und China, Hinterindien und den Malayischen Archipel einschließe. Dabei betont er zwar auch, daß der Ursprung nicht aufgeklärt sei, stellt aber zwei Theorien als gleich wahrscheinlich auf: Die eine nimmt an, daß „die frühesten Hersteller der Pauken zu jener Rasse gehörten, die vor dem Beginn unserer Zeitrechnung das Festland von Südost-Asien verließen, um die Malayische Halbinsel und den Archipel zu bevölkern“. Einige von den Pauken „zeigen aber den fortschreitenden Einfluß der chinesischen Kultur auf diejenigen von jener Rasse, die zurückblieben und sich dem eindringenden Chinesentum unterwarfen“ (S. 19). Die andere Theorie meint, daß „die Pauken im wesentlichen eine chinesische Erfindung seien und daß in gewissen Gegenden die Stilarten einheimischer Ornamentik in verschiedenem Umfange sich den chinesischen Standard-Formen anpaßten“. Die Pauken im alten China, glaubt Yetts, waren für gewöhnlich aus leicht vergänglichem Material hergestellt (weswegen auch keine erhalten sind) und wurden eben da aus Kupfer gemacht, wo dieses Mineral in Fülle vorhanden war. Gegen beide Theorien erheben sich starke Bedenken. Die zweite Theorie hat, wenigstens in ihrem zweiten Teile, mehr für sich als die erste, die von unbewiesenen Voraussetzungen ausgeht. Dagegen ist die Auffassung von Yetts sehr ansprechend, daß die Chinesen die Bronze-Pauken als Zeichen der Aufnahme in den Kreis der Lehensfürsten an die Häuptlinge der Man-Völker verliehen, zumal auch unter Chinesen selbst nur Würdenträger in bestimmten Stellungen vom Herrscher die Erlaubnis erhielten, in ihren Musikkorps Pauken zu benutzen. (Vergl. Anm. zu I, **327**, 8.) Eine solche Einrichtung würde „ein gewichtiger Faktor bei der volkstümlichen Ausbreitung eines Pauken-Typus gewesen sein, der auf einem chinesischen Vorbilde beruhte“ (S. 23). Natürlich kann hierdurch nicht etwa bewiesen werden, daß die Pauken chinesischen Ursprungs seien. Die weite Verbreitung nötigt zu der Annahme, daß ihre „Erfindung“ in weit höhere Zeiten hinaufgerückt werden muß als in die Periode der Kolonisation des Südens durch die Chinesen, dabei ist es sehr zweifelhaft, ob überhaupt ein einheitlicher Ursprung anzunehmen ist. Daß Ma Yuan und später Tschu-ko Liang (s. II, 10) einen gewissen Einfluß auf Form und Art der Bronze-Pauken im Süden ausgeübt haben, braucht nicht bezweifelt zu werden. Irgend welche weiteren Schlüsse aber gestatten die chinesischen Berichte, die von Hirth erheblich überschätzt worden sind, schon wegen ihres legendenhaften Charakters nicht. Nicht anders als mit den Pauken ist es mit den bronzenen Grenzpfeilern u. ä., von deren Aufstellung die ältesten Quellen überhaupt nichts wissen. Eine eingehendere Behandlung dieser für das chinesische Kulturwerk in Südost-Asien nicht unwichtigen Fragen liegt außerhalb unseres Rahmens, aber man sieht doch aus den chinesischen Berichten, wie vielbedeutend der Zug Ma Yuans nach dem Süden war. Hirth überschätzt allerdings auch die politische Bedeutung des letzteren, wenn er Ma Yuan als ,,den chinesischen Eroberer von Annam" bezeichnet (T'oung Pao a. a. O., S. 137), der chinesische General kann über den äußersten Nordstreifen von Annam nicht hinausgekommen sein, aber es ist kennzeichnend für seine Volkstümlichkeit, wenn, wie Maspero (a. a. O. S. 28) berichtet, seine Persönlichkeit in vielen annamitischen Dörfern kultische Verehrung genießt.

**393, 13.** Die Ereignisse in Mittelasien während dieser Zeit sind dargestellt in den Kapiteln 77 und 118 des *Hou Han schu.* Beide sind übersetzt von Chavannes in den Arbeiten *Les pays d'Occident d'après le Heou Han chou* in T'oung Pao Ser. II Bd. VIII, S. 149ff. und *Trois généraux Chinois de la dynastie des Han Orientaux* (d. h. Pan Tsch'ao 班超, Pan Yung 班勇 und Liang K'in 梁慬), ebenda Bd. VII, S. 210ff.

**394, 33.** Es ist nicht zu entscheiden, ob solche chinesische Namen wie Kuang-tê 廣德, Hien 賢 u. a., die den Angehörigen innerasiatischer Fremdvölker beigelegt wurden, Übersetzungen oder Wiedergabe der einheimischen Namen sind.

**396, 3.** Hu-yen 呼衍 war der Name eines der Stämme der nördlichen Hiung-nu. Er hatte seine Sitze am See Barkul und war mithin der unmittelbare Nachbar von Kü-schi, dem Turfan-Gebiet, insbesondere dem ,,hinteren" Staate. Als südlichster Teil der nördlichen Hiung-nu kam er am meisten mit den Chinesen in feindliche Berührung.

**396, 15.** Auch die Lebensbeschreibung von Kêng Ping 耿秉 in Kap. 49 des *Hou Han schu* ist übersetzt von Chavannes in T'oung Pao Ser. II Bd. VIII, S. 221ff.

**396, 40.** Der Name Yen-k'i 焉耆 ist anscheinend identisch mit I-ni 億尼, dem Namen eines zentralasiatischen Landes in der einen Länderliste des buddhistischen *Candragarbhasūtra* (Bull. Éc. fr. d'Extr. Or. Bd. V, S. 263), und sicher mit A-k'i-ni 阿耆尼 bei Hüan-tsang. In einem Sanskrit-Manuskript aus Turkistan findet sich neben dem Namen Kuci (s. unten) der Name Agni als Bezeichnung eines anderen Staates. Wie schon Tomaschek, *Kritik der ältesten Nachrichten über den skythischen Norden* I, 741 und dann Lüders in den Sitzungsber. d. Preuß. Akad. d. Wissensch. 1930, S. 30ff. wohl mit Recht annehmen, muß dieses Agni mit dem A-k'i-ni Hüan-tsangs und somit auch mit Yen-k'i und I-ni identisch sein. Ist die Identifikation richtig (Agni ,,Feuer" ist zwar ein sonderbarer Name für ein Land), so muß in Yen (alte Aussprache *in)* -k'i das ni am Schluß der Manie der Chinesen, alle Fremdnamen zweisilbig zu gestalten, zum Opfer gefallen sein. I-ni ist in alter Aussprache Ik (japan. *oku)*-ni, also auch eine brauchbare Umschreibung. Das ebenfalls vorkommende 烏耆 Wu-k'i ist nur eine falsche Schreibung für 焉耆. Der Name des Staates 龜茲, auch 丘茲 oder 丘慈 oder 屈茨 oder 屈支 Kueï-tsĕ oder K'iu-tsĕ oder Kiu-ts'ĕ oder K'ü-ts'ĕ oder K'ü-tschi geschrieben, entspricht einem einheimischen Kuci oder Kutsi, wie Pelliot in T'oung Pao Bd. XXII, S. 126f. nachweist.

**398, 34.** Der Sieg des Tou Hien 竇憲 fand am Berge K'i-lo schan 稽落山 statt. Dieser müßte nördlich vom Ordos-Gebiet gesucht werden, wenn man sich an die Tatsache halten will, daß zur T'ang-Zeit im Jahre 647 (nicht 629, wie Hirth schreibt, s. II, 364) nach der Unterwerfung der türkischen Uiguren deren Gebiete in Verwaltungsbezirke eingeteilt wurden, von denen einer den Namen Kao-k'üe 高闕 erhielt. (Vergl. Chavannes, *Documents sur les Tou-kiue occidentaux* S. 91, und *Mém. hist.* II, 168 Anm. 7). Nach dem *T'ang schu*, Kap. 43b fol. 3v⁰ wurde dieser Name im Jahre 650 in K'i-lo umgewandelt, vermutlich nach dem dort liegenden Berge. Es scheint aber nach der ganzen Lage der Dinge kaum möglich, daß die nördlichen Hiung-nu, die ihre südlichsten Sitze im Hami-Gebiet hatten, soweit wieder nach Südosten vorgestoßen sein sollten. Ich möchte daher vermuten, daß hier mit dem nichtchinesischen Namen K'i-lo eine ganz andere Gegend, viel weiter im Norden, gemeint ist. Die Inschrift-Tafel, die Tou Hien aufstellen ließ, befand sich nach *Hou Han schu*, Kap. 53 fol. 16r⁰ auf dem Berge Yen-jan 燕然, über „dreitausend *li* von der Grenze". Chavannes, *Dix inscriptions chinoises de l'Asie centrale* (in Abhandlungen der Académie des Inscriptions et Belles Lettres I. Ser. Bd. XI, 2. Teil, S. 193ff.) S. 217 Anm. 3, sucht den Berg „nordwestlich von Ta-t'ung" in Nord-Schan-si. Hirth, *Nachworte zur Inschrift des Tonjukuk* S. 113, macht darauf aufmerksam, daß nach den T'ang-Annalen „im Jahre 629 das General-Gouvernement Yen-jan im alten Schan-yü-t'ai 單于臺 errichtet wurde" (vergl. auch Chavannes, a. a. O.) und daß dies letztere „100 *li* nordwestlich vom heutigen Ta-t'ung fu liege". Auf S. 58 hatte Hirth gemeint, Yen-jan „sei bei den Khalkha-Mongolen zu suchen", wogegen Chavannes, *Documents* S. 35, wieder darauf verweist, daß nach der Angabe eines im *T'ung-kien tsi lan* 通鑑集覽 (zu 征和 3. Jahr) zitierten geographischen Werkes der Berg Yen-jan in dem Gebiet von Süan-tê 宣德 liege, das sei aber nordöstlich von der heutigen Stadt So-p'ing 朔平 in Nord-Schan-si. Tatsächlich entspricht das Süan-tê der älteren Zeit dem heutigen Süan-hua 宣化 in der neuen Tsch'ahar-Provinz, auch die von Chavannes angezogene Stelle sagt ganz richtig: „Süan-tê in der Provinz Schang-tu 上都" (d. h. Dolonor). Ferner erklärt aber auch das *T'ung-kien tsi lan* selbst: „Der Berg Yen-jan liegt in dem Gebiete Su-sie-wu 速邪烏 der Hiung-nu, nördlich von dem Berge K'i-lo". Man sieht, wie groß die Unsicherheit bei den Chinesen selbst über die Lage des Ortes ist. Es ist selbstverständlich ausgeschlossen, daß der Berg K'i-lo und noch viel weniger der „über dreitausend *li* von der Grenze" entfernte Berg Yen-jan in Schan-si oder Ho-peï liegen könnte, beide müssen jenseits der Wüste irgendwo an den Ausläufern des Bogdo ōla gesucht werden.

Der von Pan Ku verfaßte Text der Inschrift ist in der Lebensbeschreibung Tou Hiens (*Hou Han schu*, Kap. 53 fol. 16r⁰) wiedergegeben. Eine kurze Inhaltsangabe findet sich bei Giles, *Biogr. Dict.* Nr. 1956 (keine Übersetzung, wie Chavannes, *Dix inscriptions* etc., S. 217 Anm. 3 meint). Nicht nur Tou Hiens, sondern auch Kêng Pings und der verbündeten „Barbaren" Ruhm wird darin verkündet.

**398, 44.** Der Sitz des Militärgouverneurs, Kao-tsch'ang pi 高昌壁 oder Kao-tsch'ang leï 壘, was dasselbe bedeutet, befand sich auf der Trümmerstätte von Idikutšahri bei Karakhodja südöstlich vom heutigen Turfan. Das Verhältnis des chinesischen Namens zu dem einheimischen Karakhodja oder Khodjo ist unsicher. G. L. M. Clanson spricht in seiner Untersuchung *The Geographical Names in the Staël-Holstein Scroll* (Journ. R. A. S. 1931, S. 297ff.) S. 306 von „the original (non-chinese) name which the Chinese represented by Kao-tsch'ang". Es liegt bis jetzt keine Veranlassung vor, in dem chinesischen Ausdruck einen Fremdnamen zu vermuten. Viel wahrscheinlicher ist das Gegenteil: der türkische Name Khodjo, der erst erheblich später erscheint, wird die Wiedergabe des chinesischen sein (vergl. Pelliot, *Kao-tch'ang, Qočo, Huo-tcheou et Qarâ-Khodja* in Journ. Asiat. 1912 I, S. 579ff.). Kao-tsch'ang kommt als Landschaftsname in Inner-China schon im Jahre 113 (oder 66) v. Chr. vor; s. *Schi ki*, Kap. 20 fol. 15r° u. 31r°. Nach *Ts'ien Han schu*, Kap. 28 fol. 31v° gehörte der Bezirk zu der Provinz Ts'ien-schêng 千乘 der Han-Zeit, die sich annähernd mit der Präfektur Tsi-nan 濟南 in Schan-tung gedeckt haben muß. Nach dem *Schui king tschu*, Kap. 8 fol. 15r°, das die erste Nennung in das Jahr 66 v. Chr. verlegt, gab es auch eine Stadt Kao-tsch'ang, die in Nord-Schan-tung gelegen haben muß. Der Name geht also noch weiter in das Altertum hinauf, und dieser Umstand spricht dafür, daß er der ursprüngliche war. (Näheres in meinem Aufsatz *Grundsätzliches zur Wiedergabe fremder Länder- und Ortsnamen im Chinesischen*, in Sitzungsber. d. Preuß. Akad. d. Wissensch. 1934, S. 260f.). Ein Name *kc''n*, der sich in den sogdischen Handschriftenresten des Britischen Museums findet und von dem Pelliot (T'oung Pao Bd. XXVIII, S. 460) nicht für unmöglich hält, daß er die Umschreibung des einheimischen Namens darstelle, scheint mir eine etwas schwache Grundlage für eine solche Vermutung, es sei denn, daß der Zusammenhang weitere Stützen liefere.

Näheres über Kao-tsch'ang und seine Geschichte s. in meiner Abhandlung *Eine chinesische Tempelinschrift aus Idikutšahri bei Turfan* S. 30ff.

**399, 13.** Auch dieser zweite Zug der Hunnen nach dem Westen in die Gebiete zwischen Balkasch- und Aral-See ist näher untersucht worden von Hirth, *Über Wolga-Hunnen und Hiung nu* S. 269 ff., nachdem früher schon Klaproth, *Tableaux historiques* S. 109f. sich damit beschäftigt hatte.

**400, 22.** Über Ta-ts'in, Li-kan und Fu-lin 拂林 (auch 菻 geschrieben) hat Hirth in seinem bekannten Werke *China and the Roman Orient* ausführliche Untersuchungen angestellt. Alle drei Namen werden von den chinesischen Quellen für gleichbedeutend erklärt (vergl. Hirth a. a. O. S. 120 und 286), was natürlich, da die lautlichen Originale der Namen nicht erkannt wurden, große Schwierigkeiten für die Untersuchung bereiten mußte (Hirth, S. 91 und 283ff.).

Auf die zahlreichen Spekulationen über die Namen braucht hier nicht eingegangen zu werden. Sie sind heute sämtlich überholt. Ich erinnere nur an die von A. Herrman („Ta Tsʻin = Groß-Tsin, wörtlich Groß-China, ein Ehrenname, mit dem die Söhne des Reiches der Mitte das ferne Land — Arabia felix — belegten"), in „Die Saalburg" Bd. II (1928) S. 67, oder die von Toyohachi Fujita (Ta-tsʻin = indisch *dakṣina*, persisch *dasina* „rechts", d. h. südlich oder östlich, von den „rechts" oder östlich gelegenen asiatischen Besitzungen des Römischen Reiches. Li-kan = Ragha oder Ragae in Medien) in Memoirs of the Faculty of Literature and Politics, Taihoku Imperial University-Formosa Bd. I, S. 43ff., oder die von Hirth (Li-kan = Rekem) in *China and the Roman Orient* S. 171, (Fu-lin = Bethlehem) ebenda S. 290, (= Ktesiphon und Byzanz) im Journ. Americ. Or. Soc. Bd. XXXIII, S. 193ff., oder die von Chavannes (Fu-lin = πόλιν = Byzanz) in Tʻoung Pao Ser. II Bd. V, S. 37f. und Bd. XIV, S. 798, oder die von Gutschmid (Li-kan = Hyrkanien) in *Geschichte Irans* S. 66 und 68, oder an die von Markwart (Li-kan = Hyrkanien und vorher das Reich der Nabatäer) in *Caucasica* fasc. 8 (1931) S. 110ff., oder die eines modernen chinesischen Gelehrten (Li-kan = Latium), in Tschang Sing-langs 張星烺 *Tschung Si kiao tʻung schi liao hui pʻien* 中西交通史料匯篇 I, Abschnitt 1, S. 9 u. a.

Was zunächst Ta-tsʻin und Li-kan anlangt, so ist die Aussprache des ersteren noch jetzt im Kantonesischen, das die alten Laute besser bewahrt hat als die nördlichen Mundarten, Ta(i)-tsʻun (S. Eitel-Genähr, *A Chinese-English Dictionary in the Cantonese Dialect*). Die Stadt am Tigris, die die Griechen als Ktesiphon bezeichneten, heißt bei den arabischen Geschichtschreibern und Geographen meist Ṭaisafūn, doch kommen auch die der iranischen Vorlage genau entsprechenden Formen Ṭūsfūn und Ṭūsbūn, auch Ṭasfūn und Ṭisfūn vor. Es finden sich ferner Taisabūn und Tahsabūn. (S. Pauly-Wissowa, *Real-Encyclopädie der classischen Altertumswissenschaft*, Neue Bearbeitung, Supplementband IV (1924), Sp. 1103.) „Die orientalischen Quellen lassen den einheimischen Stadtnamen immer nur mit T, nie mit Kt beginnen." „Die Griechen oder vielmehr zuerst nur ein Grieche hatte offenbar den unglücklichen Einfall, den orientalischen Stadtnamen dem ähnlich klingenden griechischen Personennamen (Κτησιφῶν) gleichzusetzen." (Ebenda, Sp. 1104.) Tai-tsʻun ist nichts anderes als ein Versuch, den mittelpersischen Namen Ṭasfūn wiederzugeben. Ist aber Ta-tsʻin Ktesiphon, so muß natürlich das ihm gleichbedeutende Li-kan (alte Aussprache Lai-kan) das gegenüberliegende Seleukia sein. Bei der vom Altertum bis zur Neuzeit zu beachtenden Neigung der Chinesen, fremde Namen durch nicht mehr als zwei Silben wiederzugeben, hat der Wegfall der wenig betonten ersten Silbe nichts Auffallendes. Schwieriger liegen die Dinge bei Fu-lin oder Fu-lim. Die zahlreichen Identifizierungsversuche scheiterten alle an unlösbaren Widersprüchen, bis schließlich Pelliot den gangbaren Weg wies. Er vermutete, daß Fu-lin die Wiedergabe eines mitteliranischen (sogdischen)

Frōm aus Hrōm sei, also Rom bedeute (Journ. Asiat. 1914 I, S. 498ff. und 1927 II, S. 138, T'oung Pao Bd. XXII, S. 120). Die Vermutung hat sich durch Auffindung des Namens Frōm auf einem mitteliranischen manichäischen Handschriftenblatt aus Turfan bestätigt (Sitz.-Ber. Preuß. Akad. d. W. 1933, S. 301 u. 362). Man kann freilich nicht mit Sicherheit ersehen, was Frōm (= Rom) hier inhaltlich bedeutet, aber anzunehmen ist Ost-Rom. Übermittelt ist den Chinesen der Name im 6. oder 7. Jahrhundert, vermutlich von den Türken. In einer der alttürkischen Inschriften vom Orkhon aus dem Jahre 732 (s. II, 357) werden die Völker aufgeführt, die herbeikamen, um den Tod des Kül tegin (s. II, 442) zu beklagen, zu dessen Gedächtnis die Inschrifttafel gesetzt worden ist, und unter ihnen wird neben den Tabġač (= Chinesen, s. Anm. zu II, **184,** 26), Tübüt (Tibetern), Apar (Avaren) u. a. auch ein Volk genannt, dessen Namen der Entzifferer Apurim, dann Apurum las (s. Vilh. Thomsen, *Inscriptions de l'Orkhon* S. 98) und das die Romäer oder Byzantiner bezeichnet. Das A hatte er dem Namen unnötigerweise vorangesetzt, weil in den meisten türkischen Dialekten p im Anlaut nicht geduldet wird. Purum (oder Purim) geht auf ein Frūm oder Frōm zurück und mag in dem chinesischen Fu-lim wiedergefunden werden, zumal in der uigurischen Übersetzung der Lebensbeschreibung von Hüan-tsang, deren Herausgabe von Frl. Dr. A. von Gabain begonnen ist (s. Sitz.-Ber. Preuß. Akad. d. W. 1935, S. 151ff.), nach Mitteilung der letzteren für das Fu-lin des chinesischen Textes *vrom* oder *vrum* steht. In einem Aufsatze in „Sinica" Jahrg. VIII, S. 195ff., „*Ein Beitrag zur Fu-lin-Frage*" (S. 196) schlägt sie vor, statt *(a)pur(ï)m* lieber *pur(i)m* zu lesen. Die ganze Fu-lin-Frage ist zusammenfassend noch einmal von H. H. Schaeder in *Iranica* (Abhdlg. d. Ges. d. Wiss. Göttingen, Phil.-hist. Kl. 3. Folge, No. 10) behandelt worden. Ich vermag aber in mehreren Punkten nicht dem Verfasser zuzustimmen.

Eine weitere Frage ist, wie die Chinesen dazu gekommen sind, Fu-lin als gleichbedeutend mit Ta-ts'in und Li-kan anzusehen. Dem Schweizer Gelehrten J. J. Hess, der auch zuerst die lautliche Bedeutung Ktesiphon für Ta-ts'in gefunden hat, gebührt das Verdienst, einen wichtigen Fingerzeig hierfür gegeben zu haben (Hess hat seine Entdeckungen leider nie veröffentlicht). Als Chosrau I., der größte der sassanidischen Könige, im Jahre 538 im Kriege gegen das oströmische Reich Antiochia am Orontes in Syrien zerstört hatte, siedelte er die Einwohner nach Ktesiphon um, das sich jetzt, mit dem im Jahre 164 zerstörten und in der ersten Hälfte des 3. Jahrhunderts unter dem Namen Ardashîr wieder aufgebauten Seleukia eine Stadt bildend, auf beiden Seiten des Tigris ausdehnte, baute ihnen hier im Jahre 540 einen neuen Stadtteil nach dem Muster ihrer Heimatstadt und nannte ihn Weh Andjo Chosrau, d. h. „das bessere Antiochia des Chosrau". Bei den Arabern aber hieß die neue Stadt Rûmîja („die Römische") (Th. Nöldeke, *Geschichte der Perser und Araber zur Zeit der Sasaniden* S. 165). Seit 310 hatten die Patriarchen der Nestorianer oder „Chaldäischen Christen" in Ktesiphon-

Seleukia ihren Sitz, daher heißt es in der nestorianischen Inschrift von 781 (s. II, 370 und 565 f.), daß der erste Würdenträger der Nestorianer im Jahre 635 von Ta-ts'in nach China kam (s. Hirth S. 286, wo irrtümlich 636 steht), während die T'ang-Annalen von dem „König von Fu-lin" sprechen (s. II, 370 und Anm. zu II, **371**, 21), der nach allen weiteren Beschreibungen nur ein Kirchenfürst, eben einer jener Patriarchen sein konnte. Es liegt nahe, anzunehmen, daß Fu-lin zunächst nichts anderes war als die Wiedergabe von Rûmîja in der sogdischen Form Frōm oder der türkischen Purim. Danach kann der Name dann auch auf Ost-Rom angewendet sein. Nun ist freilich mehrfach behauptet worden, daß der Name Fu-lin schon im Anfang des 6. Jahrhunderts oder gar im 5. in der chinesischen Literatur nachweisbar sei, also vor der Gründung von Chosraus neuer Stadt. Aber der Grund, auf dem diese Behauptung ruht, ist sehr brüchig. Pelliot (Journ. Asiat. 1914 I, S. 498) will in einem im 5. Jahrhundert vorkommenden Namen Pu-lan 普嵐 eine ältere Form von Fu-lin sehen, was durch nichts zu stützen ist. B. Laufer (T'oung Pao Bd. XVI, S. 203 Anm. 5 u. *The Diamond* S. 6 ff.) hat aus einem *Liang ssĕ kung tsĕ ki* 梁四公子記 betitelten, heute nicht mehr vorhandenen Buche, das von dem bekannten Staatsmann und Dichter Tschang Yüe 張說 (667—730, Giles, *Biogr. Dict.* No. 134) verfaßt ist, im *T'u schu tsi tsch'êng* ein Zitat gefunden, in dem von einer Unterhaltung zwischen dem Kaiser Wu ti von der Liang-Dynastie (s. II, 163 ff.) und einem Besucher in der Periode *t'ien-kien* 天監 (502—519) berichtet wird. Das Buch scheint zum größten Teile Fabel- und Wundergeschichten zu enthalten, und auch in dieser Unterhaltung ist gelegentlich einer phantastischen Geschichte von Wäldern mit „Edelstein-Bäumen" von der Wunder-Insel Fu-lin die Rede. Diese Geschichte, die in dieser Form doch wahrscheinlich im 8. Jahrhundert entstanden und von dem Verfasser um zwei Jahrhunderte zurückverlegt worden ist, beweist aber höchstens, daß von der glanzvollen Metropole am Tigris zur T'ang-Zeit viel märchenhafte Dinge erzählt wurden. Bis jetzt haben wir also keine irgendwie verläßliche Nachricht, daß der Name Fu-lin vor Mitte oder Ende des 6. Jahrhunderts in China bekannt gewesen sei. Er erscheint zuerst in den Sui-Annalen, die in der ersten Hälfte des 7. Jahrhunderts zusammengestellt sind, aber natürlich auf die Aufzeichnungen unter der Sui-Dynastie (589—618) zurückgehen. Dort heißt es in der Lebensbeschreibung des Staatsmannes P'eï Kü 裴矩, der unter Kaiser Yang ti seine verhängnisvolle Türkenpolitik trieb (s. II, 330 ff., *Sui schu*, Kap. 67 fol. 12r⁰), daß die nördliche Straße durch das Tarim-Becken „zu dem Lande Fu-lin führt und so zum Westmeere gelangt", ferner in der Beschreibung der Westlande, die ganz auf P'eï Küs verloren gegangenem Werke *Si yü t'u ki* 西域圖記 beruht (Kap. 8 fol. 16r⁰), daß Fu-lin 4500 *li* nordwestlich von Po-ssĕ 波斯 (Persien, s. II, 209) liegt. In dem Kapitel über die Tölös (Kap. 84 fol. 19r⁰) wird Fu-lin als ein Grenzgebiet der von den Tölös-Völkern bewohnten Länder genannt. Der Name Fu-lin ist also den Chinesen vermutlich am Ende des 6. Jahrhunderts bekannt geworden und kann mithin sehr wohl die im Jahre 540 angelegte neue Stadt bezeichnen, die von den Arabern Rûmîja genannt wurde. Allerdings führt die Lage-Angabe P'eï Küs weit über den Tigris hinaus, wenigstens bis zur syrischen Küste des Mittelmeeres (des „Westmeeres"), aber was früher über die unsichere inhaltliche Bedeutung chinesischer Namen für fremde Länder, insbesondere von Ta-ts'in, gesagt wurde (s. oben Anm. zu **345,** 8), gilt natürlich auch von Fu-lin: die Chinesen verbinden mit dem Namen ganz verschwommene Vorstellungen: einmal ist es die große Metropole am Tigris, die sie im Sinne haben, dann wieder ein blühender Staat irgendwo im fernen Westen. Der Name Rom, ebenso wie Ktesiphon und Seleukia, war ihnen oft genug genannt worden, und sie schmolzen alles das, was ihnen über die verschiedenen Bedeutungen der drei gesagt war, zu einem einheitlichen, aber sehr unklaren Begriffe zusammen, so wurden alle drei Namen schließlich als gleichbedeutend angesehen. Wie hartnäckig die Chinesen an einmal angenommenen Namen festhalten, mag sich ihre Bedeutung im Laufe der Zeit noch so oft wandeln, das zeigt sich z. B. darin, daß sie den Namen Yüe-tschi (s. oben Anm. zu **329,** 18) beibehalten haben, obwohl darunter zu verschiedenen Zeiten ganz verschiedene Völker zu verstehen waren. „Sie wurden in allen Ländern", heißt es im *Hou Han schu*, Kap. 118 fol. 11v°., „die Kuṣaṇa-Könige genannt, aber die Chinesen blieben bei dem alten Namen und nannten sie Ta Yüe-tschi." Ohne Berücksichtigung dieser chinesischen Eigenheiten ist die Ta-ts'in—Fu-lin-Frage nicht zu lösen. Ich habe das ganze Problem, auch von dieser Seite her, in größerem Zusammenhange behandelt in dem erwähnten Aufsatz *Grundsätzliches zur Wiedergabe fremder Länder- und Ortsnamen im Chinesischen.*

**404,** 5. Der Text der Inschrift von P'eï Tsch'ên 裴岑 ist von Devéria 1898 herausgegeben und veröffentlicht in Dutreuil de Rhins, *Mission scientifique dans la haute Asie* Teil III, S. 136f. Dutreuil de Rhins hatte eine Abreibung von dem Steine in Kaschgar erhalten. Der Stein soll nach Devérias Angabe 4 Fuß 2 Zoll hoch und 1 Fuß 8½ Zoll breit und ein Nephrit sein. Das letztere klingt nicht eben wahrscheinlich. Chavannes hat dann die Inschrift nach einer Abreibung, die Ch. E. Bonin von seiner Reise 1900 mitgebracht hat, noch einmal übersetzt in den *Dix inscriptions* usw. S. 209ff.

**405,** 9. Über Kattigara, die Hafenstadt des Landes Sinai oder Thinai bei Ptolemäus, ist viel geschrieben worden. Richthofen (*China* I, 508ff.) und mit ihm Hirth (*Chinesische Studien* S. 19f.) haben die Stadt an der Westküste des Golfs von Tongking im Mündungsgebiet des Roten Flusses (I, 16) gesucht. Andere haben sie in Singapore, Kanton, Nanking u. a. wiedererkennen wollen. Weiterhin haben zwei Geographen Hafenstädte an der südchinesischen Küste mit großer Selbstsicherheit für Kattigara erklärt: Gerini, *Researches on Ptolemy's Geography of Eastern Asia* (1909) S. 302ff., beweist „incontrovertibly", daß Hang-tschou in Tschê-kiang darin zu sehen ist; André Berthelot, *L'Asie centrale et sud-orientale d'après Ptolémée*

(1930) S. 414, weist ebenso haarscharf nach, daß nur Tschang-tschou 漳州 in Fu-kien gemeint sein könne. Bei der Feststellung liegen die Entfernungsangaben der antiken Geographen zugrunde. Fachgelehrte wie Richthofen und Yule haben sich durch diese Angaben weniger imponieren lassen, der letztere *(Cathay and the Way thither* I, CL) sagt davon: „The whole calculation is based on the loosest possible data, and made to bring out a forgone conclusion.“ Aber abgesehen hiervon, fehlt den Behauptungen die geschichtliche Anschauung. Zur Zeit des Ptolemäus, also unter der Späteren Han-Dynastie, gab es die Stadt Tschang-tschou oder etwas dem ähnliches noch nicht. Fu-kien war damals ein halbwildes, den Chinesen unbekanntes Gebiet, in dem das Volk der Min Yüe (I, 322) wohnte und das erst um 100 v. Chr. und dann während der Späteren Han-Dynastie eine lockere chinesische Provinzialverwaltung erhielt (es war der großen Provinz Kueï-ki 會稽 — Tschê-kiang angegliedert). Die Stadt Tschang-tschou entstand erst am Ende des 7. Jahrhunderts südwestlich von der heutigen Unterpräfektur Tschang-pʻu 漳浦, also ein gutes Stück südlich vom heutigen Tschang-tschou. Hang-tschou soll als Tsʻien-tʻang 錢塘 zwar schon unter Schi huang-ti bestanden haben, kann aber im 2. Jahrhundert n. Chr., wo es als kleines Lehnsgebiet genannt wird, keine Rolle als Seehafen von irgend welcher Bedeutung gespielt haben. Auf der anderen Seite herrschte, wie wir wissen, in Kiao-tschi 交趾 (Tongking und Annam s. I, 323) im 2. Jahrhundert n. Chr. ein reges geistiges Leben, chinesische und indische Bildung hatte dort offenbar fruchtbaren Boden gefunden (I, 409f und 420f.). Unter solchen Umständen wäre es schon wahrscheinlicher, daß hier der früheste überseeische Verkehr seinen Endpunkt gehabt hätte, wie zudem die Chinesen ausdrücklich bezeugen, nicht aber an einem der Küstenorte des südlichen China, die erst erheblich später zur Geltung kommen, daß also Kattigara irgendwo an der tongkingesischen oder annamitischen Küste läge. Dem gegenüber fallen die ptolemäischen Entfernungsangaben, mögen sie noch so wissenschaftlich sein, wie Berthelot betont, überhaupt nicht ins Gewicht, schon deswegen nicht, weil die antiken Geographen völlig irrige Vorstellungen von der östlichen Erdhälfte hatten. Dabei ist es nicht der größte Irrtum, daß Ptolemäus das südliche Sinai und das nördlich davon gelegene Serica für zwei völlig getrennte Länder hielt, die nichts anders als vielleicht die Grenze mit einander gemein hätten. Eine andere Frage ist aber das lautliche Original des Namens Kattigara. Die Annahme von Pelliot im Journ. Asiat. 1921 I, S. 141 Anm., daß Kattigara die Hauptstadt von Kiao-tschi gewesen sei und sogar lautlich dem chinesischen Namen (alte Aussprache Kau-tsi) entspreche, ist wenig einleuchtend. Erst J. J. Hess hat auch hier die richtige Fährte gefunden. Ich gebe seine Gedanken wieder, wie er sie mir persönlich mitgeteilt hat, und danach ist auch unser Text zu berichtigen. Zunächst ist zu bedenken, daß Kattigara zwei Bestandteile hat: Katti + gara. Das Wort γάρα = sanskr. *gṛha* „Wohnstätte, präkr. und neuindisch *ghara* (Kuhn, *Beiträge zur Pali-Grammatik* S. 15) kommt bei Ptolemäus häufig am Ende von Ortsnamen vor (in Buch VII allein vierzehnmal). Katti dürfte das chinesische Ki-t'o 吉陀, kantonesisch Kat-t'o bei Tschao Ju-kua 趙汝适 (Hirth und Rockhill, *Chau Ju-kua* S. 89 und 91) sein, und in diesem hat schon Pelliot, *Deux Itinéraires de Chine en Inde* (Bull. Éc. fr. d'Extr. Or. Bd. IV, S. 131ff.) S. 352 mit Recht Kedah vermutet, den Malayenstaat an der Westküste der Malayischen Halbinsel an der Straße von Malakka mit der gleichnamigen Hauptstadt, der durch seine reichen Zinnlager seit langem berühmt ist. Es ist ein sehr merkwürdiges Zusammentreffen, daß das Zinn im Griechischen κασσίτερος heißt, und Stephanos von Byzanz (5. Jahrhundert?) sagt über die Herkunft des Wortes: Κασσίτιρα νῆσος ἐν τῷ ᾿Ωκεανῷ τῇ ᾿Ινδικῇ προσέχης .... ἐξ ἧς ὁ κασσίτερος (νῆσος kann ebenso gut Halbinsel wie Insel bedeuten). Im Sanskrit heißt das Zinn *kastīra* oder *tīra*, und die Verfasser des Petersburger Wörterbuchs halten das erstere, das erst spät beglaubigt ist, für entlehnt. Dann müßte also der Name des Zinn-Landes das Ursprüngliche gewesen sein. Wie dieser Name gelautet hat, wissen wir nicht, es ist aber außerordentlich nahe liegend, daß Katti von Kattigara die griechische Form bei Ptolemäus, Kassitira die spätere bei Stephanos von Byzanz (dabei muß der mögliche Übergang von ττ in σσ eine offene Frage bleiben), Kastīra vielleicht die indische war, wobei zu bemerken ist, daß *tīra* als Neutrum „das Gestade" bedeutet. Von Katti aber ist das chinesische Kat-t'o lautlich kaum zu trennen, obwohl dagegen mit Recht der Einwand erhoben werden kann, daß Tschao Ju-kua, der Einzige, der den Namen kennt, bei den Handelsartikeln des Landes nicht das Zinn erwähnt. Mag dem aber sein wie es wolle, daß das Katti von Ptolemäus auch nach der geographischen Lage nur das heute Kedah genannte Zinnland und Kattigara die gleichnamige Haupt- und Hafenstadt sein kann, scheint mir sicher. Ptolemäus setzt Kattigara auf die gleiche Breite wie ᾿Αργύρη am Nordwest-Ende von Sumatra, was für Kedah durchaus zutrifft, es aber auch verbietet, Kattigara in Singapore oder an der Küste von Tongking zu suchen, von Süd- oder Mittel-China ganz zu schweigen. Wenn Gerini meint, der Name Kedah sei vor dem Ende des 15. Jahrhunderts nicht nachweisbar, so ist das natürlich für unsere Identifikation belanglos.

**405, 31.** Über die Einführung von Pflanzen aus dem Westen nach China macht Bretschneider einige Angaben in *Botanicon Sinicum* I, 25. Man beachte auch die zahlreichen chinesischen Pflanzennamen, die mit dem Zeichen *hu* 胡 zusammengesetzt sind.

**406, 6.** Wie alt die meist für magische Zwecke gebrauchten Bronzespiegel in China sind, ist noch eine ungelöste Frage. Die chinesischen archäologischen Kataloge der neueren Zeit (s. oben Anm. zu **91**, 4) führen sie bis auf Huang ti zurück, was natürlich nichts sagt. Hirth, *Chinese Metallic Mirrors* (in Boas Anniversary Volume, *Anthropological Papers* 1906, S. 208ff.) S. 213ff. nimmt nach literarischen Beweisen als sicher an, daß sie schon „früh während der Tschou-Dynastie vorhanden waren, nachweislich im Jahre

673 v. Chr. als Gürtelschmuck. Verwendungszwecke waren: Toilette, Schmuck, Lichtverstärkung, Kult, Abwendung böser Einflüsse, Magie u. a." (S. 225ff.). Der älteste bisher wirklich bekannte Spiegel indessen ist vom Jahre 10 n. Chr. (also Wang Mangs Zeit) datiert. Anders aber verhält es sich mit der Ornamentik der Spiegel, im besonderen mit den Traubenmustern. Hirth, *Über fremde Einflüsse in der chinesischen Kunst* S. 29f., schreibt sie der Han-Zeit zu und führt sie auf mittelasiatische Einflüsse zurück. Nach den Untersuchungen des chinesischen Gelehrten Ts'ien Tschan 錢坫 (1744 — 1806, in Giles, *Biogr. Dict.* No. 367 unrichtig angegeben), die neuerdings durch Lo Tschen-yü 羅振玉 (1916) und den Japaner Tomioka Kenzō 富岡謙藏 (1920) bestätigt sind, ist es aber sehr wahrscheinlich, daß die Bronzespiegel mit den Traubenmustern erst der T'ang-Zeit, d. h. frühestens dem 7. Jahrhundert angehören. (Ich kann mich hier nur an den Bericht von Pelliot in T'oung Pao Bd. XX, S. 142ff. halten, da mir weder Ts'ien Tschans Werk — wie übrigens auch Pelliot selbst — noch die beiden anderen Arbeiten über die Spiegel zugänglich sind.) Indessen wird sich der westliche Einfluß, abgesehen von der Zeit-Frage, bei den Trauben-Mustern nicht abweisen lassen.

**406,** 24. Über den Übergang von der alten Kunst der Tschou zu der neuen der Han unterrichtet noch immer gut und klar, obwohl in vielem überholt, die Abhandlung von F. Hirth, *Über fremde Einflüsse in der chinesischen Kunst.* Die Stellung der Hiung-nu (S. 11) ist darin freilich völlig verkannt. Von der sonstigen reichhaltigen Literatur über die Kunst der Han-Zeit seien hier besonders genannt die Werke von Chavannes, *La sculpture sur pierre en Chine aux temps des deux dynasties Han* (1893) und *Mission Archéologique dans la Chine septentrionale* Bd. I, (1913), ferner B. Laufer, *Chinese Pottery of the Han-Dynasty* (1909, man findet dort, S. 212ff., schon eine richtige Darstellung des großen Einflusses der Hiung-nu als der Vermittler der „skythischen" und südsibirischen Kunst), im besonderen S. 150ff. und die dazu gehörigen Tafeln XLVIII bis LVIII, sowie *Jade* (1912), besonders S. 232ff.; endlich das im Erscheinen begriffene Werk von V. Segalen, Gilbert de Voisins und J. Lartigue, *Mission Archéologique en Chine* (1914), von dem jetzt zwei Mappen mit Tafeln und ein Textband, *L'art funéraire à l'époque des Han*, vorliegen.

**407,** 42. Die Legende von Ming tis Traum und Gesandtschaft ist auf ihre Entstehung, Entwicklung und Glaubwürdigkeit untersucht worden von H. Maspero, *Le songe et l'ambassade de l'empereur Ming* in Bull. Éc. fr. d'Extr. Or. Bd. X, S. 95ff. Er führt im ganzen 13 Quellen auf, die er kritisch erörtert.

**408,** 8. Die Nachrichten und Vermutungen über die Einführung des Buddhismus in China habe ich zusammengestellt in den Aufsätzen: *Die Ausbreitung des Buddhismus von Indien nach Turkistan und China* im Archiv für Religionswissenschaft Bd. XII, S. 207ff. und *Zur Frage der Einführung des Buddhismus in China* in Mittl. d. Sem. f. Orient. Spr. Jahrg. XIII, S. 295ff.

**408, 28.** Die viel erörterte Stelle aus dem *Weī lüo* 魏略 (s. unten Anm. zu **419, 13**) im *Weī tschi* 魏志 des *San kuo tschi* 三國志 ist von mir behandelt worden in *Beiträge* usw. S. 91 und abschließend von Chavannes, *Les pays d'occident d'après le Weī lio* (in T'oung Pao Ser. II Bd. VI, S. 519ff) S. 546ff. (Vergl. dazu auch Pelliot in Bull. Éc. fr. d'Extr. Or. Bd. VI, S. 372ff.). Sowohl Chavannes wie Pelliot wollen den Text ändern und für 受 „erhalten" 授 „übermitteln" lesen; beide nehmen dann eine chinesische Gesandtschaft zu den Yüe-tschi an, was auch in mehreren anderen chinesischen Werken ausdrücklich angegeben wird. Trotzdem halte ich eine solche Gesandtschaft für unwahrscheinlich. Im Jahre 2 v. Chr. waren die Gebiete der Yüe-tschi wohl noch in die fünf Teilfürstentümer gegliedert, die dann von den Kuṣaṇa zusammengefaßt wurden (vergl. *Beiträge* usw., S. 65ff.). Diese indoskythischen Fürsten wurden große Förderer des Buddhismus, es mag also wohl zutreffen, daß von dort aus schon früh die Kenntnis des letzteren weiter verbreitet wurde. Mit dem „Gesandten" aber kann es sich ähnlich verhalten haben, wie mit dem des römischen Kaisers (s. I, 404): vermutlich war es ein Śramaṇa, den schon der Missionseifer nach dem Osten geführt hatte, und vielleicht nicht einmal der erste.

**408, 44.** Die Angaben des *Hou Han schu* über den Prinzen von Tsch'u sind bereits gewürdigt von Chavannes, *Les pays d'occident* usw., S. 550 Anm. und von Pelliot in B. Éc. fr. d'Extr. Or. Bd. VI, S. 388f.

**409, 27.** Der Titel von Mou tsës Schrift ist *Mou tsë li huo* 牟子理惑, d. h. „Mou tsës Klärung der Zweifel". Sie ist enthalten im *Hung ming tsi* 弘明集, einer Sammlung kleinerer buddhistischer Schriften (Kyōto *Tripiṭaka* XXVII, 10 und XXVIII, 4. Über die Zeit der Abfassung dieser Sammlung zwischen 515 und 518 vergl. Pelliot in T'oung Pao Bd. XIX, S. 269ff.), wo sie gleich an der ersten Stelle steht. Die Bemerkungen über die wider die Ordnung lebenden Śramaṇas finden sich fol. 718r° b. Von Interesse ist auch der Satz des Gegners auf 720v° a: „Ich bin einmal nach Yü-tien (Khotän) gereist und dort mehrfach mit Śramaṇas zusammengetroffen". Das spricht für die früher erwähnte Wichtigkeit von Khotän für den mittelasiatischen Buddhismus (s. I, 406). Mou tsës Schrift ist übersetzt, erläutert und mit einer geschichtlichen Einleitung versehen von Pelliot, *Meou-tseu ou les doutes levés* in T'oung Pao Bd. XIX, S. 255ff.

**409, 37.** Die Lebensbeschreibung von Ngan Schi-kao 安世高, mit seinem Mönchsnamen Ngan-ts'ing 安清 genannt, findet sich im *Kao sêng tschuan* 高僧傳, der im Jahre 519 erschienenen Sammlung von Lebensbeschreibungen hervorragender Mönche (s. II, 289, Sonderausgabe von 1884), Kap. 1 fol. 2v°ff. Er soll der Sohn und Thronfolger des Königs von Parthien (Ngan-si 安息, daher sein mit Ngan zusammengesetzter Name) gewesen sein.

**409, 43.** Das „Sūtra der 42 Abschnitte", *Fo schuo ssĕ schi ör tschang king* 佛說四十二章經, soll von Kāśyapa Mātaṅga und Tschu Fa-lan 竺法蘭 (Dharmaratna ?) im Jahre 67 übersetzt (oder verfaßt ?) sein. Die Richtigkeit dieser Überlieferung nachzuprüfen, haben wir keine Möglichkeit. Prabodh Chandra Bagchi, *Le Canon Bouddhique en Chine* I, XIII, nimmt auf Grund dieser Überlieferung an, daß es im Norden entstanden sei. Wir stehen aber der merkwürdigen Tatsache gegenüber, daß Tao-ngan 道安, der Verfasser des ersten uns wenigstens teilweise erhaltenen Katalogs des buddhistischen Schrifttums vom Jahre 374 (Maspero in Bull. Éc. fr. d'Extr. Or. Bd. X, S. 115 Anm. 1 u. Pelliot in T'oung Pao Bd. XII, S. 675 Anm. 3), das Sūtra nicht verzeichnet hat. Tao-ngan lebte und arbeitete in Tsch'ang-ngan (nicht in Lo-yang, wie Pelliot meint, s. II, 292), und es ist schwer zu erklären, daß er das Werk übersehen haben sollte, wenn es im Norden entstanden wäre. Pelliot (in T'oung Pao Bd. XIX, S. 259) hält es deshalb „nicht für unwahrscheinlich", daß es der südlichen Schule angehört. Vielleicht muß man seinen Ursprung sogar in Tongking suchen, wenigstens scheint es auch in Nanking in der Mitte des 3. Jahrhunderts nicht bekannt gewesen zu sein, da es dort von Tschi K'ien 支謙 (s. II, 289) noch einmal übersetzt wurde. Neuerdings hat sich der chinesische Buddhologe T'ang Yung t'ung 湯用彤 im Harvard Journal of Asiatic Studies Bd. I (1936) S. 147ff um die Textgeschichte des Sūtras bemüht. Er bezweifelt zwar nicht, daß dieses im 1. Jahrh. n. Chr. nach mehreren indischen Texten zusammengestellt ist, hält es aber in der Form, in der es heute in China verbreitet ist und die auf zwei Sung-Ausgaben (11. Jahrh. ?) zurückgeht, zum Teil für gefälscht durch Anhänger der Dhyāna-(Zen-) Schule (s. II, 300f.). Den indischen Text am getreuesten bewahrt hätte danach die koreanische Ausgabe.

**410, 8.** Die ganze Frage der ersten chinesischen Śramaṇas und buddhistischen Gemeinden in China ist behandelt worden von H. Maspero, *Communautés et moines Boudhistes Chinois au IIe et IIIe siècles* in Bull. Éc. fr. d'Extr. Or. Bd. X, S. 222ff. und von Pelliot in seiner Arbeit über Mou tsĕ.

**412, 9.** Der Bericht des Tso Hiung 左雄 findet sich in seiner Lebensbeschreibung *Hou Han schu*, Kap. 91 fol. 1v⁰ ff.

**412, 23.** Sowohl der Name *Schi-k'ü ko* 石渠閣 d. h. „die Stein-Kammer-Halle", wie *Pai-hu kuan* (s. oben Anm. zu 68, 10), d. h. „Pavillon des weißen Tigers" (ein der Astronomie angehörender Name) haben sich als literarische Bezeichnungen bis in die neueste Zeit erhalten. Vergl. meine Abhandlung *Zur Geschichte des Kêng tschi t'u* (in Ostasiat. Zeitschrift Jahrg. III, S. 169ff.), S. 172, Pelliot, *À propos du Keng tche t'ou* (in Mém. concernant l'Asie orientale S. 65ff.), S. 76 und Wylie, *Notes* S. 127f.

**413, 1.** Das *Lo-yang ki* 洛陽記 ist nicht mehr vorhanden, die angeführte Stelle wird im Kommentar zu *Hou Han schu*, Kap. 90b fol. 9r⁰ zitiert. Der Text ist unsicher, wir haben aber noch eine Reihe anderer Stellen im *Hou Han schu*, wo die Steintafeln des Ts'ai Yung 蔡邕 und ihre Texte erwähnt werden. In Kap. 8 fol. 5v⁰ wird berichtet, daß „die fünf kanonischen Bücher berichtigt und die Texte in Stein gemeißelt wurden". Ebenso Kap. 94 fol. 12v⁰ und Kap. 109a fol. 3r⁰; dagegen heißt es hier einige Seiten weiter (fol. 11r⁰), daß „sechs kanonische Bücher" textlich festgelegt wurden, und ebenso sechs in Kap. 90b fol. 9r⁰, sowie im *Schui king tschu*, Kap. 16

fol. 18v⁰. Das Literaturverzeichnis des *Sui schu* endlich (Kap. 32 fol. 35r⁰) nennt sieben Texte, die „in einer Schriftart" (im Gegensatz zu drei Schriftarten auf späteren Tafeln, s. II, 268f) in Stein gemeißelt wurden, und zwar das *Yi king*, das *Schu king*, das *Schi king*, das *I-li* (damals *Li ki* genannt), das *Tsch'un-ts'iu*, das *Kung-yang tschuan* und das *Lun-yü*. Die Angaben scheinen also alle unsicher und widersprechend. Der ausgezeichnete chinesische Altertumsforscher Wang Kuo-weï hat vor einigen Jahren in einer Abhandlung *Weï schi king k'ao* 魏石經考 (*Kuan t'ang tsi lin*, Kap. 16) die Frage der Steintafeln der Weï (s. II, 268) untersucht und dabei auch die der Han-Tafeln geklärt. Er gelangt durch genaues Auszählen der Zeichen der Texte zu dem Ergebnis, daß die Zahl der Tafeln 46 gewesen sein müsse; die Verschiedenheit der Angaben über die Zahl der Texte erkläre sich dadurch, daß einmal das *Kung-yang tschuan* und das *Lun-yü* mitgezählt seien, ein andermal nicht. Die fünf kanonischen Bücher sind *Yi king*, *Schu king*, *Schi king*, *I-li (Li ki)* und *Tsch'un-ts'iu* mit *Kung-yang tschuan*, dazu kommt das *Lun-yü*, das man zur Han-Zeit nicht als *king* rechnete. Zur Zeit der Abfassung des *Lo-yang ki* waren noch zwölf der Tafeln vorhanden. Bruchstücke haben sich bis heute erhalten. Sie sind gesammelt und herausgegeben von Lo Tschên-yü (T'oung Pao Bd. XXVII, S. 445). Das Werk ist mir nicht zugänglich. Nach dem Jahresbericht der Nationalbibliothek in Peï-p'ing von 1930 (S. 12) hat diese das größte bisher gefundene Bruchstück erworben. Es wurde 1929 nahe bei Lo-yang ausgegraben und mißt ungefähr 60 × 30 cm, es trägt auf beiden Seiten 120 sehr schön ausgeführte Schriftzeichen in *li schu* (s. I, 238). Leider sagt der Bericht nicht, welcher Text es ist.

**413,** 28. Das Alter der Siegel ist von den Chinesen lebhaft umstritten worden. Da das Siegel mit Spiegelschrift ein außerordentlich nützliches und wertvolles, später überhaupt nicht mehr wegzudenkendes Gerät war, so mußten es natürlich „die Alten", insbesondere auch die Tschou-Dynastie gekannt haben, was denn auch tatsächlich von Vielen behauptet wird. In Wirklichkeit ist kein Siegel vor Schi huang-ti nachweisbar, und woher die Ts'in es erhalten haben, wissen wir nicht. Das chinesische Quellenmaterial über die Frage ist gesammelt von Th. F. Carter in seinem Buche *The Invention of Printing in China and its Spread Westward* S. 191ff. Die Vervielfältigung von Texten durch Abreibung von Steintafeln hat sich natürlich auch auf andere Werke des Schrifttums ausgedehnt, aber erhalten sind uns von diesen frühesten Abzügen leider keine. Die ältesten, die wir bisher kennen, hat Pelliot im Jahre 1908 in Kan-su in der „Grotte der tausend Buddhas" gefunden. Einer davon ist der Text des *Prajñāpāramitā-hṛdaya-sūtra*, ein anderer der der *Vajracchedika-prajñāpāramitā*, beide aus der T'ang-Zeit, außerdem gibt es eine Abreibung von einem kleinen Werke des T'ang-Kaisers T'ai-tsung, die das handschriftliche Datum 653 trägt. Vergl. Bull. Éc. fr. d'Extr. Or. Bd. VIII, S. 527 und Bd. X, S. 658. — Daß die Kopien von den Steintafeln in Lo-yang durch Abreibung hergestellt wurden, darüber läßt die Ausdrucksweise in den Han-Annalen keinen Zweifel. Es heißt dort (Kap. 90b fol. 9r⁰): 摹寫, d. h. „indem sie (auf den Tafeln) rieben, schrieben sie ab“. Weiteres über die Entwicklung des Blockdrucks in China, s. II, 581ff.

**414,** 21. Über die Erfindung des Papiers in China durch Ts‘ai Lun 蔡倫 ist in der europäischen Literatur oft geschrieben worden. Weitere Arbeiten sind bei Hirth, *Die Erfindung des Papiers in China* (in *Chinesische Studien* S. 259ff. und T‘oung Pao Bd. I, S. 1ff.) angegeben. Mit Unrecht macht Hirth den Ts‘ai Lun zu einem „Staatsmann“. Wylie, *Notes* S. IV Anm., weist auf spätere chinesische Ansichten hin, nach denen bereits vor Ts‘ai Lun eine Art dünnen Papiers vorhanden gewesen sei und dieser nur eine Verbesserung vorgenommen habe. Zu der von Wylie angeführten Stelle aus dem *Ts‘ien Han schu* kann noch eine weitere Angabe aus *Hou Han schu*, Kap. 10a fol. 19v⁰ hinzugefügt werden, wonach in der Zeit zwischen 102 und 105 von den Lehensträgern sehr kostbare Gegenstände als Tribut gesandt zu werden pflegten und die Kaiserin dies verbot, indem sie als Gaben „nur *tschi* 紙 und *mo* 墨“, d. h. „Papier“ und „Tusche“ zuließ. Vermutlich gab es vor Ts‘ai Lun bereits einen aus Seide hergestellten dünnen Stoff zum schreiben, und dieser wurde dann von 105 an mit billigerem Material nachgebildet. Eingehende Untersuchungen s. auch bei Carter, a. a. O. S. 1ff. Für das Zeichen 紙 haben die Wörterbücher der alten Zeit auch 帋, also das Klassenhaupt „Tuch“ statt „Seide“, vermutlich um das Papier von dem älteren Schreibstoffe zu unterscheiden. Aber eingebürgert hat sich das Zeichen nicht.

**414,** 27. Bei Chavannes, *Les Documents chinois découverts par Aurel Stein* usw. (Nr. 706—708) sind unter den von Aurel Stein am chinesischen Grenzwall ausgegrabenen Dokumenten drei Bruchstücke von Papier aus der Zeit der Späteren Han aufgeführt, die wahrscheinlich die ältesten Reste des Papiers überhaupt sind. Sie müssen bald nach Ts‘ai Lun hergestellt worden sein. Carter, a. a. O., bildet ein zusammen mit mehreren anderen ähnlichen Dokumenten von Stein aufgefundenes Schriftstück aus Papier ab, das etwa aus dem Jahre 150 stammt. Die Sprache dieser Schriftstücke ist teils chinesisch, teils sogdisch. Holz- und Leder-Schriftstücke aus dem 3. Jahrhundert sind von Stein bei Niya östlich von Khotän in großer Zahl gefunden worden, aber nicht ein einziges Stück Papier (vergl. Aurel Stein, *Sand-buried Ruins of Khotan* S. 389ff.). In der ehemaligen Festung Miran, südlich von dem Einfluß des Tarim in die Lop-nor-Sümpfe, fand derselbe Archäologe viele Schriftstücke in tibetischer Schrift und Sprache aus Holz, sehr viel weniger — etwa ein Viertel — aus Papier. Und da die Tibeter am Lop nor vom letzten Drittel des 8. bis zur Mitte des 9. Jahrhunderts die Herrschaft hatten, so müssen auch die Schriftstücke dieser Zeit angehören. Das zeigt, wie schwer selbst noch zu so später Zeit in der entlegenen Gegend das Papier zu erlangen war (vergl. Aurel Stein, *Serindia* I, 348, 462, 470 u. 472f.).

**415,** 41. Die Lebensbeschreibung der Kaiserin Têng 鄧 in Kap. 10a des *Hou Han schu* ist ins Englische übersetzt von Nancy Lee Swann im Journ. of the American Oriental Society Bd. LI, S. 138ff. (Juni 1931).

**417,** 1. Die Geschichte des Bundes der Konfuzianer zur Bekämpfung der Eunuchen, kurz als *tang ku* 黨錮 bezeichnet, bildet mit den Lebensbeschreibungen seiner Führer, vor allem des Li Ying 李膺 und des Tu Mi 杜密, ein besonderes Kapitel (97) des *Hou Han schu*.

**417,** 43. Ich habe die Eingaben des Siang Kiai 襄楷 ausführlich behandelt in dem Aufsatz *Ein Dokument zur Geistesgeschichte der Han-Zeit* in Sitzungsber. d. Preuß. Akad. d. Wissensch. 1924, S. 56ff.

**419,** 13. Das *Tien lüo* 典略, ebenso seit langem verloren wie das wichtige *Weï lüo*, ist anscheinend gleichzeitig wie dieses um die Mitte des 3. Jahrhunderts entstanden. Beide Werke sind also älter als das *Hou Han schu*, sie waren ursprünglich getrennt und sind vermutlich später in eins verschmolzen. Sie werden beide oft und umfangreich von P'eï Sung-tschi 裴松之, dem im 5. Jahrhundert lebenden Kommentator des *San kuo tschi*, zitiert. Die Geschichte beider Werke ist untersucht von Pelliot in Bull. Éc. fr. d'Extr. Or. Bd. VI, S. 361ff.

**420,** 42. Über die Schrift des Mou tsĕ s. Näheres oben Anm. zu **409,** 27. Eine Übersetzung des Vorwortes hat außer Pelliot in der Bearbeitung des ganzen Werkes auch H. Maspero im Bull. Éc. fr. d'Extr. Or. Bd. X, S. 99ff. gegeben. Es ist nicht ganz genau, wenn Pelliot (T'oung Pao Bd. XIX, S. 326f.) Kiao tschou 交州 einfach für einen anderen Namen von Kiao tschi 交趾 erklärt. Kiao tschou war die Bezeichnung der neuen großen Südprovinz, die unter den Späteren Han geschaffen wurde und in der der größere Teil der neun unter Wu ti nach der Eroberung eingerichteten kleinen Provinzen (s. I, 323), insbesondere die drei von Tongking und Annam, d. h. Kiao-tschi, Kiu-tschen und Ji-nan aufgingen. Allerdings war, wie wir gesehen haben (s. I, 390), bei dem Aufstande in Tongking vom Jahre 40 ein großer Teil der alten Provinzen zu einem besonderen Königtum Kiao-tschi zusammengeschlossen worden, worauf dann die neue Ordnung durchgeführt wurde.

**421,** 25. Die Geschichte der Magier-Aufstände im Osten unter Tschang Kio 張角 mit den *huang kin* 黄巾 und im Westen unter Tschang Siu 張修 und Tschang Lu 張魯 ist durch viele Kapitel der Annalen zerstreut. Einiges findet sich in den Annalen des Kaisers Ling ti 靈帝, Kap. 8 fol. 11r⁰ff., anderes in den Lebensbeschreibungen von Huang-fu Sung 皇甫嵩, Kap. 101 fol. 1r⁰ff. und Tschu Tsün 朱儁, ebenda fol. 8v⁰ff., sowie in der von Tschang Lu im *San kuo tschi* (*Weï tschi*, Kap. 8 fol. 22 r⁰ff., namentlich in den dort zitierten Stellen aus dem *Tien lüo*). Auch die Lebensbeschreibungen anderer handelnder Personen enthalten Einzelheiten. Daß die *huang kin* wirklich „gelbe Turbane" oder „gelbe Kappen" auf dem Kopfe trugen, wird zwar allgemein angenommen, aber über jeden Zweifel erhaben ist es nicht. *Huang kin* bedeutet „gelber Tuchstreifen", und *Hou Han schu*, Kap. 8 fol. 11r⁰ heißt es nur: „Sie trugen (著) alle gelbe Tuchstreifen", wobei man ja allerdings zunächst an den Kopf als Träger denken mag. Die drei Herzöge erwähnt dasselbe Werk, Kap. 101 fol. 2r⁰, den Ausdruck *t'ai p'ing tao* 太平道 aber das *Tien lüo* zu *Weï tschi*, Kap. 8 fol. 22 v⁰. Im einzelnen bedarf die Geschichte der „gelben Turbane" noch mancher Aufklärung, die Zusammenstellung von W. C. Milne, *The Rebellion of the Yellow Caps* (in Chinese Repository Bd. X, S. 98ff.) gibt diese noch nicht. Insbesondere ist der Zusammenhang der Bewegung im Osten mit der in Ssĕ-tsch'uan unter Tschang Siu und Tschang Lu noch dunkel. Aus der letzteren ist später das taoistische „Papsttum" hervorgegangen, aber hier hat die taoistische Literatur soviel Legenden hinzugetragen, daß man den geschichtlichen Kern schwer herausfinden kann. Namentlich die Persönlichkeit des Tschang (Tao)-Ling 張(道)陵 verschwimmt ganz im Phantastischen und Legendenhaften. Die Texte darüber sind gesammelt von M. C. Imbault-Huart, *La légende du premier pape des Taoistes et l'histoire de la famille pontificale des Tchang* (im Journal Asiatique $1884^{II}$, S. 391ff.) und von De Groot, *On the Origin of the Taoist Church* (in Transactions of the Third Internat. Congress of Religions Bd. I, S. 138ff.). Die Behauptung der Taoisten, daß Tschang Ling von Tschang Liang 張 良 abstamme, die von Imbault-Huart als richtig angenommen wird, entbehrt jedes Beweises, zumal Tschang Ling aus Kiang-su, Tschang-Liang aber aus Schan-si stammte. Auch die unmittelbare Abstammung des Tschang Lu von Tschang Ling ist nicht unbedingt sicher, was schon Pelliot in Bull. Éc. fr. d'Extr. Or. Bd. III, S. 104 mit Recht andeutet. Tschang Ling wird allerdings auch im *Hou Han schu*, entgegen Pelliots Annahme a. a. O., erwähnt und zwar Kap. 105 fol. $4v^0$, wo es sogar ausdrücklich heißt, daß er der Großvater des Tschang Lu gewesen sei, aber es ist, im Hinblick auf die späte Abfassungszeit des *Hou Han schu* (s. I, 268), keineswegs ausgeschlossen, daß auch diese Verbindung ebenso nachträglich geschaffen worden ist, wie die des Tschang Ling mit Tschang Liang. Im übrigen haben Pelliots Untersuchungen so wenig wie die von L. Aurousseau im Bull. Éc. fr. d'Extr. Or. Bd. XI, S. 211ff. den Schleier zu heben vermocht. Der letztere irrt auch, wenn er meint, daß „die unmittelbaren Nachkommen des Tschang Ling den Aufstand der gelben Turbane angestiftet hätten." Davon sagen die Quellen nichts. Ebenso geht Chavannes' Behauptung (T'oung Pao Ser. II Bd. VI, S. 544f.) zu weit, daß die „gelben Turbane" die eigentlichen Organisatoren der taoistischen Kirche und Religion gewesen seien, die sie der buddhistischen Kirche und Religion entgegenzustellen sich bemüht hätten". Die Entstehung der taoistischen „Kirche" (wenn man diese unbedeutende Sekte so bezeichnen will) in Ssĕ-tsch'uan ist nur eine Begleiterscheinung des großen Aufstandes gewesen und fällt zeitlich mit ihm zusammen; dieser selbst ist zwar in den Kreisen der Magier entstanden, hatte aber seine Ursachen in dem allgemeinen Elend der Zeit und wird schwerlich an eine Bekämpfung der buddhistischen Kirche und Religion gedacht haben. Gewiß schreiben chinesische Quellen (vor allem der Kommentar zu der buddhistischen Rechtfertigungschrift *Pien tschêng lun* 辯 正 論 aus dem 7. Jahrhundert) die Entstehung der Legende von der Wiedergeburt des Lao tsĕ als Buddha oder auch als dessen Anhänger Śāriputra den „gelben Turbanen" zu, aber abgesehen davon, daß diese buddhistischen Überlieferungen nicht mehr bedeuten als die taoistischen, ist es auch von der Entstehung dieser Legende bis zur Organisation einer Kirche immer noch ein weiter Schritt. Auch Pelliot, der auf eine ähnliche Angabe im *Fo tsu t'ung ki* 佛祖統紀 von 1269 hinweist, spricht vorsichtigerweise nur davon, daß man „den Ursprung der taoistischen Kirche in die unruhigen Zeiten der gelben Turbane zurückführt" (Bull. Éc. fr. d'Extr. Or., Bd. III, S. 315 Anm.). Unzweifelhaft ist — soviel darf man auch bei der Ungeklärtheit der Entwicklungen und Zusammenhänge mit Sicherheit sagen—der spätere organisierte Taoismus aus dem Magiertum von der Ts'in- und Han-Zeit ab herausgewachsen (vergl. II, 273 u. 592ff.).

Über das von Siang Kiai erwähnte „Geisterbuch" habe ich Näheres mitgeteilt in dem eben erwähnten Aufsatze in den Sitzungsber. d. Preuß. Akad. d. Wissensch. S. 70 u. 76 Anm. 4. Die Benutzung dieses „Geisterbuches" durch Tschang Kio schildert auch der Roman *San kuo tschi yen yi* 三國志演義 aus der Yuan-Zeit (vergl. Grube, *Geschichte der chinesischen Literatur* S. 408).

**422,** 35. Das *San kuo tschi yen yi* ist teilweise übersetzt von Th. Pavie, *San-koué-tchy. Histoire des trois royaumes, roman historique*. Einige Proben gibt Grube, a. a. O. Auch sonst sind einzelne Episoden in europäische Sprachen übersetzt worden.

**423,** 32. Die Szene im Pfirsichgarten und der Treuschwur der drei Helden Liu Peï 劉備, Kuan Yü 關羽 und Tschang Feï 張飛 ist von Grube, a. a. O. S. 411ff. übersetzt. Es ist natürlich eine fromme Sage, was Du Halde, *Description de l'Empire de la Chine* III, 80, von Kuan Yün-tsch'ang 雲長 (= Kuan Yü) zu erzählen weiß; daß dieser, wie die „mit seiner eigenen Hand geschriebenen und dann in Stein gemeißelten Schriftdenkmäler bezeugten", „sicherlich Jesus Christus gekannt habe", daß er also zu den „vom Heiligen Thomas oder von dessen Schülern" bekehrten Christen gehört haben müsse. Vermutlich ist die Geschichte von einem chinesischen Neophyten einem gutgläubigen Missionar erzählt worden.

**427,** 11. Das *Tsĕ tschi t'ung-kien*, unter *kien-an* 建安 7. Jahr (202), berichtet, daß Ts'ao Ts'ao 曹操 den Sun K'üan 孫權 aufgefordert habe, seinen Sohn als Geisel zu ihm zu schicken, daß Sun dies aber verweigert habe. Weder in den Han-Annalen noch im *San kuo tschi* vermag ich eine Bestätigung dieser Angabe zu finden. Die Tatsache ist indessen nicht unwahrscheinlich. Ts'ao Ts'ao müßte danach schon damals der Zuverlässigkeit Sun K'üans mißtraut haben und würde vermutlich angesichts der heraufziehenden Krise im Norden eine solche Sicherheitsmaßnahme für nötig gehalten haben.

**429,** 1. Das Blutbad, das Ts'ao Ts'ao unter der Sippe der Gemahlin des Kaisers Hien ti 獻帝 anrichtete, wird nur angedeutet im *San kuo tschi (Weï tschi*, Kap. 1 fol. 37r$^{0}$f.), aber P'ei Sung-tschi (s. oben Anm. zu **419,** 13) führt dazu eine Stelle aus der Lebensbeschreibung eines sonst nicht bekannten Ts'ao Man 曹瞞 an, die vielleicht dem *Weï lüo* entnommen ist und die grauenvolle Einzelheiten darüber mitteilt. Die Stelle ist dann auch in das *Tsĕ tschi t'ung-kien (kien-an* 19. Jahr) übergegangen.

# Anmerkungen
# und Ergänzungen zum zweiten Bande.

## Vierter Teil.

### 1. Kapitel.

**1,** 4. Ich brauche kaum zu erwähnen, daß ich den Ausdruck „Mittelalter" nicht in dem Sinne von Kurt Breysig nehme, der in seinem Werke *Der Stufenbau und die Gesetze der Weltgeschichte* unter „Durchbrechung der Zeit- und Raumfolge wie der Rassengliederung" einen Stufenbau konstruiert, den alle Völker gleichmäßig emporgeklommen sein sollen. Er gelangt so zu „Altertumsreichen" und „Mittelaltern" und findet, daß die Fortentwicklung des Adels, der im Altertum aufgekommen ist, ein besonderes Kennzeichen des Mittelalters sei: „alles Mittelalter ist Adelszeit". Ein solches Theorem scheint mir mit der geschichtlichen Wirklichkeit allzu oft in Widerspruch zu stehen. Die verschiedenen Menschheitsgruppen sind in ihrer gesellschaftlichen und staatlichen Entwicklung völlig verschiedene Wege gegangen, und daß in China Altertum und Mittelalter durch ganz andere Dinge gekennzeichnet werden als durch die Entwicklung des Adels, zeigt unsere Darstellung. Wir werden später noch auf die Frage zurückkommen müssen. Einstweilen ist die alte Gliederung in Altertum, Mittelalter und Neuzeit bei den einzelnen Völkern noch nicht durch etwas besseres ersetzt worden.

**3,** 25. Die Entstehung des *Weï schu*, das im 11. Jahrhundert aus Bruchstücken des alten Werkes neu zusammengesetzt und aus anderen Quellen soweit wie möglich ergänzt werden mußte, hat J. R. Ware, *Notes on the History of the Weï shu*, im Journ. Amer. Or. Soc. Bd. LII, S. 35ff. untersucht.

**3,** 39. Das *T'ung tien* 通典 von Tu Yu 杜佑 (735—812, Chavannes, Bull. Éc. fr. d'Extr. Or. Bd. III, S. 430 u. 438, verlegt das Erscheinen des Werkes in das Jahr 801 ohne Quellenangabe) besteht aus 200 Kapiteln und beschreibt die Staatseinrichtungen der verschiedenen Dynastien. Das *T'ung tschi* 通志 von Tschêng Ts'iao 鄭樵 (1108—1166 nach Giles, *Biogr. Dict.* Nr. 265, nach dem *I nien lu* 疑年錄 1104—1162) wird von dem heutigen chinesischen Gelehrtentum besonders hoch geschätzt. Ku Kie-kang 顧頡剛 hat ihm in der von der Peking-Universität herausgegebenen Zeitschrift *Kuo hüo ki k'an* 國學季刊 Bd.I, S. 96ff. und 309ff. zwei Aufsätze gewidmet, von denen der eine seine Werke behandelt, der andere sein Leben beschreibt. Ku beginnt seine Ausführungen in dem zweiten mit den Worten: „Tschêng Ts'iao ist unter den chinesischen Geschichtschreibern derjenige, der die größte Beachtung verdient. Er verfügt über die höchste Wärme des Empfindens, den schärfsten Blick und das weiteste Gesichtsfeld in seinen wissenschaftlichen Leistungen." Er rühmt seine unbedingte Wahrheitsliebe und sagt von ihm (S. 96), daß „ihm nichts verhaßter gewesen sei als Bücher zu schreiben mit leeren Worten". Auch Chang Hsin-hai in Journ. North-China Br. R.A.S. Bd. LX, S. 13ff. feiert ihn als einen *extraordinary genius*, der gegen die metaphysischen Spekulationen der Sung-Zeit als *mere verbal gymnastics* ankämpfte. Er muß ein ungeheuer fruchtbarer Schriftsteller gewesen sein, doch ist weitaus das meiste von seinen Werken verloren gegangen. Das *T'ung tschi* zählt 200 Kapitel und umfaßt die chinesische Geschichte von den „drei Majestäten" (s. I, 63) bis zum Beginn der T'ang-Dynastie. Beide Werke werden nach dem Neudruck von 1901 zitiert. — Das *Schi leo kuo tsch'un-ts'iu* 十六國春秋, eine Chronik der „sechzehn Staaten", d. h. der zahlreichen meist nicht-chinesischen Nord-Staaten, die sich vom 4. bis 6. Jahrhundert bildeten und zuweilen fast ebenso schnell wieder verschwanden wie sie gegründet waren, wird auf Ts'ui Hung 崔鴻 von der Weï-Dynastie (er muß in der ersten Hälfte des 6. Jahrhunderts gelebt haben) zurückgeführt. Dessen Werk aber war anscheinend bereits im 11. Jahrhundert verloren (*Ssĕ k'u ts'üan schu tsung mu*, Kap. 66 fol. 9 v⁰). Das zur Ming-Zeit plötzlich aufgetauchte mit dem gleichen Titel hat einen gewissen T'u K'iao-sun 屠喬孫 zum Verfasser, über den sonst wenig bekannt ist. Das noch vorhandene Werk zählt 100 Kapitel und ist von einem ebenfalls sonst nicht bekannten Wang Ji-kueï 汪日桂 im Jahre 1781 herausgegeben. Das alte Werk soll ebenfalls aus 100 oder 102 Kapiteln bestanden haben. Daneben gibt es noch ein anderes, 16 Abschnitte (jeder Staat bildet einen Abschnitt) zählendes Werk mit gleichem Titel, das ebenfalls Ts'ui Hung als Verfasser beansprucht und älter ist als das von T'u K'iao-sun. Es ist in der Sammlung der *Han Weï ts'ung schu* überliefert und vielleicht ein Auszug aus dem alten Werke. Indessen ist weder über seine Herkunft noch seinen Verfasser Sicheres bekannt. Ich sehe keinen Anlaß, die Richtigkeit von Wang Ji-kueï in seinem Vorwort zu bezweifeln, daß das Werk von T'u K'iao-sun aus echten alten Bruchstücken zusammengesetzt und hier und dort ergänzt ist. Es ist sicher nicht ohne Bedeutung, daß große Teile wörtlich mit der in den *Han Weï ts'ung schu* enthaltenen Ausgabe und mit den Kapiteln 101 bis 130 des *Tsin schu* übereinstimmen. Daß die Verfasser beider Ausgaben einfach aus dem *Tsin schu* abgeschrieben haben sollten, ist unwahrscheinlich. Ich vermag deshalb weder das harte Urteil von Pelliot in Journ. Asiat. 1916 I, S. 115, noch gar das radikale von Wylie, *Notes* S. 32, zu teilen.

**4, 20.** Das *Hien ti tsch'un-ts'iu* 獻帝春秋 scheint schon zur Sung-Zeit nicht mehr vorhanden gewesen zu sein. Die Sui- (Kap. 33 fol. 4v⁰) und T'ang-Annalen (Kap. 58 fol. 4v⁰) führen es in ihren Literatur-Verzeichnissen auf als ein Werk zu zehn Kapiteln von Yuan Ye 袁曄. Über diesen Verfasser ist uns nichts bekannt, das biographische Wörterbuch der Commercial Press weiß, daß er aus Kuang-ling 廣陵 (An-hui) war, den Beinamen Ssĕ-sien 思先 hatte und zur Tsin-Zeit (265—419) lebte. Wir können also nicht entscheiden, ob sein Bericht oder der des *Weï tschi* der ursprüngliche ist. Der letztere ist der ausführlichere, aber offensichtlich zu dem Zwecke verfaßt, die Handlungsweise des Ts'ao P'eï 曹丕 zu rechtfertigen.

4, 26. Warum der Ort Fan-yang 繁陽 für die Errichtung des Altars gewählt wurde, ist nicht ersichtlich. Vielleicht war die Nähe des neuen Ahnentempels der Han in Hü 許, danach Hü-tsch'ang 許昌 umbenannt, bestimmend dafür.

5, 10. Die *Synchronistischen Regententabellen* von Arendt nennen als Hauptstadt von Weï Ye 鄴, das heutige Tschang-tê 彰德. Das ist ungenau und wird sich darauf gründen, daß Ts'ao Ts'ao 曹操 als „Herzog von Weï" in Tschang-tê seinen Ahnentempel hatte errichten lassen. Nach *Weï tschi*, Kap. 2 fol. 17r⁰ wurde auch in der Tat bei der Neuordnung von 221 Ye zunächst eine der Hauptstädte von Weï, aber es hat als solche keine große Bedeutung erlangt und seine Stellung überdies mit vier anderen teilen müssen. Wie das *Weï lüo* (s. I, 408) angibt, hatte Weï fünf Hauptstädte, nämlich Tsch'ang-ngan, Ts'iao 譙 (das heutige Po 亳 im nordwestlichen An-hui), Hü-tsch'ang, Ye und Lo-yang. Als wichtigster Sitz der Herrscher und ihrer Regierung erscheint aber in der Folgezeit durchweg Lo-yang. Das *Weï tschi*, a. a. O. fol. 16v⁰ sagt auch: „Im ersten Jahre *huang tsch'u* 黄初 (220) im Anfang des 12. Monats (also Anfang 221) richtete man den Palast von Lo-yang her, und am Tage *mou-wu* 戊午 (27. Januar 221) begab sich der Herrscher nach Lo-yang". Dazu macht das *Weï lüo* noch folgende interessante Angabe: „Es wurde durch Edikt verkündet, daß die Han das Element Feuer gehabt hätten (wie I, 64 dargelegt ist, traf das nur nach der Reihenfolge der Vor-Han-Zeit zu; nach der neuen Theorie der Han war das Element dieser Dynastie Erde. Da man aber nach der Lehre der Konfuzianer die Ts'in nicht als Dynastie zählte, so blieb in der Tat das Element Feuer bei den Han). Das Feuer aber fürchte das Wasser, darum sei in dem Namen Lo 洛 das Wasser (氵) entfernt und dafür der Vogel (隹) hinzugefügt worden (so daß aus dem Zeichen 洛 das Zeichen 雒 wurde). Weï aber habe in der Reihe der Elemente das Element Erde, und Erde sei die männliche Ergänzung *(mu* 牡) von Wasser, denn dadurch, daß das Wasser zur Erde kommt, fließt es, und dadurch, daß die Erde zum Wasser kommt, wird sie weich. Daher sei das Zeichen 隹 zu beseitigen und das Zeichen für Wasser hinzuzufügen, das Zeichen 雒 also in 洛 umzuwandeln." Diese Erklärung von Yü Huan 魚豢 (dem Verfasser des *Weï lüo)* ist von Yen Schi-ku (zu *Ts'ien Han schu*, Kap. 28a fol. 19r⁰) übernommen und mit dem Zusatze versehen worden, daß „nach Yü Huans Meinung die Änderung in 雒 nach Kuang-wu tis Zeit vorgenommen sei." Das hat mehrfach Anlaß zu Auseinandersetzungen der Lexikographen gegeben. Das Wörterbuch *Tschêng tsĕ t'ung* 正字通 sagt: Yang

Schên 楊愼 (vergl. Giles, *Biogr. Dict.* Nr. 2404, wo 1488—1559 zu lesen ist) meint, „das *Tsch'un-ts'iu* (文公 8. Jahr) schreibt 雒戎, die Jung Barbaren vom Lo, und auch das *Tso tschuan* schreibt immer 雒 für 洛, der Name ist also nicht erst von den Späteren Han geändert.“ Dazu bemerkt aber das K'ang-hi-Wörterbuch: „Wenn Yü Huan dies angibt, so hat er sicherlich Grund dazu gehabt, darum hat sich auch Yen Schi-ku ihm angeschlossen. Wenn aber der heutige Text des *Tso tschuan* für 洛 immer 雒 schreibt, wie kann man denn wissen, ob nicht die alten Texte 洛 geschrieben haben? Auf Grund des heutigen Textes vom *Tso tschuan* kann man die Angaben Yü Huans nicht widerlegen.“ Das *Ts'ĕ yuan* hinwiederum meint: „Der Name 洛 von 伊洛 im *Yü kung* (d. h. dem Lo-Flusse in Ho-nan) wurde ursprünglich 雒 geschrieben und war von dem 洛 von 渭洛 (d. h. dem gewöhnlich Lo schui genannten Flusse in Schen-si) verschieden in der Schreibart. Aber von der Weï-Zeit ab hat man das Zeichen 雒 von 伊雒 ebenfalls in 洛 verändert.“ Damit wird also die Angabe des *Weï lüo* ohne Gegenbeweis beiseite geschoben. Heute werden die Namen beider Flüsse unzweckmäßigerweise gleichmäßig 洛 geschrieben.

6, 20. Der Text dieser magisch-astrologischen Betrachtung findet sich außer im *San kuo tschi* auch in dem Kapitel über Orakel und Weissagungen, *fu jui* 符瑞, des *Sung schu* (s. II. 3), Kap. 27 fol. 23 v⁰. Erst dadurch wird er überhaupt verständlich; die Fassung des letzteren ist zwar die spätere, bietet aber weniger Unverständlichkeiten als die des *San kuo tschi*, die Abweichungen sind recht erheblich und zeigen, wie schlecht der Text überliefert ist. Auch in der Kombination beider bleibt noch manches dunkel. Im einzelnen muß noch folgendes bemerkt werden. Die Titel *Tschên yao tu* 甄曜度, *Pao hao* (oder *yü) ming* 寶號 (oder 予) 命 und *Lu yün k'i* 錄運期 zeigen, daß das göttliche Weisheitsbuch *Lo schu* doch auch einen Text aus Schriftzeichen gehabt haben muß. Das *San kuo tschi* liest 赤三日德昌九世, was keinen erkennbaren Sinn gibt. Man könnte bei den „drei Tagen“ an die Erklärung des 1. Appendix zum *Yi king*, Hexagr. 蠱 denken, wo von den drei Tagen vor 甲 und drei Tagen nach 甲, dem ersten zyklischen Zeichen, die Rede ist. Das würde nach der Erklärung das Ende des alten Zeitraumes der Wirrnis und den Anfang des neuen der Ordnung bedeuten (vergl. Legge, *Sacred Books of the East* XVI, 229). Dann ist aber die Verbindung mit *tschi* = rot unverständlich. Ich ziehe deshalb die Lesart des *Sung schu* 赤三德昌九世 vor und übersetze nach *Yi king*, 說卦 zu Hexagramm 乾: 乾爲大赤 „*k'ien* ist die große Röte“ und: 乾西北之卦也 „*k'ien* ist das Hexagramm des Nordwestens“ (Legge, a. a. O. S. 426 u. 430). Mit den „drei Tugenden“ können nur die im *Schu king*, 洪範 4 und 17 als sechste unter den „neun Regeln“ des „Großen Planes“ (I, 79) erscheinenden gemeint sein, der ja in der magischen Spekulation mit dem *Lo schu* in Verbindung gebracht wurde. Die „neun Generationen“, 九世, könnten auf den Hymnus auf den Herzog Liu 劉 im *Schi king*, 大雅 6 anspielen, der im Kommentar 小大雅譜 „der Enkel von neun Generationen“ 公劉九世之孫 genannt wird. Das *Hou*

*Han schu*, Kap. 1a fol. 1r⁰ übernimmt den Ausdruck mit Bezug auf Kuang-wu ti, den Eroberer der Han-Herrschaft. Dann würde also auf Liu Peï als den zweiten Erneuerer hingedeutet werden. Ob etwa bei dem Ausdruck „erblühen" 昌 an Wên wang von Tschou gedacht ist, der diesen persönlichen Namen führte, muß dahingestellt bleiben. Was unter den „neun Fürsten und sieben Helden" 九侯七傑 zu verstehen ist, weiß ich nicht. 九侯 heißt im *Schi ki (Mém. hist.* I, 201) einer der drei Würdenträger des letzten Kaisers der Yin-Dynastie und Genosse des Wên wang. Ebenso ist die Bedeutung der „drei Hinweise", *san kien* 三建 und „neun Zusammenkünfte", *kiu hui* 九會 hier nicht zu erkennen. Unter *kien* wird im Kalender die Stellung des Großen Bären („sein Hinweis") zu den zehn zyklischen Zeichen auf der Kreisbahn verstanden, die *san kien* im besonderen sind die Abschnitte von der Wintersonnenwende bis zum 5. Januar, vom 6. Januar bis zum 20. Januar und vom 21. Januar bis zum 4. Februar. Die folgenden Worte lauten im *San kuo tschi:* 備臣父擎未亡時 und im *Sung schu*: 備先是術士周擎. Mit beiden Lesarten ist nichts anzufangen. — Ich habe die Stelle lediglich zu dem Zwecke wiedergegeben, um zu veranschaulichen, in welchen, nicht einmal ehrlich gemeinten, Phantastereien (man beachte das wiederholte Wortspiel mit dem Namen Peï) sich die Gedanken jener Spekulanten bewegten. In der Regel lohnt die Lösung aller Schwierigkeiten solcher Texte nicht den dafür erforderlichen Zeitaufwand.

8, 12. Si Tso-tsch'i 習鑿齒 war Beamter im Tsin-Reiche und muß gegen 390 gestorben sein. Sein Werk *Han Tsin tsch'un-ts'iu* 漢晉春秋, nach *Sin T'ang schu* (s. II, 308), Kap. 58 fol. 4 v⁰ aus 54 Kapiteln bestehend, ist nicht mehr vorhanden. Es gibt kaum ein besseres Beispiel für den Unterschied zwischen den, wenn auch schon gebundenen, so doch auf das Wesen der Dinge gerichteten und ihre Bedeutung verstehenden Anschauungen Ssĕ-ma Kuangs den geschichtlichen Entwicklungen gegenüber und denen Tschu His in ihrer dogmatischen Beschränktheit hundert Jahre später. Ssĕ-ma Kuang wahrt sich in der viel erörterten Streitfrage der Legitimität von Weï oder Schu die Freiheit seines Urteils und führt folgendes dazu aus (unter 黄初 2. Jahr von Wên ti 文帝 von Weï): „Die Han haben ihre Macht an Weï weitergegeben, und Tsin 晉 hat sie von diesem übernommen. Tsin hat sie an Sung 宋 weitergegeben bis sie dann an Tsch'ên 陳 kam und die Sui 隋 sie ergriffen. Danach haben die T'ang 唐 sie an Liang (後梁) gegeben, bis sie an Tschou (後周) kam, von dem unsere große Sung-Dynastie sie übernahm. So ist es nicht zu umgehen, sich bei den Weï, Sung, Ts'i 齊, Liang, Tsch'ên, Hou Liang, Hou T'ang, Hou Tsin, Hou Han 後漢 und Hou Tschou der von diesen angenommenen kaiserlichen Jahresbezeichnungen zu bedienen, wenn man die Angelegenheiten ihrer Staaten aufzeichnet. Es handelt sich nicht darum, den einen auszuzeichnen und den anderen herabzusetzen, sondern man muß einfach unterscheiden zwischen Gesamtherrschaft und Teilherrschaft (die genannten Reiche waren Teilstaaten). Was Tschao-lie tis 昭烈帝 Verhältnis zur Han-Dynastie betrifft, so sagt man zwar, er sei ein Nachkomme des Fürsten Tsing 靖 von Tschung schan 中山 (eines Sohnes des Kaisers King ti 景帝) gewesen, aber diese Ahnenreihe ist lang, und die Verwandtschaft weit entfernt, die Generationen dazwischen und ihre Stellung im Staate lassen sich nicht aufzeichnen. Es verhält sich hier ähnlich wie bei Kao tsu 高祖 (Wu ti 武帝) von der Sung-Dynastie (420—422), der behauptete, er sei ein Nachkomme des Fürsten Yuan 元 von Tsch'u (Anfang des 2. Jahrhunderts v. Chr.), oder wie bei Lie tsu 烈祖 von Nan T'ang (937—943), der erklärte, er stamme ab von dem Fürsten K'o 恪 von Wu. Es ist schwer, hier das Richtige festzustellen, und ich wage deshalb nicht, von Kuang-wu ti bis zu Yuan ti von Tsin (317—322, dem ersten Herrscher der südlichen Tsin-Dynastie) eine Reihe von Herrschern zu bilden, die das von den Han hinterlassene Gesamtreich im Erbgange übernommen hätten". Diesen Erwägungen gegenüber hat Tschu Hi sich sein Verdikt außerordentlich leicht gemacht. Mit überraschender Selbständigkeit gegenüber Tschu Hi urteilen die Verfasser des Kaiserlichen Katalogs. Sie sagen bei der Besprechung des *San kuo tschi* (Kap. 45 fol. 30r° ff.): „In diesem Werke wird Weï zur legitimen Gesamt-Dynastie gemacht, und erst als Si Tso-tsch'i sein *Han Tsin tsch'un-ts'iu* verfaßte, wurde eine hiervon abweichende Ansicht aufgestellt. Seit Tschu Hi hat man dann seither immer Si Tso-tsch'i beigepflichtet und Tsch'ên Schou 陳壽 (den Verfasser des *San kuo tschi)* abgelehnt. Freilich, wenn man die Frage unter dem Gesichtspunkte der Ordnung (理) betrachtet, läßt sich Tsch'ên Schous Irrtum nie und nimmer bestreiten, wenn man sie aber unter dem Gesichtspunkte der tatsächlichen Verhältnisse (勢) betrachtet, dann muß man sagen, Si Tso-tsch'i befand sich, indem er den Han die Kaiserwürde beilegte, im Einklang mit den Mächten seiner Zeit und hatte es leicht: wenn aber Tsch'ên Schou hätte den Han die Kaiserwürde beilegen wollen, dann wäre er in Zwiespalt mit jenen Mächten gekommen und in Schwierigkeiten geraten. Zur Zeit des Si Tso-tsch'i waren die Tsin bereits nach dem Süden übergesiedelt (im Jahre 317, s. II, 51). Dieser Umstand aber gab die Möglichkeit, Schu zum Teilstaat zu machen und Tsin die Gesamtherrschaft zu bestreiten. Das war also eine für die gerade am Ruder befindliche Dynastie parteinehmende Darstellung. Tsch'ên Schou hingegen war persönlich ein Würdenträger von Wu ti von der Tsin-Dynastie, Wu ti aber hatte die Herrschaft von den Weï übernommen, die Weï verdächtigen hätte also geheißen, die Tsin verdächtigen. Hätte er so gegen die am Ruder befindliche Dynastie handeln können? Als T'ai tsu 太祖 von Sung sich gewaltsam der Herrschaft bemächtigt hatte (im Jahre 960), stand ihm (das Beispiel von) Weï näher, während das nördliche Han (951—979) und das südliche T'ang (937—975) mehr in den Spuren von Schu folgten. Infolgedessen hatten die Literaten im nördlichen Sung alle etwas, was zu verheimlichen war, und sie verdächtigten Weï nicht. Nach der Zeit Kao tsungs 高宗 aber (d. h. nach der Übersiedelung der Sung nach Süden 1127), als das Reich nur noch ein Teilstaat in Kiang-tso 江左 (Kiang-su) war, stand (das Beispiel von) Schu nahe, und als das ganze Gebiet von „Weï" in den nördlichen Provinzen in das

Reich der Kin 金 einverleibt war, da traten die Literaten scharenweise auf und legten „Schu“ die Kaiserwürde bei. Das sind also alles Urteile, die durch die Zeitumstände bedingt sind, eine Regel oder ein Grundsatz läßt sich nicht aufstellen.“ Sollte nicht auch die Art, wie die Mandschus den Thron erlangten, für die Verfasser des Katalogs ein „bedingender Zeitumstand“ gewesen sein? — Die viel verbreitete und viel benutzte Bearbeitung des Kang-mu in kürzerer Fassung, *Kang kien yi tschi lu* 綱鑑易知錄 von 1711, folgt ganz Tschu Hi: sie kennt keine „drei Staaten“, sondern spricht nur von einer fortlaufenden Han-Dynastie und teilt diese in drei Teile: die Han, die östlichen Han und die Späteren Han (Hou Han), die letzteren bedeuten die Schu Han Liu Peïs. Der letzte Teil trägt aber in der Überschrift einen Zusatz, der dem Standpunkt des Verfassers gerecht bleibt: „Geschichte der Späteren Han nebst der beiden Rebellen-Staaten Weï und Wu“ (Kap. 27 fol. 4v⁰ des japanischen Neudrucks).

8, 29. Nach den Untersuchungen des Paters Louis Gaillard in den lokalen Chroniken von Nanking soll die Stadt im Jahre 333 v. Chr. von dem König von Yüe gegründet sein und den Namen Kin-ling 金陵 („Metall-Hügel“ s. unten Anm. zu **158,** 31) erhalten haben. *(Nankin d'alors et d'aujourd'hui* S. 25). Da im Jahre 333 der Staat Yüe von Tsch'u vernichtet und sein König getötet wurde (s. I, 188f.), so ist diese Nachricht wenig glaubwürdig. Unter Schi huang-ti soll Kin-ling in Mo-ling 秣陵 umgenannt sein (Gaillard, a. a. O. S. 29), ein Name, der dann von Sun K'üan 孫權 in Kien-ye 建業 umgeändert wurde, der aber später noch öfter erscheint. Statt Kien-ye finden wir in der späteren Tsin-Zeit Kien-k'ang 建康 (s. unten Anm. zu **51,** 28).

**9,** 9. In Ssĕ-tsch'uan, namentlich im östlichen, lebt die Erinnerung an die Helden aus der Zeit der drei Reiche, besonders an die Blutbrüder Liu Peï, Kuan Yü und Tschang Feï, sowie an Tschu-ko Liang 諸葛亮 noch heute in Legenden und Anekdoten fort. Außerdem aber wird diese Erinnerung auch in zahlreichen über das Land verstreuten Gedächtnistempeln festgehalten. Das Hauptheiligtum, das in erster Linie Tschu-ko Liang gilt, aber auch den Manen der drei anderen geweiht ist und sogar das Grab Liu Peïs bergen soll, befindet sich außerhalb der Südmauer von Tsch'êng-tu und bildet einen ausgedehnten Bezirk innerhalb eines ihn umgebenden Haines. Es ist unter Beifügung von Abbildungen und Skizzen genau beschrieben von Boerschmann, *Die Baukunst und religiöse Kultur der Chinesen* II, 39ff. Ebenda finden sich auch Beschreibungen der anderen wichtigen Gedächtnistempel, für Kuan Yü (Kuan ti 關帝 s. I, 423) S. 46ff., für Tschang Feï S. 60ff. und für alle drei S. 64ff.). Meist hat sich der Taoismus dieser Tempel bemächtigt, seltener der Buddhismus.

**10,** 16. Die ältesten Angaben über Tschu-ko Liangs Feldzug nach Nan-tschung 南中 (das heutige Gebiet von Tschao tschou 趙州 im Südosten des Sees von Ta-li 大理) finden sich außer in seiner Lebensbeschreibung *(Schu tschi*, Kap. 5 fol. 8r⁰f.) im *Han Tsin tsch'un-ts'iu*, das der Kommentator des

*Schu tschi* zitiert. Aus beiden Quellen lernen wir nichts, und was in der späteren Literatur berichtet wird, trägt den Stempel der Erfindung an sich, es gehört mit zu dem Legendenkranze, mit dem man die Person Tschu-ko Liangs ausgeschmückt hat. Hirth hat in seiner Abhandlung über die Bronzetrommeln (s. Anm. zu I, **391,** 28) diese späteren Berichte viel zu hoch bewertet (a.a. O. S. 44ff.), während De Groot in der seinigen (S. 90) das Legendenhafte der Überlieferung richtig betont. Über die angeblichen Eisensäulen des Tschu-ko Liang vergl. auch die Angaben von C. Sainson, *Nan-tschao ye-che* S. 74. Danach wurde im Jahre 872 an der nämlichen Stelle, wo die Säule Tschu-kos gestanden haben sollte, vom König von Nan-tschao 南詔 (s. II, 446) eine neue errichtet. Und Émile Rocher, *La province Chinoise du Yun-nan* I, 159 Anm. 2, berichtet, daß „man noch heute (1879) südlich von Tschao tschou (jetzt Fêng-yi hien 鳳儀) eine eiserne Säule sehe, die zur Erinnerung an Tschu-ko Liang errichtet sei". Im Jahre 1778, und vielleicht heute noch, befand sich in der Stadt K'ü-tsing 曲靖 im Nordosten der Provinz ein Erinnerungstempel des Heros (Chavannes, *Quatre inscriptions du Yun-nan* in Journ. Asiat. 1909 II S. 16).

**10,** 37. Das *Wu lu* 吳錄 war nach *Sui schu*, Kap. 33 fol. 2r° ein schon zur Sui-Zeit verlorenes Werk von einem gewissen Tschang Po 張勃 der Tsin-Zeit in 30 Kapiteln (Maspero in Bull. Éc. fr. d'Extr. Or. Bd. XVIII Heft 3, S. 25 Anm. 2 meint, ohne Quellenangabe, daß Tschang Po der Bruder des als Dichter bekannten Tschang Han 張翰, s. Giles, *Biogr. Dict.* Nr. 54, gewesen sei.) Das Werk wird oft vom Kommentator des *San kuo tschi* zitiert. Das *Tsĕ tschi t'ung-kien*, unter 黄初 6. Jahr 8. Monat, weiß den Weg anzugeben, den Ts'ao P'eï mit seiner Flotte genommen habe. Er sei „von Ts'iao 譙, dem Ko 渦-Fluß folgend, in den Huai 淮 eingelaufen". Ts'iao war der Name des heutigen Kreises Po 亳 in An-hui, dicht an der Grenze von Honan. Der Ko-Fluß trägt auch heute noch diesen Namen. Er kommt aus Honan, fließt östlich von Po vorbei und vereinigt sich bei Huai-yuan 懐遠 mit dem Huai-Flusse. Das *Ta Ts'ing yi t'ung tschi*, Kap. 89 fol. 2v° weist ausdrücklich auf die Identität mit dem im Jahre 225 benutzten Wasserlaufe hin. Dem Huai-Flusse folgend, muß dann die Flotte durch das Seegebiet von Hung tsê 洪澤 und Kao yu 高郵, das heute den Kaiserkanal speist, bei Yang-tschou 揚州 in den Yang-tsĕ gelangt sein, wo diesen ja auch heute der Kanal erreicht (s. I, 13).

**11,** 1. Ts'ao P'eïs konfuzianische Gesinnung wird sowohl im *Weï tschi*, Kap. 2 fol. 23r° und 27 v°, als auch im *Tsĕ tschi t'ung-kien*, 黄初 5. Jahr hervorgehoben, nur Tschu Hi nimmt bezeichnenderweise keine Kenntnis davon. An der „Illegitimität" der Weï wird für ihn durch sie nichts geändert.

**11,** 11. Nach der Lebensbeschreibung Tschu-ko Liangs (*Schu tschi*, Kap. 5 fol. 10 v°) nahm das Heer von Schu seinen Weg durch das Tal Ye ku 斜谷 auf die Stadt Meï hien 郿 am Weï-Fluß. Ye ku ist der nördliche Teil einer engen Talschlucht, die sich zwischen den Städten Pao-tsch'êng 褒城 (nordwestlich von Han-tschung) und Meï durch den Ts'in ling zieht. Sie heißt in ihrem südlichen Teile Pao ku 褒谷 und hat deshalb auch den Namen Pao-Ye; nach dem *Yi tʻung tschi*, Kap. 183 fol. 4 r⁰ und Kap. 185 fol. 5 r⁰ ist sie 450 *li* (etwa 250 km) lang. Neben der berühmten Pfeilerstraße von Ta san ling (s. Anm. zu I, **24,** 23) bildet die Schlucht einen wenig begangenen Übergang in das Weï-Tal. Vermutlich ist sie identisch mit der kürzeren Straße von Si-ngan nach Han-tschung, die Richthofen, *Tagebücher* II, 237 unter dem Namen *Siao lu* („kleine Straße") erwähnt. Es ist schwer verständlich, warum Tschu-ko Liang für seinen Feldzug gegen Weï diesen schwierigen Zugang wählte, anstatt den Tsʻin ling östlich zu umgehen und sich unmittelbar gegen die Hauptstadt Lo-yang zu wenden.

**12,** 7. Tschu-ko Liang gilt nicht bloß für einen großen Krieger, Staatsmann und Techniker, sondern auch für einen guten Literaten. G. Margouliès hat in der Einleitung zu seinem *Le Kou-wen Chinois* S. LVIIf. eine Kennzeichnung seiner literarischen Persönlichkeit gegeben. Ob freilich die ihm zugeschriebenen Berichte an den Herrscher von Schu vor seinem Abmarsch nach Norden (vergl. Margouliès a. a. O. S. 113ff., *Schu tschi*, Kap. 5 fol. 8v⁰ff.) wirklich von ihm herrühren, ist sehr zweifelhaft. Seine Lebensbeschreibung kennt auch nur den ersten davon. Dagegen zählt sie am Schluß 24 Werke von ihm auf, deren Echtheit sich nicht nachprüfen läßt, da sie nicht mehr vorhanden sind. Ihr Inhalt war politischer und militärischer Art, sie waren meist bei einem bestimmten Anlaß entstanden.

**12,** 26. Wenn Wieger, *Textes historiques* S. 986 von „zwei Söhnen" des Königs Tsʻao Jui 曹叡 spricht, von denen der eine Fang 芳 gewesen sei, so ist dies ein Irrtum. Im *Weï tschi*, Kap. 4 fol. 1r⁰ heißt es ausdrücklich, daß „Ming ti 明帝 (= Tsʻao Jui) keine Söhne gehabt und statt dessen Fang und einen anderen Knaben zu sich genommen habe, aber niemand habe gewußt, woher die beiden stammten." Eine Anmerkung fügt hinzu: „Das *Weï schi tschʻun-tsʻiu* 魏氏春秋 (ich weiß nicht, welches Werk damit gemeint ist) meint, Manche sagten, Fang sei der Sohn eines gewissen Wang Kiai 王楷 in Schan-tung gewesen."

**12,** 35. Die Vorgänge vor und bei der Vernichtung von Ssĕ-ma Is 司馬懿 Mitvormund Tsʻao Schuang 曹爽 und seinen Anhängern sind am ausführlichsten in der Lebensbeschreibung des letzteren *Weï tschi*, Kap. 9 fol. 19r⁰ff. erzählt.

**13,** 24. Von dem Versuche des Königs Fang 芳 von Weï, sich der Herrschaft Ssĕ-ma Schis 司馬師 zu entledigen, berichtet uns das *Tʻung-kien*; weder die Geschichte des Königs im *San kuo tschi* noch die des Ssĕ-ma Schi im *Tsin schu* erwähnt ihn.

**14,** 4. Im *Weï tschi*, Kap. 4 fol. 29r⁰ wird der Name des letzten Königs Huan 奐, im *Tsin schu*, Kap. 2 fol. 12 v⁰ Huang 璜 geschrieben.

**15,** 19. Der Tee, heute *tschʻa* 茶 genannt, hieß nicht immer so. An der zitierten Stelle des *Wu tschi* steht *tschʻa tschʻuan* 茶荈, ferner kommen in der älteren Literatur die Ausdrücke *kia* 檟, *ming* 茗, *schê* 蔎, *tʻu* 荼 und *kʻu tʻu* 苦荼 vor. Vermutlich ist das Zeichen *tschʻa* 茶 erst später aus 荼 gebildet, ob bereits zur Zeit der Früheren Han, wie Yen Schi-ku im 7. Jahrhundert meint, mag dahingestellt bleiben. Vergl. auch Bretschneider, *Botanicon Sinicum* II, 130ff. Das *T'ai p'ing yü lan* 太平御覧 von 983, Kap. 867 fol. 9r° bemerkt: „Nach dem *Ör-ya* ist *kia* dasselbe wie *k'u t'u*", und eine Glosse fügt hinzu: „Gegenwärtig nennt man die früh geernteten Blätter *t'u* und die spät geernteten *ming*. Ein anderer Name ist *tsch'uan*. Die Bewohner von Schu (Ssĕ-tsch'uan) nennen sie *k'u t'u*."

Wann der Tee zuerst als Getränk genossen ist, wissen wir nicht. Die erste Erwähnung, aus der dies unzweifelhaft hervorgeht, ist die im *Wu-tschi*, in der Lebensbeschreibung des gelehrten Verfassers einer Chronik von Wu (*Wu schu*), Weï Yao 韋曜 (Kap. 20 fol. 9 v°f., eigentlich war sein Vorname Tschao 昭, s. Giles, *Biogr. Dict.* Nr. 2297). Die Stelle lautet: „Sun Hao 孫皓 pflegte, wenn er seinen Gästen ein Bankett gab, den ganzen Tag bei Tisch zu sitzen, und jeder mußte sieben Liter trinken, ob er konnte oder nicht. Auch wenn er nicht alles in den Mund zu bringen vermochte, wurde alles bis auf den letzten Tropfen hineingegossen. Weï Yao nun konnte für gewöhnlich nicht mehr als drei Liter Wein trinken. Seit er zum ersten Male in Audienz empfangen wurde, änderte man den Brauch, und die Weinmenge wurde oft herabgesetzt, oder der Kaiser ließ heimlich Tee an Stelle von Wein einschenken." Sun Hao kam 246 zur Regierung, und im Jahre 274 ließ er (nach dem *T'ung-kien kang-mu*) seinen Günstling Weï Yao hinrichten. Innerhalb dieser Zeit wurde also nachweislich Tee getrunken. Es ist möglich, daß der Brauch älter ist, aber ausdrücklich bezeugt ist er nicht. Schon von Yen Ying 晏嬰, dem auch wegen seiner Sparsamkeit berühmten Staatsmann von Ts'i um die Mitte des 6. Jahrhunderts v. Chr. (s. I, 210), wird im *Yen tsĕ tsch'un-ts'iu* an zwei Stellen (Kap. 6 fol. 31 r° u. 32r° Ausgabe in den „23 Philosophen") erzählt, daß er, „als er Minister des Fürsten King 景 von Ts'i war, zur Kleidung mit zehn Fäden gewebtes Leinen (statt der im *Li ki* vorgeschriebenen fünfzehn Fäden) und zum Essen grobes Korn, fünf Eier und Tee-Gemüse(? 茗菜) nahm." Die Angabe ist aber sehr zweifelhaft, da die Texte an beiden Stellen teils *ming* 茗, teils aber 苔 *t'ai* lesen. Der letztere Ausdruck soll nach den Wörterbüchern gleichbedeutend mit *ts'ĕ kin* 紫菫 sein, eigentlich „Purpur-Veilchen", nach Bretschneider a. a. O. S. 185 *Corydalis incisa*. *Kin* wird auch im *Li ki* (Couvreur I, 624) als eßbares Gemüse erwähnt. Es ist also keineswegs sicher, ob hier überhaupt Teeblätter gemeint sind und ob die Blätter zur Bereitung eines Trankes benutzt wurden. Die Enzyklopädie *Yuan kien leï han* 淵鑑類函 von 1710, 茶 2 erwähnt auch ein *tsch'a tschou* 茶粥 d. h. „dicke Tee-Brühe" aus der älteren Zeit. Die dort weiter mitgeteilten Sagen und Erzählungen machen es eher wahrscheinlich, daß die Verwendung des Tees als Getränk in der Tat erst im 3. Jahrhundert n. Chr. aufgekommen ist, und zwar am mittleren Yang-tsĕ im Wu-Staate.

**15, 33.** Lo ku 駱谷 ist ein anderer enger und schwieriger Übergang vom Weï-Tal nach Han-tschung. Das schluchtartige Tal öffnet sich nach dem

*Yi t'ung tschi*, Kap. 178 fol. 7r⁰ südwestlich der Stadt Tschou tschi 盩厔 (westlich von Si-ngan) und hat eine Länge von etwa 250 km. Der Weg ist auch von den Truppen von Schu zu Einbrüchen in das Weï-Tal benutzt worden.

**16, 13.** Wieger a. a. O. S. 1003ff. entwirft ein falsches Bild von den Vorgängen, wenn er Têng Ngai 鄧艾 hochverräterischer Pläne beschuldigt und meint, daß die von ihm beantragte Unterwerfung von Wu nur ein Vorwand gewesen sei, damit er in Ssĕ-tsch'uan bleiben könnte. Die chinesischen Quellen, auch hier das von W. benutzte *T'ung-kien*, bieten keinerlei Anhalt hierfür. Sowohl die Lebensbeschreibung von Têng (*Weï tschi*, Kap. 28 fol. 23v⁰), wie die von seinem Gegner Tschung Hui 鍾會 (ebenda fol. 33v⁰) und ebenso das *T'ung-kien* (Kap. 87 fol. 38 v⁰) sagen, daß Têng Ngai keine Absicht gehabt habe, seinen Staat zu schädigen, daß die heimliche Anklage keine Berechtigung gehabt habe, und daß er durchaus zum Angriff auf Wu entschlossen gewesen sei. Durch ein Edikt von Ssĕ-ma Tschaos Nachfolger von 273 ist denn auch Têngs und seiner Familie Ehre wiederhergestellt worden (*Weï tschi*, Kap. 28 fol. 26v⁰). Daß dagegen Tschung Hui sich mit den Absichten trug, die er Têng Ngai verläumderischerweise zuschrieb, wird ausdrücklich *Tsin schu*, Kap. 2 fol. 19r⁰ vermerkt.

**17, 35.** Der Eroberungszug der Tsin gegen Wu, namentlich Wang Süns 王濬 Fahrt den Yang-tsĕ hinab und die Beseitigung der feindlichen Strom-Hindernisse, ist am lebhaftesten in dessen Lebensbeschreibung *Tsin schu*, Kap. 42 fol. 9 r⁰ff. geschildert.

## 2. Kapitel.

**20, 19.** Es kann nicht in Frage kommen, etwa in unserer Darstellung die Namen sämtlicher Kaiser und ihrer Jahresbezeichnungen ohne Rücksicht auf ihre geschichtliche Bedeutung aufzuführen. Abgesehen davon, daß dies aus sachlichen und räumlichen Rücksichten nicht angängig ist, gibt es auch so zahlreiche Listen der chinesischen Herrscher aller Dynastien nebst ihren Jahresbezeichnungen, aus denen jeder gesuchte Name und jedes Datum bequem ersehen werden kann, daß hier von einer Aufzählung der zu einem großen Teil bedeutungslosen Herrscher abgesehen werden kann. Von chinesischen Listen seien hier besonders genannt: *Li tai ti wang nien piao* 歷代帝王年表 von 1777 und *Ki Yuan pien* 紀元編 von 1871. Beide sind von mir vorzugsweise benutzt. Andere ähnliche Listen sind bei Wylie, *Notes* S. 58 angegeben. Von europäischen Listen ist die beste und vollständigste die von C. Arendt, *Synchronistische Regententabellen zur Geschichte der chinesischen Dynastien* in den Mittlg. d. Sem. f. Orient. Spr. Jahrg. II (1899), S. 152ff., Jahrg. III, S. 1ff. und Jahrg. IV, S. 114ff. Hier finden sich auch weitere Angaben über das *Ki yuan pien*. Eine weniger vollständige Liste hat Mayers seinem *The Chinese Reader's Manual* auf S. 361ff. angefügt. Sehr bequem für das Aufsuchen der Jahresbezeichnungen sind die *Synchronismes*

*Chinois* von Mathias Tchang S. J. (Nr. 24 der Variétés Sinologiques). Außerdem haben verschiedene Geschichtswerke und Wörterbücher Kaiserlisten als Anhang.

**21, 19.** Der Ausdruck *tschung tschêng* 中正 ist alt, er kommt im *Yi king* und im *Li ki* vor. Nach *Tsin schu*, Kap. 3 fol. 2r⁰ wurde im Jahre 266 in Weï (Tsin) bestimmt, daß die *tschung tschêng* sich bei ihrer Auswahl von sechs Vorbedingungen leiten lassen sollten, die von den Kandidaten erfüllt sein müßten. Die letzteren müßten sich auszeichnen durch: 1. Treue und Hingebung ohne Rücksicht auf die eigene Person, 2. Ehrfurcht und Unterordnung in Erfüllung aller Ordnungen, 3. Freundlichkeit gegenüber den Brüdern, 4. Persönliche Sauberkeit und unermüdliche Bescheidenheit, 5. vorbildliche Wahrhaftigkeit und Rechtschaffenheit, 6. wissenschaftliche Tüchtigkeit. Hiernach sollten sittliche Vorzüge den intellektuellen vorangehen.

**21, 43.** Biot, der in seiner *Histoire de l'instruction publique en Chine* S. 212f. eine Inhaltsangabe von Liu Fus 劉馥 Bericht gibt, hat statt „über zwanzig Jahre" „über zehn Jahre", so liest auch in der Tat der von ihm benutzte Text in Ma Tuan-lins 馬端臨 *Wên hien t'ung k'ao* 文獻通考 (13. Jahrhundert), Kap. 41 fol. 1v⁰, aber die Lesart des *Weï tschi* 二十餘年 ist entschieden vorzuziehen. Liu Fu rückte nach seiner Lebensbeschreibung erst um 223 in höhere Stellungen auf und starb im Jahre 254. Ma Tuan-lin selbst sagt, daß der Bericht in der Periode 正始 (240—248) entstanden sei; „über zehn Jahre" nach 224 könnte zur Not 240 sein, aber sehr viel wahrscheinlicher ist das Jahr 245 oder 246.

**23, 22.** Die *kuo tsĕ* 國子, „Staatsöhne", die nach dem *Tschou-li* vom *schi schi* 師氏, dem „Hofmeister", unterrichtet werden, erklärt Tschêng Hüan zu Kap. 13 fol. 6v⁰ als „die Söhne der höchsten Würdenträger" 公卿大夫. Der Unterricht erstreckt sich auf die „drei Leistungen", Musik, kultische Tänze und Riten. Vergl. Biot, *Le Tcheou-li* I, 291ff., II, 28f., 41, 218. Das *Li ki* (Couvreur I, 479) beschreibt ebenfalls den Unterricht der *kuo tsĕ*, nennt aber ihre Hauptlehrer seltsamerweise *schu tsĕ* 庶子 oder *tschu tsĕ* 諸子, Ausdrücke, die sonst eine ganz andere Bedeutung haben. Ma Tuan-lin (Kap. 41 fol. 1v⁰) will wissen, daß durch eine Verfügung von 291 den Söhnen der Beamten vom 5. Grade aufwärts der Eintritt in das *kuo hüo* 國學 gestattet worden sei. Eine Quelle dafür ist aber nicht angegeben.

**24, 14.** Eine Geschichte der „Sieben Weisen vom Bambushain" *(tschu lin ts'i hien* 竹林七賢) läßt sich aus den kulturgeschichtlich sehr interessanten Lebensbeschreibungen der einzelnen Mitglieder des Bundes *Tsin schu*, Kap. 49 gewinnen. Alle Namen sind aufgeführt in der Lebensbeschreibung von Ki K'ang 嵇康 a. a. O. fol. 12r⁰.

**24, 36.** Über die Rangordnung zur Ts'in- und Han-Zeit s. Näheres bei Chavannes, *Mém. hist.* II, 527ff.

**26, 8.** Die verwickelte Geschichte der *schang-schu* 尙書 und ihrer Verwaltungsgebiete *(ts'ao* 曹), des *schang-schu t'ai* 尙書臺 oder *tschung t'ai* 中臺, des *pi-schu* 祕書, des *tschung-schu* 中書 und des *tschung-schu schêng*

中書省 (*schang-schu* bezeichnet auch die Personen, *tschung-schu* nur die Behörde) ist aus den Angaben von *Tsin schu*, Kap. 24 fol. 8r⁰ff., *T'ung tien*, Kap. 21 fol. 8r⁰ff. u. Kap. 22 fol. 1r⁰ff., *T'ung tschi*, Kap. 52 fol. 8r⁰ff. und Kap. 53 fol. 1r⁰ff. zusammengestellt. Was K. Asakawa in seinem Werke *The Early Institutional Life of Japan*, in dem fast ein Drittel über *The Political Doctrine of China* handelt, S. 224 über die Zentralregierung zur späteren Han- und Tsin-Zeit sagt, ist sehr wenig und nicht richtig. — Das Wort *schêng* ist auf eine merkwürdige Art zu seiner später so gewichtigen Bedeutung gekommen. Im *Ts'ien Han schu*, Kap. 7 fol. 1v⁰ wird der Ausdruck *schêng tschung* 省中 für „innerer Palast" gebraucht statt des üblichen *kin tschung* 禁中. Dazu bemerkt der bekannte Archivar Ts'ai Yung 蔡邕 aus dem 2. Jahrhundert (s. I, 412): „Der Vater der Gemahlin des Kaisers Yuan 元 (48—33 v. Chr.) hatte den persönlichen Namen Kin 禁, der „tabu" war, daher sagte man *schêng tschung* statt *kin tschung*". Yen Schi-ku scheint aber einige Zweifel in die Richtigkeit dieser Erklärung zu setzen, wenigstens fügt er hinzu: „*schêng* heißt aufpassen (*tsch'a* 察). Der Name will also sagen, daß jeder, der diese Stätte betritt, aufpassen und gut hinsehen soll und nicht gedankenlos eintreten darf". Der Ausdruck *schêng tschung* hat sich jedenfalls nicht erhalten, wohl aber das Wort *schêng* in der Verwaltungs-Terminologie. Dieser Wortwandel bei einem wichtigen Begriffe ist ein lehrreiches Beispiel für das oft tiefgreifende, oft aber auch aufschlußreiche System des „tabu" im Chinesischen. Eine sehr umfangreiche, durch eine Fülle von Beispielen beleuchtete Untersuchung über Arten, Gründe und Wirkungen des „tabu" hat der ausgezeichnete Historiker Tsch'ên Yuan 陳垣 unter dem Titel *Schi hui k'ü li* 史諱舉例 im Yenching Journal of Chinese Studies 1928, Heft 4, S. 537ff. veröffentlicht. Auch der hier vorliegende Fall ist auf S. 556 erwähnt. Unabhängig davon ist E. Haenischs Aufsatz *Die Heiligung des Vater- und Fürstennamens in China* (Berichte über die Verhdlg. d. Sächs. Ak. d. W. Bd. 84. (1932) 4. Heft). Er gibt auch eine Liste der persönlichen Kaisernamen, die während der betreffenden Dynastie „tabu" waren.

26, 13. K. Asakawa a. a. O. S. 212 gibt die Zahl der Provinzen im Tsin-Reiche auf 17 an. Nach *Tsin schu*, Kap. 14 fol. 3v⁰ sind es tatsächlich 19; sie werden an dieser Stelle mit Namen aufgeführt.

26, 27. Mit welchen unmöglichen Zahlen die chinesischen Geschichtschreiber unbedenklich hantieren wenn sie über die Bevölkerung ihres Landes schreiben, zeigt sich bei der Angabe des *T'ung-kien:* 2459840 Familien soll das Tsin-Reich im Jahre 280 gezählt haben, das sei nur ein Zehntel der Bevölkerung des Han-Reiches gewesen. Hu San-sing 胡三省, der Kommentator des *Tsĕ tschi t'ung-kien* im 13. Jahrhundert, bemerkt dazu: „Zu Anfang der Periode *yuan-schi* 元始 (1 bis 6 n. Chr.) bestand die Bevölkerung aus 13233612 Familien mit 59194978 Köpfen; während der blühendsten Zeit der Han, zu Beginn der Regierung Huan tis 桓帝 (147—167), waren es 26070906 Familien mit 50066856 Köpfen. Nachdem Weï auch Schu einverleibt hatte, betrug im 4. Jahre *king-yuan* 景元 (263) die Bevölkerung einschließlich Schu 943423 Familien mit 5372891 Köpfen. Die Kopfzahl erreicht also ein Zehntel der Han-Bevölkerung, aber die Zahl der Familien erreicht sie nicht ganz". Wenn hier nicht ein Druckfehler vorhanden ist, läßt sich die Rechnung nicht verstehen: 26 Millionen Familien mit 50 Millionen Köpfen ist natürlich eine Unmöglichkeit, zumal wenn 13 Millionen Familien vorher 59 Millionen Köpfe gezählt haben sollen, d. h. etwa 4½ Mitglieder auf die Familie. Die 2½ Millionen der Tsin erreichen zwar ein Zehntel der 26 Millionen nicht ganz, aber wenn man auch nur 4 Personen auf die Familie rechnet, erhält man immer schon ein Fünftel der Kopfzahl der Han-Zeit. Eine Vermehrung der Bevölkerung auf das Doppelte innerhalb von 146 Jahren ist möglich, aber ein Absinken auf ein Zehntel in 133 Jahren kaum glaublich. Die Zahlen von 263 können sich nur auf Weï und Schu ohne Wu beziehen; die rund 950000 Familien würden aber das Zehntel der 13 Millionen von 1 n. Chr. längst nicht erreichen, während man für die Kopfzahl von rund $5^1/_4$ Millionen die unmöglichen 50 Millionen von 147 heranziehen müßte, wenn das Zehntel zutreffen sollte. Leider sagt Hu San-sing auch nicht, woher er seine Zahlen hat; die Bevölkerungslisten des *Han schu* in Kap. 28a und 28b ergeben für das 2. Jahr *yuan-schi* (2 n. Chr.) rund 11150000 Familien. Es ist ein hoffnungsloses Unternehmen, mit den chinesischen Zahlenangaben, auch wenn sie sich noch so genau gebärden, zu einer Schätzung zu gelangen. Vergl. Anm. zu II, **321,** 32.

**28,** 28. Auf den Namen Po-tʻiao 波調, alte Aussprache Pâ-tʻiu als Wiedergabe des indoskythischen Königsnamens Bazadeo = Vāsudeva hat schon Parker in *The Imperial and Asiatic Quarterly Review* 1902, S. 384f. hingewiesen. Ein Vāsudeva kommt unter den Namen der Kuṣān- oder indoskythischen (= Yüe-tschi-)Könige um diese Zeit in der Tat vor. Nach Vincent A. Smith , *The Early History of India* S. 255 soll er der letzte der großen Kuṣān-Könige gewesen, und mit seinem Tode, der gleichzeitig mit dem Emporkommen der Sassaniden in Persien gewesen wäre, das Reich der Indoskythen auseinandergebrochen sein (a. a. O. S. 202). Beide Ereignisse hätten im Jahre 226 stattgefunden (a. a. O. und S. 259). Damit wäre natürlich, die Richtigkeit der Identifikation der Namen vorausgesetzt, die chinesische Angabe nicht zu vereinigen. Es müßte also auf einer Seite ein Irrtum vorliegen, oder aber, da es mehrere Vāsudevas gibt, sich um einen anderen handeln. Vgl. auch Chavannes' Bemerkung dazu in Tʻoung Pao Ser. II Bd. V, S. 489f.

**31,** 41. Ich gebrauche den Ausdruck „Horde" für das chinesische *pu* 部, weil er angemessener als „Stamm" oder dergl. ist. „Horde" ist nichts anderes als das alte türkische Wort *ordu*, das „Lager" bezeichnet. Es ist aus dem Türkischen in das Persische und dann in das Hindustani *(urdu)* übergegangen. Im Mongolischen ist es als *ordo* noch erhalten, vermutlich hängt auch der Name des Ordos-Gebietes damit zusammen; auch im Russischen lebt er als *orda* weiter. Das h von „Horde" in den abendländischen Sprachen scheint willkürlich. „Goldene Horde" als Bezeichnung für die Tartaren an der Wolga bedeutet „Königliches Lager" oder „Palast". Näheres in Yule und Burnell, *Hobson-Jobson* S. 639f. unter *oordoo* und bei Pelliot in T'oung Pao Bd. XXVII, S. 208ff. Mit „Stammesgruppe" habe ich das in diesen Texten oft gebrauchte Wort *lo* 落 wiedergegeben, das nach K'ang-hi bedeutet: „ein Ort, wo eine Gruppe von Menschen wohnt", 人所聚居.

**32,** 9. Der Text des *Tsin schu* sagt, daß die Hiung-nu von außerhalb der Grenzwälle „in Ho-si 河西, unter den Wällen des alten Yi-yang 宜陽" angesiedelt wurden. Ich weiß nicht, was mit dem „alten Yi-yang" gemeint ist, und die Verfasser der großen geographischen Werke scheinen es auch nicht gewußt zu haben. An das heutige Yi-yang in Ho-nan, südlich von Ho-nan hien (vergl. auch Chavannes, *Mém. hist.* I, 306 Anm. 1 und II, 76 Anm. 2) kann natürlich nicht gedacht werden. Ho-si ist ein wenig bestimmter Begriff, man sollte aber hier an die Gebiete des nördlichen Schen-si denken, südlich von der Gegend, wo die alte Grenzmauer verlief (s. I, 242).

**32,** 31. Eine Übersicht über die Ansiedlung der fremden Volkstämme in den Nordprovinzen zur Han- und Tsin-Zeit und über die damit verbundenen Gefahren gibt auch das historisch-geographische Werk *Tu schi fang yü ki yao* Kap. 3 fol. 18r°ff.

**32,** 43. Wieger in seinen *Textes historiques* S. 1000 weiß zu erzählen, daß die Sien-pi an der Quelle des Jenissei und der Lena in Sibirien gesessen hätten, daß sie dann zum Baikal-See vorgedrungen seien und schließlich die verlassenen Gebiete der Hunnen, das Orkhon-Tal und die Ebene der östlichen Mongolei, in Besitz genommen hätten. Das könnte die Annahme stärken, daß die Sien-pi Türken seien. Indessen ist Wiegers Schilderung ein reines Phantasiegebilde, das durch keine chinesische Quelle gestützt wird. Nicht einmal das *T'ung-kien*, das er seinen Erzählungen zu Grunde legt (unter 景元 2. Jahr), weiß davon etwas, von den älteren Werken ganz zu schweigen. Ssĕ-ma Kuang sagt, der Häuptling des So-t'ou 索頭-Stammes von den Sien-pi, der T'o-pa Li-weï 拓跋力微, habe im Jahre 261 seinen Sohn zur Audienz geschickt. Seine Vorfahren hätten in den Wildnissen des Nordens gesessen, seien dann nach Süden zu dem „großen Sumpf", 大澤, und später abermals nach Süden in die ehemaligen Gebiete der Hiung-nu vorgedrungen. Was mit dem „großen Sumpf" gemeint ist, wissen wir nicht, Ssĕ-ma Kuang hat es vermutlich auch nicht gewußt, aber sicherlich nicht der Baikal-See, der im Chinesischen immer *peï hai* 北海, das „Nordmeer", heißt und den man kaum als einen „Sumpf" bezeichnen wird. Die ältesten Berichte, die wir über die Sien-pi haben, finden sich, wie schon früher erwähnt, in dem verlorengegangenen älteren *Weï schu* (s. Anm. zu I, **328,** 25) und in dem (später entstandenen) *Hou Han schu*, Kap. 120 fol. 6r°ff. Diese beiden aber wissen nichts von solchen Süd-Wanderungen, sondern sagen, daß die Wohnsitze der Sien-pi im Osten an den Liao-Fluß gegrenzt hätten, daß ihre Sprache mit der der Wu-huan übereinstimme und daß sie, ebenso wie diese, Tung-Hu-Völker seien. Demgegenüber können Angaben aus dem 11. Jahrhundert nichts bedeuten. Nord-Süd-Wanderungen hätten sich höchstens in viel früherer Zeit im Osten, in den Gebieten der östlichen Mongolei, abspielen können, und unter dem „großen Sumpf" wäre dann der Dalai nor oder der Buir nor oder ein anderer Steppensee zu verstehen, schilfige Wasserflächen, die weit mehr Sumpfartiges haben als der Baikal-See. Da die T'o-pa *(So-t'ou,* d. h. „Wickelkopf" ist vermutlich ein chinesischer Spottname) nach den chinesischen Quellen von den Sien-pi nicht zu trennen sind, können sie nicht vom Norden, sondern als Tung Hu nur vom Osten gekommen sein.

**33,** 33. Zu Mu-jung Weï 慕容廆, vergl. Giles, *Biogr. Dict.* No. 1545. (Dort ist der Name Mu-jung Hui umschrieben. Das Zeichen hat allerdings für gewöhnlich den Laut *hui*, ist aber nach dem K'ang-hi-Wörterbuch in dem vorliegenden Namen 五 + 賄 = 頠 *weï* zu sprechen.) Die Lebensbeschreibung im *Tsin schu* macht einige merkwürdige Angaben über die Herkunft des Sien-pi-Geschlechtes der Mu-jung. Es heißt dort (Kap. 108 fol. 1r°): „Seine Vorfahren waren Abkömmlinge der Hiung-Fürsten (熊 „Bär", so hieß auch der Stammesname der Fürsten von Tsch'u, s. I, 142). Seit Generationen wohnten sie im Lande der nördlichen I (夷)-Barbaren, ihr Fürstensitz war in der Wildnis von Tsĕ-mêng 紫蒙 (?). Ihre Bezeichnung war Tung Hu 東胡. Später waren sie den Hiung-nu um mehr als 200000 Bogenschützen überlegen ... Den Namen Sien-pi hatten sie von einem Berge entlehnt. Der Urgroßvater (von Mu-jung Weï), Mo-hu-pa 莫護跋, hatte im Anfang der Weï-Herrschaft seine Stammesverbände nach Liao-si geführt und dort angesiedelt. Dann hatte er dem Kaiser Süan 宣 ti (Ssĕ-ma I) bei der Bekämpfung von Kung-sun Yuan 公孫淵 (s. II, 12) Gefolgschaft geleistet und war wegen seiner Verdienste hierbei mit dem Titel *Schuai-yi wang* 率義王 (d. h. „der Gerechtigkeit folgender Fürst") ausgezeichnet worden. Damals richtete er seinen (Vasallen-)Staat nördlich von Ki-tsch'êng 棘城 (in Tsch'ang-li 昌黎) ein. Zu jener Zeit wurden in Yen 燕 und in Tai 代 (nördliches Ho-peï und nordöstliches Schan-si) von den Leuten vielfach Mützen mit „Schüttelblumen" (*pu yao* 步搖 eigentlich „beim Gehen schüttelnd", es waren aus Silberschnüren gedrehte Blumenstengel, die von den Frauen in's Haar gesteckt wurden und beim Gehen sich hin und her bewegten, *Ts'ĕ-yuan*) auf dem Kopfe getragen. Als Mo-hu-pa sie sah, mochte er sie gern, er band sein Haar zusammen und bedeckte es mit einer solchen Mütze, die Stammesverbände nannten ihn deshalb *pu-yao.* Diese Laute wurden später irrtümlicherweise in *mu-jung* umgewandelt. Andere sagen wieder, der Ausdruck bedeute: nachstreben *(mu)* dem Wirken der beiden Urkräfte *(yang* und *yin,* Himmel und Erde) und übernehmen das Bild *(jung)* der drei Gestirne (Sonne, Mond, Planeten), und sei so zum Namen des Geschlechts geworden." Von diesen drei Erklärungen ist jede so viel wert wie die anderen. Dagegen findet sich eine sehr viel ansprechendere in den bereits früher erwähnten (s. Anm. zu I, **328,** 25) „Untersuchungen über die Sprache der Sien-pi" von Fang Tschuang-yu im Yenching Journal of Chinese Studies 1930, Heft 8, S. 1436ff. Fang weist darauf hin, daß die

Silben *baga* in dem mongolischen *bagatur* und dem alttürkischen *baga* im *Weï schu* und *T'ang schu* durch 莫賀 *mo-ka* wiedergegeben werden. Die Laute von 莫 *mo*, japan. *baku* und 慕 *mu*, japan. *bo* liegen dicht bei einander, also muß auch das letztere eine Sien-pi-Silbe *ba* vertreten. Wenn nun der einheimische Name auch mit dem chinesischen *pu-yao* vertauscht werden konnte, muß Mu-jung stark an das letztere angeklungen haben. Also deutet auch dies auf ein anlautendes *ba*, und der Name muß etwa *ba-yung* gelautet haben. Fang glaubt darin den alten Fürstentitel der nördlichen Steppenvölker *bayan* wiederzuerkennen, der bei den Tungusen und später bei den Mongolen und Türken viel gebraucht sei und „glücklich" bedeute. Er kommt auch als *bayin* und *bain* vor. Auch die chinesischen Umschreibungen *mo-yü* 莫輿, *mu-yü* 慕|, *mu-yü-kên* ||根 und *po-yang wang* 白羊王 (*Schi ki*, Kap. 110 fol. 20v⁰) führt Fang auf dasselbe Wort zurück.

**34,** 28. Kuan-k'iu Kien 毌丘儉 hatte dank den Verdiensten seines Vaters unter Ts'ao P'eï einen raschen Aufstieg hinter sich und verfügte selbst über bedeutende Fähigkeiten. Die Geschichte seiner Tätigkeit in den koreanischen Grenzgebieten findet sich in seiner Lebensbeschreibung *Weï tschi*, Kap. 28 fol. 5v⁰f. Kuan-k'iu ist ursprünglich ein alter Landschaftsname in Schan-tung. Kuan-k'iu Kiens Kämpfe gegen Kao-kou-li sind eingehend dargestellt in der Abhandlung von Hiroshi Ikéuchi, *The Chinese Expeditions to Manchuria under the Wei Dynasty* in Memoirs of the Research Departement of the Tōyō Bunko No. 4, S. 71ff.

**35,** 35. Über die Kämpfe der Römer mit den Germanen und das Verhalten der letzteren auf den beiden Rheinufern ist Näheres bei Mommsen, *Römische Geschichte* V, 24ff. und 110ff. zu finden.

**41,** 3. Die Hauptquellen für die Geschichte des Hiung-nu-Geschlechtes der Liu 劉 und ihres Staates sind das *Schi leo kuo tsch'un-ts'iu* (s. Anm. zu II, **3,** 39), Kap. 1 bis 10 (in der Ausgabe der *Han Weï ts'ung schu* die ersten drei Abschnitte) und *Tsin schu*, Kap. 101 bis 103. Alle drei stimmen meist wörtlich überein; wo das Original zu suchen ist, bleibt eine offene Frage.

**41,** 5. Das *Tsin schu* schreibt statt Liu Yuan 劉淵 den Namen Liu Yuan-hai 劉元海, da 淵 der persönliche Name des Kaisers Kao tsu von der T'ang-Dynastie war, unter der das *Tsin schu* entstand.

**43,** 5. Die Lage von Tso-kuo tsch'êng 左國城 ist mit einiger Sicherheit nachzuweisen. Der Kommentator des *T'ung-kien*, Hu San-sing, bemerkt zu dem Namen (Kap. 85 fol. 37v⁰): „Nach Tu Yus 杜佑 *T'ung tien* war in Li-schi 離石 der Sitz Tso-kuo tsch'êng des südlichen Schan-yü. Wenn auch Liu Yuan (der doch Schan-yü war) erst nach Tso-kuo übersiedelte, so muß dies doch wohl im Gebiet von Li-schi gewesen sein". Das *Ta Ts'ing yi t'ung tschi*, Kap. 105 fol. fol. 5v⁰ übernimmt diese Angabe und erklärt: „Tso-kuo tsch'êng war etwas über 20 *li* nördlich von Yung-ning tschou 永寧州. Nach dem *T'ung tien* war Tso-kuo tsch'êng im Norden des Kreises Li-schi hien." Es ist mir nicht gelungen, eine solche Angabe im *T'ung tien* aufzufinden. Kap. 194 fol. 1v⁰ heißt es, daß „Wu ti von Weï die fünf Horden abteilte und in Si-ho 西河 die Präfekturen Li-schi u. a. einrichtete", und das Kapitel über die Südlichen Hiung-nu im *T'ung tien* (Kap. 195 fol. 5v⁰ ff.) gibt eingehende Berichte über die mehrfachen Verlegungen des Sitzes des südlichen Schan-yü, aber als letzte die von 49 n. Chr. nach Meï-tsi 美稷 in Si-ho. Meï-tsi lag nach dem *Tu schi fang yü ki yao*, Kap. 42 fol. 2v⁰ zur Han-Zeit nordwestlich von Fên-tschou 汾州 in Schan-si. Der Name Li-schi kommt schon im 3. Jahrhundert v. Chr. vor (*Schi ki*, Kap. 4 fol. 36r⁰). Der Ort gehörte seit der Han-Zeit zu der Präfektur Si-ho und entspricht dem modernen Yung-ning west-nord-westlich von Fên-tschou. „Hier begann Liu Yuan seinen Aufstand", sagt das *Fang yü ki yao*. Ich weiß hiernach nicht, wie Hu San-sing zu seiner Behauptung gekommen ist. Indessen deuten sowohl der angebliche wie der wirklich nachweisbare Name im *T'ung tien*, Li-schi und Meï-tsi, für den Sitz des südlichen Schan-yü in die gleiche Gegend bei Yung-ning, das heute wieder Li-schi hien heißt, nordwestlich von Fên-tschou. Hier werden wir also Tso-kuo tsch'êng zu suchen haben, dessen Name sonst in der Literatur nicht vorkommt. Das *T'ung tien*, Kap. 179 fol. 2r⁰ behauptet, in einem gewissen Gegensatz zu den ihm zugeschriebenen Angaben, unter Tsin tschou 晉州, daß „hier Liu Yuan sich als Han bezeichnete, den Thron sich anmaßte und seine Hauptstadt errichtete". Tsin tschou ist das heutige Lin-fên hien 臨汾 oder P'ing-yang 平陽 am Fên ho. So sehr viel wahrscheinlicher es an sich wäre, daß Liu Yuan an diesem schon im hohen Altertum bekannten Orte seine Hauptstadt errichtete, statt in dem entlegenen Li-schi, so geben doch weder das *Tsin schu* noch das *Schi leo kuo tsch'un-ts'iu* irgend einen Anhalt dafür, im Gegenteil sprechen beide wiederholt von Li-schi als der Hauptstadt, und das *Tsin schu*, Kap. 101 fol. 8r⁰ sagt ausdrücklich unter dem Jahre 308, daß „Liu Yuan damals (also vier Jahre später) seine Hauptstadt nach P'ing-yang verlegte".

**43**, 12. Es ist auffallend, daß Liu Yuan den Titel *Han wang* 漢王 „König von Han" wählt. Das *Schi leo kuo tsch'un-ts'iu* in *Han Weï ts'ung schu*, Abschn. I, fol. 3r⁰, fügt hinzu: „er hielt es für richtig, von der Bezeichnung *huang-ti* (Kaiser) abzusehen". Offenbar wollte er zunächst ein ausreichendes Maß wirklicher Macht erwerben, ehe er den höchsten Titel führte.

**43**, 43. Mathias Tschang nennt in den *Synchronismes chinois* S. 183, Schi Lo 石勒 „brigand de profession". Das ist ein sehr hartes Urteil, das weder den Zeitumständen noch der Geschichte des Mannes gerecht wird.

**45**, 39. Der erste, so folgenschwere Einmarsch der T'o-pa in Schan-si ist geschildert im 1. Kapitel des *Weï schu*, den Annalen der späteren mächtigen Dynastie des Nordens.

**46**, 37. Als erste der großen Bücherkatastrophen, in denen das im Kaiserpalast aufgespeicherte Schrifttum vernichtet wurde, gilt in der orthodoxen Geschichtschreibung die „Bücherverbrennung" von Schi huang-ti (s. I, 247 ff.), als zweite die Zerstörung von Tsch'ang-ngan bei der Vernichtung von Wang Mangs Herrschaft im Jahre 23 n. Chr. (s. I, 385). Näheres über die Bücherkatastrophen hat Wylie, *Notes* S. III ff. der Einleitung.

**48,** 15. Das Verhältnis von Wang Mi 王彌 und Schi Lo 石勒 erscheint in verschiedenem Lichte und dem entsprechend auch die blutige Tat Schi Los, je nachdem man die Angaben in der Lebensbeschreibung des ersteren (*Tsin schu*, Kap. 100 fol. 3v$^{0}$f.) oder in der des letzteren (a. a. O., Kap. 104 fol. 8r$^{0}$ff) zugrunde legt.

**49,** 42. Die für die ganze damalige politische Lage in Schan-si und Ho-peï, besonders für das Verhältnis der Chinesen zu den dort siedelnden Fremdvölkern kennzeichnende Geschichte von dem Kampfe und Untergange Liu Kuns 劉琨 ist ausführlich dargestellt in der Lebensbeschreibung des letzteren in Kap. 62 des *Tsin schu.*

**50,** 27. Das *Schi leo* . . . (Ausgabe von 1781 — s. Anm. zu II, **3,** 39 —, wie auch bei den folgenden Zitaten) gibt im 4. Kap. sehr eingehende Schilderungen von den letzten Vorgängen in P'ing-yang während des Jahres 317, doch scheint hier viel romantische Ausschmückung verwendet worden zu sein.

**51,** 7. Die Eingaben, die von den Würdenträgern von Tsin angeblich an Ssĕ-ma Jui 司馬睿 gerichtet wurden, um ihn zur Thronbesteigung zu veranlassen, finden sich im 6. Kapitel des *Tsin schu* fol. 2v$^{0}$ff. und 7r$^{0}$f.

**51,** 28. Der Name Kien-ye 建業 oder 鄴 für Nanking wurde von Yuan ti 元帝 in Kien-k'ang 建康 umgewandelt, weil Ye 鄴 der persönliche Name des Kaisers Min ti 愍帝 war. Vergl. Anm. zu II, 8, 29.

**53,** 19. Näheres über diese Lehre des Konfuzius und die Stellung der Konfuzianer dazu siehe in meinen *Studien zur Geschichte des konfuzianischen Dogmas* S. 276ff. und 288.

## 3. Kapitel.

**54,** 24. Die Benennungen „westliches" und „östliches Tsin" dürften erst zur Sung-Zeit aufgekommen sein. Ssĕ-ma Kuang hat sie noch nicht, dagegen findet sich im *T'ung tschi* am Schlusse des Kapitels 10a die Bemerkung: „Die vorstehend behandelte Zeit von dem Regierungsantritt Wu tis 武帝 bis zu Min ti 愍帝, d. h. im ganzen 52 Jahre, bildet die Periode des westlichen Tsin, mit der Regierung Yuan tis 元帝 in Kiang-tung 江東 beginnt das östliche Tsin". Es scheint freilich nicht sicher, ob die Bemerkung von dem Verfasser Tschêng Ts'iao 鄭樵 (Mitte des 12. Jahrhunderts) selbst herrührt. Das *K'ao tschêng* 考證 zum *Kang-mu* (eins der sieben Kommentarwerke, s. I, 268) von 1359 zu 建武 1. Jahr 3. Monat gebraucht den Ausdruck „östliches Tsin" ohne weitere Erklärung. Im *Kang kien yi tschi lu* 綱鑑易知錄, einem Auszug aus dem *T'ung-kien kang-mu* von 1711, sagt eine Glosse zwischen den Abschnitten über das „westliche" und über das „östliche Tsin" in Kap. 31 fol. 5r$^{0}$: „Die Hauptstadt wurde Kien-k'ang in Kiang-tung, daher der Name östliches Tsin". Daß bei der Wahl dieser geographisch schwer zu rechtfertigenden Bezeichnungen nicht Erwägungen weltanschaulich-politischer Art mitgesprochen haben sollten, ist mir sehr unwahrscheinlich. Wie scharf und mit welcher Ablehnung der Wirklichkeit die Konfuzianer zwischen der Zeit bis zum Ende der Tsin-Dynastie als einer Zeit der (fingierten) Reichseinheit und der dann folgenden Periode der Süd- und Nord-Dynastien ohne Zentralherrscher scheiden, zeigt Hu San-sing in einer Bemerkung zu *T'ung-kien*, 永 初 (von der Sung-Dynastie des Südens) 1. Jahr, in der er behauptet, Ssĕ-ma Kuang habe während der Zeit, wo „die Tsin das Weltreich besaßen", eine andere Terminologie für die Herrscher der verschiedenen Staaten angewandt als jetzt (d. h. von 420 ab), wo „er die Methode für Einzelstaaten (列 國) befolge". Und das *Yi tschi lu* führt in einer Vorbemerkung zu dem Abschnitt über die Sung-Dynastie (des Südens) die Thronfolge von der Tsin-Dynastie über die Südstaaten bis zur Tsch'ên陳-Dynastie (s. II, 176ff.), im Norden von der Weï-Dynastie (s. II, 182ff.) bis zur Sui-Dynastie, die Nordstaaten vor den Weï bleiben außer Betracht, ebenso werden in den Geschichtswerken, selbst im *T'ung tschi*, nur die von 420 ab bestehenden Staaten als solche behandelt, Tschu Hi unterscheidet sogar in seinen *fan li* 凡 例 (der „Gebrauchsanweisung") zum *Kang-mu* ausdrücklich zwischen den „Rebellen"-Staaten im Tsin-Reiche vor 420 und den „zwischen Tsin und Sui bestehenden Teilstaaten" als zu Recht bestehenden, obwohl es zum Teil dieselben sind!

**56, 29.** Die Frage nach der Volkszugehörigkeit des Kin Tschun 靳 準 ist nicht unerheblich, aber nicht mit Sicherheit zu beantworten. Wieger, *Textes historiques* S. 1072, erklärt ihn für einen Chinesen, das *Tschung kuo jen ming ta ts'ĕ tien* für einen Hiung-nu, beide ohne Angabe einer Quelle. Die Handlungsweise und die Reden des Mannes deuten jedenfalls auf chinesische Herkunft als das Wahrscheinlichere. Er läßt nach dem *Schi leo ...*, Kap. 4 fol. 12r⁰ und dem *T'ung-kien*, 大 興 1. Jahr 6. Monat dem Tsin-Kaiser melden, daß „das kümmerliche Gesindel vom Geschlechte *Tsch'u-ko* 屠 各 Liu Yuans infolge der Unruhen im Reiche der Tsin sich ungesetzlicherweise den Auftrag des Himmels angemaßt und zwei Kaiser habe im geheimen verschwinden lassen; er bäte, die Särge in Empfang nehmen zu lassen usw." Es ist kaum anzunehmen, daß ein Hiung-nu sich so über sein eigenes Volk ausgelassen haben würde, viel natürlicher erklären sich solche Reden wie Handlungen durch die Verachtung, mit der der Chinese auf die „Barbaren" heruntersah. Es muß chinesische Untertanen genug im Staate der hunnischen Han gegeben haben, und auch die Damen des Harems werden vorzugsweise aus den Chinesinnen ausgesucht worden sein. — Das Wort *Tsch'u* (so ist das Zeichen 屠 hier zu sprechen)-*ko* ist hunnisch, aber nicht näher zu erklären. Im *Hou Han schu*, Kap. 103 fol. 11v⁰, wo es zum erstenmal erscheint wird dazu bemerkt: *tsch'u-ko* ist eine hunnische Bezeichnung (胡 號), und Hu San-sing gibt im *T'ung-kien*, 延 熹 (Spätere Han-Dynastie) 1. Jahr 12. Monat an: „*tsch'u-ko* ist eine besondere Abart der Hiung-nu". — Für den Ausdruck *t'ien wang* 天 王 im *Schi leo ...*, im *Tsin schu*, Kap. 102 fol. 25r und im *T'ung-kien* liest der Text des *Schi leo ...* in den *Han Weï ts'ung schu*, *Liu Yuan* fol. 7v⁰ *ta wang* 大 王, was vieles für sich hat.

Das *Fa-ming* zum *Kang-mu*, 大興 1. Jahr 10. Monat, schließt folgende Betrachtung an den Bericht über die Taten des Kin Tschun: „Der Herrscher Chinas ist vom Himmel eingesetzt. Ob er in Freude oder in Trauer ist, ob er bestehen bleibt oder zugrunde geht, das fließt dahin mit dem Strome des Alls. Wenn aber ein Liu Ts'ung 劉聰 mit seinen Hiung-nu-Kreaturen sich seiner zu bemächtigen wagt und ihn in Elend und Schande bringt, so macht er sich schuldig nicht nur gegenüber dem Mittelreich, sondern auch gegenüber dem Herrscher seiner Zeit, ja in Wirklichkeit gegenüber dem Herrn des Himmels. So lieh der Himmel dem Kin Tschun seine Hand, daß er des Verbrechers Geschlecht hinschlachtete und seinen Leichnam vergewaltigte; bis an seines Vaters Gebeine drang das Verderben, und Feuer erreichte den Tempel seiner Ahnen. Wahrlich die Vergeltung, die der Himmel an Liu Ts'ung übte dafür, daß er zwei Kaiser schändete, entspricht wohl der Größe seiner Schuld. Wo des Himmels Gesetz so offenbar wird wie hier, da müssen die Nachkommen von Furcht ergriffen werden." Auch den Dogmatikern des 13. Jahrhunderts war hiernach ein völkisches Empfinden noch lebendig.

57, 19. Aus der Fassung des überall gleichlautenden Textes (*Tsin schu*, Kap. 104 fol. 24v⁰, *Schi leo* . . ., Kap. 12 fol. 20v⁰ und *T'ung-kien* a. a. O. 11. Monat fol. 16v⁰) ist nicht zu ersehen, ob die hundert Personen lebendig oder tot mit Liu Ts'an 劉粲 begraben wurden.

58, 31. Es ist ein Irrtum, wenn Grosset, *Histoire de l'Extrême-Orient* I, 247, angibt, Tschao 趙 sei der Name des „Hiung-nu-Clans" gewesen, der „sich von 304 ab Schan-sis bemächtigt habe".

59, 13. Nach *Schi leo* . . ., Kap. 76 fol. 1r⁰ stammten die Li 李 aus Lüo-yang 略陽 nordwestlich von Han-tschung. Ihre Vorfahren aber hatten in Pa-si 巴西, der Gegend von Pao-ning 保寧, in Ssĕ-tsch'uan gesessen und waren Ts'ung schi 賨氏. Dieser Ausdruck wird in den Wörterbüchern mit Pa-yi 巴夷 gleichgesetzt, dem Namen eines Thai-Volkes, das zu der nördlichen Gruppe dieser Familie gehört und später an den Grenzen von Yün-nan angetroffen wird, im 3. und 4. Jahrhundert aber offenbar viel weiter nördlich wohnte, wie denn auch das *Schi leo* . . . sagt: „Vor Alters war die Provinz Pa Land der Man der südlichen Stämme". Vergl. F. W. K. Müller, *Vocabularien der Pa-yi und Pa-po-Sprachen* in T'oung Pao Bd. III, S. 1ff.

60, 10. Die Gründung des Staates Tsch'êng 成 in Ssĕ-tsch'uan durch Li T'ê 李特 und Li Hiung 李雄 wird eingehend geschildert in den Lebensbeschreibungen der beiden im *Tsin schu*, Kap. 120 und 121, sowie im *Schi leo* . . ., Kap. 76 und 77 und in mehreren Abschnitten des *Hua-yang kuo tschi* 華陽國志, einer Sammlung von Aufsätzen über Geschichte und Landeskunde von Ssĕ-tsch'uan. Das zuletzt genannte Werk stammt von Tsch'ang K'ü 常璩, einem Beamten im Tsch'êng-Staate um die Mitte des 4. Jahrhunderts, der also den Vorgängen dort persönlich nahe stand. Hua-yang bedeutete zu der damaligen Zeit eine Gegend zwischen Tsch'êng-tu und Han-tschung. Das Werk ist nur in stark verkürzter und wohl auch mehrfach veränderter Form auf uns gekommen, wie sie zur Sung-Zeit festgestellt wurde. Siehe *Ssĕ k'u* ..., Kap. 66 fol. 5v⁰ff. Über den ersten Namen des Staates bestehen für den Herausgeber des *Schi leo* ... anscheinend Zweifel. Er bemerkt zu Kap. 177 fol. 8r⁰: „Das *Hua-yang kuo tschi* gibt den Namen des Staates (國 號) als T'ai Wu 太 武". Tatsächlich heißt es in diesem Werke, 李 志 fol. 2r⁰ von Li Hiung: 建 元 太 武 und wenige Zeilen später: 改 元 晏 平 (306). Die erste Stelle sagt also: „er nahm die Jahresbezeichnung *t'ai-wu* an," die zweite: „er änderte (nach Annahme des Kaisertitels) die Jahresbezeichnung in *yen-p'ing* um," aber im *Tsin schu*, Kap. 121 fol. 1v⁰ heißt es ebenfalls, nachdem Li Hiung den Titel „König von Tsch'êng-tu" angenommen hat: 建 元 爲 建 興 d. h. „als Jahresbezeichnung nahm er *kien-hing*" (304) und fol. 2r⁰: 改 年 曰 太 武, d. h. „er änderte die Jahresbezeichnung in *t'ai-wu* um" (im Jahre 306). Überliefert ist allerdings eine solche Bezeichnung *t'ai-wu* nicht, vielmehr heißt das Jahr 305 *kien-hing* und das Jahr 306 *yen-p'ing*. Offenbar hat Li Hiung zuerst die Bezeichnung *t'ai-wu* angenommen, dann sie aber sehr bald wieder fallen lassen. Den Namen des Staates gibt *Schi leo* ..., Kap. 77 fol. 8r⁰ als Ta Tsch'êng 大 成 an, und dies ist auch der allgemein übliche. Ich glaube nicht, daß das *Hua-yang kuo tschi* etwas anderes gemeint hat. Hu San-sing zu *T'ung-kien*, Kap. 86 fol. 42v⁰ verbreitet sich ausführlich über die angerichtete Verwirrung und läßt eine Jahresbezeichnung *t'ai-wu* (oder *ta-wu)* überhaupt nicht gelten. Warum der Name Tsch'êng gewählt ist, verrät uns keine Quelle.

**60, 35.** Ku-tsang 姑 臧, dessen Lage Conrady *(Die chinesischen Handschriften- und sonstigen Kleinfunde Sven Hedins in Lou-lan* S. 111) nicht ermitteln konnte, ist eine alte, bekannte und während des 4. und 5. Jahrhunderts als ein Hauptort des Buddhismus berühmt gewordene Großstadt in Kan-su, das heutige Liang-tschou 涼 州 oder, wie der amtliche Name lautet, Wu-weï 武 威 hien. Wu-weï war eine der um 120 v. Chr. gebildeten neuen Provinzen in dem eroberten Lande der Hiung-nu (s. I, 342f.), und schon die Geographie der Han-Annalen (Kap. 28b fol. 3r⁰) erwähnt Ku-tsang (ein hunnischer Name, während Wu-weï, d. h. „Heeresschrecken", chinesisch ist) als ersten Bezirk von Wu-weï. Nach *Schi leo* ..., Kap. 70 fol. 2v⁰ machte Tschang Kueï 張 軌 im Jahre 306 Ku-tsang zu einer starken Festung. Nach der gleichen Quelle war „die Stadt ursprünglich von den Hiung-nu angelegt worden. Sie maß von Norden nach Süden 7 *li* und von Osten nach Westen 3 *li*. Sie hatte die Form eines Drachen, darum nannte man sie auch Stadt des ruhenden Drachen, Wo-lung tsch'êng 臥 龍 城". Ku-tsang hat in der Folgezeit noch eine bedeutende Rolle gespielt. Nach Tomaschek, *Kritik der älteren Nachrichten über den skythischen Norden* I (Sitzungsber. d. Wiener Ak. d. Wissensch., Bd. 116, 1888, S. 715ff.), S. 743, war es den arabischen Geographen als Kadždžā oder Kudžā bekannt. Die Verfasser von Hüan-tsangs Lebensbeschreibung schildern Liang-tschou als „den allgemeinen Versammlungsplatz der Völker westlich vom Huang ho; die Kaufleute aus den Grenzgebieten der Si-fan (s. I, 36f.), sowie aus allen Staaten östlich vom Ts'ung ling (s. I, 2) verkehrten dort unausgesetzt" (St. Julien, *Histoire de la vie de Hiouen-Thsang* S. 15, s. Anm. zu II, **574,** 15).

**62,** 10. Wenn Mathias Tchang in seinen *Synchronismes Chinois* S. 179, sagt, Tschang Schi 張寔 „habe die Suzeränität der Tsin nicht mehr beachtet", so zeigen die geschichtlichen Vorgänge, daß das nicht richtig ist.

**62,** 26. Die Angabe von Wieger, *Textes historiques* S. 1125, daß Tschang Tsün 張駿 „Gouverneur für Schi Hu 石虎, den Nachfolger Schi Los, gewesen sei", ist unzutreffend, Tschang Tsün ist niemals ein Beamter oder Lehensträger Schi Hus gewesen.

**62,** 41. Kao-tsch'ang 高昌 hieß ursprünglich die von den Han angelegte Militärkolonie bei Turfan. Näheres darüber s. Anm. zu I, **398,** 44

**63,** 9. Der erste Teil der Geschichte des Liang-Staates ist erzählt in den Lebensbeschreibungen der verschiedenen Mitglieder der Familie Tschang, nämlich von Tschang Kueï, Tschang Schi, Tschang Mou 茂 und Tschang Tsün, im 86. Kapitel des *Tsin schu* und in Kapitel 70—72 des *Schi leo* ...

**64,** 41. Die „Götter des Landes" sind der oder die *schê tsi* 社稷 (je nachdem man in dem Ausdruck einen Gott oder zwei sehen will), d. h. der Gott des Erdbodens und der Feldfrüchte. Sie stellen symbolisch das Land selbst und für den Fürsten die Herrschaft darüber dar. Näheres darüber bei Chavannes, *Le dieu du sol dans la Chine antique* (Anhang zu *Le T'ai chan)* S. 447ff. und in meinem *Kêng tschi t'u* S. 7ff.

**65,** 12. Die Bezeichnung *t'ien wang* 天王, „göttlicher (d. h. von Gott erwählter) König" gehört der „klassischen" Zeit der Tschou an und ist die im *Tsch'un-ts'iu* übliche. Was wir sonst von Schi Lo aus seiner letzten Lebenszeit hören, macht es nicht unwahrscheinlich, daß er mit Absicht diesen altertümlichen Titel wählte.

**65,** 31. Über die Zeremonie des Pflügens durch die Fürsten findet sich näheres *Kêng tschi t'u* S. 4f. und 14ff.

**65,** 33. Es wird aus den Quellen nicht klar, wo Schi Lo nach dem Jahre 330 seine Hauptstadt im Norden hatte. Sowohl das *Tsin schu* (Kap. 105 fol. 12v⁰) wie das *Schi leo* ... (Kap. 13 fol. 30v⁰) sagen: „Von Siang-kuo 襄國 verlegte er (Schi Lo) die Hauptstadt nach Lin-tschang 臨漳 (oder Ye 鄴, nordöstlich vom heutigen Tschang-tê 彰德 in Ho-nan)". Ebenso aber verzeichnen beide (a. a. O. fol. 14v⁰ und fol. 33v⁰), daß „er *ming t'ang*, *pi-yung* und *ling t'ai* in Siang-kuo, also doch wohl der Hauptstadt, im Jahre 331 errichten ließ". Der Widerspruch ist auch Hu San-sing (zu *T'ung-kien*, Kap. 94 fol. 46v⁰) aufgefallen. Er macht es aus verschiedenen anderen Angaben des Textes nahezu sicher, daß von einer Verlegung der Hauptstadt nach Lin-tschang keine Rede sein kann, daß vielmehr Schi Hu 石虎 dort seine Residenz hatte.

**66,** 13. Der Name des buddhistischen Mönches in der Umgebung von Schi Lo wird gewöhnlich 佛圖澄 geschrieben; nach einer Bemerkung am Schlusse seiner Lebensbeschreibung im *Kao sêng tschuan*, Kap. 10 fol. 14r⁰ kommen aber für das dritte Zeichen auch die Schreibarten 磴, 橙 und 蹬 vor.

Alle diese drei lauten aber *têng*, danach muß also auch für das Zeichen 澄 die Aussprache *têng* statt des gewöhnlichen *tsch'êng* angenommen werden; auch das *K'ang-hi*-Wörterbuch kennt beide. Der Name lautet dann Fo-t'u-têng, nicht, wie von den älteren Sinologen angegeben wurde, Fo-t'u-tsch'êng. Dann werden aber auch Sanskrit-Rekonstruktionen wie Buddhojaṅga (bei Edkins, *Chinese Buddhism* S. 89) oder Buddhoṣiṅga (bei Eitel, *Handbook of Chinese Buddhism* S. 39 und Rosenberg, *Introduction to the Study of Buddhism, Vocabulary* s. v.) oder Buddhasiṁha unmöglich. Man könnte dafür an Buddhadatta denken, das als Name nach dem Petersburger Wörterbuch belegt ist. Ob Buddhadāna, das Pelliot im Bull. Éc. fr. d'Extr. Or. Bd. III, S. 100 vorschlägt, als Name sich findet, weiß ich nicht. Das *Wei schu*, Kap. 114 fol. 5v⁰ sagt von dem Mönche: „Zur Zeit Schi Los lebte ein indischer Śramaṇa, Namens Fo-t'u-têng. Seine Jugend hatte er in dem Lande Udyāna (in Nordwest-Indien) verlebt und durch die Vermittlung eines Arhat war er in die Lehre eingeführt worden. Zur Zeit Liu Yaos 劉 曜 kam er nach Siang-kuo und wurde später von Schi Lo in Ehren gehalten und mit dessen Vertrauen bedacht. Er hatte die Bezeichnung *ta ho-schang* 大 和 尙 (d. h. der große Upādhyāya oder Lehrer). Man zog ihn eindringlich zu Rate bei militärischen und Regierungsangelegenheiten, und was er sagte, bewahrheitete sich oft.“ Auch das *Schi leo* ... weiß von seinen Vorhersagungen noch ganz kurz vor Schi Los Tode zu berichten. Die Lebensbeschreibung Fo-t'u-têngs findet sich im *Kao sêng tschuan*, Kap. 10 fol. 1r⁰ff., außerdem in kürzerer Fassung in Kap. 95 fol. 19r⁰ff. des *Tsin schu* und in Kap. 21 des *Schi leo* ... Die beiden letzteren sind im ganzen gleichlautend. Ihr Inhalt ist, allerdings mit viel Eigentümlichkeiten, von Abel-Rémusat in einer kleinen, heute fast verschollenen Broschüre mit dem Titel *Fo-thou-tchhing* wiedergegeben.

67, 19. Die angeblichen menschenfresserischen Orgien von Schi Hus Sohn werden im *Schi leo* ..., Kap. 20 fol. 5v⁰ folgendermaßen geschildert: „Unter den geschmückten Haremsdamen suchte er die schönste und tugendhafteste aus, schnitt ihr den Kopf ab und wusch das Blut ab, legte ihn auf ein Tablett und ließ ihn bei seinen Gästen zur Ansicht herumreichen. Auch mit den buddhistischen Nonnen des Palastes, die ein altes Aussehen hatten, trieb er rohe Scherze und tötete sie. Dann ließ er sie mit Rind- oder Hammelfleisch zusammenkochen und aß davon. Auch gab er seiner Umgebung davon, weil er wollte, daß diese den Geschmack kennen lernten.“ Das *Tsin schu*, das Schi Hu mit seinem Beinamen Ki-lung 季 龍 nennt, hat in Kap. 106 fol. 6r⁰ den gleichen Wortlaut. Das *T'ung-kien* unter 咸 康 3. Jahr 3. Monat hat folgende Lesart: „Schi Sui 石 邃 (so war der Name des Sohnes) war hochmütig, ausschweifend, grausam und mitleidlos. Er liebte schöne und geschmückte Mädchen. Er schnitt ihnen die Köpfe ab, wusch das Blut ab, legte sie auf ein Tablett und ließ sie bei seinen Gästen zur Ansicht herumreichen. Auch ließ er ihr Fleisch kochen und aß es“. Diese Geschichten (die erzählte ist nicht einzige) machen den Eindruck, als sollte damit in grellen

Farben die unzivilisierte Rohheit der Barbaren geschildert werden, die sich die Würde des Zentralherrschers anmaßten. Nicht unwichtig ist es, daß hier zum ersten Male *bhikṣunī* (buddhistische Nonnen) auf chinesischem Boden erwähnt werden. Vergl. Anm. zu II, 123, 8.

**68,** 44. Der Name Peï-p'ing 北平, den heute die ehemalige Reichshauptstadt Peking führt, lautete ursprünglich Yu peï-p'ing 右北平. Er kommt zuerst zur Zeit der Früheren Han vor und bezeichnet einen Verwaltungsbezirk *(kün)*, dessen Hauptort etwa 225 km nordwestlich von Yung-p'ing 永平 lag. Bei der Geschichte von dem konfuzianischen Gelehrten (儒生) Yang Yü 陽裕 kann man zweifelhaft sein, ob damit das Literatentum verspottet, oder der Respekt des Barbaren vor seiner Überlegenheit bewiesen werden soll.

**69,** 6. Die Angabe über die Umsiedlung der zwanzigtausend Familien durch Schi Hu findet sich nur im *Tsin schu* (Kap. 106 fol. 8r⁰).

**69,** 18. Über die Lage von Ki-tsch'êng 棘城 sagen die Quellen nichts. Der japanische Geschichts-Atlas von Wataru Yanai 箭内亙編 *Tōyō tokushi chizu* 東洋讀史地圖, ebenso wie der chinesische *Li tai kiang yü hing schi yi lan t'u* 歷代疆域形勢一覽圖 setzen den Ort an die Nordwestecke des Golfs von Liao-tung; eine solche Annahme hat viel wahrscheinliches, ist aber nicht sicher. Ganz willkürlich ist aber Wiegers Angabe, (*Textes historiques* S. 1409), daß Ki-tsch'êng „auf dem linken Ufer des Liao-Flusses, ungefähr auf der Höhe des heutigen Mukden gelegen haben müsse". Es ist sehr unwahrscheinlich, daß Schi Hus Heer soweit vorgedrungen sein sollte. Vergl. Anm. zu II, 33, 33 und zu II, 111, 21.

**70,** 5. Über die Gesandtschaft Mu-jung Huangs 慕容皝 besteht wieder Unklarheit. Nach *Schi leo* ..., Kap. 25 fol. 1v⁰ fand sie im 8. Monat 340 statt, nach *Tsin schu*, Kap. 7 fol. 11r⁰, im 2. Monat 340, *Tsin schu*, Kap. 109 fol. 4v⁰ gibt keine Zeit an, *T'ung-kien*, 咸康 5. Jahr verlegt sie in den 8. Monat 339, ebenso das Tabellenwerk *Li tai ti wang piao* in das Jahr 339. Der Zeitpunkt ist insofern von Bedeutung, als davon die Entscheidung der Frage abhängt, ob Mu-jung Huang seine Gesandtschaft vor oder nach seinem neuen Siege über Schi Hu schickte; im ersteren Falle liegt der Gedanke nahe, daß Liu Siang 劉翔 um Bundesgenossenschaft werben sollte, im zweiten könnte schon eher eine wirkliche Loyalitätsbezeugung in Frage kommen.

**70,** 6. Über Yü Liang 庾亮 s. Näheres bei Giles, *Biogr. Dict.* No. 2526.

**72,** 18. Eine ähnliche Geschichte wird von dem indischen Patriarchen Bodhidharma erzählt, der um 535 in Lo-yang gestorben sein soll, dann unter Zurücklassung eines Schuhes in seinem Sarge nach Westen wanderte und von dem aus Indien zurückkehrenden Sung Yün unterwegs mit einem Schuh in der Hand getroffen wurde. S. Bull. Éc. fr. d'Extr. Or. Bd. III, S. 381.

**72,** 43. Yao I-tschung 姚弋仲 muß eine in der damaligen Zeit und Umgebung sehr ungewöhnliche Persönlichkeit gewesen sein. Seine Lebensbeschreibung (*Schi leo* ..., Kap. 53 fol. 2v⁰) schildert ihn folgendermaßen: „Yao I-tschung war von Charakter unantastbar, anspruchslos, geradeheraus und aufrechten Sinnes; die Formen der Würde beachtete er nicht; er pflegte seine rückhaltlosen Reden einfach auszusprechen, ohne irgend welche Umschweife zu machen“ und (fol. 3v⁰): „er war ein einfacher, aber pflichtbewußter und aufrechter Mann, er fragte nicht, ob er hoch oder niedrig Gestellte vor sich hatte, sondern duzte sie alle“. Sich selbst pflegte er als „der alte Tibeter“ (老羌) zu bezeichnen.

**73,** 28. Giles, *Biogr. Dict.* No. 587, läßt P'u Hung 蒲洪 (oder, wie er später heißt, Fu Hung 苻洪) aus Schen-si stammen. Seine Lebensbeschreibung *Schi leo* ..., Kap. 33 fol. 1r⁰ gibt an, daß er aus einem alten und blühenden Geschlechte stammte, das „seit Generationen in Wu-tu 武都 gesessen habe und zu den Si Jung gehört habe“. Wu-tu war schon zur Han-Zeit eine Provinz *(kün)* im Gebiet des heutigen Tsch'êng hien 成 im südöstlichen Kan-su.

**74,** 19. Wieger, *Textes historiques* S. 1136, ist im Irrtum, wenn er meint, „die Geschichte versichere, daß Schi Min 石閔 nicht von chinesischer Herkunft, sondern Hunne gewesen sei“. Die Geschichte sagt nichts dem ähnliches. Sowohl im *Tsin schu*, Kap. 107 fol. 13v⁰f., wie *Schi leo* ..., Kap. 19 fol. 1r⁰ wird angegeben, daß Schi Min eigentlich Jan Liang 冉良 hieß und aus Neï-huang 內黃 in Ho-nan stammte. Seine Vorfahren hatten schon zur Han-Zeit in Ho-nan im damaligen Li-yang 黎陽, dem heutigen Sün hien 濬, wenig südlich von Neï-huang gesessen und waren Generationen hindurch Soldaten gewesen. Der Name Jan ist auch altchinesisch, schon einer der ersten Schüler des Konfuzius führte ihn. Der Vorname des Mannes war auch nicht Min, wie Wieger meint, sondern Liang. Alle Schlußfolgerungen, die Wieger an seine irrtümliche Angabe knüpft, sind mithin unrichtig.

**76,** 2. Die Erklärung der Gründe, aus denen Schi Mi den Namen Tschao in Weï umänderte, ist sehr unklar. Der Text im *Schi leo* ..., Kap. 19 fol. 2r⁰ ist unverständlich, das *Tsin schu*, das sonst im allgemeinen wörtlich mit dem *Schi leo* ... übereinstimmt, hat diese Stelle nicht. Im *T'ung-kien*, 永和 6. Jahr 1. Monat heißt es: „Schi Min wollte alle Spuren der Familie Schi austilgen, darum änderte er auf Grund von Wahrsageschriften, nach denen ein Li 李 der Erbe des Staates Tschao sein sollte, den Namen in Weï 衛 um und seinen Familiennamen in Li.“ Eine Seite später schreibt Ssĕ-ma Kuang aber den Namen 魏. Das *Kang-mu* hat den Text unverändert übernommen. Das *Schi leo* ... sagt dagegen ausdrücklich, daß „er den Namen Jan wieder annahm“, ebenso *Tsin schu*, Kap. 107 fol. 14r⁰. Es scheint ein naheliegender Gedanke, die Bezeichnung Weï von dem Namen der Heimatprovinz der Familie Jan, Weï kün 魏郡, herzuleiten, zumal diese sowohl innerhalb des alten Staates Weï 衛, wie des etwas späteren 魏 lag.

**78,** 30. Die Szene zwischen Jan Min 冉閔 und Mu-jung Tsün 慕容儁, vielleicht nur eine Erfindung historischer Rhetorik, aber doch kennzeichnend für die Lage und die Persönlichkeiten, erscheint im *T'ung-kien* in einer Form, die den Rassegegensatz noch schärfer hervortreten läßt. Dort (永和, 8. Jahr) sagt Jan Min: „Während im Reiche allgemeine Wirrnis herrschte, hast du roher Barbar (夷狄) dich Kaiser genannt, wie sollte dann ich, ein tapferer

Mann aus dem Mittelstaate, mich nicht mit viel größerem Rechte Kaiser nennen dürfen?"

81, 15. Die Ting-ling 丁零 und Tölös 敕勒 erscheinen in diesem Zusammenhange (*Tsin schu*, Kap. 110 fol. 8r⁰ und *Schi leo* ..., Kap. 27 fol. 8v⁰) zum ersten Mal. Über die Ting-ling ist wenig bekannt, auch die ältesten chinesischen Quellen wissen nichts von ihnen zu berichten. Vielleicht waren sie nur ein Splitter von der großen Völkergruppe der Tölös, die, wie die Hiung-nu türkischer Herkunft, durch ganz Asien hindurch, vom Schwarzen Meer bis zum Amur in zahllosen Horden wohnten. Auch die Uiguren im engeren Sinne, mit denen wir uns später noch zu beschäftigen haben werden, gehörten zu ihnen. Eine Übersicht über ihre verschiedenen größeren Untergruppen nach dem *Sui schu* gibt Hirth, *Nachworte zur Inschrift des Tonjukuk* S. 37ff., nach dem *Kiu T'ang schu* Chavannes, *Documents sur les Tou-kiue occidentaux* S. 87ff. Bei den Chinesen erscheint der Name auch in der Form T'ê-lo 特勒 und T'ie-lo 鐵勒. Vergl. Anm. zu II, 87, 2.

Was den Zusammenstoß der Ting-ling und Tölös mit dem König von Yen hervorgerufen hatte, erfahren wir nicht, auch nicht wo der Kampf mit ihnen stattfand. Vermutlich waren sie in die nördlichen und nordwestlichen Gebiete von Yen, in das heutige Jehol-Gebiet und das westliche Ho-peï, eingefallen, von wo sie, rasseverschieden von den Sien-pi, wieder vertrieben wurden. Hu San-sing zu *T'ung-kien*, Kap. 105 fol. 12v⁰ meint, daß die Ting-ling „ursprünglich (d. h. wohl bevor sie nach Süden umgesiedelt wurden s. II, 98) in Tschung-schan 中山 gewohnt hätten. Mit dieser Angabe ist nichts anzufangen, da man nicht weiß, was unter dem Namen verstanden werden soll. Die alten Sitze dieser Gruppe der Ting-ling und Tölös oder Kao-tsch'ê (s. Anm. zu II, 87, 2) werden gewöhnlich im Orkhon-Gebiet, nahe der sibirischen Grenze gesucht. Die Beute des Kampfes muß nach den Chroniken eine gewaltige gewesen sein: 130000 Pferde, Rinder und Schafe nach Millionen, außerdem wurden über 100000 Gefangenen die Köpfe abgeschnitten.

84, 13. Die Namen der Liang-Könige sind verschieden überliefert. Tschang Yao-ling 張耀靈 ist die Schreibung im *Tsin schu*, Kap. 86 fol. 27v⁰, das *Schi leo* ..., Kap. 73 fol. 9v⁰ff. nennt ihn Tschang Ling-yao. Tschang Hüan-tsing 張玄靚 schreiben *Tsin schu*, Kap. 86 fol. 30r⁰ff. und *Schi leo* ..., Kap. 74 fol. 1r⁰ff. gleichmäßig, doch kommt nach Angabe des letzteren selbst auch 玄靖 dafür vor, 元靚 natürlich auch in Drucken der Ts'ing-Zeit.

84, 16. In Folge des schwankenden Abhängigkeitswillens in Liang folgte man dort bald den einheimischen (illegitimen!) Jahresbezeichnungen, bald denen der Tsin. Und zwar finden wir in dieser ganzen Zeit die Devise *kien-hing* 建興, die der Tsin-Kaiser Min ti 愍帝 von 313 ab führte. Sie endete zwar schon im Jahre 317 mit dem Tode des Kaisers, aber man bediente sich ihrer in Liang unentwegt weiter bis zum Jahre 361. Der Grund dafür war nach *Schi leo* ..., Kap. 71 fol. 6r⁰ auch wieder in der starken Anhänglichkeit der Tschang-Familie an das Kaiserhaus zu suchen. Als die Tsin im Jahre 318 ihren Sitz nach Kien-ye verlegten (s. II, 51), wurde nach dem Tode Min tis natürlich eine neue Jahresbezeichnung, und zwar *t'ai hing* 太興 angenommen. „Tschang Schi 張寔 aber (s. II, 61) lehnte es ab, diese Jahresbezeichnung von Kiang-tung zu benutzen und nannte das Jahr *kien-hing* 6. Jahr (318)". Tschang Schi schien also sogar schon die Verlegung der Hauptstadt von der Stätte der Überlieferung als unvereinbar mit dem Wesen des Himmelssohnes zu halten.

**85,** 24. Die Geschichte von T'u-yü-hun 吐谷渾 (über die Aussprache siehe unten) ist im *Sung schu*, Kap. 96 und im *Tsin schu*, Kap. 97 fol. 6vff. kurz erzählt. Danach hatte sich T'u-yü-hun mit seinem jüngeren, aber ebenbürtigen Bruder Mu-jung Weï überworfen, war mit dem ihm vom Vater zugeteilten Stammesteil aus Liao-tung (s. II, 84) nach Westen abgewandert und hatte sich im Kuku-nor-Gebiet niedergelassen. An der Wahrheit dieser Geschichte zu zweifeln haben wir keinen Anlaß, und wenn Laufer in T'oung Pao Ser. II Bd. IX, S. 450f. die T'u-yü-hun für einen „mongolischen Stamm" hält, dessen „östlicher Ursprung zweifelhaft sei", so scheint mir das gegenüber der ganz klaren Überlieferung der Begründung zu entbehren. „Das Auftreten eines tungusischen Stammes in der Gegend des Kuku-nor", meint er, „sei auch aus ethnographischen Gründen wenig einleuchtend, während das betreffende Gebiet stets von einem Gewimmel mongolischer und tibetischer Stämme besetzt gewesen und den Zankapfel zwischen beiden gebildet habe". Das alles kann aber die einheimischen Berichte nicht widerlegen. Pelliot, der sich in T'oung Pao Bd. XX, S. 323ff. eingehender mit der Frage beschäftigt, läßt zwar der Überlieferung über die Wanderung der Sien-pi-Stämme der T'u-yü-hun ihr volles Recht, kommt aber auf seine schon früher erwähnte Auffassung (s. Anm. zu I, **324,** 35) zurück, daß die Sien-pi „Stämme mit mongolischer Sprache" gewesen seien. Abgesehen davon, daß die wenigen Worte der T'u-yü-hun-Sprache, die Pelliot rekonstruieren zu können glaubt, für irgend welche Schlußfolgerungen nicht ausreichen, ist auch nicht zu erkennen, was mit der Einführung des Begriffs „mongolisch" hier gewonnen werden soll. Laufer hat zweifellos Recht, wenn er (a. a. O. S. 449 Anm. 3) meint, daß „sicher türkische und tungusische Stämme und jedenfalls auch ein alteinheimisches Element(?) zur Bildung der Mongolen beigetragen haben". Was hat es unter solchen Umständen für eine Bedeutung, wenn man die Sien-pi für „Mongolen" erklärt, auch wenn zur T'ang-Zeit der Name Mêng-wu 蒙兀 als Bezeichnung eines Stammes der Schi-weï 室韋 vorkommt (s. Anm. zu II, **500,** 44) und die Schi-weï — was ganz unsicher ist — die Nachkommen der Sien-pi sein sollten? (Vergl. auch Anm. zu II, **483,** 2.) Daß aus ihnen, wie aus den Wu-huan, Hiung-nu, den K'iang und vielen anderen Völkern die „Mongolen" der späteren Zeit zusammengesetzt worden sind, kann keinem Zweifel unterliegen, aber irgend welche Bedeutung für die alten ethnischen Verhältnisse hat dies nicht. Was den Namen T'u-yü-hun anlangt, so gibt er wohl sicher die Laute wieder, mit denen sich der Stamm oder sein Anführer selbst bezeichnete. In seiner bereits erwähnten „Untersuchung über die Sprache der Sien-pi" (s. Anm. zu I, 328, 25) erklärt Fang Tschuang-yu (S. 1438f.) mit Recht, daß das Zeichen 谷 die Aussprache *kok* oder *yak* haben müsse, der Name also To-yok-hun laute. Er gehöre zu dem späteren mongolischen *toghosun*, das „staubige Erde" (塵土) bedeute. Ohne zu der Etymologie Stellung zu nehmen, müssen wir doch so viel feststellen, daß die Form T'u-yü-hun, die gewöhnlich geschrieben wird, sehr ungenau ist. Im K'ang-hi-Wörterbuch wird für das Zeichen 谷 in dem Namen der Laut 余 *y(ü)* + 蜀 *(sch)uk* oder 俞 *y(ü)* + 玉 *(y)uk*, entsprechend 欲 *yuk*, angegeben. Der Name muß also Tu-yu(o)k-hun gelautet haben. Daneben findet sich aber auch der tibetische Name A-ža oder Ḥa-ža, wie sich aus einem der von Pelliot aus Tun-huang mitgebrachten Manuskripte ergibt, das vermutlich aus der Zeit um 900 stammt und die Gegenüberstellung mehrerer chinesisch-tibetischer Völkernamen enthält. Darin ist Ḥa-ža durch T'ui-hun 退渾 übersetzt (Journ. Asiat. 1912 II, S. 522); T'ui-hun ist nach *T'ang schu*, Kap. 221a fol. 16v⁰ „eine irrtümliche Bezeichnung für die T'u-yü-hun in der Sprache von Ho-tung" (Schan-si), die im Anfang des 8. Jahrhunderts aufkommt. Die chinesischen Quellen (*Sung schu* a. a. O. fol. 1r⁰ und *Tsin schu* a. a. O. fol. 7v⁰) geben den tibetischen Namen durch A-tschai lu 阿柴虜, d. h. die Atschai (A-ža)-Sklaven wieder, und zwar, so fügen die chinesischen Texte besonders hinzu, wurden „die T'u-yü-hun so von den verschiedenen Völkerrassen im Nordwesten genannt". Es handelt sich also anscheinend um einen Schimpfnamen des landfremden Stammes. Der Name T'u-lu-hun, den Laufer (a. a. O.) in den tibetischen Annalen gefunden hat, geht vermutlich auf das chinesische zurück, wenn er nicht eine selbständige Umschreibung des einheimischen Namens ist. Über den „König" *(wang)* Pi-hi 辟奚, den das *Schi leo* ..., Kap. 36 fol. 21f. erwähnt, ist sonst nichts bekannt.

Im *Sung schu* (a. a. O. fol. 1v⁰) wird der Führer des um 280 abwandernden Stammes mit *k'o-han* 可寒 angeredet und dies durch chinesisch *kuan kia* 官家 erklärt. (Vergl. dazu die Bemerkungen Pelliots in T'oung Pao Bd. XX, S. 326ff. und XXIX, S. 261.) K'o-han kann nur den Titel Kha-gan (türkisch *qaγan)* wiedergeben, so daß wir hier den ersten greifbaren Fall hätten, wo das berühmte und noch heute lebende Wort „Khan" erscheint. Natürlich könnte die Bezeichnung noch erheblich älter sein, wenn die Geschichte wahr ist, die im *Schi leo* ..., Kap. 85 fol. 1v⁰ und im *Tsin schu*, Kap. 125 fol. 1r⁰f. von den anderen mit dem Fürsten K'i-fu 乞伏 nach Westen gewanderten Sien-pi-Stämmen erzählt wird. Vor Alters, so wird dort berichtet, zogen mehrere Stämme der Sien-pi von nördlich der Wüste nach Süden. Ein alter Mann von dem Stamme der K'i-fu 乞伏, der keine Söhne hatte, nahm einen aufgefundenen kleinen Knaben unbekannter Herkunft an Kindesstatt an. Dieser entwickelte im Heranwachsen so erstaunliche Eigenschaften, daß vier Stämme sich ihm unterstellten und ihm den Titel *K'i-fu k'o-han t'o-to (mo-ho)* 乞伏可汗託鐸(莫何) beilegten. „T'o-to", so wird hinzugefügt,

„bedeutet weder Gott noch Menschen". (Die Zeichen *mo-ho* sind im *Tsin schu* und *Schi leo* ... hinzugefügt, im *Wên hien t'ung k'ao*, Kap. 342 fol. 3r° fehlen sie.) Auf Parkers Rückbildung der chinesischen Umschreibung in ein „Kivugh Khakhan tokdogh" *(A Thousand Years of the Tartars* S. 139) braucht nicht eingegangen zu werden. Fang Tschuang-yu, a. a. O. S. 1439f., bringt den Namen K'i-fu, der erst mit der Person K'i-fu Kuo-jens 乞伏國仁 auftaucht, mit dem späteren mongolischen *χöbun* oder *köbun* = „Sohn" in Verbindung, ein Wort, mit dem der aufgefundene Knabe angeredet sei. T'o-to will er in einem späteren mongolischen *žik-tê* wiedererkennen, das „ungewöhnlich", „listenreich", „schlau", bedeuten soll(?). Die beiden Texte aus dem *Schi leo* ... und dem *Tsin schu* sind in mehrfacher Hinsicht wichtig. Zunächst finden wir hier zum ersten Male die allgemein üblich gewordene Schreibung 可汗 für Khagan („Khagan der K'i-fu"). Dann aber geben sie uns auch für die Zeit wenigstens mittelbar einen Fingerzeig. „Danach", so heißt es dort weiter, „lebte Yu-lin 祐鄰, der Vorfahr K'i-fu Kuo-jens (des Sohnes K'i-fu Ssĕ-fans 司繁, s. II, 111) in der fünften Generation. Er siedelte im Anfang der Periode *t'ai-schi* 泰始 von der Tsin-Dynastie (265—275) mit fünftausend Familien nach Hia-yuan 夏緣 (in Schan-si) um." Welchen Zeitraum wir uns bei „danach" (其後) zu denken haben, wissen wir freilich nicht, wenn aber die Geschichte irgend welchen Wert besitzt, so zeigt sie zum mindesten so viel, daß der Titel Khagan noch um ein gutes Stück über das Jahr 265 hinaufzusetzen ist. Wenn Hirth, *Nachworte zur Inschrift des Tonjukuk* S. 110 Anm. 2 (und nach ihm Marquart, *Ērānšahr* S. 53) unter Berufung auf das *T'ung tien* meinen, daß „der Titel Kakhan (so!) überhaupt zum ersten Mal von den Jou-juan (s. Anm. zu II, 184, 26) zur Zeit des Kaisers T'ai-wu 太武 (von Weï, 424—452), angewendet wurde", so ist das lediglich die Angabe eines der Nach-T'ang-Zeit angehörigen Glossisten zu *T'ung tien* Kap. 196 fol. 5r°, der die Vorgänge nicht gekannt hat. Gewiß berichten das *Weï schu* (Kap. 113 fol. 3r°) und das *Peï schi* (Kap. 98 fol. 3r°) übereinstimmend — und das *T'ung tien* hat diesen Bericht übernommen —, daß der Herrscher der Jou-juan, Schê-lun 社崙, zur Zeit des Kaisers Tao-wu ti 道武帝 (nicht T'ai-wu ti) von Weï (386—409) sich den Titel K'iu-tou-fa K'o-han 丘豆伐可汗 (so im *Weï schu* und *T'ung tien*, das *Peï schi* schreibt Tou-tai K'o-han 豆代可汗, das *T'ung tien* hat 邱 statt 丘) beigelegt habe. „K'iu-tou-fa," heißt es weiter, „bedeutet in der Sprache von Weï (Sien-pi) befehlend und mehrend, K'o-han bedeutet in der Sprache der Weï Kaiser *(huang-ti)*". (K'iu-tou-fa erinnert an K'i-fu.) Aber damals war der Titel schon sehr alt, und ob er ursprünglich dem Sprachschatze der Jou-juan angehörte, scheint mir nicht sicher. Shiratori, der seine Ansichten über den Titel Khagan wiederholt geändert hat, behauptet in seiner letzten Arbeit, *A Study on the Titles Kaghan and Katun* (in Memoirs of the Research Department of the Tōyō Bunko No. I (1926) S. 1ff.), daß er bei den alten Sien-pi-Stämmen als „retrospective" d. h. als aus späterer Zeit übertragen anzusehen sei und daß er tatsächlich erst in der Zeit von 424 bis 452 vorkomme, wie Tu Yu 杜佑, der Verfasser des *T'ung tien*, berichte (S. 8). Eine solche Übertragung wäre an sich möglich, aber die Gründe, die Shiratori für seine Annahme beibringt, sind alles andere als überzeugend. Und daß die Angabe über die Jou-juan nicht von Tu Yu stammt, haben wir eben gesehen. Unsere Schlußfolgerungen hinsichtlich des Alters des Titels setzen, wie bemerkt, voraus, daß die Geschichte von den Vorfahren des K'i-fu Kuo-jen auf Wahrheit beruht. Ob das der Fall ist, können wir nicht entscheiden. Fang Tschuang-yu äußert a. a. O. S. 1445 die Meinung, daß „die alten Erzählungen vom Khagan der K'i-fu offenbar nur Stammessagen seien, aber nicht als geschichtliche Wirklichkeit angesehen werden könnten". Das ist, wie schon angedeutet, möglich, aber so absolut sicher zu sein wie Fang, haben wir, scheint mir, doch kein Recht. Ebenso vermag ich nicht einzusehen, warum die Möglichkeit, daß ein Khagan der K'i-fu vor der Tsin-Zeit vorhanden gewesen sei, „nicht erörterungsfähig" sein soll. Darin freilich wird man Fang beistimmen müssen, daß der Titel Khagan in der älteren Zeit nur sehr selten vorkommt und erst mit den Avaren und den T'u-küe sich verbreitet und den Titel Schan-yü ersetzt. Sicher ist auch in jedem Falle, daß Khagan nicht türkisch ist, wie meist angenommen wurde, sondern von den Sien-pi stammt, und möglicherweise ist der Titel auch sehr alt. Dagegen bleibt seine sprachliche Bedeutung noch dunkel. Zweifelhaft ist auch das Verhältnis des kürzeren Titels Khan zu Khagan. Da beide Titel in den altertümlichen Inschriften der Mongolei nebeneinander vorkommen, kann man eine Zusammenziehung von Khan aus Khagan nicht ohne weiteres annehmen. Ohne auf die Erklärungsversuche von Schott, Tomaschek u. a. einzugehen, sei hier nur bemerkt, daß Quatremère in seiner Übersetzung des persischen Historikers Rašid ed-din (*Histoire des Mongols de la Perse écrite en Persan par Rashid-Ed-din* 1836) S. 10f. Anm. einen scharfen Unterschied zwischen Khan und Khagan gemacht wissen will. „Khan", sagt er, „ist der mongolischen Sprache und den anderen tartarischen Dialekten gemeinsam". „Kaân, das nur durch die etwas veränderte Aussprache des Wortes Khakan entstanden ist, bedeutete zweifellos etwas höheres als Khan, da die Kaiser der Hauptdynastie ihn angenommen hatten, um sich von den anderen Khanen zu unterscheiden, über die sie das Recht der Oberhoheit ausübten". Ähnlich sagt Radloff, *Die alttürkischen Inschriften der Mongolei*, Zweite Folge S. 29, daß in der Inschrift des Tonjukuk „Chan stets Beherrscher kleinerer Stammvereinigungen, die keinen ganz selbständigen Staatskörper bilden, d. h. Unterfürst, bedeutet, während Chagan nur die Oberfürsten genannt wurden". Shiratori hatte früher (in Keleti Szemle Bd. IV, S. 16) Khan mit dem altkoreanischen *kan* und *kim* „Herr", „Fürst", *ka* von *kha-khan* mit *ko* = „groß" (Kha-khan also „Großer Fürst") zusammengebracht, mithin die beiden Titel auch geschieden. In der erwähnten späteren Arbeit von 1926 (S. 21ff.) ist er dann aber wieder zu der Überzeugung gelangt, daß kein Unterschied zwischen Khan und Khagan gemacht werden dürfe, daß der ursprüngliche Titel *xagan* durch Ausstoßung des Gutturals zu *xâân* und dies zu *xân* zusammengezogen sei, wofür zur Yuan-Zeit sogar *xa* erscheine. Dieses *xân* bringt er dann über die Khitan (s. Anm. zu I, **324,** 35) mit den Königstiteln bei den Völkern Koreas, den Nachbarn der Khitan, zusammen, indem er es neben *kan-ki-tschi* 鞬吉支, *han-ki* 旱岐 und *kan-kuei* 干貴, drei Bezeichnungen für Fürsten der Pai-tsi, Sin-lo u. a. (s. I, 327) in Korea, stellt. Des weiteren hat Shiratori herausgefunden, daß die Sien-pi „in der Hauptsache Mongolen(!), aber mehr oder weniger mit tungusischen Elementen durchsetzt gewesen seien" (S. 16f.), daß also der Titel *Khagan* „eine mongolische(!) Bezeichnung sei." Wir haben keine Veranlassung, uns Shiratoris Ergebnisse, die auf Fehlschlüssen und wilden Etymologien beruhen, zu eigen zu machen. Ebenso mag auch die Vermutung von P. Schmidt, *(Chinesische Elemente im Mandschu*, in „Asia Major" Bd. VII, S. 592), „das Wort *xan* könne aus chinesisch *huang* 皇 oder *wang* 王 entstanden sein, woraus *xawan* eine ganz regelmäßige Form wäre", auf sich beruhen bleiben. Fang Tschuang-yu (a. a. O. S. 1451) will dem Worte Khagan eine Bedeutung wie „Gotteskraft" (神靈) oder „oberster Himmel" (上天) beilegen, aber über Vermutungen geht das alles nicht hinaus. Zum Schluß sei noch der Versuch erwähnt, den türkischen weiblichen Titel *xatun* aus dem Sogdischen herzuleiten, wodurch das dazu gehörige Khan natürlich mitberührt werden würde. F. W. K. Müller hat demgegenüber darauf hingewiesen (Ostasiat. Ztschr. Bd. VIII, S. 313f.), daß, ebenso wie die türkische Form *qayan* offensichtlich mit der weiblichen Würdebezeichnung *qayatun* zusammengehöre, so auch die Form *xatun* von *xan* nicht zu trennen sei. Daß aber das letztere nicht aus dem Sogdischen stammen kann, haben wir gesehen. Shiratori erklärt kurzer Hand auch *khatun* für „mongolisch" (S. 39). Die Frage wird nicht vereinfacht durch Hinzuziehung solcher nebelhaften Begriffe wie „Mongolen" und „mongolisch". Shiratori trägt sogar keine Bedenken, den Hiung-nu ihre türkische Rassezugehörigkeit zu bestreiten und sie für „hauptsächlich mongolisch, aber auch tungusisch bis zu einem gewissen Grade" zu erklären (S. 38). Danach wären sie also die Verwandten ihrer erbittertsten Rassefeinde, der Sien-pi (s. I, 399 u. II, 32), gewesen!

85, 39. Das Kampfgebiet zwischen Ts'in und Liang wird durch drei Ortsnamen im *Schi leo* ... Kap. 37 fol. 11 v⁰ kenntlich gemacht. Es heißt dort, daß Tschang T'ien-si 張天錫 sich mit 50000 Mann in Kin-tsch'ang tsch'êng 金昌城 festsetzte, ferner, daß eine Truppe von Liang bei Hung-tsch'i 洪池 geschlagen wurde und daß Yao Tsch'ang 姚萇 (s. II, 82ff.) gegen Tschangs Heer bei Tsch'i-ngan 赤岸 kämpfte. Hu San-sing sagt in einer Glosse zu *T'ung-kien*, Kap. 104, 太元 1. Jahr, daß Kin-tsch'ang tsch'êng nordwestlich von Tsch'i-ngan war. Hung-tsch'i, meint das *Kang-mu tschi schi* 質實 zu 太元 1. Jahr, ist nicht näher zu bestimmen, und Tsch'i-ngan läßt sich nach dem *Schui king tschu* erkennen. Es heißt dort Kap. 2 fol. 17v⁰: „Der große Strom (Huang ho) fließt weiter nach Osten nördlich von Tsch'i-ngan vorbei, dann fließt er weiter nach Osten, wo der T'ao-Fluß 洮河 (s. I, 6) mündet". Dazu bemerkt der Kommentar: „Tsch'i-ngan heißt auch Ho-kia ngan 河夾岸 (vom Fluß gepreßtes Gestade); ... das Gestade ist 400 Fuß breit". Das *Wu Yüe tsch'un-ts'iu* 吳越春秋, ein Werk der Han-Zeit (s. Wylie, *Notes* S. 32 und I, 178) aber sagt: „Ich (Yü) setzte meinen Weg fort nach Westen nach Tsi schi 積石 und überschritt südlich Tsch'i-ngan". Tsi schi oder Tsi-schi schan ist der Name jenes Felsenriegels, der 75 km nordwestlich der Stadt Ho in Kan-su den Huang ho einengt (s. I, 6), Tsch'i-ngan muß also eine Gegend am Huang ho oberhalb der Mündung des T'ao ho sein, wobei man zweifelhaft sein kann, ob es auf dem südlichen oder nördlichen Ufer liegt. Wenn Kin-tsch'ang tsch'êng, vermutlich ein befestigter Platz, nordwestlich davon lag, so muß es sich bei den Kämpfen um die Gegend zwischen Si-ning ho 西寧河 und Huang ho handeln. Es ist ein groteskes Mißverständnis, wenn Giles, *Biogr. Dict.* Nr. 114 Tschang T'ien-si sich bei Kin-tsch'ang in Ho-nan ergeben läßt. Der Name Kin-tsch'ang für die Stadt Ho-nan fu kommt nach Giles selbst erst im 12. Jahrhundert auf.

**86,** 32. Es ist einigermaßen verwirrend, wenn von Schi-i-kien 什 (auch 涉 geschrieben) 翼犍 *Weï schu*, Kap. 1 fol. 12r⁰ gesagt wird: „Im Jahre 340 verlegte er seine Hauptstadt nach dem Palast von Schêng-lo 盛樂 in Yün-tschung 雲中" und: „im Jahre 341 im Herbst im 9. Monat erbaute er die Stadt Schêng-lo acht *li* südlich von der alten Stadt". Von dem Vorgänger Schi-i-kiens berichtet die gleiche Quelle fol. 11 v⁰: „er ummauerte das neue Schêng-lo, die Stadt lag 10 *li* südöstlich von der alten Stadt". Dann heißt es von T'o-pa Kueï 珪 Kap. 2 fol. 2v⁰: „Im 2. Monat (386) begab er sich nach Schêng-lo in Ting-siang 定襄". Daß es sich bei diesen Angaben um die gleiche Gegend handeln muß, ist sicher, um so auffallender scheint es, daß Schêng-lo einmal nach Yün-tschung und einmal nach Ting-siang verlegt wird. Der Name Yün-tschung hat offenbar nicht immer genau dieselbe Gegend gedeckt. Zunächst bezeichnete er die schon am Anfang des 3. Jahrhunderts v. Chr. angelegte Mark zwischen dem Yin schan und dem Huang ho (s. I, 195), östlich etwa bis zum heutigen So-p'ing 朔平 reichend. Zur Han-Zeit muß die Mark erheblich nach Süden, etwa bis zum heutigen So hien 朔, und nach Osten vielleicht bis gegen Ta-t'ung 大同 ausgedehnt worden sein. Der nordöstliche Teil erscheint dann aber unter den Han als besonderer Verwaltungsbezirk (郡) mit dem Namen Ting-siang. Die Geographie der Han-Annalen (*Ts'ien Han schu*, Kap. 28b fol. 7v⁰) führt ein Yün-tschung kün mit dem Hauptort Yün-tschung und ein Ting-siang kün mit dem Hauptort Tsch'êng-lo 成樂 auf. Yün-tschung soll nach *T'ung tien*, Kap. 179 fol. 5v⁰ im Norden des Bezirks Ma-yi 馬邑 (das heutige So hien), also in der Gegend von So-p'ing gelegen haben. Tsch'êng-lo ist natürlich identisch mit dem Schêng-lo der Weï-Annalen und ist vielleicht besser auch dort Tsch'êng-lo zu sprechen. Wo es zu suchen ist, ersieht man aus *Tu schi fang yü ki yao*, Kap. 44 fol. 39v⁰, wo es heißt: „Die von den Han gegründete Präfektur Ting-siang war die Präfektur Yün-tschung der nördlichen Weï. 40 *li* östlich von der Stadt Ting-siang

(380 *li* nördlich von So, also zwischen So-p'ing und Tokto) war die Residenz von Yün-tschung der Späteren Weï". Die Namen Yün-tschung und Ting-siang sind also hier völlig durcheinandergeworfen und werden in der Tat auch in der späteren Literatur oft vertauscht. Schêng-lo in Yün-tschung und Schêng-lo in Ting-siang sind somit derselbe Ort, der in der Nähe des heutigen Ortes Khoringher gelegen haben muß. Wenn es im *T'ung tien* a. a. O. weiter heißt: „Das Yün-tschung, von dem der Kaiser Tao-wu 道武 von der Späteren Weï-Dynastie (d. h. T'o-pa Kueï) seine Residenz nach P'ing-tsch'êng 平城 verlegte (s. II, 109), war dieses (d. h. das in Ma-yi)", so muß es sich bei diesem letzteren Orte um die Gegend von Ta-t'ung handeln, wie denn auch das *Kua ti tschi* (Kap. 3 fol. 20 r⁰, auch *Schi ki tschêng yi*, Kap. 8 fol. 31v⁰) bestätigt, daß „das P'ing-tsch'êng hien der Han das Ting-siang hien in So tschou sei" (d. h. der nordöstliche Teil von Yün-tschung). Die „alte Stadt", von der mehrfach die Rede ist, kann nur die der Han-Zeit gewesen sein, die wahrscheinlich längst verfallen war.

**87, 2.** Der Name Kao-tsch'ê oder Kao-kü 高車, d. h. „hoher Wagen", sieht rein chinesisch aus und soll dem Volke gegeben sein wegen der von ihm benutzten Karren mit sehr hohen Rädern. Noch heute haben die Mongolen im östlichen Teile des Steppenlandes solche hohen zweirädrigen Karren, um die in der Regenzeit angeschwollenen Flüsse besser durchfahren zu können. Im *T'ang schu*, Kap. 217a fol. 1r⁰ heißt es: „Die Uiguren sind die Nachkommen der Hiung-nu. Da sie gewöhnlich Karren mit hohen Rädern zu gebrauchen pflegen, so wurden sie zur Weï-Zeit (4. bis 6. Jahrhundert) auch Kao-tsch'ê genannt. Andere nennen sie Tsch'i-lo 敕勒 (wohl verschrieben für 特勒, Tölös), was in T'ie-lo 鐵勒 verderbt worden ist" (vergl. Anm. zu II, 81, 15).

**87, 6.** Ich bin hinsichtlich des Endes von Schi-i-kien dem Berichte von *Schi leo . .*, Kap. 37 fol. 14r⁰ gefolgt. Das *Tsin schu*, Kap. 113 fol. 18r⁰ weiß von der Ermordung nichts, sondern sagt nur, daß Fu Lo 苻洛 den König in die Berge des Yin schan gedrängt und daß einer seiner Söhne die Unterwerfung angezeigt habe. Im *Weï schu*, das in seinem ersten Kapitel die Geschichte der Tai-Könige kurz erzählt, heißt es (fol. 16r⁰), daß der König zwölf Tage nach seiner Rückkehr von den Kao-tsch'ê in Yün-tschung gestorben sei. Vermutlich hat man hier aber den Vatermord verhüllen wollen.

**87, 39.** Zu den Angaben über die Tributsendungen aus West und Ost muß Nachfolgendes bemerkt werden: „Die blutschwitzenden Pferde" oder „Tausend-*li*-Pferde" oder „Himmels-Pferde" sind die seit der Han-Zeit in China so begehrten Pferde von Ferghana. Das Land Su-schên 肅愼 mit den Pfeilen aus Hu-Holz 楛矢 wird schon im *Schu king* unter den Tung I („Ost-Barbaren") erwähnt und soll irgendwo im unbekannten Osten gelegen haben. Vergl. Legge, *Chin. Cl.* III, 12, wo auch die anderen Stellen aus der älteren Literatur angegeben sind. Man fragt sich vergeblich, was dieses fabelhafte Land zwischen den Staaten von Turkistan soll. Asbest, *huo huan pu* 火浣布 „feuerfestes Tuch", muß den Chinesen als fremdes Erzeugnis schon früh (ob vor der Han-

Zeit, ist fraglich) bekannt geworden sein. Vergl. Wylie, *Asbestos in China* in *Chinese Researches* S. 141ff. und Laufer, *Asbestos and Salamander* in T'oung Pao Bd. XVI, S. 309ff. Was für Staaten „östlich des Meeres“ gemeint sind, ist nicht festzustellen.

**88, 30.** Wenn Giles, *Biogr. Dict.* Nr. 1017 meint, „Fu Kien 苻堅 habe Lü Kuang 呂光 mit 70000 Mann abgeschickt, um Kumārajīva zu holen“, so ist das unrichtig, Fu Kien verfolgte ganz andere Zwecke in Turkistan. Auch in der von J. Nobel übersetzten Lebensbeschreibung des Kumārajīva (Sitzungsber. Pr. Akad. d. W. 1927 S. 217f.) ist natürlich das Meiste, was über Lü Kuangs Zug und seine Wegführung des Mönches erzählt wird, Legende. Davon, daß Fu Kien schon im Jahre 377 erklärt haben soll, er habe von Kumārajīva gehört und wünsche ihn ebenso wie den chinesischen Mönch Tao-ngan 道安 in seiner Nähe zu haben, berichtet allerdings auch das *Schi leo*..., Kap. 37 fol. 17r⁰.

**88, 41.** Über Tschu Sü 朱序 vgl. Giles, *Biogr. Dict.* Nr. 447.

**90, 31.** Das *Tsin schu*, Kap. 113 fol. 16 r⁰ berichtet zwar auch über die Gefangennahme des Tschou Hiao 周虓, erwähnt aber die weitere Geschichte nicht, dagegen hat Ssĕ-ma Kuang sie übernommen (Wu ti, 寧康 1. Jahr). Die Geschichte von Tschang Hui 張禕 findet sich nur im *Schi leo* ...

**91, 30.** Der etwas dunkle Ausdruck *tschêng schuo* 正朔 in den Worten von Wang Mêng 王猛 bedeutet eigentlich den ersten Tag des Jahres. Hier ist damit das Recht, den ersten Tag des Jahres zu bestimmen, gemeint, d. h. den Kalender zu verkünden, das wichtigste Symbol des göttlichen Auftrages an den „Himmelssohn“. Hu San-sing macht zu der Stelle *(T'ung-kien,* 寧康 3. Jahr) die Bemerkung: „Wang Mêng war zwar in den Diensten von Ts'in, aber er wußte auch, daß die legitime Weltherrschaft in Kiang-nan (Nanking) war“.

**91, 41.** Im Texte stehen hier die Zeichen 逋穢 eigentlich „flüchtiges“ oder „verlorenes Unkraut“. Kein Wörterbuch kennt den Ausdruck, das *Peï wên yün fu* führt unsere Stelle und daneben noch zwei andere, spätere an, läßt sich aber auch auf keine Erklärung ein. Das neue *Tschung-hua ta tsĕ tien* 中華大字典 allein behauptet, daß 穢 auch als Name eines östlichen Barbaren-Stammes vorkomme; es ist schwer zu entscheiden, ob etwa diese Bedeutung hier gemeint ist.

**93, 22.** Der Text von Fu Yungs 苻融 Rede ist anscheinend sowohl im 38. Kap. (fol. 7v⁰), wie im 41. Kapitel (fol. 9 v⁰) des *Schi leo* ... verderbt, aber der Sinn ist klar.

**93, 42.** Der Text lautet im *Schi leo* ..., Kap. 38 fol. 9r⁰: 正朔會不歸, im *T'ung-kien*, Kap. 104 fol. 9r⁰ ist noch 人 hinzugefügt. Ich folge der Erklärung, die Hu San-sing von diesem etwas dunklen Satze gibt.

**95, 22.** Über Huan Tsch'ung 桓冲 Näheres bei Giles, *Biogr. Dict.* Nr. 836, über Huan Schi-k'ien 桓石虔 Nr. 843.

**95, 30.** Die Quellen *(Tsin schu*, Kap. 114 fol. 9 v⁰ und *Schi leo* ..., Kap. 38 fol. 13r⁰) nennen den Fluß Mien 沔. Es ist derselbe Name, der schon im *Schu* *king (Yü kung* I, 70) vorkommt. Es kann sich nur um den heutigen Han 漢-Fluß handeln, wie denn auch K'ung Ngan-kuo (oder wer immer der Verfasser sein mag) in seinem Kommentar dazu sagt: „Der Oberlauf des Han hieß Mien". Das K'ang-hi-Wörterbuch zitiert unter 沔 eine lokale Chronik von Han-yang 漢陽, nach der „Han und Mien ursprünglich derselbe Fluß sind.".

**95,** 32. Die Quellen nennen den Ort, wo Huan Tsch'ung sich verschanzte, Schang-ming 上明. Hu San-sing zu 太元 2. Jahr hat alle Stellen der geographischen Literatur zusammengestellt, wonach die Wälle von Schang-ming westlich von Sung-tsĕ hien 松滋 am Südufer des Yang-tsĕ gewesen wären.

**96,** 13. Über Huan I 桓伊 Näheres bei Giles, *Biogr. Dict.* Nr. 839.

**98,** 33. Nach einer Angabe von Hu San-sing zu *T'ung-kien*, Kap. 105 fol. 12 v⁰ war diese Ting-ling-Horde von Fu Kien nach der Vernichtung von Yen in Sin-ngan 新安, zwischen Mien-tsch'i 澠池 und der Stadt Ho-nan angesiedelt worden. Ihr Führer Ti-pin 翟斌 war ein höherer Offizier in dem Heere von Ts'in.

**102,** 22. Ssĕ-ma Kuang, auf den man für die Geschichte von Si Yen 西燕 in erster Linie angewiesen ist, sagt a. a. O., daß „die Sien-pi, als sie nach Wên-hi 聞喜, d. h. „Freudenkunde" in Schan-si gekommen seien, davon gehört hätten, daß der Herrscher von Yen, Mu-jung Tsch'ui 慕容垂, sich einen hohen Titel (d. h. „Kaiser") beigelegt hätte. Sie wagten deshalb nicht, weiter zu gehen, sondern bauten die Stadt Yen-hi tsch'êng 燕熙城, d. h. „Glanz von Yen", und blieben dort. Der letztere Name, dem ersteren nachgebildet, hat sich in der Geschichte nicht behaupten können.

**102,** 24. Mu-jung Yung 慕容永 soll nach *Schi leo* . . ., Kap. 50 fol. 1 r⁰ ein jüngerer Bruder von Mu-jung Weï (s. II, 33) gewesen sein. Das ist unmöglich. Mu-jung Weï starb 333 im Alter von 65 Jahren, ein Bruder von ihm, offenbar noch in rüstigem Alter, kann nicht im Jahre 394 gelebt haben.

**103,** 6. So muß zweifellos der Text in *Tsin schu*, Kap. 115 fol. 7 r⁰ verstanden werden: 求假道還東 (das *Schi leo* . . ., Kap. 39 fol. 8 r⁰ liest 歸東). Der Ausdruck 假道, „einen Weg leihen", d. h. freien Durchzug gewähren, findet sich im *Tso tschuan* zu 僖公 2. Jahr, und das *Ku-liang tschuan* hat dafür 借道, so daß jeder Zweifel ausgeschlossen ist.

**103,** 16. Hinsichtlich des Endes von Fu P'eï 苻丕 zeigen die Nachrichten einen Widerspruch. Ich habe mich an die Angaben im *Tsin schu*, Kap. 115 fol. 7 r⁰ und *Schi leo* . ., Kap. 39 fol. 8 r⁰ f. gehalten, weil sie die wahrscheinlichsten sind. Sonderbarerweise berichtet aber dasselbe *Tsin schu*, Kap. 9 fol. 14 v⁰, daß Mu-jung Tsch'ui es gewesen sei, der Fu P'eï besiegt habe, nicht Mu-jung Yung. Hier kann nur ein Versehen vorliegen.

**103,** 34. *Schi leo* . . , Kap. 40 fol. 12 r⁰ heißt es, daß „Yao Hing 姚興 von Ngan-ting 安定 nach King-yang 涇陽 zog und mit Fu Têng 苻登 im Süden des Gebirges kämpfte". Ngan-ting ist die auch heute noch so genannte Stadt nördlich von Kung-tsch'ang 鞏昌. King-yang ist der aus der Han-Zeit stammende Name für P'ing-liang 平涼, das unter diesem Namen von Fu

Kien zu einer Präfektur-Stadt *(kün)* gemacht war. Daneben blieb aber der alte Name erhalten. Es ist ausgeschlossen, daß etwa die Stadt King-yang nördlich von Tsch'ang-ngan gemeint sei, wie denn auch das geschichts-geographische Werk *Schi leo kuo kiang yü tschi* 十六國疆域志 von Hung Liang-ki 洪亮吉 (Ende des 18. Jahrhunderts, s. Giles, *Biogr. Dict.* Nr. 893), Kap. 4 fol. 8 r⁰ f. bei dem Orte ausdrücklich auf die Schlacht hinweist. Vergl. auch ebenda, Kap. 3 fol. 6 v⁰. Die Gegend nördlich vom oberen Weï-Fluß war überhaupt der Schauplatz der Kämpfe zwischen Fu Têng und Yao Tsch'ang.

**104,** 35. Es ist ein Irrtum, wenn Mathias Tchang in den *Synchronismes Chinois* S. 200 Si Yen bis zum Jahre 396 bestehen läßt.

**104,** 41. Der Text von Mu-jung Tsch'uis Rede findet sich auch *Tsin schu*, Kap. 123 fol. 13r⁰ und *T'ung-kien*, Kap. 108 fol. 36v⁰. Die Bezeichnung für Sack ist im *Schi leo* ... und *Tsin schu k'ou-nang* 扣囊, im *T'ung-kien* 叩 | *k'ou-nang*. Anscheinend handelt es sich um einen Dialektausdruck, der sonst nicht bekannt ist. Im *Tsin schu* steht 投 für 比 der beiden anderen Quellen, offenbar ein Druckfehler.

**105,** 9. Das wenig bekannte Niu-tsch'uan 牛川 glaubt Hu San-sing zu *T'ung-kien*, Kap. 106 fol. 23r⁰f. bei Huai-jung 懷戎 in Kueï tschou 嬀州 (das heutige Süan-hua 宣化 in der Provinz Tschahar), unweit des heutigen Huai-lai 懷來 wiederzufinden.

**105,** 25. Wenn Wieger, *Textes historiques* S. 1195 sagt, daß das Heer Mu-jung Paos 慕容寶 „über den Yin schan, gerade nach Norden" gezogen sei, so ist schwer zu erkennen, welche Vorstellung er sich dabei macht. Die Texte (*Schi leo* ..., Kap. 45 fol. 19r⁰ und *T'ung-kien*, Kap. 108 fol. 39v⁰) sagen 自五原, „über Wu-yuan", d. h. die Gegend von Sui-yuan 綏遠 und Kueï-hua tsch'êng 歸化城.

**105,** 33. Der Name T'an-mêng 曇猛 könnte ein Dharmacaṇḍa wiedergeben, wenn man das erste Zeichen als lautlich, das zweite als inhaltlich dem indischen entsprechend ansieht. Man sieht auch bei dieser Gelegenheit wieder, welche Bedeutung der Buddhismus im 4. Jahrhundert erlangt hatte.

**106,** 24. Das *Schi leo* ..., Kap. 46 fol. 3v⁰ spricht von *ju schêng* 儒生, das *Weï schu*, Kap. 2 fol. 8r⁰ vorsichtiger von *wên jen* 文人, tatsächlich dürfte beides auf dasselbe hinauskommen.

**107,** 39. Mu-jung Lin 慕容麟 war nach *Schi leo* ..., Kap. 50 fol. 5r⁰ von einer *tschu-ki* 諸姬 geboren. Der Ausdruck kommt meines Wissens sonst nicht vor. Man könnte einen Druckfehler für 諸姑 Tante, Schwester des Vaters vermuten. Dann läge ein Fall von Geschwisterehe vor. Der Vater war Mu-jung Tsch'ui.

**108,** 1. Es läßt sich nicht mehr feststellen, worin die Vorzüge von Hua-t'ai 滑臺 bestanden haben sollen, die es leichter zu halten gestatteten. Mu-jung Lin weist auf den Schutz hin, den „der Fluß gewährt". Der Huang ho kommt bei seinem heutigen Lauf als Schutz gegen Weï nicht in Betracht, es könnte sich danach nur um den Weï ho 衛河 handeln, der jetzt in den Kaiserkanal mündet und ein beträchtliches Stück westlich von der Stadt Hua vorbeifließt. Das alte Hua-tʻai müßte dann mehr in seiner Nähe oder aber in der des Huang ho gelegen haben. (Vergl. Anm. zu II, **138,** 31.) Der Weï ho ist fast bis Weï-hui schiffbar. Arendt, *Synchronist. Regententab.* S. 83, will Hua-tʻai mit dem heutigen Yen-tsing 延 津 in Ho-nan gleichsetzen, anscheinend auf Grund einer Angabe im *Yi tschi lu.* Ich vermag aber eine solche Gleichsetzung dort nicht zu finden.

**108,** 20. Von dem Palast von Fan-tschi 繁 峙 (das *Weï schu* schreibt 時) hören wir sonst nicht. Der heutige Ort Fan-tschi hien liegt 60 *li* nordöstlich von der Stadt Tai, am Nordhang des Wu-tʻai schan. Tʻo-pa Kueïs Hauptstadt war, wie wir sahen, in Schêng-lo, also weit nordwestlich davon. Allem Anschein nach ist der Heimkehrende gar nicht mehr dorthin gegangen, was vielleicht mit Aufstandsbewegungen zusammenhing, die er in Tai niederschlagen mußte.

**110,** 16. Das *Schi leo . . .*, Kap. 47 fol. 12r⁰ und, etwas kürzer, das *Tsin schu,* Kap. 124 fol. 12v⁰, berichten, daß Mu-jung Schêng 慕 容 盛 im Frühjahr 400 im Kampf gegen Kao-kou-li die Städte Sin-tschʻêng 新 城 und Nan-su 南 蘇 erobert und dadurch „über 700 *li* Landes erschlossen habe, worauf über 5000 Familien in Liao-si angesiedelt seien“. Die Stadt Nan-su soll nach einer Glosse zu *Fang yü ki yao,* Kap. 3 fol. 33r⁰ das heutige Kin 金 hien an der Nordwestecke des Golfs von Liao-tung sein. Mit Sin-tschʻêng, d. h. „Neustadt“ ist nicht viel anzufangen, der Name kommt allzu häufig vor. Indessen mag die genannte Glosse Recht haben, wenn sie meint, daß die Stadt im Südwesten des heutigen Bezirks Kin hien gelegen habe. Wenn auf Karte 11 des japanischen Atlasses *Tōyō tokushi chizu* die Stadt Nan-su, allerdings mit einem Fragezeichen versehen, in den Nordosten der Süd-Mandschurei, etwa auf die Höhe von Mukden, nordwestlich vom Knie des Yalu verlegt wird, so kann das im Hinblick auf die Lage von Mu-jung Schêngs Residenz (in Tschao-yang hien 朝 陽) unmöglich zutreffen. Die 5000 Familien, die in den damals sehr dünn bevölkerten Gebieten angesiedelt wurden, waren vermutlich dem steinigen Flachlande im Osten des Jehol-Gebietes entnommen. — Die Kʻu-mo-hi 庫 莫 奚 und Kʻi-tan 契 丹 ercheinen in der zweiten Hälfte des 4. Jahrhunderts zuerst in der südwestlichen Mandschurei und östlichen Mongolei im Gebiet des oberen Liao-Flusses. Die Kʻu-mo-hi gehörten nach den Angaben des *Weï schu,* Kap. 100 fol. 11r⁰ zu dem Volke der Yü-wên 宇 文 (s. II, 68), das in der Nachbarschaft von Fu-yü 扶 餘 (s. I, 326) in den mongolisch-mandschurischen Grenzgebieten wohnte. Nach einer Niederlage, die ihnen bereits Mu-jung Huang (s. II, 68) beigebracht hatte, sollen sie sich nach Sung-mo 松 漠, d. h. dem großen Waldgebiet im Nordwesten des Jehol-Gebietes, im Quellgebiet des Schira muren (Liao ho) geflüchtet haben. (Parker, *A Thousand Years of the Tartars* S. 298 faßt den Ausdruck Sung-mo auf als das Gebiet zwischen Sungari und der Wüste Schamo, was natürlich unhaltbar ist. Sung-mo heißt wörtlich „Fichtenwildnis“, der Ausdruck bezeichnet das große Waldgebiet zwischen dem oberen Schira muren und dem Luan ho, wo später die Mandschu-Kaiser ihre Jagdgründe (Weï-tsch'ang 圍場 hatten.) Von hier aus mögen sie Mu-jung Schêng zum Vorgehen gegen sie veranlaßt haben. Von den K'i-tan (oder Khitan) sagt das *Weï schu*, Kap. 100 fol. 12r⁰, daß sie östlich von den K'u-mo-hi, also im Gebiet des Lao-ho 老哈, vielleicht bis zum mittleren Liao-ho gewohnt hätten. Sie seien den K'u-mo-hi rasseverwandt, wären große Räuber gewesen und hätten sich im Laufe der Zeit bis Ho-lung 和龍, wohl in der heutigen Kirin-Provinz der Mandschurei, ausgebreitet. Sie haben später noch eine wichtige Rolle gespielt. Über ihre Rassezugehörigkeit wissen wir nichts. Vergl. Anm. zu II, **209,** 15 und **452,** 33.

**110,** 42. Über Pi Wan 畢萬, der im Jahre 661 v. Chr. von dem Fürsten von Tsin mit der Landschaft Weï 魏 belehnt wurde, siehe Näheres bei Chavannes, *Mém. hist.* IV, 260.

**111,** 21. Hinsichtlich des Namens Peï Yen 北燕 herrscht sowohl in den chinesischen wie in den europäischen Tabellen Unsicherheit. Das *Li tai ti wang nien piao* nimmt den Tod von Mu-jung Hi 慕容熙 407 als Ende von Hou Yen 後燕 und das erste Jahr der Regierung Fêng Pas 馮跋, 409 als Beginn von Peï Yen. Die Zwischenzeit bleibt unberücksichtigt. Das *Ki yuan pien* 紀元編 rechnet auch Kao Yün 高雲 (Mu-jung Yün) noch zu Hou Yen und beginnt Peï Yen mit dem Jahre 409, ebenso das neue Tabellenwerk *Tu schi nien piao* 讀史年表 des Harvard-Yenching Institute in Peking. Die *Synchronismes Chinois* schließen sich dem an, dagegen sagt Arendt in seinen *Synchronist. Regententabellen*, daß „Kao Yün Peï Yen gegründet habe." Die beiden Hauptquellen selbst kennen ein Peï Yen überhaupt nicht. Das *Schi leo* ... sagt in Kap. 48 fol. 2r⁰ von Mu-jung Hi: „er änderte die Jahresbezeichnung in *kuang-schi* 光始 (401) um und (den Titel?) *Peï Yen t'ai* 北燕臺 in *Ta Schan-yü*", ebenso *Tsin schu*, Kap. 124 fol. 14r⁰. Das ist das einzige Mal, daß ein Peï Yen erwähnt wird. Von Mu-jung Yün oder Kao Yün heißt es *Schi leo* ..., Kap. 49 fol. 2r⁰: „er änderte die Jahresbezeichnung in *tschêng-schi* 正始 (407) um, die Bezeichnung des Staates blieb Ta Yen (國仍號大燕)", ebenso *Tsin schu*, Kap. 124 fol. 17r⁰, nur fehlt hier das Zeichen 仍, also: ‚die „Bezeichnung war Ta Yen". Fêng Pa endlich sagt in seiner Verkündigung von 409 nach *Schi leo* ..., Kap. 98 fol. 3r⁰: „Wenn man Wert darauf legt, sich der Zeit anzupassen, braucht man doch keine Änderung (des Staates) vorzunehmen. Daher beseitigte die Familie Tsch'ên 陳, als sie sich einst an die Stelle der Familie Kiang 姜 (des T'ai kung wang) setzte, den Namen Ts'i nicht (Näheres über diese Usurpation der Familie T'ien 田 aus Tsch'ên 陳 in Ts'i s. I, 181f.), so ist es auch angemessen, daß der Name unseres Staates Yen bleibt". Ähnlich, nur kürzer, drückt sich *Tsin schu*, Kap. 125 fol. 16v⁰, aus. (Dabei steht an beiden Stellen die gedankenlose Angabe, daß diese Thronbesteigung des Fêng Pa im 20. Jahre der Periode *t'ai yuan* 太元 von Tsin, d. h. im Jahre 395 stattgefunden hätte; tatsächlich war es das 1. Jahr *t'ai-p'ing* 太平 oder das 5. Jahr *i-hi* 義熙 von Tsin = 409. Der Text des *Schi leo* ... in den *Han Weï* *ts'ung schu* nennt überhaupt kein Jahr). Es ergibt sich hieraus, daß auch der Name Peï Yen lediglich Erfindung der späteren Chronisten ist. Wenn man aber eine Scheidung vornehmen will, so kann nur der Zeitpunkt dafür in Betracht kommen, wo die Regierung von der Sien-pi-Familie Mu-jung an die chinesische Fêng übergeht, d. h. 409. Besonders berechtigt ist der Name nicht. Die neue Residenz von Fêng Pa war in Tsch'ang-li 昌 黎; die Lage dieses Ortes zu jener Zeit ist zwar mit Sicherheit nicht festzustellen, die chinesischen Geographen verlegen ihn ebenso wie Lung-tsch'êng in das heutige Tschao-yang hien im Jehol-Gebiet, was sehr viel Wahrscheinliches hat, aber nördlicher als die bisherige Hauptstadt Lung-tsch'êng lag er nicht. Wenn Wieger, *Textes historiques* S. 1230 bei Fêng Pa sagt: „la dynastie s'appella désormais Peï-Yen (au lieu de Heou-Yen)“, so ist das, wie wir gesehen haben, unrichtig. Beide Namen sind einfach spätere Unterscheidungsmerkmale.

**112,** 41. Der Text im *Schi leo*..., Kap. 88 fol. 1r⁰ sagt, daß die Einwanderung der Sien-pi in Ho-si acht Generationen vor T'u-fa Wu-ku 禿 髮 烏 孤 erfolgt sei. Der letztere muß um die Mitte des 4. Jahrhunderts geboren sein. Acht Generationen, zu etwa 240 Jahren gerechnet, führen in den Anfang des 2. Jahrhunderts. Als Grenzen des Gebietes der T'u-fa werden a. a. O. im Süden Kiao-ho 澆 河 und im Norden die große Sandwüste (大 漠) genannt. Kiao-ho wird meist mit Kueï-tê 貴 德, südwestlich von Si-ning, am Südufer des Huang ho, gleichgesetzt. Das *Schi leo kuo kiang yü tschi*, Kap. 10 fol. 10v⁰, meint aber, daß sich die Lage nicht feststellen läßt. Die Namen der Grenzen im Osten und Westen sind ebenfalls nicht zu identifizieren.

**113,** 23. Dieser Fall der Namengebung in der Familie Tsü-k'ü 沮 渠 ist nicht der einzige seiner Art. Stein hat in den Dokumenten von Lou-lan (s. Anm. zu I, **347,** 31) mehrfach den Familiennamen Yapgu gefunden, der ebenfalls ein alter türkischer Titel (*jabgu* = Gouverneur, s. Hirth, *Nachworte zur Inschrift des Tonjukuk* S. 47ff.) ist, und er bemerkt dazu, daß „die Verwendung von Ehrentiteln als Personennamen in Indien allgemein ist“ (*Serindia* I, 415 Anm. 5). Auch im Chinesischen gibt es ja analoge Fälle wie Ssĕ-ma u. a. Vergl. auch Anm. zu II, **458,** 38.

**113,** 30. Nach *Tu schi fang yü ki yao*, Kap. 63 fol. 6v⁰ war die Provinz Kien-k'ang 建 康 (nicht mit der gleichnamigen Stadt am Yang-tsĕ zu verwechseln, wie es Giles, *Biogr. Dict.* No. 2086 tut) von Tschang Tsün 張 駿 von Liang (s. II, 62f.) gebildet worden. Die Stadt gleichen Namens lag 40 *li* südwestlich von dem heutigen Kao-t'ai 高 臺, etwa halbwegs zwischen Kan-tschou 甘 州 und Su tschou 肅 州. Über Tuan Ye 段 業 ist nur das Wenige bekannt, was im 129. Kap. des *Tsin schu* fol. 4r⁰ und im 94. Kap. des *Schi leo* ... fol. 6v⁰ von ihm berichtet wird, aber das Wenige genügt auch, um seine Hilflosigkeit gegenüber einem so gerissenen Gewaltmenschen wie Mêng-sün 蒙 遜 zu erklären. „Tuan Ye“, heißt es dort, „stammte aus der Hauptstadt (Tsch'ang-ngan oder Nanking?). Er war wohl bewandert in der Geschichtsliteratur und besaß die Fähigkeit, Schriftstücke zu stilisieren (尺 牘 之 才). Seine amtliche Laufbahn begann er in der Militärkanzlei. ... Unter den Literaten genoß er er ein gewisses Ansehen, aber andere Gedanken und Pläne kannte er nicht. Er war ohne jede Autorität, und seine Untergebenen maßten sich alle Befugnisse an. Um so mehr vertraute er auf Wahrsagungen, Prophezeihungen und Deutungen von glücklichen Vorzeichen. So wurde er von Schurken und Schmeichlern getäuscht." Der Name Tuan findet sich seit der Han-Zeit viel in Schen-si und Kan-su, auch in Ku-tsang sind mehrere beheimatet. — Diese und die nachfolgenden Ereignisse sind ausführlich in der Einleitung zu meiner *Chinesischen Tempelinschrift aus Idikutšahri bei Turfan* S. 10ff. behandelt.

**114,** 33. Das *Schi leo ...*, Kap. 92 fol. 6r⁰ sagt: „Nach dem *T'ang schu* war Li Kao 李暠 ursprünglich ein Nachkomme von Lao tsĕ", und der Stammbaum der Kaiserfamilie Li der T'ang-Dynastie in Kap. 70 des *T'ang schu* weist in der Tat den „Li Ör 李耳 mit dem Beinamen Po-yang 伯陽 oder Tan 聃, Großarchivar unter P'ing wang von der Tschou-Dynastie", als Vorfahren in der geraden Linie auf, aber man weiß, daß solche Stammbäume vergöttlichter Herrscher geschichtlich wertlos sind, auch wenn sie nicht auf Tschuan-hü 顓頊 (s. I, 61) zurückgehen, wie dieser es tut. (Wer Neigung dazu hat, kann also hier auch den Stammbaum Lao tsĕs nach oben verfolgen, wenngleich die Persönlichkeit des letzteren dadurch nur noch fragwürdiger wird.) Die späteren Reihen des Stammbaums brauchen wir nicht durchweg zu bezweifeln. Danach wäre die Familie schon vor Schi huang-ti in die Dienste von Ts'in getreten(?), und der eine Zweig habe den Gouverneur von Lung-si 隴西 in Kan-su gestellt; von ihm stammte dann der General Li Kuang 李廣 der Han (s. I, 342f.) ab. Nach dem Untergange von Si Liang (s. II, 187f.) wurde durch den nach Weï geflüchteten Li Tschung-ör 李重耳 (auch ein Name Lao tsĕs) der Fortbestand der Familie gesichert; seine Nachkommen sollten dann die ruhmreichen Kaiser der T'ang werden. Nicht wenige von diesen haben ihrer angeblichen Herkunft von Lao tsĕ auch großen Wert beigelegt und sind schon aus diesem Grunde begeisterte Förderer des Taoismus gewesen. — Ein moderner chinesischer Gelehrter, *Liu P'an-sui* 劉盼遂, hat es dagegen in einer Abhandlung, *Li T'ang weï fan sing k'ao* 李唐爲蕃姓考, in Jahrg. I, Heft 4 und Jahrg. II, Heft 1, der Zeitschrift *Nü schi ta hüo schu ki k'an* 女師大學術季刊 unternommen, zu zeigen, daß die Familie Li der T'ang in Wirklichkeit ein Geschlecht der Sien-pi sei. Er bringt seine Beweise unter zehn Punkten zusammen, die anzugeben zu weit führen würde. Als schlüssig wird der Beweis kaum schon gelten können, aber unwahrscheinlich ist die Annahme keineswegs, die Frage verdient sicherlich eine weitere Prüfung.

**115,** 6. Die von Aurel Stein aus Tun-huang in West-Kan-su mitgebrachten Handschriften zählen nach tausenden. (Vergl. Anm. zu I, **347,** 31). Lionel Giles hat im Bulletin of the School of Oriental Studies Bd. VII (1935), S. 809ff. eine Arbeit unter dem Titel *Dated Chinese Manuscripts in the Stein Collection* veröffentlicht, nach der von den rund 7000 Handschriften etwa 380 durch Kolophone datiert sind. Weitaus die meisten von allen sind Abschriften von buddhistischen *sūtras* oder von Kommentaren dazu, sehr wenige haben profanen Inhalt. Die Daten reichen von 406 bis 995, doch mögen auch ältere und jüngere darunter sein. (In Paris befindliche Stücke derselben Herkunft entstammen zum Teil dem 11. Jahrhundert.) — Die Volkszählungsliste von 416 hat Giles in T'oung Pao Bd. XVI, S. 468ff. veröffentlicht.

**115,** 17. Das *T'ung-kien*, 元熙 1. Jahr 2. Monat, und danach Wieger, *Textes historiques* S. 1255, zeichnen Ho-lien Po-po 赫連勃勃 (manche Texte geben dafür auch 佛佛) als eine wilde Bestie, aber die Beschreibungen sind zweifellos weit übertrieben. Die Verfasser des *Tsin schu* kennzeichnen ihn neben dem, was im Anfang des 123. Kapitels gesagt war, am Ende noch ausführlicher mit folgenden Worten: „Ho-lien Po-po war ein Überrest der Hunnenbrut. Er hatte sich in dem Gebiet an der Grenze niedergelassen zu einer Zeit, wo das Mittelreich zerrissen und im Zusammenbruche war. Darum spannte er gerade in dem Augenblick in größter Verschlagenheit seinen Bogen und sandte den pfeifenden Pfeil. Er setzte sich im äußersten Norden fest, dann nahm er die Zeichen des *Yi king* als leitende Bestimmungen beim Bau seines Palastes, ahmte die Hauptstadt (des Himmelssohnes) nach und errichtete den Altar des Gottes des Erdbodens. Er maßte sich die geheiligten Bezeichnungen der früheren Herrscher an, führte die chinesischen Kult- und Lebensformen ein, jagte den feingebildeten Gelehrten nach und hielt seinen Blick spähend auf das ganze Reich gerichtet. Seine Fähigkeiten und Kenntnisse waren imponierend und glänzend, seine körperlichen Kräfte unheimlich. Als Yao Hing 姚興 ihn sah, war er begeistert, und als der Begründer der Sung-Dynastie (Liu Yü 劉裕 s. II, 142) von ihm hörte, nahm sein Gesicht einen anderen Ausdruck an... Aber wenn er auch an Tapferkeit alle Menschen übertraf, so konnte er doch seine Grausamkeit nicht verleugnen. Wenn ihm auch nur in verblümter Form Widerspruch oder Tadel bei seinen Beamten entgegentrat, griff er sofort zur Gewalt gegen sie. Er schrie sie verächtlich an, so daß die aufrichtigen und tüchtigen den Mund hielten. Die Ursachen für Vernichtung und Untergang (s. II, 192ff.) sind in seiner Person zu suchen, und für seine Nachkommen sind seine Missetaten verhängnisvoll gewesen." Hier wird zwar auch schon die Ansicht des Literaten sichtbar, daß der „Barbar" dem Menschen des Mittelreichs nicht bloß nicht ebenbürtig ist, sondern auch nicht einmal das Recht hat, es durch Annahme der konfuzianischen Kultur zu werden, aber das Urteil sieht doch anders aus als die blutrünstigen Anekdoten von Ssĕ-ma Kuang. Ho-lien Po-po war sicherlich nicht gausamer als sehr viele berühmte chinesische Gewalthaber,

Über den Namen machen das *Tsin schu* und das *Peï schi* einige nähere Angaben. Nach dem ersteren (Kap. 130 fol. 6v⁰) erklärte Po-po im Jahre 406, daß sein Geschlecht bei seiner Übersiedlung nach China einst den Namen der (chinesischen) Stammutter Liu 劉 (s. II, 115) angenommen habe, daß es aber unschicklich sei, den Familiennamen der Mutter zu führen. „Er verknüpfe seine Vorfahren mit dem Himmel, so daß sie dessen Söhne würden und so eine Reihe glänzender Erscheinungen (*hui ho* 徽 赫) darstellten, die in Wahrheit mit dem Himmel verbunden seien (*lien* 連). Von nun ab solle sein Familienname Ho-lien 赫 連 lauten." Das *Peï schi* aber (Kap. 93 fol. 2r⁰) sagt, der Name des Geschlechts sei T'ie-fu 鐵 弗 oder auch T'ie-fu Liu gewesen; *t'ie-fu* aber bedeute in der Sprache der Nordländer „Mutter", T'ie-fu Liu also „Mutter Liu", und dies sei dann von Po-po 㪍㪍 (so!) in Ho-lien umgewandelt worden. Po-po habe diesen seinen Namen zur Zeit des Kaisers Ming-yuan 明 元 von Weï (409-423) in K'ü-mien 屈 丏 (das *Tsin schu* wiederum meint, sein Beiname sei K'ü-kie 屈 孑 gewesen) verändert, was in der Sprache der Nordländer *pi* 卑 oder *hia* 下, d. h. „niedrig", „untenstehend" bedeute (fol. 3r⁰). Eine überraschende Bescheidenheit!

**117, 36.** Giles, *Biogr. Dict.* Nr. 1570, erzählt, daß der General Niu Kin 牛 金 dem allmächtigen Kanzler Ssĕ-ma I verdächtig geworden sei wegen der Weissagung einer Verbindung zwischen den Pferden (*ma*) und Ochsen (*niu*). Ssĕ-ma I habe ihn daraufhin vergiften lassen, „doch habe er dabei nicht gewußt, daß ein anderes Mitglied der Familie Niu mit einer der Haremsdamen des Fürsten von Lang-ya 瑯 邪 verbotenen Umgang gehabt habe". Das Kind, das hieraus hervorgegangen sei, hätte den Namen Jui 睿 erhalten und sei der Kaiser Yuan 元 ti gewesen. Pétillon in seinen *Allusions littéraires* S. 226 erzählt die gleiche Geschichte: er macht den Niu Kin zu einem „subalternen Offizier" und nennt den Fürsten Kung 恭 von Lang-ya als Besitzer der Haremsdame. Auf die Herkunft Yuan tis bezöge sich das Wort: 弱 晉 以 牛 易 馬 „die schwachgewordenen Tsin ersetzten das Pferd durch den Ochsen". Quellen haben beide Verfasser nicht angegeben. In dieser Form krankt die Geschichte an innerer Unmöglichkeit. Nach einer Überlieferung war Yuan ti ein Sohn des Fürsten Kung von Lang-ya, dessen Vater, der Fürst Wu 武, ein Sohn Ssĕ-ma Is. Ssĕ-ma I starb im Jahre 251, Niu Kin war General (*tsiang-kün*) in Weï, er wird *Tsin schu*, Kap. 1 fol. 8 v⁰ gelegentlich der Kämpfe gegen Schu im Jahre 235 erwähnt. Wenn Ssĕ-ma I ihn hat vergiften lassen, muß er vor 251 gestorben sein. Yuan ti war im Jahre 322, als er starb, 46 (nach chinesischer Rechnung 47) Jahre alt (*Tsin schu*, Kap. 6 fol. 13 v⁰), also 275 geboren. Unmöglich kann der wenigstens 25 Jahre vor seiner Geburt gestorbene Niu Kin sein Vater gewesen sein. Giles spricht zwar von einem anderen Mitgliede der Familie Niu, nimmt aber an, daß dessen Umgang mit der Haremsdame zu Lebzeiten Ssĕ-ma Is stattgefunden habe. Dann kann die Frucht dieses Umgangs ebensowenig Yuan ti gewesen sein. Folgender literarischer Sachverhalt liegt diesen Mißverständnissen zugrunde. Am Schluß von Yuan tis Annalen im *Tsin schu* (Kap. 6 fol. 14 r⁰ff.) wird von mehreren magischen Vorzeichen für die Übersiedlung der Dynastie nach Nanking berichtet. (Ein Zeichen, wie tief und erklärungsbedürftig dieser Riß in der Überlieferung des Reiches auch von den Chinesen empfunden worden ist.) Zur Zeit Schi huang-tis habe ein Beobachter der atmosphärischen Fluida verkündet, daß nach fünfhundert Jahren in Kin-ling

金陵 (Nanking) das Fluidum des Himmelssohnes sein werde. Schi huang-ti habe deshalb, um diesen Zauber zu brechen, den Namen in Mo-ling 秣陵 umgewandelt (vergl. Anm. zu II, 8, 29). Dann habe Sun K'üan von Wu (s. II, 8) dort residiert, aber bis dahin seien erst 437 Jahre verflossen gewesen. Bis zum Übergang über den Yang-tsě durch Yuan ti seien es 526 Jahre, damit sei die Verkündigung des Magiers in Erfüllung gegangen. Ferner habe im Anfang der Periode *hien-ning* 咸寧 (275) ein Sturm den großen Baum an dem Altar des Gottes des Erdbodens umgestürzt; in dem Altar habe sich ein himmelblaues Fluidum mit einem Zeichen befunden, das andeutete, daß in Tungkuan 東莞 (in Schan-tung) ein Himmelssohn sei. Der mit Tung-kuan belehnte Fürst aber habe seinen Sitz in Lang-ya gehabt (damals Süd-Schan-tung und Nordwest-Kiang-su), und das sei der Fürst Wu (der Großvater Yuan tis) usw. Endlich heißt es zum Schluß: „Man hatte zuerst einen Magnetstein gefunden, darauf war das Bild von Ochsen *(niu)*, die die Nachfolge von Pferden *(ma)* übernehmen. Süan 宣 ti (d. h. Ssě-ma I) fürchtete deshalb die Familie Niu. Dann fand man zwei Becher zur Aufbewahrung von Wein mit einer gemeinsamen Öffnung. Da veranstaltete der Kaiser (Ssě-ma I) ein festliches Trinken und tötete seinen General Niu Kin mit vergiftetem Wein. Eine Haremsdame des Fürsten Kung (von Lang-ya) aus der Familie Hia-hou 夏侯 aber hatte Umgang mit einem unteren Beamten aus der Familie Niu und gebar dann den Yuan ti. Das war auch ein Vorzeichen". Man weiß nicht, was man von diesen in solchen Stoff eingebetteten Angaben halten soll.

118, 12. Bei Gaillard, *Nankin d'alors et d'aujourd'hui* S. 50ff. ist eine Karte und Beschreibung des Nanking der Tsin-Zeit zu finden. Der Kaiserliche Palast war danach an derselben Stelle wie der der Fürsten von Wu und lag auf den Anhöhen, wo heute Trommel- und Glocken-Turm sind, also in der Nähe des Nordwest-Tores (die Karte bei S. 265 gibt allerdings wieder ein anderes Bild). Unter dem Kaiser Tsch'êng 成 ti (326—342) wurde ein neuer Palast zum Teil daneben erbaut. Angeblich sollen die mächtigen Säulensockel, die man an dieser Stelle gefunden hat, von den Palastbauten der Tsin herrühren. Die Sockel wurden Ende des 19. Jahrhunderts zerschnitten und zum Straßenbau verwendet. — Auch von den Grabstätten mehrerer Kaiser der auf die Tsin folgenden kurzlebigen Dynastien finden sich noch Steinfiguren, Tiere, Säulen, Pfeiler u. a. in der Umgebung von Nanking. Sie sind abgebildet bei V. Segalen u. A., *Mission Archéologique en Chine* Tafel IXIX—XCI.

118, 27. Über Wang Tun 王敦 und Wang Tao 王導, die Wieger, *Textes historiques* S. 1080 fälschlich zu Brüdern macht, s. Näheres bei Giles, *Biogr. Dict.* Nr. 2238 u. 2232.

119, 32. Weiteres über Su Tsün 蘇峻 bei Giles, *Biogr. Dict.* Nr. 1178. Eine Darstellung der Kämpfe während der Erhebung Sus findet sich, allerdings nicht ohne Irrtümer, bei Gaillard a. a. O. S. 55f.

120, 31. Über Huan Wên 桓温 s. Giles Nr. 846. Pfitzmaier hat in den

Sitzungsberichten der Wiener Akad. d. Wissensch. 1877 (85. Bd.) S. 601ff. „Die Machthaber Hoan-wen und Hoan-hiuen“ (s. Anm. zu II, **127**, 23) auf seine Art verarbeitet. In der Lebensbeschreibung des ersteren, *Tsin schu*, Kap. 98 fol. 17 r⁰ ist nicht klar, ob es sich bei den Erschlagenen um zwei Brüder des Sohnes oder des Toten handelt.

**120,** 37. Der Ausdruck 常壻 *tsch'ang siu* „gewöhnlicher Ehemann“ oder „gewöhnlicher Schwiegersohn“, der außer in der Lebensbeschreibung Huan Wêns auch in der des Yü Yi 庾翼 (*Tsin schu*, Kap. 73 fol. 17 v⁰, s. über ihn Giles Nr. 2524) vorkommt, scheint dialektisch zu sein; das *Peï wên yün fu* führt nur diese Stelle als Beleg an. Das *Schuo wên* (Kap. 2 fol. 44 r⁰) erklärt *siu* durch *fu* 夫 d. h. „Mann einer Frau“, die Bedeutung „Schwiegersohn“ wäre danach erst eine spätere. Über den Sinn des Ausdrucks kann deshalb kein Zweifel sein, er ist gleichbedeutend mit dem vorhergehenden 常人 „gewöhnlicher Mensch“.

**121,** 40 Die Angabe von Wieger, *Textes historiques* S. 1147, daß Huan Wên „die Yen zum Rückzug zwang“, ist irreführend. Alle Quellen, auch die Wiegers, sind darin einig, daß der Marschall selbst nicht an dem Zuge teilnahm.

**123,** 8. Die von Huan Wên um das Jahr 365 befragte buddhistische Nonne muß zu den ersten in Nanking erscheinenden *bhikṣuṇī* (比丘尼) gehört haben, und ich zweifle, ob sich eine ältere Spur der weiblichen Buddhahörigen in der Profan-Literatur findet als an dieser Stelle im *Tsin schu*. (Vergl. oben Anm. zu II, **67,** 19. Die dort erwähnte Stelle aus dem *Schi leo*.... scheint mir nicht hinreichend gesichert.) Die Angaben in der buddhistischen Literatur über Alter und Entstehung des Nonnenwesens in China sind unklar und widerspruchsvoll. In dem *Pi-k'iu-ni tschuan* 比丘尼傳, der Sammlung von Nonnen-Biographien von Pao-tsch'ang 寶唱 aus der Zeit um 526 (Nanjios Katalog Nr. 1497), werden die ersten Anfänge in die erste Hälfte des 4. Jahrhunderts verlegt, und zwar nach Lo-yang. Danach war es die Tochter eines aus P'êng-tsch'êng 彭城 (Sü-tschou) in Kiang-su stammenden Gouverneurs von Liang-tschou in Kan-su mit dem Kirchen-Namen Tsing-kien 淨檢, die den ersten Anstoß gab. Bei der Lektüre buddhistischer Schriften, die ihr ein Śramaṇa geliehen hatte, entdeckte sie, daß darin von *bhikṣuṇī* die Rede war. Sie bat um Aufklärung darüber und erfuhr, daß es die Einrichtung des Nonnentums wohl in Indien, aber noch nicht in China gäbe. Dann ließ sie sich über die Vorschriften des *prātimokṣa* belehren und bedauerte es, daß ein solcher für Nonnen noch nicht zu haben war. Indessen nahm sie die zehn Gelübde *(daśa śīlāni)* an, ließ sich das Haar scheeren und gründete mit 24 gleichgesinnten Frauen ein Kloster, Tschu-lin ssĕ 竹林寺 am Westtor des Palastes (in Lo-yang). Im Jahre 357 wurde in Lo-yang von einem Śramaṇa Namens Dharmagupta (曇摩羯多) eine Lehrstätte (戒壇) für den Vinaya eingerichtet, und hier nahm auch Tsing-kien mit drei anderen Frauen an dem Unterricht in dem Vinaya der Mahāsāṃghika-Schule (大僧) teil. Tsing-kien starb im Jahre 361 im Alter von 70 Jahren. „Im Lande Tsin hat Tsing-kien mit der Einrichtung des Nonnentums den Anfang gemacht" (Kap. 1, 1. Biogr.). Eine andere mit Tsing-kien etwa gleichaltrige Buddhaschülerin war An-ling Schou 安令首, deren Vater ebenfalls ein hoher Beamter war. Sie wurde von dem früher erwähnten Śramaṇa Buddhadatta (? s. Anm. zu II, **66,** 13) unterwiesen, anscheinend hat das Beispiel Tsing-kiens auf sie gewirkt. Sie stand in Ehren bei Schi Hu (2. Biogr.). Ungefähr gleichzeitig oder wenig später entstand in Nanking das erste Nonnenkloster. Ming-kan 明感 und Hui-tschan 惠湛, zwei Mädchen aus Süd-Schan-tung, die zu Buddhas Lehre bekehrt waren, von denen wir aber sonst nicht viel Greifbares erfahren, gingen, nach einer Angabe im Jahre 348, nach einer anderen 344, mit acht anderen „über den Yang-tsě", um dort zu wirken. „Damals gab es in der Hauptstadt noch kein Nonnenkloster". Der gelehrte und dem Buddhismus zugeneigte Großkanzler Ho Tsch'ung 何充 nahm sie freundlich auf und gründete für sie das Kloster Kien-fu ssě 建福寺 in Nanking, dem im Jahre 354 die Kaiserin noch ein zweites, Yung-ngan ssě 永安寺, hinzufügte. (5. und 7. Biogr.). Diesen Daten gegenüber kann die fast 750 Jahre spätere Angabe des *Fo tsu t'ung ki* (s. Anm. zu I, **421,** 25), Kap. 37 nicht ins Gewicht fallen, daß im Jahre 434 Guṇavarman im Kloster Nan-lin ssě 南林寺 (in Nanking) eine Lehrstätte einrichtete, wo Nonnen das Gelübde annahmen (d. h. die Ordination). „Das war der Anfang von Lehrstätten (für Nonnen) in China". Um diese Zeit seien dann acht Nonnen aus Ceylon gekommen, und etwas später drei weitere, darunter die Nonne T'ie-so-lo 鐵索羅 (Lohasārā ?). Diese Nachricht steht schon in Widerspruch zu den sonstigen Angaben, nach denen Guṇavarman im Jahre 434 bereits seit drei Jahren tot war. Das viel ältere *Kao sêng tschuan* (von 519, s. Anm. zu I, **409,** 37), Kap. 3 fol. 14 v° berichtet, daß chinesische Nonnen von dem Kloster King-fu ssě 景福寺 (das oben genannte Kien-fu ssě ?) Guṇavarman im Jahre 431 in Nanking um die Ordination baten. Sechs Jahre früher, also 425, seien acht Nonnen aus Ceylon in der Hauptstadt angekommen, vorher habe es im Sung-Gebiete (d. h. in Süd-China) keine Nonnen gegeben. (Vergl. hierzu Chavannes in T'oung Pao Ser. II Bd. V, S. 204 und Pelliot in Bull. Éc. fr. d'Extr. Or. Bd. IV, S. 356 Anm. 4.) Die gleiche Lesart geben Lévi und Chavannes in Journ. Asiat 1916 II, S. 46. Danach hätte Guṇavarman, der im Jahre 424 in Kanton gelandet war und den Vinaya der Dharmagupta-Schule übersetzt hatte, die ersten Nonnen im Jahre 431 in dieser Lehre unterrichtet, die drei Nonnen der Lohasārā seien im Jahre 434 in Nanking angekommen. Sind also die Daten des *Fo tsu t'ung ki*, denen offenbar eine Verwechslung zugrunde liegt, sicher zu spät, so ist andererseits die Angabe in der französisch-japanischen Enzyklopädie *Hōbōgirin* 法寳義林 unter „Bikuni", daß seit der ersten Hälfte des 3. Jahrhunderts indische Nonnen nach China gekommen sein sollen, um an Chinesinnen die Ordination zu vollziehen, ganz unwahrscheinlich. Die Überlieferung des *Pi-k'iu-ni tschuan* leuchtet jedenfalls am meisten ein, sie zeigt auch, daß die ersten Nonnen wenigstens zum Teil aus vornehmen Familien stammten, literarisch gebildet und jedenfalls von einer entsagungstarken Begeisterung erfüllt waren. Ob die von Huan Wên befragte „aus fernen Landen“ gekommene, die „über die Künste des *tao*“ verfügte, wirklich dazu zu rechnen ist, scheint recht zweifelhaft. Vermutlich handelt es sich bei dieser, die auch gar nicht einmal in dem Kloster gewohnt zu haben scheint, um eine jener Magierinnen, die damals überall vorhanden waren. Wir werden auf diese Dinge später noch zu sprechen kommen.

**125,** 9. Über Huan Tsch'ung 桓冲 s. Näheres in Giles, *Biogr. Dict.* Nr. 836, über Huan Schi-k'ien 石虔 Nr. 843, über Sie Ngan 謝安, Sie Schi 石 und Sie Hüan 玄 Nr. 724, über Huan I 桓伊 Nr. 839.

**127,** 23. Über Huan Hüan 桓玄 s. Giles Nr. 837. In den Drucken der Ts'ing-Dynastie wird für 玄 das Zeichen 元 geschrieben, weil ersteres zu dem persönlichen Namen des Kaisers K'ang-hi gehört.

**127,** 32. Über Wang Kuo-pao 王國寶 und Wang Kung 王恭 s. Giles Nr. 2193 und 2191.

**128,** 39. Eine ausführliche Schilderung dieser Gouverneurkämpfe, besonders auch der Überfall Yin Tschung-k'ans 殷仲堪 durch Huan Hüan findet sich nur in der Lebensbeschreibung des letzteren in Kap. 99 des *Tsin schu*.

**129,** 5. Über Tu Tsĕ-kung 杜子恭 wissen wir wenig. Lediglich im *Nan Ts'i schu*, in der Lebensbeschreibung seines Urenkels Tu King-tsch'an 杜京產 (Kap. 55 fol. 16 v⁰ff.), der im Jahre 499 starb, finden wir ihn erwähnt. Dort, wie auch in der Lebensbeschreibung von Sun Ngên 孫恩 (*Tsin schu*, Kap. 100 fol. 24v⁰) heißt es von beiden, daß sie „durch die Generationen hindurch das *tao* der fünf Scheffel Reis“ überlieferten. Das „*tao* der fünf Scheffel Reis“, *wu-tou-mi tao* 五斗米道, wird auf Tschang Ling 張陵 (s. I, 419f.) zurückgeführt. Im *Hou Han schu*, Kap. 105 fol. 4v⁰ wird darüber folgendes erzählt: „Tschang Lus 張魯 Großvater Tschang Ling hielt sich zur Zeit Schun tis 順帝 (126 — 144) in Ssĕ-tsch'uan auf und studierte in den Ho-ming-Bergen 鶴鳴 (d. h. „Berge des Kranichschreis“, angeblich im südlichen Ssĕ-tsch'uan, an der Grenze von Kueï-tschou. Der Kranich spielt in den taoistischen Vorstellungen eine wichtige Rolle) das *tao*. Er verfertigte schriftliche Zaubersprüche und beunruhigte damit das Volk. Diejenigen, die sein *tao* annahmen, mußten regelmäßig dafür fünf Scheffel Reis liefern, daher nannte man ihn den Reisdieb“. Von ihm hat sich dann der Ausdruck, aber mit einem anderen Inhalt fortgeerbt. Das *Tien lüo* (s. I, 419) zu *Hou Han schu* a. a. O. (der gleiche Text mit Abschweifungen findet sich auch im *Weï tschi*, Kap. 8 fol. 22 v⁰f.) berichtet: „Zur Zeit *hi-p'ing* 熹平 (172—177) waren die großen Aufstände der Magier. In Han-tschung 漢中 betrieb Tschang Siu 張脩 das *t'ai-p'ing tao* 太平道 (das „*tao* des großen Friedens“) und Tschang Kio 張角 (Führer der „gelben Turbane“, s. I, 418) das *wu-tou-mi tao*. Der Meister des *t'ai-p'ing tao* hielt einen Bambusstab mit neun Gliedern in der Hand, mit dem er seine Zaubereien und Beschwörungen vornahm. Er lehrte die Kranken, vor ihm den *k'o-t'ou* 叩頭 zu vollziehen und über ihre Sünden nachzudenken (思過), dann ließ er sie Wasser trinken, in dem ein

Zaubermittel aufgelöst war. Wurde die Krankheit dann besser, so sagte er: dieser Mensch glaubt an das *tao*; wurde sie nicht besser, so sagte er: er glaubt nicht an das *tao*. Seine Methoden stimmten im allgemeinen mit denen von Tschang Kio überein. Jedoch verwandte dieser auch noch eine geweihte Kammer (? 淨室), in der der Kranke sich aufhalten und über seine Sünden nachdenken mußte. Auch ließ er Andere den Anführer des Bösen (? 姦令) und den Spender des Trankopfers darstellen. Aus dem Buch der fünftausend Zeichen (d. h. des *Tao-tê king)* ließ er alle Sprüche aufsagen. Er nannte den Anführer des Bösen ‚Abgesandter der Dämonen', den Spender ‚den Kranken'. Die Methode des Betens bestand darin, daß er die Namen des Kranken aufschrieb und die Absicht verkündete, daß dieser die Strafe auf sich nähme. Davon wurden drei Exemplare hergestellt, das eine wurde an den Himmel gerichtet und auf einem Berge niedergelegt, das zweite in die Erde eingegraben und das dritte im Wasser versenkt. Das hieß ‚die Handschrift der drei Beamten' (三官, d. h. Himmel, Erde und Wasser bei den Taoisten). Darauf ließ er die Familie des Kranken fünf Scheffel Reis liefern. Das war eine feste Regel, daher nannte man ihn den Meister der fünf Scheffel Reis". (Der Text, der nicht überall sicher ist, ist auch zum Teil von Imbault-Huart, *La légende du premier Pape des Taoistes* S. 57 übersetzt worden.) Diese einträgliche Art des *tao* hat sich also offenbar noch geraume Zeit erhalten und in gewissen Magier-Sippen fortgeerbt. Aber ohne Widerspruch ist sie nicht geblieben. Nach einer in dem kurzen Abriß der Geschichte des Taoismus in Kap. 114 des *Weï schu* fol. 27 v⁰f. erzählten Legende verkündete im Jahre 413 der *T'ai schang lao kün* 太上老君 dem zur Heiligkeit aufgestiegenen Tao-Meister K'ou K'ien-tschi 寇謙之 (s. Giles, *Biogr. Dict.* Nr. 984), daß er „die falschen Lehren der drei Tschang (d. h. Tschang Ling, Tschang Lu und Tschang Kio), nämlich die Reisabgabe, die Geldsteuer und die Künste des gemeinsamen Atmens von Mann und Frau beseitigen solle. Das große *tao* ist rein und leer, wie könnte es solche Dinge dabei geben?"

**129,** 21. Im Texte *(Tsin schu,* Kap .100 fol. 25 v⁰) heißt es von Sun Ngên einfach: 逃于海 „er entfloh in das Meer". Das *T'ung-kien* (隆安 3. Jahr 10. Monat) spricht von einer „Meeresinsel". Ich nehme an, daß die in der Nähe von Hang-tschou dem Südost-Ende der Bucht vorgelagerten Tschusan-Inseln (s. I, 17) gemeint sind.

**129,** 31. Im *T'ung-kien* a. a. O. heißt es von Sun Ngêns Treiben: „Die im Volke nicht mit ihm übereinstimmten, wurden bis zu den kleinen Kindern herab niedergemacht; die so starben, waren 17 bis 18 Personen (von einer Familie). Die Kreisvorsteher ließ er in kleine Stücke hacken und ihren Frauen und Kindern zum Essen vorsetzen; wenn sie nicht essen wollten, ließ er ihnen die einzelnen Glieder abschneiden. Wo seine Banden vorüberkamen, wurde alles Besitztum geplündert, die Städte und Häuser wurden in Brand gesteckt, die Vorratspeicher zerstört, die Bäume umgehauen, die Brunnen zugeschüttet, alle Beute wurde in Kueï-ki 會稽 aufgestapelt".

Das *Tsin schu* ist nicht ganz so kraß in seiner Schilderung, die Geschichte von der Speisung der Frauen und Kinder fehlt hier.

**130,** 9. Die Lebensgeschichte Liu Yüs 劉裕 muß man im 1. Kapitel des *Sung schu* suchen. Sie enthält in ihrem Anfang, da sie ihn als Kaiser Kao tsu Wu huang-ti, oder auch nur Wu ti (die Namen sind wohl denen seiner angeblichen Ahnen, der beiden großen Herrscher der Han-Dynastie, nachgebildet) behandelt, den genauen Stammbaum, der aber zwei verdächtige Lücken aufweist und natürlich auch die üblichen Legenden erzählt. Auch die Erzählung von Lius Tapferkeitswundern in dem anscheinend sehr ungefährlichen Kampfe gegen Sun Ngên kann kaum ernst genommen werden.

**131,** 4. Abweichend von dem Bericht der Lebensbeschreibung sagt die Kaiserchronik der Tsin (*Tsin schu*, Kap. 10 fol. 5v⁰), der Präfekt von Linhai 臨海, Sin King 辛景, habe Sun Ngên hinrichten lassen. Das *Sung schu* spricht natürlich seinem Helden Liu Yü die ganze Ehre der endgültigen Vernichtung zu. Es schildert, wie dieser dem Magier auf seinem Rückzuge vom Yang-tsĕ im Jahre 400 eine schwere Niederlage nach der anderen beigebracht habe, „seitdem sei mehr als die Hälfte seiner Anhänger durch Nahrungsmangel und Krankheit zugrunde gegangen, und er habe sich nach Linhai flüchten müssen" (Kap. 1 fol. 3 v⁰). Das Ende dort wird verschwiegen. In chinesischen Geschichtswerken ist das Verhältnis des Chronisten zur handelnden Persönlichkeit nicht selten das bestimmende zum Nachteil der Genauigkeit.

**133,** 3. Gaillard, *Nankin d'alors et d'aujourd'hui* S. 65 verlegt Sün yang 尋陽 mit Unrecht nach Kiang-si.

**133,** 12. Im Texte des *Nan schi* 南史, das in seinem ersten Kapitel gleichfalls eine Chronik von Liu Yüs Taten enthält, heißt es von Huan Hüans Gemahlin: 有智鑒. Der Ausdruck wird von den einheimischen Wörterbüchern, soweit sie ihn überhaupt kennen, unerklärt gelassen. Giles' Wörterbuch hat unter 鑒 die Verbindung 有知人鑒 „to understand the science of physiognomy". Ich habe mangels eines Besseren die Bedeutung übernommen, bin aber nicht sicher, ob sie richtig ist. Das *Sung schu* , das hier mit dem *Nan schi* weitgehend wörtlich übereinstimmt, gibt das Urteil über Liu Yü als ein anonymes, in Kien-k'ang verbreitetes.

**134,** 1. Tsch'êng-yung tschou 崢嶸洲 muß nach dem *Schui king tschu*, Kap. 35 fol. 8 r⁰ zwischen Wu-tsch'ang und Huang-tschou gelegen haben. Nach dem Namen zu schließen muß es eine Insel im Strome oder eine vorspringende Land-Spitze gewesen sein.

**138,** 2. Am eingehendsten ist der Krieg Liu Yüs gegen Hou Ts'in im 59. Kap. des *Schi leo* . . . geschildert. Man erhält hier ein wesentlich anderes Bild als in den Darstellungen des *Sung schu*, Kap. 2 fol. 9 v⁰ff. und des *Nan schi*, Kap. 1 fol. 16 v⁰ff., die beide in erster Linie der Verherrlichung Liu Yüs dienen. Yao Hung 姚泓 und seine Familie erscheinen in der erst genannten Quelle in weit günstigerem Lichte als in den beiden anderen. Schon die Länge der Kämpfe und die große Zahl der von Tsin mehrfach aufgebotenen Streitkräfte zeigen, daß die Tibeter, von Hia 夏 und Tsin zugleich angegriffen, sich bis zum Äußersten gewehrt haben müssen.

**138,** 18. Für Yao Kuang 姚洸 (über den sonst nichts bekannt ist) liest Wieger, *Textes historiques* S. 1247 wiederholt Yao Si 姚洗. Keine der Quellen hat diese Form, auch das *T'ung-kien* nicht, vermutlich hat Wieger einen Druckfehler vor sich gehabt.

**138,** 27. Der Text lautet: 欲盡坑之以爲京觀. Der Ausdruck *king kuan* bedeutet nicht einfach, wie die europäischen Wörterbücher angeben, einen Grabhügel auf einem gemeinsamen Grabe, sondern einen Hügel, den man als Siegesdenkmal über dem Massengrabe erschlagener Feinde oder getöteter Kriegsgefangener errichtet. „Einscharren" gibt das Wort *k'êng* 坑 wieder, dessen Bedeutung früher (s. Anm. zu I, **249,** 26) erörtert worden ist. Wenn irgendwo, könnte man hier versucht sein, darunter ein „lebendig begraben" zu verstehen. Indessen können die früher angeführten Bedenken auch hier nicht entkräftet werden, von der Unausdenkbarkeit der Sache selbst abgesehen. Das Ganze läßt aber auf einen alten Brauch der Chinesen schließen, der bezeichnend für ihre Auffassung vom Kriege ist.

**138,** 31. Die heutige Stadt Hua 滑 hien liegt etwa 35 km nördlich vom Huang ho, während das alte Hua-t'ai 滑臺 nahe oder unmittelbar am Strom-Ufer gewesen sein muß. Bei den zahlreichen starken Veränderungen des Flußlaufes ist das nichts Auffallendes. Vergl. Anm. zu II, **108,** 1.

**139,** 22. Das *T'ung-kien,* 義熙 13. Jahr 3. Monat sagt, Liu Yü habe bei seinem Eintreffen am Huang ho Gesandte nach Weï geschickt und um die Erlaubnis zur Durchfahrt gebeten. Die uns heute zugänglichen Quellen erwähnen nichts davon.

**141,** 15. Über Ts'ui Hao 崔浩 s. Näheres bei Giles, *Biogr. Dict.* Nr. 2035 und unten.

**143,** 12. Der Streit von Liu Yüs Generalen ist eingehend berichtet in den Nachträgen zum *Sung schu,* in denen der Verfasser, Schên Yo 沈約, ein Nachkomme von Schên T'ien-tsĕ 沈田子, seine Familiengeschichte erzählt (Kap. 100 fol. 7 v⁰f.). Danach hatten Schên T'ien-tsĕ, Fu Hung-tschi 傅弘之 und andere Offiziere Liu Yü bereits bei seiner Abreise darauf aufmerksam gemacht, daß Wang Tien-ngo 王鎮惡, dessen Familie jetzt im Weï-Tale wohne, nicht zu trauen sei, aber Liu hatte sie damit beruhigt, daß sie Truppen genug zu ihrer Verfügung hätten, um Anschläge im Keime zu ersticken. Einen klaren Einblick in diese dunklen Verhältnisse erhält man allerdings nicht. Man sieht aber, wie scharf der landschaftliche Gegensatz zwischen den Chinesen selbst damals war.

**148,** 12. Lin-yi 林邑 ist das spätere 占城 Cham oder Champa (Tschampa), der Norden der heutigen Provinz Quang-binh in Indochina, muß sich aber zeitweilig erheblich weiter nach Süden erstreckt haben. S. darüber L. Cadière in Bull. Éc. fr. d'Extr. Or. Bd. II, S. 56 und Pelliot ebenda Bd. III, S. 289. Die Lage und Geschichte von Fu-nan 扶南, sowie die Gesandtschaft des K'ang T'ai 康泰 und Tschu Ying 朱應 dorthin hat Pelliot eingehend behandelt ebenda Bd. III, S. 248ff. Auf S. 255f. sind auch einige der Angaben des *Sung schu* und auf S. 268ff. die Nachrichten von K'ang T'ai aufgeführt (s. auch T'oung Pao Bd. XXII, S. 121f.). Ho-lo-t'o 呵 oder 訶羅佗 oder 陁 und Ho-lo-tan 呵羅單 werden zwar im *Sung schu*, Kap. 97 fol. 3v⁰ u. 4 v⁰ getrennt aufgeführt, doch handelt es sich wahrscheinlich um denselben Namen. Er ist offenbar indisch, aber nicht zu identifizieren. Die Kenntnis der Chinesen von diesen Ländern im 5. Jahrhundert ist schwach und unsicher. Ceylon, Schi-tsĕ kuo 獅子國 „das Löwenland", indisch Siṁhala, war damals offenbar schon ein wichtiges Zentrum für die buddhistische Mission.

**148, 18.** Der Name Fan Yang-mai 范陽邁 dürfte Cham-Laute wiedergeben. Fan ist der Familienname der Könige von Lin-yi, von denen eine ganze Reihe bekannt ist. S. Pelliot in Bull. Éc. fr. d'Extr. Or. Bd. IV, S. 382ff. Über die Erklärung von *yang* (= Majestät) und *mai* (= Gold) s. Pelliot a. a. O. S. 192 Anm. 1 u. 194 Anm. 2.

**148, 39.** Über Fu-nan und Lin-yi, ihre Lage und Bevölkerung, ihre Geschichte im allgemeinen, sowie über den Feldzug des T'an Ho-tschi 檀和之 im besonderen macht das *Schui king tschu* in Kap. 36 von fol. 14 v⁰ ab eingehendere Angaben. Pelliot a. a. O. Bd. III, S. 278f. und Bd. IV, S. 191ff. teilt einiges daraus mit. Eine Beschreibung der Stadt K'ü-su 區粟 und ihrer Befestigungen gibt ebenfalls Pelliot a. a. O. S. 191ff. Der Ausdruck „Kiao-tschou zurechtzuweisen" gibt das chinesische 領交州 wieder. 領 bedeutet nach dem K'ang-hi-Wörterbuch u. a. 理 und wird erklärt durch 承上令下謂之領 — „Von oben empfangene Befehle nach unten weitergeben".

**150, 12.** Der Krieg in Ho-nan von 430 ist in der Lebensbeschreibung Tao Yen-tschis 到彥之 geschildert, der Text dieser Lebensbeschreibung ist aber in den Sung-Annalen (Kap. 46) verloren, nur das spätere *Nan schi* (Kap. 25) hat einen Abriß davon.

**151, 3.** Die Weï-Annalen verzeichnen die Gesandtschaften von und an Sung als von und an Liu Yi-lung 劉義隆 (der persönliche Name von Wên ti 文帝, ein Zeichen der Nichtanerkennung der Kaiserwürde der Sung.)

**151, 19.** Kua-pu 瓜步 war der Name eines Hügels südöstlich der Stadt Leo-ho hien 六合 nördlich von Nanking.

**152, 1.** Wieger, *Textes hist.* S. 1309, gibt den Text verstümmelt wieder und mißversteht ihn völlig, indem er übersetzt: „Je suis venu . . . . . pour me procurer de bons officiers".

**153, 5.** Wên ti wurde nicht von Liu Schao 劉劭 selbst ermordet, darüber lassen die Quellen keinen Zweifel, wohl aber wurde die Tat von ihm angestiftet und unter seiner Leitung ausgeführt. Die Soldaten drangen Nachts in das Gemach des Kaisers, der noch im Gespräch mit seinem Minister Sü-Tschan-tschi 徐湛之 begriffen war, und hieben beide mit ihren Schwertern nieder. „Als Liu Schao eintrat," fügen die Sung-Annalen (Kap. 99 fol. 5r⁰) hinzu, „war T'ai tsu (Wên ti) bereits verschieden". Das hindert natürlich nicht, daß Liu Schao in der Literatur als Vatermörder gebrandmarkt wird.

**155,** 27. Die Herkunft von Ming tis 明帝 Nachfolger Yü 昱, als Kaiser gewöhnlich Ts'ang-wu wang 蒼梧王 genannt, wird von Ssĕ-ma Kuang, 昇明 1. Jahr in der Form geschildert, daß Ming ti seine Konkubine Namens Tsch'ên 陳 seinem Günstling Li Tao-ör 李道兒 überlassen und daß sie, als sie von ihm zurückgebracht sei, den Yü geboren habe. *T'ung tschi*, Kap. 11 fol. 9 r⁰ stimmt mit *Nan schi* wörtlich überein. *Sung schu*, Kap. 9 fol. 1 r⁰ (ebenso *Nan schi* und *T'ung tschi*) bemerkt, daß für ,,alle Söhne Ming tis, während sie im Mutterleibe waren, nach dem *Yi king* das Orakel befragt wurde und daß sie danach als Milchnamen das betreffende Hexagramm erhielten. So erhielt Yü den Namen Hui-tschên 慧震 (51. Hexagramm)". Das läßt sich mit dem von Ming ti angewandten Verfahren zur Erlangung von ,,Söhnen" gut vereinigen.

**156,** 10. Der Stammbaum Siao Tao-tsch'êngs 蕭道成 bis zu Siao Ho 蕭何 hinauf ist im *Nan Ts'i schu*, Kap. 1 fol. 1 r⁰ gegeben.

**156,** 37. Die Ermordung des Ts'ang-wu wang erfolgte nach *Sung schu*, Kap. 9 fol. 12 v⁰f. während der Nacht, als er von einem Besuche in dem Nonnenkloster Ts'ing-yuan ssĕ 青園寺 und einem daran angeschlossenen Gelage in dem Mönchskloster Sin-ngan ssĕ 新安寺 völlig betrunken zurückkehrte. Wang King-tsê 王敬則 soll seiner Lebensbeschreibung zufolge (*Nan Ts'i schu*, Kap. 26 fol. 1f⁰) auch bereits an der Verschwörung gegen Liu Tsĕ-ye 劉字業 beteiligt gewesen sein. Er war der Sohn einer Beschwörerin (女巫) und berühmt wegen seiner Gewandtheit im Schwertertanz, daher vielleicht auch seine Bereitschaft, bei allen Bluttaten mitzuwirken.

**158,** 31. Über die Erneuerung der Befestigung von Nanking macht das *Nan Ts'i schu*, Kap. 2 fol. 6 v⁰ unter dem Jahre 480 nur die kurze Bemerkung: ,,Im 5. Monat errichtete man eine Stadtmauer (aus Stein? *tu ts'iang* 都牆) für die sechs Tore". Nähere Mitteilungen finden sich aber in der Lebensbeschreibung von Wang Kien 王儉, einem Gelehrten und einflußreichen hohen Beamten am Hofe der Sung und Ts'i (s. Giles, *Biogr. Dict.* Nr. 2152), auf dessen Anregung der Bau unternommen wurde, ebenda Kap. 23 fol. 10 v⁰: ,,Zur Zeit der Sung war außerhalb des Palastes an den sechs Toren (der Stadt?) nur eine Bambus-Palisade. Zu Anfang dieses Jahres (480) sagte jemand, der den Becher mit dem weißen Tiger emporhob: die Torbauten mit dreifachem Dach von (der Stadt) des weißen Tores (*pai mên* 白門) werden von den Bambus-Palisaden nicht vollständig umschlossen. Der Kaiser nahm sich dies Wort zu Herzen und ließ statt dessen eine Stadtmauer errichten". Zur Erklärung dieses zunächst etwas dunklen Textes muß folgendes gesagt werden. In dem Kapitel über kultische Gebräuche im *Sung schu* (Kap. 14 fol. 20 v⁰) liest man folgendes: ,,Bei der Audienz am Neujahrstage stellte man in der Empfangshalle einen Becher mit einem weißen Tiger auf. Auf dem Deckel des Bechers war nämlich ein weißer Tiger dargestellt. Wenn jemand eine offene Sprache führen wollte, so erhob er den Becher und trank Wein daraus". Die Erklärung dieses Brauches gibt folgende Geschichte aus *Li ki* (Couvreur) I, 221 ff. Der Fürst P'ing 平 von Tsin

(557—532 v. Chr.) saß mit zwei Beamten aus seiner Umgebung beim Wein zu einer Zeit, wo sein oberster Minister gestorben und noch nicht beerdigt war. Ein anderer Würdenträger des Hofes, Tu K'uai 杜蕢, trat, als er dies vernahm, in die Halle, nahm einen Becher Weines und brachte ihn dem einen der Zechgenossen des Fürsten dar, dann einen zweiten dem andern, endlich trank er einen dritten für sich und ging hinaus. Der Fürst rief ihn zurück und fragte ihn nach dem Grunde seines Verhaltens. Tu K'uai erwiderte, er habe dem einen zugetrunken, weil dieser den Fürsten nicht darauf aufmerksam gemacht habe, daß es unstatthaft sei, Wein zu trinken, während der Tote noch im Hause ruhe, dem andern, weil er als Vertrauter des Fürsten nur auf essen und trinken bedacht sei, und sich selbst, weil er, anstatt seinen Dienst zu tun, sich um anderer Leute Pflichten gekümmert habe. Darauf bekannte der Fürst sein Unrecht und bat Tu K'uai, auch ihm einen Becher darzubringen. Als dies geschehen, fügte der Fürst hinzu: dieser Becher darf nach meinem Tode nicht verloren gehen. Seitdem sagt man bis heute, wenn nach der Darbringung der Becher erhoben wird: Tu hebt ihn empor". Das *Sung schu* fährt dann fort: „Der weiße Tiger auf dem Deckel des Bechers ist die hinterlassene Form von ‚Tus Emporheben'. Die Zeichnung des Tigers soll den nachkommenden Geschlechtern andeuten, daß, wenn jemand noch ein unverblümtes Wort zu sagen wünscht, er dies losfahrend wie ein Tiger und ohne alle Furcht tun soll". Das *Nan Ts'i schu* will also sagen: bei der Neujahrsaudienz wurde dem Kaiser Kao ti unter dem Schutz der durch den Tiger-Becher verbürgten Redefreiheit (vielleicht von Wang Kien selbst) vorgehalten, daß er für eine bessere Befestigung der Stadt sorgen solle. Die „sechs Tore" bedeuten natürlich einfach das Stadtgebiet außerhalb des Kaiserlichen Palastes. Der Ausdruck „weißes Tor" ist zu einer Bezeichnung von Nanking geworden. Sein Ursprung ist zweifelhaft. Das *Ts'ĕ yuan* bringt ihn mit dem „Becher mit dem weißen Tiger" in Verbindung, womit freilich wenig gesagt ist. Die japanische Enzyklopädie *Kojijikugo daijiten* 故事熟語大辭典 von Shirōjirō Ikeda 池田四郎次郎 verweist auf *Huai-nan tsĕ*, wo es in dem Abschnitt *Ti-hing hün* 墜形訓 (nicht *Lan-ming hün* 覽冥訓, wie die Enzyklopädie sagt) heißt: „(Unter den acht Grenzpunkten, *ki* 極) heißt der im Südwesten *pien-kü* 編駒-Berg und führt den Namen weißes Tor" (an jedem der acht Grenzpunkte ist ein farbiges Tor). Dazu bemerkt der Kommentar: „Der Monat des Südwestens gehört zu dem zyklischen Zeichen *schên* 申 und ist der Beginn des Fluidums Metall (*schên* ist das Zeichen des siebenten, d. h. des ersten Herbstmonats, zum Herbst gehört das „Element" Metall). Das Fluidum Metall ist weiß, daher der Name „weißes Tor". „Hier", so meint die Enzyklopädie, „liegt der Grund, warum Kin-ling 金陵, d. h. „Metall-Hügel", ein alter Name für Nanking (s. Anm. zu II, 8, 29), als Pai-mên (d. h. „weißes Tor") bezeichnet wird". Man könnte noch hinzufügen, daß in der chinesischen Kosmologie dem Zeichen *schên* unter den vier Tieren der vier Himmelsrichtungen der Tiger entspricht und dem Westen unter den vier

Tieren der „Himmelspaläste“ der weiße Tiger (s. L. de Saussure, *Les origines de l'astronomie chinoise* S. 160 u. 325). Ob der alte Name Kin-ling, der schon aus der Zeit des Königreichs Tsch'u der Periode der „Kampf-Staaten“ oder gar des *Tsch'un-ts'iu* (s. I, 158 u. 178ff.) stammen soll (Gaillard, *Nankin d'alors et d'aujord'hui* S. 29), mit diesem kosmologischen System zusammenhängt, muß eine offene Frage bleiben; Pai-hia 白 下 war der lokale Name eines befestigten Hügels nicht weit von Schi-t'ou tsch'êng 石 頭 城 außerhalb der Stadt (a. a. O. S. 78); vermutlich hat sich der Name Pai-mên daran angeschlossen. Wenn Gaillard (a. a. O. S. 88) auf Grund der Befestigungsanlagen des modernen Nanking vermutet, daß Kao tis neue Bauten entweder in „äußeren Schießscharten“ oder in „Verstärkungsmauern hinter den Toren“ bestanden hätten, so kann das auf sich beruhen bleiben; der Text gibt dafür keinerlei Anhalt.

**160, 4.** Der Text im *Nan Ts'i schu* 占 視 乃 殞 之 ist wegen des *tschi* am Ende sprachlich interessant. Er erinnert an einen ähnlichen Ausdruck im *Tso tschuan* 宣 公 2. Jahr: 提 彌 明 死 之. Legge, *Chin. Cl.* V, 290 übersetzt: „T'e-me Ming dying for him“, Couvreur, *Tsch'ouen ts'iou et Tso tschouan* I, 571: „T'i mi Ming périt“, wobei 之 unübersetzt bleibt. In unserem Falle kann *tschi* nur Verbalobjekt, das vorhergehende Verbum also nur Causativum sein. Es ist kein Grund vorhanden, die *Tso-tschuan*-Stelle anders zu deuten: „T'i-mi Ming machte sie (oder ihn) sterben“, d. h. tötete sie (die Soldaten). Leider kennen wir den tatsächlichen Verlauf nicht, der hier allein entscheiden könnte. Vergl. von der Gabelentz, *Chinesische Grammatik* § 428. Auch dort kann *tschi* sehr wohl direktes Objekt sein.

**160, 24.** 300000 ist die Zahl, die das *Peï schi*, Kap. 3 fol. 22r⁰ gibt. Im *Weï schu*, Kap. 7b fol. 12v⁰ steht dafür eine Million, vermutlich ein Druckfehler.

**160, 34.** Die Quellen sagen übereinstimmend, daß Hiao Wên ti 孝 文 帝 „seine Gesandten zum Yang-tsĕ schickte 遣 使 臨 江, um Siao Luan seine Verbrechen vorzuhalten, daß er seinen Herrscher ermordet und sich an seine Stelle gesetzt habe“ (*Weï schu*, Kap. 7b fol. 17r⁰, *Peï schi*, Kap. 3 fol. 25r⁰). Ob damit eine Gesandtschaft nach Kien-k'ang gemeint ist, oder ob, wie Wieger, *Textes hist.* S. 1374 sagt, „Herolde an den Ufern des Stromes die Sünden des Kaisers (Ming ti) ausgeschrieen haben“, ist schwer zu sagen.

**162, 11.** Der Stammbaum von Siao Yen 蕭 衍 wird im *Liang schu*, Kap. 1 fol. 1r⁰f., gegeben. Er wird ebenso wie der von Siao Tao-tsch'êng 蕭 道 成 auf Siao Ho 蕭 何 von der Han-Dynastie zurückgeführt und fällt mit dem des letzteren zusammen bis in das 4. Jahrhundert.

**163, 2.** Schên Yo 沈 約 (s. Giles, *Biogr. Dict.* No. 1702) war seiner Lebensbeschreibung zufolge (*Liang schu*, Kap. 13 fol. 16r⁰) Verfasser des *Tsin schu* in 110 Kapiteln, des *Sung schu* in 100 Kapiteln, des *Ts'i ki* 齊 紀 in 20 Kapiteln und eines Kao tsu (Siao Yen 蕭 衍 ?) ki 高 祖 紀 in 14 Kapiteln. Davon ist uns nur das *Sung schu* erhalten. Das *Tsin schu*, das jetzt 130 Kapitel zählt, wurde erst, wie früher erwähnt (s. II, 2), unter T'ai tsung von der T'ang-Dynastie in die heutige Form gebracht, das *Ts'i ki* befindet sich im heutigen *Nan Ts'i schu*, das Schên Yos jüngerem Zeitgenossen Siao Tsĕ-hien 蕭子顯 (Giles, *Biogr. Dict.* No. 718) zugeschrieben wird, obwohl nach dessen Lebensbeschreibung (*Liang schu*, Kap. 35 fol. 7r⁰) sein *Ts'i schu* aus 60 Kapiteln bestand, während das heutige 59 zählt. Über Schên Yos Rolle bei der Ermordung ist Ssĕ-ma Kuang sehr viel ausgesprochener. Nach ihm (天監 1. Jahr 4. Monat) sagte der kluge Ratgeber zu Siao Yen, als dieser dem entthronten Kaiser ein größeres Gebiet zu eigen geben wollte: „Ihr achtet den leeren Namen und werdet das Unheil der Wirklichkeit ernten. Der Herrscher nickte mit dem Kopfe", dann sandte er seine Beauftragten nach Ku-schu 姑孰 (T'ai-p'ing 太平), die den jungen Fürsten töteten. Später hat Schên Yo unter Gewissensqualen gelitten und den Mord seinem Herrn zugeschoben. (*Liang schu*, a. a. O. fol. 15v⁰).

**164,** 13. Der Abfall des Hia-hou Tao-ts'ien 夏侯道遷 wird nur in dessen Lebensbeschreibung *Weï schu*, Kap. 71 fol. 16v⁰f. berichtet, der des Gouverneurs von Mien-tung 沔東 Namens T'ien Ts'ing-hi 田靑喜, einer sonst nicht bekannten Persönlichkeit, nur *Weï schu*, Kap. 8 fol. 10v⁰. Sollte es sich um dasselbe Ereignis handeln?

**166,** 20. Die Verordnungen Wu tis von 517 über die Tieropfer werden in den Quellen sehr ungleich behandelt. Das *Liang schu* (Kap. 2 fol. 22r⁰) geht ganz flüchtig mit ein paar Worten darüber hinweg. Das *Nan schi* (Kap. 6 fol. 28v⁰) ist ausführlicher, ihm sind auch die Angaben im Text entnommen. Es fügt dann hinzu: „Obwohl die Minister anderer Meinung waren und entsprechende Vorschläge machten und obwohl in der Hauptstadt wie in den Provinzen allgemeiner Widerspruch laut wurde, gab der Kaiser nicht nach. Im Winter, im 10. Monat wurden bei den Darbringungen im Ahnentempel zum ersten Male Gemüse und Früchte verwendet". Unentschieden ist für die Chinesen die Frage, ob sich die Verordnung nur auf den Ahnentempel oder auch auf die Opfer an Himmel und Erde bezogen hat. Das *Liang schu* erwähnt nur den ersteren, das *Nan schi* auch die letzteren. Im *Sui schu*, das die kultischen Ordnungen besonders ausführlich behandelt, werden auch Wu tis Verordnungen genauer gegeben (Kap. 7 fol. 10v⁰). Wenn aber Hu San-sing zu *T'ung-kien*, 天監 16. Jahr 4. Monat bemerkt, dieses (wie auch das *Kang-mu*) habe sich dem *Sui schu* angeschlossen und daher die Stadtflur-Opfer nicht erwähnt, so scheint mir die Berufung auf das *Sui schu* nicht gerechtfertigt. Dieses erwähnt allerdings bei dem ersten Edikt (es handelt sich bei den Verordnungen um zwei Edikte, eins vom 4. und eins vom 10. Monat) nur die Opfer im Ahnentempel, aber in den einleitenden Sätzen heißt es: „Die Götter nehmen nicht immer die Opfer entgegen, ihre Entgegennahme hängt ab von der Erlangung der Wahrhaftigkeit. Daher heißt es (im *Yi king*): ‚Des westlichen Nachbarn kleines Opfer wird wegen seiner Aufrichtigkeit des Segens teilhaftig'" (vergl. 13. Hexagramm des *Yi king*: „Wenn der östliche Nachbar ein Rind schlachtet, so gilt dies nicht so viel wie des westlichen Nachbarn kleines Opfer, das wegen seiner Aufrichtigkeit des Segens teilhaftig wird"). Es wäre sinnlos, das Verbot des Tötens nur auf die Ahnenopfer zu beschränken und nicht auch auf die Stadtflur-Opfer zu beziehen. Das *Fo tsu t'ung ki* (Kap. 38 fol. 229r°b) hält sich denn auch an den Text des *Nan schi*, gibt ihn aber in verkürzter Form wieder: „Das Medizinamt darf nicht aus Lebewesen Medizin herstellen, in den Stadtflur-Tempeln soll an Stelle der Opfertiere Mehl (Gebäck ?) treten, und im Ahnentempel sollen bei den Darbringungen Gemüse und Früchte verwendet werden." Das buddhistische Werk rechtfertigt natürlich das Verbot damit, daß Töten und Blutvergießen dem Wesen der angerufenen Gottheiten zuwiderlaufe und zu den konfuzianischen Begriffen von Güte und Gerechtigkeit im Gegensatz stehe: „Seitdem Buddhas Lehre sich nach Osten verbreitet und zu den Geboten der Enthaltsamkeit ermahnt hat, wissen die vom Himmel erwählten Herrscher Buddha zu dienen. Wie sollten da die Menschen, die dem Himmel dienen, nicht verstehen, Buddha zu dienen ? Dann aber wissen sie auch, daß man, wenn man Buddha dient, nicht den Himmel mit Opfertieren beleidigen darf."

**167,** 29. Von einem wirklichen Mönchtum des Kaisers Wu ti kann nicht gesprochen werden, denn „die Annahme der Gebote Buddhas" 受佛戒, selbst wenn sie besser beglaubigt wäre als sie es ist, braucht noch keine wirkliche Ordination zu bedeuten, sonst wäre ja auch die Schilderung von 529 sinnlos. De Groots Angabe in *Le code du Mahāyāna en Chine* S. 98 muß deshalb mit dieser Einschränkung verstanden werden. Auch „die Hingabe des Körpers" 捨身 ist zwar im Mahāyāna eine Bedingung für das Mönchtum, aber noch nicht dieses selbst. Vergl. De Groot a. a. O., S. 209f. Überdies ist es ganz unsicher, was der Ausdruck hier wirklich bedeuten soll. Auch von Wu ti von der Tsch'ên-Dynastie wird unter dem Jahre 559 berichtet, daß er „seinen Körper hingab und die Minister ihn baten, in den Palast zurückzukehren" (*Tsch'ên schu*, Kap. 2 fol. 7r°. Vergl. II, 177). Das moderne *Fo hüo ta ts'ĕ tien* 佛學大辭典 s. v. sagt, der Brauch, „den Körper hinzugeben", d. h. einen Körperteil zu verbrennen oder ein Stück Fleisch abzuschneiden, sei während der Zeit der „sechs Dynastien" besonders viel geübt worden. Ich neige der Ansicht zu, daß es sich bei den beiden Kaisern um eine Zeremonie handelt, die auf die gleiche Stufe wie das Fasten zu stellen ist und symbolhaft ihre „Hingabe" an die Lehre Buddhas andeuten soll. Die *pañcavārṣika-pariṣad*, oder *pañca-pariṣad* oder *mokṣa-mahā-pariṣad* heißt chinesisch *pan-tschê yüe schi* 般遮越師 (bei Fa-hien), was halb Umschreibung *(pan-tschê = pañca)*, halb Übersetzung *(yüe = pari, schi =* Menge, Versammlung) ist, oder gewöhnlich *wu-tschê ta hui* 無遮大會, wobei *wu-tschê* nach allgemeiner Annahme das Wort *mokṣa* „Erlösung" oder „Hingabe" wiedergeben soll. Chinesische Erklärer wollen freilich auch den Ausdruck *wu-tschê* in seiner chinesischen Bedeutung nehmen, zumal dafür auch *wu-ngai* 無礙 gebraucht wird. Das würde dann „ohne Ausschluß", „ohne Behinderung" bedeuten; dem entsprechend erklären sie die Bezeichnung durch *p'ing têng hui* 平等會, was besagen soll, daß „die vier Klassen" 四部, d. h. die *bhikṣu* und *bhikṣunī*, die *upāsaka* und *upāsikā*, also Mönche und Laien ohne Unterschied des Geschlechts an der Versammlung teilgenommen hätten. Pelliot in T'oung Pao Bd. XXVI, S. 184f. und XXVIII, S. 432ff. will ebenfalls *wu-tschê* als chinesischen Ausdruck nehmen und hält sogar die Bezeichnung *moksa-mahā-pariṣad* für eine unrichtige Bildung Juliens. Nach Ausweis des Petersburger Wörterbuchs ist sie aber durch zwei Stellen des *Rāmāyaṇa* belegt. Sie gehört zu den chinesischen Wiedergaben fremder Wörter, die zugleich Umschreibung und Übersetzung sind, d. h. in denen die gewählten Zeichen eine phonetische und eine semantische Bedeutung haben. Man vergleiche das moderne 引得 *yin-tê(k)* = Index = „Anzeiger" oder 無托邦 = Utopia = „Land, das man nicht erfassen kann". Die Versammlung, die, wie ihr Name sagt, alle fünf Jahre stattfinden sollte, war im buddhistischen Indien eine große Festlichkeit. Wir kennen sie aus den Beschreibungen der Pilger Fa-hien 法顯 und Hüan-tsang 玄奘 (s. II, 295ff. u. 574f.). Danach war sie eine vom König einberufene Versammlung „aller Śramaṇas aus den vier Himmelsrichtungen des Reiches" und zugleich das Fest der großen Spenden an die Mönchsgemeinde. Die Fürsten, Vornehmen und Reichen entäußerten sich aller ihrer Schätze „von den Frauen und Kindern an bis zu den Schätzen des Reiches" (Legge, *A Record of Buddhist Kingdoms* S. 22f. und St. Julien, *Mémoires sur les contrées occidentales* I, 38 und 252, *Histoire de la vie de Hiouen-Thsang* S. 374). Man erwartete von den buddhafreundlichen Fürsten, daß sie dieses Fest der großen Schenkungen alle fünf Jahre veranstalteten. Vergl. H. Kern, *Manual of Indian Buddhism* S. 101 u. Ders., *Histoire du Bouddhisme dans l' Inde* II, 239ff. Die klugen Mönche in Kien-k'ang hatten sicherlich nicht ohne Vorbedacht den glaubenseifrigen Wu ti veranlaßt, eine solche *mokṣa-mahā-pariṣad* zu veranstalten, und zwar einmal im Herbst 529 und eine dann wieder im Frühling 535, also nach Verlauf der vorgeschriebenen fünf Jahre. Was sich Gaillard, *Nankin* etc., S. 102 bei den Sätzen: „il (Wu ti) y pria sous le nom de Ou-tché hoei" und S. 103: „il y pria sous le nom de Ou-ngai hoei 無異 (verschrieben für 礙) 會" gedacht hat, ist schwer zu erraten. Auch der Satz: „Sous ce titre et sous celui de P'ing-teng hoei, on compte trois nouveaux voyages du souverain à cette pagode" (T'ung-t'ai ssĕ 同泰寺) ist unverständlich, und das um so mehr, als Gaillard auf derselben Seite 102 die richtige Erklärung von Parker anführt. *Uposatha* ist das Pali-Wort für sanskr. *upavasatha*, chines. 淸淨, es bedeutet einen Fasttag; der Tag des Vollmonds, der Tag des Neumonds und je der achte Tag nach Voll- und Neumond waren *uposatha*-Tage. S. Kern, *Histoire* etc. II, 6ff. und 52ff. Das wiederholte Eintreten des Kaisers in das Kloster mit darauf folgendem Loskauf läßt ebenfalls die Vermutung aufkommen, daß die Mönche das Ganze als ein einträgliches Geschäft ansahen und förderten. Der chinesische Text nennt als Loskaufsumme der Minister 錢一億萬, was Gaillard a. a. O. durch 100 Millionen Sapequen oder 100000 Dollar wiedergibt. Abgesehen davon, daß diese Zahl auch dann falsch ist, wenn man den Ausdruck wörtlich nehmen will, soll der letztere natürlich nur „eine sehr hohe Zahl" bedeuten. Hinter der Angabe über den Loskauf des Kaisers findet sich im *Nan schi* folgender Satz: 菩薩大捨僧衆默許. Diese Fassung ist mir unverständlich. Das *Fo tsu t'ung ki* hat dafür die Worte 設道俗大齊五萬人, d. h. „er hielt ein großes Fasten *(upavāsa)* für Mönche und Laien ab, fünfzigtausend Menschen waren anwesend." Im *Nan schi* steht dann noch einmal unter dem 10. Monat des Jahres 529: 又設四部無遮大會道俗五萬餘人, d. h. „er veranstaltete nochmals eine *pañca-pariṣad* der vier Klassen, an Mönchen und Laien waren über fünfzigtausend anwesend". Diese Angabe ist hier natürlich sinnlos, auch der Ausdruck 大捨 ist ungewöhnlich. Der Text des *Nan schi* ist offenbar ganz verderbt.

**167, 35.** Über die Bibliothek und den Katalog des Pao-tsch'ang 寶唱 s. Näheres bei Bunyiu Nanjio, *A Catalogue of the Chinese Translation of the Buddhist Tripiṭaka* S. XVII. N. erklärt den Katalog für den ersten, der angefertigt wurde. Wir kennen jetzt einen noch älteren, nämlich den des bekannten Buddhisten Tao-ngan 道安 (s. II, 292 ff.), der aus dem Jahre 374 stammt. S. Maspero in Bull. Éc. fr. d'Extr. Or. Bd. X, S. 115 und Pelliot in T'oung Pao Bd. XII, S. 675 Anm. 3.

**168, 28.** Über Siao T'ung 蕭統 oder 昭明太子 s. Näheres bei Giles, *Biogr. Dict.* No. 717, über das *Wên süan* 文選 bei Wylie, *Notes* S. 192.

**170, 15.** Die Geschichte der Belagerung von Nanking durch Hou King 侯景 wird ausführlich erzählt in der Lebensbeschreibung des letzteren, *Liang schu*, Kap. 56 fol. 1 ff. Ich bin auch hinsichtlich der Darstellung der vorhergehenden Vorgänge im wesentlichen dieser Quelle gefolgt. Noch ausführlicher, aber offenbar dichterisch ausgeschmückt sind die äußerst fesselnden Schilderungen bei Ssĕ-ma Kuang unter den drei Jahren 太淸 1 bis 3 von Wu ti.

**171, 14.** E. T. Williams, *A Short History of China* S. 122, behauptet, das Grab Wu tis sei noch heute etwa 15 engl. Meilen außerhalb des T'ai-p'ing-Tores von Nanking zu sehen. Williams hat lange in Nanking gelebt.

**172, 18.** Ob die von Wang Sêng-pien 王僧辯 geretteten 80000 Rollen die ganze Bibliothek ausmachten und ob sich auch die 540 Rollen buddhistischer Schriften darunter befanden, ist natürlich nicht festzustellen. Jedenfalls kann man kaum annehmen, daß bei den Plünderungen von 549 und 552 die Bibliothek Wu tis ohne Schaden davon gekommen sein sollte. Das Gerettete dürfte dann mehr oder weniger vollständig zwei Jahre später in Kiang-ling 江陵 zugrunde gegangen sein (s. II, 175).

**172, 26.** Ssĕ-ma Kuang, unter Yuan ti 元帝承聖 1. Jahr 4. Monat, und ähnlich *Nan schi*, Kap. 80 fol. 26r⁰ geben eine grausige Schilderung von der Art, wie mit Hou Kings Leiche sowie mit seinen Söhnen umgegangen wurde. „Man füllte den Bauch mit Salz an (um die Verwesung aufzuhalten) und schickte die Leiche nach Kien-k'ang; den Kopf sandte Wang Sêng-pien nach

Kiang-ling; die Hände schnitt man ab und ließ sie nach Ts'i (Ost-Weï, s. II, 227) bringen. Die Leiche wurde (in Kien-k'ang) öffentlich geschändet, indem die Bevölkerung im Wetteifer die Stücke an sich riß und aufaß, so daß auch nicht ein Knochen übrig blieb. Auch die Prinzessin von Li-yang 溧陽 (die Hou King zu seiner Gemahlin gemacht hatte) aß dabei mit. Die fünf Söhne Hou Kings waren noch in Nord-Ts'i. Kao Tsch'êng 高澄 ließ dem ältesten das Gesicht zerschneiden und ihn kochen. Die jüngeren wurden in das Palastgefängnis geworfen. Als Hien-tsu 顯祖 (Wên-süan 文宣) in Ts'i den Thron bestiegen hatte (s. II, 237), träumte ihm, daß ein riesiger Affe auf seinem Bett säße, darauf ließ er sie ebenfalls kochen". (Ähnlich *Nan schi* a. a. O. fol. 24v⁰). Es klingt fast wie eine Entschuldigung, wenn das *Nan schi* a. a. O. bei einer Beschreibung von Hou Kings abstoßender Erscheinung und seinen zahllosen Schandtaten bemerkt: „Oft wandte er den Kopf zur Seite und ließ eine Stimme ertönen, von der eine Beschreibung sagte: das nennt man die Stimme eines Wolfes, darum soll der, der Menschen fressen kann, auch von Menschen gefressen werden." Man erzählte denn auch von ihm, daß er Menschen zu töten liebte, indem er sie zu seinem Vergnügen mit dem Säbel erstach und dann von ihrem Fleische aß. Das Ganze ist nicht ohne volkskundliches Interesse.

**174, 17.** Die Angabe von der Verteilung der Würde eines Feldmarschalls, 東 und 西都督, zwischen Wang Sêng-pien und Tsch'ên Pa-sien 陳霸先 ist dem *Liang schu*, Kap. 45 fol. 8r⁰ entnommen, die über den Sitz des letzteren in King-k'ou 京口 dem *Tsch'ên-schu*, Kap. 1 fol. 7v⁰. King-k'ou ist nach dem *T'ung-kien tsi lan*, Kap. 22 fol. 16v⁰f. 5 *li* östlich von dem heutigen Tschên-kiang 鎮江 (Tschinkiang). Der Ort lehne sich an einen Berg King-hien 京峴 wie an eine natürliche Befestigung und hieße deswegen King-tschên 京鎮 oder King-k'ou. Der Platz liegt also von Kiang-ling noch weiter nach Osten als Kien-k'ang, und es ist deshalb auffallend, daß Tsch'ên der Feldmarschall des Westens sein soll.

**174, 32.** Zu Siao Yi 蕭繹 oder Kin-lou tsĕ 金樓子 vergl. Giles, *Biogr. Dict.* No. 705. Über seine Bedeutung als fruchtbarer Schriftsteller, besonders als Erklärer des *Tao-tê king* finden sich nähere Angaben bei Pelliot, *Autour d'une traduction Sanscrite du Tao tö king* (in T'oung Pao Bd. XII, S. 351ff.), S. 403 Anm. Pelliot vermutet, einen Teil von Kien-wên tis 簡文帝 oder von Yuan tis Kommentar zu *Lao tsĕ* in Tun-huang gefunden zu haben. Die Lebensbeschreibung von Wang P'ou 王裒 oder Wang Pao 褒 findet sich im *Tschou schu*, Kap. 41 fol. 1r⁰ff. Wang trat später in die Dienste des Nordstaates Tschou. In den Liang-Annalen wird er als *tschi king* 執經, d. h. Schüler oder Assistent des Yuan ti bezeichnet.

**174, 36.** Wir sind über die Kämpfe von Weï und Liang von 554 nur unvollkommen und einseitig unterrichtet, da die Teile der Weï-Annalen die sich auf diese Zeit beziehen, verloren und wir auf die Angaben der Liang-Annalen, sowie auf das, was das *T'ung-kien* berichtet, angewiesen sind.

**175, 21.** In dem Kapitel über das Schrifttum in den Sui-Annalen heißt es (Kap. 32 fol. 5v⁰), daß nach „Kiang-ling ungefähr 70000 Rollen oder darüber gebracht waren und daß diese, als das Heer von Tschou (West-Weï) in Ying 郢 (King-tschou 荊州 oder Kiang-ling) eindrang, sämtlich (von Yuan ti) selbst verbrannt wurden.

**176, 3.** Siao Ming 蕭明 wird in den Liang-Annalen, dem *Nan schi* und dem *T'ung-kien* Graf von Tschêng-yang 貞陽侯 genannt, in seiner Lebensbeschreibung im *Peï Ts'i schu*, Kap. 33 fol. 1r⁰ dagegen Graf von Sü-yang 須陽. Das *Liang schu*, Kap. 6 fol. 1v⁰ schreibt den Namen Siao Yuan-ming 蕭淵明, was nur ein Druckfehler sein kann.

**177, 19.** Das Gebet Wu tis beim Stadtflur-Opfer ist an den höchsten Gott *huang huang hou ti* 皇皇后帝 gerichtet, ein Ausdruck, der sich in einem Hymnus des *Schi king* (魯頌 IV, 3) findet und zweifellos eine Persönlichkeit bedeutet. „Summus verum dominus qui per se regnat" haben es die Jesuiten übersetzt, und „the great and sovereign God" sagt Legge.

**178, 17.** Schou-tsch'un 壽春 ist der eigentliche Name der Stadt am Huai, *tsch'un* war aber zur Tsin-Zeit tabu geworden und deshalb durch *yang* 陽 ersetzt.

**178, 25.** Über Wang Lin 王琳 vergl. auch Giles, *Biogr. Dict.* No. 2198. Es ist ein Versehen von Giles, wenn er Wang bei der Belagerung von Pa-ling 巴陵 in Hu-nan umkommen läßt. Pa-ling war der Name in seinem Fürstentitel.

**178, 28.** Der Name des Kaisers Wên ti war Tsch'ên Ts'ien 陳蒨, nicht Kiu 舊, wie Wieger, *Textes historiques* S. 1459 und 1461 schreibt.

**179, 2.** Die Vorgänge in dem Regentschaftsrat von Tsch'ên Po-tsung 陳伯宗 sind in den Lebensbeschreibungen der Hauptbeteiligten dargestellt, des Liu Schi-tschi 劉師知 (*Tsch'ên schu*, Kap. 16 fol. 10v⁰), des Tao Tschung-kü, 到仲舉 (Kap. 20 fol. 1v⁰ff.) und des Yin Pu-ning 殷不佞 (Kap. 32 fol. 3v⁰), der ebenfalls dem Rate angehörte, aber sich rechtzeitig bei dem Vorgehen gegen Tsch'ên Hü 陳頊 ausschalten konnte und daher nur mit Amtsentsetzung bestraft wurde. Ob das Edikt der Kaiserin-Mutter wirklich gefälscht war, scheint trotz der Angabe in den Lebensbeschreibungen nicht über alle Zweifel erhaben.

**180, 23.** Eine Kennzeichnung von Tsch'ên Schu-pao 陳叔寶, dem Hou tschu 後主, findet sich auch Giles, *Biogr. Dict.* No. 246.

**180, 40.** Der Name der Dynastie Sui wird 隋 geschrieben, der von Yang Kiens 楊堅 Lehen aber 隨. Hu San-sing erklärt den Unterschied in einer einleitenden Bemerkung zu *T'ung-kien*, Kap. 177 folgendermaßen: „Sui 隋 ist der Staat Sui 隨 der Tsch'un-ts'iu-Zeit (vergl. Anm. zu I, **153**, 26), der von Tsch'u vernichtet und zu einem Bezirk *(hien)* gemacht wurde. Zur Ts'in- und Han-Zeit gehörte das Gebiet zu der Provinz *(kün)* Nan-yang 南陽, zur Tsin-Zeit zu der Provinz *(kün)* Yi-yang 義陽. Danach wurde es abgetrennt und die Provinz *(kün)* Sui 隨 daraus gemacht. Zur Liang-Zeit hieß es Sui tschou. Später kam es an West-Weï, und Yang Tschung 楊忠 (der Vater Yang Kiens) wurde vom Kaiser Wên ti von Tschou für seine Verdienste zum

Herzog des Staates Sui 隨 gemacht. Sein Sohn Yang Kien 楊堅 erbte die Würde, und als er die Nachfolge der Tschou-Dynastie antrat, machte er Sui zum Namen seines Reiches. Da aber in dem Gebiete die Tschou und Tsʻi ruhelos (im Kampf mit einander) gewesen waren, strich er den Teil 辵 in dem Namen und machte 隋 daraus, weil jener Teil an ruheloses sich bewegen *(tsou* 走*)* erinnerte.“ Die Herausgeber der Sui-Annalen fügen dann noch in einer Nachbemerkung zum Inhaltsverzeichnis der Annalen hinzu, daß die Namenänderung erst nach der Thronbesteigung Yang Kiens vorgenommen sein könne, weil im *Tʻung-kien* wie im *Kang-mu* sowohl in dem Titel ,,Herzog von Sui“, als auch in dem späteren ,,König von Sui“ der Name 隨 und erst beim Kaiser 隋 geschrieben werde. Erst die amtlichen Chroniken hätten nachträglich auch die älteren Titel so wie die späteren Namen geschrieben. In der Tat schreiben *Tʻung-kien* und *Kang-mu* (Kap. 35 fol. 37v$^0$ und 44v$^0$) 隨公 und 隨王, aber dann nach der Thronbesteigung fol. 45v$^0$ u. a. 隋.

**181,** 38. Han Kʻin-hu 韓擒虎 wird in seiner Lebensbeschreibung *Sui schu*, Kap. 52 fol. 1r$^0$ff. im Gegensatz zu den Kaiser-Annalen ebenda, Kap. 2 fol. 3v$^0$ u. a. Han Kʻin genannt. Die Auslassung des zweiten Namens Hu erklärt sich dadurch, daß er der persönliche Name des Großvaters des Kaisers Kao tsu von der Tʻang-Dynastie war, unter der die Sui-Annalen zusammengestellt wurden. Es spricht nicht für die Sorgfalt der Herausgeber der Annalen im 11. und 18. Jahrhundert, daß die Schreibung nicht einheitlich ausgefallen ist. In einem 1929 von der Nationalbibliothek in Peking herausgegebenem kritischen Werke von Li Tsʻĕ-ming 李慈銘 (zweite Hälfte des 19. Jahrhunderts), *Tu schi tscha ki* 讀史札記, wird zwar in Kap. 9 fol. 2r$^0$ auf die Verschiedenheit des Namens in den verschiedenen Ausgaben hingewiesen, aber eine Erklärung nicht gegeben. Der Verfasser hält irrigerweise die Hinzufügung von Hu für falsch.

**183,** 18. Die Weï-Annalen haben für die Herrscher von Weï eine Ahnenreihe bis auf Huang ti konstruiert. Vierundzwanzig Generationen vor Tao-wu ti 道武帝 werden mit Namen aufgeführt, von 220 ab (,,Kaiser“ Schên-yuan 神元) beginnt eine feste Chronologie, die nachprüfbar ist.

**184,** 26. Was zunächst den chinesischen Namen Jou-juan (gewöhnlich Juan-juan gesprochen) angeht, so bedarf sein Lautbestand noch einer Klarstellung. Die Chinesen schreiben ihn anfangs 柔然 Jou-jan, ein Ausdruck, der im chinesischen ,,weich“, ,,biegsam“ bedeutet. Der Name bleibt, bis ihn der chinesisch kultivierte Kaiser von Weï, wohl aus Zorn über die ständigen Belästigungen durch das ruhelose Volk, in echt chinesischer Weise mit Schriftzeichen wiedergibt, die, ohne den Laut wesentlich zu verändern, diese Eigenschaft in möglichst verächtlicher Form anzeigen sollen. So umschreibt man ihn im 5. Jahrhundert durch 蠕蝡 J(o)u-juan. Die Aussprache von 蠕 und 柔 muß im Altertum ungefähr dieselbe gewesen sein: *ńźiu*, ebenso die von 然 und 蝡: *ńźiän*. Die beiden neuen Zeichen bedeuten aber: ,,sich hin und her bewegende“ oder ,,sich ringelnde Würmer“.

Nun sind die Zeichen 蠕 und 蝡 schon in früher Zeit oft vertauscht worden, und so ist in dem Namen des Volkes das erste auch an die Stelle des zweiten getreten, die Aussprache aber von dem unterdrückten Zeichen genommen worden, also Juan-juan 蠕蠕 (statt des richtigen Ju-ju) für Ju-juan. Daß die ursprüngliche Aussprache von 蠕 *ju(ńźiu)* gewesen sein muß, unterliegt angesichts des phonetischen Elementes 需 = *sü(siu)* keinem Zweifel; das *Tsi-yün* 集韻 vom 11. Jahrhundert gibt auch (nach *K'ang-hi*) als Laut 汝 *j(u)* + 朱 *(tsch)u* = 儒 und als Bedeutung ,,das Sichherumbewegen von Würmern". Andererseits sagt aber auch dasselbe Wörterbuch: ,,蠕 ist dasselbe wie 蝡". Die Aussprache *Niu-yen*, die Th. Watters, *On Yuan Chwang's Travels in India* I, 79, gibt, ist unmöglich. Selten wird auch der Name 芮芮 Jui-jui umschrieben. Er findet sich u. a. im *Sung schu*, Kap. 8 fol. $17v^0$, sowie im *T'ung-kien* neben 蠕蠕 und 柔然 unter Sung 元嘉 27. Jahr (alle drei Namen im gleichen Abschnitt) und Hu San-sing bemerkt dazu: ,,Jui-jui ist die Wiedergabe (des Namens) Jou-juan in der Sprache der Südländer". Das K'ang-hi-Wörterbuch gibt auch als Aussprache von 蝡 而 + 兗 *n(i)* + *(t)ui* = *nui*. Natürlich steht Jui-jui wohl den Lauten J(i)u-j(i)u, J(o)u-j(o)u oder J(i)u-j(i)än nahe, nicht aber J(i)än-j(i)än oder Juan-juan. Der falsch ausgesprochene Name hat sich aber so eingebürgert, daß die richtige Form sich kaum noch durchsetzen wird. Die Einwände, die Pelliot, *A propos des Comans* (in Journn. Asiat. $1920^I$, S. 125ff.) S. 144 gegen die Aussprache Ju-(oder Jou-)juan zugunsten von Juan-juan macht, kann ich nicht als berechtigt anerkennen.

Die Herkunft des so rasch zu großer Macht gelangten Volkes bleibt dunkel. Während das *Weï schu* es als Tung Hu bezeichnet, nennt das *Nan schi* es ,,einen besonderen Zweig der Hiung-nu", beides besagt höchstens, daß die Chinesen auch nichts darüber wußten. Nach Barthold, *Vorlesungen* (s. Anm. zu I, **328,** 25) S. 13 hat Pelliot in seinem Leningrader Vortrag von 1925 die Jou-juan für Mongolen erklärt. Abgesehen davon, daß ich mir bei ,,Mongolen" auch hier wieder nichts denken kann (vergl. Anm. zu II, **85,** 24), ist nicht zu ersehen, worauf sich diese Meinung gründet, was auch Barthold (S. 25f.) selbst sagt. *Weï schu*, Kap. 103 fol. $1r^0$ und *Peï schi*, Kap. 98 fol. $1r^0$ erzählen mit gleichem Wortlaut, daß der Sippenname der Jou-juan Yu-kiu-lü 郁久閭 gewesen sei, daß man im Jahre 277 einen Sklaven gefangen habe, dessen Haar in der Höhe der Augenbrauen angesetzt habe (?) und daß ihn sein Herr, da er seinen Namen vergessen hatte, Mu-ku-lü 木骨閭, d. h. ,,Kahlkopf" (!) benannt habe. Da aber Mu-ku-lü ähnlich klinge wie Yu-kiu-lü, so hätten sich seine Söhne und Enkel mit dem Familiennamen Mu-ku-lü genannt. Dieses später entflohene Individuum soll dann ,,in den Schluchten und Tälern der Wildnis" den ersten Anfang mit der Stammbildung gemacht haben. Die Geschichte klingt sehr abenteuerlich und läßt ebenfalls auf geringes Wissen der Chronisten schließen. Plötzlich wie die Jou-juan aus dem Dunkel auftauchen, verschwinden sie für die Chinesen auch wieder in der Geschichte, nachdem sie um 555 von den ihnen bis dahin unterworfen gewesenen T'u-küe 突厥 vernichtend geschlagen und zerstreut waren (s. II, 233f.). Vielleicht handelt es sich um Reste von ihnen bei dem Stamme der Yü-küe-lü 嫗厥律 (vergl. Yu-kiu-lü), den der Chinese Hu Kiao 胡嶠, ein Beamter im Dienste der K'i-tan, in der Mitte des 10. Jahrhunderts östlich von Süan-hua 宣化 im Quellgebiet des Pai ho in der Tsch'ahar-Provinz antraf. (S. Chavannes, *Voyageurs Chinois chez les Khitan et les Joutchen* in Journ. Asiat. 1897^I, S. 406).

Die Jou-juan haben für die ältere europäische Geschichte insofern noch eine Bedeutung erlangt, als man in ihnen den Grundstock der berühmten Avaren sieht, die 558 (oder etwas später) bei dem römischen Kaiser Justinian um Siedlungsland baten, in Pannonien an der unteren Donau Wohnsitze erhielten und lange Zeit hindurch Rumänien, Ungarn, die slavischen Staaten und selbst Byzanz bedrängten, bis Karl der Große und Pippin sie in den Jahren 790 bis 796 unterwarfen. Deguignes (*Histoire Générale des Huns* I², 352) war der Erste, der diese Feststellung machen zu können glaubte, und andere Historiker haben auf Grund seiner Autorität, ohne indessen Deguignes' Einschränkungen zu beachten, dieselbe Meinung geäußert. Deguignes meinte, die Jou-juan oder, wie er sie nennt, die Geougen, seien nicht alle zugrunde gegangen, sondern ,,der größere Teil" von ihnen sei auf der Flucht vor den Türken nach Westen gewandert und nach Europa gekommen. Man müsse aber zwischen zwei ganz verschiedenen Völkern unterscheiden, denen man in Europa den gleichen Namen Avaren gegeben habe. Die einen seien die echten Avaren (eben die Jou-juan), die anderen die falschen. Die letzteren seien zwei uigurische Stämme (Οὐὰρ καὶ Χουννί vom Volke der Ὀγώρ d. h. Uiguren bei den Byzantinern) gewesen, die, ebenfalls von den T'u-küe bedrängt, nach Europa geflüchtet und von den erschreckten Völkern zwischen Wolga und Don für die berüchtigten Avaren gehalten und so benannt worden seien. Die Zugewanderten aber hätten sich dieses Irrtums gern und mit Erfolg bedient. Seitdem pflegt man von echten Avaren oder Jou-juan und von falschen oder Pseudo-Avaren (Ψευδάβαροι schon bei den Byzantinern) zu sprechen. Deguignes hat im wesentlichen richtig gesehen, aber die Dinge liegen nicht ganz so wie er meinte. Zunächst will es nach den jahrelangen Vernichtungskämpfen der Türken und Ost-Weïs gegen die Jou-juan und nach dem grauenvollen Ende der letzten dreitausend von ihnen in Tsch'ang-ngan (s. II, 234), das auch Deguignes richtig erzählt, kaum glaublich scheinen, daß ,,der größere Teil" nach Europa gewandert sein und dort um 558 die Völker in Schrecken gesetzt haben sollte. Die Frage erfordert eine erneute Erörterung, obwohl sich bereits J. Marquart (zuletzt *Ērānšahr* S. 50ff.) und Chavannes (*Documents sur les Tou-kiue (Turcs) occidentaux* S. 229ff.) darum bemüht haben. Auch unsere Darstellung im Text wird durch die von H. H. Schaeder mündlich angeregte Untersuchung der byzantinischen Quellen eine Änderung erfahren. (Ebenso ist meine Angabe in Sitzungsber. d. Preuß. Ak. d. Wissensch. 1934, S. 255 zu berichtigen).

Der Bericht über die zwei Völker Οὐάρ καὶ Χουννί, die als Pseudo-Avaren anzusehen seien, geht auf den byzantinischen Chronisten Theophylaktos von Simocatta zurück, der um 630 schrieb (s. Ernst Stein, *Geschichte des spätrömischen Reiches* I, 250). Leider enthalten die Mitteilungen dieses „letzten rhetorischen Schriftstellers" über inner- und ostasiatische Dinge so viele Verwechslungen, Mißverständnisse und Ungereimtheiten, daß man ihnen keine ausschlaggebende Bedeutung für den Gang der Ereignisse zubilligen darf. In Iwan Müllers *Handbuch der klassischen Altertumswissenschaft* IX, 1 heißt es von ihm, daß er „keine politische, militärische oder geographische Fachkenntnis besaß und daher über Wesentliches schweigsam, in kleinlichen Dingen weitschweifig war". Man wird deshalb gut tun, von Theophylakts Angaben zunächst einmal ganz abzusehen (sie sind, soweit sie hier in Betracht kommen, von Chavannes a. a. O. zusammengestellt) und sich statt dessen an die von seinem Vorgänger Menander Protector im 6. und 7. Jahrhundert zu halten, die an sich einleuchtender sind und außerdem weit besser zu denen der chinesischen Chronisten stimmen. Menander gilt nach demselben Handbuch als „zuverlässig", und Niebuhr nennt ihn trotz einer gewissen Sucht nach rhetorischem Glanz einen „in rebus gestis referendis bonus auctor". Es sind hauptsächlich drei Stellen in den Bruchstücken seiner Geschichte, die hier in Frage kommen. Da sie bisher von Sinologen noch nicht gewürdigt sind, setze ich sie hierher.

1.

Die Avaren hatten, wie erwähnt, den Kaiser Justinianus (527—565) um Siedlungsland gebeten, und dieser hatte ihnen in Pannonien ein Gebiet dafür überweisen lassen, obwohl er vor der Doppelzüngigkeit der Fremdlinge gewarnt war. Daß diese vor den Türken nach Westen geflohen waren, scheint er zunächst nicht gewußt zu haben. Menander berichtet (*Exc. De sent.* p. 354, 355 ed. Mai in *Fragm. hist. Graec.* ed. Müller IV, 205f.): „Silzibulos, der Herrscher der Türken (Jstämi, der Vater Tardu Khagans, s. II, 248), der von der Flucht der Avaren gehört hatte, durch die die Interessen der Türken geschädigt worden waren, sagte hochmütig, wie es der natürlichen Gesinnung der Barbaren entspricht: sie (die Avaren) sind keine Vögel, daß sie durch ihren Flug in die Luft den Schwertern der Türken entrinnen könnten, noch sind sie Fische, daß sie, unter das Wasser tauchend, in die tiefsten Tiefen der Meerflut zu verschwinden vermöchten, sondern sie bewegen sich auf der Erde herum. Sobald der Krieg gegen die Ephthaliten von mir beendet sein wird, werde ich gegen die Avaren vorgehen und sie werden meiner Macht durch nichts entrinnen. Das besagt, daß der prahlerische Silzibulos den Krieg gegen die Ephthaliten unternommen hatte."

2.

Infolge eines Zerwürfnisses des Khagans mit den Persern, das seine letzte Ursache in Fragen des Seidenhandels der ihm unterworfenen Sogdier hatte, beschloß der erstere, der genannte Silzibulos, mit den Römern, die gleichfalls Schwierigkeiten mit dem Perserkönige hatten, Freundschaft zu schliessen. Er schickte deshalb im Jahre 568 eine Gesandtschaft an den Kaiser Justinus II., die darüber verhandeln sollte. In Byzanz wollte man Näheres über die Leistungsfähigkeit der Türken wissen. Menander berichtet *(Exc. De leg. gent.* p. 106—108, in *Fragm.* IV, 226): „So forschte denn der Kaiser bei den Gesandten nach der Herrschaft und den Ländern der Türken. Die Gesandten erklärten, daß sie vier Herrschaften hätten, daß aber die Oberherrschaft über das gesamte Volk allein bei Dizabulos (dasselbe wie Silzibulos) läge. Dann sagten sie, daß sie die Ephthaliten bis zur Tributleistung unterworfen hätten. Habt ihr also, fragte der Kaiser, die ganze Macht der Ephthaliten vernichtet? Jawohl, die ganze, erwiderten die Gesandten. Wiederum fragte der Kaiser: Wohnen die Ephthaliten in Städten oder in Dörfern? Das Volk, o Herrscher, besteht aus Stadtbewohnern, sagten die Gesandten. So ist es klar, meinte der Kaiser, daß ihr euch doch wohl zu Herren von ihren Städten gemacht habt? So ist es, antworteten sie. Nun belehrt uns noch, sprach der Kaiser, wie groß die Menge der Avaren ist, die sich der Oberherrschaft der Türken entzogen haben, und ob noch weitere euch untertan sind. Es sind noch solche da, o Herrscher, die sich unter unsere Herrschaft fügen; die aber, die uns entlaufen sind, schätzen wir auf ungefähr zwanzig tausend."

3.

Inzwischen hatte der Perserkönig Chosrau seine Angriffe gegen das Römerreich erneuert und Justins Nachfolger, Tiberius, schickte im Jahre 576 eine Gesandtschaft unter Valentinus an den Khagan der Türken (Silzibulos war gestorben, sein Nachfolger war sein Sohn Tardu, der Ta-t'ou 達頭 der Chinesen, s. II, 248), um eine Fortsetzung des Bündnisses zu erreichen. Wie früher, so müßten auch jetzt die Feinde der Römer die der Türken sein. Turxanthos aber, der Bruder Tardus, fuhr die Gesandten wütend an, weil sie den Avaren Unterschlupf gewährten. Menander berichtet *(Exc. De leg. Rom.* p. 164, in *Fragm.* IV, 245f.): „Darauf sagte Turxanthos: Seid ihr nicht jene Römer, die zwar mit zehn Zungen, aber nur mit einer einzigen Lüge reden? Und als er so sprach, legte er seine zehn Finger an den Mund und sprach weiter: So wie jetzt meine zehn Finger am Munde sind, so bedient ihr Römer euch einer Menge von Zungen. Mit der einen betrügt ihr mich, mit der anderen meine Sklaven, die Uarchoniten. Alle Völker umgaukelt und umschmeichelt ihr mit dem Blendwerk eurer Reden und der Schlauheit eures Verstandes; wenn sie aber bis zum Hals in das Verderben hineingerissen sind, dann wendet ihr euch ab von ihnen und zieht Vorteil daraus für euch selbst. So kommt auch ihr, die Gesandten, angetan mit der Lüge, zu mir, und der, der euch geschickt hat, ist ein gleicher Betrüger. Ich werde euch aber den Garaus machen, ohne zu zögern, denn fremd und widernatürlich ist dem Türken das Lügen. Und der bei euch König ist, der wird mir büßen wie es sich geziemt. Denn einerseits führt er Reden der Freundschaft mit mir und andererseits ist er den Uarchoniten, unseren Sklaven (er meinte die Avaren), die ihren Herren entlaufen sind, ein Bundesgenosse. Die Uarchoniten aber, die den Türken untertan sind, werden zu mir zurückkommen, wenn ich es will. Und wenn sie bei mir die Pferdepeitsche erblicken, mit der ich sie jage, so werden sie in die tiefsten Tiefen der Erde flüchten. Wenn sie aber stehen bleiben, so werden sie, wie es sich gehört, nicht mit den Schwertern getötet, sondern von den Hufen unserer Pferde zertreten werden wie Ameisen. Also hinsichtlich der Uarchoniten könnt ihr dieses als sicher ansehen."

Nimmt man die tatsächlichen Grundlagen dieser rhetorischen Stücke mit den Angaben der chinesischen Quellen zusammen, so ergibt sich folgender Sachverhalt. In den Jahren 551 bis 555 wurde das Reich der Jou-juan durch die verbündeten Türken und Chinesen zerschmettert (s. II, 233f.). Die zersprengten Massen flüchteten 552 zum Teil in den nordchinesischen Staat Ost-Weï oder Ts'i, wo sie sich alsbald zu weiterem Widerstande organisierten; nach der neuen großen Niederlage von 555 durch die Türken rettete sich ein Haufe von etwa 3000 Köpfen nach West-Weï, ein größerer Teil, etwa 20000 entkamen — wenn wir die Jou-juan zunächst hypothetisch mit den Avaren gleichsetzen — in die Provinzen des oströmischen Reiches. Theophylakt (*Theoph. Sim. Hist.* ed. De Boor VII, 7, 8—12) sagt, daß ein Teil der Avaren nach Taugast (das Weï-Reich s. unten) geflohen sei, ein anderer zu den Mukri. Sehen wir von diesem letzteren Teile zunächst ab, so ergibt sich, daß die auseinandergejagten Jou-juan nach Westen und Osten entflohen und ein Rest als Unterjochte bei den Türken blieb. Der Khagan der Türken (Silzibulos) verlangte von West-Weï die Auslieferung der Flüchtlinge und erhielt sie zugestanden (s. II, 234). Daß er von dem oströmischen Kaiser das Gleiche forderte, aber nicht durchsetzte, ist nach der Art, wie die römischen Gesandten empfangen wurden, sicher. Der wilde Haß der Türken gegen ihre ehemaligen Herren erklärt sich durch die Behandlung, die diese den „Schmiedeknechten" hatten angedeihen lassen (s. II, 233). Der Khagan war nicht geneigt, sich die Vorenthaltung seiner „entlaufenen Sklaven" durch den römischen Kaiser gefallen zu lassen, und versicherte die Gesandten im Jahre 576, daß er sich die Uarchoniten oder Avaren holen werde, nachdem die Ephthaliten — mehrere Jahre früher — „bis zur Tributleistung" von den Türken unterworfen worden waren. Auszuführen hat der Khagan freilich seine Drohung nicht mehr vermocht, weil bald danach die Spaltung der Türken eintrat und Tardu Khagan es im Jahre 584 für geraten hielt, sich dem Kaiser der neuen Sui-Dynastie zu unterwerfen (s. II, 248).

Dieser durchaus klare Sachverhalt ist durch Theophylakts irrige Angaben in unheilvoller Weise verwirrt worden. Er behauptet, daß die Türken, nachdem von ihnen die Abdel („damit meine ich die sogenannten Ephthaliten") niedergekämpft worden waren, „das Volk der Avaren unterjocht wurde"

(VII, 7, 8—9). Da die Besiegung der Ephthaliten nach Menander bestimmt vor 568, nach den chinesischen Quellen bestimmt nach 558 (s. II, 234) stattgefunden haben muß, so würden die genauen Angaben der Chinesen hiermit nicht zu vereinigen sein. Chavannes (a. a. O. S. 250) versuchte die Schwierigkeit dadurch zu beseitigen, daß er Theophylakts Gleichsetzung der Abdel und Ephthaliten für falsch erklärte und in den ersteren die Tölös sah, die von den Türken im Jahre 546 besiegt wurden (s. II, 233). Wir bedürfen indessen solcher Auswege gar nicht, wenn wir uns an den Text von Menander halten: nicht „unterjocht wurde das Volk der Avaren" (τὸ τῶν Ἀβάρων ἔθνος κατεδουλώσατο) nach der Besiegung der Ephthaliten, sondern der entflohene Haufe von zwanzigtausend sollte zurückgeholt werden. Auch sonst hat Theophylakt noch Verwirrung gestiftet. Die zwei Namen Οὐάρ καὶ Χουννί, die bei ihm die „Pseudo-Avaren" (Ψευδάβαροι) sein sollen, sind nichts als die verselbständigten Teile des Namens Ουαρχωνῖται, den Theophylakt falsch überliefert erhalten oder — was wahrscheinlicher ist — falsch verstanden hat. Damit entfällt aber die ganze wenig glaubwürdige Geschichte von den „Pseudo-Avaren", die sich des Namens „Avaren" bedienten, um größeren Schrecken bei den Völkern des Kaukasus zu verbreiten. Die entflohenen Avaren, die für die türkische Macht unerreichbar blieben, werden sehr bald wieder unter den Einfluß ihrer kriegerischen Instinkte geraten sein, und als sie in altgewohnter Weise ihre Beutezüge nach dem Westen aufnahmen, mögen sich manche ihnen gleichgeartete Völkerstämme angeschlossen haben, die man getrost als Pseudo-Avaren bezeichnen mag. Den Chinesen ist von einer Flucht der Jou-juan nach dem Westen nichts bekannt geworden, aber das hat kaum etwas Auffallendes. Sie waren froh, daß sie dieser Plage ledig waren, und hatten weder eine Möglichkeit noch eine Veranlassung, sich mit dem Schicksal des ruhelosen Volkes im fernsten Westen weiter zu beschäftigen. Was Theophylakt von einer Flucht zu den Μουκρί oder Μουκρίτ zu reden weiß, wird vermutlich auch auf die lange Liste seiner Irrtümer und Verballhornungen zu setzen sein. Die chinesischen Quellen wissen auch von dieser Flucht nichts; wenn aber das geheimnisvolle Land, wie angenommen wird, im fernsten Osten zu suchen wäre, so würde das Schweigen diesmal auffallend sein, denn das *Peï schi* berichtet über die letzten Jahre und das Ende des Volkes in Kap. 98 (fol. 20v⁰) ausführlich, ohne eines Namens wie Mukri Erwähnung zu tun. Chavannes a. a. O. S. 230 will in den Mukri des Byzantiners das chinesische Wu-kï 勿吉, alte Aussprache Mu-kit, wiederfinden, ein Volk, dem im *Peï schi*, Kap. 94 fol. 16r⁰ff. ein besonderer Abschnitt gewidmet ist. Es soll danach im Norden von Kao-kou-li (s. I, 326), also in der östlichen Mandschurei gesessen haben und mit den Mo-ho 靺鞨-Tartaren identisch gewesen sein. Die Wu-ki haben bis zum Beginn des 7. Jahrhunderts mit den Weï-Herrschern Beziehungen freundlicher Art unterhalten, um so seltsamer müßte das Schweigen über die Flucht der Jou-juan sein. So einwandfrei die Etymologie Mukri und Mu-kit sprachlich ist, besonders da auch die Namenform Mekrit vorkommt, so vermag ich doch aus dem angegebenen Grunde Chavannes' Annahme nicht zu teilen. Mukri erinnert an den Stammesnamen Mu-ku-lü der Jou-juan, vielleicht liegt auch hier wieder eine Verwechslung des Theophylakt vor, und wir haben, was Pelliot, *À propos des Comans* S. 146f. vorschlägt, bei seinen Mukri an das Volk der Märkit zu denken, die im 12. Jahrhundert von Temutschin (Dschingis Khan) vernichtet wurden und die Marquart mit den Tartaren gleichsetzt. (*Über das Volkstum der Komanen* in Abhdl. d. Königl. Ges. d. W. zu Göttingen, N. F. Bd. XIII, S. 25ff., 117ff. und 131). Aber abgesehen von dem großen Zeitabstande, haben wir nichts, wie auch Pelliot zugibt, um eine solche Hypothese zu stützen. Klaproth, der sich in seinen *Mémoires relatifs à l'Asie* III, 261ff. mit den Angaben Theophylakts ebenfalls beschäftigt, versucht zwar von Μουκρί keine Erklärung, hat aber früher (*Mém.* I, 194) von dem Namen Mo-ho das Wort Mongole herleiten wollen. Die Chinesen hätten wahrscheinlich das auslautende l von Mo-ho (l) abgeworfen, wie sie aus ,,Tatar" 靼韃 Ta-ta gemacht hätten. Klaproth hätte sich bei seiner Vermutung auch auf die alte Aussprache Mok-hot (= hol) und das persische Moghol, sowie auf Ta-tat (= tar) berufen können. Es lohnt indessen kaum, auf so unsicheren Boden weitere Hypothesen zu bauen.

Wir haben bisher die Identität der Avaren mit den Jou-juan als selbstverständlich angenommen, und in der Tat macht auch der Sachverhalt eine solche Identität unbestreitbar. Wie ist dann aber dem gegenüber die Verschiedenheit der Namen für dasselbe Volk zu erklären? Jou-juan heißen sie bei den Chinesen, Ἄβαροι und Οὐαρχωνῖται bei den Byzantinern, dazu kommen dann noch die ähnlich klingenden Namen ,,Chionitae" bei den römischen Geschichtschreibern des 4. Jahrhunderts, ,,Chiaonas" bei den Persern und Κερμιχίωνες bei den späteren Byzantinern des 8. Jahrhunderts; die letzteren beiden Namen sollen allerdings die Türken bezeichnen, Chionitae ein mit den Kuṣaṇa (s. II, 28) zusammen genanntes Volk (s. Marquart, a. a. O. S. 50). Nun bedeutet *kerm*, worauf Marquart hingewiesen hat, im Iranischen ,,Wurm"; Chiaonas, Chionitae, Chonitai und Chiones scheinen alle Formen desselben Wortes zu sein, *Uar* aber kann nichts anderes sein als *Avar*. Da die Bezeichnung auf verschiedene Völker angewendet wird, so scheint sie eine allgemeinere Bedeutung gehabt zu haben. Eine verächtliche Färbung aber erhielt sie durch den Zusatz ,,Gewürm". Vielleicht steckt eine solche Hindeutung auch schon in dem Namen *Avar* (*Uar*), dessen Ursprung wir nicht kennen und von dem wir nicht wissen, ob das so bezeichnete Volk ihn von sich selbst gebrauchte. Den Chinesen kann der Name der Avaren unmöglich unbekannt geblieben sein, wie immer er gelautet haben mag. Freilich ihre Bezeichnung Jou-juan (alte Aussprache *ńźiu — ńźiän*) scheint auf den ersten Blick völlig für sich zu bestehen. Es ist möglich, daß die Laute irgendwie an einen Namen anklangen, den sie für das Volk gehört zu haben glaubten; es ist aber auch keineswegs ausgeschlossen, daß sie, wie so oft bei der Wiedergabe fremder Namen, Zeichen wählten, die bei ähnlichem Klang zugleich eine Übersetzung des Avaren-Namens darstellten. Die ursprüngliche Bezeichnung Jou-jan 柔然 ist rein chinesisch und bedeutet, wie bemerkt, „im Zustande der Weichheit, Biegsamkeit befindlich". Vielleicht soll das Wort Chiaonas, Chionitae oder ähnliches dadurch wiedergegeben werden. Wie dem aber auch sei, die Weï-Annalen (Kap. 103 fol. 1v⁰) geben an, daß das Volk „sich selbst Jou-jan nannte" und daß T'ai-wu ti im 5. Jahrhundert den Namen umänderte in eine Bezeichnung, die gleich oder ähnlich klang, aber die Bedeutung „Würmer" hatte. (Die beiden Zeichen 蠕 und 蝡, die dafür gewählt wurden, sind auch sonst schon früher in der chinesischen Literatur belegt.) Daß wir hier demselben Ausdruck begegnen wie bei den Κερμιχίωνες, den „Wurm-Chioniten" (auf die Türken angewendet) oder vermutlich den „Uar"- oder „Avar-Chioniten" und daß die Khagane der Türken von den Avaren sprechen als von Leuten, die „sich auf der Erde herumbewegen", die „in die tiefsten Tiefen der Erde flüchten" und die „zertreten werden sollen wie Ameisen", dieses Zusammentreffen kann kein Zufall sein, sondern muß auf einen wurmähnlichen Begriff zurückgehen, der schon in dem Namen „Avaren" steckt. Eine sprachlich deutlichere Spur des letzteren im Chinesischen aufzufinden, sind einige Sinologen eifrig bemüht gewesen. Im *T'ang schu*, Kap. 217a fol. 1r⁰ werden die verschiedenen Stämme der Uiguren oder Tölös aufgeführt, davon hat einer den Namen A-tie 阿跌; dafür finden sich Kap. 217b fol. 14 r⁰ auch die Schreibungen Ho-tie 訶咥 und Ha(?)-tie 䟕 (ein nicht belegtes Zeichen) 跌. Chavannes (a. a. O. S. 50 Anm. und S. 88 Anm.) nimmt nun an, daß für 阿跌 vielmehr 阿跋 A-po zu lesen ist, und zwar auf Grund der Schreibung im *Wên hien t'ung k'ao*, Kap. 344 fol. 6 v⁰, wo es heißt, daß die A-po ein Stamm der Tölös seien und zur Zeit der Sui Ho-tie geheißen hätten; zur T'ang-Zeit seien sie in Ki-t'ien 雞田 (in der Gegend des heutigen Ning-hia 寧夏 in Kan-su) angesiedelt gewesen. Im *Yuan kien leï han* 淵鑑類函, Kap. 241 fol. 4 v⁰ wird die Angabe des *Wên hien t'ung k'ao* mit der Schreibung 阿跋 als Zitat wiederholt. Ferner wird im *Sui schu* in der Geschichte der T'u-küe, insbesondere ihres Khagans Ta-t'ou 達頭 (s. II, 314), Kap. 51 fol. 10 r⁰ ein Stamm A-pa 阿拔 genannt, der sich zusammen mit mehreren der im *T'ang schu* als Uiguren bezeichneten Stämme gegen den Khagan auflehnt und den Chinesen unterwirft. Mit diesem A-po (falls es die richtige Lesung ist) oder A-pa, wie die Sui-Annalen schreiben, will Chavannes das „Apar" der köktürkischen Inschriften und das Ἄβαροι oder Ἄβαρες der Byzantiner gleichsetzen. Gegen eine solche Identifikation ist lautlich nichts einzuwenden (A-po oder A-pa, alte Aussprache A-pat = A-par), sachlich aber vieles. Die einheitliche Lesart der T'ang-Zeit durch die zweier Enzyklopädien des 14. und des 18. Jahrhunderts zu ersetzen, die sicherlich nicht aus einer besseren Kenntnis des Gegenstandes heraus reden, ist mißlich; wenn hier in der Schreibung ein Irrtum vorliegt, so wird man ihn zunächst auf Seiten der Enzyklopädien suchen müssen. Immerhin fällt dieses Bedenken bei der Lesart des *Sui schu* weg. Aber der

Name A-pa(r) für einen Stamm der Tölös, also der Feinde der Jou-juan, kann unmöglich die Avaren bezeichnen, wenn diese mit den Jou-juan identisch sein sollen. Nach allem was wir sonst über die Jou-juan hören, ist es auch kaum glaublich, daß sie im 7. Jahrhundert am oberen Huang ho gesessen haben sollten. E. H. Parker hat in seinem Aufsatze, *China, the Avars and the Franks* (in Asiatic Quarterly Review 3. Ser. Bd. XIII — 1902 — S. 346ff.) S. 355 den Gedanken geäußert, daß, da die im Jahre 555 völlig vernichteten Jou-juan unmöglich im Jahre 558 als bedrohliche Macht „am politischen Horizont Europas" erschienen sein könnten, man die Avaren vielmehr in dem Volke der Yüe-pan 悅 般 zu sehen habe, das westlich von den Jou-juan saß und im 5. Jahrhundert für ganz kurze Zeit einmal in den Gesichtskreis der Chinesen getreten ist (s. Anm. zu II, 202, 17). Die Etymologie „Avar" = Yüe-pan ist vielleicht nicht ganz unmöglich, aber das ist auch das einzige, was man für den Gedanken anführen kann. Wir wissen aus chinesischen Quellen wenig mehr als nichts über dieses Volk und sein Schicksal, so daß die Annahme Parkers ganz in der Luft hängt. Ich glaube, daß es aussichtslos und auch unnötig ist, neben Jou-juan noch eine andere, deutlicher an das Wort Avar anklingende Bezeichnung finden zu wollen.

Theophylakts Angaben verlangen aber noch weitere Erklärungen. Er berichtet, daß ein anderer Teil der Avaren nach Ταυγάστ entflohen sei. Damit kann hier nur das Reich der Weï (genauer der Nachfolgestaat West-Weï) gemeint sein. Der Name Taugast ist vielfach erörtert worden. Die alttürkische Form ist Tavġač oder Tabġač. Daß damit, zusammen mit Χουβδάν oder Χουμαδάν (Theophyl. VII, 9, 6—8), „lediglich die beiden Stadtteile der Hauptstadt Čang-an gemeint seien, die in der nestorianischen Inschrift als Qumdan und Saraγ unterschieden wurden", wie Marquart, *Ērānšahr* S. 317 meint, ist nicht zutreffend, wenn auch Theophylakt neben vielen anderen Ungereimtheiten von der „berühmten Stadt Taugast" redet. Er bezeichnet eben, wie viele Andere auch, mit demselben Namen ein fremdes Volk und seine Hauptstadt. Dies, sowie die Angabe des byzantinischen Geschichtschreibers, daß beide Städte nach den „Erzählungen der Barbaren" (οἱ βάρβαροι λέγουσι) von Alexander nach Besiegung der Baktrier und Sogdianas gegründet seien (VII, 9, 5—6), besagt nichts anderes, als daß man im Westen damals überhaupt keine oder völlig verworrene Vorstellungen von Ostasien hatte. Die Frage von Χουβδάν und Saraγ muß hier auf sich beruhen bleiben; was Ταυγάστ, uigurisch Tabġač anlangt, für das bei Abulfeda nach einer Mitteilung von J. J. Heß Tamġač erscheint, so haben Radloff und Hirth, *Nachworte zur Inschrift des Tonjukuk* S. 35 Anm. 1 das chinesische T'ang in Verbindung mit *k(i)a* 家 (子), also *T'ang kia (tsĕ)* „die T'ang-Leute" darin sehen zu sollen gemeint. Hirth bemerkt, daß „Theophylactus vermutlich geschrieben habe, als die T'ang längst als erste Macht Ostasiens anerkannt waren", und beruft sich auf Yule, *Cathay and the Way Thither* I, L., wo der Name Ταϊσάν für den Herrscher von Taugast bei Theophylakt als T'ai-tsung (der große T'ang-Kaiser, der seit 627 regierte) gedeutet wird.

Dem gegenüber meint Pelliot (T'oung Pao Bd. XIII, S. 731), daß „diese Erklärung eine absolute Unmöglichkeit" sei. Die T'ang-Dynastie habe erst im Jahre 618 begonnen, und Theophylakt habe im Anfang des 7. Jahrhunderts geschrieben; zudem „erscheine der Name dort unter solchen Verhältnissen, daß es sich dabei offenbar um Ereignisse und Namen handele, die am Ende des 6. Jahrhunderts in Erfahrung gebracht seien". Ganz so absolut sicher sind die Dinge nun freilich nicht, aber der Hirth-Radloffschen Erklärung stellen sich allerdings unüberwindliche Hindernisse entgegen. Die Entscheidung hängt von der Frage ab, wann Theophylakt geschrieben hat, und das wissen wir leider nicht. Ernst Stein nennt in seiner *Geschichte des spätrömischen Reiches* I, 250 Theophylakt „den letzten uns bekannten rhetorischen Schriftsteller, der zugleich mit seinem Hauptwerke um 630 die Reihe der antiken griechischen Geschichtschreiber würdig schließt". Persönlich teilt mir der Verfasser noch mit, daß dieses „um 630" in einem sehr weiten Sinne zu verstehen sei, daß man die Ansetzung um 620 „nicht geradezu widerlegen könne", daß aber ein etwas späterer Ansatz wahrscheinlicher sei, weil Theophylakts Werk unter geordneteren Verhältnissen geschrieben sein dürfte als denen, die unter Heraclius bis etwa 627 in Byzanz herrschten. Es sei auch kein Umstand bekannt, der die Datierung um 640 (allerdings spätestens!) vollkommen ausschlösse. Unter solchen Umständen wäre es an sich nicht unmöglich, daß Theophylakt von dem ruhmvollen Namen der T'ang gehört hätte, unter dem die Chinesen spätere Jahrhunderte hindurch in Innerasien bekannt wurden, zumal ja gerade zwischen 620 und 630 lebhafte Beziehungen politischer und kriegerischer Art zwischen den Chinesen und den Türkvölkern bestanden. Das ist allerdings auch das einzige, was vielleicht für die Erklärung Hirths sprechen könnte. Pelliot hat Recht, wenn er darauf hinweist, daß es sich in Theophylakts Bericht über Taugast um Dinge handelt, die sich am Ende des 6. Jahrhunderts zugetragen haben, als von der T'ang-Dynastie noch keine Rede sein konnte. Der Byzantiner erzählt nämlich folgende Geschichte: „Der höchste Herrscher (Κλιματάρχης) von Taugast wird Taïsan (Ταϊσάν) genannt, was in der griechischen Sprache Sohn Gottes bedeutet .... Dieses Taugast zerteilt ein Strom. Früher war der Strom die Grenze zwischen zwei sehr großen Völkern, die im Gegensatz zu einander standen: die Kleidung des einen war schwarz, die des anderen scharlachfarben. (vergl. Anm. zu II, 228, 40). In unseren Zeiten aber, als Maurikios die Herrscherwürde bei den Römern innehatte, überzog das Volk der schwarz Gekleideten das der rote Gewänder tragenden mit Krieg, nachdem es den Strom überschritten hatte, und dann, als es den Sieg erlangt hatte, wurde es der Herrscher über das ganze Reich" (VII, 9, 2, 4—5). Der Kaiser Maurikios hatte den Thron von 582 bis 602 inne. Es kann natürlich keinem Zweifel unterliegen, daß unter den beiden großen Völkern die durch einen Strom getrennt waren, das Nordreich der Weï und das Südreich der Tsch'ên zu verstehen sind. Im Jahre 589 überschritten, wie wir sahen (s. II, 181), die Heerführer des aus Nord-Tschou (West-Weï) hervorgegangenen Kaisers Wên ti von Sui den Yang-tsĕ, beseitigten die letzte Dynastie im Süden und machten so die Sui zu Herrschern über das ganze Reich. Da Theophylakt diese Eroberung als ein Ereignis aus seinen eigenen Tagen bezeichnet, so kann er nicht allzulange nach 602 und, wenn überhaupt nach 618, erst recht nicht lange danach geschrieben haben. Jedenfalls hat er von der glänzenden Machtentfaltung der großen T'ang-Dynastie noch nichts gewußt, denn dann würde er ihren Namen nicht auf weit zurückliegende Vorgänge anachronistisch übertragen haben. Taugast muß nach seiner Schilderung ein Name sein, der lange vorher in Innerasien und auch in Byzanz als Bezeichnung des großen Ostreiches bekannt war. Dieses Ostreich war das Reich der Weï, das zwei Jahrhunderte lang infolge seiner allmählich bis zum Pamir ausgedehnten Machtstellung und seiner späteren Förderung des Buddhismus durch weltberühmte Bauten (s. II, 206f. u. 216f.) einen glänzenden Namen bei den Völkern Innerasiens hatte. Den einheimischen Namen dieser Herrscherfamilien umschrieben die Chinesen durch T'o-pa, alte Aussprache etwa T'ak-pat; das Original in der Sien-pi-Sprache kennen wir nicht, aber Tabġač wird die türkische Wiedergabe davon sein, eine Vermutung, die bereits Kurakichi Shiratori 白鳥庫吉 in der Zeitschrift *Shigaku Zasshi* 史學雜誌 1911, 11. Monat, S. 12ff. ausgesprochen hat — er bringt dabei T'o-pa außerdem auch mit T'u-fa 禿髮, einem Sien-pi-Stammesnamen (s. II, 112), und 吐蕃 „Tübüt" (s. Anm. zu I, **37**, 14) sowie mit einem mongolischen *tōhon* und *toghosun* für Tungusen und *boghin (tok-bok)* zusammen — und die von Pelliot a. a. O. S. 732 wiederholt worden ist. An der Richtigkeit zweifle ich nicht mehr. Gewiß ist gegen die Etymologie manches einzuwenden, vor allem ist der palatale Schlußlaut nicht zu erklären, aber T'ang-kia tsĕ ist lautlich noch weniger befriedigend. Neuerdings hat der japanische Gelehrte Jitsuzō Kuwabara 桑原隲藏 in seiner inhaltreichen Abhandlung *On P'u Shou-kêng* 蒲壽庚 (Memoirs of the Research Department of the Tōyō Bunko Nr. 2) versucht, die Etymologie von T'ang-kia tsĕ gegenüber allen anderen Erklärungen zu retten (S. 73ff), und der chinesische Historiker Hiang Ta 向達 macht sich in seiner Abhandlung 唐代長安與西域文明 (Yenching Journal of Chinese Studies 1933) S. 25 seine Erklärung zu eigen. Ich halte nach dem vorher Gesagten den Versuch für aussichtslos. Wenn Kuwabara sich an der geringen Ähnlichkeit der beiden Namen Tabġač und Tak-bat stößt, so darf man nicht vergessen, daß die Türken nicht nach dem Chinesischen, sondern nach dem uns unbekannten Sien-pi-Original umschrieben haben. Wenn später bei dem Reisenden Tsch'ang-tsch'un 長春 im 13. Jahrhundert der Ausdruck T'ao-hua-schi 桃花石 vorkommt als angeblicher Name in Almalik für die Chinesen (Bretschneider, *Mediaeval Researches* I, 70 f.), so hat schon Hirth a. a. O. dies mit Recht für eine willkürliche Umschreibung des nicht mehr verstandenen Namens Tabġač erklärt. Die Tatsache zeigt aber, daß der Name für die Chinesen sich noch lange über den Untergang des Weï-Reiches hinaus in Innerasien erhalten hat. Das ist nicht überraschend, wenn man bedenkt, wie lange die Namen Han und T'ang noch im Gebrauch gewesen sind; der der K'i-tan ist es bekanntlich bis auf den heutigen Tag geblieben.

Zu erklären bleibt noch der Satz bei Theophylakt: ,,Der höchste Herrscher von Taugast wird Taïsan genannt, was in der griechischen Sprache Sohn Gottes bezeichnet". Klaproth *(Mémoirs* a. a. O.) sieht zwar in Taugast auch die Chinesen, macht aber keinen Versuch, den Namen zu erklären. Dagegen erklärt er den Titel Taïsan, der ,,Sohn Gottes" bedeuten soll, einfach für die Wiedergabe des chinesischen *t'ien tsĕ*. Das ist etymologisch unmöglich, und wenn Klaproth sagt (S. 263): ,,Il se peut aussi que Taïssan ne soit que le titre *thaï chang*, qu'on donne à l'empereur de la Chine, et qui signifie le très-élevé", so ist dies nicht bloß möglich, sondern sicher. *T'ai schang* oder dialektisch *t'ai sang* 太 上 bedeutet öfter in der älteren Literatur den ,,höchsten Herrscher" (Κλιματάρκης vergl. z. B. II, 38). Yen Schi-ku zu *Ts'ien Han schu*, Kap. 81 fol. 9 r⁰ erklärt den Ausdruck durch 居 尊 上 之 位 者 ,,der auf dem Throne des verehrungswürdigen Höchsten sitzt". Wenn Theophylakt sagt, der Ausdruck bedeute ,,Sohn Gottes", so hat er eben auch hier wieder zwei Dinge miteinander verwechselt. Keine Rede kann davon sein, daß Taïsan etwa dem chinesischen T'ai-tsung entspricht, wie Yule a. a. O. Anm. 3 für möglich hält. T'ai-tsung war der posthume Tempelname des zweiten Kaisers der T'ang-Dynastie, der von 627 bis 649 regierte, der Name kann also erst in oder nach dem letzteren Jahre bekannt geworden sein.

**185,** 39. Das *Tsin schu* (Kap. 122 fol. 21 r⁰) gibt abweichend von allen anderen Quellen das 3. Jahr 元 興 von Ngan ti 安 帝 von Tsin, d. h. 404, als die Zeit der Einverleibung von Hou Liang in Ts'in. Hier kann nur ein Druckfehler vorliegen.

**186,** 20. Lo-tu 樂 都, die Hauptstadt von T'u-fa Nu t'an 禿 髮 傉 檀, ist das Nien-po 碾 伯 der Ts'ing-Zeit, die Republik hat den alten Namen Lo-tu wieder eingeführt.

**188,** 40. Der chinesische Text ist hier nicht klar. Das *Weï schu*, Kap. 3 fol. 1 r⁰ sagt: 故 吾 遠 同 漢 武 爲 長 久 之 計, und das *Peï schi*, Kap. 1 fol. 22 v⁰: 故 吾 遠 同 漢 武. Das Zeichen 遠 scheint hier wenig am Platze. Ssĕma Kuang *(T'ung-kien,* 義 熙 5. Jahr) hat den Text offenbar mit Rücksicht auf eine spätere Stelle des *Weï schu* in etwas willkürlicher Weise verändert und schreibt: 吾 故 遠 迹 古 人 ,,darum will ich den fernen Spuren der Alten folgen". Dazu bemerkt er zunächst: ,,Nach den alten Einrichtungen (故 事) der Weï mußte, wenn ein Erbe eingesetzt wurde, vorher dessen Mutter getötet werden". Dann erst folgt der Hinweis auf Wu ti und endlich die Ankündigung, daß den Spuren der Alten gefolgt werden soll. Das *Kang-mu* hat es für gut befunden, den Hinweis auf die Han ganz zu unterdrücken und hebt nur ,,die alten Einrichtungen der Weï" hervor. Vergl. Anm. zu I, **367,** 24. Wir werden unten (Anm. zu **218,** 27) auf die Frage zurückkommen.

**190,** 27. Die ,,Große Mauer" des Kaisers Ming-yuan ti 明 元 帝 ist auch von O. F. von Möllendorf in seiner früher erwähnten Abhandlung *Die*

*Große Mauer von China* (s. Anm. zu I, **196,** 5) S. 101ff. näher behandelt und zweifellos richtig festgestellt worden.

**190,** 44. Über den Li schui 栗水 ist nichts bekannt. Hu San-sing zu *T'ung-kien*, Kap. 121 fol. 13r⁰ sagt: ,,Der Li schui ist im Norden der Wüste, nahe bei dem Berge K'i-lo schan, wo die alten Befestigungen des Generals Tou Hien der Han-Dynastie waren". Dadurch wird das, was früher über die Lage des K'i-lo schan an den Ausläufen des Bogdo ōla gesagt wurde (Anm. zu I, **398,** 34) bestätigt.

**191,** 38. Das Kapitel 104 des *Weï schu*, das den Zug gegen T'ung-wan 統萬 im einzelnen schildern sollte, ist nicht mehr vorhanden; man ist deswegen auf die Angaben im *Schi leo* . . , Kap. 67 fol. 1 v⁰ff. und im *Peï schi*, Kap. 93 fol. 4 r⁰f. angewiesen, die erklären, warum das Unternehmen abgebrochen wurde. Danach war das Heer von Weï, nachdem T'ai-wu ti 太武帝 im Sommer 426 mehrmals Expeditionen nach dem Westen (zu Erkundungszwecken?) ausgeführt hatte, im Winter auf die Nachricht von Unruhen in Hia hin abermals ausgerückt und plötzlich vor T'ung-wan erschienen, als Ho-lien Tsch'ang 赫連昌 mit seiner Umgebung gerade bei einem Festmahl saß. Nach einem Kampfe außerhalb der Stadt drang eine Abteilung von Weï-Truppen durch die offenen Tore in die Stadt und den Palast ein, steckte das eine Tor in Brand und entkam dann über die Palastmauern. Darauf plünderte man das Land, brachte die Bevölkerung um, nahm viel Vieh mit und trat den Rückweg an. Die Heerführer erklärten, daß man die Einnahme von T'ung-wan auf das nächste Jahr (und die bessere Jahreszeit) verschieben müsse, da man ein solches Unternehmen jetzt den Truppen nicht zumuten könne.

**192,** 34. Der Auszug aus dem *T'ung-kien*, der Wieger vorgelegen hat, ist so gefaßt, daß dieser zu der Annahme verleitet werden konnte, T'ai-wu ti habe im Zorn über Hi-kins 奚斤 Niederlage den gefangenen Ho-lien Tsch'ang hinrichten lassen (*Textes hist.* S. 1276). Das ist indessen nicht der Fall und wird auch in keiner Quelle behauptet. Im *Schi leo* . . , Kap. 68 fol. 2 v⁰ wird berichtet, daß der Kaiser von Weï im Jahre 430, also zwei Jahre später, Holien Tsch'ang zum ,,Fürsten von Ts'in" ernannt habe. ,,Erst später", so heißt es ebenda Kap. 67 fol. 10 v⁰, ,,wurde Tsch'ang wegen geplanter Empörung angeklagt und hingerichtet". Ebenso im *Peï schi*, Kap. 93 fol. 6 r⁰. Wir kennen also weder den Zeitpunkt noch die Veranlassung dieser Maßnahme T'ai-wu tis. Da auch Ho-lien Ting 赫連定 nach seiner Gefangennahme (432) in Weï hingerichtet wurde, hat vielleicht irgend ein Einvernehmen zwischen den Brüdern bestanden, das den sonst milden Kaiser zu seiner Härte bestimmte.

**193,** 43. Über den Ort Tschi tsch'êng 治城 und seine Lage ist nichts bekannt, die chinesischen Kommentatoren schweigen darüber. Von allen Quellen ist das *Schi leo* . . . die einzige, die den Namen hier überhaupt erwähnt (Kap. 68 fol. 5 v⁰) und dort ist 冶 Ye statt 治 Tschi geschrieben. Da aber das *Weï schu* sowohl wie Ssĕ-ma Kuang und das *Kang-mu* 治 lesen, habe ich diese Lesart angenommen. Das *Tschung kuo ti ming ta ts'ĕ tien* meint, der Ort müsse in dem „alten Bezirk *(tao)* Lan schan 蘭 山 von Kan-su" gelegen haben; tatsächlich wird auch in dem geographischen Kapitel der Weī-Annalen (Kap. 106c fol. 12 v⁰) ein Ort des Namens in dem Bezirk *(kün)* Kien-tsch'ang 建 昌 von Liang tschou 涼 州 aufgeführt. Kien-tsch'ang war in der Gegend des heutigen Kin 金 hien südöstlich von Lan-tschou 蘭 州. Da Ho-lien Ting seinen Zug von Nan-ngan 南 安 bei Kung-tsch'ang 鞏 昌 aus antrat, muß Tschi-tsch'êng am Huang ho oder auf dem Wege dorthin gelegen haben.

**195,** 25. Nach dem *Schi leo . .*, Kap. 99 fol. 6 v⁰f. fanden alle diese Vorgänge, die mit der Hinrichtung Fêng Hungs 馮 弘 endeten, im Jahre 436 statt. Das *T'ung-kien,* unter 元 嘉 von Sung 15. Jahr, verlegt dagegen die letztere in das Jahr 438.

**196,** 6. Über Ngan-yang hou 安 陽 侯 oder Tsü-k'ü King-schêng 沮 渠 京 聲 s. Näheres bei B. Nanjio, *A Catalogue of the Buddhist Tripiṭaka* App. II Nr. 68 u. 83.

**196,** 33. Über Dharmakṣema, chines. T'an-wu- (oder mo-) tsch'an 曇 無 (oder 摩) 懺 oder 讖 und sein Schicksal werden wir durch seine Lebensbeschreibungen (die zum Teil wörtlich übereinstimmen) im *Schi leo . .*, Kap. 97 und im *Kao sêng tschuan,* Kap. 2 fol. 21 r⁰ff., sowie durch die Berichte im *Schi leo . .*, Kap. 94 fol. 29 r⁰ff. und *Weī schu,* Kap. 114 fol. 8 r⁰f. ausführlich unterrichtet; trotzdem ist weder über seine Herkunft noch über sein Leben vor seinem Auftreten in Ku-tsang Sicheres bekannt. Das *Kao sêng tschuan* läßt ihn aus Zentral-Indien stammen, das *Schi leo . . .* einmal einfach aus Indien und einmal, ebenso wie das *Weī schu,* aus Ki-pin 罽 賓 (Kaschmir). Er wanderte dann, wie viele seiner Glaubensbrüder, durch Turkistan über Kutscha und Schan-schan nach China. Bunyiu Nanjio, a. a. O. Sp 411, sieht in den chinesischen Zeichen den Sanskrit-Namen Dharmarakṣa und gibt auch unter anderen die Umschreibung T'an-mo-lo 羅 -tsch'an, aber diese Form ist in den Quellen nicht belegt, und Prabodh Chandra Bagchi, *Le Canon bouddhique en Chine* I, 213 setzt deshalb mit Recht für Dharmarakṣa Dharmakṣema, wie denn auch in dem Namen Lokakṣema das Wort *kṣema* durch *tsch'an* wiedergegeben ist. Die chinesische Übersetzung Fa-fêng 法 豐 „Segen der Lehre" paßt jedenfalls auch zu Dharmakṣema „Frieden der Lehre" besser als zu Dharmarakṣa „Wächter der Lehre". Die Umschreibung ist durch Prakrit Dhammacchema vermittelt worden. Bagchi hat auch (S. 212ff.) eine ausführliche Lebensbeschreibung des Mönches, ohne aber etwas Neues hinzufügen zu können. Dharmakṣema ist der Übersetzer von zwölf Werken. Über das *Mahāparinirvāṇa-sūtra* s. Nanjio Nr. 113.

**197,** 26. Die Ortsbestimmungen für T'ai-wu tis Zug gegen die Jou-juan sind wenig klar. Der Text im *Weī schu,* Kap. 103 fol. 6 v⁰ sagt: „Der Kaiser zog vom Gebirge Sün-ki 浚 稽 bis zum T'ien schan 天 山, den man im Westen erstieg". Sün-ki ist, wie wir früher sahen (Anm. zu I, **335,** 19) vielleicht der

Arzy bogdo. Was mit T'ien schan gemeint ist, läßt sich nur vermuten. Rosthorn, *Die Hochburg von Zentral-Asien* S. 291, meint, der Name komme in der älteren Literatur häufig für das Hangai 罕蓋-Gebirge (auf der großen russisch-chinesischen Karte der nördlichen Grenzgebiete 罕蓋嶺 geschrieben) vor, d. h. für das Gebirgsystem, von dem das Quellgebiet des Orkhon im Süden eingeschlossen wird. Hu San-sing zu *T'ung-kien*, Kap. 123 fol. 27 v⁰ warnt auch ausdrücklich davor, T'ien schan hier etwa als das Gebirge bei Hami zu nehmen. Jedenfalls muß dieser T'ien schan nahe am Orkhon-Gebiet gewesen sein. Durch diese Angaben erledigt sich Parkers Behauptung, daß die Jou-juan in dem Alashan genannten Gebiete (westlich von Ning-hia) gewohnt hätten (*China, the Avars and the Franks* S. 349).

198, 23. Im *Schi leo* . . , Kap. 95 fol. 11 v⁰ und im *T'ung-kien* unter 元嘉 24. Jahr wird eine Geschichte erzählt, daß Mao-kien 茂虔 oder Mu-kien 牧犍 die kaiserliche Schatzkammer habe bestehlen lassen, daß die gestohlenen Gegenstände in seinem Hause gefunden worden seien und daß T'ai-wu ti wegen dieser Schamlosigkeit die ganze Familie habe töten lassen. Auch das macht keinen vertrauenerweckenden Eindruck. — Chavannes, *Le Jet des Dragons* (in Mémoires concernant l'Asie orientale Bd. III S. 53 ff.) teilt auf S. 94 auf Grund einer Lokal-Chronik mit, daß in einem taoistischen Tempel bei der Stadt Tsi-yuan hien 濟源 in Ho-nan sich eine steinerne Statue von Lao tsě befunden habe mit einer Inschrift von 685, die von Tsü-k'ü Tschi-lie 沮渠智烈 geschrieben (nicht verfaßt!) worden sei. Es könnte sich bei diesem Tsü-k'ü entweder um einen Nachkommen von Wu-huis 無諱 Sohn K'ien-schou 乾壽 (s. II, 199) gehandelt haben, der vor Ngan-tschou 安周 zu dem Fürsten I-lo 伊洛 von Kü-schi 車師 geflohen und von diesem an den Hof der Weï gesandt war (*Weï schu*, Kap. 30 fol. 14 v⁰) oder um einen solchen des vorhin erwähnten Wan-nien 萬年.

198, 33. Der alte Bezirk Tsin-tsch'ang 晉昌 lag, wie Chavannes, *Dix Inscriptions Chinoises de l'Asie Centrale* (Mémoires présentés à l'Académie des Inscriptions et Belles-Lettres Ser. I Bd. XI) S. 259 Anm. 2 feststellt, unmittelbar neben dem alten Passe Yü mên 玉門, der 80 *li* südwestlich vom heutigen Ngan-si 安西 war.

199, 22. Weitere Angaben über die Kämpfe und Schicksale der Brüder Wu-hui, I-tê 宜得 oder 儀德 und Ngan-tschou finden sich in meiner *Chinesischen Tempelinschrift* S. 16ff. Ngan-tschou muß im Turfan-Gebiet ein großer Förderer des Buddhismus gewesen sein, darauf deutet die Inschrift auf der großen Steintafel in dem von ihm gegründeten Tempel bei Karakhodja (80 *li* westlich von der Hauptstadt von Kao-tsch'ang), die von Grünwedel nach Berlin gebracht ist und sich dort im Museum für Völkerkunde befindet. (Meine Datierung der Inschrift von 469 kann ich nach den neuen Funden in Turfan, insbesondere nach dem Kolophon eines Manuskripts von dort, nicht mehr aufrechterhalten. Danach ist vielmehr, wie Pelliot in T'oung Pao Bd. XXIV, S. 247ff. richtig schließt, das Jahr 445 anzunehmen. Wu-hui muß kurz vor seinem Tode eine eigene Jahresbezeichnung angenommen und Ngan-tschou diese fortgesetzt haben. Der Text der Inschrift ist inzwischen mehrfach von Chinesen veröffentlicht und kommentiert worden. Näheres darüber bei Pelliot a. a. O. S. 251 Anm. 1). Über Ngan-tschous weitere Schicksale und sein Ende liegen nur sehr dürftige Nachrichten vor. Die Weï-Annalen haben nichts, und das *Peï schi*, Kap. 93 fol. 26 r⁰ sagt lediglich: „Im Sommer des 5. Jahres *t'ai-p'ing-tschên-kün* 太平眞君 (444) starb Wu-hui. Ngan-tschou folgte ihm; er wurde von den Jou-juan annektiert (幷)". Ebenso das *Schi leo*. . . , Kap. 96 fol. 4 v⁰. Wenig ausführlicher ist das *T'ung-kien* unter 大明 von Sung 4. Jahr (460): „Die Jou-juan griffen Kao-tsch'ang an, töteten Tsü-k'ü Ngan-tschou und vernichteten das Geschlecht der Tsü-k'ü." Auch das *T'ung tschi*, Kap. 196 fol. 22 v⁰f. gibt das Jahr 460 für die Eroberung an.

**199,** 24. Nach Deguignes, *Histoire Générale des Huns* I², 276, 317f. u. 344 soll ein großer Teil des Tsü-k'ü-Volkes nach Ngan-tschous Tode an die Ufer des Irtysch gewandert sein und sich dort mit dem Fang von Zobeln beschäftigt haben. Dann sei er weiter nach Westen gezogen und habe sich in der Wolga-Ebene niedergelassen. Von ihm seien den Römern die in Sibirien erbeuteten Zobelfelle geliefert worden. Später seien sie dann unter dem Kaiser Leo im 8. Jahrhundert an dem Einbruch in die römischen Provinzen an der Donau beteiligt gewesen.

**200,** 21. Über die Yüe-pan, s. unten Anm. zu **202,** 16. Die Alanen werden hier Su-t'ê 粟特 genannt. Daß dieses in der Geschichte sehr bekannt gewordene Volk gemeint ist, das damals in den Weidegebieten östlich (vielleicht auch westlich?) vom Aral-See wohnte, kann nach Angaben der chinesischen Quellen und den Untersuchungen von Hirth, *Über Wolga-Hunnen und Hiung-nu* (Sitzungsber. Bayr. Ak. d. Wissensch. — 1899 — S. 245ff.), Marquart, *Untersuchungen zur Geschichte von Eran* II, 83ff. und Gutschmid, *Geschichte Irans*, kein Zweifel mehr sein. Nach den wiederholten Angaben der Chinesen (zuerst *Weï schu*, Kap. 102 fol. 12 r⁰) ist Su-t'ê „das alte Yen-ts'ai 奄蔡" der Han-Zeit und hat auch den Namen Wên-nascha 溫那沙. Yen-ts'ai, alte Aussprache *Iam-ts'ai*, gibt den griechischen Namen Ἄορσοι wieder, den Marquart in Ostasiat. Ztschr. Bd. VIII, S. 292 Anm. 3 auf ein ossetisches Wort *χvarzä* zurückführt. (In der Abhandlung *Die nichtslavischen Ausdrücke in der bulgarischen Fürstenliste* in T'oung Pao Bd. XI, S. 661 Anm. 2 hatte er gemeint *Iam-ts'ai* (Am-ts'at = Am-sak) sei die skythische Form des Namens Μασσαγέ-ται, *masja-ga* (= Alanen. Eine unmögliche Etymologie). Übrigens heißt es auch im *Hou Han schu*, Kap. 118 fol. 13 r⁰ ausdrücklich, daß Yen-ts'ai seinen Namen in A-lan-na 阿蘭那 (das sinnlose 聊 *liao* dort ist ein Schreibfehler, der auch im *T'ung tien*, Kap. 193 fol. 2 r⁰ richtiggestellt ist) verändert habe. Die Alanen waren um die Mitte des 4. Jahrhunderts von den Hiung-nu unterjocht worden, ein Teil von ihnen floh in den Kaukasus, ein anderer, größerer, schloß sich der Hunnen-Wanderung nach Thrakien und dem Westen an, ein kleiner blieb in den alten Sitzen. Was den Namen Su-t'ê, alte Aussprache *Siok-d'ek*, anlangt, so ist seine Erklärung nicht zweifelhaft. Hirth will ihn mit den Satages zusammenbringen, die von den westlichen Autoren als alanisches oder hunnisches Volk genannt werden, und glaubt den Namen in der heutigen Stadt Sudak an der Südküste der Krim wiederfinden zu können (a. a. O. S. 258). Das scheint sehr wenig einleuchtend, während die frühere Identifikation von Hirth (*Nachworte* usw. S. 86 Anm.) mit Sogd, unabweislich ist. Auch Kurakichi Shiratori, *A Study on Su-tʿê or Sogdiana* geht von der lautlichen Gleichheit Su-tʿê = Sogd als einer Selbstverständlichkeit aus. Natürlich muß dabei zwischen Kʿang-kü, das später Sogdiana bezeichnet, und Su-tʿê unterschieden werden. Vergl. Anm. zu I, **338**, 1. Es ist immer wieder die gleiche Erscheinung: die Völker in Innerasien wechseln ihre Wohnsitze und nehmen nicht immer den Namen mit, den sie dem verlassenen Lande gegeben, das neu einrückende Volk übernimmt ihn, und er erhält so einen anderen Inhalt; oder aber sie nehmen ihn mit und das verlassene Land erhält einen neuen. Die Chinesen bleiben zuweilen bei dem einmal angenommenen Namen, ohne Rücksicht darauf, ob seine Träger gewechselt haben, zuweilen nicht. Das Sogdiana der westlichen Autoren lag südlich vom Jaxartes, die Su-tʿê (Sogdier) aber saßen als Alanen nordwestlich davon am Aral-See. Kʿang-kü wird erst später der Name für die fruchtbare Ebene von Samarkand, das alte Sogdiana. Wenn im *Tsin schu*, Kap. 97 fol. 13 v⁰ der Name 粟弋 Su-yi geschrieben ist, so ändert das an dem Lautstande nichts: 弋 mag für 忒 stehen, dessen alte Aussprache *tʿêk* war. Li-yi 栗弋 im *Hou Han schu* (Shiratori S. 97) ist ein Schreibfehler. In Wên-na-scha sieht Marquart in Tʿoung Pao Bd. XI, S. 661 das Wort Hūnastān d.h. „Hunnenland“, was sehr ansprechend ist.

**201**, 16. Auch Möllendorf, *Die Große Mauer von China* S. 103, nimmt mit Recht an, daß der Wall von 446 südlicher gewesen sein muß als der von 423. Deswegen braucht man aber nicht mit Möllendorff die Schlüsse auf Gebietsverlust der Weï im Norden zu ziehen.

**202**, 16. Über die Yüe-pan 悅般 sind die chinesischen Nachrichten sehr spärlich. Die Annalen erwähnen sie nur kurz, am ausführlichsten ist noch das *Weï schu*, das in Kap. 102 fol. 10 r⁰f. folgendes von ihnen sagt: Sie sollen ein Stamm der Hiung-nu sein und zur Han-Zeit nordwestlich von den Wu-sun (s. I, 341) gewohnt haben. Nach der Vertreibung des nördlichen Schan-yü durch Tou Hien (s. I, 398) seien die Schwachen unter ihnen nicht nach Westen gezogen, sondern hätten sich „mehrere tausend *li* nördlich von Kueï-tsĕ 歸茲 (Kutscha) niedergelassen“, d. h. in dem Gebiet von Tarbagatai, im Westen der Dsungarei. „Sie hatten zu den Jou-juan in einem freundschaftlichen Verhältnis gestanden. Dann war aber ihr Fürst einst mit mehreren tausenden seiner Leute in deren Land gekommen, um ihren Khagan Ta-tʿan 大檀 (415—429) zu besuchen. Als er etwas über 100 *li* in ihrem Gebiete zurückgelegt hatte, sah er, daß die Leute ihre Kleider nicht reinigten, ihr Haar nicht aufbanden und ihre Hände nicht wuschen und daß die Weiber die Geräte mit dem Munde ableckten. Da hatte er zu den ihn begleitenden Beamten (der Jou-juan) gesagt: Ihr habt mich betrogen, daß ihr mich in dieses Hundeland geführt habt, und war eiligst wieder umgekehrt. Ta-t'an hatte ihn durch Reiter verfolgen lassen, ihn aber nicht eingeholt. Seitdem herrschte zwischen beiden Völkern Feindschaft". Das ist eine überraschende Erklärung des Bündnis-Angebotes an Weï.

**202, 26.** Das *Weï schu*, Kap. 103 fol. 7 $v^0$ sagt, daß T'ai-wu ti an der Spitze der mittleren Heeresabteilung nach dem Gebirge Tscho-ye schan 涿邪山 marschiert sei. Dieses Gebirge dürfte in der Gegend nordöstlich vom Barkul-See zu suchen sein.

**202, 33.** Die hohen Bergzüge, K'iung-lung ling 穹隆嶺, können nur der Altai gewesen sein. Die Jou-juan würden dann in die Hügellandschaften von Kobdo gelangt sein.

**203, 15.** Über K'ou K'ien-tschi 寇謙之 s. Giles, *Biogr. Dict.* Nr. 984 und *Weï schu*, Kap. 114 fol. 26 $r^0$ ff. Nach den Schilderungen des letzteren muß T'ai-wu ti gegen seine eigene innere Überzeugung ganz in den Bann dieses Mannes geraten sein. Als ihm sein Sohn, der Thronfolger Huang 晃, das Unsinnige des Gebahrens des Magiers auseinandersetzte, „stimmte T'ai-wu ti dessen Worten im Innern seines Herzens zu; da aber Ts'ui Hao dessen (K'ou K'ien-tschis) Taten so rühmte, war es schwer, seinen Ideen zu widerstreben" (fol. 30 $v^0$).

**203, 41.** In den Weï-Annalen ist hier ein Widerspruch: die Kaiser-Annalen Kap. 4b fol. 4 $r^0$ f. führen das erste Edikt unter dem 5. Jahre 太平眞君 = 444 auf, Kap. 114 fol. 10 $v^0$ wird der gleiche Wortlaut als ein Edikt nach den Vorgängen von Tsch'ang-ngan mitgeteilt. De Groot hat die Texte in *Sectarianism and Religious Persecution in China* S. 28ff. übersetzt und mit einem stark übertreibenden Kommentar versehen. Die Verfolgung kann kaum so vernichtend gewirkt haben wie man nach dem Wortlaut der Edikte annehmen müßte, das zeigt das rasche Wiederaufblühen des Buddhismus im Weï-Reiche (s. II, 206).

**204, 4.** Über Kao Yün 高允 s. Giles Nr. 970.

**204, 23.** Ich bin der Schilderung von Ts'ui Haos Untergang im *T'ung-kien* (元嘉 27. Jahr) gefolgt, die viel ausführlicher ist als die in der Lebensbeschreibung *Weï schu*, Kap. 35 fol. 22 $r^0$ f. Das *Fa-ming* preist Ts'ui in hohen Tönen (er war chinesischer Herkunft) und urteilt auf seine Art: „Wenn eine Regierung so grausam ist, kann da die Dynastie bestehen bleiben? Die T'o-pa waren ursprünglich Barbaren des Nordens; sie waren nach China eingewandert, hatten aber nicht völlig Chinesen werden können, daher war ihr Verhalten so wie es war".

**204, 40.** Der konfuzianische Sittenrichter des *Fa-ming* kommt in eine schwierige Lage. T'ai-wu tis grausames Verfahren gegen die buddhistischen Mönche kann er als „Festhalten am rechten Wege" gegenüber der Irrlehre nicht mißbilligen und dem Einwande, daß das frühe Ende des Weï-Herrschers die Strafe für seine „Zerstörung des Buddhismus" gewesen sei, begegnet er mit dem Hinweise, daß „der Herrscher von Liang" (Wu ti), der doch Buddhist gewesen sei, noch stärkeres Unglück erfahren habe (s. II, 167 und 170f.); Glück oder Unglück könne also mit dem Bekenntnis zu Buddhas Lehre nichts zu tun haben (元 嘉 23. Jahr). Auf der anderen Seite muß das Schicksal T'ai-wu tis einen Grund in sittlichen Verfehlungen haben und so wird die kriegerische Neigung des Herrschers dafür verantwortlich gemacht. „Millionenmal hat T'ai-wu ti von Weï den Bogen gespannt und die Welt mit Schrecken erfüllt", überall hat er Staaten zerstört und unzählige Menschenleben vernichtet, dafür waren sein früher Tod und das Unheil in seiner Familie die Sühne (a. a. O. 29. Jahr).

**205, 12.** Die hier in Betracht kommenden Kapitel des *Weï schu*, vor allem die Lebensbeschreibungen der handelnden Personen, sind überaus dürftig und offenbar nur Bruchteile. Die Episode von Tsung-ngai 宗愛 ist nur mit wenigen Sätzen behandelt (in seiner Lebensbeschreibung Kap. 94 fol. 1 v⁰ff.), die Kaiser-Annalen, Kap. 4b fol. 13 v⁰f. haben nur ein paar zusammenhanglose Bemerkungen. Nur das *T'ung-kien*, Kap. 126 fol. 54 r⁰ff. gibt, wohl auf Grund anderer Quellen, eine klare, wenn auch knappe Darstellung.

**205, 31.** Über Tabġač und Ταυγάστ s. Anm. zu II, **184**, 26.

**206, 2.** Der Text über Wên-tsch'êng 文成 (persönlicher Name Sün 濬) im *Weï schu* ist verderbt, die richtige Lösung gibt das *T'ung-kien*, Kap. 130 fol. 16 r⁰ (unter 泰始 1. Jahr).

**206, 30.** Nach *Weï schu*, Kap. 114 fol. 1 4r⁰ soll sich z. B. der Sung-Gouverneur von Sü-tschou 徐州 (in Kiang-su) freiwillig den Weï unterstellt haben.

**207, 6.** Die eingehendste und beste Beschreibung der Grotten von Yünkang 雲岡 findet sich bei Chavannes, *Mission Archéologique dans la Chine Septentrionale* S. 294ff. Chavannes hat sie 1907 besucht und photographiert. Er hat sich auch über ihre hohe künstlerische und archäologische Bedeutung geäußert.

**207, 13.** Über T'an-yao 曇曜 s. Nanjio, *Catalogue* S. 426, Nr. 109.

**207, 23.** Die erstaunliche Verfügung über die Klosterbauern — das *Weï schu* schreibt sie übrigens dem Kaiser Wên-tsch'êng zu, das *T'ung-kien*, Kap. 132 fol. 36 r⁰ zu 泰始 5. Jahr ebenso wie das *Fo tsu t'ung ki*, Kap. 39 fol. 234 v⁰a dagegen dem Jahre 469, also Hien-wên 獻文, das letztere Datum ist das wahrscheinlichere — enthält den mehrdeutigen Ausdruck *sêng k'i* 僧祇, der sanskr. *asaṃkhyeya* = „unzählig" wiedergibt. Er bedeutet sowohl die Scharen der Gemeinde, wie auch das Klostergut, chines. *tsch'ang tschu* 常住, s. darüber *Buddhist. Tempelinschrift* S. 64 Anm. 4. Für *tsch'ang tschu* steht auch öfters *tschu tsch'i* 住持 in dem Sinne von Gemeinde-Eigentum, s. Chavannes und Pelliot, *Un traité Manichéen retrouvé en Chine* I, S. 59 Anm. 1 und T'oung Pao Bd. XVI, S. 638 Anm. 29. Im übrigen ist der überlieferte Text der Verfügung verderbt und unsicher, wie die stark abweichenden Lesarten zeigen.

**208, 38.** In der Lebensbeschreibung der Kaiserin Fêng 馮 (*Weï schu*, Kap. 13 fol. 6 v⁰) heißt es zwar vorsichtig: „Als Kaiser Hien-wên eines gewaltsamen Todes starb, sagte man, die Kaiserin-Mutter habe es veranlaßt", aber Ssĕ-ma Kuang (Kap. 132 fol. 37 r⁰, 泰始 6. Jahr, und Kap. 134 fol. 45 v⁰ 元徽 4. Jahr 2. Monat) deckt den ganzen Zusammenhang auf und macht die Tat sicher. Wieger ist im Irrtum, wenn er S. 1355 meint, die Kaiserin Fêng sei die Gemahlin des Vergifteten gewesen.

**209,** 12. Über K'ang-kü, dessen Bedeutung in der Geschichte wechselt, vergl. Anm. zu I, **338,** 1 und II, **200,** 21. Die Grenzen von T'u-hu-lo 吐呼羅 = Tochara hat Marquart, *Ērānšahr* S. 214ff. untersucht. Po-ssĕ 波斯 Persien tritt unter diesem Namen zur Zeit der Weï zum ersten Mal in den Gesichtskreis der Chinesen: Im Jahre 455 wird die erste Gesandtschaft von dort gemeldet (*Weï schu*, Kap. 5 fol. 4 v⁰f.). Was den damals in Persien regierenden König Jezdgerd II. (438—457) und dann seinen Sohn Pīrūz (459—484 s. Nöldeke, *Geschichte der Perser und Araber zur Zeit der Sasaniden* S. 426) zur Abordnung von Gesandtschaften nach Weï veranlaßt haben mag, ist aus den chinesischen Quellen nicht zu ersehen. Von bloßen Tributgesandtschaften, wie der chinesische Annalist es darstellt, kann keine Rede sein, wohl aber könnten beide Herrscher, die mit den „Hunnen" des Kidāra (des chinesischen Ki-to-lo 寄多羅) oder mit den Jou-juan lange und erbitterte Kämpfe führten, sich an das große Reich im Osten um Unterstützung gewandt haben, das so viel mit den Jou-juan zu schaffen gehabt hatte. König Pīrūz war 464 und 466 wiederholt den Kaiser Leo von Byzanz zu dem gleichen Zwecke angegangen (Marquart, *Ērānšahr* S. 57f. u. 214). Parker, *Chinese Knowledge of Early Persia* (in The Imp. and Asiatic Quarterly Review Jan./April 1903, S. 144ff.) hat alle Angaben der Weï-Annalen über Po-ssĕ gesammelt und übersetzt, s. besonders S. 159ff.

**209,** 15. Über die K'i-tan 契丹 und K'u-mo-hi 庫莫奚 westlich davon s. Weiteres Anm. zu II, **110,** 16. Sie werden als Nachbarvölker immer zusammen erwähnt, obwohl das *Weï schu*, Kap. 100 fol. 12 r⁰ bemerkt, daß sie verschiedener Rasse seien. Die K'u-mo-hi waren regelmäßige Gäste am Hofe der Weï und haben lange mit den Chinesen an der Grenze friedlich Handel getrieben. Später verschwindet ihr Name.

**209,** 25. Über das Eindringen des Buddhismus in Korea s. unten Anm. zu **316,** 16.

**210,** 33. Die Personenstand-Listen sind für die Verwaltungsübersichten in Kap. 106 a—c des *Weï schu* nutzbar gemacht, indem die Gesamtbevölkerung jeder Präfektur (*kün*) nach Familien und Kopfzahl angegeben wird. Leider wird über die kleinsten Einheiten, *tang* 黨, *li* 里 und *lin* 鄰 nichts mitgeteilt. Auf große Zuverlässigkeit werden die Listen, die in erster Linie Steuerzwecken dienten, keinen Anspruch erheben dürfen, zumal sie nichts über die Schwankungen der Bevölkerung sagen.

**212,** 33. Das Lied im *Schi king* (*Kuo fêng* VI, 1) heißt eigentlich *Schu li* 黍離 „Die niederhangende Hirse". Die Überlieferung sieht in ihm eine Klage über den Verfall der alten Hauptstadt von Tschou (bei Lo-yang). Die Entstehungszeit ist unbekannt, muß aber weit in die Tschou-Zeit zurückgehen.

**213,** 2. Das *Fa-ming (Kang-mu,* Jahr 癸酉 — 493 — 7. Monat) verweist in seiner Kritik von Hiao-wêns Verlegung der Hauptstadt auf den Kaiser P'an Kêng 盤庚 von der Schang-Dynastie, gegen dessen Umsiedlung das Volk murrte (s. I, 68), der es aber verstand, die Unwilligen zu überzeugen (s. *Schu king,* 盤庚 1—3). Dagegen habe Hiao-wên 孝文 das Volk nicht eingeweiht in seine Pläne, dadurch seien die vielen Auflehnungen in Weï nach der Übersiedlung nach Lo-yang zu erklären.

**213,** 11. Die Weï-Annalen, Kap. 7b fol. 16 r⁰ verzeichnen die Abschaffung der einheimischen Kleidertracht unter dem 12. Monat 494 lakonisch: „Man schaffte die Kleidertracht ab". Das *T'ung-kien* aber sagt unter dem 11. Monat: „Der Herrscher von Weï wollte die alten Sitten umwandeln, so verbot er durch ein Edikt für Beamte und Volk die Kleidung der Hu. Die Bevölkerung war darüber sehr unzufrieden". Hiao-wên konnte dann den Unwillen nur beschwichtigen, indem er erklärte, er habe nur die Sitten der Alten nachahmen, sich nicht von ihnen entfernen wollen.

**213,** 35. Nach *T'ung-kien,* Kap. 140 fol. 35 v⁰, 建武 3. Jahr war die Erklärung für die Umwandlung des Familiennamens T'o-pa in Yuan 元 die folgende: „Erde bedeutet *t'o,* Herrscher bedeutet *pa* (die Deutung dürfte von Chinesen ad hoc gemacht sein). Die Abstammung der Weï aber geht auf Huang ti zurück, der durch die Kraft des Elementes Erde herrschte (s. I, 63), daher gehören die T'o-pa zum Element Erde. Erde hat die Farbe der gelben Mitte und ist der Uranfang *(yuan)* aller Dinge, man muß somit den Familiennamen in Yuan ändern". Wieger, der es liebt, die Angaben der Geschichtschreiber auf seine eigene Art im Sinne seiner bekannten Tendenzen auszudeuten, überträgt die Einführung der Familien-Ordnung durch folgenden Satz *(Textes hist.* S. 1376): „Pour plaire au maître, les principaux officiers, les grandes familles, s'affublèrent aussi de noms de famille chinois".

**213,** 43. Über Geschichte und Bedeutung der Kaiserlichen Feldbestellung s. Näheres in meinem *Kêng tschi t'u* S. 4ff.

**214,** 15. Es ist nicht richtig, wenn John K. Shryock in seinem Buche *The Origin and Development of the State Cult of Confucius* S. 120 auf eine unbelegte Angabe von Parker hin das unbegründete Urteil fällt, die Weï hätten „den Weisen in eine volkstümliche Gottheit umwandeln wollen". Sie seien Beschützer des Buddhismus gewesen, und „ihre Eroberungen im ganzen ein schwerer Schlag für die Zivilisation während des Zeitraumes, der auf ihr Erscheinen folgte". Das ist eine völlige Verkennung des geschichtlichen Verlaufs.

**214,** 28. So wenigstens glaube ich den Ausdruck im *Peï schi,* Kap. 81 fol. 2 v⁰ verstehen zu sollen: 於是斯文鬱然比隆.

**215,** 20. Die letzten Monate Hiao-wên tis, die aufopfernde Pflege seines Bruders Hie 勰, des Fürsten von P'êng-tsch'êng 彭城, und die Gespräche beider über das Schicksal des Reiches sind eingehend geschildert in der Lebensbeschreibung des Fürsten *Weï schu,* Kap. 21b fol. 4v⁰ff. Hie, der ständig um den Kranken war, hatte nach dem Vorbilde des Tschou kung in einer feierlichen Opferhandlung den Himmel gebeten, statt des Bruders ihn sterben zu lassen (s. I, 113). Die Vermutung, daß es sich bei der Krankheit um Tuberkulose handeln könnte, gründet sich auf die Worte Hiao-wên's an seinen Bruder (*Weï schu* a. a. O.): „Meine Gestalt ist abgemagert, in jungen Jahren quälte sich mein Geist in Arbeit, und als ich älter wurde, sammelten sich die Sorgen. So entstand meine Krankheit, und mein Körper verfiel".

**217, 3.** Die Grotten von Lung-mên 龍門 oder I-k'üe 伊闕 sind ebenfalls eingehend behandelt von Chavannes, *Mission Archéologique* S. 320ff. Von den ursprünglichen zehn Höhlentempeln sind heute nur noch drei vorhanden. Chavannes glaubt die drei im Text genannten noch in dem Gelände feststellen zu können. Der angeführte Text des *Weï schu* ist nicht klar. Es heißt dort: 用功八十萬二千三百六十六. Es ist sehr zweifelhaft, was die Zahl in diesem Zusammenhange bedeuten soll. Chavannes, a. a. O. S. 538f., übersetzt „802366 Geldstücke". Das wäre, wenn es sich um Kupferstücke handelt, entschieden zu wenig. Ich habe deshalb, auch mit Rücksicht auf *yung kung*, „Arbeiter" ergänzt.

**217, 25.** Weder von dem *Kien-fu ts'ao* 監福曹 noch von dem *Tschao-hüan* 昭玄 ist sonst in der chinesischen Literatur Näheres bekannt. Beide werden nur an dieser Stelle des *Weï schu*, Kap. 114 fol. 17r⁰, erwähnt und haben offenbar auch nicht lange bestanden. Das *Fo tsu t'ung ki*, das die Weï-Annalen ausschreibt, spricht (Kap. 39 fol. 235r⁰a) von einem *Tschao-hüan tu-t'ung* 都統, (verschrieben für *ta t'ung* 大統), dem Präsidenten des Amtes. Nach einer kurzen Bemerkung im *Sui schu*, Kap. 27 fol. 8 r⁰ hieß das Amt *Tschao hüan ssĕ* 昭玄寺, es bestand aus einem Präsidenten, *ta t'ung*, einem Vizepräsidenten *t'ung* 統 und drei *tu weï-na* 都維那, „hauptstädtischen Karmadānas" (d. h. Verwaltern, der Ausdruck *weï-na* soll nach *Bon-go jiden* 梵語字典 S. 63 halb chinesisch — *weï* = ordnen — halb sanskrit — *na* die letzte Silbe von *karmadāna* sein). Wir haben hier einen besonderen Fall eigener Gerichtsbarkeit für eine bestimmte Gruppe der Bevölkerung. In einem Edikt von 508 wurde erklärt, daß „Buddhisten und Laien von einander getrennt und ihre Gesetze verschieden seien. Die buddhistische Kirche zeichne sich dadurch aus, daß ihre Mitglieder sich unter einander aufklärten und durch Verbote und Ermahnungen bestimmten, was jeder Einzelne zu tun habe. Deswegen sollten in Zukunft buddhistische Mönche nur noch in Fällen von Totschlag oder noch schwereren Verbrechen nach den bürgerlichen Gesetzen abgeurteilt, in allen anderen aber dem *Tschao-hüan* übergeben werden, wo nach den kirchlichen Gesetzen und den Mönchsordnungen mit ihnen zu verfahren sei."

**218, 4.** Die Weï-Annalen, Kap. 13 fol. 11r⁰ und 15r⁰, berichten über die Tatsache und die Veranlassung des Eintritts der Kaiserinnen Fêng 馮 und Kao 高 in das Kloster Yao-kuang ssĕ 瑤光寺; das *Fo tsu t'ung ki*, Kap. 39 fol. 235r⁰a gibt auch die Jahre an.

**218, 27.** Nach dem Text in den Weï-Annalen könnte es in der Tat so scheinen, als ob bei den Weï ein alter Brauch bestanden habe, nach dem die Frau, die den Thronfolger gebar, getötet werden mußte, damit sie sich nicht in die Regierung mischen konnte. Es heißt hier ausdrücklich: 以國舊制, während das *T'ung-kien*, Kap. 147 fol. 22r⁰ unter 天監 9. Jahr dafür 以古事 liest, was im *T'ung-kien tsi lan* zum gleichen Datum allerdings ebenso als „alter Brauch" gedeutet wird. Auf die Äußerungen im *T'ung-kien* und im *Kang-mu*, die, wohl auf Grund dieser Stelle, einen solchen alten Brauch als unzweifelbar annehmen, war bereits hingewiesen (s. Anm. zu II, 188, 40). Auch Chavannes, der die Stelle der Weï-Annalen im Bull. Éc. fr. d'Extr. Or. Bd. III, S. 384 übersetzt, spricht von „une règle de la dynastie" und von „l'impitoyable raison d'État". Wieger, S. 1398, macht seiner Art gemäß eine „loi de Weï condamnant à mort la mère des héritiers" daraus. Ich habe starke Bedenken gegen die Auffassung. Nirgend sonst in der ganzen Geschichte der Weï tritt uns ein solcher „Brauch" oder gar ein solches „Gesetz" entgegen. Wir haben gesehen, daß Süan-wu tis 宣武帝 Mutter erst durch deren Nebenbuhlerin getötet wurde und daß seine Gemahlin mit ihrem Sohne dasselbe Schicksal durch eine ehrgeizige Konkubine erlitt, worüber die Öffentlichkeit offenbar sehr erregt war (s. II, 215f.). Hier wäre gewiß die beste Gelegenheit gewesen, die Dinge anders darzustellen, wenn ein solcher Brauch vorhanden gewesen wäre. Ebenso wie bei diesen beiden Müttern von Thronfolgern von der Anwendung jener „Staatsraison" keine Rede gewesen war, blieb ja auch die tapfere Hu 胡 am Leben, als sie den Hiao-ming 孝明 geboren hatte, ohne daß dies als eine Ausnahme in den Annalen gekennzeichnet wird. Wenn man nicht annehmen will, daß der Wortlaut im *Weï schu*, Kap. 13 fol. 15v⁰, der allerdings mit dem *Peï schi*, Kap. 13 fol. 18v⁰ übereinstimmt, erst bei der späteren Neubearbeitung im 7. oder gar 11. Jahrhundert (s. II, 3) irrtümlicherweise in die Annalen gekommen ist, so ist es sehr viel wahrscheinlicher, daß „das alte Gesetz des Landes" nur in einer Haremsüberlieferung bestand und daß Einzelvorgänge von den verängstigten Mädchen, die ja tatsächlich immer in Lebensgefahr schwebten, verallgemeinert waren. So ist wohl auch das *ku schi* (d. h. „frühere Vorgänge") des *T'ung-kien* zu verstehen. Vielleicht mit mehr Recht als bei den Weï könnte man bei den Chinesen von einem solchen Brauche sprechen, wenn man sich der Vorsorge erinnert, mit der einst Wu ti von der Han-Dynastie dem Weiberregiment begegnen wollte (s. I, 366f.), oder der summarischen Art, wie Ming ti von Sung mit den Müttern von Söhnen im Harem verfuhr (s. II, 155). Der moderne chinesische Gelehrte Hu Schi 胡適 hat in der fünften Abteilung seiner gesammelten Aufsätze (胡適文存三集卷五) S. 896 die Frage ebenfalls gestreift, aber nicht näher untersucht. Er erörtert „den Einfluß der Frauen bei den nördlichen Dynastien" und beginnt gleich mit „der alten Einrichtung (舊制) der T'o-pa der nördlichen Weï", wonach, „wenn im Harem ein Sohn geboren wird, der zum Thronfolger bestimmt ist, seine Mutter immer Selbstmord begehen muß". Zum Beweise dessen führt er unsere Stelle an und bemerkt: „So grausam auch ein solches Gesetz ist und so wenig es dem menschlichen Empfinden entspricht, so ist doch die ihm innewohnende Bedeutung geradewegs die Sorge wegen des großen Einflusses der weiblichen Herrscher". Das ist, was das Verfahren selbst anlangt, richtig, aber die Meinung, daß es sich dabei um ein „altes Gesetz" gerade der T'o-pa gehandelt habe, findet weder in den Texten noch in den Tatsachen eine hinreichende Stütze. Ebenso wenig auch die weitere Angabe Hu Schis, daß „dieses Gesetz mit der Kaiserin Hu, der Gemahlin Süan-wus, zuerst abgeschafft sei".

**218, 39.** Die Ermordung Kao Schaos 高肇 nebst allem, was vorging und folgte, ist in seiner, sowie in Yü Tschungs 于忠 und Ts'ui Kuangs 崔光 Lebensbeschreibung (*Weī schu*, Kap. 83b fol. 2v⁰f., Kap. 31 fol. 12r⁰ und Kap. 67 fol. 5v⁰ff.) erzählt. Über Ts'ui Kuang s. auch Giles, *Biogr. Dict.* No. 2039.

**219, 8.** Nach dem *Weī schu*, Kap. 13 fol. 16r⁰ „stützte sich die Kaiserin Hu 胡 bei ihrem Wunsche, das Opfer selbst zu vollziehen, auf die Angabe des *Tschou-li*, daß die Fürstin mit dem Fürsten die Opfer (an die Manen) abwechselnd darzubringen habe". Diese Angabe findet sich tatsächlich im *Li ki* (Couvreur I, 566), und das *Hou Han schu*, Kap. 10a fol. 23r⁰ berichtet, daß die Kaiserin Têng 鄧 sich mit den Frauen der Würdenträger zum Ahnentempel begeben und dort „mit dem Kaiser abwechselnd die Opfer dargebracht habe". Da sowohl im *Li ki* wie bei der Kaiserin Têng ausdrücklich das Ahnenopfer genannt wird, kann es sich auch bei der Kaiserin Hu in diesem Falle nur hierum handeln; ob sie danach alle Opferriten, also auch die an den Himmel vollzogen habe, wie das *Fa-ming* aus der allerdings verallgemeinernden Bemerkung Ssĕ-ma Kuangs (行祭事, Kap. 148 fol. 29r⁰ zu 天監 14. Jahr) vermuten zu können glaubt, ist aus den Weī-Annalen nicht zu entnehmen.

**219, 35.** Die Reise von Sung Yün 宋雲, über dessen Stellung und Persönlichkeit wir sonst wenig wissen, und Hui-schêng 惠生 — in manchen Quellen wird auch ein Śramaṇa Fa-li 法力 oder auch ein Tao-schêng 道生 besonders genannt —, sowie der Bericht darüber sind in der europäischen Literatur oft behandelt und verwertet worden. Die eingehendste Arbeit darüber mit einer Übersetzung des ganzen Berichtes ist von Chavannes unter dem Titel *Voyage de Song Yun dans l'Udyāna et le Gandhāra* im Bull. de l'Éc. fr. d'Extr. Or. Bd. III, S. 379ff. geliefert worden. Dort ist auch die weitere Literatur angegeben.

**220, 21.** Die Ermordung des Fürsten von Ts'ing-ho 清河, I 懌, durch Tsch'a oder, wie er gewöhnlich genannt wird, Yuan (= T'o-pa) Tsch'a 元叉 und den Eunuchen Liu T'êng 劉騰, sowie die danach folgenden Ereignisse sind ausführlich erzählt in der Lebensbeschreibung von Tsch'a, *Weī schu*, Kap. 16 fol. 15v⁰ff. Daß die Beziehungen der Kaiserin zu dem Fürsten I erotischer Art waren, ist wahrscheinlich, aber nicht sicher. Die Texte sagen von ihr 逼幸之 (*Weī schu*, Kap. 13 fol. 17v⁰), ein vieldeutiger Ausdruck, der nur bedeutet: sie überhäufte oder verfolgte ihn mit Gunstbezeugungen. Der Fürst wird in seiner Lebensbeschreibung a. a. O., Kap. 22 fol. 5r⁰ff. als ein

Mann von reinen Sitten und feiner Bildung geschildert, der überall im Volke die höchste Achtung genoß.

221, 4. Die Lebensbeschreibung des Ör-tschu Jung 爾朱榮 in *Weï schu*, Kap. 74 fol. 1r⁰ff. (die Schreibung Erh Chu-jung bei Giles, *Biogr. Dict.* No. 2549 und 2569 ist nicht richtig) enthält die Geschichte dieser Bewegung in Schan-si.

221, 33. Kao Huans 高歡 Lebensbeschreibung, der unsere Darstellung entnommen ist, findet sich im *Peï Tsʻi schu*, Kap. 1 fol. 1r⁰ff. und gleichlautend im *Peï schi*, Kap. 6 fol. 1r⁰ff.

222, 18. Die Lebensbeschreibung der Kaiserin Hu (*Weï schu*, Kap. 13 fol. 18v⁰) sagt, daß die Ermordung Hiao-mings 孝明 „von der öffentlichen Meinung der damaligen Zeit den Intriguen Tschêng Yens 鄭儼 und Sü Hos 徐紇 zugeschrieben worden sei".

223, 14. Die Annalen führen keine Kaiserin mit dem Namen Ör-tschu auf, aber sie geben überhaupt keine Gemahlin Hiao-tschuangs 孝莊 an. Ssĕ-ma Kuangs Nachrichten haben jedenfalls eine große Wahrscheinlichkeit für sich.

223, 21. Dieser Satz findet sich gekürzt auch in der Lebensbeschreibung (*Weï schu*, Kap. 74 fol. 13 v⁰), es fehlt dort die Erwähnung der Kaiserin.

225, 9. In den Weï-Annalen wird der von Ör-tschu Schi-lung 爾朱世隆 und seinen Brüdern auf den Thron erhobene Prinz Kung 恭 nur als Tsʻien-fei ti 前廢帝 bezeichnet, im *Peï schi* dagegen hat er seinen posthumen Namen Tsie-min ti 節閔帝.

226, 16. Wir wissen nicht viel über das Ende der drei „Kaiser" Hua 曄, Kung und Lang 朗. Das *Peï schi*, Kap. 5 fol. 8v⁰ sagt nur, daß Kung (Tsie-min ti) „im 5. Monat (532) seinen Tod durch Ermordung fand" und daß „der Fürst von Ngan-ting 安定 (Lang) im 11. Monat (532) im Alter von 19 Jahren starb". Ebenso das *Weï schu*, Kap. 11 fol. 6v⁰ und 9v⁰. Hier heißt es von Tsie-min ti, daß er „wegen eines Verbrechens sterben mußte". Das *Tʻung-kien* wieder berichtet unter dem 5. Monat des 1. Jahres 大通 (532), daß „der Herrscher von Weï den Kaiser Tsie-min vergiften ließ", und unter dem 11. Monat: „Weï tötete den Fürsten von Ngan-ting, Lang, und den Fürsten von Tung-hai 東海, Hua". (In den Annalen wird der Name Tung-hai wang nicht genannt). Die näheren Umstände scheinen also auch Ssĕ-ma Kuang nicht bekannt gewesen zu sein. Da Hua in Tsin-yang 晉陽 residierte und Lang in Ye 鄴, so muß man annehmen, daß Kao Huan nach seiner Rückkehr nach dem Norden die Hinrichtung verfügte.

226, 24. Nach *Peï Tsʻi schu*, Kap. 1 fol. 10r⁰ fand die Vernichtung von Ör-tschu Tschao 爾朱兆 durch Kao Huan in den Bergen von Tschʻi-hung ling 赤洪嶺 statt. Im *Tʻung tien*, Kap. 179 fol. 4r⁰, findet sich eine Bemerkung bei dem Namen Li-schi 離石 in Schi tschou 石州 im heutigen Schan-si, die besagt, daß sich dort ein Fluß Tschʻi-hung schui befinde. „Das Tschʻi-hung ling, wo Kao Huan den Ör-tschu Tschao vernichtete, muß nahe bei diesem sein". Li-schi ist das frühere Yung-ning 永寧 hien, etwa 100 km nordwestlich von Fên-tschou 汾州 und heißt jetzt wieder Li-schi hien. Es würde sich dann also um die Bergzüge dort auf der Ostseite des Huang ho handeln.

226, 32. Die, abgesehen vom *T'ung-kien*, allein verfügbaren Quellen für die Ereignisse bei der nun einsetzenden Spaltung des Weī-Reiches sind außer den dürftigen Annalen von Hiao-wu ti 孝武帝 oder Tsch'u ti 出帝 im *Weï schu*, Kap. 11 fol. 9v⁰ff. und dem *Peï schi*, Kap. 5 fol. 9v⁰ff. nur die Lebensbeschreibungen von Kao Huan, der unter die Kaiser von Peï Ts'i 北齊 aufgenommen ist, im *Peï Ts'i schu*, Kap. 1 und 2, und von Yü-wên T'ai 宇文泰 (s. II, 229ff.), der zu den Kaisern von Tschou 周 oder Peï Tschou gerechnet wird, im *Tschou schu*, Kap. 1 und 2. Diese beiden sind zwar sehr ergiebig, aber als Kaiser-Annalen natürlich tendenziös, das eine schreibt zur Verherrlichung Kao Huans, das andere zu der von Yü-wên T'ai. Die entsprechenden Kapitel im *Peï schi*, 6 und 9, stimmen im allgemeinen damit überein.

227, 36. Es ist auffallend, daß Kao Huan eine so feierliche Form wählt bei der Einsetzung des Prinzen Schan-kien 善見 (posthumer Name Hiao-tsing 孝靜). Bei den beiden früher von ihm eingesetzten Kaisern war das Verfahren einfacher gewesen. Man findet keine andere Erklärung für das Verhalten des seltsamen Mannes als den an Fanatismus streifenden Willen, die richtige Reihenfolge der Generationen in der Thronfolge aufrechtzuerhalten, weil sonst der Ahnendienst in Verwirrung gerät und Unheil für den Staat entsteht. Weder die von den Ör-tschu eingesetzten Kaiser noch der erste von ihm selbst bestimmte entsprachen dieser Reihenfolge. Der Prinz Lang (s. II, 225.) war von derselben Generation wie Süan-wu ti 宣武帝, während die beiden zunächst folgenden Herrscher Hiao-ming 孝明 und Hiao-tschuang 孝莊 bereits zwei späteren Generationen angehört hatten. Vermutlich deshalb setzte er den Prinzen Lang wieder ab und statt dessen den Prinzen Siu 修 ein, der ein Urenkel von Hiao-wên ti (s. II, 226) war, also einer späteren Generation angehörte als Hiao-ming und Hiao-tschuang, die — was auch ungehörig war — von e i n e r Generation waren. Dieser sein „richtiger" Kaiser entfloh, und die Ts'i-Annalen mögen nur wenig übertreiben, wenn sie berichten, daß Kao Huan ihn im ganzen vierzigmal gebeten habe, zu bleiben, und daß er schließlich noch den buddhistischen Mönch Tao-jung 道榮 nach Tsch'ang-ngan geschickt habe, um ihn zur Rückkehr zu bewegen. Erst als er auf alle diese Bitten keine Antwort erhalten habe, sei der neue Kaiser, der von der gleichen Generation war wie der nun vom Ahnentempel ausgeschlossene, mit einer so feierlichen Begründung eingesetzt worden (Kap. 2 fol. 6r⁰). So muß man auch Kao Huans Zorn und seine unbarmherzige Grausamkeit gegen die Sippe der Ör-tschu und die zu Unrecht eingesetzten Kaiser erklären. Auf der anderen Seite stehen freilich seine zu Ör-tschu Jung geäußerten Worte (s. II, 222) und seine Beherrschung der von ihm eingesetzten Scheinherrscher in einem seltsamen Widerspruche: er hatte nicht viel mehr Achtung vor den letzteren als die Ör-tschu.

228, 40. Im *Peï Ts'i schu*, Kap. 2 fol. 11r⁰ findet sich bei dem Berichte über die Belagerung von Yü-pi 玉璧 folgende Geschichte. Kao Huan war bei den Vorbereitungen zu diesem Kriege von den Wahrsagern das Unternehmen widerraten worden. Er befolgte aber den Rat nicht, sondern setzte seine Rüstungen fort. Darauf zeigte sich ein neues übles Vorzeichen. ,,Wenn Ost- und West-Weï mit einander kämpften, waren jedesmal unter den Mauern von Ye gelbe und schwarze Ameisen, die sich zum kämpfen ordneten. Da gelb die Farbe der Uniformen von Ost-Weï, schwarz aber die der Uniformen von West-Weï war, so sahen die Leute hier ein Vorzeichen, aus dem sie Sieg oder Niederlage erkennen konnten. Diesmal kamen die gelben Ameisen sämtlich um". Die Bemerkung über die Uniformfarbe erinnert an den oben erwähnten Bericht Theophylakts (s. Anm. zu II, **184,** 26), der wieder verschiedene Dinge mit einander verwechselt zu haben scheint.

**229,** 6. Ts'ang 蒼, Fürst von Tung-p'ing 東平, war ein Sohn des Kaisers Kuang-wu und wird wegen seiner Gelehrsamkeit und reinen Gesinnung gerühmt. Er starb im Jahre 82 n. Chr. Seine Lebensbeschreibung findet sich im *Hou Han schu*, Kap. 72 fol. 9v⁰ff. Das Edikt des Kaisers Hiao-tsing über die Bestattungsriten wird im *Peï schi*, Kap. 6 fol. 27v⁰ auf Kao Huans Sohn Kao Tsch'êng 高澄 bezogen. Wir haben zwar keine Möglichkeit, die Richtigkeit oder Unrichtigkeit der einen oder der anderen Angabe zu beweisen, aber innerlich wahrscheinlicher ist die des *Ts'i schu*.

**229,** 33. Der Name ,,Di Thsin" 帝欽 bei Fries, *Abriß* S. 152 beruht auf einem Mißverständnis.

**231,** 10. Daß das chinesische T'u-küe 突厥 einem türkischen Törküt entspricht, kann nicht bezweifelt werden und ist auch nie bezweifelt worden. Die Form Törküt oder Türküt ist allerdings nicht türkisch, die ältesten türkischen Sprachdenkmäler kennen nur eine Form Türk, die Mehrzahl würde Türklär sein (vergl. Pelliot, *L'origine des T'ou-kiue, nom chinois des Turcs* in T'oung Pao Bd. XVI, S. 687ff. und J. J. Hess, *Die Bedeutung des Namens der Türken* in ,,Der Islam" Bd. IX, S. 99f.). Die Endung *üt* gehört, wie Pelliot — mir scheint mit Recht — vermutet, der Sprache der Jou-juan an. Höchst wahrscheinlich ist der Name Törküt den Chinesen durch die Jou-juan bekannt geworden, die sich vor jenen ihren siegreichen Feinden nach West-Weï flüchteten (s. II, 234). Die T'u-küe haben mannigfache Wortentlehnungen von den Jou-juan vorgenommen, so z. B. das Wort Khagan u. a. Titel, ebenso wird die nicht-türkische Pluralendung (besonders bei Namen) auf die Weise zu ihnen gekommen sein. Hess macht darauf aufmerksam, daß sie sich auch sonst vereinzelt in den köktürkischen Inschriften findet. Eine andere Frage ist die, ob die Herleitung des Namens von der helmartigen Form des Berges im Altai Glauben verdient. Hess bejaht die Frage und weist darauf hin, daß sich das Wort *törk* mit der Bedeutung ,,Helm" zwar in dem uns bekannten türkischen Wortschatze nicht mehr findet, wohl aber in dem neupersischen *targ* erhalten sei, das als ein türkisches Lehnwort angesehen werden dürfte. Pelliot äußert sich nicht zu der Herleitung. Ich selbst stehe ihr sehr skeptisch gegenüber. Die Chinesen haben eine allzu große Vorliebe für die Ableitung von Völkernamen aus Bergnamen, als daß man hier nicht argwöhnisch sein sollte. Nach F. W. K. Müller, *Uigurica* II, 97 bedeutet *türk* im Alttürkischen „Stärke", doch weist Müller die Verbindung mit den Türken anscheinend ab, dagegen hat Le Coq in der Thomsen-Festschrift von 1912, S. 151 zuerst diese Verbindung ausgesprochen, worauf J. Németh im Körösi Csoma-Archiv Bd. II, Heft 4, S. 275, aufmerksam macht. Auch V. Thomsen selbst meint in der Einleitung zu seiner Abhandlung *Alttürkische Inschriften aus der Mongolei* (Deutsche Übersetzung von Schaeder in der Zeitschrift d. Deut. Morgenl. Ges. 1924 S. 121ff.), S. 122, daß „der Name *türk* oder *türük* ursprünglich sicher die Bedeutung ‚Kraft', ‚Stärke' gehabt habe".

Parker, *A Thousand Years of the Tartars* S. 177f. ist im Irrtum (nicht, wie er glaubt, die Franzosen und Chinesen), wenn er meint, Kin schan 金山 bedeute „eine unbedeutende Bergkette in Kan-su" (der Name kommt dort auch vor). Das *Peï schi*, Kap. 99 fol. 1r⁰ verlegt eine der Legenden über die Herkunft der T'u-küe von einer Wölfin nach „den Bergen nord-westlich von dem Staate Kao-tsch'ang, was also auf den Altai als die Heimat weist. Und später heißt es, daß sie „Generationen hindurch" am Kin schan wohnten (世居).

**231, 13.** A-na-kueï 阿那瓌 ist der 'Ανάγαιος des Byzantiners Menander. S. Hirth, *Nachworte* S. 110 Anm. 1 und Chavannes, *Documents sur les Tou-kiue occidentaux* S. 240. St. Julien hat die Texte, die über die Kämpfe und Verhandlungen zwischen Chinesen und Türken zur Zeit der Weï, der nördlichen Tschou und der Sui berichten, im Journal Asiatique 1864, S. 325ff. und 490ff. nach dem *Tu schu tsi tsch'êng* unter dem Titel *Documents historiques sur les Tou-kioue* übersetzt. Das Ganze ist aber wenig übersichtlich und auch nicht frei von Mißverständnissen.

**231, 40.** Ye-ta 嚈噠, alte Aussprache Yep-tat, ist die genaue chinesische Wiedergabe von Ephthal, dessen gräzisierte Form 'Εφθάλανος bei Theophanes von Byzanz irrtümlich als Name des Königs erscheint, der im Jahre 484 die Perser besiegte. Von dem so genannten Könige sollen die Ephthaliten ihren Namen hergeleitet haben. Nähere Angaben über den Kampf des Königs Pīrūz von Persien gegen die Ephthaliten, seine Niederlage und seinen Tod, sowie den angeblichen siegreichen Rachezug der Perser finden sich in Tabaris arabischer Chronik und sind übersetzt von Nöldeke, *Geschichte der Perser und Araber zur Zeit der Sasaniden*, S. 123ff. Am Ende des 5. Jahrhunderts erstreckte sich das Reich der Ephthaliten von den Grenzen Persiens im Westen bis nach Khotän im Osten. Mit den Weï traten sie dem *Peï schi*, Kap. 97 fol. 25r⁰ zufolge nach der Periode *t'ai-ngan* 太安 (455—459) in Verbindung, indem sie mehrfach Gesandtschaften schickten. Auch der chinesische Abgesandte Sung Yün (s. II, 219) war 519 bei ihnen in Gandhāra, das zu ihrem Reiche gehörte. Wenn man den Angaben des *Liang schu*, Kap. 54 fol. 31 v⁰f. vertrauen will, müßten die Ephthaliten den Chinesen vor 484 unter dem Namen

Hua 滑 bekannt gewesen sein, und zwar schon zur Han-Zeit während der Periode *yung-kien* 永建 (126—132). ,,Zu der Zeit, da die Weï am Flusse Sang-kan 桑乾 (bei Ta-tʻung) wohnten (also vor 494), waren sie ein kleines Volk, das den Jou-juan untertan war. Später kamen sie allmählich zu großer Macht und unterwarfen ihre Nachbarländer Persien usw.“ Im Jahre 516 und 520 sollen sie auch an den Hof von Liang Gesandtschaften geschickt haben. Bei Tabari erscheint ein König Warz der Haitâl (= Ephthaliten, s. Nöldeke, a. a. O. S. 159). Sollte es sich auch hier, wie bei dem ,,König“ Ephthalanos, um die Verwechslung eines Volks- und Personennamens handeln, dann könnte Warz dem chinesischen Hua (alte Aussprache *wat* = *war*) entsprechen. Es hat indessen den Anschein, als ob bei den Chronisten der Liang hier Verwechslungen stattgefunden hätten; es ist an sich wenig wahrscheinlich, daß die Hua und die späteren Ephthaliten dasselbe Volk gewesen sind. Die Frage bedarf noch der Klärung. Näheres über die Ephthaliten des 5. und 6. Jahrhunderts bei Marquart, *Ērānšahr* S. 211ff. und Chavannes, *Documents* S. 222ff.

**234,** 32. Näheres über die Avarenfrage s. Anm. zu II, **184,** 26.

**234,** 44. Über die Besiegung der Ephthaliten durch die Tʻu-küe vergl. Nöldeke a. a. O., S. 158f.

**235,** 13. Eine Geschichte der Tʻu-küe oder wenigstens eines Teiles von ihnen hat Chavannes in den *Documents* S. 217ff., nach den chinesischen Quellen zusammengestellt.

**235,** 40. Von einer Tötung des Kung ti 恭帝 wissen weder die Annalen des *Peï schi* noch des *Tschou schu* etwas. Das *Tʻung-kien* unter 永定 1. Jahr 2. Monat sagt lakonisch im Stile des *Tschʻun-tsʻiu:* ,,Die Leute in Tschou töteten Kung ti von Weï“. Das *Kang-mu* hat folgende Form: ,,Der Kanzler von Tschou (Yü-wên Hu 宇文護) ermordete den Fürsten von Tschungschan 中山“. Dazu bemerkt das *Kang-mu kʻao yi*, 綱目考異, daß der Fürst von Tschung-schan der Herzog von Sung 宋, also Kung ti sein soll. Vergl. aber II, 237, wo Hiao-tsing ti von Ost-Weï den gleichen Titel erhält.

**238,** 8. Über Tschu Yün 朱雲 s. Giles, *Biogr. Dict.* No. 484, über Tschou Schê 周舍 und Tschao Kien-tsĕ 趙簡子 s. Chavannes, *Mém. hist.* IV, 36f.

**238,** 20. Während die Steintafeln mit den kanonischen Texten, die im Jahre 175 hergestellt waren, 46 an der Zahl gewesen sein sollen (s. I, 412), ist im *Peï Tsʻi schu* von 52 die Rede. Wir erfahren nicht, ob noch sechs neue hinzugekommen sind oder ob es sich um eine schon früher erneuerte Sammlung handelt. (Näheres s. II, 268f.)

**238,** 37. Der Bericht im *Fo tsu tʻung ki*, Kap. 39 fol. 236v⁰b f. enthält über den Wettstreit der Buddhisten und Taoisten so viel Phantastisches, daß daraus nichts zu entnehmen ist. An der Sache selbst wird nicht zu zweifeln sein, und die Angaben des *Tʻung-kien*, Kap. 166 fol. 35r⁰ zu 紹泰 1. Jahr 8. Monat haben viel Wahrscheinliches.

**239,** 6. Die Tempel und Grotten von Tʻien-lung schan 天龍山, etwa

18 km südlich und südwestlich von T'ai-yuan, sind den Archäologen der Ming- und Ts'ing-Zeit unbekannt geblieben, jedenfalls nirgends von ihnen erwähnt. Man muß in der Literatur schon zu der Lokal-Chronik von T'ai-yuan greifen, wenn man über ihre Geschichte etwas erfahren will. Das *T'ai-yuan hien tschi* von 1826 hat in Kap. 3 fol. 36v⁰ff. und Kap. 4 fol. 10r⁰ und 12r⁰ einige Angaben über ihre Entstehung und Erneuerung, sowie über die Anlage der Tempelbauten und die Ausmaße der Statuen. Die Grotten sind zuerst von dem japanischen Archäologen Sekino Teī 關野貞 1918 besucht und in der Zeitschrift Kokka 國華 (August-Heft von 1921) unter Beifügung einiger Abbildungen und Lagepläne beschrieben worden. Ein Album von Abbildungen aller Reliefs, Statuen usw. unter dem Titel *Ten-ryū san sekkutsu* 天龍山石窟 ist im Jahre 1922 in Tōkyō erschienen. Eine eingehende Beschreibung von siebzehn Grotten auf Grund eigener Besichtigung 1922 hat dann Oswald Sirén in seinem großen Werke *Chinese Skulpture* I, 54 ff. gegeben.

Die Umgegend von T'ai-yuan muß der Chronik zufolge außer auf dem T'ien-lung schan auch anderswo noch eine beträchtliche Zahl früherer buddhistischer Kultstätten enthalten.

**239, 41.** Von den Nachrichten über die Befestigungsanlagen unter Wên-süan 文宣 gibt die letzte (*Peī schi*, Kap. 7 fol. 11r⁰ und *Peī Ts'i schu*, Kap. 4 fol. 20v⁰) zu Bedenken Anlaß. Eine Wachtstation Tsung-ts'in 總秦 ist nicht auffindbar, und Si ho 西河 lag in der Nähe des heutigen Si 隰 in West-Schan-si, eine Gegend, die natürlich nicht in Frage kommen kann. Auch die chinesischen Kommentare wissen aus dem Namen nichts zu machen, und das *K'ao yi* (zu *T'ung-kien*, Kap. 166 fol. 41 v⁰ zu 太平 1. Jahr) meint, man könne nicht wissen, ob es sich hier bei den Wallanlagen von 555 und 556 ,,um ein oder zwei Dinge handele". Möllendorff, *Die Große Mauer* S. 105, glaubt, daß die Stelle über das Jahr 552 ,,nur von der Anlage von Forts spreche". Das ist ein Irrtum, der Text im *Peī schi*, Kap. 7 fol. 7v⁰ und *Peī Ts'i schu*, Kap. 4 fol. 14v⁰ läßt keinen Zweifel über den Bau des Walles, auch Hu San-sing (zu *T'ung-kien*, Kap. 164 fol. 25r⁰, 承聖 1. Jahr) spricht von ,,der hier genannten langen Mauer". Der Huang-lu ling 黄櫨嶺 war nach Hu San-sing a. a. O. östlich von Wu-k'üe schu 烏突戍, beim heutigen Lin 臨 hien, und nach dem *Tschung kuo ku kin ti ming ta ts'ĕ tien* 60 *li* nordwestlich von Fên-yang 汾陽 hien (Fên-tschou) im westlichen Schan-si. Wên-süan war selbst im Herbst 552 über Li-schi 離石 (= Lin) dorthin gekommen. Schê-p'ing 社平 läßt sich nicht mit Sicherheit feststellen. Hu San-sing a. a. O. sagt, die Mauer hätte an dem Gebiet von Wu tschou 武州 ihr Ende gefunden. Wu-tschou war zur Zeit Hus nordwestlich vom heutigen Wu-tschai 五寨 hien, also nahe bei der großen Stadt Ning-wu 寧武, die neue Nord-Süd-Befestigung muß somit da geendet haben, wo noch heute die innere (südlichere) Mauer von Ost nach West entlang zieht. Bei den gerade aus dem Ordos-Gebiet oftmals erfolgenden Einbrüchen der Jou-juan war diese Sicherung durchaus verständlich. Der Name Schê-p'ing selbst ist nicht sicher. Das *Peï schi* und das *Peï Ts'i schu* haben Schê-yü 社于, Hu San-sing kennt auch eine Lesart 社予, das *T'ung-kien* liest Schê-p'ing und diese Form ist auch von dem genannten geographischen Wörterbuche angenommen worden. Möllendorff schreibt „Shy-gan", was offenbar ein 社干 Schê-kan wiedergeben soll. Hier dürfte aber ein Versehen Möllendorffs vorliegen. — Der Name Hia-k'ou 夏口 ist nach Hu San-sing zu Kap. 166 fol. 34v⁰, 紹泰 1. Jahr 6. Monat vollständig Kü-yung hia k'ou 居庸下口 zu lesen; ein Bergbach fließe durch den Paß Kü-yung, und der Ort, wo er aus diesem herauskomme, heiße Hia k'ou 下口, d. h. „die untere Ausmündung", die Schreibung 夏 sei deshalb entsprechend zu ändern.

**239,** 44. *Peï schi*, a. a. O. fol. 12v⁰ und *Peï Ts'i schu*, a. a. O. fol. 21r⁰ sagen, die im Jahre 557 erbaute Innenmauer habe sich von K'u-lo-pa 庫洛拔 (das *T'ung-kien* liest K'u-lo-tschi 枝) nach Osten bis zu der Wachtstation Wu-ho 塢紇 erstreckt. Es fehlt jeder Anhaltspunkt, um diese Orte festzustellen, so daß auch die Bedeutung dieser Befestigung nicht zu erkennen ist.

**241,** 5. Über Weï Schou 魏收 s. Giles, *Biogr. Dict.* No. 2291. Nach seiner Lebensbeschreibung, *Peï Ts'i schu*, Kap. 37, wurde er von Kao Huan unter Hiao-wu ti nach Tsin-yang berufen, und von da ab beginnt sein Aufstieg, bis er unter Wu-tsch'êng 武成 Mitglied des Staatsrates und Mentor des Thronfolgers wurde. Seine Degradation (除名), die unmittelbar nach seiner letzten Ernennung erfolgte, kann nicht von langer Dauer gewesen sein, denn unter Wu-tsch'êngs Nachfolger hatte er bereits seinen großen Einfluß wieder erlangt, und im Jahre 569 erhielt er seinen früheren hohen Rang wieder. Die Lebensbeschreibung macht auch die Gründe seiner angeblichen Maßregelung nicht klar. Das *Weï schu* (s. II, 3), das große Werk des Weï Schou und zahlreicher Mitarbeiter, entstand vom Jahre 551 ab auf Befehl von Kaiser Wên-süan (Kao Yang); die Lebensbeschreibung gibt auf fol. 6r⁰ eine Beschreibung des aus 130 Kapiteln bestehenden Werkes. Nach dem *Peï Ts'i schu*, Kap. 8 fol. 9r⁰ wurde es bereits im Jahre 573 auf Befehl des Hou tschu 後主 (s. II, 242) umgearbeitet.

**245,** 6. Die Auseinandersetzungen zwischen Konfuzianern, Taoisten und Buddhisten, die mit der Ächtung der beiden letzteren Gruppen endeten, sind im *Fo tsu t'ung ki*, Kap. 39 fol. 237 v⁰ff. geschildert, auch im *Tschou schu*, Kap. 5 fol. 17v⁰ und 19v⁰ und Kap. 8 fol. 1v⁰ sind die Edikte erwähnt. Von dem Śramaṇa Tao-ngan 道安 des 6. Jahrhunderts ist nichts erhalten. Von den vier Millionen Mönchen und *tao*-Lehrern heißt es in dem Texte: *fan fu* 反服. Der Ausdruck bedeutet nach *Li ki* I, 210 (Couvreur), „Trauerkleider für den verstorbenen Fürsten anlegen". Die Bedeutung ist hier unmöglich, sie kann nur sein: zur gewöhnlichen Kleidung, d. h. in den Laienstand zurückkehren.

**245,** 36. Über das Todesjahr des Khagan Mu-han 木扞 oder 杆 s. die Feststellungen von Chavannes, *Documents sur les Tou-kiue occidentaux* S. 48 Anm. 1. Das *Peï schi*, Kap. 99 nennt ihn gewöhnlich nur mit dem Titel *Ssĕ-kin* 俟斤, der erblich war, vergl. Chavannes a. a. O., S. 21.

Schê-tʻu 攝圖 ist ein anderer Name des gewöhnlich Scha-po-lüo 沙鉢略 genannten Khagan. Der beim Tode seines Vaters übergangene Sohn des Mu-han Khagan, Ta-lo-pien 大邏便 (auch A-po 阿波 Khagan genannt), geriet später in Streit mit seinem Vetter Schê-tʻu, wodurch dann 581 die folgenschwere Teilung des Tʻu-küe-Reiches eintrat. Die Angaben in den chinesischen Quellen sind übrigens hier nicht klar. Wenn Chavannes S. 227 Anm. angibt, daß Tʻo-po 佗鉢, wie das *Sui schu*, oder Tʻa-po 他鉢, wie das *Peï schi* schreibt, den Sohn des Ju-tan 㨰但 im Westen einsetzte, so beruht dies auf der Lesart des *Sui schu*, Kap. 84 fol. 2v⁰, das *Peï schi* hat das Zeichen 子 nicht, so daß danach Ju-tan selbst der Khagan des Westens wurde. Das ist auch das Wahrscheinlichere: es ist schwer einzusehen, warum „der Sohn des Ju-tan" allein nicht mit Namen genannt sein sollte. Das Reich, das Tʻo-po beherrschte, war das der nördlichen Tʻu-küe, das der westlichen stand unter Ta-tʻou 達頭 Khagan, war aber bis 581 dem der nördlichen untertan. Chavannes S. 13 Anm. 1 vermutet, wahrscheinlich mit Recht, daß bei dem Bruch chinesische Intriguen im Spiele gewesen seien. Da man nicht annehmen kann, daß Ta-tʻou und Ju-tan (oder sein Sohn) dieselbe Person sind, so muß man unter dem westlichen Teile, über den Tʻo-po verfügte, einen Teil des nördlichen Reiches verstehen. Aber auch ein Mißverständnis der chinesischen Chronisten erscheint nicht ausgeschlossen. Eine gute Übersicht über die Geschichte der Türken während dieser und der folgenden Zeit hat Thomsen in der Einleitung zu seiner früher erwähnten (s. Anm. zu II, 231, 10) Abhandlung *Alttürkische Inschriften aus der Mongolei*.

**245, 44.** Über die Bekehrung des Tʻo-po Khagan zum Buddhismus durch Hui-lin 惠琳 vergl. die näheren Angaben von Chavannes in Tʻoung Pao Ser. II Bd. VI, S. 345.

**246, 31.** Der Ausdruck *tsʻien kin* 千金 ist seit Alters bekannt und beliebt in vielfacher Bedeutung, so auch als Mädchenname.

**248, 6.** Der Text im *Tʻung-kien*, Kap. 176 fol. 4v⁰, 至德 3. Jahr sagt von der Großen Mauer von 585, daß „sie in Ling-wu 靈武 gebaut wurde und im Osten nach Ho-si bis Sui tschou 綏州 reichte". Sui tschou ist das heutige Sui-tê 綏德, etwa 100 *li* westlich vom Ostarm der Huang-ho-Biege. Schon Möllendorff, *Die große Mauer* S. 108 hat darauf aufmerksam gemacht, daß hier der Bezirk, nicht die Stadt gemeint sein muß, und daß die Mauer bis an den Fluß reichte. Sie müßte dann in ihrem östlichen Teile etwas südlicher verlaufen sein als der heute dort noch vorhandene Wall. Wenn aber Möllendorff für die Angabe auf die „Annalen des Hauses Sui" verweist, so ist das nicht richtig. Das *Sui schu* sagt nichts von dem Mauerbau.

**248, 25.** Über die Politik der Sui gegenüber den Tʻu-küe im Anfang ihrer Regierung vergl. Chavannes, *Documents* S. 220f. Die Verleihung des Kalenders an die Türken ist weder von Hirth, *Nachworte* S. 117ff. noch von seinen Vorgängern Deguignes und Thomsen in ihrer Bedeutung richtig erkannt worden. Praktisch besagt sie nichts weiter, als daß der türkische Khagan sich in Schriftstücken, die für die chinesische Regierung bestimmt waren, der chinesischen Jahreszählung nach dem *nien hao* des Kaisers bedienen sollte. Übrigens geht die Angabe von der Kalenderverleihung nicht auf das *Kang-mu* zurück, wie Hirth meint, sondern auf die Kaiserannalen im *Sui schu,* Kap. 1 fol. 23r⁰. Unmittelbar vorher hatte sich Scha-po-lüo „in einem an den Kaiser gerichteten Schriftstück als 臣 ‚Untertan' bezeichnet" (ebenda fol. 22v⁰), und der Kaiser erklärte bei der Gelegenheit: „Wenn wir auch in der Vergangenheit in Eintracht gelebt haben, so waren unsere Länder doch immerhin zwei Staaten. Heute aber ist das Verhältnis von Fürst und Untertan verkündet, und beide bilden eine Einheit" (ebenda Kap. 84 fol. 8v⁰). Das gibt der Kalenderverleihung die richtige Bedeutung.

**249,** 39. Es ist auffallend, wenn selbst ein moderner Gelehrter wie Hu Schi in seinem Vortrage *Religion and Philosophy in Chinese History* von 1931 auf S. 48 über den ganzen Zeitabschnitt sagt: „Shortly after 300 A. D. the Barbarians settling in northern China arose in open rebellion, and the feeble Chin dynasty was unable to cope with the situation. The whole of northern China was soon occupied by the Barbarians who founded their kingdoms and fought among themselves." Man sieht, wie schwer es dem Chinesen auch heute noch wird, sich von den fest eingewurzelten überlieferten Geschichtsanschauungen des konfuzianischen Literaten frei zu machen.

## 4. Kapitel.

**252,** 23. Welche Gründe zuweilen für die Veränderung von Beamtentiteln bestimmend sein konnten, dafür findet sich im *Tsin schu*, Kap. 24 fol. 2v⁰f. und 21v⁰ ein gutes Beispiel. Der persönliche Name des nachträglich zum Kaiser King ti 景帝 (254—265) erhobenen Diktators der Ssĕ-ma war Schi 師 (s. II, 13), infolgedessen mußte der Titel *t'ai schi* 太師 in *t'ai tsai* 太宰 umgewandelt werden. Als weiteren Grund führt dieselbe Quelle dann auch das Bestreben an, „die Titel der Tschou-Beamten wieder zu verwenden" (*ta tsai* = *tschung tsai* 冢宰 s. I, 127). Vergl. unten Anm. zu **261,** 9.

**253,** 11. Neben den *yi t'ung san ssĕ* 儀同三司 nennt das *Sung schu*, Kap. 39 fol. 9r⁰ auch *pan t'ung san ssĕ* 班同三司, ein Titel, der zuerst im Jahre 78 n. Chr. erscheint. Ob beide gleichbedeutend sind, ist nicht zu erkennen. Pelliot hat im Bull. Éc. fr. d'Extr. Or. Bd. III, S. 667 Anm. 7 bereits die richtige Erklärung des Titels *k'ai fu* 開府 *yi t'ung san ssĕ* gegeben. Nur möchte ich bei *k'ai fu* das Hauptgewicht auf das Recht legen, Beamte zu ernennen, nicht auf das, „Audienzen zu erteilen", wie Chavannes, T'oung Pao Bd. XVII, S. 163 Anm. 3, tut. Dem von ihm herangezogenen Satze aus dem *Wu tai schi* 五代史 (Geschichte der „Späteren fünf Dynastien" vergl. II, 146), Kap. 67 fol. 6v entnimmt Ch. zu viel. Es heißt dort nur von einem hochverräterischen Würdenträger: „Sein Wohngebäude nannte er „Königspalast" (宮殿), seinen „Amtsitz" (府), „Hof" (朝), die ihm unterstellten Beamten bezeichneten sich als „Untertanen" (臣)". Das besagt für unseren Titel nichts.

**253,** 25. Die Erklärung des Titels *t'ê tsin* 特進 kann nur vermutungsweise gegeben werden.

**255,** 6. Das Wort *pu* 部 ist als Verwaltungsausdruck in den Namen der Abteilungen des *schang-schu t'ai* zuerst nachweisbar. *Li pu* 吏部 oder *süan pu* 選部 (Beamtentum, Auswahl der Kandidaten, Personalien u. ä.), *ssĕ* 祠 *pu* (Kultus), *wu-ping* 五兵 *pu* (Militär, die *wu ping* ,,fünf Waffenarten" werden im *Tschou-li* — Biot II, 237 — als Gegenstand der Verwaltung des Waffenmeisters erwähnt), *tso-min* 左民 *pu* (Wohlfahrt) und *tu-tschi* 度支 *pu* (Finanzen) kommen als Abteilungsnamen vom Ende der Han-Zeit ab unter Ling ti 靈帝 auf.

**255,** 23. *Mên hia* 門下 (früher *schi-tschung ssĕ* 侍中寺) bedeutet ursprünglich ,,Hausgenosse" oder ,,Schüler". Der Name *mên-hia schêng* 門下省 ist nur erklärlich dadurch, daß dieses Amt zuerst für die Bedürfnisse des Kaiserlichen Haushaltes zu sorgen hatte.

**255,** 32. Wie der Name *lan-t'ai ssĕ* 蘭臺寺 an das Zensorat gekommen ist, läßt sich nicht schwer erkennen. *Lan* ist der Name einer Orchideenart und *lan t'ai* war zur Han-Zeit die Bezeichnung des Aufbewahrungsortes für geheime Dokumente (*pi schu* 祕書). Woher der Name stammt, ist unbekannt. Die Sorge für die Dokumente aber war den *yü schi*, ursprünglich Hüter des Staatsarchivs, anvertraut (vergl. I, 230). Der Name ihrer Behörde verblieb dann den letzteren, auch nachdem ihre Funktionen gewechselt hatten. Welches Verhältnis zwischen dem *lan t'ai* und dem Amt *pi schu* 祕書 bestand, ist nicht festzustellen.

**258,** 40. Die Herkunft des Namens *tu-tu* 都督 (,,allgemeiner Kontrolleur" ?) ist dunkel wie die ursprüngliche Bedeutung des Amtes. Auch der Unterschied zwischen dem *tu-tu tschu tschou kün schi* 都督諸州軍事 — das *Weï schu* schreibt *tu-tu fu* 府 *tschou tschu kün schi* — und dem *tu-tu tschung wai tschu kün schi* 中外諸軍事 ist nicht erkennbar; ebenso sieht man nicht, wie sich der *tu-tu san tschou* 三州 *tschu kün schi* einfügt.

**260,** 1. Liu Yi 劉毅 (es ist nicht die bei G i l e s, *Biogr. Dict.* No. 1313 genannte gleichnamige Persönlichkeit) wurde später selbst zum *ta tschung tschêng* 大中正 ernannt, schied aber dann aus dem Dienst. Er starb 285, kann also seine Denkschrift kaum im Jahre 284 eingereicht haben, wie B i o t, *L'histoire de l'instruction publique en Chine* S. 226, angibt. Die Denkschrift ist wiedergegeben in seiner Lebensbeschreibung *Tsin schu*, Kap. 45 fol. 3r°ff.

**260,** 34. Ssĕ-ma Kuang berichtet unter Tsin 隆安 3. Jahr 3. Monat: ,,T'o-pa Kueï fragte den *po-schi* Li Sien 李先: was ist das Beste, um Einsicht und Weisheit der Menschen im Reiche zu vermehren? Dieser antwortete: das Beste sind Bücher. T'o-pa Kueï sagte: wie viel Bücher gibt es, und wie kann man sie sammeln? Li antwortete: seitdem man die Schrift erfunden hat, wurde die Zahl der Bücher im Laufe der Zeit immer größer, so daß man sie jetzt nicht mehr zählen kann. Wenn aber Eure Majestät die Bücher lieben, was steht dann ihrer Sammlung entgegen? T'o-pa Kueï folgte dem

Rate und befahl den Provinzen und Kreisen, eine große Suche nach Büchern zu veranstalten und alles nach P'ing-tsch'êng 平城 zu schicken". Ma Tuan-lin (Kap. 41 fol. 3v) fügt noch hinzu: „Er ordnete auch an, daß die *po-schi* und die Literaten zusammenträten und die Schriftzeichen aller kanonischen Bücher mit einander verglichen. Die, deren Bedeutungen überall zueinander stimmten, waren über 40000. Man nannte sie die Schrift der kanonischen Bücher". Hu San-sing aber bemerkt dazu ganz vom Literatenstandpunkte des 13. Jahrhunderts aus: „Trotz einer solchen Verehrung des Herrschers von Weï, T'o-pa Kueï, für die Literatur hat die konfuzianische Zivilisation in Weï erst nach der Unterwerfung von Liang tschou (im Jahre 439, s. II, 197f.) begonnen sich durchzusetzen. In Tai im Norden war es üblich, den Kriegsdienst in Ehren zu halten, und wenn auch der Fürst die Literatur hochschätzte, konnte er den Zustand doch nicht ändern. Ach ja! Und wenn auch nach der Unterwerfung von Liang die konfuzianische Zivilisation begann sich durchzusetzen, hatten doch die Leute des Nordens zur Zeit der Übersiedlung nach Lo-yang ihre Art von der Kleidung der Hu an bis zur Kultur der (konfuzianischen) Ehrfurcht noch nicht völlig verwandelt. So schwer ist es, mit (der Bildung von) Hia die Barbaren zu zivilisieren!"

**261,** 9. Für das ursprüngliche *hien-liang fang-tschêng* 賢良方正, zuerst *Schi ki*, Kap. 10 fol. 8v°, kommen später auch die einzelnen Hälften *hien-liang* oder *fang-tschêng* vor. *Hiao-lien* 孝廉 ist in dem Erlasse von 134 v. Chr. zuerst nachweisbar. *Mou-ts'ai* 茂材 ist für das ursprüngliche *siu-ts'ai* 秀材 eingeführt, weil *siu* der persönliche Name des Kaisers Kuang-wu ti war.

**261,** 19. Zu Fu Hüan 傅玄 s. Giles, *Biogr. Dict.* No. 586. Seine Lebensbeschreibung, die auch einige von den Berichten enthält, findet sich *Tsin schu*, Kap. 47 fol. 1r°ff.

**261,** 25. Die Lebensbeschreibung Yü P'us 虞溥 findet sich im *Tsin schu*, Kap. 82 fol. 3r°ff. Biot, a. a. O. S. 218, liest den Namen Yü Fu und statt P'o-yang 鄱陽 irrtümlicherweise Fan-yang in Ho-peï.

**263,** 17. Von Leï Ts'ĕ-tsung 雷次宗 sagt seine Lebensbeschreibung, daß er, aus Nan-tsch'ang 南昌 (in Kiang-si) gebürtig, in seiner Jugend im Lu schan 廬山, dem nördlich vom P'o-yang-See gelegenen Waldgebirge, wo auch später, im 13. Jahrhundert, der große Kirchenvater des Konfuzianismus, Tschu Hi 朱熹, seine Schüler um sich versammelte, bei dem Śramaṇa Hui-yuan 慧遠, ebenfalls einem früheren Konfuzianer (s. II, 297f.), den Buddhismus studiert, dann aber, abgeschieden von der Welt, die kanonischen Schriften der Konfuzianer in sich aufgenommen habe. Sein erst nach mehrfachen Einladungen von ihm zugestandener Aufenthalt in der Hauptstadt hat nicht lange gewährt; obwohl Wên ti seine Lehranstalt reich beschenkte, kehrte er bald nach seinem Lu schan zurück. Was aus der Anstalt geworden, erfahren wir nicht. Auf dem Ki-lung schan 雞籠山 hatte nach Gaillard, *Nankin d'alors et d'aujourd'hui* S. 89 wenig später Wu tis Sohn Siao Tsĕ-liang 蕭子良 seinen Palast, der 487 erbaut war und in dem er die hervorragendsten Gelehrten um sich zu versammeln pflegte (s. II, 277f.). Damals bestand also eine Lehranstalt dort vermutlich nicht mehr. Ob die von Leï Ts'ĕ-tsung, Ho Schang-tschi 何尙之, Ho Tsch'êng-t'ien 何承天 und Sie Yuan 謝元 eröffneten Lehranstalten (*hüo* 學) ein einheitliches Ganzes gebildet haben, wie Gaillard a. a. O. S. 77 annimmt, der eine „Université des Quatre Arts" darin sehen will, ist hiernach nicht sicher. Vergl. aber die nächste Anmerkung. Gaillard hat den Text auch sonst mißverstanden. Auffallend ist, daß in den Lehranstalten der Buddhismus fehlt.

**263, 41.** Wenn im Texte des *Nan schi* von vier *k'o* 科 die Rede ist, so läßt dies allerdings auf eine Einheit in vier Abteilungen schließen, ebenso der Name des neuen Instituts: *tsung-ming kuan* 總明觀, auch *tung kuan* 東觀 genannt. Im übrigen besteht hier eine Unklarheit in den Texten. Im *Nan schi* heißt es im Anschluß an die Gründung des *tsung-ming kuan*, die im 6. Jahre 泰始 (= 470) erfolgte: „in diesem Jahre wurde das *kuo hüo* errichtet und das *tsung-ming kuan* verkleinert oder beseitigt" (?省), was nicht richtig sein kann. Dagegen wird im *Nan Ts'i schu*, Kap. 3 fol. 8r⁰ diese Beseitigung(?) unter dem 3. Jahre 永明 (= 485) berichtet, und dies wird das Richtige sein. Die Bücher, die in Wang Kiens 王儉 (452—489, s. *Biogr. Dict.* No. 2151) Haus geschafft wurden, sind im *Nan schi ssĕ pu schu* 四部書 genannt. Ob mit den *ssĕ pu* die vier literarischen Abteilungen (經、史、子 und 集, s. unten Anm. zu **276, 30**) gemeint sind oder die vier Abteilungen der aufgehobenen Lehranstalt, ist zweifelhaft.

**265, 39.** Zu Tschêng Hüan 鄭玄 oder Tschêng K'ang-tsch'êng 康成 s. Giles, *Biogr. Dict.* No. 274, zu Ma Jung 馬融 No. 1475.

**265, 41.** Zu Fu K'ien 服虔 s. Giles No. 580, zu Ho Hiu 何休 meine *Studien zur Gesch. d. konf. Dogmas* S. 25 Anm. 2 und S. 35 Amn., zu Tschao K'i 趙岐 Giles No. 146.

**266, 2.** Zu Wang Su 王肅, Sohn von Wang Lang 良, s. Giles No. 2227, zu Wang Pi 王弼 No. 2210, zu Ho Yen 何晏 No. 662, zu allen drei auch Pelliot in T'oung Pao Bd. XIII, S. 399f. Anm. 1 und 2.

**266, 15.** Von dem *K'ung tsĕ kia yü* 孔子家語 ist in Wang Sus Lebensbeschreibung *Weï tschi*, Kap. 13 fol. 22r⁰ff. nicht die Rede, aber in dem Nachwort des Werkes, als dessen Erklärer er sich bezeichnet, berichtet er selbst über seinen angeblichen Fund. Das *Ssĕ k'u . . .*, Kap. 91 fol. 4r⁰ sagt darüber, daß Wang das Werk aus dem *Tso tschuan*, dem *Kuo-yü*, *Sün tsĕ*, *Mêng tsĕ* und *Li ki* zusammengeflickt habe. (Vergl. Anm. zu I, **367, 13**.) Dagegen soll er nach der Lebensbeschreibung außer zu den genannten Werken auch Erklärungen zu den beiden anderen Kommentaren des *Tsch'un-ts'iu* (s. I, 309) sowie zum *Kuo-yü* und zum *Ör-ya* verfaßt haben.

**266, 17.** Ein im Jahre 1917 in Kyōto erschienenes chinesisch geschriebenes Werk von dem Chinesen *P'i Si-jui* 皮錫瑞 und dem Japaner Kojima Suke 小島祐, *King hüo li schi* 經學歷史, („Geschichte der kanonischen Wissenschaft") behauptet S. 62, daß Wang Su Kommentare zum *Schu king*, zum *Lun-yü* und zum *Hiao king* verfertigt und sie dem K'ung Ngan-kuo 孔安國 (2. Jahrhundert v. Chr.) zugeschrieben habe, um sich in seinem

Kampfe gegen Tschêng Hüan auf diese Autorität berufen zu können. Auch wird ihm an der gleichen Stelle neben der Verfasserschaft des *K'ung tsĕ kia yü* die des *K'ung Ts'ung tsĕ* zugeschrieben, eines kleineren Werkes, das, wie wir sahen, (vergl. Anm. zu I, **247,** 22) vorgibt, von K'ung Fu (3. Jahrhundert v. Chr., s. Giles No. 1045) herzustammen. Daß auch dies Werk eine Fälschung ist, wird nicht bezweifelt; daß aber Wang Su der Verfasser sei, ist nicht zu beweisen. Auch das *Ssĕ k'u* ... (Kap. 91 fol. 8v⁰) sagt nur, daß die Fälschung vor der T'ang-Zeit erfolgt sein müsse, spricht aber keine Vermutung hinsichtlich der Verfasserschaft aus. Die Frage ist, mit dem nämlichen Ergebnis, von Pelliot behandelt worden in seiner Arbeit *Le Chou king en caractères anciens et le Chang chou che wen* (in Mémoires concernant l'Asie Orientale Bd. II, S. 123ff.) S. 128 Anm. 1.

**267,** 24. Die Frage der Fälschungen der *Schu-king*-Texte und ihre durch Legenden verhüllte Entstehung ist eingehend untersucht worden in der eben genannten Arbeit Pelliots.

**267,** 29. Für gewöhnlich wird von den Chinesen und dadurch auch von den Abendländern (vergl. Chavannes, *Mém. hist.* I, CXXII) angenommen, daß das *Schu king* K'ung Ngan-kuos ebenso wie das des Fu Schêng 伏勝 in der Zeit von 307 bis 313 verloren gegangen sei (Pelliot, a. a. O. S. 144). Es könnte sich hierbei nur um die Zerstörung Lo-yangs durch Schi Lo im Jahre 311 handeln (s. II, 46), der vierten Bücherkatastrophe nach chinesischer Zählung. Es ist aber an sich unwahrscheinlich, daß die kostbaren Handschriften die Zerstörung der Stadt von 191 (s. I, 422) oder den verlustreichen Umzug nach Tsch'ang-ngan, die dritte der Bücherkatastrophen, überdauert haben sollten, sofern sie nicht schon bei der Niederbrennung von Tsch'ang-ngan im Jahre 23 (s. I., 385) zugrunde gegangen waren.

**267,** 39. Die Gegenüberstellung von Liu Hin und Wang Su findet sich bei P'i Si-jui und Kojima S. 63. B. Karlgren hat es in einer Abhandlung, *The Early History of the Chou li and Tso chuan Texts* (im Bulletin of the Far Eastern Antiquities 1931), unternommen, Liu Hin von jedem Verdachte einer Fälschung zu reinigen und ihn als einen tadellosen „ancient hero of Chinese letters" zu rehabilitieren. Er wendet dabei ein gut Teil philologischen Scharfsinns auf, setzt sich aber über die geschichtlichen Tatsachen mit erstaunlicher Leichtigkeit hinweg. Eine ähnliche Mohrenwäsche betreibt H. Maspero in seiner Abhandlung über das *Tso tschuan* (s. Anm. zu I, **95,** 20).

**268,** 22. Über das *Lo-yang kia-lan ki* 洛陽伽藍記 finden sich nähere bibliographische Angaben im Bull. Éc. fr. d'Extr. Or. Bd. III, S. 382f. und 441. Das Jahr 547, das ich diesen Angaben entnehme, kann sich nicht auf die Abfassung des Werkes beziehen, denn schon 546 wurden, wie wir früher sahen, die Tafeln mit den Texten nach Ye, der Hauptstadt von Ost-Weï, übergeführt (s. II, 238), so daß der Verfasser sie so spät nicht mehr als in Lo-yang befindlich beschreiben konnte.

**269,** 31. Wang Kuo-weï kommt in seiner früher erwähnten Abhandlung *Weï schi king k'ao* (s. Anm. zu I, **413,** 1) hinsichtlich der Weï-Tafeln zu dem Ergebnis, daß die Angabe des *Si tschêng ki* 西征記 die zuverläßigste sei, daß also 35 Tafeln vorhanden gewesen sein dürften, auf denen die drei genannten Texte, aber unvollständig, eingemeißelt gewesen seien. Wang erwähnt am Schluß noch die Auffindung der Bruchstücke, macht aber leider keine näheren Angaben darüber. Pelliot hat nach T'oung Pao Bd. XXIII, S. 1ff. von Lo Tschên-yü Näheres darüber erfahren, auch scheint dieser eine kurze Mitteilung veröffentlicht zu haben, die mir aber nicht zugänglich ist.

**269,** 41. Über Tu Yü 杜預, Kuo P'o 郭璞 und Fan Ning 范寧 s. Giles No. 2027, 1069 und 541 (das Sterbejahr 441 für Fan Ning dort ist ein Druckfehler). P'i und Kojima (S. 65) sagen von Fan Ning, daß er in seinen „beständigen Reden über das Mystische und Ungreifbare eine Schuld auf sich geladen habe, die jene von Kie und Schou übertreffe". Über Kuo P'o s. Näheres II, 283f.

**270,** 31. Die Reihe der Vorbesitzer von K'ung Ngan-kuos Text und Kommentar, für die K'ung Ying-ta 孔穎達 das *Tsin schu* verantwortlich macht, sieht in dessen *Schang schu tschêng yi* 尚書正義 am Anfang des *Yao tien* folgendermaßen aus: „Tschêng Tsch'ung 鄭沖, Mitglied des inneren Rats *(t'ai pao kung)* der Tsin, übermachte den *Ku-wên*-Text (des *Schu king)* an Su Yü 蘇愉 mit Beinamen Hiu-yü 休預 aus Fu-fêng 扶風 (bei Fêng-siang 鳳翔 in Schen-si), dieser übermachte ihn an Liang Liu 梁柳 mit Beinamen Hung-ki 洪季 aus T'ien-schui 天水 (bei Ts'in 秦 an der Grenze von Kansu), der ein Vetter von Huang-fu Mi 皇甫謐 war, dieser an Tsang Ts'ao 臧曹 mit Beinamen Yen-schi 彥始 aus Tsch'êng-yang 城陽 (nordöstlich von Sin-yang 信陽 in Süd-Ho-nan), dieser an Meï Tsê 梅賾 mit Beinamen Tschung-tschên 仲真 aus Ju-nan 汝南 (Ju-ning 汝寧 in Süd-Ho-nan). Als dieser Gouverneur von Yü-tschang 豫章 war, überreichte er das Werk dem Kaiser von Tsin, und so kam es an die Öffentlichkeit." Tschêng Tsch'ung wurde nach seiner Lebensbeschreibung *(Tsin schu*, Kap. 33 fol. 5v⁰) im Jahre 251 Minister und starb 271. „Er pflegte mit dem *Schu king* in der Hand selbst den Palastbeamten den Inhalt zu erklären." Su Yü, über den das *Weï tschi* nur am Schluß von der Lebensbeschreibung seines Bruders Su Tsê 則 (Kap. 16 fol. 5r⁰) wenige Worte hat, war 264 Minister. Von Liang Liu gibt es keine Lebensbeschreibung, wir erfahren aber aus der von Huang-fu Mi *(Tsin schu*, Kap. 51 fol. 2v⁰), daß er in der Tat ein Vetter von diesem und Gouverneur von Tsch'êng-yang war. Huang-fu Mi lebte von 215 bis 282; als er 40 Jahre alt war, verlor er seine Mutter und war bei seinem Vetter zu Gast. Dieser muß also ungefähr um 254 im Amt gewesen sein. Über Tsang Ts'ao ist nichts bekannt, er soll aus derselben Stadt gewesen sein, wo Liang Liu Gouverneur war. Aus der gleichen Gegend stammte auch Meï Tsê. Durch ungefähr 70 Jahre wird so der Verbleib des Textes bezeugt. Wo er bis dahin war, wie er aus den Kaiserlichen Archiven, wo K'ung Ngan-kuos *Schu king* mit Kommentar niedergelegt war, in den Besitz einzelner Beamten gelangte und wie er den Zerstörungen von 23 und 191 entgangen sein soll, bleibt dunkel. Sicher wird durch die Liste nur, sofern sie die Wahrheit sagt, daß Meï Tsê nicht der Fälscher, sondern nur der, vielleicht sogar gutgläubige, Verbreiter der Fälschung war.

**271,** 2. Eine ganze Anzahl der neueren Kritiker, die Meï Tsês *Schu king* für eine Fälschung erklärt haben, führen Chavannes, *Mém. hist.* I, CXXIII Anm. 2 und Pelliot, a. a. O. S. 126f. auf. Das *Ku wên schang schu k'ao* 古文尚書考 von Hui Tung 惠棟 findet sich im *Huang Ts'ing king kie* 皇淸經解, Kap. 27. Legge, *Chin. Cl.* III, Prolegomena S. 24ff., der sowohl die Liste der Vorbesitzer nach K'ung Ying-ta erwähnt, als auch auf Grund von Angaben in den Han-Annalen eine solche für die Zeit bis zu Tschêng Tsch'ung zusammenzustellen sucht, zweifelt nicht an der Echtheit des Textes.

**271,** 16. Von Huang-fu Mis *Ti wang schi ki* 帝王世紀 sind noch zahlreiche Bruchstücke vorhanden. Vergl. T'oung Pao Bd. XXIX, S. 134.

**272,** 12. Daß die Auffindung der Schriften gerade in der Lebensbeschreibung von Schu Si 束晳 berichtet wird, läßt auf eine besondere Beteiligung von ihm an ihrer Bearbeitung schließen. Aber es bleibt seltsam, daß die Herausgabe des *Tschu schu* erst so spät erfolgt ist, und daß wir von dem Schicksal der anderen Werke (darunter Teile des *Yi king*, des *Kuo-yü* u. a.) nichts erfahren, stimmt nicht zuversichtlicher. Es ist nicht unmöglich, daß der ganze Schatz an „Bambusschriften", der angeblich „mehrere Zehner von Wagen" gefüllt haben soll, bei der Zerstörung von Lo-yang 311 zugrunde gegangen ist. Vergl. auch Anmerkung zu I, **69,** 25. Die heutigen Ausgaben des *Tschu schu ki nien* 竹書紀年 enthalten Kommentare, deren Verfasser nicht bekannt sind, auch Teile von Schên Yos 沈約 Kommentar sind noch darunter.

**272,** 34. Im Texte steht 立身成名. Das scheint eine Abkürzung von 立身行道揚名於後世 im *Hiao king:* „seine Persönlichkeit festigen und den rechten Weg wandeln, so daß ein guter Name für die Nachwelt begründet wird", das ist nach Konfuzius „die Vollendung der Ehrfurcht". Gemeint ist hier das Ziel der konfuzianischen Lehre.

**273,** 30. Der Bericht über die Neueinrichtung von Lehranstalten von 337 ist außer im *Sung schu* auch in der Lebensbeschreibung des Yuan Kueï 袁瓌, eines der beiden Antragsteller, *Tsin schu*, Kap. 83 fol. 4v°ff. erhalten. Die letztere Quelle erwähnt nichts von dem Einflusse Lao tsës und Tschuang tsës, sondern bemerkt im Gegenteil: „Seit Yuan Kueïs Vorgehen begann das Aufblühen der Akademie *(kuo hüo)*". Mir scheinen die Angaben des *Sung schu* mehr Glauben zu verdienen.

**274,** 22. Über K'ou K'ien-tschis Persönlichkeit und Lebenschicksale finden wir nähere Angaben in dem Abschnitt über den Taoismus in Kap. 114 des *Weï schu* (vergl. Anm. zu II, **203,** 15).

**275,** 20. Die Ausdrücke „eckiger Kragen und gewichtiger Schritt" 方領矩步 erscheinen zum ersten Male in der Lebensbeschreibung des berühmten

Generals Ma Yuan, des Eroberers des Südens (s. I, 390f.), *Hou Han schu*, Kap. 54 fol. 17v⁰. Der Kommentar erklärt dazu: ,,Unten am Halse den Kragen der beiden Enden des Obergewandes aufrecht stehend und eckig zu tragen gehört zur Kleidung des Gelehrten. Gewichtigen Schrittes gehen heißt sich zurückdrehen, wie es der rechten Sitte entspricht". Offenbar ist die eigentümliche Bewegung mit den Armen und Schultern gemeint, die man an dem Gange des konfuzianischen Literaten noch in der modernen Zeit beobachten konnte. Das ,,Sterben in Gräben und Kanälen" als Ausdruck allgemeinen Elends geht auf das bekannte Wort Mêng tsĕs (I, 2, XII, 2 und III, 1, III, 7) zurück.

**276**, 30. Die Sammlung *Huang-lan* 皇覽 wurde nach einer Angabe im *Weï tschi*, Kap. 21 fol. 19r⁰ zwischen 220 und 226 von Liu Schao 劉劭 (s. Giles, *Biogr. Dict.* No. 1347) in Weï zusammengestellt. Es heißt dort: ,,(Liu Schao) erhielt den Auftrag, die verschiedenen Schriften zu den fünf kanonischen Büchern zu sammeln, ihrer Gattung nach zu ordnen und so das *Huang-lan* (d. h. vom Kaiser durchzusehende Sammlung) herzustellen". Der Name deckt aber ganz verschiedene Sammelwerke. Das Literaturverzeichnis des *Sui schu* (Kap. 34 fol. 9r⁰) nennt ein solches von 120 Kapiteln, das von Mi Pu 繆卜 und anderen zusammengestellt ist, ferner eins aus der Sung-Zeit von Ho Tsch'êng-t'ien 何承天 (s. II, 263) von 50 Kapiteln und zwei aus der Liang-Zeit von 680 und von 120 Kapiteln. Wir sehen hier die ersten Versuche, eine Enzyklopädie der kanonischen Literatur zu schaffen, wie sie später wiederholt gemacht sind. Die vier Abteilungen, *ssĕ pu* 四部, die bis zur Gegenwart übliche Einteilung der Literatur in 經、史、子 und 集, stammt aus der Tsin-Zeit (vergl. Anm. zu II, **263**, 41). Der glänzende Hof des Prinzen Siao Tsĕ-liang mit seiner reichen Geistigkeit ist lebhaft geschildert von Stefan Balázs in seiner Abhandlung *Der Philosoph Fan Dschen und sein Traktat gegen den Buddhismus* (in Sinica Bd. VII, S. 220ff.), s. auch II, 303f.

**276**, 44. Wir haben über diese Errichtung eines Tempels für Konfuzius nur die lakonische Notiz des *Liang schu*, Kap. 2 fol. 9v⁰ aus dem Jahre 505: ,,Im 6. Monat errichtete man einen Tempel des Konfuzius", und Ssĕ-ma Kuang wiederholt sie mit dem Zusatz: ,,zum ersten Male" (*tsch'u* 初). Es wäre nicht zu verstehen, daß man eines so wichtigen Ereignisses in der Geschichte des konfuzianischen Kultus nur so nebenbei gedacht haben sollte, wenn es sich um die Errichtung eines wirklichen Tempels gehandelt hätte. Ich bin nicht geneigt, der Nachricht große Bedeutung beizulegen, und vermute, daß die ersten besonderen Tempel für Konfuzius zur T'ang-Zeit erbaut worden sind (s. II, 600f). Vergl. Anm. zu I, **305**, 19 u. **307**, 11.

**277**, 35. Über das *Wên süan* 文選 finden sich eingehendere Angaben bei Wylie, *Notes* S. 192f. Seine Bedeutung wie die des Verfassers würdigt auch Giles, *A History of Chinese Literature* S. 140.

**278**, 23. Das *Wên tschang ying hua* 文章英華 von Siao T'ung 蕭統 ist seit langem verloren. Eine Sammlung mit dem Titel *Wên yuan ying hua* 文苑

英華 erschien 987 zur Sung-Zeit und sollte eine Fortsetzung des *Wên süan* von der Liang-Zeit ab sein. S. Wylie, *Notes* S. 193 und *Ssĕ k'u* . . ., Kap. 186 fol. 30r⁰.

**279, 2.** Über Liu Hie 劉勰 (auch Hui-ti 慧地 genannt) s. *Biogr. Dict.* No. 1302, über das *Wên sin tiao lung* 文心雕龍 Wylie, *Notes* S. 197. Über das Wesen von Liu Hies und Siao T'ungs Werk sowie über das Verhältnis beider zu einander handelt G. Margouliès, *Évolution de la prose artistique Chinoise* S. 124ff. sehr ausführlich. Seine Angabe, daß das *Wên sin tiao lung* gegen 510 entstanden sei, kann nicht richtig sein. Nach seiner Lebensbeschreibung wurde Liu Hie im Anfang der Periode 天監, d. h. 502 vom Hofe aufgefordert, sich zu melden, und Siao T'ung faßte sogleich eine große Vorliebe für ihn. „Schon früher", so heißt es dann, „hatte er sein *Wên sin tiao lung* verfaßt". Das *Ssĕ k'u* . . ., Kap. 195 fol. 2r⁰ sagt denn auch mit Recht, daß das Werk noch unter der Ts'i-Herrschaft vollendet sein müsse.

**279, 19.** Zu Lu Ki 陸機 vergl. *Biogr. Dict.* No. 1402 und Margouliès, *Le „Fou" dans le Wen-siuan* S. 19ff. und *Évolution* usw. S. 99ff., zu T'ao Ts'ien 陶潛 oder T'ao Yuan-ming 淵明 *Biogr. Dict.* No. 1892 und Margouliès, *Évolution* S. 107ff., zu Wang Hi-tschi 王羲之 *Biogr. Dict.* No. 2174 und *Évolution* S. 106f., zu Ku K'ai-tschi 顧愷之 *Biogr. Dict.* No. 989, Chavannes, *La peinture chinoise au musée Louvre* (in T'oung Pao Ser. II Bd. V, S. 310ff.) S. 325ff., wo die Lebensbeschreibung des Malers im *Tsin schu* übersetzt ist, und Hirth, *Biographical Notes on some Chinese Ancient Painters* (T'oung Pao Ser. II Bd. VI, S. 421ff.) S. 423ff. — Ein Bild von Ku K'ai-tschi — ob Original oder Kopie, ist noch umstritten — befindet sich im Britischen Museum in London. Vergl. Chavannes, a. a. O. S. 323ff., ferner in T'oung Pao Ser. II Bd. X, S. 76ff. und Hirth, a. a. O. S. 425.

**280, 28.** Ko Hüan 葛玄 oder Ko Hiao-sien 孝先 ist ein Fabelwesen, in dem aber ein geschichtlicher Kern stecken mag. Er wird auch Ko Sien-wong 仙翁 genannt, doch wird dieser Beiname auch dem späteren Zauberkünstler gleichen Familiennamens, Ko Hung 葛洪 (s. unten Anm. zu **283, 16**), zuweilen beigelegt. Eine eingehende Untersuchung dieser Namensfrage hat Pelliot in T'oung Pao Bd. XIII, S. 396ff. angestellt. Außer im *Schên-sien tschuan* 神仙傳 (Ausgabe in den *Han Weï ts'ung schu)* finden sich Angaben über Ko Hüan in einzelnen Lokal-Chroniken, die im *T'u schu tsi tsch'êng*, 神異典, Kap. 234 fol. 12r⁰ zusammengestellt sind. So sagt das *T'ien t'ai tschi* 天台志 von ihm: „Ko Hüan stammte aus Tan-yang 丹陽 (bei Tschinkiang) und hatte den Beinamen Hiao-sien. Er war ein Großoheim von Ko Hung und einst in die Tsch'i-tsch'êng-Berge 赤城山 gekommen, um das *tao* zu studieren. Später hatte er sich aus seinem Körper gelöst *(schi kie* 尸解, ein taoistischer terminus, der das Loslösen oder Herausfliegen des lebendigen und unsterblichen Geist-Menschen aus der Köperhülle, die wie die Larve eines Insekts leer zurückgelassen wird, bezeichnen soll), war fortgegangen und *t'ai ki tso sien wong* 太極左仙翁, d. h. „Ältester unter den Genien zur Linken des Höchsten geworden". Und im *Wu-tsin tschi* 武進志 (Wu-tsin liegt wenig südöstlich von Tan-yang) heißt es: „Ko Hüan hatte den Beinamen Hiao-sien, aber die Leute von Kü-yung 句容 (halbwegs zwischen Tan-yang und Nanking, Ko Hungs Heimat, s. II, 280) nannten ihn Ko Sien-wong. Er wohnte oft in der Verborgenheit in den Ma-tsi-Bergen 馬跡山 (nordöstlich von Jao-tschou 饒州 am P'o-yang-See), um das *tao* zu studieren". Dort wird auch heute noch die Stelle gezeigt, wo er seine alchemistischen Künste betrieb. Andere Werke nennen noch andere Berge. Hiernach scheint also Sien-wong eine Art Titel zu sein, der Ko Hung ebenso gut beigelegt werden konnte wie seinem Großoheim Ko Hüan. Im übrigen hat sich, wie man sieht, so viel Sagenhaftes um die Person dieses Zauberers gelegt, daß mehrere Plätze südlich vom Yang-tsĕ an seinem Ruhm teilhaben wollen. Das biographische Handbuch *Jen ming ta ts'ĕ tien* läßt ihn, ohne Quellenangabe, aus Lang-ya 琅琊 in Schan-tung (s. I., 178) stammen (vergl. unten Anm. zu **283,** 16) und gibt noch eine Reihe anderer Stätten seiner Wirksamkeit an. Wenn Gaillard, *Nankin d'alors et d'aujourd'hui* S. 39 und 103 Anm., ebenfalls ohne Quellenangabe, erzählt, Ko Hüan habe im Jahre 247 in Nanking einen taoistischen Tempel (Kloster), das Tung-hüan kuan 洞玄觀, errichtet, so ist das ganz unglaubwürdig. Ebenso die chinesische Angabe auf einem Index verbotener Bücher von 1281, daß Ko Hüan der Verfasser eines Werkes *Schang ts'ing king* 上清經 gewesen sei. (S. Bull. Éc. fr. d'Extr. Or. Bd. VI, S. 382). Weitere Daten über Ko Hüan finden sich bei Legge, *The Texts of Taoism* II (S. B. E. Bd. XL), 248 und Wieger, *Taoisme* I, 15f., Giles, *Biogr. Dict.* No. 977, ist sehr dürftig.

Auf die Herstellung und Bedeutung des „neunfachen" oder „Gold-Zinnobers", *kiu tan* 九丹 oder *kin tan* 金丹 oder *kiu tschuan kin tan* 九轉金丹, näher einzugehen würde zu weit führen, eine gute Darstellung findet sich bei Wieger, *Histoire des croyances religieuses* S. 411.

**283,** 16. Über Ko Hung oder Pao-p'o tsĕ 抱朴子 s. Näheres *Biogr. Dict.* No. 978 und Pelliot in Journ. Asiat. 1912$^{II}$ S. 145ff. Eine Übersicht über seine Lehre bei Wieger, *Histoire des croyances religieuses* S. 401ff. und bei Forke, *Ko Hung, der Philosoph und Alchimist* im Archiv für Geschichte der Philosophie Bd. XLI, S. 115ff. Über sein Leben ist wenig bekannt, auch die Lebensbeschreibung ist dürftig. Am Schlusse des seinen Namen tragenden Werkes findet sich ein Nachwort, das eine kurze Selbstbiographie Ko Hungs enthält. Danach sollen seine Vorfahren, die in Lang-ya gewohnt hätten, gegen Wang Mang für den Kaiser Kuang-wu ti gekämpft haben (s. I, 383ff.). Er selbst habe sich ebenfalls (in den Jahren 302 und 303 nach dem *Tsin schu* a. a. O. fol. 13v$^{0}$f.) an den Kämpfen gegen die Rebellen beteiligt, dann aber „über zehn Jahre, bis zum Jahre *kien-wu* 建武 (317) den Pinsel nicht wieder fortgelegt" (d.h. nicht mehr gekämpft). Im Anfang der Periode 咸和 (326) habe er (nach *Tsin schu* a. a. O. fol. 14r$^{0}$) eine hohe Stellung wegen seines Alters abgelehnt und im Jahre *kêng-yin* 庚寅 (= 330) zur Belohnung seiner Dienste einen Adelsrang erhalten. Dies sind die einzigen Zeitdaten, die wir über ihn haben; nach dem *Tsin schu* a. a. O. fol. 16r⁰ ist er im Alter von 81 (= 80) Jahren gestorben. Sein Leben mag also zum kleineren Teil in das 3. und zum größeren in das 4. Jahrhundert fallen.

Die „dreitausend Arten des richtigen Sichherumbewegens" 盤旋三千之儀 scheinen auf die Stelle *Tschung-yung* 27 anzuspielen: 禮儀三百威儀三千 „dreihundert Riten und Regeln, dreitausend Regeln des richtigen Benehmens".

**284,** 24. Über Kuo P'o 郭璞 s. Näheres *Biogr. Dict.* No. 1069 und De Groot, *The Religious System of China* III, 1001ff.; über das *Tsang schu* 葬書, auch *Tsang king* 葬經 genannt, De Groot a. a. O. S. 1004 und Pelliot in Bull. Éc. fr. d'Extr. Or. Bd. IX, S. 218. In der Lebensbeschreibung (*Tsin schu*, Kap. 72 fol. 13r⁰) wird das *Tsang schu* nicht mit unter den Werken Kuo P'os genannt, es könnte aber in dem dort erwähnten Werke *Tung-lin* 洞林, das „über 60 Fragen der Untersuchung durch Schafgarben-Orakel" behandelt, mit enthalten gewesen sein. Mir ist das Werk selbst nicht zugänglich gewesen, Teile davon sind aber im *T'u schu tsi tsch'êng*, 藝術典 Kap. 665 unter dem Titel *Kuo P'o ku pên tsang king* 郭璞古本葬經 wiedergegeben. Nach diesem Texte fol. 1r⁰ habe ich übersetzt.

Das Wesen und die Geschichte des *fêng-schui* 風水 sind ausführlich behandelt im XII. Kapitel von De Groots *Religious System* (III, 935 bis 1056).

**284,** 43. Über Kuan Lo 管輅 s. Näheres bei De Groot a. a. O., S. 1000. Seine Lebensbeschreibung a. a. O. sagt, daß er im 2. Jahre 正元 = 255 seinen eigenen baldigen Tod weissagte und daß er das Jahr darauf, 48 (nach westlicher Rechnung 47) Jahre alt, starb; danach müßte er 209 geboren sein.

**285,** 5. Über das *Ör-ya* 爾雅, das die orthodoxe Überlieferung dem Tsĕ-hia 子夏, einem Schüler des Konfuzius, zum Teil sogar dem Tschou kung zuschreibt, s. Wylie, *Notes* S. 7, Chinese Repository Bd. XVIII, S. 169ff. und Pelliot im Bull. Éc. fr. d'Extr. Or. Bd. II, S. 316f. Von dem Werke, zusammen mit Kuo P'os Kommentar, gibt es eine Ausgabe mit Abbildungen der erklärten Gegenstände, die sehr nützlich ist. Das *Schan-hai king* 山海經 ist auf seine Geschichte und auf seine Echtheit hin untersucht von Mänchen-Helfen, *The Later Books of the Shan-hai-king* in Asia Major Bd. I, S. 550ff. Conrady will einen Teil davon „vielleicht dem ersten Anfang der Tschou-Zeit zuschreiben", einen anderen ungefähr dem 3. vorchristlichen Jahrhundert. Conrady pflegte mit den Jahrhunderten sehr frei und sehr apodiktisch umzugehen.

**285,** 18. Hinsichtlich der Überlieferung der taoistischen Mysterien-Literatur bis zur T'ang-Zeit, sowie über ihre Bestände findet sich Näheres bei Wieger, *Taoisme* I, 17 und 23.

**286,** 28. Die Frage des Alters und der Herkunft der Statuen in China ist noch nicht völlig geklärt. Zwei in Ho-nan ausgegrabene kleine menschliche Ton-Figuren, angeblich von Schamanen, bringt Laufer, *Chinese Clay Figures*, Tafel XV—XVII und S. 199, mit einer chinesischen Überlieferung in Verbindung, wonach solche Figuren zur Tschou-Zeit mit in das Grab gegeben wurden. Derselbe Gelehrte will auch in der Ahnentafel die Verkümmerung einer ehemaligen statuenartigen Darstellung des Verstorbenen sehen (*The Development of Ancestral Images in China*, in Journal of Religious Psychology Bd. VI, S. 113ff.). Sonstige Angaben in der älteren chinesischen Literatur über vermeintliche Statuen oder „Bildsäulen" von Menschen aus Holz oder Bronze im Alterum hat Conrady zusammengestellt in Münsterbergs *Chinesischer Kunstgeschichte* I, 78ff. Die zwölf riesigen Bronze-Statuen, die Schi huang-ti soll haben gießen lassen, sind früher erwähnt (s. I, 240). Was immer von diesen Nachrichten zu halten sein mag, ich habe keinen Zweifel, daß die Statuen des Konfuzius, seiner Schüler und anderer Weiser in den späteren Tempeln unabhängig von der Bildnerei des Altertums durch Anregungen buddhistischer Vorbilder entstanden sind. Für die Entscheidung der Frage wäre es von Wichtigkeit, Zuverlässiges zu wissen über die berühmten steinernen Statuen(?) des Wên Wong 文翁, die Konfuzius und seine „zweiundsiebzig Schüler" (s. I, 210) darstellen sollten. Wên Wong war im 2. Jahrhundert v. Chr. Gouverneur in Ssĕ-tsch'uan, machte sich dort um die Verbreitung der konfuzianischen Bildung verdient und soll in Tsch'êng-tu eine „Steinkammer" (*schi schi* 石室) besessen haben, die jene „Statuen" enthielt. Diese Erzählung von den Statuen läßt sich längstens bis zum 4. Jahrhundert hinauf verfolgen; vergl. die Bemerkung von Pelliot im Journ. Asiat. 1913 [1], S. 211, wonach bereits Wang Hi-tschi 王羲之, der Kalligraph (s. II, 279), sie erwähnt hat. In dem Bücherverzeichnis des *Sui schu*, Kap. 33 fol. 17v[0], wird ein Werk mit dem Titel *Schu Wên Wong hüo t'ang siang t'i ki* 蜀文翁學堂像題記 „Bemerkungen über die Statuen (oder Gemälde?) in der Unterrichtsanstalt des Wên Wong in Schu" aufgeführt. Daß man bei dem Worte *siang* ebensowohl an Statuen wie an Gemälde denken kann, ergibt sich aus der ausführlichen und verhältnismäßig glaubwürdigsten Beschreibung eines Werkes des 11. Jahrhunderts, des *Tung tschai ki schi* 東齋記事. Nach Kap. 4 fol. 1r[0]f. (in den *Schou schan ko ts'ung schu*) soll in Tsch'êng-tu eine Kultstätte des Tschou kung (*Tschou kung li tien* 周公禮殿) gewesen sein, und hierin habe sich eine Statue (? *siang* 像) des Konfuzius befunden, an den Wänden seien Bilder (*hua siang* 畫像) der alten Herrscher und anderer berühmter Fürsten und Minister gewesen, an den Pfeilern Inschriften. Das Ganze sei eine sehr alte Anlage gewesen, die wohl noch aus der Vor-Han-Zeit gestammt habe. „Westlich hiervon", heißt es weiter, „war die Steinkammer des Wêng Wong, südlich die des Kao Tsch'ên 高朕 (nach anderen Schêng 勝), die größer war als die des Wên Wong. Auf der Rückseite waren steinerne Statuen (*schi siang* 石像). Die Überlieferung sagt, daß es sich (bei Kao Tsch'ên oder den Statuen?) um Männer der östlichen Han handele. Auf der Südseite waren die neun kanonischen Bücher in Stein gemeißelt". Chavannes, *Mission Archéologique dans la Chine Septentrionale* I, 8f., gibt eine Beschreibung aus dem *K'üe-li tschi* 闕里志, einem Werke vom Anfang des 16. Jahrhunderts, wieder, in der die sitzende Stellung des

Konfuzius mit allen Einzelheiten geschildert wird und nach der die „Steinkammer“ ein wahres Museum von Skulpturen berühmter Männer der Geschichte gewesen sein müßte. Alle späteren Tempel des Konfuzius seien denn auch nach diesem Vorbilde angelegt worden (vergl. auch meine *Studien zur Geschichte des konfuzianischen Dogmas* S. 69 Anm. 1). Wie üblich in solchen Fällen, sind die Nachrichten um so eingehender, je später sie sind. Sie machen daher alle einen wenig vertrauenerweckenden Eindruck und sind hinsichtlich der angeblichen Statuen und ihres Standortes nicht mit einander zu vereinigen. Noch verdächtiger erscheinen sie gegenüber der Lebensbeschreibung des Wên Wong im *Ts'ien Han schu,* Kap. 89 fol. 3r⁰f., also der ältesten Quelle. Dort wird Wȩns Tätigkeit in Schu (Ssĕ-tsch'uan), der die Errichtung von Unterrichtsanstalten und die dadurch bewirkte hohe literarische Bildung im Lande zu verdanken sei, laut gepriesen, aber weder eine „Steinkammer“ noch eine Statue des Konfuzius mit einem Worte erwähnt. Die Erinnerung an den verdienten Mann, dem nach seinem Tode von der Bevölkerung ein Gedächtnistempel errichtet wurde, scheint sich in Tsch'êng-tu bis heute erhalten zu haben, wenigstens führt der Missionar J. Hutson, *The Shuh Country* (im Journ. North-China Br. R. A. S. Bd. LIII, S. 37ff.) S. 49, die „Steinkammer des Wên Wong“ unter den Altertümern der Stadt auf und fügt hinzu, daß das Haus jetzt in die Anlagen der Mittelschule eingeschlossen sei. So wenig wir also an der Tätigkeit Wên Wongs zu zweifeln berechtigt sind, so unwahrscheinlich ist die Geschichte von den „Statuen“, von denen nicht einmal sicher ist, ob nicht Bilder gemeint sind. In den späteren Tempeln des Konfuzius zeigte die Anordnung der Statuen und deren Ausführung im einzelnen offensichtlich das buddhistische Vorbild. Die „Statuen“ des Wên Wong aber dürften nichts anderes sein als eine Erfindung der Literaten, die damit beweisen wollten, daß die plastische Darstellung ihres Heiligen ein selbständiger Gedanke der chinesischen Kunst in der vorbuddhistischen Zeit gewesen sei und nichts mit der fremden Lehre zu tun habe. Geglückt ist ihnen der Beweis nicht, denn die Frage der Statuen in den konfuzianischen Tempeln hat sie immer in Verlegenheit gebracht. Die Orthodoxie hat die Statuen abgelehnt, und nur die Bevölkerung nimmt sie als etwas Natürliches hin. Seit dem Anfang der Ming-Zeit (14. Jahrhundert) wurde von der ersteren immer wieder darauf gedrungen, daß die anstößigen Statuen entfernt und statt dessen die Seelen- oder Ahnentafeln aufgestellt würden. Seit dem 16. Jahrhundert ist dem im allgemeinen stattgegeben worden *(Ming schi,* Kap. 50 fol. 8v⁰ff.), merkwürdigerweise hat nur der große Tempel von K'ü-fu, der Heimat des Weisen, die Statuen behalten, daneben allerdings auch die Seelentafeln aufgestellt. Vielleicht hat auch das *K'üe-li tschi* den Zweck verfolgt, die Statuen zu retten.

287, 19. Fr. Weller äußert in seinen *Bemerkungen zum Soghdischen Vimalakīrtinirdeśasūtra* (in Asia Major Bd. X, S. 343f.) die Meinung, daß „es sich bei dem Chinesisch, welches, zum mindesten in einem sehr großen Ausmaß, zur Herstellung buddhistisch-chinesischer Übersetzungen verwendet wurde, um jeweils zeitgenössisch volksprachliches Chinesisch gehandelt habe.“ Und zwar habe dies „spätestens im 3. Jahrhundert n. Chr. eingesetzt.“ Mag dem sein wie es wolle; daß aber infolge der Weiterentwicklung der Volksprache die Übersetzungen von Zeit zu Zeit erneuert werden mußten, wie W. weiter sagt, ist mir sehr zweifelhaft. Die Veranlassung zu Neu-Übersetzungen dürfte, wie es oft angegeben wird, zunächst die Unzulänglichkeit der alten gewesen sein. Vergl. im übrigen II, 286f., 294 und unten Anm. zu **294,** 28.

**288,** 17. Eine ins Einzelne gehende Übersicht über die zentralasiatische und nordchinesische Kunst zur Weï-Zeit und später unter Angabe der Literatur findet sich in Groussets *Histoire de l'Extrême-Orient* I, 302ff.

**289,** 17. In dem Namen von Tschi K'ien 支謙 deutet das erste Zeichen die Herkunft (Yüe-tschi 月支) an, ebenso wie bei K'ang Sêng-hui 康僧會 das K'ang (K'ang-kü 康居 = Samarkand). Das *Kao sêng tschuan*, Kap. 1 fol. 11v⁰ sagt, daß Sun K'üan, veranlaßt durch die wunderbare Widerstandskraft eines Reliquienknochens, dem Wunsche Sêng-huis stattgegeben und eine Pagode dafür habe errichten lassen und „da so zum ersten Male ein Buddha-Tempel entstand, so nannte man diesen Kien tsch'u ssĕ 建初寺, d. h. Tempel des Anfangs der Errichtung“. (Vergl. I, 409f.)

**289,** 37. Der von Dharmakāla, T'an-ko(mo?)-kia-lo 曇柯(摩?)迦羅 und seinen Genossen um 250 unternommene Versuch, die Chinesen mit dem Vinaya bekannt zu machen, ist der erste. Nach *Kao sêng tschuan*, Kap. 1 fol. 9r⁰ hatten die Übersetzer den Vinaya der Mahāsāṅghika-Schule, *Sêng-k'i kie* 僧祇戒, gewählt. „Hiermit nahm der Vinaya in den Ländern des Mittelreiches seinen Anfang“. Nähere Nachrichten über Dharmakālas Übersetzung und die erste Entwicklung des Vinaya in China bei Bagchi, *Le Canon Bouddhique en Chine* S. 74ff.

**290,** 14. Bagchi S. XV befindet sich im Irrtum, wenn er, anscheinend infolge Mißverstehens des chinesischen Textes, angibt, Tschu Schi-hing 朱士行, ein chinesischer Zeitgenosse Dharmarakṣas (T'an-mo-lo-tsch'a 曇摩羅察), der aber in Lo-yang arbeitete, „sei derjenige gewesen, der den ersten authentischen Katalog der chinesischen buddhistischen Texte verfaßt habe“. Vielleicht hat Bagchi den Ausdruck *p'in mu* 品目 in der Lebensbeschreibung Tschu Schi-hings, *Kao sêng tschuan*, Kap. 4 fol. 2r⁰, als Bezeichnung für „Katalog“ genommen. Ich setze die Stelle hierher, da sie auch in anderer Hinsicht interessant ist. „Es war dort (in Lo-yang) auch der *bhikṣu* Mokṣala (Wu-lo-tsch'a 無羅叉), ein Mönch (*tao schi* 道士) aus den Westlanden, der große Kenntnisse in der Altertumsforschung hatte. Er hielt den indischen Text in der Hand, und Schu-lan 叔蘭 (vielleicht Śuklaratna oder Śukraratna, s. Pelliot, *Les noms propres dans les traductions du Milindapañha* in Journ. Asiat. 1914$^{II}$, S. 388 Anm.), ein in China geborener Laienbruder indischer Abstammung (s. B. Nanjio, *Catalogue*, S. 394 No. 27), übersetzte ihn in die Sprache von Tsin 晉 (chinesisch), sein Titel war *Fang kuang pan-jo* 放光般若 (d. h. *Pañcaviṁśati-sāhasrikā* *prajñāpāramitā*, s. Nanjio No. 2). Das auf Palmblättern *(? pi tie* 皮牒 = *poṭhi?)* geschriebene alte Exemplar befindet sich jetzt in Yü-tschang 豫章 (ein Kloster in den Yü-tschang-Bergen bei Lung-ts'üan 龍泉 im südlichen Tschê-kiang). Im 2. Jahre 大安 (= 303) tat sich Tschi Hiao-lung 支孝龍 (ein sonst wenig bekannter chinesischer Kleriker aus Ho-nan) mit Schu-lan zusammen, und beide schrieben (das Werk in) fünf Abteilungen nieder, redigierten den Text und formten die Hefte. Damals gab es noch keine Textabschnitte *(p'in mu)*, das alte Exemplar bestand aus 14 Seidenstücken, nunmehr wurde es in 20 Kapiteln aufgezeichnet". (Die jetzige Ausgabe dieser von Mokṣala und Schu-lan übersetzten *Prajñāpāramitā* hat 90 Kapitel). Tschu Tschi-hing hat also Katalog-Arbeiten nicht unternommen. Eher könnte man bei den Nachrichten über einen anderen chinesischen Kleriker an ein Katalog-Werk denken: Tschi Min-tu 支敏度, von dem Bagchi (a. a. O.) sagt, daß er „den zweiten Katalog redigiert habe". Tschi Min-tu ist sonst nicht bekannt. Das *Kao sêng tschuan* (Kap. 4 fol. 3v⁰) sagt von ihm, daß er „zur Zeit, als die Tsin ihre Herrschaft errichteten, mit K'ang Sêng-yuan 康僧淵, einem in Tsch'ang-ngan geborenen Sogdier, und K'ang Fa-tsch'ang 康法暢 (sonst nicht bekannt) über den Yang-tsĕ gegangen sei". „Später hätten sie in den Yü-tschang-Bergen ein Kloster gegründet". „Tschi Min-tu wurde ebenfalls wegen seiner umfassenden Kenntnisse gerühmt. Er verfaßte ein Verzeichnis der Traktate und übersetzten Sūtras (著傳譯經錄), das heute in der Welt verbreitet ist". Näheres über dieses Verzeichnis ist aber nicht bekannt geworden, so daß noch immer Tao-ngans Katalog-Werk (s. II, 292) als das erste seiner Art zu gelten hat.

**291,** 44. Eine Übersetzung des Antrages von Wang Po 王波 und Wang Tu 王度 und des Erlasses von Schi Hu nach der Lebensbeschreibung des Buddhoṣiṅga (Fo-t'u-tsch'êng 佛圖澄) findet sich auch bei Maspero in Bull. Éc. fr. d'Extr. Or. Bd. X, S. 222f. Der Übersetzer wird aber dem Satze 應兼從本俗 nicht gerecht, indem er das wichtige Wort 兼, d. h. „gleichzeitig" unbeachtet läßt. Als Datum des Erlasses wird gewöhnlich das Jahr 335 angegeben (so bei Bagchi S. XVI und bei Grousset S. 256), zweifellos ohne Berechtigung; der Antrag ist offenbar im Hinblick auf die feierliche Ausrufung Schi Hus zum „Himmelssohn" gestellt worden. Diese aber erfolgte im Jahre 337 (s. II, 67).

**292,** 44. Der Katalog Tao-ngans führt den Titel *Tsung li tschung king mu-lu* 綜理衆經目錄. Teile davon sind in dem uns unverkürzt erhaltenen Katalogwerke *Tsch'u san tsang ki tsi* 出三藏記集 von Sêng Yu 僧祐 (Nanjio No. 1476) wiedergegeben, das im Jahre 515 oder etwas früher abgeschlossen sein dürfte (vergl. Bull. Éc. fr. d'Extr. Or. Bd. X, S. 114 Anm. 6 und T'oung Pao Bd. XIX, S. 266ff.). In diesem ist auch angegeben, daß Tao-ngan seinen Katalog im Jahre 374 veröffentlicht habe (s. Pelliot in T'oung Pao Bd. XII, S. 675 Anm. 3). Vergl. auch unten Anm. zu **304,** 13.

**293,** 28. Tao-ngans Lebensbeschreibung im *Kao sêng tschuan*, Kap. 5 fol. 1r⁰ff. ist sehr ausführlich, aber über sein Verhältnis zu Kumārajīva

(K(i)u-mo-lo-schi 鳩摩羅什) findet man das Nähere nur im *Weĭ schu*, Kap. 114 fol. 6r⁰. Über den Versuch des Fa-ho 法和, in Ssĕ-tsch'uan den Buddhismus einzuführen, erfahren wir leider aus der sehr dürftigen Lebensbeschreibung, *Kao sêng tschuan*, Kap. 5 fol. 9v⁰f., nichts. Kumārajīvas Lebensbeschreibung findet sich ebenda, Kap. 2 fol. 1r⁰ff. Eine Übersetzung davon hat J. Nobel unternommen in den Sitzungsber. d. Preuß. Ak. d. Wissensch. 1927, S. 206ff. Sie enthält allerdings eine beträchtliche Anzahl von Mißverständnissen. Über das Todesjahr Tao-ngans haben Zweifel bestanden. Maspero, Bull. Éc. fr. d'Extr. Or. Bd. X, S. 115 Anm.) nennt ohne Quellenangabe die Zahlen 300—380 als seine Lebensdaten, und die Angabe des *Weĭ schu* a. a. O. daß „Kumārajīva über 20 Jahre nach dem Tode Tao-ngans nach Tsch'ang-ngan kam", kann in der Tat auf das Jahr 380 führen, denn Kumārajīva traf nach seiner Lebensbeschreibung am 20. Tage des 12. Monats im 3. Jahre 弘始, d. h. am 8. Februar 402 (nicht 401, wie Nobel, Bagchi, S. XVIII, Lévi und Chavannes (Journ. Asiat. $1916^{II}$, S. 269) schreiben) in Tsch'ang-ngan ein. Pelliot (T'oung Pao Bd. XII, S. 675 Anm. 3) hat indessen schon darauf hingewiesen, daß das Jahr 380 unmöglich, sei da Tao-ngan 383 ein Vorwort geschrieben habe. Die Lebensbeschreibung Tao-ngans sagt auch ausdrücklich fol. 8r⁰, daß er am 8. Tage des 2. Monats im 21. Jahre 建元, d. h. am 5. März 385 starb. Bagchi S. XVIII, hat auch bereits das richtige Datum.

**294,** 22. In einer sehr lehrreichen Studie, *Zur technischen Organisation der Übersetzungen Buddhistischer Schriften ins Chinesische* (Asia Major Bd. VI, S. 84ff.) hat Walter Fuchs einen Überblick über die Entwicklung und die Technik der buddhistischen Übersetzungstätigkeit auf Grund chinesischer Nachrichten gegeben. Man sieht daraus, welch riesiger Apparat an Personal den Übersetzern zur Verfügung stand, namentlich seit die Arbeiten in größtem Maßstabe staatlich organisiert wurden.

**294,** 28. Ähnlich wie mit dem buddhistischen Chinesisch steht es mit dem buddhistischen „Sanskrit". Franklin Edgerton geht in einem Aufsatze, *The Prakrit underlying Buddhist Hybrid Sanskrit* (Bull. of the School of Oriental Studies Bd. VIII — 1936 — S. 501ff.), der Frage nach und kommt zu dem Ergebnis, daß das Sanskrit der Buddhisten kein „brahmanisches" Sanskrit war, sondern ein „protokanonisches" Prakrit mit zahlreichen Pali-Worten und -Wendungen, das sich später etwas mehr sanskritisiert hat. Wie in China die konfuzianischen Literaten, so standen in Indien die orthodox-brahmanisch geschulten Gelehrten im allgemeinen außerhalb dieser Sprachgemeinschaft, es sei denn, daß sie zum Buddhismus bekehrt waren, was sie natürlich nicht zu hindern brauchte, sich weiter ihres reinen Sanskrit zu bedienen. Indessen mögen diese Fälle seltener gewesen sein als die konfuzianische Bildung buddhistischer Mönche in China. Jedenfalls hat sich in China wie in Indien eine gewisse Stil-Tradition herausgebildet, die ihren besonderen Charakter hatte und behielt.

**295,** 7. Über die Bedeutung des *Brahmajāla-sūtra*, chines. *Fan, wang king*

梵網經, das die zehn großen und die achtundvierzig kleinen Verbote *(kie 戒)* für die Mönche enthält, in der Organisation der Kirche ist Näheres gesagt in De Groots Übersetzung, Geschichte und Erklärung des Textes, *Le Code du Mahāyāna en Chine* S. 12. Über das indische (Prakrit-) Original dieses Werkes s. Näheres bei Fr. Weller in Asia Major Bd. IX, S. 195ff. In der neuen Zeitschrift Harvard Journal of Asiatic Studies Bd. I, S. 156ff. untersucht James R. Ware *(Notes on the Fan Wang Ching)* die Textgeschichte davon und kommt zu dem Ergebnis, daß wahrscheinlich nur der zweite Teil von Kumārajīva übersetzt sei, der erste aber von einem unbekannten Verfasser stamme und später dem Werke des berühmten Übersetzers angefügt worden sei. Angeblich soll das *Fan-wang king* gegenwärtig auch nur noch geringe Achtung genießen. Man wird abzuwarten haben, wie sich Wellers noch nicht abgeschlossene Untersuchungen hierzu stellen werden. Das *Saddharmapuṇḍarīka-sūtra*, chines. *Miao fa lien hua king* 妙法蓮華經, ist übersetzt von Burnouf, *Le Lotus de la Bonne Loi*, und von H. Kern, *The Lotus of the True Law* in Bd. XXI der Sacred Books of the East.

**295, 17.** Die Nachricht von den fünf Mönchen, von denen einer Tschi K'ien (s. II, 289) gewesen sein soll und die je ein Kapitel des Prātimokṣa und des Karma vom Dharmagupta-Vinaya mündlich mitgeteilt und übersetzt haben sollen, entstammt dem *Fa yuan tschu lin* 法苑珠林 (7. Jahrhundert) und einer Inschrift des 14. Jahrhunderts. (s. Lévi und Chavannes in Journ. Asiat. $1916^{II}$, S. 40f. und 44f.)

**296, 14.** Kumārajīvas Todesjahr steht nicht fest. Die Lebensbeschreibung gibt mit großer Bestimmtheit Monat und Tag des Jahres 409, ein Nachruf von Kumārajīvas chinesischem Schüler Sêng-tschao 僧肇 auf seinen Lehrer mit ebensolcher Bestimmtheit 413 (s. Pelliot in T'oung Pao Bd. XIII, S. 392 und Nobel a. a. O., S. 228).

**296, 19.** Fa-hiens 法顯 Reisewerk *Fo kuo ki* 佛國記 oder *Scha-mên Fa-hien tsĕ ki yu T'ien-tschu schi* 沙門法顯自記遊天竺事 ist oft in fremde Sprachen übersetzt worden, so von Abel-Rémusat und Klaproth ins Französische, von Beal, Giles, Legge ins Englische, daneben gibt es zahlreiche Bearbeitungen.

**296, 44.** Das *Sü kao sêng tschuan* 續高僧傳 bildet *Tripiṭ*. XXX, 1 und 2. Die Lebensbeschreibung Jinaguptas — Schê-na-küe-to 闍那崛多 (ich zweifle nicht, daß die Deutung Jinagupta die richtige ist und nicht Jñānagupta, wie B. Nanjio, App. II No. 125 und 129 liest) — ist übersetzt von Chavannes in T'oung Pao Ser. II Bd. VI, S. 332ff.

**297, 9.** I-tsings 義淨 Werk *Ta T'ang Si-yü kiu fa kao sêng tschuan* 大唐西域求法高僧傳 ist übersetzt von Chavannes, *Mémoire composé à l'époque de la grande dynastie T'ang sur les religieux éminents qui allèrent chercher la loi dans les pays d'occident*. Eine Zusammenstellung buddhistischer Pilger aus der Zeit vor der T'ang-Dynastie, soweit sie ihre Reisen beschrieben haben, hat Chavannes unternommen in einem Anhang zu seiner Bearbeitung von Sung-yün im Bull. Éc. fr. d'Extr. Or. Bd. III, S. 430ff.

**298, 12.** Liu Tsch'êng-tschi 劉程之 ist bei Giles No. 1316 irrtümlich mit seinem Beinamen Yi-min 遺民 aufgeführt und in das 2. Jahrhundert versetzt, während er in das 4. gehört. Auch ein „taoistischer Patriarch" ist er nicht gewesen, wie er denn auch natürlich mit der taoistischen Sekte des weißen Lotus nichts zu tun hat, die mehrfach mit der gleichnamigen buddhistischen Schule verwechselt ist. Vergl. die nächste Anmerkung.

**298, 30.** Die Lebensbeschreibung Hui Yuans 慧遠 findet sich im *Kao sêng tschuan*, Kap. 6 fol. 1r⁰ff., die seines Gefährten Hui-yung 慧永 ebenda fol. 15v⁰ff. Die Gründung der *Tsing t'u liu* 淨土流 („Schule des reinen Landes") oder des *Pai lien schê* 白蓮社 („Bund des weißen Lotus") auf dem Lu schan 廬山 wird außerdem im *Fo tsu t'ung ki*, Kap. 27 fol. 135v⁰ erzählt. Ob der Bund gleich unter dem Namen des weißen Lotus geschlossen wurde, ist sehr zweifelhaft, er wird in den beiden Quellen nicht erwähnt, scheint also erst später aufgekommen zu sein. Der Bund hat zeitweilig eine große Berühmtheit erlangt, doch darf er nicht verwechselt werden mit dem im 12. Jahrhundert gegründeten Bunde gleichen Namens, der sich zu einer politischen Geheimsekte entwickelt und des altberühmten Namens bemächtigt hat. Er wird meist *Pai lien ts'ai* 白蓮菜 „Gemüseesser des weißen Lotus" genannt und besteht vermutlich auch heute noch. De Groot, *Sectarianism and Religious Persecution* I, 162ff., erzählt gleichfalls die Gründung Hui-yuans, sieht dann aber in der späteren „Sekte des weißen Lotus" mit Unrecht eine Fortsetzung davon. Dagegen macht Pelliot, *La Secte du Lotus Blanc et la secte du Nuage Blanc* (in Bull. Éc. fr. d'Extr. Or. Bd. III, S. 304ff.), auf Grund weiterer Nachrichten des *Fo tsu t'ung ki* u. a. es zum mindesten höchst wahrscheinlich, daß es sich bei der späteren Gründung um etwas Neues und Verschiedenes gehandelt hat.

Wenn das *Kao sêng tschuan* von einer Statue des Amitābha (*Wu liang schou* 無量壽 in Übersetzung), das *Fo tsu t'ung ki* aber von den „Statuen der drei Heiligen des Westens" (*Si fang san schêng* 西方三聖), an einer anderen Stelle (fol. 135v⁰a) von einer Statue des Mañjuśrī (*Wen-schu-jui* 文殊瑞) spricht, vor denen der Bund beschworen sei, so ist der Unterschied nicht so groß wie es scheint. Zu dem „Reinen Lande", sanskrit *sukhāvatī*, gehört Amitābha, denn er ist der Herrscher dieses „Paradieses im Westen" (*Si fang ki lo schi kie* 西方極樂世界), die „drei Heiligen" aber bedeuten dasselbe, nur vervollständigt: Amitābha und seine beiden „Kräfte" oder „Vorzüge" — *guṇa* = *tê* 德: Erbarmen und Weisheit, verkörpert durch Avalokiteśvara (*Kuan-yin* 觀音), zu seiner Linken, und Mahāsthāmaprāpta (übersetzt *Ta schi tschi* 大勢至) zu seiner Rechten (vergl. Edkins, *Chinese Buddhism* S. 209). Mañjuśrī endlich ist eng mit der Gruppe verbunden, wie schon Fa-hien (Legge, *A Record of Buddhist Kingdoms* S. 46) berichtet, daß in Mathura „die Mönche des Mahāyāna der Prajñā-pāramitā, dem Mañjuśrī und dem Avolokiteśvara opfern". Avalokiteśvara erscheint zuweilen sogar als der Sohn des Amitābha (s. Burnouf, *Introduction à l'histoire du Buddhisme Indien* 2. Aufl. S. 106). Am unklarsten ist die Stellung des Mahästhāmaprāpta, über den bisher noch wenig bekannt ist. Der Name wird sowohl Mahästhänaprāpta wie °sthāma° geschrieben. Die chinesische Übersetzung *Ta schi tschi* d. h. „der zu großer Macht gelangt ist" spricht entschieden für das letztere (*sthāma* = Macht, dagegen *sthānā* = Stellung). Mahāstāmaprāpta gilt als eine Art von Vergöttlichung des Maudgalyāyana, des berühmten Schülers des Buddha, der zusammen mit Śāriputra das erste und beste Jüngerpaar bildete. Er zählt unter die Dhyānibuddhas, d. h. die aus der Meditation hervorgegangenen nichtsinnlichen Buddhas, obwohl er in der üblichen Reihe der fünf Dhyānibuddhas nicht mitgenannt wird (vergl. Burnouf, *Introduction* S. 104 u. Alice Getty, *The Gods of Northern Buddhism* S. 100). Wie er zu der in China wie in Japan (weniger in Tibet) gebräuchlichen Dreiheit mit Amitābha in der Mitte und Avalokiteśvara zu dessen Linken kommt, ist nicht festzustellen.

**299, 10.** Die Frage des Entstehens des an die Figur des Amitābha geknüpften Erlösungsgedankens im späteren Buddhismus, sowie die Bedeutung des Namens und das Wesen des Avalokiteśvara sind mit viel Scharfsinn untersucht von H. Zimmer, *Der Name Avalokiteśvara* (in Ztschr. f. Indologie und Iranistik Bd. I, S. 73ff.), namentlich S. 83ff. Mit der Geschichte der Darstellung des Amitābha in der chinesischen und japanischen Kunst beschäftigt sich William Cohn in den „Berichten aus den Preußischen Kunstsammlungen" 1933, Heft 4, S. 75ff.: *Amida-Bilder in der Ostasiatischen Kunstsammlung.* Otto Kümmel, *Die Kunst Chinas, Japans und Koreas* S. 25 meint, (ohne Quellenangabe), daß „der erste Amitābha (als Statue) spätestens 366 erscheint", und daß „mit der Übersetzung des Amitāyus-sūtra durch Saṅghavarman im Jahre 252 (*Amitāyuṣa-vyūha* oder *Sukhāvatī-vyūha*, Nanjio Nr. 27) Amitābha zum ersten Male auf ostasiatischem Boden erscheint".

**299, 13.** Der Begriff des buddhistischen *nirvāṇa* ist in der abendländischen Wissenschaft verschieden gedeutet worden. Die Erklärungen schwanken zwischen dem absoluten Nichts, der völligen Verneinung alles Seins und der absoluten Heilswirklichkeit, also einem durchaus positiven Zustande. In einer Übersicht über den Stand der Frage (*Zum Streit um die Deutung des buddhistischen Nirvāṇa* in Ztschr. f. Missionskunde u. Religionswissenschaft 48. Jahrg. — 1933 — S. 33ff.) ist G. Mensching zu dem Ergebnis gekommen, daß das *nirvāṇa* als ein „überindividuelles, undifferenziertes Sein", als ein Erlösungszustand, als ein „leidloser und wandelloser Zustand der absoluten Ruhe und Bewußtlosigkeit", also als ein Positives, anzusehen ist. Für das einfache Gemüt wird freilich bei alledem immer die Frage ausschlaggebend sein, ob das persönliche Sein bejaht oder verneint wird.

**300, 9.** Die Geschichte von Bodhidharma, chines *P'u-ti-ta-mo* 菩提達磨 oder nur *Ta-mo,* ist so oft und so gründlich behandelt, daß sich ein weiteres Eingehen darauf erübrigt. Die genaueste Untersuchung — natürlich mit negativem Erfolge — hat Pelliot angestellt in T'oung Pao Bd. XXII, S. 253ff. Dort ist auch die übrige Literatur angegeben.

**300,** 35. Der Patriarch Hui-nêng 慧能 und die Lehre vom *dhyāna* oder *tsch'an-na* 禪那 oder *tsch'an* (volkstümlich auch *pi-kuan* 壁觀 genannt) ist behandelt von E. Rouselle, *Das Leben des Patriarchen Hui Neng* in Sinica 1930, S. 174ff. Vergl. auch dazu Chinesisch-deutscher Almanach 1931, S. 76ff. und Sinica 1931, S. 26ff. Die Patriarchen zwischen Bodhidharma und Hui-nêng sind im *Fo tsu t'ung ki*, Kap. 30 fol. 146v⁰b aufgeführt. Was aber über sie berichtet wird, kommt über das Legendenhafte nicht hinaus.

**301,** 10. Tschi-yi 智顗 (das zweite Zeichen kann auch *k'ai* gelesen werden, ich selbst habe es, wenn mich die Erinnerung nicht täuscht, in den Klöstern des T'ien-t'ai schan 天台山 von den Mönchen so aussprechen hören, so daß ich die kategorische Erklärung Pelliots in T'oung Pao Bd. XXIII, S. 58 nicht für berechtigt halte) gilt allgemein als Gründer der T'ien-t'ai-Schule und wird es vermutlich auch gewesen sein. Wenn Tetsu Sakainos 境野哲 *Shina bukkyō shikō* 支那佛教史綱 (1907), von dem 1928 eine chinesische Bearbeitung erschienen ist, Kap. 2 fol. 9r⁰ Hui-wên 慧文 zum ersten Patriarchen der T'ien-t'ai-Schule macht, so folgt er damit nur der ganz willkürlichen Darstellung des *Fo tsu t'ung ki*, das seine aus neun Gliedern bestehende ,,Patriarchen-Reihe des Ostlandes" mit Nāgārjuna beginnen läßt, Hui-wên den zweiten, Hui-ssĕ 慧思 den dritten und Tschi-yi den vierten Patriarchen nennt. Die Verfasser des *Fo tsu t'ung ki* gehörten meist zur T'ien-t'ai-Schule und wollten, wie die Dhyāna-Schule ihren ,,Patriarchen" Bodhidharma hatte, einen noch berühmteren geistigen Ahnen haben. So knüpften sie an Nāgārjuna, den Begründer des Mahāyāna, ihre Überlieferung an. Ich habe mich über die Patriarchen-Verwirrung in Bertholet und Lehmann, *Lehrbuch der Religionsgeschichte* I, 243f. ausgesprochen. Vergl. auch Edkins, *Chinese Buddhism* S. 156ff.

Die ,,Gründung" der T'ien-t'ai-Schule wird nicht in so glaubhafter Form erzählt wie die der ,,Schule des reinen Landes". Sowohl das *Fo tsu t'ung ki* (Kap. 6 fol. 54r⁰b f.), wie eine im Jahre 1879 in einem der Klöster des T'ien-t'ai gedruckte ausführliche, aber ganz legendäre Lebensbeschreibung Tschi-yis *(T'ien-t'ai Tschi-tschê ta schi tschuan ki* 天台智者大師傳記 fol. 7vf.) sagt nur, daß der Mönch im Jahre 575 im Gebirge T'ien-t'ai herumgewandert sei, daß ihm dort ,,drei Männer mit schwarzen Kappen und roten Gewändern" erschienen seien (vermutlich die drei vorhergehenden ,,Patriarchen") und daß einer von ihnen, ,,ein alter Śramaṇa" (Nāgārjuna?), ihm den Ort gezeigt habe, wo er ein Kloster bauen solle. ,,Hier solle man die Vereinigung der drei Staaten (d. h. Tsch'ên, Tschou und Ts'i) zu einem Reiche (s. II, 248f.) abwarten". Eine Geschichte der T'ien-t'ai-Schule und eine ausführliche Darstellung ihres Lehrsystems gibt Beal in *A Catena of Buddhist Scriptures from the Chinese* S. 244ff., eine Beschreibung der Klöster des T'ien-t'ai schan E. R. Lapwood, *T'ien T'ai Shan, a Home of Buddhist Philosophy in China* in The China Journal Bd. XXIII (1935) S. 29ff.

**301,** 27. Eine Übersicht über die buddhistischen Schulen und ihren Lehrinhalt hat H. Hackmann nach einer Abhandlung des bekannten buddhistischen Laienbruders Yang Wên-hui 楊文會 (s. T'oung Pao Bd. V, S. 306 und Ser. II Bd. X, S. 567) unter dem Titel *Die Schulen des chinesischen Buddhismus* in Mitteil. d. Sem. f. Orient. Spr. 1911, S. 232ff. gegeben. Dort findet sich auch die weitere Literatur, besonders auch über die entsprechenden japanischen Schulen.

**302,** 26. Mit dem *Lao tsĕ hua Hu king* 老子化胡經, seiner Geschichte und seiner Bedeutung, sowie mit der Legende von Lao tsĕs Reise nach dem Westen haben sich Chavannes in T'oung Pao Ser. II Bd. VI, S. 539ff. und Pelliot in Bull. Éc. fr. d'Extr. Or. Bd. II, S. 321ff. und Bd. VI, S. 377ff. eingehend beschäftigt, letzterer auch mit seinem Verfasser Wang Fou 王浮 oder, wie das *Fo tsu t'ung ki* schreibt, Wang Fu 符 (das erstere findet sich in allen älteren Quellen). Hinsichtlich der Datierung bin ich dem *Fo tsu t'ung ki* gefolgt. Ein verlorenes *Kao sêng tschuan* nennt statt des Kaisers Tsch'êng 成 von Tsin den Kaiser Hui 惠 (290—306), unter dem der Streit mit Wang Fou begonnen habe (Chavannes S. 542). Maspero nennt in Bull. Éc. fr. d'Extr. Or. Bd. X, S. 111 ohne Quellenangabe die Zeit zwischen 305 und 310. Ich halte die Angabe des *Fo tsu t'ung ki* für die wahrscheinlichere, weil unter Tsch'êng ti in Kien-k'ang die Gegensätze zwischen Taoisten und Buddhisten weit stärker gewesen sein müssen als zwischen 305 und 310 in Lo-yang, wenngleich Wang Fous Gegner, der Buddhist Fa-tsu 法祖, der Kirche von Lo-yang angehörte.

**303,** 5. Auf der Heimreise traf Jinagupta die im Jahre 575 von Ts'i nach den Westlanden gereisten chinesischen Mönche (s. II, 296), die auf der Rückkehr waren, aber wegen der Vernichtung ihrer heimischen Dynastie (s. II, 243) bei dem Khagan der Türken, T'o-po 佗鉢, der selbst dem Buddhismus anhing (s. II, 245), vorläufig blieben. Mehrere Jahre widmeten sie sich dort gemeinsamer Arbeit, indem sie die mitgebrachten Texte mit Jinaguptas Hilfe übersetzten. Näheres in der erwähnten Übersetzung von Chavannes, T'oung Pao Ser. II Bd. VI, S. 346.

**304,** 12. Die Lebensbeschreibung von Tschêng Sien-tschi 鄭鮮之, Beiname Tao-tsĕ 道子, dem Verfasser des *Schên pu mie lun* 神不滅論, findet sich im *Sung schu*, Kap. 64 fol. 1r°ff. Die Abhandlung wird dort nicht erwähnt, wohl aber eine Sammlung seiner Schriften, *Wên tsi* 文集, die veröffentlicht sei. Tschêng Sien-tschi galt danach für einen Mann mit hartem Charakter, der immer seine Meinung aussprach und auch vor dem Throne Kao tsus (Liu Yüs) in seinen Reden nichts verbarg, der aber Widerspruch nicht duldete. Die Gegenschrift Fan Tschêns 范縝, *Schên mie lun* 神滅論, ist übersetzt von St. Balázs, *Der Philosoph Fan Dschen und sein Traktat gegen den Buddhismus* in Sinica 1932, S. 220ff. Auch Pelliot in T'oung Pao Bd. XIX, S. 270, hat sich kurz damit beschäftigt, um die Zeit der Abfassung des *Hung ming tsi* danach zu bestimmen. Forke hat in seinem Vortrage auf dem Deutschen Orientalistentage in Hamburg 1926, *Das Unsterblichkeitsproblem in der chinesischen Philosophie*, gleichfalls auf Fan Tschêns Stellung dazu hingewiesen. S. Ztschr. d. Deutschen Morgenl.

Ges. Neue Folge Bd. VI, S. LXXVIII. Die beiden Widerlegungschriften in Kap. 9 des *Hung ming tsi* sind von Siao Tsch'ên 蕭琛, einem Verwandten Wu tis, und einem sonst nicht bekannten Verfasser. Die zahlreichen Antworten auf Wu tis Umfrage sind in kurzen Auszügen im 10. Kapitel verzeichnet.

**304,** 19. Über Sêng-yu 僧祐 und Paramārtha s. Näheres bei Bagchi S. 412ff. und 418ff. Guṇavarmans Lebensbeschreibung nach dem *Kao sêng tschuan* ist übersetzt von Chavannes in T'oung Pao Ser. II Bd. V, S. 193ff.

**304,** 43. Das *Tsch'u san tsang ki tsi* 出三藏記集 von Sêng-yu ist heute noch vollständig erhalten (Nanjio Nr. 1476). Der Katalog wurde, wie Pelliot in T'oung Pao Bd. XIX, S. 266f. festgestellt hat, im Jahre 515 beendet. Bagchi S. XLV hat Pelliot mißverstanden, wenn er meint, daß der Kaiser Wu ti den Mönch Sêng-schao 僧紹 beauftragt habe, seine Sammlung zu katalogisieren, und daß dieser Katalog nur ein Auszug aus dem von Sêng-yu (Bagchi schreibt versehentlich auch hier wieder Sêng-schao) gewesen sei. Was Sêng-schao besorgte, soll allerdings ein Auszug aus Sêng-yus Katalog gewesen sein, aber dieser war nicht der Katalog von Wu tis Sammlungen. Diese wurden vielmehr von Pao-tsch'ang 寶唱 im Auftrage Wu tis katalogisiert. Vergl. auch Anm. zu II, 292, 44.

**306,** 36. Über Kao Pu-hais 告不害 Lehre findet sich das Nähere in *Mêng tsĕ* VI, 1, 1–4, Legge, *Chin. Cl.* II, 270ff.

**307,** 11. Die Worte Ku Yen-wus 顧炎武 (s. Giles, *Biogr. Dict.* Nr. 986) von der Stelle an: „Um es zusammenzufassen" finden sich in der alten Ausgabe des *Ji tschi lu* 日知錄 von 1695 nicht, sondern in einer modernen in Wang Yün-wus 王雲五 Sammlung *Wan yu wên k'u* 萬有文庫 *(Kuo hüo ki pên ts'ung schu* 國學基本叢書 Bd. 6) S. 106. Zum *Ji tschi lu* vergl. Wylie, *Notes* S. 130.

# Fünfter Teil.

## 1. Kapitel.

**308,** 14. Über Weï Tschêng 魏徵 (581—643) s. Näheres in Giles, *Biogr. Dict.* Nr. 2264.

**308,** 17. Über Liu Hü 劉昫 (897—946) Nr. 1307.

**308,** 20. Über Ngou-yang Siu 歐陽修 (1007—1072) Nr. 1592, über Sung K'i 宋祁 (998—1061) Nr. 1828.

**308,** 23. Ausführliche Angaben über die Entstehung des *Kiu T'ang schu* 舊唐書 und *(Sin) T'ang schu* (新) 唐書, sowie über ihr Verhältnis zu einander finden sich bei R. des Rotours, *Le Traité des Examens* S. 56ff. Das ältere Werk zählt 200 Kapitel, das neuere 225 (die Zahl 255 bei Wylie, *Notes* S. 13, dürfte ein Druckfehler sein), und da in beiden mehrere Kapitel aus zwei oder sogar drei Teilen bestehen, sind die Zahlen in Wirklichkeit noch größer.

**309,** 2. Über Wang P'u 王溥 (922—982) s. Giles Nr. 2216.

**310,** 14. Über Su Weï 蘇威 (542—629) Nr. 1790.

**310,** 25. P'eï Kü 裴矩 ist der in der abendländischen Wissenschaft wohl bekannte Kolonialpolitiker und Kenner Innerasiens, von dem ein allerdings nur noch in wenigen Bruchstücken vorhandenes Werk über die „Westlande", das *Si yü t'u ki* 西域圖記, stammt. Die eingehendste Studie über P'eï Kü ist die Abhandlung von Fritz Jäger, *Leben und Werk des P'eï Kü*, in der Ostasiat. Ztschr. Jahrg. IX, S. 81ff. u. 216ff. Dort ist auch mitgeteilt, was an Bruchstücken seines Werkes nachgewiesen ist, und die sonstige Literatur angegeben.

**310,** 33. Über Yang Su 楊素 s. Giles Nr. 2408.

**311,** 37. Zu dem türkischen *qaγatun* oder *χatun* vergl. Anm. zu II, 85, 24. Die Chinesen umschreiben den Namen entweder, wie hier, durch *k'o-ho-tun* 可賀敦 oder durch *k'o-tun* 可敦. Ob zwischen beiden ein sachlicher Unterschied besteht, wissen wir nicht.

**312,** 3. Über die Gründe des Zerwürfnisses zwischen A-po 阿波 und der Sippe des Scha-po-lüo 沙鉢略 und die Flucht des ersteren zu Ta-t'ou 達頭 s. Näheres bei Chavannes, *Documents sur les Tou-kiue (Turcs) occidentaux* S. 48 Anm. 5.

**312,** 10. Das *Schi ki*, Kap. 110 fol. 2r⁰ sagt von den Hiung-nu: „Wenn bei ihnen ein Vater gestorben ist, so heiratet der Sohn seine Stiefmutter (oder -mütter? 其後母, d. h. die Frauen, die der Vater nach der Geburt des zur Erbfolge berufenen Sohnes geheiratet hatte); ist ein Bruder gestorben, so heiraten die anderen seine Frauen". Vergl. meine *Beiträge* usw. S. 8. Das

Kapitel 84 des *Sui schu*, das die Vorgänge bei den T'u-küe ausführlich schildert, sagt nichts über diese Heirat des Tu-lan 都藍 Khagan, man erfährt sie aber aus der Lebensbeschreibung des P'eï Kü, *Sui schu*, Kap. 67 fol. 10r⁰.

**313,** 15. Über das Verhältnis Ta-t'ou Khagans zu dem Kaiser Maurikios s. Näheres bei Chavannes, a. a. O. S. 249.

**313,** 31. Man muß die Vorgänge bei den Kämpfen gegen Ta-t'ou aus verschiedenen Teilen des *Sui schu* zusammentragen: aus Tsch'ang-sun Schêngs 長孫晟 Lebensbeschreibung (Kap. 51 fol. 9r⁰f.), aus Schi Wansuis 史萬歲 (Kap. 53 fol. 8r⁰ff.), aus P'eï Küs (Kap. 67 fol. 10v⁰) und aus der Geschichte der T'u-küe (Kap. 84 fol. 12r⁰f.). Der Sieg über Ta-t'ou soll nach Kap. 53 fol. 8r⁰ bei dem Berge Ta-kin schan 大斤山 stattgefunden haben. Dessen Lage ist nicht festzustellen, es kann nur vermutet werden, daß es sich um eine Gegend im Yin schan handelt.

**313,** 41. Der Kampf des Gouverneurs von Tai 代 tschou, Han Hung 韓洪, fand seiner Lebensbeschreibung zufolge (*Sui schu*, Kap. 52 fol. 4v⁰) bei Hêngngan 恒安 statt, das südöstlich von Ta-t'ung, nördlich von dem heutigen Ling-k'iu hien 靈邱, bei dem Bergzuge Hêng schan 恒山 gelegen haben muß. Chavannes, *Documents* S. 50 Anm. meint, die Schlacht sei bei Tsch'ang-ngan gewesen. Zu diesem Irrtum ist er vielleicht durch die weitere Angabe a. a. O. fol. 5r⁰ verleitet worden, daß der Kaiser Yang ti 煬帝 mehrere Jahre später bei einer Reise nach Tsch'ang-ngan 長安 im Norden die bleichenden Gebeine gesehen habe, die noch das Schlachtfeld des Han Hung bedeckt hätten. Mit Tsch'ang-ngan kann hier natürlich nicht die Hauptstadt gemeint sein, Tsch'ang-ngan war damals auch ein Name für das heutige T'ai-yuan oder einen Ort dicht dabei. Nach den Kaiser-Annalen im *Sui schu*, Kap. 3 fol. 9v⁰f. bereiste Yang ti in den Jahren 607 und 608 einen großen Teil der Nordgebiete von Yü-lin 榆林 an, wo er sich bei K'i-min 啓民 Khagan (T'u-li) aufhielt, durch ganz Nord-Schan-si über T'ai-yuan, Yen-mên und weiter. Er besichtigte dort die Grenzbefestigung südlich von Ta-t'ung, und dabei wird er auch auf das einstige Schlachtfeld gelangt sein.

**314,** 25. Tsi k'ou 磧口 hat seinen Namen bis heute behalten. Es ist ein lebhafter Umschlagplatz für Waren, namentlich Wolle und Felle aus Kan-su und der Mongolei, mit einer alten Straße am Huang ho entlang und mehreren Übergängen über den Fluß. Tafel hat den Ort 1905 besucht und beschreibt ihn in *Meine Tibetreise* I, 67f. (Der Name ist dort unrichtig Ki kou geschrieben.)

**315,** 4. Parker, *On Race Struggles in Corea* S. 194, hat den Namen Wantu 丸都 irrtümlicherweise, vielleicht nach einem schlechten Druck, 九都 gelesen und übersetzt ihn „The Nine City Metropolis". Darunter will er eine Zusammensetzung aus einer „native capital" (國內城) und einer „Chinese city" (漢城) verstehen, wobei er sich auf eine Angabe im *Tschou schu*, Kap. 49 fol. 2v⁰f. stützt, die er falsch verstanden hat. Es heißt dort, daß die Hauptstadt Pyöng-yang (P'ing-jang) 平壤 sei, daß es aber „außerdem einheimische und chinesische Städte und auch noch eine andere Hauptstadt gäbe" (其外有國內城及漢城亦別都也). Die ,,andere Hauptstadt" kann nur das aufgegebene Wan-tu sein. Das *Tschou schu* sagt weiter, daß Pyöng-yang im Süden an den Pai schui 浿水 stoße, worunter hier natürlich nur der Dai-tong kang verstanden werden kann. Über die schwankende Bedeutung dieses Flußnamens und über die Lage von Wan-tu s. Anm. zu I, **324,** 41.

**315,** 44. Hinsichtlich der Kämpfe zwischen den koreanischen Staaten und der Beteiligung Japans daran versagen die chinesischen Quellen beinahe ganz, und die japanischen sind unzuverlässig; von den heute noch vorhandenen koreanischen gehört die älteste dem 12. Jahrhundert an. Der Entwicklung im einzelnen nachzugehen, gehört nicht zu unserer Aufgabe. Ich habe mich darauf beschränkt, den Gang der Ereignisse soweit anzudeuten, wie es für das Verständnis der chinesischen Politik nötig ist. Dabei habe ich mich der nach chinesischen, japanischen und koreanischen Chroniken gemachten Zusammenstellungen von Parker, *Early Japanese History* (in China Review Bd. XVIII, S. 212ff.) und *On Race Struggles in Corea*, sowie der Untersuchungen von Maurice Courant, *La Corée jusqu'au IX^e siècle* (in T'oung Pao Bd. IX, S. 1ff.), und von A. Wedemeyer, *Japanische Frühgeschichte* § 53—54^c, bedient. Was Hisho Saito in seiner *Geschichte Japans* über die ältere Zeit im allgemeinen und über ,,die Unterwerfung Koreas" (S. 18ff.) im besonderen sagt, darf nicht ernst genommen werden.

**316,** 16. Das *Tschao-sien schi lüo* 朝鮮史略 entstammt nach dem *Ssĕ k'u* . . ., Kap. 66 fol. 32r⁰f. vermutlich dem Anfang des 17. Jahrhunderts, doch ist etwas Sicheres weder über die Zeit noch über den Verfasser bekannt. Letzterer ist Koreaner, nennt aber seinen Namen nicht. Das Werk zählt sechs Kapitel und hat auch den Titel *Tung kuo schi lüo* 東國史略. Da es in Berlin nicht vorhanden ist, zitiere ich nach *T'u schu tsi tsch'êng*, 邊裔典, Kap. 13, 28 u. 30. Die Angabe über die erste Einführung des Buddhismus in Korea findet sich Kap. 13 fol. 13r⁰ und lautet: ,,Im 1. Jahre *hien-ngan* 咸安 (371 oder 372. Die Devise *hien-ngan* begann erst am 23. Dezember 371, und das 1. Jahr reichte bis zum 20. Februar 372, das Jahr 372 ist also das wahrscheinlichere) schickte Fu Kien von Ts'in den Śramaṇa Schun-tao (浮屠順道) mit Buddha-Statuen und buddhistischen Sūtras nach Kao-kou-li. Der Buddhismus nahm hiermit in Kao-kou-li seinen Anfang." Über den angeblichen Schun-tao ist sonst nichts bekannt, die ganze Fassung ist wenig vertrauenerweckend. Auch mit dem Namen Mo-lo-nan-t'o 摩羅難陁 (a. a. O. Kap. 30 fol. 2v⁰f.) ist nichts anzufangen. Er könnte auf ein indisches Mārananda zurückführen, aber belegt ist diese Form nicht, er würde auch für einen buddhistischen Mönch sehr ungewöhnlich sein. Griffis, *Corea, The Hermit Nation* S. 35, macht die ganz unglaubwürdige Angabe, ,,Mārananda" sei ein Tibeter gewesen. Das sieht bedenklich nach einem Anachronismus aus. Derselbe Verfasser erzählt auch, der Mönch habe ,,Tempel und Klöster" in Hiakusai (Pek-tschyeï) gegründet. Hier sei der Buddhismus in Blüte gewesen, lange bevor er nach Shinra (Sin-lo) oder Korai (Kao-kou-li) kam, und von hier aus sei er auch nach Japan eingeführt worden. Leider teilt Griffis seine Quelle für diese Angaben nicht mit. Vergl. auch zu der Frage Courant, *La Corée jusqu'au IX^e siècle* S. 23f. und Wilhelm Gundert, *Japanische Religionsgeschichte* S. 192ff. — Über den *po-schi* Kao Hing 高 興 (a. a. O. Kap. 30 fol. 2v⁰) ist sonst nichts bekannt.

**317,** 11. Über die tungusischen Mo-ho 靺 鞨 und ihre weiteren Schicksale wissen wir sonst nichts. Vergl. Anm. zu II, **515,** 1. Zu den K'i-tan vergl. Anm. zu II, **110,** 16.

**317,** 36. Über die Lage von Lin-yü 臨 渝 macht Hu San-sing zu *T'ung-kien*, Kap. 178 fol. 23v⁰ (開 皇 18. Jahr) folgende Angaben: „Es liegt 480 *li* westlich von Liu tsch'êng 柳 城 und ist das, was man die Enge von Lu-lung, 盧 龍 之 險 nennt". Liu tsch'êng entspricht dem heutigen Tschao-yang 朝 陽 im Jehol-Gebiet. Lu-lung aber muß da gewesen sein, wo heute die Stadt Yung-p'ing 永 平 steht, wie denn auch heute der Verwaltungsname des ehemaligen Yung-p'ing fu Lu-lung hien ist. Das heutige Lin-yü hien liegt bei Schan-hai kuan 山 海 關, nordöstlich von Yung-p'ing, wo die Große Mauer an den Golf von Liao-tung stößt und wo sich der berühmte Durchgang nach Nordosten befindet (I, 16). Der alte Name dieses Durchganges war Yü kuan 渝 oder 榆 關. Die angegebene Entfernung von Tschao-yang nach Schan-hai kuan stimmt annähernd, wenngleich die Richtung südwestlich, nicht westlich ist. Ich zweifle daher nicht, daß es sich bei Lin-yü kuan (d. h. „nahe bei Yü kuan") um die Gegend von Schan-hai kuan handelt.

**318,** 5. Der Ausdruck *fên t'u tsch'ên* 糞 土 臣, mit dem der König Yuan 元 beehrt wird, geht auf *Lun-yü* V, 9 zurück: „Eine Wand von Mist und Dreck kann man nicht mit der Maurerkelle bearbeiten".

**318,** 27. Über die am Fuße und auf dem Gipfel des T'ai schan zu vollziehenden Kaiser-Opfer *fêng* 封 und *schan* 禪 an Himmel und Erde unterrichtet ausführlich Chavannes' *Le T'ai chan*. Auch Wên tis Zug ist dort auf S. 120 u. 169 erwähnt.

**318,** 41. Über die fünf Berggipfel, *wu yo* 五 嶽 s. Anm. zu I, **13,** 13. Vier von ihnen beherrschen die Grenzen des Reiches, einer die Mitte. Die vier bergbeherrschten Gebiete, *ssĕ tschên* 四 鎮, sind die vier Reichsteile, die zu den vier Gipfeln gehören; für gewöhnlich sind es neun (vier je einmal geteilt und ein Mittelstück), auch ihnen werden bestimmte Berge als Beherrscher zugeschrieben (vergl. I, 85). Über die *wu yo* und *ssĕ tschên*, sowie über die ihnen schuldigen Opfer findet man Näheres im Kommentar zu *Tschou-li* Kap. 22 fol. 34r⁰ unter 大 司 樂 (Biot II, 37 Anm. 5) und bei Hu San-sing zu Kap. 179 fol. 30 v⁰, 開 皇 20. Jahr.

**319,** 6. Die zehn großen Verbrechen, *schi ngo* 十 惡, sind im Gesetzbuch der T'ang, dem *T'ang lü schu yi* 唐 律 疏 議 (vergl. Bull. Éc. fr. d'Extr. Or. Bd. IX, S. 125ff.), Ausg. von 1327, Kap. 1 fol. 19r⁰ff. behandelt. Es sind Aufruhr, Hochverrat, Empörung usw. Sie sind einzeln aufgeführt bei M. R. Deloustal, *La Justice dans l'ancien Annam* im Bull. Éc. fr. a. a. O. S. 97f. Das fünfte davon ist *pu tao* 不 道 d. h. Mord unter besonderen Umständen, das vierte *ngo ni* 惡逆 d. h. Mord an einem nächsten Verwandten. Diese Gruppe der zehn großen Verbrechen ist zuerst unter Wên ti in der Periode *k'ai-huan*, 開皇 (581—601) zusammengestellt worden.

**319,** 30. Die Schulen der ,,vier Tore", *ssĕ-mên hüo* 四門學, wurden nach *Wên hien t'ung k'ao*, Kap. 41 fol. 3v⁰ zuerst von Hiao-wên ti von Weï nach Verlegung der Hauptstadt nach Lo-yang (im Jahre 494, s. II, 211ff.) dort eingerichtet: ,,Das *kuo tsĕ hüo*, das *t'ai hüo* und die kleinen Schulen der vier Tore wurden errichtet".

**321,** 17. Die Vorgänge, die zu dem Ersatz des Thronfolgers Yang Yung 楊勇 durch seinen Bruder Yang Kuang 廣 führten, sowie die beim Tode Wên tis muten in der ausführlichen Darstellung der Lebensbeschreibung des ersteren (*Sui schu*, Kap. 45 fol. 1r⁰ff.) und der von Yang Su 楊素 (Kap. 48 fol. 8r⁰ff.) wie ein orientalisches Märchen an.

**321,** 32. Es zeigt sich auch hier wieder, daß die chinesischen Angaben über Bevölkerungszahlen wertlos sind. (Vergl. Anm. zu II, 26, 27.) Wieger, *Textes historiques* S. 1019 hat die Angaben der Historiker bis zum Jahre 280, d. h. bis zur Tsin-Zeit zusammengestellt, sie bewegen sich zwischen 34 Millionen im Jahre 75 n. Chr. und 53 Millionen im Jahre 105. Im Jahre 280 soll die Bevölkerung auf 14 Millionen zurückgegangen sein. Unsere Zahlen der Familien würden etwa 24 Millionen, später 54 Millionen Köpfe bedeuten, selbst wenn man 6 Köpfe auf die Familie rechnet, und das bei einer Größe des Reiches, die jene der Han-Zeit um ein Drittel überstiegen haben mag.

**323,** 1. Es ist unberechtigt, wenn Wieger, *Textes hist.* S. 1491, Wên tis Unwillen über den Prunk von Jen-schou kung 仁壽宮 als ,,pour la forme sans doute" erklärt. Die an Geiz grenzende Sparsamkeit des Kaisers macht eine solche Annahme unnötig. Wenn Wieger dabei auf einen ähnlichen Vorgang bei dem Bau des Palastes von Tsch'ang-ngan unter Kao ti von der Han-Dynastie (s. I, 270) verweist, so besagt dies nichts.

**323,** 26. Es ist wieder eine von den gehässigen Willkürlichkeiten Wiegers, wenn er a. a. O. S. 1508 behauptet, Yang tis 煬帝 Kanalbauten seien ,,ohne leitenden Gedanken und Plan angelegt worden, lediglich um einen Augenblick ihre Dienste zu tun; geboren aus einer Marotte, seien sie bald darauf zu Gunsten eines anderen Einfalles wieder aufgegeben, und dann sei nicht weiter davon die Rede gewesen". Im *T'ang schu*, Kap. 53 fol. 2r⁰ wird bei den Wasserbauten der späteren Zeit ausdrücklich bemerkt, daß man dabei ,,den Spuren der Kanäle und Speicher-Anlagen an den Fluß-Ufern aus der Han- und Sui-Zeit gefolgt sei".

**324,** 41. Ich bin bei der Feststellung von Yang tis Wasserweg vom Si yuan 西苑 mit dem Ku schui 穀水 zum Yang-tsĕ im wesentlichen Hu Sansings Angaben zu Kap. 180 fol. 38v⁰ (大業 1. Jahr) gefolgt. Man sieht daraus, daß die Anlage seit alter Zeit vorhanden war und daß es sich mehr um Bagger- und Damm-Arbeiten handelte als um Neubauten von Kanälen. Aber auch sie verlangten ungezählte Tausende von Arbeitern; sollen doch für Erneuerung des Han-kou 邗溝-Kanals von Schan-yang 山陽 zum Yang-tsĕ allein 100000 Menschen nötig gewesen sein. Der Pien ho 汴河, auch T'ung-Tsi k'ü 通濟渠 genannt, ein Name („der mit dem Tsi-Fluß verbindende Kanal", s. I, 13), der ebenfalls auf einen alten künstlichen Wasserlauf schließen läßt, durch den man dem gefährlichen Huang ho einen Abfluß verschaffen wollte (I, 8), indem man einen Teil der Fluten durch den Tsi-Fluß zum Meere leitete, muß gleich unterhalb der Stadt Yung-tsê 滎澤 den Strom verlassen haben, so daß diesen die Schiffe nur das kurze Stück von der Mündung des Lo ab zu benutzen hatten. Anscheinend war diese damals noch etwas weiter östlich als heute, denn der Text des *Sui schu* (Kap. 3 fol. 5v) sagt, daß man auf dem Huang ho von Pan-tschu 板渚 („Teller-Insel)" ab hinabfuhr. Pan-tschu war eine Untiefe und Sandbank mit einer Furt etwas nordöstlich von der Stadt Ssĕ schui 汜水 an dem gleichnamigen Flüßchen (zu unterscheiden von dem Ssĕ schui 泗水 in Schan-tung). Es mag sein, daß der heute auf den Karten Kia-lu ho 賈魯河 genannte Fluß in seinem Oberlaufe einen Teil des ehemaligen Pien ho darstellt, aber der Fluß, den Yang ti nach den Angaben des *Sui schu* benutzte, ist heute, wenigstens in seinem ersten Teile, völlig verändert. Einen Fluß, der bei Tschêng 鄭 tschou, K'ai-fêng 開封 und Kueï-tê 歸德 vorbeifließt und dann nach Sü-tschou 徐州 kommt, gibt es nicht mehr. Dieser muß bis zur Höhe von K'ai-fêng der Kia-lu ho gewesen sein, dann aber da sich fortgesetzt haben, wo heute der Peï scha ho 北沙河 ist, der Kueï-tê nördlich umfließt, und schließlich wieder mit dem heute Sui ho 睢河 genannten Flusse zusammengefallen sein, der in den See Hung-tsê 洪澤 mündet; die Mündung muß aber damals weiter östlich, unweit Huai-ngan 淮安, gewesen sein, von wo dann die Weiterfahrt nach Süden durch den Han-kou-Kanal erfolgte, der den Huai mit dem Yang-tsĕ verband. Dieser Kanal hat ein hohes Alter. Wenn man dem *Tso tschuan* glauben darf, wurde er im 9. Jahre des Herzogs Ngai 哀 von Lu, d. h. 486 v. Chr. gebaut. Es heißt dort unter diesem Jahre: „Im Herbst umwallte Wu den Ort Han 邗 und durch einen Kanal stellte man eine Verbindung zwischen dem Kiang und dem Huai her". Han ist nach dem Kommentar Kuang-ling 廣陵 = Kiang-tu 江都 oder Yang-tschou 揚州. Das ist die älteste Nachricht, die wir über einen Kanalbau in jener Gegend haben. Wenn Ssĕ-ma Kuang, Kap. 180 fol. 38v⁰ sagt, der Kanal habe von Schan-yang 山陽 (Huai-ngan) nach Yang-tsĕ 揚子 zum Kiang geführt, so gebraucht er einen Namen, der erst am Ende der Sui-Zeit beiläufig erwähnt wird (*Sui schu*, Kap. 4 fol. 14v⁰), aber für den südlichen Endpunkt des Kanals noch nicht üblich war. Als solcher galt vielmehr die Stadt Kiang-tu. Aus der Geographie des *Sui schu* (Kap. 31 fol. 3r⁰) sehen wir, daß, einer Bemerkung des Kommentars zufolge, zu Anfang der Regierung Yang tis dort zwei Paläste, das Kiang-tu kung und das Yang-tsĕ kung, waren. Erst später, zur T'ang-Zeit, findet sich dann der Name Yang-tsĕ für eine Ortschaft mit einem Strom-Übergang, die zu einer Stadt geworden ist und heute Yi-tschêng hien 儀徵 heißt. Von dem Orte Yang-tsĕ hat dann der Kiang seinen Namen Yang-tsĕ kiang erhalten, allerdings nur für das kleine Stück zwischen ihm und der Stadt Tan-t'u 丹徒, dem heutigen Tschên-kiang (Tschinkiang). Allmählich hat er sich aber zur geographischen Bezeichnung für den ganzen Strom erweitert, jedoch nur als Buchname, die Bevölkerung kennt ihn nicht. Der Name Yang-tschou für die Gegend ist alt, er findet sich bereits im *Schu king* als Bezeichnung einer der neun Provinzen des Yü (I, 84). Woher er stammt, wissen wir nicht; die Erklärungen der Chinesen, daß „das Temperament (der Bevölkerung) von Kiang-nan unruhig und lebhaft, ihre Natur leichtlebig und hochmütig *(yang* 揚) sei", oder daß „an den Grenzen von Yang tschou viel Wasser sei, dessen Wellen sich hoch erheben *(yang)*" (s. K'ang-hi-Wörterbuch unter 揚), zeigen nur, daß sie es auch nicht wissen. Auch Edkins' Etymologie *yang tsĕ :* „the extender", „der Ausdehner" (in Journ. North-China Br. R. A. S. Bd. II Nr. 1, S. 81) ist ganz willkürlich. Der Pater Domin. Gandar, *Le Canal Impérial* (Nr. 4 der Variétés Sinologiques) S. 9ff. berichtet, daß nach den Chroniken von Yang-tschou zur Zeit der drei Reiche der König von Wu einen Kanal von Yang-tschou nach Süd-Osten über T'ai tschou 泰州 und T'ung tschou 通州 nach Hai-mên 海門 zur Verfrachtung von Salz gebaut haben soll. Der Kanal besteht heute noch. Der Verbindungsweg vom Yang-tsĕ zum Huai ist während der folgenden Jahrhunderte wiederholt ausgebessert worden, aber erst unter den Sui-Kaisern erhielt er seinen größten Ausbau. Und zwar soll Gandar zufolge schon Wên ti im Jahre 595 einen Parallel-Kanal zu dem alten Han kou gebaut haben, der von Schan-yang nach I-ling 宜陵 nordöstlich von Kuang-ling, also östlich von dem älteren verlaufen sei. Yang ti habe dann den einen der beiden Kanäle aufgegeben und den anderen ausbessern lassen. Leider nennt Gandar keine Quelle für diese Angaben, das *Sui schu* sagt nichts davon. Eine Beschreibung und Würdigung des Kanals am Ende des 19. Jahrhunderts hat W. R. Carles in einem Aufsatz *The Grand Canal of China* (im Journ. China Br. R. A. S. Bd. XXXI, S. 102ff.) gegeben.

St. Balázs hat in seinen *Beiträgen zur Wirtschaftsgeschichte der T'ang-Zeit* (in den Mittlg. d. Sem. f. Orient. Spr. Jahrg. 1931, S. 1ff. und Jahrg. 1932, S. 93ff.) im 2. Teile S. 41ff. auch die Kanalbauten der Sui und T'ang besprochen und mit Recht auf ihre Bedeutung hingewiesen. Ob man freilich Yang-tschou schon zur Sui-Zeit eine „Handelsmetropole" nennen darf, ist mir zweifelhaft.

**326, 21.** Vom Laufe des Ts'in schui 沁水 in Schan-si und Ho-nan gibt das *Tu schi fang yü ki yao*, Kap. 39 fol. 15r⁰ff. eine gute Übersicht, ebenso Kap. 10 fol. 14r⁰ff. von dem des Weï ho 衛河. Der Name Yung-Tsi k'ü 永濟渠 oder Yü ho 御河 kommt erst durch Yang tis Regulierung auf; der erstere dürfte nur das Stück bezeichnet haben, das bis dahin Pai kou 白溝 hieß, d. h. etwa die Strecke von Weï-hui 衛輝 bis zu dem Gebiet des Kreises Sün hien 濬, auf der von links der K'i schui 淇水 einmündet. Ob der von Yang ti benutzte Arm des Tan ho 丹河, der auf den Karten als Siao Tan ho 小丹河 bezeichnet wird, wirklich ursprünglich vorhanden war oder von ihm erst als Verbindungskanal hergestellt werden mußte, ist nicht festzustellen, die chinesischen Quellen schweigen über die Frage. Das *Fang yü ki yao* (Kap. 39 fol. 16⁰) bemerkt, daß „kürzlich (das Werk erschien in der Mitte des 17. Jahrhunderts) zahlreiche Vorschläge für die Verbindung des Ts'in schui mit dem Weï ho gemacht seien", daß aber der erstere sehr breit und reißend sei und daß auch der Durchbruch durch das T'ai-hang-Gebirge (I, 3) zu große Schwierigkeiten böte. Die von Yang ti geschaffene Verbindung kann also damals nicht mehr vorhanden gewesen sein.

**327,** 15. Möllendorff, *Die Große Mauer* S. 109, macht ebenfalls auf die Unsicherheit der kurzen Angaben über die Wallbauten von 607 und 608 aufmerksam. In dem Tsĕ ho 紫河 (mongol. Wulan muren) sieht er den Fluß, der „südwestlich von Kueï-hua tsch'êng in den Huang ho mündet". Dieser Fluß ist jedoch der auf den Karten Heï schui 黑水 genannte, der Tsĕ ho ist südlich davon und mündet westlich von der Stadt Ts'ing schui ho 清水河 (westlich von So-p'ing) in den Huang ho. — Die Lage von Yü-lin ku 榆林谷 (das *T'ung-kien* schreibt Yü ku 榆谷) ist nicht festzustellen. Das Yü ku, das in Kan-su, westlich von Tao-ho hien 導河 (dem früheren Ho tschou 河州) liegen soll, wie auch Möllendorff annimmt, kommt nicht in Frage. Hu San-sing bemerkt zu dem Namen auch nur: „Dieses Yü ku muß westlich von Yü-lin liegen".

**328,** 32. Es ist sehr auffallend, daß von der doch immerhin recht wichtigen Einführung des *tsin-schi* 進士-Grades und der damit vielleicht verbundenen hauptstädtischen Prüfung, wie sie auch Biot, *Histoire de l'Instruction publique* S. 253, auf Grund des *Yü-hai* 玉海, eines Werkes des 13. Jahrhunderts, das aber erst gegen 1340 erschien, annimmt (beides hat sich bis in das 20. Jahrhundert erhalten), weder das *Sui schu* noch das *T'ung-kien* etwas erwähnt. Die erste Nachricht, die wir davon besitzen, stammt von Tschu Hi, der unter 大業 2. Jahr bemerkt: „Es wurde zum ersten Male der Grad des *tsin-schi* eingeführt". Es ist dies einer der wenigen Fälle, wo Tschu Hi etwas anführt, was nicht im *T'ung-kien* steht. Das *Schu-fa* bemerkt ebenso lakonisch dazu: „Der Grad des *tsin-schi* in den späteren Zeiten stammt von hier". Und das sonst so ausführliche *Wên hien t'ung k'ao* (Kap. 28 fol. 9r⁰) weiß nichts Besseres als die fünf Worte Tschu His zu wiederholen. Auch das von Biot zitierte *Yü-hai* (Kap. 115 fol. 9v⁰) sagt nichts als was Tschu Hi sagt: „Yang ti führte den Grad des *tsin-schi* ein". Alles weitere, daß Yang ti „das überlieferte System der Auswahl von *hiao-lien* und *siu-ts'ai* in den Provinzen und der Empfehlung von Kandidaten durch die Lehensfürsten abänderte", ist späterer Zusatz. (Vergl. die Bemerkungen über den mangelhaften Zustand des ursprünglichen Textes des *Yü-hai* in Bull. Éc. fr. d'Extr. Or. Bd. II, S. 336 Anm. 3).

**330,** 37. Der Feldzug des Generals Liu Fang 劉方 gegen Lin-yi 林邑 wird auch in dessen Lebensbeschreibung *Sui schu*, Kap. 53 fol. 10v⁰ erzählt. Danach soll das Heer auf seinem Marsche nach der Hauptstadt auch an den von Ma Yuan 馬援 im Jahre 43 errichteten kupfernen Pfeilern (s. I, 391) vorbeigekommen sein. Von dem Palaste wird gesagt, daß die Truppen ihn „unter Wasser setzten" (*wa* 汙). Das ist eine ungewöhnliche Art der Zerstörung, aber das *Tschêng yi* zu *Schi king*, *Siao ya* IV, 9, 5 zitiert aus dem *Li ki* einen nicht mehr vorhandenen Satz: 汙其宮而瀦焉 „man untergrub den Palast, so daß ein Sumpf daraus wurde". Vielleicht hat das dem Chronisten oder dem Heerführer vorgeschwebt.

**331,** 10. *Sui schu*, Kap. 81 fol. 10v$^0$ff. sind alle Nachrichten zusammengestellt, die von den Chinesen auf den Fahrten von 605 bis 608 über die Liu-kʻiu 流求-Inseln gesammelt wurden. Der Name wird später meist 琉球 geschrieben. Er hat ursprünglich nicht die geographisch scharf umrissene Bedeutung gehabt wie später, etwa vom 16. Jahrhundert ab. Die Chinesen, soweit sie überhaupt von jenen Inselgruppen vor dieser Zeit Kenntnis nahmen, mögen auch das westlich davon gelegene Formosa und sogar die Pescadores mit darin einbegriffen haben. Das darf aber nicht dazu verleiten, in dem Liu-kʻiu der Sui-Zeit einfach Formosa zu sehen, wie es zuerst Hervey de Saint-Denys 1874, danach Bretschneider, Hirth, Rockhill und mehrere Japaner, zuletzt noch Pelliot im Bull. Éc. fr. d'Extr. Or. Bd. III, S. 228 Anm. 4 getan haben. Die Frage ist eingehend geprüft worden von M. C. Haguenauer im Bulletin de la Maison franco-japonaise Bd. II Nr. 3—4, S. 15ff.: *Le Lieou-kieou kuo des Souei chou était-il Formose?* Er kommt zu dem Ergebnis, daß Liu-kʻiu niemals bloß die Insel Formosa bedeutet haben könne und daß diese erst von der Ming-Zeit ab in der Geschichte erscheine (S. 40f.). In dem Bericht der Sui-Annalen berechtigt nichts zu der Annahme, daß es sich dort um Formosa gehandelt habe. Einige Angaben über die ältere Geschichte der Inseln hat Charles S. Leavenworth im Journ. China Br. R. A. S. Bd. XXXVI, S. 104f. zusammengestellt auf Grund eines Manuskripts, das sich in der hauptstädtischen Präfektur der Inseln befindet. Sie enthalten nichts anderes, als was in den Sui-Annalen steht.

**332,** 25. Die Lebensbeschreibung Pʻeĭ Küs findet sich im *Peĭ schi*, Kap. 38 fol. 13v$^0$ff., im *Sui schu*, Kap. 67 fol. 9r$^0$ff. und im *Tʻang schu*, Kap. 100 fol. 6v$^0$ff. Alle drei Texte sind von Jäger in seiner vorhin erwähnten Arbeit (s. Anm. zu II, **310,** 25) eingehend gewürdigt und übersetzt.

**333,** 8. Man findet die Geschichte dieses unrühmlichen Kampfes nur in der kurzen Geschichte der Tʻu-yü-hun im *Sui schu*, Kap. 83 fol. 4v$^0$f., während die Kaiser-Annalen unter dem Jahre 608 und Pʻeĭ Küs Lebensbeschreibung nur schamhaft bemerken, daß „der General Yü-wên Schu 宇文述 (in der Lebensbeschreibung heißt es nur: „man") die Tʻu-yü-hun besiegte". Pʻeĭ Küs Hinterhaltigkeit bei seinen Verhandlungen mit den Tölös wird im *Sui schu* hinreichend durch das Wort *fêng* 諷 („in verschleierter Form zu verstehen geben") gekennzeichnet.

**333,** 23. Eine Beschreibung des Landes von Si-ning westwärts findet sich in dem neuen Kartenwerke von W. Filchner, *Kartenwerk der erdmagnetischen Forschungsexpedition nach Zentral-Asien*, Erster Teil, S. 126ff.

**334,** 26. Die Schilderung der Unbilden des Wetters auf Yang tis Reise ist sehr anschaulich. Die Kaiser-Annalen (Kap. 3 fol. 14v$^0$) sagen: „Im 6. Monat (am 14. Juli) passierte man die Berge von Ta-tou-pa-ku 大斗拔谷.

Die Gebirgspfade waren dort so eng und beschwerlich, daß man nur im Gänsemarsch gehen konnte. Dabei behinderten Sturm und Hagel-Schlossen dermaßen das Sehen, daß das Gefolge einander aus den Augen verlor und die große Hälfte der Truppen an Kälte zugrunde ging. Am 17. Juli machte man Halt in Tschang-ye 張掖". Die Berge von Ta-tou-pa-ku (der Name „beim Großen Bären sich des Tales bemächtigen" soll nach einer Angabe in der Geographie des *T'ang schu*, Kap. 40 fol. 16v⁰ daher stammen, daß im Jahre 596 die chinesische Garnison von Wu-weï 武威 = Liang-tschou, „indem sie dem Sternbilde des Großen Bären folgte, sich des Tales bemächtigte") waren nach der Geographie des *T'ang schu* a. a. O. 200 *li* westlich von Wu-weï, das ist etwa da, wo nach der französischen Armee-Karte die aus dem Tal des Ta-t'ung ho über den Konkyr-Paß durch den Nan schan nach Yung-tsch'ang hien 永昌 führende Straße sich befindet. Aller Wahrscheinlichkeit nach hat der kaiserliche Zug diesen nicht viel unter 3000 m liegenden Übergang benutzt und ist dabei in seine üble Lage geraten. Die Angabe, daß „die große Hälfte" der Truppen umgekommen sei, mag freilich übertrieben sein.

**334,** 29. Nach *Sui schu*, Kap. 67 fol. 13r⁰ fand die große Huldigung der Tributvölker am Berge Yen-tschi schan 燕支山 statt. Nach Kap. 29 fol. 9r⁰ war dieser Berg in dem Kreise Fan-ho hien 番和 der Provinz Wu-weï 武威. Fan-ho ist das heutige Yung-tsch'ang 永昌 an der großen Straße von Liang-tschou nach Kan-tschou.

**336,** 23. Das *Sui schu*, Kap. 84 fol. 17r⁰ sagt, „daß der Kaiser gerade im Begriff gewesen sei, eine Besichtigungsreise nach dem Westen zu unternehmen, er habe daher im 6. Jahre 大業 (= 610) Tsch'u-lo 處羅 den Befehl zukommen lassen, mit seinem Troß zu ihm zu stoßen" (vermutlich um die T'u-yü-hun dann gemeinsam anzugreifen). Diese Zeitangabe ist unmöglich und muß auf einem Schreibfehler beruhen. Im Jahre 610 hat Yang ti keine Besichtigungsreise nach dem Westen unternommen, sondern war nach den Festlichkeiten für die Fremden in Kiang-tu. Die große Reise nach dem Westen fand 609 statt, die T'u-yü-hun aber waren das Jahr vorher schon durch die Tölös besiegt worden und erlitten 609 eine weitere Niederlage. Die Verhandlung mit Tsch'u-lo wegen eines Angriffs auf die T'u-yü-hun hatte „im Anfang der Periode *ta-ye*", also 605 oder 606 stattgefunden, die Aufforderung an den Khagan kann also nur zur Zeit der ersten Reise Yang tis nach Nordwesten, d. h. im Jahre 607 erfolgt sein.

**337,** 14. St. Julien, der die Geschichte von Schi-pi 始畢 und die Vorgänge in Yen-mên in seiner Sammlung *Documents* usw. (s. Anm. zu II, **231,** 13) auf S. 541ff. behandelt, und Wieger, *Textes hist.* S. 1526 umschreiben den Namen 叱吉 mit Tchi-ki und Tch'eu-ki. Die Texte lesen aber deutlich 叱 *hua*, nicht 叱 *tsch'i*. Auch Fei-kiu statt P'eï Kü bei Julien ist ein Irrtum.

**337,** 23. Man darf sich bei der Darstellung dieser Ereignisse nicht von P'eï Küs Lebensbeschreibung bestimmen lassen, in der nicht nur diese feigen Verrätereien des unermüdlichen Ränkeschmieds gemildert und entschuldigt werden, sondern sein ganzes Leben eine parteiische Verherrlichung erfährt.

P'eī Kü ist später in die Dienste der T'ang übergetreten, und die Sui-Annalen sind unter den T'ang, bald nach seinem Tode entstanden (s. II, 308); die Verfasser haben den Achtzigjährigen wahrscheinlich noch persönlich gekannt und hatten für eine unparteiische Beurteilung nicht den nötigen Abstand. Man tut besser, sich an die Darstellung des viel ruhigeren und wahrheitsliebenderen Ssĕ-ma Kuang zu halten.

**339,** 43. Die Berichte über die Feldzüge gegen Korea von 612—14 sind stückweise in den Kaiser-Annalen des *Sui schu*, Kap. 3 fol. 16v⁰, Kap. 4 fol. 1r⁰ff., 5v⁰ff. u. 8r⁰ff., in der Lebensbeschreibung von Yü-wên Schu 宇文述, Kap. 61 fol. 4r⁰ff., in der von Lai Hu-ör 來護兒, Kap. 64 fol. 9 v⁰f., in dem Kapitel über Kao-li, Kap. 81 fol. 4v⁰f. und an noch anderen Stellen enthalten. Man tut gut, der zusammenhängenden, klaren und noch andere Quellen berücksichtigenden Darstellung Ssĕ-ma Kuangs zu folgen. Eine englische Fassung der letzteren, die allerdings durch zahlreiche Mißverständnisse und Willkürlichkeiten entstellt ist, findet sich in John Ross' *History of Corea* S. 131ff.

**340,** 44. Der Bericht über den Aufstand des Yang Hüan-kan 楊玄感 ist aus dem *Sui schu* von Pfitzmaier in den Sitzungsber. d. K. Akad. d. Wissensch. zu Wien im 101. Bande (1882) S. 232ff. übersetzt worden. Unter den Titeln *Darlegungen aus der Geschichte des Hauses Sui* und *Fortsetzungen aus der Geschichte des Hauses Sui* hat derselbe Verfasser in Band 97 (1881) S. 627ff. und Bd. 101 (1882) S. 187ff. eine große Anzahl von Lebensbeschreibungen des *Sui schu*, darunter die von Yang Su 楊素, Yang Hüan-kan und Yü-wên Hua-ki 宇文化及 (s. II, 343 u. 346ff.) übersetzt, ferner die von Li Yuan 李淵 (s. II, 344ff.) unter dem Titel *Zur Geschichte der Aufstände gegen das Haus Sui* im 88. Bande (1878) S. 729ff. und endlich eine weitere Anzahl in Bd. 32 (1882) der Denkschriften der Akademie S. 281ff. *(Lebensbeschreibungen von Heerführern und Würdenträgern des Hauses Sui)*. Man muß aber, um diese Übersetzungen zu verstehen, den chinesischen Text vorher oder gleichzeitig lesen.

**341,** 28. Die Lage von Peī-schê tsch'êng 卑奢城, auch Peī-scha 沙 und sogar Scha-peī geschrieben, ist den Chinesen auch nicht näher bekannt gewesen. Sämtliche Angaben gehen auf den einen Satz von Hu San-sing zu 大業 10. Jahr 7. Monat zurück: ,,Wenn man von Têng 登 (-tschou) und Lai 萊 (-tschou, in Schan-tung) auf dem Seewege nach Pyŏng-yang will, kommt man zunächst nach Peī-scha tsch'êng''. Alle späteren geographischen Handbücher schreiben den Satz ab und fügen hinzu, der Ort habe im Gebiet des heutigen Hai-tsch'êng hien 海城 (nordöstlich von dem Vertragshafen Niu-tschuang 牛庄) gelegen. Es ist auffallend, daß dieser Landkreis so weit nach Süden reichen soll, denn wenn auch der heutige flachwellige Südstrand von Liaotung im 6. und 7. Jahrhundert etwas mehr zurückgebogen gewesen sein mag, so ziehen sich doch bereits 30 km landeinwärts, also über 100 km südlich von Hai-tsch'êng, hohe Gebirge hin. Es ist deshalb ganz unwahrscheinlich, daß, wie John Ross (Missionar in Korea), *History of Corea* S. 155, meint, daß Peī-scha ,,in der Südost-Ecke des heutigen Hai-tsch'êng, auf einem kleinen Hügel innerhalb der Stadt" gelegen haben könnte. Die Quellen wissen nichts davon, daß die chinesischen Schiffe „den Liao-Fluß hinauffuhren", wie Ross sagt. Die Reste einer alten Mauer, die er in Hai-tsch'êng fand, müssen anders beurteilt werden.

**341,** 39. Die Lebensbeschreibung Hu-ssĕ Tschêngs 斛斯政, *Sui schu*, Kap. 70 fol. 9r⁰ gibt folgende Schilderung von seinem Ende. „Man band ihn an einen Pfosten und die hohen Würdenträger und Beamten schossen zugleich mit Pfeilen auf ihn. Dann zerstückelte man sein Fleisch und aß es zum großen Teile. Was nachblieb, wurde gekocht, die noch übrigen Knochen wurden verbrannt und das Ganze verstreut".

**343,** 18. Ssĕ-ma Kuang gibt von dem Entstehen der Verschwörung der Brüder Yü-wên Hua-ki 宇文化及 und Tschi-ki 智及 sowie von den Vorgängen in der Mordnacht eine außerordentlich packende und anschauliche Schilderung. Man findet sie aber erst in den Abschnitten über den ersten T'ang-Kaiser unter 武德 1. Jahr 3. Monat.

**344,** 23. Über Li Mi 李密 s. Näheres Giles, *Biogr. Dict.* Nr. 1176.

**346,** 3. Über Li Tsing 李靖 s. Giles Nr. 1112.

**346,** 29. Über Wang Schi-tsch'ung 王世充 s. Giles Nr. 2222. Die Lebensbeschreibung im *Sui schu*, Kap. 85 fol. 8v⁰ff. nennt ihn nur Wang Tsch'ung, die im *T'ang schu*, Kap. 85 fol. 1r⁰ff. hat den vollen Namen.

**347,** 14. Über Tou Kien-tê 竇建德 s. Giles Nr. 1954.

**348,** 5. Die Stelle fehlt in der überhaupt viel kürzerenLebensbeschreibung Wangs im *Sui schu*, Kap. 85 fol. 8 v⁰ff., dagegen findet sie sich in den T'ang-Annalen und zwar sowohl im *Kiu T'ang schu*, Kap. 54 fol. 5v⁰f. wie im *(Sin) T'ang schu*, Kap. 85 fol. 5r⁰f. Vermutlich ist sie von dem Verfasser, einem Beamten der T'ang, zur größeren Ehre des ersten T'ang-Kaisers (Li Yuan) eingefügt worden. Die Vergiftung Yang T'ungs 楊侗 durch Wang wird weder in den Sui-Annalen noch im *Kiu T'ang schu*, sondern nur im *(Sin) T'ang schu* angegeben.

**348,** 10. Die sofortige Annahme der Dynastie- oder Reichs-Bezeichnung durch die beiden Usurpatoren Hü 許 und Tschêng 鄭 zeigt, für wie unerläßlich damals dieser Akt zur Übernahme der Stellung des Zentralherrschers gehalten wurde.

**348,** 42. Die Kundgebungen bei der Thronbesteigung Li Yuans sind in den Chroniken stark abweichend angegeben. Das oben erwähnte Edikt des neuen Herrschers findet sich außer im *T'ang schu* auch im *T'ung-kien*, 武德 1. Jahr 6. Monat. Das *Kiu T'ang schu* hat statt dessen ein Abschieds-Edikt Kung tis 恭帝 über den Untergang der Sui, und das *T'ung-kien* a. a. O. 4. Monat bringt eine Erklärung Li Yuans beim Empfang der Kunde von Yang tis Ermordung, in der dieser beklagt, daß „er als Untertan in seinem Dienst seine Pflicht versäumt und nicht habe Hilfe bringen können". Man muß schon der Mechanik der chinesischen *li* einen sehr weiten Spielraum einräumen, wenn man unter den obwaltenden Umständen eine solche Rede für möglich halten will.

Der Name von Kung tis Lehen 鄐 wird richtiger Hui umschrieben, nicht Hi, wie die Wörterbücher angeben. K'ang-hi gibt die Zerlegung 玄 + 圭 h(üan) + (k)ueĭ. Legge umschreibt im *Tsch'un-ts'iu* zweimal „Huy" und einmal „He". Der alte Laut wird *hiweĭ* gewesen sein.

## 2. Kapitel.

**350,** 1. Eine kurze Geschichte der T'ang-Dynastie nach den T'ang-Annalen, dem *T'ung-kien kang-mu* und dem *Li tai ki schi nien piao* 歷代記事年表 (von 1712) von Gaubil ist als *Abrégé de l'histoire chinoise de la grande dynastie Tang* in den Mémoires concernant les Chinois Bd. XV und XVI nach dem Tode des Verfassers veröffentlicht. Für die damalige Zeit war diese Arbeit eine hervorragende Leistung, sie gibt aber natürlich nur die Tatsachen, so wie sie von den chinesischen Chronisten verzeichnet sind, ohne eigene Stellungnahme.

**352,** 11. Die Ermordung Ho-sa nas 曷薩那 wird vom *T'ung-kien* in den Herbst 619 verlegt, die Kaiser-Annalen der T'ang verzeichnen die Tat nicht, mit Absicht, denn in dem Abschnitt über die westlichen T'u-küe, wo darüber berichtet ist (Kap. 215b fol. 7r⁰), wird bemerkt: „Man machte das Geschehene nicht bekannt". Seltsamerweise sagt der Text im *T'ang schu*, Schê-kueĭ 射匱 habe die Hinrichtung Ho-sa-nas gefordert. Das ist unmöglich, denn nach derselben Quelle (fol. 6v⁰) wurde nach Schê-kueĭs Tode sein Bruder T'ung Ye (oder Schi)-hu 統葉護 (s. Hirth, *Nachworte zur Inschrift des Tonjukuk* S. 46) sein Nachfolger, unter dem Jahre 619 im Sommer aber wird im *Kiu T'ang schu*, Kap. 1 fol. 9v⁰ bereits eine Gesandtschaft des letzteren verzeichnet, Schê-kueĭ muß also damals tot gewesen sein. Sowohl das *K. T'ang schu*, Kap. 194b fol. 1v⁰ wie das *T'ung-kien*, 武德 2. Jahr haben denn auch das Richtige: das erstere sagt: Schi-pi, das letztere: die nördlichen T'u-küe. Chavannes, *Documents* S. 52 Anm. 2 hat bereits auf den Irrtum hingewiesen.

**352,** 15. Tschu Hi drückt seine Verurteilung von Kao tsus Verhalten ganz nach dem Muster des *Tsch'un-ts'iu* aus: „T'ang tötete Ho-sa-na von den westlichen T'u-küe". Vergl. meine *Studien* S. 174.

**352,** 42. In der Lebensbeschreibung P'eĭ Küs sind diese Worte diesem zugeschrieben, dagegen soll sie nach dem Kapitel über die T'u-küe im *T'ang schu*, Kap. 215b fol. 7v⁰f. Fêng Tê-yi 封德彝, ebenfalls ein ehemaliger Würdenträger der Sui und dann in den Diensten der T'ang, in einem größeren Zusammenhange gesprochen haben.

**353,** 6. Die Darstellung ist dem eben genannten Kapitel des *T'ang schu* entnommen. Danach hätte Kao tsu bereits vor dem Heiratsantrage mit T'ung Ye-hu ein Übereinkommen zum gemeinsamen Angriff gegen die Nord-Türken geschlossen, aber dann scheint die Äußerung des Kaisers kaum verständlich. Jedenfalls spielte der Khagan der West-Türken ein zweideutiges Spiel, und auch Hie-li 頡利 traute ihm offenbar nicht, da er drohte, die Prinzessin von T'ang nicht durch sein Gebiet durchzulassen.

Hinsichtlich des Todesjahres von T'ung Ye-hu sind Chavannes Zweifel gekommen. Im *T'ang schu*, Kap. 217b fol. 6v⁰ wird ausdrücklich vermerkt, daß „T'ung Ye-hu im 2. Jahr 貞觀 (d. h. 628) starb". Auch Ssĕ-ma Kuang hat unter diesem Jahre die Angabe, daß T'ung Ye-hu von seinem Oheim ermordet wurde. Chavannes, *Documents* S. 95 Anm. 1 und S. 194f., weist nun darauf hin, daß nach Hüan-tsangs 玄奘 Lebensbeschreibung (St. Julien, *Histoire de la Vie de Hiouen-Thsang* S. 55) der Pilger auf seiner Reise den Ye-hu Khagan der Türken am See Issyk kul antraf, den er im Jahre 630 erreicht haben muß. Ye-hu Khagan aber müsse T'ung Ye-hu gewesen sein, denn Hüan-tsang selbst habe in seinem Berichte (St. Julien, *Mémoires sur les Contrées occidentales* I, 30) von Ssĕ 肆 Ye-hu Khagan als dem Sohne des Ye-hu Khagan gesprochen, und nach *Kiu T'ang schu*, Kap. 194b fol. 4r⁰ war Ssĕ Ye-hu in der Tat der Sohn T'ung Ye-hus. Da aber die T'ang-Annalen (Kap. 115b fol. 8r⁰) erwähnen, daß Ssĕ-pi 俟毗 Khagan, der Gegner Ssĕ Ye-hus, im Jahre 630 vergebens um die Hand einer chinesischen Prinzessin bat und daß darauf die verschiedenen Stämme der West-Türken zu Ssĕ Ye-hu übergingen, so sei anzunehmen, daß T'ung Ye-hu im Jahre 630 gestorben sei. Ich kann mich dieser Beweisführung nicht anschließen. Die Angaben der Historiker über das Todesjahr sind zu bestimmt, als daß sie leichthin beiseite gesetzt werden könnten. Ye-hu (alt-türkisch Yabgu) ist ein allgemein gebrauchter Titel bei den West-Türken, und unter dem Ye-hu Khagan des Biographen Hüan-tsangs kann ebenso gut Ssĕ Ye-hu verstanden werden; daran ändert auch Hüan-tsangs eigene Angabe nichts, daß dieser Ssĕ Ye-hu der Sohn eines anderen Ye-hu Khagans war. Im Jahre 630 herrschte bei den West-Türken die Wirrnis, die nach T'ung Ye-hus Ermordung eingesetzt hatte; wen Hüan-tsang als Khagan antraf, ist nicht festzustellen, die Ermordung aber wird schon 628 stattgefunden haben.

**354, 7.** In dem chinesischen Sie-yen-t'o 薛延陀 hat Hirth, *Nachworte* S. 129f., den Namen Sir-Tardusch, wohl mit Recht, vermutet. Nach den wenig klaren Angaben im *T'ang schu*, Kap. 217b fol. 6r⁰ „wohnten die Sie-yen-t'o mit der Rasse der Sie durcheinander. Später unterwarfen sie den Stamm der Yen-t'o und beherrschten ihn. Ihre Bezeichnung wurde danach Sie-yen-t'o. Ihr Sippenname war I-li-tie — 利咥. Sie waren unter den Stämmen der Tölös der tapferste und blühendste. Ihre Sitten stimmten im allgemeinen mit denen der Türken überein". Daß 薛, alte Aussprache *siät*, den in den türkischen Inschriften vorkommenden Namen Sir wiedergeben soll, den Radloff, *Die alttürkischen Inschriften der Mongolei* II, 31 nicht zu erklären weiß, kann nicht zweifelhaft sein. Anders ist es mit Yen-t'o = Tardusch. Hier erwartet man statt des Yen ein Tan oder Ta(t). 延 bildet in der Tat eine ganze Gruppe von Zeichen mit der Aussprache *tan* (vergl. Hirth a. a. O.), aber selbst hat es nur den Laut *yen*. Karlgren, *Analytic Dictionary* Nr. 235, leitet den Laut von 延 aus einer archaischen mit d beginnenden Form *(diän)* her, aber ein solcher Anlaut kommt für die T'ang-Zeit nicht mehr in Betracht. Trotz alledem aber, mag nun hier im Anfang ein Schreibfehler vorgelegen haben, der sich dann fortgesetzt hat, oder mag irgend eine dialektische Eigenheit im Spiel sein, die sachlichen Gründe sind so gewichtig, daß man an der Identität Yen-tʻo und Tardusch kaum zweifeln kann.

**354,** 15. Der Name Hui-ho 廻紇 oder, wie er in den Sui-Annalen heißt, Weï ho 韋紇 — es findet sich auch Wu-ho 烏紇, Yuan-ho 袁紇 (so schreiben die Texte, ich möchte aber annehmen, daß dafür 哀 oder Ai- oder Oi-ho zu lesen ist) und Wu-hu 烏護 (vergl. auch unten) — ist die Wiedergabe des Wortes Uigur, das einen der Stämme der Tölös bezeichnet (vergl. Anm. zu II, **81,** 15); dieser Stamm soll identisch mit den Kao-tschʻê der Weï-Zeit sein (s. Anm. zu II, **87,** 2). Der Name hat sich dann aber im Laufe der Zeit mit der Ausdehnung der Übermacht des Stammes über eine große Menge anderer Gruppen verbreitet. Die Uiguren gelten bei den Chinesen als Nachkommen der Hiung-nu und sind ihrer Sprache nach zweifelsohne Türken. Das begabte und ritterliche Volk — trotz der absprechenden Urteile der chinesischen Geschichtschreiber über ihre angebliche Grausamkeit und Raubgier — hat eine reichere Geschichte als die anderen Stämme seiner Rasse und ist daher auch im Abendlande besser bekannt. Es gibt eine umfangreiche Literatur über die Uiguren, sie ist angegeben in Bretschneiders *Mediaeval Researches* I, 237. Das Kapitel 195 des *K. Tʻang schu*, das besonders von ihnen handelt, hat Chavannes in den *Documents* S. 87ff. übersetzt. W. Schott hat in einer Abhandlung *Zur Uigurenfrage*, I. Abteilung in den Abhandlungen der Königl. Preuß. Ak. d. Wissensch. 1873, Phil. Hist. Kl. S. 101ff., II. Abteilung, ebenda 1875, S. 27ff. Namen und Herkunft der Uiguren erörtert, ohne aber wesentlich Neues beibringen zu können. Die I. Abteilung ist nur eine Polemik gegen Klaproth wegen der Übersetzungen aus Rashid ed-din und Abulghasi, die II. bringt Einzelangaben ohne Zusammenhang aus dem *Tʻai-pʻing huan yü ki* 太平寰宇記 und dem *Wên hien tʻung kʻao*. Der Verfasser unterläßt ausführliche Mitteilungen, ,,weil man vom abendländischen Leser nur einigermaßen lebhafte Teilnahme an weit eher mechanischen als lebendigen, mit einer Art Entwicklung verbundenen Bewegungen im Zeitenlaufe nicht verlangen kann“ (S. 32).

**354,** 23. Dieser Tʻu-li 突利 darf nicht mit dem gleichnamigen verwechselt werden, der den Titel Kʻi-min Khagan führte und im Jahre 609 gestorben war (s. II, 313 u. 331).

**355,** 8. Über Li Tsi 李勣 s. Giles, *Biogr. Dict.* Nr. 1102. Er hieß ursprünglich Sü Schi-tsi 徐世勣. Kao tsu verlieh ihm, nachdem er von Li Mi 李密 zu den Tʻang übergetreten war, wegen seiner großen Verdienste den eigenen Familiennamen Li, und da der erste seiner Vornamen (Schi) mit dem von Tʻai-tsung 太宗 (Schi-min 世民) übereinstimmte, wurde später sein Name zu Li Tsi verkürzt.

**357,** 20. S. Vilh. Thomsen, *Inscriptions de l'Orkhon* (Mémoires de la Société Finno-Ougrienne V.) S. 99. Näheres über die Inschriften unten Anm. zu **442,** 26.

**359,** 4. Eine Darstellung der Vorgänge in Kao-tschʻang seit der Eroberung durch die Jou-juan, im besonderen der Ereignisse, die zur Einsetzung von

K'ü Kia 麴嘉 als König führten, nach *Peï schi*, Kap. 97 fol. 8v⁰ff. findet sich bei Walter Fuchs, *Das Turfangebiet* (Ostasiat. Ztschr. N. F. Bd. III, S. 124ff.) S. 141ff.; vergl. auch Chavannes, *Documents* S. 102 Anm. 2.

**359,** 21. Über die Einfuhr fremder, namentlich persischer Hunde in China s. Näheres bei Laufer, *Chinese Pottery of the Han Dynasty* S. 278 Anm. 2. Favier, in seinem großen Werke *Péking, Histoire et Description* S. 493, nimmt ohne weiteren Beweis an, daß die berühmten „Möpse von Peking" Nachkommen der kleinen Hunde aus Fu-lin seien.

**359,** 42. Über den Namen Yen-k'i s. Näheres Anm. zu I, **396,** 40.

**360,** 13. K'i-pi Ho-li 契苾何力 bedeutet Ho-li vom Stamme der K'i-pi, denn K'i-pi war, wie Chavannes, *Documents* S. 34 Anm. 10 gezeigt hat, ein Stamm der Tölös, und Ho-li wird auch in seiner Lebensbeschreibung, *K. T'ang schu*, Kap. 109 fol. 4v⁰ als den Tölös entstammend bezeichnet.

**360,** 22. Über die Lage von Kiao-ho 交河 = Yar khoto und sein Verhältnis zu Karakhodja, chines. Kao-tsch'ang, 高昌, oder T'ien-ti tsch'êng 田地城, der eigentlichen Hauptstadt des Landes, s. Näheres in meiner *Chinesischen Tempelinschrift aus Idikutšahri bei Turfan* S. 28ff.

**360,** 24. Die Schleudertürme, im *T'ang schu*, Kap. 221a fol. 10r⁰, *tsch'ung tsch'ê* 衝車, „Angriffswagen", in der Lebensbeschreibung des Kiang Hing-pên 姜行本 *kung hie* 攻械 „Angriffsmaschine" und in der Inschrift von Barkul *ki lu* 機櫓 „Maschinen-Türme" genannt, sind als fahrbare, stark erhöhte Steinschleudern zu denken, die von Kiang nach älteren Vorbildern verbessert wurden. Eine allgemeine Beschreibung nach dem *Ts'ê fu yuan kueï* 册府元龜 hat Chavannes in seinen *Notes additionelles sur les Tou-kiue occidentaux* (T'oung Pao Ser. II Bd. V) S. 7 gegeben.

**360,** 33. Tschu-kü-po 朱俱波, bei Hüan-tsang Tschê-kü-kia 斫句迦 (Julien, *Mém.* II, 221f.), wird *T'ang schu*, Kap. 221a fol. 22r⁰ nur beiläufig mit genannt. Nach den Wege-Angaben bei Hüan-tsang muß es südlich von der heutigen Stadt Yarkänd gewesen sein, also wohl das heutige Kargalik. Vergl. auch Chavannes, *Documents* S. 123 Anm. 1. Gemeint ist vermutlich der alte, einst viel bedeutendere Staat So-kü 莎車 (Yarkänd) der Han-Zeit (I, 392).

**360,** 36. In dem Titel *ngan-si tu-hu* 安西都護 soll Ngan-si keinen Landschaftsnamen bezeichnen, wie Chavannes in seinen *Documents* annimmt. Es war lediglich ein ehrender Zusatz zu *tu-hu*, wie er seit der Han-Zeit besonders bei militärischen Titeln üblich war. Vergl. I, 364. Später wurde ja auch der Sitz des *Ngan-si tu-hu* unter demselben Namen nach Kutscha verlegt (s. I, 398 u. II, 400). Der Ausdruck 安西國, der sich *T'ang schu*, Kap. 221a fol. 20r⁰ findet, kann nur die dem Generalgouvernement unterstellten Staaten bezeichnen. So heißt es auch ebenda Kap. 215b fol. 14v⁰: „Alle Staaten (Turkistans), die den West-Türken unterworfen gewesen waren, wurden zu Präfekturen gemacht, die sich im Westen bis nach Po-ssĕ (Persien) erstreckten; sie alle unterstanden dem Generalgouvernement Ngan-si." Vergl. auch die Titel *ngan-tung ta tsiang-kün* u. *ngan-tung tu-hu* der ,,den Osten befriedende große Feldherr" oder ,,Schutzherr" und *ngan-peĭ tu-hu* ,,der den Norden befriedende Schutzherr" (*K. T'ang schu*, Kap. 5 fol. 4v$^{0}$; vergl. II, 539). Ngan-si mit dem Namen Ārśi (für die Yüe-tschi, s. Anm. zu I, **329,** 18) in Verbindung zu bringen, wie F. W. K. Müller, *Toχrī und Kuišan* S. 579 und Sylvain Lévi in Journ. Asiat. 1933$^{\text{I}}$, S. 28 anregen, ist natürlich unmöglich, damit entfallen auch die Folgerungen, die der letztere sowie Sten Konow, *War Tocharisch die Sprache der Tocharer?* in Asia Major Bd. IX, S. 458 daran knüpfen.

**360,** 44. Die Inschrift am See Barkul, die den Zug Hou Kün-tsis 侯君集 verherrlicht, ist von Chavannes, *Dix inscriptions de l'Asie Centrale* S. 25ff nach einem Abdruck von Bonin beschrieben und übersetzt.

**361,** 17. K'ü Wên-t'ais 麴文泰 in die Formen übertriebener Gastfreundschaft gekleidete Gewalttätigkeit gegen den Pilger ist in der Lebensbeschreibung (St. Julien, *Histoire de la Vie de Hiouen-Thsang* S. 32ff.) ausführlich geschildert.

**362,** 23. Der Name T'u-huo-lo 吐火羅, der auch noch auf verschiedene andere Weise geschrieben wird, kommt seit der Weĭ-Zeit auf (zuerst im *Weĭ schu*, Kap. 102 fol. 18r$^{0}$ als 吐呼羅). Er bezeichnet die Landschaft Tochara (Tochāristān) am oberen Oxus mit der Stadt Baktra (Balch) und ist lautlich dasselbe wie das alte Ta-h(i)a, unbeschadet des Wechsels der sachlichen Bedeutungen (s. Anm. zu I, **47,** 16 und I, **345,** 8).

**363,** 10. Das Jahr 446 für den Heiratswunsch von Schê-kueĭ 射匱 Khagan ist nur aus dem *T'ung-kien*, 貞觀 20. Jahr zu entnehmen, wo sogar das Monatsdatum angegeben ist.

**363,** 12. Über den Namen K'ueĭ-tsĕ oder K'iu-tsĕ s. Näheres Anm. zu I, **396,** 40.

**364,** 24. Die neuen Gouvernements in den Ländern der Uiguren und ihrer Verwandten sind in den T'ang-Annalen (Kap. 217a fol. 2r$^{0}$f. u. *K. T'ang schu*, Kap. 195 fol. 2r$^{0}$f.) aufgezählt, doch ist die Lage im einzelnen nicht mehr zu ermitteln. Über Yen-jan 燕然 und seine Lage s. Anm. zu I, **398,** 34. Ob hier wirklich derselbe Ort gemeint ist, wo Tou Hien im Jahre 89 n. Chr. seine Inschrifttafel aufgestellt hatte, die seinen Sieg über die Hiung-nu verkündete, ist mir nicht sicher.

**364,** 29. Auf den beschrifteten Holztafeln, die Pelliot 1907 auf den Trümmerstätten bei der heutigen Stadt Kutscha gefunden hat, erscheint wiederholt ein ,,Großkönig" Swarnatep (so ist richtiger zu lesen für das Swarnate Lévis, sanskr. Suvarṇadeva, s. Lüders, *Zur Geschichte und Geographie Ostturkestans*, in Sitzungsber. Preuß. Ak. d. Wissensch. 1922 S. 252f.). Sylvain Lévi hat in seiner Abhandlung *Le ,,Tokharien B", langue de Koutcha* (Journ. Asiat. 1913$^{\text{II}}$, S. 311ff.) darin den chinesischen Namen Su-fa-tie(p) 蘇伐疊 wiedererkannt. Gegen die Identifikation wird sich trotz der Bedenken, die Maspero im Bull. Éc. fr. d'Extr. Or. Bd. XIII Heft 7, S. 73ff. dagegen erhoben hat, kaum etwas einwenden lassen. Die Sprache, die im 7. Jahrhundert in Kutscha gesprochen, jedenfalls im buddhistischen

Kultus sowohl wie in der zivilen Verwaltung verwendet wurde, war eine indogermanische, die von F. W. K. Müller als „Tocharisch B", von Lévi als „Kutschaisch" bezeichnet worden ist (im Gegensatz zu „Tocharisch A "oder „Sakisch", das im Süden von Ost-Turkistan, also besonders in Khotän im Gebrauch war). Swarnatep hat in seinem ersten Bestandteile das indische *suvarṇa* = Gold, im Chinesischen durch *su-fa* wiedergegeben, die Identifikation liegt um so näher, als Hüan-tsang einen König Kin-hua 金花, d. h. „Goldblume" von K'ueï-tsĕ erwähnt (St. Julien, *Mémoires* I, 5), was wie eine Übersetzung von Suvarṇapuṣpa aussieht. Ob freilich, wie Lévi folgert, dieses „Kutschaisch" wirklich die von der Bevölkerung gesprochene Sprache war, scheint mir auch nicht sicher, jedenfalls einen Schluß auf die Rasse daraus zu ziehen, würde ich Bedenken tragen. Daß die Namen der Könige indisch (vielleicht übersetzt) sind, beweist in Kutscha, einer Hochburg des Buddhismus (vergl. II, 88, 287 u. 293) nichts, und ob wir es mit einem der westlichen Zweige der Indogermanen zu tun haben, worauf die Sprache hindeutet, läßt sich noch nicht beurteilen. Daß die Eingeborenen von Kutscha Türken waren, wie Müller, Sitzungsber. Preuß. Ak. d. Wissensch. 1907, S. 959 voraussetzt, ist mir ganz unwahrscheinlich.

**364, 34.** Ho-li-pu-schi-pi 訶黎布失畢 scheint Sanskrit Haripuṣpa wiedergeben zu sollen, allerdings bleibt der Schlußvokal i auffallend. Lévi meint a. a. O. S. 321, daß das finale a in Sanskrit-Wörtern im „Schrift-Kutschaischen", zu e würde und daß „dieses e im täglichen Gebrauch leicht an i anklinge". Ich muß Lévi die Verantwortung für diese Erklärung überlassen.

**364, 44.** Po-huan 撥換 ist das Ku-mo 姑墨 der Han-Zeit (s. I, 397), das, wie Watters, *On Yuan Chuangs Travels in India* I, 65 glaubte, das türkische *qum* = „Sand" wiedergeben sollte, was von Hüan-tsang durch Pa-lu-k(i)a 跋祿迦 bezeichnet würde. Po-huan ist lautlich Bakhuān bei den Arabern. Nachdem der französische Reisende Grenard festgestellt hat, daß Ku-mo Aksu ist, kann auch Po-huan nichts anderes als Aksu sein, nicht aber Bai oder Yurgun östlich von Aksu, wie die Chinesen und nach ihnen Watters annahmen, auch nicht Yaka-aryk, zwischen beiden gelegen, wie Chavannes, *Documents* S. 8 u. 117 glaubte. Der letztere hat dann in T'oung Pao Ser. II Bd. VI, S. 553 Anm. auf Grund der ihm von Grenard gemachten Mitteilungen seine Identifikation richtig gestellt, ebenso wie Pelliot, ebenda Bd. VII, S. 553ff. nachgewiesen hat, daß Bakhuān nicht Kutscha sein könne, wie Grenard vermutete. Daß dies unmöglich ist, geht schon aus dem Bericht der T'ang-Annalen, Kap. 221a fol. 19v⁰ hervor: der König von K'ueï-tsĕ war aus seiner Hauptstadt Kutscha nach Westen geflohen und hatte sich in Po-huan festgesetzt. Was die Etymologie Ku-mo und türkisch *qum* anlangt, so mag ihre Richtigkeit dahingestellt bleiben. Dagegen kommt der Name Pa-lu-k(i)a nach den Feststellungen von Lüders, *Zur Geschichte und Geographie Ostturkestans* S. 258 als Wiedergabe eines Sanskrit-Wortes *vālukā* (nicht *bālukā*, wie Watters will) = „Sand" nicht in Frage. Auf einem Blatte der von Le Coq in Qyzyl ausgegrabenen Papierhandschrift fand Lüders einen „König von Bharuka", und da dieses Land „selbstverständlich in Ostturkestan gesucht werden müsse und wahrscheinlich sogar in der Nähe von Kuci", so „sei es völlig sicher, daß der chinesische Name auf Bharuka zurückgehe."

**367, 44.** Der Kampf Li Schi-mins 李世民 mit seinen Brüdern Kien-tsch'êng 建成 und Yuan-ki 元吉, sowie die Vorgänge, die zu der Katastrophe führten, werden in den T'ang-Annalen nur kurz behandelt; über die letzteren haben die Lebensbeschreibungen der beiden Brüder *(K. T'ang schu,* Kap. 64 fol. 2r°ff. und 8r°ff.) noch die ausführlichsten Angaben, den ersteren schildert Ssĕ-ma Kuang, 武德 9. Jahr, mit allen Einzelheiten. Bei aller Sachlichkeit sprechen aber die Berichte stark zu Gunsten von T'ai tsung. Tschu Hi wagt keine Entschuldigung der Tat Li Schi-mins. Ganz nach den Grundsätzen des *Tsch'un-ts'iu* sagt er: „Li Schi-min tötete den Thronfolger Kien-tsch'êng und Yuan-ki, den Fürsten von Ts'i", obwohl das letztere nicht zutrifft. Er hält T'ai tsung für die Tat verantwortlich und spricht so sein Urteil (vergl. meine *Studien* usw. S. 174f.). Das *Fa-ming* läßt aber über die orthodoxe Auffassung keinen Zweifel. Wieger, *Textes historiques* S. 1545ff. ist wieder völlig verständnislos und willkürlich in seiner Darstellung der Vorgänge, die er „die durchgrübeltste Episode (l'épisode le plus alambiqué) der ganzen chinesischen Geschichte" nennt, über der „die Historiker schwitzen", um zu beweisen, daß „der berühmte T'ai tsung gut handelte, indem er schlecht handelte".

**368, 15.** Hinsichtlich der chinesischen Bezeichnung Ta-schi(k) 大食 für die Araber weist J. J. Hess in d. Deutsch. Morgenl. Ges. Bd. 69, S. 391 darauf hin, daß Pehlewi Tāčīk, armenisch Tačik, neupersisch Tāǧīk, Tāǧik, Tāzī von dem arabischen Stammesnamen Ṭaiji abgeleitet sei. Für die Perser war dieser Stamm der mächtigste unter den arabischen Völkern, und so benannten sie alle Araber nach ihm. Der Name Ta-schi(k) zeigt mithin, daß den Chinesen die Kenntnis der Araber durch die Perser vermittelt wurde.

**369, 23.** Einige Nachrichten von Tabari und anderen arabisch-persischen Geschichtschreibern über die Eroberung Persiens durch die Araber und das Ende der Sassaniden hat Marquart in *Ērānšahr* S. 67ff. mitgeteilt. Wenn bei den Chinesen Tochāristān als Zufluchtsort Jezdgerds angegeben wird, bei den Persern Merv oder Chorāsān, so ist zu berücksichtigen, daß zur Sassaniden-Zeit sowohl Merv wie Tochāristān verwaltungsmäßig Teile von Chorāsān waren (Marquart S. 70). Was das Todesjahr Jezdgerds anlangt, so ist 651 zweifellos das richtige. Chavannes' Einwand *(Documents* S. 172 Anm. 1) unter Berufung auf das *Ts'ê fu yuan kueï*, Kap. 995 fol. 14r°f. ist nicht berechtigt. Es heißt dort unter dem Datum *yung-hui* 永徽 5. Jahr 5. Monat (Mai/Juni 654): „Die Araber hatten mit ihren Heeren Persien und Maimargh (chines. Mi 米) angegriffen und beide besiegt. Der König Jezdgerd (chines. Yi-ssĕ-hou 伊嗣候 oder fälschlich Yi-ssĕ-ssĕ 伊嗣俟) von Persien war von arabischen Soldaten getötet worden (was nicht richtig ist). Jezdgerds (es war nicht der V., wie Marquart S. 68 glaubt, sondern der III., das 五 des chinesischen Textes ist ein Druckfehler für 王) Sohn, Pīrūz (chines. Pi-lu-ssĕ 卑路斯 (期 ist ein Druckfehler), war nach Tochāristān entflohen und nun schickte er eine Gesandtschaft, um dem Kaiser seine bedrängte Lage zu melden". Es ist klar, daß diese Vorgänge nicht alle in den 5. Monat 654 fielen. Der Chronist will nur berichten, daß in diesem Monat die Gesandtschaft eintraf, was für ihn die Hauptsache ist. Alles andere sollte die Veranlassung dazu angeben und war längst vorher geschehen. — Das persische *fagfūr* oder *bagpuhr* in früherer Zeit (*baga* = Gott, *puhr* = Sohn) entspricht dem indischen *devaputra* und dem chinesischen *t'ien tsĕ* (s. S. Lévi in Journ. Asiat. 1934[I], S. 18f.). *Fagfūrī* wird nach P. Kahle in Zeitschr. d. Deutsch. Morgenl. Ges. 1934, S. 35 im Arabischen das chinesische Porzellan genannt, d. h. eigentlich ,,was dem Himmelssohn zukommt oder gehört" Han-mi mo-mo-ni 瞰蜜莫末膩 soll offenbar den Titel Othmans, *Emir al-mumenin* umschreiben. Die verhältnismäßig ausführlichsten Berichte der Chinesen über den Untergang des sassanidischen Reiches (auch sie sind recht kümmerlich) finden sich im *K. T'ang schu*, Kap. 198 fol. 25v$^{0}$ff. und *T'ang schu*, Kap. 221b fol. 15r$^{0}$ff.; einiges Weitere hat das *Ts'ê fu yuan kueï*, Kap. 965 fol. 1r$^{0}$ff. und Kap. 995 fol. 14r$^{0}$.

**370, 14.** Es ist bezeichnend für die Unsicherheit der Kenntnis der Chronisten, daß hinsichtlich der vorgetäuschten Zurückführung des persischen Prinzen nicht einmal Übereinstimmung über den Namen herrscht. Das *T'ang schu* a. a. O. und die Lebensbeschreibung des P'eï Hing-kien 裴行儉 ebenda, Kap. 108 fol. 6v$^{0}$ sagen, daß es der Sohn des verstorbenen Königs Pīrūz, Ni-nie-schi 泥涅師, gewesen sei, der am Hofe in Tsch'ang-ngan als Geisel behalten sei; das *K. T'ang schu* kennt dagegen diesen überhaupt nicht und bezieht alles ausdrücklich auf Pīrūz selbst. Die Kaiser-Annalen erwähnen nicht einmal die Gesandtschaft Jezdgerds von 638; auch ihr offensichtlicher Zweck, die Bitte um Hilfe gegen die Araber, wird an den anderen Stellen nicht genannt. Tabari (*Annales* I, 2683 und 2690) berichtet zwar sehr ausführlich über die Gesandtschaft, aber in offenbar phantastischer und zweckbestimmter Art; nicht einmal die Zeit ist ihm bekannt. Im Jahre 22 der Hedschra (= 642/43), erzählt er, habe Jezdgerd aus der Gegend von Merv ,,Briefe mit der Bitte um Hilfe an den Khagan der Türken, den König von Sogd und den König von Ṣīn (Ts'in = China) gesandt". Im Jahre 651 habe der Khagan den zurückkehrenden Boten Jezdgerds getroffen und ihn nach seinen Erlebnissen gefragt. Dann folgt eine frei erfundene Erzählung von der Unterhaltung mit dem Kaiser, in der die Tugend und Tüchtigkeit der Araber geschildert wird (dies ist der Zweck des Ganzen), und schließlich hören wir von folgendem Briefe des Kaisers an Jezdgerd: ,,Was mich hindert, dir ein Heer zu schicken, dessen Spitze in Merv und dessen Ende in Ṣīn steht, das ist nicht Unkenntnis meiner Pflicht. Aber das Volk, das dein Gesandter mir geschildert hat — wenn es sich gegen Berge wendet, so zerbricht es sie, und wenn ihm freier Lauf gelassen wird, so macht es mir den Garaus, so lange es so bleibt, wie man es mir geschildert hat. Darum schließe mit ihm Frieden, laß dich herbei, ihm Aufnahme in deinem Lande zu gewähren, und greife es nicht an, so lange es dich nicht angreift". (Ich verdanke die Übersetzung dieser Stelle aus Tabari der Freundlichkeit von Herrn H. H. Schaeder). — In einer Abhandlung des persischen Gelehrten Sa'id Náfīsī über „Frauen und Söhne Jezdgerds III.", heißt es, daß Pīrūz „einen Sohn mit dem Namen Narses hinterlassen habe". Dem würde das chinesische Ni-nie-schi entsprechen. Auch Hsiang Ta, *T'ang tai Tsch'ang-ngan yü Si-yü wên ming* (s. Anm. zu II, **184,** 26) S. 23, hat den Namen bereits richtig gedeutet. Eine ausführliche Schilderung von P'eï Hing-kiens Zug gegen die westtürkischen Stämme findet sich in seiner Lebensbeschreibung a. a. O. fol. 6r°ff. Der Text ist übersetzt von Chavannes, *Documents* S. 74 Anm. 3. Die Stadt Tsi-ling 疾陵城 ist bereits von Yule, *Cathay and the Way Thither* I, LXXXVII Anm., wie ich nicht zweifle, richtig als Zaranj oder Zereng der Muhammedaner im heutigen Seïstan im äußersten Osten des persischen Reiches erkannt worden. Sui-schi 碎葉 muß dem arabischen Sūj-āb, dem Flusse, der auf unseren Karten als Tschu bezeichnet wird, entsprechen; Sui-schi tsch'êng (oder Su-schi 素葉) müßte dann die Stadt Tokmak sein. S. Chavannes, *Documents* S. 13, und Bretschneider, *Mediaeval Researches* I, 98 Anm. 250.

**370,** 37. Welche Namensform das chinesische Su-lu-tschi 蘇魯支 darstellt, ob ein avestisches Zarathuštra oder ein Pehlewi Zaratust oder eine anderssprachige Form, ist nicht festzustellen. S. Lévi hat (Bull. Éc. fr. d'Extr. Or. Bd. IV, S. 552 Anm.) den Namen des persischen Religionstifters mit dem des legendären Weisen Karoṣṭha zusammenbringen wollen. Einen Untergrund hat diese Hypothese nicht. In dem Ausdruck *huo-hien* 火祆 (zuweilen unrichtig 祅 geschrieben) scheint mir ebenfalls ein nicht chinesisches Wort zu stecken. Darauf deutet wenigstens das zweite Zeichen, das nach K'ang-hi *hien* oder *t'ien* oder *hüan* gesprochen wird (vergl. dazu Pelliot im Bull. Éc. fr. d'Extr. Or. Bd. III, S. 666 Anm. 3) und erst für den Ausdruck gebildet zu sein scheint. Die bei K'ang-hi verzeichnete Bemerkung des *Schuo wên*, daß „inerhalb der Pässe (im Weï-Tal) der Himmel *(t'ien)* 祆 genannt würde", vermag ich nicht aufzufinden, sie ist sicher späteren Ursprungs. Wylie, *Chinese Researches*, Teil II, S. 2ff., hat sich mit Aufwand von viel Scharfsinn und Gelehrsamkeit bemüht, wahrscheinlich zu machen, daß mit *hien* ein fremder Gott des Himmels gemeint, und daß darunter Jehovah zu verstehen sei, daß also seine Anhänger in China Juden gewesen seien. Dabei geht er von der verbreiteten, aber falschen Annahme aus, daß die Juden, von denen sich in K'ai-fêng in Ho-nan noch Reste befinden, zur Han-Zeit nach China gekommen seien (s. unten Anm. zu **510,** 19). Über die wirkliche Bedeutung von *huo-hien* besteht heute kein Zweifel mehr. Tsch'ên Yuan 陳垣 hat in seiner Abhandlung *Huo-hien kiao ju Tschung kuo k'ao* 火祆教入中國考 (in The Journal of Sinological Studies 1923, Bd. I No. 1, S. 27ff.) alle erreichbaren Angaben der chinesischen Literatur zusammengestellt und kommt zu dem Ergebnis, daß der Mazdäismus zuerst zwischen 516 und 519 (richtiger 518 und 520) in China, und zwar in Weï und in Liang, bekannt geworden sei, und sein Kultus zwischen 516 (518) und 527 begonnen haben müsse, zuerst in Weï, dann in Peï Ts'i und Peï Tschou, die Sui und T'ang hätten ihn dann übernommen. Tsch'ên Yuan hat die persischen Gesandtschaften des 5. Jahrhunderts unberücksichtigt gelassen. Über die richtige Aussprache des Zeichens 祆 kommt auch er zu keiner Entscheidung, stellt aber fest, daß es erst zu Anfang der T'ang-Zeit neu gebildet ist.

Die Nestorianer nennen ihre Religion in der Überschrift der berühmten Inschrift von 781 (s. II, 564ff.) *Ta-ts'in king kiao* 大秦景教. Über die Bedeutung von Ta-ts'in ist hier wieder viel gestritten worden (vergl. I, 400). Havret, der hervorragendste Erklärer der Inschrift, läßt es unübersetzt, ebenso der letzte Übersetzer, A. C. Moule, *Christians in China* S. 34f. Dieser meint aber in der Erklärung, daß der Name, sonst „ziemlich allgemein für den römischen Orient gebraucht, hier vielleicht genauer Syrien bedeute". Ich habe keinen Zweifel, daß Ta-ts'in auch hier wieder Ktesiphon-Seleukia, allgemeiner auch das Zweistromland bezeichnet, und Wieger, *Textes hist.* S. 1593, hat sicherlich Recht, wenn er meint, daß „Ta-ts'in hier Chaldäa bedeutet". Dagegen wird dieser dem Sachverhalt nicht ganz gerecht, wenn er sagt, daß die Nestorianer, „nachdem sie sich zuerst orientalische Christen genannt hätten, darauf diese Bezeichnung ebenso wie die andere, Nestorianer, verworfen hätten, um sich Chaldäer zu nennen". Nach Keßler (Art. „Nestorianer") in A. Haucks, *Realencyklopädie für protestantische Theologie und Kirche* S. 727 beklagte sich Acacius, Katholikos in Seleukia von 481 bis 496, daß Philoxenus, der syrische Übersetzer des Neuen Testaments um 490, ihn und die Seinen als Nestorianer bezeichne, und tatsächlich kommt dieser Name bei Philoxenus zum ersten Male vor, scheint also, wie Keßler schließt, von ihm herzurühren. „Sie selbst", sagt dieser weiter, „nennen sich immer Chaldäer, chaldäische Christen". Dieser Name ist also wahrscheinlich schon vor dem Konzil von Ephesus von 431, auf dem die Lehre des Nestorius als Ketzerei verdammt wurde, in Gebrauch gewesen. Die Patriarchen der „Chaldäer" haben auch nach der Liste der *Patriarches chaldéens du titre de Séleucie-Ctésiphon* bei M. Chaine, *La chronologie des temps Chrétiens de l'Égypte et de l'Éthiopie* S. 261f. bereits seit dem Anfang des 4. Jahrhunderts, beginnend mit Papa gegen 310, in Ktesiphon-Seleukia, also „Chaldäa" ihren Sitz gehabt.

Die chinesischen Nachrichten über muhammedanische Sendboten in China und ihre religiöse Tätigkeit vor dem 8. Jahrhundert hat Wieger a. a. O. S. 1597f. zusammengestellt. Sie tragen sämtlich den Stempel der Legende und der geschichtlichen Unmöglichkeit an der Stirn. Auch Bretschneider, *Mediaeval Researches* I, 266f. macht auf die Nachrichten aufmerksam, die von einem Sendboten Muhammeds zur Sui-Zeit reden, als der Prophet noch ein unbekannter Händler war. Alle erreichbare chinesische Literatur über die Geschichte des Islams in Chinas hat G. Devéria gesammelt und erörtert in seiner Abhandlung *Origine de l'Islamisme en Chine* in Centenaire de l'École des langues orientales vivantes 1795—1895 S. 305ff. Auch er kommt zu dem Ergebnis, daß alles, was von chinesischen Muhammedanern in Literatur und Inschriften über Einführung des Islams erzählt wird, gefälscht ist. Tatsächlich kann man über die Einführung nur allgemeine Vermutungen hegen. Zu dem gleichen Ergebnis kommt Isaac Mason, *The Mohammedans of China, When and How They First Came*, in Journ. North China Br. R. A. S. Bd. LX, S. 42ff. Er stellt ebenfalls die Angaben der chinesischen Muhammedaner zusammen und zeigt ihre Unmöglichkeit. Der erste Anfang unmittelbarer chinesisch-muhammedanischer politischer Beziehungen ist nicht über das Jahr 651 hinaus zu verfolgen. Es mag sein, daß arabische Kaufleute schon einige Jahre früher auf dem Seewege nach Süd-China gekommen waren (s. II, 550), aber von einer Verbreitung des Islams zu jener Zeit hören wir nichts. Auch Max von Berchem kommt in seiner Studie *Les Inscriptions Arabes de Ts'iuan-tcheou*, der ein *Mémoire sur les Antiquités Musulmanes de Ts'iuan-tcheou* von Greg. Arnáiz zugrunde liegt (T'oung Pao Bd. XII, S. 677ff.), zu dem Ergebnis, daß die Erzählung chinesischer Muhammedaner, der Islam sei gegen 620 in Fu-kien durch zwei muslimische Missionare eingeführt, auf einer Legende beruhe, zumal wenn Ts'üan-tschou, wie Arnáiz meint, erst gegen 700 gegründet sein sollte. Die Angabe von Hirth und Rockhill, *Chau Ju-kua* S. 14, daß „der Islam zwischen 618 und 626 nach Kanton gebracht zu sein schiene", wird durch nichts gestützt Die arabischen Kaufleute in Kanton und Ts'üan-tschou am Ende des 7. Jahrhunderts und später brauchen keineswegs Missionare gewesen zu sein. Auch die Gesandtschaft von 651 hatte mit einer Verbreitung des Islams nichts zu tun. Broomhall, *Islam in China*, der in seinem ersten Kapitel die Geschichte der arabisch-chinesischen Beziehungen bis zum Sturz der Omajjaden 750 behandelt, geht davon aus, daß der Handelsverkehr zwischen China und Arabien „wahrscheinlich in eine Zeit zurückgehe, die vor der aller vorhandenen geschichtlichen Aufzeichnungen liege", aber das ist eine durch nichts gestützte Vermutung. (Vergl. II, 550 und unten Anm. zu **550,** 12). In der Frage des Eindringens des Islams hat auch B. keine abweichende Meinung. Wenn endlich Chavannes in seinem Aufsatz *Le Nestorianisme et l'inscription de Kara-Balgassoun* (in Journ. Asiat. 1897^I, S. 43ff.) die Meinung vertrat, daß unter dem chinesischen *Mo-ni* 末尼 Muselmanen zu verstehen seien (S. 77ff.), so ist er sogleich von Devéria, *Musulmans et Manichéens Chinois* (in Journ. Asiat. 1897^II, S. 445ff.) widerlegt worden, indem dieser dartat, daß unter Mo-ni nur Mani und die Manichäer verstanden werden könnten.

**371,** 2. Über Fu-lin s. d. Nähere in Anm. zu I, **400,** 22. Die Gesandtschaft von 643 ist oft erörtert worden. Im *K. T'ang schu*, Kap. 198 fol. 28r⁰ und *T'ang schu*, Kap. 221b fol. 18r⁰ wird nur gesagt, daß der „König" *(wang)* Po-to-li 波多力 sie schickte. Schon Hirth, *China and the Roman Orient*

S. 294, hat richtig erkannt, daß unter Po-to-li (alte Ausspr. Puâ-tâ-lik) nur das arabische Bathric = Patriarch verstanden werden kann. Da aber die T'ang-Annalen von einer Unterwerfung Fu-lins unter die Araber sprechen und dies auf Konstantinopel nicht zutrifft, ist er geneigt in Fu-lin hier Antiochia zu sehen. Ich kann seine Gründe nicht für durchschlagend halten. Konstantinopel ist von 668 ab von den Arabern belagert worden und hat sich, wie auch die T'ang-Annalen richtig angeben, nur durch einen Tributvertrag losgekauft. Wenn die Annalen dann im Anschluß hieran von neuen Gesandtschaften in den Jahren 667, 701 und 719 sprechen, so braucht daraus keineswegs zu folgen, daß die „Unterwerfung" vorher stattgefunden haben müßte. Den Chronisten der T'ang wird die geschichtliche Reihenfolge hier schwerlich so lebhaft vor Augen gestanden haben. Die Kaiser-Annalen nehmen überhaupt keine Notiz von diesen Gesandtschaften, und das *Ts'ê fu yuan kueï*, das sonst die fremden „Tributbringer" gewissenhaft aufzählt, erwähnt von denen aus Fu-lin nur die von 719. Also sehr hoch eingeschätzt hat man in Tsch'ang-ngan diese Beziehungen zu dem fernen Westen anscheinend nicht. Chavannes' Vorschlag (T'oung Pao Ser. II Bd. V, S. 38), in Po-to-li für 多 das Zeichen 悉 si zu lesen und dann das Wort als *basileus* zu nehmen, ist wohl von ihm selbst nicht aufrecht erhalten worden. Tschang Sing-lang, der in seinem *Tschung Si kiao t'ung schi liao hui pien* (s. Anm. zu I, **400,** 22) I, 161ff. ältere Erklärungen des Wortes zusammenstellt, greift eine Hypothese von Klaproth und Pauthier wieder auf, und will Po für eine ungeschickte Wiedergabe von Papa nehmen, to-li aber für tu-lo 獨羅 in dem Namen Ti-o-tu-lo-ssĕ 梯俄獨羅斯 = Theodorus; das Ganze wäre dann der Papst Theodorus I., der von 642 bis 649 den heiligen Stuhl in Rom inne hatte. Es ist lehrreich, zu sehen, welche Leistungen wissenschaftlich geschulte Chinesen ihren Vorfahren bei Umschreibungen fremder Namen — mit Recht — zutrauen.

**371,** 33. Die Kirgisen, zuerst Kien-kun 堅昆, dann auch Kü-wu 居勿 oder Kie-ku 結骨, zur T'ang-Zeit genauer Kie-kia-ssĕ 黠戛斯 genannt, werden von den Chinesen als „Leute von hohem Wuchs, heller Gesichtsfarbe, grünlichen Augen und roten (blonden) Haaren geschildert, schwarzhaarige halten sie für unheilvoll" *(T'ang schu*, Kap. 217 fol. 17v⁰ und *T'ang hui yao* 唐會要 — s. II, 308 —, Kap. 100 fol. 5v⁰). Das *T'ang schu* erzählt über ihre Herkunft folgende seltsame Geschichte: „Als die Hiung-nu sich der Unterwerfung durch die Han widersetzten, machten die ersteren den General Li Ling 李陵 zu ihrem *yu hien wang* 右賢王 (s. I, 350) und Weï Lü 衛律 (s. Giles, *Biogr. Dict.* No. 2285) zum Fürsten der Ting-ling. Später besiegte der Schan-yü Tschi tschi 郅支 (s. I, 355) die Kien-kun. Zu jener Zeit waren diese vom Hoflager des Schan-yü 7000 *li*, von den südlichen Kü-schi 5000 *li* entfernt, darum behielt Tschi-tschi ihre Hauptstadt. Die späteren Generationen, die dann das Land einnahmen, nannten die Kien-kun fälschlicherweise Kie-ku". Die Kirgisen aber, so sagt das *T'ang schu* weiter, „behaupten bestimmt, daß diejenigen unter ihnen, die schwarze Augen hätten, Abkömmlinge von Li Ling seien". Der Kaiser Tschung tsung 中宗 soll deshalb um 708 ihren Gesandten gesagt haben, daß ja ihr Volk mit ihm gleichen Stammes sei. Li Ling war, wie erinnerlich, aus Furcht vor der Strafe für seine von den Hiung-nu im Jahre 99 v. Chr. erlittene Niederlage bei diesen geblieben, hatte eine Tochter des Schan-yü geheiratet und bis zu seinem Tode im Jahre 74 noch im Hunnenlande gelebt. Ebenso war Weï Lü, der allerdings selbst türkischer Herkunft war, zu den Hiung-nu entflohen. Die Richtigkeit dieser Nachricht, wonach die Kirgisen Hiung-nu gewesen seien oder wenigstens, wie die T'ang-Annalen meinen, mit ihnen zusammen gewohnt haben müßten, läßt sich ebenso wenig nachprüfen wie die Rasse der blonden Kirgisen.

**372,** 43. Über die Deutung von T'u-fan als T'u-po und Tibet s. Anm. zu I, **37,** 14. Grünwedel, *Der Lamaismus* S. 160, leitet das Wort Tibet aus dem mongolischen Töböd, arabischem Tobbat, Tibbat, Thabbat und ähnlichen Formen her. Die Angaben der T'ang-Annalen über den Stamm Fa K'iang 發羌 und dessen Stammvater Hua-t'i Po-si-ye 鶻提勃悉野 (die T'ang-Annalen, Kap. 116a fol. 1r$^0$ schreiben kurz hinter einander 悉 *si* und 窣 *su*), der westlich vom Si-tschi schui 析支水 gewohnt habe, ebenso über den Zug des Fan-ni 樊尼 nach dem Westen verdienen wenig Glauben. Vielleicht gehen sie zurück auf Erzählungen von Tanguten im Kukunor-Gebiet. — Die Berichte beider Ausgaben der T'ang-Annalen sind übersetzt von S. W. Bushell, *The Early History of Tibet* in Journ. R. A. S. Bd. XII, (1880) S. 435ff. Auch er will den Namen Tibet von T'u-fan herleiten.

Die nichtchinesischen Quellen für die älteste tibetische Geschichte sind besonders Sanang Setsens Geschichte der Ost-Mongolen und die tibetische Königs-Chronik *rGal-rabs* mit ihrer kalmükischen Übersetzung, dem *Bodhimör*. Darauf beruhen die Darstellungen Köppens, *Die lamaische Hierarchie und Kirche* S. 46ff. und Rockhills Angaben in *The Life of the Buddha* Kap. VII. Daß der König Tho-tho-ri long-btsan der Fan-ni der Chinesen gewesen sei, wie Rockhill S. 209 Anm. 2 meint, ist ganz unwahrscheinlich, wenn auch Hua (oder Ho)-t'i Po-si-ye ein tibetisches Original wiedergeben mag. Fan-nis Zug nach Tibet, wenn er überhaupt stattgefunden hat, müßte entweder 433, nach Mêng-süns Tode, oder richtiger 439 nach der Vernichtung seines Staates vor sich gegangen sein, nicht 397, wie R. zu glauben scheint.

Die Nomadenstämme, die in dem vom Huang ho umflossenen Lande Si-tschi 析支 leben, heißen heute Mahahkami und unterstehen theoretisch der Verwaltung von Si-ning. S. Tafel, *Meine Tibetreise* I, 177 Anm.

**373,** 9. Über den Yar-tung sind sich die Tibetologen nicht einig. Rockhill, a. a. O. S. 208 Anm. 2, sagt, daß er sich in den Yaru Tsang-po ergieße, also südlich von Lhassa sei, ebenso Waddell, *The Buddhism of Tibet* S. 20 Anm. Dieser macht noch darauf aufmerksam, daß er nicht verwechselt werden dürfe mit dem Flusse gleichen Namens, der östlich von Batang (s. I, 9) sei und in den Yang-tsĕ fließe. Vergl. aber die anderen Ansichten bei Rockhill a. a. O. — Lhassa erscheint im *K. T'ang schu* als Lo-so 邏些, im

*T'ang schu* als Lo-so 邏娑, und zwar als Name eines Flusses, an dem die Wohnung des *tsan-p'u* 贊普 (*tsan* = *hiung* 雄 „tapfer", *p'u* = *tschang fu* 丈夫 „Mann"), des Helden, tibetisch *btsan-p'o*, d. h. des Königs, liegt.

**373,** 21. Über Zeit und Art der Einführung der tibetischen Schrift s. Näheres bei B. Laufer, *Origin of Tibetan Writing* (in Journ. American Or. Soc. Bd. XXXVIII — 1918 — S. 34ff.). Danach ist die Schrift der Tibeter den Devanāgarī-Schriftzeichen Mittel-Indiens entnommen, so wie sie dort im 7. Jahrhundert geformt waren. Khotän oder Turkistan überhaupt, das andere als Ursprungsort angesehen hatten, kommt dafür nicht in Frage. Wenn Laufer allerdings meint, daß die Bemerkung über Schriftlosigkeit sich nur auf das Volk im allgemeinen bezöge, aber nicht „auf die Regierung von Lhassa", die über eine wirkliche Schrift verfügt haben müsse, wie sich aus der Tatsache ergebe, daß nach den T'ang-Annalen der König von Tibet an den chinesischen Kaiser einen Brief geschrieben habe, in dem er um die Hand einer Prinzessin gebeten habe, so findet das in den Annalen keine Stütze. Die neuen Annalen wissen überhaupt nichts von einem Briefe und die älteren (Kap. 196a fol. 3r⁰) haben den recht allgemeinen Ausdruck *fêng piao* 奉表; selbst wenn damit ein Schriftstück gemeint sein sollte, so wird dies aller Wahrscheinlichkeit nach von einem chinesischen Dolmetscher aufgesetzt sein. Grünwedel, *Der Lamaismus* S. 140, bemerkt, daß „es Spuren gebe, daß eine alte besondere Schriftsprache der Bon (s.II, 376) existierte, die von dem späteren Schriftsystem verschieden war". Wir wissen aber von dieser angeblichen Schrift noch weniger als von der ganzen Bon-Religion.

**373,** 33. Ma Tuan-lin (Kap. 334 fol. 5v⁰) will wissen, daß schon zur Sui-Zeit, in der Periode 開皇 (581 bis 600) die tibetischen Könige ihre Herrschaft „im Südwesten bis an das Land der Brāhmaṇa" (Indien) ausgedehnt hätten. Der Nachricht wird man mit einigem Bedenken gegenüberstehen.

**373,** 42. Ich entnehme die Angabe über den Regierungsantritt des Königs K'i-tsung-lung(nung)-tsan 棄宗弄贊 oder K'i-su-nung 棄蘇農 Laufers Arbeit a. a. O. S. 36. Rockhill, *The Life of the Buddha* S. 211 hat andere Daten. Vergl. auch Waddell, a. a. O. S. 20 Anm. 1.

**374,** 2. Die Yang-t'ung 羊同 -Stämme saßen südlich von Khotän.

**375,** 39. Auch No-ho-po 諾曷鉢 mußte durch chinesische Heeresmacht vor seinen eigenen Ministern geschützt werden. Das *K. T'ang schu*, Kap. 198 fol. 13r⁰ berichtet, daß man nach T'ai tsungs Tode „ein Steinbild (石圖) von der Gestalt No-ho-pos" an des Kaisers Grabe aufgestellt habe. Der Brauch, die Kaiserlichen Grabstätten mit steinernen Statuen von Menschen und Tieren zu schmücken, geht bis weit in die vorchristliche Zeit zurück, es war dies offenbar ein Ersatz für die lebende Begleitung, die ursprünglich dem toten Herrscher in das Grab folgen mußte. Näheres darüber bei De Groot, *The Religious System of China* II, 811ff. Wenn es aber für gewöhnlich Minister u. ä. sind, die so dargestellt werden, so wurden an T'ai tsungs Grab die Statuen der unterworfenen fremden Fürsten aufgestellt. Außer der des T'u-yü-hun-Fürsten waren es auch die des tibetischen Königs Srong-btsan sgam-po, der Könige von Magadha (s. II, 377), von Kutscha, von Kao-tsch'ang u. a., im ganzen sollen es vierzehn gewesen sein nach Chavannes, *Les inscriptions Chinoises de Bodh-Gayā* (in Revue de l'histoire des religions Bd. XXXIV, 1896, No. 1) S. 28. S. auch S. Lévi in Journ. Asiat. 1900$^{I}$, S. 301. De Groot scheint diese interessante Tatsache entgangen zu sein. An der von Chavannes im Jahre 1907 besuchten Grabstätte von Kao tsung, dem Nachfolger T'ai tsungs, sind solche Statuen von Vasallenfürsten noch erhalten, an der von T'ai tsung sind sie verschwunden (s. unten Anm. zu **392,** 22 und **414,** 11).

**376,** 15. Über die Verkörperung der Prinzessin Wên-tsch'êng 文成 und der nepalesischen Prinzessin als weiße und grüne Tārā sowie über ihre Wirksamkeit s. Näheres bei Köppen, *Die lamaische Hierarchie* S. 62ff., und bei Waddell, a. a. O. S. 22f. Avalokiteśvara ist bis heute der eigentliche Schutzheilige Tibets geblieben. Die Frage der ersten Einführung des Buddhismus in Tibet wird verschieden beantwortet. Köppen S. 56 schreibt sie dem König Srong-btsan sgam-po zu, der im Jahre 632 den Minister T'on-mi oder T'u-mi (?) nach Indien gesandt habe, „um hier die Schrift und die geschriebene Lehre (des Buddha) zu erlernen". Nach seiner Rückkehr habe dieser aus der Sanskrit-Schrift die tibetische gebildet und so die erste Kenntnis buddhistischer Werke übermittelt. Ebenso Laufer, a. a. O. S. 35f. Grünwedel, a. a. O. S. 141, meint, der König habe den Buddhismus erst auf Bitten seiner chinesischen Gemahlin eingeführt, ähnlich Waddell S. 22. Emil Schlagintweit, *Buddhism in Tibet* S. 63ff., gibt die Überlieferung Sanag Setsens und die der tibetischen Chronik, ohne selbst Stellung zu nehmen. Schlagintweit der auch von einem angeblich vor 137 v. Chr. gegründeten Kloster erzählt (vergl. auch Lassen, *Indische Altertumskunde*, 2. Auflage II, 1091), hat eine Legende, nach der im Jahre 371 fünf fremde Männer dem König buddhistische Lehren und Kultgegenstände übermittelt hätten, während die Chronik die Sendung T'u-mis als Beginn der Einführung nimmt. Rockhill, a. a. O. S. 209f., glaubt auf Grund dieser Legende, daß der Buddhismus durch nepalesische Minister bereits 430 verkündet worden sei.

**376,** 36. Über persische und andere Elemente in der Bon-Religion s. Näheres bei Laufer, *Die Bru-ža-Sprache*, in T'oung Pao Ser. II Bd. IX, S. 13f.

**377,** 43. Die Gesandtschaft Li Yi-piaos 李義表 und die von Wang Hüan-ts'ê 王玄策 an den König Harṣa Śīlāditya (chines. Schi-lo-yi-to 尸羅逸多) von Magadha und die Gefangennahme des Königs A-lo-na-schun 阿羅那順 werden im *K. T'ang schu*, Kap. 198 fol. 20r$^{0}$ff. und *T'ang schu*, Kap. 221a fol. 26r$^{0}$f., zum Teil auch ebenda, Kap. 196a fol. 4v$^{0}$ und Kap. 216a fol. 4v$^{0}$ berichtet. Wang Hüan-ts'ê selbst hat ein ausführliches Werk über seine wiederholten Reisen nach Indien geschrieben, aber leider ist es uns nicht erhalten. Bruchstücke davon finden sich jedoch in der buddhistischen Enzyklopädie *Fa yuan tschu lin* 法苑珠林, die 668 von dem Mönche Tao-schi

道世 veröffentlicht ist (s. B. Nanjio, *Catalogue* No. 1482). Die dort an verschiedenen Stellen verstreuten Teile sind von Sylvain Lévi gesammelt, übersetzt und erörtert in seinen Abhandlungen *Les Missions de Wang Hiuen-ts'e dans l'Inde* (in Journ. Asiat. 1900[I] S. 297ff. und 401ff.) Einige Ergänzungen dazu hat derselbe Verfasser dann aus einem anderen zeitgenössischen Werke, dem *Tsi scha-mên pu ying pai su têng schi* 集沙門不應拜俗等事 von 622 (Nanjio No. 1480), in T'oung Pao Bd. XIII, S. 307ff. gegeben, sowie Pelliot aus Tao-schis zweitem Werke *Tschu king yao tsi* 諸經要集 (Nanjio No. 1473) im ersten Teile seiner Arbeit *Autour d'une traduction Sanscrite du Tao tö king* in T'oung Pao Bd. XIII, S. 351ff. Wang hat hiernach vier Gesandtschaften nach Indien ausgeführt, die dritte von 657 bis 662 und die vierte zwischen 663 und 665. Na-fu-ti 那伏帝 in den T'ang-Annalen ist verderbt aus Ti-na-fu-ti 帝那伏帝, das sich, wie Chavannes, *Les inscriptions* usw. S. 28, angibt, auf der Rückseite der Statue des A-lo-na-schun an der Grabstätte T'ai tsungs fand (A-lo-na-schun wird dort als König von Ti-na-fu-ti bezeichnet). Pelliot sieht wohl mit Recht darin die Umschreibung von Tīrabhukti, der heute Tirahuti oder Tirhut genannten Landschaft nördlich vom Ganges an den Vorbergen des Himalaya, die im Norden an Nepal angrenzt (A. Cunningham, *The Ancient Geography of India* S. 444f.). Wang Hüan-ts'ê mußte dieses Land passieren, um nach dem am oberen Ganges gelegenen Kanyākubdja zu gelangen. A-lo-na-schun müßte nach den Ausdrücken der T'ang-Annalen ein Vasall *(tsch'ên* 臣*)* des mächtigen Śīlāditya gewesen sein. Der Name A-lo-na-schun ist schwer deutbar. Lévi möchte ihn A-lo-schun-na lesen und Arjuna darin sehen (s. Chavannes, a. a. O. S. 27 Anm. 3). Chavannes irrt sich in der Zeit, wenn er Wang Hüan-ts'ê erst 661 mit seinen Gefangenen zurückkehren läßt.

Über Kanyākubja und die Geschichte Harṣavardhanas, der sich als König Śīlāditya nannte, finden sich nähere Angaben bei Th. Watters, *On Yuan Chwangs Travels in India* I, 340ff. Hüan-tsangs Unterredung mit dem Könige ist nach dessen Reisewerke übersezt von Julien, *Mémoires* I, 254ff. In dieser Unterredung befindet sich eine Stelle, die von besonderer Wichtigkeit ist, aber bisher nicht die nötige Beachtung gefunden hat, obwohl auch das *K. T'ang schu* a. a. O. darauf hinweist. „Aus welchem Lande kommst Du und was begehrst Du?" fragt der König den Pilger. — „Ich komme aus dem Lande der großen T'ang und bitte, das Gesetz Buddhas erforschen zu dürfen", antwortet dieser. — „Wo ist das Land der großen T'ang und wie weit ist es von hier?" — „Es liegt im Nordosten von hier und ist mehrere zehntausend *li* entfernt. Es ist das, was man in Indien Mahācīna (Mo-ho Tschi-na 摩訶至那) nennt." — „Ich habe gehört", sagt der König, „daß es in Mahācīna einen Himmelssohn gibt, der König von Ts'in (秦王) heißt" und nun folgt ein überschwänglicher Hymnus auf die Verdienste und Tugenden dieses Herrschers, der das Reich aus dem Chaos der Vergangenheit gerettet hat, ferner die Angabe, daß in seinem Volke eine bestimmte Musik mit Tanz zur Feier seiner Heldentaten aufgeführt würde, und schließlich die Frage: „ist das das Land der großen T'ang?" Hüan-tsang belehrt darauf den König: „Jawohl, Cīna war der Name des Reiches der früheren Könige (王), aber das große T'ang heißt das Reich unseres jetzigen Fürsten; als er noch nicht den Thron bestiegen hatte, wurde er Prinz von Ts'in genannt (s. II, 351), jetzt aber hat er die Regierung über das gesamte Reich übernommen und nun heißt er Himmelssohn". Er rühmt dann ebenfalls den Kaiser, der den Wirren der früheren Zeit ein Ende gemacht habe. Hüan-tsang ist, wie jeder buddhistische Mönch, ein großer Freund von Legenden und Wundergeschichten — auch den bevorstehenden Tod des Śīlāditya und die danach folgenden Kämpfe hatte, seiner Lebensgeschichte zufolge, Mañjuśrī ihm im Traume kundgetan (Julien, *Histoire de la vie de Hiouen-Thsang* S. 214ff.), und so wird man auch hier von seinem Berichte die legendäre Ausschmückung abstreifen müssen, die wohl nur der Verherrlichung T'ai tsungs dienen sollte, um zu dem Kerne der Geschichte zu gelangen. Was kann Śīlāditya, der chinesisch weder verstand noch sprach, in Wirklichkeit gesagt haben? Daß ihm die Zustände in China während der Zeit vor dem Regierungsantritt der T'ang und gar die Musik von „Ts'in-wangs Heldentaten" (秦王破陣樂) bekannt gewesen sein sollten, ist ausgeschlossen, da er nicht einmal den Namen T'ang kannte. Wohl aber war ihm der Name Cīna und Mahācīna („Groß-China") vertraut, und da er vermutlich auch von einem Cīnarājā, dem „König von Cīna", gesprochen haben wird, so deutete der Pilger diesen Titel in seiner chinesischen Form Ts'in wang durch eine pia fraus um in den seines Kaisers vor der Thronbesteigung; T'ai tsung hatte ihn im Jahre 618 erhalten *(K. T'ang* schu, Kap. 1 fol. 7r⁰), und Śīlāditya kann davon unmöglich Kenntnis gehabt haben. Wen er mit seinem Cīnarājā, der das Chaos früherer Zeiten beseitigte, gemeint hat (sofern er wirklich etwas von dem geäußert hat, was der Pilger ihm hier in den Mund legt), könnte nur eine sagenhafte Persönlichkeit gewesen sein, die sich in seiner Vorstellung mit dem alten Namen Cīna verband. Ob diese Persönlichkeit etwa Ts'in Schi huang-ti gewesen ist, wie Beal meinte, kann dahingestellt bleiben, da es für uns belanglos ist. Aber so „kläglich" *(pitiful)*, wie Watters meint, ist diese Ansicht doch nicht. Daß der Name Cīna alt war, geht schon aus der Angabe der T'ang-Annalen hervor, wonach Śīlāditya beim Eintreffen von T'ai-tsungs Gesandten Liang Huai-k'ing 梁懷璥 seine Umgebung gefragt habe: „Sind seit dem Altertum jemals Gesandte aus Mahācīnasthāna (chines. Mo-ho Tschên-tan 摩訶震旦) in unser Land gekommen?" Die Annalen fügen dann noch vorsorglich hinzu: „In der Sprache der Barbaren heißt das Mittelreich Mo-ho Tschên-tan". Hüan-tsang aber gibt den Namen Cīna ohne weiteres durch Ts'in wieder, wie denn auch das große buddhistische Wörterbuch *Fo kiao ta ts'ĕ tien* unter 震旦 sagt: „Nach heutiger Ansicht ist *Tschên* lautliche Wiedergabe von *Ts'in*; *tan* steht für *ssĕ-tan* 斯坦 *(sthāna)*, das Land *(ti* 地) bedeutet. Der Ausdruck bedeutet also das Land Ts'in". Die Umschreibung Tschên-tan ist erst von den Buddhisten eingeführt worden, die Worte bedeuten „Osten" und „Sonnenaufgang“, also, von Indien aus gesehen, das Reich des Sonnenaufgangs. Wie der Name nach Indien gekommen ist und wann, haben wir bereits früher erörtert (s. I, 156, Anm. zu I, **156,** 30 und I, 340). Wenn es noch eines Beweises bedurft hätte für die Herkunft des Namens China von Ts'in, so würde er hier gegeben sein. — Was die „Musik von Ts'in wangs Heldentaten“, *Ts'in wang p'o tschên yo* 秦王破陣樂 (wörtlich „Musik von der Zerschmetterung der feindlichen Schlachtreihe durch Ts'in wang“) anlangt, so ist es schwer, sich hier ein Urteil zu bilden. Nach *Hōbōgirin* Heft 2, S. 151ff. ist *P'o tschên yo*, japan. 倍臚破陣樂 *Bairo-hajin-raku* (oder *gaku?*), der Name eines Tanzes mit Musikbegleitung, der zu der Gruppe der „acht Weisen von Champa“ 林邑八樂 gehört, die der (indische?) Mönch Buttetsu 佛哲 (Buddhadarśin?) in Japan gelehrt haben soll. Der Tanz ist ein Kriegstanz und *Bairo* nach der Vermutung der Verfasser eine Umschreibung des Namens *Bhairava*, einer Form Śivas („der Grausige“). Trotzdem soll aber der Tanz in buddhistischen Klöstern aufgeführt sein und sogar noch werden. Mir scheint das Ganze unmöglich. Buttetsu ist eine legendäre Persönlichkeit, und wenn der Tanz in buddhistischen Klöstern heimisch ist, kann er nicht dem hinduistischen Śiva gelten. Was für einen Tanz oder was für ein Musikstück Hüan-tsang im Sinne gehabt hat, ist schwer zu sagen, da das Ganze nur auf eine Schmeichelei T'ai tsungs hinausläuft und als solche zu werten ist. Entstehungsgeschichte und Beschreibung des Tanzes werden im *T'ang schu*, Kap. 21 fol. 9v°ff. gegeben. Danach gehört er zu den „unter den T'ang selbständig erfundenen Musikstücken“ (唐之自製樂) und ist entstanden, als Li Schi-min, damals noch Prinz oder König von Ts'in, im Jahre 620 „das Heer des Liu Wu-tschou 劉武周 (eines der zahlreichen Bandenführer im Norden nach dem Sturz der Sui, s. II, 351) zerschmetterte“. (Ein Auszug aus dem Bericht des *T'ang schu* findet sich bei Watters a. a. O., S. 349f.). Hiernach wäre der Tanz rein chinesisch und könnte dann nach Japan gelangt sein. Andererseits darf nicht übersehen werden, daß nicht wenige Tänze und Musikstücke zur T'ang-Zeit von Indien über Turkistan nach China gekommen sind (s. II, 562), so daß es nicht ausgeschlossen ist, daß auch das *P'o tschên yo* in der Tat aus Indien stammt. Vielleicht ist es danach dem chinesischen Geschmack angepaßt worden. Vergl. auch die Bemerkungen Pelliots in T'oung Pao Bd. XXVIII, S. 96 zu den Angaben des *Hōbōgirin*. Mit der Erzählung von Śīlāditya ist jedenfalls für die Klärung der Frage nichts anzufangen.

**378, 24.** Hinsichtlich der Bitte des Königs Schi Kiu-mo 尸鳩摩 (Kumāra) von K'ia-mo-lu 伽沒路 (Kāmarūpa) um die Übersetzung des *Tao-tê king* besteht eine Unklarheit. Das *T'ang schu* spricht nur von einer Bitte um die Statue, die an Wang Hüan-ts'ê nach seinem Siege gerichtet sei, das *K. T'ang schu* von einer solchen um die Statue und das Buch gleichfalls bei dieser Gelegenheit. Dagegen sagt das buddhistische Werk *Tsi ku kin Fo Tao lun hêng* 集古今佛道論衡, das von 661 bis 664 entstanden ist (Nanjio, No. 1471, *Tripiṭ.* XXVII, 4), Kap. 2, Abschn. 10, daß die Bitte um das Buch an Li Yi-piao gerichtet wurde und daß dieser im Jahre 647 beim Kaiser die Übersetzung empfahl. Von einer Statue weiß es überhaupt nichts. Pelliot, der diese Widersprüche erörtert *(Autour d'une traduction* S. 382 Anm. 1), kommt zu dem Schluß, daß die Bitte um beides an die Gesandtschaft des Li Yi-piao gerichtet worden sei und daß die T'ang-Annalen die beiden Gesandtschaften verwechselt hätten. Mir scheint, daß man die Bitte um eine Statue, die wenig Wahrscheinliches hat, auf sich beruhen lassen kann; daß aber der Wunsch nach einer Übersetzung des *Tao-tê king* dem Li Yi-piao vorgetragen war, darüber kann nach den Angaben des *Tsi ku kin* .... kein Zweifel sein. Dagegen ist es ausgeschlossen, daß, wie man nach dem Wortlaut vermuten könnte, Li im Jahre 647 zurückgekehrt sei und seinen Antrag gestellt hätte. Der Text 貞觀二十一年西城使李義表還奏稱 kann nur so verstanden werden, daß Li nach seiner Rückkehr (die 646 erfolgt war) im Jahre 647 an den Kaiser berichtete. Die gelehrten Streitigkeiten bei der Übersetzung von Lao tsĕs Werk in das Sanskrit hat Pelliot in der erwähnten Arbeit a. a. O. ausführlich behandelt.

**379,** 42. Über Tsch'u Sui-liang 褚遂良 s. Giles, *Biogr. Dict.* Nr. 494.

**380,** 7. Die interessante Vorgeschichte des neuen Krieges gegen Nord-Korea, die sehr kennzeichnend für T'ai tsungs Denkweise ist, wird am ausführlichsten und klarsten im *T'ung-kien* unter 貞觀, 16., 17. und 18. Jahr dargestellt. Die Angaben im *K. T'ang schu*, Kap. 199a fol. 3v⁰ff. und fol. 18v⁰, sowie im *T'ang schu*, Kap. 220 fol. 3v⁰ff. stimmen, obwohl kürzer, damit überein. Der Usurpator von Kao-li, Kai-su-wên 蓋蘇文 (vielleicht ist 蓋 hier *ho* zu sprechen) heißt im *T'ung-kien* Ts'üan 泉 Kai-su-wên und nach *T'ang schu*, Kap. 220 fol. 3v⁰ ist Ts'üan (koreanisch Tsch'ön) der Familienname, nach Anderen soll auch Kai-kin 蓋金 als Beiname vorkommen. Der König Kien-wu 建武 wird im *T'ung-kien* nur Wu genannt — vermutlich ein Druckfehler. Von ihm wie von seinem Neffen Tsang 藏 ist sonst wenig bekannt. Der Titel *mo-li-tschi* 莫離支 soll nach *T'ang schu*, a. a. O. fol. 4r⁰ „etwa das sein, was bei den T'ang Präsident des Kriegsministeriums und der Regierungszentrale *(tschung schu ling* 中書令, s. II, 532f.) ist". Das koreanische Original ist nicht bekannt. — Über den Minister Siang-li Hüan-tsiang 相里玄奬 ist sonst nichts bekannt.

**380,** 10. Tschang Liang 張亮 versagte im weiteren Verlaufe des Feldzuges völlig (s. II, 382). T'ai tsung verzieh ihm seine kümmerliche Haltung, als jedoch im Jahre 646 der, freilich schwach begründete, Verdacht aufkam, daß er hochverräterische Pläne hege, ließ ihn T'ai tsung hinrichten, bereute aber dann seine Raschheit. Tschangs Lebensbeschreibung findet sich *K. T'ang schu*, Kap. 69 fol. 6v⁰ff.

**380,** 25. Der Prinz (Li) Tschi 治 war 643 an Stelle seines Bruders Tsch'êng-k'ien 承乾 zum Thronfolger ernannt worden, weil dieser, der ohnehin durch ein Fußleiden am Gehen behindert war, sich durch exzentrisches und würdeloses Verhalten als unbrauchbar erwiesen hatte.

**380,** 29. Die Stadt Kai-mou 蓋牟, das heutige Kai-pʻing 蓋平, liegt südlich von Hai-tschʻêng 海城 und darf nicht verwechselt werden mit Kʻai-pʻing 開平 auf der anderen Seite des Golfs von Liao-tung unweit Yung-pʻing 永平.

**381,** 2. Pai-yen 白岩 oder 白巖, in den Tʻang-Annalen Pai-yai 白崖 genannt, liegt 60 *li* östlich von Liao-yang am Tʻai-tsĕ ho 太子河, heute meist 太資河 geschrieben, einem Nebenfluß des Liao ho. Ross, *History of Corea* S. 157 sagt, daß die Ruinen der alten Stadt auf dem Nordufer des Flusses noch zu sehen seien.

**381,** 21. Li Ssĕ-mo 李思摩 hieß eigentlich A-schi-na 阿史那 Ssĕ-mo.

**381,** 30. Ngan-schi 安市 ist heute nur noch als ein unbedeutender Ort vorhanden.

**382,** 4. Dasselbe gilt von Kien-ngan 建安, 60 *li* südlich von Kai-pʻing.

**384,** 43. Der Ausdruck *fêng kuo* 封國 ist ungewöhnlich im Chinesischen und kommt als Bezeichnung des eigenen (Lehens-)Landes sonst nicht vor. Er ist nach Bezeichnungen wie *fêng kia* 封家 und *fêng hu* 封戶 „Lehensfamilien" gebildet. Nur *fêng* in der Bedeutung „Lehensgebiet" findet sich im *Kung-yang tschuan* zu *Tschʻun-tsʻiu* 襄公 7. Jahr: 諸侯卒其封內不地 „wenn ein Lehensfürst innerhalb seines Lehensgebietes stirbt, wird der Ort nicht genannt." Ebenso ist *tʻien ki* 天極 „Polarstern" für den Kaiser durchaus ungebräuchlich. Diese Wendungen lassen darauf schließen, daß es sich hier in der Tat um die Wiedergabe eines japanischen chinesisch geschriebenen Schriftstückes handelt. Wedemeyer, *Japanische Frühgeschichte* S. 94 Anm. 199 bezeichnet es als „die älteste japanische Staatsurkunde, die wir im Wortlaut besitzen". Wenn K. Asakawa, *The Early Institutional Life of Japan* S. 253 sagt, daß in der Zeit von 593 bis 628 „der erste Kaiserliche Gesandte (Imperial envoy) von Japan nach China geschickt wurde", so muß ein starker Ton auf das Wort „Kaiserlich" gelegt werden! Die Kaiser-Annalen der Hou Han (*Hou Han schu*. Kap. 1b fol. 23r⁰) berichten, daß im Jahre 57 „der König des Landes Wo-nu Gesandte mit Tributgeschenken schickte" (vergl. I, 327). Das ist die erste Gesandtschaft, von der wir hören.

**385,** 8. Die Staaten Jen-na 任那, Kia-lo 加羅, Tsʻin-han 秦韓 und Mu-han 慕韓 waren ebenfalls auf der koreanischen Halbinsel. Ihre genaue Lage ist nicht mehr festzustellen, doch werden sie irgendwie mit den älteren „drei Han" in Süd-Korea (s. I, 326) in Verbindung gebracht werden müssen.

**385,** 22. Über die vorhistorische Periode in der Entwicklung Japans bis zum Beginn des 5. Jahrhunderts n. Chr. s. das Weitere auch bei Nachod, *Geschichte von Japan* I, 97ff. Näheres über den Namen Wo und seine Bedeutung s. Anm. zu I, **326,** 40. Hinsichtlich der Chronologie bin ich Wedemeyer gefolgt.

**385,** 25. Die Schrift soll unter Ōjin tennō durch einen Chinesen Namens Wani 王仁 von Pek-tschyeĭ nach Japan gebracht sein. Über die Zeit schwanken die Ansichten um etwa 120 Jahre. Da der Chinese das *Tsʻien tsĕ wên* 千字文 als Lehrbuch mitgebracht haben soll, das frühestens dem 6. Jahrhundert entstammt, scheint die ganze Meldung verdächtig. Angeblich soll Wani aus Wu 吳 in Mittel-China gestammt haben, weswegen die von ihm eingeführte Aussprache der Zeichen Go-on 吳音 genannt wird im Gegensatz zu dem Kan-on 漢音, der (angeblichen) Han-Aussprache. Als Grundlage der konfuzianischen Ethik soll das *Lun-yü* übermittelt sein. Wedemeyer S. 56ff.

**386,** 6. Der chinesisch japanische Verkehr während der Zeit der Südstaaten, der Sui- und der T'ang-Dynastie ist ausführlich, aber nicht sehr kritisch dargestellt von A. Tschepe in seinem Buche *Japans Beziehungen zu China* S. 28ff. Über die Reform des japanischen Staates von 604 und von 645 finden sich weitgehende Einzelheiten bei *Asakawa* a. a. O., S. 252ff. und in Nachods *Geschichte*, deren 2. Band in seiner ersten Hälfte den Gesamttitel „Die Übernahme der chinesischen Kultur" (645—850) trägt.

**386,** 42. Das japanische *Nihongi*, Kap. 22, Suiko 推古 16. Jahr (608) 9. Monat hat eine etwas andere Fassung der Eingangsformel: 東天皇敬白西皇帝 „Die Fürstin des Ostens grüßt den Kaiser des Westens." Der chinesische Kaiser (Yang ti von Sui) hatte sich in seinem Schreiben (ebenda, 16. Jahr 8. Monat) kurz vorher des Ausdrucks bedient: 皇帝問倭皇 „Der Kaiser grüßt die Fürstin von Wo." Trotz des Unterschiedes in der Datierung (607 und 608) ist kein Zweifel, daß es sich um dasselbe Schreiben der Suiko handelt. W. G. Aston bemerkt in seiner Übersetzung des *Nihongi* (Transactions and Proceedings of the Japan Society 1896, Supplement I) II, 137 Anm. 1, daß der japanische Gesandte (608?) bei Kaiser Yang ti beantragt habe, den Namen Wo (oder Wa) 倭 in Nippon 日本 zu ändern, daß dieser aber die Gründe dafür nicht anerkannt und den Antrag abgelehnt habe. Nach dem *Shoku Nihongi* 續日本記 sei der Name Nippon in der Periode *wu-tê* 武德 (618—626, also unter Kao tsu von T'ang) zuerst angewendet worden. (Die Angabe des *T'ang schu* über das Jahr 670 braucht dem nicht zu widersprechen). Auch der koreanischen Regierung habe Japan um dieselbe Zeit mitgeteilt, daß Nippon die richtige Bezeichnung des Landes sei.

**388,** 9. Das *T'ang schu*, Kap. 46 fol. 13r⁰ sagt zwar in einer Anmerkung nur, daß Kao tsung 高宗 „bei seinem Regierungsantritt die Bezeichnung *min pu* 民部 in *hu pu* 戶部 umgewandelt habe", es kann aber keinem Zweifel unterliegen, daß dies aus Ehrfurcht vor dem Namen seines Vaters geschah, wie auch das *Li tai tschi kuan piao*, Kap. 6 fol. 16v⁰ diesen Grund ausdrücklich angibt. Auch Haenisch, *Die Heiligung des Vaters- und Fürstennamens in China* S. 11 weist darauf hin und führt ähnliche Fälle an, wo die Herrscher sich bemühten, die unbequemen Folgen der Tabuierung zu mildern. Zu der Wirkung solcher Tabuierungen vergl. auch die Anm. zu II, 26, 8.

**389,** 7. Der Text im *T'ung-kien* hat hier 周 statt 魏, was nur ein Druckfehler sein kann.

**389,** 32. Das Kapitel 23 des *K. T'ang schu* ist übersetzt von Chavannes, *Le T'ai chan* S. 169ff. Noch einmal, 637, versuchte das Beamtentum T'ai tsung zu einer Opferfahrt nach dem T'ai schan zu bewegen. Er ließ auch das

Zeremoniell dafür ausarbeiten, nahm aber schließlich doch von dem umständlichen und kostspieligen Unternehmen Abstand.

**390,** 11. Über Fu Yi 傅奕 und seine Anklagen gegen den Buddhismus s. Giles Nr. 589 und De Groot, *Sectarianism* S. 36ff. Die Wendung über Buddha ist seiner Lebensbeschreibung *T'ang schu*, Kap. 107 fol. 3r⁰ entnommen.

**390,** 20. So wenigstens verstehe ich den Satz 於門下別置弘文館. Über *mên hia* 門下 s. II, 255. Das *pie* kann sich nur auf eine Absonderung von den Unterrichtsanstalten beziehen.

**392,** 16. Über Tschang-sun Wu-ki 長孫無忌 s. Näheres bei Giles Nr. 142.

**392,** 22. Nach *K. T'ang schu*, Kap. 2 fol. 1r⁰ war T'ai tsung am 23. Januar 599 geboren, also am 10. Juli 649 50½ Jahre alt. Wenn dasselbe Werk dann Kap. 3 fol. 20 r⁰ sein Alter auf 52 Jahre, das *T'ang schu*, Kap. 2 fol. 19v⁰ gar auf 53 angibt, so entspricht die erste Zahl dem chinesischen Brauch, das angefangene Jahr für voll zu rechnen und die Zeit von der Empfängnis ab bis zur Geburt ebenso als ein Jahr. Die zweite Zahl ist nicht zu rechtfertigen, besonders nicht, wenn man die weitere Angabe des *T'ang schu* a. a. O. fol. 1r⁰ hinzunimmt, daß T'ai tsung bei der Einschließung Yang tis durch die Türken im Jahre 615 (im Sommer, s. II, 337) 16 Jahre alt gewesen sei, denn das würde ein Alter von 50 beim Tode ergeben. Das *K. T'ang schu* a. a. O. gibt die Zahl 18, die zu seiner Rechnung stimmt. T'ai tsungs Grab bei Li-ts'üan hien 醴泉, nordwestlich von Si-ngan ist von Chavannes besucht; einzelne Gebäudereste und gut erhaltene Tier-Skulpturen, darunter vortreffliche Reliefdarstellungen von Pferden in allen Gangarten, sind abgebildet in *Mission Archéologique* Tafel CCLXXXVII—CCXC.

**392,** 33. Der Fluß To-lo-ssĕ 多邏斯川, der Sitz von A-schi-na Ho-lu 阿史那賀魯, soll nach *K. T'ang schu*, Kap. 194b fol. 7v⁰ 1500 *li* gerade nördlich von Si tschou (Turfan) gewesen sein. Danach kann nur der Fluß Urungu oder Schwarze Irtysch gemeint sein. Welches Original sich hinter dem chinesischen Namen verbirgt, ist nicht zu sagen. Vergl. die zutreffenden Bemerkungen von Chavannes, *Documents* S. 32 Anm. 6.

**393,** 16. Die Lage von Schuang-ho 雙河 („Doppelfluß") und Ts'ien-ts'üan 千泉 („Tausend Quellen") ist nur annähernd festzustellen. Hüan-tsang reiste Anfang 630 durch das Land und berichtet, daß er nach etwa 400 *li* von Su-schi 素葉 (Tokmak am Tschu, vergl. II, 370) in westlicher Richtung nach Ts'ien-ts'üan kam. „Das Gebiet hat einen Umfang von über 200 *li*, ist im Süden von den Schneebergen (der Alexander-Kette) begrenzt und geht auf den drei anderen Seiten in die Ebene über. Es hat seinen Namen von den zahlreichen Quellen dort erhalten. Der Khagan der T'u-küe verbringt dort immer die Sommermonate, wenn alles im Blütenschmuck prangt". (St. Julien, *Mémoires* I, 13f.) Das weist auf das wasserreiche Land östlich von Aulie ata an der Straße von Tokmak nach Taschkent. Schwieriger ist Schuang-ho zu erkennen. Das *Si yü t'u tschi* von 1762 (nach Chavannes, *Documents* S. 34 Anm. 1) verlegt es in das Tal des Boro tala, der in den kleinen See Ebi nor mündet, also in die Talebene zwischen den Bergketten im Westen der Dsungarei. Das scheint sehr weit nach Osten gerückt. Hu San-sing zu 永徽 2. Jahr weiß nichts anderes zu sagen, als daß ,,es von Schuang-ho nach Südwesten 200 *li* bis zu den Kommandeur-Zelten (牙帳) des Ho-lu 賀魯 waren".

**393,** 20. Wir haben hier wieder einen der Fälle, wo das *Kang-mu* etwas berichtet, was im *T'ung-kien* nicht enthalten ist. (Vergl. Anm. zu II, **328,** 32.) Unter dem 2. Jahre 永徽 heißt es, daß ,,im 7. Monat Ho-lu von den West-Türken den Schê-kuei Khagan tötete" und ,,dessen Volk dem seinen einverleibte". Das kann hiernach nur bei dem Einbruch in T'ing tschou 庭州 geschehen sein, denn im *T'ang schu*, Kap. 215b fol. 11v⁰, wie im *K. T'ang schu*, Kap. 194b fol. 7v⁰ wird ausdrücklich gesagt, daß Ho-lu nach Aufgabe seines ersten Planes sich ,,im Westen des ehemaligen Gebiets des Tu-lu 咄陸 Khagan bemächtigte". Weder die Annalen noch das *T'ung-kien* wissen von einer Tötung des Schê-kueï 射匱 Khagan (des Lehensmannes der T'ang) etwas, obwohl die Tatsache nichts Unwahrscheinliches hat, da er seinen Sitz in T'ing tschou hatte (s. II, 362) und Ho-lu sicherlich an ihm Vergeltung üben wollte.

**394,** 1. Su Ting-fang 蘇定方 war Nord-Chinese aus Ho-peï. Er hatte seine Laufbahn unter Tou Kien-tê (s. II, 347) begonnen und ausschließlich im Kriegsdienste fortgesetzt. Nach dem erfolgreichen Feldzuge gegen Ho-lu hat er sich noch weitere Verdienste als Heerführer erworben. Er starb in hoher Stellung, mit Auszeichnungen überhäuft, im Jahre 667, 75 Jahre alt. Seine Lebensbeschreibung, die auch den Endkampf gegen Ho-lu ausführlich schildert, findet sich *K. T'ang schu*, Kap. 83 fol. 4v⁰ff.

**394,** 4. Es ist nicht ohne Interesse, daß in diesem amtlichen Berichte der T'ang-Annalen die chinesischen Truppen als Han-Truppen bezeichnet werden (vergl. I, 359 und Anm. zu II, **495,** 13).

**394,** 13. Der Name Su-tu tsch'êng 蘇咄城 ist von Chavannes, *Documents* S. 37 Anm. 4 als Abkürzung von Sutruschana — das heutige Ura tjube in der Provinz Syr darja, südlich von Taschkent — erkannt worden. Ich zweifle nicht an der Richtigkeit der Identifikation.

**394,** 28. Die verschiedenen Berichte in den T'ang-Annalen sind hier weder klar noch einheitlich. Die Lebensgeschichte von Ho-lu im *K. T'ang schu* (Kap. 194b fol. 9r⁰) sagt: ,,Holus Stämme wurden in die zwei Generalgouvernements *(tu-hu fu* 都護府) Kun-ling 崑陵 und Mêng-tsch'i 濛池 (östlich und westlich vom Tschu-Fluß) geteilt, die ihm unterworfenen Staaten in Provinzen und Präfekturen *(tschou fu* 州 府); sie reichten im Westen bis nach Po-ssĕ 波斯 (Persien) und wurden sämtlich dem Generalgouvernement von Turkistan *(Ngan-si tu-hu fu)* unterstellt". Ausführlicher heißt es im *T'ang schu* (Kap. 215b fol. 14v⁰): ,,Nach Ho-lus Vernichtung wurde sein Land in Präfekturen und Kreise *(tschou hien* 州縣) geteilt, in denen die verschiedenen Stämme wohnten". Dann werden die Stämme einzeln aufgeführt, von denen jeder ein Militär-Gouvernement *(tu-tu fu* 都督府) bildete. Zum Schluß heißt es: ,,Ferner errichtete man die beiden Generalgouvernements *(tu-hu fu)* Kun-ling und Mêng-tsch'i, die diese zusammenfaßten. Die ihm unterworfen gewesenen Staaten wurden in Präfekturen *(tschou)* geteilt; sie reichten bis nach Persien und wurden sämtlich dem Generalgouverneur von Turkistan unterstellt.“ Die Kaiser-Annalen aber *(K. T'ang schu,* Kap. 4 fol. 12r⁰) sagen summarisch: „Im 3. Jahre *hien-k'ing* 顯慶 (658) im 2. Monat wurden die Westlande befriedet, und ihre Gebiete in die beiden Gouvernements *(tu-tu fu)* Mêng-tsch'i und Kun-ling geteilt“. Die Gouvernements dürften rein militärische, die Provinzen eine zivile Verwaltung gehabt haben (s. II, 538ff.)

**395,** 4. Chavannes hat mit viel Mühe aus den Kapiteln der T'ang-Annalen über Verwaltung und Geographie die Verwaltungsbezirke der eroberten, bis dahin den Türken unterworfenen und dann in den Generalgouvernements *(tu-hu fu)* von Peï-t'ing (Bischbalik) und Ngan-si (Turkistan, s. Anm. zu II, **360,** 36) zusammengefaßten Länder mit Identifikation der Namen im einzelnen festgestellt. Die sämtlichen Gouvernements und Präfekturen — es sind über 100 — finden sich zusammengestellt in *Documents* S. 67ff. Anm. 2, wozu die Ergänzungen von S. 270ff. zu nehmen sind.

**395,** 28. Der Zug der Generale Tschêng Jen-t'ai 鄭仁泰 und Sie Jen-kueï 薛仁貴 (s. Giles, *Biogr. Dict.* Nr. 737) gegen die Tölös und die Tätigkeit K'i-pi Ho-lis 契苾何力 wird nur im *T'ung-kien* unter 龍朔 2. Jahr (662) im Zusammenhange dargestellt. In den T'ang-Annalen findet man nur in der Lebensbeschreibung Sie Jen-kueïs *(T'ang schu,* Kap. 111 fol. 10v⁰) einige anekdotenhafte Angaben. Das *T'ang hui yao,* Kap. 96 fol. 13v⁰f., verlegt die Expedition irrigerweise in das Jahr 666, und das *K. T'ang schu,* Kap. 83 fol. 9v⁰, läßt den Zug gegen „die T'u-küe der neun Stämme“ (vergl. II, 501) gehen. Das Unternehmen ging mit der fast völligen Vernichtung des chinesischen Heeres bei der Rückkehr durch Nahrungsmangel und Schneefälle aus, von 14000 Mann sollen nur 800 übriggeblieben sein. Die beiden Generale wurden von dem Zensorat angeklagt, aber vom Kaiser „wegen ihrer Verdienste“ freigelassen. Tschêng Jen-t'ai hat in den Annalen keine Lebensbeschreibung erhalten.

**396,** 5. Schan tschou 善州 der T'ang-Zeit entspricht genauer dem heutigen Lo-tu hien 樂都, dem früheren Nien-po 碾伯 hien, östlich von Si-ning.

**396,** 14. Si-hai 西海 bedeutet die Gebiete am Kuku nor, aber nicht immer dieselben. Unter Wang Mang (I, 375ff.) kam der Name zuerst auf *(Ts'ien Han schu,* Kap. 28b fol. 2r⁰) und bezeichnete das von den heutigen Bezirken Lan-tschou und Si-ning eingenommene Land im Osten des Sees; zur Sui- und T'ang-Zeit gehörte auch das West-Ufer dazu.

**396,** 36. Es handelt sich bei dem Gebiet von Tsch'i-schui 赤水 wie Hu San-sing (zu 麟德 2. Jahr) bemerkt, um das Tsch'i-schui von Ho-yuan 河源, eine zur Sui-Zeit geschaffene Präfektur im Süden vom Kuku nor.

**397,** 21. Von dem Zuge Sie Jen-kueïs und A-schi-na Tao-tschêns 阿史那道眞 und ihrer Niederlage erfährt man nur durch die Lebensbeschreibung des ersteren (*T'ang schu*, Kap. 111 fol. 11 v⁰f.), und auch diese sagt nur, daß „sie die Tibeter angreifen sollten, um den T'u-yü-hun zu helfen". Die Kaiser-Annalen verschweigen diesen Zweck ebenso wie die Niederlage. Das *T'ung-kien* unter 咸亨 1. Jahr hat wieder den vollen Sachverhalt.

**398,** 38. Die kurze Lebensbeschreibung von Tschang Wên-kuan 張文瓘 findet sich im *T'ang schu*, Kap. 113 fol. 3 v⁰ff. Er war Präsident des Strafministeriums und wegen seiner Strenge und Gerechtigkeit hoch geachtet; er bekleidete noch mehrere Vertrauensposten im Palast.

**399,** 1. Li King-hüans 李敬玄 Lebensbeschreibung steht im *T'ang schu*, Kap. 106 fol. 13 v⁰ff., Liu Schên-lis 劉審禮 ebenda, fol. 16r⁰ff. Die Empfehlung Lis auf die Stelle eines Oberkommandierenden sieht fast wie eine Intrigue aus. Liu war ebenfalls aus dem Süden, aus Kiang-su.

**399,** 13. Die Festung Ngan-jung 安戎 („Befriedung der Jung") bei Mao tschou 茂州 in Ssĕ-tsch'uan darf nicht verwechselt werden mit dem Orte gleichen Namens bei Ts'in-ngan 秦安 östlich von Kung-tsch'ang 鞏昌 in Kan-su.

**399,** 22. Über Tokmak zur T'ang-Zeit s. II, 370.

**400,** 16. Wo der Übergang der Tibeter stattfand, ist nicht feststellbar. Die Quellen sagen zwar, daß das Gebiet in einen Verwaltungsbezirk *(tschou)* umgewandelt wurde, aber wo dieser zu suchen ist, weiß keine von ihnen. Nicht einmal der Name ist sicher, die beiden T'ang-Annalen (Kap. 196a fol. 7v⁰ u. Kap. 216a fol. 8v⁰) schreiben Ye-tsch'uan tschou 葉川州, das *T'ung-kien*, 長壽 1. Jahr Lai 萊 -tsch'uan tschou. Schon Hu San-sing wußte nichts mehr über die Lage. Da der tibetische Fürst selbst zum Gouverneur ernannt wurde, muß es sich um ein entlegenes Gebiet, vielleicht im Westen von Ssĕ-tsch'uan, gehandelt haben, das gar nicht unter wirkliche chinesische Verwaltung kam. In der Geographie der Annalen wird der Name nicht aufgeführt.

**400,** 40. Die T'u-küe der zehn Horden 十姓突厥 oder 十姓部落 sind die fünf Horden der Tu-lu-Gruppe 都 oder 咄陸 und die fünf der Nu-schi-pi-Gruppe 弩失畢 von den West-Türken. Sie sind einzeln aufgeführt bei Chavannes, *Documents* S. 34.

**401,** 16. Die Gleichsetzung von Mo-tsch'o 默啜 mit Kapagan Khagan hat W. Radloff, *Die alttürkischen Inschriften der Mongolei* 2. Folge S. IX nachgewiesen.

**401,** 32. Die Schilderung von Kuo Yuan-tschêns 郭元振 Verhandlung mit K'in-ling 欽陵 findet sich in dem Kapitel über die T'u-fan im *T'ang schu* (Kap. 216a fol. 10r⁰f.), dagegen der von Kuo erstattete Bericht mit seinem politischen Programm in seiner Lebensbeschreibung ebenda, Kap. 97 fol. 4v⁰ff. Die Verhandlung ist übersetzt von Bushell, *The Early History of Tibet* S. 453f., der Bericht von Chavannes, *Documents* S. 180ff.

**402,** 6. Die letzte Episode von der Unterwerfung und dem Ende des tibetischen Königs K'i-nu-si-lung (nung) 器弩悉弄, sowie die im Jahre darauf wieder einsetzenden Kämpfe in Liang-tschou bleiben bei den dürftigen und zusammenhanglosen Angaben völlig dunkel. Auch das *T'ung-kien k'ao yi* bemerkt, daß diese Angaben unverständlich seien und daß deshalb das Weitere gestrichen sei.

**403,** 6. Die Lebensbeschreibung von Sie Jen-kueï in *K. T'ang schu*, Kap. 83 fol. 9r⁰f. verlegt den Zug Tsch'êng Ming-tschêns 程名振 und Sie Jenkueïs in das Jahr 657 und spricht von einem Kampf bei Kueï-tuan 貴端; nach dem *T'ung-kien* fand dieser bei Tsch'i-fêng 赤烽 statt. Weder der eine noch der andere Ort ist festzustellen. Hinsichtlich der Jahresangabe (658) bin ich dem *T'ang schu*, Kap. 220 fol. 12 v⁰ und dem *T'ung-kien*, 顯慶 3. Jahr gefolgt.

**403,** 22. Die Geographie von Korea zur T'ang-Zeit ist ganz ungesichert. Die Hauptstadt von Pek-tschyeï soll nach *Peï schi*, Kap. 94 fol. 10 v⁰f. Kü-pa 居拔 oder Ku-ma 固麻 geheißen haben, aber über ihre Lage erfahren wir dort leider nichts. Wo Su Ting-fang zu Anker gegangen war, ob etwa im Delta des Han- 漢 Flusses westlich von Söul oder an der Mündung des Hauptflusses von Pek-tschyeï, des Kim-kang 錦江, wissen wir nicht. Das letztere ist das wahrscheinlichere. Wenn er dann diesen Fluß hinauffuhr, was bei den starken Gezeiten der koreanischen Küste sehr leicht war, so müßte die Hauptstadt weiter nordöstlich, etwa in der Gegend der heutigen Stadt Kong tschyu 公州 gelegen haben. Was aber ist Hiung-tsin k'ou 熊津口, wie das *T'ang schu*, oder Hiung-tsin kiang 江 k'ou, wie das *T'ung-kien* schreibt? Ein Fluß Hiung-tsin kiang ist nicht bekannt, Hiung-tsin k'ou könnte bedeuten: Hafen der Stadt Hiung-tsin. Dann läge die Annahme nahe, daß Hiung-tsin die Hauptstadt gewesen sei, und in der Tat legen die modernen japanischen Karten in den historischen Atlanten *Tōyō tokushi chizu* 東洋讀史地圖 und *Nippon tokushi chizu* 日本讀史地圖 von Yoshida Tōgo 吉田東伍 den Ort dahin, wo heute die Stadt Kong tschyu liegt. Unsicher bleibt auch, welcher Fluß mit dem später genannten Pai kiang 白江 gemeint ist. Die japanischen Karten legen Pai kiang k'ou an die Mündung des Kim kang, sehen also in dem letzteren den Pai kiang. Dann kann man sich aber keine rechte Vorstellung von der gemeinsamen Operation der Land- und Seestreitkräfte gegen Tschou-liu tsch'êng 周留城 machen (s. II, 405), von der *K. T'ang schu*, Kap. 199a fol. 15v⁰ berichtet wird und zu deren Einleitung beide Teile von Hiung-tsin zum Pai kiang zogen, zumal wir über die Lage von Tschou-liu tsch'êng auch nichts wissen. Ross, *History of Corea* S. 175 meint, der Pai kiang sei „zweifellos" der Han-Fluß. Das scheint mir nichts weniger als zweifellos.

**403,** 41. Der Name Ki-lin 雞林 „Hühnerwald", korean. Kyerim für Sin-lo ist mehrfach erörtert worden. Im *Tschao-sien schi lüo* (T. s. t. t. 邊裔典, Kap. 28 fol. 1 r⁰ff.) werden mehrere Legenden erzählt, die den Namen erklären sollen. Ein Mann aus einem der sechs Dörfer oder Stämme, die später den Anfang des Staates Sin-lo bildeten (s. Anm. zu I, **327,** 8), fand im Walde ein großes Ei; er öffnete es, und heraus kam ein schöner Knabe; er zog ihn auf, und die Bevölkerung der sechs Dörfer bewunderte ihn so, daß sie ihn zum Fürsten machten. Sie gaben ihm den Sippennamen P'o 朴, weil man den Kürbis *p'o* (korean. *pak)* nannte und das geöffnete Ei einem Kürbis glich. Dieser Fürst war der erste des neuen Staates und hieß Ho-kü-schi 赫居世; er soll im Jahre 57 v. Chr. die Herrschaft angetreten haben, sein Staat aber wurde ,,Hühnerwald" genannt. Eine andere Legende sagt, daß der König T'o-kie 脫解 von der Sippe Si 昔, der ein Schwiegersohn des Königs P'o Nan-kie 南解, des Sohnes von P'o Ho-kü-schi, war und im Jahre 57 n. Chr. zur Regierung kam, eines Tages die Schreie eines Huhnes (oder verwandten Vogels) im Walde Schi-lin 始林 westlich von seiner Residenz gehört habe. Er habe jemand hingesandt, um nachzusehen, und der Bote habe ein goldenes *(kin)* Kästchen an einem Baumzweig hängen sehen, unten aber habe ein Huhn die Schreie ausgestoßen. Man habe das Kästchen geöffnet, und darinnen sei ein kleiner Knabe gewesen. Der König habe seine Freude an ihm gehabt, ihn aufgezogen und zu seinem Sohne gemacht. Er habe ihm den persönlichen Namen Ngao-tschi 閼智 und den Sippennamen Kin 金 (korean. Kim ,,Gold") gegeben. Den Namen des Waldes Schi-lin aber habe man in Ki-lin umgeändert, und dies sei der Name des Landes geworden. Zur Regierung gekommen ist dieser Kin Ngao-tschi nicht, da man nach dem Tode des Königs T'o-kie erklärte, daß dieser als Schwiegersohn von Nan-kie zu Unrecht auf den Thron gekommen sei, und weil ,,man die Geschichte von dem goldenen Kästchen bezweifelte". So kam die Herrschaft an den Sohn des Vorgängers von T'o-kie und damit wieder an die Sippe P'o, und diese hat sie während der nächsten Jahrhunderte abwechselnd mit der Sippe Si behalten, erst im 4. Jahrhundert kam die Sippe Kin endgiltig zur Regierung. — Der Name Ki-lin aber hat sich erhalten und muß wenigstens bis zum 10. Jahrhundert allgemein bekannt gewesen sein. Das zeigt schon der im Jahre 661 an den König Fa-min 法敏 verliehene Titel ,,Gouverneur von Ki-lin-tschou", der als solcher auch in den folgenden beiden Jahrhunderten an die Könige von Sin-lo verliehen wurde. Die Verbindung Sin-los mit dem Huhn als geheiligtem Tiere aber finden wir auch sonst bezeugt. Der buddhistische Pilger I-tsing 義淨 sagt in seinem wohl im Anfang des 8. Jahrhunderts verfaßten Reiseberichte, daß ,,diejenigen, die die Hähne verehren, die Bewohner von Kao-li (hier = Korea) sind, das in Indien Kukkuṭeśvara (d. h. das Land, in dem der Hahn der Herrscher ist) genannt wird. Die Leute in Indien sagen, jenes Land verehre die Hähne als Götter, darum trügen die Menschen dort Flügel als Schmuckstücke am Kopfe". (Takakusu, *A Record of the Buddhist Religion* S. 17). Auch in seinem biographischen Werke über buddhistische Pilger spricht I-tsing von ,,dem Lande, wo der Hahn verehrt wird" 雞貴, (Chavannes, *Mémoire sur les Religieux Éminents* S. 33), was eine Übersetzung des indischen Kukkuṭeśvara ist. Chavannes (a. a. O.) gibt die Meinung Courants wieder, daß Kyerim ein Wort der alten Sprache von Silla sei, das im 10. Jahrhundert nicht mehr verstanden wurde und ,,an dem sich dann die Phantasie der Schriftsteller betätigt habe". Er selbst meint dann, *kukkuṭa* sei nur eine Umschreibung von Kao-kou-li. Beide

Ansichten halte ich für irrig. Die Verbindung zwischen dem Lande Sin-lo und dem Huhn (oder Hahn) läßt sich nicht so einfach beiseite schieben, namentlich wenn man folgende Mitteilung des chinesischen Reisenden Tschang Liao (s. über ihn und sein Werk über Korea die Anm. zu I, **327,** 8) aus dem 10. Jahrhundert in Betracht zieht, die Tsch'êng Ta-tsch'ang 程大昌 in seinem *Yen fan lu* 演繁露 (12. Jahrhundert s. Wylie, *Notes* S. 129), Kap. 10 fol. 12r⁰ verzeichnet: „Als Tschang Liao auf der Rückreise etwas über 100 *li* nordöstlich von Tsch'ang-liu hien 長坏縣 in Hai tschou 海州 (wo Tsch'ang-liu hien zu suchen ist, läßt sich nicht feststellen, Hai tschou entspricht dem heutigen Hai-tsch'êng 海城 in Liao-tung) angekommen war, opferte ein Schamane (巫) von dem (koreanischen) Schiff dem Gotte des kleinen Ts'ing-Berges (小青山). Er bereitete Kuchen aus Reis, rief aber vorher *ki, ki* (擊) und streute eine Handvoll Reiskörner aus. Man sagt dort: wenn man in Ki-lin den Vorfahren opfert, nimmt man immer Reis dazu. Andere sagen: (das Volk von) Ki-lin gehört ursprünglich zur Hühner-Rasse. Man kocht deshalb auch in Korea keine Hühner und meint, daß, wenn man sie kocht, dies dem Hause Unglück bringen würde." Tsch'êng fügt dann hinzu: „Das ist ebenso wie bei den K'üan Jung 犬戎 („Hunde-Jung" s. I, 148), bei denen der Hund tabu ist. Diese Bräuche und Legenden lassen durchaus auf die Reste eines alten Totemismus schließen, die sich damals noch erhalten hatten. Heute sind auch diese verschwunden.

Die Angaben über die Bildung des Gouvernements Ki-lin sind wieder nicht einheitlich: *K. T'ang schu*, Kap. 199a fol. 19v⁰ verlegt sie in das Jahr 663, *T'ang schu*, Kap. 220 fol. 21v⁰ in das Jahr 661. Das letztere ist auch das der Investitur von Fa-min als König von Sin-lo.

**403,** 44. Von Liu Jen-yuan 劉仁願 gibt es keine Lebensbeschreibung, man weiß deshalb auch nicht, ob er etwa ein Bruder von Liu Jen-kueï 劉仁軌 war, worauf der Name hindeuten könnte. Die Lebensbeschreibung des letzteren findet sich im *K. T'ang schu*, Kap. 84 fol. 1r⁰ff.

**404,** 2. Über den Mönch Tao-tsch'ên 道琛 ist sonst nichts bekannt. Er ist in Korea nicht der einzige seiner Art gewesen, der für die Freiheit seines Landes mit den Waffen gekämpft hat.

**405,** 2. Auch von Sun Jen-schi 孫仁師 ist eine Lebensbeschreibung nicht vorhanden.

**405,** 38. Die tabuierten Zeichen des Ahnentempels sind die Schriftzeichen, die in den persönlichen Namen der eigenen Ahnen oder in denen der Kaiserlichen Familie und ihrer Ahnen vorkommen. Die Errichtung der Altäre des Erdbodens bedeutet die Besitzergreifung durch die T'ang-Dynastie, vergl. I, 108.

**406,** 4. Fu-yü 扶餘 ist der Stammesname der Könige von Pek-tschyeï. Nach *T'ang schu*, Kap. 220 fol. 15v⁰ und fol. 1r⁰ soll das ganze Volk von Pek-tschyeï ebenso wie das von Kao-li, ein besonderer Stamm des weit nach Norden zu wohnenden Volkes der Fu-yü (s. I, 326) gewesen sein. Über die beiden Führer Fu-yü Fêng 豐 und Fu-yü Yung 勇, sowie über den nachher genannten Fu-yü Lung 隆 ist nichts Näheres bekannt. Die beiden letzteren waren nach *K. T'ang schu*, Kap. 84 fol. 7r⁰ Brüder.

**406,** 25. Die Quellen sind hier wieder nicht einig. *K. T'ang schu*, Kap. 199a fol. 15v⁰, und *T'ung-kien*, 龍朔 3. Jahr 9. Monat, berichten, daß sich Fu-yü Lung zusammen mit Liu Jen-kueï auf den Schiffen in den Pai kiang begeben habe, während das *T'ang schu* hiervon nichts weiß. Daß Liu Jen-kueï „Gouverneur von Hiung-tsin mit besonderen Vollmachten" gewesen sei, erwähnt nur das *T'ung-kien*, 麟德 1. Jahr 10. Monat; als solcher habe er 664 seinen großen Bericht über die koreanische Frage erstattet.

**406,** 42. Das von Kao tsung bei seinem Opfer auf dem T'ai schan dargebrachte Dankgebet ist bei Chavannes, *Le T'ai chan* S. 264 wörtlich wiedergegeben. Der „Berg Kun 崐" und „das brandende Meer" bezeichnen dort den Westen, wo die Tölös befriedet (s. II, 395), und den Osten, wo Pektschyeï und anscheinend Kao-li unterworfen waren. Mit dem Süden als der Himmelsrichtung für das Element Feuer („brandendes Meer"!), wie Chavannes meint, hat die Stelle nichts zu tun.

**408,** 3. Das *T'ung-kien* liest 焚城四月, Hu San-sing schlägt mit Recht vor, für das sinnlose 四月 vielmehr 四角 zu lesen, *K. T'ang schu* hat 四面.

**408,** 9. *K. T'ang schu*, Kap. 199a fol. 10r⁰ und *T'ang schu*, Kap. 220 fol. 14v⁰ sagen, daß Nan-kien 男建 nach K'ien tschou 黔州 (in Ssĕ-tsch'uan) verbannt wurde. Das *T'ung-kien* hat K'ien-tschung 中, was zur T'ang-Zeit das heutige P'êng-schui 彭水 in Ssĕ-tsch'uan am K'ien kiang 黔江 bezeichnete. Fu-yü Fêng wurde nach Ling-nan 嶺南 (Kuang-tung und Kuang-si) verbannt.

**409,** 29. P'o-hai 渤海, ein alter Name, der schon im *Tschan kuo ts'ê* (I, 95) vorkommt und dort Teile von Ho-peï und Schan-tung bezeichnet (s. II, 221 u. 225), wurde um 696 von einem Mo-ho-Mann Namens Ta-tsu-jung 大祚榮 gegründet. Der Staat umfaßte Teile von Kao-li und das nördlich davon gelegene Land der Fu-yü und zog sich zur Zeit seiner größten Ausdehnung vom Sungari im Norden bis an die Grenzen von Sin-lo im Süden. Die Hauptstadt war in Hu-han 忽汗 am Hurka-Fluß, einem vom Süden kommenden Nebenflusse des Sungari, unweit des heutigen Ninguta (Hu-han wird nur eine ungenaue Umschreibung des einheimischen Namens Hurka sein). Seine Geschichte zur T'ang-Zeit findet sich im *K. T'ang schu*, Kap. 199b fol. 19r⁰ff. Eine etwas dürftige Geschichte des Staates von seiner Gründung bis zur Annexion durch die K'i-tan im Jahre 926 gibt Z. N. Matveeff in einer Abhandlung *Bohai* (Nr. 8 von Serie 6 der Veröffentlichungen der Fernöstlichen Staats-Universität in Wladiwostok, 1929. Russisch). Er schildert P'o-hai, das ganz von chinesischer Kultur beherrscht war, als ein zeitweilig blühendes und mächtiges Staatswesen, das mit China wie mit Japan gesandtschaftliche Beziehungen unterhielt.

**411,** 3. Als Wu Tschao 武曌 (das zweite Zeichen ist eine andere Schreibung für 照 *tschao*, die später für den Namen der Kaiserin Wu neu gebildet worden ist, s. II, 415) unter T'ai tsung in den Palast kam, wurde sie *ts'ai jen*

才人 und unter Kao tsung im Jahre 654 *tschao-yi* 昭儀. Die Einteilung der Haremsdamen in verschiedene Rangklassen erfolgte zuerst unter Wu ti von der Han-Dynastie, der ja überhaupt als Schöpfer des Hof-Zeremoniells anzusehen ist (s. I, 310ff.). Im Ts'in-Reiche gab es an weiblichen Rangnamen nur die neu geschaffenen Titel für die Kaiserin *huang hou* 皇后, für die Kaiserin-Mutter *huang t'ai hou* 皇太后 und für die Kaiserin-Großmutter *t'ai huang t'ai hou* 太皇太后. Die Konkubinen hießen einfach *fu jen* 夫人 oder *meĭ jen* 美人 oder *liang jen* 良人, daneben kommen auch noch andere Bezeichnungen vor. Erst Wu ti verlieh ihnen bestimmte Rangstufen in der amtlichen Hierarchie, die dann auch genaue Titel führten. Der Titel *tschao-yi* wurde erst von Yuan ti (48 bis 33 v. Chr.) hinzugefügt, er war der höchste und entsprach dem Range des Staatskanzlers (*tsch'êng siang* I, 231), dessen Gemahlin ihn ebenfalls führte (*Ts'ien Han schu*, Kap. 97a fol. 1v$^0$f.). Einen weiteren Ausbau erfuhr das System unter Wu ti von Tsin (265 bis 289). Die Rangordnung wurde jetzt ganz der unter den Würdenträgern und Beamten der Zentralregierung bestehenden angepaßt. Die drei obersten Klassen (wir übergehen die einzelnen Titel) hießen die drei *fu jen* und entsprachen den drei *kung*, dann folgten die neun *p'in* 嬪, die den neun *k'ing* (s. I, 128) entsprachen, und schließlich die *meĭ jen* und die *ts'ai jen*; die letzteren gehörten zu den Beamtenklassen, die eine Entlohnung von weniger als 80 *hu* 斛 Reis erhielten (s. Chavannes, *Mém. hist.* II, 527), also den untersten. Diese Neuordnung des Harems und der Beamtenfrauen mit späteren Ergänzungeu ist dargelegt in der Einleitung zu Kap. 41 des *Sung schu*. Die Angaben von Chavannes a. a. O. S. 533 sind sehr unvollständig. Wie die Laufbahn der Wu Tschao und mancher anderen hervorragenden Frau zeigt, konnte die Beförderung im Harem, wo die körperlichen Vorzüge nicht weniger galten als die geistigen und erheblich mehr als die sittlichen, oft sehr viel schneller erfolgen als im Beamtentum.

**411,** 30. Der Vers, den Han Yuan 韓瑗 zitiert, findet sich *Schi king*, 小雅 IV, 8, 8: ,,Das ruhmvoll ehrenreiche Tschou
Pao-ssĕ führt seinen Sturz herbei" (V. von Strauß).

Das Auftreten Han Yuans und sein Schicksal, sowie die späteren Anklagen von Hü King-tsung 許敬宗 (Giles Nr. 769) und Li Yi-fu 李義府 (Giles Nr. 1151) sind geschildert in den Lebensbeschreibungen von Han im *T'ang schu*, Kap. 105 fol. 14r$^0$ff. und von Tsch'u Sui-liang 褚遂良 ebenda fol. 12v$^0$ff.

**412,** 8. Wir übergehen die fürchterlichen Einzelheiten, die von Ssĕ-ma Kuang schonungslos aufgedeckt werden, aber von den Chronisten der Annalen, vielleicht als allzu abstoßend, nicht aufgenommen sind.

**414,** 4. Schang-kuan Yis 上官儀 Einvernehmen mit Kao tsung und dessen jämmerlicher Verrat werden nur vom *T'ung-kien*, 麟德 1. Jahr, berichtet. Die Lebensbeschreibung (*K. T'ang schu*, Kap. 80 fol. 16r$^0$) sagt nur, daß Schang-kuan gemeinsam mit dem früheren Thronfolger des Hochverrats angeklagt wurde. Von Kao tsung liest man im *T'ang schu*, Kap. 4 fol. 1v$^0$,

„daß er einstmals Reue empfand und heimlich plante, die Kaiserin abzusetzen, daß der Plan aber zerrann und nicht zur Ausführung kam."

**414,** 11. Von Kao tsungs Grabstätte bei K'ien tschou 乾州 (heute K'ien hien) nordwestlich von Si-ngan finden sich Abbildungen von Skulpturen bei Chavannes, *Mission Archéologique,* Tafel CCXCII—CCXCVI. Darunter sind auch eine Anzahl von Vasallen, denen aber leider die Köpfe abgeschlagen sind. Vergl. auch Segalen u. A., *Mission Archéologique en Chine,* Tafel VIII—XII, und Anm. zu II, **375,** 39.

**414,** 23. Der Name der Kaiserin Wu, *Tsê-t'ien huang hou* 則天皇后 oder auch nur *Wu Tsê-t'ien* 武則天 ist in Anlehnung an das bekannte Wort des Konfuzius gegeben: „Nur Gott (oder „der Himmel") ist groß, und nur Yao nahm ihn zum Vorbilde" *(Lun-yü* VIII, 19 und *Mêng tsĕ* III, 1, IV, 11).

**415,** 16. Von der riesigen Grabanlage, die die Wu hou für ihre Mutter bei Hien-yang hatte anlegen lassen, sind noch mehrere Steinfiguren (Tiere und Menschen) vorhanden. S. Chavannes, *Mission,* Tafel CCXCVII—CCC.

**415,** 28. Die im Jahre 690 von der Wu hou eingeführten zwölf Schriftzeichen sind im *T'ang schu,* Kap. 76 fol. 14v⁰ und von Hu San-sing zu 天授 1. Jahr im einzelnen angegeben, von letzterem mit Beifügung der gewöhnlichen Zeichen. Wegen der drucktechnischen Schwierigkeiten unterlasse ich ihre Wiedergabe. Über die Beweggründe für diese Änderung, die vermutlich mystischer Art waren, ist in den Quellen nichts gesagt.

**415,** 33. Der 11. Monat des 1. Jahres 天授 wurde zum *tschêng yüe* 正月 eines neuen Jahres mit der Devise *tsai-tsch'u* 載初, der 12. Monat zum *la yüe* 臘月 und der 1. Monat des neuen Jahres zum *yi yüe* 一月. Da die übrigen Monate ihre Namen nach den Zahlen behielten, wurde wenigstens kein dauernder Schaden angerichtet.

**416,** 7. Eine Lebensbeschreibung des Fêng Siao-pao 馮小寶 al. Sie Huai-yi 薛懷義 findet sich im *K. T'ang schu,* Kap. 183 fol. 21r⁰ff. als Anhang zu dem Kapitel über weibliche Verwandtschaft des Kaiserhauses. Dieser „Mönch" Huai-yi ist jedenfalls eine der groteskesten Figuren in der chinesischen Geschichte.

**416,** 30. So wenigstens verstehe ich die Worte Ssĕ-ma Kuangs 垂拱 4. Jahr 12. Monat: 下施鐵渠爲辟雍之象.

**416,** 32. Die Länge eines Fußes in den verschiedenen Zeitaltern ist von Wang Kuo-weï in einer sehr gründlichen Untersuchung durch aufgefundene Original-Maße festgestellt und 1926 in einem Vortrage bekannt gegeben worden. Eine englische Übersetzung von A. W. Hummel findet sich im Journ. N. China Br. R. A. S. Bd. LIX S. 111ff. Für die T'ang-Zeit gibt Wang verschiedene Werte (umgerechnet): 29,47 cm, 29,58 cm, 30 cm, 30,06 cm, 30,27 cm. Ich nehme als Durchschnitt 30 cm.

**416,** 38. Das von Huai-yi erbaute *t'ien t'ang* 天堂 kann nur buddhistisch gewesen sein, denn dem konfuzianischen Kult ist der Ausdruck fremd, dagegen findet er sich als Bezeichnung bestimmter Baulichkeiten in buddhistischen Klöstern öfters. Seltsamerweise nannte man das neue *ming t'ang* auch *wan siang schên kung* 萬象神宮 d. h. ,,Götter-Palast der zehntausend Formen des Kosmos".

416, 43. So unglaublich es erscheint, läßt doch die Angabe in den Kaiser-Annalen der T'ang *(T'ang schu*, Kap. 4 fol. 7r⁰, im *K. T'ang schu* fehlt sie) keinen Zweifel über die Ernennung des Huai-yi zum Oberbefehlshaber gegen die Türken. Es heißt dort unter dem 1. Jahr 永昌 (689): ,,Der Mönch Sie Huai-yi von Pai-ma ssĕ 白馬寺 wurde zum Oberbefehlshaber des Heeres vom Bezirk Sin-p'ing 新平 (in der Lebensbeschreibung heißt es Ts'ing-p'ing 清平) ernannt zur Bekämpfung der Türken". Das *T'ung-kien* hat die Angabe übernommen und nur die Kopfzahl 200000 hinzugefügt. Die Lebensbeschreibung von Huai-yi (fol. 21v⁰) sagt, daß der Mönch sogar ausgerückt und bis an die Grenze gekommen sei. Dort habe er auf einem Felsen die Kunde von seinen Taten einhauen lassen und sei dann zurückgekehrt. Ein ähnlicher Ausmarsch soll sogar im Jahre 694 noch einmal von Huai-yi versucht worden sein, doch scheinen die Truppen den Dienst verweigert zu haben (fol. 22r⁰f., s. auch II, 421).

417, 8. Das *Mahāmegha-sūtra*, chines. *Ta yün king* 大雲經, oder *Ta fang têng* 大方等 *ta yün king*, oder *Ta fang têng wu siang* 無想 *king* (B. Nanjio Nr. 244 und Fujii Senshō 藤井宣正, *Genson Nihon Daizōkyō kwanji-mokuroku* 現存日本大藏經冠字目錄 S. 169f. u. 176), ist von Dharmakṣema in Nord-Liang im 5. Jahrhundert übersetzt worden (s. II, 196). Das *Fo tsu t'ung ki*, Kap. 40 fol. 249r⁰b gibt unter dem Jahre 690 an, daß der Śramaṇa Fa-lang 法朗, nicht Fa-ming 法明, wie das *T'ung-kien* schreibt, und acht andere Mönche mit einer neuen Übersetzung (重譯) beauftragt worden seien. Von einer solchen Übersetzung ist nichts bekannt, das *T'ung-kien* sagt auch, daß Fa-ming und seine Mitarbeiter das *Ta yün king* verfaßt (撰) hätten, und daß es aus vier Kapiteln bestanden habe, während Dharmakṣemas Übersetzung *(Tripiṭ.* X, 6 Nr. 4) sechs Kapitel zählt. Es dürfte sich aber hier um eine für die Wu hou besonders hergestellte ,,Redaktion" handeln, aus der sich auch ihre Maitreya-Natur herleiten ließ. Was den Namen des ,,Übersetzers" anlangt, so kann *ming* 明 (auch Huai-yis Lebensbeschreibung hat *ming)* leicht für *lang* 朗 verlesen sein. Im *Sung* 宋 *kao sêng tschuan*, Kap. 17 findet sich die Lebensbeschreibung von Fa-ming, es ist derselbe Mönch, der bei der im Jahre 668 einberufenen Versammlung von Buddhisten und Taoisten so erfolgreich die Echtheit des *Hua hu king* 化胡經 bekämpfte und auch an dem im Jahre 705 erlassenen Edikt, das die Vernichtung dieses Werkes anordnete (s. II, 571), noch mitgewirkt haben muß, da beide Ereignisse in seiner Lebensbeschreibung berichtet werden. (Vergl. auch Bull. Éc. fr. d'Extr. Or. Bd. III S. 326). Daß dieser Fa-ming bei der Vergöttlichung der Wu hou beteiligt gewesen sein könnte, ist möglich, aber eine Verbindung zwischen ihm und dem *Ta yün king* wird nirgends erwähnt. Fa-lang hat eine kurze Lebensbeschreibung im *Sung kao sêng tschuan*, Kap. 24. Er wurde im Jahre 662 bei der Erkrankung einer Tante Kao tsungs als ,,Gesundbeter" zugezogen, könnte also zeitlich auch an der ,,Übersetzung" von 690 beteiligt gewesen sein. Allerdings wird in der Lebensbeschreibung als sein Heimatkloster Ts'ing-lung ssĕ 青龍寺 in Tsch'ang-ngan angegeben, während ihn das *T'ung-kien* nach Tung-weï-kuo ssĕ 東魏國寺 versetzt. Ein anderer Fa-lang oder Fa-ming ist für die T'ang-Zeit nicht bezeugt.

**417,** 15. Der chinesische Titel *Kin lun schêng schên huang-ti* 金輪聖神皇帝 ist für gewöhnlich nicht so voll wie hier, sondern lautet einfach *Kin lun wang*. Hüan-tsang erwähnt ihn öfter, eine Erklärung findet sich in der Einleitung zu seinem Werke bei Julien, *Mémoires* I, LXXIII.

**417,** 19. Die sieben zu einem Cakravarti gehörigen Embleme — 七寶 — sind aufgeführt bei Eitel, *Handbook of Chinese Buddhism* unter *Saptaratna*.

**418,** 9. Über den Heilkünstler Schên Nan-k'iu 沈南璆 ist sonst nichts bekannt.

**418,** 31. Über Ti Jen-kie 狄仁傑 s. Giles Nr. 1911.

**418,** 35. Über Li Kiao 李嶠 s. ebenda Nr. 1106, über Tschang Tsch'ang-tsung 張昌宗 Nr. 22.

**418,** 38. Von der Schrift *San kiao tschu ying* 三教珠英 ist uns leider keine Spur erhalten geblieben. Wir haben anscheinend hier den ersten bekannten Versuch, zu einem Ausgleich der drei Religionen zu gelangen, wie er später noch oft unternommen worden ist. Die Nachrichten darüber sind sehr knapp, wir finden nur ein paar Sätze in der Lebensbeschreibung des konfuzianischen Literaten Li Schi 李適, der ebenfalls an der Angelegenheit beteiligt war (*T'ang schu*, Kap. 202 fol. 1r⁰). Ssĕ-ma Kuang erzählt, daß das Unternehmen die Folge eines ausgelassenen Trinkgelages der Wu-Sippe im Palast mit den beiden Brüdern Tschang Tsch'ang-tsung und Tschang Yi-tschi 張易之 (Giles Nr. 72) gewesen sei, von dem die Kaiserin „habe die Spuren verdecken wollen". Der Zusammenhang bleibt unverständlich. Das Bewußtsein, daß man im Staate „drei Religionen" habe, würde zuerst im 3. Jahrhundert, und zwar unter Sun K'üan im Staate Wu (s. II, 8), hervorgetreten sein, wenn die folgende Angabe des Kommentators zu dem aus der Mitte des 12. Jahrhunderts stammenden buddhistischen Glossar *Fan yi ming yi tsi* 番譯名義集, Kap. 4 fol. 26v⁰ nach einer verloren gegangenen Chronik von Wu richtig ist: „Das *Wu schu* 吳書 sagt: Der Herrscher von Wu (Sun K'üan) fragte nach den drei Lehren. Der Kanzler K'an Tsê 闞澤 (Giles Nr. 939) antwortete: Konfuzius und Lao tsĕ gründeten ihre Lehren, indem sie die Verordnungen des Himmels zu Gesetzen für ihre Handlungsweise machten, so daß man nicht dem Himmel zuwider handeln darf. Buddha gründete seine Lehre, indem er seinen Lebenswandel nach den verschiedenen Göttern (Himmeln) richtete (諸天奉行)". Die Lebensbeschreibung des K'an Tsê im *Wu tschi*, Kap. 8 fol. 6r⁰ff. weiß von der Unterredung nichts.

**419,** 5. Über Li King-ye 李敬業 und Li King-yu 猷 — beide Brüder werden auch mit den früheren Namen ihres Großvaters Sü 徐 King-ye usw. genannt (s. Anm. zu II, **355,** 8) — s. Giles Nr. 770, über Lo Pin-wang 駱賓王 Nr. 1391. Der Aufruf, den der letztere gegen die Wu hou im Namen Li King-yes an die Öffentlichkeit richtete, ist übersetzt bei Margouliès,

*Le Kou-wen chinois* S. 144ff. Eine Würdigung des Dichters ebenda S. LXVIff.

**420,** 5. Die Inschrift des Tonyukuk (türkisch) ist mit Übersetzung herausgegeben von W. Radloff in *Die alttürkischen Inschriften der Mongolei.* Zweite Folge. Wichtige Ergänzungen dazu haben F. Hirth in einer umfangreichen Arbeit, *Nachworte zur Inschrift des Tonjukuk*, und W. Barthold in einer kürzeren Studie, *Die alttürkischen Inschriften und die arabischen Quellen*, hinzugefügt. — Eine Lebensbeschreibung des Ku-tu-lu 骨咄祿 und seines Nachfolgers findet sich im *T'ang schu*, Kap. 215a fol. 23r$^0$ff. Den ersten Teil davon hat Hirth in der eben erwähnten Arbeit S. 22f. übersetzt. Ku-tu-lu gibt das türkische *qutluγ* (kutluk) wieder, das „der Glückliche" bedeutet, sich aber auch vor den Namen anderer türkischer Fürsten als des Ilteres Khagan findet. A-schi-tê Yuan-tschên 阿史德元珍 hat in den Annalen keine eigene Lebensbeschreibung erhalten, wird aber in den chinesischen Quellen oft erwähnt. Unter dem Namen T'un-yü-ku 暾欲谷 (die Chinesen glaubten offenbar, es mit zwei verschiedenen Personen zu tun zu haben, vergl. Hirth S. 2) erscheint er erst unter Bilgä (P'i-kia 毗伽) Khagan (*T'ang schu*, Kap. 215b fol. 1r$^0$ff.). Diese ganze Episode der neuen türkisch-chinesischen Kämpfe ist ebenfalls in Hirths Arbeit eingehend nach den chinesischen Quellen untersucht worden.

**420,** 14. Die ausführliche und sehr interessante Denkschrift von Sie Têng 薛登 ist mitgeteilt in dessen Lebensbeschreibung *T'ang schu*, Kap. 112 fol. 10v$^0$ ff.

**421,** 34. Hirth ist im Irrtum, wenn er meint (*Nachworte* S. 20), daß „Mo-tsch'o 默啜 wiederholt bemüht war, den Kaiser zu einer Heirat zwischen dem Khagan und einer chinesischen Prinzessin günstig zu stimmen".

**421,** 39. Über Tschang Kien-tschi 張柬之 s. Giles Nr. 30.

**421,** 43. Über Wu Tsch'êng-ssĕ 武承嗣, den Vater des „Prinzen" Wu Yen-siu 武延秀, ebenda Nr. 2318.

**422,** 1. Die Lage der Residenz des Mo-tsch'o (die türkische Namensform ist nicht bekannt) Khagan auf dem „Schwarzen Sande", Heï scha 黑沙, hat Hirth S. 31ff., wie mir scheint, richtig festgestellt. Die Angaben von Klementz über den schwarzen Basalt und die durch seine Verwitterung schwärzlich gefärbten Sanddünen scheinen mir durchschlagend zu sein.

**422,** 15. Über Wu San-ssĕ 武三思 s. Giles Nr. 2343.

**422,** 27. Daß zwischen der Drohung Mo-tsch'os und der Nachgiebigkeit der Kaiserin in der Frage, für die sie ihr Leben hindurch gewirkt hatte, ein enger Zusammenhang bestand, sagt das *T'ang hui yao* ausdrücklich. Es heißt dort Kap. 94 fol 8r$^0$, daß Mo-tsch'o bei seinem Angriff auf Ho-peï ein Schreiben habe abgehen lassen, in dem er sagte: „Meine Tochter soll einen Sohn des Kaisers heiraten, die Wu aber sind eine unbedeutende Familie, die sich durch Täuschung die Heirat erschleichen wollte. Darum habe ich den Krieg begonnen und werde Ho-peï erobern". „Darauf machte die Wu hou den Kaiser zum Thronfolger".

**425, 7.** Tschu Hi drückt seinen Abscheu über die Taten der Wu hou auf seine Art, d. h. auf die des *Tsch'un-ts'iu* aus: ihre Jahresdevisen sind für ihn nicht vorhanden, ihm ist Tschung tsung 中宗 während der ganzen Zeit der Kaiser, und die Jahre werden nach seiner ersten Devise, *ssĕ-schêng* 嗣聖, gezählt. Die Wu hou bezeichnet er bis 690 als 太后, „Kaiserin-Mutter", von da ab, nachdem sie den Namen der Dynastie in Tschou, ihren eigenen Titel in *huang-ti*, „Kaiser", umgewandelt hat, als Wu schi 武氏, „die geborene Wu", und weiterhin als „Tschou" (nur bei Barbarenstaaten wird im *Tsch'un-ts'iu* einfach der Name des Landes für den des Fürsten genannt, s. *Studien usw.* S. 26). Das *Fa-ming* aber sagt zu dieser Terminologie (zu *ssĕ-schêng* 7. Jahr): „Niemals wahrlich ist der Abscheu über das von einem Weibe ausgehende Verderben so stark gekennzeichnet worden wie hier. Das *Kang-mu* verwendet diese Ausdrucksweise als Warnung für spätere Geschlechter".

**426, 19.** Tschung-mao 重茂 war der vierte Sohn Tschung tsungs, es ist aus seiner Lebensbeschreibung, *K. T'ang schu*, Kap. 86 fol. 17v⁰ f. nicht zu ersehen, ob die Kaiserin Weï 韋 seine Mutter war. Er starb bereits im Jahre 714, 16 Jahre alt. Das *T'ung-kien* gibt unter 景雲 1. Jahr das Alter des Prinzen bei seiner Berufung auf 16 (nach unserer Rechnung 15) Jahre an. Das steht im Widerspruch zu der Angabe der T'ang-Annalen.

**427, 34.** Im *T'ang hui yao*, Kap. 50 fol. 8v⁰ff. wird über den Eintritt der beiden Töchter Jui tsungs 睿宗 in die taoistische Kirche — denn von einer solchen kann man jetzt bereits sprechen — ausführlich berichtet. Auch die sehr interessanten Eingaben der Zensoren sind in vollem Wortlaut mitgeteilt. Die neuen Namen der beiden Prinzessinnen, *Kin-sien* 金仙 und *Yü-tschên* 玉眞, wurden dann auf ihre Tempel, *kuan* 觀, übertragen. Die beiden waren nicht die einzigen Damen der Kaiserlichen Familie, die zu Tao-Priesterinnen (道士) geweiht wurden; ob freilich der Eintritt in die Klöster immer ganz freiwillig geschah, ist sehr zweifelhaft, man benutzte jetzt neben den buddhistischen Kultstätten auch die taoistischen, die jenen nachgebildet waren, als Abstellraum für schuldhaft oder lästig gewordene Frauen des Hofes.

**428, 7.** Über die Prinzessin T'ai-p'ing 太平公主 s. Giles Nr. 1863.

**429, 2.** Vergl. *Lun-yü* XVII, 2: „Ihrer ursprünglichen Natur (性) nach sind die Menschen einander nahe, aber deren Auswirkung (習) nach stehen sie einander fern".

**429, 5.** Über Kao Li-schi 高力士 s. Giles Nr. 956; seine Lebensbeschreibung im *T'ang schu*, Kap. 207 fol. 3v⁰ ff. Er wird in der Inschrift von Si-ngan fu (s. II, 564 ff.) erwähnt als der Überbringer der fünf Kaiserbilder für den Tempel der Nestorianer. Die Lebensbeschreibung von Kuo Yuan-tschên 郭元振 hat Chavannes, *Documents* S. 179 ff. nach *T'ang schu*, Kap. 97 fol. 4v⁰ ff. übersetzt.

**430, 3.** Über Yao Tsch'ung 姚崇, der bereits unter der Wu hou vergeblich gegen den Einfluß der Brüder Tschang (s. II, 423) angekämpft hatte, s. Giles, Nr. 2431.

**430, 16.** Von Jui tsungs 睿宗 Grabstätte bei P'u-tsch'êng 蒲城, nordwestlich von Ta-li hien 大荔 (T'ung-tschou 同州 in Schen-si) finden sich Abbildungen bei Chavannes, *Mission*, Tafel CCCI—CCCII.

**431, 1.** Die Ordnung für den Kaiserlichen Ahnentempel findet sich im *Li ki* I, 287f. (Couvreur). Danach war die Abteilung mit der Seelentafel des Stammvaters im Westen der Anlage, je drei Abteilungen befanden sich links (im Norden) und rechts (im Süden) davon. Wenn ein Kaiser starb, erhielt seine Tafel den untersten Platz der Reihe, die übrigen verschoben sich nach oben, die des ältesten kam in eine gemeinsame Halle der voraufgegangenen Ahnen. Nur die Tafel des Stammvaters blieb an ihrem Platze. Dazu kommen dann aber eine große Anzahl höchst verwickelter Einzelbestimmungen bei unregelmäßiger Erbfolge, Adoptionen u. ä. Die Stammtafel der T'ang ist aus *T'ang schu*, Kap. 70a fol. 1v$^0$ff., sowie teilweise aus Kap. 1 fol. 1r$^0$f. zu ersehen. Über die beiden hier genannten Ahnen, Li T'ien-ssĕ 李天賜 (mit posthumem Namen Kuang huang 光皇) und seinen Vater Li Hi 熙 (posthumer Name Süan 宣 huang) ist wenig bekannt.

**431, 3.** Über Tschang Yüe 張說 s. Giles Nr. 134.

**431, 16.** Über den alten Erdgott, *hou-t'u* 后土, der zur Han-Zeit zur Erdgöttin wurde, s. Näheres in meinem *Kêng tschi t'u* S. 7ff.

**431, 42.** Das *tsi-hien tien* 集賢殿 ist nicht, wie Grousset, *Histoire* I, 278, und seine Gewährsmänner glauben, ,,die Akademie, die in der Folgezeit besser unter dem Namen Han-lin bekannt ist". Das *T'ang leo tien*, Kap. 9 fol. 7 v$^0$f. äußert sich sehr eingehend über das *tsi-hien tien* und schreibt ihm die gleiche Aufgabe zu wie dem *pi schu* 祕書, dem ,,Geheim-Archiv" (s. II, 25 u. 255). Das *han-lin* 翰林院 bestand schon seit Anfang der T'ang-Zeit, war aber nichts als eine Art literarischen Bureaus im Palast. Erst unter Hüan tsung erhielt es eine größere Bedeutung. Im Jahre 738 wurde ein Kollegium der Groß-Sekretäre *(hüo schi* 學士*)* unter dem Namen *hüo-schi yuan* gebildet, das seinen Sitz südlich von dem bedeutungslosen *han-lin yuan* hatte. Dieses letztere verschwand ganz, aber der Name ging über auf das *hüo-schi yuan*, und so entstand die angesehene Gelehrtenkörperschaft, deren Mitglieder andere höhere Staatsämter innehatten. Ihre Aufgabe bestand in der Beratung des Monarchen in Fragen der Redaktion seines Schriftwerks. Wie aber das *T'ang schu* (Kap. 46 fol. 3v$^0$) besonders hervorhebt, hatten ,,seine Mitglieder andere Obliegenheiten als die des *tsi-hien yuan*", die ebenfalls *hüo schi* waren. Dieses hat die T'ang-Zeit nicht überlebt. Der Name *han-lin* für Literatentum ist sehr alt, er findet sich schon in der Zeit der Früheren Han *(Ts'ien Han schu*, Kap. 87b fol. 1v$^0$). Das *tsi-hien tien* hatte seinen Sitz auch nicht in dem Palaste von Tsch'ang-ngan, wie Grousset meint, sondern in dem von Lo-yang, wo sich auch das *li-tschêng tien* 麗正殿 befand. Das *T'ang leo tien* bemerkt, daß Hüan tsung sich damals in Lo-yang aufhielt. Von wem die Halle *tsi-sien tien* 集仙殿 einst benannt wurde, ist nicht festzustellen.

**432, 25.** Das Kap. 23 des *K. T'ang schu* mit der Beschreibung von Hüan tsungs 玄宗 Zug zum T'ai schan ist übersetzt von Chavannes in *Le T'ai chan* S. 202ff. Dort findet sich auch eine Aufzählung der Tributstaaten, deren Fürsten, Würdenträger oder Geiseln an dem Zuge teilnahmen. Natürlich wird man hier die Ruhmredigkeit der chinesischen Chronisten in Betracht ziehen und einige Abzüge vornehmen müssen. Auch die Inschrift die Hüan tsung bei Gelegenheit seines Opfers auf dem Berge hat setzen lassen, ist von Chavannes auf S. 315ff. nach einer Abreibung von dem heute nicht mehr vorhandenen Steine wiedergegeben und übersetzt. Der Titel *t'ien-ts'i wang* 天齊王 bedeutet nicht „himmlischer König von Ts'i" wie Wieger, *Textes hist.* S. 1656 glaubt, sondern entweder „dem Himmel gleicher König" (vergl. Chavannes, a. a. O. S. 6 Anm. 4) oder „als Himmel regierender König" nach *Schu king*, 呂刑 13. Hüan tsungs prunkvolles Opfer und damit die Einrichtung dieser Kultzüge nach dem T'ai schan überhaupt hat bei einem der Sung-Gelehrten in seinen Erklärungen zum *Kang-mu* eine scharfe Kritik gefunden, die ganz an T'ai tsungs Ablehnung des *fêng* 封- und *-schan* 禪-Opfers erinnert (s. II, 389). Er schließt seine Bemerkungen mit den Worten: „Wenn Ming huang 明皇 (d. i. Hüan tsung) selbst sagt (in einer Unterhaltung mit einem der Beamten des Riten-Ministeriums): ich bete für das Volk um Glück, so kann man da starke Einwände erheben. Was das Volk Glück nennt, ist langes Leben, Reichtum, Wohlergehen und Frieden. Wenn man aber oben auf Sparsamkeit bedacht ist, dann herrscht großer Wohlstand im Volke, wenn man die Frohndienste niedrig hält, dann ist die Leistungsfähigkeit des Volkes stark, und wenn man das Leben fördert, das Sterben aber einschränkt, so daß keine Unzufriedenheit herrscht, dann werden alle Völker im Reiche in den Gefilden der Güte und des langen Lebens wandeln. Das alles aber liegt für den Fürsten innerhalb des Bereiches dessen, was er tun oder unterlassen kann, und wenn er das Notwendige tut, dann hat er das Glück des Volkes, und was er am Morgen erbittet, das ist am Abend bereits vorhanden. Wozu braucht er da mit tausend Wagen und zehntausend Reitern, mit Siegeln aus Gold und Schriftbehältern aus Edelstein (das bezieht sich auf die vom Kaiser bei dem Opfer in kostbare Behälter eingeschlossenen Schriftstücke mit den Gebeten, s. *T'ang schu*, Kap. 14 fol. 5r⁰) einen Besuch beim Himmel zu machen?" (*Kang-mu* 開元 13. Jahr 11. Monat). Auch die Art, wie in den Kaiser-Annalen Hüan tsungs Besuch in der Heimat des Konfuzius verzeichnet steht, erregt das Mißfallen in Tschu His Schule. Es ist dort (*T'ang schu*, Kap. 5 fol. 13v⁰) für „besuchen" das Wort *hing* 幸 „beehren" (für einen Besuch seitens des Kaisers üblich) gebraucht. Dazu bemerkt das *Kang-mu schu-fa* a. a. O., daß bei dem Besuch Ming tis von der Han-Dynastie an der Grabstätte des Weisen (I, 411), ja sogar bei dem Kao tsus und T'ai tsungs in der Akademie (*kuo-tsĕ kien* 國子監) der Ausdruck *i* 詣 „sich hinbegeben" angewendet sei. *Hing* sei also hier zu verwerfen. Auch der Himmelssohn hat dem Heiligen gegenüber einen Schritt zurückzutreten.

**434, 4.** Das Edikt von 731, das den Kult des T'ai kung als einer Art

Kriegsgott anordnet, und das von 760, das ihn abändert, sind wiedergegeben im *T'ang hui yao*, Kap. 23 fol. 1r ff., ferner, in kurzem Auszuge, im *T'ung tien*, Kap. 53 fol. 8v⁰f., *T'ang schu*, Kap. 15 fol. 11v⁰f. und *T'ung tschi*, Kap. 43 fol. 12v⁰.

Die ungewöhnlichen Wendungen in Ssĕ-ma Kuangs Kritik: ,,Die Kriegspläne erörtern und die abgeschnittenen Ohren der Feinde darbringen" sind nur in dem Zusammenhange von *Li ki* I, 281 (Couvreur) und *Schi king*, 魯頌 III, 5 zu verstehen. Sie bedeuten lediglich: die Kriegskunst beherrschen. Die Bemerkungen zeigen deutlich, wie sich in den konfuzianischen Vorstellungen des Mittelalters der Begriff von der Universalität der Persönlichkeit als Ergebnis der konfuzianischen Erziehung durchsetzt und befestigt. Die Legenden vom T'ai kung wang 太公望, bei den Taoisten auch Kiang Tsĕ-ya 姜子牙 genannt, finden sich in der Übersetzung des *Fêng schên yen yi* 封神演義 von Grube *(Die Metamorphosen der Götter)* S. 196ff. u. a. Wenn Hüan tsung diese taoistische Vergöttlichung des T'ai kung bereits vor Augen stand, so zeigt dies, wie tief die Wurzeln des *Fêng schên yen yi* in der Zeit hinabreichen. Die Ernennung des T'ai kung zum *Wu-tsch'êng wang* 武成王 als Gegenstück zu der des Konfuzius zum *Wên-süan wang* 文宣王 steht also zu dieser im denkbar schärfsten Gegensatze. Biot, *Essai sur l'Histoire de l'Instruction Publique* S. 271 irrt, wenn er die Ernennung des Konfuzius bereits in das Jahr 658 verlegt.

Die ganzen Kultschöpfungen Hüan tsungs mit allen Einzelheiten sind dargestellt in einem heute nicht mehr vorhandenem Werke *K'ai-yuan li* 開元禮.

**434,** 25. Über Li Lin-fu 李林甫 s. Giles Nr. 1170.

**435,** 11. Über Tschang Sui 張遂 oder I-hing 一行 s. Giles Nr. 902. Seine Lebensbeschreibung findet sich *K. T'ang schu*, Kap. 191 fol. 24v⁰ff. und *Sung kao sêng tschuan (Tripiṭ.* XXX, 3—5), Kap. 5 fol. 282r⁰b ff. Die Angabe bei Giles, daß I-hing von 672 bis 717 gelebt habe, bedarf der Richtigstellung. I-hing starb nach seiner Lebensbeschreibung im 15 Jahre *k'ai-yuan,* das ist 727, in einem Alter von 45 (nach unserer Rechnung von 44) Jahren, er muß also im Jahre 683 geboren sein. Der Name *ta yen* 大衍 für seinen Kalender ist dem *Yi king*, App. III (Legge S. 367) entnommen; der Zusammenhang ist allerdings für uns nicht erkennbar. Näher auf den Kalender einzugehen, ist hier natürlich nicht möglich. Einiges ist darüber gesagt in L. de Saussures hinterlassener Arbeit *La chronologie chinoise et l'avènement des Tcheou* (in T'oung Pao Bd. XXIX, S. 276ff.), das unrichtige Datum von Giles ist hier (S. 282) übernommen. Einige Bemerkungen finden sich auch bei Chavannes und Pelliot, *Un traité Manichéen* II, in Journ. Asiat. 1913^I S. 159f. Der Kalender ist unter dem Titel *K'ai-yuan ta yen li* 開元大衍曆 veröffentlicht worden.

**435,** 28. Diese Auffassung Hüan tsungs vom *Tsch'un-ts'iu* steht im Gegensatze zu der in der Han-Zeit und widerspricht dem Wesen des Werkes. Sie geht auch noch über die seiner eigenen Zeit hinaus. S. meine *Studien* S. 78 u. 189f.

**435,** 34. Über Tschang Kiu-ling 張九齡 s. Giles Nr. 38.

**437,** 7. Der König, dem die Prinzessin Kin-tsch'êng 金城, Tochter des Prinzen von Yung 雍, Tsung-li 宗禮, vermählt wurde, heißt in den T'ang-Annalen K'i-li su(k) tsan 乘隸蹜贊 (*K. T'ang schu*, Kap. 196a fol. 9r⁰), im Tibetischen Khri-lde gtsug btsan (Rockhill, *The Life of the Buddha* S. 217). Nach dem *K. T'ang schu* a. a. O. war der König K'i-nu si-lung 器弩悉弄, tibet. Dgung-srong hdam rja (s. II, 401) in einem Kriege gegen Nepal im Jahre 705 oder kurz vorher umgekommen, jedenfalls wurde in diesem Jahre die Todesanzeige dem T'ang-Hofe mitgeteilt. Ihm folgte sein Sohn, der genannte Khri-lde gtsug btsan, der damals 7 (nach unserer Rechnung 6) Jahre alt, also 699 geboren war, bei seiner Vermählung mithin 11 Jahre zählte. Nach der gleichen Quelle fol. 19v⁰ starb der König im Jahre 755. Hier aber beginnt die Unsicherheit und Verwirrung der Angaben. *K. T'ang schu* wie *T'ang schu* (Kap. 216a fol. 11v⁰ und 18v⁰) nennen den König, der 755 starb, nicht K'i-li su(k) tsan, wie vorher, sondern K'i-li su-lung lie tsan, 乞黎蘇籠獵贊, was tibetisch nur Khri-srong lde btsan sein kann. Dies ist aber nach der übereinstimmenden Angabe aller tibetischen Geschichtschreiber der Name des Sohnes der Prinzessin Kin-tsch'êng und Nachfolgers seines Vaters Khri-lde gtsug btsan. Beide Annalenwerke — das *T'ang schu* hat hier wohl nur das ältere Werk ausgeschrieben — lassen statt dessen auf den 755 gestorbenen König seinen Sohn So-si-lung lie tsan 娑悉籠獵贊 folgen. Dieser Name ist in allen tibetischen Quellen unbekannt, und tatsächlich wird der König auch später unter dem Jahre 780 (*K. T'ang schu*, Kap. 196b fol. 3v⁰) richtig K'i-li tsan 乞立贊, das ist tibetisch Khri-srong, genannt. Es kann also keinem Zweifel unterliegen, daß den chinesischen Angaben hier Verwechslungen und Mißverständnisse zu Grunde liegen. Vermutlich ist der Text schon schlecht überliefert. In der ganzen tibetischen Königsfolge herrscht sehr viel Unsicherheit und Widerspruch, auf die hier nicht eingegangen werden kann. Näheres darüber schon bei Köppen, *Die Religion des Buddha* II, 67 (wo die Regierungszeit Khri-srongs sicher unrichtig ist) und bei Rockhill a. a. O. S. 222 Anm. 1. Vergl. auch unten Anm. zu **483,** 28. Unter dem Könige Khri-srong, der nach tibetischer Quelle bis 786, nach *T'ang schu*, Kap. 216b fol. 9v⁰ bis 797 regierte (falls hier nicht ein anderer König gemeint ist), vollzog sich die Begründung des Lamaismus in Tibet durch den berühmten Padmasambhava (s. II, 584 f.).

**438,** 27. Yü Hiu-lie 于休烈 lebte von 692 bis 772 und war ein Gelehrter starrster Richtung, der nur hauptstädtische Ämter bekleidet hat. Sein eigentliches Gebiet war die orthodoxe Geschichtschreibung. Seine Lebensbeschreibung findet sich *K. T'ang schu*, Kap. 149 fol. 1r⁰ff.

**439,** 10. Über die Identität zwischen P'o-lü 勃律 (alteŐsspr. Put-lü) und Balti (stan), einem Namen, der noch heute eine Berglandschaft am oberen Indus an der Westgrenze von Tibet bezeichnet, kann kein Zweifel sein.

**439,** 44. Die Taten Kutaibas sind beschrieben von dem muhammedanischen Historiker Ṭabarī aus Nord-Persien im 10. Jahrhundert. Dessen Annalen sind übersetzt von Dubreuix und Zotenberg.

**440,** 10. Broomhall, *Islam in China* S. 17 macht aus dem Heere von 200000(?) Mann unberechtigterweise ein von China gesandtes Heer. Ṭabarī (Zotenberg) IV, 162f. berichtet indessen nur von einem türkischen Heere, das Kutaibas Nachhut überfiel. Barthold, *Die alttürkischen Inschriften und die arabischen Quellen* S. 7 meint, es seien verbündete Türken, Sogdier und Ferghaner gewesen. Der Anführer des Heeres aber sei der Türkenfürst Kur-enghâbun(?) „ein Schwestersohn" des chinesischen Kaisers, gewesen. Chavannes' Vermutung *(Documents* S. 289), daß mit dem Kaiser der Khagan der Türken, Mo-tsch'o (Kapagan) und mit dem Neffen dessen Neffe Kül tegin (s. II, 441) gemeint sei, ist natürlich ganz willkürlich. Wie wir sahen, hatte Mo-tsch'o im Jahre 703 auf der Verheiratung seiner Tochter mit einem Sohne des chinesischen Thronfolgers, des im Jahre 705 Kaiser gewordenen Tschung tsung 中宗, bestanden. Eine solche Heirat ist auch zustande gekommen, aber die chinesischen Chronisten, denen die Angelegenheit höchst anstößig ist, verschweigen den Namen des Prinzen und jede Angabe über ihn. Tschung tsung hatte vier legitime Söhne, aber in ihren Lebensbeschreibungen *(T'ang schu,* Kap. 81 fol. 8r⁰ff.) findet sich keine Andeutung der türkischen Heirat. Es ist sehr naheliegend, daß zu dem Zwecke irgend ein Prinz adoptiert und als Sohn des Thronfolgers ausgegeben wurde. Ob dies ein „Schwestersohn" war, wie Barthold angibt, ist nicht festzustellen. Kao tsung, Tschung tsungs Vater, hatte drei Töchter, aber auch ihre Lebensbeschreibungen (a. a. O. Kap. 83 fol. 7v⁰ff.) ermöglichen keinen Schluß auf die Heirat. Vielleicht hängt jedoch mit einer solchen eine andere, sonst schwer erklärbare Tatsache zusammen. In der Verhandlung des chinesischen Gesandten Yuan Tschên 袁振 mit Bilgä Khagan, Kül tegin und Tonyukuk wegen Beteiligung an dem Zuge nach dem T'ai schan 725 (s. II, 442) wird die Frage einer Verheiratung des Khagan mit einer chinesischen Prinzessin zur Sprache gebracht. Dabei sagt der Gesandte: „Der Khagan steht doch zum Kaiser in dem Verhältnis von Sohn und Vater, wie kann der Sohn sich mit ihm durch Heirat verbinden?" Worauf die Türken mit der Erklärung erwidern: „Wie wir hören, sind ja die an Tributfürsten verheirateten Prinzessinnen gar keine Töchter des Kaisers!" *(K. T'ang schu,* Kap. 194a fol. 25v⁰). Ebenso sagt Hüan tsung in der dem Kül tegin gewidmeten chinesischen Inschrift (s. unten Anm. zu S. **442**, 26), nachdem er die Verdienste der Vorfahren des Khagan unter der Herrschaft seiner eigenen Vorfahren gerühmt hat: „Und als dann die Reihe an mich selbst kam, habe ich (mit dem Khagan) das Verhältnis von Vater und Sohn hergestellt". (Parker bei Thomsen, *Inscriptions de l'Orkhon* S. 213). Freilich könnte es sich immer nur um eine Kusine des Bilgä Khagan gehandelt haben, die eine Schwiegertochter von Hüan tsungs Vater wurde. Die von Mo-tsch'o erzwungene Heirat bleibt eine dunkle Angelegenheit.

**441,** 8. A-schi-na Hien 阿史那獻 gehörte zu dem Geschlechte des früher erwähnten (s. II, 314 u. 392) Ni-li 泥利 Khagan von den Tu-lu 都陸-Stämmen (II, 358). Schon sein Vater war chinesischer General gewesen, und er selbst sollte die „zehn Horden" (s. Anm. zu II, **400,** 40) wieder sammlen und verwalten. Er hatte sich indessen bis dahin in das von Mo-tsch'o und Wu-tschi-lo 烏質勒 beherrschte Land nicht hineingewagt. *K. T'ang schu*, Kap. 194b fol. 11r°.

**441,** 22. Die Pa-ye-ku 拔野 (oder 曳) 固 (oder 古) sind sicher die Bayirku in der Inschrift des Kül tegin bei Thomsen, *Inscriptions de l'Orkhon* S. 109. u. 116. Sie gehörten zu den Tölös oder den Uiguren (der erstere Name ist nur ein Oberbegriff des letzteren. Vergl. Chavannes, *Documents* S. 87 Anm. 3 u. S. 251 Anm. 2).

**442,** 20. Der Gedanke von Hirth (bei Radloff, *Alttürkische Inschriften* S. V und *Nachworte* S. 8ff.), daß Kül tegin (K'üe t'ê-k'in 闕特勤) und Tonyukuk selbst an Hüan tsungs Zuge nach dem T'ai schan teilgenommen haben sollten, ist unhaltbar. Abgesehen von der inneren Unwahrscheinlichkeit nennen die chinesischen Quellen einen ganz anderen Namen, den Hirth seiner Hypothese zuliebe, in einen wie Tonyukuk klingenden umändern will; von Kül tegin ist überhaupt nicht die Rede. Die chinesischen Chronisten würden ein ganz anderes Aufheben davon gemacht haben, wenn diese beiden Männer unter den Begleitern des Kaisers gewesen wären.

**442,** 26. Die beiden $3^1/_3$ m hohen, $1^1/_3$ m breiten und fast ½ m dicken Steinplatten mit den türkischen und chinesischen Inschriften zu Ehren von Kül tegin und Mo-ki-lien 默棘連 (Mogilan? Die türkische Form des Namens ist nicht sicher bekannt) oder Bilgä Khagan sind bei dem See Kocho Tsaidam auf der rechten Seite des oberen Orkhon, genau westlich von Urga, aufgefunden worden. Die türkischen Texte sind inhaltlich ganz verschieden von den chinesischen, nur die letzteren geben die Gedanken Hüan tsungs wieder. Die Tafel für Kül tegin ist gut erhalten, dagegen die für Bilgä Khagan in vier Stücke zerbrochen und auch sonst schwer beschädigt. Die Tafeln sind abgebildet im *Atlas der Altertümer der Mongolei* herausgeg. von W. Radloff (1892) Taf. XVI—XXV. Um die Übersetzung des chinesischen Textes der vollständig erhaltenen Kül-tegin-Inschrift haben sich eine ganze Anzahl von Gelehrten — deutsche, russische, französische und englische — bemüht, aber eine Aufhellung aller sprachlichen und sachlichen Schwierigkeiten ist noch nicht erreicht. Die türkischen Texte sind entziffert und in das Deutsche übersetzt von W. Radloff 1894 im 1. Teil der *Alttürkischen Inschriften der Mongolei* und in das Französische von Vilh. Thomsen 1896 unter dem Titel *Inscriptions de l'Orkhon déchiffrées* in den Mémoires de la Société Finno-Ougrienne. Diesem Werke (S. 212ff.) ist auch die letzte Übersetzung des chinesischen Textes von E. H. Parker beigegeben. Abbildungen der steinernen Denkmäler finden sich in dem großen Werke derselben Gesellschaft, *Inscriptions de l'Orkhon, receuillies par l'expédition Finnoise* 1890. Thomsen hat später noch verbesserte Übersetzungen der beiden Inschriften sowie der des Tonyukuk (s. II, 419ff.) mit einer wertvollen Einleitung dänisch veröffentlicht. Eine deutsche Bearbeitung dieses Werkes hat H. H. Schaeder in Ztschr. d. Deutsch. Morgenl. Ges. 1924, S. 121ff. gegeben. Zuletzt hat sich C. Arendt mit der Kül-tegin-Inschrift beschäftigt in seiner leider durch den Tod unterbrochenen Arbeit *Studien zur chinesischen Inschriftenkunde I. Kültegin*, in den Mittlg. d. Sem. f. Or. Spr. Jahrg. IV (1901), S. 171 ff. Dort ist auch die gesamte Literatur zu dem Gegenstande angegeben. Bis zur Übersetzung ist der Verf. nicht mehr gekommen. Das Todesdatum Bilgä Khagans ist nicht zweifelsfrei. Gaubil gibt in seinem Abriß der T'ang-Geschichte (Mémoires XVI, 26, s. Anm. zu II, **350**, 1) das Jahr 734 8. Monat. Das *K. T'ang schu*, Kap. 194a fol. 27r⁰ hat 開元 20. Jahr, was zweifellos ein Druckfehler für 22. Jahr (734) ist. Ein Monat ist nicht angegeben. Das *T'ang schu* nennt überhaupt kein Jahr. Das *T'ang hui yao*, Kap. 94 fol. 15v⁰ aber hat 22. Jahr 12. Monat, ebenso das *T'ung-kien* und das *Kang-mu*, und dies würde in das Jahr 735 unseres Kalenders führen. Auch das Datum in der türkischen Inschrift des Bilgä Khagan für den Tod und für die Leichenfeier (Thomsen S. 130) gibt zu Bedenken Anlaß (vergl. Thomsen, S. 183f.).

**443,** 32. Der Name des Uiguren-Khagans, Ku-li P'eï-lo 骨力裴羅 enthält in seinem zweiten Bestandteil (P'eï-lo) ein Wort, das öfter bei türkischen Namen vorkommt, vielleicht entspricht ihm ein türkisches *boila* (vergl. Chavannes, *Documents* S. 10). Huai-jen 懷仁 ist rein chinesisch.

**443,** 41. Kie-schi 朅師 wird für Tschitral gehalten, dagegen meint Chavannes, *Documents* S. 159, auf Grund der Angaben von Sung Yün (Bull. Éc. fr. d'Extr. Or. Bd. III, S. 406 Anm. 3), Tschitral sei Schê-mi 賒彌, und ich bin ihm gefolgt. Dann muß Kie-schi nordöstlich davon gewesen sein, da es nach *T'ang schu*, Kap. 221 b fol. 10v⁰ im Westen und Süden an Schê-mi grenzte. Es kann sich also nur um eine Landschaft nördlich von Gilgit handeln.

**443,** 43. Das Schreiben, das der Yabgu von Tochara an den Kaiser schickte, ist wiedergegeben im *Ts'ê fu yuan kueï*, Kap. 999 fol. 19r⁰f. Sehr klar ist es in seinem Zusammenhange nicht.

**444,** 6. Schi 石, auch Tschê-tschi 柘支 ist das alte Schâsch = Taschkent.

**444,** 26. Die Kämpfe von Kao Sien-tschi 高仙芝 in den Gebirgsländern des Hindukusch und Pamir bedürfen noch sehr der Klärung. Die kleinen Staaten Gilgit und Baltistan beherrschten die Zugänge der Tibeter zu den oberen Oxus-Ländern und dem westlichen Tarim-Becken. Es war deshalb von großer Bedeutung, daß der dortige Übergang über den Hindukusch, der Baroghil-Paß, die 3700 m hohe Wasserscheide zwischen Oxus und Indus, unter chinesischer Kontrolle blieb und nicht in den Besitz der Tibeter kam. Wiederholt mußte der Generalgouverneur von Turkistan von Kutscha aus gegen Gilgit (Siao P'o-lü 小勃律) vorgehen, aber die Verhältnisse blieben ungesichert, da eine Partei im Lande es mit den Tibetern hielt. Im Jahre 747 wurde Kao Sien-tschi zum ersten Male beauftragt, durch Vernichtung der Tibet-Partei in Gilgit die chinesischen Interessen sicher zu stellen. Dabei gelang es dem tollkühnen Koreaner, seine Streitmacht über die Gletscher des 4700 m hohen Darkot-Passes durch Yasin am Mastudsch nach Gilgit zu führen und dort mit allen Feinden abzurechnen. Die Einzelheiten dieser kaum faßbaren militärischen Leistung und die Listen, mit denen der wilde Abenteurer seine zaudernden Soldaten zum Weitergehen zu veranlassen wußte, sind in seiner Lebensbeschreibung *K. T'ang schu*, Kap. 104 fol. 1r°ff. erzählt. Chavannes hat den Text in *Documents* S. 152f. übersetzt. Aurel Stein, der auf seiner Reise über den Baroghil-Sattel auch den Spuren Kao Sien-tschis nachgegangen ist, gibt in *Ruins of Desert Cathay* I, 52ff. eine lebhafte Schilderung von den Schwierigkeiten des Darkot-Passes und besonders des gefährlichen Abstiegs, vor dem einst auch die Soldaten zurückschreckten.

Von Kao Sien-tschis Zug gegen Kie-schi 750 macht die Lebensbeschreibung nur eine kurze Andeutung, und von dem späteren verhängnisvollen Zusammentreffen mit den Arabern erwähnt sie überhaupt nichts. Diese Ereignisse werden vielmehr in dem Kapitel (221b) über Sogdiana im *T'ang schu* und noch ausführlicher im *T'ung-kien* unter 天寶 10. Jahr berichtet. Die Schilderung, die die arabischen Chronisten, besonders Ibn el-Aṭîr und Târîch ibn Chaldûn von den Ereignissen geben, weicht dabei von der chinesischen, die aber die richtigere sein dürfte, etwas ab. Nach der ersteren soll der turkistanische Machthaber, der Ichschîd von Ferghana, den Kaiser von China um Hilfe gegen den Beherrscher von Schâsch gebeten haben, worauf er den letzteren besiegt, und dieser die Oberherrschaft Chinas anerkannt habe. Das habe den arabischen Statthalter Abû Muslim in Khorasan veranlaßt, seinen Vertreter in Samarkand, Zijad ibn Ṣâlih, mit einem Heere gegen die „Türkenfürsten"(?) auszusenden. Am Tharâz (Talas)-Flusse habe dann die Schlacht stattgefunden, bei der die Chinesen zahlreiche Gefangene zurückgelassen hätten. Diese Ereignisse hätten sich im Jahre 751 abgespielt. Was Giles Nr. 952 über Kao Sien-tschi sagt, bedarf mehrfacher Berichtigung.

Von der Übermittlung der Papierbereitung durch chinesische Kriegsgefangene wissen die chinesischen Quellen nichts, wohl aber die arabischen. Ta'âlipî und el-Kazwînî berichten darüber: „Unter den Gefangenen des Zijad ibn Ṣâlih befanden sich solche, die in Samarkand das Papier zubereiteten (das bisher nur in China bekannt war). Danach wuchs die Papierfabrikation und ward zum bleibenden Gebrauch, bis sie für die Bevölkerung von Samarkand die Bedeutung einer Handelsmanufaktur gewann. So wurde sie der menschlichen Gesamtheit in allen Ländern der Erde zu Nutz und Frommen". (Nach Karabaček, *Das arabische Papier* S. 112ff. in Mitt. aus der Sammlung der Papyrus Erzherzog Rainer Bd. II u. III). Hirth, *Die Erfindung des Papiers in China* S. 12f. und *Chinesische Studien* S. 270, bringt das persisch-arabische Wort *kāghid* für Papier mit einem chinesischen „*ku-tschi* 榖紙, alte Aussprache *kokdz'* mit der Bedeutung von Papier aus der Rinde des Maulbeerbaumes" in Verbindung. Hirth scheint sich seiner Etymologie zu Liebe den Ausdruck *ku-tschi* besonders hergestellt zu haben, er ist in der chinesischen Literatur fast unbekannt, jedenfalls ganz ungewöhnlich. Tuan Yü-ts'ai 段玉裁 zitiert in seinem Kommentar zum *Schuo wên* in Kap. 16 unter 榖 ein Werk von Lu ki 陸璣 (Ende des 3. Jahrh.

s. Giles Nr. 1402), in dem es heißt: „Gegenwärtig macht man in Kiang-nan aus der Rinde des *ku*-Baumes *(Brussonetia papyrifera)* Papier, es hat dies den Namen *ku-p'i tschi* 穀皮紙 (‚*ku*-Rinden-Papier')". Mit dem arabischen *kāghid* hat dies nichts zu tun, das arabische Wort ist viel älter als die Bekanntschaft der Araber mit dem chinesischen Papier. Vermutlich hat es den Papyrus bezeichnet, den die Perser und Araber vor dieser Bekanntschaft zum schreiben benutzten, und ist dann von diesen auf den neuen Schreibstoff übertragen worden. Über die Mitteilungen der arabischen Chronisten über die Beute, die dem muslimischen Sieger in Ferghana in die Hände fiel, s. Näheres bei P. Kahle, *Islamische Quellen zum chinesischen Porzellan* (in Ztschr. d. Deutsch. Morgenl. Ges. 1934) S. 5ff.; über Tu Huan 杜環 und seine Berichte bei Hirth u. Rockhill, *Chau Ju-kua* S. 108ff., sowie bei Pelliot, *Des Artisans Chinois à la Capitale Abbasside en 751—762* in T'oung Pao Bd. XXVI, S. 110ff.

**445, 34.** Eine Übersicht über die sehr verwickelten Bevölkerungsverhältnisse von Yün-nan gibt H. R. Davies, *Yun-nan, the Link between India and the Yang-tze* in Appendix VIII, *The Tribes of Yun-nan*. Danach hatten die sechs Gemeinwesen, die später in Nan-tschao aufgingen (s. II, 446), zweifellos eine Schan- oder Thai (mit diesem Namen bezeichnen sich die Schan-Völker selbst)-Bevölkerung. Seit der Eroberung Yün-nans durch die Mongolen im 13. Jahrhundert, sind vermutlich die Schan, soweit sie nicht in den Chinesen aufgegangen sind, allmählich nach Süden abgedrängt. Ob sie schon seit dem 8. Jahrhundert durch die Lo-lo ersetzt sind, wie H. Brenier im Bull. Éc. fr. d'Extr. Or. Bd. X, S. 240 annimmt, wird sich nach dem vorhandenen Material kaum beweisen lassen. Jetzt sind jedenfalls die Lo-lo (I, 37) über diese ganzen Gebiete von der birmanischen Grenze im Westen bis in die Provinz Kueï-tschou hinein verbreitet; ihre Hauptsitze befinden sich noch heute in den Tälern des Liang schan (I, 35), während die äußerste Nordwest-Ecke zwischen Kin-scha kiang 金沙江 und Ya-lung 鴉礱 (I, 9) von Tibetern bewohnt ist.

**446, 11.** Die Geschichte des von Mêng Si-nu-lo 蒙細奴邏 und P'i-lo-ko 皮邏閣 gegründeten Staates Nan-tschao 南詔 wird im *T'ang schu*, Kap. 222a fol. 1r⁰ff. erzählt, ausführlicher aber im *Nan-tschao ye schi* 南詔野史, angeblich von Yang Schên 楊愼, einem bekannten chinesischen Literaten aus Ssĕ-tsch'uan (s. Giles, Nr. 2404, das Todesjahr ist 1559, nicht 1529, wie dort angegeben), das im Jahre 1550 vollendet wurde. Das Werk ist übersetzt von C. Sainson, *Nan-tchao ye-che, Histoire particulière du Nan-tschao*. Die Verfasserschaft ist aber, wie Pelliot in Bull. Éc. fr. d'Extr. Or. Bd. IV, S. 1094ff. gezeigt hat, zweifelhaft. Das Werk gibt in seinem ersten Teile phantastische Genealogien der Fürsten von Nan-tschao, die bis zum König Aśoka von Magadha hinaufführen und die nur zeigen, daß indischer und buddhistischer Einfluß in dem Lande verhältnismäßig frühzeitig wirksam gewesen sein muß. Vergl. auch die ähnlichen Darlegungen von Devéria, *La Frontière Sino-Annamite* S. 116ff. Das Kapitel aus dem *T'ang schu* über

Nan-tschao hat Parker übersetzt in seiner Abhandlung *The Early Laos and China* (in China Review Bd. XIX, S. 67ff.) S. 72ff. Hier sind aber viele Irrtümer zu berichtigen (so liest P. in den Königsnamen immer *t'ai* 閤, eine schlechte Lesart des *T'ang schu*, — das Zeichen gibt es nicht — für *ko* 閣 oder 閤). Außerdem hat Parker die gesamte Geschichte von Nan-tschao noch einmal unter dem Titel *The Old Thai or Shan Empire of Western Yünnan* in China Review Bd. XX, S. 337ff. dargestellt. Über eine Arbeit Chavannes' s. unten Anm. zu 448, 4. Émile Rocher, *La province Chinoise du Yunnan* I, 160ff., gibt einen kurzen Überblick über die Geschichte von Yün-nan und hat später nach zahlreichen Quellen eine ausführlichere, aber sehr unkritische, bis 1775 reichende Studie, *Histoire des princes du Yun-nan et leurs relations avec la Chine* in T'oung Pao Bd. X, S. 1ff., 115ff., 337ff. und 437ff. veröffentlicht. Eine vollständige Liste aller Fürsten von Nan-tschao von der Gründung des Staates im Jahre 629 an bis zum Untergange 1252 hat der Jesuit Mathias Tchang *(Tableau des Souverains de Nan-tchao)* in Bull. Éc. fr. d'Extr. Or. Bd. I, S. 312ff. zusammengestellt. Was den Namen Mêng der Fürstenfamilie von Nan-tschao anlangt, so meint Sainson S. 25 Anm. 8, daß er von den Chinesen erfunden sei, die ihn von dem Thai-Worte *muong* (Bezirk, Land) hergeleitet hätten.

**446**, 22. Der Name Yün-nan 雲南 (südlich der Wolken?) tritt hier zuerst in das hellere Licht der Entwicklung. Wenn das *Nan-tschao ye schi* erzählt, der Kaiser Hüan tsung habe einen Gesandten von P'i-lo-kos Vater gefragt, wo er wohne, und dieser habe geantwortet: „am Fuße der Wolken des Südens" *(nan yün)*, worauf der Kaiser das Land Yün-nan benannt habe (Sainson S. 13), so ist das eine erfundene Anekdote. Nicht besser ist die Herleitung des Namens von einem Gebirge Yün ling 雲嶺, das gleichbedeutend sei mit Süe ling 雪嶺 „Schneegebirge" und zu dem Yün-nan südlich liege. Einen Namen Yün- ling gibt es nicht, Süe ling ist eine ganz allgemeine Bezeichnung für Schneegebirge. Auf der Karte von Rocher sind die mächtigen nordsüdlich ziehenden Ketten des hinterindischen Systems (s. I, 3) so genannt; zu ihnen aber liegt Yün-nan, soweit es nicht von ihnen bedeckt ist, östlich, nicht südlich. Der Name ist in Wirklichkeit sehr alt und vielleicht einem einheimischen Ausdruck nachgebildet. Er findet sich zuerst im *Ts'ien Han schu*, Kap. 28a fol. 42v⁰, wo er einen nicht näher angedeuteten Bezirk der Provinz Yi tschou 益州 bedeutet, die zu den unter Wu ti geschaffenen Verwaltungs-Territorien (I, 323) gehört. Im *Hou Han schu*, Kap. 33 fol. 5v⁰ wird der Kreis *(hien)* Yün-nan zu der Provinz Yung-tsch'ang 永昌 (Tschao tschou 趙州) gerechnet, die im Jahre 59 n. Chr. abgetrennt worden war. Welche Gegend aber damit gemeint ist, wird auch hier nicht angedeutet. Es ist anzunehmen, daß es sich um die des Kreises Yün-nan hien (heute Siang-yün 祥雲 hien), südöstlich von Ta-li 大理 handelt. Die Han-Annalen zitieren ein nicht mehr vorhandenes Werk *Nan-tschung tschi* 南中志, das folgende Bedeutung gibt: „Im Westen des Kreises schließen sich die hohen Berge zu Ketten zusammen .... Im Nordwesten, in einer Entfernung von etwa 150 *li* liegt ein

Berg, der unter allen durch seine Höhe und Mächtigkeit hervorragt. Seine Form ist wie vom Winde gebeugt (? 扶風), hoch und steil ragt er als eine einzige Masse empor, mit dem Dunst der Wolken sich verbindend, so daß er, wenn man hinblickt, nicht klar hervortritt. Dieser Berg ist, weil er immer überschattet ist, so kalt, daß ihn selbst im 5. Monat (Juni oder Juli) die volle Hitze nicht erwärmt". Vielleicht hängt hiermit der Name zusammen, der sich dann von dem kleinen Bezirk über die ganze spätere Provinz verbreitet hat. Sainsons Gedanke, Yün-nan durch *sud nuageux* zu übersetzen (S. 13 Anm. 37), verstößt gegen das chinesische Sprachgefühl. Die neue Hauptstadt T'ai-ho tsch'êng 太和城, die P'i-lo-ko den Man-Stämmen entrissen hatte, lag 15 *li* südlich von Yang-tsü-mi tsch'êng 羊咀 (oder 苴) 咩城, dem heutigen Ta-li.

446, 33. Die Reihe der Könige von Nan-tschao: Si-nu-lo — Lo-schêng-yen 邏盛炎 — Yen ko 炎閣 — Schêng-lo-p'i 盛邏皮 (zweiter Sohn von Lo-schêng-yen) — P'i-lo-ko 皮邏閣 — Ko-lo-fêng 閤邏鳳 — Fêng-kia-yi 鳳迦異 — Yi-mou-sin 異牟尋 zeigt, daß immer die letzte Silbe des vorhergehenden Namens die erste des folgenden wird. Der Brauch wurde von 824 ab von dem König Fêng Yu 豐佑 und seinem Nachfolger eine Zeit lang unterbrochen.

448, 4. Die große Rechtfertigungsinschrift von Ko-lo-fêng bestand aus 3800 Zeichen, von denen nur etwa 800 auf der arg verstümmelten und mißhandelten Tafel noch zu erkennen sind. Der vollständige Text ist aber im *Yün-nan t'ung tschi* 雲南通志 wiedergegeben und außerdem in das corpus inscriptionum der Chinesen, das *Kin schi tsui pien* 金石萃編 von 1805, Kap. 160 aufgenommen, wo er als *Nan-tschao tê hua peï* 南詔德化碑 bezeichnet ist. Die Inschrift, die eine ausführliche Darstellung der Ereignisse in Nan-tschao bis 765, d. h. bis zur Gründung der Stadt Tschê-tung 柘東 (die Stadt Yün-nan, s. II, 449) durch Fêng-kia-yi gibt und das unverantwortliche Verhalten der chinesischen Beamten als Ursache der Entfremdung anklagt, ist von Chavannes im Journ. Asiat. 1900$^{II}$ übersetzt und mit einer Einleitung versehen *(Une inscription du royaume de Nan-tchao)*. Eine Schwierigkeit liegt in dem Datum der Inschrift. Die T'ang-Annalen wissen nur von der im Jahre 752 errichteten Tafel, ebenso das *T'ung-kien*, das deren Aufstellung in den Sommer jenes Jahres verlegt, dagegen kann über die spätere Abfassung der erhaltenen Inschrift kein Zweifel sein, da sie von Ereignissen des Jahres 765 spricht. Wang Tsch'ang 王昶, der Bearbeiter der Inschrift im *Kin schi tsui pien*, sagt denn auch mit gutem Recht auf Grund der Angaben des *Yün-nan t'ung tschi*, daß Ko-lo-fêng zwei Inschriften habe setzen lassen, die erste nach seiner Unterstellung unter die Tibeter (752), deren Text sei nicht mehr festzustellen, die zweite im Jahre 766, diese sei die erhalten gebliebene. Es scheint mir nicht angängig, wenn Chavannes a. a. O. S. 9 Anm. 1 (des Sonderabdrucks) auf Grund ganz unzureichender Beweise annimmt, es handele sich in Wahrheit nur um eine Inschrift. (Rocher, *Histoire* S. 117, verwechselt beide Inschriften, wenn er meint, die von 752 — die andere kennt er nicht — ,,würde noch heute in der Umgegend der Stadt Ta-li gezeigt"). Dagegen halte ich die Angabe des *Yün-nam t'ung tschi*, daß die Texte beider Inschriften von dem chinesischen Literatem und Beamten Tschêng Hui 鄭回 (s. II, 449ff.) verfaßt worden seien, für recht unwahrscheinlich. Tschêng Hui befand sich frühestens seit Ende 750, d. h. seit dem Unternehmen gegen Tschang K'ien-t'o 張虔陀, wahrscheinlich aber erst seit dem Einbruch in das Kien-tsch'ang-Gebiet, bei Ko-lo-fêng, sei es als Gefangener, wie es an einer Stelle (Sainson S. 42), sei es als Überläufer, wie es an einer anderen (a. a. O. S. 80) heißt. Daß er schon 752 mit der Abfassung eines solchen Textes betraut worden sein sollte, ist nicht eben wahrscheinlich; erst 787 wurde er der Lehrer von Ko-lo-fêngs Urenkeln. Ich vermute vielmehr, daß der Text der ersten Inschrift, mangels sachkundiger Bearbeiter, nicht befriedigte und daß die Tafel schon von dem König selbst wieder beseitigt wurde, worauf dann Tschêng Hui den zweiten umfangreicheren Text herstellte. Man wird übrigens bei der Beurteilung des letzteren die chinesische Verfasserschaft berücksichtigen müssen.

448, 10. Über Yang Kuo-tschung 楊國忠 s. Giles Nr. 2396. Er hieß ursprünglich Yang Tschao 釗, Hüan tsung verlieh ihm den ehrenvollen Namen Kuo-tschung, d. h. ,,Getreuer des Staates" im Jahre 750.

448, 11. Die Texte lesen Si tschou 巂州 *(T'ang schu)* und K'iung tschou 邛州 *(Nan-tschao ye schi)*. Si oder auch Yüe 越-si war zur T'ang-Zeit das heutige Ning-yuan 寧遠 oder Si-tsch'ang 西昌 im Kien-tsch'ang 建昌-Gebiet zwischen Kin-scha kiang und Ya-lung (I, 9). Die heutige Stadt Yüe-si liegt 180 km nördlich davon. K'iung tschou ist hier sinnlos, es ist der Bezirk in der Südwest-Ecke der Ebene von Tsch'êng-tu, gemeint könnte nur K'iung-tu 邛都 sein, ein Name, der zur T'ang-Zeit Si tschou oder einen Teil davon bezeichnete. Bis nach Tsch'êng-tu ist Ko-lo-fêng noch nicht vorgedrungen. Sainson, S. 46 Anm. 10, ist dem Irrtum seiner Quelle zum Opfer gefallen. — Das Zeichen 巂 wird, abweichend von der gewöhnlichen Aussprache *sün*, in diesem Namen von den Eingeborenen *si* gesprochen, wie Parker a. a. O. S. 72 Anm. 31 und Devéria a. a. O. S. 120 Anm. angeben.

449, 6. Die Nachrichten über die Entstehung der Stadt Ta-li sind nicht einheitlich. Daß seit alten Zeiten sich eine Siedlung namens Yang-tsü-mi 羊苴咩 dort befand, ist sicher. Das *Nan-tschao ye schi* (Sainson S. 47) berichtet, daß Ko-lo-fêng ihr im Jahre 764 den neuen Namen Ta-li tsch'êng 大理城 gegeben habe; Davies, *Yun-nan* S. 378, vermutet in dem Namen Ta-li ein Schan-Wort, das ,,gute Fähre" bedeute, was bei der Lage der Stadt viel Wahrscheinlichkeit hat. Rocher, *Histoire des Princes du Yun-nan* S. 118, gibt nach seinen Quellen an, daß Yi-mou-sin im Jahre 783 seine Hauptstadt nach Ta-li verlegt habe, und fügt irreführenderweise hinzu, daß damals ,,der Sitz des Hofes in Schan-tsch'an fu 鄯闡府 (s. Anm. zu II, 502, 8), der heutigen Hauptstadt von Yün-nan", gewesen sei. Die eingehendste Darstellung findet sich im *Tu schi fang yü ki yao*, Kap. 117 fol. 2r°f. Es heißt dort unter dem Titel ,,Die alte Stadt T'ai-ho 太和": ,,Die heutige Stadt ist ursprünglich die Stadt Yang-tsü-mi. Am Ende der Periode *k'ai-yuan* 開元 der T'ang (741) bemächtigte sich der König P'i-lo-ko der Stadt T'ai-ho und verlegte seinen Wohnsitz dorthin. Sie hatte einen Umfang von über 10 *li*. In der Sprache der Eingeborenen heißt der Steilhang eines Berges *ho* (dieselbe Erklärung auch *T'ang schu*, Kap. 222a fol. 4r⁰), inmitten der Stadt ist ein *ho* und um ihn zu ehren, spricht man von der erhabenen *(t'ai* 太) Stadt, daher der Name. Ko-lo-fêng stützte sich ebenfalls ungerechterweise auf den Ort. Im 13. Jahre *t'ien-pao* 天寶 (754) griff der stellvertretende Gouverneur von Kien-nan 劍南, Li Mi 李宓, Nan-tschao an und drang weit vor bis T'ai-ho, dann ging sein Proviant aus, er mußte umkehren, und die Barbaren nahmen die Stadt wieder. Während der Periode *tschên-yuan* 貞元 (785—805) fiel Yi-mou-sin in Ssĕ-tsch'uan ein, er wurde besiegt, kehrte zurück und baute voll Furcht die Stadt Yang-tsü-mi aus, so daß sie sich über 15 *li* ausdehnte. Dann siedelte er dorthin über und änderte den Namen in Ta-li 大理 um. Seitdem war T'ai-ho eine Stadt für sich. Zur Zeit der Dynastie Tuan 段 (938—1269) verfiel die alte Stadt allmählich, und der Name T'ai-ho wurde auf Yang-tsü-mi übertragen. Jetzt heißt die alte Stadt gewöhnlich T'ai-ho ts'un (das Dorf T'ai-ho)". Dem *Yün-nan ki* 雲南記 zufolge soll der Name Yang-tsü-mi in der Eingeborenensprache aus einem alten Ye-yü-tsch'êng 楪榆城 verderbt sein. Dieser Name findet sich in der Tat bereits in den Han-Annalen. Es heißt in dem Kapitel über die „Südwest-Barbaren" bei der Beschreibung der verschiedenen Stämme *(Ts'ien Han schu*, Kap. 95 fol. 1r⁰): „Außerhalb dieser (eben genannten Stammesgebiete) im Westen von *T'ung-schi* 桐師(?) ab nach Osten und nördlich bis Ye-yü heißen die Landschaften Si 嶲 und Kun-ming 昆明". Wang Sien-k'ien 王先謙, der Neubearbeiter der Han-Annalen, glaubt, daß T'ung-schi nördlich von dem heutigen Tschan-yi hien 霑益 bei K'ü-tsing 曲靖 im nordöstlichen Yün-nan zu suchen sei; Si entspräche dem heutigen Si-tsch'ang hien (Ning-yuan) in Ssĕ-tsch'uan und Kun-ming dem heutigen Yen-yuan hien 鹽遠, südwestlich davon; Ye-yü aber sei das heutige Ta-li. — Dann wären allerdings die Himmelsrichtungen völlig vertauscht; es müßte heißen: von T'ung-schi ab nach Norden und westlich bis Ye-yü. Ye-yü scheint aber jedenfalls der alte Name der Siedlung gewesen zu sein, wo später die Stadt Ta-li entstand. Yen Schi-ku meint, es sei der Name des Sees gewesen, daraus habe man dann den der Siedlung gemacht.

**449,** 8. Mit Unrecht macht Sainson S. 47 aus Tschê-tung tsch'êng 拓東城 einen Ort P'ing-ting hiang 平定鄉.

**450,** 8. Über Weï Kao 韋皐 s. Giles Nr. 2280. Geburts- und Todesjahr sind aber nicht 745 und 805, wie dort angegeben, sondern 746 und 806. Nach seiner Lebensbeschreibung *K. T'ang schu*, Kap. 140 fol. 6v⁰, *T'ang schu*, Kap. 158 fol. 4v⁰ starb Weï Kao in dem Jahre, als Schun tsung 順宗 die Regierung übernommen hatte (806), 61 (nach unserer Rechnung 60) Jahre alt, er war also 746 geboren. Dieselben Daten gibt *Yi nien lu*, Kap. 2 fol. 30r⁰ f., 836 bei Rocher, *La province* usw. I, 163 scheint ein Druckfehler für 806 zu sein.

**452,** 2. Yang kueï-feï 楊貴妃 oder Yang T'ai-tschên 太眞 hat sowohl im *K. T'ang schu* (Kap. 51 fol. 19r⁰ ff.) wie im *T'ang schu* (Kap. 76 fol. 26v⁰ ff.) eine Lebensbeschreibung erhalten. Unklar bleibt, warum sie die Gewänder einer taoistischen Priesterin trug. Das *K. T'ang schu* stellt einfach die Tatsache fest, das *T'ang schu* sagt: 丐籍女官號太眞 (Hu San-sing zu *T'ung-kien*, 開元 23. Jahr schreibt 勾籍), ein Satz, mit dem ich nichts anzufangen weiß. Der Übergang der Yang kueï-feï aus dem Besitz des Sohnes in den des Vaters findet die Mißbilligung des *Kang-mu*. Es ist naheliegend, anzunehmen, daß Li Lin-fu 李林甫 noch immer hoffte, dem Prinzen Schou 壽 die Thronfolge zu verschaffen, um seiner Gönnerin, der Wu Hui 武惠, auch nach ihrem Tode noch dankbar zu sein. Die Yang Kueï-fei mag ihm dafür als ein geeignetes Mittel erschienen sein.

**452,** 16. Von Ngan Lu-schan 安祿山 gibt es eine Lebensbeschreibung im *K. T'ang schu*, Kap. 200a fol. 1r⁰ ff. und im *T'ang schu*, Kap. 225a fol. 1r⁰ ff. Seine Herkunft ist dunkel. Das letztere Werk sagt, er sei ein Hu-Mann gewesen, was ebensowohl einen Tungusen wie etwas anderes bezeichnen kann; das erstere nennt ihn einen Liu-tsch'êng tsa tschung Hu jen 柳城雜重胡人 „einen Hu-Mann von den in Liu-tsch'êng verstreut wohnenden (Tung) Hu-Stämmen" oder „einen mischrassigen Hu-Mann aus Liu-tsch'êng". Seine Mutter gehörte der nordtürkischen Familie der A-schi-tê 阿史德 an. Es ist also keineswegs so unbegründet wie Pelliot T'oung Pao Bd. XXV S. 443 meint, wenn man von türkischer Herkunft des Ngan Lu-schan spricht. Während ferner das *T'ang schu* angibt, sein Familienname sei ursprünglich K'ang 康 gewesen, meint das ältere Werk, er habe überhaupt keinen Familiennamen gehabt. Dagegen soll nach *K. T'ang schu* a.a.O. fol. 6r⁰ Ngan Lu-schans zweiter Sohn (Ngan) K'ing-sü 慶緒 eine geborene K'ang zur Mutter gehabt haben, die aus armseligen Verhältnissen gestammt habe. Die Fabeleien über Ngan Lu-schans Geburt, die Giles Nr. 11 berichtet, finden sich im *T'ang schu*, das *K. T'ang schu* erwähnt nichts davon. Giles' „Lukchak" (für Liu-tsch'êng, zur T'ang-Zeit das heutige Tschao-yang hien 朝陽 im Osten des Jehol-Gebiets) beruht auf einem Mißverständnis. Das *T'ang schu* sagt, seine Mutter „habe zum Ya-lo-schan 軋犖山, dem Gott des Kampfes, um einen Sohn gebetet, und sei darauf mit ihm schwanger geworden".

**452,** 20. Über Tschang Schou-kueï 張守珪 s. Giles Nr. 108.

**452,** 21. Das *T'ung-kien* berichtet aus dem Jahre 736, daß Ngan Lu-schan im Kampfe gegen den Stamm Hi 奚 der K'i-tan eine Niederlage erlitten und daß Tschang Schou-kueï ihn zur Aburteilung in die Hauptstadt geschickt habe. Der Minister Tschang Kiu-ling (s. II, 435f.) habe nachdrücklichst seine Hinrichtung verlangt und dabei erklärt: „Ich habe beim Anblick der Art dieses Mannes den Eindruck, daß er die Anzeichen eines Rebellen an sich trägt; wenn er nicht getötet wird, so wird mit Sicherheit späteres Unheil von ihm kommen". Hüan tsung habe ihn aber trotzdem straflos gelassen. Die Lebensbeschreibung weiß nichts von dieser Geschichte, sie sieht auch bedenklich nach späterer Herstellung aus.

**452,** 33. Die Hi 奚 oder K'u-mo-hi 庫莫奚 bildeten nach *Weï schu*, Kap. 100 fol. 11r⁰ ursprünglich mit den K'i-tan ein Volk, trennten sich aber von diesen, nachdem sie während der Periode 登國 (386—396) von den Chinesen geschlagen waren und in der Waldwildnis von Sung-mo 松漠 (im Norden des Jehol-Gebietes) sich verborgen gehalten hatten. Vergl. Anm. zu II, **110,** 16 und **209,** 15.

**455,** 4. Hu-lao 虎牢, der Ort, wo Fêng Tsch'ang-ts'ing 封常清 auf die feindlichen Truppen stieß, wird schon im *Tsch'un-ts'iu*, 襄公 2. und 10. Jahr erwähnt.

**455,** 33. Über Kuo Tsĕ-yi 郭子儀 s. Giles Nr. 1075 (wo der Name nicht ganz richtig geschrieben ist), über Ko-schu Han 哥舒翰 Nr. 980, über Li Kuang-pi 李光弼 Nr. 1162. Kuo Tsĕ-yi erscheint als Held mehrerer kleiner geschichtlicher Dramen, s. Grube-Krebs, *Chinesische Schattenspiele* S. 223ff. Ko-schu Han war vom Vater her türkischer Abstammung. Nach seiner Lebensbeschreibung *K. T'ang schu*, Kap. 104 fol. 11v⁰f. hatte Ngan Lu-schan ihn darauf hingewiesen, daß, wie er selbst (Ngan) einen tungusischen (Hu-) Vater und eine türkische Mutter habe, Ko-schu Hans Vater türkisch, und seine Mutter tungusisch (Hu) gewesen sei und daß die gleiche Rasse sie verbinden sollte. Ko-schu ist angeblich der Name eines Stammes. Die Familie war in Ngan-si in Kan-su ansässig. Li Kuang-pi stammte ebenfalls aus Liu-tsch'êng (s. Anm. zu II, **452,** 16), nicht aus Kuang-si, wie Giles angibt, sein Vorfahr war ein K'i-tan-Häuptling gewesen. Seine Lebensbeschreibung in *K. T'ang schu*, Kap. 110 fol. 1r⁰ff.

**456,** 40. Über Li Fu-kuo 李輔國 — er hieß eigentlich Li Tsing-tschung 靜忠 und hat sich seinen stolzen Namen „Stütze des Reiches" erst später zugelegt — s. Giles Nr. 1126.

**457,** 13. Über Schi Ssĕ-ming 史思明 s. Giles Nr. 1728. Giles gibt als seinen Herkunftsort „Lukchak" (s. Anm. zu II, **452,** 16) an. Nach der Lebensbeschreibung *K. T'ang schu*, Kap. 200a fol. 10v⁰ stammte er aus Ning-yi tschou 寧夷州 in Ying tschou 營州, was auf eine Gegend im nordöstlichen Ho-peï schließen läßt. Genaueres läßt sich nicht feststellen. Ein Ning-yi, das einst im südlichen Schen-si, nordwestlich von Tsch'ang-ngan war, kann kaum gemeint sein.

**457,** 22. Die Lebensbeschreibung von Fang Kuan 房琯 findet sich *K. T'ang schu*, Kap. 111 fol. 4r⁰ff. Hier sowohl wie im *T'ung-kien* erhält er eine vernichtende Kritik. „Gestützt auf seine (vermeintlichen) Fähigkeiten, meinte er, die Welt gehöre ihm", heißt es in beiden.

**458,** 16. Die Geschichte von der Entsendung muhammedanischer Hilfstruppen nach China ist zwar nach der erwähnten Angabe der T'ang-Annalen nicht zu bezweifeln, was aber den Kalifen Abu Djafar (Bretschneider, *Mediaeval Researches* I, 265 und nach ihm Broomhall, *Islam in China* S. 25 geben die chinesische Umschreibung A-p'u-ch'a-fo. Sowohl das *T'ang schu*, Kap. 221b fol. 19v⁰ wie das *K. T'ang schu*, Kap. 198 fol. 30r⁰ lesen A-p'u Kung-fu 阿蒲恭拂, 恭 Kung dürfte für 茶 tsch'a verschrieben sein), den Erbauer von Bagdad, zu dem Schritte bewogen hat, entzieht sich unserer Kenntnis. Die Spannung zwischen Arabern und Tibetern oder zwischen Tibetern und Chinesen war 756 noch nicht so stark, daß eine Verbindung des Kalifen mit dem Kaiser gegen den gemeinsamen Feind wahrscheinlich wäre. Was spätere chinesische Inschriften der Muslime darüber erzählen, ist Fabel. Die Form, die der kurzen Angabe über die Hilfsaktion von den Verfassern der Annalen gegeben wird, macht die Sache noch unsicherer. Danach soll die Verwendung der Truppen erst unter Tai tsung stattgefunden haben, der im Jahre 763 aus der von den Tibetern eroberten Hauptstadt Tsch'ang-ngan fliehen mußte (s. II, 466). Das würde zwar die Entsendung der Hilfstruppen erklärlicher machen, aber der Ausdruck „beide Hauptstädte" läßt doch auf eine Verwechslung mit den Ereignissen des Jahres 757 schließen. Ganz unwahrscheinlich ist es aber, daß dieselben Muhammedaner im Jahre 758 Kanton geplündert haben sollen. Der Text liest hier 大食波斯, und ich möchte fast annehmen, daß damit nur ein Volk gemeint ist, da Ta-schi und Po-ssĕ den Chinesen zur früheren T'ang-Zeit öfters identisch erschienen, anderenfalls aber im Text ein 等 notwendig wäre. Daß in Kanton und anderen Hafenplätzen des Südens zur T'ang-Zeit zahlreiche arabische und persische Kaufleute ansässig waren, ist bekannt (s. II, 550f.), und sie oder die Besatzungen ihrer Schiffe können sehr wohl die Plünderer gewesen sein. P. Dabry de Thiersant, *Le Mahométisme en Chine et dans le Turkestan Oriental* I, 70 u. 76 und nach ihm Broomhall S. 26ff. u. A. behaupten mit großer Sicherheit, aber ohne jede Quellenangabe, daß die muhammedanischen Soldaten in China bei Tsch'ang-ngan angesiedelt, dann aber nach Kanton geschickt worden und von da in die Heimat zurückgekehrt seien. Die T'ang-Annalen wissen von alledem nichts, und die Angaben Broomhalls vom Gegenteil sind unrichtig. Wenn H. Stübel in seinem *Vorläufigen Bericht über eine ethnologische Exkursion nach der Insel Hainan* (s. Anm. zu I, **36,** 10) S. 10 eine von den Muhammedanern auf Hai-nan festgehaltene Überlieferung erwähnt, daß „ihre Ahnen zur Zeit der T'ang-Dynastie mit der großen muhammedanischen Einwanderung aus Sin-kiang (?) gekommen seien", so beweist das nicht viel. Die Leute mögen während der Ereignisse von 879 (s. II, 509f.) oder auch früher von Kanton hinüber geflüchtet sein, und daß sich solche „Überlieferungen" dann leicht bilden, wissen wir von anderen Fällen.

**458,** 23. Über Pu-ku Huai-ngên 僕固懷恩 s. Giles Nr. 1665, wo der Name unrichtig Huai-jen 仁 geschrieben ist. Nach seiner Lebensbeschreibung *K. T'ang schu,* Kap. 121 fol. 1r°ff. soll sein Stammesname richtig 僕骨 Pu-ku(t) zu schreiben sein, die andere Schreibweise sei falsch, ein Anzeichen dafür, daß zur T'ang-Zeit der auslautende Konsonant t noch gesprochen oder wenigstens empfunden wurde. Sein Urgroßvater war bei der Einführung der chinesischen Verwaltung in den Gebieten „aller Tölös-Stämme" (einschl. der Uiguren) durch T'ai tsung 646 General in einem der neuen Grenzdistrikte geworden. Die Lebensbeschreibung verlegt diese Einführung und

Ernennung in das 29. Jahr 貞觀, ein Druckfehler für 20. Jahr. Die Pu-ku werden öfters als ein Stamm der Tölös oder der späteren Uiguren im weiteren Sinne erwähnt. Vergl. Chavannes, *Documents* S. 50 Anm. und S. 90f.

**458,** 38. Ye-hu 葉護, türkisch Yabgu, ist eigentlich ein Titel, das Wort ist uns aber bereits früher als Name begegnet (s. II, 362). Im *T'ang schu*, Kap. 217a fol. 5r⁰ wird dafür T'ai tsĕ 太子 Ye-hu oder auch Ye-hu t'ai tsĕ gebraucht. Vergl. Anm. zu II, **113,** 23.

**459,** 35. Mehrere chinesische Geschichtswerke, vor allen das *T'ang schu* (Kap. 6 fol. 3r⁰), das *K. T'ang schu* (Kap. 10 fol. 7v⁰) und das *Kang-mu*, sagen kurzerhand, daß Ngan K'ing-sü 安慶緒 den Mord beging. Tatsächlich war es der Eunuch Li Tschu-ör 李猪兒 („Li, der Schweinesohn", er entstammte dem Volke der K'i-tan), und der eigentliche Anstifter war der ebenfalls mißhandelte Beamte Yen Tschuang 嚴莊. Das *Kang-mu* hat seine Fassung nach dem Vorbilde des *Tsch'un-ts'iu* gewählt und will damit gleichzeitig dartun, daß, „wenn der Untertan kein Untertan ist (Ngan Lu-schan), der Sohn kein Sohn sein kann" (Ngan K'ing-sü). Auch die Verfasser der beiden *T'ang schu* dürften von ähnlichen Erwägungen geleitet gewesen sein. Es ist kennzeichnend für das Wesen der chinesischen Geschichtschreibung, daß beide *T'ang schu*, während sie in den Kaiser-Annalen die ethische Fiktion haben, in der Lebensbeschreibung Ngan Lu-schans den wirklichen Sachverhalt ausführlich schildern (Kap. 200a fol. 5v⁰ und Kap. 225a fol. 11r⁰), ebenso wie dies auch Ssĕ-ma Kuang tut.

**462,** 31. Über den Mang schan oder Peĭ mang schan oder Kia schan s. Anm. zu I, **116,** 31.

**464,** 16. Dieser Tängri Khagan, der Têng-li 登里 der Chinesen, ist der auf der Inschrift von Kara Balgassun (s. unten Anm. zu **471,** 4) und in dem Bruchstück eines uigurisch-manichäischen Textes erscheinende *tängridä qut bulmïs. . . . χagan*, unter dem der Manichäismus bei den Uiguren eingeführt wurde (s. II, 470f.). Vergl. F. W. K. Müller, *Uigurica* II, S. 95. und unten Anm. zu **471,** 4.

**466,** 15. Pu-ku Huai-ngêns Lebensbeschreibung (*K. T'ang schu*, Kap. 121 fol. 1r⁰ff.) läßt an Sin Yün-kings 辛雲京 verkehrtem Verhalten ebensowenig Zweifel wie an Huai-ngêns Loyalität. Die Denunziationen der Chinesen mögen von gutem Glauben eingegeben gewesen sein, aber berechtigt waren sie nicht. Andererseits ist es auch nicht richtig, wenn von Fries, *Abriß* S. 169, angibt, Huai-ngên „sei nur in Zeiten der Not hervorgesucht, sonst aber vernachlässigt worden". Tai tsung hat mit Belohnungen nicht gekargt für den hoch verdienten Mann. Die Handlungsweise des letzteren mit ihren weittragenden Folgen ist nur durch sein verletztes Ehrgefühl zu erklären. — Huai-ngêns großer und sehr interessanter Bericht an den Kaiser ist in der Lebensbeschreibung fol. 7 v⁰ff. wiedergegeben.

**466,** 32. Li Tschi-fang 李之芳 war nach *K. T'ang schu*, Kap. 76 fol. 14r⁰f. und *T'ang schu*, Kap. 80 fol. 11v⁰ ein Abkömmling des Prinzen von Tsiang 蔣, eines Sohnes von T'ai tsung. Tu Fu 杜甫 (Giles Nr. 2058) hat ihm mehrere seiner Gedichte gewidmet, darunter auch sein längstes von 1000 Schriftzeichen. S. Florence Ayscough, *Tu Fu's Longest Poem* in Asia Major Bd. X S. 129ff. Der chinesische Text ist wiedergegeben in Legges *Prolegomena* zum *Schi king (Chin. Cl.* IV, 123ff.).

**466, 44.** Der von den Tibetern eingesetzte Kaiser war der Prinz Tsch'êng-hung 承宏, ein Enkel des Prinzen Hien 賢, der eigentlich Kao tsungs Nachfolger werden sollte und als Thronfolger den Namen Tschang-huai t'ai tsĕ 章懷太子 führte. Ssĕ-ma Kuang nennt ihn einen Enkel des Prinzen Schou-li 守禮, des Sohnes des Thronfolgers. Nach den Lebensbeschreibungen der drei Prinzen *T'ang schu*, Kap. 81 fol. 5v⁰ff. trifft das nicht zu. Tsch'êng-hung war der Sohn Schou-lis. Seine Kaiserwürde dauerte natürlich nicht länger als die Besetzung Tsch'ang-ngans durch die Tibeter.

**468, 7.** Die Geschichte des Einbruchs der Tibeter und Tanguten wird im *T'ang schu*, Kap. 216a fol. 19r⁰ff. und *K. T'ang schu*, Kap. 196a fol. 21r⁰ff. ganz einseitig und entstellt zu Gunsten der Chinesen erzählt. Die anschaulichste Darstellung hat wieder Ssĕ-ma Kuang.

**468, 24.** Ich entnehme die Bevölkerungszahl von 754 — genau 52880488! — dem *T'ang schu*, Kap. 9 fol. 20r⁰ und die für 764 — genau „etwas über 16900000"! — dem T'ung-kien, 廣德 2. Jahr 12. Monat. Über die fünf großen Katastrophen des Reiches s. Näheres bei E. Hauer, in Ostasiat. Ztschr. Bd. XI (1924) S. 185ff. und 216ff.

**470, 15.** Die von den Uiguren in Tsch'ang-ngan verübten Schreckenstaten müssen sehr ernst gewesen sein, denn sie werden sogar in den Kaiser-Annalen *(K. T'ang schu*, Kap. 11 fol. 33r⁰) beschrieben. (Die neuen Annalen haben die Stelle gestrichen).

**471, 4.** Die dreisprachige Inschrift von Kara-Balgassun, der Trümmerstätte der einstigen Hauptstadt der uigurischen Khagane auf der linken Seite des oberen Orkhon, befindet sich auf einer Stele, die anscheinend gewaltsam zerschlagen ist und die 1889 von Yadrintseff dort aufgefunden wurde. Von den Texten auf den Stücken sind der sogdische und der uigurische Teil nicht mehr lesbar. Auch der chinesische weist viele Lücken auf, ist aber im ganzen verständlich. Die Inschrift ist nach der Überschrift dem *Ngai têng-li-lo ku mo-mi-schi ho p'i-kia k'o-han* 愛登里囉汨沒蜜施合毗伽可汗 *(Ai tängridä qut bulmïs alp bilgä χagan)* und seinen „heiligen Tugenden des Friedens und göttlichen Kräften des Krieges" *(schêng wên schên wu* 聖文神武*)* gewidmet, demselben Fürsten, der im *T'ang schu*, Kap. 217a fol. 17r⁰ *Ngai têng-li-lo ku mi-schi ho p'i-kia pao-yi k'o-han* 愛登里羅汨蜜施合毗伽保義可汗 genannt wird, und sie zählt die Khagane der Uiguren bis zum ersten Viertel des 9. Jahrhunderts mit ihren Taten auf. Sie ist zuerst behandelt von W. Radloff, *Die alttürkischen Inschriften der Mongolei* (1895) S. 283ff.; die Stücke der Stele sind abgebildet im *Atlas der Altertümer der Mongolei* Tafel XXXI—XXXV und in den finnischen *Inscriptions de l'Orkhon*, wo sich auch eine französische Übersetzung des chinesischen Teils von Devéria (S. XXVIIff.) findet. Eine Karte der

Auffindungsgegend findet sich hinter S. XXIV, ein Plan von Kara-Balgassun (Karakorum) auf Tafel XXVII des Atlasses, eine Abbildung der Ruinen von Karakorum auf Tafel XXVIII. Zuletzt ist der chinesische Teil herausgegeben von Schlegel, *Die chinesische Inschrift auf dem uigurischen Denkmal in Kara Balgassun* (Mémoires de la Société Finno-Ougrienne IX). Die Sätze über die Einführung des Manichäismus finden sich dort auf S. 43ff. Die ganze den Manichäismus betreffende Stelle der Inschrift ist dann noch einmal übersetzt und erklärt worden von Chavannes und Pelliot, *Un traité Manichéen* II, in Journ. Asiat. 1913$^{I}$ S. 177ff. (vergl. die nächste Anm.). Die im Text fehlenden vier Zeichen sind von Schlegel ergänzt worden, ob richtig, kann auf sich beruhen bleiben. Es heißt dann weiter: „(Der Khagan) brachte den Jui-si 睿息 (‚An Weisheit wachsend‘ ?) und drei andere Priester *(sêng* 僧) in sein Land, damit sie die beiden Kräfte (Licht und Finsternis, ich zweifle nicht, daß der hier gebrauchte Ausdruck *ör ssĕ* 二祀 dasselbe bedeutet wie das gewöhnliche *ör tsung* 二宗 die zwei Kräfte) erklärten und die drei Zeiten (三際 Vergangenheit, Gegenwart, Zukunft, die ‚drei Stadien des Weltgeschehens‘; ich entnehme diese Übersetzung von *san tsi* 三際 der chinesischen Erklärung, die Pelliot in Bull. Éc. fr. d'Extr. Or. Bd. III, 320 u. 467 anführt, und den Angaben von H. H. Schaeder in Ztschr. für Missionskunde u. Religionswissenschaft Jahrg. 50, S. 76f.) durchdrängen". Schon aus diesen Ausdrücken geht hervor, daß es sich um den Manichäismus handeln muß, während Schlegel in der neuen Religion den Nestorianismus, Chavannes in seiner Abhandlung *Le Nestorianisme et l'Inscription de Kara-Balgassoun* (Journ. Asiat. 1897$^{I}$ S. 43ff.) den Muhammedanismus gesehen hatte. Letzterer hat seine Meinung sehr bald fallen lassen, heute besteht kein Zweifel mehr in der Frage. Der Text des von Le Coq aufgefundenen uigurischen Berichtes der „Elekten" ist übersetzt und erklärt von W. Bang und A. von Gabain in Sitzungsber. Preuß. Akad. d. Wissensch. 1929 S. 411ff.

J. Marquart hat in seinem Aufsatz *Ǧuwainī's* (13. Jahrhundert) *Bericht über die Bekehrung der Uiguren* (Sitzungsber. Preuß. Akad. d. Wissensch. 1912 S. 486ff.) aus dem stellenweise sehr zweifelhaften Texte der Inschrift den verständlichen Eindruck erhalten, daß „die Berufung der manichäischen Priester durch den Khagan direkt durch die chinesische Politik veranlaßt wurde, welche in der friedlichen Religion des babylonischen Propheten ein viel wirksameres Mittel erkannte, das wilde Volk zu zähmen und das Reich der Mitte gegen seine fortwährenden Überfälle zu schützen, als die chinesischen Heere". Marquart beruft sich dabei auf eine Äußerung des persischen Geschichtschreibers Gāḥiẓ (868/869 n. Chr.), die in seinem Buche *Osteuropäische und ostasiatische Streifzüge* S. 92 wiedergegeben ist: „Nur weil sie (die türkischen Toγuzγuz = Uiguren s. II, 501) sich zum Zindiqismus (Manichäismus) bekannten — die Religion des Manichäismus ist aber in Bezug auf die Enthaltsamkeit und Friedfertigkeit noch schlimmer als die christliche Religion —, nahm ihre Tapferkeit ab und schwand ihre Kühnheit".

Dieses Urteil des muslimischen Geschichtschreibers ist sicherlich sehr beachtenswert und erinnert an das ähnliche des Tonyukuk über den Buddhismus und Taoismus 150 Jahre früher (s. II, 442), trotzdem zweifle ich, ob die Chinesen eine solche Wirkung des Manichäismus, falls sie ihm überhaupt zukommt, bereits im 8. Jahrhundert vorausgesehen haben, sie werden damals auch schwerlich die Ansicht Tonyukuks für richtig gehalten haben; die Erkenntnis von der aufweichenden Wirkung und einer entsprechenden Nutzbarmachung gewisser religiöser Systeme dürfte ihrer politischen Leitung erst erheblich später gekommen sein. Vorausgesetzt, daß Schlegels Ergänzungen der Inschrift richtig sind, was nicht durchweg sicher ist, so würde der Kaiser — es war Tai tsung, denn Su tsung war bereits Ende 761 gestorben — den Uiguren-Khagan allerdings wegen seiner Einführung der neuen Religion und diese selbst besonders gepriesen haben, aber das beweist für den wirklichen Sachverhalt nichts. Die Stele mit der Inschrift muß bald nach 821, dem Todesjahre des Bilgä Pao-yi (保義) Khagan, dem sie galt, gesetzt sein, (nicht vor dem Jahre, wie Chavannes und Pelliot wollen), d. h. zu einer Zeit, wo man in China noch die Hilfe der Uiguren gegen die Tibeter brauchte, und das Uigurenreich noch nicht durch die Einbrüche der Scha-tʻo und der Kirgisen (von 839 ab, s. II, 482 u. 491f.) gelähmt war, denn von da ab redete man mit den Uiguren eine ganz andere Sprache. Wie man in Tschʻang-ngan in Wirklichkeit über den Manichäismus und die Uiguren dachte, das hat die Folgezeit sehr gründlich offenbart. Natürlich konnten die kaiserlichen Räte das, was ihnen in China verhaßt war, für vortrefflich bei ihren Feinden halten, aber wenn man die Verbreitung von Manis Lehre bei den Uiguren für besonders vorteilhaft angesehen hätte, würde man unter Kaiser Hien tsung im Jahre 817 schwerlich ein Heiratsgesuch des Khagan mit der Begründung abgelehnt haben, daß die Uiguren die manichäische Religion angenommen hätten (s. II, 491). Ich halte die ganze Lobrede der Inschrift lediglich für die Stilübung eines Literaten, der mit der Abfassung eines Eulogiums für den verstorbenen Khagan beauftragt war, wie man es aus politischen Gründen für zweckmäßig hielt. Im Jahre 732 hatte ein Kaiserliches Edikt den Manichäismus für eine Irrlehre erklärt und im Jahre 845 ein anderes seine Ausrottung befohlen. Geschichtliche Bedeutung kommt also der Phraseologie der Inschrift nicht zu.

**472, 18.** Eine Darstellung vom Lehrgehalt und von der Geschichte des Manichäismus in knappster Form hat H. H. Schäder gegeben in *Die Religion in Geschichte und Gegenwart* unter „Manichäismus“. Die in der chinesischen Literatur auffindbaren Stellen über den Manichäismus in China sind von Chavannes in seiner eben erwähnten Abhandlung *Le Nestorianisme* zusammengestellt worden, allerdings unter seiner damaligen irrtümlichen Voraussetzung, dann aber vollständiger noch einmal von ihm gemeinsam mit Pelliot in der großen Arbeit *Un Traité Manichéen retrouvé en Chine*, in der das 1908 in Tun-huang aufgefundene, vielleicht aus der Zeit um 900 stammende manichäische Werk behandelt ist. Höher hinauf in der Zeit noch als die Nachrichten des *Fo tsu tʻung ki* scheint eine Angabe des *Tschʻang-ngan tschi*, Kap. 10 fol. 1v⁰ zu führen, nach der sich in einem (näher bezeichneten) Stadtteil von Tschʻang-ngan „ein Heiligtum der Himmelsgottheit (*hien* 祆 s. II, 370) der Hu-Völker" befand. Dazu muß eine weitere Angabe ebenda fol. 4r⁰ genommen werden, wonach in der gleichen Stadtgegend „ein alter Tempel der persischen Hu" lag. Der Verfasser des *Tschʻang-ngan tschi*, Sung Min-kʻiu 宋敏求, lebte von 1019 bis 1097, sein Werk erschien 1076. Der berühmte Altertumsforscher Tschʻêng Ta-tschʻang 程大昌 (1123—1195) veröffentlichte später ebenfalls ein Werk über die Altertümer im Weī-Tal mit dem Titel *Yung lu* 雍錄, das sehr viele Einzelheiten enthielt. Als dann gegen 1785 Pi Yuan 畢沅 (s. Giles, Biogr. Dict. Nr. 1647) eine neue Bearbeitung des *Tschʻang-ngan tschi* vornahm, fügte er die Einzelheiten aus dem *Yung lu* den entsprechenden Stellen des ersteren zur Erklärung an. (Diese Ausgabe ist in die *King hün tʻang tsʻung schu* 經訓堂叢書 aufgenommen.) Bei der ersten Angabe ist hinzugefügt, daß das Heiligtum im Jahre 621 errichtet sei, und zwar für „die Himmelsgottheit der Hu der Westlande", für die Kulthandlungen hätten die Beamten der Behörde des *sa-pao* 薩寶 (die neue Ausgabe liest irrigerweise *sa-tou* 竇) zu sorgen. (*Sa-pao* ist abgekürzt aus *sa-pao* oder *po-sai* 薩波塞, das gleichbedeutend mit *fu-to-tan* — s. unten — ist, vergl. Waldschmidt und Lenz, *Manichäische Dogmatik aus chinesischen und iranischen Texten*, in S. B. Pr. Akad. d. W. 1933 S. 521, und gibt nach H. H. Schaeder, *Iranica*, in Abhandlg. d. Ges. d. Wissensch. zu Göttingen III, Nr. 10, S. 7 das mittelpersische *ispasaγ* = episcopus, „Bischof" wieder). Dann wird wegen weiterer Erklärungen über diese Gottheit auf das *Peī Weī schu* verwiesen und gesagt, daß ein Tempel für sie zur Zeit der Kaiserin Regentin Ling 靈 tʻai hou (516—528 s. II, 218ff.) errichtet worden sei. Ich vermag die betr. Stelle in den Weī-Annalen nicht aufzufinden. In der zweiten Angabe wird bemerkt, daß der Tempel im Jahre 677 auf Bitten des (nach China geflüchteten) persischen Fürsten Pīrūz (s. II, 369f) gegründet und in der Periode *king-lung* 景龍 (707—710, Chavannes' Text liest *schên-lung* 神龍 = 705—707) auf einen Platz westlich von dem vorhin genannten Heiligtume der Hu verlegt worden sei. Bei dem späteren Tempel handelt es sich zweifellos um einen zoroastrischen; ob unter dem früheren etwa ein manichäischer zu verstehen ist, muß dahingestellt bleiben. Vergl. Havret, *La Stèle Chrétienne de Si-ngan-fou* II, 257ff. Ebenso bleibt die Angabe des *Fo tsu tʻung ki* über den *mu-hu* Ho-lu 穆護何祿 zweifelhaft. *Mu-hu* oder *mu-hu-fu* 穆護祓 (alte Aussprache *bat*) soll offenbar das avestische *moγu*, jung-avestisch auch *magavan*, wiedergeben, das unserem „Magier" zu Grunde liegt. Die Μάγοι sollen nach Herodot ursprünglich ein medischer Stamm gewesen sein; vielleicht waren sie aber in Wirklichkeit mehr ein Stand als ein Stamm, wenigstens war bei ihnen die Priesterwürde erblich. Ob diese Priesterwürde bereits eine zarathustrische war, wie von einer Seite behauptet wird, oder ob die religiöse Eigenart der medischen Magier sowohl von der der achämenidischen Perser wie von der zarathustrischen verschieden war, wie Andere meinen, läßt sich mit Sicherheit noch nicht entscheiden. Jedenfalls kamen die Perser bald unter die religiöse Führerschaft der medischen Magier, und es ist nicht zu bezweifeln, daß diese Anhänger Zarathustras waren oder wurden. Ihre Art und Lehre hat noch manche Entwicklung durchgemacht, und auch die Bedeutung ,,Zauberer", ,,Sterndeuter" hat das Wort Magier erst später, nach dem Eindringen der chaldäischen ,,Magie" erhalten. Näheres über die noch nicht völlig geklärte Frage bei Guiseppe Messina, *Der Ursprung der Magier und die zarathuštrische Religion* (vgl. Anm. zu I, **287,** 22) S. 63ff., 67ff. und 100f. und bei Arthur Christensen, *Die Iranier* (in Walter Ottos *Handbuch der Altertumswissenschaft,* 3. Abteilung, 1. Teil, 3. Band, 3. Abschnitt 1. Lieferung) S. 233 und 289ff. Die Chinesen haben den Ausdruck *mu-hu* vermutlich von Ho-lu selbst gehört, der sich damit als Anhänger Zarathustras bezeichnete. Daß *mu-hu-fu* eine Form von *mu-hu-hien* 祆 sei, wie Moule, *Christians in China* S. 70 Anm. 84 angibt, glaube ich nicht, eher ist 祆 für 袄 verschrieben. Auch der Verfasser des *Si k'i ts'ung yü* 西溪叢語, einer Sammlung historischer Glossen aus dem 12. Jahrhundert, der sich über die Bedeutung von *mu-hu* den Kopf zerbricht und dabei in ein Gewirr von Mißverständnissen gerät, bringt das Wort mit dem persischen *huo-hien* 火祆 (zu der Ausspr. s. Anm. zu II, **370,** 37), dem ,,Feuer-Gott", und mit Su-lu-tschi 蘇魯支 = Zarathuštra in Verbindung. Der chinesische Text seiner Ausführungen ist angegeben bei Havret, *La Stèle Chrétienne* II, 381ff. Die Bemerkungen des letzteren dazu S. 260 Anm. 5 fördern freilich die Sache wenig.

Natürlich kann Ho-lu weder die Lehre des Mani eingeführt, noch die Errichtung eines Chaldäer-Tempels veranlaßt haben. Wir haben also vor 694 keine sichere Nachricht über Manichäer in China. *Fu-to-tan* 拂多誕 im *Fo tsu t'ung ki,* das nach Gauthiot bei Chavannes und Pelliot, *Un traité Manichéen retrouvé en Chine* I, 74ff. ein Pehlewi-Wort *furaštadān* (unbelegt) wiedergeben könnte, bedeutet, wie *sa-po-sai,* Bischof. Die Angabe des *Ts'ê fu yuan kueï* von 1013 über den *mu-schê* 慕闍 wird bestätigt durch das *T'ai-p'ing huan yü ki* 太平寰宇記 vom Ende des 10. Jahrhunderts, Kap. 186 fol. 9r°, das die gleiche Nachricht in verkürzter Form bringt mit der verderbten Lesart 天文人大闍慕 ,,der Astrolog und große Nganmu". *Mu-schê* könnte nach Gauthiot bei Chavannes und Pelliot a. a. O. ein Pehlewi-Wort *može* (das sogdische *mōzaγ* bei Schaeder, *Iranica* S. 61 wird wegen des konsonantenlosen Auslauts von *schê* kaum in Frage kommen) = διδάσκαλος = Lehrer, Meister wiedergegeben, ebenfalls ein manichäischer Titel. Vergl. Chavannes in T'oung Pao Ser. II Bd. V., S. 41, wo sich eine Übersetzung der ausführlicheren Angabe des *Ts'ê fu yuan kueï* findet. Im *K. T'ang schu,* Kap. 198 fol. 28r° wird unter dem gleichen Jahre 719 eine Gesandtschaft von ,,dem Häuptling von Tochāristān" aufgeführt, mit der ,,ein Mönch von großen Fähigkeiten" (大德僧) geschickt wurde. Obwohl die Monate in den beiden Angaben nicht übereinstimmen, kann kein Zweifel bestehen, daß der ,,Mönch" und der *mu-schê* dieselbe Person sind. Dann ergibt sich auch, daß *ta tê*, ein öfters angewandter Ausdruck, der auch in der nestorianischen Inschrift vorkommt (s. Havret III, 56 u. Moule, *Christians in China* S. 38), nicht, wie immer übersetzt wird, „große Tugend", sondern „große Fähigkeiten" oder „große Wirkungskraft" bedeutet. Die Chinesen legten astrologischen und ähnlichen Kenntnissen, die sie diesen Missionaren aus dem Westen zuschrieben, größeres Gewicht bei als ihrer „Tugend" und benannten sie entsprechend.

Der Ausdruck „Ministerialgehilfe" ist die Übersetzung von *kung-fêng* 供奉. Nach *T'ang schu*, Kap. 46 fol. 3v⁰ waren die *kung-fêng* oder *han-lin* 翰林 *kung-fêng* Beamte, denen es ursprünglich oblag, zur Entlastung der Minister „die Entscheide auf die aus den verschiedenen Reichsteilen eingehenden Berichte in die angemessene Form zu bringen". Sie waren den Abteilungen der Zentral-Staats-Kanzlei zugeteilt. Später hießen sie *hüo schi* 學士. Die Einrichtung wurde zuerst unter Hüan tsung ins Leben gerufen. Vergl. Anm. zu II, **431**, 42.

Die Edikte von 732, 768 und 771 sind in den amtlichen Dokumenten-Sammlungen der T'ang nicht enthalten, was in Anbetracht ihres wenig rühmlichen Inhalts kein Zufall sein dürfte. In späteren Kundgebungen werden die Manichäer noch einige Male in Verbindung mit den Uiguren erwähnt, so in einer Verfügung von 807, die den Manichäern auf Verlangen des Khagans neue Tempelbauten gewährt und die im *T'ang schu*, Kap. 14 fol. 17v⁰ in kurzer Form berührt, in den neuen Annalen aber ganz gestrichen ist, ferner in der Aufzeichnung von 817, wonach in diesem Jahre die Uiguren acht Manichäer entsandten, um die Hand einer chinesischen Prinzessin zu erbitten. Der Text findet sich im *K. T'ang schu*, Kap. 195 fol. 18v⁰f. und in viel klarerer Form im *Ts'ê fu yuan kueï*, Kap. 979 fol. 17v⁰f. Hier steht der Satz: „Da es Manichäer waren, denen die Uiguren ihre Gesandtschaftsaufträge anvertrauten, so erklärten die Minister, daß dem Verlangen nicht zugestimmt werden könne". Pelliot, der nach dem *K. T'ang schu* übersetzt, hat mit Recht seine Wiedergabe zweifelhaft gelassen (Bull. Éc. fr. d'Extr. Or. Bd. III S. 319). Die Edikte betr. die Errichtung von Tempeln für die Manichäer und sonstige Quellenstellen über die Tätigkeit der Manichäer in China im Dienste der Uiguren sind zusammengestellt von Chavannes und Pelliot, *Un traité Manichéen* II, 261 ff.

**472,** 31. Der Satz 頗與囊橐爲姦 ist von Chavannes, Journ. Asiat. a. a. O. S. 71 mißverstanden („Les marchands les trompèrent assez souvent au sujet des sacs grands et petits"). *Nang t'o* ist ein Ausdruck für „Gauner," „Schwindler", wie sich aus *Ts'ien Han schu*, Kap. 23 fol. 21v⁰ ergibt. Dort heißt es: „Die Vornehmen sind eigenmächtig und ungesetzlich handelndes Gaunergesindel" 擅私爲之囊橐. Yen Schi-ku erklärt dazu: „Ihr Wesen ist schmutzig und verbrecherisch wie ein Sack, der sich füllt" 容止姦邪若囊橐之盛物. Ähnlich in Lou Yos 樓鑰 Sammelschriften *Kung kueï tsi* 攻媿集, Kap. 88 fol. 7v⁰ (Ausg. im *Ssĕ pu ts'ung k'an*): „Räuber und Gauner" 強盜囊橐. W. Vogel, *Die historischen Grundlagen des chinesischen Straf-*

*rechts* (Zeitschr. f. vergl. Rechtswissensch. Bd. XI S. 38ff.), der eine Übersetzung des 23. Kap. des *Ts'ien Han schu* gegeben hat, verdeutscht nicht übel: „Sie reißen die Macht an sich und arbeiten für die eigenen Taschen".

**473, 5.** Der Ursprung des *Ullambana* oder *Avalambana* (chinesisch meist *yü-lan-pên* 盂蘭盆 genannt)-Festes ist noch recht dunkel, nicht einmal das indische Original des Namens steht fest. Es scheint sich um eine Übernahme von vorbuddhistischen, vielleicht auch tibetischen und chinesischen Bräuchen durch den Buddhismus zu handeln. J. Przyluski, *Les rites d'avalambana* (in Mélanges chinois et bouddhiques I, 221ff.) weist darauf hin, daß auch im ältesten Buddhismus der einheimische Brauch beibehalten, aber den Grundgedanken Buddhas über die Toten entsprechend abgeändert sei, den *pretas*, den Dämonen und Geistern der Abgeschiedenen, Nahrung zu bringen. Über die Frage, ob *ullambana* oder *avalambana* als indisches Original anzusehen sei, sind die Ansichten der Buddhologen geteilt. Von Schlegels *vilambana* oder *vilambin* in T'oung Pao Ser. II Bd. II, S. 146ff. kann abgesehen werden. Eitel, *Handbook* s. v., Nanjio, *Catalogue* Nr. 303 und Rosenberg, *Introduction to the Study of Buddhism* I unter 盂 haben *ullambana*, und dasselbe haben auch die chinesischen Buddhisten seit der T'ang-Zeit offenbar im Auge. Hüan-yings 玄應 großes Kommentarwerk *Yi ts'ie king yin yi* 一切經音義 (um 650) sagt im Kap. 13 unter 盂蘭盆經: „*Yü-lan-pên* ist falsch. Die richtige Form lautet *(wu)-lan-po-nu* 烏藍婆拏 und bedeutet übersetzt *tao hüan* 倒懸", d. h. „verkehrt aufgehängt" (mit dem Kopf nach unten). Es wird dann weiter ausgeführt, daß diese Art des Aufhängens eine schwere Strafe für die Sünder nach ihrem Abscheiden sei und daß „nach westlichem Brauch" an einem bestimmten Tage die buddhistische Gemeinde Gaben empfange zur Erlösung der Abgeschiedenen von dieser Qual. Manche sagten wohl, daß die gespendete Nahrung in eine Schale, *pên*, getan würde und daß daher nur *yü-lan* indisch, *pên* aber ein chinesisches Wort sei. Hüan-ying weist auch dies als falsch zurück. Ein späterer Kommentator des *Yü-lan-pên king* hat indessen die Behauptung wiederholt, worauf ein noch späterer abermals dem entgegentritt und erklärt, daß bei Hüan-ying *wu-lan* dem *yü-lan*, *po-nu* aber dem *pên* lautlich entspreche, „alle drei Worte seien also indisch." *(W)u-lan-po-nu* entspricht am besten ein *ullambana*, wenn man nicht eine Prākrit-Form *ōlambō* für *avalambana* annehmen will. Chavannes, *Dix inscriptions Chinoises de l'Asie Centrale* S. 51 zieht auf Grund einer spitzfindigen Unterscheidung Sylvain Lévis zwischen sanskr. *lamb* + *ud* und *lamb* + *ava*, d. h. „einer Bewegung von unten nach oben" und einer solchen „von oben nach unten" *avalambana* vor, weil es dem chinesischen „verkehrt aufhängen" besser entspreche. Mir scheint eher das Gegenteil der Fall zu sein. Pelliot in Bull. Éc. fr. d'Extr. Or. Bd. I, S. 280 und Bd. II, S. 192 neigt ebenfalls mehr zu *avalambana*, läßt aber die Frage offen. Ich halte Hüan-yings Autorität immerhin für so gewichtig, daß man *ullambana*, das dem chinesischen *tao hüan* sicher nicht schlechter entspricht, beibehalten muß, so lange nicht etwas anderes festgestellt ist. Das neue Wörterbuch *Fo hüo ta ts'ĕ tien* von 1925 hat denn auch nur *ullambana* als Original angegeben. Im Sanskrit belegt ist leider bisher keiner der beiden Ausdrücke, und so lange dies der Fall ist, wird man die Entscheidung offen halten müssen. Es ist sehr voreilig von Jan Jaworski, *ullambana* für eine ,,reconstruction fantaisiste" und ,,certainement erronée" zu erklären (Monumenta Serica Bd. I S. 82).

**473, 16.** Über Yuan Tsai 元載 s. Giles Nr. 2568.

**473, 35.** Ssĕ-ma Kuang, 大歷 14. Jahr, gibt an, daß die Ernennung Kuo Tsĕ-yis zum Erzkanzler noch durch testamentarische Verfügung Tai tsungs erfolgt sei, die beiden Kaiser-Annalen der T'ang erwähnen die Ernennung überhaupt nicht, und die Lebensbeschreibung Kuos (*K. T'ang schu*, Kap. 120 fol. 18v⁰) sagt ausdrücklich, daß sie von Tê tsung nach seiner Thronbesteigung angeordnet worden sei. Kuo dürfte bei dem unerwarteten Tode Tai tsungs bereits senil gewesen sein, so daß die Ernennung ebenso wie der alte Ehrenname nur eine auszeichnende Erinnerung an das ,,klassische" Altertum darstellte.

**474, 3.** Über die unter den T'ang zu so verhängnisvoller Bedeutung aufgestiegenen *tsie-tu schi* 節度使 s. Näheres II, 538ff.

**474, 17.** Über T'ien Yüe 田悅 s. Giles Nr. 1928.

**474, 21.** Über solche Sonderkommissare oder Inspektoren, *tsch'u-tschi schi* 黜陟使 d. h. Beamte mit der Befugnis der Absetzung und Beförderung, s. II, 542.

**474, 36.** Liang Tsch'ung-yis 梁崇義 kurze Lebensbeschreibung findet sich *K. T'ang schu*, Kap. 121 fol. 14v⁰ff.

**474, 38.** Über Li Hi-lie 李希烈 s. Giles Nr. 1133.

**475, 3.** Tschu T'aos 朱滔 Lebensbeschreibung s. *K. T'ang schu*, Kap. 143 fol. 2r⁰ff.

**476, 28.** Über Tschu Ts'ĕ 朱泚 s. Giles Nr. 473, wo aber verschiedene Irrtümer zu berichtigen sind. Die Lebensbeschreibung steht unter denen der Erz-Rebellen Ngan Lu schan u. A. im Kap. 200b fol. 1r⁰ff. des *K. T'ang schu*.

**476, 40.** Über Li Huai-kuang 李懷光 s. Giles Nr. 1146.

**477, 8.** Über Lu K'i 盧杞 s. Nr. 1403.

**477, 36.** Es ist nicht mit Sicherheit festzustellen, was hier mit Liang tschou 梁州 gemeint ist, auch die chinesischen Kommentatoren haben Zweifel. Für gewöhnlich bedeutet der Name zur T'ang-Zeit das Gebiet von Hantschung; es ist aber auffallend, daß Tê tsung 德宗 in eine Provinz geflohen sein sollte, die jetzt, nach der Vernichtung Liang Tsch'ung-yis, dem ebenfalls aufständischen Li Hi-lie (s. II, 474) unterstand. Wieger, *Textes hist.* S. 1715, gibt Liang tschou durch K'ai-fêng fu wieder, was nicht zu rechtfertigen ist.

**478, 13.** Über Li Schêng 李晟 s. Giles Nr. 1192.

**480, 19.** Der tibetische Text dieses Vertrages ist auf einer Steintafel eingemeißelt, die sich auch heute noch am Eingangstore des großen lamaistischen Tempels Jo-khang in Lhassa befindet (s. unten Anm. zu **484, 26**) und von L. A. Waddell, der die englische Younghusband-Expedition 1903/1904 nach Lhassa begleitete, gesehen und im Journ. R. A. S. 1909$^{II}$ S. 923ff. beschrieben worden ist. Wegen der Erregtheit der Bevölkerung und der Priester konnte Waddell keine Abreibungen von der Tafel herstellen, er hat den nicht mehr durchweg lesbaren Text abschreiben lassen und danach übersetzt (vergl. unten die Anm. zu **484,** 26).

**481,** 8. Yen tschou 鹽州 muß die Gegend von dem heutigen Yen-tsch'i hien 鹽池 („Salzsee") südöstlich von Ning-hia gewesen sein, während Hia tschou 夏州 östlich davon, westlich von Hêng-schan hien 橫山 (früher Huaiyuan hien 懷遠) war. Nach *T'ang schu*, Kap. 37 fol. 14r⁰ befanden sich auch dort zwei Salzseen. Es dürfte sich also im wesentlichen um den Südostrand des Ordos-Landes, einen Gebietstreifen innerhalb der Großen Mauer, gehandelt haben, der den Tibetern wegen des Salzes wichtig war.

**481,** 29. Ho-ku Kutluk Bilgä Khagan 合骨咄祿毘伽可汗 bat nach seiner Vermählung 788 den Kaiser, daß der Name seines Volkes, der bisher Hui-ho 回紇 geschrieben wurde, hinfort mit den Zeichen 回鶻 Hui-hu wiedergegeben werden möchte. Die Bedeutung sei, so sagt das *K. T'ang schu*, Kap. 195 fol. 18v⁰, „umkreisend *(hui)* leicht und beweglich Beute machend wie ein Falke *(hu)*". Der Kaiser genehmigte die Bitte. Die Uiguren oder „kreisenden Falken" bewiesen jedenfalls, daß sie Chinesisch gelernt hatten (die T'ang-Annalen verlegen die Änderung in das Jahr 809 unter Hien tsung 憲宗, während Ssĕ-ma Kuang sie unter 788 berichtet. Hu San-sing hält das letztere Jahr für das richtige). Vergl. Anm. zu II, **354,** 15.

**482,** 30. Die Etymologie des Namens Scha-t'o 沙陀, der danach rein chinesisch sein müßte, findet sich im *Kiu Wu tai schi* 舊五代史, Kap. 25 fol. 1r⁰. Scha-t'o sei der Name eines Gouvernements unter dem „Schutzherrn" von Turkistan gewesen, das gleichzeitig mit diesem (im Jahre 640, s. II, 360) geschaffen wurde. Die Herleitung ist höchst fragwürdig und sieht bedenklich nach gleichartigen Einfällen chinesischer Literaten aus. Die zweite Silbe des Namens wird übrigens auch 沱 geschrieben, und dieses Zeichen bedeutet „Arm eines Flusses". Barthold, *Vorlesungen* (s. oben S. 170) S. 49 hat den Namen durch „Steppenbewohner" wiedergegeben, ohne eine weitere Erklärung. Vergl. unten Anm. zu **513,** 13 und zu **515,** 1.

**483,** 2. Dem Volke der Scha-t'o hat das *T'ang schu* ein besonderes Kapitel (218) gewidmet. Es wird dort als ein Zweig der West-Türken bezeichnet. Seine Geschichte beginnt für die Chinesen eigentlich erst mit seinem Übertritt auf innerchinesisches Gebiet. Der Rest, der der Vernichtung durch die Tibeter am T'ao-Flusse entging, wird im *T'ang schu* a. a. O. fol. 2v⁰ als viel geringer angegeben. Ich habe die wahrscheinlichere Zahl 10000 dem *T'ung-kien*, 元和 3. Jahr, entnommen. Der Pater L. Schram, der lange Jahre als Missionar im Gebiet von Si-ning gelebt hat, beschäftigt sich in einem Buche *Le mariage chez les T'ou-jen du Kan-sou* (Nr. 58 der Variétés Sinologiques) mit den dort T'u jen 土人 genannten nichtchinesischen Bewohnern. Er versteht darunter „die auf der Nordseite des Si-ning ho, in der Präfektur Si-ning und dem Kreise P'ing-fan 平番 (Lien-tsch'êng 連城?)

wohnenden" (also wohl im Gebiet des unteren Ta-tʻung ho 大通河). Schram hat unter anderen Quellen auch „die Familien-Chroniken einer der mächtigsten Gruppen dieser Tʻu-jen" benutzt. Danach „gehört der eine Teil sehr wahrscheinlich der türkischen Rasse an, der andere unzweifelhaft der mongolischen. Der erstere, von dem Clan des Li Tʻu-ssĕ (李土司?), behauptet, ursprünglich aus Scha-tʻo-Leuten zu bestehen, die unter der Tʻang-Dynastie in das Land eingewandert seien, und die Chroniken von Si-ning bestätigen diese Überlieferung. Der andere Teil hat sich unter der Yuan- oder unter der Ming-Dynastie im Lande niedergelassen. Beide Gruppen sprechen heute dieselbe Sprache, die von ihnen Monguor genannt wird. (Vergl. Anm. zu II, 85, 24.) Die Sprache ist sehr altertümlich, sie gibt das Mongolische des 13. und 14. Jahrhunderts wieder." (S. 1ff.) Auch Aurel Stein, *Serindia* II, 1129 erwähnt den Scha-tʻo-Stamm, der „südlich von Kan-tschou" nach Si-ning zu wohne. Danach müßte also ein Rest des Scha-tʻo-Volkes im Kuku-nor-Gebiet sitzen geblieben sein.

**483,** 28. Hier zeigt sich wieder die früher (s. Anm. zu II, **437,** 7) erwähnte Unsicherheit in den tibetischen Daten. Der König Khri-srong hatte nach tibetischen Quellen bis 786 regiert, der Name des angeblich 797 gestorbenen wird in den Annalen nicht erwähnt. Der Sohn und Nachfolger des letzteren wird im *Tʻang schu*, Kap. 216b fol. 9v⁰ Tsu-tschi-tsien 足之煎 genannt, in dem Rockhill, *The Life of the Buddha* S. 222, den Mu-khri btsan-po sieht, der unmittelbar auf seinen Vater Khri-srong folgte, der 797 gestorbene König müßte dann also dieser gewesen sein. Die Widersprüche sind nicht zu lösen.

**483,** 31. Harun al Rashid, chinesisch Ho-lun 訶論, der berühmteste unter den Abbassiden, der 786 zur Regierung gekommen war, hat nach *Tʻang schu*, Kap. 221b fol. 20r⁰ im Jahre 798 eine Gesandtschaft an den Hof der Tʻang geschickt, vermutlich um über einen gemeinsamen Kampf gegen die Tibeter zu verhandeln. Leider haben die chinesischen Chronisten darüber aber nichts anderes zu melden, als daß die Gesandten „sämtlich den Kʻo-tʻou vollzogen", im Gegensatz zu früher, wo sie ihn verweigert hatten (s. II, 440). Wenn Devéria, *Origine de l'Islamisme en Chine* S. 309, angibt, Harun al Rashid habe Truppen gesandt, um zusammen mit den Uiguren die Tibeter zu bekämpfen, so steht davon nichts in den Tʻang-Annalen, auf die er sich beruft.

**483,** 41. Bushell, *The Early History of Tibet* S. 509 u. 534 macht zu seiner Übersetzung bei der Schilderung eines Sieges von Weĭ Kao 韋臯 über die Tibeter im südlichen Ssĕ-tschʻuan im Jahre 801 die Anmerkung, daß in dem Kapitel der Tʻang-Annalen über Nan-tschao (Kap. 222a fol. 12r⁰) berichtet würde, „die Kʻang (Samarkand) und Heĭ-yi-Ta-schi (die Araber der Abbasiden)-Truppen mit ihrem Tʻu-fan-Kommandanten hätten sich sämtlich ergeben". Dies sei von Wichtigkeit, weil hier zum ersten Male die Muhammedaner in diesen Grenzgebieten von Ssĕ-tschʻuan und Yün-nan erwähnt würden. Broomhall, *Islam in China* S. 30, hat die Angabe mit den Schlußfolgerungen übernommen. Der Text ist jedoch ganz unsicher und in dieser

Form bestimmt nicht richtig. Es heißt dort: 康黑衣大食等兵及吐蕃大酋皆降. Daß sich im Jahre 801 Muhammedaner aus Samarkand den Chinesen, mit denen sie gegen die Tibeter kämpften, ergeben, und sogar einen tibetischen Oberbefehlshaber gehabt haben sollen, ist ausgeschlossen. Vielleicht ist hinter 吐蕃 ein Satz ausgefallen, der sich auf einen Kampf zwischen beiden bezog. Die Verderbtheit des Textes zeigt sich auch in der Fassung des *K. T'ang schu* (Kap. 196b fol. 19v⁰f.), wo von derselben Ergebung, aber ohne die Muhammedaner, ausführlicher gesprochen wird. Dieser Text hat Bushells Übersetzung zu Grunde gelegen, er enthält aber ebenfalls unmögliche Namen und Wendungen. In der neuen Ausgabe der Annalen von 1747 ist der Text verbessert und in Übereinstimmung gebracht mit dem in Weī Kaos Lebensbeschreibung *K. T'ang schu*, Kap. 140 fol. 3v⁰. Tatsächlich wissen wir also nichts über Muhammedaner in Ssĕ-tsch'uan.

**484,** 1. Wie Rockhill, *The Life of the Buddha* S. 223 zeigt, ist auch diese Angabe der T'ang-Annalen, wonach der Tod des Königs — es wäre Mu-khri btsan-po oder Sad-na-legs, der Bruder des in Anm. zu II, **483,** 28 genannten, gewesen — im Jahre 804 erfolgte, mit den tibetisch-mongolischen Chroniken nicht zu vereinigen und kann kaum richtig sein. Ob Khri-ral, chinesisch K'o-li-k'o-tsu 可黎可足, im Jahre 817 zu regieren begann, wie *T'ang schu*, Kap. 216b fol. 11r⁰ angibt, ist auch nicht sicher.

**484,** 26. Die Zeremonie des Vertragsabschlusses von 821/822 ist zwar im *K. T'ang schu*, Kap. 196b fol. 24v⁰ff., *T'ang schu*, Kap. 216b fol. 12v⁰ff. und *Ts'ê fu yuan kueī*, Kap. 981 fol. 16r⁰ff. ausführlich geschildert, aber der Text des Vertrages selbst wird nicht gegeben, sondern nur eine Zusammenfassung seines Inhalts. Bushell hat am Ende seiner Übersetzung in *The Early History of Tibet* die Reproduktion einer Abreibung der steinernen Inschrift-Tafel von Lhassa, die 1869 in Peking erworben wurde, nebst einer englischen Übersetzung. Die Texte sind teilweise beschädigt oder unleserlich geworden, das hat indessen für den chinesischen weniger Bedeutung, weil er im *Ta Ts'ing yi t'ung tschi*, Kap. 413 fol. 7r⁰, vielleicht auch anderswo, vollständig, allerdings mit einigen Abweichungen vom Original, wiedergegeben ist. Nach der Angabe dieses Werkes steht die Steintafel in Lhassa am Eingangstor des Tempels I-k'o-tschao 伊克招, was im chinesischen Ta miao 大廟 „Großer Tempel" bedeuten soll. Im Tibetischen lautet der Name Jo-khang. Dieser Tempel sei von der chinesischen Prinzessin Wên-tsch'êng 文成 (s. II, 374 u. 376) errichtet worden. Vor Bushell haben bereits Amyot und der Archimandrit Hyacinth Übersetzungen des Vertragstextes gegeben. Photographische Wiedergaben der vier Seiten der Inschrift mit den tibetischen und chinesischen Texten (beide unleserlich) veröffentlichte Lo Tschên-yü in der Zeitschrift *Schên tschou kuo kuang tsi* 神州國光集 Nr. 7 (1909) mit einer Abschrift des chinesischen Textes, soweit er im Original lesbar war, und einigen kurzen Bemerkungen geschichtlichen und literarischen Inhalts, die aber der Ergänzung und Berichtigung bedürfen. Es ergibt sich aus dieser Wiedergabe, daß bei Bushell die eine Breitseite der Tafel mit tibetischem Text fehlt. Eine

Umschrift und Übersetzung des von Bushell veröffentlichten tibetischen Textteils unternahm A. H. Francke in den *Epigraphia Indica* Bd. 10 (1909/10) S. 89 ff. Das Original ist aber so verwittert, daß eine durchlaufende Übersetzung kaum möglich sein wird. L. A. Waddell hat den Tempel, dessen Name Jo-khang er mit „House of the Master" übersetzt, wie vorhin erwähnt (s. Anm. zu II, 480, 19), bei Gelegenheit der englischen Expedition nach Lhassa besichtigt und dann genauer beschrieben in seinem Buche *Lhasa and Its Mysteries* S. 341 f. u. 362 ff. Danach steht der große Monolith mit den Inschriften vor dem Haupteingang zur Linken, überschattet von einem alten Weidenbaume. Waddell hat die tibetischen Texte abschreiben lassen und den von 822 zusammen mit einer englischen Fassung von Amyots Übersetzung des chinesischen Textes in Journ. R. A. S. 1911[I] S. 389 ff. veröffentlicht. Da nun aber, wie er festgestellt hatte, auf der einen Breitseite der Tafel der tibetische Text des Vertrages von 783 stand, so verfiel er in den fundamentalen Irrtum, daß es sich auch auf der anderen Seite um diesen Vertrag Tê tsungs 德宗 (s. II, 480) handele. Rein nach der philologischen Seite hin ist der tibetische Text von 822 untersucht worden von B. Laufer in *Bird Divination among the Tibetans* (T'oung Pao Bd. XV, S. 1 ff.) S. 68 ff. mit besonderer Berücksichtigung der Umschreibung tibetischer Worte im chinesischen. Dazu finden sich Ergänzungen von Pelliot in T'oung Pao Bd. XVI, S. 1 ff. Eine abschließende Übersetzung und Erklärung der Texte steht noch aus.

**485, 26.** Daß Hien tsung 憲宗 von Eunuchen ermordet wurde, wird selbst nach den amtlichen Chroniken „von allen Zeitgenossen behauptet", der Mörder wird sogar mit Namen genannt. Aber irgendwelche näheren Umstände werden nicht gemeldet. Von der Grabstätte Hien tsungs bei P'u-tsch'êng 浦城 sind noch ein paar Steinfiguren vorhanden. S. Chavannes, *Mission Archéol.* Tafel CCCIII.

**486, 31.** Der Fall Liu Fêns 劉蕡 zeigt, daß in den Staatsprüfungen auch sehr zeitgemäße Fragen erörtert werden konnten. Thema und Aufsatz sind in seiner Lebensbeschreibung (*T'ang schu*, Kap. 178 fol. 1v⁰ ff.) wiedergegeben.

**487, 23.** Wang Schou-tsch'êng 王守澄 war bereits seit 806 als Eunuch im Palaste und wurde während Hien tsungs Regierung die gefürchtetste Persönlichkeit. Sein Biograph deutet in nicht mißzuverstehender Weise an, daß er bei der Ermordung des Kaisers mindestens beteiligt war, wenn er sie nicht angestiftet hatte. Auch der Clique, die den Kaiser Mu tsung 穆宗 einsetzte, gehörte er an. Er hatte eine hohe militärische Stellung und wurde der Schrecken des Palastes. Seine Beziehungen zu dem „Arzt" Tschêng Tschu 鄭注 stammten schon aus Hien tsungs Zeit, er veranlaßte dann dessen Berufung an den Hof, wo Wang ihn wegen seiner pharmakologischen Zauberkräfte gut verwenden konnte. Das Treiben der Clique und Sung Schên-sis 宋申錫 im Keim ersticktes Unternehmen sind in der Lebensbeschreibung Wang Schou-tsch'êngs (*K. T'ang schu*, Kap. 198 fol. 17v⁰ ff.) und Sung Schên-sis (Kap. 167 fol. 10r⁰ ff.) eingehender geschildert.

**488, 3.** Die in der chinesischen Kulturgeschichte oft wiederkehrende Beschuldigung, Eingeweide oder auch Augen von Kindern zur Bereitung von Medikamenten zu benutzen, wurde im 19. Jahrhundert auch gegen die fremden Missionare und Photographen erhoben.

**488, 12.** Über Li Tê-yü 李德裕, Li Tsung-min 李宗閔 und Niu Sêng-ju 牛僧孺 s. Giles Nr. 1211, 1221 (wo das Todesjahr 806 für 846 verdruckt ist) und 1575.

**489, 25.** Die Schilderung der Szene zwischen Wên tsung 文宗 und dem Staatsrat (*hüo schi* 學士) Tschou Tsch'i 周墀 findet sich außer im *T'ung-kien* auch in der Lebensbeschreibung von K'iu Schi-liang 仇士良 *T'ang schu*, Kap. 207 fol. 19v⁰.

**489, 38.** Wu tsungs 武宗 persönlicher Name wird in der Literatur bald als Tsch'ên 瀍, bald als Yen 炎 angegeben. Nach *K. T'ang schu*, Kap. 18a fol. 1r⁰ war sein Name zuerst Tsch'ên.

**490, 21.** Über Han Yü 韓愈 s. Giles Nr. 632 (statt des dort angegebenen Todesjahres 824 dürfte 825 anzunehmen sein: nach *K. T'ang schu*, Kap. 160 fol. 9v⁰ starb Han Yü im 12. Monat des 4. Jahres 長慶; der 12. Monat begann am 24. Dezember, es ist also wahrscheinlicher, daß der Tod im Januar 825 erfolgte), ferner T. Watters, *The Life and Works of Han Yü or Han Wên-kung* in Journ. North-China Br. R. A. S. 1871/72, S. 165ff. Der Text seiner berühmten Denkschrift ist in seiner Lebensbeschreibung a. a. O. Kap. 160 fol. 4v⁰ff. erhalten. Sie ist übersetzt unter Anderen von Grube, *Geschichte der chinesischen Literatur* S. 304ff., De Groot, *Sectarianism* S. 54ff., Margouliès, *Le Kou-Wen Chinois* S. 198ff., auszugsweise von Giles, *A History of Chinese Literature* S. 200ff. Das *Schu-fa*, 元和 14. Jahr, weist darauf hin, daß Hien tsung im 1. Monat des 14. Jahres seiner Regierung (819) den Knochen einholte und im 1. Monat des folgenden Jahres zu Tode kam, ebenso wie Yi tsung 懿宗, der gleichfalls im 14. Jahre seiner Regierung (873) den Knochen einholte, in demselben Jahre starb (s. II, 506). „Also", folgert der Verfasser, „wer Buddha um Segen bittet, wird Unheil dafür erhalten. Han Yüs Worte waren nicht trügerisch".

**492, 9.** T'ien-tê 天德 war zur Zeit der späteren T'ang der Name eines Militärbezirks im Grenzgebiet nordwestlich von Schan-si. Es war im Gebiet der heutigen Urat-Mongolen, nordöstlich der Ordos-Steppen, am Nord-Ufer des Huang ho, in der Gegend, wo sich einst die unter Wu ti 104 v. Chr. angelegte Grenzfestung Schou-hiang tsch'êng 受降城 (s. I, 350, wo statt kiang besser hiang zu lesen ist) befand. Diese war im Anfang des Jahres 812 (nach *T'ang schu*, Kap. 7 fol. 22r⁰) durch die Fluten des ausgetretenen Stromes zerstört worden. 200 *li* westlich von dieser Trümmerstätte, die ihrerseits 360 *li* westlich von Sui-yuan 綏遠 und Kueï-hua 歸化 lag, war die alte Festung T'ien-tê (Hu San-sing zu *T'ung-kien* 元和 8. Jahr). Hierher war 813 auch die Garnison von Schou-hiang verlegt worden. Der Name T'ien-tê kün 軍 für den Militär-Bezirk dort war ungefähr 760, nach *T'ang hui yao*, Kap. 72 fol. 10v⁰ schon 745 festgesetzt worden. Er hat sich in Inner-

Asien lange erhalten, wenn Marco Polos Tenduc, die einstige Residenz des sagenhaften „Priester Johannes“, identisch mit ihm ist, wie allgemein angenommen wird. S. *Marco Polo* ed. Yule-Cordier I, 284ff., ed. *Benedetto-Ricci* S. 436, Pelliot in T'oung Pao Bd. XV, S. 630, Des Rotours ebenda Bd. XXV, S. 254 Anm. 3. Pauthiers Behauptung, Tenduc entspreche vielmehr dem heutigen Bezirk Ta-t'ung *(Le Pays de Tanduc et les Descendants du Prêtre Jean* in Revue de l'Orient, de l'Algérie et des Colonies, Mai 1862), ist, selbst wenn man von seinen verschiedenen Mißverständnissen absieht, den chinesischen Angaben gegenüber nicht zu halten.

**492,** 16. Ein öfter verwendetes Zitat.

**493,** 12. Über die Flucht der aus den Grenzgebieten verjagten Uiguren zu den Tibetern findet sich nur eine kurze Angabe im *Kiu wu tai schi* 舊五代史, Kap. 138 fol. 3v⁰. Vergl. auch die entsprechende Angabe bei Barthold, *Vorlesungen* S. 49.

**495,** 13. Selbst Li Tê-yü, der Minister der großen T'ang-Dynastie, gebraucht hier für den Begriff „Chinesisch“ das Wort Han 漢. Vergl. Anm. zu II, **394,** 4.

**495,** 40. Wir wissen über das neue uigurische Reich sehr wenig, da die chinesischen Annalen nichts anderes als Verzeichnisse der Tributgesandtschaften mitteilen. Nur im *T'ang schu*, Kap. 217b fol. 5v⁰ findet sich die kurze Angabe, daß zur Zeit des Kaisers Yi tsung 懿宗 (860—873) der Khagan der Uiguren von Peï t'ing aus die T'u-fan angriff und ihnen die Städte Lun-t'ai 輪臺 (350 km westlich von Kharaschar) u. a. in der Provinz Si tschou (s. II, 393) entrissen habe. Barthold a. a. O. meint, ohne Angabe einer Quelle, daß das Fürstentum der Uiguren in Bischbalik bis zum 14. Jahrhundert bestanden habe.

**496,** 13. Über die beiden Taoisten Tschao Kueï-tschên 趙歸眞 und Liu Hüan-tsing 劉玄靖 (beide Namen haben taoistische Bedeutung; für 玄 ist in den Texten der Ts'ing-Zeit 元 geschrieben) ist sonst nichts bekannt.

**496,** 37. Text-Teile des Edikts betr. Ausrottung des Manichäismus in China finden sich *K. T'ang schu*, Kap. 18a fol. 13r⁰f., *T'ang schu*, Kap. 217b fol. 5r⁰ und *T'ang hui yao*, Kap. 49 fol. 11r⁰. Alle weichen voneinander ab, geben zu vielen Zweifeln Anlaß und sind offenbar verderbt. Ich bin deshalb auch nicht sicher, ob meine Übersetzung in allen Einzelheiten zutreffend ist. Ein authentischer vollständiger Text scheint schon Ssĕ-ma Kuang im 11. Jahrhundert, sowie dem Verfasser des *Fo tsu t'ung ki* im 13. Jahrhundert nicht bekannt gewesen zu sein. Nur das letztere Werk, Kap. 43 fol. 265r⁰b, berichtet über den Tod der Priesterinnen (?) und der anderen Manichäer. Eine Übersetzung hat De Groot in *Sectarianism* S. 59f. und in dem Aufsatz *Wu Tsung's Persecution of Buddhism* (im Archiv für Religionswissenschaft Bd. VII, S. 157ff.) S. 158f. gegeben, sie ist aber zum Teil sicherlich falsch. Eine verbesserte Übersetzung mit Erklärung findet sich bei Chavannes und Pelliot, *Un traité Manichéen retrouvé en Chine* II, 296ff. In unbegreiflicher Weise mißverstanden hat Havret, *La Stèle Chrétienne de Si-ngan-fou* II, 259 das Ganze. Er liest aus dem Text heraus, daß „der Kaiser den Tempeln der Manichäer Zuwendungen machte und sich bei ihren Zeremonien vertreten ließ"! Eine Übersetzung und Erklärung des ganzen Textes der Annalen ist hier nicht möglich. Der Ausdruck *kung-tê schi* 功德使 („Kultus-Kontrolleure") bedeutet nach dem chinesischen buddhistischen Wörterbuch *Fo hüo ta ts'ĕ tien* „Beamte, die die buddhistischen Mönche und Nonnen (also auch wohl die manichäischen) zu kontrollieren hatten". Nach *Fo tsu t'ung ki*, Kap. 42 fol. 257v⁰b soll zuerst im Jahre 767 das *kung-tê yuan* 院 geschaffen sein, dessen Mitglieder wohl die *kung-tê schi* waren. Sie werden in der Literatur der damaligen Zeit öfter erwähnt. Näheres über den Ausdruck s. Chavannes-Pelliot a. a. O.

**497, 6.** Über *mu-hu* s. das Nähere Anm. zu II, **472, 18.** Die Mazdäer werden von den Chinesen oft mit den Nestorianern verwechselt, dem „Kult von Ta-ts'in", d. h. von Ktesiphon, wo die „chaldäischen Christen" ihre eigenen Patriarchen hatten. Um dieser Verwechslung zu entgehen, hatten die Nestorianer 745 den Erlaß eines Ediktes erbeten, wonach ihre Heiligtümer künftig „Tempel von Ta-ts'in" zu nennen seien und nicht mehr „Persische Tempel" (Po-ssĕ ssĕ 波斯寺), weil mit dem letzteren Namen auch die Tempel der Mazdäer, *hien ssĕ* 祆祠, bezeichnet wurden. S. meine Abhandlung *Grundsätzliches zur Wiedergabe fremder Länder- und Ortsnamen im Chinesischen* (Sitzungsber. Preuß. Akad. d. Wissensch. 1934, S. 244ff.) S. 275f.

**498, 9.** Die verhältnismäßig vollständigste Wiedergabe der Berichte, Anträge und Edikte betreffs der Ausrottung der fremden Religionen findet sich in den Kaiser-Annalen des *K. T'ang schu*, Kap. 18a fol. 23r⁰ff., die der neueren *T'ang schu* tun das Ganze mit 9 Schriftzeichen ab! Auch das *T'ung-kien*, 會昌 5. Jahr, behandelt das Ganze auffallend kurz. Das *T'ang hui yao*, Kap. 47 fol. 16v⁰ff. gibt nur das große Edikt vollständig. Dieses letztere ist in der europäischen Literatur öfters behandelt worden. Der Jesuit Hervieu gab im 18. Jahrhundert einen kurzen Auszug daraus, der in Du Haldes *Description* II, 596ff. veröffentlicht und von Havret, *La Stèle* II, 250ff. übernommen ist. De Groot hat in dem erwähnten Aufsatz und in *Sectarianism* S. 61ff. eine Übersetzung des gesamten Materials nach dem *K. T'ang schu* gegeben, aber mit mehrfachen Mißverständnissen; vor allem hat er dem Konfuzianismus zugeschrieben, was in Wahrheit dem Taoismus zukommt, das zeigen schon die taoistischen Ausdrücke in dem Edikt. Ein genauerer Auszug findet sich bei Moule, *Christians in China* S. 70f. Hier ist auch die Frage der Unterdrückung der anderen fremden Religionen ausführlich behandelt und weitere chinesische Literatur angegeben. Andere, ältere Arbeiten übergehe ich.

**498, 21.** Caturdeśa, im chinesischen durch *tschao-t'i* 招提 (vollständig *tschê-tou-t'i-schê* 拓鬪提舍) umschrieben, heißt eigentlich „die vier Weltgegenden" und bedeutet „die Mönche der v. W." oder „die Wohnung der Mönche der v. W.", ein Name für ein buddhistisches Kloster. Āraṇyaka, chinesisch *lan-jo(k)* 蘭若 (vollständig *a-lan-jo* 阿蘭若) ist ein „in der Einsamkeit *(araṇya)* Wohnender" oder seine Wohnung, Einsiedelei.

**498,** 22. Der Text im *K. T'ang schu* liest hier 二十六萬五千 also 265000 Mönche und Nonnen, aber in den Kaiser-Annalen Kap. 18a fol. 23r⁰ steht statt 千 die Zahl 百, also 260500. Da das *T'ang hui yao*, Kap. 47 fol. 17v⁰ 二十六萬餘 „über 260000“ hat, so ist die letztere Zahl die wahrscheinlichere. Auch De Groot liest 260500.

**499,** 20. Diese wirtschaftliche Seite des Buddhismus, die De Groot in seinen heftigen Anklageschriften ganz übersehen hat, ist anschaulich dargestellt von St. Balázs, *Beiträge zur Wirtschaftsgeschichte der T'ang-Zeit III: Die ökonomische Rolle der buddhistischen Kirche.*

**500,** 14. Hinsichtlich des Manichäismus s. das in Anm. zu II, **472,** 18 Gesagte. Die Geschichte der Nestorianer in China ist von Havret in *La Stèle Chrétienne* und von Moule in den ersten sechs Kapiteln von *Christians in China* behandelt worden, wo auch die gesamte übrige Literatur angegeben ist. Nachdem ist auch eine Übersetzung der fünf übrigen noch vorhandenen nestorianischen Schriften von P. Y. Saeki veröffentlicht worden (s. Anm. zu II, **567,** 7). Über den Mazdäismus in China s. das Nähere bei Tsch'ên Yuan, *Huo-hien kiao ju Tschung-kuo k'ao* (s. Anm. zu II, **370,** 37). Einige Notizen finden sich bei Pelliot, *La Haute Asie* S. 16 und *Les Influences Iraniennes en Asie Centrale et en Extrême-Orient* S. 16. Vergl. auch das II, 370 über Nestorianer und Mazdäer Gesagte.

**500,** 22. Li Tê-yüs Verbannungsort Yai tschou 崖州 liegt an der Südküste von Hai-nan, ganz unter den eingeborenen Stämmen der Insel. Auch jetzt ist dort nur ein ganz schmaler Streifen der Küste von Chinesen bewohnt. (H. Stübel, *Ergebnisse einer ethnographischen Exkursion nach der Insel Hainan* — in Tung-chi Medizinische Zeitschr. 1932 — S. 250).

**500,** 27. Fêng tschou 封州 ist das heutige Fêng-tsch'uan 封川 östlich von Wu-tschou 梧州 an der Grenze von Kuang-si.

**500,** 44. Die Schi-weï 室韋 oder 失韋 sind nach *K. T'ang schu*, Kap. 199b fol. 15v⁰ verwandt mit den K'i-tan. Sie zählten nach demselben, offenbar gut unterrichteten Werke zur T'ang-Zeit neun verschiedene Stämme, und ihre Wohnsitze werden wie folgt angegeben: im Osten bis zu den Mo-ho-Tartaren (II, 317) am Heï schui 黑水 (Amur), im Westen bis zu den Gebieten der T'u-küe, im Süden bis zu den K'i-tan, im Norden bis zu einem „Meere“ (hier liegt ein Irrtum des Verfassers vor; wenn er mit dem „Meere“ — in der Geographie des *T'ang schu*, Kap. 43b fol. 25v⁰ ist von einem „kleinen Meer“ die Rede — den großen Steppensee Kulun nor meint, so ist dieses „Meer“ nicht die Nord-Grenze, sondern die Schi-weï wohnten auf allen vier Seiten davon, wie an derselben Stelle des *T'ang schu* auch angegeben wird.) Eine neue und erweiterte Aufzählung der Stämme gibt der Verfasser dann als die zu seiner Zeit (10. Jahrhundert) bekannte. Unter den von ihm genannten Gewässer-Namen läßt sich unschwer der Heï schui als der Amur erkennen, der später Heï-lung kiang 黑龍江, mandschurisch Saghalien wula heißt. Im *Weï schu*, Kap. 100 fol. 10r⁰ heißt es, daß im Lande der Schi-weï ein großer Strom sei, der eine Breite von über 4 *li* habe und Tsi schui 㯃水

heiße; auch hier kann nur der Amur gemeint sein, trotz der offensichtlichen Verstümmelung des Namens. Chavannes, in Bull. Éc. fr. d'Extr. Or. Bd. III, S. 225 hält den Heï schui hier für den Sungari, weil die Chinesen den Amur für die Fortsetzung des Sungari hielten. Das trifft aber hier kaum zu, denn das *Weï schu* a. a. O. sagt weiter, daß der große Strom im Lande der Schi-weï vom Norden komme, und tatsächlich hat auch der Amur da, wo deren Wohnsitze zu suchen sind, die Richtung NW—SO. Der Sungari heißt auch zur Weï- und T'ang-Zeit Su(k)-mo schui 粟 oder 速 末 水, der Name ist also sehr alt. Ferner ist der See Kü-lun po 俱 輪 泊, im *Weï-schu* K'ü-li 屈 利 genannt, leicht festzustellen. Es ist der noch heute Kulun nor oder Kulun bira oder Dalai nor genannte große Steppensee (vergl. Anm. zu I, **324,** 35), in den der von Westen kommende Keruleng mündet, während die Ausflüsse Argun und Hailar-Fluß sind; der Argun bildet zusammen mit der Schilka den Amur. Die Schi-weï müssen also hiernach die ausgedehnten Steppen-, Berg- und Waldgebiete zwischen Keruleng, Argun, vielleicht auch Schilka und Amur bewohnt haben. Ein Stamm von ihnen führt den Namen Mêng-wu Schi-weï 蒙 兀 室 韋 *(K. T'ang schu)* oder Mêng-wa 蒙 瓦, er saß südlich von dem Flusse Schi-kien ho 室 建 河 oder Wang-kien ho 望 建 河, der aus dem Kü-lun-See herausfließt, also dem Argun oder dem von ihm abzweigenden Hailar-Flusse. Vermutlich hat dieser Stamm den „Mongolen", Mêng-ku 蒙 古, den Namen gegeben (vergl. Anm. zu II, **184,** 26 S. 290 u. zu II, **483,** 2.) Die Schi-weï sind zuerst unter der Weï-Dynastie mit den Chinesen in Verbindung gekommen, indem sie im Jahre 544 eine Gesandtschaft mit Landeserzeugnissen an den Hof schickten (*Weï schu*, Kap. 100 fol. 10r⁰).

**502,** 8. Der Name Schan-tsch'an 鄯 闡 ist nach Sainson, *Nan-tchao ye-che* S. 12 u. 26 ein uralter Stammesname der Thai, der angeblich bis in die ältere Tschou-Zeit hinaufgeht.

**502,** 27. Der Name Ngan-nan 安 南 (südl. Ausspr. Annam) ist genau wie Ngan-si rein chinesisch und Teil von dem Titel *Ngan-nan tu-hu*, „der den Süden befriedende Schutzherr" (vergl. II, 539), der Bezeichnung des General-Gouverneurs der Südländer. Der Titel wurde nach *T'ang hui yao*, Kap. 73 fol. 17r⁰ im Jahre 679 an die Stelle des bis dahin gültigen *Kiao-tschou tu-tu* 交 州 都 督 gesetzt. Vergl. unten Anm. zu **539,** 19. Die „Provinz" Kiao-tschou umfaßte Teile von Kuang-tung, Kuang-si, Tongking und Annam (s. I, 420), und dem General-Gouverneur unterstanden theoretisch alle diese noch wenig bekannten Südländer. Der Name Annam hat dann allmählich eine verengerte Bedeutung erhalten. Die Residenz des Generalgouverneurs, Kiao-tschi tsch'êng 交 趾 城, lag südwestlich von dem neuen Bezirk Si-tsch'ou hien 西 疇, der von dem Bezirk Ngan-p'ing 安 平 (heute Ma-kuan hien 馬 關) abgetrennt ist, also unmittelbar an der Grenze von Tongking (vergl. Anm. zu I, **420,** 42).

**502,** 29. Der Angreifer von Mien 緬 (Birma) wird im *Nan-tschao ye schi* Schi-tsĕ kuo 獅 子 國 „das Löwenland" (der gewöhnliche Name für Ceylon) genannt. Es ist nicht festzustellen, was hier damit gemeint ist.

**502,** 36. Im *T'ang schu*, Kap. 222b fol. 2r⁰ heißt der Nachfolger Fêng-yus 豐祐 nicht Schi-lung 世隆 wie im *Nan-tschao ye schi*, sondern Ts'iu-lung 酋龍. Dieser Name ist von den chinesischen Historikern geschaffen: 隆 bildet einen Bestandteil des persönlichen Namens (Lung-ki 隆基) des Kaisers Hüan tsung 玄宗 (s. II, 426), darum hat man das gleichlautende 龍 dafür eingeführt; der erste Teil des Namens hätte eigentlich Yu 祐 sein müssen, man ersetzte dies aber durch das ähnlich lautende Ts'iu, vermutlich um damit — es bedeutet „Häuptling" — den Gegensatz zu dem angemaßten *huang-ti* hervorzuheben. Im *T'ang schu* wird weiter berichtet, daß Schi-lung seinen Staat Ta-li kuo 大禮國, d. h. „Staat der großen Norm" genannt habe. Ob dies etwa eine Umbildung von Ta-li 大理 („die große Regel") sein soll, ist nicht festzustellen. Gehalten hat sich der Name jedenfalls nicht, der Name Ta-li 大理 für den Staat aber kommt erst im 10. Jahrhundert auf. Parker, *The Old Thai or Shan Empire* S. 343 verwechselt beide.

**503,** 6. P'ang Hün 龐勛 darf nicht mit der bei Giles Nr. 1615 genannten Persönlichkeit verwechselt werden.

**503,** 23. Über Kao P'ien 高駢 s. Giles Nr. 958.

**503,** 31. Die T'ang-Annalen haben nur den Namen Mêng Fa 蒙法 für den im *Nan-tschao ye schi* Lung-schun 隆舜 genannten König aus dem gleichen, eben angegebenen Grunde.

**504,** 15. Über Wang Kien 王建 s. Giles Nr. 2154.

**504,** 28. Die von Tschêng Mai-ssĕ 鄭買嗣 begründete neue Dynastie hat nur bis 928 bestanden.

**505,** 32. Der dritte Sohn Süan tsungs 宣宗, der Prinz von K'ueĭ 夔, mag ungefähr 20 Jahre alt gewesen sein, da er nach *K. T'ang schu*, Kap. 175 fol. 10r⁰ im Jahre 846 als Prinz belehnt wurde. Wenn Wieger, *Textes historiques* S. 1753 Yi tsung 懿宗 einen „gamin âgé de 17 ans" nennt, so irrt er sich: Yi tsung war nach *K. T'ang schu*, Kap. 19a fol. 1r⁰ am Ende des Jahres 833 geboren, im Herbst 859 also 26 Jahre alt, die Annalen zählen nach chinesischem Brauch 27 Jahre.

**506,** 37. Wang Schi 王式 war in der Tat, ebenso wie sein Vater und seine Brüder, ein rein literarisch gebildeter konfuzianischer Gelehrter. Er war auch ebenso wie diese Mitglied der Kollegien des Tsi-hien und des Han-lin (s. II, 431). Zum General-Gouverneur von Ngan-nan war er 858 ernannt worden, damit er auf die „Barbaren" kulturfördernd wirken sollte. Von großen Verdiensten, die er sich dort erworben, wird indessen nichts berichtet. 860 war er auch bereits wieder in Tsch'ang-ngan. Seine Lebensbeschreibung im *K. T'ang schu*, Kap. 164 fol. 8r⁰f. erwähnt merkwürdigerweise überhaupt nichts von seiner Tätigkeit in Tongking, und die im *T'ang schu*, Kap. 167 fol. 15v⁰ macht nur unklare Andeutungen.

**507,** 16. Die gesetzwidrige Art, wie Hi tsung 僖宗 als fünfter Sohn auf den Thron kam, sowie das Dunkel, das über den Gründen dafür liegt, hat auch die Kommentatoren zu Betrachtungen veranlaßt. Sie sehen darin ein Anzeichen des völligen Verfalls der Dynastie.

**508,** 7. Huang Tsch'ao 黃巢 hat in den Annalen eine Lebensbeschreibung unter den großen Rebellen erhalten (*K. T'ang schu*, Kap. 200b fol. 7v°ff. und *T'ang schu*, Kap. 225c fol. 1r°ff.), Wang Sien-tschi 王仙芝 dagegen überhaupt keine. Huangs literarische Bildung erwähnt das *K. T'ang schu* überhaupt nicht, das *T'ang schu* sagt, „er habe einige Kenntnisse in der Literatur gehabt" (稍通書記). Ich entnehme die näheren Angaben dem *T'ung-kien*, 乾符 2. Jahr.

**508,** 43. Der Posten, den Wang Sien-tschi erhalten sollte, hatte den Namen *Schên-ts'ê kün ya-ya* 神策軍押牙 etwa „Unvergleichlicher Führer der Armee mit der wundervollen Strategie". *Schên-ts'ê kün* war die Bezeichnung eines Teiles der Palastgarde (s. II, 536), *ya-ya* bedeutet nach einer Glosse im *Peï-wên yün fu* einen Mann, der nicht seinesgleichen hat. Daneben sollte er *kien-tsch'a yü schi* 監察御史 werden.

**509,** 40. Über Abū Zaid und Mas'ūdī s. Näheres auch bei G. Ferrand, *Relations de Voyages et Textes Géographiques Arabes, Persans et Turks relatifs à l'Extrême-Orient* I, 82 u. 91f., vergl. auch unten Anm. zu **510,** 21.

**510,** 19. Betreffs der Muhammedaner in China s. das II, 370 und in der Anm. dazu Gesagte. Über die Juden in China ist viel gefabelt worden. Man hat geglaubt, daß sie schon zur Tschou-Zeit auf dem Landwege nach China gelangt seien; Andere wieder sprachen von der Han-Zeit und dem 1. Jahrhundert n. Chr., so Wylie, *Chinese Researches* 2. Teil S. 9 und noch Wieger, *Textes historiques* S. 846. Auch J. Tobar, der die jüdischen Inschriften von K'ai-fêng genauer untersucht hat (*Inscriptions Juives de K'ai-fong-fou*, Nr. 17 des Variétés Sinologiques), neigt zu der Annahme, daß die erste Ankunft der Juden zur Han-Zeit stattgefunden habe, und zwar vor allem auf Grund der mündlichen Überlieferung der chinesischen Juden, weniger auf Grund ihrer viel späteren Inschriften (1489—1663), deren Glaubwürdigkeit er mit Recht in Zweifel zieht (S. 88ff.). Ich fürchte allerdings, daß die mündliche Überlieferung nicht mehr Wert hat als die Inschriften. In Wirklichkeit erscheinen die Juden zuerst im äußersten Süden im 9. Jahrhundert, im Norden erst in der Sung-Zeit, also frühestens im 10. Jahrhundert. Wie B. Laufer, *Zur Geschichte der chinesischen Juden*, im „Globus" 1905, S. 245ff. betont, ist nach den Inschriften Indien als das Herkunftsland der jüdischen Einwanderer anzusehen, und nach Indien waren diese von Persien aus eingewandert. Wenn die Nachrichten der Araber zutreffen, dann ist es klar, daß die Juden zusammen mit den arabischen und persischen Kaufleuten nach China gekommen waren, und zwar wahrscheinlich, um die von den Chinesen damals hochbewerteten Baumwollstoffe einzuführen (in China wurde noch keine Baumwolle angepflanzt). Ob, wie Laufer vermutet, eine kleine jüdische Kolonie in der ersten Hälfte des 12. Jahrhunderts oder etwas früher über Land in die Residenzstadt der Sung (K'ai-fêng) gelangt ist, mag dahingestellt bleiben. Laufer weist auch auf die interessante Tatsache hin, daß „es in Hongkong und Schanghai noch jetzt eine ansehnliche Kolonie sogenannter orientalischer Juden gibt, welche das Arabische als Muttersprache sprechen und sämtlich entweder auf dem Wege über Indien oder aus Indien selbst nach China eingewandert sind". Einige zusätzliche Bemerkungen hat Laufer später in einem Vortrage über eine chinesisch-hebräische Handschrift gegeben, die sich in einer Sammlung in Amerika fand. Der Vortrag ist unter dem Titel *A Chinese-Hebrew Manuscript, a New Source for the History of the Chinese Jews* in The American Journ. of Semitic Languages and Literatures 1930, S. 189ff. veröffentlicht. Die Handschrift enthält eine Namenliste der jüdischen Gemeinde von K'ai-fêng auf chinesisch und hebräisch, die zwischen 1660 und 1670 angelegt ist. Die Liste führt 453 Männer und 259 Frauen auf, die zu 7 verschiedenen Sippen gehören. Die hebräischen Sippennamen haben lautlich nichts mit den chinesischen zu tun, für die letzteren haben die Juden rein chinesische Familiennamen wie Li, Tschang, Tschao u. a. gewählt. Weitere Literatur über die Juden in China außer bei Tobar auch bei Chavannes, T'oung Pao Ser. II Bd. V, S. 482 und bei F. Jäger, *Zur Frage der chinesischen Juden* (Ostasiat. Rundschau 1934, S. 160ff.). Hier ist auch im Anhang der Bericht des Jesuitenpaters Ricci aus dem Anfang des 17. Jahrhunderts über die Auffindung der jüdischen Kolonie in K'ai-fêng aus den *Commentari della Cina* mitgeteilt.

**510, 21.** Der Bericht Abū Zaids ist übersetzt von M. Reinaud, *Relation des Voyages faits par les Arabes et les Persans dans l'Inde et à la Chine* I, 62ff., der von Mas'ūdī in *Les Prairies d'Or*, übersetzt von Barbier de Meynard und Pavet de Courteille. Abū Zaid gibt seinen Bericht nach den Erzählungen arabischer Kaufleute, besonders eines gewissen Soleyman und eines Ibn-Vahab. Er hat dann sein Material an Mas'ūdī gegeben, ihre Berichte stimmen teilweise überein. Beide Verfasser sind auch Zeitgenossen, Mas'ūdī starb 956, seine *Prairies d'Or* erschienen 943, Abū Zaid muß etwa drei Jahrzehnte älter gewesen sein. Die erzählenden Gewährsmänner standen also den Ereignissen noch recht nahe, wenn sie nicht gar Augenzeugen waren. Darauf läßt auch ihre durchaus richtige Beurteilung der ganzen Lage in China schließen. — Wenn es noch eines Beweises bedürfte, daß mit dem Khanfu der Araber nur Kanton gemeint sein kann und nicht Hangtschou, wie noch Broomhall, *Islam in China* S. 31 glaubt, so würde er hier gegeben sein. Khanfu ist das chinesische Kuang fu 廣府, und dies ist, wie Gorō Ishibashi 石橋五郎 in Shigaku Zasshi 1901 September, S. 45ff. und Jitsuzō Kuwabara, *On P'u Schou-kêng* 蒲壽庚 (in Mem. of the Research Department of the Tōyō Bunko Nr. 2) S. 12 gezeigt haben, eine übliche Bezeichnung. Als Jahr der Zerstörung der Stadt geben die Araber 264 nach der Hejira = 878 an, nach allen chinesischen Quellen war es aber 879.

**511, 20.** Die Worte Liu Kü-yungs 劉巨容 werden auch in Huang Tsch'aos Lebensbeschreibung, *T'ang schu*, Kap. 225c fol. 5v⁰ angeführt.

**512, 35.** Sowohl die von Ts'ao Schi-hiung 曹師雄 wie die von Liu Hanhung 劉漢宏, dem Unterführer Wang Tos 王鐸, geleitete Bewegung konnte noch von kaiserlichen Truppen niedergeschlagen werden, aber andere lokale Aufstände setzten dafür wieder neu ein.

**513,** 13. Li Kuo-tsch'ang 李國昌 aus der westtürkischen Sippe Tschu-ye 朱耶 war der Großvater, und Li K'o-yung 李克用 der Vater des ersten Kaisers der sehr kurzlebigen Hou-T'ang-Dynastie (923—937). Ihre Lebensbeschreibungen finden sich daher im *Kiu Wu tai schi*, Kap. 25 fol. 1 r⁰ff. und im *Wu tai schi* Kap. 4, fol. 1v⁰f. In diesen Werken heißt es, daß „die Tschu-ye von den West-Türken abstammten, daß sich aber die späteren Geschlechter den besonderen Namen Scha-t'o beigelegt hätten unter Beibehaltung ihres Sippennamens". Vergl. II, 482 und die Anm. dazu. Die Scha-t'o scheinen aber unter einander geteilt gewesen zu sein, denn während der Ereignisse in Schan-si kämpften andere Abteilungen in Hu-peï gegen Huang Tsch'ao (s. II, 509). Da sie ursprünglich am Ostrande der Ordos-Steppe siedelten (s. II, 482), müssen sie nach den späteren Berichten ihre Wohnsitze nachher weiter nach Osten durch Schan-si ausgedehnt haben.

**513,** 31. Ssĕ-ma Kuang muß die Verantwortung übernehmen für die Geschichte von der Tötung der fünf Offiziere, die er unter 乾符 5. Jahr 2. Monat erzählt: „Li K'o-yung ließ die Offiziere seiner Truppen das Fleisch von den Körpern der Fünf abschneiden und essen, dann ritten sie auf den Gebeinen herum".

**515,** 1. Die Vernichtung von Li K'o-yungs Streitmacht durch Li K'o-kü 李可舉 und Ho-lien To 赫連鐸, die Flucht von Vater und Sohn mit ihrer Familie, das Verhalten Li K'o-yungs und der T'ang-Regierung danach legen die II, 514 geäußerte Vermutung nahe. Der Name Ta-ta(n) 達 oder 韃靼 erscheint, wie Wang Kuo-weï in seiner Abhandlung *Ta-ta(n) k'ao* 韃靼考 (Anhang zu seiner Sammlung *Mêng-ku schi liao ssĕ tschung* 蒙古史料四種) nachweist, in chinesischen Texten zuerst in den Jahren 842 und 843, dagegen kommt er um über 100 Jahre früher in der türkischen Inschrift des Kül tegin (s. Anm. zu II, **442,** 26) vor. Die nächste Erwähnung ist dann die an unserer Stelle (s. a. a. O. fol. 1r⁰). Das *T'ung-kien tsi lan* (im *Kang-mu* unter 廣明 1. Jahr) sagt: „Die Ta-ta(n) sind ursprünglich ein Rest der Mo-ho. Sie wohnten im Nordwesten der Hi und K'i-tan. Später wurden sie von den K'i-tan angegriffen, ihre Stämme auseinandergerissen und zerstreut. Die von den Zerstreuten, die im Yin schan wohnten, nannten sich selbst Ta-ta(n)." Eine kurze Übersicht über Namen und Zugehörigkeit der Ta-ta(n) nach Wang Kuo-weï gibt Pelliot in T'oung Pao Bd. XXVI, S. 125f. Daß die Ta-ta(n) Nachkommen der Scha-t'o seien, wie danach die Texte der Mongolenzeit angeben, halte ich nach den Berichten über die Ereignisse von 880 in Schan-si für ausgeschlossen.

**515,** 21. Die Ereignisse in Schan-si und die Zurückberufung Li K'o-yungs sind in europäischen Geschichtswerken mißverstanden. Fries, *Abriß* S. 179 macht aus dem Scha-t'o-Führer einen Statthalter von Ssĕ-tsch'uan, der den Kaiser dort aufnahm. Wieger, *Textes historiques* S. 1764 hält die Berufung Lis „für das erbärmlichste, was man sich denken könne". Er kennt den Zusammenhang nicht, weil er nur einen kurzen Auszug aus dem *T'ung-kien* als Quelle benutzt. Nach *Wu tai schi*, Kap. 4 fol. 2v⁰f. waren die Scha-t'o-

Truppen, die man 881 nach Tsch'ang-ngan dirigierte, so widersetzlich, daß sie ohne Li-K'o-yungs Führung nicht zu brauchen waren. Dies vor allem veranlaßte die Zurückberufung.

518, 14. Den Bericht Abū Zaids über die Lage in China s. bei Reinaud, a. a. O. S. 62 u. 76.

520, 19. Li Han-tschis 李罕之 Lebensbeschreibung findet sich im *K. Wu tai schi*, Kap. 15 fol. 4r⁰ff.

521, 35. Die Lebensbeschreibung von Ts'ien Liu 錢鏐 findet sich in *K. Wu tai schi*, Kap. 133 fol. 10r⁰ff., die von Liu Han-hung 劉漢宏 im *T'ang schu*, Kap. 190 fol. 7v⁰ff. und die von Tung Tsch'ang 董昌 ebenda Kap. 225c fol. 17r⁰ff.

522, 10. Li Ts'un-hü 李存勗 wurde später der erste Kaiser der Späteren T'ang-Dynastie. S. über ihn Giles Nr. 1220, wo wieder verschiedene Irrtümer zu berichtigen sind. Er war 885 geboren, kann also nicht seinem Vater bei der Vernichtung von Huang Tsch'ao geholfen haben, wie G. angibt. Seine Lebensbeschreibung *K. Wu tai tschi*, Kap. 27 fol. 1r⁰ff.

522, 16. Über Li Mao-tschêng 李茂貞 s. Giles Nr. 1173.

522, 24. Über Han-Kien 韓建 Nr. 611, seine Lebensbeschreibung *K. Wu tai schi*, Kap. 15 fol. 1r⁰ff.

522, 38. In der Lebensbeschreibung des damals als Thronfolger eingesetzten Prinzen Yü 裕 von Tê 德, *K. T'ang schu*, Kap. 175 fol. 11r⁰f., sind die Ereignisse von Hua-tschou eingehender geschildert.

525, 13. Einige kurze Angaben über Tschu Yu-liang 朱友諒, einen Sohn von Tschu Ts'üan-tschungs 朱全忠 ältestem Bruder, finden sich *K. Wu tai schi*, Kap. 12 fol. 1v⁰.

526, 20. Der Zerstörer von Tsch'ang-ngan, Tschang T'ing-fan 張廷範, ist eine unbekannte Persönlichkeit geblieben. Nicht einmal in der Liste der „verräterischen Beamten" im *T'ang schu* (Kap. 223a) hat man ihm eine Lebensbeschreibung gegönnt und nur beiläufig wird er in den Aufzeichnungen über die anderen Vernichter der T'ang-Herrschaft (Kap. 223b fol. 11r⁰ff.) erwähnt. In der Lebensbeschreibung Ts'ui Yins 崔胤 wird ohne Nennung von Tschang T'ing-fan noch berichtet (a.a.O. fol. 10v⁰): „Als der Kaiser von Tschu Ts'üan-tschung zur Übersiedlung nach Lo-yang gezwungen wurde und Tsch'ang-ngan verließ, wanderte die Bevölkerung nach Osten ab. Alle Häuser wurden zerstört, und das Holz davon trieb auf dem Weï mit der Strömung hinab. Alt und Jung aber stand an den Straßen und ihr lautes Wehklagen nahm kein Ende. Alle schmähten laut den Staatsverbrecher Ts'ui Yin, daß er Tschu Ts'üan-tschung herbeigerufen, das Land verraten und sie in diese Lage gebracht habe".

526, 28. Über Yang Hing-mi 楊行密 s. Giles Nr. 2376. Seine Lebensbeschreibung steht im *K. Wu tai schi*, Kap. 134 fol. 1r⁰ff. willkürlicherweise unter denen der „Usurpatoren".

527, 17. Liu Jen-kung 劉仁恭, ein unzuverlässiger und verräterischer Abenteurer, hat später noch eine gewisse Rolle gespielt, und man ist erstaunt, ihn in dieser Schar der Anhänger der T'ang zu finden. Seine Lebensbeschreibung im *T'ang schu*, Kap. 212 fol. 18v°ff.

**527, 21.** Tschu Yu-kung 朱友恭 hieß eigentlich Li Yen-weï 李彥威, seine Lebensbeschreibung im *K. Wu tai schi*, Kap. 19 fol. 2r°ff.

**528, 29.** Die Vorgänge nach dem Rückzuge von Ts'ang tschou 滄州 sind geschildert in der Lebensbeschreibung Lo Schao-weïs 羅紹威, *Wu tai schi*, Kap. 39 fol. 7r°f.

## 3. Kapitel.

**530, 19.** Sowohl für die Verfassung wie für die Wirtschaft der T'ang-Zeit liegen mehrere auf die Quellen zurückgehende gründliche und zuverlässige europäische Arbeiten vor, die hier mehrfach benutzt sind. Es sind: Robert Des Rotours, *Les grands fonctionnaires des provinces en Chine sous la Dynastie des T'ang* (in T'oung Pao Bd. XXV, S. 219ff.), Ders., *Le traité des examens*, (Bd. II der Bibliothèque de l'Inst. des Hautes Ét. Chin. 1932), dessen erste 25 Seiten einen kurzen Überblick über die T'ang-Verfassung geben (wobei ich mich nicht in allen Einzelheiten dem Verfasser anschließen kann), und Stefan Balázs, *Beiträge zur Wirtschaftsgeschichte der T'ang-Zeit* (in Mittlg. d. Sem. f. Orient. Spr. Jahrg. XXXIV, XXXV, XXXVI, 1931—33). — In den genannten Arbeiten sind auch alle irgend in Betracht kommende Quellen aufgeführt. Über das *T'ang leo tien* 唐六典 hat Des Rotours, *Traité* S. 99f. sehr eingehende Angaben gemacht.

**531, 7.** Man sieht nicht klar, warum das *T'ung tien* diese Bezeichnung gewählt hat, indessen bleiben die Ausdrücke *schêng* 省, *t'ai* 臺, *kien* 監, *weï* 衛 und *fu* 府 Hauptbestandteile auch in der Nomenclatur der T'ang-Verfassung.

**532, 13.** Über die Einleitung der großen japanischen Reform von 645 s. Näheres bei Asakawa, *The Early Institutional Life of Japan* S. 252ff. Er nennt diese Reform „viel plötzlicher und radikaler als die ähnliche Wandlung von 1868" (S. 324, Anm. 3). Die Äußerungen der Mönche finden sich im *Nihongi*, Kap. 22 Suiko Tennō 推古天皇 31. Jahr 7. Monat. (Ich verstehe den Text — der rein chinesisch ist — etwas anders als W. G. Aston in seiner englischen Übersetzung in Transactions and Proceedings of the Japan Society 1896, Supplement I, Bd. II S. 150; er hat auch 30. Jahr in seinem Text, also 622 statt 623). Die Fassung des Textes läßt es leider ungewiß, ob die Mönche Chinesen oder Koreaner waren. Es heißt dort: 大唐學問者僧 das kann bedeuten: „Mönche, die in der Wissenschaft des großen T'ang-Reiches bewandert waren", oder „in der Wissenschaft bewanderte Mönche des großen T'ang-Reiches". Die Namen der Mönche: Hui-tsi 惠濟, Hui-kuang 惠光, Hui-ji 惠日 und Fu-yin 福因 sind sämtlich buddhistische klerikale Namen und lassen keinen Schluß auf die Herkunft ihrer Träger zu. Auch daß sie sich im Gefolge des koreanischen Gesandten befanden, besagt nicht, daß sie Koreaner waren. Andererseits ist auch keiner von ihnen in der buddhistischen Literatur Chinas bekannt. (Der im *Sü kao sêng tschuan*, Kap. 21 erwähnte Hui-kuang 惠光 kommt nicht in Betracht.)

**533,** 18. Der Name pu 部 für eine Abteilung des *schang-schu schêng* reicht bis in die Han-Zeit zurück, indessen ist der übliche Name in der Folgezeit *ts'ao* 曹, bis unter der Sui-Dynastie der Name *pu* allgemein wird. Er bedeutet noch heute ein Ressort-Ministerium.

**534,** 24. Die Namen *kuan-wên tien* 觀文殿, *tsch'ung-wên kuan* 崇文館 und *hung-wên kuan* 宏文館 kommen auch in den späteren Zeiten immer wieder vor.

**535,** 19. Die drei Abteilungen des Zensorats kennt das *T'ang leo tien* nicht, wohl aber das *T'ang schu*, Kap. 48 fol. 1r⁰.

**536,** 20. Die *nan ya* 南衙 oder *schi leo weï* 十六衛 und die *peï ya* 北衙 oder *kin kün* 禁軍 mögen, wie die chinesischen Texte angeben, dem *nan kün* und *peï kün* der Han entsprechen, aber auch das erklärt die Namen nicht. Des Rotours S. 17f. übersetzt *nan ya* und *peï ya* mit ,,palais du sud" und ,,du nord", aber ich weiß nicht, was damit gemeint sein soll. Ebenso ist es durch keine Quelle gestützt, wenn das *Ts'ĕ yuan* behauptet, das *nan kün* habe ,,innerhalb der Stadt" (welcher ?) gelegen, und das *peï kün* ,,außerhalb".

**538,** 23. Li Po-yao 李百藥 (s. Giles Nr. 1182) hat über die Frage der Wiedererrichtung von Lehen eine umfangreiche Denkschrift ausgearbeitet. Sie ist in seiner Lebensbeschreibung, *K. T'ang schu*, Kap. 72 fol. 9r⁰ ff. überliefert.

**539,** 3. Was der Ausdruck *tsie tu schi* 節度使 wörtlich bedeutet, besonders das Zeichen 度 darin, ist bisher noch nicht zu erklären gewesen. Daß die *tsie tu schi* aus den *tu-tu* 都督 *(schi tschi tsie* 使持節) oder *tsung kuan* 總管 hervorgegangen sind, ist nicht zweifelhaft.

**539,** 19. Nach *K. T'ang schu*, Kap. 5 fol. 17r⁰ soll die Schutzherrschaft von Tongking im 2. Jahre 永隆 d. h. 681 an Stelle des bisherigen *tu-tu fu* von Kiao-tschou 交州 errichtet worden sein. Das steht im Widerspruch zu Kap. 41fol. 75v⁰ desselben Werkes, wonach die Errichtung im 1. Jahre 調露 d. h. 679 erfolgte; das letztere Datum geben auch die anderen maßgebenden Qnellen (vergl. Anm. zu II, S. 502, 27). S. auch Des Rotours, *Les grands fonctionnaires* S. 247 Anm. 4.

**540,** 37. Eine sehr gründliche Untersuchung über die Bevölkerung zur T'ang-Zeit, vorbildlich in ihrer Methode und ihrer Zuverlässigkeit, hat St. Balázs in seinen *Beiträgen* S. 10ff. Dort findet sich auch auf S. 23 eine Tabelle der größten *tschou* mit ihren Bevölkerungszahlen.

**541,** 18. Der Titel *mu* 牧 für die Gouverneure der Hauptstädte war schon unter der Weï- und Sui-Dynastie üblich gewesen *(K. T'ang schu*, Kap. 44 fol. 51r⁰). Nach *Ts'ien Han schu*, Kap. 19 fol. 16r⁰ war es der Kaiser Wu ti, der zuerst die Bezeichnung *king-tschao yin* 京兆尹 statt des von den Ts'in übernommenen *neï schi* 內史 für den Präfekten von Tsch'ang-ngan einführte. Unter den Späteren Han blieb der Titel *yin* bestehen, aber die Hauptstadt hieß *king tu* 京都 *(Hou Han schu*, Kap. 38 fol. 4r⁰).

**542,** 21. Die Titel *ngan-fu schi* 安撫使, *sün-fu schi* 巡撫使, *sün-tsch'a schi* 巡察使, *ngan-tsch'a schi* 按察使 u. ä. haben in späterer Zeit eine erheblich wichtigere Bedeutung erlangt. Über die *tsch'u-tschi schi* vergl. Anm. zu II, **474,** 21.

**542,** 29. Die Angaben über die Bildung der zehn *tao* 道 und über ihre Vorbereitung durch Ernennung der *ssĕ-li ts'ĕ-schi* 司隸刺史 finden sich *K. T'ang schu*, Kap. 38 fol. 2r⁰f.

**543,** 11. Das *K. T'ang schu* hat hier den verhängnisvollen Druckfehler 五十 statt 十五 (50 statt 15).

**544,** 5. Daß die Inspektoren, mochten sie *sün-tsch'a schi* oder *ngan-tsch'a schi* oder *ts'ai-fang schi* 採訪使 oder noch anders heißen, lediglich als Beamte des Zensorats gedacht waren, geht aus den Berichten und Edikten über ihre Ernennung im *T'ang hui yao*, Kap. 77 fol. 19r⁰ff. unzweideutig hervor. In einem Edikt von 741 werden sogar ihre Befugnisse stark eingeengt: ,,Sie haben nur die guten und die üblen Dinge zu untersuchen, sowie über die allgemeinen Zustände zu berichten; in die sonstigen Geschäfte der Präfekturen wie Berichte und Anträge an den Thron oder in die Ernennung von Präfekten dürfen sie sich nicht einmischen" (Kap. 78 fol. 3r⁰). Nach *T'ang schu*, Kap. 49b fol. 5v⁰ blieben diese Geschäfte — mit Ausnahme des letzten — Obliegenheiten der Präfekten.

**544,** 36. *Ki-mi tschou* 羈縻州 ist eine Bezeichnung, die erst zur T'ang-Zeit aufgekommen ist und diese nicht überlebt hat. Der Ausdruck *ki mi* allerdings ist alt. Er findet sich zuerst im *Schi ki*, Kap. 117 fol. 30r⁰ in der Lebensbeschreibung von Ssĕ-ma Siang-ju 司馬相如 (2. Jahrhundert v. Chr., Giles Nr. 1753). Dieser sagt dem Kaiser Wu ti: ,,Ich habe gehört, daß das Verhältnis des Himmelssohnes zu den Barbaren lediglich bestehen soll in einem beständigen Führen und Leiten *(ki mi)*". Dazu bemerkt der Kommentator: ,,*Ki* heißt ein Pferd am Halfter führen, *mi* ein Rind mit einem Strick leiten". Und ein anderer fügt hinzu: ,,Der Ausdruck *(ki mi)* besagt: die Barbaren der vier Himmelsrichtungen regieren, wie ein Rind oder Pferd am Strick oder am Halfter geleitet wird". Ebenso sagt Ku Ki 谷吉, ein hoher Offizier des Kaisers Yuan ti (1. Jahr v. Chr.), als er dem Schan-yü der Hunnen, Tschi-tschi Ku-tu-hou 郅支骨都侯 (s. I, 355f.), seinen Sohn zurückbringen soll, in einem Bericht an den Kaiser: ,,Das Verhältnis des Mittelreichs zu den Barbaren soll in einem beständigen Führen und Leiten *(ki mi)* bestehen". *(Ts'ien Han schu*, Kap. 70 fol. 6v⁰, s. De Groot, *Chinesische Urkunden zur Geschichte Asiens* I, 227, wo aber der Ausdruck *ki mi* mißverstanden ist). Die Erfinder der Bezeichnung in der T'ang-Zeit haben zweifellos diese Stellen im Sinne gehabt.

**545,** 4. Die Verwaltungsbezirke in den Außenländern sind gesondert nur im *T'ang schu*, Kap. 43b gegeben, das *K. T'ang schu*, Kap. 38—41, hat sie in die des Gesamtreiches eingeordnet. Die der beiden Generalgouvernements von Peï-t'ing und von Ngan-si, d. h. die innerasiatischen, die nach der Vernichtung des westtürkischen Reiches 657 (s. II, 393f.) gebildet wurden, hat Chavannes, *Documents* S. 67ff., einzeln aufgeführt und ihrer Lage nach festgestellt (vergl. Anm. zu II, **395,** 4).

**545,** 25. *Fu-ping* 府兵 hießen die Landmilizen nach ihrer Einteilung in *fu* 府 zur Zeit der nördlichen Tschou-Dynastie, wobei dahingestellt bleiben muß, ob das Wort hier „Bezirk" bedeutet.

**546,** 8. Die Bezeichnung *k'uo-ki* 彍騎 für das Berufsheer hat sich nicht länger gehalten als dieses selbst.

**546,** 18. Die *fang tschên* 方鎮 sind die Truppenführer, die ein bestimmtes Gebiet *(fang)* in Ordnung halten *(tschên)*. Die Bezeichnung ist nicht zum amtlichen Titel geworden.

**547,** 3. Genauere Untersuchungen über die Militärkolonien, *t'un t'ien* 屯田, und die zivilen Siedlungskolonien, *ying t'ien* 營田, bei Biot, *Mémoire sur les colonies militaires et agricoles des Chinois* im Journ. Asiat. 1850. Die der T'ang sind auf S. 23ff. (des Sonderdrucks) behandelt. Auch Biot spricht, wie seine chinesischen Gewährsmänner, von Schi huang-tis Militärkolonien nicht. Nach dem *Sui schu*, Kap. 24 fol. 11v$^0$f. war es Wên ti, der im Jahre 583 gegen die Einbrüche der T'u-küe und der T'u-yü-hun „dem Militär-Kommissar *(tsung kuan*, s. II, 538) von So tschou 朔州 (nordwestliches Schan-si, die Gegend um So-p'ing) befahl, nördlich der Großen Mauer Militärkolonien *(t'un t'ien)* in großem Maßstabe anzulegen, um das Grenzgebiet zu sichern. Ferner zwang man die Bevölkerung in Ho-si (also auf der rechten Seite des Stromes, im Ordos-Gebiet) Befestigungen zu errichten, Felder (darin) anzulegen *(ying t'ien)* und Getreide aufzuspeichern". Das Wort *ying*, hier verbal gebraucht, kann sowohl „anlegen" wie „Militär-Lager", „Garnison" bedeuten. *Ying t'ien* ist dann zu einem feststehenden Ausdruck für diese ebenfalls militärischen Zwecken dienenden Siedlungen geworden. Die Erklärung, die das *Ts'é yuan* davon gibt, ist ganz unzulänglich.

**547,** 37. Ich entnehme die Angaben über die Landesverteidigung in den westlichen Reichen dem Vortrage von Georg Stadtmüller, *Landesverteidigung und Siedelungspolitik im oströmischen Reich* (Forschungen und Fortschritte 1934 S. 404f.).

**548,** 32. Wir können hier von den gesamten Wirtschaftsverhältnissen im T'ang-Reiche natürlich nur einige allgemeine Grundzüge beleuchten, hinsichtlich aller Einzelheiten, so auch der Steuern und Abgaben, muß auf die in Anm. zu II, **530,** 19 erwähnte aufschlußreiche Arbeit von St. Balázs verwiesen werden.

**549,** 26. Die *tu-schui kuan* 都水官 oder *tu-schui kien* 監 waren schon zur Ts'in-Zeit vorhanden und hatten für die Erhaltung der Dämme und Deiche u. ä. zu sorgen. Das Transportwesen scheint aber eine wirkliche Regelung überhaupt erst im 8. Jahrhundert erfahren zu haben, als man eine besondere Behörde dafür unter einem Kommissar, dem *tschuan-yün schi* 轉運使, einsetzte. Das Amt für den Reistransport vom Süden mit seinen zahlreichen Stationen ist bis in die Neuzeit eine große und wichtige Behörde geblieben.

**550,** 6. Gabriel Ferrand, *Relations de voyages* usw. S. 1f., dürfte Recht haben, wenn er darauf hinweist, daß „der Anteil, den man bei der Herstellung und Entwicklung der überseeischen Beziehungen zwischen den Häfen des persischen Golfs und dem Fernen Osten den Arabern zuweist, weit übertrieben sei, und daß diese wahrscheinlich nur dem Wege gefolgt seien, der von den Persern eröffnet worden sei".

**550, 12.** Hirth und Rockhill sind für ihre Angabe, die Araber hätten anscheinend schon 300 n. Chr. eine Niederlassung in Kanton gehabt *(Chau Ju-kua* S. 4), den Beweis schuldig geblieben.

**550, 20.** Das Verdienst der richtigen Identifikation der von den Arabern besuchten chinesischen Häfen gebührt besonders Jitsuzō Kuwabara, der in seiner Abhandlung *On P'u schou-kêng* viel zur Aufhellung der Geschichte des arabisch-persischen Handels in China beigetragen hat. Über die Identifikationen s. S. 10ff. Das arabische Lukīn hat man schon seit langem in dem chinesischen Lung-pien 龍編 sehen wollen, aber für sicher halte ich diese Gleichsetzung nicht. Lung-pien kann auch nach den Untersuchungen von Maspero im Bull. Éc. fr. d'Extr. Or. Bd. X, S. 554 Anm. und 569ff. nicht dasselbe wie Hanoi sein, sondern muß südlich davon gelegen haben. Über den Seeweg von Kanton nach Indien zur T'ang-Zeit s. das Nähere bei Pelliot, *Deux Itinéraires de Chine en Inde* (Bull. Éc. fr. d'Extr. Or. Bd. IV, S. 131ff.). S. 215ff.

**550, 42.** Über den Handel der Araber und Perser in den südchinesischen Häfen und ihre Niederlassungen dort s. auch Näheres bei Hirth u. Rockhill, *Chau Ju-kua* S. 14ff. Der Ausdruck „ein armer Perser" entstammt der Literatur des 9. Jahrhunderts; s. Kuwabara S. 51.

**551, 3.** Das Edikt von 628 findet sich im *T'ang hui yao.* Kap. 100 fol. 19v°.

**551, 9.** Über die Frage der Exterritorialität der Fremden zur T'ang-Zeit s. Kuwabara S. 45ff. und meine Abhandlung *Zur Geschichte der Exterritorialität in China* (Sitzungsber. Preuß. Ak. d. Wissensch. 1935 S. 884ff.) S. 903ff.

**551, 15.** J. Edkins, *The Poppy in China* S. 5, ist der erste gewesen, der, in recht willkürlicher Weise, die Behauptung aufgestellt hat, die Opium-Pflanze sei von den Arabern eingeführt worden. Weder bei den Chinesen noch bei den Arabern findet sich auch nur eine Andeutung hiervon, und Edkins' Ableitung des chinesischen *ya-p'ien* 鴉片 (Opium) von dem arabischen *afyūn* ist ebenso unsicher. Vergl. die Ausführungen Laufers dazu in T'oung Pao Bd. XVII, S. 460ff. Er meint, daß die Kenntnis der Opium-Bereitung und die zunächst nur medizinische Verwendung von Indien über Land nach Yün-nan und Ssĕ-tsch'uan gelangt sei und daß *ya-p'ien* vielleicht ebenso wie das tibetische *a-p'im* auf ein indisches Dialektwort zurückgehe. Befriedigend ist diese Erklärung auch nicht.

**551, 26.** Über die Kun-lun-Sklaven 崑崙奴 s. Näheres bei Hirth und Rockhill, *Chau Ju-kua* S. 31f. und Kuwabara S. 62f., über diese und die Sklaverei zur T'ang-Zeit überhaupt bei Balázs, *Beiträge* II, S. 2ff. Die ganze Frage der Sklaverei in China ist eingehend behandelt worden von Toni Pippon, *Beitrag zum chinesischen Sklavensystem* mit einer Übersetzung des

Aufsatzes von Wang Schi-kie 王世杰, *Tschung kuo nu-pi tschi-tu* 中國奴婢制度. Die Kun-lun-Sklaven sind auf S. 49f. kurz berührt. Das im Jahre 1119 verfaßte *P'ing tschou k'o t'an* 萍洲可談 *(Kuwabara* S. 66), Kap. 2 fol. 4r⁰ (Ausgabe in den *Schou schan ko ts'ung schu* 守山閣叢書*)* spricht von *kueī nu* 鬼奴 „teufelsartigen Sklaven", die „schwarz wie Tusche" seien, über große Körperkräfte verfügten und „in den Bergen jenseits des Meeres" lebten. Eine besondere Gattung davon, die „nahe der See" lebe, werde *Kun-lun nu* genannt. Kun-lun ist ein alter geographischer Name der Chinesen, der ebenso für Gebirge in Tibet und Mittelasien (s. I, 2f.) wie für Inseln der Südsee verwendet wird. Er bezeichnet den ganzen malayischen Archipel und im besonderen die Insel Pulo Condor, für deren Namen (Kundur) Kun-lun später als eine Umschreibung angesehen worden sein könnte (Bull. Éc. fr. d'Extr. Or. Bd. IV, S. 218f.). Kun-lun bedeutet also für die Herkunft der von den Arabern mitgeführten Sklaven, die „schwarz wie Tusche" waren, nichts. Der chinesische Historiker Tschang Sing-lang 張星烺 hat im Jahre 1929 in der Zeitschrift *Fu jen hüo tschi* 輔仁學誌 Bd. I, S. 93ff. eine Studie über die Einfuhr afrikanischer Neger-Sklaven nach China zur T'ang-Zeit, *T'ang schi Feī tschou heī nu schu ju Tschung kuo k'ao* 唐時非洲黑奴輸入中國考 veröffentlicht, in der er auf die interessante Stelle im *Tsin schu*, Kap. 32 fol. 11r⁰ verweist, wo von der aus den niedersten Kreisen stammenden Kaiserin-Mutter Li t'ai hou 李太后, Mutter des Kaisers Hiao Wu ti 孝武帝 von Tsin, die im Jahre 400 starb, erzählt wird, daß sie „Dienerin im Palast war und in den Webstuben beschäftigt wurde. Sie war von schlanker Gestalt und schwarzer Farbe, die Palast-Diener nannten sie deshalb Kun-lun". Man wird nicht anzunehmen brauchen, daß die Kaiserin-Mutter eine Negerin war, sie wird nur eine auffallend dunkle Gesichtsfarbe gehabt haben; wenn man sie aber deshalb Kun-lun nannte, so zeigt dies, daß man diesen Namen schon damals mit dunkelfarbigen Menschen in Verbindung brachte. Das deutet darauf hin, daß man bereits zur Tsin-Zeit derartige Leute kannte, und diese müßten Malayen oder Negritos aus dem malayischen Archipel gewesen sein. Der Name Afrika *(Feī tschou)* ist auch zur T'ang-Zeit den Chinesen noch nicht bekannt gewesen, trotzdem waren die von den Arabern mitgebrachten Neger zweifellos Afrikaner und keine Malayen, wie Hirth und Rockhill annehmen. Man benannte sie eben mit dem seit langem bekannten Namen Kun-lun. Die *kueī nu* und die *Kun-lun nu* sind offenbar auch im *P'ing tschou k'o t'an* dieselben. Neger-Sklaven haben sich bis in die Zeit der Ming-Dynastie in China als „Luxus-Ware" erhalten. Vergl. Hirth, *Chinesische Studien* I, 37.

**551, 44.** Über den Kompaß bei den Chinesen, „die nach Süden zeigende Nadel", *tschi-nan tschên* 指南針, ist sehr viel geschrieben worden. Gelöst ist die Frage der Entdeckung noch nicht. Eine zusammenfassende Darstellung der ganzen Frage mit reicher Literaturangabe hat zuletzt Masukichi Hashimoto, *Origin of the Compass*, in Memoirs of the Tōyō Bunko I, 69ff. gegeben. Er kommt zu dem Ergebnis, daß sowohl das Verhalten der

Magnetnadel wie vielleicht auch ihre Verwendungsmöglichkeit in der Schifffahrt von den Chinesen entdeckt worden ist, daß es sich aber nicht entscheiden läßt, ob diese Kenntnis von ihnen den Arabern mitgeteilt ist, oder ob diese sie anderweitig erlangt haben. S. auch die näheren Angaben bei Kuwabara S. 68ff. In der chinesischen Literatur wird danach der Schiffskompaß zuerst in dem eben genannten *P'ing tschou k'o t'an* von 1119 (Kap. 2 fol. 2v⁰) erwähnt, das würde etwa 100 Jahre früher sein, als seine erste Erwähnung bei den Arabern. Vergl. dazu auch Hirth, *The Ancient History of China* S. 133 und Hirth und Rockhill, a. a. O. S. 28 Anm. 3. — Die Richtigkeit der Angaben dort S. 18, daß chinesische Schiffe vor der Ming-Zeit nicht über die Malabar-Küste hinausgekommen seien, ist durch die Untersuchungen Kuwabaras S. 65f. sehr zweifelhaft geworden.

**552,** 12. Wenn das Amt des *schi-po schi* 市 舶 使 in den amtlichen Werken der T'ang nicht erwähnt wird, was Kuwabara S. 5 mit einigem Erstaunen vermerkt, so erklärt sich dies leicht daraus, daß dieser Beamte nicht von der Zentralregierung, sondern von dem Gouverneur in Kanton, dem *Ling-nan tsie tu schi* 嶺 南 節 度 使, eingesetzt wurde. Während der T'ang-Zeit hat sich an diesem Verhältnis auch nichts geändert. S. *Zur Geschichte der Exterritorialität* S. 897ff.

**553,** 2. Tschung schou-hiang 中 受 降 war eine Grenzfestung auf dem Nord-Ufer des Huang ho, wenig westlich von der Stadt Pao-tê 保 德 (auf den Karten meist Pao tu oder Bau tu genannt), etwa da wo die neue Kreisstadt Wu-yuan 五 原 hien ist. Es war nicht mehr dasselbe Fort, das einst zur Han-Zeit angelegt war (s. I, 350 u. Anm. zu II, **492,** 9), sondern bestand erst seit der Regierung Tschung tsungs und war zeitweilig der Sitz des *ngan-peï tu-hu* (s. II, 539). Der Name „Mittleres Schou-hiang" erklärt sich dadurch, daß nach *T'ang schu*, Kap. 111 fol. 21v⁰ im Jahre 705/706 von dem Kriegskommissar *(tsung kuan*, s. II, 538) für das Nordgebiet, Tschang Jen-yuan 張 仁 愿, drei Festungen des Namens gegen die Angriffe Mo-tsch'o Khagans von den Nord-Türken (s. II, 423ff.) angelegt wurden: außer dieser eine östlich davon bei dem heutigen Tokto am Ost-Ufer und eine westlich davon am westlichen Ende des Ordos-Gebietes auf dem Nord-Ufer des Stromes.

**553,** 5. Die Lebensbeschreibung von Kia Tan 賈 耽 findet sich im *T'ang schu*, Kap. 166 fol. 1r⁰ff. Der Weg Nr. 5 ist von Chavannes, *Documents* S. 7ff. nach dem *T'ang schu* beschrieben, Nr. 6 und 7 hat Pelliot zum Gegenstande seiner Untersuchungen in *Deux Itinéraires* usw. gemacht.

**553,** 20. Spuren des Handels mit dem fernen Westen wurden von Aurel Stein noch in der Form von römischen und byzantinischen Goldmünzen gefunden. In *Serindia, Detailed Report of Explorations in Central Asia and Westernmost China* III, 1340 und 1349 sind in dem Verzeichnis seiner Münzfunde zwei Goldmünzen aufgeführt, die er in Kargalik (südlich von Yarkänd, s. II, 363) von einem einheimischen Händler erworben hat (s. A. Stein, *Ruins of Desert Cathay* I, 140f.). Davon trug die eine das Bildnis Konstantins II. (337—340), die andere das von Konstans (337—350), zweier Söhne

Konstantins des Großen, die ihrem Vater in der Herrschaft folgten. Ferner berichtet Stein in seinem späteren Werke *Innermost Asia, Detailed Report of Explorations in Central Asia, Kan-su and Eastern Irān* II, 646, daß er auf einem Friedhof nördlich von dem Dorfe Astāna (4 km von der Nordwest-Ecke von Idikutšahri, der Hauptstadt von Kao-tsch'ang) in den Mundhöhlen ausgegrabener Schädel drei dünne byzantinische Goldmünzen (oder Nachahmungen solcher) und eine sassanidische Silbermünze fand, die alle das Bildnis oder den Typus Justinians I. (527—565) zeigten. Die Münzen waren den Toten als Weggeld zum Jenseits in den Mund gesteckt worden. Vergl. auch die Bemerkungen im China-Journal von $1931^{II}$, in denen eine in Lo-yang gefundene byzantinische Goldmünze erwähnt wird.

**553,** 34. Über Liu Yen 劉 晏 s. Balázs II, 40 und meine *Staatssozialistischen Versuche* S. 225f.

**554,** 9. Über Post- und Nachrichtendienst s. Balázs S. 38ff. Im *Schi hüo nien pao* 史 學 年 報 (Yenching Annual of Historical Studies) Bd. 1 Nr. 5 (1933) hat Tsch'ên Yuan-yuan 陳 沅 遠 eine umfangreiche Studie über das Postwesen zur T'ang-Zeit (*T'ang tai yi tschi k'ao* 唐 代 驛 制 考) veröffentlicht, dem auch eine Übersichtskarte der *kung tao* 貢 道 beigegeben ist. Über Li-ki fu 李 吉 甫 und sein *Yuan-ho kün hien t'u tschi.* s. Anm. zu **156,** 9.

**554,** 13. Zu der wenig bekannten Geschichte der *king pao* 京 報 s. den Aufsatz von W. F. Mayers in *Translation of the Peking Gazette for 1874* (Schanghai 1875) und Ders., *The Chinese Government* S. 21.

**554,** 29. Die Frage einer Beteiligung des Staates an Handelsgeschäften hat in der chinesischen Geschichte seit dem Altertum eine große Rolle gespielt. Sie bildet auch den alleinigen Gegenstand des um die Mitte des 1. Jahrhunderts v. Chr. verfaßten *Yen t'ie lun* 鹽 鐵 論 ,,Erörterungen von Salz und Eisen'' (s. unten Anm. zu **605,** 26). Vergl. auch zu der Frage meinen Aufsatz *Staatssozialistische Versuche im alten und mittelalterlichen China* S. 223ff.

**555,** 4. Näheres über die Speicherwirtschaft und ähnliche soziale Maßnahmen s. in dem eben erwähnten Aufsatz.

**556,** 6. Über das Anwachsen der Grundherrenschaften und seinen Einfluß auf die staatlichen Grundsteuern s. Näheres bei Balázs I, 62ff.

**556,** 38. Beispiele für das verschwenderische Leben der Grundherren in der Hauptstadt ebenda S. 80ff.

**556,** 44. Nach *Sui schu*, Kap. 24 fol. $11v^0$ ist die Vergebung von Anteilen (*tschi-fên t'ien* 職 分 田) aus den Staatsländereien (hier zum ersten Male *kung kie t'ien* 公 廨 田 genannt, der sonst übliche Name ist *kung ti* 公 地 oder *kuan ti* 官 地 s. *Meine Rechtsverhältnisse am Grundeigentum in China* S. 21ff.) an die Beamten, teils zu ihrem eigenen Unterhalt, teils zur Deckung ihrer dienstlichen Ausgaben (以 供 公 用) von Wu ti von Nord-Tschou (s. II, 243ff.) im Jahre 562 eingeführt und dann von den Sui und den T'ang übernommen worden.

**557, 35.** Näheres über die Steuerreform von 780 bei Chen Huan-chang *The Economic Principles of Confucius and His School* II, 651ff. und Balázs, I, 86ff.

## 4. Kapitel.

**559, 28.** Die genaue Zahl der Einwohner von Tsch'ang-ngan war nach *T'ang schu*, Kap. 37 fol. 3v⁰ im Jahre 742: 362921 Familien mit 1960188 Köpfen.

**561, 29.** Die buddhistischen Skulpturen der Weï-, Sui- und T'ang-Zeit sind eingehend behandelt worden von Grousset, *Histoire de l'Extrême-Orient* I, 320ff.

**561, 42.** Über die fremden Maler und Bildhauer in der Vor-T'ang- und T'ang-Zeit s. Näheres bei Pelliot, *Notes sur quelques Artistes des Six Dynasties et des T'ang* in T'oung Pao Bd. XXII, S. 215ff., über Śákyabuddha und die übrigen auch bei Hirth, *Über fremdeEinflüsse in der chinesischen Kunst* S. 33 und *Scraps from a Collector's Note Book* S. 65f. (Hirth liest den Namen Sêng 僧 — richtiger Schi 釋 — kia-fo-t'o 迦佛陀 fälschlich „Kabōdha"), über Weï-tsch'i Po-tschi-na 尉遲跋質那, Weï-tsch'i Yi-sêng 尉遲乙僧 und Wu Tao-hüan 吳道玄 (Tao-tsĕ 道子) *Scraps* S. 64, 70ff. u. 76ff. Ein Bild von Weï-tsch'i Yi-sêng hat sich in der berühmten Sammlung von Tuan Fang 端方 gefunden. Es stellt einen *devarāja* vor *(t'ien-wang siang* 天王像) mit einer Gruppe sehr interessanter Begleitfiguren und ist wiedergegeben in der chinesischen Kunstzeitschrift *Tschung-kuo ming hua tsi* 中國名畫集 von 1909 Heft 2. Herbert Mueller hat in seinem Aufsatz *Der Devarāja des Weï-ch'ih I-sêng* (in Ostas. Ztschr., Festschrift Hirth S. 300ff.) eine Beschreibung davon gegeben (vergl. unten Anm. zu S. **562, 32**).

Im *Yen-king hüo pao* 燕京學報 (Yenching Journal of Chinese Studies), Nr. 2 der Monographien (1933), hat Hiang Ta 向達 in seiner umfangreichen, bereits erwähnten Arbeit, *T'ang tai Tsch'ang-ngan yü Si-yü wên ming* (s. oben S. 294) alles Quellenmaterial zusammengestellt, das die fremden Einflüsse in Tsch'ang-ngan behandelt oder erkennen läßt. Vieles von meinen Darlegungen ist dieser Arbeit entnommen. Die Angaben über die Malerei finden sich dort auf S. 52ff. Es ist natürlich nicht möglich, an dieser Stelle auf nähere Einzelheiten in den west-östlichen Beziehungen einzugehen.

**562, 18.** Über die Musik und die Tänze von Indien, Turkistan, Korea und Tschampa (Lin-yi 林邑) s. Näheres in *Hōbōgirin*, 2. Heft S. 151ff. und bei Hiang Ta S. 56ff.

**562, 32.** Weitere Angaben über den Tanz *Hu-süan wu* 胡旋舞 bei Hiang Ta S. 63f. Eine besondere Abhandlung hat ihm Mikinosuke Ishida, *A propos du Hou-siuan-wou*, in Memoirs of the Tōyō Bunko Nr. 6, S. 61 ff. gewidmet. Ob etwa in dem Aufsatz von Herbert Mueller *Der Devarāja des Weï-ch'ih I-sêng* (s. Anm. zu II, **561, 42**) die in Abb. 1 (S. 303) dargestellte Tänzerin den *Hu-süan wu* aufführt, ist leider ohne weiteres Material nicht zu beweisen, aber unmöglich ist es nicht. Die beiden Gedichte von Po Kü-yi 白居易 (Giles, *Biogr. Dict.* Nr. 1654) und Yuan Tschên 元稹 (Nr. 2543) finden sich in der großen aus der Sung-Zeit stammenden Gedichtsammlung *Yo-fu schi tsi* 樂府詩集, Kap. 97 fol. 2r⁰f. und 10v⁰f. Im *Yo-fu tsa lu* 樂府雜錄 (um 900), Abschn. *P'ai-yu* 俳優 fol. 8v⁰ wird der Tanz wie folgt beschrieben: „Beim *Hu-süan wu* steht die Tänzerin auf einer Kugel. Bei dem Kreuz- und Querspringen und Hüpfen der Tanzenden auf der Kugel können schließlich die Füße nicht mehr von einander unterschieden werden. Wunderbar ist der Anblick."

**562,** 38. Im *K. T'ang schu*, Kap. 29 wird von einer großen Zahl von darstellenden Tänzen, Gesängen und Possen erzählt, die zum Teil aus dem Auslande eingeführt waren und sich großer Beliebtheit erfreuten. So wird fol. 15r⁰ besonders ein Stück mit dem Titel *Po-t'ou* 撥頭 hervorgehoben. „Es kam aus den Westlanden und stellte Tänze dar, wie ein Hu-Mann von einem wilden Tiere zerrissen wird und seine Söhne dann das Tier suchen und töten." Hinter dem Namen *Po-t'ou* verbirgt sich vermutlich ein Fremdwort, und Wang Kuo-weï hält es in seinen „Untersuchungen zur Geschichte des Dramas in der Sung- und Yuan-Zeit", *Sung Yuan hi k'ü k'ao* 宋元戲曲考 fol. 5r⁰ für wahrscheinlich, daß damals diese eigentliche dramatische Literatur zuerst aus dem Auslande nach China verpflanzt sei. Er sagt darüber a. a. O. fol. 4v⁰f.: „Die drei Herrscherhäuser der Weï, Ts'i und Tschou (s. II, 182ff. u. 228ff.) waren sämtlich ausländische Geschlechter, die in China zur Herrschaft gekommen waren. Sie unterhielten mit den Staaten der Westlande dauernde und vielfache Verbindungen, und zu dieser Zeit kamen auch die verschiedenen Musikarten von Kueï-tsĕ 龜茲 (Kutscha), T'ien-tschu 天竺 (Indien), K'ang 康 (Samarkand) und Ngan 安 (Bokhara) nach China. Insbesondere ist die Musik von Kutscha seit der Sui- und T'ang-Zeit durch alle Zeiträume hindurch bis jetzt im Gebrauch geblieben. Zu jener Zeit müssen auch ausländische Theaterstücke zugleich damit nach China gelangt sein. So gehört das in dem Kapitel über Musik in den älteren T'ang-Annalen (Kap. 29) erwähnte Stück *Po-t'ou* zu den besonders bekannten usw.". Die Sorge für Gesänge, Tänze und Pantomimen gehörte ursprünglich zu den Obliegenheiten des *t'ai tsch'ang ssĕ* (s. II, 535), im Jahre 714 wurde aber unter Hüan tsung eine besondere Intendantur, *kiao fang* 教坊, dafür geschaffen, ein Zeichen, wie neuartig diese Theatervorstellungen waren, und welche Bedeutung sie erlangt hatten. Das Amt hat sich bis in das 18. Jahrhundert erhalten.

**563,** 8. Von der Pracht der Paläste in Tsch'ang-ngan und den Wasserkünsten darin, im besonderen von dem *liang tien* 涼殿 und dem *tsĕ yü t'ing tsĕ* 自雨亭子, erzählt eingehend das *T'ang yü lin* 唐語林 (zwischen 1102 und 1110 entstanden), Kap. 4 fol. 2v⁰ u. Kap. 5 fol. 28v⁰ (Ausgabe in den *Schou-schan ko ts'ung schu*). Hiang Ta S. 40 bringt die Beschreibungen mit den Schilderungen ähnlicher Wasserkünste in Fu-lin zusammen, die sich *K. T'ang schu*, Kap. 198 fol. 27v⁰ finden.

**563,** 39. Über fremde Einflüsse in der chinesischen Kleidung s. das früher erwähnte Werk *Hu fu k'ao* von Wang Kuo-weï (Anm. zu I. **196,** 5) fol. 26v⁰. Hiang Ta hat auf Tafel 1 und 2 seines Werkes Abbildungen von den in Tsch'ang-ngan und Lo-yang ausgegrabenen Statuetten verschleierter Frauen gegeben. Weiteres über die Nachahmung fremder Kleidung ebenda S. 40ff.

**564,** 32. Die Inschrift von Si-ngan fu trägt diesen Namen nach dem Orte ihrer Auffindung und Aufbewahrung. Die Steintafel wurde allerdings nicht in der Stadt Si-ngan, sondern bei der etwa 60 km westlich davon gelegenen Stadt Tschou-tschi 盩厔 im Jahre 1625 aufgefunden; aufbewahrt wird sie aber seit 1907 in der Sammlung Peï-lin 碑林 der konfuzianischen Studienanstalt zu Si-ngan. Sie ist oftmals übersetzt worden. Die letzten und besten Bearbeitungen sind die von Havret, *La Stèle Chrétienne de Si-ngan-fou* (unvollendet) Nr. 7, 12 und 20 der Variétés Sinologiques 1895—1902, von P. Y. Saeki, *The Nestorian Monument in China* 1916, und von A. C. Moule in *Christians in China* S. 27ff.

**564,** 35. Das Quellenmaterial über das Eindringen der drei fremden Religionen ist auch von Hiang Ta auf S. 82ff. zusammengestellt worden.

**565,** 16. Eine übersichtliche Darstellung des Mazdäismus geben Edv. Lehmann in Chantepie de la Saussayes *Lehrbuch der Religionsgeschichte, Die Perser* II, 217ff. *(Die zarathustrische Religion)*, und Arthur Christensen, *Die Iranier* S. 213ff. Die ursprüngliche Lehre Zarathustras, wie sie sich in den *Gāthās*, den ältesten Hymnen des Awesta, darstellt, beruht zwar auf einer Hinneigung zum Monotheismus, aber auch auf dem wohl schon vorzarathustrischen Dualismus zwischen dem *Ahura Mazdāh*, dem Schöpfer und Erhalter der Welt des Guten, und seinem Gegenstück, der Welt der Lüge und des Bösen, verpersönlicht in *Angro mainyu* (Ahriman). Vorzarathustrisch ist auch schon die große Bedeutung des Feuers und des Lichtes. Als „Sohn des Mazdāh" wird das Feuer zu einem ständigen Symbol der Welt des Guten und genießt göttliche Verehrung. Auch die dem Herrscher innewohnende Majestät stellte man sich als göttliches Feuer vor, und zum Zeichen dessen wurde ein stets brennendes heiliges Feuer, vermutlich im königlichen Palast, unterhalten. Heilige Feuerhäuser und Feuer-Altäre haben anscheinend in Iran von jeher bestanden. Die Lehre vom *Zurvān*, dem Aion der Griechen, „der unendlichen Zeit," läßt sich auch bereits unter den Achaemeniden nachweisen. Er war der Urgott, der Vater des Ahura Mazdāh und des Ahriman, und die Vorstellungen von ihm bildeten auch einen Teil der zarathustrischen Glaubenslehre zur Zeit der Sassaniden. Die Bezeichnung des *Zurvān* (χρόνος) als τὸ νοητὸν ἅπαν καὶ τὸ ἡνωμένον findet sich bei Damaskios, *De primis principiis* ed. Kopp S. 384 (nach Ed. Roth, *Zoroastrische Glaubenslehre* S. 263).

Spuren eines Einflusses des Mazdäismus auf den Taoismus glauben Chavannes und Pelliot, *Un traité Manichéen* III, 375 in einer der taoistischen Handschriften gefunden zu haben, die aus Tun-huang nach Paris gebracht sind.

**565,** 29. Nestorianischen Einfluß in den Namen der taoistischen Gottheiten der „drei Mysterien", *san tung* 三洞: *t'ien pao kün* 天寶君, *ling* 靈 *pao kün* und *schên* 神 *pao kün* vermutet Wieger, *Taoisme* I, 20 und *Histoire des Croyances Religieuses* S. 511 und 543f. Auch wenn diese im *Yün ki ts'i ts'ien* 雲笈七籤 erscheinenden Namen bereits älteren Werken der T'ang-Zeit, von denen Wieger spricht, ohne eins zu nennen, angehören sollten, würde es noch anderer Beweise bedürfen, um solchen Einfluß glaubhaft zu machen.

**567,** 7. Nähere Angaben über die nestorianischen Schriften von Tun-huang s. bei Moule S. 52ff. Die Manuskripte befinden sich teilweise in Paris, teilweise in chinesischen und japanischen Bibliotheken. Sie sind herausgegeben von T. Haneda im Bulletin of the Metropolitan Library in Peking Bd. I Nr. 6 und in verschiedenen japanischen Zeitschriften (s. Moule S. 58 Anm. 67), zuletzt auch von P. Y. Saeki im Journ. N. China Br. R. A. S. Bd. LXIII, S. 31ff. Bd. LXIV, S. 87ff. u. Bd. LXV, S. 111ff. (vergl. Anm. zu II, **500,** 14). Die *Gloria in excelsis Deo* hat Moule S. 53ff. übersetzt. In allen Texten bedarf aber noch vieles der Aufhellung.

**567,** 22. Die Stelle aus dem Einleitungskapitel des *Schāpūrakān* ist mitgeteilt von C. Schmidt und H. J. Polotsky, *Ein Mani-Fund in Ägypten* (Sitzungsber. Pr. Ak. d. Wissensch. 1933 S. 4ff.) S. 57.

**567,** 36. S. ebenda S. 42f., 58 und 61.

**568,** 7. Näheres über die iranischen Kalenderausdrücke in der chinesischen buddhistischen Astrologie s. bei Ed. Huber, *Études de Littérature Bouddhique* (in Bull. Éc. fr. d'Extr. Or. Bd. VI, S. 1ff.) S. 39ff. F. W. K. Müller hat dann in einem Aufsatz, *Die „persischen" Kalenderausdrücke im chinesischen Tripiṭaka*, in Sitzungsber. Pr. Akad. d. Wissensch. 1907 S. 458ff., dargetan, daß die Ausdrücke nicht persisch sind, wie Huber annahm, sondern sogdisch. Eingehend ist die Frage der siebentägigen Woche in China, ihre Herkunft und Bedeutung von Chavannes und Pelliot behandelt worden in *Traité Manichéen* II, 161ff.

**568,** 40. Den späteren Spuren des Manichäismus auf chinesischem Boden sind Chavannes und Pelliot ebenfalls nachgegangen in ihrem *Traité Manichéen* II, 318ff. Auch T. Shigematsu 重松俊章 erörtert in seiner Abhandlung *Tōsō jidai no Mani-kyō Sama-kyō mondai* 唐宋時代の末尼教さ魔教問題 (Shien 史淵 März 1936 S. 85ff.) ausführlich die Beziehungen des Manichäismus zu taoistischen und anderen Sekten und spricht sogar von „chinesischen Katharern", jenen mittelalterlichen Manichäer-Resten, denen das Wort „Ketzer" seine Entstehung verdankt.

**569,** 24. Die Angabe des *T'ang schu* über die *Heï-yi Ta-schi* 黑衣大食 — schwarz war die Farbe der Abbasiden, daher der Name — steht vereinzelt da, weder das *K. T'ang schu* noch das *Nan-tschao ye schi* weiß etwas davon, obwohl das letztere ebenfalls den Kampf am Lu schui 瀘水 beschreibt (s. Sainson S. 55f.). Hinsichtlich dieses Flusses meint Sainson, es sei der Nganning ho 安寧河, der auf den Karten als linker Nebenfluß des Ya-lung 鴉礱

im südlichen Ssĕ-tsch'uan verzeichnet ist. Nach dem *Tu schi fang yü ki yao*, Kap. 66 fol. 21v⁰ „kommt der Lu schui von außerhalb der Westgrenze von Li tschou 黎州, seine Quelle heißt Jo schui 若水". Das alte Li tschou war in der Gegend des heutigen Ya-tschou 雅州 in Ssĕ-tsch'uan, danach wäre der Lu schui in der Tat der als Ngan-ning ho bezeichnete Fluß. Jo schui ist aber ein älterer Name des Ya-lung, und das genannte Werk sagt auch, daß „der Jo schui in seinem Unterlauf Lu schui heißt". Jedenfalls können wir hiernach nur in dem kurzen Flußstück von der Vereinigung des Ya-lung und Ngan-ning bis zur Mündung in den Kin-scha kiang den Lu schui sehen, und hier, im Norden von Yün-nan, muß auch die Schlacht stattgefunden haben.

**570,** 31. Über Fa-lins 法琳 *Po sie lun* 破邪論 *(Tripiṭ.* XXX, 5) und *Pien tschêng lun* 辯正論 (ebenda 5 und 6) s. B. Nanjio Nr. 1500 und 1501. Fa-lin wurde, seiner Lebensbeschreibung, *Sü kao sêng tschuan*, Kap. 24 fol. 162v⁰b zufolge, auf Antrag von Taoisten und Konfuzianern wegen angeblicher Lästerung des Kaiserlichen Ahnen Lao tsĕ zur Rechenschaft gezogen, aber von T'ai tsung lediglich mit Überweisung an ein Kloster in der Provinz bestraft.

**571,** 8. Über das *Ta T'ang neĭ tien lu* 大唐內典錄 s. Nanjio Nr. 1483 u. S. XIX.

**571,** 18. In einer Studie über die Verfasserschaft des *Ta T'ang Si-yü ki* 大唐西域記 (s. unten Anm. zu **574,** 15) in Academia Sinica, Histor. philol. Klasse Bd. 2 Heft 1 S. 77ff., betitelt *Ta T'ang Si-yü ki tschuan jen Pien-ki* 大唐西域記撰人辨機, hat Tsch'ên Yuan 陳垣 auf S. 88 noch mehrere Stellen beigebracht, die für T'ai tsungs Abneigung gegen den Buddhismus sprechen. Seine Schlußfolgerungen gehen aber zu weit.

**572,** 11. Über Yao Tsch'ung 姚崇 s. Giles Nr. 2431. Seine Eingabe an Tschung tsung, die ausführlicher noch in seiner Lebensbeschreibung *K. T'ang schu*, Kap. 96 fol. 3v⁰ wiedergegeben ist, hat De Groot in *Sectarianism* S. 43f. übersetzt.

**573,** 27. Es kann nach den Ergebnissen der bisherigen textvergleichenden Untersuchungen keinem Zweifel unterliegen, daß die buddhistischen Texte in zwei der wichtigsten innerasiatischen Sprachen, Uigurisch und Sogdisch, wenigstens in der Hauptsache aus dem Chinesischen, nicht aus dem Indischen übersetzt sind. Hinsichtlich des Uigurischen s. z. B. A. von Gabain in Sitzungsber. Pr. Ak. d. Wiss. 1934, S. 541 Anm. 3, des Sogdischen R. Gauthiot, P. Pelliot und E. Benveniste, *Le Sûtra des Causes et des Effets (Mission Pelliot en Asie Centrale* II) S. VIIff. der Einleitung, F. Weller, *Bemerkungen zum Soghdischen Vimalakīrtinirdeśasūtra* (in Asia Major Bd. X, S. 314ff.) und besonders Ders., *Bemerkungen zur Soghdischen Vajracchedikā* (in Acta Orientalia Bd. XIV, S. 112ff.). Die tibetischen Texte dagegen dürften oftmals auch auf indische Vorlagen zurückgehen (s. II, 585). Die eine tibetische Fassung des „Sūtras von den Ursachen und Wirkungen" behauptet in einem Kolophon, nach einer indischen und einer chinesischen Vorlage übersetzt zu sein, aber Pelliot macht es wahrscheinlich, daß nur eine chinesische in Frage kommt; die Übersetzung wäre danach in der ersten Hälfte des 9. Jahrhunderts entstanden. Bei der anderen, späteren Fassung ist die Herkunft nicht sicher, sie weicht von dem chinesischen Text stärker ab. Ein tibetisches „Sūtra des Gestirns des Großen Bären" — *sMe-bdun žes-pa skar-mai mdo* — ist, wie die Namen der sieben Sterne des Großen Bären darin zeigen, aus dem Chinesischen übersetzt worden. Nach einem Kolophon des tibetischen Textes ist das Sūtra dann weiter (aus dem Chinesischen oder dem Tibetischen ?) in das Uigurische und das Mongolische übertragen. S. B. Laufer, *Zur buddhistischen Litteratur der Uiguren* (T'oung Pao. Ser. II Bd. VIII, S. 391ff.), und S. Lévi, *L'Original Chinois du Sūtra Tibétain sur la Grande Ourse* (ebenda Bd. IX S. 453f.). Auf den tibetischen beruhen dann später wohl meist die mongolischen Fassungen. Vergl. F. Weller, *Über das Brahmajālasūtra*, in Asia Major Bd. IX, S. 196.

**574,** 15. Das seit langem berühmte *Ta T'ang Si-yü ki* liegt in drei Übersetzungen vor: die von Stanislaus Julien, *Mémoires sur les Contrées Occidentales, traduits du Sanscrit en Chinois en l'an 648 par Hiouen-Thsang, et du Chinois en Français*, von 1857/58, die von S. Beal, *Buddhist Records of the Western World, Translated from the Chinese of Hiuen Tsiang*, von 1884 und die von Thomas Watters, *On Yuan Chwang's Travels in India*, nach seinem Tode herausgegeben 1904. (Auf die Verschiedenheit der Namenschreibung einzugehen ist hier nicht der Ort, Yuan Chuang ist sicher falsch). Die Lebensbeschreibung des Reisenden, das *Ta ts'ĕ-ngên ssĕ san tsang fa-schi tschuan* 大慈恩寺三藏法師傳 von Hui-li 慧立 und Yen-ts'ung 彥悰, war vorher bereits von St. Julien unter dem Titel *Histoire de la Vie de Hiouen-Thsang et de ses Voyages dans l'Inde* 1853 übersetzt. Hui-li, der vor der Vollendung des Werkes starb, brachte selbst siebzehn Jahre auf einer Reise nach Indien zu. — Die Tatsache, daß auf dem Titel des *Si-yü ki* von Hüan-tsang angegeben wird: *fêng tschao yi* 奉詔譯, d. h. „übersetzt auf Kaiserlichen Befehl" und von Pien-ki 辯 (auch 辨 geschr.) 機: *tschuan* 撰 d. h. „verfaßt", hat zu Zweifeln und Erörterungen Anlaß gegeben (vergl. Th. Watters a. a. O. S. 2f. und Chavannes, *Mémoire sur les Religieux Éminents* S. 2f. Anm. 4). Auch Tsch'ên Yuan ist in seiner eben erwähnten Abhandlung zu keinem entscheidenden Ergebnis gekommen. Ich vermag in den Angaben nichts anderes zu sehen als Watters: daß Hüan-tsang das Material zum großen Teil aus indischen Schriften und Aufzeichnungen übersetzte, und Pien-ki den zusammenhängenden chinesischen Text herstellte. Man braucht nicht so weit zu gehen wie Chavannes, der die Titelfassung einfach für die Gedankenlosigkeit eines späteren Kompilators erklärt, der in die umfangreiche Übersetzungstätigkeit Hüan-tsangs auch dessen eigenes Werk mit eingeschlossen habe. — Der Text ist mit vielen Verschiedenheiten überliefert. Die philosophische Fakultät der japanischen Universität Kyōto hat im Jahre 1911 eine kritische Ausgabe in zwei Bänden herausgegeben, von denen der eine *Dai Tō Sai-iki-ki* 大唐西域記, der andere *Dai Tō Sai-iki-ki kō i* 考異 betitelt ist. Der Text dieser Ausgabe beruht auf sieben alten Drucken und Handschriften, von denen der älteste im Jahre 1058 in Korea hergestellt ist. Dazu kommen noch zahlreiche Zitate, die sich in älteren Werken, zum Teil des 10. Jahrhunderts finden. Die verschiedenen Lesarten sind im 2. Bande zusammengestellt.

**574,** 29. I-tsings 義淨 Werk *Nan hai ki kueī neī fa tschuan* 南海寄歸內法傳 ist nur zu einem sehr geringen Teile eine eigentliche Reisebeschreibung; wie der Titel sagt, ist es in der Hauptsache eine Darstellung des *Vinaya*, der inneren Ordnung der Kirche, und zwar des *Vinaya* der Mūlasarvāstivāda-Schule, zu der sich I-tsing selbst bekannte. Das Werk ist übersetzt von J. Takakusu, *A Record of the Buddhist Religion as Practised in India and the Malay Archipelago*.

**575,** 19. Die Übersetzung des *Tao-tê king* in das Sanskrit durch Buddhisten und Taoisten ist ausführlich behandelt worden von Pelliot in seiner Abhandlung *Autour d'une Traduction Sanscrite du Tao tö king*, in T'oung Pao Bd. XIII, S. 351ff.

**575,** 21. Über Fang Hüan-ling 房玄齡 s. Giles Nr. 553.

**575,** 40. Über Entwicklung und Organisation der Übersetzungsämter, zur T'ang-Zeit, *fan king yuan* 翻經院 oder *fan king kuan* 館 oder *yi tsch'ang* 譯場 genannt, findet sich Weiteres in dem früher erwähnten Aufsatz von Walter Fuchs, *Zur technischen Organisation der Übersetzungen buddhistischer Schriften ins Chinesische* (s. Anm. zu II, **294,** 22). Im *Sung kao sêng tschuan*, Kap. 3 fol. 275r⁰ b ff. und im *Fan yi ming yi tsi*, Kap. 3 Abschn. 11 findet sich eine zusammenhängende Darstellung der Übersetzungsorganisation seit der Sui-Zeit, auf die sowohl Fuchs wie Chavannes (*Mémoire* S. 195 Anm.) hingewiesen haben.

**576,** 1. Die Lebensbeschreibung Hüan-tsangs schildert seine Heimkehr, seine Übersetzungstätigkeit, sein Verhältnis zu den Kaisern und sein Ende mit allen Einzelheiten und wohl sehr viel Ausschmückung. S. *Histoire de la Vie* Kap. 6 bis 10. Es werden dort auch zahlreiche Berichte und Anträge des Pilgers an den Thron — es sind ihrer einundzwanzig —, namentlich an Kao tsung mitgeteilt, in denen die große Verehrung des Kaisers zu Tage tritt. In neuester Zeit ist in dem Privatbesitz des japanischen Politikers Sakutaro Koizumi eine anscheinend vollständige Sammlung von zweiundvierzig Berichten an Kao tsung aufgefunden worden, darunter befinden sich zehn bisher nicht bekannte; elf in der Lebensbeschreibung nicht veröffentlichte sind in einem Tempel in Kyōto in Japan. Da der letzte der zehn im Jahre 663 entstand, Hüan-tsang aber 664 starb, so könnte die Sammlung vollständig sein. Wie die Berichte nach Japan gelangt sind, ist unbekannt. Einige Angaben darüber hat J. Takakusu in The Young East Bd. II (1926), S. 75ff. gemacht. Ob die entdeckten Handschriften, wie Takakusu als zweifellos hinstellt, zwischen 663 und 668 hergestellt wurden, muß ich dahingestellt sein lassen. Takakusu meint auch, daß Hüan-tsang „es ausschließlich der Gunst des Kaisers Koso (Kao tsu oder Kao tsung?) zu verdanken gehabt habe, daß er seine denkwürdige Reise nach Indien habe unternehmen können". Hüan tsang trat seine Reise 629 an, Kao tsu regierte damals seit drei Jahren nicht mehr, und Kao tsung, der 628 geboren war, zählte ein Jahr!

576, 6. Über I-tsings Tätigkeit s. Näheres in seiner Lebensbeschreibung im *Sung kao sêng tschuan*, Kap. 1 fol. 263 v°a ff. (Chavannes, *Mémoire* S. 193ff.).

577, 10. Die Wasserweihe *(kuan ting* 灌頂*)* der Yoga-Schule oder *Mi tsung* 密宗 heißt im Sanskrit *abhiṣeka*, „Weihung durch Besprengung mit Wasser", insbesondere zum Königtum. Der Ausdruck bezeichnet einen vorbuddhistischen indischen Brauch. Die in China erloschene, aber in Japan noch erhaltene Zeremonie ist, auch ihrer Bedeutung nach, eingehend geschildert von Erwin Rousselle, *Ein Abhiṣeka-Ritus im Mantra-Buddhismus*, in Sinica-Sonderausgabe Jahrg. 1934, S. 58ff. Mit der christlichen „Taufe" hat der Ritus nichts zu tun. Ein anderer Name der Yogācārya-Schule ist *Tschên-yen tsung* 眞言宗 „Schule der wahren Worte", d. h. der *mantra*.

577, 12. Entstehung und Wesen der Yogācārya- und der Madhyamika-Schule, soviel davon bekannt ist, sind am klarsten von Wassiljew, *Der Buddhismus* S. 145, 226, 289, 314ff. der deutschen Ausgabe dargestellt.

577, 32. Das *Shina bukkyō shikō* (s. II, 301) sagt Kap. 4 fol. 50v°: „Nach der T'ang-Zeit bestand nur noch *yoga* und *yen-k'ou* 燄口, die für Buß- und Opferriten im Volke verwendet wurden. Die Schule (des *yoga)* war längst verschwunden". *Yen-k'ou* „Flammenmund" ist der Name eines „hungrigen Geistes" (sanskr. *preta)*, durch dessen Speisung man nach dem Volksglauben langes Leben erlangt. Das Nähere sagt die Schrift *Fo schuo kiu pa Yen-k'ou ngo kueĭ t'o-lo-ni king* 佛說救拔燄口餓鬼陀羅尼經 „Dhāraṇī zur Errettung des Preta Flammenmund" (s. Nanjio Nr. 984). *Yen-k'ou* ist eine Wiedergabe des sanskr. *Jvālāvaktra*, nach dem Petersburger Wörterbuch der Name „eines Wesens im Gefolge von Śiva". (Also auch hier eine Entlehnung aus dem nichtbuddhistischen Kult.)

578, 16. Maspero hat in seiner Abhandlung *Le Dialecte de Tch'ang-ngan sous les T'ang* in Bull. Éc. fr. d'Extr. Or. Bd. XX No. 2, S. 20 auch das Umschreibungsystem des Amoghavajra (chines. Pu-k'ung kin-kang 不空金剛) für seine Feststellung der Aussprache der T'ang-Zeit benutzt. Das Werk über das Sanskrit-Alphabet hat den Titel *Yü-kia kin-kang ting king schi tsĕ mu p'in* 瑜伽金剛頂經釋字母品.

579, 2. Über die drei Sui-Kataloge, die beiden *Sui tschung king mu-lu* 隋衆經目錄 von Fa-king 法經 und anderen Verfassern, und das *Li tai san pao ki* 歷代三寶紀 s. Nanjio Nr. 1609, 1608 u. 1504.

579, 28. Über die beiden Kataloge von 664 s. Nanjio Nr. 1483 u. 1487, über den der Wu hou von 695 Nr. 1610, über das *K'ai-yuan Schi kiao lu* 開元釋教錄 von Tschi-schêng 智昇 Nr. 1485, über die beiden anderen von 730 Nr. 1486 u. 1488.

579, 41. Die erst im Jahre 1909 bekannt gewordenen Kataloge finden sich bei Nanjio noch nicht. Die erste Kunde davon brachte die chinesische Zeitung *Schi pao* 時報 in Schanghai vom 16. November 1909 (s. T'oung Pao Bd. XI, S. 316). Der volle Titel des ersten ist *T'ang tschi tung king ta king-ngai ssĕ yi ts'ie king lun mu* 唐之東京大敬愛寺一切經論目; den Namen des Verfassers Tsing-t'ai 靜泰 kennt keine der Biographie-Sammlungen. Hiernach geht die Bildung der vierten Abteilung des chinesischen *Tripiṭaka*, des *tsa tsang* 雜藏, erheblich weiter zurück als 1654, was noch Nanjio S. X Anm. 1 annahm. Der zweite Katalog, der von der *Schi pao* *Tschêng-yuan Schi kiao lu* 貞元釋教錄 genannt wird, heißt nach der Lebensbeschreibung seines Verfassers Yuan-tschao 圓照 (*Sung kao sêng tschuan*, Kap. 15 fol. 343v⁰b) *Tschêng-yuan sü K'ai-yuan Schi kiao lu* 貞元續開元釋教錄. Ein von der *Schi pao* aufgeführter dritter Katalog, der ebenfalls dem Yuan-tschao zugeschrieben wird und den Titel *Tschêng-yuan sin ting Schi kiao mu-lu* 貞元新定釋教目錄 hat, ist offenbar derselbe wie der vorige. Jedenfalls kennt die Lebensbeschreibung, die alle Werke Yuan-tschaos aufführt, einen Katalog mit diesem Titel nicht.

**580,** 2. Chavannes, *Les Inscriptions Chinoises de Bodh-Gayā* (in Revue de l'Histoire des Religions 1896 S. 1ff.) S. 35 Anm. führt eine Angabe aus dem Yuan-Kataloge (Nanjio Nr. 1611) an, wonach es in der Zeit von 789 bis 982 nicht einen Übersetzer gegeben habe.

**580,** 15. Das 44. unter den 48 leichteren Geboten (*k'ing kie* 輕戒) findet sich in De Groots Übersetzung des *Brahmajāla-sūtra*, *Le Code du Mahāyāna en Chine* S. 79 (vergl. Anm. zu II, 295, 7). Ich habe mich der Übersetzung nicht ganz anschließen können.

**581,** 2. Hui-ssĕ 慧思 hat seine Lebensbeschreibung im *Sü kao sêng tschuan*, Kap. 17 fol. 112r⁰a ff., aber von seinem Gelübde wird darin nichts erwähnt. Nach einer Anmerkung im *Fo tsu t'ung ki*, Kap. 6 fol. 50r⁰b war er im 4. Jahre *yen-tsch'ang* 延昌 von Süan-wu ti von Weï (515) geboren, also offenbar zu alt, um die Arbeit unternehmen zu können. Von Tsing-wan 靜琬 ist überhaupt nichts bekannt. Auch über den Beginn der Arbeit sind keine sicheren Angaben vorhanden, ebenso schwankt die Zahl der Steinplatten; außer den 2730 oder 2740 sollen noch 4260 in der Erde vergraben sein. Der französische Offizier Vaudescal, der die Grotten im Po-tai schan 白帶山 oder Schi-king schan 石經山 1913 besucht hat, beschreibt sie und ihre Geschichte auf Grund chinesischer Quellen eingehend in einem Aufsatze im Journal Asiatique 1914ᴵ S. 375ff.: *Les Pierres Gravées de Che king chan et le Yun kiu sseu* 雲居寺.

**581,** 8. Zu den Sūtra-Texten in Stein in Lung-mên und in T'ai-yuan vergl. Chavannes, *Mission Archéologique dans la Chine Septentrionale* S. 534f., zu denen am T'ai schan Ders., *Le T'ai chan* S. 82.

**581,** 43. In einer im Jahre 1921 von der Commercial Press in Schanghai veröffentlichten Schrift *Tschung-kuo tiao pan yuan liu k'ao* 中國雕板源流考 „Untersuchungen über die Entstehung des Buchdrucks in China" führt der Verfasser mehrere Quellen an, aus denen hervorzugehen scheint, daß die Sui-Zeit bereits den Druck mit Holzplatten gekannt hat. Er selbst zweifelt nicht an der Tatsache und kommt zu dem Ergebnis, daß „der Buchdruck *(tiao pan)* zuerst zur Sui-Zeit angewendet, daß aber sein erster Ursprung in der Han-Zeit zu suchen ist" (bei den Tafeln des Tsʻai Yung). Aber die Quellen geben zu manchen Bedenken Anlaß. Die wichtigste ist eine Sammlung historischer Notizen aus der Ming-Zeit, das *Ho Fên Yen hien lu* 河汾燕閒錄 von Lu Schên 陸深, in dem es heißt: „Im 13. Jahre *kʻai-huang* 開皇, am 8. Tage des 12. Monats (5. Januar 594) verordnete Kaiser Wên ti, daß die zerstörten Statuen und verlorenen heiligen Schriften sämtlich neu geschnitzt und hergestellt (oder zusammengestellt?) würden. Das war der Anfang des Buchdrucks". 勅廢像遺經悉令周造 (der Text im *Schuo fu* 說郛 fol. 2r°f. liest 撰) 此印書之始. Nach dem Wortlaut im *Schuo fu* könnte sich *tiao* nur auf *siang* und *tschuan* auf *king* beziehen, so daß mir zweifelhaft ist, ob hier von Buchdruck (mit Holzplatten) die Rede sein kann. *Tiao tsao* würde allerdings auf beides bezogen werden können. Aber davon abgesehen, darf man nicht vergessen, daß das Zeugnis recht spät ist. Lu Schên lebte von 1477 bis 1544 und den Gewährsmann für seine Angabe nennt er nicht. Weder das *Sui schu* noch das *Fo tsu tʻung ki* weiß etwas von einer so gefaßten Verordnung, und zu dem im ersteren mitgeteilten Edikt von 581 (s. II, 570) will sie nicht recht passen. Dort war ausdrücklich das Abschreiben *(sie* 寫) der Texte befohlen worden. Im *Fo tsu tʻung ki*, Kap. 40 fol. 240r° a wird von einem Vorgang aus dem 13. Jahre *kʻai-huang* berichtet, der offenbar zu einer ähnlichen Verordnung der Anlaß gewesen ist. „Der Kaiser (Wên ti) begab sich in jenem Jahre in die Berge südlich von Sou-yü 蒐于 (?) in Kʻi tschou 岐州 (in Schen-si). Man jagte dort ein Tier, und dies flüchtete in eine Höhle, dort verlor man plötzlich seine Spur. Dabei sah man, daß die ganze Höhle angefüllt war mit zerstörten Buddha-Statuen. Der Śramaṇa Tʻan-tsʻien 曇遷 sagte: In den Kriegen unter den nördlichen Tschou wurde der Buddhismus zerstört, dabei wurden zahlreiche Statuen der Heiligen in Gräben und Kanäle geworfen (s. II, 244f.). Der Kaiser erließ darauf eine Verordnung, daß die Behörden überall nachsuchen sollten, wo sich Stücke von Statuen und verloren gegangene Bilder befänden, und diese dann den Klöstern zustellen". Was der Verfasser sonst noch an Quellen angibt, ist nicht sicherer: ob das in Tun-huang gefundene *Dhāraṇī-sūtra* wirklich zur Sui-Zeit „gedruckt" *(tiao)* ist, scheint sehr zweifelhaft, und im *Li tai san pao ki* 歷代三寶記 vermag ich den Hinweis auf „gedruckte Exemplare" *(tiao pên)* der Sui-Zeit nicht zu finden, den er erwähnt.

582, 26. Eine Wiedergabe der *dhāraṇī* in dem japanischen Blockdruck von 770 findet sich bei O. Nachod, *Der älteste erhaltene Blockdruck: Japanische Dhāraṇi-Zettel von 770*, in Ztschr. d. Deutsch. Vereins f. Buchwesen u. Schrifttum Jahrg. I, S. 60f.

583, 3. Daß die *yin pan* 印版 des Fêng Tao 馮道 hölzerne Druckplatten waren, in die die Schriftzeichen in Spiegelschrift geschnitten waren, kann kaum einem Zweifel unterliegen.

**583,** 19. Von der Entstehung und Entwicklung des Buchdrucks in China handelt ausführlich das Werk von Th. Fr. Carter, *The Invention of Printing in China and its Spread Westward.*

**583,** 42. Das *Shina bukkyō shikō*, Kap. 4 fol. 24 r⁰f. nennt für die moderne Zeit acht Schulen, der chinesische Traktat, den Hackmann benutzt hat (s. Anm. zu II, **301,** 27), zehn, De Groot, *Le Code* S. 4f. läßt die Zahl unbestimmt.

**584,** 16. Über die Disputation zwischen Yogācāryas und Madhyamikas s. Wassiljew, *Der Buddhismus* S. 350 Anm. und Emil Schlagintweit, *Buddhism in Tibet* S. 67f.

**584,** 32. Es ist wichtig, neben den natürlich ganz einseitigen Nachrichten der Buddhisten auch die der anderen Seite kennen zu lernen. Ein solcher „Profan"-Bericht liegt vor in dem tibetischen Geschichtswerk *rGyal-rabs Bon-gyi abyung-gnas*, d. h. „Geschichte des Königsgeschlechts nach der Überlieferung der Bon", das freilich nicht vor dem Ende des 14. Jahrhunderts geschrieben sein kann. Es ist zum Teil übersetzt von Laufer, *Über ein chinesisches Geschichtswerk der Bonpo*, in T'oung Pao Ser. II Bd. II, S. 24ff.

**584,** 33. Der Name des bengalischen Lehrers wird in der europäischen Literatur bald Śāntarakṣita, bald Śāntirakṣita geschrieben. Ich halte das letztere für richtig: *śāntirakṣita* heißt „vom (oder im) Seelenfrieden behütet". Wassiljew schreibt beide Formen.

**584,** 42. Laufer, *Die Bru-ža-Sprache und die historische Stellung des Padmasambhava* (in T'oung Pao Ser. II Bd. IX, S. 1ff.) S. 20ff. schildert den Bau des Klosters *bSam-yas* nach den tibetischen Königsannalen *rGyal-rabs* sehr eingehend. S. 33 Anm. 4 sind dort auch sämtliche weit auseinandergehende Zeitangaben über den Bau zusammengestellt.

**585,** 11. Eine Art von Lebensbeschreibung des Padmasambhava ist aus dem Tibetischen teilweise übersetzt von Emil Schlagintweit in den Abhandlungen der Bayr. Akad. d. Wissensch. 1898/99, S. 417ff. (1. Teil) und 1903/04, S. 517ff. (II. Teil). Der Titel kennzeichnet bereits den Inhalt: „Ausführlich begründete Erzählung der Wiedergeburten des Lehrers aus Udyāna, Padma Sambhava". Der erste Teil enthält dementsprechend die Legenden von „der Herkunft und Familie des Buddha Śākyamuni", der zweite „Wirken und Erlebnisse in Indien", wobei Padmasambhava als eine Wiedergeburt des Amitāha angesehen wird. Über Tibet erfahren wir bei Schlagintweit nichts mehr, denn die Übersetzung schließt mit der Berufung durch den König Khri-srong. Eine ganz kurze Inhaltsangabe von der Schilderung des Zuges nach Tibet gibt Grünwedel in *Mythologie des Buddhismus* S. 53ff. Eine Würdigung des „Heiligen" hat Laufer in der Einführung zu dem *Roman einer tibetischen Königin* gegeben, dessen Gegenstand das Verhältnis des Padmasambhava und des Vairocana zu den Frauen der königlichen Familie ist und der ebenfalls den heftigen Kampf zwischen den Anhängern der Bon-Religion und den Buddhisten erkennen läßt. Ergänzungen dazu bei Grünwedel, *Padmasambhava und Verwandtes*, in Baessler-Archiv Bd. III, Heft 1.

586, 42. Die umfangreiche europäische Literatur über die buddhistische und die Profan-Malerei in der T'ang-Zeit ist bei Grousset, *Histoire de l'Extrême-Orient* S. 342ff. angegeben und verarbeitet.

587, 12. Biographische Angaben über Li Ssĕ-sün 李思訓, Li Tschao-tao 李昭道, Han Kan 韓幹 und Wang Weï 王維 bei Hirth, *Scraps from a Collector's Note Book* S. 75f., 89ff. und 81ff.

587, 27. Über Su Schi 蘇軾, gewöhnlich Su Tung-p'o 蘇東坡 („Su der Ost-Hang", von der Lage seines Hauses gebildet) s. Giles Nr. 1785. Sein Ausspruch über Dichtung und Malerei findet sich in einer kommentierten Sammlung seiner Gedichte (*Tsi tschu fên leï Tung-p'o sien-schêng schi* 集註分類東坡先生詩), Kap. 11 fol. 29r°.

Eine vortreffliche Kennzeichnung der chinesischen Poesie und der der T'ang im besonderen gibt Grube in *Geschichte der chinesischen Literatur* S. 262ff.

588, 4. Über Tsch'ên Tsĕ-ngang 陳子昂 s. Giles Nr. 258, Li (T'ai-) Po 李(太)白 Nr. 1181, Tu Fu 杜甫 Nr. 2058, Liu Tsung-yuan 柳宗元, Nr. 1361.

588, 24. Es ist überflüssig, die fremden Übersetzungen von T'ang-Liedern hier aufzuführen. Alles was darüber wie über die Frage der Übersetzung chinesischer Gedichte im allgemeinen zu sagen ist, findet sich in dem Aufsatz von Ed. Horst von Tscharner, *Chinesische Gedichte in deutscher Sprache, Probleme der Übersetzungskunst*, in Ostasiat. Ztschr. 1932, S. 189ff.

589, 35. Einen Überblick über die Essayisten der T'ang-Zeit und ihre Eigenart gibt Margouliès, *Le Kou-wen Chinois* S. LXVff., dann aber, in ausführlicher und tieferdringender Art, das Werk desselben Verfassers, *Évolution de la Prose Artistique Chinoise* S. 140ff. (Mit den Geschichtsauffassungen des Verfassers vermag ich nicht immer übereinzustimmen.)

591, 4. Über Ssĕ-ma Tsch'êng-tschêng 司馬承禎, den vermuteten Verfasser der kleinen Schrift mit dem Titel *T'ien-yin tsĕ* 天隱子, s. Näheres bei Forke, *Geschichte der mittelalterlichen chinesischen Philosophie* S. 312ff. Forke gibt als seine Lebenszeit die Jahre 639 bis 727 an. Das *I nien lu hui pien* 疑年錄彙編 nennt als Geburtsjahr 永徽 6. Jahr (= 655) und als Todesjahr 開元 23. Jahr (= 735), ebenso das neue *Li tai ming jen schêng tsu nien piao* 歷代名人生卒年表 von 1927 von Liang T'ing-ts'an 梁廷燦 S. 42: gest. 735, Alter 81 (chines.), also geb. 655.

591, 18. Über *Kang-ts'ang tsĕ* 亢倉子 s. Forke, a. a. O. S. 317ff., über *Wu-nêng tsĕ* 无能子 S. 326ff.

592, 2. Das *Kuan Yin tsĕ* 關尹子 hat auch den Titel *Wu schang miao tao Wên-schi tschên king* 無上妙道文始眞經, Wên-schi ist der dem Yin Hi 尹喜 verliehene posthume Ehrenname. Wieger, *Histoire des Croyances Religieuses* S. 546 hat den Talisman, *ling fu* 靈符 der T'ang-Annalen ohne weiteres mit der Schrift *Kuan Yin tsĕ* gleichgesetzt, führt aber keine Quelle dafür an. Wenn er in seinem *Taoisme* I, 121 Nr. 662 meint, „der jetzige

Text ginge wahrscheinlich nicht höher hinauf als bis zur T'ang-Zeit", so ist auch das vielleicht noch zu hoch gegriffen. — Der Name Han-ku kuan 函谷關 für eine alte Paßenge südwestlich von Ling-pao 靈寶, dem früheren T'ao-lin 桃林, kommt in der älteren Literatur öfters vor. Über die Straße beim Tor des roten Phönix, 丹鳳門, und den Stadtteil *ta-ning fang* 大寧坊 gibt das *Tsch'ang-ngan tschi*, Kap. 8 fol. 1r⁰ und 6r⁰ nähere Auskunft. Dem *T'ung-kien*, 天寶 1. Jahr 2. Monat zufolge „hegte man übrigens allgemein Verdacht, daß T'ien T'ung-siu 田同秀 (der einen hohen Titel bekommen hatte) den Talisman selbst besorgt habe". Ein Jahr später kam abermals eine Meldung von einem Erscheinen des Lao tsĕ und einer Verkündigung, daß in Ho-peï „ein Talisman" niedergelegt sei. Auch dieser wurde von entsandten Boten aufgefunden. Der Betrüger wurde aber entlarvt, erhielt jedoch vom Kaiser keine strenge Strafe.

**592,** 8. Der von Hüan tsung 玄宗 angenommene neue Titel *Schêng wên schên wu huang-ti* 聖文神武皇帝 gleicht merkwürdigerweise dem in der Inschrift von Kara-Balgassun dem Uiguren-Khagan in der Überschrift beigelegten (s. Anm. zu II, **471,** 4).

**592,** 42. Die Geschichte von König Mu wangs Erbauung des *Lou kuan* 樓觀 und der Opferstätte (祠) für Lao tsĕ wird in einem von unbekanntem Verfasser geschriebenen Vorwort zu *Kuan Yin tsĕ* (nicht in dem dem Ko Hung 葛洪. s. II, 280ff zugeschriebenen) erzählt.

**593,** 2. Über die Erbauung des *Tung-hüan kuan* 洞玄觀 in Nanking vergl. Gaillard, *Nankin d'alors et d'aujourd'hui* S. 38f. und Chavannes in T'oung Pao Ser. II Bd. X S. 206 Anm. 2 (beide lesen ungenau 元 statt 玄).

**593,** 25. Die Abschnitte über den Taoismus in den Weï- und den Sui-Annalen sind übersetzt von James R. Ware, *The Weï Shu and the Sui shu on Taoism*, in Journ. Amer. Or. Soc. Bd. LIII, S. 215ff.

**593,** 43. Das *Tsĕ-ki kung* 紫極宮, das später *Hüan-miao kuan* 玄妙觀 hieß, enthielt unter anderen Kostbarkeiten ein *Tao-tê king*, das von dem Sung-Kaiser Kao tsung im 12. Jahrhundert eigenhändig geschrieben sein soll und dann in Stein gemeißelt worden war. Das Kloster ist im T'ai-p'ing-Aufstande 1862 zerstört worden. Einige Angaben darüber finden sich bei Maspero, *Rapport Sommaire sur une Mission Archéologique au Tschö-kiang* im Bull. Éc. fr. d'Extr. Or. Bd. XIV Nr. 8, S. 10.

**594,** 14. Die Lehre von den drei „Gebieten", *san ts'ing king* 三清境, dem *Yü ts'ing king* 玉清境, dem *Schang* 上 *ts'ing king* und dem *T'ai* 太 *ts'ing king*, sowie von den drei Teilen des Kanons, dem *Tung-tschên pu* 洞眞部, dem *Tung-hüan pu* 洞玄部 und dem *Tung-schên pu* 洞神部, ist ebenfalls im *Yün ki ts'i ts'ien*, Kap. 3 Abschn. 道教三洞宗元 dargelegt. Die drei Teile des Kanons werden hier als von den drei Gottheiten „gesprochen" (nach buddhistischem Vorbilde) bezeichnet.

**594,** 19. Ein kahles Verzeichnis der Werke des taoistischen Kanons hat Wieger nach der Sammlung des *Po-yün kuan* 白雲觀 bei Peïping und der der Kaiserlichen Bibliothek in Tōkyō angefertigt; es bildet den ersten Band seines *Taoisme* von 1911. Das Werk ist noch weit davon entfernt, ein wirklicher Katalog zu sein. Einige weitere Mitteilungen über ältere einheimische Kataloge, von denen keiner über die Sui-Zeit hinausreicht und keiner erhalten ist, macht Pelliot nach dem *T'ung tschi* in Bull. Éc. fr. d'Extr. Or. Bd. III, S. 322 Anm. 5. Neuere Kataloge entstammen der Yuan- und Ming-Zeit, ein letzter ist vom Jahre 1845, auch diese sind sehr selten geworden. Vergl. Wieger S. 6. In der großen Bibliographie *Hui k'o schu mu* 彙刻書目 von 1886, Kap. 20 ist ein Verzeichnis der Werke des Kanons abgedruckt, das den Neudruck des letzteren aus der Periode *kia-tsing* 嘉靖 (1522—1566) zur Grundlage nimmt, weil ,,dies die jetzt allgemein verbreitete Ausgabe sei".

**594,** 30. Das Jahr 745 für die Entstehung des *Tao tsang* 道藏 gibt Wieger S. 23 Anm. 1, leider ohne Quellenangabe. Die Zeit *ta-tschung-siang-fu* 大中祥符 (1008—1017) findet sich in einer Glosse des *Fo tsu t'ung ki* nach Pelliot a. a. O. S. 320 (in dem Exemplar des *Tripiṭaka* von Kyōto fehlt sie).

**595,** 34. Die Abhandlung ,,Ergründung des *tao*" (*Yuan tao* 原道) steht in Kap. 11 fol. 1r⁰ff. von Han Yüs gesammelten Schriften *Tsch'ang-li sien-schêng tsi* 昌黎先生集, die von Tschu Hi 朱熹 im 12. Jahrhundert herausgegeben sind. Sie ist übersetzt von Margouliès, *Le Kou-wen Chinois* S. 177 ff.

**597,** 28. Die Lebensbeschreibungen von Wang Pao 王褒 und Yü Sin 庾信 finden sich im *Tschou schu*, Kap. 41. Über Yü Sin vergl. auch Giles Nr. 2520. Hinsichtlich der Verschmelzung der beiden Schulen vergl. die etwas anderen Auffassungen von Margouliès, *Évolution* usw. S. 134 ff.

**597,** 42. Die Lebensbeschreibung der Herausgeber des *Wu king tschêng yi* 五經正義, K'ung Ying-ta 孔穎達, Yen Schi-ku 顏師古, Ssĕ-ma Ts'ai-tschang 司馬才章 und Wang Kung 王恭 stehen alle beieinander im 73. Kap. des *K. T'ang schu* und in Kap. 198 des *T'ang schu*. Auch Wang Yen 王琰 wird dabei immer mit genannt, hat aber keine eigene Lebensbeschreibung.

**598,** 13. Die beiden von Kia Kung-yen 賈公彥 (seine Lebensbeschreibung im *K. T'ang schu*, Kap. 189a fol. 11v⁰) kommentierten Werke haben die Titel *Tschou-li yi schu* 周禮義疏 und *I-li yi schu* 儀禮義疏.

**598,** 25. Ich entnehme die Angabe über Li Yuan-ts'ui 李元璀 dem chinesisch-japanischen Werke *King hüo li schi* (s. Anm. zu II, **266,** 17) S. 85., das leider keine Quelle für diese wichtige Nachricht angibt. Yang Tsch'ang 楊瑒 bekleidete nach einander mehrere hohe Ämter in der Hauptstadt und gehörte auch dem *Hung-wên kuan* als *hüo schi* (s. II, 534) an.

**599,** 28. Von dem *Ta-tschung yi schi* 大中遺事 des Ling-hu Tsch'êng 令狐澄 ist nur noch ein kurzes Fragment, und auch das in verderbtem Zustande erhalten, das Werk ist seit langem verloren. Das Stück ist in die große Sammlung *Schuo fu* aufgenommen und findet sich dort im 49. Kapitel. (Die sämtlichen Werke und Fragmente des *Schuo fu* sind im *Hui k'o schu mu* Heft 13 aufgeführt).

**600,** 11. Näheres über das *Tsch'un-ts'iu*, sein Wesen und die ,,drei Kommentare" dazu, sowie über die verschiedenen Erklärungen in China und im Abendlande findet sich im 1. Teil meiner *Studien zur Geschichte des konfuzianischen Dogmas*.

**600,** 39. Das Edikt über Verleihung des Titels *Schao schêng hou* 紹聖侯 an den *Sien schi Ni fu* 先師尼父 vom 4. Jahre 大業 (608) findet sich *Sui schu*, Kap. 3 fol. 12v⁰f., ebenda auch das andere über den *Tschou wang* 周王 vom gleichen Jahre.

**601,** 13. Fang Hüan-lings Lebensbeschreibung *T'ang schu*, Kap. 96 fol. 1ff. weiß auffallenderweise nichts von seinem Wirken für den konfuzianischen Kult. Die Lebensbeschreibung von Tschu Tsĕ-schê 朱子奢 findet sich im *T'ang schu*, Kap. 198 fol. 11v⁰ff. Kenntnis des Rituals war sein Sondergebiet.

**601,** 43. Eine genauere Darstellung des konfuzianischen Kultes und seiner Entwicklung zur T'ang-Zeit, die aber nicht von Unrichtigkeiten frei ist, gibt Shryock, *The Origin and Development of the State Cult of Confucius* S. 131ff.

**602,** 42. Das staatliche Prüfungsystem der T'ang-Zeit ist dargestellt in dem Kap. 44 und 45 des *T'ang schu*. Beide sind in das Französische übersetzt und unter Benutzung sonstigen Quellenmaterials erläutert von Robert des Rotours, *Le Traité des Examens* S. 127ff.

**603,** 8. Das *kuang-wên kuan* 廣文館 wurde nach *T'ang schu*, Kap. 48 fol. 25v⁰ im Jahre 750 gegründet, ,,damit dort die Kandidaten für den *tsin schi*-Grad (? *tschi tsin-schi* 知進士) Hilfsunterricht erteilten.

**603,** 31. Der Ausdruck *ming-king* 明經 findet sich nachweisbar zuerst, und zwar in seiner ursprünglichen Bedeutung, in einer Verordnung des Kaisers Wu ti vom Nördlichen Tschou im Jahre 577, nach der in den Provinzen Persönlichkeiten ausgewählt werden sollten, ,,die den Kanon verstehen *(ming king)* und stark in der Logik *(kan li* 幹理) sind". Und ähnlich heißt es in einem Edikt Süan tis 宣帝 von Tschou von 579, daß ,,Persönlichkeiten von großen Fähigkeiten und umfassendem Wissen zu *siu-ts'ai* 秀才 und solche, die im Kanon Verständnis und in ihrem Verhalten Sorgfalt zeigen, zu *hiao-lien* 孝廉 (s. II, 261) ernannt werden sollen" *(T'ung tien*, Kap. 14 fol. 5v⁰). Erst zur Sui-Zeit ist dann auch *ming-king* zur Bezeichnung eines Grades geworden.

**605,** 5. Han Yüs ,,Schreiben an den Staatsminister" *schang tsai-siang schu* 上宰相書 sind in Kap. 16 des *Tsch'ang-li sien-schêng tsi* aufgenommen. Es sind ihrer zwei; das zweite hat er verfaßt, nachdem er neunzehn Tage vergeblich auf eine Antwort auf das erste gewartet hatte. Die angeführten Worte finden sich in dem ersten Schreiben fol. 1v⁰f. Das zweite ist übersetzt bei Margouliès, *Le Kou-wen Chinois* S. 203ff.

**605,** 26. Es ist bemerkenswert, das schon in einem Werke der frühen Han-Zeit aus der Mitte des 1. Jahrhunderts v. Chr., dem *Yen t'ie lun* 鹽鐵論 (s. meine Abhandlung *Staatssozialistische Versuche im alten und mittelalterlichen China*, in Sitzungsber. Preuß. Akad. d. Wissensch. 1931, S. 223 und

Anm. zu II, **554,** 29), die heftigsten Anklagen gegen die Literaten erhoben werden, daß sie weise Reden zu führen wüßten, aber zur Lösung praktischer Aufgaben unfähig seien. Dieser Gegensatz zieht sich wie ein roter Faden fast durch das ganze Werk. Das *Yen t'ie lun* ist zum großen Teile ins Englische übersetzt von Esson M. Gale, *Discourses on Salt and Iron* (Leiden 1931 und Journ. North China Br. R. A. S. Bd. LXV, S. 73ff.).

**605,** 42. Auch Li Tê-yü (s. II, 488 u. 500) verlangte in einem Berichte von 844 die Beseitigung des *tsin-schi*-Grades und der Prüfung dafür, zugleich aber die stärkere Berücksichtigung der Söhne der hohen Beamten und Aristokraten. ,,Diese", so meint er, ,,lernen bereits in der Jugend durch praktische Übung ihre Obliegenheiten, und ihre Augen gewöhnen sich an die Dinge am Hofe. Die Ordnungen in den hohen Behörden werden ihnen von selbst vertraut, ohne daß sie sie lernen, während die Gelehrten aus armen Familien, selbst wenn sie über ungewöhnliche Fähigkeiten verfügen sollten, solche Gewöhnung nicht haben können" (*T'ang schu*, Kap. 44 fol. 11v⁰).

**607,** 12. Das militärische Prüfungsystem der Ts'ing-Zeit ist dargestellt worden von dem Jesuiten Etienne Zi (Siu), *Pratique des Examens Militaires en Chine* in Nr. 9 der Var. Sin. in der gleichen Art wie das literarische in Nr. 5 derselben Sammlung. Beide Werke sind ohne jede Berücksichtigung der geschichtlichen Entwicklung geschrieben, indessen lassen sich vielleicht aus dem ersteren einige Rückschlüsse auf die früheren Zeiten ziehen.

# Sachverzeichnis.

# Namenverzeichnis.

## A.

(s. auch unter Nga)

## C.

D.



E.

F.

G.

H.

## I.

(s. auch unter Yi)

### J.

(s. auch unter Y)

K.

## L

M.

## N.

## O.

(s. auch unter Ngo).

P.

## Q.

**Sch**

T

## U



## V

Y

(Yi s. auch unter I)

# Berichtigungen zum 1. Bande.

S. 5 Z. 31 statt Po-yang lies P‘o-yang
S. 10 Z. 34 statt Po-yang lies P‘o-yang
S. 11 Z. 1 statt Po-yang lies P‘o-yang
S. 14 Z. 20 statt Po-yang lies P‘o-yang
S. 20 Z. 15 statt Ta-peï ho lies Ta-pai ho
S. 26 Z. 14 statt Po-yang lies P‘o-yang
S. 37 Z. 17 statt Tsuan lies Ts‘uan
S. 142 Z. 22 statt K‘ueï tschou lies Kueï tschou
S. 196 Z. 32 statt Süan lies Min
S. 213 Z. 9 streiche die Klammer
S. 238 Z. 7 u. 8 statt *pien* lies *p‘ien*
S. 288 Z. 40 u. 42 statt Kai Kung lies Ko Kung
S. 289 Z. 1 statt Kai Kung lies Ko Kung
S. 297 Z. 9 statt Weï Kuan lies Weï Wan
S. 298 Z. 34 statt Weï Kuan lies Weï Wan
S. 300 Z. 29 statt Weï Kuan lies Weï Wan
S. 321 Z. 34 statt Po-yang lies P‘o-yang
S. 370 Z. 38 statt „folgt — dem“ lies „vereinigt — die“
S. 370 Z. 39 lies „des Gewaltherrschers und des rechten Herrschers“.
S. 396 Z. 22 statt K‘ueï-tsĕ lies Kueï-tsĕ
S. 397 Z. 17 statt K‘ueï-tsĕ lies Kueï-tsĕ
S. 399 Z. 12 statt K‘ueï-tsĕ lies Kueï-tsĕ
S. 418 Z. 38 statt Tschu Tsun lies Tschu Tsün
S. 422 Z. 44 statt Tschu Tsun lies Tschu Tsün

# Berichtigungen zum 2. Bande.

S. 22 Z. 18 statt „lotzteren“ lies „letztere“
S. 33 Z. 21 statt Hui lies Weï
S. 46 Z. 27 statt Yen lies Yu
S. 60 Z. 34 u. 35 statt Wu-Weï lies Wu-weï
S. 68 Z. 33 statt Fêng-yün lies Fêng-jun
S. 81 Z. 12 statt Tolös lies Tölös
S. 84 Z. 43 statt Hui lies Weï
S. 96 Z. 19 statt Siang-tsch'êng lies Hiang-tsch'êng
S. 120 Z. 43 vor Kap. 98 füge hinzu *Tsin schu*
S. 122 Z. 5 statt *tsch'êng* lies *tschêng*
S. 128 Z. 2 statt Po-yang lies P'o-yang
S. 128 Z. 28 statt Pêng hien lies Têng hien
S. 130 Z. 18 statt Tsĕ-k'i lies Ts'ĕ-k'i
S. 131 Z. 20 statt Po-yang lies P'o-yang
S. 138 Z. 12 statt P'ien lies Pien
S. 144 Z. 21 statt Wu ti lies Hiao-wu ti
S. 158 Z. 39 statt Ti lies I
S. 159 Z. 15 statt Yü-ling lies Yü-lin
S. 159 Z. 19 statt Siao Tao-sch'êng lies Siao Tao-schêng und statt Schi-ngan tsch'êng lies Schi-ngan-tschêng
S. 162 Z. 3 statt Tsui Hui-king lies Ts'ui Hui-king
S. 168 Z. 28 statt Siao K'ang lies Siao Kang
S. 170 Z. 22 statt Siao K'ang lies Siao Kang
S. 171 Z. 23 statt Siao K'ang lies Siao Kang
S. 175 Z. 5 statt Siao K'ang lies Siao Kang
S. 176 Z. 31 statt T'an-yang lies Tan-yang
S. 183 Z. 9 statt Su tschou lies Su-tschou
S. 184 Z. 6 statt Tsch'ê-lu lies Tsch'ê-lu-hui
S. 190 Z. 39 statt Schê-lung lies Schê-lun
S. 191 Z. 5 statt 15v⁰ lies 5v⁰
S. 207 Z. 13 statt T'ang-yao lies T'an-yao
S. 215 Z. 6 statt Krompromiss lies Kompromiss
S. 221 Z. 32 statt Po-hai lies P'o-hai
S. 224 Z. 16 statt Ör-tschung lies Ör-tschu
S. 224 Z. 19 statt Tsin-yuan lies Tsin-yang
S. 225 Z. 41 statt Po-hai lies P'o-hai
S. 233 Z. 36 statt So-p'ing lies So hien
S. 238 Z. 3 statt Tschu Yü lies Tschu Yün
S. 248 Z. 38 „Selbständig“ ergänze zu „Selbständigkeit“
S. 258 Z. 44 streiche „oder *kün-wei*“
S. 274 Z. 14 statt T'ai wun lies T'ai wu
S. 276 Z. 1 statt Ou-yang Siu lies Ngou-yang Siu
S. 315 Z. 6 statt Pai-ts'i lies Pai-tsi
S. 326 Z. 16 statt Sin-wu lies Siu-wu
S. 326 Z. 27 statt Yü-hêng lies Yü-hang
S. 328 Z. 9 statt Periodo lies Periode
S. 335 Z. 6 statt Schan-schên lies Schan-schan

S. 357 Z. 3 statt Stämme lies Stimmen
S. 359 Z. 31 statt Jabgu lies Yabgu
S. 368 Z. 17 u. 22 statt Jedzgerd lies Jezdgerd
S. 369 Z. 15 statt Jedzgerd lies Jezdgerd
S. 370 Z. 19 statt *hien schêng* lies *hien schên*
S. 372 Z. 27 statt Si-po-ye lies Su-po-ye
S. 373 Z. 1—2 Die Worte „südlich von Lhassa" aus Zeile 1 gehören in die Zeile 2 an die Stelle des Wortes „nordwärts", das zu streichen ist.
S. 373 Z. 9 statt Lo-sie lies Lo-so
S. 377 Z. 4 streiche das *K.* vor *T'ang schu*
S. 377 Z. 12 statt Mo-k(i)a-to lies Mo-k(i)a-t'o
S. 393 Z. 26 statt Tolös lies Tölös
S. 430 Z. 37 statt Kao tsungs lies Kao tsus
S. 431 Z. 3 statt Fên-yün lies Fên-yin
S. 440 Z. 39 statt Abbassiden lies Abbasiden
S. 441 Z. 44 statt Tunyukuk lies Tonyukuk
S. 443 Z. 39 statt Jabgu lies Yabgu
S. 446 Z. 25 statt *hiu-weï* lies *siu-wei*
S. 447 Z. 28 statt *tsang-pu* lies *tsan-p'u*
S. 454 Z. 38 statt Jung-tsch'ang lies Yung-yang
S. 457 Z. 41 statt Abassiden lies Abbasiden
S. 480 Z. 10 statt *tsang-pu* lies *tsan-p'u*
S. 488 Z. 28 statt Wang Schou tsch'êng lies Wang Schou-tsch'êng
S. 495 Z. 3 statt Bischabalik lies Bischbalik
S. 500 Z. 24 u. 26 statt Liu lies Li
S. 509 Z. 13 statt K'ing-mên lies King-mên
S. 510 Z. 36 statt Tsch'ang-sha lies Tsch'ang-scha
S. 515 Z. 21 statt Yai-mên lies Yen-mên
S. 549 Z. 20 statt *tu-tschui kien* lies *tu-schui kien*
S. 551 Z. 18 statt K'un-lun lies Kun-lun
S. 551 Z. 29 statt nud lies und
S. 553 Z. 1 statt Pao-tu lies Pao-tê
S. 579 Z. 35 u. 36 statt Tschên-yuan lies Tschêng-yuan.
S. 586 Z. 36 statt Wu Tao-süan lies Wu Tao-hüan
S. 587 Z. 9 statt Wu Tao-süan lies Wu Tao-hüan
S. 593 Z. 42 statt Ts'ǒ-ki kung lies Tsǒ-ki kung

## Die Baukunst und religiöse Kultur der Chinesen.

Einzeldarstellungen auf Grund eigener Aufnahmen während dreijähriger Reisen in China. Von Ernst Boerschmann. **Band III: Pagoden.** Páo tá. Erster Teil. Quart. Mit 154 Bildern im Text und 10 Tafeln, davon 2 Tafeln farbig. 428 Seiten. 1931. Geb. RM. 80.—

*Etwa 550 verschiedene Beispiele von Pagoden werden behandelt, aus dem ungeheuren Gebiet aller 18 chinesischen Kulturprovinzen, nur wenige aus Mandschurei und Außenländern, und zwar werden sie systematisch gewürdigt nach Aufbau, Architektur, Geschichte, geographischer und landschaftlicher Ordnung, religiöser Bedeutung und Symbolik, in Bildern, Zeichnungen und ausführlichem Text, dieser auch mit chinesischen Zeichen, Originalstellen und Gedichten. Der vorliegende erste Teil behandelt in drei Abschnitten das Bild der Pagode in Landschaft und Kunst, die Hauptformen der großen Pagoden in acht Kapiteln und eine Reihe von Nebenformen in vier Kapiteln. — Band I und II des Gesamtwerkes sind vergriffen.*

## Altchinesische Porzellane im Alten Serai.

Von Ernst Zimmermann. Mit 76 Lichtdruck- und 4 farbigen Tafeln. Quart. 51 Seiten. 1930. (Meisterwerke der Türkischen Museen zu Konstantinopel, herausgegeben von Halil Edhem, Bd. II.) Geb. RM. 145.—

*In dem vorliegenden Band werden zum erstenmal die bedeutendsten Stücke der unvergleichlichen chinesischen Porzellane, die Konstantinopel besitzt, vorgeführt. Die heute im Gebäude der Seferli im dritten Hofe des »Alten Serai« untergebrachte Sammlung stellt neben den Schätzen des Johanneums in Dresden den größten Bestand an alten chinesischen Porzellanen dar, den man kennt. Unter den 10000 Stücken befinden sich völlig unbekannte von ganz ungewöhnlicher Güte. Sämtliche Aufnahmen wurden neu angefertigt Bei Abfassung des Textes war der Verfasser stets bestrebt, wissenschaftliche Darstellung so mit Allgemeinverständlichkeit zu verbinden, daß nicht nur der Fachmann, sondern jeder, der sich für dieses Gebiet interessiert, einen klaren Begriff von der Einzigartigkeit der Sammlung und ihrer Stücke gewinnen kann.*

## Ming-Porzellane in schwedischen Sammlungen.

Von L. Reidemeister. Mit einem Geleitwort von J. Hellner. Quart. 34 Seiten Text, 64 Lichtdrucktafeln und 64 Beiblätter. 1935. Geb. RM. 32.—

*Der vorliegende Band, in dem zum erstenmal zusammenfassend von den chinesischen Porzellanschätzen in Schweden Zeugnis abgelegt wird, füllt eine Lücke aus. Der einleitende Text hält sich im Gegensatz zu den allgemeinen Handbüchern chinesischer Keramik eng an die veröffentlichten Denkmäler. Der Verfasser ist bestrebt, aus der Stilkritik des Einzelnen die allgemeine Entwicklung des Ming-Porzellans herauszuarbeiten. So entsteht an Hand des reichhaltigen Materials ein umfassendes Bild von der Entwicklung des chinesischen Porzellans vom 14. bis 17. Jahrhundert. Das Schwergewicht der Darstellung liegt auf den Porzellanen Ching-tê-Chên's.*

## Ostasiatische Zeitschrift.

Herausgegeben von der Gesellschaft für Ostasiatische Kunst. Jährlich 6 Hefte.

Bezugspreis für den Jahrgang RM. 36.—

*Die Ostasiatische Zeitschrift ist die älteste und verbreitetste Zeitschrift ihrer Art in Europa und Amerika. In ihr kommen Mitarbeiter aus allen Kulturländern zu Worte, ihre Leser sind in der ganzen Welt verstreut. Die Zeitschrift bringt neben selbständigen Arbeiten Berichte über Neuerwerbungen und Ausgrabungen, Besprechungen über Neuerscheinungen des In- und Auslandes, eine ausführliche Bibliographie und Mitteilungen aus den Ortsgruppen der Gesellschaft. — Die Hefte sind schön ausgestattet und mit zahlreichen Tafeln und Textabbildungen geschmückt. — Interessenten erhalten Prospekte kostenlos.*

---

Walter de Gruyter & Co., Berlin W 35, Woyrschstr. 13

FSC
www.fsc.org
MIX
Papier | Fördert gute Waldnutzung
FSC® C083411

Kolibri 360 GmbH
Ferdinand-Jühlke-Straße 7
99095 Erfurt, Deutschland
produktsicherheit@kolibri360.de